中西医结合执业医师
历年考点精编

詹华奎　马维骐　主编

中国科学技术出版社
·北京·

图书在版编目（CIP）数据

中西医结合执业医师历年考点精编/詹华奎，马维骐主编. -- 北京：中国科学技术出版社，2022.1

ISBN 978-7-5046-9169-9

Ⅰ.①中… Ⅱ.①詹… ②马… Ⅲ.①中西医结合—医师—资格考试—自学参考资料 Ⅳ.① R2-031

中国版本图书馆 CIP 数据核字（2021）第 182619 号

策划编辑	张　晶　崔晓荣
责任编辑	张晶晶
封面设计	成思源
版式设计	中文天地
责任校对	焦　宁　吕传新　邓雪梅　张晓莉
责任印制	马宇晨

出　　版	中国科学技术出版社
发　　行	中国科学技术出版社有限公司发行部
地　　址	北京市海淀区中关村南大街 16 号
邮　　编	100081
发行电话	010-62173865
传　　真	010-62179148
网　　址	http://www.cspbooks.com.cn
开　　本	787mm×1092mm　1/16
字　　数	1500 千字
印　　张	71
版　　次	2022 年 1 月第 1 版
印　　次	2022 年 1 月第 1 次印刷
印　　刷	北京荣泰印刷有限公司
书　　号	ISBN 978-7-5046-9169-9 / R·2797
定　　价	156.00 元

（凡购买本社图书，如有缺页、倒页、脱页者，本社发行部负责调换）

编写人员名单

主　　编　詹华奎（成都中医药大学附属医院）
　　　　　马维骐（成都中医药大学基础医学院）
副 主 编　（以姓氏笔画为序）
　　　　　张　燕　陈　婧　陈小睿　范　薇
　　　　　胡云华　唐　怡　诸毅晖
编　　者　（以姓氏笔画为序）
　　　　　王　群　王冬梅　王德健　左小红
　　　　　石晓华　成词松　向　红　刘兴隆
　　　　　杜　莉　李　享　李成勋　李姝颖
　　　　　李雪萍　李廷臻仔　杨　莎　何玉华
　　　　　余海龙　闵志强　宋孝军　张晓丹
　　　　　张新霞　陈　敏　陈西平　陈思敏
　　　　　岳美颖　金硕果　赵　阳　郭倩倩
　　　　　黄亚双　彭　晋　蒋　淼　程　程
　　　　　樊冕桥

目 录

第一章 中医基础理论 ·· 1
 第一单元 中医学理论体系的主要特点 ·········· 1
 第二单元 精气学说 ··· 2
 第三单元 阴阳学说 ··· 3
 第四单元 五行学说 ··· 6
 第五单元 藏象学说 ··· 9
 第六单元 五脏 ·· 9
 第七单元 六腑 ·· 16
 第八单元 奇恒之腑 ·· 20
 第九单元 精、气、血、津液、神 ···················· 21
 第十单元 经络 ·· 28
 第十一单元 体质 ·· 34
 第十二单元 病因 ·· 36
 第十三单元 发病 ·· 44
 第十四单元 病机 ·· 46
 第十五单元 防治原则 ···································· 55

第二章 中医诊断学 ·· 59
 第一单元 绪论 ·· 59
 第二单元 望诊 ·· 59
 第三单元 望舌 ·· 68
 第四单元 闻诊 ·· 74
 第五单元 问诊 ·· 77
 第六单元 脉诊 ·· 84
 第七单元 按诊 ·· 90
 第八单元 八纲辨证 ·· 92
 第九单元 病因辨证 ·· 97

- 第十单元 气血津液辨证 100
- 第十一单元 脏腑辨证 103
- 第十二单元 六经辨证 117
- 第十三单元 卫气营血辨证 120
- 第十四单元 三焦辨证 121

第三章 中药学 122

- 第一单元 中药的性能 122
- 第二单元 中药的作用 124
- 第三单元 中药的配伍 124
- 第四单元 中药的用药禁忌 125
- 第五单元 中药的剂量与用法 126
- 第六单元 解表药 127
- 第七单元 清热药 132
- 第八单元 泻下药 140
- 第九单元 祛风湿药 142
- 第十单元 化湿药 145
- 第十一单元 利水渗湿药 147
- 第十二单元 温里药 150
- 第十三单元 理气药 152
- 第十四单元 消食药 154
- 第十五单元 驱虫药 155
- 第十六单元 止血药 156
- 第十七单元 活血化瘀药 159
- 第十八单元 化痰止咳平喘药 162
- 第十九单元 安神药 166
- 第二十单元 平肝息风药 168
- 第二十一单元 开窍药 172
- 第二十二单元 补虚药 173
- 第二十三单元 收涩药 181
- 第二十四单元 攻毒杀虫止痒药 183
- 第二十五单元 拔毒化腐生肌药 184

第四章　方剂学 … 186
第一单元　总论 … 186
第二单元　解表剂 … 189
第三单元　泻下剂 … 193
第四单元　和解剂 … 196
第五单元　清热剂 … 199
第六单元　祛暑剂 … 205
第七单元　温里剂 … 206
第八单元　表里双解剂 … 209
第九单元　补益剂 … 210
第十单元　固涩剂 … 216
第十一单元　安神剂 … 219
第十二单元　开窍剂 … 220
第十三单元　理气剂 … 221
第十四单元　理血剂 … 224
第十五单元　治风剂 … 229
第十六单元　治燥剂 … 232
第十七单元　祛湿剂 … 234
第十八单元　祛痰剂 … 240
第十九单元　消食剂 … 243
第二十单元　驱虫剂 … 244

第五章　中西医结合内科学 … 246
第一单元　呼吸系统疾病 … 246
第二单元　循环系统疾病 … 277
第三单元　消化系统疾病 … 326
第四单元　泌尿系统疾病 … 351
第五单元　血液及造血系统疾病 … 373
第六单元　内分泌与代谢疾病 … 391
第七单元　风湿性疾病 … 415
第八单元　神经系统疾病 … 423
第九单元　理化因素所致疾病 … 448

第十单元	内科常见危重症	457
第十一单元	肺系病证	465
第十二单元	心系病证	468
第十三单元	脾系病证	473
第十四单元	肝系病证	480
第十五单元	肾系病证	485
第十六单元	气血津液病证	487
第十七单元	肢体经络病证	504

第六章 中西医结合外科学 … 508

第一单元	中医外科证治概要	508
第二单元	无菌术	514
第三单元	麻醉	516
第四单元	体液与营养代谢	519
第五单元	输血	522
第六单元	围术期处理	523
第七单元	疼痛与治疗	525
第八单元	内镜与腔镜外科技术	526
第九单元	外科感染	526
第十单元	损伤	533
第十一单元	肿瘤	546
第十二单元	急腹症	553
第十三单元	甲状腺疾病	559
第十四单元	乳腺疾病	564
第十五单元	胃、十二指肠溃疡的外科治疗	567
第十六单元	门静脉高压症	569
第十七单元	腹外疝	570
第十八单元	泌尿、男性生殖系统疾病	572
第十九单元	肛门直肠疾病	576
第二十单元	周围血管疾病	579
第二十一单元	皮肤及性传播疾病	584

第七章 中西医结合妇产科学 ······ 594

- 第一单元 女性生殖系统解剖 ······ 594
- 第二单元 女性生殖系统特殊生理 ······ 596
- 第三单元 妊娠生理与诊断 ······ 599
- 第四单元 产前保健 ······ 604
- 第五单元 正常分娩 ······ 606
- 第六单元 正常产褥与哺乳 ······ 610
- 第七单元 妇产科疾病的病因与发病机制 ······ 612
- 第八单元 妇产科疾病的中医诊断与辨证要点 ······ 615
- 第九单元 治法概要 ······ 616
- 第十单元 妊娠病 ······ 619
- 第十一单元 妊娠合并疾病 ······ 633
- 第十二单元 异常分娩 ······ 638
- 第十三单元 胎儿窘迫及胎膜早破 ······ 642
- 第十四单元 分娩期并发症 ······ 643
- 第十五单元 产后病 ······ 645
- 第十六单元 外阴上皮内非肿瘤样病变 ······ 650
- 第十七单元 女性生殖系统炎症 ······ 651
- 第十八单元 月经病 ······ 657
- 第十九单元 女性生殖器官肿瘤 ······ 671
- 第二十单元 妊娠滋养细胞疾病 ······ 676
- 第二十一单元 子宫内膜异位症及子宫腺肌症 ······ 678
- 第二十二单元 子宫脱垂 ······ 681
- 第二十三单元 不孕症 ······ 682
- 第二十四单元 计划生育 ······ 685

第八章 中西医结合儿科学 ······ 687

- 第一单元 儿科学基础 ······ 687
- 第二单元 新生儿疾病 ······ 696
- 第三单元 呼吸系统疾病 ······ 698
- 第四单元 循环系统疾病 ······ 703
- 第五单元 消化系统疾病 ······ 705

	第六单元	泌尿系统疾病	710
	第七单元	神经肌肉系统疾病	714
	第八单元	小儿常见心理障碍	719
	第九单元	造血系统疾病	722
	第十单元	内分泌疾病	725
	第十一单元	变态反应、结缔组织病	726
	第十二单元	营养性疾病	734
	第十三单元	感染性疾病	739
	第十四单元	寄生虫病	752
	第十五单元	小儿危重症的处理	753
	第十六单元	中医相关病症	755

第九章　针灸学 763

- 第一单元　经络系统 763
- 第二单元　经络的作用和经络学说的临床应用 768
- 第三单元　腧穴的分类 769
- 第四单元　腧穴的主治特点和规律 770
- 第五单元　特定穴 771
- 第六单元　腧穴的定位方法 776
- 第七单元　手太阴肺经、腧穴 778
- 第八单元　手阳明大肠经、腧穴 779
- 第九单元　足阳明胃经、腧穴 780
- 第十单元　足太阴脾经、腧穴 782
- 第十一单元　手少阴心经、腧穴 783
- 第十二单元　手太阳小肠经、腧穴 784
- 第十三单元　足太阳膀胱经、腧穴 785
- 第十四单元　足少阴肾经、腧穴 787
- 第十五单元　手厥阴心包经、腧穴 788
- 第十六单元　手少阳三焦经、腧穴 789
- 第十七单元　足少阳胆经、腧穴 790
- 第十八单元　足厥阴肝经、腧穴 792
- 第十九单元　督脉、腧穴 793

第二十单元　任脉、腧穴 ………………………………… 794
第二十一单元　奇穴 ……………………………………… 796
第二十二单元　毫针刺法 ………………………………… 796
第二十三单元　灸法 ……………………………………… 803
第二十四单元　拔罐法 …………………………………… 805
第二十五单元　其他针法 ………………………………… 806
第二十六单元　治疗总论 ………………………………… 807
第二十七单元　内科病证的针灸治疗 …………………… 808
第二十八单元　妇儿科病证的针灸治疗 ………………… 818
第二十九单元　皮外伤科病证的针灸治疗 ……………… 822
第三十单元　五官科病证的针灸治疗 …………………… 826
第三十一单元　急症的针灸治疗 ………………………… 828

第十章　诊断学基础 ……………………………………… 830
第一单元　症状学 ………………………………………… 830
第二单元　问诊 …………………………………………… 845
第三单元　检体诊断 ……………………………………… 846
第四单元　实验诊断 ……………………………………… 890
第五单元　心电图诊断 …………………………………… 915
第六单元　影像诊断 ……………………………………… 924
第七单元　病历与诊断方法 ……………………………… 938

第十一章　药理学 ………………………………………… 942
第一单元　药物作用的基本原理 ………………………… 942
第二单元　拟胆碱药 ……………………………………… 948
第三单元　有机磷酸酯类中毒与解救 …………………… 950
第四单元　抗胆碱药 ……………………………………… 952
第五单元　拟肾上腺素药 ………………………………… 954
第六单元　抗肾上腺素药 ………………………………… 958
第七单元　镇静催眠药 …………………………………… 959
第八单元　抗癫痫药 ……………………………………… 960
第九单元　抗精神失常药 ………………………………… 961

· 7 ·

  第十单元 抗帕金森病药……………………………………………………………………963
  第十一单元 镇痛药………………………………………………………………………964
  第十二单元 解热镇痛抗炎药……………………………………………………………966
  第十三单元 抗组胺药……………………………………………………………………967
  第十四单元 利尿药和脱水药……………………………………………………………968
  第十五单元 抗高血压药…………………………………………………………………971
  第十六单元 抗心律失常药………………………………………………………………974
  第十七单元 抗慢性心功能不全药………………………………………………………975
  第十八单元 抗心绞痛药…………………………………………………………………978
  第十九单元 血液系统药…………………………………………………………………980
  第二十单元 消化系统药…………………………………………………………………985
  第二十一单元 呼吸系统药………………………………………………………………989
  第二十二单元 肾上腺皮质激素类药……………………………………………………992
  第二十三单元 抗甲状腺药………………………………………………………………996
  第二十四单元 降血糖药…………………………………………………………………997
  第二十五单元 合成抗菌药………………………………………………………………1000
  第二十六单元 抗生素……………………………………………………………………1002
  第二十七单元 抗真菌药与抗病毒药……………………………………………………1007
  第二十八单元 抗菌药物的耐药性………………………………………………………1008
  第二十九单元 抗结核病药………………………………………………………………1009
  第三十单元 抗恶性肿瘤药………………………………………………………………1010

第十二章 传染病学……………………………………………………………………………1013
  第一单元 感染与免疫……………………………………………………………………1013
  第二单元 病毒感染性疾病………………………………………………………………1021
  第三单元 细菌感染性疾病………………………………………………………………1058
  第四单元 消毒与隔离……………………………………………………………………1076

第十三章 医学伦理学…………………………………………………………………………1083
  第一单元 概述………………………………………………………………………………1083
  第二单元 医学伦理学的历史发展…………………………………………………………1084
  第三单元 医学伦理学的理论基础…………………………………………………………1086

第四单元　医学道德的规范体系……………………………………………… 1088
   第五单元　医患关系道德…………………………………………………… 1090
   第六单元　临床诊疗工作中的道德………………………………………… 1091
   第七单元　医学科研工作的道德…………………………………………… 1093
   第八单元　医学道德的评价、教育和修养………………………………… 1093
   第九单元　生命伦理学……………………………………………………… 1095

第十四章　卫生法规……………………………………………………………… 1098
   第一单元　卫生法概述……………………………………………………… 1098
   第二单元　卫生法律责任…………………………………………………… 1099
   第三单元　《中华人民共和国执业医师法》……………………………… 1101
   第四单元　《中华人民共和国药品管理法》……………………………… 1104
   第五单元　《中华人民共和国传染病防治法》…………………………… 1107
   第六单元　《突发公共卫生事件应急条例》……………………………… 1111
   第七单元　《医疗事故处理条例》………………………………………… 1114
   第八单元　《中华人民共和国中医药条例》……………………………… 1117
   第九单元　《医疗机构从业人员行为规范》……………………………… 1119

第一章　中医基础理论

第一单元　中医学理论体系的主要特点

【复习指导】本单元属于基础内容，部分为重点，总体难度不大，重在理解。掌握病、症、证的概念、区别和联系，以及同病异治、异病同治的概念及核心。理解整体观念的内涵。

一、整体观念

1. 整体观念的概念　**整体观念**是指中医学认为人体自身是一个有机整体，具有完整性，并且与自然环境和社会环境具有统一性的思想。

2. 整体观念的内容

（1）人自身是一个有机整体。人体是一个能够自我调节、自我适应的有机整体。主要体现于：①五脏一体观，即构成人体以五脏（心、肝、脾、肺、肾）为中心，结合六腑、形体、官窍等各个部分，通过经络系统的联络作用，构成五个生理病理系统，系统之间在结构和功能上具有统一性。②形神一体观，即人的形体与精神相互依附、不可分割，共同构成一个统一体。

（2）人与自然环境的统一性。人类生活在自然环境中，自然界的各种变化（如气候、地理环境等）可直接或间接地影响人体的生命活动，同时人也在不断调整自身以适应自然环境的变化，在这个过程中维持人体生命活动的稳定。这种人与自然环境息息相关的认识，即"天人一体观"。

（3）人与社会环境的统一性。人生活在社会环境中，必然会受其影响。作为社会的一员，社会的方方面面（如政治、经济、文化、宗教、法律、婚姻、人际关系等社会因素）会通过与人的信息交换影响着人体，导致生理、心理和病理的各种变化，而人在社会活动中维持着生命活动稳定、有序的发展，使其与社会保持平衡协调，即人与社会环境的统一性。

二、辨证论治

1. 病、症、证的概念和关系

（1）**病**：即疾病，是邪气作用于人体，人体正气与之抗争，在此过程中机体产生的一个阴阳失调、形质损伤、生理功能失常或心理活动障碍的异常生命活动的全过程。

（2）**症**：即症状和体征的总称，是机体在疾病过程中表现出的异常现象，可以是病人异常的主观感觉以及医生检查病人时发现的各种体征，是疾病的临床表现。症是判断疾病、辨识证候的主要依据。

（3）**证**：是疾病过程中某一阶段的病理概括，能揭示疾病在某一阶段的病因、病位、病性、病势等病变本质。证是病机的外在概括；病机是证的内在本质。

2. 辨证论治的概念　**辨证论治**，是运用中医学的基本理论和思维方法，根据四诊搜集来的资料，进行综合分析，以明确疾病本质，并制定治则治法的思维和实践过程。

辨证，是在疾病的认识过程中确立证的思维和实践过程，即将四诊（望、闻、问、切）所搜集的资料进行分析，辨清疾病的原因、部位、性质及发展趋势，得到证的过程。

论治，是根据辨证得出证候，确立相应的治疗原则和具体治法，选择适当的治疗手段和措施来处理疾病的过程。论治过程大致分为因证立法、随法选方、据方施治三步。

3. 同病异治和异病同治

（1）同病异治：**同病异治**指相同的疾病，由于各种因素所致疾病的阶段或类型不同，或因患者的体质有异，反映出不同的证，故采用不同的治疗方法。

（2）异病同治：**异病同治**指不同的疾病，由于在其发展变化过程中出现了大致相同的病机，表现为大致相同的证，故可采用大致相同的方法来治疗。

第二单元　精气学说

【复习指导】本单元涉及中医学哲学起源，较难理解，但并非重点内容。熟悉精气学说中精和气的概念和起源。

一、精气学说的概念

1. 精的概念　精，又称精气，在中国古代哲学中，一般认为精是气的精华，而气是宇宙中一种无形而运动不息的极细微物质，是构成宇宙万物的本原，也是构成人类的本原。

精概念的产生，源于"水地说"。

2. 气的概念　气，在古代哲学中，指宇宙中无形而不断运动的极细微物质，是万物构成的本原。

气的概念源于"云气说"。

二、精气学说的基本内容

1. 精气是构成宇宙的本原　精气学说认为，宇宙中的一切事物都是由精或气构成的，宇宙万物的生成均是精或是气运动的结果，精或气是构成天地万物的共同本源。其化生万物的机制，古代哲学家常用天地之气交感来阐释。精气自身的运动变化可分为天地阴阳二气。而天地阴阳二气的交感是宇宙万物发生、发展和变化的根本机制。

精气有"无形"与"有形"两种存在形式。"无形"，即精气处于弥散并不断运动的状态，充塞于宇宙中，是精气的基本存在形式；因其肉眼不可见，故称其"无形"。"有形"则是精气聚合且相对静止的状态；因其呈现出具体的物象，故称其"有形"。

2. 精气的运动与变化　**气的运动，称为气机**。气运动的形式多种多样，主要可概括为升、降、聚、散等几种。由于气的运动而产生宇宙中的各种变化过程称为气化，事物在形态、功能及表现方式上的各种变化，均是气化的结果。气的运动是产生气化过程的前提和条件，而在气化的过程中又包含了气的各种形式的运动。

3. 精气是天地万物的中介　由于精气是万物生成的本原，天地间充斥着无形之气，且无形之气还能渗入有形之体，与已构成实体的气进行各种形式的交换，因而精气可为天地万物相互联系、相互作用的中介。这种中介物质维系着万物之间的相互联系，使其成为一个整体，并使万物得以感应，相互作用、相互影响。

4.天地精气化生为人 宇宙万物皆由精气构成，人为宇宙万物之一，亦是由天地阴阳精气交感聚合而化生。人类不仅有生命活动，还有精神活动，故由"精气"当中的精粹部分所化生。气聚则形成，气散则形亡，人的生命过程，也就是气的聚散过程。

三、精气学说在中医学中的应用

1.构建中医学的精气生命理论 精气学说是关于精气是宇宙万物本原的认识，精是人体生命的本原，气是人体生命的维系，人体的脏腑组织、形体官窍皆由精化生，人体的各种生理功能也是由气的推动和调控而产生，故具有极为重要的影响。中医学中的精气理论接纳了古代哲学精气学说的精髓，作为一种思维方法引入实践，形成了自身的理论，创立了独特的中医学精气生命理论。

2.构建中医学的整体观念 精气是宇宙万物的本原，人类为万物之一，与宇宙万物有着共同的化生之源；运行于宇宙中的精气，充塞于各个有形之体之间，具有传递信息的作用，使万物之间产生感应。这些哲学思想渗透到中医学中，促使中医学逐渐构建了人体自身具有整体性及人与环境具有统一性的整体观。

第三单元　阴阳学说

【复习指导】本单元属于重点内容，也是难点。掌握阴阳的含义、内涵，掌握阴阳学说基本内容的各个概念、指代，并能根据描述指出体现出阴阳间哪一种关系。掌握中医学中阴阳学说在指导生理、病理、诊断、防治中的应用。

一、阴阳的概念

1.阴阳的含义 阴阳，属于中国古代哲学的范畴，是对自然界相互关联的事物或现象相互对立的两种属性。阴阳，可表示相互对立的事物或现象，又可表示同一事物或现象内部对立的两个方面。

一般地说，凡是运动的、温热的、明亮的、兴奋的、外向的、上升的、弥散的等属于阳；相对静止的、寒冷的、晦暗的、抑制的、内守的、下降的、凝聚的属于阴。

2.事物阴阳属性的绝对性和相对性 事物阴阳属性具有绝对性，主要表现在其属阳或者属阴的不可变性，即绝对性，亦是阴阳规定性的体现。

事物阴阳属性的相对性主要体现在3个方面：一是阴阳属性可互相转化，二是阴阳之中复有阴阳，三是阴阳属性随比较对象的改变而改变。

昼夜分阴阳：昼属阳，夜属阴；上午为阳中之阳，下午为阳中之阴，前半夜为阴中之阴，后半夜为阴中之阳。

人体五脏分阴阳：脏为阴，腑为阳；心为阳中之阳，肺为阳中之阴，脾为阴中之至阴，肝为阴中之阳，肾为阴中之阴。

二、阴阳学说的基本内容

1.阴阳的一体观 阴阳一体，指阴阳双方存在于一个统一体中，维持协调以达到共济平衡。即阴阳分之为二、合之为一的观念。主要体现在以下几个方面：①阴阳属性虽然对立相反，但存在于同一个统一体中，并通过自身协调维持平衡。如气可分为阴阳二气，在上为天、在下为地，而天地的阴阳二气通过交感，可产生冲气，推动宇宙万物的发生、发展及变化。人体之气也含阳气和阴气，阳气阴气通过协调，使一身之气畅达，以维持人体正常的生命活动。②统一体中阴阳双方相互依赖，任何一方都不能脱离另一方而单独存在。③统一体中的阴阳双方，任何一方都含有对方，即阴中含阳，阳中寓阴。

2. 阴阳对立制约　指属性相反的阴阳双方在统一体中的相互斗争、相互制约。阴与阳之间的对立制约，维持了阴阳属性相反的基本状态，这是阴阳能够维持各自性态的前提，是促进事物发生、发展和变化的基本条件。正常生理状态下，人体相互对立着的阴阳双方，处在相互斗争、相互制约、相互排斥的动态之中，是阴阳发生消长变化的基础之一。如果阴阳之间的对立关系失调，则会破坏机体的动态平衡，从而产生疾病。

3. 阴阳互根互用

（1）阴阳互根：**阴阳互根**指事物或现象中相互对立着的阴阳两个方面，具有相互依存、互为根本的关系。即阴或阳任何一方都不能脱离对方而单独存在，每一方都以对方的存在作为自己存在的前提和条件。如果阴阳之间的互根关系遭到破坏，就会导致"孤阴不生，独阳不生"，进一步发展则可出现"阴阳离决，精气乃绝"。

（2）阴阳互用：**阴阳互用**指阴阳双方具有相互资生、助长和促进的关系。《素问·阴阳应象大论》："阴在内，阳之守也；阳在外，阴之使也。"表达了阴阳相互为偶，阴为阳守持于内，阳为阴役使于外，两者相互为用、相互资助。

4. 阴阳交感互藏

（1）阴阳交感：**阴阳交感**指阴阳二气在运动中相互感应而交合。阴阳交感是万物赖以产生、发展和变化的根源。古代哲学家认为，构成宇宙万物的本原之气，在自身运动的作用下化分为阴阳二气：阳气升腾为天，阴气凝聚为地。在天气下降、地气上升的过程中，阴阳二气相互作用，发生感应，于是产生万物，并促使其不断发展和变化。

（2）阴阳互藏：**阴阳互藏**指相互对立的阴阳双方中任何一方都包含着对方，即阳中有阴、阴中有阳。含有阴和阳两种不同属性的事物中，属阳的事物含有阴性的成分，属阴的事物也含有阳性的成分。事物或现象的阴阳属性是据其所含阴或阳成分的比例大小而定的。一般来说，占事物属性大比例的成分会呈现其显性状态，而比例小的部分其性质则外露不明显。虽然比例小的部分不能代表事物的属性，但对整体则具有重要的调控作用。

<u>阴阳互藏是阴阳交感的动力和源泉，是互根互用的基础，是阴阳消长和转化的内在根据。</u>

5. 阴阳消长　**阴阳消长**指阴阳双方不是静止不变的，而是处于不断增减的运动变化中。导致阴阳出现消长变化的根本原因在于阴阳之间存在着的对立制约与互根互用的基本关系。<u>阴阳对立制约导致的阴阳消长主要表现为阴阳的此消彼长；阴阳互根互用关系导致的阴阳消长主要表现为阴阳的皆消皆长。</u>阴阳消长变化，反映了事物之间对立制约和互根互用关系的协调平衡。在自然界可反映为气候的变化，在人体可体现出生命的协调平衡。

6. **阴阳转化**　指事物的阴阳属性，在一定条件下可向其相反的方向转化。事物阴阳双方的消长运动发展到一定阶段，内部阴阳的比例出现了颠倒，则属性就发生了转化，故阴阳转化是阴阳消长的结果。而阴阳发生转化的条件往往是事物发展变化的"物极"阶段，即所谓

"物极必反"，穷、极、重、甚就是阴阳属性发生转化的必要条件。事物的发展过程中，阴阳消长是一个量变的过程，阴阳转化则是在量变基础上发生的质变。

阴阳转化一般有两种形式：一是渐变，如一年四季的温热寒凉大趋势的变化；二是突变，如气候在短时间内出现剧变。

7. 阴阳自和与平衡

（1）**阴阳自和**：指阴阳双方具有自动维持和恢复其协调平衡状态的能力和趋势。生理状态下，阴阳自和是生命体维持协调的条件，在病理状态下是生命体自我恢复平衡的能力。

（2）**阴阳平衡**：指阴阳双方在相互斗争、相互作用中处于大体均势、相对稳定的状态，即"阴平阳秘"。阴阳之间的这种平衡，是在动态范围内的平衡。

三、阴阳学说在中医学中的应用

1. **在组织结构和生理功能方面**　脏腑及形体组织的阴阳属性，就大体部位来说，上部为阳，下部为阴；体表属阳，体内属阴。稍做细分，则背为阳，腹为阴；外侧为阳，内侧为阴。以脏腑来分，五脏藏精，为阴；六腑通降，为阳。形体组织分阴阳：如体表属阳，皮肉为阳中之阳，筋骨为阳中之阴。继续细分，则皮肤为阳中之阳，肌肉为阳中之阴；筋为阴中之阳，骨为阴中之阴。

经络系统的阴阳属性：十二正经中有手、足三阴经和三阳经，属腑而行于肢体外侧面的为阳经；属脏而行于肢体内侧面的为阴经。奇经八脉中跷脉与维脉：行于内侧者，称阴跷、阴维；行于外侧者，称阳跷、阳维。督脉主要行于背部，总督一身之阳经，为"阳脉之海"。任脉主要行于胸腹部，总任一身之阴经，为"阴脉之海"。

人体之气，根据具有不同作用和运动趋向分阴、阳两部分：具有温煦、兴奋、推动、升发等作用和运动趋向的为阳气，具有凉润、抑制、宁静、沉降等作用和运动趋向的为阴气。人体内阴阳二气相互作用、相互感应，促使体内物质与物质之间、物质与能量之间相互转化，推动和调控着人体的生命进程。

2. **在病理方面**　病邪可以分为阴、阳两大类：一般而言，六淫为外感，属阳邪；饮食居处、情志失调等为内生，属阴邪。六淫之中：风邪、暑邪、火（热）邪因其或主动或温热的性质，属阳；寒邪、湿邪因其或寒凉或有形、祛下的性质，属阴。

疾病的发生发展过程就是体内邪正斗争的过程：若阳邪侵犯人体，则正气中的阴气与之斗争；若阴邪侵犯人体，则正气中的阳气与之斗争。如此产生了邪正相搏，从而导致阴阳失调而发生疾病，体现为寒、热的病变。阴阳失调作为基本病机之一主要表现形式为阴阳偏盛、阴阳偏衰、阴阳互损、阴阳转化、阴阳格拒、阴阳亡失。

3. **在疾病诊断方面**　通过四诊所搜集的资料（包括症状和体征）可以按阴阳理论辨析其阴阳属性。如色泽分阴阳：色泽鲜明者，属阳；色泽晦暗者，属阴。声音气息分阴阳：语声高亢洪亮、多言而躁动者，多属实证、热证，为阳；语声低微无力、少言而静默者，多属虚证、寒证，为阴。脉象分阴阳：根据脉的部位、动态、形状、频率也可以分辨病证的阴阳属性，其中数、浮、大、洪、滑者为阳，迟、沉、小、细、涩者为阴。根据病变部位来分：表、外、上部的为阳，里、内、下部的为阴。

阴阳是八纲辨证的总纲。八纲辨证中，表证、热证、实证属阳，里证、寒证、虚证属阴。

4.在疾病防治方面 调整阴阳，使之保持或恢复相对平衡，达到阴平阳秘的状态，是基本防治原则之一。

（1）指导养生：养生是保持身体健康而无疾病侵扰的重要方法，其根本原则就是"法于阴阳"，即遵循自然界阴阳变化规律来调整人体的阴阳，使人体的阴阳与自然界的阴阳变化相适应，如"春夏养阳，秋冬养阴""冬病夏治，夏病冬养"，调养"能夏不能冬""能冬不能夏"体质之人。

（2）确定治疗原则：阴阳偏盛的治疗原则是"实则泻之"，即损其有余。阳偏盛而导致的实热证，用"热者寒之"的治法；阴偏盛而导致的实寒证，用"寒者热之"的治法。若由"阳胜则阴病"或"阴胜则阳病"而出现伤阴或伤阳时，又当兼顾其阴阳的不足，于"实者泻之"的方法中配以补阴或补阳之品。

阴阳偏衰的治疗原则是"虚则补之"，即补其不足。阳偏衰则体现的是"阳虚则寒"的虚寒证，治疗当扶阳抑阴。《黄帝内经》称之为"阴病治阳"，王冰将其总结为"益火之源，以消阴翳"。阴偏衰则体现的是"阴虚则热"的虚热证，治疗当滋阴制阳，《黄帝内经》称之为"阳病治阴"，王冰将其总结为"壮水之主，以制阳光"。

阴阳互损是阳虚或阴虚到一定程度，累及了对方，导致阴阳两虚的过程，应采用阴阳双补的治疗原则。对阳损及阴引起的以阳虚为主的阴阳两虚，当以补阳为主、兼以补阴；对阴损及阳引起的以阴虚为主的阴阳两虚，当以补阴为主、兼以补阳。如此则阴阳双方可以相互资生、相互为用。

（3）分析和归纳药物的性能：药性，是指药物具有寒、热、温、凉4种药性，又称"四气"，其中温热属阳、寒凉属阴。五味，是指药物具有酸、苦、甘、辛、咸5种滋味，其中辛、甘、淡属阳，酸、苦、咸属阴。升降浮沉，是指药物在人体内发挥作用的趋向，其中具有升浮趋势的药物，多具有向上升宣和向外发散的特点，属阳；具有沉降趋势的药物，多具有收涩、下行、通泄、重镇的特点，属阴。

第四单元 五行学说

【复习指导】本单元属于重点内容，也是难点内容。掌握五行的概念、特性、事物属性的五行归纳表，掌握五行学说基本内容中五行相生、相克、制化、相乘、相侮和母子相及的概念、顺序和形成原因，掌握中医学中五行学说在的生理、病理、诊断和治疗方面的应用。

一、五行学说的概念

1.五行的含义 **五行**，即木、火、土、金、水5种物质及其运动变化，是对宇宙万物进行归纳并阐释其相互关系的基本属性。

2.五行的特性和事物与现象的五行归类（表1-1）

（1）五行特性：是古人在长期的生活和生产实践中对具体的事物——木、火、土、金、水5种物质的朴素认识和直接观察，在此基础上进行抽象而逐渐形成的概念。五行的特性概括为："木曰曲直，火曰炎上，土爰稼穑，金曰从革，水曰润下"。

（2）事物与现象的五行归类：五行学说依据五行各自的特性，通过对自然界的各种事物和现象的性质和作用进行观察和归类，构建了五行系统。进行五行归类的方法，主要有取象比类法和推演络绎法两种。

表1-1 事物属性的五行归类

自然界							五行	人体					
五音	五味	五色	五化	五气	五方	五季		五脏	五腑	五官	形体	情志	五声	变动
角	酸	青	生	风	东	春	木	肝	胆	目	筋	怒	呼	握
徵	苦	赤	长	暑	南	夏	火	心	小肠	舌	脉	喜	笑	忧
宫	甘	黄	化	湿	中	长夏	土	脾	胃	口	肉	思	歌	哕
商	辛	白	收	燥	西	秋	金	肺	大肠	鼻	皮	悲	哭	咳
羽	咸	黑	藏	寒	北	冬	水	肾	膀胱	耳	骨	恐	呻	栗

二、五行学说的内容

1. 五行相生 指木、火、土、金、水之间存在着有序的递相资生、助长和促进的关系。五行相生的次序为：木生火，火生土，土生金，金生水，水生木。在五行相生关系中，任何一行都具有"生我"和"我生"两方面的关系。《难经》将这种关系比喻为母子关系："生我"者为母，"我生"者为子。五行相生，体现了五行中的某一行对其子行的资生、助长和促进，是一种生理状态下的五行关系。

2. 五行相克 指木、火、土、金、水之间存在着有序的递相克制、制约的关系。五行相克的次序为：木克土，土克水，水克火，火克金，金克木。在五行相克关系中，任何一行都具有"克我"和"我克"两方面的关系。《黄帝内经》把相克关系称为"所胜"和"所不胜"关系："克我"者为我"所不胜"，"我克"者为我"所胜"。五行相克，体现了五行中的某一行对其所胜一行的克制和制约，也是五行之间正常的关系。

3. 五行制化 指五行之间既相互资生，又相互制约，生中有克、克中有生，两者相辅相成，维持平衡协调，推动事物之间稳定有序的发展和变化。

五行制化的规律：五行中某一行亢盛时，必然随之有制约，以防止其亢而为害；某一行相对不及时，也必然随之有相生，以维持其生生不息。即在相生中有克制，在克制中有促进。

4. 五行相乘 指五行中的一行对其所胜一行的过度克制或制约。相乘的次序与相克相同：木乘土，土乘水，水乘火，火乘金，金乘木。导致五行相乘的原因有两种：一是五行中的某一行过于亢盛，对其所胜行造成了超过正常限度的克制，于是产生相乘，如木旺乘土；二是五行中某一行过于虚弱，难以抵御其所不胜一行对其在正常限度内的克制，于是产生相乘，如土虚木乘。

5. 五行相侮 指五行中的一行对其所不胜一行的反向克制和制约，亦称反克。相侮的次序：木侮金，金侮火，火侮水，水侮土，土侮木。导致五行相侮的原因也有两种：一是五行中的某一行过于强盛，使原本克制它的一行不仅不能对其进行制约，反而受到它的反制，产生相侮，如木火刑金；二是五行中某一行过于虚弱，不仅不能制约其所胜的一行，反而受到其所胜一行的反制，如木虚土侮等。

6. 五行母子相及 包括母病及子和子病及母两种情况，属于五行中相生关系的病理改变。

（1）母病及子：指五行中某一行的异常，累及其子行，导致母子两行皆异常。母病及子的一般规律是母行和子行具有相同的病理趋势，如母行亢盛或虚弱，引起子行的亢盛或不足，终致母子两行皆亢盛或虚弱。

（2）子病及母：指五行中某一行的异常，累及其母行，导致子母两行皆异常。子病及母的一般规律有3种：一是子行亢盛，引起母行亦亢盛，致子母两行皆亢盛，可称为"子能实其母"；二是子行虚弱，上累母行，引起母行的不足，致母子俱不足；三是子行亢盛，损伤母行，致子盛母衰，可称为"子盗母气"。

三、五行学说在中医学中的应用

1. 体现在生理方面

（1）说明五脏的生理特点：五行学说将人体的五脏分属五行，并以五行的特性来说明五脏的生理功能。如木具有生长、升发、舒畅、条达的特性，人体的肝喜条达而恶抑郁，有疏泄气机、调畅情志的功能，故将肝归属于木。

（2）说明五脏之间的生理联系：五行学说运用生克制化理论来说明脏腑生理功能的内在联系，五行间存在制化，那么五脏之间也存在着既相互资生又相互制约的关系。五行相生可用以说明五脏之间的资生关系（如木生火对应人体，体现为肝生心，肝具有藏血之能，可济心血，肝的疏泄之能又可助心行血），五行相克可用以说明五脏之间的制约关系（如水克火对应人体，体现为肾克心，肾水上济于心可防止心火过亢），五行制化可用以说明五脏之间的协调平衡（如脾土之气若虚则有心火生之，若亢则有肝木克之）。

（3）构建天人一体的五脏系统：五行学说以五脏为中心，能够推演络绎整个人体的各种组织结构与机能，将人体的脏腑组织、形体官窍、精神情志联系起来，构建以五脏为中心的生理病理系统。同时根据五行理论又可将自然界的方位、气候、颜色、味道等与人体的五脏联系起来，建立了以五脏为中心的天人一体五脏系统，将人体内、外环境结合成一个密切联系的整体，形成"天人相应"。

2. 体现在病理方面　五行学说可以说明在病理情况下脏腑间可以相互影响。某脏之病可以传至他脏，他脏之病也可以传至本脏，这种病理上的相互影响称之为传变。传变的条件——盛则传，虚则受，取决于脏腑的状态。五脏病变的相互影响，可用五行乘侮和母子相及的规律来阐释。以肝为例，肝有病，影响到心，为母病及子；影响到肾，为子病及母；影响到脾，称为乘；影响到肺，称为侮。

3. 体现在疾病的诊断方面　五行学说将人体的脏腑组织、形体官窍等与自然界的五方、五气、五音、五色、五味等都做了相应联系，构成了天人一体的五脏系统。通过观察分析四诊搜集的资料，依据事物属性的五行归类及五行生克乘侮传变规律，可确定五脏病变的部位，进而推断病情发展并判断疾病的预后，即"视其外应，以知其内脏"。

4. 体现在疾病的治疗方面

（1）指导脏腑用药：以颜色分，中药有青、赤、黄、白、黑五色；以气味分辨，中药有酸、苦、甘、辛、咸五味。据五行归类，青色，酸味入肝；赤色，苦味入心；黄色，甘味入脾；白色，辛味入肺；黑色，咸味入肾。临床用药，除根据药物的色味，还需结合药物的四气和升降浮沉等理论。

（2）控制疾病的传变：根据五行生克乘侮理论，五脏中一脏有病，可以传及他脏。因此，临床治疗时，除了针对所病的本脏进行治疗外，还要依据传变规律，兼治其他脏腑，以取得更好的疗效。

（3）确定治则治法：根据五行相生规律确定的基本治疗原则是补母和泻子：即"虚则补其母，实则泻其子"。补母适用于母子关系的虚证；泻子适用于母子关系的实证。依据五行相生规律确定的治法，常用的有滋水涵木法、益火补土法（温肾阳补脾阳）、培土生金法和金水相生法4种。运用五行相克规律确定的基本治疗原则是抑强扶弱：抑强，适用于相克太过引起的相乘和相侮；扶弱，适用于相克不及引起的相乘和相侮。依据五行相克规律确定的治法，常用的有抑木扶土法、培土制水法（健脾利水以治疗水湿停聚的病证）、佐金平木法和泻南补北法4种。

5. 指导针灸取穴　手足十二经的井、荥、输、经、合"五输穴"分别配属木、火、土、金、水五行，根据"虚则补其母，实则泻其子"的原则达到补虚泻实，恢复脏腑正常功能的效果。

6. 指导情志致病　情志活动异常会损伤相应的脏腑，故治疗时也可根据生克规律，采用"以情胜情"的方法治疗情志病。

第五单元　藏象学说

【复习指导】本部分内容不多、难度不大。掌握藏象的概念及五脏六腑的生理特点。

一、藏象及藏象学说的概念与特点

1. 藏象

藏象是指藏于体内的内脏及其表现于外的生理和病理现象。"藏"，是藏于体内的内脏，包括五脏、六腑和奇恒之腑。"象"的含义有二：一是表现于外的生理病理征象；二是内在脏腑的生理病理系统与外在环境事物与现象类比所获得的比象。

2. 藏象学说的主要特点　藏象学说的主要特点是以五脏为中心的整体观，其内涵有两个方面，一是以五脏为中心的整体性，二是五脏与自然环境的统一性。

二、五脏、六腑、奇恒之腑的生理特点及临床意义　脏腑分为脏、腑和奇恒之腑三类。脏有五，即心、肺、脾、肝、肾，合称五脏。腑有六，即胆、胃、小肠、大肠、膀胱、三焦，合称六腑。奇恒之腑有六，即脑、髓、骨、脉、胆、女子胞。

五脏共同的生理特点是化生和贮藏精气，故满而不实；六腑共同的生理特点是受盛和传化水谷，故实而不满。奇恒之腑在形态上中空有腔与六腑相似，功能上贮藏精气与五脏相同。

五脏六腑的生理特点对临床辨证论治有重要的指导意义。一般说来，病理上"脏病多虚""腑病多实"；治疗上"五脏宜补""六腑宜泻"。

第六单元　五脏

【复习指导】本部分内容较多、难度较大。应熟练掌握心、肺、脾、肝、肾的主要生理功能与特性，熟悉五脏之间的关系以及五脏与五体、五官、五志、五液的关系。

一、五脏的生理机能与特性

1. 心的生理功能与特性

（1）主血脉：指心气推动和调控血液在脉道中运行，流注全身。心主血脉包括心主血和心主脉两个方面。

心主血包括两个方面含义，一是指心气能推动血液运行，以输送营养物质于全身脏腑形体官窍。二是指心有生血的作用，经脾胃运化的水谷之精华为营气和津液入脉，经心阳的作用成为赤色血液，即所谓"奉心化赤"。

心主脉指心气推动和调控心脏的搏动和脉管的舒缩，使脉道通利，血液流畅。

心、脉、血三者密切相连，构成血液循环系统。血液在脉中正常运行，必须以心气充沛、血液充盈、脉道通利为基本条件。其中心脏的正常搏动，起着主导作用。

（2）藏神：又称主神明或主神志，指心有统率全身脏腑、经络、形体、官窍的生理活动和主司意识、思维、情志等精神活动的作用。《素问·灵兰秘典论》说："心者，**君主之官**也，神明出焉。"《素问·六节藏象论》说："心者，**生之本**，**神之变也**。"

心的主血脉与藏神功能密切相关。血是神志活动的物质基础之一，心血充足则能化神养神而使心神灵敏而清明，也能调控心血的运行，濡养全身脏腑形体官窍。

（3）生理特性：心为阳脏而主通明。心在五行属火，属阳中之阳的太阳，故称为阳脏，又称"火脏"。心主通明，指心脉以通畅为本，心神以清明为要。心脉畅通和心神清明，是心阳的温煦、推动作用与心阴的凉润、宁静作用相协调的结果。

2. 肺的生理功能与特性

（1）主气司呼吸：包括主呼吸之气和主一身之气两个方面。

①**肺主呼吸之气**：指肺是气体交换的场所。通过肺的呼吸作用，不断吸进清气，排出浊气，吐故纳新，实现机体与外界环境之间的气体交换，以维持人体的生命活动。肺主呼吸，实际上是肺气的宣发与肃降运动在气体交换过程中的具体表现。肺气宣发，浊气得以呼出；肺气肃降，清气得以吸入。肺气的宣发与肃降运动协调有序，则呼吸均匀通畅。

②**肺主一身之气**：指肺有主司一身之气的生成和运行的作用。体现在两个方面：一是宗气的生成。一身之气主要由先天之气和后天之气构成。宗气属后天之气，由肺吸入的自然界清气，与脾胃运化的水谷之精所化生的谷气相结合而生成。二是对全身气机的调节作用。肺有节律地呼吸，对全身之气的升降出入运动起着重要的调节作用。《素问·六节藏象论》说："肺者，**气之本**。"

（2）主行水：指肺气的宣发肃降运动推动和调节全身水液的输布和排泄。肺主行水表现在两个方面：一是通过肺气的宣发运动，将脾气转输至肺的水液和水谷之精中的较轻清部分，向上向外布散，上至头面诸窍，外达全身皮毛肌腠；输送到皮毛肌腠的水液在卫气的推动作用下化为汗液排出体外。二是通过肺气的肃降运动，将脾气转输至肺的水液和水谷精微中的较稠厚部分，向内向下输送到其他脏腑，并将脏腑代谢所产生的浊液下输至膀胱，形成尿液。若肺气的宣发或肃降失常，均可致津液代谢障碍而出现尿少、痰饮、水肿等病症。

（3）朝百脉，主治节

①**肺朝百脉**：指全身血液都通过百脉流经于肺，经肺的呼吸，进行体内外清浊之气的交换，然后再通过肺气宣降作用，将富含清气的血液通过百脉输送到全身。血液的运行，有赖

于肺气的推动和调节，即肺气具有助心行血的作用。肺通过呼吸运动，调节全身气机，从而促进血液运行。

②**肺主治节**：指肺气具有治理调节肺之呼吸及全身之气、血、水的作用，是对肺的主要生理功能的高度概括。主要表现在4个方面：一是治理调节呼吸运动。肺气的宣发与肃降运动协调，维持通畅均匀的呼吸，使体内外气体得以正常交换；二是调理全身气机。气机通过呼吸运动，调节一身之气的升降出入，保持全身气机调畅；三是治理调节津液代谢。通过肺气的宣发与肃降，治理和调节全身水液的输布与排泄；四是治理调节血液的运行。通过肺朝百脉和气的升降出入运动，辅佐心脏，推动和调节血液的运行。《素问·灵兰秘典论》说："肺者，**相傅之官**，治节出焉。"

（4）生理特性

①肺为**华盖**：肺位于胸腔，覆盖五脏六腑之上，位置最高，因而有"华盖"之称。肺居高位，又能行水，故称之为"**水之上源**"。肺覆盖于五脏六腑之上，又能宣发卫气于体表，具有保护诸脏免受外邪侵袭的作用，故有"**脏之长**"之称。

②肺为**娇脏**：肺脏清虚而娇嫩，不耐寒热燥湿诸邪之侵；外感六淫之邪从皮毛或口鼻而入，常易犯肺而为病。

③肺气宣降：肺气的宣发与肃降，是相互制约、相互为用的两个方面。宣降运动协调，维持着肺的呼吸和行水功能。

肺气宣发，是肺气向上向外的布散运动，主要体现在以下3个方面：一是呼出体内浊气；二是将脾所转输来的津液和部分水谷精微上输头面诸窍，外达于全身皮毛肌腠；三是宣发卫气于皮毛肌腠，以温分肉，充皮肤，肥腠理，司开阖，将代谢后的津液化为汗液，并控制和调节其排泄。

肺气肃降，是肺气向内向下的布散运动，主要体现在以下3个方面：一是吸入自然界之清气，向内向下布散；二是将脾转输至肺的津液及水谷精微向下向内布散于其他脏腑；三是将脏腑代谢后产生的浊液下输于膀胱，成为尿液生成之源。

3. 脾的生理功能与特性

（1）主运化：指脾具有把饮食水谷转化为水谷精微和津液，并将其吸收、转输到全身各脏腑的生理功能。包括运化食物和运化水液两个方面。①运化食物：食物经胃的受纳腐熟，被初步消化后，变为食糜，下送至小肠作进一步消化，经脾气的作用，则分为清、浊两部分。其精微部分，经脾气的激发作用由小肠吸收，再由脾气的转输作用输送到其他四脏，内养脏腑，外养四肢百骸。②运化水液：指脾气将水液化为水精，亦即津液，并将其吸收、转输到全身脏腑的生理功能。脾气转输津液的途径及方式有4种：一是上输于肺，过肺气宣降输布全身；二是向四周布散，"以灌四傍"，发挥其滋养濡润脏腑的作用；三是将胃、小肠、大肠中的部分水液经过三焦下输膀胱，成为尿液；四是居中枢转津液，使全身津液随脾胃之气的升降而上腾下达。

脾主运化的功能吸收水谷精微和津液，促进全身的生长发育，是维持人体生命活动的根本，故称脾为"**后天之本，气血生化之源**"。

（2）主统血：指脾气具有统摄、控制血液在脉中正常运行而不逸出脉外的作用。脾气统摄血液，实际上是气的固摄作用的体现。脾气是一身之气分布到脾脏的部分，一身之气充

· 11 ·

足，脾气必然充盛；而脾气健运，一身之气自然充足。气足则能摄血，故脾统血与气摄血是统一的。

（3）生理特性

①**脾主升清**：指脾气具有向上输布水谷精微以及维持内脏位置稳定的生理特性。脾气的运化及向上转输作用，将水谷精微和水液上输于心、肺等脏，并起到向上托举内脏的作用。若脾气虚衰或为湿浊所困不得升清，可见"清气在下，则生飧泄。"脾气虚弱，无力升举，可见胃下垂、肾下垂、子宫脱垂、脱肛等。

②**喜燥恶湿**：脾气健旺，运化水饮正常，水精四布，自然无痰饮水湿的停聚。脾气升动，才能将水液布散全身，而脾气升运的条件之一就是脾体干燥而不被痰饮水湿所困。因而有"脾生湿""湿困脾""脾恶湿""脾燥则升"等说法。

③**脾为孤脏**：脾属土，居中央，与四方、四时无配；脾主运化，为气血津液生化之源，"灌四傍"而长养四脏，称为后天之本，属人体中最重要的脏，故称**孤脏**。

4.肝的生理功能与特性

（1）**主疏泄**：指肝气具有疏通、畅达全身气机的作用。主要体现于以下4个方面。

①**促进血液与津液的运行输布**：气能运血运津，气行则血行津行；气能运津，气行则津行。肝气疏泄，调畅气机，使全身脏腑经络之气的运行畅达，从而促进血液和津液的运行畅达。

②**促进脾胃运化和胆汁的分泌排泄**：肝气疏泄，畅达气机，促进和协调脾胃之气的升降，从而促进脾胃的运化。胆汁乃肝之余气所化，其分泌和排泄受肝气疏泄作用的影响。肝气疏泄，气机调畅，胆汁才能够正常分泌与排泄。

③**调畅情志**：肝气疏泄，能调畅气机，因而能使人心情舒畅，既无亢奋，也无抑郁。情志活动分属五脏，依赖于气机的调畅，因肝主疏泄，调畅气机，所以肝具有调畅情志的生理功能。

④**促进男子排精与女子排卵**：男子精液的贮藏与施泄和女子的按时排卵，皆是肝、肾二脏之气的闭藏与疏泄作用相互协调的结果。肝气的疏泄作用发挥正常，则男子精液排泄有度、女子行经通畅；如肝失疏泄，则男子排精失度、女子行经不畅。

肝气的疏泄作用失常，称为肝失疏泄。其病机主要有3个方面：一为肝气郁结，疏泄失职；二是肝气亢逆，疏泄太过；三是肝气虚弱，疏泄不及。

（2）**主藏血**：指肝脏具有贮藏血液、调节血量和防止出血的生理功能。肝藏血的生理意义主要有以下4个方面。

①**贮藏血液，涵养肝气、筋目、魂志**：肝贮藏充足的血液，化生和涵养肝气，使之冲和畅达，发挥其正常的疏泄作用。肝藏血，还可濡养与肝相关的形体官窍筋目、神志魂，使其发挥正常的生理功能、维持正常神志和睡眠。

②**调节血量**：在正常情况下，人体各部分的血量是相对恒定的。但是随着机体活动量的增减、情绪的变化、外界气候的变化，人体各部分的血量也随之变化。如剧烈运动或情绪激动时，外周血流量增加；而在安静或休息时，外周血液分配量则减少。这种变化是通过肝的藏血与疏泄功能的协调来实现的。

③**防止出血**：肝主藏血以防止出血。气有固摄血液之能，肝气充足，则能固摄肝血而不致出血；又因阴气主凝，肝阴充足，肝阳被涵，阴阳协调，则能发挥凝血作用而防止出血。

④为经血之源：肝藏血，冲脉起于胞中而通于肝，与女子月经来潮密切相关，也称肝为"**血海**"。

（3）生理特性：**肝为刚脏**。肝在五行属木，木性曲直，通于春气，比类春天树木的生长伸展和生机勃发之性，因此肝气具有冲和条达、升发生长、伸展舒畅之能；肝有主疏泄的生理机能，肝气性喜条达而恶抑郁；肝内寄相火，主升主动，皆反映了肝为刚脏的生理特性。

5. **肾的生理功能与特性**

（1）藏精，主生长发育生殖与脏腑气化。肾藏精，指肾具有贮存、封藏精的生理功能。肾藏的精包括先天之精和后天之精，先天之精来源于父母的生殖之精，是禀受于父母的生命遗传物质，与生俱来，藏于肾中。人出生后，机体由脾胃的运化作用从饮食中摄取营养物质，称为"后天之精"。肾精的构成，是以先天之精为基础，加之部分后天之精的充养而化成。是以先天之精为主体，加之部分后天之精的充养而化成。先、后天之精相互资助，相互为用。《素问·六节藏象论》说："肾者，主蛰，**封藏之本**，精之处也。"

主生长发育与生殖，是指肾精、肾气促进机体生长发育与生殖功能成熟的作用。人体的生、长、壮、老、已的生命过程，机体每一阶段的生长发育或衰退，都取决于肾精及肾气的盛衰。

脏腑气化，指由脏腑之气的升降出入运动推动和调控各脏腑形体官窍的生理功能，以及精气血津液的新陈代谢和相互转化。由于肾精、肾气的主体成分是先天之精气，故为脏腑之气中最重要的成分；且肾阳为一身阳气之本，"五脏之阳气，非此不能发"，肾阴为一身阴气之本，"五脏之阴气，非此不能滋"。故肾精、肾气及其分化的肾阴、肾阳在推动和调控脏腑气化过程中起着极其重要的作用。生理上，肾之精、气、阴、阳与他脏之精、气、阴、阳之间存在着相互资助和相互为用的动态关系。病理上，两者也相互影响。各脏之精、气、阴、阳不足，最终必然会累及肾，故有"久病及肾"之说。

（2）主水：指肾气具有主司和调节全身水液代谢的作用。主要体现在两个方面：一是肾气对参与水液代谢脏腑的促进作用。因肾主导脏腑气化，故对水液代谢过程中各脏腑之气的功能，尤其是脾肺之气的运化和输布水液的功能，具有促进和调节作用。二是肾气的生尿和排尿作用：水液代谢过程中产生的浊液，下输于膀胱，在肾气的蒸化作用下，分为清浊；清者重吸收通过三焦水道输布，重新参与水液代谢；浊者则化为尿液，在肾与膀胱之气的推动作用下排出体外。《素问·水热穴论》说："肾者，胃之关也。"

（3）主纳气：指肾气有摄纳肺所吸入的自然界清气，保持吸气的深度，防止呼吸表浅的作用。人体的呼吸，由肺所主，但吸入的清气，由肺气的肃降下达于肾，必须再经肾气的摄纳潜藏，使其维持一定的深度，以利于气体交换。

（4）生理特性：主封藏、主蛰。肾的藏精、主纳气、主生殖、主二便等功能，都是肾主封藏生理特性的具体体现。

二、五脏之间的关系

1. **心与肺的关系**　主要表现在血液运行与呼吸吐纳之间的协同调节关系。心主血而肺主气，心主行血而肺主呼吸。由于宗气具有贯心脉而司呼吸的生理功能，从而加强了血液运行与呼吸吐纳之间的协调平衡。因此，积于胸中的宗气是联结心之搏动和肺之呼吸的中心环节。

2. 心与脾的关系　主要表现在血液生成方面的相互为用及血液运行方面的相互协同。心主血而脾生血，心主行血而脾主统血。

3. 心与肝的关系　主要表现在行血运行及精神调节两个方面。心主行血而肝主藏血，心藏神而肝主疏泄、调畅情志。

4. 心与肾的关系　主要表现为"**心肾相交**"。心肾相交的机理，主要从水火既济、精神互用、君相安位来阐发。

5. 肺与脾的关系　主要表现在气的生成与水液代谢两个方面。肺司呼吸而摄纳清气，脾主运化而化生谷气；肺主行水，脾主运化水液，水湿不运行，则痰湿内生，故称脾为"**生痰之源**"、肺为"**储痰之器**"。

6. 肺与肝的关系　肺与肝的生理联系，主要体现在人体气机升降的调节方面。肺气肃降，肝气升发。肺气以肃降为顺，肝气以升发为宜。

7. 肺与肾的关系　主要表现在水液代谢、呼吸运动及阴阳互助三个方面。肺为水之上源，肾为主水之脏；肺主呼吸，肾主纳气；肺属金，肾属水，金水相生。

8. 肝与脾的关系　主要表现在藏血与统血的相互协调、疏泄与运化的相互为用两个方面。肝主藏血，脾主生血统血；肝主疏泄，脾主运化。

9. 肝与肾的关系　主要表现在藏泄互用、精血同源两个方面。肝主藏血而肾主藏精，肝主疏泄而肾主封藏，肝为水之子而肾为木之母。故有"**肝肾同源**"或"**乙癸同源**"之称。

10. 脾与肾的关系　主要表现在先、后天的互滋和水液代谢上互助两个方面。脾为后天之本，肾为先天之本；脾主运化水液，肾为主水之脏。

三、五脏与五体、五官九窍、五志、五液和季节的关系

1. 五脏与五体的关系

（1）心在体合脉：指全身的血脉统属于心，由心主司。

（2）肺在体合皮：又称肺合皮毛。肺对皮毛的作用有两个方面：①肺气宣发，将水谷精微和津液外输于皮毛，以发挥其濡养、滋润的作用。②肺气宣发，将卫气外输于皮毛，以发挥其"温分肉，充皮肤，肥腠理，司开阖"及防御外邪的作用。

皮毛对肺的作用也主要有两个方面：①皮毛宣散肺气，以调节呼吸。皮毛的汗孔又称"**气门**"，不仅排泄汗液，而且进行体内外气体交换、助肺呼吸；②皮毛受邪，可内合于肺。

（3）脾在体合肉：指脾气的运化与肌肉的功能发挥有着密切的联系。全身的肌肉，都有赖于脾胃运化生成之水谷精微的营养滋润壮实，方能发挥其运动功能。

（4）肝在体合筋：筋依赖肝血的濡养。肝血充足，筋得其养，运动才能灵活而有力，能耐受疲劳，并能较快地解除疲劳，故称肝为"**罢极之本**"。

（5）肾在体合骨，生髓：髓分骨髓、脊髓和脑髓，皆由肾精化生。肾藏精，精生髓，髓居于骨中称骨髓，骨的生长发育，有赖于骨髓的充盈及其所提供营养。脊髓上通于脑，脑由髓聚而成，故称"脑为髓海"。肾精的盛衰不仅影响骨骼的发育，而且也影响脊髓及脑髓的充盈。故《素问·灵兰秘典论》说："肾者，**作强之官**，伎巧出焉。"齿与骨同出一源，亦由肾精充养，故称"**齿为骨之余**"。

2. 五脏的外华　五脏功能与精气的盛衰，可显露于体表相应的组织器官。

（1）心其华在面：指心脏精气的盛衰，可从面部的色泽表现出来。由于全身血气皆上注

于面，故心的精气盛衰及其生理功能正常与否，可以显露于面部的色泽变化。

（2）肺其华在毛：由于肺气宣发，将输送于肺的津液和部分水谷之精向上向外布散于全身皮毛肌腠以滋养之，使之红润光泽。

（3）脾其华在唇：是指口唇的色泽可以反映脾精、脾气的盛衰。

（4）肝其华在爪：爪甲，包括指甲和趾甲，乃筋之延续，所以有"爪为筋之余"之说。爪甲亦赖肝血的濡养，因而观察爪甲的荣枯，可以判断肝血是否充足。

（5）肾其华在发：发的生长，赖血以养，故称"发为血之余"。但发的生机根源于肾。肾藏精，精化血，精血旺盛，则毛发粗壮而润泽，由于发为肾之外候，所以观察发之生长与枯槁，常可判断肾精的盛衰。

3. 五脏与五官九窍的关系　五脏的生理功能可通过相应官窍反映出来。

（1）心在窍为舌：因舌体血脉丰富并主味觉和语言，与心主血脉及藏神功能密切相关，因此心气盛衰及其机能常可从舌的变化得以反映。

（2）肺开窍于鼻：鼻为呼吸道之最上端，与肺相连，具有主通气和主嗅觉的机能，都必须依赖肺气的宣发功能。喉为肺之门户，主司发音，亦有赖于肺气的推动与肺津的滋养。故肺气盛衰及其机能常可从鼻喉的状态变化得以反映。

（3）脾开窍于口：指人的食欲、口味与脾气的运化密切相关。脾的经脉"连舌本，散舌下"，因此人的食欲和口味都可以反映脾气盛衰及运化功能是否正常。

（4）肝在窍为目：肝之经脉上连目系，肝之血气循经脉上注于目，目能视物辨色依赖于肝血之濡养和肝主疏泄的协调。因此人体视力和泪液的变化都可以反映肝血和肝气的机能状态。

（5）肾在窍为耳及二阴：耳之听觉由脑所主，脑髓又赖肾精充养。前后二阴是排尿排便和生殖器官，皆与肾藏精和肾主水功能关系密切。因此从耳的听觉变化，常可判断肾精及肾气的盛衰。

4. 五脏与五志的关系　情志活动由脏腑精气应答外在环境因素的作用所产生，脏腑精气是情志活动产生的内在物质基础。

（1）心在志为喜：喜，是心之精气对外界刺激的应答而产生的良性情绪反应。心精、心血、心气充沛，心阴、心阳协调，是产生喜乐情绪的内在基础。喜乐愉悦有益于心主血脉的机能，但喜乐过度则可使心神受伤。心为神明之主，不仅过喜能伤心，而且五志过极均能损伤心神。

（2）肺在志为忧（悲）：悲忧皆为人体正常的情绪变化或情感反应，由肺精、肺气所化生。过度悲哀或过度忧伤，又可损伤肺精、肺气，或导致肺气的宣降运动失调。

（3）脾在志为思：思即思虑，属人体的情志活动。如思虑过度，易致使脾胃气滞，脾气不能升清，胃气不能降浊，而出现脘腹胀闷、不思饮食、头目眩晕等症。

（4）肝在志为怒：怒之情志变化与肝主疏泄、调畅情志功能密切相关。暴怒或郁怒不解，可引起肝气上逆或肝气郁结的病机变化。

（5）肾在志为恐：恐，是一种恐惧、害怕的情志活动，由肾精、肾气对外在环境的应答而产生，人人皆有。过度恐惧可伤肾精、肾气，出现二便失禁，甚则遗精、滑精。

5. 五脏与五液的关系　五液是人体官窍正常的分泌液，其生成和代谢，又都依赖于脏腑的正常生理活动。

（1）心在液为汗：汗液为体内津液化生，而津液与血液又同源互化。因心主血脉，所以汗液的生成、排泄与心主血、心藏神的功能关系密切，故有"汗为心之液"之说。

（2）肺在液为涕：鼻涕由肺津所化，由肺气的宣发运动布散于鼻窍，有润泽鼻窍、防御外邪、利于呼吸的作用。肺津、肺气的作用是否正常，亦能从涕的变化中得以反映。

（3）脾在液为涎：涎为口津，即唾液中较清稀的部分，由脾精、脾气化生并转输布散。涎具有保护口腔、润泽口腔、助食物的咀嚼和消化的作用。

（4）肝在液为泪：泪由肝精、肝血所化。肝开窍于目，泪从目出，有濡润、保护眼睛的作用。

（5）肾在液为唾：唾，即唾液中较稠厚的部分，由肾精化生，有润泽口腔、滋润食物及滋养肾精的作用。

6.五脏与季节的关系　五脏和自然界的四时阴阳相通应。

（1）心气通于夏：夏季气候炎热，在人体则心为火脏而阳气最盛，同气相求，故夏季与心相应。

（2）肺气通于秋：时令至秋，暑去而凉生，草木皆凋。人体肺脏主清肃下行，为阳中之少阴，同气相求，故与秋气相应。

（3）脾气通于长夏：长夏之季，气候炎热，雨水较多，湿为热蒸、蕴酿生化万物，而人体的脾主运化，化生精气血津液，以奉生身，类于"土爰稼穑"之理，故脾与长夏，同气相求而相通应。

（4）肝气通于春：春季为阳气始生，自然界生机勃发，欣欣向荣之象。人体之肝主疏泄，其气升发，喜条达而恶抑郁，故肝气与春气相通应。

（5）肾气通于冬：冬季是一年中气候最寒冷的季节，自然界的物类，则静谧闭藏以度冬时。人体中肾为水脏，有润下之性，藏精而为封藏之本。同气相求，故肾与冬气相通应。

第七单元　六腑

【复习指导】本部分内容较多、难度不大。掌握六腑的生理功能，熟悉五脏与六腑之间的关系。

一、六腑的生理功能

六腑，即胆、胃、小肠、大肠、膀胱、三焦6个脏器的总称。其共同生理特点是传化物而不藏，实而不能满。后世医家将此概括为"六腑以通为用"。

1.胆的生理功能　胆为中空的囊状器官，内盛胆汁。因胆汁清净，称为**精汁**，《灵枢·本输》中称胆为**中精之腑**。胆为中空器官而类腑，其内盛的胆汁应适时排泄，具有"泻而不藏"的特性，故胆为六腑之一；又因其内盛精汁，与六腑传化水谷，排泄糟粕有别，故又属奇恒之腑。胆的生理功能主要有两个方面。

（1）贮藏和排泄胆汁：胆汁来源于肝，由肝之余气凝聚而成。胆汁生成后，进入胆腑，由胆腑浓缩并贮藏。贮藏于胆腑的胆汁，在肝气的疏泄作用下排泄而注入肠中，以促进饮食水谷的消化和吸收。

（2）主决断：指胆**主决断**，具有判断事物、作出决定的作用。胆的这一作用对于防御和消除某些精神刺激的不良影响，以维持精气血津液的正常运行和代谢，确保脏腑之间的协调关系，有着极为重要的意义。《素问》说："胆者，**中正之官**，决断出焉"。

2. 胃的生理功能和特性　胃又称"胃脘"，分为上、中、下三部。上部为上脘，包括贲门；下部为下脘，包括幽门；上、下脘之间为中脘，包括胃体。

（1）生理功能：①主受纳水谷。指胃气具有接受和容纳饮食水谷的作用。饮食入口，经过食管（咽）进入胃中，在胃气的通降作用下，由胃接收和容纳，暂存于其中，故胃有"**太仓**""**水谷之海**"之称。②主腐熟水谷。指胃气将饮食物初步消化，并形成食糜的作用。容纳于胃中的饮食物，经过胃气的磨化和腐熟作用后，精微物质被吸收，并由脾气转输而营养全身，未被消化的食糜则下传于小肠以进一步消化。经过胃的腐熟，水谷才能游溢出人体所需要的精微物质，人的气血才能充盛，脏腑组织才能得到水谷精微的充养而发挥其各自的生理功能，故又称胃为"**水谷气血之海**""**五脏六腑之海**"。《素问》云："脾胃者，**仓廪之官**，五味出焉。"

（2）生理特性：①喜润恶燥。指胃当保持充足的津液以利饮食物的受纳和腐熟。胃的受纳腐熟，不仅依赖胃气的推动和蒸化，亦需胃中津液的濡润。胃中津液充足，则能维持饮食水谷的受纳腐熟和胃气的通降下行。②胃气主降。指胃气的向下通降运动以下传水谷及糟粕的生理特性。胃气下降，主要体现于饮食物的消化和糟粕的排泄过程中：一是饮食物入胃，胃容纳而不拒之；二是经胃气的腐熟作用而形成的食糜，下传小肠以进一步消化；三是食物残渣下移大肠，燥化后形成粪便；四是粪便有节制地排出体外。

3. 小肠的生理功能

（1）主受盛化物：表现于以下两个方面。一是指小肠接受由胃腑下传的食糜而盛纳之，即受盛作用；二是由脾气对小肠中的食糜进一步消化，化为精微和糟粕两部分，即化物作用。《素问》说："小肠者，**受盛之官**，化物出焉。"

（2）主泌别清浊：指食糜在小肠中行进一步消化，分为清、浊两部分。清者，即水谷精微和津液，由小肠吸收，经脾气的转输输布全身；浊者，即食物残渣和部分水液，经胃和小肠之气的作用通过阑门传送到大肠。

（3）小肠主液：指小肠在吸收谷精的同时，吸收了大量津液。小肠吸收的津液与谷精合为水谷之精，由脾气转输到全身，其中部分津液经三焦下渗膀胱，成为尿液生成之源。临床上，以"利小便所以实大便"的方法治疗泄泻，就是"小肠主液"理论的具体应用。

4. 大肠的生理功能

（1）主传化糟粕：大肠将食物残渣经过燥化变成粪便，并将粪便传送至大肠末端，经肛门有节制地排出体外。大肠的传化糟粕，实为对小肠泌别清浊的承接，并与胃气的通降、肺气的肃降、脾气的运化、肾气的推动和固摄作用相关。《素问》说："大肠者，传导之官，变化出焉。"

（2）大肠主津：指大肠接收食物残渣，吸收津液，使之形成粪便，即所谓燥化作用。大肠吸收食物残渣中的津液，由脾气转输全身，部分津液经三焦下渗于膀胱，成为尿液生成之源。由于大肠参与体内的津液代谢，故说"大肠主津"。大肠主津的功能失常，津液不得吸收，与糟粕俱下，可出现肠鸣、腹痛、泄泻等症；若大肠实热，消烁津液，或大肠津亏，肠道失润，又会导致大便秘结不通。

5.膀胱的生理功能

（1）汇聚水液：人体全身的津液，代谢后经三焦之腑汇聚于膀胱。《素问》说："膀胱者，**州都之官**，津液藏焉"。汇聚于膀胱中的水液，经肾气和膀胱之气的蒸化作用，其清者上输于脾，重新参与津液代谢，而剩余者则留于膀胱为尿。

（2）贮存和排泄尿液：肾与膀胱之气的激发与固摄作用协调，控制膀胱开合有度，尿液可及时地从前阴排出体外。若肾气与膀胱之气的功能失调，膀胱开合失权，即可出现小便不利、癃闭或尿频、尿急、遗尿等症状。

6.三焦的概念和生理功能　三焦是上焦、中焦、下焦的合称。三焦概念有六腑三焦、部位三焦与辨证三焦的不同。

（1）六腑三焦：三焦的形态结构，一般认为位于腹腔脏腑之间，能通行津液的通道，与六腑中空有腔的形态结构特点相符。

六腑三焦的主要生理功能是疏通水道，运行津液。《素问》说："三焦者，**决渎之官**，水道出焉。"津液自胃肠经三焦下渗膀胱，三焦水道通畅，则津液源源不断渗入膀胱，成为尿液生成之源。

（2）部位三焦：三焦作为人体上中下部位的划分，源于《灵枢》的"上焦如雾，中焦如沤，下焦如渎"之论，与《难经》所谓"有名而无形"的三焦相通。部位三焦，包含了上至头、下至足的整个人体，已经超出了实体六腑的概念，故称之为**孤府**。

部位三焦的总体生理作用有二：①通行诸气，是一身之气上下运行的通道。元气，自下而上运行至胸中，布散于全身；宗气，自上而下达于脐下，以资先天元气。②运行津液，是全身津液上下输布运行的通道。三焦水道不利，肺、脾、肾等脏腑输布调节津液代谢的作用则难以实现，故又把津液代谢的协调平衡状态称作"**三焦气化**"。

①上焦：横膈以上的胸部，包括心、肺两脏，以及头面部。也有将上肢归属于上焦。"**上焦如雾**"作为其生理特点，是对心、肺输布营养至全身的作用和形式的形象描写与概括，喻指上焦宣发卫气，敷布水谷精微和津液，如雾露之灌溉。

②中焦：横膈以下、脐以上的上腹部，包括脾胃、肝胆等脏腑。"**中焦如沤**"作为其生理特点，是对脾胃、肝胆等脏腑的消化饮食物和形式的形象描写与概括，喻指中焦消化饮食物，如发酵酿造之过程。就解剖位置而言，肝胆属中焦。就功能联系而言，肝肾同源，肾居下焦，故肝从肾又属下焦。

③下焦：脐以下的部位，包括小肠、大肠、肾、膀胱、女子胞、精室等脏腑及两下肢。"**下焦如渎**"作为其生理特点，是对小肠、大肠、肾和膀胱的排泄糟粕的作用和形式的描写与概括，喻指肾、膀胱、大肠等脏腑排泄二便，如沟渠之通导。

（3）辨证三焦：辨证三焦是指温病发生发展过程中由浅及深的3个不同病理阶段。

二、五脏与六腑之间的关系

脏与腑的关系，即是脏腑阴阳表里相合的关系。五脏属阴，六腑属阳；五脏为里，六腑为表。脏腑之间之所以构成这种紧密关系，主要根据有以下几个方面。①经脉属络：即属脏的经脉络于所合之腑，属腑的经脉络于所合之脏。②生理配合：六腑功能受五脏之气的支持和调节，五脏功能也有赖于六腑的配合。③病理相关：脏病可影响到其相合的腑，腑病也可影响其相合的脏。

1. 心与小肠的关系　生理上，心主血脉，心阳之温煦，心血之濡养，有助于小肠的化物等功能；小肠化物，泌别清浊，清者经脾上输心肺，化赤为血，以养心脉。

病理上，小肠有热，亦可循经上灼于心，可见心烦、舌赤糜烂等症状。反之，心经实火，可移热于小肠，引起尿少、尿赤涩刺痛、尿血等小肠实热的症状。

2. 肺与大肠的关系　生理上，肺气的下降可以推动大肠的传导，有助于糟粕下行。而大肠传导正常，腑气通畅，亦有利于肺气的下降。

病理上，肺失清肃，津液不能下达，大肠失润，传导失常，可见大便干结难下。若肺气虚弱，推动无力，大肠传导无力，可见大便困难，称为"气虚便秘"。反之，若大肠腑气不通，传导不利，则肺气壅塞而不能下降，出现胸闷、咳喘、呼吸困难等，是谓上窍不通则下窍不利，下窍不利则上窍为之闭塞。

3. 脾与胃的关系

（1）纳运相成：生理上，脾主运化，胃主受纳，受纳与运化相辅相成。二者一纳一运，紧密配合，完成饮食物的消化吸收。病理上，胃之受纳失常则脾之运化不利，脾失健运则胃纳失常，出现恶心呕吐、脘腹胀满、不思饮食等，称为"脾胃不和"。

（2）升降相因：生理上，脾气主升，以升为顺，将水谷精微输布于头目心肺；胃气主降，以降为和，将水谷下降于小肠而泌别清浊，糟粕并得以下行。脾胃之气，升降相因，相反相成，饮食物得以正常的消化吸收。病理上，脾气不升，水谷夹杂而下，出现泄泻及完谷不化；胃气不降反而上逆，可见恶心呕吐，呃逆嗳气。

（3）燥湿相济：生理上，脾喜燥而恶湿；胃喜润而恶燥。脾易生湿，得胃阳以制之，使脾不至于湿；胃易生燥，得脾阴以制之，使胃不至于燥。脾胃阴阳燥湿相济，是保证两者纳运、升降协调的必要条件。病理上，脾阳气易损，胃阴液易伤。如湿困脾运，可导致胃纳不振；胃津不足，亦可影响脾气运化。

4. 肝与胆的关系

（1）同司疏泄：生理上，肝主疏泄，分泌胆汁；胆附于肝，藏泄胆汁。两者协调合作，疏利胆汁于小肠，帮助脾胃消化饮食物。肝气疏泄正常，促进胆汁的分泌和排泄；而胆汁排泄无阻，又有利于肝气疏泄的正常发挥。病理上，若肝气郁滞，可影响胆汁疏利；胆腑郁热，也可影响肝气疏泄。最终均可导致肝胆气滞、肝胆湿热，或郁而化火、肝胆火旺之证。

（2）共主勇怯：《素问·灵兰秘典论》说："肝者，**将军之官**，谋虑出焉。胆者，**中正之官**，决断出焉。"胆主决断与人的勇怯有关，而决断又基于肝之谋虑，肝胆相互配合，情志活动正常，处事果断。

5. 肾与膀胱的关系　生理上，肾主水，开窍于二阴；膀胱为津液之府。肾气充足，蒸化及固摄作用正常发挥，则尿液正常生成，贮于膀胱并有度地排泄。膀胱贮尿排尿有度，也有利于肾气的主水作用。肾与膀胱相互协作，共同完成尿液的生成、贮存与排泄。

病理上，若肾气虚弱，蒸化无力，或固摄无权，可影响膀胱的汇聚水液及贮尿排尿功能，而见尿少、癃闭或尿失禁。膀胱湿热，或膀胱失约，也可影响到肾气的蒸化和固摄，出现尿液及其排泄异常。

第八单元 奇恒之腑

【复习指导】本部分内容较少、难度不大。熟悉奇恒之腑的生理功能。

奇恒之腑，包括脑、髓、骨、脉、胆、女子胞6个脏器组织。它们在形态上类腑，但其功能上似脏主贮藏精气，与六腑传化水谷有别，故称之为奇恒之腑，亦即有别于六腑的腑。如《素问·五脏别论》所说"脑、髓、骨、脉、胆、女子胞，此六者，地气之所生也，皆藏于阴而象于地，故藏而不泻，名曰奇恒之腑"。

一、脑

脑位于头部的颅腔之内，为髓汇聚之处，故称脑为"**髓之海**"。

1. 脑的生理功能

（1）主宰生命活动：脑为神明之所出，称为"元神之府"，是生命的枢机，主宰人体的生命活动。

（2）主司感觉运动：人的感官位于头部，与脑相通，依赖脑髓的充养才能发挥感觉功能。脑主元神，神能驭气，各类感觉随气运行于诸筋百节，调控肢体运动。脑髓充盈，则视物精明，听力正常，嗅觉灵敏，感觉无碍，运动如常，轻劲多力。

（3）主司精神活动：人的精神活动，包括思维、意识和情志活动等，都是客观外界事物反映于脑的结果。思维意识是精神活动的高级形式，是"任物"的结果。脑为髓海，主人的思维意识和记忆，是精神活动的枢纽。

2. 脑与脏腑精气的关系　心是君主之官，人的意识、思维及情志活动统归于心，称"心藏神"。神分为神、魂、魄、意、志五种不同的表现，脑的机能统归于心而又分属于五脏，分别由心、肝、肺、脾、肾五脏主司，即所谓"五神脏"。脑的机能与五脏密切相关，五脏之精气充盈通畅，才能化养五神并发挥其生理机能。

二、女子胞

女子胞，又称胞宫、胞脏、子宫、子脏等。女子胞位于小腹部，是女性的生殖器官。男子之胞称为"精室"。

1. 女子胞的生理功能

（1）主持月经：月经的产生，是脏腑经脉气血及天癸作用于胞宫的结果。胞宫的形态与功能正常与否直接影响月经的来潮，所以胞宫有主持月经的作用。

（2）孕育胎儿：胞宫是女性孕育胎儿的器官。女子受孕后，停止排泄月经，全身的气血，有相当一部分输送到胞宫，保护胎元，促进胎儿的发育，直至分娩。

2. 女子胞与脏腑经脉的关系

（1）与天癸的关系：**天癸**，是肾精肾气充盈到一定程度时体内出现的一种精微物质，能促进生殖器官发育成熟、女子月经来潮及排卵、男子精气溢泻，因而具备生殖能力的作用。因此天癸的来至对女子胞的发育和生殖能力的维持，具有决定性作用。

（2）与经脉的关系：女子胞与冲、任、督、带及十二经脉均有密切关系。其中与冲脉和任脉联系最紧密。冲、任二脉，同起于胞中。冲脉与肾经并行且与阳明脉相通，能调节十二经气血，与女子月经排泄关系密切，有"**冲为血海**"之称；任脉与足三阴经相会，能调节全身阴经，为"**阴脉之海**"。任脉又与胎儿孕育密切相关，故有"**任主胞胎**"之称。

（3）与脏腑的关系：女子以血为本，经水为血液所化，月经的来潮和周期，以及孕育胎儿，均离不开气血的充盈和血液的正常运行。而心主血，肝藏血，脾胃为气血生化之源又主统血。肾藏精，关乎天癸，且精能化血。肺主气，朝百脉而输精微。诸脏分司血的生化、统摄与调节等。故脏腑安和，血脉流畅，血海充盈，则经候如期，胎孕乃成。五脏之中，女子胞与心、肝、脾、肾的关系尤为密切。

第九单元 精、气、血、津液、神

【复习指导】本部分内容较多、难度较大。掌握气、血、津液的生理功能以及气、血、津液三者之间的关系，熟悉与气、血、津液的生成、运行密切相关的脏腑功能。

一、精

1. 人体之精的概念　精，是由禀受于父母的生命物质与后天水谷精微相融合而形成的一种精华物质，是人体生命的本原，是构成人体和维持人体生命活动最基本的物质。

人体之精，有狭义之精、广义之精和一般意义之精之分。狭义之精，特指具有繁衍后代作用的生殖之精，是精的本始含义。广义之精，指一切构成人体和维持人体生命活动的液态精华物质。如先天之精、水谷之精、生殖之精、脏腑之精以及血、津液等，都属广义之精的范畴。一般意义的精，即通常所说的先天之精、水谷之精、生殖之精、脏腑之精，不包含血、津液。

2. 人体之精的功能

（1）繁衍生命：由先天之精与后天之精合化而生成的生殖之精，具有繁衍生命的作用。

（2）濡养作用：先天之精与后天之精充盛，则脏腑之精充盈，因而全身脏腑组织官窍得到精的濡养，各种生理功能得以正常发挥。

（3）化血作用：精可以转化为血，是血液生成的来源之一。

（4）化气作用：精是气的化生本原。先天之精可以化生先天之气（元气），水谷之精可以化生谷气，再加上肺吸入的自然界清气，综合而成一身之气。

（5）化神作用：精是神化生的物质基础之一。神是人体生命活动的主宰及其外在总表现，其产生离不开精这一基本物质。只有积精，才能全神，这是生命存在的根本保证。

3. 人体之精的分类

（1）先天之精与后天之精：从生成来源来说，人体之精有先天与后天之分。先天之精禀受于父母，源于父母的生殖之精，是构成胚胎的原始物质，是生命产生的本原。后天之精源于饮食水谷，由脾胃等脏腑吸取饮食精华而产生，是维持人体生命活动的重要物质。先天之精为基础，后天之精为补充，二者相辅相成，生成并充盛一身之精。

（2）生殖之精：生殖之精源于肾精，在天癸的促发下由肾藏的先天之精在水谷之精的资助充养下合化而成，起着繁衍后代的作用。

（3）脏腑之精：一身之精分藏于脏腑，成为脏腑之精。脏腑之精，指脏腑所藏的具有濡养、滋润本脏腑及其所属的形体、官窍等作用的液态精华物质。各脏腑之精都由先天之精与后天之精相融合而成，其中肾精主要由先天之精构成，而心、肺、脾、肝四脏之精主要由后天之精构成。

二、气

1. 人体之气的概念　气，是人体内活力很强运行不息的极精微物质，是构成人体和维持人体生命活动的基本物质之一。气运行不息，推动和调控着人体内的新陈代谢，维系着人体的生命进程。气的运动停止，则意味着生命的终止。

精与气的概念在中医学中是有严格区别的。精是构成人体的最基本物质，也是维持人体生命活动的基本物质；气是由精化生的运行不息的极细微物质。精是人体生命的本原，气是人体生命的维系。

人体之精化为人体之气，人体之气含有阴气、阳气两部分：阴气是气中具有寒凉、抑制等特性的部分，阳气是气中具有温热、兴奋等特性的部分。气中的阴阳两部分对立互根，协调共济，共同推动和调控机体的生命进程。

2. 人体之气的生成

（1）人体之气的生成之源：人体之气来源于先天之精所化生的先天之气（即元气）、水谷之精所化生的水谷之气和自然界的清气，后两者又合称为后天之气（即宗气），并通过肺、脾胃和肾等脏腑的综合作用，将此三者结合起来而成一身之气。

（2）与气生成的相关脏腑：①肾为气之根。肾藏先天之精，并受后天之精的充养。先天之精化生元气。②脾胃为气之源。脾主运化，胃主受纳，共同完成对饮食水谷的消化和水谷精微的吸收。水谷之精化生水谷之气。③肺为气之主。肺主气，主司宗气的生成，在气的生成过程中占有重要地位。

3. 人体之气的运动与气化

（1）气的运动：气的运动称作**气机**。气的运动形式，可以简单地归纳为升、降、出、入4种基本形式。

（2）气化的概念和形式：气的运动而产生的各种变化称为**气化**。诸如体内精微物质的化生及输布，精微物质之间、精微物质与能量之间的互相转化，以及废物的排泄等都属于气化。体内精气血津液各自的代谢及其相互转化，是气化的基本形式。

4. 人体之气的功能

（1）推动与调控作用

推动作用，指气中属阳部分（阳气）的激发、兴奋、促进等作用。主要体现于：①激发和促进各脏腑经络的生理功能；②激发和促进精血津液的生成及运行输布；③激发和促进各脏腑经络的生理机能；④激发和兴奋精神活动；⑤激发和促进人体的生长发育及生殖功能。

调控作用，指气中属阴部分（阴气）的减缓、抑制、宁静等作用。主要体现于：①抑制和宁静各脏腑经络的生理功能。②抑制和减缓精血津液的生成及运行输布。③抑制和宁静精神活动。④抑制和减缓人体的生长发育及生殖功能。

（2）温煦与凉润作用

温煦作用，指气中属阳部分（阳气）的促进产热，消除寒冷，使人体温暖的作用。主要体现于：①温煦机体，维持相对恒定的体温。②温煦各脏腑、经络、形体、官窍，助其进行正常的生理活动。③温煦精血津液，助其正常施泄、循行、输布，即所谓"得温而行，得寒而凝"。

凉润作用，指气中属阴部分（阴气）的抑制产热，消除热量，使人体寒凉的作用。主要体现于：①凉润机体，维持相对恒定的体温。②凉润各脏腑、经络、形体、官窍，防其生理功能过亢。③凉润精血津液，防其过度代谢和运行失常。

（3）**防御**作用：气既能护卫肌表，防御外邪入侵，也可以祛除体内的病邪。邪气有阴邪、阳邪之分，人体正气含有阴气、阳气两部分。正气中的阳气部分能抵抗寒冷等阴邪的入侵并能祛除体内的阴邪，正气中的阴气部分能抵抗火热等阳邪的入侵并能祛除体内的阳邪。

（4）**固摄**作用：指气对体内血、津液、精等液态物质的固护、统摄和控制作用，防止其无故流失。主要体现在：①统摄血液，使其在脉中正常运行，防止其逸出脉外。②固摄汗液、尿液、唾液、胃液、肠液，控制其分泌量、排泄量，使之有度而规律地排泄，防止其过多排出及无故流失。③固摄精液，防止其妄泄。若气的固摄作用减弱，则有可能导致体内液态物质的大量丢失。例如，气不固精引起遗精、滑精、早泄等病症；气不摄血引起各种出血症；气不摄津引起自汗、多尿、小便失禁、流涎、呕吐清水、泄泻滑脱等症。

（5）中介作用：指气能感应传导信息以维系机体的整体联系，成为人体各个脏腑组织器官之间相互联系的中介。

5.人体之气的分类　人体之气，因其生成来源、分布部位及功能特点的不同而有着各自不同的名称，一般可从3个层次进行分类：第一层次是人身之气，亦即一身之气；第二层次是元气、宗气、营气和卫气，都属一身之气的组成部分；第三层次是脏腑之气和经络之气，它们都由先天元气和后天宗气来构成。

（1）人身之气：是活力很强、运行于全身的极细微物质，简称"人气"或"气"。人身之气与邪气相对而言，称为正气。

（2）元气：**元气**是人体最根本、最重要的气，是人体生命活动的原动力。元气、原气、真气，三者的内涵是同一的，都是由先天之精化生的先天之气。

元气由肾精化生，根于命门。肾精的主体成分是先天之精，但必须得到水谷之精的充养，方能充盛而化生充足的元气。元气通过三焦流行于全身。

元气的生理功能主要有两个方面：一是推动和调控各脏腑、经络、形体、官窍的生理活动；二是推动和调节人体的生长发育和生殖功能。

元气含有元阴、元阳，为一身阴阳之根，脏腑阴阳之本。元阳具有推动、兴奋、温煦等作用，元阴具有宁静、抑制、凉润等作用。元阴与元阳协调平衡，元气则能发挥推动和调控各脏腑的生理功能、人体的生长发育和生殖功能。

（3）宗气：**宗气**是由谷气与自然界清气相结合而积聚于胸中的气，属后天之气的范畴。宗气的生成直接关系到一身之气的盛衰。宗气在胸中积聚之处，《灵枢·五味》称为"气海"，又名为"膻中"。

宗气的生成有两个来源，一是脾胃运化的水谷之精所化生的水谷之气，二是肺从自然界中吸入的清气，二者相结合生成宗气。宗气聚于胸中，通过上出息道（呼吸道），贯注心脉及以沿三焦下行的方式布散全身。

宗气的生理功能主要有贯心脉以行血气和走息道以司呼吸两个方面。凡气血的运行，心搏的强弱及节律，肢体的寒温和活动能力，语言、声音、呼吸的强弱，视听的感觉能力等，皆与宗气的盛衰有关。

临床上常以"虚里"处（相当于心尖搏动部位）的搏动情况和脉象变化来测知宗气的盛衰。

（4）营气：**营气**是行于脉中而具有营养作用的气。营气由水谷精微中的精华部分化生，营气在脉中，是血液的重要组成部分，营与血关系密切，故常"营血"并称。

营气的生理功能有：①化生血液；②营养全身。营气注于脉中，化为血液。营气循血脉流注于全身，五脏六腑、四肢百骸都得到滋养。

（5）卫气：**卫气**是于脉外而具有保卫作用的气。卫气由水谷精微中的剽悍滑利部分化生，因其有卫护人体、避免外邪入侵的作用，故称之为卫气。

卫气的生理功能主要有：①防御外邪。②温养全身。③调控腠理。

营气与卫气，既有联系，又有区别。营气与卫气都来源于脾胃化生的水谷之精微。从性质、功能和分布进行比较，则营气属阴，卫气属阳；营气性质精纯，富有营养；卫气性质慓疾滑利，易于流行。营气行于脉中，卫气行于脉外，营卫相偕而行，白天以卫气为主导，营气随卫气由体内行于体表；夜间以营气为主导，卫气随营气由体表行于内脏。若营卫二者失和，则可能出现恶寒发热、无汗或汗多，"昼不精，夜不瞑"，以及抗病能力低下而易感冒等。

（6）脏腑之气、经络之气：一身之气分布到某一脏腑或某一经络，即成为某一脏腑或某一经络之气。

脏腑之气由脏腑之精化生，也可以说是一身之气分布到各脏腑的部分。一身之气含有阴气与阳气两个部分，因而各脏腑之气也含有阴气与阳气两个部分：脏腑之阴气，是脏腑之气中具有凉润、宁静、抑制等作用的部分；脏腑之阳气，是脏腑之气中具有温煦、推动、兴奋等作用的部分。

由于肾气由肾精所化，而肾精的主体是先天之精，故肾气也主要属于先天之气，其所含有的肾阴、肾阳分别是各脏腑阴气与脏腑阳气的根本，所谓"五脏之阴气，非此不能滋"，"五脏之阳气，非此不能发"。

经络之气，是一身之气运行于经络系统的极细微物质，是各种刺激、信息的感应、负载和传导者。经络之气在经络系统中运行，感应、负载和传导各种刺激、信息（如针灸、推拿、拔罐等）到达病所，因而起到治疗作用。

三、血

1. 血的基本概念　血是循行于脉中而富有营养的红色液态物质，又称血液。它是构成人体和维持人体生命活动的基本物质之一，具有很高的营养和滋润作用。血液必须在脉管中循行，才能发挥其正常的生理效应。

2. 血的生成

（1）血液生化之源：①水谷之精化血。《灵枢·决气》指出："中焦受气取汁，变化而赤，是谓血。"即是说明中焦脾胃受纳运化饮食水谷，吸取其中的精微物质，即所谓"汁"，其中包含营气和津液，二者进入脉中，变化而成红色的血液。因此，由水谷之精化生的营气和津液是化生血液的主要物质，也是血液的主要构成成分。②肾精化血。精与血之间存在着相互资生和相互转化的关系，因而肾精充足，则可化为肝血以充实血液。

（2）与血生成相关的脏腑：①脾胃是血液生化之源。脾胃运化的水谷精微所产生的营气和津液，是化生血液的主要物质。②心、肺对血液的生成起重要作用。脾胃运化水谷精微所化生的营气和津液，由脾上输于心肺，与肺吸入的清气相结合，贯注心脉，在心气的作用下变化成为红色血液。③肾藏精，精生髓，精髓是化生血液的基本物质之一。同时肾精充足，肾气充沛，也可以促进脾胃的运化功能，有助于血液的化生。

3. 血的运行

（1）影响血液运行的因素：①血液的正常运行需要气的推动与宁静作用的协调、温煦与凉润作用的平衡。②血的运行还需要气的固摄作用的发挥。③心血的运行需要脉道的完好无损与通畅无阻。④血的运行还与血液的清浊及黏稠状态相关。⑤血液的或寒或热，直接影响着血运的或迟或速。⑥阳邪侵入则阳盛，易致血液妄行；阴邪侵袭则阴盛，可致血行缓慢，甚至出现瘀血。

（2）影响血液运行相关的脏腑：心、肝、脾、肺等脏腑生理功能的相互协调与密切配合，共同保证了血液的正常运行。心阳的推动和温煦、肺气的宣发与肃降、肝气的疏泄是推动和促进血液运行的重要因素；心阴的凉润、脾气的统摄、肝气的藏血是控制和固摄血液运行的重要因素。

4. 血的功能

（1）濡养作用：血液由水谷精微所化生，含有人体所需的丰富的营养物质，对全身各脏腑组织器官起着濡养和滋润作用。血的濡养作用，较明显地反映在面色、肌肉、皮肤、毛发、感觉和运动等方面。血量充盈，濡养作用正常，则面色红润，肌肉壮实，皮肤和毛发润泽，感觉灵敏，运动自如。如若血量亏少，濡养作用减弱，则可能出现面色萎黄、肌肉瘦削、肌肤干涩、毛发不荣、肢体麻木或运动无力失灵等。

（2）化神作用：血是机体精神活动的主要物质基础。人体的精神活动必须得到血液的营养，才能产生充沛而舒畅的精神活动。若人体血气充盛，则精力充沛，神志清晰，感觉灵敏，思维敏捷。反之，在诸多因素影响下，出现血液亏耗，血行异常时，都可能出现不同程度的精神方面的病症，如精神疲惫、健忘、失眠、多梦、烦躁、惊悸等。

四、津液

1. 津液的基本概念　津液是机体一切正常水液的总称，包括各脏腑形体官窍的内在液体及其正常分泌物。津液是构成人体和维持生命活动的基本物质之一。

津液是津和液的总称。质地较清稀，流动性较大，布散于体表皮肤、肌肉和孔窍，并能渗入血脉之内，起滋润作用的，称为津；质地较浓稠，流动性较小，灌注于骨节、脏腑、脑、髓等，起濡养作用的，称为液。

2. 津液的生成输布与排泄

（1）津液的生成：津液来源于饮食水谷，通过脾胃的运化及有关脏腑的生理功能而生成。胃主受纳腐熟，"游溢精气"而吸收饮食水谷的部分精微。小肠泌别清浊，将水谷精微和水液大量吸收后并将食物残渣下送大肠。大肠主津，在传导过程中吸收食物残渣中的水液，促使糟粕成形为粪便。

（2）津液的输布：津液的输布主要是依靠脾、肺、肾、肝和三焦等脏腑生理功能的协调配合来完成的。①脾气转输布散津液；②肺气宣降以行水；③肾气蒸腾气化水液；④肝气疏泄促水行；⑤三焦决渎利水道。

（3）津液的排泄：津液的排泄主要通过排出尿液和汗液来完成。除此之外，呼气和粪便也将带走一些水分。因此，津液的排泄主要与肾、肺、脾的生理功能有关。由于尿液是津液排泄的最主要途径，因此肾在津液排泄中的地位最为重要。

3. 津液的功能

（1）滋润濡养：津液是液态物质，有着较强的滋润作用。津液中含有营养物质，又有着丰富的濡养作用。如若津液不足，可致皮毛、肌肉、孔窍、关节、脏腑失去滋润而出现一系列干燥的病变，骨髓、脊髓、脑髓失去濡养而生理活动受到影响。

（2）充养血脉：津液入脉，成为血液的重要组成部分。

另外，津液的代谢能调节机体体温以适应自然环境的气温变化。当天气炎热或体内发热时，津液化为汗液向外排泄以散热；当天气寒冷或体温低下时，津液因腠理闭塞而不外泄，如此则可维持人体体温相对恒定。

五、神

1. 人体之神的基本概念　神，指人体生命活动的主宰及其外在总体表现的统称。神的含义有狭义与广义之分：狭义之神指人的意识、思维、情感等精神活动；广义之神指人体生命活动的主宰或其外在表现，包括眼神、表情、言谈、举止、形色、精神、情志、声息、脉象等方面。

2. 人体之神的生成

（1）人体内的精气血津液，是神产生的物质基础。

（2）自然环境与社会环境的刺激，作用于心及其他脏腑，其精气血对各种刺激做出相应的反应，则产生了相应的情绪、意识、思维、认知、感觉等精神活动。

3. 人体之神的分类　人体之神有广义与狭义之分，而狭义之神又有五神、情志及思维活动之别。

（1）五神：即神、魂、魄、意、志，是对人的感觉、意识等精神活动的概括。五神分属于五脏，如《素问·宣明五气》所说："心藏神，肺藏魄，肝藏魂，脾藏意，肾藏志。"

（2）情志：包括七情、五志，亦是精神活动的表现，属于神的范畴。七情，是喜、怒、忧、思、悲、恐、惊七种情志活动的概括。情志分属于五脏：心在志为喜，肝在志为怒，肺在志为忧，脾在志为思，肾在志为恐，合称五志。

（3）思维：思维活动，《黄帝内经》概括为意、志、思、虑、智，是对客观事物的整个认识过程，是以心神为主导的各脏腑的功能活动协调的结果。

4. 人体之神的作用

（1）调节精气血津液的代谢：神既由精、气、血、津液等作为物质基础而产生，又能反作用于这些物质。神具有统领、调控这些物质在体内进行正常代谢的作用。

（2）调节脏腑的生理功能：脏腑精气产生神，神通过对脏腑精气的主宰来调节其生理活动。

（3）主宰人体的生命活动：神的盛衰是生命力盛衰的综合体现，因此神是人体生理活动和心理活动的主宰。神是机体生命存在的根本标志，形离开神则形亡，形与神俱，神为主宰。

六、精、气、血、津液、神之间的关系

1. 气与血的关系
（1）气为血之帅

气能生血：气能参与、促进血液的化生。血液的化生以营气、津液和肾精作为物质基础，在这些物质本身的生成及转化为血液的过程中，每一个环节都离不开相应脏腑之气的推动和激发作用，这是血液生成的动力。

气能行血：气能推动与调控血液在脉中稳定运行。血液的运行主要依赖于心气、肺气的推动和调控，以及肝气的疏泄调畅。

气能摄血：气能控制血液在脉中正常循行而不逸出脉外。气的摄血主要体现在脾气统血的生理作用中。

（2）血为气之母

血能养气：指血液对气的濡养作用，血足则气旺。

血能载气：指气存于血中，依附于血而不致散失，赖血之运载而运行全身。大失血的患者，气亦随之发生大量丧失，导致气的涣散不收，漂浮无根的气脱病变，称为"气随血脱"。

2. 气与津液的关系

（1）气能生津：气是津液生成的动力，津液的生成依赖于气的推动作用。在津液生成的一系列气化过程中，诸多脏腑之气，尤其是脾胃之气起到至关重要的作用。

（2）气能行津：气的推动作用是津液在体内输布运行和排泄的动力，津液是经过脾、肺、肾及三焦之气的有序升降出入运动，输布到全身各处，以发挥其生理作用。

（3）气能摄津：气的固摄作用可以防止体内津液无故地大量流失，气通过对津液排泄的有节制的控制，维持着体内津液量的相对恒定。例如，肾气固摄下窍，使膀胱正常贮尿，不使津液过多排泄等；卫气司汗孔开阖，固摄肌腠，不使津液过多外泄，都是气固摄津液作用的体现。

（4）津能生气：津液在输布过程中受到各脏腑阳气的蒸腾温化，可以化生为气，以敷布于脏腑、组织、形体、官窍，促进正常的生理活动。

（5）津能载气：津液是气运行的载体之一。在血脉之外，气的运行必须依附于津液，否则也会使气漂浮失散而无所归，故说津能载气。因此，津液的丢失，必定导致气的损耗。例如暑热病证，不仅伤津耗液，而且气亦随汗液外泄，出现少气懒言、体倦乏力等气虚表现。而当大汗、大吐、大泻等津液大量丢失时，气亦随之大量外脱，称之为"气随津脱"。

3. 精、血、津液之间的关系

（1）精血同源：精与血都由水谷精微化生和充养，化源相同；两者之间又互相资生，互相转化，并都具有濡养和化神等作用。精与血的这种化源相同而又相互资生的关系称为精血同源。

（2）津血同源：血和津液都由饮食水谷精微所化生，都具有滋润濡养作用，二者之间可以相互资生，相互转化，这种关系称为"津血同源"。由于汗由津液化生，故又有"汗血同源"之说，《灵枢·营卫生会》有"夺血者无汗，夺汗者无血"之论，临床上有"衄家不可发汗""亡血家不可发汗"之说。

4. 精、气、神之间的关系　精是生命产生的本原，气是生命维系的动力，神是生命活动

的体现及主宰。精、气、神三者为人身之"三宝",可分而不可离。

（1）气能化精、摄精：气的运行不息能促进精的化生；气又能固摄精,防止其无故耗损外泄。气虚可致精的化生不足而出现精亏,或致精不固聚而出现失精等病证,临床上常常采用补气生精、补气固精的治疗方法。

（2）精能化气：人体之精在气的推动激发作用下可化生为气。包括各脏之精化生各脏之气,水谷之精化为谷气,肾中的先天之精化为元气等。精为气化生的本源,精足则人身之气得以充盛,分布到各脏腑经络,则各脏腑经络之气亦充足；各脏之精充足则各脏之气化生充沛,自能推动和调控各脏腑形体官窍的生理活动。

（3）精与气化神：精与气都是神得以化生的物质基础,神必须得到精和气的滋养才能正常发挥作用。精盈则神明,精亏则神疲。气充则神明,气虚则神衰,故称气为"神之母"。

（4）神驭精气：神以精气为物质基础,但神又能驭气统精。人体脏腑形体官窍的功能活动及精气血等物质的新陈代谢,都必须受神的调控和主宰。形是神之宅,神乃形之主,神安则精固气畅,神荡则精失气衰。

第十单元　经络

【复习指导】掌握经络的基本概念,十二经脉走向规律、交接规律、分布规律及十二经脉气血流注次序。熟悉督脉、任脉、冲脉的生理功能。

一、经络学说概述

1. 经络　**经络**是经脉和络脉的总称,是运行一身气血,联络脏腑形体官窍,沟通内外上下,感应传导信息的径路。经脉是主干,络脉是分支。

一身之气分布到经络,称为经络之气,是信息的载体,发挥感应和传导信息,沟通联络脏腑形体官窍的中介作用。

2. 组成　包括经脉、络脉及十二经脉连属部分（十二经别、十二经筋、十二皮部）。

二、十二经脉

1. 走向规律　手之三阴,从胸走手；手之三阳,从手走头；足之三阳,从头走足；足之三阴,从足走腹胸（图1-1）。

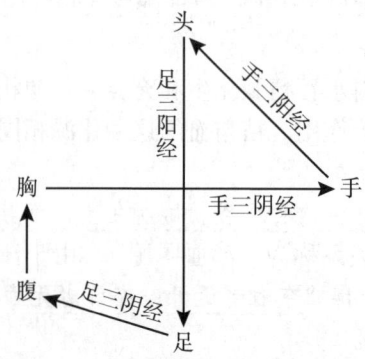

图1-1　手足三阴三阳经走向交接

2．交接规律

（1）相表里的阴阳经交接于末端。

（2）同名的手足阳经交接于头面部。

（3）异名的手足阴经交接于胸中。

3．分布规律

（1）头面部的分布：手、足三阳经会于头面目，故称"头为诸阳之会"。阳经在头面部的分布大致规律为：阳明在前，少阳在侧，太阳在后。

（2）四肢部的分布：手经行于上肢，足经行于下肢；阴经行于内侧面，阳经行于外侧面。阳明太阴在前，少阳厥阴在中，太阳少阴在后；下肢内踝上8寸以下为厥阴在前，太阴在中，少阴在后。

（3）躯干部的分布：在腹胸面，自内而外分布为足少阴肾经、足阳明胃经、足太阴脾经和足厥阴肝经。

4．表里关系　手（足）太阳与少阴相表里，少阳与厥阴相表里，阳明与太阴相表里。

5．流注次序（图1-2）

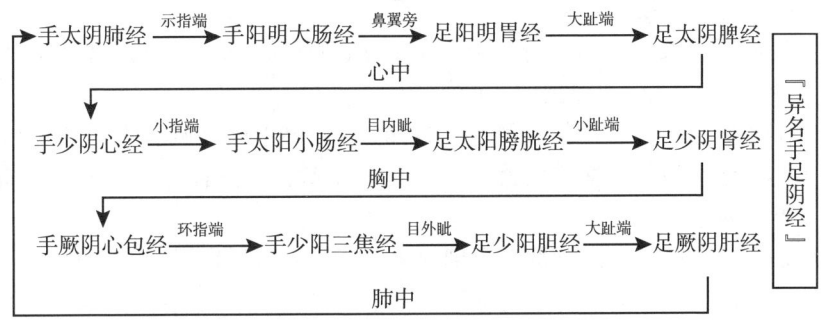

图1-2　流注次序

6．十二经脉循行中的重要部位和交接点

（1）手太阴肺经：起于中焦，下络大肠，还循胃口（下口幽门，上口贲门），上行过膈肌，入肺，从肺系横行至胸部外上方（中府穴），出于腋下，沿上肢内侧前缘下行，过肘窝，入寸口，上鱼际，直出拇指桡侧端（少商穴）。

分支：从手腕后方（列缺穴）分出，沿掌背侧前行，走向示指桡侧端，交于手阳明大肠经（商阳穴）。

（2）手阳明大肠经：起于示指桡侧端（商阳穴），上行经过合谷穴，沿上肢外侧前缘上行至肩关节前缘，过肩到第七颈椎棘突下（大椎穴），再向前下行入缺盆（锁骨上窝），进入胸腔络肺，向下通过膈肌下行入大肠。

分支：从缺盆上行，经颈部至面颊，入下齿，还出挟口两旁，左右交叉于人中，至对侧鼻翼旁（迎香穴），交于足阳明胃经。

（3）足阳明胃经：起于鼻翼两侧（迎香穴），挟鼻上行，左右交会于鼻根部，入目内眦（睛明穴）交会于足太阳膀胱经，向下沿鼻柱外侧下行（承泣、四白），入上齿，还出，挟口两旁，环绕口唇，于颏唇沟（承浆穴）处左右相交，向后沿下颌骨后下缘至大迎穴，沿下颌角上行过耳前，经上关穴，沿发际（头维穴）至额颅中部（会神庭）。

分支：从大迎穴分出，下行至人迎穴，沿喉咙向下后行至大椎，折向前行，入缺盆，深入体腔，下行穿过膈肌，属于胃，络于脾。

直行者：从缺盆出体表，沿乳中线下行，挟脐两旁（旁开2寸），下行至腹股沟处的气街（气冲穴）。

分支：从胃下口幽门处分出，沿腹腔内下行至气街，与直行者会合。而后沿大腿前缘下行，至膝膑，于髌骨外侧向下，再沿胫骨前缘至足背，入足第二趾外侧端（厉兑穴）。

分支：从膝下3寸（足三里穴）分出。下行入中外端。

分支：从足背（冲阳穴）分出，前行入足大趾内侧（隐白穴），交于足太阴经。

（4）足太阴脾经：起于足大趾内侧端（隐白穴），沿小腿内侧中缘上行，至内踝尖上8寸处，交出足厥阴肝经之前，沿大腿内侧前缘上行，进入腹中，属于脾，络于胃。向上穿过膈肌上行（络大包），挟咽两旁，连于舌本，散于舌下。

分支：从胃别出，上行通过膈肌，注入心中，交于手少阴心经。

（5）手少阴心经：起于心中，走出后属心系，向下穿过膈肌，络于小肠。

分支：从心系分出，挟食管上行，连于目系。

直行者：从心系出来，退回上行过肺，向下浅出腋下（极泉穴），沿上肢内侧后缘，至小指桡侧端（少冲穴），交于手太阳小肠经。

（6）手太阳小肠经：起于小指尺侧端（少泽穴），沿上肢外侧后缘，过肘部至肩关节后面（肩贞穴），绕行肩胛部，交于大椎穴，前行入缺盆，深入体腔，络心，沿食管过膈肌，到达胃部，下行，属小肠。

分支：从缺盆分出向上，沿颈部上行到面颊，至目外眦后，退行进入耳中（听宫穴）。

分支：从面颊部分出，向上行于目眶下，至目内眦，交于足太阳膀胱经（睛明穴）。

（7）足太阳膀胱经：起于目内眦（睛明穴），向上到达额部，左右交会于头顶部（百会穴）。

分支：从头顶部分出，到耳上角处的头侧部。

直行者：从头顶部分出，向后行至枕骨处，进入颅腔，络脑，浅出下行到项部（天柱穴），下行交于大椎穴，再分左右沿脊柱两旁、距后正中线1.5寸直线下行，至腰部（肾俞穴），进入脊柱两旁肌肉，深入体腔，络于肾，属于膀胱。

分支：从肾俞穴分出，沿脊柱两旁、距正中线1.5寸下行，过臀部，沿大腿后侧外缘下行至腘窝中（委中穴）。

分支：从项部（天柱穴）分出下行，经肩胛内侧，从附分穴夹脊下行至髀枢（环跳穴），经大腿后侧至腘窝中，与前一支脉会合，下行穿过腓肠肌，出走于足外踝后，沿足背外侧缘至小趾外侧端，交于足少阴肾经。

（8）足少阴肾经：起于足小趾下，斜行足心（涌泉穴），出行于舟骨粗隆下（然谷穴），沿内踝后，分出进入足跟部（大钟穴），向上沿小腿内侧后缘，至腘窝内侧，上股内侧后缘入脊内（长强穴），穿过脊柱至腰部，属于肾，络于膀胱。

直行者：从肾上行，穿过肝和膈肌，进入肺，沿喉咙，夹舌根两旁。

分支：从股内侧后缘大腿根部分出，向前从耻骨联合上缘出体腔，距腹中线0.5寸直线上行，至平脐6寸处（幽门穴），斜上胸至第五肋间，沿胸正中线2寸处上行至锁骨下缘俞府穴。

分支：从肺中分出，络于心，注入胸中，交于手厥阴心包经。

（9）手厥阴心包经：起于胸中，出属心包络，向下穿过膈肌，依次络于上、中、下三焦。

分支：从胸中分出，向外循行，浅出胁部，当腋下3寸处（天池穴），向上至腋窝下，沿上肢内侧中线入肘，过腕入掌中（劳宫穴），沿中指桡侧，出中指桡侧端（中冲穴）。

分支：从掌中分出，沿环指出尺侧端，交于手少阳三焦经（关冲穴）。

（10）手少阳三焦经：起于环指尺侧端（关冲穴），沿环指尺侧上至手腕背面（阳池穴），上行前臂外侧尺、桡骨间，过肘，沿上臂外侧上至肩部（肩髎穴、天髎穴），向前行入缺盆，布于膻中，散络心包，穿过膈肌，依次属上、中、下三焦。

分支：从膻中分出，上行出缺盆，达肩部，左右交会于大椎，各自上行到项部。沿耳后（翳风穴），直上出耳上角，其后屈曲向下经面颊部至目眶下。

分支：从耳后分出，进入耳中，出走耳前，经上关穴，面颊部于前一支相交，至目外眦（瞳子髎穴）。

（11）足少阳胆经：起于目外眦（瞳子髎穴），上至额角（颔厌穴），折向下行至耳前上方，绕至耳后（完骨穴），再外折向上行，距头正中线3寸前行，经额部至眉上（阳白穴），折向后行至枕骨下（风池穴），下行至肩井穴，左右交会于大椎穴，分开前行入缺盆。

分支：从耳后完骨穴分出，经翳风穴进入耳中，出走于耳前，过听宫穴至目外眦后方。

分支：从目外眦分出，下行至下颌部大迎穴与手少阳三焦经支脉相合，上行至目眶下。下行者经颊车穴，至颈部，经人迎穴旁与前脉会合于缺盆，其后进入胸腔，穿过膈肌，络于肝，属于胆，沿胁里浅出气街，绕毛际，横向至环跳穴。

直行者：从缺盆下行至腋，沿侧胸，过季胁，下行至髋关节与前脉会合，再向下沿大腿外侧、膝关节外缘，行于腓骨前面，直下至脚骨下端（绝骨穴），浅出外踝之前（丘墟穴），沿足背下行，出于足第四趾外侧端（窍阴穴）。

分支：从足临泣穴分出，前行出足大趾外侧端，折回过爪甲，布于丛毛处，交于足厥阴肝经。

（12）足厥阴肝经：起于足大趾爪甲后丛毛处，上行小腿内侧中线（会三阴交），于内踝尖上8寸处交出足太阴脾经之后，上行过膝内侧，沿大腿内侧中线进入阴毛中，绕阴器，至小腹，入腹腔挟胃两旁，属于肝，络于胆。向上穿过膈肌，布于胁肋部，沿喉咙后边向上进入鼻咽部，上行连接目系，出于额，上行与督脉会于头顶部。

直行者：从阴器至髂前方，沿腹外侧达十一肋前（章门穴），上行至胸部，乳头直下第六肋间（期门穴），散于胁肋。

分支：从目系分出，下行颊里，环绕口唇的里边。

分支：从肝分出，穿过膈肌，向上注入肺，交于手太阴肺经。

三、奇经八脉

1. 奇经八脉的含义及特点　奇经八脉系督脉、任脉、冲脉、带脉、阴跷脉、阳跷脉、阴维脉、阳维脉的总称。奇经因有异于十二正经，故名奇经：①别道奇行，分布循行不如十二经脉有规律；②与脏腑没有直接属络联系，相互间无表里关系；③除任脉、督脉外，均无专属腧穴，亦不参与十二经气血周流循环。

2. 奇经八脉的主要功能

（1）密切十二经脉联系：奇经八脉在循行分布过程中，一方面通过与十二经脉交叉相接，加强十二经脉之间的联系；另一方面对十二经脉的联系起分类组合及统领作用。

（2）调节十二经脉气血：奇经八脉具有蓄溢和调节十二经脉气血的作用。十二经脉气血有余则流入奇经八脉蓄以备用；反之，十二经脉气血不足时，奇经八脉蓄积的气血溢出以补充，从而维持十二经脉中气血相对恒定。

（3）与某些脏腑关系密切：奇经与肝、肾、脑、髓、女子胞等脏腑密切相关。

3. 督脉、任脉、冲脉、带脉、跷脉和维脉的循行特点和基本功能

（1）督脉：起于胞中，下出会阴，沿脊柱内上行至项后风府穴，进入颅内，络脑。回出沿项、头正中线上行至巅顶（百会穴），沿前额下行鼻柱，止于唇系带处（龈交穴）。其基本功能包括：①调节阳经气血，为"阳脉之海"。督脉与诸阳经及阳维脉均相会。②反映脑、髓、肾的功能。督脉"贯脊属肾、络脑、上贯心"，故生理及病理均与脑、髓、心密切相关。

（2）任脉：起于胞中，下出会阴，向上行至阴毛处，沿腹部和胸部正中线上行，经咽喉至下颌部，环绕口唇，沿面颊，分行至目眶下。其基本功能包括：①调节阴经气血，为"阴脉之海"。任脉与诸阴经直接或间接相交。②任主胞胎：任脉起于胞中，与女子月经来潮及妊娠、生殖功能相关，为妇人生养之本，故称"任主胞胎"。

（3）冲脉：起于胞中，下出会阴，从气街部起与足少阴肾经相并，挟脐上行，散入胸中，再上行，经咽喉，环绕口唇，至目眶下。其基本功能包括：①调节十二经脉气血。冲脉循行范围广泛，通行上下前后，渗灌三阴三阳，通受十二经气血，故称"**十二经脉之海**""**五脏六腑之海**"。②与女子月经及生殖功能相关。

（4）带脉：起于季肋，斜向下行至带脉穴，环绕腰腹部一周。在腹前，带脉下垂到少腹。其基本功能包括：①约束纵行诸经。②主司妇女带下。

（5）跷脉：①主司下肢运动：阴阳跷脉皆起于足，其脉气多发于足内、外踝及髋上至肩、颈项等关节，故二跷阴阳之气交通和谐，使下肢运动灵活跷捷。②司眼睑开合：阴阳跷脉交会于目内眦，二跷阴阳气相并，共主濡养眼目，主司眼睑开合。

（6）维脉：阳维脉与足三阳经相交会而合于督脉，阴维脉与足三阴经相交会而合于任脉。阴阳相辅而溢蓄调节诸阴阳经脉之气血。

四、经别、别络、经筋、皮部

1. 经别的概念、特点和生理功能

（1）经别的概念：经别，即十二经别，是从十二经别行而离入出合、深入体腔的支脉。作为十二经脉最大的分支，十二经别被称为"别行的正经"。

（2）经别的特点：十二经别循行分布特点可概括为"**离、合、出、入**"。"离"指十二经别多从四肢肘膝以上部位别出；"入"指十二经别走入体腔脏腑深部，呈向心性循行；"出"指十二经别浅出体表，而上头面；"合"指阴经的经别合于相表里的阳经经别，然后一并

注入六条阳经。每对相表里的经别组成一合，手足三阴、三阳之经别共组成六对，即为"六合"。

（3）经别的生理功能：①加强十二经脉表里两经在体内的联系。②加强体表与体内、四肢与躯干的向心性联系。③加强足三阴、足三阳经脉与心脏的联系。④加强十二经脉和头面部的联系。⑤扩大十二经脉的主治范围。

2. 别络的概念、特点和生理功能

（1）别络的概念：别络是十二经脉和任脉、督脉各自别出之络与脾之大络的统称，共15条，称"十五别络"。若加胃之大络，则称"十六别络"。

（2）别络的特点：<u>十二经脉的别络从四肢肘、膝关节以下分出，阴经别络络于相为表里的阳经，阳经别络络于相表里的阴经。</u>

（3）别络的生理功能：①加强十二经脉表里两经在体表的联系。②加强人体前、后、侧面联系，统率诸络脉。③渗灌气血以濡养全身。

3. 经筋的概念、特点和生理功能

（1）经筋的概念：经筋是十二经脉之气濡养筋肉骨节的体系，附属于十二经脉的筋膜系统。

（2）经筋的特点：十二经筋从四肢末端向心循行，其循行特点可概括为**"结、聚、散、络"**，即起于四肢末端，盘旋结聚于关节，布于胸背，终于头身。

（3）经筋的生理功能：①约束骨骼和主司关节运动；②布于躯体和四肢浅部，延伸十二经脉在体表的循行，加强经络系统对肢体的连缀作用；③十二经筋深入体内，保护脏腑与周身各部分组织。

4. 皮部的概念和应用

（1）皮部的概念：皮部是十二经脉及其所属络脉功能活动反映于体表的部位。

（2）皮部的应用：①用于诊断疾病。十二皮部分为十二经脉附属部分，十二经脉又内属于脏腑，故脏腑、经络的病变亦能在相应的皮部分区表现出来。因此，临床通过观察不同部位皮肤的色泽和形态变化诊断脏腑、经络的病变。②用于治疗疾病。通过对浅表皮部进行敷贴、热熨、艾灸、梅花针等疗法和刺激，可治疗内在脏腑病变。

五、经络的生理功能和经络学说的应用

1. 经络的生理功能

（1）沟通联系作用：经络在人体内发挥多方位、多层次的沟通联系作用，从而加强了脏腑与体表、脏腑与官窍、脏腑与脏腑间及经脉与经脉间的联系。

（2）运行气血作用：经脉是气血运行的主要通道，发挥运输气血的作用；而络脉作为经脉的分支，发挥布散和渗灌经脉气血到脏腑形体官窍与经络自身的作用。

（3）感应传导作用：感应传导，指经络系统具有感应与传导各种信息的作用。如对经穴刺激引起的感应、传导，《黄帝内经》称"得气"或"气至"，表现为局部酸、麻、胀、重、寒、热等感觉，且有时可沿经脉走向传导。运行于经络中的经气是经络感应传导信息的载体，其具有感受、负载和传递信息的作用。

（4）调节作用：①生理状态下，经络系统通过沟通联系、运输渗灌气血作用及经气的感受、负载信息的作用，调节各脏腑形体官窍的功能活动，从而协调人体复杂的生理功能，维

持阴阳动态平衡;②发生病理变化时,通过经穴配伍和针刺手法可激发经气,祛邪扶正,调畅气血,平衡阴阳,从而发挥治疗疾病的作用。

2. 经络学说的应用

(1) 阐释病机变化及疾病传变:①外邪由表传里的途径。经络内属于脏腑,外布于肌表,因此当体表感邪可经经络由表及里,由浅入深,逐次向里传变进而波及脏腑。②体内病变反映于外的途径。内在脏腑与外在形体、官窍通过经络密切相连,故脏腑病变可通过经络的传导反映于外。③脏腑病变相互传变的途径。脏腑间通过经脉相互联系,所以某脏腑病变则可通过经络传到另一脏腑。

(2) 指导疾病诊断:①循经诊断,指根据疾病表现的症状和体征,结合经络循行分布部位及其属络脏腑进行诊断。②分经诊断,指根据病变所在部位,详细区分疾病所属经脉进行诊断。

(3) 指导疾病治疗:①指导针灸推拿治疗。②指导药物治疗。

第十一单元 体质

【复习指导】掌握体质的概念、构成要素。熟悉体质的特点。了解体质的应用。

一、体质的概念和构成

1. **体质的概念** 体质是在先天禀赋和后天获得的基础上形成的在形态结构、生理功能和心理状态方面综合的相对稳定的个体化特性。

2. **体质的构成** 体质由形态结构、生理功能和心理状态三个要素构成。

(1) **形态结构的差异性**:形态结构的差异性是个体体质特征差异的重要组成部分,包括外部形态结构(即体表形态结构,如体格、体型、体重等)和内部形态结构(包括脏腑、经络、气血津液等)。基于中医学"司外揣内"的认识方法,作为内在基础的内部形态结构与作为外在表征的外部形态是有机的整体。

(2) **生理功能的差异性**:形态结构是产生生理功能的基础,不同的形态结构特点决定着机体生理功能的差异,反之,机体生理功能的个性特征会影响其形态结构。

(3) **心理状态的差异性**:心理是心、脑等脏腑对外界信息或刺激的反应,是感觉、知觉、情感、记忆、思维、性格、能力等的总和,归属于中医学"神"的范畴。

形神一体,体质是特定的形态结构、生理功能与心理状态的综合表现,形态、功能、心理之间具有密切内在相关性。

3. **体质的特点**

(1) **个体差异性**:由于先天禀赋和后天获得性因素不同,体质特征因人而异,主要表现在形态结构、生理功能和心理活动三个方面具有显著的个体差异。

(2) **形神一体性**:"形神合一"系中医学体质概念的基本特征之一。复杂多样的体质差异反映了人体在形态结构(形)及由脏腑功能所产生的精神活动(神)两个方面的基本特征,是特定生理特性与心理特性的综合体,是对个体身心特性的概括。

(3) **群类趋同性**:同一种族或聚居在同一地域的人,因为生存环境和生活习惯相同,遗传背景具有同一性和一致性,从而使人群的体质具有相同或类似的特点,使特定地域的人群体质呈现类似的特征，因此体质具有群类趋同性。

（4）相对稳定性：禀受于父母的遗传信息使个体在生命过程中遵循某种既定的内在规律，呈现出与亲代类似的特征，且一旦形成则不会轻易改变，在生命过程中某个阶段的体质状态具有相对稳定性。

（5）动态可变性：先天禀赋决定着个体体质的相对稳定性，后天因素（如环境因素、饮食习惯、营养状况、年龄、精神因素、疾病损害、针药治疗等）使得体质具有可变性。

（6）连续可测性：连续性体现在不同个体体质的存在和演变存在时间的不间断性，体质特征伴随着生命自始至终的全过程，具有循着某种类型体质固有的发展演变规律缓慢演化的趋势，这就使得体质具有可预测性，为治未病提供了可能。

（7）后天可调性：体质的相对稳定与动态可变为改善体质、防病治病提供了前提与可能。

二、体质的生理学基础

1. 体质与脏腑精气血津液的关系

（1）体质与脏腑经络的关系：脏腑经络之盛衰偏颇决定体质的差异。脏腑是构成人体、维持正常生命活动的中心，其形态和功能特点是构成且决定体质差异的最根本因素。经络是气血运行，联系内外的通道，是协调脏腑功能活动的结构基础。

（2）体质与精气血津液的关系：精气血津液是生命活动的基本物质，精血之多少，气津之盈耗均影响着体质，是决定体质特征的重要物质基础，其中精之盈亏是体质差异的根本。

2. 影响体质的因素

（1）先天因素：是体质形成的基础和体质强弱的前提条件，在体质形成过程中起着关键作用，决定了体质的相对稳定性和特异性。包括：①父母禀赋。②性别差异。

（2）后天因素：是出生后各种因素的总和。包括：①年龄因素。②饮食因素。③劳逸所伤。④情志因素。⑤地理因素。⑥疾病针药及其他因素。

三、体质学说的应用

1. 体质与发病　邪正交争是疾病发生的基本原理，正气不足是发病的内在因素，邪气是发病的重要条件，体质是正气盛衰偏颇的反映。因此，体质强弱决定着发病与否及病之虚实。

2. 体质与病因病机

（1）体质与病因：体质决定个体对某些病因的易感性，如偏阳质者，易感受风、暑、热等阳邪。偏阴质者，易感受寒湿等阴邪。据此，在疾病尚未发生或尚无明显表征前，可通过不同体质特征预测其易患疾病和疾病倾向，达到"未病先防""既病防变"的目的。

（2）体质与病机：体质影响并决定病变的从化和传变。

从化，即病情随体质而变化。由于体质的特殊性，不同的体质类型有其潜在的、相对稳定的倾向性，称之为"**质势**"。致病因素作用于人体，在体内产生相应病理变化，且不同致病因素具有不同的病变特点，这种病机变化趋势，称之为"**病势**"。病势与质势结合就会使病变性质发生不同的变化。病势依附于质势，从体质而发生的转化，称之为"质化"，亦即从化。

传变，指病位在脏腑经络组织间的传移及病性的变化。疾病传变与否与邪之盛衰、治疗是否得当及体质因素相关。其中，体质在决定疾病的传变中具有重要作用，主要体现在：①通过影响正气强弱而决定发病与疾病的传变，体质强者，正气充足，不易感邪，亦不易传变；反之，体质弱者，正气亦弱，易于感邪，易于深入、传变。②通过决定病邪"从化"而影响传变，如阳盛阴虚体质，感邪易从阳化热，多向实热或虚热发展演变；阴盛阳虚体质，感邪易从阴化寒，多向实寒或虚寒发展演变。

3. 体质与诊治

（1）指导辨证：体质决定疾病的证型，是辨证的基础。感受相同的邪气或患同种疾病，因体质差异而表现为阴阳表里寒热虚实等不同的证型，即同病异证。反之，感受不同的邪气或患不同的疾病，因体质类似而表现为相同或类似的证型，即异病同证。因此，体质诊察是辨证的重要环节，在一定程度上决定了治疗的主要原则和方法。

（2）指导治疗：体质有阴阳虚实寒热之异，在很大程度上决定了疾病的发生、发展和变化。因此，体质诊察是论治的重要前提，治疗中应以患者的体质状态为立法处方用药的重要依据。针对证的治疗实质上已包含对体质内在偏颇的调整，是根本的治疗，亦是治求求本的体现。①辨体论治，因人制宜。如偏阳质者，多发实热证，治当慎用温热伤阴之方药；偏阴质者，多发实寒证，治当慎用寒凉伤阳之方药。②辨体施药，权衡性味。体质有寒热虚实之异，药物有性味偏颇，根据体质不同，用药则不同。其一，注意用药性味。如阴阳平和质视病情权衡寒热补泻，忌妄攻蛮补；偏阳质宜甘寒、酸寒、咸寒、清润，忌辛热温散；偏阴质宜温补益火，忌苦寒泻火等。其二，注意用药剂量。体质不同，对药物的反应不同，因此应注意用药剂量。一般而言，体质壮实者，对药物耐受性强，剂量宜大，药性可峻猛；体质虚弱者，对药物耐受性差，剂量宜小，药性宜平和。③辨体针灸，治法各异。体质不同，针灸治疗后的疼痛反应和得气反应有别。④辨体康复，善后调理。疾病趋向恢复或初愈时，应重视促进康复和愈后防复。相应康复或调理措施的选择亦应兼顾患者的体质特征。

4. 体质与养生　养生应根据不同的体质特征选择相应的方法与措施。①饮食调养。食物亦有寒热温凉和酸、苦、甘、辛、咸等性味偏颇，故饮食调养应因体质而异。②精神调摄。

第十二单元　病因

【复习指导】本单元为重点难点，掌握六淫的基本概念、共同致病特点、六淫的性质及致病特点；掌握七情内伤、痰饮、瘀血的基本概念、致病特点及瘀血的症状特点。熟悉疠气、过劳的基本概念及致病特点。

病因，是指破坏人体相对平衡状态而引起疾病的原因，即在人体疾病中实际伤害作用的致病因素。病因有外感与内生之异，如六气异常（即六淫）、疠气传染、七情内伤、饮食失宜、劳逸失度、病理产物（如痰饮、瘀血、结石等）、持重努伤、跌仆金刃、外伤及虫兽所伤等。此外，包括某些医、药失当及先天因素等。

中医探求病因，主要是以疾病的病理反应为基础，即通过分析病证的症状、体征推求病因，称"辨证求因""审证求因"，是中医探究和认识病因的特有方法。

一、六淫

1. **六淫的概念** 六淫是风、寒、暑、湿、燥、火（热）6种外感病邪的统称。正常情况下，风、寒、暑、湿、燥、火是自然界6种不同的气候变化，是万物生长化收藏和人类赖以生存的条件，称为"六气"。当自然界六气变化太过或不及，或非其时有其气和（或）人体正气不足，超出人体的调节适应能力而出现机体相对平衡被打破的病理反应，六气则成为六淫，又称"六邪"。

2. 六淫致病的共同点

（1）**外感性**：六淫多从肌表、口鼻侵犯，或两者同时受邪致病。如风寒湿邪易犯人肌表，温热燥邪易自口鼻而入等。六淫均自外界侵犯人体，故称为外感病因，所致疾病称为"外感病"。

（2）**季节性**：六淫致病常具有明显的季节性。如春季多风病，夏季多暑病，长夏多湿病，秋季多燥病，冬季多寒病等。六淫致病与时令气候变化密切相关，故其所致病变又称之为"时令病"。由于气候异常变化的特殊性，因此夏季也可见寒病，冬季也可有热病。

（3）**地域性**：六淫致病与生活、工作的区域环境密切相关。如西北多燥病、东北多寒病、江南多湿热病；久居潮湿环境多湿病；长期高温环境作业者，多燥热或火邪为病等。

（4）**相兼性**：六淫既可单独伤人致病，又可两种或两种以上同时侵犯人体而为病。如风热感冒、暑湿感冒、湿热泄泻、风寒湿痹等。如《素问·痹论》："风寒湿三气杂至，合而为痹也。其风气胜者为行痹，寒气胜者为痛痹，湿气胜者为着痹也。"

（5）**转化性**：六淫致病具有病性转化的特点，如寒邪致病因失治误治，可由寒证转化为热证。

六淫致病，除气候因素外，还包括了生物（细菌、病毒等）、物理、化学等致病因素作用于机体所引起的病变在内。

3. 六淫各自的性质及致病特点

（1）风邪的性质及致病特点：①风为阳邪，轻扬开泄，易袭阳位。风性轻扬，风邪具升发、向上、向外的特点，易伤人体属阳的部位（如头面、咽喉、肌表），症见头痛、咽痒、咳嗽等。风性开泄，指风邪伤人易使腠理不固而汗出、恶风。②风性善行而数变。"善行"，指风性善动不居，游走不定，故其致病具有病位游走、行无定处的特点。如风寒湿三气杂至，以风邪偏盛而引起的痹证，症见关节游走性疼痛，痛无定处，称为"行痹"或"风痹"。"数变"，指风邪致病变幻无常，发病迅速。如风疹症见疹块发无定处，此起彼伏，时隐时现，皮肤瘙痒时作等；又如以风邪为先导的外感病，一般发病急，传变快。③风性主动。指风邪致病具有动摇不定的特征。如风中经络，症见面部肌肉颤动，或口眼㖞斜。④风为百病之长。一指风邪常兼他邪合而伤人，为外邪之先导。故凡寒、湿、暑、燥、热诸邪，常依附于风邪侵犯人体，形成外感风寒、风湿、风热、风燥等证。二指风邪伤人致病最多。风邪终岁常在，且风邪伤人，无孔不入，伤及表里内外，从而发生多种病证。乃至古人习惯将风邪作为外感致病因素的总称。

（2）寒邪的性质及致病特点：①寒为阴邪，易伤阳气。寒乃阴气盛的表现，故为阴邪。寒邪过盛伤人，阳气不足以制阴，反为阴寒所伤，即"阴盛则阳病"。若寒邪侵袭肌表，卫阳被遏，症见恶寒、发热、无汗、鼻塞、打喷嚏、流清涕等；寒邪直中脾胃，损伤脾阳，症见脘腹冷痛、呕吐、泄泻等；寒邪直中少阴，症见恶寒蜷卧、手足厥冷、小便清长、下利清谷、精神萎靡、脉微细等。②寒性凝滞。凝滞，即阻滞不通，指寒邪伤人，易致气血津液凝结，经脉阻滞不通。寒邪伤人，阳气受损，失于温煦推动气血津液而运行不畅，甚或凝滞不通，不通则痛，故寒邪之患易致疼痛。其疼痛表现有二：一则有受寒经历；二为得温则减，遇寒加重。因寒邪侵袭部位不同，疼痛症状各异。如寒客肌表经络，气血凝滞不通，则头身肢体关节疼痛；痹证若以关节冷痛为主，为"寒痹"或"痛痹"；寒邪直中胃肠，则脘腹剧痛；寒客肝脉，可见少腹或外阴部冷痛等。③寒性收引。指寒邪伤人，可致气机收敛，进而腠理、经络、筋脉收缩挛急。如寒邪伤及肌表，卫阳被郁，不得宣泄，见无汗、恶寒等；寒客血脉，则气血凝滞，血脉挛缩，可见头身疼痛、脉紧等。

（3）暑邪的性质及致病特点：①暑为阳邪，其性炎热。暑为盛夏火热之气所化，故暑邪为阳邪。其致病多出现一系列阳热症状，如高热、心烦、面赤、脉洪大等。②暑性升散，易扰心神，易伤津耗气。暑为阳邪，性升发向上，致病易上扰心神、侵犯头目，症见心胸烦闷不宁、头晕、目眩、面赤等。暑性散，伤人致腠理开泄而多汗，甚则气随津泄而耗气，见津亏合气虚之见症：口渴喜饮、尿赤短少等津伤之症，并兼见气短、乏力；甚者清窍失养而突然昏倒、不省人事等。③暑多挟湿。暑季气候炎热，且多雨潮湿，热蒸湿动，故暑邪多挟湿邪为患。临床除见发热、烦渴等暑热症状外，多兼见身热不扬、汗出不畅、倦怠乏力、四肢困重、胸闷呕恶、大便溏泄不爽等湿滞症状。

（4）湿邪的性质及致病特点：①湿为阴邪，易伤阳气，易阻气机。湿源于水所化，湿性类水，当属阴邪。阴邪伤人，机体阳气起而抗争，故湿邪易伤阳气。脾主运化水饮，性喜燥恶湿，故外感湿邪，常易困脾，致脾阳不振，运化无权，从而水湿内生、停聚，发为泄泻、水肿、痰饮等。湿邪易留滞脏腑经络，阳气失布，气机被遏，从而致脏腑气机失常，经络阻滞不畅。如湿阻胸膈，气机不畅，则胸膈满闷；湿阻中焦，脾胃升降失常，纳运失司，则脘痞腹胀，食欲不振；湿停下焦，肾与膀胱气机不利，则小腹胀满、小便淋涩不畅等。②湿性重浊。湿性重，指湿邪致病常出现以沉重感及附着难移为特征的临床表现。如湿邪侵袭肌表，困遏清阳，清阳不升，则头重如束布帛。湿邪阻滞经络关节，阳气失于布达，则见肌肤不仁、关节疼痛重着或屈伸不利等，病位多固定且附着难移，称之为"湿痹"或"着痹"。湿性浊，指湿邪为患易表现为分泌物和排泄物秽浊不清。如湿浊在上，则面垢、眵多；湿邪浸淫肌肤，则可见湿疹浸淫流水等；湿浊下注，则小便浑浊、妇女白带过多；湿滞大肠，则大便溏泄、下痢脓血。③湿性黏滞。湿邪致病黏腻停滞，一指症状黏滞不爽，表现为排泄物、分泌物及津液运行滞涩不爽。如汗出而黏、口黏、舌苔厚滑黏腻，湿热痢疾见大便排泄不爽，淋证见小便滞涩不畅等。二指病程长、缠绵难愈。湿属阴主静，湿有形易阻气机，气不行则湿不化，胶着难解，故湿邪为患，常表现为起病隐缓，病程较长，反复发作，缠绵难愈，如湿疹、湿痹、湿温等。④湿性趋下，易袭阴位。湿邪由水化，类水而有趋下之势，故湿邪为病，易袭阴位。如下肢水肿、脚气病，小便浑浊、泄泻、妇女带下等，多由湿邪下注所致。

（5）燥邪的性质及致病特点：①燥性干涩，易伤津液。燥为秋季主令之气，燥邪致病多见于秋季。燥性干燥、涩滞，燥邪伤人最易损伤津液，症见各种干燥、涩滞之表现，如口鼻咽干，皮肤干燥，小便短少，大便干结等。②燥易伤肺。肺喜润恶燥，为娇脏。肺主气司呼吸，开窍于鼻，燥邪易从口鼻侵入，故最易伤肺，损伤肺津，症见干咳少痰，或痰黏难咯，或痰中带血，甚则喘息胸痛等。由于肺与大肠相表里，肺津耗伤，大肠失润，传导失司，症见大便干涩不畅等。

（6）火（热）邪的性质及致病特点：①火热为阳邪，其性炎上。火热具有燔灼、升腾之性而为阳邪，故火热伤人发为实热证，症见高热、恶热、烦渴、汗出、脉洪数等。火性炎上，火热之邪袭人易侵害人体上部，尤以头面部为多见，如目赤肿痛、口舌生疮糜烂、牙龈肿痛、口苦咽干、咽喉肿痛、头痛眩晕等。②火热易扰心神。火热与心相通应，故火热之邪伤人，入于营血，影响心神，轻者症见心神不宁而心烦、失眠；重者扰乱心神，症见狂躁不安、神昏、谵语等。③火热易伤津耗气。火热性燔灼急迫，火热之邪伤人，一可迫津外泄，使气随津泄致津亏气耗；二是直接消灼津液，耗伤人体阴气。故火热之邪致病除见热象外，常伴津伤阴亏之症，如口渴喜冷饮、咽干舌燥、小便短赤、大便秘结等。若阳热太盛，大量伤津耗气而兼见气虚之症，如体倦乏力、少气懒言等，重者可致全身津气脱失之虚脱证。④火热易生风动血。生风，指火热之邪犯人，易见风证之表现，其机制为火热燔灼津液，劫伤肝阴，筋脉失养失润，表现为高热神昏、四肢抽搐、角弓反张、两目上视等。动血，指火热邪气入于血脉，轻者血行加速见脉数，甚者迫血妄行，或火热灼伤脉络，引起各种出血证，如衄血、吐血、尿血、便血、皮肤发斑、妇女月经过多、崩漏等。⑤火邪易致疮痈。火邪入于血分，聚于局部，燔灼腐蚀血肉，易发为痈肿疮疡，以局部红、肿、热、痛为特征。

二、疠气

1. 疠气的概念　疠气是一类具有强烈致病性和传染性的外感病邪的统称，亦称"疫毒""疫气""戾气""异气""毒气""乖戾之气"等。

疠气是有别于六淫的一类外感病邪，可通过空气传染，多从口鼻侵犯人体而致病；亦可通过饮食污染、虫兽咬伤、蚊虫叮咬、皮肤接触、性接触、血液传播等途径感染而发病。

疠气种类繁多，其所引起的疾病，统称为疫疠病。现代临床许多传染病和烈性传染病可归属于疫疠病，如时行感冒、痄腮（腮腺炎）、烂喉丹痧（猩红热）、白喉、天花、疫毒痢（中毒性痢疾）、肠伤寒、霍乱、鼠疫、疫黄（急性传染性肝炎）、流行性出血热、艾滋病（AIDS）、严重急性呼吸道综合征（SARS）、禽流感、甲型HINI流感、新冠肺炎等。

2. 疠气的致病特点

（1）传染性强，易于流行：疠气可通过空气、食物、接触等多种途径伤人致病。疠气流行时，无论男女老少，体质强弱，凡触之者，多可发病，故有无接触史是诊断疫疠病的重要依据。疠气发病可大面积流行，亦可散在发生。

（2）发病急骤，病情危笃：疠气性暴戾，伤人致病多发病急骤，来势凶猛，变化多端，病情险恶。此外，疠气多属热毒邪气，故发病常见发热、扰神、动血、生风、剧烈吐泻等危重证候，病情凶险，死亡率高。

（3）一气一病，症状相似：疠气致病具有一定特异选择性，在不同脏腑产生相应病证，即疠气种类不同，所致之病各异。同一种疠气致病具有定位性，即某种疠气可专门侵犯某脏腑、经络或某一部位而发病，故同一疫疠病患者大多症状相似，即"一气一病"。如痄腮，大都表现为耳下腮部肿胀。

三、七情内伤

1. **七情内伤的基本概念** 七情乃喜、怒、忧、思、悲、恐、惊七种正常的情志活动，是人体脏腑精气对内外环境或刺激的应答，一般不会导致或诱发疾病。七情内伤，指喜、怒、忧、思、悲、恐、惊七种引发或诱发疾病的情志活动。若七情过于突然、异常强烈或持久不解，超越人体生理和心理适应调节能力，即可导致脏腑精气损伤，功能失调；或人体正气虚损，脏腑精气虚衰，对情志刺激的适应调节能力低下，均可引发或诱发疾病而成为病因，即为"七情内伤"。

2. **七情内伤的致病特点**

（1）**直接伤及内脏**：七情以脏腑精气为物质基础，是机体对内外环境变化产生的情志变化。七情伤人致病：①首先影响心神。心藏神为五脏六腑之大主，七情过激致病，首先作用于心神，导致心神不宁，乃至精神失常。②损伤相应之脏。七情发于心而应于五脏，心在志为喜，过喜则伤心；肺在志为悲忧，悲忧过度则伤肺；脾在志为思，过度思虑则伤脾；肝在志为怒，过怒则伤肝；肾在志为恐，过恐则伤肾。③易伤心肝脾。心藏神为五脏六腑之大主，统率各种情志活动的产生；肝藏血主疏泄，调畅气机，从而调节精神情志活动；脾为气血生化之源，故心、肝、脾三脏在人体生理和情志活动中发挥着重要作用。因此，情志内伤，最易损伤心、肝、脾三脏。此外，七情内伤，既可单一情志过激伤人，又可两种以上情志交织伤人，即多情交织致病，可损伤一个或多个脏腑。④易损伤潜病之脏腑。潜病即已存在但尚无明显临床表现的病证，而潜病之脏腑乃潜病所在脏腑，其正气已虚，故七情内伤易于损伤潜病之脏腑。如曾患胸痹、飧泄、头痛等病证的患者，若遇情志刺激，易致潜病发作或反复发作。

（2）**影响脏腑气机**：情志活动的产生有赖于脏腑之气的运动变化，故情志致病可致脏腑气机升降失常，从而出现相应临床表现。①怒则气上：指过怒致肝气疏泄太过而上逆，甚则血随气逆、并走于上的病机变化。临床症见头胀头痛、面红目赤；甚则血随气逆而呕血、昏厥猝倒等。②喜则气缓：指过度喜乐伤心，致心气涣散不收，甚则心气暴脱、神不守舍的病机变化。轻者症见心悸失眠、精神不集中等；重则神志失常、狂乱，或见心气暴脱而大汗淋漓、气息微弱、脉微欲绝。③思则气结：指过度思虑伤脾，致脾气结滞、运化失司的病机变化。临床症见倦怠乏力、精神萎靡、反应迟钝、食少、腹胀、便溏等。④悲则气消：指过度悲忧，导致肺气耗伤、失于宣降的病机变化。临床症见意志消沉、精神不振、胸闷气短、懒言乏力等。⑤恐则气下：指过度恐惧伤肾，致肾气不固、气陷于下的病机变化。临床症见二便失禁，甚则遗精、滑精等。⑥惊则气乱：指猝然受惊，伤及心肾，导致心神不定、气机逆乱、肾气不固的病机变化。临床症见惊悸不安、慌乱失措，甚则神志错乱、二便失禁等。

（3）**多发为情志病**：情志病是指发病与情志刺激有关，具有异常情志表现的病证。其包括：①因情志刺激而发的病证，如郁证、癫、狂等；②因情志刺激而诱发的病证，如眩晕、胃脘痛、胸痹、真心痛等；③其他原因所致但具有情志异常表现的病证，如消渴、慢性肝胆疾病、恶性肿瘤等，大多有异常情志表现，且病情随情志变化而变化。

（4）**影响病情变化**：七情变化对病情具有双向影响。①利于疾病康复：积极乐观的、良性的情绪，有利于病情好转乃至痊愈。②诱发疾病或加重病情：消极悲观的情绪，或七情异常强烈波动，不能及时调和，可诱发疾病或使病情加重、恶化。

四、饮食失宜

1. 饮食不节 即饮食不能节制，或过饥过饱，或饥饱无常，内伤脾胃，导致疾病发生。

（1）过饥：指摄食不足。或因于饥而不得食，或过度节食，或不能按时饮食，或因脾胃功能虚弱而纳少，或因七情内伤而不思饮食等。过饥，一致气血亏虚失于濡养脏腑组织，功能衰退，全身虚弱；二则正气不足，抗病力弱，易感邪而发病。

（2）过饱：指饮食过量超过脾胃纳运能力。或因于暴饮暴食，或中气虚弱而强食而致病，轻者饮食积滞不化，宿食内停；重者食滞日久，大伤脾胃，还可致气滞、湿聚、化热、生痰等病变。大病初愈，若过食则可引起疾病复发，称为**"食复"**；小儿喂养过度，致消化不良，日久致"疳积"。

2. 饮食不洁 指食用不洁净、不卫生或陈腐变质，甚至有毒的食物。饮食不洁所致病变以胃肠病为主。如进食腐败变质食物，则胃肠功能紊乱。若进食或误食被毒物污染或有毒食物，则发生食物中毒。若进食被寄生虫污染的食物，则导致寄生虫病。

3. 饮食偏嗜 指特别喜食某种性味的食物或长期专食某些食物。包括寒热偏嗜，或五味偏嗜，或食类偏嗜。饮食偏嗜，日久导致人体气血阴阳失和，或某些营养物质缺乏而致病。

（1）寒热偏嗜：良好的饮食习惯宜寒温适中，反之过分嗜食过寒或过热饮食，可导致人体阴阳失调而发生某些病变。

（2）五味偏嗜：五味与五脏具有一定的亲和性，若长期嗜好某种性味的食物，则致相应脏的脏气偏盛，功能活动失调而发生病变。《素问·五藏生成》："多食咸，则脉凝泣而变色；多食苦，则皮槁而毛拔；多食辛，则筋急而爪枯；多食酸，则肉胝䐢而唇揭；多食甘，则骨痛而发落。"

（3）食类偏嗜：指偏食（专食）某种或某类食品，或厌恶或不食某类食物，或饮食中缺乏某些营养物质等，日久发生某些病变。

（4）嗜酒成癖：酒性辛热，适度具有和血通脉，祛寒壮神之功。如若嗜酒成癖，则伤及肝脾，久则聚湿、生痰、化热，甚则变生癥积。

五、劳逸失度

1. 过劳 指劳累过度，亦称劳倦所伤。包括劳力过度、劳神过度和房劳过度。

（1）**劳力过度**：指较长时间过度用力，劳伤形体积劳成疾，或病后体虚，勉强劳作，又称"形劳"。劳力过度致病，一是耗气：过度劳力损伤内脏精气，尤易耗伤肺脾之气，导致脏气虚少，功能减退。《素问·举痛论》："劳则气耗。"二是劳伤筋骨：长时间用力太过，则易致形体组织损伤，久而积劳成疾。

（2）**劳神过度**：指长期用脑过度，思虑劳神，又称"心劳"。心藏神，脾主思，血是神志活动的重要物质基础，故长思久虑，易暗耗心血，以致心神失养；损伤脾气，致脾失健运。

（3）**房劳过度**：指房事太过，或手淫恶习，或妇女早孕多育等，又称"肾劳"。房劳过度易耗伤肾精肾气而致病。

2. 过逸 指过度安逸，或因长期少动安闲，或卧床过久，或长时间用脑过少等。过度安逸致脏腑、经络及经气血津液神失调而致病，表现在：①安逸少动，气机不畅。若长期缺乏运动,人体气机失于畅达,可致脾胃等脏腑功能障碍;久则血液运行和津液代谢障碍。②阳气不振,正气虚弱。过度安逸,阳气失于振奋,以致脏腑功能减退,体质虚弱,正气不足,抗病力低下等。③长时间用脑过少,加之阳气不振,可致神气衰弱。

六、痰饮

1. **痰饮的概念** 痰饮是人体水液代谢障碍所形成的病理产物,属继发性病因。较稠浊者为痰,清稀者为饮。痰可分有形之痰和无形之痰。有形之痰,指视之可见,闻之有声,或指触之有形的痰,如咳嗽吐痰、喉中痰鸣、痰核等。无形之痰,是指只见其征象,不见其形质之痰。用以认识一些虽未见有形之痰,但从痰论治效之,故推求其病因为痰的病证,如眩晕、癫狂等。饮清稀,流动性较大,多留积于人体局部或肌肤,并因其停留部位不同而表现各异,且命名各异。《金匮要略·痰饮咳嗽病脉证并治》有"痰饮""悬饮""溢饮""支饮"等。

2. **痰饮的形成** 痰饮多因外感六淫,或内伤七情,或饮食失宜等,以致脏腑功能失调,气化不利,水液代谢障碍,水液停聚而成。肺主宣发肃降,为水之上源;脾主运化水饮;肾为脏腑之本,且主水;肝主疏泄,调畅气机;三焦乃决渎之官,运行水液,表明肺、脾、肾、肝及三焦等在水液代谢中起着重要作用,故痰饮的形成,多与肺、脾、肾、肝及三焦功能失常密切相关。

3. **痰饮的致病特点** 痰饮生成,可随气流窜全身,外而肌肤、经络、筋骨,内而脏腑,无处不到,从而导致纷繁复杂的病变。

(1) 阻滞气血运行:痰饮为有形实邪,其随气流行,或停滞于经脉,或留滞于脏腑,阻滞气机,障碍气血运行。痰饮流注经络,则经络阻滞,气血运行不畅,症见肢体麻木、屈伸不利,甚则半身不遂。痰饮结于局部,可形成瘰疬痰核、阴疽流注等。痰饮留滞于脏腑,脏腑气机升降失常:若痰饮阻肺,肺失宣降而胸闷气喘、咳嗽吐痰;痰饮停胃,胃气失和而恶心呕吐等;痰饮痹阻心脉,血气运行不畅而胸闷心痛;无形之痰结于咽喉,发为"梅核气"等。

(2) 影响水液代谢:痰饮本为水液代谢障碍形成的病理产物,形成之后又可作为致病因素反过来作用于机体,进一步影响肺、脾、肾、肝及三焦等脏腑的功能,从而加重水液代谢失常。如痰湿困脾,运化失司,水湿不化;痰饮阻肺,宣降失常,水液不布。

(3) 易于蒙蔽心神:痰饮为浊物实邪,心神性清净,故痰饮为病,随气上逆,浊邪蒙蔽清窍,扰乱心神,导致心神活动失常,多见头晕目眩、精神不振等;若痰浊与风、火相合,蒙蔽心窍,则症见神昏谵妄,或发为癫、狂、痫等病。

(4) 致病广泛,变幻多端:痰饮随气流行,无处不到,内而五脏六腑,外而四肢百骸、肌肤腠理,故其致病面广,发病部位各异。且痰饮停滞体内,可伤阳化寒、郁而化火,还可夹风、夹热。因此痰饮致病变化多端,形成的病证繁多、错综复杂,临床表现各异,故有"百病多由痰作祟"之说。

七、瘀血

1. **瘀血的概念** 瘀血是指体内血液停积而形成的病理产物,属继发性病因,又称"蓄血""衃血""恶血""败血""污血"等。瘀血既是病理产物,又是具有致病作用的"死血"。

"瘀血"与"血瘀"不同，瘀血是具有致病性的病理产物，属于病因学概念；血瘀是血行不畅或血液瘀滞不通的病理状态，属于病机学概念。

2. 瘀血的形成　血液的运行受多脏生理功能（心、肺、肝、脾）、多因素（气的推动、温煦与固摄作用；脉道的完整通利；邪气等）的影响。因此，凡影响相关脏腑功能、障碍气相关功能、损伤脉道等的因素，均可引起血液运行不畅，或导致血离经脉而瘀积，从而形成瘀血。

（1）**血出致瘀**：各种外伤，如跌扑损伤、金刃所伤、手术创伤等，致使脉管破损而成离经之血；或因脾不统血、肝不藏血、热灼脉络而致出血，妇女经行不畅、流产等，若所出之血未排出体外或及时消散，留积于体内则成瘀血。

（2）**血行不畅致瘀**：凡影响相关脏腑生理功能，气的推动、温煦与固摄失司，邪气侵袭均可使血液运行不畅，从而形成瘀血。①气行则血行，气滞则血瘀。②因虚致瘀：气虚运血无力、阳虚脉道失于温通、阴虚脉道失于柔润、津液亏虚而血液黏稠，均可导致血液运行涩滞，形成瘀血。③寒热致瘀：血得热则行，得寒则凝。外感寒邪入于血脉，或阴寒内盛，血脉挛缩，则血液凝涩而运行不畅致瘀。外感火热邪气，或体内阳盛化火，入舍于血，血热互结，煎灼血中津液，血液黏稠而运行不畅；或热灼脉络，迫血妄行，所出之血未排出体外或及时消散，留积于体内则成瘀血。④痰饮致瘀：痰饮停滞，阻滞气机，障碍血行，生成瘀血。

3. 瘀血的致病特点

（1）易于阻滞气机：血为气之母，能养气载气，故瘀血形成，必影响气的运行，加重气机郁滞，即所谓"血瘀则气滞"；而气为血之帅，血瘀气滞，又可引起局部或全身血液运行不畅，从而导致血瘀气滞与气滞血瘀的恶性循环。

（2）影响血脉运行：瘀血一旦形成，无论其瘀滞于脉内，亦或留积于脉外，均可致局部或全身的血液运行失常。若瘀血阻滞于心，心脉痹阻，气血运行不畅，可致胸痹心痛；瘀血阻滞脉络，损伤脉络，血逸脉外，可致出血，且血色紫暗夹有血块；瘀血阻滞于经脉，气血运行不利，症见口唇爪甲青紫，皮肤瘀斑瘀点，舌有瘀斑瘀点，脉涩等。

（3）影响新血生成：作为病理性产物，瘀血失于滋润濡养，且其阻滞于体内，日久不散，影响气血运行，导致脏腑失于濡养，功能障碍，从而影响新血生成，临床表现为肌肤甲错、毛发不荣等。因而有"瘀血不去，新血不生"之说。

（4）病位固定，病证繁多：瘀血停滞于脏腑组织，难以及时消散，故其致病具有病位相对固定的特征，表现为局部刺痛、固定不移、癥积肿块等。此外，因瘀血阻滞部位不同，形成原因各异，兼邪不同，其病理表现也各异。如瘀阻于心，血行不畅，而见胸闷心痛；瘀阻于肺，宣降失司，或损伤脉络，症见胸痛、气促、衄血；瘀阻胞宫，经行不畅，表现为痛经、闭经、经色紫黯有块；瘀阻于肢体肌肤，可见局部肿痛、青紫。

4. 瘀血致病的症状特点　瘀血致病，病证繁多，症状错综复杂，但具有如下共同症状特点。①疼痛：多为刺痛，痛处固定不移，拒按，夜间痛甚。②肿块：瘀血积于皮下或体内，症见肿块，且部位固定不移。③出血：瘀血阻滞，损伤血络，血逸脉外，症见出血，且色紫暗，或夹有瘀块。④色诊多见紫暗：一症见面色紫暗，口唇、爪甲青紫等；二症见舌质紫暗，或舌有瘀斑、瘀点等。⑤多见脉涩或脉结代。

第十三单元　发病

【复习指导】本单元部分为重点内容，总体理解不难。掌握正气、邪气的概念，发病的基本原理。掌握各种发病类型的概念。

发病，是机体处于病邪的损害与正气的抗损害之间的矛盾斗争过程。

《黄帝内经》提出了"外内合邪"和"两虚相得"的发病观。"外内合邪"是指外邪合内伤侵入发病。

一、发病的基本原理

1. 正气与邪气的概念

（1）正气的基本概念：**正气**，是一身之气相对"邪气"的称呼，指人体内具有抗病、驱邪、调节、修复等作用的一类细微物质。正气含有阳气、阴气两部分：阳气有温煦、兴奋、推动、升举等作用和运动趋向，阴气有凉润、抑制、宁静、沉降等作用和运动趋向。阳气能抵抗阴邪的入侵，能制约、祛除阴邪，阻止阴寒病证的发展并使人康复；阴气能抵抗阳邪的侵袭，能抑制、祛除阳邪，阻止阳热病证的发展并使人康复。阳虚体质者，易引起寒邪的侵袭；阴虚体质者，易引起热邪的伤害。

正气的防御作用主要表现为：①抵御外邪入侵。正气强盛，对邪气可以有力抗阻，则病邪难以入侵，故不发病；若邪气已经侵入人体，但正气强盛，就能尽可能抑制或消除邪气的影响，亦不发病。②祛除病邪。强盛的正气可祛除入侵病邪，或阻止邪气的深入，使病情较为轻浅，预后良好。③修复调节机体。正气对邪气侵入而引起的机体阴阳失调、脏腑组织损伤、精血津液耗损及生理功能失常具有调节、修复的作用，使疾病向愈。④维持脏腑经络功能的协调，是脏腑功能正常发挥，从而防止病理产物及"内生五邪"的产生。

（2）邪气的基本概念：**邪气**，泛指各种致病因素。包括外界或体内产生的各种具有致病作用的因素。如六淫、疠气、外伤、虫兽伤、七情内伤、饮食失宜、痰饮、瘀血、结石等。

邪气的侵害作用主要体现为：①损伤正常人体的生理功能。邪气侵入发病，可导致机体的阴阳失调，脏腑经络等功能紊乱，精气血津液代谢失常。②造成脏腑组织损害。邪气作用于人体，可对机体外至皮毛筋骨、内至脏腑经络等组织造成不同程度的损伤，或致精气血津液的损耗而为病。③改变体质类型。邪气侵入可以改变个体的体质，影响其对疾病的易感倾向。如阳邪致病，易伤阴气，日久可使体质转变为阴虚体质，则易感受阳热之邪；阴邪致病，损伤阳气，日久可使体质转变为阳虚体质，则易感受阴寒之邪。

2. 正气不足是疾病发生的内在因素　《素问遗篇·刺法论》："正气存内，邪不可干。"《素问·评热病论》："邪之所凑，其气必虚。"正气在发病中起主导作用，主要体现在以下几个方面。

（1）正虚感邪而发病：正气不足，不敌邪气，外邪乘虚而入，由此产生疾病。如《灵枢·百病始生》说："卒然逢疾风暴雨而不病者，盖无虚，故邪不能独伤人。此必因虚邪之风，与其身形，两虚相得，乃客其形。"

（2）正虚生邪而发病：正气不足，使脏腑经络等组织器官的功能下降，致脏腑机能紊乱，引起精气血津液代谢的失常，可引起痰饮、瘀血、结石等病理产物产生引起疾病，或因"内生五邪"而发病。

（3）正气强弱可决定发病的证候性质：邪气侵入人体，若正气强盛可奋起抗邪，邪正相搏剧烈，多表现为实证；若正气不足，则脏腑机能减退，同时精气血津液耗损，多表现为虚证或虚实夹杂证；若正气虚衰，无力与邪气抗衡，邪气深入内脏，则为病多重。

3. 邪气是发病的重要条件　邪气在发病中的作用主要有以下几个方面。

（1）邪气是导致疾病发生的原因：没有邪气侵袭，人体一般不会发病。

（2）影响发病的性质、类型和特点：不同的邪气作用于人体，表现出不同的发病特点和证候类型。如六淫邪气致病，往往起病急、病程较短，初起多有卫表证候。七情内伤，发病多缓慢，病程较长，且直接伤及内脏，致气机紊乱、气血失调而产生病变。

（3）影响病情和病位：不同的邪气，其性质及致病特点不同，导致机体感邪的轻重、被邪气所中的部位、病情的轻重均有所不同。如风性轻扬，易致腠理开张、使津液外泄，所以临床表现往往在人体头面、体表、上部等属于阳的部分。湿邪为水液的异常状态，水有趋下的性质，故无论外湿还是内湿，都容易表现在人体的下部，且症状有沉重感。

（4）某些情况下起主导作用：若邪气的毒力和致病力很强，超过了人体正气抗御和调节的能力和范围，此时邪气对疾病的发生起着决定性的作用。如疠气、枪弹伤、高温、高压、电流、虫兽伤等，即使正气强盛，也难免被损伤而产生病变。

4. 邪正相搏的胜负决定发病或不发病　邪气伤人，若正胜邪负则不发病，邪胜正负而发病。病邪伤人之初，机体正气充盛，可驱邪外出，正胜邪却，机体免于邪气的侵害，可不发病。邪气伤人之后，正虚抗邪无力，邪气深入导致疾病的发生。且发病后，邪正相争的状态还可决定其证候类型、病变性质、病情轻重。如正盛邪实，多形成实证；正虚邪衰，多形成虚证；正虚邪盛，多形成虚实夹杂证。感受阳邪，易形成实热证；感受阴邪，易形成实寒证或寒湿证。感邪轻的，病位多轻浅；感邪重的，病位常较深重。

二、影响发病的主要因素

1. 环境与发病　与人类生存密切相关的自然环境与社会环境（如气候变化、地域因素、生活工作环境、社会环境等）可形成病邪或导致正气不足而影响发病。

2. 体质与发病　不同的体质，在发病中具有以下作用：①决定发病倾向，如体质虚弱的人，则易感邪发病，且发病后多形成虚实夹杂证。②决定对某些病邪的易感性，如阳虚之体，易感受寒邪；阴虚之质，易感受热邪。③决定某些疾病发生的证候类型，如感受湿邪，若是阳盛之体则易热化形成湿热病变，若是阳虚之体则易寒化形成寒湿病变。

3. 精神状态与发病　精神状态能通过影响内环境的协调平衡而影响发病。精神状态好，气机通畅，情志舒畅，气血调和，则脏腑机能协调，正气强盛，邪气难以入侵，不易发病，若受邪也容易祛除。

三、发病类型

1. 感邪即发　又称为顿发、卒发，即感邪后立即发病。多见于：①新感外邪较盛。如感受风寒、暑热、温毒邪气，邪气较盛时，多感邪即发。②情志剧变。剧烈的情绪变化可导致气机逆乱、气血失调，脏腑机能障碍而立即发病。③毒物所伤。误服有毒药品或食品，如农药中毒、吸入有毒之气，可使人中毒而迅速发病。④外伤。任何外伤伤人后立即发病。⑤感受疠气。疠气的致病力强，来势凶猛，感邪后多呈暴发。

2. 徐发 又称为缓发，指感邪后缓慢发病。徐发与致病因素的类型、性质及体质因素等密切相关。多见于内伤邪气致病，如思虑过度、忧愁不解、房事不节、嗜酒成癖，引起机体渐渐发生病理改变，日积月累逐渐出现临床症状，如感受湿邪，其性黏滞重浊，起病多缓慢。正气不足之人，因正气抗邪缓慢，即便邪气较轻，亦可见到徐发。

3. 伏而后发 指感受邪气后没有立即发病，病邪在机体内潜伏一段时间，或在诱因的作用下，过时而发病。多见于外感性疾病中感受温热邪气和某些外伤（如破伤风）。伏邪发病时，病情一般较重且多变。

4. 继发 指在原发疾病的基础上，继而产生新的疾病。其特点是新的疾病与原发病在病理上有密切联系。如肝阳上亢所致的中风，小儿食积日久形成疳积等。

5. 合病 合病之说，首见于《伤寒论》。指外感病初起时两经或两个部位以上同时受邪而发病。如太阳与阳明合病。

6. 复发 指疾病初愈或缓解阶段，在某些诱因的作用下，引起疾病再度发作或反复发作。引起复发的机制是余邪未尽、正气未复，同时有诱因的作用下而引起复发。

（1）复发的基本特点：①原病基本病症特点再度出现，但又不是原有病理过程的单纯复制，往往比原病更复杂、病情更严重。②复发的次数越多，其宿根越难清除，往往反复发作，且容易留下后遗症。③大多有诱因。

（2）复发的诱因：①重感致复。疾病初愈，邪气未尽，正气未复，此时机体抗病力低下，再次感受邪气而复发。②食复。因饮食失宜致疾病复发。③劳复。因形神过劳，或早犯房事而致复。④药复。因病后滥补，或药物调理失当而致疾病复发。⑤情志致复。因情志失调导致疾病复发。⑥其他因素，如某些气候因素、地域因素。

第十四单元 病机

【复习指导】掌握邪正盛衰病机，掌握阴阳失调病机，掌握精气血失常病机，掌握内生"五邪"的病机，掌握津液代谢失常病机。了解疾病传变的内容，了解病机的概念及层次结构。

病机，即疾病发生、发展和变化的机理。

《素问·至真要大论》总结归纳了脏腑病机和六气病机，被后世称为"病机十九条"："诸风掉眩，皆属于肝；诸寒收引，皆属于肾；诸气膹郁，皆属于肺；诸湿肿满，皆属于脾；诸热瞀瘛，皆属于火（心）；诸痛痒疮，皆属于心（火）；诸厥固泄，皆属于下；诸痿喘呕，皆属于上；诸禁鼓栗，如丧神守，皆属于火；诸痉项强，皆属于湿；诸逆冲上，皆属于火；诸胀腹大，皆属于热；诸躁狂越，皆属于火；诸暴强直，皆属于风；诸病有声，鼓之如鼓，皆属于热；诸病胕肿，疼酸惊骇，皆属于火；诸转反戾，水液浑浊，皆属于热；诸病水液，澄澈清冷，皆属于寒；诸呕吐酸，暴注下迫，皆属于热。"

一、邪正盛衰

1. 邪正盛衰与虚实变化

（1）虚实病机：《素问·通评虚实论》说："邪气盛则实，精气夺则虚。"

实，指以邪气亢盛为主，正气未衰，正邪斗争剧烈，临床上出现一系列以亢奋、有余为主要特征的病理变化。若为外感病常见壮热、狂躁、声高气粗、腹痛拒按、二便不通、脉实有力、舌苔厚腻等临床表现；若为内伤病常表现为痰、食、血的滞留。常见于外感病的初期和中期，或由于气滞、痰湿、水饮、食积、瘀血等引起的内伤病变。

虚，指以正气虚损为主，正邪难以剧烈斗争，临床上出现一系列以虚弱、不足为主要特征的病理变化。常见神疲体倦、面色无华、气短、自汗、盗汗，或畏寒肢冷，或五心烦热，脉虚无力等临床表现。多见于素体虚弱，正气不足；或外感病的后期以及各种慢性病证日久，耗伤人体的精血津液；或因大汗、大泻、大出血等致使正气脱失的病变。

（2）虚实变化

虚实错杂：①实中夹虚。以邪实为主，又兼有正气虚损的病理变化。如外感热病发展过程中，热邪耗伤津液，可形成邪热炽盛兼有津液损伤之证。临床表现既有高热气粗、心烦不安、面红目赤、尿赤便秘、苔黄脉数等实热症，兼见口渴喜饮、舌燥少津等津液不足之象。②虚中夹实。以正虚为主，又兼有实邪为患的病理变化。如脾虚湿滞病变，由于脾气不足运化无力，致使水湿内生，阻滞中焦。临床上既可见脾气虚弱的神疲肢倦、纳差、大便溏薄等症，又兼见口黏、舌苔厚腻等湿象。

虚实真假：①真实假虚。指疾病病机本质为"实"，但表现出"虚"的假象。大多是因邪气过盛，结聚体内，阻滞经络，使得气血不能外达，又称"大实有羸状"。如因热结肠胃而见发热汗出、泻下稀水臭秽的"热结旁流"。②真虚假实。是指疾病病机本质为"虚"，但表现出"实"的假象。多因正气虚弱，脏腑经络之气不足，无力推动表现出的阻滞，又称"至虚有盛候"。如因气血亏损导致血海空虚的女子经闭等。

2. 邪正盛衰与疾病转归

（1）正胜邪退：指在疾病过程中，正气渐复，日趋强盛，而邪气逐渐衰减，疾病向好转和痊愈方向发展的病理变化。多因患者的正气较盛，或因为邪气较弱，或因治疗及时、正确，疾病可较快地趋于好转并痊愈。

（2）邪胜正衰：指在疾病过程中，邪气亢盛，正气不足，机体无力抗邪，疾病逐渐恶化，甚至向死亡转归的病理变化。多因机体的正气严重不足，或邪气过于亢盛，或失治、误治，致病情加剧、趋于恶化。

（3）邪正相持：指在疾病过程中，机体正气不甚虚弱、邪气亦不亢盛，邪正双方势均力敌，相持不下，病势处于迁延状态的病理变化。此时，由于正气还不能完全祛邪外出，邪气可稽留于一定的部位，病邪既不消散也不深入，又称为"邪留""邪结"。一般来说，邪气结留之处，就是邪正相搏而出现明显病理表现的地方。

若在疾病过程中，正气大虚、余邪未尽，或邪气深伏、正气无力祛邪，致使疾病处于缠绵难愈的病理过程，称为**正虚邪恋**，可视为邪正相持的特殊状态。多见于疾病后期，疾病由急性转为慢性，或慢性病久治不愈，或遗留某些后遗症。可见，邪正相持的状态具有不稳定性，随着邪正盛衰的变化而发生好转或恶化的转归。

二、阴阳失调

1. 阴阳偏胜　指在人体的疾病过程中，阴阳双方中的某一方病理性亢盛的状态，属于"邪气盛则实"的范畴。

（1）阳偏胜：即是**阳盛**，指在疾病过程中阳气病理性偏盛，机体反应性增强、热量过剩、机能亢奋的病理变化。临床表现以实热证为主，其病机特点多表现为阳盛而阴未虚（或亏虚不甚）。形成原因多由于外感温热阳邪，或感受阴邪从阳化火；也可因为情志内伤五志过极而化火；或气滞、血瘀、食积等郁而化热。阳气病理性亢盛，多以热、动、燥为主要特点，常见壮热、面红、目赤、烦渴、尿黄、便干、苔黄、脉数等症。阳气亢盛，其发展趋势为"阳胜则阴病"，即由于阴阳间对立制约的关系，过盛的阳热之气必然消耗阴气和津液，引起体内属于阴的这部分受到打击。在阳盛初期，对阴气和津液的损伤一般不明显，因而表现为实热病变为主、未见或少见阴伤。若病情持续发展，过盛的阳气则会明显地耗伤机体的阴气和津液，病机可从实热证转化为虚实夹杂的实热兼阴伤证。若病情继续发展致阴气大伤，则病机由实证转为虚证，发展为虚热性病变。

（2）阴偏胜：即是**阴盛**，指在疾病过程中阴气病理性偏盛，机体反应性降低、热量耗伤过多、功能抑制的病理变化。临床表现以实寒证为主，其病机特点多表现为阴盛而阳未虚（或亏虚不甚）。形成原因，多由于感受寒湿阴邪，或过食生冷、寒滞脾胃等。阴气病理性亢盛，多以寒、湿、静为主要特点，如形寒、肢冷、喜暖、腹冷痛、蜷卧、舌淡而润、苔白、脉迟等症。阴气亢盛，其发展趋势为"阴胜则阳病"，即过盛的阴寒之气必然损伤阳气，引起功能抑制、出现寒象的同时，伴随不能正常地代谢阴液（即阳不化阴）。故在阴偏胜时，常同时伴有程度不同的阳气不足，人体功能不能正常开展。若阳气损伤较重，或持续损伤日久，病机可逐渐向虚寒性病变发展。

2. 阴阳偏衰　指在人体疾病过程中，阴阳双方中的某一方虚衰不足的病理状态，属于"精气夺则虚"的范畴。

（1）阳偏衰：即**阳虚**，指机体阳气虚损，温煦、推动、兴奋等功能减退，出现功能减退或衰弱，代谢减缓，产热不足的病理变化。临床表现为虚寒证，因为机体阳气不足，阳不制阴，故出现体内阴气相对偏亢，表现为虚而有寒。

阳偏衰的形成多因先天禀赋不足，或后天失养，或劳倦内伤，或久病伤阳所致。阳气不足，温煦功能减弱，故见寒象，出现畏寒肢冷；推动功能减弱，则脏腑功能减退，阳不化阴出现水湿停聚、痰饮水肿；兴奋功能减弱，可见精神不振、喜静懒言、便秘。

辨别阴胜则寒与阳虚则寒：阴盛则寒有明显感受阴寒邪气的过程，此时往往正气不虚，故病机为实证，临床表现以寒象为主，虚象不明显；阳虚则寒，或因先天不足或因后天失养，是长期的过程，往往未见明显感寒的过程，故疾病本质为虚证，临床表现是虚而有寒。

阳气不足可发于各个脏腑，以心、脾、肾多见，但以肾阳虚衰最为重要。

（2）阴偏衰：即**阴虚**，指机体阴气不足，凉润、宁静、抑制等作用减退，出现功能虚性亢奋，代谢相对增快，产热相对增多的病理变化。临床表现为虚寒证，因为机体阴气不足，阴不制阳，故出现体内阳气相对偏亢，表现为虚而有热。

阴偏衰的形成多因阳邪伤阴，或五志化火伤阴，或久病伤阴所致。阴气虚衰，凉润、抑制、宁静等作用减退，阴不能制约阳，阳气相对偏亢，形成阴虚内热、阴虚阳亢和阴虚火旺等多种病变，主要表现为虚热及虚性亢奋的症状，如自觉发热、五心烦热、骨蒸潮热、颧红消瘦、盗汗、舌红少苔、脉细数等。

辨别阳盛则热与阴虚则热：阳盛则热有明显感受阳热邪气的过程，此时往往正气不虚，故病机为实证，临床表现以热象为主，虚象不明显；阴虚则热，伤阴是长期损耗的过程，往往未见明显感热的过程，故疾病本质为虚证，临床表现是虚而有热。

阴气不足可见各个脏腑，以五脏及肺多见，以肾阴亏虚为主。

3. **阴阳互损** 指在阴阳双方任何一方虚损的前提下，病变发展影响到另一方，形成阴阳两虚的病机。

（1）阴损及阳：指由于阴气亏损日久，导致阳气化生不足，于是在阴虚的基础上导致阳虚，形成以阴虚为主的阴阳两虚的病理状态。如肝肾阴虚，水不涵木，阴不制阳引起肝阳上亢，病情进一步发展到肾，肾阴亏虚日久累及肾阳的化生，表现出畏寒肢冷、面色苍白、脉沉细等肾阳虚的症状。

（2）阳损及阴：指由于阳气虚损日久，导致阴气化生不足，于是在阳虚的基础上导致阴虚，形成以阳虚为主的阴阳两虚的病理变化。如肾阳亏虚所致水肿，主要病机为阳气不足，温煦、推动功能减退致水液停聚。若病变进一步发展，则可因阳气不足而导致阴气化生无源出现肾阴虚，表现为消瘦，烦躁，甚至阴虚风动而抽搐等肾阴虚的症状。

4. **阴阳格拒** 指在阴阳极度偏盛的基础上，阴阳双方相互排斥而出现寒热真假病变的病理状态。

（1）阴盛格阳：指阴寒之气偏盛至极，壅闭于内，逼迫阳气浮越于外出现的内真寒外假热的病理表现。寒盛于内是疾病的本质，由于寒气强大排斥阳气于外，则可在原有面色苍白、四肢逆冷、畏寒蜷卧、精神萎靡、脉微欲绝等寒盛于内的基础上出现面红身热、烦躁口渴、脉大无根等假热之象，故称为真寒假热证。

（2）阳盛格阴：指阳热之气偏盛至极，深伏于内，格阴于外出现的内真热外假寒的病理表现。热盛于内是疾病的本质，由于阳热极盛格阴于外，则可在原有壮热面红、烦躁气粗、舌红脉数大有力等热盛于内的基础上出现四肢厥冷、脉象沉伏等假寒之象，故称为真热假寒证。

5. **阴阳转化** 指阴阳之间在穷、极、重、甚的条件下，证候性质向相反方向转化。

（1）由阴转阳：指由阴偏盛的寒证转化为阳偏盛的热证的病理过程。多因素体为阳盛或阴虚阳亢的体质，或病邪侵犯属阳的脏腑经络，或失治误治而伤阴所致。如太阳病初起为恶寒重发热轻、头身疼痛、无汗、脉浮紧的表寒证，病情发展出现壮热、口渴、大汗、脉数的阳明里热证，表明病变由表寒入里化热。

（2）由阳转阴：指由阳偏盛的热证转化为阴偏盛的寒证的病理过程。多因素体为阴盛或阳虚体质，或病邪侵犯属阴的脏腑经络，或失治误治而伤阳所致。如某些外感疾病，初期见壮热、烦渴、咳嗽、舌红苔黄、脉数等邪热亢盛之象，或因邪热炽盛或因失治误治，短时间内出现面色苍白、四肢厥冷、脉微欲绝等亡阳的寒象。

6. **阴阳亡失** 指机体阳气或阴气突然大量脱失，导致生命垂危的一种病理变化。

（1）**亡阳**：指机体的阳气突然大量脱失，使属于阳的功能突然严重衰竭而致生命垂危的病理变化。多因邪气过盛，正不敌邪，阳气突然脱失；或汗出过多，或吐泻太过，使气随津泄，阳气外脱；或素体阳虚，劳倦过度，阳气消耗过多；或久病长期耗损阳气所致。阳气暴脱，可见心悸气短、冷汗淋漓、精神萎靡、面色苍白、四肢逆冷、四肢蜷卧、脉微欲绝等危重的临床征象，主要体现出阳气温煦、推动、兴奋等功能严重衰竭。

（2）**亡阴**：指由于机体阴气突然大量损耗，使属于阴的功能突然严重衰竭而致生命垂危的病理变化。多因热邪炽盛，大量损耗阴气，煎灼津液，或逼迫津液大量外泄，致阴气随之脱失；或长期大量耗损阴气和津液，日久阴亡。阴气脱失，可见心悸气喘、手足虽温之大汗不止、烦躁不安、体倦无力、脉数疾躁动等危重的临床表现，主要体现在阴气抑制、宁静等功能严重衰竭，可残留低水平的温热和精神虚性亢奋的状态。

由于阴阳的互根互用关系，故阳亡则阴无以化生而耗竭，阴亡则阳无所依附而散越，故亡阳或亡阴会迅速导致对方的亡失，最终"阴阳离决，精气乃绝"。

三、精、气、血失常

1. 精的失常

（1）精虚：指肾精（主要为先天之精）和水谷之精不足，以及功能低下所致的病理变化。肾精不足可因先天禀赋不足，或后天失养，或过劳久病等致脏腑精亏不足，日久及肾。常见生长发育迟缓或早衰、生殖功能减退、精神委顿、耳鸣、健忘及体弱多病等。脾失健运多因饮食不当所致水谷之精生成不足。常见面黄无华、头晕乏力、纳呆腹胀、肌肉瘦削等虚弱状态。

（2）精的施泄失常：主要包括失精或精瘀。

失精：指生殖之精和或水谷之精大量丢失的病理变化。生殖之精大量丢失表现为各种形式的精液排泄量的过多和频率的增加，并兼有思维迟钝、失眠健忘、精力不支、少气乏力、耳鸣目眩等症。治疗：补肾气填肾精。水谷之精大量丢失表现为小便浑浊（乳糜尿或蛋白尿）兼面黄无华、肌肉瘦削、失眠健忘、精力不支、少气乏力等，治疗补益脾气。

若精泄不止，则成精脱，为失精之重症，治以固气为要。

精瘀：指男子精滞精道，排精障碍的病理变化。多因房劳过度、忍精不泄、久旷不交，或惊恐伤肾，或湿热瘀阻、瘀血、败精，或手术外伤等所致。临床表现：排精不畅或不能，可伴精道疼痛、小腹睾丸重坠、精索小核硬结、头晕腰痛等症状。治疗应审因论治，或疏肝行气，或补益精气，或活血化瘀，或祛痰利湿等。

2. 气的失常

（1）气虚：指一身之气不足及其功能减退的病理变化。多因先天禀赋不足，或后天失养，或肺、脾、肾的功能失调致气生成不足；或劳倦久病等致耗气过多。常见神疲乏力、面色苍白、眩晕、自汗、易感冒、舌淡脉虚等。

（2）气机失调：指气的运动失常，即气的升降出入失调，包括气滞、气逆、气陷、气闭、气脱等病理变化。

气滞：指气运行不畅或郁滞不通的病理变化。可因情志抑郁，或痰湿、食积、热郁、瘀血等阻滞，影响到气的调畅；或因脏腑功能失调，如肝失疏泄、大肠传导失司等致。气滞多属邪实，亦可因气虚推动无力所致。气滞的病理表现：气滞于某一部位，可出现相应部位的胀满、疼痛；气滞致血液运行不利、津液输泄不畅，可引起血瘀、津停，形成瘀血、痰饮等病理产物。脏腑气滞以肺、肝、脾胃为多见。肺气壅滞，见胸闷咳喘；肝气郁滞，见情志不舒、胁肋或少腹胀痛；脾胃气滞，见腹胀腹痛，休作有时，便秘等。气滞的共同的特点为闷、胀、痛。

气逆：指气上升太过或降之不及，致气逆于上的一种病理变化。多因情志所伤，或饮食不当，或外邪侵犯，或痰浊壅阻所致；亦可见因气虚无力下行而致上逆。多见于肺、肝、胃等脏腑。肺气上逆，发为咳喘；胃气上逆，发为呕恶、嗳气、呃逆；肝气上逆，发为头晕胀痛，面红目赤，易怒等。

气陷：指气上升不及或下降太过，以气虚升举无力而下陷为特征的病理变化。气陷多由气虚发展而来，与脾的关系最为密切，故通常又称"脾气下陷"。病理变化主要表现为"上气不足"与"中气下陷"："上气不足"，主要指人体上部之气不足、头目失养的病变，多因脾气虚损，无力升清，致头目失养，见头晕、目眩、耳鸣、健忘等症；"中气下陷"，指脾气虚损，升举无力，气的运动趋于向下，常见乏力气短，声低气怯，小腹及会阴部坠胀，便意频频，严重时出现胃下垂、子宫脱垂、脱肛等脏器下垂。

气闭：指气机闭阻于内，失于外达，甚则清窍闭塞、出现昏厥的病理变化。多与情志刺激，或外邪、痰浊等闭阻气机有关。可见因精神突然遭受剧烈刺激引起的气厥，接触冒犯秽浊之气引起的闭厥，剧痛引起的痛厥，痰闭气道引起的痰厥等。

气脱：指气不内守而大量脱失以致人体功能突然衰竭的病理变化。多因正不敌邪，或久病严重耗气以致突然气不内守而外脱；或因严重腹泻、大汗、大出血等致气随津脱或气随血脱。可见面色苍白、汗出不止、全身瘫软、目闭口开、手撒、二便失禁、脉微欲绝或虚大无根等症状。

亡阳、亡阴与气脱在病机和临床表现方面多有相同之处，病机都属气脱，临床上都可见因气脱失而致机能严重衰竭的表现。气脱无明显寒象或热象。亡阳是阳气突然大量脱失，伴见冷汗淋漓、四肢厥冷等寒象；亡阴是阴气突然大量脱失，可见大汗但皮肤尚温、烦躁、脉数疾等热象。

3. 血的失常

（1）**血虚**：指血液亏虚，濡养功能减退的病理变化。可因血液生化乏源或血液化生障碍，或失血过多，或久病暗耗营血等所致。常见面色萎黄或淡白、神疲乏力、头目眩晕、心悸不宁、唇舌爪甲色淡无华、脉细等临床表现。体现在全身各处失于血液的濡养，以心、肝两脏为多见。

（2）血运失常：主要有血瘀和出血两种病理变化。①**血瘀**：指血液的运行不畅，甚至瘀滞不通的病理变化。可因气虚、气滞、痰浊、瘀血、血寒、血热、津亏等所致血液瘀滞不畅，或形成瘀积，可为全身性病变，亦可瘀阻某一局部。②**出血**：指血液不循常道、逸出脉外的病理变化。多因血热、气虚、外伤及瘀血内阻等所致。

4. 精、气、血关系失调

（1）精与气血关系的失调

精气两虚：由于精可化气、气聚为精，故精气两虚或精气互损都可见精气两虚。肾主藏精化元气，故精气两虚多与肾有关。表现为生长发育迟缓，生殖功能障碍及早衰等。

精血不足：肾藏精，肝藏血，肝肾精血同源。临床表现主要为以精不足的特征（如腰膝酸软，男子精少、不育，女子月经愆期、经少、不孕等）以及血不足的特征（面色无华、眩晕、耳鸣、神疲健忘、毛发脱落稀疏等）。

气滞精瘀和血瘀精阻：气机阻滞或瘀血内阻，皆可致精道瘀阻而形成气滞精瘀或血瘀精阻的病机变化。临床表现除见精瘀外，或兼气滞或兼血瘀表现。

（2）气与血关系的失调：总体原则根据气血生理关系逆向推论。从"气为血帅"——气能生血、气能行血、气能摄血可知：若气虚则可见血液化生、运行障碍，或血虚、或血行不畅、或出血，对应气血两虚、气虚血瘀、气不摄血3种证型；若气的运行异常，则导致血运障碍，形成气滞血瘀证。从"血为气母"——血能养气、血能载气可知：若血虚可致气的化生障碍，血运失常则会引起气随之运行失常，对应气血两虚、气随血脱两种证型。

气血两虚：即气虚和血虚并存的病理变化。多因久病气血耗伤，或先有失血、气随之耗损，或因气虚致血液生化障碍而衰少形成。气血两虚，使功能衰退，脏腑经络、形体官窍失于濡养的病变。常见面色淡白或萎黄、乏力懒言、形体瘦怯、心悸失眠、肌肤干燥、肢体麻木，重则出现感觉障碍、肢体痿废不用等。

气虚血瘀：指因气虚推动无力而致血行不畅甚至瘀滞的病理变化。多见心气不足，运血无力而致的惊悸怔忡、胸闷气短等症。

气不摄血：指因气虚统摄无力，致血逸脉外的病理变化。多与脾气亏虚有关。

气滞血瘀：指气机阻滞致血运障碍出现瘀阻的病理变化。气滞可致血瘀，血瘀也可致气滞，两者互相影响。多与肝、心、肺有关，出现胸胁胀满疼痛、癥瘕、心悸、胸痹、咳喘等。

气随血脱：指气随血液的大量流失而脱失，形成气血两脱的病理变化。常见于外伤失血、呕血便血、崩漏、产后大出血等。可见面色苍白无华、精神萎靡、眩晕、四肢厥冷、晕厥、脉细弱无力或脉芤。

四、津液代谢失常

1. 津液不足　指津液亏损，脏腑组织失于滋养，内则脏腑、外则皮毛失于濡养，表现为一系列干燥枯涩征象的病理变化。导致津液不足的原因：一是热邪耗伤津液，二是脏腑功能减退，津液生成不足，三是津液丢失过多（如吐泻、大汗、多尿或久病等）。轻者可见口渴喜饮，小便短少、大便燥结、口、鼻、皮肤干燥等。重则可见目眶深陷、精神委顿、小便几无，甚至手足震颤、大肉尽脱、舌光红无苔等。

2. 津液输布、排泄障碍　津液输布障碍，指津液转输、运行失调，体内津液停滞的病理状态。津液排泄障碍，指津液转化为废液（如汗、尿）的作用失调，致体内水液潴留。两者均可导致痰饮水湿形成，常相互影响，出现湿浊困阻、痰饮凝聚、水液潴留等多种病变。

3. 津液与气血关系失调　总体思路参考气津的生理关系及津血的生理关系进行逆向思维。水停气阻、气随津脱体现了气津关系障碍，津枯血燥、津亏血瘀、血瘀水停体现了津血同源。

（1）水停气阻：指津液代谢障碍，水湿痰饮内停致气机阻滞的病理变化。气滞则水停，可形成痰饮等有形之邪，同时水饮又可阻滞气机，故水停与气滞常常并见。

（2）气随津脱：指津液大量耗失，气随之出现暴脱亡失的病理变化。可见于热盛伤津，或严重的汗吐泻损失津液等。《金匮要略心典·痰饮篇》："吐下之余，定无完气。"

（3）津枯血燥：指津液亏损致血的量减少而化燥，引起津亏同时血燥虚热内生或血燥生风的病理变化。可见于热盛伤津，或严重的烧伤，或阴虚痨热、津液暗耗，而致津枯血燥。

（4）津亏血瘀：指津液耗损导致血量减少而出现瘀滞不畅的病理变化。可见于高热、严重烧伤，或大汗、剧烈吐泻等。

（5）血瘀水停：指因血液淤滞运行不畅导致津液输布障碍而出现水液停聚的病理变化。

五、内生"五邪"

1. 内生"五邪"的概念　指在疾病过程中，机体自身由于脏腑功能障碍、精气血津液失调导致化风、化火、化寒、化燥、化湿的病理变化。内生"五邪"属于病机的范畴。

2. 风气内动　即"内风"，是与外风相对，指脏腑阴阳失调，阳气亢逆变动出现风动之征的病理变化。可因阳盛或阴虚不能制阳致体内阳气升动无以制约，出现眩晕动摇、抽搐震颤等类似风动的表现。

（1）**肝阳化风**：指肝阳偏亢，或肝肾阴亏，阴不制阳，致肝阳亢逆无法制约而动风的病理变化。多因情志伤肝、郁而化火，或操劳过度，或年老肝肾阴亏等。临床表现：轻者可见筋惕肉瞤、肢麻震颤、眩晕欲仆，或见口眼㖞斜、半身不遂；重者则血随气逆而突然昏仆，或为脱厥，或为闭厥。

（2）**热极生风**：指邪热炽盛，燔灼津液，劫伤肝阴致筋脉失养而动风的病理变化。多见于热性病的极期。临床表现：高热基础上出现抽搐、痉厥、鼻翼翕动、目睛上吊、昏谵等。

（3）**阴虚风动**：指阴气亏虚，其宁静、抑制作用减退而动风的病理变化。多见于热病后期或久病耗伤，阴气和津液大量亏损，阴虚则阳亢，筋脉失于濡养。临床表现：动风症状加阴虚见症——动风症状：筋挛肉瞤、手足蠕动等；阴虚：低热起伏、舌光红少苔、脉细等。

（4）**血虚生风**：是血液亏虚致筋脉失养而动风的病理变化。多因生血不足或失血过多，或久病耗伤营血。临床表现：血虚失养加动风症状——肢体麻木不仁，筋肉跳动，甚则手足拘挛等。

此外，**血燥生风**，指血虚津亏，不能濡养而化燥，肌肤失于濡养而生风的病理变化。临床可见皮肤干燥、肌肤甲错，伴瘙痒或落屑等症状。

3. 寒从中生　即"内寒"，指机体阳气虚衰，温煦作用减退致虚寒内生的病理变化。多因先天禀赋不足，素体阳虚，或久病伤阳，或外感寒邪、过食生冷等。常见形寒肢冷、畏寒喜暖、四肢不温、舌质淡胖、苔白滑润、脉沉迟弱，或见筋脉拘挛、肢节痹痛等。阳气虚衰，气化失司，阳不化阴，可见分泌物、排泄物清稀量多，水肿等。病机多见于心脾肾阳虚。

4. 湿浊内生　即"内湿"，指因体内水液输布排泄障碍而致痰饮水湿停滞的病理变化。多因饮食失调、内伤脾胃致脾失健运无力运化水液；或情志抑郁，喜静少动，素体肥胖，致气机不利，津液输布障碍而成湿所致。脾不健运是湿浊内生的关键，而脾运有赖肾阳的温煦推动，故肾阳虚也可致内湿。

临床表现因湿邪阻滞部位不同而异。湿滞经脉，则见肢体重着、屈伸不利；湿犯上焦，则头胸闷重、咳嗽；湿阻中焦，则脘腹胀满、纳呆食少、口甜腻、舌苔厚腻；湿滞下焦，则腹胀便溏、小便不利、大便黏滞不爽。

外湿与内湿常密切相关。外湿易伤脾，困遏脾气，失于健运而生湿；素体湿盛，又易外感湿邪致病。

5. 津伤化燥　即"内燥"，指津液耗伤，各脏腑形窍失于濡润出现干燥枯涩的病理变化。多因热病、久病伤津耗液，或大汗、大吐、大下，或亡血失精所致。多见于肺、胃、大肠。常见肌肤干燥、脱屑，甚则皲裂，咽干口燥，小便短少，大便燥结等症。以肺燥为主兼见干咳少痰、甚则咯血；以胃燥为主兼见食少、舌干少津；肠燥则兼见便秘等症。

若气虚或气滞，无力行津，也可导致内燥。

6. 火热内生 即"内火"或"内热"，指脏腑阴阳失调、火热内扰的病理变化。病机有虚实之分。

（1）实火：①病理性的阳邪亢盛，即"壮火"。②外感六淫病邪郁而化火，病理性代谢产物（如痰饮、瘀血、结石等）和食积、虫积等郁而化火。③五志过极日久化火。临床表现：壮热、烦渴、尿赤、便干、舌红苔黄、脉数有力等。

（2）虚火：阴液亏虚，不能制阳，阳气相对亢盛而化热化火。内热多见全身性的虚热表现，如五心烦热、骨蒸潮热、盗汗、消瘦、舌红少苔、脉细数等；内火多见于某一部位的火热表现，如虚火上炎所致的牙痛齿衄、颧红咽痛等。若气虚无力推动精血津液的代谢，也可致代谢迟缓、郁而化火。

六、疾病传变

1. 疾病传变的形式

（1）病位传变：表与里，是一个相对的概念。表里传变，即指病邪的表里出入。包括表邪入里和里病出表。表邪入里，指外邪侵犯肌表之后，从肌肤卫表层次逐渐深入，及至脏腑的病理过程。多由于机体正气受损，抗病能力减弱，不能祛邪外出而致病邪入里，或因邪气过盛、或失治误治而致表邪不解、迅速传变入里所致。里病出表，指邪气原本位于脏腑，由于正气渐复，祛邪有力，使病邪逐渐由里透达于外的病理过程。如温热病变中邪热随汗而出后脉静身凉、症状缓解。

（2）外感病传变：发展变化可表现为自表入里、由浅而深的传变。

六经传变：指外邪按照六经之间传移，是对伤寒病六个不同发展阶段规律和本质的概括。六经由表入里传变的基本形式是由阳入阴，即先太阳、阳明、少阳，后太阴、少阴、厥阴的"循经传"，说明疾病发展由轻到重。若邪气亢盛、正气抗邪无力，也可有其他的传变形式。

三焦传变：指外感温病循上、中、下三焦发生传移。温热病邪多自口鼻而入，首犯上焦肺卫，病邪深入，传入中焦脾胃，再入下焦肝肾。疾病发展由浅入深、由轻而重，称为顺传。若病邪由肺直接传入心包，为逆传，往往病情深重。

卫气营血传变：指外感温热病的病变部位按照在卫、气、营、血四个阶段发生传移变化。一般温病初起位在肺卫，为卫分；中期传至胃、肠、脾及肺、胆，为气分；继续深入进入心包及心，为营分；晚期传及肝、肾及心，为血分。按照卫气营血的规律传变反映病邪由浅入深、病情由轻而重的发展过程，为"顺传"。若邪入卫分后，不经气分直接深入营分或血分，称为"逆传"。

（3）内伤病传变：内伤病的基本传变形式是脏腑传变。包括：①脏与脏之间的传变，即指病位在五脏之间传变，为内伤病最主要的传变形式。②脏与腑传变，按脏腑之间表里关系传变。③腑与腑传变，指病位在六腑之间传移变化。④形脏内外传变，指病邪通过形体内传相关脏腑及脏腑病变影响外在形体。如《素问·痹论》说："五脏皆有合，病久而不去者，内舍于其合也。故骨痹不已，复感于邪，内舍于肾；筋痹不已，复感于邪，内舍于肝；脉痹不已，复感于邪，内舍于心；肌痹不已，复感于邪，内舍于脾；皮痹不已，复感于邪，内舍于肺。所谓痹者，各以其时，重感于风寒湿之气也。"

2. 病性转化

（1）寒热转化：指疾病过程中病机性质由寒化热或由热化寒的病理变化。①由寒化热主要有两种形式。一是实寒转为实热，以寒邪入里化热为常见。可见于"阴阳转化"部分。二是虚寒转为虚热，即"阳损及阴"。②由热转寒主要有3种形式：一是实热转为虚寒，多为"壮火食气"所致。如外感阳邪患者，由于高热、大汗，阳气从汗脱；或因吐泻过度，阳气随津脱，病机由实热转为虚寒出现亡阳，表现为面色苍白、冷汗淋漓、四肢厥冷、脉微欲绝等症。二是实热转为实寒。如热痹证或因治疗用药，或由于素体阳虚，热去后而从寒化为寒痹证。三是虚热转为虚寒，即为"阴损及阳"。

（2）虚实转化：包括由实转虚，因虚致实。由实转虚，指疾病从以邪气盛为主的实性病变转化为以正气虚损为主的虚性病变。多因邪气亢盛，正不敌邪，正气耗损；或失治误治致病程迁延，耗伤正气，均可由实转虚。如肝火上炎的眩晕日久伤阴而发展为肝肾阴虚的病变。因虚致实，指疾病从以正气亏损为主的虚性病变转化为邪气盛为主的实性病变。多因脏腑机能减退，气化失司，致气血津液代谢障碍，从而产生痰饮、瘀血、结石等的病理变化；或因正虚病证，复感外邪，如肺肾两虚的哮喘，复感风寒引起哮喘复发，表现为以寒邪束表、痰涎壅肺的实性病变。

第十五单元　防治原则

【复习指导】掌握治未病、未病先防、既病防变和愈后防复的基本概念；掌握正治、反治（寒因寒用、热因热用、通因通用、塞因塞用）的基本概念；熟悉治病求本、治则与治法、治标与治本、扶正与祛邪、三因制宜基本概念。

一、预防

1. 预防与治未病的概念　预防，指采取一定的措施，防止疾病的发生、发展、传变与复发，传统称为"治未病"。中医学历来重视预防，早在《黄帝内经》已提出**"治未病"**的预防思想，孙思邈在此基础上进行深化，并将疾病分为未病、欲病、已病三类。治未病，包括未病先防、既病防变和愈后防复三个方面。

2. 未病先防　未病先防，指在疾病尚未发生前，采取各种措施，增强正气，消除邪气侵袭，以防止疾病的发生。疾病的发生是正邪相争的结果，因此未病先防应基于增强人体正气和防止病邪侵害两方面。

（1）扶助机体正气。主要措施有：①顺应自然。②调畅情志。③起居有常。④饮食有节。⑤锻炼身体。

（2）防止病邪侵害。主要措施有：①避其邪气。②药物预防。

3. 既病防变　既病防变，指疾病发生后，早期诊治，见微知著，防微杜渐，防止疾病发展和传变。

（1）早期诊治。

（2）防止疾病的传变：①阻截病传途径。②先安未受邪之地。

4. 愈后防复　愈后防复，指在疾病缓解、初愈或痊愈时，预防病情反复和疾病复发。患者初愈，阴阳重新达到平衡，余邪留恋，机体功能尚未完全恢复，尚处于不稳定状态，应针对患者具体情况以采取相应措施：①扶助正气。②消除宿根。③避免诱因。

二、治则

1. 治病求本、治则、治法的概念　治病求本，指在治疗疾病时，通过辨析病因病机，抓住疾病的本质，并针对本质进行治疗。治病求本是中医学治疗疾病的指导思想，乃治则治法理论体系的最高层次。

治则，是在整体观念和辨证论治指导下制定的治疗疾病的准绳，是治疗疾病的基本准则，具有很强的原则性和指导性，相对稳定和规范。治则是针对疾病所表现的共性病机而确立的，包括扶正祛邪、调整阴阳、正治反治、调理脏腑、调理精气血津液等。

治法，是在一定治则指导下制定的具体治疗大法、治疗方法和治疗措施。治法较为具体，相对灵活，具有多样性。其中，治疗大法是针对同一类病机的证而确立的，如汗、吐、下、和、清、温、补、消法八法，其适应范围相对较广，是治法中的较高层次。治疗方法则是在治疗大法限定范围内，针对某具体的证所确立的具体治疗方法，如辛温解表、镇肝息风、健脾利湿等，可以决定选择何种治疗措施。治疗措施，是在治法指导下对病证进行治疗的具体技术、方式与途径，包括药治、针灸、按摩、导引、熏洗等，是治法中的较低层次。

2. 正治与反治　正治与反治是基于所用药物之寒热、补泻与疾病本质、现象的从逆关系而提出的治则，如《素问·至真要大论》："逆者正治，从者反治。"

（1）正治：指采用与证候性质相反的方药以治疗的原则。由于方药与证候性质相逆，又称"逆治"。包括**热者寒之、寒者热之、实则泻之、虚则补之**。适用于征象与本质一致的病证。①热者寒之：指用寒凉方药或具有寒凉之效的措施治疗热性病证的治法，即以寒治热。②寒者热之：指用温热方药或具有温热之效的措施治疗寒性病证的治法，即以热治寒。③实则泻之：即用攻伐方药或具有攻伐之效的措施治疗实性病证的治法。④虚则补之：即用补益方药或具有补益之效的措施治疗虚性病证的治法。

（2）反治：指顺从病证的外在假象而治的治则。由于采用的方药性质与病证的外在假象性质相同，又称"从治"。虽顺从病证假象，但与病证本质相反，故仍是针对本质进行治疗。包括**寒因寒用、热因热用、通因通用、塞因塞用**。适用于征象与本质不相符的病证。①寒因寒用：指用寒凉方药或具有寒凉之功的措施治疗具有假寒征象病证的治法，即以寒治寒。适用于**阳盛格阴的真热假寒证**。②热因热用：指用温热方药或具有温热之功的措施治疗具有假热征象病证的治法，即以热治热。适用于**阴盛格阳的真寒假热证**。③通因通用：指用通利的方药或具有通利之功的措施治疗具有通泻症状之病证的治法，即以通治通。适用于**"大实有羸状"的真实假虚证**。④塞因塞用：指用补益、固涩的方药或具有补益、固涩之功的措施治疗具有闭塞不通症状之病证的治法，即以补开塞。适用于**"至虚有盛候"的真虚假实证**。

3. 治标与治本　标与本用来概括病变过程中矛盾的主次先后关系，二者是相对的。如病机与症状，病机为本，症状为标；邪与正，正气为本，邪气为标；疾病先后，旧病、原发病为本，新病、继发病为标。根据标本主次的不同，采取"急则治标，缓则治本，标本兼治"的原则。

（1）急则治标：指标病危急，先治其标、标病缓解再治本病的治则。适用于：①卒病且病情严重者；②出现危急性命的某些症状时；③出现某些急重症状，或症状不除，无法进行治疗时；④慢性病患者新感，旧病缓和，新病较急时。

（2）缓则治本：指病情缓慢、病势缓和，先治其本、本病愈而标病自除的治则。适用于暂无急重病状、病情缓和、病势迁延者，或病势向愈，正气已虚，邪尚未尽之时。

（3）标本兼治：指标病与本病并重，二者俱急或俱缓时，采取的治标与治本兼顾的治则。

4. 扶正与祛邪　扶正，指扶持助长机体正气，以消除病邪，恢复健康的治则。适用于各种虚性病证，即"虚则补之"。祛邪，指祛除邪气，使邪气去正气安，恢复健康的治则。适用于各种实性病证，即"实则泻之"。

扶正针对正气不足，祛邪针对邪气盛实，二者截然不同，但邪正盛衰与疾病发生发展变化密切相关，因此，扶正与祛邪亦相互为用、相辅相成。扶正祛邪的运用包括：①单独运用。扶正，适用于虚证或真虚假实证；祛邪，适用于实证或真实假虚证。②同时运用，即攻补兼施，适用于正虚邪实均不甚的虚实夹杂证。此原则的运用需分清扶正与祛邪主次，做到扶正不留邪，祛邪不伤正。③先后运用。适用于虚实夹杂证，且根据虚实之轻重缓急变通使用。先扶正后祛邪，即先补后攻，适用于以正虚为主，兼祛邪实而不盛，机体不能耐受攻伐者；先祛邪后扶正，即先攻后补，适用于以邪盛为主，兼正虚却尚能耐受攻伐者。

5. 调整阴阳　调整阴阳是针对机体阴阳盛衰变化，损其有余或补其不足，使其恢复相对平衡的治则，是中医治疗疾病的根本法则。

（1）损其有余：即"实则泻之"，适用于阴阳偏盛有余的实证。"阳胜则热"的实热证则"热者寒之"；"阴胜则寒"的实寒证则"寒者热之"。

（2）补其不足：即"虚则补之"，适用于阴阳偏衰的虚证。"阴虚则热"的虚热证当"阳病治阴"，即"壮水之主，以制阳光"；亦可"阳中求阴"，即补阴同时适当佐以补阳药。"阳虚则寒"的虚寒证当"阴病治阳"，即"益火之源，以消阴翳"；亦可"阴中求阳"，即补阳同时适当佐以补阴药。

（3）阴阳双补：即滋阴补阳并用，但须分清阴阳虚损之主次以决定滋阴与补阳之主次。适用于阴或阳一方虚损，病变发展影响到另一方，导致阴阳两虚的病证。

6. 调理精气血津液

（1）调理气与血的关系：①气病治血。气虚生血不足之血虚者，宜补气为主，兼以补血，气血双补；气虚行血无力之血瘀者，宜补气为主，兼以活血化瘀；气滞血瘀者，宜行气为主，兼以活血化瘀；气虚不能摄血而出血者，宜补气为主，兼以收涩止血。②血病治气。气虚因血虚不足以养气者，宜补血为主，兼以益气；气随血脱者，须先益气固脱以止血，待病势缓和后再进补血之品。

（2）调理气与津液的关系：气虚致津液化生不足者，宜补气生津；气不行津致水湿痰饮者，宜补气、行气以行津；气不摄津致体内津液丢失者，宜补气以摄津。津停而致气阻者，以治水湿痰饮为主，辅以行气导滞；气随津脱者，宜补气以固脱，辅以补津。

（3）调理气与精的关系：气滞精阻者，治宜疏利精气；精气两虚因精亏不化气或气虚不化精者，治宜补气填精并用。

（4）调理精血津液的关系："精血同源"，故血虚者，补血的同时亦可填精补髓；精亏者，填精补髓的同时亦可补血。"津血同源"，病理上津血同病而见津血亏少或津枯血燥，治当补血养津或养血润燥。

7. 三因制宜

（1）因时制宜：指根据时令气候特点，制订适宜治法和方药的治则。

（2）因地制宜：指根据不同地域环境特点，制订适宜治法和方药的治则。

（3）因人制宜：指根据患者的年龄、性别、体质、生活习惯等不同特点，制订适宜治法和方药的治则。

第二章　中医诊断学

第一单元　绪论

【复习指导】掌握中医诊断的基本原理，掌握中医诊断的基本原则。

一、中医诊断的基本原理

1. 司外揣内　是指观察疾病的**外在**表现，可以推测疾病的**内在**变化。
2. 见微知著　是指观察**局部**的、**细微**的变化，可以测知**整体**的、**显著**的改变。
3. 以常衡变　是指在认识**正常**的基础上，发现**太过或不及**的**异常**变化。

二、中医诊断的基本原则

1. 整体审察　人是一个有机整体，且受到所处自然与社会环境影响，诊察疾病时，要同时考虑人体自身及外界环境对病症的影响。
2. 四诊合参　是指医生临证时须望、闻、问、切**四诊并用**，诸法合参，从而作出全面、准确的诊断。
3. 病证结合　辨病是探求疾病全过程特点和发展规律，是整体规律；辨证则是识别疾病**当前**的**本质**。辨病与辨证结合有利于全面认识疾病的本质。

第二单元　望诊

【复习指导】掌握得神、失神、假神的典型表现与临床意义；熟悉少神与神乱的常见表现及其病机；掌握常色和病色的特点及临床意义。主要是五色主病，善色和恶色的区别；熟悉望形体、望姿态的基本内容；熟悉望头面、五官、身体、四肢、皮肤的基本内容；掌握五种痰的特点，掌握望小儿指纹的方法，正常表现、病理表现及意义。

一、望神

（一）得神

1. 临床表现　神志清楚，精神良好，两目精彩，反应灵敏，面色红润，呼吸平稳，肌肉不削，动作自如等。
2. 临床意义　得神即有神，是**精充气足神旺**的表现。即使有病也是精气未伤，主病轻浅，预后良好。

（二）失神

失神即无神。有**正虚**失神和**邪盛**失神之分。

1. 正虚失神

（1）临床表现：精神萎靡，目无光彩、眼神呆滞，面色晦暗无华，呼吸微弱，肉削著骨，动作艰难，或循衣摸床，撮空理线等。

（2）临床意义：是**精亏神衰**的表现，提示精气衰败，脏腑功能衰竭，多见于久病重病之人，预后不良。

2.邪盛失神
(1)临床表现：神昏谵语，烦躁不安；或猝然昏倒，双手握固，牙关紧闭等。
(2)临床意义：邪盛神伤的表现。多因邪陷心包，内扰神明，或肝风夹痰，蒙蔽清窍所致，多见于**急性危重病**患者。

(三)少神
1.临床表现　精神不振，少气懒言，两目乏神，面色少华，肌肉松软，倦怠乏力，动作迟缓等。
2.临床意义　又称神气不足，是**精气不足、神气不旺**的表现。提示**正气不足，精气轻度损伤**，脏腑功能减弱。多见于病情较轻或疾病恢复期，素体虚弱者，亦可出现少神。

(四)假神
1.临床表现　久病、重病患者本已极度衰竭，精气本已极度衰竭，**突然**出现神气**暂时"好转"**的现象，如本已神识不清、懒言少语，突然精神转佳，言语不休，想见亲人；本已目无光彩，突然目光转亮，浮光外露；本已面色枯槁晦暗，突然两颧泛红如妆；本已久不能食或毫无食欲，突然欲进饮食或食量突然增加。
2.临床意义　提示脏腑精气衰竭，正气将脱，阴阳即将离决。古人比作"回光返照""残灯复明"，多见于危重病患者**临终前的征兆**。

(五)神乱
神乱是指神志错乱失常。临床上表现为焦虑恐惧、淡漠痴呆、狂躁不安、猝然昏倒等，多见于脏躁、癫、痴、狂、痫等。
1.焦虑恐惧　是指患者焦虑不安，心悸不宁，不敢独处者。多因心胆气虚，心神失养而致，常见于脏躁等。
2.淡漠痴呆　是指患者神识痴呆，表情淡漠，喃喃自语，哭笑无常。多因**痰气郁结，蒙蔽心神**，或先天禀赋不足所致，常见于**癫病、痴呆**等。
3.狂躁不安　是指患者狂躁妄动，呼笑怒骂，打人毁物，不避亲疏者。多因**气郁化火，痰火扰神**而致，常见于**狂病**等。
4.猝然昏倒　是指患者**突然昏倒**，不省人事，**口吐白沫**，四肢抽搐，**醒后如常**者。多与先天禀赋因素有关，或因**肝风夹痰，蒙闭清窍**而致，常见于**痫病**。

二、望面色

(一)望色的意义
望面色可以判断气血的盛衰，识别病邪的性质，确定疾病的部位，预测疾病的轻重与转归。

(二)面部分候脏腑
面部的不同区域分候不同的脏腑，通过观察面部不同部位色泽的变化，可以诊察相应脏腑的病变情况，根据《黄帝内经》面部分候脏腑有两种：一是《素问·刺热篇》提出的面部分候五脏法，以**额部候心**、**鼻部候脾**、**左颊候肝**、**右颊候肺**、**颏部候肾**。二是《灵枢·五色篇》提出的对面部不同部位命名，分别配属不同脏腑，见表2-1。

表 2-1 《灵枢·五色》面部名称及所候脏腑

面部名称		所候脏腑
现用名称	《灵枢·五色》名称	
额	庭（颜）	首面
眉心上	阙上	咽喉
眉心	阙中	肺
鼻根	阙下（下极、山根）	心
鼻柱	下极之下（直下、年寿）	肝
鼻柱旁	肝部左右	胆
鼻尖	肝下（面王、准头）	脾
鼻翼旁	面王以上	小肠
鼻翼	方上	胃
颧骨下	中央	大肠
颊	夹大肠	肾
人中	面王以下	膀胱、子处

（三）常色

常色是指健康人面部的色泽。表示人体精神气血津液充足。黄种人的常色特点是**红黄隐隐，明润含蓄**。常色包括**主色**和**客色**。

1. 主色　是指**个体**肤色特征，**人生来就有**、一生**基本不变**的肤色。

2. 客色　是指因季节、气候等**外界因素**变动而发生的正常变化的肤色。如春季面色稍青，夏季面色稍赤，长夏面色稍黄，秋季面色稍白，冬季面色稍黑。

（四）病色

病色是指人体在**疾病状态**下面部显现的色泽。病色的特点是**晦暗枯槁**或鲜明暴露。病色包括善色和恶色。

1. 病色善恶

（1）**善色**：是指五色**光明润泽**者，亦称"气至"。说明脏腑**精气未衰，病变尚轻**。多见于**新病**、**轻病**、**阳证**，其病易治，**预后较好**。

（2）**恶色**：是指五色**晦暗枯槁**者，亦称"气不至"。说明脏腑**精气已衰**，胃气不能上荣于面。多属**久病**、**重病**、阴证，其病难治，**预后较差**。

2. 五色主病

（1）青色：**主寒证、痛证、血瘀、惊风、肝病**。

面色淡青，多为虚寒证。

面色青黑，多为寒盛、痛剧，或肝病迁延日久。

久病面色青灰，口唇青紫，多属心阳虚衰心血瘀阻，或肺气壅塞。

突见面色青灰，口唇青紫，肢冷脉微，多属心阳暴脱证。

（2）赤色：**主热证**，亦见于**戴阳证**。

满面通红者，为实热证，可见于外感发热或脏腑火热炽盛患者。

两颧潮红者，为**虚热**证，可见于内伤久病，如肺结核等患者。

久病重病患者面色苍白，却**两颧泛红如妆**，游移不定者，为**戴阳证**。是阳气虚衰，阴寒内盛，阴盛格阳，虚阳上越所致，属真寒假热证，为病情危重征象。

（3）黄色：主脾虚、湿证。

面色黄而**枯槁无华**，称为**萎黄**。多属脾胃气虚，气血不足。

面色黄而虚浮，称为**黄胖**。多属脾虚湿蕴。

面目一身俱黄，称为**黄疸**。黄而**鲜明如橘**子色者，称为**阳黄**，多因湿热蕴结所致；黄而**晦暗如烟熏**者，称为**阴黄**，多因寒湿郁滞所致。

面色**青黄（苍黄）**者，多因肝郁脾虚所致。

（4）白色：主虚证、寒证、失血、夺气。

面色淡白无华，舌、唇色淡者，多属气血不足，或见于失血患者。

面色㿠白者，多属阳虚水泛。

面色苍白者，多属阳气暴脱之亡阳证，或阴寒内盛，或大失血之人。

（5）黑色：主肾虚、寒证、水饮、瘀血、疼痛。

面黑暗淡者，多属肾阳亏虚。

面黑干焦者，多属肾阴亏虚。

眼眶周围色黑者，多属肾虚水饮内停或寒湿带下。

面色黧黑，伴肌肤甲错者，多由瘀血日久所致。

三、望形态

（一）形体强弱

1. 体强　表现为胸廓宽厚，骨骼粗大，肌肉充实，筋强力壮，皮肤润泽。提示脏腑坚实，气血旺盛，抗病力强，预后较好。

2. 体弱　表现为胸廓狭窄，骨骼细小，肌肉瘦削，筋弱无力，皮肤枯槁。提示脏腑脆弱，气血不足，抗病力弱，预后较差。

（二）形体胖瘦

1. 肥胖　表现为头圆，颈短粗，肩宽平，胸厚短圆，大腹便便等。若**胖而能食**，为形气有余；**胖而食少**，为形盛气虚，是阳气不足、痰湿内盛的表现。

2. 消瘦　表现为肌肉消瘦，严重者形瘦骨立，大肉脱尽，毛发枯槁。**体瘦食多**，属中焦火炽；**体瘦食少**，属中气虚弱；体瘦伴潮热盗汗，多属阴虚内热；久病卧床不起，骨瘦如柴者，为脏腑精气衰竭，气液干枯，属病危。

（三）动静姿态

望动静姿态的要点是动静、强弱、俯仰、屈伸，其一般诊断规律是：**动、强、仰、伸**多属**阳证**、**热证**、**实证**；**静、弱、俯、屈**多属**阴证**、**寒证**、**虚证**。

1. 坐姿　坐而喜仰，多属肺实气逆；坐而喜伏，多属肺虚体弱；但坐不得卧，卧则气逆，多属咳喘肺胀，或水饮停于胸腹；但卧不得坐，坐则晕眩多属，夺气失血。

2. 卧姿　卧时常向外，身轻自能转侧，多属阳证、热证、实证；卧时喜向内，身重不能转侧，多属阴证、寒证、虚证；仰卧伸足，掀去衣被，多属实热证；蜷卧缩足，喜加衣被，多属虚寒证。

（四）异常动作

睑、面、唇、指、趾等不时颤抖或振摇不定，称为颤动，多为动风证先兆，或血虚阴亏，经脉失养，属虚风内动；手足筋肉挛急不舒，屈伸不利，称为手足拘急，因寒邪凝滞或气血亏虚筋脉失养所致；四肢抽搐常见于惊风、痫病；**角弓反张，颈项强直**常见于**破伤风、热极生风**。**猝然昏倒不省人事，伴半身不遂，口眼㖞斜多属中风病，猝然昏倒，口吐白沫，四肢抽搐多属痫病**。

四、望头面五官

（一）望发

1. 色泽　发黄干枯，稀疏易落，多属精血不足，可见于慢性虚损患者或大病之后患者。小儿头发稀疏黄软，生长迟缓，甚至久不生发，或枕后发稀者，多因先天不足，肾精亏损而致。小儿**发结如穗，枯黄无泽**，多见于**疳积**病。

青壮年白发，俗称"少白头"，若伴有耳鸣、腰酸等症属肾虚；伴有失眠健忘等症，为劳神伤血所致；也可见于正常人，是先天禀赋异常所致。

2. 脱发　**片状脱发**，显露圆形或椭圆形光亮头皮，称为**斑秃**，多为**血虚受风**。青壮年头发稀疏易落，伴有腰膝酸软、健忘、眩晕等，多为肾虚。头发脱落，伴头皮瘙痒、多屑多脂者，多为**血热化燥**所致。

（二）望面

1. 面肿　面部浮肿，皮色不变，按之凹陷者，多为**水肿**病。颜面皮肤焮红灼热，肿胀疼痛，色如涂丹，为**抱头火丹**，多为**风热火毒**上攻所致。头肿大如斗，面目肿甚，目不能开者，为**大头瘟**。由天行时疫，火毒上攻所致。

2. 腮肿　一侧或双侧腮部以耳垂为中心肿起，边缘不清，按之柔韧感、压痛，称为**痄腮**。因外感温毒之邪所致，多见于儿童，属传染病。单侧颌部肿胀疼痛，张口受限，伴恶寒发热称为**发颐**，多见于成人，因阳明热毒上攻所致。

3. 口眼㖞斜　单见口眼㖞斜，患侧肌肉弛缓，额纹消失，肌肤不仁，目不能合，口不能闭，不能皱眉鼓腮，鼻唇沟变浅向健侧偏斜，名为**口僻**，为风邪中络所致。口角㖞斜兼半身不遂者，多为**中风**后遗症。

（三）望目

1. 目的脏腑分属　根据"五轮学说"，**黑睛属肝**，称为"**风轮**"；**两眦**血络属心，称为"**血轮**"；**眼睑属脾**，称为"**肉轮**"；**白睛属肺**，称为"**气轮**"；瞳仁属肾，称为"**水轮**"。

2. 望目色　根据五色主病，目赤伴肿痛多属实热证；白睛色红多属肺火；两眦赤痛多属心火上炎；睑缘赤烂为脾有湿热；全目赤肿为肝经风热上攻。白睛发黄多为黄疸病。多因湿热或寒湿内蕴，肝胆疏泄失常，胆汁外溢所致。目眦淡白属血虚、失血；目胞色黑晦暗多属肾虚；黑睛灰白混浊为目翳，多因邪毒侵袭，或肝胆实火上攻，或湿热熏蒸，或阴虚火旺所致。

3. 望目形　目窠微肿，如新卧起之状，皮色不变，为水肿病初起表现；上下眼睑肿色红，为脾经实热。上下眼睑肿，势缓而宽软无力，为脾虚。若久病眼球深陷，伴形瘦如柴，为脏腑精气衰竭，属病危；眼球突出兼喘满上气者，属肺胀。眼球突出伴颈前微肿，为**瘿气**，因肝郁化火、痰气壅结所致。胞睑边缘肿起结节如麦粒红肿较轻者，称为**针眼**；胞睑漫肿，红肿较重者，称为**眼丹**。二者皆因风热邪毒或脾胃蕴热上攻于目所致。

4.望目态

（1）瞳孔缩小：多因肝火内炽，或为**中毒**所致。常见于川乌、草乌、毒蕈、吗啡、氯丙嗪、有机磷农药中毒。

（2）瞳孔散大：多属肾精耗损，属**病危**，是濒死前征兆之一。也见于肝风上扰的绿风内障、颅脑损伤、出血性中风或者杏仁、麻黄、曼陀罗、阿托品等颠茄类药物中毒。

（3）目睛凝视：患者两眼固定，不能转动，固定前视者，称**瞪目直视**，多因脏腑精气耗竭所致，属病重；两眼固定上视者，称为**戴眼反折**，肝风内动；目睛偏向一侧为**斜视**，多因肝风内动或外伤、先天性。

（4）闭目障碍：双目闭合障碍，多为痉病；单侧闭合障碍，多为风中面络；若小儿睡眠露睛，多由胞睑失养所致，常见于吐泻伤津和慢脾风患儿。

（5）胞睑下垂：又称睑废，指胞睑无力张开而上睑下垂者，分先天和后天两类。双睑下垂者，多为先天禀赋不足、脾肾亏虚；单睑下垂者，多因脾气亏虚所致，也可见于外伤；也可见于中风病危候和颅脑病变。

（四）望口

1.口之形色　口角流涎，小儿多属脾气虚弱，成人为**风中络脉**或**中风**后遗症；口腔肌膜糜烂成片，口气臭秽，称为**口糜**，多因湿热内蕴上蒸；口腔肌膜出现白色小溃疡点且红肿疼痛，为**口疮**，多由心脾积热所致；小儿口腔、舌上布满片状白屑状如鹅口，称为**鹅口疮**，多因感受邪毒，心脾积热，上舌所致；小儿口腔颊黏膜近白齿处出现微小灰白色斑点，周围绕以红晕者，称为**麻疹黏膜斑**，为麻疹将出之兆。

2.口之动态　**口张**指口开而不闭属**虚证**。若状如鱼口，张口气直，但出不入，则为肺气将绝；**口噤**指口闭而难开，牙关紧急属**实证**，可见于中风、痫病、惊风、破伤风、马钱子中毒等；**口撮**指上下口唇紧聚，不能吸吮可见于**新生儿脐风**、**破伤风**等患者；口角向一侧歪斜，为口㖞又称口僻，可见于面瘫或中风患者；**口振**指战栗鼓颔，口唇振摇可见于外感寒邪，伤寒欲作战汗，温病或疟疾发作；**口动**指口频繁开合，不能自禁是**胃气虚弱之象**；若口角掣动不止，则为热极生风之象。

（五）望唇

1.唇之色泽　正常人唇色红润，是胃气充足，气血调匀的表现。唇色淡白，多为血虚或失血；唇色淡红，多为血虚或气血两虚；唇色深红，多为热盛；唇红肿而干，多为热极；唇呈樱桃红色，多见于**煤气中毒**。唇青紫，多属阳气虚衰，血行瘀滞；口唇青黑，多为冷极、痛极。

2.唇之形态　口唇干裂，多见于燥热伤津或阴虚液亏；口唇糜烂，多为**脾胃积热**上蒸热邪灼伤唇所致；唇内溃烂，其色淡红，多为虚火上炎；唇边生疮，红肿疼痛，为**心脾积热**。

（六）望齿

1.牙齿色泽　正常人牙齿洁白润泽而坚固，是肾气充足、津液未伤的表现。若牙齿**光燥如石**，为阳明热甚，津液大伤；牙齿干燥，为胃阴已伤；牙齿**燥如枯骨**，多为肾阴枯竭，精不上荣所致；牙齿枯黄脱落，多为骨绝；**齿焦无垢**，为胃肾热盛，气液已竭；**齿焦有垢**，为胃肾热盛，但气液未竭。

2.牙齿动态　咬牙啮齿，多为热盛动风；牙关紧急，多属风痰阻络或热极生风；睡中啮齿，多因胃热或虫积所致，也可见于正常人。

（七）望牙龈

1. 牙龈色泽　正常人牙龈淡红而润泽，是胃气充足、气血调匀的表现；牙龈淡白，多因血虚或失血；牙龈红肿疼痛，多是胃火亢盛。

2. 牙龈形态　齿缝出血，痛而红肿，称为**齿衄**，多属胃热伤络，若不痛不红微肿者，多为气虚或肾火伤络；龈肉萎缩，牙根暴露，牙齿松动，称为**牙宣**，多属肾虚或胃阴不足；牙龈溃烂，流腐臭血水，称为**牙疳**，多因外感疫疠之邪，积毒上攻所致。

（八）望咽喉

1. 咽喉色泽　咽部红肿灼痛，多由肺胃热毒壅盛所致；一侧或两侧喉核红肿疼痛，表面有黄白色脓样分泌物，为**乳蛾**，多因**肺胃热盛**，火毒熏蒸所致；咽部嫩红，肿痛不显，肾阴亏虚、虚火上炎所致；咽喉淡红漫肿，多为痰湿凝聚所致；咽喉淡红不肿，微痛或喉痒，多为气阴两虚，虚火上炎所致。

2. 咽喉形态　咽喉溃烂成片或凹陷者，为火毒壅盛，腐烂分散浅表者，为肺胃之热尚轻，溃腐日久，周围淡红或苍白者，多属虚证；咽喉红肿高突，有波动感，压之柔软凹陷者，多已**成脓**，压之坚硬则尚未成脓；咽部溃烂处表面覆盖一层黄白或灰白色膜，称为**伪膜**，若伪膜松厚，容易拭去，去后不复生者，此属肺胃热盛。若咽部有灰白色伪膜，坚韧不易剥离，重剥则出血，很快复生，为**白喉**，多因肺胃热毒伤阴而致，**属烈性传染病**。

五、望躯体四肢

（一）望颈项

1. 瘿瘤　颈前结喉处有肿块，或大或小，或单侧或双侧，可随吞咽上下移动者。多因**肝郁气滞痰凝所致**，或因**水土失调、痰气搏结**所致。

2. 瘰疬　颈侧颌下有肿块如豆，累累如串珠，多由肺肾阴虚，虚火内灼，炼液成痰，或外感风火时毒所致。

3. 项强　头项强痛，如颈部拘急牵引不舒，兼有恶寒发热者，多因外感风寒侵袭太阳经脉；项部强直，不能前俯，兼壮热、神昏、抽搐者，多因热极生风；睡醒后，突感项强不便，并无其他症状，为落枕，是因睡姿不当，项部经络气滞所致。

4. 项软　小儿项软，多因先天不足，肾精亏损或后天失养，发育不良，可见于佝偻病患儿；久病、重病项软，头垂不抬，目眶深陷，多为脏腑精气衰竭之象，属病危。

5. 颈脉搏动　在安静状态时颈侧人迎脉搏动明显。可见于肝阳上亢或血虚重证等患者。

6. 颈脉怒张　颈脉明显充盈怒张，平卧时更甚。可见于水肿或鼓胀等患者。

（二）望四肢

1. 外形

（1）四肢萎缩：是指四肢或某一肢体肌肉消瘦，松软无力，多因脾胃气虚或经络闭阻，肢体失养所致。

（2）肢体肿胀：四肢肿胀，兼色红灼痛者，多因瘀血或热壅血瘀所致；足跗肿胀，兼全身浮肿，多为水肿；下肢肿胀，兼皮肤粗厚如橡皮者，多见于丝虫病。

（3）膝部肿大：膝部红肿热痛，屈伸不利，多为热痹，由风湿热邪蕴结所致；膝部肿大，股胫消瘦，形如鹤膝，为鹤膝风，多由寒湿久留、气血亏虚所致。

（4）下肢畸形：膝内翻，又称"O"形腿、膝外翻，又称"X"形腿、足内翻、足外翻，皆因先天不足或后天失养，肾气不充，发育不良所致。

（5）小腿青筋暴露：是指小腿脉络如蚯蚓状怒张、弯曲。多因寒湿内侵，或瘀血阻络所致。

（6）手指变形：手指关节呈梭状畸形，活动受限者，称为梭状指，多由风湿久蕴，痰瘀结聚所致。手指（趾）末端膨大如杵者，称为杵状指（趾），多由久病心肺气虚，血瘀痰阻所致。

2．动态　肢体痿废　肢体肌肉萎缩，筋脉弛缓，痿废不用者，多见于痿病、中风、截瘫。

六、望皮肤

（一）色泽异常

1．皮肤发赤　皮肤突然鲜红成片，色如涂丹，焮热肿胀，边界清楚，为**丹毒**。发于头面者，为**抱头火丹**；发于小腿足部者，为**流火**；发于全身，游走不定者，为**赤游丹**。发于上部多由风热化火所致；发于下部多由湿热化火所致，也可因外伤染毒而致。

2．皮肤发黄　皮肤、面目、爪甲皆黄者，为黄疸。黄色鲜明如橘子色，属**阳黄**。多因脾胃或肝胆湿热所致；黄色晦暗如烟熏属**阴黄**，多因寒湿困脾所致。

3．皮肤白斑　局部皮肤出现点、片状白色改变，大小不等，边界清楚，称为白癜风或白驳风。多因风湿侵袭，气血失和，气血不荣所致。

4．皮肤发黑　皮肤黄中显黑而晦暗，称为"**黑疸**"由劳损伤肾而成；周身皮肤发黑，亦可见于肾阳虚衰患者。

（二）望斑疹

1．斑　皮肤出现片状斑块，**平摊**于皮肤，摸之不应手，**压之不褪色**。有阳斑与阴斑之别。阳斑色深红或紫红，多由外感温热邪毒，内迫营血所致；阴斑色淡青或淡紫，多由脾虚血失统摄，或阳衰寒凝气血所致。

2．疹　皮肤出现**粟粒状疹点**，高出皮肤，抚之碍手，**压之褪色**者。色如桃红，形似麻粒，先见于耳后发际颜面，渐及躯干和四肢，按出疹顺序消退，称为**麻疹**，因外感时邪疫毒所致，属儿科常见传染病。疹色淡红，细小稀疏，瘙痒不已，时发时止，称为风疹，多为外感风热时邪所致。皮肤上出现大小形态各异的淡红色或淡白色丘疹，瘙痒，搔之融合成片，时发时止，出没迅速，称为**瘾疹**。多因外感风邪或过敏所致。

（三）望水疱

1．白㾦　皮肤上出现白色小疱疹，晶莹如粟，擦破流水，多发于颈胸部，多因外感湿热，郁于肌表，**汗出不彻**所致，多见于湿温病。有晶、枯之分。色白，晶莹饱满，颗粒清楚，称为**晶㾦**，说明津气尚充足是**顺证**。色干枯，干瘪无浆，称为**枯㾦**，说明津气已亏竭，为**逆证**。

2．水痘　小儿皮肤出现**粉红色斑丘疹**，迅即变为椭圆形小水疱，晶莹明亮，顶满无脐，浆液稀薄，疱薄易破，分批出现，大小不等，兼有轻度恶寒发热。多因外感时邪，内蕴湿热所致，属儿科常见传染病。

3．热气疮　口角、唇边、鼻旁出现成簇粟米大小水疱，灼热疼痛。多因外感风热或肺胃蕴热上熏而致。

4. 湿疹　周身皮肤出现红斑，迅速形成丘疹、水疱，破后渗液，出现红色湿润之糜烂面。多因湿热蕴结，复感风邪，郁于肌肤而发。

5. 缠腰火丹　多发于一侧腰部和胸胁部，初期皮肤灼热刺痛，出现，粟米至黄豆大小成簇水疱，带状分布者，多因肝经湿热熏蒸肌肤而致。

（四）望疮疡

1. 痈　红肿高大，根盘紧束，焮热疼痛，具有未成脓易消、已脓易溃、脓液黏稠，疮口易敛的特点，属阳证。多由湿热火毒内蕴，气血瘀滞所致。

2. 疽　漫肿无头，肤色不变或晦暗，不热少痛者，具有未脓难消、已脓难溃、脓液稀薄，疮口难敛，溃后易伤筋骨的特点，为无头疽，属阴证。多由气血亏虚，阴寒凝滞所致。

3. 疔　多发于颜面、手足，形小如粟，顶白，根硬较深，麻木疼痛，邪毒深重，易于扩散。因竹木刺伤，或感受疫毒、火毒等邪所致。

4. 疖　形小而圆，红肿热痛不甚，出脓即愈者，病位表浅，症状轻微，因外感火热毒邪或湿热内蕴所致。

七、望排出物

（一）望痰

痰白清稀而量多，多属寒痰；痰白黏稠量多，易咯出者，多属湿痰；痰黄黏稠者，多属热痰；痰少而黏，难于咯出者，多属燥痰；痰中带血，色鲜红者，为咯血；咯吐脓血腥臭痰者，为肺痈。

（二）望涕

清涕，多属外感风寒或阳气虚弱；浊涕，多属外感风热或肺胃蕴热；鼻流腥臭脓涕，日久不愈者，为鼻渊，多为湿热蕴阻所致；鼻腔出血，为鼻衄，多因肺胃蕴热，或阴虚肺燥，伤及鼻络所致。

（三）望呕吐物

清稀无臭者，为寒呕；秽浊酸臭者，为热呕；酸腐，夹杂不消化食物者，多属伤食；呕吐黄绿色苦水者，多属肝胆湿热或郁热；暗红有血块，或吐血鲜红，夹有食物残渣者，多因胃有积热，或肝火犯胃，或胃腑瘀血；清水痰涎，伴胃脘振水声者，多属痰饮。

望二便的内容见问诊——问二便。

八、望小儿指纹

（一）望小儿指纹的方法

可抱小儿面向光亮处，医生用左手拇指和示指固定小儿食指，再以右手拇指从小儿示指指尖向指根部推擦几次，力度适中，使络脉显露。

（二）正常表现

小儿示指按指节分为三关：示指第一节为风关，示指第二节为气关，示指第三节为命关。

正常指纹在示指掌侧前缘，纹色浅红微黄，隐现于风关之内，粗细适中。

(三)病理小儿指纹

1. **浮沉分表里** 纹浮而显露,为病邪在表,见于外感病表证;指纹沉隐不显,为病邪在里,内伤里证。
2. **红紫辨寒热** 纹鲜红者,多属外感**风寒表证**;纹紫红者,多属**里热证**;纹色青者,主**疼痛、惊风**;纹紫黑者,为血络郁闭,病属重危;纹色淡白者,多属**脾虚**、气血不足、疳积等。
3. **淡滞定虚实** 指纹**浅淡**而纤细,多属虚证;**浓滞**而增粗,多属实证。
4. **三关测轻重** 指纹仅显于风关者,是邪气入络,邪浅病轻;指纹达于气关者,是邪气入经,邪深病重;指纹达于命关者,是邪入脏腑,病情严重;指纹直达指端者,为**透关射甲**,病多**凶险**,预后不佳。

第三单元 望舌

【复习指导】掌握舌诊原理,舌与脏腑的关系(舌面分部与脏腑的关系),望舌方法和注意事项,正常舌象及其生理变异。掌握望舌质、舌苔的全部内容。

一、舌诊的原理

(一)舌与脏腑经络的关系

①足厥阴肝经络舌;②本舌为心之苗,手少阴心经之别系舌本;③舌为脾之外候,足太阴脾经连舌本、散舌下;④肺系上达咽喉,与舌根相连;⑤足少阴肾经循喉咙、夹舌本。所以观察舌象的变化,可以测知内在脏腑的病变。

(二)舌面的脏腑分候

1. 五脏划分法 舌尖属心肺,舌边属肝胆,舌中属脾胃,舌根属肾。
2. 胃经划分法 舌尖属上脘,舌中属中脘,舌根属下脘。
3. 三焦划分法 舌尖应上焦,舌中应中焦,舌根应下焦。

二、舌诊的方法与注意事项

(一)舌诊的方法

1. 舌诊的体位和伸舌姿势 医者姿势略高于患者,以便俯视口舌位置。患者面向自然光线,头略扬起,自然将舌伸出口外,舌体放松,舌面平展,舌尖略向下,充分暴露舌体。
2. 望舌的方法 先看舌质,再看舌苔,最后观察舌下络脉,先看舌尖,再看舌中、舌边,最后看舌根部。

刮舌是用消毒压舌板的边缘,以适中的力量,在舌面上由后向前刮 3~5 次。揩舌是用消毒纱布裹于示指上,蘸少许生理盐水在舌面上揩抹数次。刮舌与揩舌可用于鉴别舌苔有根无根,以及是否属于**染苔**。若刮之不脱或刮而留污质,多为里有实邪;刮之易去,舌体明净光滑则多属虚证。

(二)舌象的影响因素

1. 光线的影响 光线过暗,舌色多偏于暗滞;日光灯下,舌色多偏紫;白炽灯下,舌苔偏黄色;用普通灯泡或手电筒照明,易将黄苔误判为白苔。

2. 饮食或药品影响　摄入某些饮食或服用某些药物可以使舌象发生变化。长期服用某些抗生素，可见黑腻苔或霉腐苔。某些食物或药物，可以使舌苔着色，称为**染苔**。如饮用牛乳、豆浆等可使舌苔变白、变厚；进食蛋黄、橘子、核黄素等可将舌苔染成黄色；各种黑褐色食品、药品，或吃橄榄、酸梅，长期吸烟等可使舌苔染成灰色、黑色。

3. 口腔环境对舌象的影响　牙齿残缺可造成同侧舌苔偏厚；镶牙可以使舌边留下齿印；张口呼吸可以使舌苔增厚、变干。

三、正常舌象

（一）正常舌象的特点和临床意义

舌质淡红、鲜明、润泽，舌体柔软灵活，大小适中；舌苔均匀薄白，干湿适中。简称"**淡红舌，薄白苔**"。提示脏腑机能正常，气血津液充盈，胃气旺盛。

（二）舌象的生理变异

正常舌象受内、外环境的影响，可以产生各种生理性变异。

受年龄因素的影响，儿童的舌质多淡嫩，舌苔偏少易剥，老年人的舌色较暗红或带紫暗色；受女性生理特点的影响，在月经期可因蕈状乳头充血而舌质偏红，或舌尖边点刺增大，月经过后可以恢复正常；受禀赋体质因素的影响，肥胖之人舌多胖大而质淡，消瘦之人舌体偏瘦而舌色偏红，禀赋不足，体质较弱者，可见先天性裂纹舌、齿痕舌、地图舌等；受气候、环境因素的影响，夏季舌苔多厚，色偏黄；秋季舌苔多偏干；冬季舌多湿润等。

四、望舌质

（一）望舌神

有**荣舌**和**枯舌**之分，舌质红活、鲜明、润泽，舌运动灵敏自如，称为荣舌，荣舌是有神，表明气血充盛，虽病亦属善候；舌质干枯而晦暗无光、运动失灵，称为枯舌，枯舌是无神，表明气血衰败，属凶险恶候。

（二）望舌色

1. 淡红舌　舌色淡红润泽，多见于健康人，表证或病之轻者。

2. 淡白舌　主**气血两虚、阳虚**。

舌色较正常人的淡红色浅淡，白色偏多，红色偏少，甚至全无血色者（枯白舌）。

淡白光莹，舌体瘦薄，属气血两亏。

淡白湿润，舌体胖嫩，多为阳虚寒证。

枯白舌主伤精、脱血、夺气。提示病情危重。

3. 红舌　主实热或虚热。

舌色较正常舌色深，甚至呈鲜红色。

舌尖红，多为心火上炎；

舌两边红，多为肝经热盛；

舌色鲜红，有芒刺，或兼黄厚苔，多属实热证；

舌鲜红而少苔，舌体瘦小，或有裂纹，或光红无苔，多属虚热证。

4. 绛舌　主**里热亢盛、阴虚火旺、瘀血**。

舌色较红色更深，或略带暗红色。

舌绛有苔，多为温病热入营血，或脏腑内热炽盛；

舌绛少苔或无苔，或有裂纹，多为久病阴虚火旺，或热病后期阴液受损。

舌绛少苔而津润，或有瘀斑、瘀点，多为血瘀。

5. 青紫舌　主**气血瘀滞**。

全舌呈紫色，或局部现青紫色斑点，统称为青紫舌。舌红而泛现紫色，为紫红舌；舌体局部出现青紫色斑点，大小不一，为瘀斑舌或瘀点舌；舌绛而泛现紫色，为绛紫舌舌淡而泛现青紫者，为淡紫舌。

舌淡紫而湿润，多为阳气虚衰阴寒内盛，寒凝血瘀；

舌色淡红中泛现青紫，多因肺气壅滞，或肝郁血瘀，也可见于先天性心脏病，或某些药物、食物中毒；

舌紫红或绛紫而干枯少津，为热盛伤津气血壅滞；

全舌青紫，多为全身性气血瘀滞；

舌有紫色斑点，多为瘀血阻滞于局部，或局部脉络损伤。

（三）望舌形

1. 老舌、嫩舌　**老舌，主实证；嫩舌，主虚证**。

舌质纹理粗糙或皱缩，坚敛而不柔软，舌色较暗，为苍老舌。舌质纹理细腻，浮胖娇嫩，舌色浅淡，称为娇嫩舌。

2. 胖舌、瘦舌　**胖大舌**主水湿痰饮内停；**肿胀舌**主湿热、热毒上壅；**瘦薄舌**主气血两虚，阴虚火旺。

舌体较正常舌大而厚，伸舌满口，为胖大舌；舌体肿大，盈口满嘴，甚者不能闭口，不能缩回，为肿胀舌；瘦薄舌表现为舌体较正常舌瘦小而薄。

舌淡胖大，多为脾肾阳虚，水湿、痰饮内停。

舌红胖大，多属脾胃湿热或痰热内蕴。

舌肿胀色红绛，多见于心脾热盛，或外感湿热，热毒上壅。先天性舌血管瘤患者，可呈现青紫肿胀。

舌体瘦薄而色淡，多是气血两虚；

舌体瘦薄而色红绛干燥，多见于阴虚火旺，津液耗伤。

3. 点舌、刺舌　主**脏腑热极**，或**血分热盛**。

点，是指有突于舌面的红色或紫红色星点。大者为星，称红星舌；小者为点，称红点舌。刺，是指舌乳头高突如刺，摸之棘手的红色或黄黑色点刺，又称芒刺舌。

舌尖生点刺，多属心火亢盛；

舌中生点刺，多属胃肠热盛；

舌边有点刺，多属肝胆火盛；

舌红而生芒刺，多属气分热盛；

舌红绛而点刺色鲜红，多为血热内盛，或阴虚火旺；

舌红而点刺色绛紫，多为热入营血而气血壅滞。

4. 裂纹舌 主**热盛伤阴，血虚，脾虚湿侵**。

舌面出现各种形状的裂沟，裂沟多少不等、深浅不一，表面无舌苔覆盖的表现。

舌淡白而有裂纹，多为**血虚不润**。

舌红绛而有裂纹，多是热盛伤津，或阴液亏虚。

健康人舌面上出现裂纹，裂纹中一般有舌苔覆盖，且无不适感觉者，为先天性舌裂，应与病理性裂纹舌作鉴别。

5. 齿痕舌 主**脾虚、或水湿内盛证**。

舌体边缘见牙齿压迫痕迹的表现。

舌淡白胖大润而有齿痕，多见于阳虚水湿内停或寒湿壅盛；

舌淡红而有齿痕，多是脾虚或气虚；

舌红肿胀满口，舌边有齿痕，为内有湿热痰浊壅滞；

舌淡红而嫩，舌体不大而边有轻微齿痕，可为先天性齿痕，如病中见之提示病情较轻，多见于小儿或气血不足者。

（四）望舌态

1. 强硬舌 主**热入心包，或高热伤津，或风痰阻络**。

舌体板硬强直，运动不灵活。

舌体强硬，舌色红绛，多因热邪炽盛；

舌体强硬，舌胖大兼厚腻苔，多因风痰阻络；

舌体强硬，伴言謇语涩，肢体麻木，眩晕，多为**中风先兆**。

2. 痿软舌 主**气血俱虚，阴亏**。

舌体软弱，无力屈伸，痿废不用。

舌淡白而痿软，多为气血俱虚。

新病舌干红而痿软，多为热灼津伤。

久病舌绛少苔或无苔而痿软，多见于外感病后期，热极伤阴，或内伤杂病，阴虚火旺。

3. 颤动舌 主**肝风内动**。

舌体震颤抖动，不能自主。

舌淡白而颤动，多为血虚动风；

舌红少苔而颤动，多属阴虚动风；

舌绛紫而颤动，伴高热惊厥，多为**热极生风**；

舌红绛而颤动，伴眩晕肢麻，为**肝阳化风**。

酒毒内蕴，亦可见舌体颤动。

4. 歪斜舌 主中风，或中风先兆。

伸舌时舌体偏向一侧，或左或右；

舌紫红干而歪斜，病势危急，多见于肝阳化风证；

舌淡红而歪斜，病势较缓，多见于中风偏枯。

5. 吐弄舌 主**心脾有热**。

舌伸于口外，不即回缩，为吐舌；舌反复吐而即回，或舌舐口唇四周，掉动不宁，为弄舌。

舌红绛而吐舌，可见于热毒炽盛，闭扰心神，引动肝风。

弄舌，亦可见于小儿智能发育不全。

6.短缩舌　多为**危重证候**的征象。

舌体卷短、紧缩，不能伸长。

舌短缩，色淡白或青紫而湿润，多为寒凝筋脉。

舌短缩，体胖而苔腻，多为痰浊内阻。

舌短缩，色淡白而胖嫩，多属气血俱虚。

7.望舌下络脉　舌下络脉的变化可反映气血的盛衰及运行状况，主要观察其长度、形态、色泽、粗细、舌下小血络等情况。

络脉细而短，舌色和舌下黏膜色偏淡者，周围小络脉不明显，舌色淡红，多属气血不足。

络脉粗胀，或舌下细小络脉呈暗红色或紫色网络，或呈青紫、绛、绛紫紫黑色，或舌下络脉曲张如紫色珠子大小不等的结节改变，均为血瘀的征象。

五、望舌苔

（一）望苔质

1.薄苔、厚苔　反映**邪正的盛衰**和**病位的浅深**。

苔质的厚薄以"见底"和"不见底"为标准，透过舌苔能隐隐见到舌体，称为薄苔；不能透过舌苔见到舌质称为厚苔。

薄苔，主外感表证，或内伤轻病。

厚苔，主邪盛入里，或内有痰湿、食积等。

舌苔由薄转厚，提示邪气渐盛，或表邪入里为病进；舌苔由厚转薄 提示正气胜邪，内邪消散外达，为病退；薄苔突然增厚，提示邪气极盛，迅速入里；舌苔骤然消退，舌上无新生舌苔，为正不胜邪，或胃气暴绝。

2.润苔、燥苔　润燥主要反映体内**津液**的盈亏和输布情况。

舌苔干湿适中，不滑不燥，为润苔；舌面水分过多，伸舌欲滴，扪之湿而滑，为滑苔；舌苔干燥，扪之无津，甚则舌苔干裂，为燥苔；苔质粗糙如砂石，扪之糙手，津液全无，为糙苔。

润苔，正常舌苔表现之一，提示体内津液未伤；

滑苔，水湿之邪内聚，主水湿、痰饮；

燥苔，津液已伤，主热盛伤津、阴液亏耗、燥气伤肺、阳虚气不化津；

糙苔，苔干结粗糙，津液全无，多见于热盛伤津之重症；苔质粗糙而不干者，多为秽浊之邪盘踞中焦。

舌苔由润变燥，表示热重津伤，或津失输布；舌苔由燥变润，主热退津复，或饮邪始化。

3.腻苔、腐苔　皆主**痰浊、食积**；脓腐苔主**内痈**。

苔质颗粒细小、质地致密紧贴舌面，揩之不去，刮之不易脱落，为**腻苔**。有垢腻苔、黏腻苔、滑腻苔、燥腻苔之分；苔质颗粒疏松，粗大而厚，形如豆腐渣堆积舌面，揩之可去，为**腐苔**。有脓腐苔、霉腐苔之分。

舌苔薄腻，多为食积，或脾虚湿困。

舌苔白滑腻，为寒湿、寒痰、寒饮、寒食积滞。
舌苔白腻不燥，为脾虚湿重。
舌苔白厚而黏腻，口中发甜，为脾胃湿热。
舌苔黄腻而厚，为**痰热、湿热、暑湿、湿温、食热积滞**。
舌苔厚腻如积粉，多为时邪夹湿。
脓腐苔，多见于内痈，或邪毒内结，是邪盛病重的表现。
霉腐苔，提示气阴两虚，湿热秽浊之邪泛滥，多见于重危病患者或营养不良的小儿。
病中腐苔渐退，续生薄白新苔，为正气胜邪之象，是病邪消散；
病中腐苔脱落，不能续生新苔，为病久胃气衰败，属于无根苔。

4. 剥落苔　主**胃气不足**，**胃阴损伤**或**气血两虚**。
舌面本有苔，疾病过程中舌苔全部或部分脱落，脱落处光滑无苔，为剥落苔。根据舌苔剥脱的部位和范围大小，可分为：前剥苔、中剥苔、根剥苔、花剥苔、地图舌、光剥苔、类剥苔。
舌红苔剥，多为阴虚。
花剥苔，为胃之气阴两伤。
花剥而兼有腻苔，为痰浊未化，正气亏虚；
舌淡苔剥或类剥，多为血虚，或气血两虚。
镜面舌色红绛，为胃阴干涸，胃乏生气之兆。
舌面光洁如镜，甚至毫无血色　主营血大虚，阳气虚衰。
舌苔从全到剥，是胃的气阴不足，正气衰败的表现；舌苔剥脱后，复生薄白之苔，为邪去正胜胃气渐复之佳兆。
先天性剥苔是生来就有的剥苔，其部位常在舌面中央人字沟之前，呈菱形，多因先天发育不良所致。

5. 真苔、假苔　判断疾病的**轻重**与预后。
舌苔之真假，以有根无根为标准。舌苔紧贴舌面，刮之难去，为真苔，又称为有根苔。苔不着实，似浮涂舌上，刮之即去，为假苔，又称为无根苔。
真苔，病之初期、中期，舌见真苔，且厚，为胃气壅实，病邪深重；病之后期见真苔为胃气尚存。若舌面上涂一层厚苔，望似无根，其下已生出一层新苔，此属疾病向愈的善候。
假苔，久病出现假苔，是胃气匮乏，不能上潮，病情危重。

(二) 望苔色

1. 白苔　主**表证、寒证、湿证**，也可见于**热证**。
苔薄白而润：可为正常舌象，或是表证初起，或是里证轻证，或是阳虚内寒。
苔薄白而干：常见于风热表证，或为凉燥。
苔薄白而滑：多为外感寒湿，或脾肾阳虚，水湿内停。
苔白厚腻：多为痰饮、湿浊、食积。
苔白厚腻而干：多为痰、湿、食积化热，或为湿浊中阻，津不上承。
苔白如积粉，扪之不燥，称为**积粉苔**，常见于瘟疫和内痈等病，因秽浊湿邪与热毒相结。

苔白而燥裂，扪之粗糙，为燥热伤津。

2. 黄苔　主**里证、热证**。

黄苔有淡黄、深黄和焦黄苔之别，淡黄苔多由薄白苔转化而成；深黄苔，苔色黄而深浓；焦黄苔又称老黄苔，是深黄色中夹有灰黑色苔。黄苔多分布于舌中，亦可满布于全舌。

外感病舌苔由白转黄或黄白相间，为外感表证处于表邪入里化热表里相兼的阶段。

薄黄苔，提示热势轻浅，常见于风热表证，或风寒化热。

苔淡黄而滑润，称黄滑苔为寒湿、痰饮聚久化热，或为气血亏虚，复感湿热之邪。

苔黄而腻，主湿热或痰热内蕴，或食积化腐。

苔黄而干燥，甚至干裂，多见于邪热伤津，燥结腑实。

3. 灰黑苔　主**邪热炽盛**，或**阴寒内盛**。

苔色浅黑，为灰苔；苔色深黑，为黑苔。灰苔与黑苔只是颜色深浅之别，故常并称为灰黑苔。

苔灰黑而湿润，主阳虚寒湿内盛，或痰饮内停。

苔灰黑而干燥，多为热盛津伤，也可见于阴虚火旺。

苔焦黑干燥，舌质干裂起刺，为**热极津枯**。

苔黄赤兼黑（霉酱苔），常见于胃肠素有湿浊宿食，积久化热，或湿热夹痰。

六、舌象分析要点和临床意义

（一）舌质和舌苔的综合诊察

观察舌质颜色、形态可以了解脏腑虚实，气血津液的盛衰；察舌苔变化，重在辨病邪的寒热、邪正消长及胃气的存亡。一般无论病之久暂，舌苔或舌质单方面异常意味着病情尚属单纯；舌苔和舌体变化一致提示病机相同，所主病证一致，说明病变比较单纯；舌苔和舌体变化不一致，多提示病因病机复杂，舌象的辨证意义亦是二者的结合。舌象的动态改变，可以了解疾病的进退、顺逆。

（二）舌诊的临床意义

舌诊的临床意义有以下4个方面：①判断邪正盛衰。②区别病邪性质。③辨别病位浅深。④推断病势进退。⑤估计病情预后。

第四单元　闻诊

【复习指导】熟悉生理与病变声音的高，强弱，清浊等变化的临床意义，掌握各种病变声音的概念和临床意义；了解病体，排出物异常气味及病室气味的临床意义，特别是病室特殊气味的意义。

一、听声音

（一）发声异常

发声异常常见音哑与失音。音哑是指语声嘶哑的症状；失音是指语而无声的症状，古称"喑"。新病多属实证，即"**金实不鸣**"，多因外感风寒或风热袭肺，或痰湿壅肺等所致；久病多属虚证，即"**金破不鸣**"，多因精气内伤，肺肾阴虚等所致；暴怒喊叫或持续高声宣讲而音哑失音属气阴耗伤；久病重病，突见语声嘶哑多是脏气将绝之危象；妊娠失音因胎儿渐长，压迫肾之络脉，使肾之精气不能上荣所致。

（二）语言异常

1. 谵语　神识不清，语无伦次，声高有力，属**实证**，多见于温热病邪内入心包或阳明实热证、痰热扰乱心神等。

2. 郑声　神识不清，语言重复，时断时续，语声低弱模糊，属虚证，多因**心气大伤**，心神散乱所致，见于多种疾病的晚期、危重阶段。

3. 独语　自言自语，喃喃不休，见人语止，首尾不续，属阴证，多因**心气不足**，神失所养，或气郁生痰，蒙蔽心窍所致，常见于癫病、郁病。

4. 错语　神识清楚而语言时有错乱，语后自知言错。有虚实之分，虚证多因心气不足，神失所养所致，多见于久病体虚或老年脏气衰微之人；实证多为痰湿、瘀血、气滞等阻遏心神所致。

5. 狂言　精神错乱，语无伦次，狂叫骂詈，登高而歌，多属阳证、实证、热证，多因气郁化火，痰火扰心所致，常见于狂病、伤寒蓄血证。

6. 言謇　神志清楚、思维正常但吐字不清，又称语言謇涩。多因风痰阻络所致，为**中风之先兆**或后遗症。若因习惯而成者，不属病态。

（三）呼吸异常

1. 喘　指呼吸困难、急迫，张口抬肩，甚至鼻扇，难以平卧。喘多与肺、肾有关，临床有虚实之分。

发作急骤，呼吸深长，息粗声高，唯以呼出为快者，为**实喘**。多为风寒袭肺或痰热壅肺、痰饮停肺，或水气凌心所致。

病势缓慢，呼吸短浅，息短不续，唯以深吸为快，动则喘甚者，为**虚喘**。是肺肾亏虚，气失摄纳。

2. 哮　呼吸急促似喘，声高断续，喉间有哮鸣音。哮多因痰饮内伏，复感外邪所诱发，或因久居寒湿地区，或过食酸咸生冷所诱发。

喘不一定兼哮，但哮必兼喘。喘以气息急迫、呼吸困难为主，哮以喉间哮鸣声为特征。临床上哮与喘常同时出现，所以常并称为哮喘。

（四）咳嗽

有声无痰谓之咳，有痰无声谓之嗽，有痰有声谓之咳嗽。临床上除听辨咳声外，必须结合痰量、色、质的变化和发病的时间、病史及兼症等，来辨别病证的寒热虚实。

咳声重浊，痰白清稀，多属外感风寒；咳声重浊紧闷，痰多易咳，属实证，多因寒痰、湿浊停聚于肺；咳声不扬，痰稠色黄，不易咳出，属热证，多因热邪犯肺；咳声低微无力，属虚证，多因久病肺气虚损；干咳无痰，或痰少而黏，不易咳出，多属燥邪犯肺或肺阴亏虚所致；咳有痰声，痰多易咯，多属痰湿阻肺所致。

咳声阵发连续不断，咳止时有**鸡鸣样回声**，为顿咳，又称**百日咳**，常见于小儿，多因风邪与伏痰搏结，郁而化热，阻遏气道所致；咳声**如犬吠**，伴有声音嘶哑，吸气困难，多见于**白喉**，是肺肾阴虚，疫毒攻喉所致。

（五）呕吐

前人以有声有物为呕吐，有物无声为吐，有声无物为干呕。但临床上难以截然分开，一般统称为呕吐。是**胃失和降，胃气上逆**的表现。

呕声微弱，吐势徐缓，呕吐物清稀者多属虚寒证；呕声壮厉，吐势较猛，呕吐出黏稠黄水，或酸或苦者多属实热证。

呕吐呈喷射状者多为热扰神明，或因头颅外伤，颅内有瘀血、肿瘤所致。

呕吐酸腐食物多属伤食，多因暴饮暴食，食滞胃脘，胃失和降，胃气上逆所致。

共同进餐者皆发吐泻多为食物中毒。

朝食暮吐、暮食朝吐者为**胃反**，多属脾胃阳虚证。

口干欲饮，饮后则吐者为水逆，多属痰饮停胃，胃气上逆所致。

（六）呃逆

咽喉发出的一种不由自主的冲击声，声短而频，呃呃作响，俗称打呃，是**胃气上逆**的表现。

呃声频作，高亢而短，其声有力，多属实证。

呃声低沉，声弱无力，多属虚证。

新病呃逆，其声有力，多属寒邪或热邪客于胃。

久病、重病呃逆不止，声低气怯无力，属胃气衰败之危候。

突发呃逆，呃声不高不低，持续短暂，无其他病史及兼症，多属饮食刺激，或偶感风寒，一时胃气上逆动膈所致，一般为时短暂，不治自愈。

（七）嗳气

胃中气体上出咽喉所发出的一种声长而缓的声音。俗称打饱嗝，古称"噫"，是**胃气上逆**的一种表现。

嗳气酸腐，兼脘腹胀满，属实证，多因宿食内停。

嗳气频作而响亮，嗳气后脘腹胀减，嗳气发作因情志变化而增减，属实证，多为肝气犯胃。

嗳气频作，兼脘腹冷痛，得温症减，属寒证，多为胃阳亏虚或寒邪犯胃，属寒症。

嗳声低沉断续，无酸腐气味，兼见纳呆食少，属虚证，多为脾胃气虚，胃失和降所致，多见于老年人或久病体弱之人。

（八）太息

情绪抑郁，胸闷不畅，不自觉地发出长吁或短叹声，又称叹息。多为肝气郁结之象。

二、嗅气味

（一）病体之气

1. 口气 正常人呼吸或讲话时，口中无异常气味散出。若口中散发臭气者，称为口臭，多与口腔不洁、龋齿、便秘或消化不良有关。①口气酸臭，并伴食欲不振，脘腹胀满：多属食积胃肠。②口气臭秽：多属胃热。③口气腐臭，或兼咳吐脓血：多是内有溃腐脓疡。④口气臭秽难闻，牙龈腐烂：为牙疳。

2. 排泄物之气 包括二便及妇人月经、带下等的异常气味。①大便酸臭难闻：多为肠中郁热。②大便溏泄而腥：多为脾胃虚寒。③大便泄泻臭如败卵，或含未消化食物，矢气酸臭：多为伤食。④小便臊臭，黄赤混浊：多属膀胱湿热。⑤尿甜并散发烂苹果气味：多属消渴病。⑥妇女经血臭秽：多为热证。⑦妇女经血味腥：多为寒证。⑧妇女带下臭秽而黄稠：多属湿热。⑨带下腥而清稀：多属寒湿。⑩崩漏或带下奇臭而颜色异常：多见于癌症，病情多危重。

（二）病室之气

①病室臭气触人：多为瘟疫类疾病。②病室有尸臭气味：多为脏腑败坏，病属危重。③病室散发腐臭气味：多为患者患有疮疡溃烂之疾。④病室有血腥气味：多为失血证。⑤病室有尿臊气：多见于水肿病晚期患者。⑥病室有烂苹果气味：多见于消渴并发症患者。⑦病室有蒜臭气味：多见于有机磷农药中毒。

第五单元 问诊

【复习指导】问现在症是问诊内容常考的部分，要重点掌握。主要包括：问寒热、问汗、问疼痛、问头身胸腹、问耳目、问睡眠、问饮食口味、问二便、问经带。

一、问诊的内容

问诊内容主要包括一般情况、主诉、现病史、既往史、个人生活史、家族史等。

主诉是患者就诊时最感痛苦的症状、体征及持续时间，是疾病当前的主要矛盾，对疾病的范畴和类别、病势的轻重缓急等具有重要的诊断价值。

二、问现在症

十问歌：一问寒热二问汗，三问头身四问便，五问饮食六胸腹，七聋八渴俱当辨，九问旧病十问因，再兼服药参机变，妇女尤必问经期，迟速闭崩皆可见，再添片语告儿科，天花麻疹均占验。

（一）问寒热

1. 恶寒发热　恶寒与发热同时并见，是诊断表证的一个重要依据。可分为以下3种类型：①恶寒重发热轻，风寒表证的特征。②发热重恶寒轻，风热表证的特征。③发热轻而恶风自汗，伤风表证的特征。

2. 但寒不热　只感怕冷而不觉发热，见于里寒证。

（1）新病恶寒：突然感觉怕冷，伴有四肢不温，或脘腹、肢体冷痛喜温，或呕吐泄泻，或咳喘痰鸣，脉沉紧有力等症。主要见于里实寒证。

（2）久病畏寒：经常怕冷，四肢凉，得温可缓，兼有面色㿠白，舌淡胖嫩，脉沉迟无力等症。主要见于里虚寒证。

3. 但热不寒　只发热而无怕冷感觉的症状，是里热证的特征症状。

（1）壮热：身发高热，持续不退（体温39℃以上），兼口渴饮冷、大汗出、脉洪大等症。属里实热证，多见于伤寒阳明经证和温病气分阶段。

（2）潮热：定时发热或定时热甚，如潮汐之有定时。

热势较高，日晡热甚，兼见腹胀便秘，为阳明潮热，又称日晡潮热，属阳明腑实证；午后和夜间有低热，兼见盗汗颧红、五心烦热，为阴虚潮热，严重者，感觉有热自骨内向外透发者，称为**骨蒸潮热**，多属阴虚火旺所致。

午后发热明显，兼见**身热不扬**（肌肤初扪之不觉很热，扪之稍久即觉灼手），为**湿温潮热**，多见于湿温病。

午后和夜间有低热，兼见肌肤甲错，舌有瘀点瘀斑者，为**瘀血潮热**，属瘀血积久，郁血化热。

（3）微热：轻度发热，体温一般在37~38℃，或仅自觉发热者。常见于某些内伤病和温热病的后期。

阴虚发热：长期低热，兼颧红、盗汗、五心烦热等症。

气虚发热：长期微热，烦劳则甚，兼见有倦怠乏力、少气自汗等症。

气郁发热：情志不舒时有微热，兼胸闷、急躁易怒、叹息等症。

小儿夏季热：小儿在夏季气候炎热时，长期发热不已，兼见烦躁、口渴、无汗、多尿等症，至秋凉时不治自愈。多属**气阴两虚**发热。

4.寒热往来 恶寒与发热交替发作的症状，又称往来寒热。是正邪相争，互为进退的病理反映。

（1）寒热往来，**发无定时**：自觉时冷时热，一天多次发作而无时间规律，兼见口苦、咽干、目眩、胸胁苦满、不欲饮食、脉弦等症。多见于**少阳病**。

（2）寒热往来，**发有定时**：恶寒战栗与高热交替发作，发有定时，每天发作一次，或二三天发作一次，兼见头痛剧烈、口渴、多汗等症，多见于**疟疾病**。

（二）问汗

1.特殊汗出

（1）自汗：日间汗出，活动后尤甚，兼见畏寒肢冷、神疲、乏力等症，多见于**气虚**证和**阳虚**证。

（2）盗汗：睡时汗出，醒则汗止，兼见潮热、颧红、脉细数等症，多见于**阴虚**证。

（3）绝汗：病情危重的情况下，出现大汗不止，又称脱汗。常是亡阳或亡阴的表现。冷汗淋漓如水，兼见面色苍白、四肢厥冷、脉微欲绝者，属**亡阳**之汗，为阳气暴脱，津随气泄所致；汗出如油，热而黏腻，兼见身热，躁扰烦渴，脉细数疾者，属**亡阴**之汗，为阴液大伤，虚热迫津外泄所致。

（4）战汗：先恶寒战栗，而后汗出。是邪正相争、疾病发展的**转折点**。若汗出热退，脉静身凉，提示是邪去正复，疾病向愈；若汗出而身热不退，烦躁不安，脉来急疾，提示邪盛正衰，疾病恶化。

2.局部汗出

（1）头汗：仅头部，或头颈部出汗较多，又称为"但头汗出"。兼见面赤心烦，口渴，舌红苔黄，脉数者，为上焦热盛；兼见身热不扬，身重，脘痞舌红苔腻者，为湿热蕴结中焦；头额部冷汗不止，伴见面色苍白、四肢厥冷、脉微欲绝者，为元气将脱，虚阳上越，津随阳泄所致。

（2）半身汗：仅一侧身体汗出的症状，或左侧，或右侧，或上半身，或下半身，无汗出的半身为病变的部位。多见于**中风、痿证、截瘫**等患者。

（3）手足心汗：手足心汗出较多，常因阳气内郁，阴虚阳亢或中焦湿热郁蒸所致。

（4）阴汗：外生殖器及其周围汗出，多因下焦湿热郁蒸所致。

（三）问疼痛

1. 问疼痛性质

（1）胀痛：疼痛而胀，是**气滞**作痛的特点。如胸胁脘腹等处胀痛，时发时止，多属气滞之患；但头目胀痛，多见于肝阳上亢或肝火上炎的病证。

（2）刺痛：疼痛如针刺之状，是瘀血致痛的特点。胸胁、脘腹等部位刺痛，多是瘀血阻滞，血行不畅所致。

（3）走窜痛：疼痛的部位**游走不定**，或走窜攻冲作痛，或为气滞所致，或见于行痹。若胸胁脘腹疼痛而走窜不定者，称为窜痛，多因肝郁气滞所致；若肢体关节疼痛而游走不定者，称为游走痛，多见于痹病的行痹。

（4）固定痛：疼痛部位**固定不移**，若胸胁脘腹等处固定作痛，多为瘀血所致；若四肢关节固定作痛，多因寒湿、湿热阻滞，或热壅血瘀所致。

（5）冷痛：疼痛伴有冷感而喜暖，是寒证疼痛的特点。常见于腰脊、脘腹及四肢关节等处，寒邪阻滞经络所致者，属实寒证；阳气亏虚，脏腑失于温煦所致者，属虚寒证。

（6）灼痛：疼痛伴有灼热感而喜凉，是热证疼痛的特点。火邪窜络所致者，属实热证；阴虚火旺所致者，属虚热证。

（7）绞痛：疼痛剧烈，如刀绞割而难以忍受，多因瘀血、气滞、结石、虫积等有形实邪阻闭气机，或寒邪凝滞气机所致。

（8）隐痛：疼痛轻微，尚可忍耐，但绵绵不休，是虚证疼痛的特点。多因阳气精血亏虚，脏腑经脉失养所致。常见于头、胸、脘、腹等部位。

（9）重痛：疼痛伴有沉重感，多因湿邪困阻气机所致。常见于头部、四肢及腰部，以及全身。

（10）酸痛：疼痛伴有酸软感，多因风湿侵袭，气血运行不畅，或肾虚骨髓失养所致。常见于四肢、腰背的关节、肌肉处。

（11）掣痛：抽掣牵引作痛，由一处连及他处，也称引痛、彻痛。多因筋脉失养，或经脉阻滞不通所致。

（12）空痛：疼痛带有空虚感的症状，是虚证疼痛的特点。多因肾精不足，或气血亏虚，脏腑筋脉失养所致。常见于头部、小腹部。

一般而言，新病疼痛，痛势剧烈，持续不解，或痛而拒按者，多属实证；久病疼痛，痛势较缓，时痛时止，或痛而喜按者，多属虚证。

2. 问疼痛部位

（1）头痛：根据头痛部位不同，可辨识病在何经。

头痛连项，属**太阳**经头痛；前额部连眉棱骨痛，属**阳明**经头痛；两侧头痛，属**少阳**经头痛；巅顶痛，属**厥阴**经头痛；头痛连齿者，属**少阴**经头痛。

根据头痛的不同性质，可辨识病性的寒热虚实。头痛连项，遇风加重，属风寒头痛；头痛怕热，面红目赤，属风热头痛；头痛如裹，肢体困重，属风湿头痛；头痛绵绵，过劳则甚，属气虚头痛；头痛眩晕，面色苍白，属血虚头痛；头脑空痛，腰膝酸软，属肾虚头痛。

（2）胸痛：胸部憋闷作痛，痛引肩臂，时痛时止，见于**胸痹**，多因胸阳不振，痰浊内阻，或气虚血瘀；胸背彻痛剧烈，面色青灰，手足青冷，见于**真心痛**，多因心脉急骤闭塞不通所致；胸痛，壮热面赤，喘促鼻扇，为肺实热证；胸痛，潮热盗汗，咳痰带血，为肺阴虚证，可见于肺痨；胸痛，壮热，咳吐脓血腥臭痰，见于肺痈。

（3）胁痛：胁的一侧或两侧疼痛，多与**肝胆**病变有关。胁肋胀痛，太息易怒，为肝郁气滞；胁肋胀痛，身目发黄，为肝胆湿热；胁肋灼痛，面红目赤，为肝胆火盛；胁肋刺痛，固定而拒按，肝血瘀阻；胁痛，患侧肋间饱满胀痛，咳唾引痛，为悬饮病，是饮邪停留胸胁所致。

（4）胃脘痛：上腹部、剑突下，胃之所在部位疼痛，进食后疼痛缓解，多属虚证；进食后疼痛加剧，多属实证；胃脘冷痛，得温痛减，为寒邪犯胃；胃脘灼痛嘈杂，饥不欲食，为胃阴虚；胃脘剧痛暴作，出现压痛及反跳痛，多为胃脘穿孔所致；胃脘疼痛失去规律，痛无休止而明显消瘦，应考虑胃癌的可能。

（5）腹痛：剑突下至耻骨毛际以上的腹部（胃脘所在部位除外）疼痛。大腹疼痛多属脾胃之病变；小腹疼痛多属膀胱、大小肠及胞宫的病变；少腹疼痛多属肝经的病变。

大腹隐痛，喜温喜按，多为脾胃虚寒；绕脐痛，有包块按之可移，为虫积；小腹胀满而痛，小便不利，为癃闭，因膀胱湿热所致；少腹冷痛，牵及外阴，为寒滞肝脉；小腹胀痛或刺痛，随月经周期而发，多属胞宫气滞血瘀。

（6）腰痛：腰部经常酸软而痛，多因肾虚所致；腰部冷痛沉重，多因寒湿所致；腰部刺痛拒按，痛处固定不移，多为瘀血阻络所致；腰部突然剧痛，向少腹部放射，尿血，多因结石阻滞所致；腰脊疼痛连及下肢，多属经络阻滞。

（四）头身胸腹

1. 头晕　头晕而胀，烦躁易怒，脉弦数，为肝火上炎；头晕胀痛，腰酸耳鸣，脉弦细，多为肝阳上亢；头晕且重，如物裹缠，痰多苔腻，因痰湿内阻所致；头晕目眩，面白倦怠，舌淡，脉细弱，多为气血亏虚；头晕耳鸣，腰酸遗精，健忘，多为肾虚精亏；外伤后头晕刺痛，多为瘀血阻络。

2. 胸闷　胸闷多与心、肺等脏气机不畅有关，胸闷，心悸气短，多为心气不足，或心阳不足；胸闷气喘，畏寒肢冷，多为寒邪客肺；胸闷，痰多，多为痰饮停肺；胸闷，壮热，多为热邪或痰热壅肺；胸闷气喘，少气不足以息，多为肺气虚或肺肾气虚。

3. 心悸　心悸有惊悸与怔忡之分，因惊而悸，或心悸易惊，恐惧不安，称为惊悸；无明显外界诱因，心跳剧烈，上至心胸，下至脐腹，悸动不安，称为怔忡。心悸，气短，乏力、自汗，多属心气虚、心阳亏虚；心悸，面白唇淡，头晕气短，多属气血两虚；心悸，颧红，盗汗，多属心阴虚；心悸，时作时止，胸闷不适，痰多，多属胆郁痰扰；心悸，下肢或颜面浮肿，喘促，多属阳虚水泛，水气凌心；心悸，短气喘息，胸痛不移，舌紫暗，多属心脉痹阻，血行不畅。

4. 脘痞　自觉胃脘部窒塞满闷，脘痞，食少，便溏，多为脾胃虚弱；脘痞腹胀，呕恶痰涎，多为痰湿中阻；脘痞，嗳腐吞酸，多为食滞胃脘；脘痞，胃脘有振水声，为饮邪停胃。

5. 腹胀　腹胀喜按，属虚证，多因脾胃虚弱，失于健运所致；腹胀拒按，属实证，多因食积胃肠，或实热内结，阻塞气机所致。

6. 麻木　肌肤麻木，神疲乏力，面舌淡白，多为气血亏虚；肢体麻木，眩晕欲仆，属肝风内动；半身麻木，兼有口眼㖞斜，多属痰瘀阻络。

7. 疲乏　疲乏的基本病机是气血亏虚或湿困阳气所致；乏力，倦怠懒言，动则尤甚，多为气虚；乏力，头晕、心悸气短，伴面色无华，多为气血亏虚；乏力身重，困倦，或伴纳呆脘痞，苔腻，多属湿困，若伴面色萎黄，便溏，多为脾虚湿困。

（五）问耳目

1. 问耳

（1）耳鸣：突发耳鸣，声大如潮声，按之鸣声不减，多属实证，多因肝胆火盛，上扰清窍所致；渐觉耳鸣，声小如蝉鸣，按之鸣声减轻，多属虚证，常因肝肾阴虚，或肾精亏虚，髓海不充，耳失所养所致。

（2）耳聋：新病暴聋，多属实证，常由肝胆火逆、痰浊上蒙或风邪上袭所致；久病或年老渐聋，多属虚证，常因精气亏虚，耳窍失荣所致。

2. 问目

（1）目眩：自觉视物旋转动荡，亦称眼花，若兼面赤，头痛、头胀、头痛，多属实证，多因风火上扰或痰湿上蒙清窍所致；若兼神疲气短，头晕耳鸣，多属虚证，多因气虚、血亏、阴精不足所致。

（2）目昏、雀盲：视物昏暗不明，模糊不清称为**目昏**；白昼视力正常，每至黄昏视不清，如雀之盲，称为**雀盲**。均多由肝肾亏虚，精血不足，目失充养而致。常见于久病或年老、体弱之人。

（六）问睡眠

1. 失眠　经常不易入睡，或睡而易醒不能再睡，或睡而不酣时易惊醒，甚至彻夜不眠的症状，又称不寐或不得眠，是阴虚阳盛，阳不入阴，神不守舍的病理表现。不易入睡，甚至彻夜不眠，兼心烦不寐，多见于心肾不交；睡后易醒，不易再睡，多见于心脾两虚；睡眠时时惊醒，不易安卧，多见于胆郁痰扰；夜卧不安，腹胀嗳气，多为食滞内停。

2. 嗜睡　神疲困倦，睡意很浓，经常不由自主地入睡的症状，又称多寐、多眠，因阳虚阴盛，或痰湿内盛所致。困倦易睡，伴头目昏沉，胸闷脘痞，肢体困重，为痰湿困脾；饭后嗜睡，兼食少纳呆，倦怠乏力，为脾气虚弱；精神极度疲惫，困倦欲睡而未睡，肢冷脉微，为心肾阳衰；大病之后，神疲嗜睡，为正气未复。

（七）问饮食与口味

1. 问口渴与饮水　问口渴与饮水的情况，可知津液的盛衰和输布有否障碍，以及病性的寒热虚实。

（1）口渴多饮，提示津液损伤。大渴喜冷饮，兼有壮热、面赤、汗出、脉洪大者，为实热证，为里热炽盛，津液大伤所致；大渴多饮，兼有小便量多，多食易饥，体渐消瘦者，为消渴病。

（2）**渴不多饮**，津液损伤较轻或津液输布障碍的表现。口渴饮水不多，兼身热夜甚，心烦不寐，舌红绛，多属营分证；口燥咽干而不多饮，兼颧红盗汗、舌红少津，多属阴虚证；渴不多饮，兼身热不扬、头身困重、黄腻苔，多属湿热证；渴喜热饮，饮量不多，或饮水即吐，多属痰饮内停证；口干但欲漱水而不欲咽，兼面色黧黑，舌紫暗或有瘀斑，多属瘀血内停。

2. 问食欲与食量　可以了解脾胃功能的强弱、判断疾病的轻重和预后。

（1）食欲减退：食少纳呆，兼见消瘦，便溏，面色萎黄，为脾胃虚弱；纳呆少食，兼见脘闷腹胀，头身困重，便溏苔腻，为湿邪困脾。

（2）厌食：厌食，兼见嗳气酸腐，脘腹胀满，为食滞胃脘；厌油腻食物，兼见胸满呕恶，脘腹胀满，为湿热蕴脾；厌油腻食物，兼见胁肋灼热胀痛，为肝胆湿热；妊娠早期，若有短暂择食或厌食反应，属生理现象，若厌食明显，甚至食入即吐，则属病态，为妊娠恶阻。

（3）消谷善饥：食欲过于旺盛，进食量多，食后不久即感饥饿，兼见口臭便秘，为**胃火亢盛**；兼见多饮多尿，消瘦，为**消渴病**；兼见大便溏泄，为**胃强脾弱**。

（4）饥不欲食：虽然有饥饿感，但不想进食或进食不多，兼见胃中有嘈杂、灼热感，舌红少苔，脉细数，因**胃阴不足**，虚火内扰所致。

（5）除中：除中是指久病或重病患者，本不欲食，甚至不能食，突然欲食或暴食的症状。假神的表现之一，因**胃气败绝**所致。

3. 问口味　口淡多见于脾胃气虚；口甜多见于脾胃湿热、脾虚；口黏腻多由湿浊停滞、痰饮食积所致；口酸多见于肝胃蕴热、饮食停滞；口涩为燥热伤津，或脏腑热盛所致；口苦多见于肝胆火旺、湿热内蕴；口咸多属肾病及寒证。

（八）问二便

1. 问大便

（1）便次异常

便秘：多因热结肠道，或津液亏少，或阴血不足，也可因气虚传送无力，或阳虚寒凝所致。

泄泻：清稀如水样，多属寒湿泄泻；黄褐如糜，味臭者，多属湿热泄泻；泻下秽臭，泻后痛减，兼见呕恶酸腐，脘闷腹痛者，属伤食；大便溏泄，纳少腹胀，消瘦神疲，属脾虚；黎明前腹痛作泻，泻后则安，兼见形寒肢冷，腰膝酸软者，为"五更泻"，多属脾肾阳虚；腹痛作泻，泻后痛减，兼见情绪抑郁，为肝郁乘脾。

（2）便质异常：大便中含有较多未消化食物，称为完谷不化，多见于脾肾阳虚；大便时干时稀的症状，称为溏结不调，多因肝郁脾虚；若大便先干后溏，多属脾虚；大便中含有脓血黏液，称为脓血便，多见于痢疾或肠癌；便血有远血和近血之分，**便黑如柏油**，或便血紫暗者，为**远血**，多为胃肠瘀血，或脾不统血；便血鲜红，粪血不融合者，为**近血**，多由大肠湿热，或大肠风燥，伤及血络所致。

（3）排便感异常：排便时肛门有灼热感的，多因大肠湿热所致；腹痛窘迫，时时欲便，肛门重坠，便出不爽，称为里急后重，常见于痢疾；排便不爽，多因大肠湿热、肝气犯脾、食滞肠道所致；大便失禁，多因脾肾阳虚，肛门失约所致；肛门重坠，常于劳累或排便后加重。多属脾虚中气下陷，常见于久泻或久痢患者。

2. 问小便

（1）尿次异常：小便频数，短赤而急迫者，为**淋证**，是膀胱湿热，气化不利所致；小便频数，色清量多，夜间明显者，多由肾阳不足，肾气不固，膀胱失约所致。

小便不畅，点滴而出为"**癃**"；小便不通，点滴不出为"**闭**"，一般统称为"癃闭"。有虚实之分，实证因湿热下注、瘀血内阻、结石阻塞所致；虚证因年老气虚，或肾阳不足，膀胱气化功能减退所致。

（2）尿量异常：便清长量多者，兼形寒肢冷，属虚寒证；多尿，见多饮多食，而消瘦者，属肾阴亏虚，开多合少所致。

小便量少短赤者，多属实热证，或汗吐、下后伤津所致；尿少，兼见浮肿者，为水肿。

（3）排尿感异常：小便排出不畅而痛，伴有急迫、灼热，称为**小便涩痛**，见于**淋证**，因湿热下注，膀胱气化不利所致；排尿后小便点滴不尽，称为**余沥不尽**，多因肾阳亏虚，肾气不固所致，常见于老年人和久病体衰者。

神志清醒时，小便不能随意控制而自遗，称为**小便失禁**，多属肾气不固，膀胱失约所致；患者神昏而小便自遗，则属危重证候。

睡眠中不自主排尿，称为**遗尿**，多属肾气不足，膀胱虚衰。

（九）问经带

1. 问月经

（1）经期异常

月经先期：连续2个月经周期出现月经提前7d以上，多因血热妄行，或气虚不摄所致。月经先期，经色深红，质稠量多，为血热，多因素体阳盛，感受热邪，或肝郁化火，热扰于血，或肾阴亏损，阴血不足，虚热内生所致；月经先期，经色淡红，质稀量多，气短乏力，为气虚不摄，多因脾气亏虚、肾气不足，冲任不固所致。

月经后期：连续2个月经周期出现月经延后7d以上，多因血虚、血瘀而致。月经后期，经色淡红，质稀，唇淡面白，为血虚，多因营血亏虚、肾精不足或因阳气虚衰，无以化血，使血海不能按时蓄溢所致；月经后期，经色紫暗，夹有血块等，为血瘀，可因气滞血瘀、寒凝血瘀、痰湿阻滞，冲任不畅所致。

月经先后不定期：经期不定，月经或提前或延后7d以上，并连续两个月经周期以上，多因肝气郁滞，或瘀血阻滞，或脾肾虚损，冲任失调，血海蓄溢失常所致。

（2）经量异常

月经过多：月经周期、经期基本正常，而经量较常量明显增多，多因血热，迫血妄行；或气虚，冲任不固；或瘀阻胞络，络伤血溢等所致。

月经过少：月经周期基本正常，而经量较常量明显减少，甚至点滴即净，多因精血亏少，气血亏虚，血海失充；或寒凝、血瘀、痰湿阻滞，气血不畅所致。

闭经：女子年逾18周岁，月经尚未来潮，或已行经后又中断，停经3个月以上，而在妊娠期、哺乳期或绝经期的月经停闭，属生理现象。多因肝肾不足，气血亏虚，阴虚血燥，血海空虚；或因痨虫侵及胞宫，或气滞血瘀、阳虚寒凝、痰湿阻滞胞脉，冲任不通所致。

崩漏：非行经期间，阴道内大量出血，或持续下血，淋沥不止者，一般来说，势急，出血量多者，称为崩，或称崩中；势缓而出血量少淋沥不止者，称为漏，或称漏下，合称为崩漏。皆因血热妄行，损伤冲任；或脾肾气虚，冲任不固；或瘀阻冲任，血不循经。

（3）痛经：经前或经期小腹胀痛或刺痛，多属气滞或血瘀；经期或经后小腹隐痛、空痛，多属气血两虚，或肾精不足，胞脉失养所致；经期小腹冷痛，得温痛减，多属寒凝或阳虚；小腹灼痛拒按，平素带下黄稠臭秽，多属湿热蕴结。

2. 问带下

（1）白带：带下色白量多，质稀如涕，淋沥不绝，无臭味，多因脾肾阳虚，寒湿下注所致；若状如凝乳，或呈豆渣状，气味酸臭，多因湿浊下注。

（2）黄带：带下色黄，质黏，气味臭秽，多因湿热下注或湿毒蕴结所致。

第六单元　脉诊

【复习指导】掌握寸口诊法的原理、脉象要素、正常脉象的形态特征、特点及其生理变异；常见 28 种脉的脉象特征、主病及临床鉴别。

一、脉诊原理

脉象的形成与心脏搏动、心气盛衰、脉道通利、气血盈亏作用直接相关。

肺朝百脉，主气，司呼吸，参与宗气的生成，具有助心行血的功能；脾胃为后天之本，为气血生化之源，脾主统血，保障血液在脉管内运行而不溢出脉外；肝藏血，主疏泄，既能调节血量，又可使气血调畅，经脉通利；肾藏精，为元阴、元阳之根，是脉象之根。

二、诊脉部位

切脉可按部位分为遍诊法、三部诊法和寸口诊法。

（一）遍诊法

遍诊法又称为三部九候诊法，有上、中、下即头、手、足三部，每部又各分天、地、人三候，合而为九。

（二）三部诊法

三部诊法，即人迎、寸口、趺阳为三部诊法，以诊寸口脉候脏腑病变，以诊趺阳脉候胃气，以诊太溪脉候肾气。

（三）寸口诊法

1. 寸口诊法的原理　寸口位于手太阴肺经的原穴（太渊）部位，是脉之大会，为十二经脉之气汇聚于此；手太阴肺经起于中焦，与脾经同属太阴，肺与脾胃之气相通，而脾胃为后天之本，气血生化之源，因此在寸口可以诊察胃气的强弱；寸口处为桡动脉，该动脉所在桡骨茎突处，其行径也相对固定、浅表，诊察方便易行，所以说寸口部为诊脉的理想部位。

2. 寸口分候脏腑　左寸候心，右寸候肺，并统括胸以上及头部的疾病；左关候肝胆，右关候脾胃，统括膈以下脐以上部位的疾病；两尺候肾，并包括脐以下至足部疾病。

三、诊脉方法

（一）患者的体位

患者应取正坐位或仰卧位，前臂自然向前平展，与心脏置于同一水平，手腕伸直，手掌向上，手指自然放松，在腕关节下面垫一松软的脉枕，使寸口部位充分暴露伸展，保证气血畅通，便于诊察脉象。

（二）医生的指法

1. 布指　中指定关，三指平齐，布指疏密适度。

2. 运指　医生运用指力的轻重、挪移及布指变化以体察脉象。常用的指法有举、按、寻、循、总按和单诊。

（1）**举法**：用较轻的指力，以体察脉搏部位的方法。亦称"轻取"或"浮取"。

（2）**按法**：用较重的指力，甚至按到筋骨体察脉象的方法。此法又称"重取"或"沉取"。

（3）**寻法**：寻是指切脉时指力从轻到重，或从重到轻，左右推寻，调节最适当指力的方法，细细寻找脉动最明显的部位，统称寻法。

（4）**总按**：三指同时用力诊脉的方法。从总体上辨别寸、关、尺三部和左、右两手脉象的形态、脉位的浮沉等。

（5）**单诊**：用一个手指诊察一部脉象的方法。主要用于分别了解寸、关、尺各部脉象的形态特征。

（三）平息

一呼一吸谓之一息，医生在诊脉时注意调匀呼吸。一是医生以一次正常呼吸来计算患者的脉搏次数；二是有利于医生思想集中，可以仔细地辨别脉象。

（四）切脉时间

诊脉的时间以清晨（平旦）未进食时为佳。每次诊脉每手应不少于1分钟，两手以3分钟左右为宜。

四、脉象要素

脉象八要素如下。

1. 脉位　脉动显现部位的浅深，表浅为浮脉；深沉为沉脉。

2. 脉率（至数）　指脉搏的频率。一息脉来4~5至为平脉，一息五至以上为数脉，一息不足四至为迟脉。

3. 脉长　指脉动应指的轴向范围长短。脉动范围超越寸、关、尺三部称为长脉；不及三部，但见关部或寸部者均称为短脉。

4. 脉势（脉力）　指脉的强弱。脉搏应指有力为实脉，应指无力为虚脉。

5. 脉宽　指脉动应指的径向范围大小，即指下感觉到脉道的粗细，脉道宽大的为大脉，狭小的为细脉。

6. 流利度　指脉搏来势的流利通畅程度。脉来流利圆滑者为滑脉；来势艰难，不流利者为涩脉。

7. 紧张度　指脉管的紧急或弛缓程度。脉紧张度高多为弦脉、紧脉；弛缓为缓脉。

8. 脉律（均匀度）　两个方面：一是脉动节律是否均匀，有无停歇；二是脉搏力度、大小是否一致，一致为均匀，不一致为参差不齐，停歇的次数、时间是否规则。

五、正常脉象

寸、关、尺三部有脉，一息4~5至，不浮不沉，不大不小，从容和缓，柔和有力，节律一致，尺脉沉取不绝，即<u>有胃、有神、有根</u>。

<u>有胃</u>气的特征是不疾不徐，从容和缓，主要反映脾胃运化功能的盛衰和气血的盛衰；<u>有神</u>的主要表现是柔和有力、节律整齐，可判断脏腑功能和精气的盛衰；<u>有根</u>主要表现是尺脉有力、沉取不绝，主要说明肾气的盛衰。

六、病理脉象

（一）常见病理脉象的脉象特征和临床意义

1. 浮脉
（1）脉象特征：轻取即得，重按稍减而不空，举之有余，按之不足。
（2）临床意义：一般见于表证，亦见于虚阳外越证。

2. 沉脉
（1）脉象特征：轻取不应，重按始得，举之不足，按之有余。
（2）临床意义：多见于里证。有力为里实，无力为里虚。亦可见于正常人。

3. 迟脉
（1）脉象特征：脉来迟慢，一息不足4至。
（2）临床意义：多见于寒证，亦见于邪热结聚之实热证。

4. 数脉
（1）脉象特征：脉来急促，一息5至以上，不满7至。
（2）临床意义：多见于热证，亦见于里虚证。

5. 虚脉
（1）脉象特征：三部脉举之无力，按之空豁，应指松软。亦是无力脉象的总称。
（2）临床意义：见于虚证，多为气血两虚。

6. 实脉
（1）脉象特征：三部脉充实有力，其势来去皆盛。亦为有力脉象的总称。
（2）临床意义：见于实证。亦见于常人。

7. 洪脉
（1）脉象特征：脉体宽大，充实有力，来盛去衰，状若波涛汹涌。
（2）临床意义：多见于阳明气分热盛。亦主邪盛正衰。

8. 细脉
（1）脉象特征：脉细如线，但应指明显。
（2）临床意义：多见于虚证、湿证。

9. 滑脉
（1）脉象特征：往来流利，应指圆滑，如盘走珠。
（2）临床意义：多见于痰湿、食积和实热等病证。亦是青壮年的常脉，妇女的孕脉。

10. 涩脉
（1）脉象特征：形细而行迟，往来艰涩不畅，脉势不匀。
（2）临床意义：多见于气滞、血瘀和精伤、血少。

11. 弦脉
（1）脉象特征：端直以长，如按琴弦。
（2）临床意义：肝胆病、疼痛、痰饮等，或为胃气衰败者。亦见于老年健康者。

12. 紧脉
（1）脉象特征：绷急弹指，状如牵绳转索。
（2）临床意义：见于实寒证、疼痛和食积等。

13. 缓脉

（1）脉象特征：一息4至，来去缓怠。

（2）临床意义：多见于湿病、脾胃虚弱，亦可见于正常人。

14. 濡脉

（1）脉象特征：浮细无力而软。

（2）临床意义：多见于虚证或湿证。

15. 弱脉

（1）脉象特征：沉细无力而软。

（2）临床意义：多见于阳气虚衰、气血两虚。

16. 微脉

（1）脉象特征：极细极软，按之欲绝，若有若无。

（2）临床意义：多见于气血大虚，阳气衰微。

17. 结脉

（1）脉象特征：脉来缓慢，时有中止，止无定数。

（2）临床意义：多见于阴盛气结、寒痰血瘀，亦可见于气血虚衰。

18. 代脉

（1）脉象特征：脉来一止，止有定数，良久方还。

（2）临床意义：脏气衰微、疼痛、惊恐、跌仆损伤等。

19. 促脉

（1）脉象特征：脉来数而时有一止，止无定数。

（2）临床意义：多见于阳盛实热、气血痰食停滞；亦见于脏气衰败。

20. 散脉

（1）脉象特征：浮散无根，稍按则无，至数不齐。

（2）临床意义：多见于元气离散，脏腑精气衰败，尤其是心、肾之气将绝的危重病证。

21. 芤脉

（1）脉象特征：浮大中空，如按葱管。

（2）临床意义：常见于失血、伤阴。

22. 革脉

（1）脉象特征：浮而搏指，中空外坚，如按鼓皮。

（2）临床意义：亡血、失精、半产、漏下等病证。

23. 伏脉

（1）脉象特征：重按推筋着骨始得，甚则暂伏而不显。

（2）临床意义：主里证，常见于邪闭、厥证、痛极。

24. 牢脉

（1）脉象特征：沉取实大弦长，坚牢不移。

（2）临床意义：多见于阴寒内盛，疝气癥积。

25. 疾脉

（1）脉象特征：脉来急疾，一息七八至。

（2）临床意义：多见于阳极阴竭，元气欲脱之证。

26.长脉

（1）脉象特征：首尾端直，超过本位。

（2）临床意义：常见于阳证、热证、实证，亦可见于平人。

27.短脉

（1）脉象特征：首尾俱短，常只显于关部，而在寸尺两部多不显。

（2）临床意义：多见于气虚或气郁。

28.动脉

（1）脉象特征：脉形如豆，滑数有力，厥厥动摇，关部尤显。

（2）临床意义：常见于惊恐、疼痛等症。

（二）脉象鉴别（表2-2）

表2-2 脉象鉴别

脉纲	共同特点	脉名	相类脉	
			脉象	主病
浮脉类	轻取即得	浮	举之有余，按之不足	表证，亦见于虚阳浮越证
		洪	脉体阔大，充实有力，来盛去衰	热盛
		濡	浮细无力而软	虚证，湿困
		散	浮取散漫而无根，伴至数或脉力不匀	元气离散，脏气将绝
		芤	浮大中空，如按葱管	失血、伤阴之际
		革	浮而搏指，中空边坚	亡血、失精、半产、崩漏
沉脉类	重按始得	沉	轻取不应，重按始得	里证
		伏	重按推至筋骨始得	邪闭、厥病、痛极
		弱	沉细无力而软	阳气虚衰、气血俱虚
		牢	沉按实大弦长	阴寒内积、疝气、癥积
迟脉类	一息不足4至	迟	一息不足4至	寒证，亦见于邪热结聚
		缓	一息4至，脉来怠缓	湿病，脾胃虚弱，亦见于平人
		涩	往来艰涩，迟滞不畅	精伤、血少；气滞，血瘀，痰食内停
		结	迟而时一止，止无定数	阴盛气结，寒痰瘀血；气血虚衰
数脉类	一息5至以上	数	一息5至以上，不足7至	热证；亦主里虚证
		疾	脉来急疾，一息七八至	阳极阴竭，元气欲脱
		促	数而时1止，止无定数	阳热亢盛，瘀滞，痰食停积；脏气衰败
		动	脉短如豆，滑数有力	疼痛，惊恐
虚脉类	应指无力	虚	举按无力，应指松软	气血两虚
		细	脉细如线，应指明显	气血俱虚，湿证
		微	脉细极软，似有似无	气血大虚，阳气暴脱
		代	迟而中止，止有定数	脏气衰微、疼痛、惊恐、跌扑损伤
		短	首尾俱短，不及本部	有力主气郁，无力主气损

续表

脉纲	共同特点	脉名	相类脉 脉象	相类脉 主病
实脉类	应指有力	实	举按充实有力	实证，平人
		滑	往来流利，应指圆滑	痰湿、食积、实热，青壮年，孕妇
		弦	端直以长，如按琴弦	肝胆病、疼痛、痰饮等，老年健康者
		紧	绷急弹指，状如转索	实寒证、疼痛、宿食
		长	首尾端直，超过本位	阳气有余，阳证、热证、实证，平人
		大	脉体宽大，无汹涌之势	健康人，病进

（三）相兼脉

临床上常见的相兼脉及其主病如下。

浮紧脉：多见于表寒证，或风寒痹证疼痛。

浮缓脉：多见于风邪伤卫，营卫不和，太阳中风证。

浮数脉：多见于表热证。

浮滑脉：多见于表证夹痰，常见于素体痰盛而又感受外邪者。

沉迟脉：多见于里寒证。

沉弦脉：多见于肝郁气滞、或水饮内停。

沉涩脉：多见于血瘀，尤常见于阳虚而寒凝血瘀者。

沉缓脉：多见于脾虚，水湿停留。

细数脉：多见于阴虚火旺。

弦数脉：多见于肝郁化火或肝胆湿热、肝阳上亢。

弦细脉：多见于肝肾阴虚、血虚肝郁或肝郁脾虚。

弦紧脉：多见于寒证、痛证，常见于寒滞肝脉，或肝郁气滞等所致疼痛等。

弦滑数脉：多见于肝火夹痰，肝胆湿热，或肝阳上亢，痰火内蕴等证。

滑数脉：多见于痰热、湿热或食积化热。

洪数脉：多见于阳明经证、气分热盛，多见于外感热病的中期。

（四）真脏脉

其脏脉是在疾病危重期出现无胃、无神、无根的脉象，又称**怪脉、败脉、死脉、绝脉**，多见于疾病的后期，是病邪深重，元气衰竭，胃气败绝，是病情极度危重，濒临死亡的征象。

鱼翔脉：主三阴寒极，阳亡于外。

虾游脉：主孤阳无依，躁动不安。

屋漏脉：主胃气、营卫将绝。

雀啄脉：主脾胃衰败，精气已绝于内。

解索脉：主肾与命门元气将绝。

弹石脉：主肾气竭绝之象。

釜沸脉：主三阳热极，阴液枯竭，多为临死前的脉象。

七、诊小儿脉

1. 小儿正常脉象的特点　小儿的平和脉象，较成人脉软而速，年龄越小，脉搏越快。2~3 岁的小儿，脉动 6~7 次为常脉，每分钟脉搏 100~120 次；5~10 岁的小儿，脉动 6 次为常脉，每分钟脉搏 100 次左右。

2. 常见小儿病脉的临床意义　由于小儿疾病一般都比较单纯，主要以脉的浮、沉、迟、数辨病证的表、里、寒、热；以脉的有力、无力定病证的虚、实。

浮脉多见于表证，有力为表实，无力为表虚；沉脉多见于里证，有力为里实，无力为里虚；迟脉多见于寒证，有力为实寒，迟无力为虚寒；数脉多见于热证有力为实热，无力为虚热，浮数为表热，沉数为里热。

第七单元　按诊

【复习指导】掌握按诊的方法，按诊的虚实、寒热的判断标准。

一、按诊的方法和注意事项

（一）按诊的方法

按诊的手法，主要有触、摸、按、叩四法。

1. 触法　医生将自然并拢的第二、三、四、五手指掌面或全手掌轻轻接触或轻柔地进行滑动触摸患者局部皮肤，以了解肌肤的凉热、润燥等情况，用于分辨病属外感还是内伤，判断机体阴阳盛衰以及津血盈亏。

2. 摸法　医生用指掌稍用力寻抚局部，以探明局部的感觉情况，以辨别病位及病性的虚实。

3. 按法　以重手按压或推寻局部，了解深部有无压痛或肿块，肿块的形态、大小、质地的软硬、光滑度、活动程度等，以辨脏腑虚实和邪气的痼结情况。

4. 叩法　又称叩击法。是医生用手叩击患者身体某部，使之震动产生叩击音、波动感或震动感，以此确定被检查部位的脏器状态有无异常。有直接叩击法和间接叩击法两种。

（1）直接叩击法：是医生用屈曲的中指指尖或并拢的二、三、四、五指的掌面直接叩击或拍打身体需要检查部位，这种方法，主要适用于胸、腹部面积较广的病变。

（2）间接叩击法：分为拳掌叩击法和指指叩击法。

拳掌叩击法是医生用左手掌平贴在患者的被检查部位，右手握成空拳叩击左手背，边叩边询问患者叩击部位有无局疼痛等感觉，以推测病变部位、性质和程度。

指指叩击法是医生用左手中指第二指节紧贴患者需检查的部位，其他手指稍微抬起，勿与体表接触，右手指自然弯曲，第二、四、五指微翘起，以中指指端叩击左手中指第二指节前端，叩击方向应与叩击部位垂直，叩时应用腕关节与掌指关节活动之力，力量要均匀适中，叩击后右手中指应立即抬起，每次连叩 2~3 下，可反复进行。

（二）叩法注意事项

根据疾病的部位和性质不同，选择适当的体位和方法；手法要轻巧柔和、忌用力过重或冷手按诊；按诊操作必须细致、精确、规范、全面而有重点；注意争取患者的主动配合，使患者能准确地反映病位的感觉；四种手法选择要具有针对性，且边检查边注意观察患者的反应及表情变化，以了解病痛所在的准确部位及程度。

二、按诊的内容

（一）按虚里

虚里的有无搏动、搏动部位及范围、搏动强度和节律、频率、聚散等，以了解宗气之强弱、疾病之虚实、预后之吉凶，尤其当危急病证寸口脉搏不明显时，诊虚里更具重要的诊断价值。

按之动微力弱，为宗气内虚，或饮停心包；搏动迟弱，或久病体虚而动数，多为心阳不足；搏动数急而时有一止，为宗气不守；胸高而喘，虚里搏动散漫而数，为心肺气绝之兆；按之弹手，洪大而搏，或绝而不应，是心肺气绝，属于危候；孕妇胎前产后，虚里动高，为恶候；虚损劳瘵之病，虚里日渐动高，为病进；虚里动高，聚而不散，为热甚，多见于外感热邪、小儿食滞或痘疹将发之时。

（二）按脘腹

1. 脘腹部位划分　膈以下统称为脘腹部。剑突的下方，称为心下；心下至脐上为大腹，其上半部称为胃脘部；脐周部位称为脐腹；脐下至耻骨上缘为小腹；小腹两侧称少腹。

2. 按脘部　主要诊察胃腑病证。脘部痞满，按之柔软，无压痛，属虚证，多因胃腑虚弱所致；按之较硬而疼痛，属实证，多因实邪聚结胃脘所致；脘部按之有形而胀痛，推之漉漉有声，为胃有水饮。

3. 按腹部

（1）疼痛：腹痛喜按，按之痛减，属虚证，常见于脾胃气虚；腹痛拒按，按之痛甚，属实证；按之局部灼热，痛不可忍者为内痈；按之疼痛，固定不移，多为内有瘀血；按之胀痛，病处按此联彼，病在气分，多为气滞。

（2）腹满：腹胀满按之手下饱满有弹性、压痛，多为实证；腹虽膨满，按之虚软，少弹性，无压痛，多为虚证。腹部高度胀大，如鼓之状，称为鼓胀，叩之有波动感，按之如囊裹水，为水鼓；叩之如鼓，无波动感，按之亦无凹痕，为气鼓。

（3）积聚：要注意其大小、形态、硬度、压痛和能否移动等情况。

腹部肿块，推之可移，痛无定处，或按之无形，聚散不定，为**瘕聚**，病属气分；痛有定处，肿块推之不移，为**癥积**，病属血分。

（三）按肌肤

1. 诊寒热　可了解人体阴阳的盛衰、病邪的性质等。肌肤寒冷，属阳气衰少；肌肤灼热，属实热证；肌肤寒冷而大汗淋漓、面色苍白、脉微欲绝，属亡阳证；汗出如油，四肢肌肤尚温而脉躁疾无力，属亡阴证；身灼热而肢厥，属真热假寒证，为阳热壅盛，格阴于外所致；外感病汗出热退身凉，为表邪已解；外感病皮肤无汗而灼热，为热甚；身热初按热甚，久按热反转轻，为热在表；久按其热反甚，为热在里；肌肤初扪之不觉很热，但扪之稍久即感灼手者，为湿热内蕴。

2. 诊润燥滑涩　可以了解患者汗出情况和气血津液的盈亏。皮肤干燥，为尚未出汗或津液不足；皮肤湿润，为身已出汗或津液充足；皮肤干瘪，为津液不足；肌肤滑润，为气血充盛；肌肤枯涩，为气血不足；**肌肤甲错**，为血虚失荣或内有瘀血。

3. 诊肿胀　以辨水肿和气肿。按之凹陷，不能即起，是**水肿**；按之凹陷，举手即起，是**气肿**。

4. 诊疼痛　通过触摸肌肤疼痛的程度，可以分辨疾病的虚实。肌肤濡软，按之痛减，属虚证；硬痛拒按，为实证；轻按即痛，病在表浅；重按方痛，病在深部。

5. 诊尺肤　以了解疾病虚实寒热性质的诊察方法。尺肤热甚，多是热证；尺肤凉，多是泄泻、少气；按尺陷而不起，多是风水肤胀；尺肤粗糙如枯鱼之鳞，多是精血不足，或有瘀血内阻，亦可是痰饮病。

（四）按腧穴

通过穴位的变化和反应来判断内脏某些疾病的方法，注意穴位上是否有结节或条索状物，有无压痛或其他敏感反应。如肺俞穴摸到结节，或中府穴有压痛，多为肺病；上巨虚穴有压痛，多为肠痈；肝俞或期门穴有压痛，多为肝病。临床上诊断脏腑病变的常用俞穴如下：心病，巨阙、膻中、大陵；肺病，中府、肺俞、太渊；脾病，章门、太白、脾俞；肝病，期门、肝俞、太冲；肾病，气海、太溪；胆病，日月、胆俞；胃病，胃俞、足三里；大肠病，天枢、大肠俞；小肠病，关元；膀胱病，中极。

第八单元　八纲辨证

【复习指导】掌握八纲辨证的证候表现、辨证要点及鉴别；掌握八纲之间的相兼、错杂、转化、真假的基本概念；掌握寒热错杂、转化和真假的辨别要点；掌握虚实转化、错杂、真假的辨别要点。

八纲，是指表、里、寒、热、虚、实、阴、阳 8 个纲领。八纲辨证，是运用八纲对四诊收集的各种病情资料，进行分析、归纳，从而辨别疾病现阶段病变部位的浅深、疾病性质的寒热、邪正斗争的盛衰和病证类别的阴阳的方法。

一、八纲基本证

（一）表里辨证

辨别病变部位**外内**、**深浅**的两个纲领。

1. 表证　六淫、疫疠等邪气，经皮毛、口鼻侵入机体的初期阶段，正气抗邪于肌表，以新起恶寒发热为主要表现的证。

【证候表现】新起恶风寒，或恶寒发热，头身疼痛，打喷嚏，鼻塞，流涕，咽喉痒痛，微有咳嗽、气喘，舌淡红，苔薄，脉浮。

【辨证要点】起病急、病位浅、病程短，以新起恶寒，或恶寒发热并见，脉浮，脏腑的症状不明显为共同特征。

2. 里证　病变部位在内，脏腑、气血、骨髓等受病，以脏腑功能失调症状为主要表现的证。

【证候表现】里证的范围极为广泛，其临床表现多种多样，概而言之，凡非表证（及半表半里证）的证候，一般都属里证的范畴，即所谓"非表即里"。其证候特征是无新起恶寒发热并见，以脏腑症状为主要表现。

【辨证要点】里证可见于外感疾病的中、后期阶段，或为内伤疾病。不同的里证，可表现为不同的证候，故很难用几个症状全面概括，但其基本特征是一般病情较重，病位较深，病程较长。

3. 表证与里证的鉴别（表2-3）

表2-3　表证与里证的鉴别

	病程	寒热特点	兼症	舌象	脉象
表证	多短	恶寒发热并见	内脏症表现不明显，头身疼痛，鼻塞、喷嚏等为常见症状	变化不明显	浮脉
里证	多长	但热不寒或但寒不热或寒热俱无	内脏症表现明显	多有变化	沉脉或其他多种脉象

（二）寒热辨证

辨别疾病性质的两个纲领。

1. 寒证　感受寒邪，或阳虚阴盛，所表现的具有**冷、凉**症状特点的证。

【证候表现】恶寒（或畏寒）喜暖，肢冷蜷卧，冷痛喜温，口淡不渴，痰、涎、涕清稀，小便清长，大便稀溏，面色㿠白，舌淡，苔白而润，脉紧或迟等。

【辨证要点】以**冷、凉、静、润**为特点。

2. 热证　感受热邪，或脏腑阳气亢盛，或阴虚阳亢，所表现的具有温、热症状特点的证。

【证候表现】发热，恶热喜冷，口渴欲饮，面赤，烦躁不宁，痰、涕黄稠，小便短黄，大便干结，舌红，苔黄燥，脉数等。

【辨证要点】以**热、动、燥、干**为特点。

3. 寒证与热证的鉴别要点（表2-4）

表2-4　寒证与热证的鉴别

鉴别要点	寒证	热证
寒热喜恶	恶寒喜温	恶热喜凉
口渴	不渴	渴喜冷饮
面色	白	红
四肢	冷	热
大便	稀溏	干结
小便	清长	短赤
舌象	舌淡苔白润	舌红苔黄
脉象	迟或紧	数

（三）虚实辨证

辨别**邪正盛衰**的两个纲领。

1. 虚证　人体阴阳、气血、津液、精髓等正气亏虚，以不足、松弛、衰退为主要症状特征的证。

【证候表现】由于气血阴阳津液等受损程度不同及所影响的脏腑器官的差异，所以虚证的表现也各不相同，很难用几个症状全面概括。

【辨证要点】以脏腑气血阴阳亏虚表现为特点，一般久病、势缓者多为虚证，耗损过多者多虚证，体质素弱者多虚证。

常见虚证有气虚证、血虚证、津液不足证（见气血津液辨证）、阳虚证、阴虚证。

（1）阳虚证：体内阳气亏损，温养、推动、蒸腾、气化等作用减退，所表现的虚寒证。

【证候表现】畏冷肢凉，口不渴，或喜热饮，自汗或无汗，小便清长或尿少浮肿，大便稀薄，面色㿠白，舌淡胖，苔白滑，脉沉迟（或为细数）无力，常兼有神疲、乏力、气短等气虚的表现。

【辨证要点】畏寒肢冷、小便清长、面色㿠白与气虚症状共见。

（2）阴虚证：体内阴液亏少而无以制阳，滋润、濡养等作用减退所表现的虚热证。

【证候表现】形体消瘦，两颧潮红，口燥咽干，五心烦热，潮热盗汗，小便短黄，大便干结，舌红少津，脉细数。

【辨证要点】口燥咽干、五心烦热、潮热盗汗、舌红少苔、脉细数。

2. 实证　感受外邪，或疾病过程中阴阳气血失调，体内病理产物蓄积，以有余、亢盛、停聚为主要症状特征的证。

【证候表现】由于感邪性质与病理产物的不同，以及病邪侵袭、停积部位的不同，实证的证候表现各不相同，难以用几个症状全面概括。

【辨证要点】一般新起、暴病者多为实证，病情急剧者多实证，体质壮实者多实证。

3. 虚证与实证鉴别要点（表2-5）

表2-5　虚证与实证的鉴别

辨证要点	虚证	实证
病程	较长（久病）	较短（新病）
体质	多虚弱	多壮实
精神	多萎靡	多兴奋
声息	声低息微	声高气粗
疼痛	喜按	拒按
胸腹胀满	按之不痛，胀满时减	按之疼痛，胀满不减
发热	五心烦热，午后微热	蒸蒸壮热
恶寒	畏寒，得衣近火则减	恶寒，得衣近火不减
舌象	舌质嫩，苔少或无苔	舌质老，苔厚腻
脉象	无力	有力

（四）阴阳辨证

是归纳**病证类别**的两个纲领。

1. 阴证　凡见**抑制、沉静、衰退、晦暗**等表现的里证、寒证、虚证，以及症状表现为**向内的、向下的、不易发现**的，或病邪性质为阴邪致病、病情变化较慢等，均属阴证范畴。

【证候表现】面色苍白或暗淡，精神萎靡，身重蜷卧，畏冷肢凉，倦怠无力，语声低怯，纳差，口淡不渴，小便清长或短少，大便溏泄气腥，舌淡胖嫩，脉沉迟、微弱、细。

2. 阳证　凡见**兴奋、躁动、亢进、明亮**等表现的表证、热证、实证，以及症状表现为向外的、向上的、容易发现的，或病邪性质为阳邪致病、病情变化较快等，均属阳证范畴。

【证候表现】面色赤，恶寒发热，肌肤灼热，烦躁不安，语声高亢，呼吸气粗，喘促痰鸣，口干渴饮，小便短赤涩痛，大便秘结奇臭，舌红绛，苔黄黑生芒刺，脉浮数、洪大、滑实。

3. 亡阳证　体内阳气极度衰微而欲脱，以**冷汗、肢厥、面白、脉微**等为主要表现的危重症。

【证候表现】冷汗淋漓、汗质稀淡，面色苍白，手足厥冷，肌肤不温，神情淡漠，呼吸气弱，舌淡而润，脉微欲绝等。

【辨证要点】四肢厥冷、面色苍白、冷汗淋漓、气息微弱、脉微欲绝等为主要表现。

4. 亡阴证　体内阴液严重耗损而欲竭，以**汗出如油**、身灼烦渴、面赤唇焦、脉数疾主要表现的危重症。

【证候表现】汗热而黏，如珠如油，身热肢温，虚烦躁扰，呼吸急促，口渴饮冷，小便极少，皮肤皱瘪，目眶凹陷，面赤颧红，唇舌干燥，脉细数疾，按之无力。

【辨证要点】汗出如油、身热口渴、唇焦面赤、脉数疾为主要表现。

5. 亡阳证与亡阴证鉴别（表2-6）

表2-6　亡阳证与亡阴证的鉴别

证名	表现							
	汗出	寒热	四肢	面色	气息	口渴	舌象	脉象
亡阳	汗冷清稀	身冷畏寒	厥冷	苍白	微弱	不渴或渴喜热饮	白润	脉微欲绝
亡阴	汗热黏稠	身热恶热	温暖	面赤颧红	息粗	渴喜冷饮	红干	脉细数疾而无力

二、八纲证候间的关系

八纲证候间的相互关系，主要可归纳为证候相兼、证候错杂、证候转化、证候真假4个方面。

（一）证候相兼

本处所指为狭义的证候相兼，即在疾病某一阶段，出现两纲或两纲以上的证，但其病位没有表与里，病性没有寒与热、虚与实等相反的证候存在。

常见的八纲相兼证候有表实寒证、表实热证、里实寒证、里实热证、里虚寒证、里虚热证等，其临床表现一般是有关纲领证候的相加。如恶寒重，发热轻，无汗，脉浮紧等，为表实寒证；畏寒肢冷，神疲乏力，尿清便溏，冷痛喜温喜按，舌淡胖苔白，脉沉迟无力，为里虚寒证。

（二）证候错杂

疾病某一阶段，不仅表现为病位的表里同时受病，而且呈现寒、热、虚、实性质相反的证候。

（三）证候转化

疾病在其发展变化过程中，其病位、病性，八纲中相互对立的证在一定条件下可以相互转化，而成对立的另一个纲证。证候的转化包括表里出入、寒热转化、虚实转化3种情况。

1. 寒证化热　原为寒证，后出现热证，而寒证随之消失。

常见于外感寒邪未及时发散，而机体阳气偏盛，阳热内郁到一定程度，寒邪化热，形成热证;或是寒湿之邪郁遏,而机体阳气不衰,由寒而化热;或因使用温燥之品太过,使寒证转化为热证。

如寒湿痹病,初为关节冷痛、重着、麻木,病程日久,或过服温燥药物,而变成患处红肿灼痛;哮病因寒引发,痰白稀薄,久之见舌红苔黄,痰黄而稠;痰湿凝聚的阴疽冷疮,其形漫肿无头、皮色不变,以后转为红肿热痛而成脓等,均属寒证转化为热证。

2. **热证转寒** 原为热证,后出现寒证,而热证随之消失。

常见于邪热毒气严重的情况之下,或因失治、误治,以致邪气过盛,耗伤正气,正不胜邪,机能衰败,阳气耗散,故而转为虚寒证,甚至出现亡阳的证候。

如疫毒痢初期,高热烦渴,舌红脉数,泻痢不止,由于治疗不及时,骤然出现冷汗淋漓、四肢厥冷、面色苍白、脉微欲绝,属于热证转化为寒证。

3. **实证转虚** 原先表现为实证,后来表现为虚证。

邪正斗争的趋势,或是正气胜邪而向愈,或是正不胜邪而迁延。故病情日久,或失治误治,正气伤而不足以御邪,皆可形成实证转化为虚证。

如本为咳嗽吐痰、息粗而喘、苔腻脉滑,久之见气短而喘、声低懒言、面白、舌淡、脉弱;或外感热病患者,始见高热、口渴、汗多、脉洪数等实热证的表现,因治疗不当,日久不愈,导致津气耗伤,而出现神疲嗜睡、食少、咽干、舌嫩红无苔、脉细数等,均是邪虽去而正已伤,由实证转化为虚证。

(四)证候真假

某些疾病在病情的危重阶段,可以出现一些与疾病本质相反的"**假象**"。证候真假主要包括**寒热真假**与**虚实真假**。

1. **寒热真假** 当病情发展到寒极或热极的时候,有时会出现一些与其寒、热本质相反的"假象"症状或体征,即所谓真寒假热、真热假寒。

(1)真热假寒证:疾病的本质为热证,却出现某些"寒象"的表现,又称"**热极似寒**"。

【证候表现】在出现胸腹灼热、神昏谵语、口鼻息粗、渴喜冷饮、小便短黄、舌红苔黄而干、脉有力等一派热象的同时,由于邪热内盛,阳气郁闭于内而不能布达于外,故可表现出四肢凉甚至厥冷、脉沉迟等类似阴证的假寒现象。

真热假寒证常有热深厥亦深的特点,故可称作"热极肢厥证",古代亦有称"**阳盛格阴证**"者。

(2)真寒假热证:疾病的本质为寒证,却出现某些"热象"的表现,又称"**寒极似热**"。

【证候表现】在出现四肢厥冷、小便清长(或尿少浮肿)、便质不燥甚至下利清谷,舌淡苔白,脉来无力等一派虚寒象的同时,伴有由于阳气虚衰,阴寒内盛,逼迫虚阳浮游于上、格越于外,而出现的自觉发热,欲脱衣揭被,面色**浮红如妆**,躁扰不宁,口渴咽痛,脉浮大或数等"热象"。

真寒假热的实际是阳虚阴盛而阳气浮越,故又称**虚阳浮越**证,古代亦有称**阴盛格阳证**、**戴阳证**。

(3)寒热真假的鉴别:辨别寒热证候的真假,应以表现于内部、中心的症状为准、为真,肢末、外部的症状是现象,可为假象,而且一般情况下"假象"容易出现在疾病的后期及危重期(表2-7)。

表 2-7 假象和真象的鉴别

	假象	真象
病程	多出现在疾病的后期	多始终贯穿疾病全过程
出现部位	多出现在四肢、皮肤和面色	胸腹、二便、舌脉象等
面赤	颧红如妆，时隐时现	满面通红
冷热反应	四肢厥冷，而胸腹部却是大热，按之灼热；或周身寒冷而反不欲近衣被	身体蜷卧，欲得衣被

2.虚实真假　当病情发展到比较严重阶段或比较复杂时，有时会出现虚实真假疑似的情况，即所谓"至虚有盛候""大实有羸状"。

（1）真实假虚证：疾病的本质为实证，却出现某些"虚羸"的现象。即所谓"**大实有羸状**"。

【证候表现】虽默默不语却语时声高气粗；虽倦怠乏力却动之觉舒；肢体羸瘦而腹部硬满拒按；脉沉细而按之有力，同时还可能伴随疼痛拒按、舌质苍老、舌苔厚腻等本质实证的典型表现。

（2）真虚假实证：疾病的本质为虚证，反见某些"盛实"现象的现象，即所谓"**至虚有盛候**"。

【证候表现】腹部胀满而有时缓解，或内无肿块而喜按；喘促而气短息弱；大便闭塞而腹部不甚硬满；伴有神疲乏力，面色无华，舌淡胖嫩等本质虚证的典型表现。

（3）虚实真假的鉴别：虚实真假的鉴别，关键在于脉象的有力无力、有神无神，其中尤以沉取之象为真谛；其次是舌质的嫩胖与苍老，舌苔的厚腻与否；言语的高亮与低怯；患者体质的强弱，发病原因，病之新久以及治疗经过等。

第九单元　病因辨证

【复习指导】掌握六淫辨证各证的证候表现和辨证要点；熟悉情志辨证的各类证候表现和辨证要点。

一、六淫辨证

六淫是风、寒、暑、湿、燥、火六种病邪的统称。六淫辨证，是根据六淫的致病特点，对四诊所收集的各种病情资料进行分析、归纳，辨别疾病当前本质是否存在着六淫病证的辨证方法。

（一）风淫证

指风邪侵袭人体肌表、经络，导致卫外功能失常，表现符合**"风"性特征**的证。

【证候表现】恶风，微发热，汗出，苔薄白，脉浮缓；或有鼻塞、流清涕、打喷嚏，或伴咽喉痒痛、咳嗽；或突起风团、皮肤瘙痒、瘾疹；或为突发肌肤麻木、口眼㖞斜；肌肉僵直、痉挛、抽搐；或肢体关节游走作痛；或新起面睑、肢体浮肿等。

【辨证要点】新起恶风、微发热、汗出、脉浮缓；或突起风团、瘙痒、麻木、肢体关节游走疼痛，面睑浮肿等为主要表现。

（二）寒淫证

指寒邪侵袭机体，阳气被遏，以恶寒、无汗、局部冷痛、脉紧等为主要表现的证。

【证候表现】为恶寒重,或伴发热、无汗、头身疼痛、鼻塞、流清涕、脉浮紧;或见咳嗽、哮喘、咯稀白痰;或为脘腹疼痛、肠鸣腹泻、呕吐;或为肢体厥冷、局部拘急冷痛等;口不渴或渴喜热饮、小便清长、面色㿠白甚或青、舌苔白、脉弦紧或沉迟无力。

常分为伤寒证和中寒证,若寒邪伤于肌表,名曰**伤寒**;直中脏腑,名曰**中寒**。

1. 伤寒证 寒邪外袭于肌表,阻遏卫阳,阳气失却温煦,所表现的恶寒、头身疼痛、无汗、苔白、脉浮紧等症状的表实寒证,又称外寒证、表寒证、寒邪束表证、太阳表实证、太阳伤寒证等。

2. 中寒证 寒邪直接内侵脏腑、气血,遏制及损伤阳气,阻滞脏腑气机和血液运行所表现的里实寒证,又称内寒证、里寒证等。寒邪客于不同脏腑,可有不同的证候特点,寒邪客肺,见咳嗽、哮喘、咯稀白痰等症;寒滞胃肠,见脘腹疼痛、肠鸣腹泻、呕吐等症。

【辨证要点】新病突起,病势较剧,有感寒原因可查,以寒冷症状为主要表现。

(三)暑淫证

指感受暑热之邪,耗气伤津,以发热、汗出、口渴、疲乏等为主要表现的证。

【证候表现】发热恶热,心烦汗出,口渴喜饮,气短神疲,肢体困倦,小便短黄,舌红,苔白或黄,脉虚数;或发热,胸闷脘痞,腹痛,呕恶,无汗,苔黄腻,脉濡数;或发热,猝然昏倒,汗出不止,口渴,气急,甚至昏迷、惊厥、抽搐。

【辨证要点】夏季有感受暑热之邪的病史,发热、口渴、汗出、疲乏、尿黄等常见症状。

(四)湿淫证

指感受外界湿邪,阻遏人体气机与清阳,以头身困重、肢体倦怠、关节酸痛重着等为主要表现的证。

【证候表现】头昏沉如裹,嗜睡,身体困重,肢体倦怠,伴恶寒发热;或肢体关节、肌肉酸痛;或为局部渗漏湿液;或皮肤湿疹、瘙痒;胸闷脘痞,口腻不渴,纳呆恶心,腹胀腹痛,大便稀溏,小便混浊。妇女可见带下量多。面色晦垢,舌苔滑腻,脉濡、缓或细。

【辨证要点】以起病缓慢而缠绵,以困重、酸楚、痞闷、腻浊等为主要表现。

(五)燥淫证

指外感燥邪,耗伤津液,以口鼻、咽喉、皮肤干燥等为主要表现的证。

【证候表现】口唇、鼻孔、咽喉干燥,皮肤干燥甚至皲裂、脱屑,口渴饮水,舌苔干燥,大便干燥,或见干咳少痰,痰黏难咯等。温燥兼发热微恶风寒,有汗,咽喉疼痛,舌边尖红,脉浮数;凉燥兼恶寒发热,无汗,头痛,脉浮紧。

【辨证要点】秋季或处于气候干燥的环境,具有干燥不润的证候特点。

(六)火热证

指外感温热火邪,阳热内盛,以发热、口渴、面红、便秘、尿黄、舌红、苔黄、脉数等为主要表现的证。

【证候表现】壮热,烦躁,口渴喜饮,汗多,大便秘结,小便短黄,面色赤,舌红或绛,苔黄干燥或灰黑,脉数有力(洪数、滑数、弦数等);或身热夜甚,渴不多饮,心烦不眠,舌红绛,脉数;或斑疹、吐衄等;或见神昏、谵语、惊厥、抽搐;或疮疡疔毒,局部红肿热痛,脓血杂见等。

【辨证要点】新病突起，病势较剧，以发热、汗出、口渴、便秘、尿黄、舌红或绛、苔黄干燥、脉数有力为辨证依据。

二、情志辨证

情志辨证，是根据患者所表现的症状、体征等，对照情志致病的特点，通过分析，辨别疾病当前病理本质中是否有情志证候的存在。

（一）喜伤证

指由于过度喜乐，导致神气失常，以喜笑不休、精神涣散等为主要表现的证。

【证候表现】为喜笑不休，心神不安，精神涣散，思想不集中，甚则语无伦次，举止失常，肢体疲软，脉缓。

【辨证要点】有导致喜悦的情志因素存在，以精神涣散、喜笑不休等为主要表现。

（二）怒伤证

指由于暴怒或过于愤怒，导致肝气横逆、阳气上亢，以烦躁多怒、胸胁胀闷、面赤头痛等为主要表现的证。

【证候表现】烦躁多怒，胸胁胀闷，头胀头痛，面红目赤，眩晕，或腹胀、泄泻，甚至呕血、发狂、昏厥，舌红苔黄，脉弦劲有力。

【辨证要点】导致愤怒的情志因素存在，以烦躁易怒、胸胁胀闷、面赤头痛为主要表现。

为善悲喜哭，精神萎靡，疲乏少力，面色惨淡；或胆怯易惊，恐惧不安，心悸失眠，常被噩梦惊醒，甚则二便失禁，或为滑精、阳痿等。

（三）思伤证

指由于思虑过度，导致心、脾等脏腑气机紊乱，以倦怠少食、健忘、失眠多梦等为主要表现的证。

【证候表现】倦怠少食，面色萎黄，头晕健忘，失眠，多梦，心悸，消瘦，脉沉结。

【辨证要点】有思虑过度的情志因素存在，以倦怠食少、健忘、失眠多梦等为主要表现。

（四）忧伤证

指由于忧愁过度，导致脾肺之气机忧郁，以忧愁不解，胸闷气短，倦怠乏等为主要表现的证。

【证候表现】郁郁寡欢，忧愁不乐，表情淡漠，胸闷腹胀，善太息，倦怠乏力，脉涩等。

【辨证要点】有导致忧愁的情志因素存在，以忧愁不解、胸闷气短、倦怠乏力等为主要表现。

（五）悲伤证

指由于悲伤过度，使气机消沉，伤及肺脏，而以情绪悲哀，神疲乏力等为主要表现的证。

【证候表现】善悲喜哭，精神萎靡，疲乏少力，面色惨淡，脉结等。

【辨证要点】有导致悲伤的情志因素存在，以情绪悲哀、神疲乏力等为主要表现。

（六）恐伤证

指由于恐惧过甚，致使气机沉降，伤及肾脏，而出现以恐惧不安为主要表现的证。

【证候表现】恐惧不安，心悸失眠，常被噩梦惊醒，甚则二便失禁，或为滑精、阳痿等。

【辨证要点】有导致过度恐惧的情志因素存在，以恐惧不安为主要表现。

（七）惊伤证

指由于经受过度惊骇，导致气机逆乱，而出现以胆怯易惊、坐卧不安、惊悸不宁、失眠多梦等为主要表现的证。

【证候表现】胆怯易惊，惊悸不宁，坐卧不安，失眠多梦，或见短气，体倦自汗等。

【辨证要点】有导致过度惊骇的情志因素存在，以胆怯易惊、坐卧不安、惊悸不宁、失眠多梦等为主要表现。

第十单元　气血津液辨证

【复习指导】掌握各证型的证候表现、辨证要点以及鉴别。

一、气病辨证

（一）气虚证

指机体一身之气不足，气的推动、温煦、固摄、防御、气化等功能减退，或脏腑组织功能减退所表现的证。

【证候表现】神疲乏力，少气懒言，舌质淡嫩，脉虚，或有头晕目眩，自汗，动则诸症加重。

【辨证要点】以神疲乏力、少气懒言、脉虚，动则诸症加重为主要表现。

（二）气陷证

指气虚升举无力而下陷，清阳之气不升，内脏位置不能维固所表现的证。

【证候表现】头晕眼花，气短疲乏，脘腹坠胀感，或久泄久痢，或见内脏下垂、脱肛、阴挺等。

【辨证要点】气虚症状与气坠、脏器下垂共见。

（三）气不固证

指气血而失其固摄之职，所表现的证。

【证候表现】气短，疲乏，面白，舌淡，脉虚无力；或见自汗不止；或为流涎不止；或见遗尿，余溺不尽，小便失禁；或为大便滑脱失禁；或妇女出现崩漏；或为滑胎、小产；或见男子遗精、滑精、早泄等。

【辨证要点】自汗，或出血，或二便失禁，或津液、精液、胎元等不固与气虚症状共见。

（四）气脱证

指元气亏虚已极、脏腑功能严重衰竭的危重证。

【证候表现】呼吸微弱而不规则，汗出不止，口开目闭，手撒身软，二便失禁，面色苍白，口唇青紫，脉微，舌淡，舌苔白润。

【辨证要点】以气息微弱、汗出不止、脉微与气虚症状共见。

（五）气滞证

指某一脏腑或某一部位气机阻滞、运行不畅所表现的证。

【证候表现】胸胁、脘腹等部位胀、闷、痛，症状时轻时重，部位不固定，胀痛常随情绪变化而增减，或随嗳气、矢气等而减轻，脉象多弦，舌象可无明显变化。

【辨证要点】以局部**胀闷、疼痛，脉弦**为主要表现。

（六）气逆证

指气机升降失常、逆而向上所引起的证。

【证候表现】肺气上逆见咳嗽频作，呼吸喘促；胃气上逆见呃逆、嗳气、呕吐；肝气上逆见头痛、眩晕，甚至昏厥、呕血等。

【辨证要点】以咳喘，呕吐呃逆，头痛眩晕等，或与气滞症状共见。

（七）气闭证

指邪气阻闭神机或脏器、官窍，以致气机逆乱，闭塞不通所致的证。

【证候表现】突然昏厥，或内脏绞痛，或二便闭塞，呼吸气粗，声高，脉沉实有力等。

【辨证要点】以突发昏厥或绞痛、二便闭塞、息粗、脉实为主要表现。

二、血病辨证

（一）血虚证

指血液亏虚，脏腑、经络、组织失于濡养所表现的证。

【证候表现】面色淡白或萎黄，眼睑、口唇、爪甲色淡，头晕眼花，心悸失眠，手足发麻，或妇女月经量少、色淡、愆期甚或经闭，舌淡白，脉细无力。

【辨证要点】以面、睑、唇、舌淡白及脉细为主要表现。

（二）血脱证

指突然大量出血或长期反复出血，致使血液亡脱所表现的证。

【证候表现】面色苍白，头晕，眼花，心悸，舌淡或枯白，脉微或芤。

【辨证要点】以血液严重损失的病史，面色苍白、心悸、脉微或芤等症状共见。

（三）血瘀证

指瘀血内阻，以疼痛、肿块、出血、瘀血色脉征为主要表现的证。

【证候表现】疼痛特点痛如针刺、痛处拒按、固定不移常在夜间痛甚；肿块在体表者，色呈青紫，腹内者触及质硬而推之不移；出血反复不止，色紫暗或夹血块；瘀血色脉征主要有面色黧黑，或唇甲青紫，或肌肤甲错，或皮下紫斑，或腹露青筋，或皮肤出现丝状红缕，或舌质紫暗、紫斑、紫点，或舌下络脉曲张，脉涩或结、代等。

【辨证要点】以固定刺痛、肿块、出血、瘀血色脉征为主要表现。

（四）血热证

指火热炽盛，热迫血分，以出血与实热症状为主要表现的证。

【证候表现】咳血、吐血、衄血、尿血、便血、崩漏，女子月经量多或月经先期，血色鲜红，质地黏稠，舌红绛，脉弦数。

【辨证要点】以出血与实热症状共见。

（五）血寒证

指寒邪客于血脉，凝滞气机，血行不畅所表现的证。

【证候表现】手足或局部冷痛，得温痛减，肤色紫暗发凉，或少腹疼痛拘急，或为痛经、月经愆期、经色紫暗、夹有血块，舌淡紫，苔白润或滑，脉沉迟弦涩。

【辨证要点】以冷痛拘急、畏寒、肤色紫暗，痛经、月经愆期与实寒症状共见。

三、气血同病辨证

（一）气滞血瘀证

指气机阻滞而致血行瘀阻，或血瘀导致气行阻滞所表现的证。

【证候表现】胸胁胀闷走窜疼痛，甚或刺痛；乳房胀痛，情志抑郁或易怒，兼见癥块刺痛、拒按；妇女痛经，经血紫暗有块，或闭经，舌紫暗或有瘀点、瘀斑，脉弦涩。

【辨证要点】气滞证与血瘀证的症状共见。

（二）气虚血瘀证

指气虚运血无力。而致血行瘀滞而表现的证。

【证候表现】面色淡白或晦滞，神疲乏力，少气懒言，胸胁或其他部位疼痛如刺，不移而拒按，舌淡暗或有瘀点瘀斑，脉涩。

【辨证要点】气虚证与血瘀证的症状共见。

（三）气血两虚证

指气虚与血虚同时存在的证。

【证候表现】少气懒言，神疲乏力，头晕目眩，自汗，面色淡白或萎黄，唇甲淡白，心悸失眠，形体消瘦，舌淡而嫩，脉细弱。

【辨证要点】以气虚证与血虚证的症状共见。

（四）气不摄血证

指气虚不能统摄血液而见出血的证。

【证候表现】鼻衄、齿衄、皮下瘀斑、吐血、便血、崩漏等各种出血，神疲乏力，气短懒言，面色淡白，舌淡，脉弱。

【辨证要点】以出血与气虚证的症状共见。

（五）气随血脱证

指大量失血时引发气随之暴脱，所表现的证。

【证候表现】大出血时，突然面色苍白，大汗淋漓，四肢厥冷，呼吸微弱，甚至晕厥，舌淡，脉微欲绝或芤或散。

【辨证要点】以大量出血时随即出现气少息微、大汗淋漓、脉微等症状共见。

四、津液病辨证

（一）津液亏虚证

指机体津液亏少，形体、脏腑、官窍失却滋润濡养所表现的证。

【证候表现】口、鼻、唇、舌、咽喉、皮肤等干燥，甚或皮肤枯瘪而缺乏弹性，眼球深陷，口渴欲饮，小便短少而黄，大便干结难解，舌红少津，脉细数无力等。

【辨证要点】以唇、舌、咽及皮肤干燥，尿少便干等为主要表现。

（二）痰证

指痰浊停聚或流窜于脏腑、组织之间所表现的证。

【证候表现】咳嗽痰多，痰质黏稠，胸脘，呕恶，纳呆，或头晕目眩，或形体肥胖，或某些部位出现圆滑柔韧的包块，或神昏而喉中痰鸣，或神志错乱而为癫、狂、痴、痫，或肢体麻木、半身不遂等，舌苔腻，脉滑。

【辨证要点】以咳吐痰多、胸闷、呕恶、眩晕、体胖、局部圆韧包块，苔腻，脉滑为主要表现。

（三）饮证

指饮邪停滞于胃肠、心肺、胸胁、四肢等处所表现的证。

【证候表现】饮邪停于胃肠见脘腹痞胀，泛吐清水，脘腹部水声漉漉，称为"狭义**痰饮**"；饮停于胸胁见肋间饱满，咳唾引痛，称为**悬饮**；饮停于心包见胸闷，心悸，息促不得卧，称为**支饮**；饮溢于肌肤见身体、肢节疼重，称为**溢饮**；饮邪犯肺见咳吐清稀痰涎，或喉间哮鸣有声；饮邪内阻，清阳不升见头目眩晕，舌苔白滑，脉弦或滑等。

【辨证要点】以胸闷脘痞、呕吐清水、咳吐清稀痰涎、肋间饱满、苔滑、脉弦等为主要表现。

（四）水停证

指体内水液停聚，以肢体浮肿，小便不利，或腹大胀满，舌质淡胖等为主要表现的证。

【证候表现】头面、肢体甚或全身水肿，按之凹陷不起，或为腹水而见腹部膨隆、叩之音浊，小便短少不利，身体困重，舌淡胖，苔白滑，脉濡缓等。临床有阳水、阴水之分（表 2-8）。

【辨证要点】以肢体浮肿，小便不利，或腹大如鼓，周身困重，舌淡胖，苔白滑等为主要表现。

表 2-8　阳水与阴水的鉴别

	病性	病势	水肿特点
阳水	属实	发病缓，来势徐	先起于眼睑、头面，上半身为甚
阴水	属虚	发病急，来势猛	多先起于足胫，腰以下为甚

第十一单元　脏腑辨证

【复习指导】脏腑辨证是辨证的重点，各证型的证候表现及辨证要点均需要掌握，相似证之间的鉴别比较也需要掌握，比较的方式记忆更有助于掌握证型特点。

一、心与小肠病辨证

（一）心气虚证

指由于心气不足，鼓动无力所表现的证。

【证候表现】心悸怔忡，气短胸闷，神疲乏力，或有自汗，动则诸症加重，面色淡白，舌质淡，脉虚。

【辨证要点】以心悸怔忡与气虚症状共见。

（二）心阳虚证

指心阳虚衰，温运失司，虚寒内生所表现的证。

【证候表现】心悸怔忡，心胸憋闷或痛，气短，自汗，畏寒肢冷，面色㿠白，或面唇青紫，舌质淡胖或紫暗，苔白滑，脉弱或结或代。

【辨证要点】以心悸怔忡或心胸疼痛与阳虚症状共见。

（三）心阳暴脱证

指心阳衰极，阳气暴脱所表现的危重证。

【证候表现】在心阳虚症状的基础上，突然冷汗淋漓，四肢厥冷，面色苍白，呼吸微弱，或心悸，心胸剧痛，神志模糊或昏迷，唇舌青紫，脉微欲绝。

【辨证要点】以心悸胸痛、神志模糊或昏迷与亡阳症状共见。

心气虚、心阳虚、心阳暴脱鉴别（表2-9）：心气虚、心阳虚、心阳暴脱证是心功能损伤由轻到重的3个阶段，三者之间相互联系。心气虚证以心悸、怔忡兼气虚证为特征；心阳虚证是在心气虚的基础上，出现心胸闷痛、畏寒肢冷等虚寒症状；心阳暴脱证是在心阳虚的基础上，突然出现冷汗、肢厥、脉微等亡阳症状。

表2-9 心气虚证、心阳虚证、心阳暴脱证的鉴别

证型	相同症状	不同症状	舌象	脉象
心气虚证	心悸，怔忡	气虚见症	舌淡苔白润	脉虚或弱
心阳虚证		阳虚见症	舌淡胖或紫暗，苔白滑	脉迟无力
心阳暴脱证		亡阳见症	舌淡紫，苔白滑	脉微欲绝

（四）心血虚证

指血液亏虚，心失濡养所表现的证。

【证候表现】心悸，失眠多梦，健忘，头晕眼花，面色淡白或萎黄，唇、甲色淡，舌质淡，脉细无力。

【辨证要点】以心悸、失眠、多梦与血虚症状共见。

（五）心阴虚证

指阴液亏虚，心失滋养，虚热内扰所表现的证。

【证候表现】心烦，心悸，失眠，多梦，口燥咽干，形体消瘦，两颧潮红，或见手足心热，潮热盗汗，舌红少苔乏津，脉细数。

【辨证要点】以心悸、心烦、失眠与虚热症状共见。

心血虚与心阴虚证的鉴别（表2-10）：心血虚与心阴虚虽均可见心悸、失眠、多梦等症状，但血虚以"色白"为特征而无热象，阴虚以"色赤"为特征而有明显热象。

表2-10 心血虚证与心阴虚证的鉴别

证型	相同症状	不同症状	舌象	脉象
心血虚证	心悸、失眠、多梦	血虚见症	舌淡苔白润	脉细
心阴虚证		阴虚见症	舌红或绛少苔无苔	脉细数

（六）心脉痹阻证

以血瘀、痰浊、阴寒、气滞等因素阻痹心脉所表现的证。

【证候表现】心悸怔忡，心胸憋闷疼痛，痛引肩背内臂，时发时止。或以刺痛为主，舌质晦暗或有青紫斑点，脉细、涩、结、代；或以心胸憋闷为主，体胖痰多，身重困倦，舌苔白腻，脉沉滑或沉涩；或以遇寒痛剧为主，得温痛减，畏寒肢冷，舌淡苔白，脉沉迟或沉紧；或以胀痛为主，与情志变化有关，喜太息，舌淡红，脉弦。

【辨证要点】心悸怔忡、心胸憋闷疼痛与血瘀、痰阻、寒凝或气滞症状共见（表2-11）。

表2-11 四种因素导致的心脉痹阻证的鉴别

病因	共同症状	不同症状	舌象	脉象
气滞	心悸怔忡，心胸憋闷疼痛，痛引肩背内臂，时发时止	胀痛，其发作多与精神因素有关	舌淡红，苔薄白	脉弦
血瘀		痛如针刺	舌紫暗见紫斑紫点	脉细涩
寒凝		突发剧痛，得温痛减，畏寒肢冷	舌淡苔白	脉沉迟或沉紧
痰浊		闷痛特甚，体胖痰多，身重困倦	舌苔白腻	脉沉滑

（七）痰蒙心神

指痰浊内盛，蒙蔽心神所表现的证。

【证候表现】神情痴呆，意识模糊，甚则昏不知人，或精神抑郁，表情淡漠，喃喃独语，举止失常；或突然昏仆，不省人事，口吐涎沫，喉有痰声，并见面色晦暗，胸闷，呕恶，舌苔白腻，脉滑等症。

【辨证要点】以神志异常与痰浊症状并见。

（八）痰火扰神证

指火热痰浊交结，扰乱心神所表现的证。

【证候表现】发热，面赤口渴，心烦，失眠，甚则神昏谵语，胸闷气粗，咯黄痰，喉间痰鸣；或狂躁妄动，打人毁物，不避亲疏，胡言乱语，哭笑无常，舌质红，苔黄腻，脉滑数。

【辨证要点】以烦躁不宁、失眠多梦、狂躁、神昏谵语与痰热症状共见。

痰蒙心神证与痰火扰神证鉴别：皆与痰有关，均有神志异常的表现。但痰蒙心神证为痰浊蒙蔽心神，其症以抑郁、痴呆、错乱为主，兼见苔腻、脉滑等痰浊内盛的症状，无明显热证表现；痰火扰神证则为痰热，其症以神志狂躁、神昏谵语为主，既有痰，又有火。

（九）心火亢盛证

指心火内炽，扰神迫血，火热上炎下移所表现的证。

【证候表现】心烦失眠，或见狂躁谵语、神识不清；或口舌生疮、溃烂疼痛；或见吐血、衄血；或见发热，面赤口渴，便秘，小便短赤、灼热涩痛，舌尖红绛，苔黄，脉数有力。

【辨证要点】以心烦失眠、吐衄、舌赤生疮、小便短赤与实热证并见。

（十）瘀阻脑络证

指瘀血阻滞脑络所表现的证。

【证候表现】头晕、头痛，痛如锥刺，痛处固定不移，经久不愈；或健忘，失眠，心悸；或头部外伤后昏不知人，面色晦暗，舌质紫暗或有紫斑、紫点，脉细涩。

【辨证要点】以头痛、头晕与血瘀症状共见。

（十一）小肠实热证

指心火下移小肠，小肠里热炽盛，热迫膀胱，气化失司所表现的证。

【证候表现】小便赤涩，尿道灼痛，尿血，心烦失眠，面赤口渴，口舌生疮，舌红苔黄，脉数。

【辨证要点】以小便赤涩疼痛、心烦、舌疮与实热症状共见。

二、肺与大肠病辨证

（一）肺气虚证

指肺气虚弱，主气、卫外功能失职所表现的证。

【证候表现】咳嗽无力，咯痰清稀，少气短息，动则尤甚，声低懒言；或有自汗，畏风，易于感冒，神疲乏力，面色淡白，舌淡苔白，脉弱。

【辨证要点】以咳喘无力，咯痰清稀与气虚症状共见。

（二）肺阴虚证

指肺阴不足，虚热内生，肺失滋润，失于清肃所表现的证。

【证候表现】干咳无痰，或痰少而黏、不易咯出，或痰中带血，声音嘶哑，口燥咽干，形体消瘦，五心烦热，潮热盗汗，两颧潮红，舌红少苔乏津，脉细数。

【辨证要点】以干咳少痰、痰少而黏与阴虚症状共见。

（三）风寒犯肺证

指风寒侵袭，肺卫失宣所表现的证。

【证候表现】咳嗽，痰稀色白，微有恶寒发热，鼻塞，流清涕，头身痛，无汗，舌淡红苔薄白，脉浮紧。

【辨证要点】以咳嗽，痰稀色白与风寒表证症状共见。

（四）风热犯肺证

指风热侵袭，肺卫失宣所表现的证。

【证候表现】咳嗽，痰稠色黄，气喘，发热微恶风寒，鼻塞，流浊涕，咽喉肿痛，口微渴，舌尖红，苔薄黄，脉浮数。

【辨证要点】以咳嗽、痰黄稠与风热表证的症状共见。

（五）燥邪犯肺证

指外界燥邪侵犯肺卫，肺系津液耗伤所表现的证。

【证候表现】干咳无痰，或痰少而黏、不易咯出，甚则胸痛，痰中带血，或咯血，口、唇、鼻、咽、皮肤干燥，或见鼻衄，微有发热恶风寒，无汗或少汗，舌苔薄而干燥少津。脉浮数或浮紧。

【辨证要点】以干咳无痰，或痰少而黏与燥淫症状共见。

燥邪犯肺证与肺阴虚证的鉴别，见表2-12。

表2-12 燥邪犯肺证与肺阴虚证的鉴别

证型	相同症状	不同症状	舌象	脉象
燥邪犯肺证	干咳、痰少难咯，口、舌、咽干燥	病程短且兼表证症状	舌苔薄而干燥少津	脉浮数或浮紧
肺阴虚证		病程长兼虚热内扰表现	舌红少苔	脉细数

（六）寒痰阻肺证

指寒痰交阻于肺，肺失宣降所表现的证。

【证候表现】咳嗽气喘，痰多、色白、质稠或清稀、易咯，胸闷，或喉间有哮鸣声，形寒肢冷，舌淡苔白腻或白滑，脉濡缓或滑。

【辨证要点】以咳嗽、气喘与寒痰症状共见。

（七）肺热炽盛证

指热邪壅肺，肺失清肃所表现的证。

【证候表现】咳嗽，气粗而喘，甚则鼻翼翕动，鼻息灼热，胸痛，咽喉红肿疼痛，发热，口渴，小便短黄，大便秘结，舌红苔黄，脉数。

【辨证要点】以咳嗽、气喘、胸痛与里实热症状共见。

风热犯肺证与肺热炽盛证的鉴别，见表2-13。

表2-13 风热犯肺证与肺热炽盛证的鉴别

证名	共同症状	不同症状	舌象	脉象
风热犯肺证	咳嗽、痰黄、发热	发热轻，兼有风热表证的症状	舌尖红，苔薄黄	脉浮数
肺热炽盛证		发热明显，见里实热证的症状	舌红苔黄	脉数

（八）痰热壅肺证

指痰热交结，壅滞于肺，肺失清肃所表现的证。

【证候表现】咳嗽，咯痰黄稠而量多，胸闷，气喘息粗，甚则鼻翼翕动，喉中痰鸣，或咳吐脓血腥臭痰，胸痛，发热口渴，小便短黄，大便秘结，舌红苔黄腻，脉滑数。

【辨证要点】以咳嗽、气喘息粗与痰热症状共见。

（九）饮停胸胁证

指水饮停于胸胁，阻滞气机所表现的证。

【证候表现】胸廓饱满，胸胁部胀闷或痛，呼吸、咳嗽或身体转侧时牵引胁痛，或有头晕目眩，舌苔白滑，脉沉弦。

【辨证要点】以胸廓饱满，胸胁部胀闷或痛与饮证症状共见。

风寒犯肺证、寒痰阻肺证、饮停胸胁证的鉴别，见表2-14。

表2-14 风寒犯肺证、寒痰阻肺证、饮停胸胁证的鉴别

证型	相同症状	不同症状	舌象	脉象
风寒犯肺	咳嗽、咳痰，痰色白	风寒表证症状	舌淡红苔薄白	脉浮紧
寒痰阻肺		里寒证症状	舌淡苔白腻或白滑	脉濡缓或滑
饮停胸胁		饮证症状	舌苔白滑	脉沉弦

（十）风水相搏证

指风邪袭肺，宣降失常，通调水道功能失常，水湿泛溢肌肤所表现的证。

【证候表现】眼睑头面先肿，继而遍及全身，上半身肿甚，来势迅速，皮肤薄而发亮，

小便短少，或见恶寒重发热轻，无汗，舌苔薄白，脉浮紧。或见发热重恶寒轻，咽喉肿痛，舌苔薄黄，脉浮数。

【辨证要点】以骤起面睑浮肿与表证症状共见。

（十一）肠道湿热证

指湿热壅阻肠道气机，大肠传导失常所表现的证。

【证候表现】腹痛，下痢脓血，里急后重，或暴泻如水，色黄而秽臭，肛门灼热，小便短黄，舌质红，苔黄腻，脉滑数。

【辨证要点】以腹痛、泄泻与湿热症状共见。

（十二）肠热腑实证

指邪热入里，与肠中糟粕相搏，燥屎内结所表现的证。

【证候表现】高热，或日晡潮热，汗多，脐腹胀满硬痛、拒按，大便秘结，或热结旁流，大便恶臭，小便短黄，甚则神昏谵语、狂乱，舌质红，苔黄厚而燥，或焦黑起刺，脉沉数（或迟）有力。

【辨证要点】以腹满硬痛，便秘与里热炽盛症状共见。

（十三）肠燥津亏证

指大肠阴津亏虚，传导不利所表现的证。

【证候表现】大便干燥如羊屎，数天一行，腹胀作痛，或见左少腹触及包块，口干，或口臭，或头晕，舌红少津，苔黄燥，脉细涩。

【辨证要点】以大便燥结难下与津亏症状共见，见表2-15。

表2-15 肠热腑实证、肠燥津亏证的鉴别

证型	相同症状	不同症状	舌象	脉象
肠热腑实证	大便秘结	腹满硬痛，拒按，兼见里热炽盛的症状	舌质红，苔黄厚而燥，或焦黑起刺	脉沉数（或迟）有力
肠燥津亏证		伴见津亏症状，无腹满坚实之征	舌红少津，苔黄燥	脉细涩

三、脾与胃病辨证

（一）脾气虚证

指脾气不足，运化失职所表现的证。

【证候表现】不欲食，纳少，腹胀，食后胀甚，大便溏稀，肢体倦怠，神疲乏力，少气懒言，消瘦，或肥胖，或浮肿，面色萎黄，舌淡苔白，脉缓或弱。

【辨证要点】以纳少、腹胀、便溏与气虚症状共见。

（二）脾虚气陷证

指脾气亏虚，升举无力而反下陷所表现的证。

【证候表现】脘腹重坠作胀，食后益甚，或小便浑浊如米泔，或便意频数，肛门重坠，或久泻不止，甚或脱肛，或阴挺，伴见神疲乏力，气短懒言，头晕目眩，面白无华，便溏，舌淡苔白，脉缓或弱。

【辨证要点】以泄泻、脘腹重坠、内脏下垂与气虚症状共见。

(三) 脾阳虚证

指脾阳虚衰，失于温运，阴寒内生所表现的证。

【证候表现】纳少，腹胀，腹痛绵绵，喜温喜按，畏寒怕冷，四肢不温，大便稀溏，甚至完谷不化，或肢体浮肿，小便短少，或白带清稀量多，舌质淡胖或有齿痕，舌苔白滑，脉沉迟无力。

【辨证要点】以腹胀、腹痛、大便稀溏与阳虚症状共见。

(四) 脾不统血证

指脾气虚弱，不能统摄血液而致血溢脉外所表现的证。

【证候表现】各种慢性出血，如呕血、鼻衄、紫斑、便血、尿血，妇女月经过多、崩漏，伴见食少便溏，神疲乏力，气短懒言，面色萎黄或苍白无华，舌淡，脉细无力。

【辨证要点】各种出血与脾气虚症状共见。

脾虚四证的鉴别，见表2-16。

表2-16 脾虚四证的鉴别

证名	共同症状	不同症状	舌象	脉象
脾气虚证	食少，腹胀，便溏，面色萎黄，气短懒言，神疲乏力	浮肿或消瘦	舌淡苔白	脉缓弱
脾虚气陷证		脘腹坠胀，或内脏下垂	舌淡苔白	脉弱
脾阳虚证		腹部冷痛绵绵，喜温喜按，形寒肢冷	舌质淡胖，苔白滑	脉沉迟无力
脾不统血证		各种慢性出血	舌淡苔白	脉细弱

(五) 湿热蕴脾证

指由于湿热内蕴中焦，脾胃纳运功能失职所表现的证。

【证候表现】脘腹胀闷，纳呆，恶心欲呕，口苦口黏，渴不多饮，便溏不爽，小便短黄，肢体困重，或身热不扬，汗出热不解，或见面目发黄鲜明，或皮肤发痒，舌质红，苔黄腻，脉濡数。

【辨证要点】纳呆、腹胀、便溏与湿热症状共见。

(六) 寒湿困脾证

指寒湿内盛，困阻脾阳，运化失职所表现的证。

【证候表现】脘腹痞闷，口腻纳呆，泛恶欲呕，腹痛便溏，头身困重，或小便短少，肢体浮肿，或身目发黄，色晦暗如烟熏，或妇女白带量多，舌体淡胖，舌苔白滑或白腻，脉濡缓或沉细。

【辨证要点】脘腹痞闷、纳呆、便溏、身重与寒湿症状共见。

脾阳虚证与寒湿困脾证鉴别（表2-17）：两证均属寒证，见有纳少，腹冷痛，便溏，浮肿，带下清稀等症状。但脾阳虚证属虚证，伴见阳虚症状；寒湿困脾证属实证，兼见寒湿之症。

表 2-17 脾阳虚证与寒湿困脾证的鉴别

证型	病性	相同症状	不同症状	舌象	脉象
脾阳虚证	虚寒证	纳少，腹冷痛，便溏，浮肿	畏寒肢冷，腹痛绵绵，喜温喜按	舌淡胖有齿痕，苔白滑	脉沉迟无力
寒湿困脾证	实寒证		腹痛喜温不喜按，或有黄疸，色晦暗	舌胖苔白腻	脉缓或沉细

（七）胃气虚证

指胃气虚弱，胃失和降所表现的证。

【证候表现】食欲不振，胃脘隐痛或痞胀、按之觉舒，嗳气，口淡不渴，面色萎黄，少气懒言，神疲乏力，舌质淡，苔薄白，脉弱。

【辨证要点】胃脘痞满、隐痛喜按、纳少与气虚症状共见。

（八）胃阳虚证

指胃阳不足，胃失温养所表现的证。

【证候表现】胃脘冷痛，绵绵不已，时发时止，喜温喜按，食后缓解，泛吐清水或夹有不消化食物，食少脘痞，口淡不渴，倦怠乏力，畏寒肢冷，舌淡胖嫩，脉沉迟无力。

【辨证要点】胃脘冷痛与阳虚症状共见。

（九）胃阴虚证

指胃阴不足，胃失濡润和降所表现的证。

【证候表现】胃脘嘈杂，饥不欲食，或痞胀不舒，隐隐灼痛，干呕，呃逆，口燥咽干，大便干结，小便短少，舌红少苔或无，脉细数。

【辨证要点】胃脘隐隐灼痛、饥不欲食与阴虚症状共见。

（十）胃热炽盛证

指胃中火热炽盛，胃失和降所表现的证。

【证候表现】胃脘灼痛、拒按，渴喜冷饮，或消谷善饥，或口臭，牙龈肿痛溃烂，齿衄，小便短黄，大便秘结，舌红苔黄，脉滑数。

【辨证要点】胃脘灼痛、消谷善饥与实热症状共见。

（十一）寒滞胃肠证

指寒邪犯胃，阻滞气机所表现的证。

【证候表现】胃脘、腹部冷痛，痛势剧烈，遇寒加剧，得温则减，恶心呕吐，吐后痛缓，或口泛清水，口淡不渴，腹泻清稀，或腹胀便秘，面白或青，恶寒肢冷，舌苔白润，脉弦紧或沉紧。

【辨证要点】胃脘冷痛、恶心呕吐与实寒证症状共见。

（十二）食滞胃肠证

指饮食停滞胃肠，胃失和降，气机不畅所表现的证。

【证候表现】脘腹胀满疼痛、拒按，厌食，嗳腐吞酸，呕吐酸馊食物，吐后胀痛得减，或腹痛，肠鸣，矢气臭如败卵，泻下不爽，大便酸腐臭秽，或大便秘结，舌苔厚腻，脉滑。

【辨证要点】脘腹胀满疼痛、嗳腐吞酸、泻下臭秽与气滞症状共见。

（十三）胃肠气滞证

指气滞胃肠所表现的证。

【证候表现】胃脘、腹部胀满疼痛，走窜不定，痛而欲吐或欲泻，泻而不爽，嗳气，肠鸣，矢气，得嗳气、矢气后痛胀可缓解，或无肠鸣、矢气则胀痛加剧，或大便秘结，苔厚，脉弦。

【辨证要点】脘腹胀痛走窜、嗳气、肠鸣、矢气等为辨证要点。

寒滞肠胃证与胃肠气滞证鉴别：胃肠气滞证与寒滞胃肠证均有气机阻滞，可见脘、腹痞胀及疼痛，呕泻等症，但寒滞胃肠证有寒邪刺激的病因，有冷痛喜温、恶寒肢冷、脉紧等属寒的表现；胃肠气滞证则以胀痛为主，嗳气、肠鸣、矢气等症明显，而无寒因、寒症。

（十四）寒饮停胃证

指寒饮停积于胃，胃失和降所表现的证。

【证候表现】脘腹痞胀，胃中有振水声，呕吐清水痰涎，眩晕口淡不渴，舌苔白滑，脉沉弦。

【辨证要点】以脘腹痞胀，胃中有振水声，呕吐清水为辨证要点。

四、肝与胆病辨证

（一）肝血虚证

指肝血不足，机体失养所表现的证。

【证候表现】头晕目眩，视力减退或夜盲，或肢体麻木，关节拘急，手足震颤，肌肉瞤动，或为妇女月经量少、色淡，甚则闭经，爪甲不荣，面白无华，舌淡，脉细。

【辨证要点】眩晕、视力减退、肢体麻木与血虚症状共见。

（二）肝阴虚证

指肝阴不足，虚热内生所表现的证

【证候表现】头晕眼花，两目干涩，视力减退，或胁肋隐隐灼痛，或手足蠕动，口咽干燥，五心烦热，两颧潮红，潮热盗汗，舌红少苔，脉弦细数。

【辨证要点】眩晕、目涩、胁肋隐隐灼痛与阴虚症状共见。

肝血虚证与肝阴虚证鉴别（表2-18）：两者均属肝的虚证，均有头晕目眩、视力减退等表现，但前者为血虚，无热象，常见眩晕、视物模糊、经少、肢麻手颤等症状；后者为阴虚，虚热表现明显，常见眼干涩、潮热、颧红、手足蠕动等症状。

表2-18 肝血虚证与肝阴虚证鉴别

证名	相同症状	不同症状	舌象	脉象
肝血虚证	头晕目眩，视力减退	肢体麻木，关节拘急，手足震颤，肌肉瞤动及血虚症状	舌淡	脉细
肝阴虚证		两目干涩，手足蠕动及阴虚症状	舌红少苔	脉弦细数

（三）肝郁气滞证

指肝失疏泄、气机郁滞所表现的证。

【证候表现】胸胁、少腹胀满疼痛，走窜不定，情志抑郁，善太息，或咽部异物感，或颈部瘿瘤、瘰疬，或胁下肿块；妇女可见乳房作胀疼痛，月经不调，痛经、闭经，舌苔薄白，脉弦。

【辨证要点】情志抑郁、胸胁、少腹胀痛、脉弦与气滞症状并见。

（四）肝火炽盛证

指肝经火盛，气火上逆所表现的证。

【证候表现】头晕胀痛，面红目赤，口苦口干，急躁易怒，耳鸣耳聋，或耳痛流脓，或胁肋灼痛，甚或突发出血，失眠，不寐或噩梦纷纭，吐血、衄血，小便短黄，大便秘结，舌红苔黄，脉弦数。

【辨证要点】头目胀痛、胁痛、烦躁、耳鸣与实热证症状共见。

（五）肝阳上亢证

指肝肾阴亏，肝阳亢扰于上所表现的上实下虚的证。

【证候表现】急躁易怒，失眠多梦，眩晕耳鸣，头目胀痛，面红目赤，头重脚轻，腰膝酸软，舌红少津，脉弦有力或弦细数。

【辨证要点】头目胀痛、眩晕耳鸣、急躁易怒、腰膝酸软、头重脚轻等上盛下虚症状共见。

肝火炽盛证与肝阳上亢证的鉴别（表2-19）：两证在病机与症状上都有相似之处，均有阳热亢逆，皆有头晕胀痛、面红目赤、耳聋耳鸣等头面阳热症状，伴见急躁易怒、失眠多梦等神志不安的症状。但肝火炽盛证属实证，以目赤头痛、胁肋灼痛、口苦口渴、便秘尿黄等火热症为主，病程较短，病势较急；肝阳上亢证属上实下虚，虚实夹杂，系肝肾阴虚阳亢所致，以眩晕、头目胀痛、头重脚轻等上亢症状为主，且见腰膝酸软、耳鸣等下虚症状，阴虚证候明显，病程较长。

表2-19 肝火炽盛证与肝阳上亢证的鉴别

证型	病性	相同症状	不同症状	舌象	脉象
肝火炽盛证	实证	头晕胀痛，面红目赤，耳鸣耳聋等头面阳热的症状	目赤头痛，胁肋灼痛，口苦口渴，便秘尿黄等实热症状	舌红苔黄	脉弦数
肝阳上亢证	上实下虚证，虚实夹杂证		腰膝酸软，耳鸣等下虚症状	舌红少津	脉弦细数

（六）肝风内动证

1.肝阳化风证 指阴虚阳亢，肝阳升发无制，引动肝风所表现的证。

【证候表现】眩晕欲仆，步履不稳，语言謇涩，头摇，头痛，手足麻木，肢体震颤，项强，急躁易怒，耳鸣，舌红苔腻，脉弦细有力。甚至突然昏仆，口眼㖞斜，半身不遂，舌强语謇。

【辨证要点】眩晕、肢麻、震颤或突然昏倒、半身不遂等为主要表现。

2.热极生风证 指邪热亢盛，耗伤津液，筋脉失养所表现的证。

【证候表现】高热口渴，烦躁谵语或神昏，颈项强直，两目上视，四肢抽搐，角弓反张，牙关紧闭，舌质红绛，苔黄燥，脉弦数。

【辨证要点】高热、神昏、抽搐与实热症状共见。

3. 阴虚动风证　指肝阴亏虚、筋脉失养、虚风内动所表现的证候。

【证候表现】手足震颤、蠕动，眩晕耳鸣，口燥咽干，形体消瘦，五心烦热，潮热颧红，舌红少津，脉弦细数。

【辨证要点】手足震颤、蠕动与阴虚症状共见。

4. 血虚生风证　指血液亏虚、筋脉失养、虚风内动所表现的证

【证候表现】眩晕，夜盲，失眠多梦，手足震颤、肢体麻木，肌肉瞤动，皮肤瘙痒，爪甲不荣，面白无华，舌质淡白，脉细或弱。

【辨证要点】手足震颤、肌肉瞤动、肢体麻木与血虚症状共见。

肝风内动四证的鉴别见表2-20。

表2-20　肝风内动四证的鉴别

证型	性质	主症	兼症	舌象	脉象
肝阳化风证	上实下虚证	眩晕欲仆，头摇肢颤，舌强语謇	头重脚轻，腰膝酸软	舌红，苔白或腻	脉弦而有力
热极生风证	实热证	四肢抽搐，颈项强直	高热神昏，躁热如狂等实热症状	舌红绛，苔黄燥	脉弦数
阴虚动风证	虚证	手足蠕动	午后潮热，五心烦热等阴虚症状	舌红少苔	脉弦细数
血虚生风证	虚证	手足震颤，肌肉瞤动，关节拘急不利，肢体麻木	面白无华，爪甲不荣等血虚症状	舌淡苔白	脉细

（七）寒滞肝脉证

指寒邪侵袭，凝滞肝经所表现的证。

【证候表现】少腹冷痛，阴部坠胀作痛，或阴器收缩引痛，或巅顶冷痛，得温则减，遇寒痛增，恶寒肢冷，舌淡苔白，脉沉紧或弦紧。

【辨证要点】少腹、前阴、巅顶冷痛与实寒症状共见。

（八）肝胆湿热证

指湿热蕴结肝胆，疏泄功能失职所表现的证。

【证候表现】胁肋灼热胀痛，纳呆，厌油腻，大便不调，小便短赤；发热或寒热往来，口苦口干，身目发黄，鲜如橘色，或为阴部瘙痒，阴囊湿疹，阴器肿痛，带下色黄臭秽，舌红，苔黄腻，脉弦滑数。

【辨证要点】胁肋胀痛，厌食腹胀，身目发黄，阴部瘙痒与湿热内蕴症状并见。

肝胆湿热证与湿热蕴脾证的鉴别：两证均系湿热内蕴所致，见湿热证候及脾胃纳运升降失职表现，均可出现脘腹胀满、纳呆呕恶、身目发黄色鲜明、大便不调、小便短黄、舌质红苔黄腻、脉滑数等症。肝胆与脾胃之间在病理上相互影响，由于二者主要病位病机不同，故症状有别。肝胆湿热证病位主要在肝胆（疏泄功能失职），故以胁肋胀痛、胁下痞块、黄疸、口苦等肝胆疏泄失常症状为主，尚可出现寒热往来及阴部瘙痒，妇女带下黄臭等症。湿热蕴脾证病位主要在脾胃（纳运升降失职），故以脘腹胀闷、纳呆呕恶、大便溏泄等受纳运化功能失常症状为主，还可出现肢体困重、身热不扬等症状。

（九）胆郁痰扰证

指痰热内扰，胆失疏泄所表现的证。

【证候表现】胆怯易惊，惊悸失眠，烦躁不安，胸胁胀闷，眩晕耳鸣，口苦呕恶，口吐痰涎，舌红，苔黄腻，脉弦数。

【辨证要点】惊悸失眠，胆怯易惊与痰热症状并见。

五、肾与膀胱病辨证

（一）肾阳虚证

指肾阳亏虚，机体失其温煦所表现的证。

【证候表现】腰膝酸冷疼痛，畏冷肢凉，下肢尤甚，头目眩晕，面色㿠白或黧黑，神疲乏力，精神萎靡，性欲减退，男子阳痿早泄、滑精，女子宫寒不孕、白带清稀量多，五更泄泻，或小便频数清长，夜尿频多，舌淡苔白，脉沉细无力，尺脉尤甚。

【辨证要点】腰膝冷痛，性欲减退，夜尿频多与虚寒症状共见。

（二）肾阴虚证

指肾阴亏虚，失于滋养，虚热内扰所表现的证。

【证候表现】腰膝酸软而痛，头晕耳鸣，失眠多梦，男子阳强易举、遗精、早泄，女子经少或经闭、崩漏，口咽干燥，形体消瘦，五心烦热，潮热盗汗，小便短黄，舌红少津、少苔或无苔，脉细数。

【辨证要点】腰酸耳鸣、男子遗精、女子月经失调与阴虚症状并见。

（三）肾精不足证

指肾精亏损，脑髓与骨髓失充所表现的证。

【证候表现】小儿发育迟缓，身体矮小，囟门迟闭，智力低下，骨骼痿软；男子精少不育，女子经闭不孕；成人早衰，腰膝酸软，耳鸣耳聋，发脱齿松，健忘恍惚，神情呆钝，两足痿软，动作迟缓，舌淡苔白，脉弱。

【辨证要点】小儿发育迟缓、成人生育功能低下、早衰为主要表现。

肾阴虚证与肾精不足证的鉴别：两者皆属肾的虚证，均可见腰膝酸软、头晕、耳鸣等症，但肾阴虚证有阴虚内热的表现，性欲偏亢，梦遗、经少；肾精不足证主要为生长发育迟缓，早衰，生育功能低下，无虚热表现。

（四）肾气不固证

指肾气亏虚，失于封藏、固摄所表现的证。

【证候表现】腰膝酸软，神疲乏力，耳鸣耳聋；小便频数清长，或尿后余沥不尽，或遗尿，或夜尿频多，或小便失禁；男子滑精、早泄；女子月经淋漓不尽，带下清稀量多，或胎动易滑。舌淡，苔白，脉弱。

【辨证要点】腰膝酸软、小便频数清长、滑精、滑胎、带下清稀量多与气虚症状共见。

（五）肾虚水泛证

指肾的阳气亏虚，气化无权，水液泛滥所表现的证。

【证候表现】全身浮肿，腰以下尤甚，按之没指，腰膝酸软冷痛，小便不利，畏冷肢凉，腹部胀满，或见心悸，气短，咳喘痰鸣，舌质淡胖，苔白滑，脉沉迟无力。

【辨证要点】浮肿，腰以下尤甚，小便不利与肾阳虚症状共见。

肾阳虚与肾虚水泛证的鉴别：两者均为虚寒证，都有畏寒肢冷，腰膝酸冷，面白神疲等虚寒之象。但肾阳虚证偏重脏腑功能衰退，生殖机能减退为主；肾虚水泛证以气化无权，水湿泛滥之水肿尿少为主要表现。

（六）膀胱湿热证

指湿热侵袭，蕴结膀胱所表现的证。

【证候表现】小便频数，尿急，排尿灼热涩痛，小便短赤，尿血或有砂石，小腹胀痛，腰痛，或伴发热，舌红苔黄腻，脉滑数。

【辨证要点】尿频、尿急、尿道灼痛与湿热症状共见。

六、脏腑兼病辨证

（一）心肾不交证

指心肾水火既济失调，以心烦、失眠、梦遗、耳鸣、腰膝酸软等为主要表现的证。

【证候表现】心烦失眠，惊悸健忘，头晕，耳鸣，腰膝酸软，梦遗，口咽干燥，五心烦热，潮热盗汗，舌红少苔或无苔，脉细数。

【辨证要点】心烦失眠、腰膝酸软、梦遗与虚热症状共见。

（二）心脾两虚证

指脾气亏虚，心血不足，以心悸怔忡、失眠多梦、食少、腹胀、便溏及气血两虚症状为主要表现的证。

【证候表现】心悸怔忡，失眠多梦，头晕健忘，食欲不振，腹胀，便溏，神疲乏力，或见皮下紫斑，女子月经量少色淡、淋漓不尽，面色萎黄或淡白，唇、甲无华，舌淡嫩，脉弱。

【辨证要点】心悸失眠，食少便溏，慢性出血与气血两虚症状并见。

（三）心肺气虚证

指心肺两脏气虚，其功能活动减退，以心悸、咳嗽、气喘及气虚症状为主要表现的证。

【证候表现】心悸，胸闷，咳嗽，气短而喘，动则尤甚，咯痰清稀，神疲乏力，声低懒言，自汗，面色淡白，舌淡苔白，或唇舌淡紫，脉弱或结或代。

【辨证要点】心悸、胸闷、咳嗽、气喘及气虚症状共见。

（四）心肾阳虚证

指心与肾的阳气虚衰，温煦失职，以心悸、腰膝酸冷、浮肿及阳虚症状等为主要表现的证。其浮肿明显者，可称为水气凌心证。

【证候表现】心悸怔忡，腰膝酸冷，畏寒肢冷，胸闷气喘，肢体浮肿，小便不利，神疲乏力，唇甲青紫，舌淡紫，苔白滑，脉弱。

【辨证要点】心悸怔忡，腰膝酸冷，肢体浮肿与虚寒症状共见。

（五）心肝血虚证

指血液亏少，心肝失养，以心悸、多梦、眩晕、爪甲不荣、肢麻及血虚症状为主要表现的证。

【证候表现】心悸怔忡，失眠多梦，健忘，头晕目眩，视物模糊，肢体麻木，震颤，女子月经量少色淡，甚则经闭，面白无华，爪甲不荣，舌质淡白，脉细。

【辨证要点】心悸、多梦、眩晕、爪甲不荣、肢麻及血虚症状共见。

心脾两虚证与心肝血虚证的鉴别：二证均有心血不足，心及心神失养，而见心悸、失眠多梦等症，但心脾两虚证兼有食少、腹胀、便溏、慢性失血等脾气虚弱不能运化，不能统摄血液的表现；心肝血虚证兼有眩晕、肢麻、视力减退、经少等肝血不足，失于充养的表现。

（六）脾肺气虚证

指脾肺两脏气虚，以咳嗽、气喘、食少、腹胀、便溏及气虚症状为主要表现的证。

【证候表现】食欲不振，腹胀便溏，久咳不止，气短而喘，咯痰清稀量多，面部虚浮，下肢微肿，声低懒言，神疲乏力，面白无华，舌淡，苔白滑，脉弱。

【辨证要点】咳嗽气喘、食少便溏及气虚症状共见。

（七）脾肾阳虚证

指脾肾阳气亏虚，温化失职，虚寒内生所表现的证。

【证候表现】腰膝或下腹冷痛，久泄久痢，或五更泄泻，完谷不化，便质清冷，或全身浮肿，小便不利，形寒肢冷，面色㿠白，舌淡胖，苔白滑，脉沉迟无力。

【辨证要点】久泻久痢、五更泄泻、腰腹冷痛及虚寒症状并见。

心肾阳虚、脾肾阳虚证的鉴别：两者均有腰膝酸冷、小便不利、浮肿、畏冷肢凉，舌淡胖、苔白滑等肾阳虚的表现。心肾阳虚兼有心悸怔忡、胸闷气喘、面唇紫暗等心阳虚的症状；脾肾阳虚证兼有久泻久痢、完谷不化等脾阳虚的表现。

（八）肺肾气虚证

指肺肾气虚，摄纳无权所表现的证。又名肾不纳气证。

【证候表现】咳嗽无力，呼多吸少，气短而喘，动则尤甚，吐痰清稀，声低，乏力，自汗，耳鸣，腰膝酸软，或尿随咳出，舌淡紫，脉弱。

【辨证要点】以久病咳喘、呼多吸少、动则尤甚与气虚症状并见。

心肺气虚证、脾肺气虚证、肺肾气虚证的鉴别：均有肺气虚，呼吸功能减退，而见咳喘无力、气短、咯痰清稀和气虚等症。心肺气虚证则兼有心悸怔忡、胸闷等心气不足的证；脾肺气虚证则兼有食少腹胀、便溏等脾失健运的证；肺肾气虚证则兼有呼多吸少、腰酸耳鸣、尿随咳出等肾失摄纳的证。

（九）肺肾阴虚证

指肺肾阴液亏虚，虚热内扰所表现的证。

【证候表现】咳嗽痰少，或痰中带血，或声音嘶哑，腰膝酸软，形体消瘦，口燥咽干，骨蒸潮热，盗汗颧红，男子遗精，女子经少，舌红少苔，脉细数。

【辨证要点】干咳、少痰、腰酸、遗精及阴虚症状共见。

（十）肝火犯肺证

指肝火炽盛，上逆犯肺，肺失清肃所表现的证。

【证候表现】胸胁灼痛，急躁易怒，头胀头晕，面红目赤，口苦口干，咳嗽阵作，痰黄稠黏，甚则咳血，舌红，苔薄黄，脉弦数。

【辨证要点】以胸胁灼痛、急躁、咳嗽阵作或咳血及实热症状共见。

肝火犯肺证、燥邪犯肺证、肺热炽盛证、肺阴虚证的鉴别，见表2-21。

表 2-21 肝火犯肺证、燥邪犯肺证、肺热炽盛证、肺阴虚证的鉴别

证型	相同症状	不同症状	舌苔	脉象
肝火犯肺证	咳嗽、咳血	急躁易怒，胁肋灼痛等肝火内炽的症状	舌红，苔薄黄	脉弦数
燥邪犯肺证		口燥咽干，兼发热恶寒之表证	苔薄而干少津	脉浮数或浮紧
肺热炽盛证		新病势急，咳喘气粗，鼻翼煽动，与火热症状共见	舌红苔黄或黄腻	脉数或滑数
肺阴虚证		潮热盗汗等阴虚内热症状	舌红少苔乏津	脉细数

（十一）肝胃不和证

指肝气郁结，横逆犯胃，胃失和降所表现的证。

【证候表现】胃脘、胁肋胀满疼痛，走窜不定，呃逆、嗳气，吞酸嘈杂，情绪抑郁，善太息，或烦躁易怒，舌淡红，苔薄黄，脉弦。

【辨证要点】脘胁胀痛、嗳气、吞酸、情绪抑郁等为主要表现。

（十二）肝郁脾虚证

指肝失疏泄，脾失健运所表现的证，又称肝胃不和证。

【证候表现】胸胁胀满窜痛，善太息，精神抑郁，或急躁易怒，食少腹胀，肠鸣矢气，便溏不爽，或腹痛欲泻，泻后痛减，或大便溏结不调，舌苔白，脉弦或缓。

【辨证要点】胸胁胀痛、腹胀、便溏与情志抑郁症状共见。

（十三）肝肾阴虚证

指肝肾阴液亏虚，虚热内扰所表现的证。

【证候表现】头晕目眩，耳鸣健忘，胁痛，口燥咽干，腰膝酸软，失眠多梦，低热颧红，或五心烦热，男子遗精，女子月经量少，舌红，少苔，脉细数。

【辨证要点】胸胁隐痛、腰膝酸软、眩晕耳鸣、两目干涩与虚热症状共见。

肝肾阴虚证与肝阳上亢证的鉴别（表 2-22）：二证均有肝肾阴亏，阴不制阳的病机，均有头晕目眩、耳鸣、腰膝酸软等症，但肝肾阴虚为虚证，以颧红盗汗、五心烦热等虚火内扰的表现为主，肝阳上亢证为本虚标实证，急躁易怒、头目胀痛、头重脚轻等肝阳亢逆、气血上冲的症状比较突出。

表 2-22 肝肾阴虚证与肝阳上亢证的鉴别

证型	病机	症状 相同症状	症状 不同症状	舌苔	脉象
肝肾阴虚证	肝肾阴液亏虚，阴不制阳，虚热内扰	头晕目眩，耳鸣，腰膝酸软	颧红盗汗，五心烦热，男子遗精，女子月经量少等阴虚表现	舌红少苔	脉细数
肝阳上亢证	肝肾阴亏，阴不制阳，亢阳上扰		面红目赤，急躁易怒，头目胀痛，头重脚轻等肝阳亢逆，气血上冲的症状	舌红	脉弦或弦细数

第十二单元　六经辨证

【复习指导】熟悉六经病证的临床表现、辨证要点以及传变形式。

一、太阳病证

（一）太阳经证

指风寒之邪侵袭人体肌表，正邪相争，营卫失和所表现的证。有太阳中风证与太阳伤寒证之分。

1. 太阳中风证

【证候表现】发热，恶风，汗出，脉浮缓，或见鼻鸣，干呕。

【辨证要点】以恶风、汗出、脉浮缓为主要表现。

2. 太阳伤寒证

【证候表现】恶寒，发热，头项强痛，身体疼痛，无汗，脉浮紧，或见气喘。

【辨证要点】以恶寒、无汗、头身痛、脉浮紧为主要表现。

太阳伤寒证与太阳中风证鉴别：两者属太阳经证的两个证型，均因风寒袭表所致，以发热、头痛、恶风寒、脉浮为基本证。但太阳中风证基本病机为卫阳不固，营阴外泄，以汗出、脉浮缓为特点，因其汗出，故又称表虚证；太阳伤寒证的基本病机是卫阳被遏，营阴郁滞，以无汗、脉浮紧为特点，因其无汗，故又称表实证。

（二）太阳腑证

指太阳经证不解，病邪循经内传太阳之腑所表现的证。分为太阳蓄水证和太阳蓄血证。

1. 太阳蓄水证

【证候表现】发热，恶寒，汗出，小腹满，小便不利，口渴，或水入则吐，脉浮或浮数。

【辨证要点】以太阳经证与小腹满、小便不利并见。

2. 太阳蓄血证

【证候表现】少腹急结或硬满，小便自利，如狂或发狂，善忘，大便色黑如漆，脉沉涩或沉结。

【辨证要点】以少腹急结、小便自利、大便色黑为主要表现。

二、阳明病证

（一）阳明经证

指邪热亢盛，充斥阳明之经，弥漫全身，肠中无燥屎内结，以高热、汗出、口渴、脉洪大为主要表现的证。

【证候表现】身大热，汗大出，口大渴，或心烦躁扰，面赤，气粗似喘，苔黄燥，脉洪大。

【辨证要点】身大热，汗大出，口大渴，脉洪大。

（二）阳明腑证

指邪热内盛阳明之里，与肠中糟粕相搏，燥屎内结所表现的证。

【证候表现】日晡潮热，手足濈然汗出，脐腹胀满硬痛，拒按，大便秘结不通，甚则神昏谵语，狂躁不得眠，舌苔黄厚干燥，或起芒刺，甚至苔焦黑燥裂，脉沉实或滑数。

【辨证要点】以潮热汗出、腹满硬痛、大便秘结、苔黄燥，脉沉实等为主要表现。

三、少阳病证

指邪犯少阳胆腑，枢机不运，经气不利所表现的证。

【证候表现】口苦，咽干，目眩，寒热往来，胸胁苦满，默默不欲饮食，心烦喜呕，脉弦。

【辨证要点】以寒热往来、胸胁苦满、脉弦等为辨证要点。

四、太阴病证

指脾阳虚弱，寒湿内生所表现的证。

【证候表现】腹满而吐，食不下，大便泄泻，口不渴，自利，时腹自痛，四肢欠温，脉沉缓或弱。

【辨证要点】以腹满时痛，口不渴，自利与虚寒症状共见。

五、少阴病证

指伤寒病变后期，全身阴阳衰惫，以脉微细、但欲寐为主要表现的证候。分为少阴寒化证与少阴热化证。

（一）少阴病寒化证

指心肾阳气虚衰，阴寒独盛，病性从阴化寒所表现的证。

【证候表现】无热恶寒，但欲寐，四肢厥冷，下利清谷，呕不能食，或食入即吐，或身热反不恶寒，甚至面赤，脉微细。

【辨证要点】本证以畏寒肢厥、下利清谷、脉微细等为辨证要点。

（二）少阴热化证

指心肾阴虚阳亢，病性从阳化热所表现的证。

【证候表现】心烦不得眠，口燥咽干，舌尖红，脉细数。

【辨证要点】以心烦不得眠以及阴虚证候为辨证要点。

六、厥阴病证

指伤寒病发展传变的较后阶段，表现为阴阳对峙、寒热交错、厥热胜复的证。

【证候表现】消渴，气上撞心，心中疼热，饥而不欲食，食则吐蛔，脉微，四肢厥冷，呕吐或吐蛔，病者静而复时烦，得食而呕。

【辨证要点】以消渴，心中疼热，饥而不欲食为辨证要点。

七、六经病证的传变

病邪自外侵入，逐渐向里发展，由某一经病证转变为另一经病证，称为"传经"。其中若按伤寒六经的顺序相传者，即太阳病证→阳明病证→少阳病证→太阴病证→少阴病证→厥阴病证，称为"循经传"；若是隔一经或两经以上相传者，称为"越经传"；若相互表里的两经相传者，称为"表里传"，如太阳病传少阴病等。

伤寒病初起不从阳经传入，而病邪直入于三阴者，称为"直中"。

伤寒病不经过传变，两经或三经同时出现的病证，称为"合病"。如太阳阳明合病、太阳太阴合病等。

伤寒病凡一经病证未罢，又见他经病证者称为"并病"。如太阳少阴并病、太阴少阴并病等。

第十三单元 卫气营血辨证

【复习指导】熟悉卫分证、气分证、营分证、血分证的临床表现、辨证要点及传变规律。

一、卫分证

指温热病邪侵袭肌表，卫气功能失调，肺失宣降所表现的表热证。

【证候表现】**发热，微恶风寒，少汗，头痛，口微渴，或有咳嗽、咽喉肿痛，舌边尖红，苔薄黄，脉浮数。**

【辨证要点】以**发热，微恶风寒，舌边尖红，苔薄黄，脉浮数**为辨证要点。

二、气分证

指温热病邪内传脏腑，正盛邪实，阳热亢盛所表现的里实热证。根据邪热侵犯肺、胸膈、胃肠、胆等脏腑的不同，兼有不同的表现。

【证候表现】**身热不恶寒，汗出，烦渴，心烦、尿赤，舌红苔黄、脉数有力。** 邪热壅肺，兼见咳喘，或胸闷胸痛，舌红苔黄，脉数；热扰胸膈，兼见心烦懊侬，坐卧不安；热结肠道，兼见日晡潮热，腹满胀痛拒按，便秘，小便不畅。

【辨证要点】以**身热而不恶寒、舌红苔黄、脉数有力**为辨证要点。

三、营分证

指温热病邪内陷，营阴受损，心神被扰所表现的证。

【证候表现】身热夜甚，口不甚渴或不渴，心烦不寐，甚或神昏谵语，斑疹隐隐，舌质红绛无苔，脉细数。

【辨证要点】以**身热夜甚、心烦躁扰、斑疹隐隐，舌红绛**为辨证要点。

四、血分证

指温热病邪深入血分，耗血、伤阴，动血、动风所表现的证候。主要累积心、肝、肾三脏。

【证候表现】身热夜甚、躁扰不宁、甚或神昏谵语，斑疹显露、色紫黑，吐血、衄血、便血、尿血，舌质深绛，脉细数；或见持续低热，暮热早凉，五心烦热，神疲欲寐，耳聋，形瘦，脉虚细；或见抽搐，颈项强直，角弓反张，目睛上视，牙关紧闭，脉弦数；或见手足蠕动、瘛疭等。

【辨证要点】以**身热夜甚、神昏谵语、斑疹紫黑、舌深绛、脉细数**为辨证要点。

五、卫气营血证的传变

（一）顺传

顺传指病变多从卫分开始，**依次传入气分、营分、血分**，反映了温病邪气由表入里，由浅入深，病情由轻而重，由虚致实的演变规律。

（二）逆传

逆传指邪入卫分后，**不经过气分阶段而直接深入营分、血分**，出现神昏、谵语等重笃病情。

第十四单元 三焦辨证

【复习指导】熟悉上、中、下三焦病证的临床表现、辨证要点以及三焦病证的传变规律。

一、辨三焦病证

三焦辨证，是清代医家吴鞠通依据《黄帝内经》关于三焦所属部位的概念，将外感温热病的证候归纳为上、中、下三焦病证，用以阐明三焦所属脏腑在温热病过程中的病理变化、证候表现及其传变规律，并指导治疗的一种辨证方法。

（一）上焦病证

指温热之邪侵袭手太阴肺经和手厥阴心包所表现的证。

【证候表现】发热，微恶风寒，微汗出，头痛，咳嗽，鼻塞，口微渴，舌边尖红赤，脉浮数；或见不寒，多汗，烦躁口渴，咳嗽，气喘，苔黄，脉数；或见灼热，神昏，肢厥，谵语，舌绛等。

【辨证要点】邪袭肺卫以**发热、微恶风寒、舌边尖红，脉浮数**为辨证要点；**邪热壅肺**以**但热不寒、咳喘、苔黄、脉数**为辨证要点；**邪陷心包**以**高热、神昏、肢厥、舌绛**为辨证要点。

（二）中焦病证

指温热之邪，侵犯中焦脾胃，邪从燥化火或邪从湿化所表现的证。

【证候表现】身热气粗，面红目赤，腹满便秘，口渴引饮，口干唇裂，小便短赤，舌红苔黄燥或焦黑起刺，脉沉实有力；或身热不扬，头身重痛，胸脘痞满，泛恶欲呕，舌苔白腻，或白厚，或黄腻，脉濡数等。

【辨证要点】阳明燥热证以**发热、口渴、腹满、便秘**为辨证要点；太阴湿热证以**身热不扬，脘痞，呕恶，苔腻**为辨证要点。

（三）下焦病证

指温热之之邪犯及下焦，劫夺肝肾之阴所表现的证。

【证候表现】身热，手足心热甚于手足背，口燥咽干，神疲，消瘦无力，耳聋，舌绛少苔，脉虚；或见心中憺憺大动，手足蠕动甚或瘛疭，舌干绛而萎，脉虚等。

【辨证要点】肾阴亏虚证以**手足心热甚于手足背，口干咽燥，舌绛不鲜干枯而萎，脉虚**为辨证要点；**肝阴亏虚证**以**手足蠕动，甚或瘛疭、舌干绛而萎、脉虚**为辨证要点。

二、三焦病证的传变

三焦病的传变与否，取决于病邪的轻重和机体正气的强弱，病邪盛或正气虚则传变易发生。

（一）顺传

上焦手太阴肺经开始，传入中焦，进而传入下焦，为顺传，标志着病情由浅入深，由轻到重的病理进程。

（二）逆传

病邪从**肺卫直传入心包**者，称为**逆传**，说明邪热炽盛，病情重笃。

第三章 中药学

第一单元 中药的性能

【复习指导】本部分内容相对较容易，历年必考，应作为重点复习。其中四气、五味、归经、升降浮沉、毒性的含义及标定依据，五味作用及适应证，影响药物升降浮沉的因素，影响药物毒性的因素等内容应重点掌握。

中药的性能是对中药作用的基本性质和特征的概括，又称药性。包括四气、五味、归经、升降浮沉、毒性5个主要方面。

一、四气

1. 结合有代表性的药物认识四气的确定：四气，指药物**寒、热、温、凉**4种药性，反映药物影响人体阴阳盛衰、寒热变化的作用趋向。药性寒热属性的标定，是与其所治疗的病证寒热相对的。即能减轻、消除热证的药物，药性一般是寒凉的，如石膏、黄连；能减轻、消除寒证的药物，药性一般是温热的，如附子、干姜。寒与凉、热与温只是程度的差异，故四气实质为寒、热两种属性。此外，把寒热偏性不明显者标为平性，如茯苓、山药等。但平性是相对的，平中亦有偏温、偏凉的不同。

2. 四气的作用及适应证：寒凉药具有清热解毒、凉血止血、清热泻火、清热利尿、清热化痰、凉肝息风等作用，用于实热证、温毒发斑、热结便秘、热淋涩痛、痰热喘咳、热极生风等阳热病证；温热药具有补火助阳、散寒止痛、温经通络、暖肝散结、回阳救逆、温中止呕等作用，用于治疗阳虚证、寒凝疼痛证、寒凝血滞证、寒疝腹痛、亡阳证、中焦虚寒证等阴寒病证。

二、五味

1. 结合代表性药物认识五味的确定 五味最初指药物或食物的真实滋味或气味。其中**辛、甘、酸、苦、咸**为五种基本药味，还包括淡味和涩味。五味标定的依据包括药物真实滋味和药物的作用两方面，故药味既反映其真实滋味，又是作用的体现。

2. 五味作用及适应证

（1）辛：**能散、能行**，具有发散、行气、行血（活血）作用。即具有解表、行气、行血作用的药物多具有辛味，用治外感表证、气滞证及瘀血证。此外，一些具有"行""散""开"特性的药物，一般也标辛味，如化湿药、开窍药、祛风湿药、温里药中的部分药物。

（2）甘：**能补、能缓、能和**，具有补虚、缓急止痛、缓和药性、调和药味、和中的作用。即具有补虚、缓解疼痛、调和药性、消食和胃作用的药物多具有甘味，用治正气虚弱、脘腹挛急疼痛、药物中毒、饮食积滞不化等。

（3）酸：**能收、能涩**，具有收敛固涩的作用。收敛固涩常见固表止汗、敛肺止咳、涩肠止泻、固崩止带、固精缩尿作用的药物具有酸味，用治滑脱诸证，如自汗盗汗、肺虚喘咳、久泻久痢、崩漏带下、遗精滑精、遗尿尿频等。

（4）涩：**能收敛固涩**，与酸味作用类似。

（5）苦：**能泄、能燥、能坚阴**，具有清泄、降泄、通泄、燥湿的作用。即具有清热泻火、止咳平喘、止呕止呃逆、通利大便、燥湿作用的药物具有苦味，用治火热证、喘咳、呕吐、便秘、湿症及阴虚内热证。

（6）咸：**能软、能下**，具有软坚散结、泻下通便的作用。即具有软化包块、泻下通便作用的药物多具有咸味。用治瘿瘤、痰核、癥瘕痞块。

（7）淡：**能渗、能利**，具有渗湿利水的作用。即具有利水渗湿作用的药物具有淡味，用治水肿、小便不利等。

三、升降浮沉

1. 各类药物的升降浮沉趋向　升降浮沉指药物作用向上、向下、向外、向内4种趋向，反映药物对人体**作用趋向性**的性能。它的标定与疾病所表现的趋向性相对。一般而言，具有发表、透疹、升阳、开窍等作用的药物，药性升浮；具有收敛固涩、清热、利尿、止咳平喘、平肝潜阳等作用的药物，药性沉降。

2. 影响药物升降浮沉的主要因素　药物的四气、五味及药材质地决定其作用的升降沉浮。性温热、味辛甘的药物，多升浮；性寒凉、味酸苦涩的药物，多为沉降。质地轻之花叶枝皮等药材，多升浮；质地重之种子、果实、矿物、贝壳等药材，多沉降。

药物升降浮沉会因**炮制和配伍而改变**。通过炮制可以改变药物的升降之性，如姜制发散，酒制升提，盐水制下行。配伍对升降浮沉的影响体现在，升浮药与大剂量沉降药配伍，药性随之沉降。沉降药与大剂量升浮药配伍，药性可随之升浮。

四、归经

归经指药物对机体某一或某部位的选择性作用，反映药物**作用部位**、作用范围的一种性能。归经理论的形成是以**脏腑经络**为基础，以所治疗的**具体病证**为依据，在长期临床用药实践的基础上归纳总结出来的。如平肝潜阳药能平抑肝阳，主治肝阳上亢之眩晕，主归肝经。羌活发散风寒，主治风寒表证之头身疼痛。因足太阳膀胱经主一身之表，故按六经辨证归膀胱经。

五、毒性

1. 引起毒性反应的原因　毒性是指药物对人体的损害性，反映药物**作用安全性**的一种性能。中药副作用是指治疗剂量下，出现的与治疗目的无关的不适反应，较轻微，停药后可自行消失。毒性反应相对副作用而言，对人体的危害性更大，多为器质性损害。

2. 结合具体有毒药物认识其使用的注意事项　毒性反应的有无、大小主要取决于**用量**。此外与药物的品种、产地、采收、储存、炮制、配伍、制剂、给药途径以及患者的体质、年龄、症候性质等因素有关。在应用有毒药物时，应当注意：①合理用药。科学合理选择药物，杜绝乱用滥投，孕妇、老幼及体虚者禁用或慎用毒烈之品；注意用药禁忌。②用量准确。采用小剂量渐增法，忌初次大剂量使用。③合理采制。在确保有效性的同时，杜绝伪劣品。④识别过敏体质。此外，还应重视药物的煎煮、服用方法等，从各个环节确保用药安全，避免中毒事件发生。

第二单元　中药的作用

【复习指导】本部分内容较少，考试出现频率较低，熟悉本部分内容。

一、中药作用的基本原理

1. 中药的作用　是指中药对机体的影响，或机体对药物的反应。包括治疗作用和不良反应。治疗作用又称功效，不良反应包括副作用和毒性反应。

2. 中药的不良作用　副作用是指治疗剂量下出现的与治疗目的无关的不适反应，轻微、停药能自消。其产生与中药具有多种功效、炮制、用法、辨证配伍是否准确、患者禀赋、体质等因素有关。毒性反应是指药物对人体组织器官造成损害，或正常生理功能遭到破坏，多为器质性改变。其产生与用药剂量过大、用药时间过长等因素有关。副作用与毒性反应是相对的，在一定条件下可以相互转化，二者在临床上也难截然分开。

二、中药的功效

1. 功效与主治的关系　中药功效是指在中医药理论指导下，对中药防治疾病的作用或疗效的高度概括。反映了中药的作用机制、应用规律和适应证。中药主治是指其主治的病证，又称"应用"或"适应证"。

2. 功效的分类　功效分为对因治疗功效和对症治疗功效。其中对因治疗功效又分为对证功效及对病功效。对因治疗功效包含了祛邪、扶正、调理脏腑功能、消除病理产物等方面内容。对症治疗功效是指能缓解或消除疾病过程中的某些症状，如止痛、止咳、止呕等。其中对因治疗功效属治本，对症治疗功效属治标。

第三单元　中药的配伍

【复习指导】本部分内容较少，历年必考，重点掌握各种配伍关系的意义以及临证用药时怎样对待各种配伍关系。

一、中药配伍的意义

中药配伍是在中医药理论指导下，根据患者的病情和药物的特性，按照一定法则，将两味或两味以上的药物配合应用。配伍可适应复杂病情的需要，增强疗效，降低或消除毒副作用，改变药物的性能，扩大适应证，以及减少避免耐药性。

二、中药配伍的内容

1. 各种配伍关系的意义　中药配伍关系包括**单行、相须、相使、相畏、相杀、相恶、相反**7种情况，称为中药配伍"七情"。

（1）单行：是指单味药物治疗某种病情单一的疾病，如独参汤。或者两味药物配伍后，各自独行其是，互不影响临床效应的配伍关系。如治食积发热，神曲配伍连翘。

（2）相须：性能功效相似的药物配合使用，以增强药物治疗效应的配伍关系。如治风寒表证，麻黄配伍桂枝；治亡阳证，附子配伍干姜等。

（3）相使：某方面性能功效相似的药物配合使用，以一种药物为主药，另一种药物为辅药，辅药能提高主药某方面治疗效应的配伍关系。如治气虚水肿，黄芪配伍茯苓。

（4）相畏：一种药物的毒副效应能被另一种药物降低或消除的配伍关系。如生半夏配伍生姜，生半夏畏生姜。

（5）相杀：一种药物能够降低或消除另一种药物毒副效应的配伍关系。如生姜配伍生半夏、生南星，降低其毒性，即生姜杀生半夏、生南星之毒。

（6）相恶：两药合用后，一种药物能使另一种药物治疗效应降低甚至丧失的配伍关系。人参恶莱菔子，人参补气作用被莱菔子降低。

（7）相反：两药合用后，使原有的毒副效应增强，或者产生新的毒副效应的配伍关系。属于临床用药时应当禁忌使用的配伍形式。如乌头反半夏、甘草反甘遂等。

2. 临证用药时怎样对待各种配伍关系　七情配伍关系中，相须、相使可增强临床疗效，相畏、相杀可降低或消除毒副效应，使用药安全有效，是临床用药时应当充分利用的配伍关系；相恶导致治疗效应削弱或消除，原则上应当避免使用；而相反会导致毒副效应增强或产生新的毒副效应，影响临床用药的安全性，是应当禁忌使用的配伍关系。单行药物之间不产生明显影响，但可发挥预期疗效，亦为临床所需。

第四单元　中药的用药禁忌

【复习指导】本部分内容较易，历年必考，其中"十八反"及"十九畏"内容应重点掌握。

用药禁忌是为了保证临床安全、有效用药，应当避免或者禁忌使用的方面。主要包括配伍禁忌、证候用药禁忌、妊娠用药禁忌及服药食忌4个方面。

一、配伍禁忌

1. "十八反"的内容　乌头反贝母、瓜蒌、半夏、白蔹、白及；甘草反海藻、甘遂、大戟、芫花；藜芦反人参、沙参、丹参、玄参、苦参、细辛、芍药。

2. "十九畏"的内容　硫黄畏朴硝，水银畏砒霜，狼毒畏密陀僧，巴豆畏牵牛，丁香畏郁金，牙硝畏三棱，川乌、草乌畏犀角，人参畏五灵脂，官桂畏赤石脂。

注意"十九畏"与配伍关系中"相畏"的含义不同。"十九畏"属于药物的配伍禁忌，而相畏是药物配伍后毒副效应减低或消除，是临床用药时提倡采用的配伍形式。

二、证候禁忌

证候禁忌是指某类或者某种病证应当避免使用的药物。凡用药与病证不符，均属于病证用药禁忌。如热证忌用热药，寒证忌用寒药；出血证忌用破血药；体虚多汗者忌用发汗药；邪实正不虚者忌用补虚药，正虚邪不实者忌用攻邪药等。

三、妊娠用药禁忌

1. 妊娠用药禁忌的含义　妊娠期间对孕妇和胎儿产生严重不良反应的药物，均属妊娠用药禁忌。根据药物产生的损害程度不同，分为禁用药与慎用药两类。

2. 妊娠用药禁忌的分类与使用原则

（1）禁用药：多是毒性强，或药性峻猛，或堕胎作用强的药物，如水银、马钱子、轻粉、雄黄、斑蝥、甘遂、芫花、巴豆、牵牛子、大戟、商陆、麝香、三棱、莪术、水蛭、虻虫等。

（2）慎用药：具有活血通经、破气导滞、攻下通便及具有辛热或滑利之性的药物，如桃仁、红花、牛膝、枳实、青皮、大黄、番泻叶、芒硝、芦荟、附子、干姜、肉桂、冬葵子、滑石、薏苡仁等。

凡禁用药物，妊娠期禁止使用。慎用药物，则可根据孕妇病情，酌情使用。

四、服药的饮食禁忌

1. 服药时一般的饮食禁忌

（1）服药期间，忌妨碍消化吸收或影响药物吸收，或与药物存在类似相反和相恶配伍关系的食物。如服用人参忌萝卜，萝卜会降低人参的补气作用。服用绵马贯众需忌油，以防止中毒。

（2）热性病证忌辛热、油腻、刺激性食物；寒性病证忌生冷瓜果、清凉饮料；虚性病证忌清泄耗气食物；实性病证忌温补食物等。

2. 特殊疾病的饮食禁忌　胸痹患者忌高脂肪食物、动物内脏及烟酒。脾胃虚弱患者忌油腻、寒冷坚硬等不易消化食物。黄疸患者忌高脂肪食物及辛辣、烟酒等刺激性物品。肾病水肿患者忌盐及刺激食物。疮疡、皮肤病患者忌腥膻发物和辛辣刺激性食物。

第五单元　中药的剂量与用法

【复习指导】本部分内容较易，历年必考，其中影响中药剂量的因素、中药特殊煎服方法应重点掌握。

一、剂量

1. 影响中药剂量的因素　中药剂量与药物性质、剂型、配伍、用药目的、患者状况以及季节、地区、居处环境等因素有关。

（1）药材性质与剂量关系：①有毒或作用峻烈的药物，应将剂量严格控制在安全范围内，从小剂量开始，中病即止。无毒的药物剂量变化幅度稍大。②药材质量优者药力充足，用量不宜大；质量次者药力不足，用量宜大。③花、叶、枝类质轻的药，用量宜轻；金石、贝壳类质重的药物用量宜重；鲜品因含水，用量较大。④药性较弱，作用温和，药味较淡，用量稍大；药性较强，作用峻烈，药味较浓，用量宜轻。

（2）剂型、配伍、用药目的与剂量关系：①汤剂用量较丸散剂用量稍大。②药物单味使用时，用量较入复稍大。同一味药物在复方中作为主药使用时，一般较辅药时用量大。③因用药目的不同，剂量不同。如麦芽消食用10~15g，回乳用60g。

（3）患者状况与剂量关系：剂量与年龄、性别、体质、病程、病势、职业、生活习惯等有关。①年龄：小儿、老年人对药物的耐受力较弱，应减少用量。②性别：妇女在月经期、妊娠期，使用活血通经药物用量不宜过大。③病情、病程、病势：病情轻，病程长，病势缓用量宜小；病情重，病程短，病势急用量宜大。④体质：体虚者用量宜轻，体质强壮者用量可重。

（4）季节变化与剂量关系：寒冷季节使用温热药时用量偏大，使用寒凉药时用量偏小；反之，炎热季节使用温热药用量偏小，使用寒凉药用量偏大。

一般中药常用内服量为5~10g，质重、无毒的矿物、贝壳、化石类药材常用量为15~30g。

2.有毒药、峻猛药及某些名贵药的剂量　有毒药、峻猛药及某些名贵药应该严格掌握剂量，详见各药。

二、中药的用法

1.煎煮方法

（1）一般煎煮方法：①煎前浸泡。以花、叶、茎类为主的药物，煎前浸泡 20~30min；以根、种子、根茎、果实类为主的药物浸泡 60min 左右。②煎药用水。选用清洁、无异味、含杂质少的水，即符合国家饮用水标准的饮用水。③煎药器具。选择材质稳定的砂锅、搪瓷锅、不锈钢锅等器具。④煎煮方法。先用武火煎至煮沸后再改用文火煎煮，并使药液保持微沸状态。以挥发性成分起效，或有效成分不耐久煎的药物，煎沸腾后 10~15min 即可。有效成分不易煎出的矿物类、贝壳类药物及补虚药，煎煮的时间较长，可煎至 60min。

（2）特殊煎煮方法：①先煎。质地坚硬有效成分不易煎出矿物、贝壳、角甲类药物，一般要先煎 30~40min，如生石膏、生龙骨、珍珠母、龟甲、鳖甲等。部分有毒性药物需先煎，久煎降低毒性，如乌头类药物。有效成分难以溶出的植物药，如苦楝皮需文火久煎。②后下。气味芳香含挥发油或不易长时间煎煮的药物，如广藿香、豆蔻、肉桂、大黄等。煎煮时间过长有效成分易被破坏的药物，如钩藤。③包煎。花粉、细小的种子类药材，易浮在药液表面，不易煎煮者，如蒲黄、车前子等。淀粉或黏液质含量高，易粘锅糊化或易致药液浑浊者，如五灵脂、灶心土等。绒毛类药材，绒毛脱落混入药液中，刺激咽喉易致咳嗽、呕吐者，如辛夷、旋覆花等。④烊化。胶类药物，如阿胶、鹿角胶、龟甲胶等。⑤另煎。贵重药物，如人参、西洋参、鹿茸等。⑥冲服。一些入水即化的药物或汁液性药物，如芒硝、鲜竹沥。⑦泡服。有效成分易溶于水，或者久煎药效下降的药物，如藏红花、番泻叶、胖大海等。⑧煎汤代水。与他药同煎易使煎液浑浊，难以服用的药物，如灶心土，或者药物质地轻，用量多，体积大，吸水强者。如玉米须、金钱草、丝瓜络等。

2.服药时间　汤剂每天 1 剂，煎 2 次分服，间隔 4~6h。病在胸膈以上，宜饭后服；病在胸膈以下，宜饭前服。此外，驱虫药、峻下逐水药，需在清晨空腹服用。治疗肠道疾病的药物，如攻下药宜饭前服用。对胃肠有刺激性的药物或消食药，宜饭后服用。治疗失眠的安神药，则宜睡前 0.5~1h 服用。截疟药在疟疾发作前服用，缓下通便药、涩精止遗药宜睡前服用。

第六单元　解表药

【复习指导】本部分内容较难，历年必考，其中解表药性能特点、功效、应用、使用注意及具体药物中的麻黄、桂枝、紫苏、荆芥、防风、羌活、白芷、薄荷、牛蒡子、蝉蜕、桑叶、菊花、柴胡、葛根应重点掌握。

一、概述

1.解表药的性能特点、功效、应用　解表药分为发散风寒药、发散风热药两类，其中发散风寒药性辛温，发散风热药性辛凉。解表药主归肺、膀胱经，其性升浮，其中苍耳子、细辛有毒。解表药均具有**发散表邪**的作用，主要用于治疗**表证**。

2. 解表药的配伍方法　根据兼有邪气不同，分别配伍化湿、润燥、祛暑药；正虚外感，应因症配伍补气、养血、滋阴、助阳以扶正祛邪。若兼有咳喘可配伍止咳平喘药，兼有大便秘结可配伍泻下通便药。

3. 解表药的使用注意　①自汗、盗汗、疮疡日久、淋证、失血的患者应慎用或禁用发汗作用强的解表药。②应因时因地制宜，即春夏季节用量宜轻，冬季用量宜重。③入煎剂应当后下。

二、发散风寒药

1. 麻黄

（1）性能：味辛、微苦，性温。归肺经、膀胱经。

（2）功效：**发汗解表，平喘止咳，利水消肿**。

（3）应用：①风寒表证。发汗力强，为辛温解表之峻品，多用于外感风寒无汗的表实证，常与桂枝相须为用。②咳嗽气喘。平喘止咳作用强，用治多种喘咳证（主要是喘咳实证）。对风寒束表、肺气壅遏喘咳最为适宜。此外亦可用于痰饮阻肺及肺热之喘咳。③风水水肿。即水肿兼有表证者。

（4）用法用量：煎服，2~9g。发汗解表宜生用，止咳平喘宜炙用。

（5）使用注意：自汗、盗汗及肺肾虚喘者应慎用。

2. 桂枝

（1）性能：味辛、甘，性温。归心经、肺经、膀胱经。

（2）功效：**发汗解表，温通经脉，温助阳气**。

（3）应用：①风寒感冒。发汗作用较麻黄温和，风寒表证之无汗表实证、有汗表虚证均可使用。其中治有汗表虚证，常与白芍配伍。②寒凝血滞诸痛证。擅长温散经脉寒邪，可用于寒邪阻滞经脉所致的胸痹痛、虚寒性腹痛、风湿痹痛、痛经、经闭腹痛等多种疼痛证。③痰饮、蓄水证。适宜于脾肾阳虚，水湿内停之痰饮、水肿、小便不利等。④心悸。心阳不振之心悸，脉结代，常与甘草、人参、麦冬配伍。

（4）使用注意：①忌用于温热病，阴虚阳热及血热妄行之出血证。②孕妇及月经过多者慎用。

（5）鉴别用药：麻黄与桂枝均具有发汗解表的作用，用于风寒表证的治疗。麻黄发汗力强，多用于风寒无汗之表实证，桂枝发汗力较麻黄缓和，无汗表实证、有汗表虚证均可使用。此外麻黄兼有平喘止咳、利水消肿的作用，可用于喘咳及水肿的治疗。桂枝兼有温通经脉、温助阳气的作用，可用于寒凝血滞多种疼痛证、蓄水证及心悸的治疗。

3. 紫苏

（1）性能：辛，温，归肺经、脾经。

（2）功效：**解表散寒，行气宽中，解鱼蟹毒**。

（3）应用：①风寒表证。最适宜于风寒表证兼有中焦气滞者，兼见脘腹胀满、呕恶，即胃肠型感冒。②脾胃气滞证。适宜于外感、湿浊、食积等多种原因引起的脾胃气滞，胸闷腹胀呕吐。还可用治妊娠呕吐。③进食鱼蟹中毒导致的腹痛吐泻。

4. 生姜

（1）功效：**解表散寒，温中止呕，温肺止咳，解毒（食毒/药毒）**。

（2）应用：①风寒表证。②脾胃寒证。③多种呕吐证，最适合胃寒呕吐。④肺寒咳嗽。⑤进食鱼蟹中毒，以及服用生南星、生半夏中毒。

（3）鉴别用药：紫苏与生姜均具有发汗解表、解鱼蟹毒之功，临床用治风寒表证，进食鱼蟹中毒。此外，紫苏兼能行气宽中，理气安胎，可用于中焦脾胃气滞之脘腹胀满、呕恶及妊娠恶阻。生姜兼能温中止呕，用于中焦脾胃寒证及多种呕吐证，还能温肺止咳，用于肺寒咳嗽。此外，生姜能解生半夏、生南星之毒。

5. 香薷

（1）功效：**发汗解表，化湿和中，利水消肿**。

（2）应用：①风寒感冒。②水肿脚气。

（3）用法用量：煎服，3~10g。发汗解表，剂量不宜过大，不宜久煎。利水消肿，用量宜大，须浓煎服。

（4）使用注意：表虚有汗者忌用。

6. 荆芥

（1）性能：味辛，性微温。归肺经、肝经。

（2）功效：**祛风解表，透疹消疮，止血（炒炭）**。

（3）应用：①**外感表证**。风寒、风热表证。②**麻疹透发不畅，风疹瘙痒等；疮疡初起兼有表证**。③**多种出血证**。衄血、吐血、便血、崩漏等。

（4）用法用量：煎服，5~10g。不宜久煎。发表透疹、消疮宜生用，止血宜炒用。

7. 防风

（1）性能：味辛、微甘，性微温。归肺经、肝经、脾经。

（2）功效：**祛风解表，胜湿止痛，止痉**。

（3）应用：①**外感表证**。作用温和，长于祛风，并能止痛，适用于多种表证。②**风湿痹痛**。能祛风胜湿，止痛，治疗风寒湿痹，关节疼痛、重者者。③**风疹瘙痒**。④**破伤风，小儿惊风**。祛外风，息内风以止痉，治疗外风引动内风的破伤风及小儿惊风。

（4）鉴别用药：荆芥与防风性均微温，具有祛风解表之功，风寒表证及风热表证均可使用。此外，荆芥兼有透疹消疮作用，可用于麻疹、风疹透发不畅。炒炭可止血，用于出血症。防风兼能祛风湿止痛，用于风湿痹证，兼能止痉，用于小儿惊风及破伤风。

8. 羌活

（1）性能：味辛、苦，性温。归膀胱经、肾经。

（2）功效：**解表散寒，除湿，祛风止痛**。

（3）应用：①**风寒感冒，头项强痛**。治外感风寒兼湿邪之恶寒发热，无汗，头项强痛，肢体酸痛者尤宜。②**风寒湿痹**。善治上半身肩臂部痹痛。

9. 白芷

（1）性能：味辛，性温。归肺经、胃经。

（2）功效：**发散风寒，通窍，止痛，燥湿止带，消肿排脓**。

（3）应用：①风寒感冒。治风寒表证恶寒发热，鼻塞头痛，或风寒夹湿之鼻塞头痛，身痛多用。②鼻渊。本品通鼻窍，并能止痛。治疗鼻渊所致前额头痛，流浊涕，内服或外用嗅鼻。③多种疼痛证。用治头痛、牙痛、外伤性疼痛等，为治**阳明经头痛之要药**，即前额、眉

· 129 ·

棱骨疼痛。④带下病。多用治寒湿带下。若治湿热带下，多与清热燥湿药配伍。⑤疮疡肿毒。疮疡初起，与清热解毒、消肿散结药物同用；若脓成难溃，与益气补血药同用。此外，本品祛风燥湿止痒，可治湿疹瘙痒等皮肤病。

10. 细辛

（1）功效：**发散风寒，通窍，止痛，温肺化饮**。

（2）应用：①风寒感冒；②鼻渊；③头痛、牙痛、风寒湿痹痛；④寒饮咳喘。

（3）用法用量：煎服，1~3g。散剂每次 0.5~1g。外用适量。

（4）使用注意：本品辛香温散，故气虚多汗、阴虚阳亢头痛、阴虚或肺热咳嗽者禁用。有小毒，不宜过量；不宜与藜芦同用。

11. 藁本

（1）功效：**发散风寒，止痛，除湿**。

（2）应用：①风寒感冒，巅顶疼痛；②风寒湿痹。

12. 苍耳子

（1）功效：**散风寒，通鼻窍，祛风湿，止痛**。

（2）应用：①风寒感冒，头痛鼻塞。②鼻渊，鼻衄，鼻塞流涕。③风疹瘙痒。④湿痹拘挛。

（3）使用注意：血虚头痛不宜使用。有小毒，不可过量服用。

13. 辛夷

（1）功效：**祛风散寒，通鼻窍**。

（2）应用：①风寒表证，鼻塞头痛。②鼻渊，鼻衄，鼻塞流涕。

（3）用法用量：煎服 3~10g。宜包煎。

三、发散风热药

1. 薄荷

（1）性能：味辛，性凉。归肺经、肝经。

（2）功效：**发散风热，清利头目，利咽，透疹，疏肝行气**。

（3）应用：①风热感冒及温病初起。长于宣散表邪，并可发汗，为疏散风热常用之品。②风热上攻之头痛眩晕，目赤多泪，喉痹，咽喉肿痛等症。③麻疹不透，风疹瘙痒。既辛散风热邪气，又可透疹外出。④肝气郁滞之胸胁胀闷。此外，本品兼能化湿和中，治夏令感受暑湿秽浊之气之脘腹胀痛、呕吐泄泻，常与化湿解暑药同用。

（4）用法：煎服，3~6g。宜后下。叶长于发汗，梗长于理气。

（5）使用注意：体虚多汗者不宜使用。

2. 牛蒡子

（1）性能：味辛、苦，性寒。归肺经、胃经。

（2）功效：**发散风热，利咽，透疹，解毒消肿**。

（3）应用：①风热表证，温病初起，咳嗽痰多。发散之力不及薄荷，但长于宣肺祛痰，清利咽喉，故尤宜于风热表证或温热病初起，咽喉疼痛或咳嗽痰多者。②麻疹不透，风疹瘙痒。③热毒咽喉肿痛，丹毒，疮痈，痄腮。因兼能滑肠通便，尤宜于上述病证兼热结便秘者。

（4）使用注意：有滑肠通便作用，气虚便溏者慎用。

3. 蝉蜕

(1) 性能：味甘，性寒。归肺经、肝经。

(2) 功效：**疏散风热，利咽开音，透疹，明目退翳，息风止痉**。

(3) 应用：①**风热表证，温病初起**之咽痛音哑。长于疏散风热，宣肺利咽开音，尤宜于风热感冒或温病初起之咽喉痒痛或声音嘶哑者。②**麻疹不透，风疹瘙痒**。③**目赤翳障**。治风热上攻所致目赤肿痛、翳膜遮睛等，可与菊花、桑叶等同用。④**惊风抽搐及破伤风**。

(4) 鉴别用药：薄荷、牛蒡子、蝉蜕。三味药均具有疏散风热、透疹、利咽的作用，临床主要用于风热表证、温病初起、麻疹不透、风疹瘙痒、咽喉肿痛等病症的治疗。薄荷有明显的发汗作用，风热表证无汗者首选。牛蒡子能宣肺祛痰，且长于利咽喉，故尤宜于风热表证咳嗽咯痰、咽喉肿痛者。蝉蜕兼能利咽开音，尤宜于风热表证、咽喉肿痛声音嘶哑、失音者。此外，薄荷还兼有清利头目，可用于风热上攻之头昏头痛，目赤肿痛、疏肝行气及肝郁气滞之胸胁胀痛，月经不调。牛蒡子兼有解毒消肿之功，可用于多种热毒证。蝉蜕兼能明目退翳，止痉，可用于目赤肿痛、小儿惊风等症。

4. 桑叶

(1) 性能：味甘，苦，性寒。归肺经、肝经。

(2) 功效：**发散风热，清肺润燥，清肝平肝，明目**。

(3) 应用：①**风热表证及温病初起**。疏散风热作用较弱，但可清肺热，润肺燥，故宜于风热表证或温病初起，发热、咽痒、咳嗽者多用，常与菊花相须为用。②**肺热咳嗽，燥热咳嗽**。③**肝阳上亢，头痛眩晕**。作用不强，常作为辅助药使用。④**目赤肿痛，目暗昏花**。常用于风热或肝火上炎所致头昏头痛、目赤肿痛。与滋补阴血之品配伍，可用治肝肾阴血不足、视物昏花。此外，本品能凉血止血，还可用于吐血、衄血等血热妄行之症。

5. 菊花

(1) 性能：味辛、甘、苦，性微寒。归肺经、肝经。

(2) 功效：**发散风热，清肝平肝，明目，清热解毒**。

(3) 应用：①**风热感冒及温病初起**。疏散风热作用较弱，常与桑叶相须为用。②**肝阳上亢，头痛眩晕**。作用不强，常作为辅助药使用。③**目赤肿痛，眼目昏花**。多用治风热或肝火上炎所致头昏头痛、目赤肿痛；亦可与滋补阴血之品配伍，用治肝肾阴血不足之视物昏花。④**疮痈肿毒**。用治热毒疮痈，红肿热痛，内服与外敷均可。

(4) 鉴别用药：桑叶与菊花均有疏散风热、平抑肝阳、清肝明目的作用，用于治疗风热表证、温病初起，肝阳上亢证、肝热目赤肿痛等病证，常相须为用。桑叶兼能清肺润燥，凉血止血，可用治肺热燥咳及血热出血证。菊花兼能清热解毒，用治热毒疮痈。

6. 蔓荆子

(1) 功效：**疏散风热，清利头目**。

(2) 应用：①风热感冒头痛。②目赤多泪，目暗不明，齿龈肿痛。③头晕目眩。

7. 柴胡

(1) 性能：味辛、苦，性微寒。归肝经、胆经。

(2) 功效：**疏散退热，疏肝解郁，升举阳气**。

(3) 应用：①**感冒发热，少阳证寒热往来**。有良好的退热之功，广泛用于外感风热、风寒所致发热及少阳证往来寒热，可单用或配伍使用。**为治伤寒少阳证往来寒热之要药**，常与黄芩合用。②**肝郁气滞之胸胁胀痛，月经不调**。③**中气下陷之脏器下垂病证**。用治胃下垂、肾下垂、子宫脱垂、久泻脱肛等，多与补气升阳之品同用。此外，还可截疟退热，为治疗疟疾寒热常用药物。

（4）用法：解表退热宜生用；疏肝解郁宜醋炙，升阳亦酒炙。

8. 升麻

（1）功效：**发表退热，透疹，清热解毒，升举阳气**。

（2）应用：①风热表证，头痛发热。②麻疹不透，或透发不畅。③牙龈肿痛，口舌生疮，咽喉肿痛，阳毒发斑。④气虚下陷之胃下垂、子宫脱垂、脱肛等脏器下垂证。

9. 葛根

（1）性能：味辛、甘，性凉。归脾经、胃经、肺经。

（2）功效：**解肌退热，生津止渴，透疹，升阳止泻**。

（3）应用：①**表证发热头痛，项背强痛**。具有发散表邪、退热功效，风寒、风热均可使用。兼能**舒缓筋脉而解肌**，可治外感风寒、筋脉不利引起的发热、恶寒、项背强痛者，如葛根汤。②**热病烦渴，消渴病**。③**麻疹初起透发不畅**。④**脾虚泄泻，湿热泻痢初起**。尤其适于脾虚腹泻便溏。亦可用治表证未解，邪热入里之身热，下利臭秽，肛门灼热。⑤**中风偏瘫，胸痹胸痛，眩晕头痛**。⑥**酒伤中毒**。

（4）用法：升阳止泻宜煨用；退热、透疹、生津、通经活络、解酒毒宜生用。

（5）鉴别用药：柴胡、升麻与葛根三药均能解表退热，升阳，用于表证发热及清阳不升。其中柴胡解表退热作用最强，与黄芩配伍，还可用于少阳证寒热往来。葛根解表，舒缓筋脉解肌，长于治疗项背强痛。柴胡、升麻升阳举陷，用于中气下陷之内脏下垂，葛根升阳止泻，用于脾虚泄泻，亦可配伍清热燥湿药，用治湿热泻痢初起。升麻与葛根均有透疹作用，用于麻疹不透。此外，柴胡兼能疏肝，用治肝郁气滞证。升麻兼能清热解毒，用治多种热毒证。葛根能生津止渴，可用治热病口渴及消渴证。

第七单元 清热药

【复习指导】本部分内容多，较难，历年必考。其中清热药的分类，各类清热药的功效与应用，常用配伍方法，以及具体药物中的石膏、知母、栀子、夏枯草、黄芩、黄连、黄柏、地黄、玄参、牡丹皮、赤芍、金银花、连翘、大青叶、蒲公英、鱼腥草、射干、白头翁应重点掌握。

一、概述

1. 清热药的分类，各类清热药的功效与应用　清热药分为<u>清热泻火药、清热燥湿药、清热凉血药、清热解毒药、清虚热药5类</u>。分别具有<u>清热泻火、清热燥湿、清热凉血、清热解毒、清虚热的功效，主要用于治疗温热病气分证、脏腑实火证、湿热证、温热病营血分证、血热证，热毒证及虚热证</u>。

2. 清热药的配伍方法　清热药最常与养阴生津药配伍。如兼有表证者，配伍解表药；兼有里热积滞者，配伍泻下药；兼有脾胃虚弱者，配伍健运脾胃之品。

3. 清热药使用注意　①脾胃气虚，食少便溏者及阴虚者慎用；②阴盛格阳、真寒假热者禁用；③中病即止，不可过用。

二、清热泻火药

1. 石膏
（1）性能：味辛、甘，性大寒。归肺经、胃经。
（2）功效：生用**清热泻火，除烦止渴**；煅用：**收湿，敛疮，止血**。
（3）应用：①**外感热病，高热烦渴**。善清热泻火以除烦止渴，为清泻肺胃气分实热之要药，常与**知母**相须为用。②**肺热喘咳**。适于热邪壅肺之高热、喘促、咯痰黄稠者，常与麻黄配伍。③**胃火亢盛，头痛牙痛，内热消渴**。④**湿疹瘙痒，水火烫伤，疮疡不敛，外伤出血**。
（4）用法：内服宜生用，打碎先煎；外用宜火煅研末。
（5）使用注意：忌用于脾胃虚寒及阴虚内热者。

2. 知母
（1）性能：味苦、甘，性寒。归肺经、胃经、肾经。
（2）功效：**清热泻火，润燥滋阴**。
（3）应用：①**外感热病，高热烦渴**。清肺胃气分实热，生津止渴。治温病热在气分之壮热、烦渴、脉洪大，常与**石膏**相须为用。②**肺热咳嗽，阴虚燥咳**。既清泻肺火，又滋阴润肺燥。用治肺热咳嗽及阴虚燥咳。③**内热消渴**。治热病之口渴及消渴，常与葛根等生津止渴之品配伍。④**骨蒸潮热**。滋肾阴、退骨蒸，用治肾阴虚及骨蒸潮热。⑤**肠燥便秘**。
（4）用法：清热泻火宜生用；滋阴降火宜盐水炙用。
（5）使用注意：脾虚便溏者慎用。
（6）鉴别用药：石膏与知母均具有清热泻火、除烦止渴的作用，可用于温病气分证，以及肺热证、胃热证，多相须为用。此外石膏煅后外用，能收湿敛疮，用治湿疹、湿疮、烧烫伤等。知母兼能滋阴润燥，能滋养肺、胃、肾三脏之阴，可用于肺热燥咳、胃热消渴及阴虚火旺证。

3. 芦根
（1）功效：**清热生津，止渴，清胃止呕，祛痰排脓，利尿**。
（2）应用：①**热病心烦口渴**。②**胃热呕吐**。③**肺热咳嗽，肺痈**。④**热淋**。

4. 天花粉
（1）功效：**清热生津，止渴，消肿排脓**。
（2）应用：①**热病烦渴，内热消渴**。②**肺热燥咳**。③**疮痈肿毒**。
（3）使用注意：孕妇慎用。不宜与乌头类药材同用。
（4）鉴别用药：芦根与天花粉均具有清热泻火、生津止渴、消肿排脓的作用，均可用于治疗热病烦渴、消渴、疮痈等病证。此外芦根兼有止呕、利尿的作用，可用于胃热呕恶、热淋涩痛、小便短涩。为治肺痈吐脓常用之品。

5. 淡竹叶
（1）功效：**清热泻火，除烦止渴，利尿通淋**。
（2）应用：①**热病烦渴，口舌生疮**。②**热淋涩痛**。

6. 栀子

（1）性能：味苦，性寒。归心经、肺经、三焦经。

（2）功效：**清热泻火，除烦，利湿清热，清热凉血**；外用消肿止痛。

（3）应用：①热病心胸烦闷。长于清心火而除烦，治热病心烦，躁扰不宁，常与淡豆豉同用。②**湿热黄疸**。清肝胆湿热而退黄，常与茵陈、大黄同用，如茵陈蒿汤。③**热淋涩痛**。清利下焦湿热而通淋，常与利尿通淋药配伍。④**血热吐衄**。常与其他凉血止血药物同用。⑤**目赤肿痛**。⑥**热毒疮疡，跌打损伤**。治热毒疮疡、红肿热痛者，多配清热解毒药。治跌打损伤之瘀肿疼痛，用生栀子粉黄酒调敷。

（4）用法：清热泻火生用，凉血止血炒焦或炒炭用。

7. 夏枯草

（1）性能：味辛、苦，性寒。归肝经、胆经。

（2）功效：**清热泻火，明目，消肿散结**。

（3）应用：①**目赤肿痛，目珠夜痛，头痛眩晕**。清肝火，明目。治肝火上炎之目赤肿痛，多与决明子、菊花等同用；治肝阴不足、目珠疼痛，常与养肝明目药配伍。治肝阳上亢之头痛眩晕，常与菊花、桑叶等同用。②**瘿瘤，瘰疬**。散痰火郁结而消肿，适于痰火郁结之肿块。③**乳痈，乳癖，乳房胀痛**。

8. 决明子

（1）功效：**清肝明目，润肠通便**。

（2）应用：①**目赤肿痛，目暗不明**；②**头痛眩晕**；③**肠燥便秘**。

三、清热燥湿药

1. 黄芩

（1）性能：味苦，性寒。归肺经、胆经、脾经、胃经、大肠经、小肠经。

（2）功效：**清热燥湿，泻火解毒，凉血止血，安胎**。

（3）应用：①**多种湿热证**。用治暑湿、湿温、湿热痞闷、黄疸、泻痢等。擅长清上焦湿热，尤长于治疗湿温，暑湿证。②**肺热咳嗽，高热烦渴**。长于清肺热，多用于肺热咳喘及咯血。入胆经，常与**柴胡**配伍，用于少阳证之寒热往来。③**疮痈肿毒**。泻火解毒之力较强。用于火毒炽盛的疮痈肿毒，常与黄连、黄柏、栀子配伍。④**血热出血证**。治热毒炽盛，迫血妄行所致的吐血、衄血、崩漏下血，常与清热凉血止血药同用。⑤**胎热胎动不安**。有清热安胎之效。

（4）用法：生用清热；炒用安胎；酒炙用清上焦热；炒炭用止血。

2. 黄连

（1）性能：味苦，性寒。归心经、脾经、胃经、胆经、大肠经。

（2）功效：**清热燥湿，泻火解毒**。

（3）应用：①**多种湿热证**。用治湿热痞满、呕吐、泻痢等。清热燥湿之力胜于黄芩，善清肠胃湿热，为治湿热痢疾之要药。②**脏腑实火证**。长于清心、胃二经之热，用治心火亢盛之高热神昏、心烦不寐、心悸不宁，以及胃火炽盛之牙痛、消渴、呕吐吞酸。③**热毒证**。用治热毒疮痈、目赤肿痛、口舌生疮。本品泻火解毒，尤善治疗疮。④**血热吐衄**。⑤**湿疹湿疮，耳道流脓**。黄连制膏外用，用治皮肤湿疮、湿疹。

（4）用法：生黄连清热燥湿，泻火解毒；酒黄连清上焦火热；姜黄连清胃和胃止呕；萸黄连疏肝和胃止呕。

3. 黄柏

（1）性能：味苦，性寒。归肾经、膀胱经。

（2）功效：**清热燥湿，泻火解毒，除骨蒸**。

（3）应用：①**多种湿热证**。用治湿热泻痢，黄疸尿赤，带下阴痒，热淋涩痛，足膝肿痛等。长于清泻下焦、肝胆湿热，多用于湿热痿证、带下、淋证及湿热黄疸。②**阴虚内热证**。用治骨蒸潮热，盗汗，遗精等，常与知母相须为用。③**热毒疮痈，湿疹湿疮**。

（4）用法：清热燥湿，泻火解毒宜生用；滋阴降火宜盐制用；止血多炒炭用。

（5）鉴别用药：黄芩、黄连、黄柏三味药物均有清热燥湿，清热泻火，清热解毒之功，可用治多种湿热证、脏腑实火证以及热毒疮痈。而黄芩长于清上焦湿热、清泄肺热，多用治湿温、暑湿证及肺热咳嗽咯血。此外还兼有凉血止血，可用治血热之咳血咯血等多种出血证。兼能清热安胎，可用于胎热所致的胎动不安。黄连长于清中焦及胃肠湿热，为治湿热痢疾的要药。长于清心、胃二经热邪，用治心火亢盛证及胃热证。黄柏长于清下焦及肝胆湿热，多用治痿证、带下等下焦湿热证，兼能退虚热，可用治阴虚内热之骨蒸潮热盗汗。

4. 龙胆

（1）功效：**清热燥湿，清泻肝火**。

（2）应用：①**多种湿热证**。如湿热黄疸、带下、阴肿阴痒。②**肝热头痛、眩晕，惊风抽搐**。善清泻肝胆实火，治肝胆实火、胁痛口苦、头痛耳鸣等，常与柴胡、栀子等配伍。

5. 秦皮

功效：**清热燥湿，止痢，止带，明目**。

6. 苦参

（1）功效：**清热燥湿，杀虫止痒，清热利尿**。

（2）应用：①**湿热证**，如湿热带下，湿热泻痢，便血，黄疸，带下，湿疹湿疮等。②**阴肿阴痒，皮肤瘙痒证，疥癣**。③**湿热淋证，小便不利**。

（3）使用注意：忌用于脾胃虚寒者，反藜芦。

7. 白鲜皮

功效：**清热燥湿，祛风止痒，解毒**。

四、清热解毒药

1. 金银花

（1）性能：味辛、甘，性寒。归肺经、心经、胃经。

（2）功效：**清热解毒，疏散风热，凉血止痢**。

（3）应用：①**疮痈疔疮，喉痹，丹毒**。清热解毒作用较强，为治一切热毒痈肿疔疮的要药，常与连翘相须为用。②**风热感冒，温病发热**。清宣疏散，为临床常用的疏散风热药。因其能清解温热疫毒之邪，常用于温热病的各个阶段。③**热毒血痢**。有解毒凉血止痢之功，治热毒痢疾，可单用浓煎频服。

2. 连翘

（1）性能：辛、味苦，性微寒。归肺经、心经、小肠经。

（2）功效：**清热解毒，疏散风热，消肿散结**。

（3）应用：①**热毒疮痈及瘰疬**。长于清心火而解疮毒，又能消散痈肿，有"**疮家圣药**"之称。兼能解毒散结，还可用治瘰疬痰核、瘿瘤等。②**风热感冒，温病初起，热入营血、高热烦渴、神昏发斑**。本品清热解毒，又能疏散上焦风热，功似金银花。治风热表证及温病卫分证，常与金银花相须为用。③**热淋涩痛**。

（4）鉴别用药：金银花与连翘均有清热解毒、疏散风热之功，可用于风热表证及温病卫分证治疗，常相须为用。然金银花疏散力较强，连翘清泻之力较强。此外，金银花还兼有凉血止痢、清解暑热的作用，可用于热毒血痢，暑热证的治疗。连翘兼能消肿散结，被称为"疮家圣药"，还用于治疗瘰疬、痰核等结块证。此外兼能清心利尿，用治热淋涩痛。

3. 穿心莲

（1）功效：**清热解毒，解毒消肿，燥湿**。

（2）用法用量：煎服，6~9g。多作丸、片剂服用。外用适量。

（3）使用注意：不宜用于脾胃虚寒者。

4. 大青叶

（1）性能：味苦，性寒。归心经、胃经。

（2）功效：**清热解毒，凉血消斑**。

（3）应用：①**温病高热，神昏，温病发斑**。②**热毒证**，如痄腮丹毒、喉痹口疮、痈肿等。

5. 板蓝根

（1）功效：**清热解毒，凉血，利咽**。

（2）应用：①**瘟疫时毒，发热咽痛**。本品长于利咽喉。②**多种热毒证**，如咽喉肿痛、大头瘟疫、痄腮丹毒等。

6. 青黛

（1）功效：**清热解毒，凉血消斑，泻火定惊**。

（2）应用：①**温病发斑，血热吐衄**。②**咽痛口疮，痄腮疮痈**。③**肝火犯肺之咳嗽胸痛，痰中带血**。④**小儿惊风抽搐**。

（3）用法用量：1~3g，宜入丸、散剂用。外用适量。

（4）鉴别用药：大青叶、板蓝根、青黛皆有清热解毒、凉血消斑之功，可治多种热毒证，温病发斑。大青叶消斑之力最强；板蓝根长于利咽喉，用治瘟疫时毒，发热咽痛尤宜；青黛兼能清肝定惊，可用于肝热惊风抽搐。

7. 贯众

（1）功效：**清热解毒，凉血止血，驱虫**。

（2）应用：①**风热表证，头痛，温病发斑**。②**痄腮，疮痈肿痛**等。③**血热出血证**，长于治疗崩漏。④**虫积腹痛**。

8. 蒲公英

（1）性能：味苦、甘，性寒。归肝经、胃经。

（2）功效：**清热解毒，散结消肿，利湿通淋**。

（3）应用：①**痈肿疔毒**。用治热毒疮痈，外痈、内痈皆可选用。可内服亦可外敷，**尤其长于治疗乳痈，为治乳痈之要药**。②**湿热黄疸，热淋涩痛**。

9. 紫花地丁

功效：**清热解毒，凉血消肿**。

10. 土茯苓

（1）功效：**解毒，除湿，通利关节**。

（2）应用：①梅毒及汞中毒所致的肢体拘挛、筋骨疼痛，为**治梅毒要药**。②**多种湿热证**。带下、淋证、疥癣、湿疹瘙痒等。③**热毒疮痈**。

11. 鱼腥草

（1）性能：味辛，性微寒。归肺经。

（2）功效：**清热解毒，排脓消痈，利尿**。

（3）应用：①**肺痈，肺热喘咳。为治肺痈要药**。②**疮痈肿毒**。③**湿热淋症，湿热痢疾**。

12. 射干

（1）性能：味苦，性寒。归肺经。

（2）功效：**清热解毒，消痰利咽**。

13. 山豆根

（1）功效：**清热解毒，凉血消肿，利咽**。

（2）应用：①**咽喉肿痛，乳蛾喉痹**。②**牙龈肿痛，口舌生疮**。

（3）用法用量：煎服，3~6g。外用适量。

（4）使用注意：本品苦寒有毒，故用量不宜过大。脾胃虚寒者慎用。

14. 马勃

功效：**清热解毒，利咽，止血**。

15. 白头翁

（1）性能：味苦，性寒。归胃经、大肠经。

（2）功效：**清热解毒，凉血止痢**。

（3）应用：①**热毒血痢**。善清大肠湿热及血分热毒以止泻痢，**为治热毒血痢的要药**。②**阴痒带下**。

16. 马齿苋

功效：**清热解毒，凉血止血，止痢**。

17. 鸦胆子

（1）功效：**清热解毒，止痢，截疟；外用腐蚀赘疣**。

（2）用法用量：内服，0.5~2g，用龙眼肉包裹或装入胶囊吞服。外用适量。

（3）使用注意：①对胃肠道及肝肾均有损害，不宜多服久服。②禁用或慎用于胃肠出血及肝肾病患者。③孕妇及小儿慎用。

18. 白花蛇舌草

（1）功效：**清热解毒，利湿通淋**。

（2）应用：①**多种热毒证**，如疮痈肿毒、咽喉肿痛、毒蛇咬伤等。②**热淋涩证**。

19. 熊胆

（1）功效：**清热解毒，清肝明目，止痉**。

（2）用法用量：入丸散剂，每次0.25~0.5g。不入汤剂。外用适量。

20. 大血藤

功效：**清热解毒，活血，祛风止痛**。

21. 败酱草

功效：**清热解毒，消痈排脓，祛瘀止痛**。

22. 山慈菇

（1）功效：**清热解毒，化痰散结**。

（2）使用注意：体虚者慎用。

23. 漏芦

（1）功效：**清热解毒，消痈散结，通经下乳，舒筋通脉**。

（2）使用注意：孕妇慎用。

24. 野菊花

功效：**清热解毒**。

五、清热凉血药

1. 地黄

（1）性能：味甘、苦，性寒。归心经、肝经、肾经。

（2）功效：**清热凉血，养阴生津，止血**。

（3）应用：①温病热入营血证。本品清热凉血兼可止血，为清热凉血之要药。②**血热出血证**。③阴虚内热证及温病后期邪伏阴分之夜热早凉。④**津伤口渴，消渴及肠燥便秘**。

2. 玄参

（1）性能：味甘、苦、咸，性微寒。归肺经、胃经、肾经。

（2）功效：**清热凉血，泻火解毒，滋阴**。

（3）应用：①**温病营血分证，热陷心包证，温毒发斑**。②**热病伤阴，津伤便秘**。③**热毒证**。用治咽痛目赤、瘰疬痰核、痈肿疮毒等，多与清热解毒药合用。

（4）鉴别用药：地黄与玄参均有清热凉血、养阴的作用，用于温病热入营血证及津伤口渴、消渴、阴虚内热证的治疗。地黄兼有止血作用，可用于血热出血证；玄参兼能泻火解毒，可用于热毒证，如疮痈肿痛、咽喉疼痛等。

3. 牡丹皮

（1）性能：味苦，辛，性微寒。归心经、肝经、肾经。

（2）功效：**清热凉血，活血化瘀止痛，退虚热**。

（3）应用：①**温病热入血分证，血热出血证**。有良好的清热凉血之功，兼能化瘀，用于治疗温病热入营血之发斑、吐血、衄血。②**多种瘀血证**。如经闭、痛经、癥瘕积聚、跌打损伤等。③**阴虚内热证**。**为治无汗骨蒸之要药**。

4. 赤芍

（1）性能：味苦，性微寒。归肝经。

（2）功效：**清热凉血，散瘀止痛**。

（3）应用：①**温病热入血分证，血热出血证**。②**多种瘀血证**。③**肝热目赤肿痛，头昏头痛**。

（4）使用注意：①血寒闭经不宜使用。②不宜与藜芦配伍。

（5）鉴别用药：牡丹皮与赤芍均有清热凉血、活血化瘀的作用，用于温病热入血分证、瘀血证的治疗。然牡丹皮兼退虚热，用治阴虚内热证。赤芍入肝经，清泻肝火，可用治肝热证。

5. 紫草

（1）功效：**清热凉血，活血，解毒透疹**。

（2）应用：①**温热病斑疹颜色紫暗**。②**麻疹不透**。③**疮疡，湿疹，水火烫伤**等。

（3）使用注意：脾虚便溏者忌服。

6. 水牛角

（1）功效：**清热凉血，解毒，定惊**。

（2）应用：①**温病热入营血分证**。②**血热出血证**。③**疮痈肿痛，咽喉肿痛**。④**小儿惊风**。

（3）使用注意：镑片或粗粉煎服，宜先煎 3 小时以上。浓缩粉冲服，每天 2 次。

六、清虚热药

1. 青蒿

（1）性能：味苦、辛，性寒。归肝经、胆经。

（2）功效：**清虚热，凉血，解暑，截疟**。

（3）应用：①**阴虚内热之骨蒸潮热，温病后期邪伏阴分之夜热早凉**。②**暑热外感，发热口渴**。③**疟疾寒热**。有良好的截疟功效，并善除疟疾寒热，为治疟疾之良药。

（4）用法：煎服，不宜久煎，或鲜品捣汁服。

（5）使用注意：脾胃虚弱，脾虚便溏者忌用。

2. 白薇

功效：**清热凉血，利尿通淋，解毒疗疮**。

3. 地骨皮

（1）性能：味甘，性寒。归肺经、肝经、肾经。

（2）功效：**清虚热，凉血，清泄肺热**。

（3）应用：①**阴虚潮热，盗汗骨蒸**。能清虚热，除骨蒸，为凉血退热除蒸佳品。②**血热出血**。适宜于血热妄行之吐血、衄血、尿血等。③**肺热咳嗽**。常与桑白皮等同用。④**内热消渴**。本品可生津止渴。

（4）鉴别用药：牡丹皮与地骨皮均能退虚热，清热凉血，用于虚热证及血热出血证的治疗。此外牡丹皮还可用于温病热入血分证，其兼能活血化瘀，可用于多种瘀血证治疗。地骨皮长于退虚热，兼能清泻肺热，可用于肺热咳嗽。

4. 银柴胡

功效：**清虚热，除疳热**。

5. 胡黄连

（1）功效：**退虚热，除疳热，清湿热**。

（2）鉴别用药：黄连与胡黄连均具有清利湿热的作用，用于治疗湿热证。黄连擅长清泻胃肠湿热，为治湿热痢疾的要药。此外兼能清热泻火，以清心、肝二经实火见长，用于治疗心火亢盛证、肝热证。兼能清热解毒，可治疗热毒疮痈。胡黄连长于退虚热，除疳热，用于治疗阴虚发热及小儿疳积发热。

· 139 ·

第八单元　泻下药

【复习指导】本部分内容较易，历年必考，其中泻下药的分类，各类泻下药的功效与应用，常用配伍方法，使用注意及具体药物大黄、芒硝、番泻叶、甘遂、牵牛子、巴豆应重点掌握。

一、概述

1. 攻下药、润下药与峻下逐水药的性能特点、应用　泻下药多为沉降之品，主归大肠经。攻下药性味多苦寒，具有泻下攻积、清热泻火之功，主要用于热结便秘及多种肠道积滞证。润下药多味甘，归脾、大肠经。具有润肠通便的作用，主要用于肠燥便秘证。峻下逐水药多苦寒有毒，具有泻水逐饮、利尿消肿的作用，多用于水肿实证、重证；腹水鼓胀，胸水证。

2. 泻下药配伍方法　①最常与行气药配伍，可除气滞胀满，又可增强泻下通便之效。②依据病症不同配伍：热积便秘者，配伍清热药；寒积便秘者，配伍温里药；里实积滞兼有表邪者，配伍解表药以表里双解；里实而正虚者，配伍补虚药。③依据病因配伍：因宿食、痰湿、瘀血、肠道寄生虫等引起的积滞诸证，酌情配伍消食、化痰除湿、活血及驱虫药。

3. 泻下药使用注意　①作用峻猛、有毒之品，孕妇禁用。②有毒药应注意合理炮制，控制用量，掌握用法，中病即止。③注意"十八反"内容，确保用药安全。④作用峻猛或有毒性的泻下药，年老、体弱、小儿、脾胃素虚及月经期、哺乳期妇女慎用。

二、攻下药

1. 大黄

（1）性能：味苦、性寒。归大肠经、脾经、胃经、心经、肝经。

（2）功效：**泻下攻积，泻火解毒，凉血止血，祛瘀通经，利湿退黄**。

（3）应用：①**实症积滞便秘**。泻下通便作用强，为治积滞便秘之要药，尤宜于热结便秘证，常与泻下软坚的芒硝相须为用。②**血热吐衄、目赤肿痛，牙龈肿痛**。本品擅于清上焦之火，且凉血止血。适宜于血热所致上部出血证及上部火热证。③**热毒疮痈，肠痈**。本品清热解毒，适宜于热毒所致内痈、外痈。④**多种瘀血证**。如癥瘕积聚、血滞经闭、下腹疼痛、产后腹痛、恶露不尽及跌打损伤、外伤胸痛等。⑤**湿热黄疸，淋症、痢疾、水肿**。⑥**烧烫伤**。

（4）用法用量：煎服，3~15g；外用适量。大黄生用泻下力强，入汤剂宜后下，也可开水泡服。酒炙大黄长于活血；大黄炭偏于止血。

（5）使用注意：①非实证不宜妄用。②脾胃虚弱者及妇女妊娠期、月经期、哺乳期禁用或慎用。

2. 芒硝

（1）性能：味咸、苦，性寒。归胃经、大肠经。

（2）功效：**泻下软坚，清热消肿**。

（3）应用：①热结之大便秘结。本品有软坚泻下之功，为"咸能软能下"的代表药；其性寒，又能清热，故**热结便秘尤宜**，常与**大黄**相须为用。②**咽痛，目赤，口疮及疮疡肿痛**。外用有良好的清热消肿作用，用治多种热毒证，为五官科、外科常用之品。

（4）用法用量：6~12g。冲服，或用开水溶化后服用，外用适量。

（5）使用注意：①孕妇及哺乳期妇女慎用。②不宜与硫黄、三棱配伍使用。

（6）鉴别用药：大黄与芒硝均有泻下通便，清热消肿之功，可用于治疗热结便秘及多种肠道积滞证，常相须为用。清热消肿，均可用于热毒疮痈。此外，大黄还兼有凉血止血、活血化瘀、清利湿热之效，可用于血热出血证、瘀血证、湿热证的治疗。芒硝能软坚泻下，擅除燥屎。多外用清热消肿，用于治疗咽喉肿痛、目赤、疮疡肿毒等。

3. 番泻叶

（1）功效：**泻下通便，利水消肿**。

（2）用法用量：煎服 2~6g，宜后下；温开水泡服，1.5~3g。

（3）使用注意：妇女哺乳期、月经期及孕妇禁用。

4. 芦荟

（1）用法用量：入丸散服，每次 2~5g，外用适量。

（2）使用注意：脾胃虚弱、食少便溏者及孕妇禁用。

三、润下药

1. 火麻仁

（1）功效：**润肠通便**。

（2）应用：**血虚津亏，肠燥便秘**。

（3）用法用量：煎服，10~15g，打碎入煎。

2. 郁李仁

（1）功效：**润肠通便，下气利水**。

（2）应用：①肠燥便秘。②水肿，脚气浮肿，小便不利。

（3）使用注意：孕妇慎用。

3. 松子仁

（1）功效：**润肠通便，润肺止咳**。

（2）应用：①肠燥便秘。②肺燥干咳。

四、峻下逐水药

1. 甘遂

（1）功效：**泻水逐饮，消肿散结**。

（2）应用：**水肿，胸腹积水，痰饮积聚**。

（3）用法用量：入丸、散服，每次 0.5~1.5g。内服宜醋制。外用适量。

（4）使用注意：①孕妇及体弱者禁用。②不宜与甘草同用。

2. 大戟

（1）功效：**泻水逐饮、消肿散结**。

（2）应用：**水肿，胸、腹积水，痰饮积聚**。

（3）用法用量：煎服，1.5~3g；入丸散服，每次 1g。内服宜醋制。外用适量。

（4）使用注意：①孕妇及体弱者禁用。②不宜与甘草同用。

3. 芫花

（1）功效：**泻水逐饮，祛痰止咳；外用杀虫疗疮**。

（2）用法用量：煎服 1.5g~3g；入丸散，每次 0.6~0.9g。外用适量。内服宜醋制。
（3）使用注意：①孕妇及体弱者禁用。②不宜与甘草同用。
4. 牵牛子
（1）功效：**泻水通便，消痰涤饮，杀虫攻积**。
（2）应用：①水肿鼓胀。②胸膈停饮，痰饮积聚。③虫积腹痛。
（3）用法用量：煎服，3~6g。入丸散，每次 1.5~3g。宜炒用。
（4）使用注意：①孕妇禁用。②畏巴豆，不宜同用。
5. 巴豆霜
（1）功效：**峻下冷积，退肿逐水，利咽祛痰，蚀疮（外用）**。
（2）应用：①寒积便秘，小儿乳食积滞。②腹水鼓胀。③喉风喉痹，痈肿脓成未溃。④疥癣恶疮，疣痣。
（3）用法用量：入丸散或胶囊，每次 0.1~0.3g，不入汤剂。外用适量。
（4）使用注意：①孕妇及体弱者禁用。②不宜与牵牛子同用。

（唐　怡）

第九单元　祛风湿药

【复习指导】本单元内容难度相对于其他章节较易，历年必考。其中祛风湿药的性能特点、应用、使用注意，以及具体药物中独活、威灵仙、蕲蛇、木瓜、防己、秦艽、川乌、桑寄生应重点掌握。

一、概述

1. 祛风湿药性能特点、应用　祛风湿药性温热或寒凉，味多**辛、苦**，具有**祛风湿**作用，主要用于治疗**风湿痹证**。此外，兼有舒筋活络之效者，可用于中风后遗证之偏瘫，半身不遂，兼能补肝肾、强筋骨者，可用于成人肝肾不足之腰膝酸软、下肢痿软、小儿生长发育迟缓。

2. 祛风湿药配伍方法　根据痹症的类型、邪犯部位、病程新久不同，选择药物，并适当配伍。如治风湿寒痹证，选用祛风寒湿药。根据风邪、寒邪、湿邪偏盛不同，分别配伍祛风、散寒、除湿之品。治风湿热痹证，选用祛风湿热药。风湿痹证兼有筋骨不健者，选用祛风湿强筋骨药。兼见表证，配伍解表药；病邪入络者，配伍活血通络之品。

3. 祛风湿药使用注意　阴血亏虚者应慎用温燥的祛风湿药。痹证属于慢性疾病，服药时间长，多选用丸剂、散剂、膏剂、酒剂等。若为急性期，应选用汤剂。本类药物也可制为外敷剂型，直接敷于患处。

二、祛风寒湿药

1. 独活
（1）性能：味辛，苦，性微温。归肾经、膀胱经。
（2）功效：**祛风湿，通痹止痛，解表**。
（3）应用：①**风寒湿痹**。为治风湿痹痛主药，凡风寒湿痹，无论新久，均可应用，尤以下半身风寒湿痹为宜。②**风寒夹湿表证**。辛散苦燥温通，能祛除肌表的风寒湿邪，有解表发汗之功。③**少阴伏风头痛**。善入肾经而搜风，常与细辛、川芎等配伍。此外，因其能祛风除湿，亦可用治皮肤瘙痒。

（4）鉴别用药：独活与羌活均能祛风湿、止痛、发汗解表，均可用于风湿痹证、头痛、牙痛等疼痛证及风寒表证，二药多相须为用。其中独活长于祛风湿，擅长治疗下半身腰膝的痹痛；羌活擅长治疗上半身肩臂的痹痛，即头背肩项部疼痛。且羌活辛散之力较强，长于发汗解表。

2. 威灵仙

（1）性能：味辛、咸，性温。归膀胱经。

（2）功效：**祛风湿，通经络，止痛，消骨鲠**。

（3）应用：①**风湿痹痛**。祛风湿，通经络，止痛，为治风湿痹痛要药。尤其适合于风偏盛，拘挛掣痛，游走不定者。②**骨鲠咽喉**。本品能软坚而消骨鲠。此外，本品通经络止痛，亦用于跌打伤痛、头痛、牙痛、胃脘痛等多种疼痛症；本品消痰饮，可用于痰饮积聚之噎嗝、痞积。

（4）鉴别用药：独活与威灵仙均性辛温，有祛风湿、止痛之功，用于治疗风湿寒痹证。然威灵仙兼能通经络，故尤宜于风偏盛、筋脉拘挛游走性疼痛者，还可用治中风后遗证之偏瘫、肌肤麻木。独活兼能发汗解表，常用治外感风寒夹湿之证，善入肾经，搜伏风，止痛，用治少阴伏风头痛；而威灵仙兼能消骨鲠，可用治骨鲠咽喉。

3. 川乌

（1）功效：**祛风湿，温经止痛**。

（2）应用：①风寒湿痹。②心腹冷痛，寒疝疼痛。③跌打损伤，麻醉止痛。

（3）用法：煎服，**宜先煎，久煎**。外用适量。

（4）使用注意：①内服应炮制用，生品内服宜慎。②酒浸、酒煎服易致中毒，应慎用。③孕妇忌用。④不宜与半夏、瓜蒌类、贝母类、白蔹、白及同用。

4. 蕲蛇

（1）性能：味甘、咸，性温；**有毒**。归肝经。

（2）功效：**祛风湿，通经络，息风止痉**。

（3）应用：①**风湿顽痹**，中风半身不遂。本品为**祛风要药**。尤善治病深日久之风湿顽痹，经络不通者。②小儿惊风，破伤风。本品入肝经，既能祛外风，又能息内风，为治抽搐痉挛常用药。③麻风，疥癣。能外走肌表而**祛风止痒**，兼以毒攻毒，故为治风毒郁阻肌肤之瘙痒的常用药物。此外，本品还可用治瘰疬、恶疮。

（4）用法用量：煎服，研末吞服。或酒浸、熬膏、入丸、散服。

5. 木瓜

（1）性能：味酸，性温。归肝经、脾经。

（2）功效：**祛风湿，舒筋活络，化湿和胃**。

（3）应用：①**风湿痹证，腰膝关节酸痛重着**。本品善于化湿，舒筋活络，为治痹证筋脉拘挛，关节屈伸不利要药，如木瓜煎。②**脚气浮肿**。性温通，祛湿舒筋，为治脚气水肿常用药。③**暑湿吐泻，转筋挛痛**。能化湿和中，舒筋而除脚腓挛急，用治湿浊中阻之腹痛吐泻转筋，为治吐泻转筋之要药。此外，还可消食，用于饮食积滞证。

（4）使用注意：内有郁热、小便短赤者及胃酸过多者不宜服用。

6. 乌梢蛇

（1）功效：**祛风湿，通经络，息风止痉**。

（2）应用：①**风湿顽痹**，中风半身不遂。②破伤风，小儿急、慢惊风。③麻风，疥癣。④瘰疬，恶疮。

7. 青风藤

（1）功效：**祛风湿，通经络，利小便**。

（2）应用：①风湿痹痛，关节肿胀，麻木不仁。②水肿，脚气肿痛。③胃痛，皮肤瘙痒。

三、祛风湿热药

1. 秦艽

（1）性能：味辛、苦，性平。归胃经、肝经、胆经。

（2）功效：**祛风湿，清湿热，舒筋络，止痹痛，退虚热**。

（3）应用：①**风湿痹证，筋脉拘挛，骨节酸痛**。本品为**风药中之润剂**，凡风湿痹痛、筋脉拘挛、骨节酸痛，无论寒热新久，均可应用，热痹尤为适宜。②**中风半身不遂**。祛风邪，又善舒经络，治中风半身不遂，可单用或配伍使用。③**骨蒸潮热，疳积发热**。退虚热，除骨蒸，为**治虚热要药**。④**湿热黄疸**。苦以降泄，清肝胆湿热而退黄。

2. 防己

（1）性能：味苦，性寒。归膀胱经、肺经。

（2）功效：**祛风湿，止痛，利水消肿**。

（3）应用：①**风湿痹证**。本品祛风除湿止痛，性寒清热，尤宜于风湿痹证**湿热偏盛者**。②**水肿，脚气肿痛，小便不利**。本品能清热利水，善泄下焦膀胱湿热，尤适于下肢水肿、小便不利者。③**湿疹疮毒**。本品苦以燥湿，寒以清热，用治湿疹疮毒。此外，本品有降血压作用，可用于高血压病。

（4）使用注意：苦寒易伤胃，胃纳不佳及阴虚体弱者慎服。

（5）鉴别用药：秦艽与防己均有祛风湿、止痛之功，用治风湿痹证、寒热均可。其中防己长于止痛，秦艽兼能活络，较适合于风湿痹证、筋脉拘挛者。此外，秦艽兼能通经络，退虚热，清利湿热，可用于中风后遗证半身不遂、肌肤麻木；阴虚内热证，以及湿热黄疸。防己兼能利水消肿，可用治水肿、小便不利、脚气浮肿。

3. 豨莶草

（1）功效：**祛风湿，利关节，解毒**。

（2）用法用量：煎服，9~12g。外用，适量。治风湿痹痛、半身不遂宜制用，治风疹湿疮、痈肿疮毒宜生用。

4. 络石藤

功效：**祛风通络，凉血消肿**。

5. 桑枝

功效：**祛风湿，利关节**。

四、祛风湿强筋骨药

1. 五加皮

（1）功效：**祛风除湿，补益肝肾，强筋壮骨，利水消肿**。

（2）应用：①风湿痹证。②筋骨痿软，小儿行迟，体虚乏力。③水肿，脚气肿痛。

2. 桑寄生

（1）性能：味苦、甘，性平。归肝经、肾经。

（2）功效：**祛风湿，补肝肾，强筋骨，安胎**。

（3）应用：①**风湿痹证**，腰膝酸软，筋骨无力。兼能补肝肾强筋骨，故**痹证日久，腰膝酸软，筋骨无力者尤宜**。②**胎漏，胎动不安**。本品补肝肾，固冲任，安胎，用治**肝肾亏虚，冲任不固之胎漏、胎动不安**。此外，还能平肝降压，用于高血压病。

（4）鉴别用药：桑寄生与五加皮均具有祛风湿、补肝肾、强筋骨之功，临床可用治风湿痹证兼见肝肾不足之腰膝酸软、下肢痿软者。亦可用于单纯的肝肾亏虚证，成人腰膝酸软，小儿五迟五软。此外，五加皮兼能利水消肿，可治水肿、脚气。桑寄生兼能安胎，用于胎漏、胎动不安。

3. 狗脊

（1）功效：**祛风湿，补肝肾，强腰膝**。

（2）应用：①风湿痹证之腰膝酸软，下肢无力。②肾虚不固，遗尿尿频，带下清稀。

（李廷臻仔）

第十单元　化湿药

【复习指导】本部分内容少，较易，历年必考。其中化湿药的性能特点、功效、应用、常用配伍方法、使用注意及具体药物中藿香、苍术、厚朴、砂仁、豆蔻应重点掌握。

一、概述

1. 化湿药性能特点、应用　化湿药性多辛温，主归脾、胃经，具有化湿运脾之功，用于湿阻中焦证，见脘腹痞满、呕吐泛酸、食少体倦、舌苔白腻。

2. 化湿药配伍方法　①依据病机及兼症配伍：湿滞中焦兼见脘腹胀满痞闷不适，配伍行气药；脾虚不运见纳呆、神疲乏力者，配伍补气健脾药。②根据兼有病邪配伍：湿温、湿热、暑湿者，配伍清热燥湿、解暑、利湿之品；寒湿脘腹冷痛者，配伍温中祛寒药。

3. 化湿药使用注意　①化湿药物多为辛温香燥之品，阴虚血燥及气虚者慎用。②气味芳香，入汤剂宜后下，不宜久煎。

二、化湿药

1. 藿香

（1）性能：味辛，性微温。归脾经、胃经、肺经。

（2）功效：**化湿，解暑，止呕**。

（3）应用：①**湿浊中阻证**。为芳香化湿浊要药，多用于湿浊困脾所致脘腹痞闷、少食作呕、神疲体倦者。②**呕吐证**。有良好的止呕功效，广泛用于多种原因所致呕吐，尤宜于湿浊中阻之呕吐。③**暑湿证，湿温初起**。适宜于夏天外感风寒，内伤湿滞致恶寒发热、头痛脘闷、呕恶吐泻等暑湿证。

2. 佩兰

功效：**化湿，解暑**。

3. 苍术

（1）性能：味辛、苦，性温。归脾经、胃经、肝经。

（2）功效：**燥湿健脾，祛风湿，发散风寒，明目**。

（3）应用：①**湿浊中阻证**。本品燥湿祛湿浊，健脾胃，为燥湿健脾要药，尤宜于湿阻中焦，脾失健运而致脘腹胀闷，呕恶食少者。②**风湿痹证**。治风湿痹痛，以湿胜者为宜。③**风寒表证**。长于胜湿，又兼发汗解表，多用治风寒表证夹湿者。④**夜盲，眼目昏涩**。单用有明目之效，也可与羊肝、猪肝蒸煮同食。

4. 厚朴

（1）性能：味苦、辛，性温。归脾经、胃经、肺经、大肠经。

（2）功效：**燥湿，行气消痰，平喘消积**。

（3）应用：①**湿阻中焦，脘腹胀痛**。兼有良好的行气作用，为消积除胀要药，故尤宜于湿阻中焦之脘腹胀闷、腹痛、呕逆等，如平胃散。②**胃肠积滞证**。适宜于热结便秘、湿热积滞、食积等胃肠积滞诸证。③**痰饮喘咳**。能燥湿消痰，下气平喘。④**梅核气**。治痰气互结咽喉之梅核气，咽中如有物阻，咯吐不出，吞咽不下。

（4）鉴别用药：苍术与厚朴均具有燥湿之功，用于湿浊中阻证。苍术兼能健脾，为燥湿健脾之要药；厚朴兼能行气除胀满，为消积除胀满之要药。此外，苍术能祛风湿，解表，明目，用治风湿痹证湿偏盛、风寒表证夹湿、夜盲症。厚朴能燥湿化痰，用治痰饮喘咳。

5. 砂仁

（1）功效：**化湿，温中止泻，理气安胎**。

（2）应用：①湿浊中阻证及脾胃气滞证。②脾胃虚寒，呕吐泄泻。③妊娠恶阻，胎动不安。

（3）用法用量：煎服，3~6g，入汤剂宜后下。

6. 豆蔻

（1）功效：**化湿行气，温中止呕**。

（2）应用：①湿阻中焦证及脾胃气滞证。②寒湿中阻之呕吐。

（3）用法用量：煎服，后下，3~6g，宜后下。

（4）鉴别用药：砂仁与豆蔻均有化湿行气、温中止呕的作用，可用于湿浊中阻证，尤适宜于寒湿气滞者，均可用于胃寒呕吐，多配伍使用。砂仁作用偏于中、下二焦，兼能止泻、理气安胎，可用治虚寒泄泻、妊娠恶阻及胎动不安。豆蔻作用偏于中、上二焦，止呕作用较砂仁强。宣散上焦湿浊，故可用治湿温病。

7. 草果

功效：**燥湿温中，除痰截疟**。

第十一单元　利水渗湿药

【复习指导】本部分内容较难，历年必考，其中利水渗湿药的性能特点、功效、应用、常用配伍方法，使用注意及具体药物中茯苓、薏苡仁、泽泻、车前子、滑石、木通、萆薢、金钱草、茵陈应重点掌握。

一、概述

1. 利水渗湿药的性能特点、功效、应用　利水消肿药性味多平，淡，主归肾、膀胱、小肠经。利水通淋药和利胆退黄药性多寒凉、味苦。利水渗药湿均有通利小便、渗泄水湿之效，用于治疗水湿内停诸证，如小便不利、水肿、淋证、黄疸、痰饮、泄泻、带下、暑湿、湿温、湿痹、湿疹、湿疮等。

2. 利水渗湿药的配伍方法　①常与行气药配伍，提高临床疗效。②根据兼证不同配伍：水肿兼有表证，配伍解表药；水肿日久，脾肾阳虚，配伍温补脾肾药；湿热伤及血络，尿血者，配伍凉血止血药；风湿痹痛，配伍祛风湿药。③根据兼邪不同配伍：湿热并见，配伍清热药；寒湿并见，配伍温里祛寒药；湿聚为痰，痰饮壅滞者，配伍化痰药。

3. 利水渗湿药的使用注意　阴津不足、肾虚遗精、遗尿者，宜慎用或禁用。孕妇应慎用有较强通利作用的药物。

二、利水消肿药

1. 茯苓

（1）性能：味甘、淡，性平。归心经、脾经、肾经。

（2）功效：**利水渗湿，健脾，安神**。

（3）应用：①**多种水湿病证**。渗利水湿以消肿，兼能健脾，祛邪不伤正，广泛用于水湿内停诸证，不论寒热虚实皆可用之，为利水渗湿之要药。②**脾虚诸证**。③**心神不宁证**。用治心脾两虚，气血不足之心神不宁、健忘及心悸等证。

2. 薏苡仁

（1）性能：味甘、淡，性微寒。归脾经、胃经、肺经。

（2）功效：**利水渗湿，健脾止泻，除痹，排脓**。

（3）应用：①**多种水湿内停之证**。本品利水渗湿兼能健脾止泻，作用与茯苓相似，广泛用于小便不利、水肿、泄泻、带下等多种水湿病证，尤宜于脾虚湿滞之泄泻。②**风湿痹证**。既能渗湿，又能利关节，舒筋脉，尤宜于湿痹肢体重着疼痛、筋脉拘急者。③**肺痈、肠痈**。性寒，清肺与大肠之热，兼能排脓消痈，为治肺痈、肠痈的常用药。④**赘疣，癌肿**。

（4）用法：清利湿热宜生用，健脾止泻宜炒用。

（5）鉴别用药：茯苓与薏苡仁均具有利水渗湿、健脾的作用，用于治疗多种水湿内停病证。茯苓性平，为利水渗湿之要药，无论寒热虚实皆可使用。薏苡仁性凉，能清利湿热，属湿热内阻者较茯苓更宜。薏苡仁健脾，且能止泻，脾虚泄泻多用。此外，茯苓能宁心安神，用于心神不宁之心悸、失眠。薏苡仁能除痹、排脓、解毒散结，可用于湿痹拘急、肺痈、肠痈、赘疣、癌肿等。

3. 猪苓

（1）功效：**利水渗湿**。

（2）应用：水湿内停病证。如水肿、小便不利、淋浊、带下等。
（3）鉴别用药：茯苓与猪苓均能利水渗湿，用于水肿、小便不利等多种水湿内停病证。猪苓利水渗湿作用较茯苓强，但不具有茯苓的健脾、安神之功。

4. 泽泻
（1）性能：味甘，性寒。归肾经、膀胱经。
（2）功效：**利水渗湿，泄热，化浊降脂**。
（3）应用：①水湿内停病证。如水肿、小便不利、泄泻、痰饮眩晕等。②淋证，带下，阴痒。能清泄肾与膀胱之热，尤宜于湿热之淋证、带下量多、阴痒等。③高脂血症。

5. 香加皮
（1）功效：**利水消肿，祛风湿，强筋骨**。
（2）使用注意：不宜长期或过量服用。

6. 冬瓜皮
功效：**利水消肿，清热解毒**。

三、利尿通淋药

1. 车前子
（1）性能：味甘，性寒。归肾经、肝经、肺经、小肠经。
（2）功效：**清热利尿通淋，渗湿止泻，明目，祛痰**。
（3）应用：①**湿热淋证，小便不利，水肿**。性寒兼能清热，为治下焦湿热及水肿兼热的常用药，对湿热淋证尤为适合。②**暑湿水泻**。利小便，分清别浊而止泻，即利小便以实大便，为治暑湿水泻之要药。③**目赤肿痛，目暗昏花**。善清肝热明目，为眼科常用药。治肝热目赤肿痛，常与菊花、夏枯草、决明子等配伍；治肝肾阴亏，视物昏花，常与补肝肾、明目药同用。④**痰热咳嗽**。清肺化痰止咳，适宜于肺热咳嗽、痰多黄稠者。
（4）用法：宜包煎。

2. 滑石
（1）功效：**利尿通淋，清解暑热；外用祛湿敛疮**。
（2）应用：①淋证，小便不利。治淋沥涩痛及尿闭不通，常与车前子、木通等配伍。②暑湿、湿温证。能清解暑热，为治暑湿、湿温之佳品。治疗暑湿身热烦渴，常与甘草配伍，即六一散。③湿疹、湿疮。外用有清热、收湿敛疮的作用，为治湿疹、湿疮的常用药。
（3）鉴别用药：车前子与滑石均有利尿通淋之功，用于治疗多种淋证，性寒，尤其适合于湿热淋证。然车前子兼能渗湿止泻，可用于暑湿水泻；兼能清肝明目，可用于目赤肿痛，配伍后亦可用于肝肾不足之目暗昏花；兼能清肺祛痰，可用于痰热咳嗽。滑石兼能清暑热，可用治暑湿证、湿温证，多与甘草配伍；本品外用能祛湿敛疮，可用于湿疹、湿疮等病证的治疗。

3. 通草
功效：**利尿通淋，下乳**。

4. 瞿麦
功效：**利尿通淋，通经活血**。

5. 地肤子

功效：**清热利湿，祛风止痒**。

6. 海金沙

（1）功效：**清热利湿，通淋止痛**。

（2）用法：宜包煎。

7. 石韦

（1）功效：**利尿通淋，清肺止咳，凉血止血**。

（2）应用：①淋证。②肺热喘咳。③血热出血。

8. 萆薢

功效：**利湿去浊，祛风除痹**。

9. 萹蓄

功效：**利尿通淋，杀虫止痒**。

10. 木通

（1）功效：**利尿通淋，清心除烦，通经下乳**。

（2）应用：①湿热淋证，水肿，脚气。②乳少，经闭。③湿热痹痛。

（3）使用注意：孕妇慎用。不宜长期或大量服用。

四、利湿退黄药

1. 茵陈

（1）性能：味苦、辛，性微寒。归肝经、胆经、脾经、胃经。

（2）功效：**清利湿热，利胆退黄**。

（3）应用：①黄疸。有良好的利胆退黄之功，阳黄、阴黄均可使用，为治黄疸要药，尤宜于湿热黄疸。②**湿温，暑湿**。能清利湿热，为治湿温，暑湿的常用药。③**湿疹瘙痒**。常与黄柏、苦参、地肤子等配伍，内服、外用均可。

2. 金钱草

（1）性能：味甘，性微寒。归肝经、胆经、肾经、膀胱经。

（2）功效：**利湿退黄，利尿通淋，解毒消肿**。

（3）应用：①湿热黄疸。善除湿退黄，并能排石，为治湿热黄疸、肝胆结石之佳品。②**石淋，热淋**。利尿通淋且排石，为治砂淋、石淋要药。兼能清泄膀胱湿热，亦适宜于热淋。③**痈肿疮毒，毒蛇咬伤**。可用鲜品捣烂取汁内服，或捣烂外敷；亦可与清热解毒药同用。

3. 虎杖

（1）功效：**利湿退黄，解毒，祛瘀止痛，化痰止咳，泻下通便**。

（2）应用：①湿热黄疸，淋证，湿热带下。②痈肿疮毒，烧烫伤，毒蛇咬伤。③闭经，通经，癥瘕，跌打损伤，风湿痹痛。④肺热咳嗽。⑤热结便秘。

（3）鉴别用药：大黄与虎杖均有清利湿热、活血化瘀、清热解毒、泻下通便之功，可用于湿热证、瘀血证、热毒证及热结便秘的治疗。然大黄泻下攻积作用强，还用于多种肠道积滞证，此外兼能凉血止血，用于血热出血证。虎杖兼能清肺化痰止咳，可用于肺热咳嗽。

第十二单元 温里药

【复习指导】本部分内容较易,历年必考,其中温里药的性能特点、功效、应用,使用注意及具体药物中的附子、干姜、肉桂、吴茱萸应重点掌握。

一、概述

1. 温里药的性能特点、功效、应用 温里药性温热,味多辛;主归脾、胃、肾、心经。均有**温里祛寒**之效,根据主治与归经不同,有温中散寒、温肺化饮止咳、温肾助阳、温通心阳、温通经脉、暖肝散寒之别,且多兼止痛之功。临床主要用于治疗**里寒证**,以冷、痛为特点。

2. 温里药的配伍方法 主要根据不同证候进行配伍。如寒滞肝经之肝郁气滞者,宜与疏肝行气药配伍;寒凝经脉之气滞血瘀者,宜与行气活血药配伍;脾肾阳虚,宜与温补脾肾药配伍;湿浊中阻者,宜与化湿药配伍;元气虚脱者,宜与大补元气药配伍。

3. 温里药的使用注意 本类药性辛燥峻烈,易伤阴助热,故夏季气候炎热或素体阴虚火旺者不宜使用。实热证,阴虚火旺证、津血亏虚证及真热假寒者禁用,部分药物孕妇应慎用或禁用。

二、温里药

1. 附子

(1) 性能:味辛、甘,性大热。**有毒**。归心经、脾经、肾经。

(2) 功效:**回阳救逆,补火助阳,散寒止痛**。

(3) 应用:①亡阳证。能挽回散失之元阳,有回阳救逆之功,被喻为"回阳救逆第一品",为治亡阳证要药,与干姜相须为用,以增效减毒。治亡阳气脱,常与人参同用,以补气回阳,如参附汤。②肾、脾、心阳虚证。有补火助阳之功,广泛用于肾、脾、心等多脏阳虚证。如肾阳虚之阳痿、宫寒;脾阳不振之脘腹冷痛;脾肾阳虚之小便不利、水肿;心阳衰弱之心悸气短、胸痹心痛等。③**寒湿痹痛**。性大热,有较强的止痛作用,尤宜于寒痹疼痛。

(4) 用法用量:煎服,3~15g。本品有毒,宜先煎0.5~1小时,口尝至无麻辣感为度。

(5) 使用注意:①阴虚阳亢、真热假寒者及孕妇禁用。②内服宜用炮制品,生品外用。③**不宜与半夏、瓜蒌、瓜蒌子、瓜蒌皮、天花粉、浙贝母、川贝母、平贝母、伊贝母、湖北贝母、白蔹、白及同用**。

2. 干姜

(1) 性能:味辛,性热。归脾经、胃经、肾经、心经、肺经。

(2) 功效:**温中散寒,回阳通脉,温肺化饮**。

(3) 应用:①**脾胃寒证**。辛热入脾胃经,长于温散中焦脾胃寒邪,尤宜于脾胃寒证,无论虚实均可选用,为温暖中焦之主药。②**亡阳证**。能温通心阳以复脉,有回阳通脉之效。治疗亡阳证,常配伍附子以增强回阳救逆之效,并可制约附子毒性,能增效减毒。③**寒饮喘咳**。有温肺散寒化饮之功,似生姜,常与细辛、麻黄等同用。

(4) 鉴别用药:附子与干姜均有回阳、温中散寒之功,可用于亡阳证及脾胃虚寒证。附子回阳作用强,为回阳救逆第一品药。干姜回阳通脉,治亡阳证以配伍附子以增效。此外附子能补心、脾、肾三脏之阳,用于多种阳虚证的治疗;兼能散寒止痛,用治寒凝痛证,尤其是寒痹疼痛的治疗。而干姜兼能温肺散寒化饮,可用于寒饮喘咳。

生姜与干姜均有温中散寒、温肺化饮之功,均可用于治疗中焦脾胃寒证及寒饮喘咳。其中干姜作用更强。此外,生姜兼能解表散寒,止呕,可用于风寒表证及多种呕吐证。干姜兼能回阳通脉,可用于亡阳证。

3. 肉桂

(1) 性能:味辛、甘,性大热。归肾经、脾经、心经、肝经。

(2) 功效:**补火助阳,散寒止痛,温经通脉,引火归元**。

(3) 应用:①肾、脾、心阳虚证。补火助阳,功似附子,作用温和持久,为治命门火衰之要药。用治肾阳虚,命门火衰之阳痿、宫寒、腰膝冷痛、滑精、遗尿等。②寒凝诸痛证。本品既能助阳,又可温经通脉、散寒止痛。可用治脘腹冷痛、寒疝腹痛、风寒湿痹、胸痹心痛等寒凝诸痛证。③寒凝血瘀证。可用治冲任虚寒,寒凝血滞之经闭、月经不调;阳虚寒凝,血滞痰阻之阴疽、流注。④虚阳上浮之证。用治元阳亏虚,虚阳上浮,面赤、虚喘、汗出、心悸失眠等,常与山茱萸、五味子等同用。此外,在补益气血方中加入少量肉桂,有鼓舞气血生长之效。

(4) 用法用量:煎服,1~5g,宜后下,或焗服;研末冲服,每次 1~2g。

(5) 使用注意:①禁用于阴虚火旺,里有实热,出血倾向者。②孕妇禁用。③不宜与**赤石脂**同用。

(6) 鉴别用药:附子与肉桂均能补火助阳、散寒止痛,可用于治疗多种阳虚证及寒凝痛证,二者常配伍使用。此外,附子兼能回阳救逆,为回阳救逆第一品药,用治亡阳证。肉桂兼能温经通脉,引火归元,用于治疗多种寒凝血瘀证及虚阳上浮之证。

4. 吴茱萸

(1) 性能:味辛、苦,性热。**有小毒**。归肝经、脾经、胃经、肾经。

(2) 功效:**散寒止痛,下气止呕,止泻**。

(3) 应用:①寒凝疼痛证。本品辛热入肝经,长于温散肝经寒邪,并可止痛,为治肝寒气滞诸痛之常用药。可用治厥阴头痛,寒疝腹痛,冲任虚寒,瘀血阻滞之痛经及寒湿脚气肿痛等。②**脘腹胀痛,呕吐吞酸**。本品降逆止呕,又可疏肝,兼能制酸止痛,为治呕吐吞酸之要药。③**脾肾阳虚,五更泄泻**。本品温脾肾,助阳止泻。治脾肾阳虚之五更泄泻,常与补骨脂、肉豆蔻、五味子配伍,即四神丸。

(4) 用法用量:煎服,2~5g。外用适量。

(5) 使用注意:①本品辛热燥烈,易耗气动火,并有小毒,故不宜多用、久服。②阴虚有热者禁用。③孕妇慎用。

5. 小茴香

(1) 功效:**散寒止痛,理气和胃**。

(2) 应用:①寒疝腹痛,睾丸偏坠胀痛,痛经等。能行气散寒止痛,又善暖肝温肾,为治寒疝要药。②脾胃寒凝气滞证。用治脘腹胀痛、食少吐泻。

6. 丁香

(1) 功效:**温中降逆,散寒止痛,温肾助阳**。

(2) 应用:①脾胃虚寒呕吐呃逆,食少吐泻。②心腹冷痛。③肾虚阳痿,宫冷。

(3) 使用注意:不宜与**郁金**同用。

7. 高良姜
功效：**温中散寒，止呕止痛**。

8. 花椒
（1）功效：**温中散寒，止痛，杀虫止痒**。
（2）应用：①脘腹冷痛，呕吐泄泻。②虫积腹痛。③湿疹，阴痒。
（3）用法用量：煎服，3~6g。外用煎汤熏洗，适量。

第十三单元 理气药

【复习指导】本部分内容较为重要，其中理气药性能特点、功效、应用、使用注意及具体药物中的陈皮、枳实、木香、香附应重点掌握。

一、概述

1. 理气药的性能特点、功效、应用　理气药性味多**辛**、**温**，主归脾、胃和肝经，分别具有**理气健脾、疏肝解郁、理气宽胸、行气止痛、破气散结**等功效，临床常用于治疗**脾胃气滞证或肝气郁结证**。

2. 理气药的配伍方法　因证选药，并进行必要的配伍。脾胃气滞者，选用行气宽中的药物，可分别配消导药、清热除湿药、补中益气药、苦温燥湿药；肝气郁滞，选用疏肝理气的药物，分别配养血柔肝药、暖肝散寒药、活血化瘀药；肺气壅滞，应选用理气宽胸的药物，分别配伍宣肺解表药、祛痰化饮药。

3. 理气药的使用注意　气阴不足者慎用。

二、理气药

1. 陈皮
（1）性能：辛、苦，温。归脾经、肺经。
（2）功效：**理气健脾，燥湿化痰**。
（3）应用：①**脾胃气滞证**。有行气止痛、健脾和中，善治寒湿中阻之气滞。②**呕吐、呃逆**。善于疏理调畅中焦、气机。③**湿痰、寒痰咳嗽**。本品为治痰之要药，多与半夏相须为用治痰湿咳嗽。④**胸痹**。

2. 青皮
（1）功效：**疏肝破气，消积化滞**。
（2）应用：肝郁气滞证；气滞脘腹疼痛；食积腹痛；癥瘕积聚及久疟痞块。
（3）鉴别用药：陈皮与青皮二药，均能行气消滞，用治食积气滞，脘腹胀痛。但陈皮性平，归脾肺二经，主行脾肺气滞，并善燥湿化痰，临床用于脾胃气滞之脘腹胀满，湿痰、寒痰壅肺之咳嗽、胸闷等；青皮主归肝经、胆经、胃经，能疏肝破气，常用于治肝气郁滞、食积气滞及癥瘕积聚等证。

3. 枳实
（1）性能：味苦、辛、酸，性温。归脾经、胃经、大肠经。
（2）功效：**破气消积，化痰除痞**。

（3）应用：①**胃肠积滞，湿热痢疾**。破气除痞，消积导滞，常用治胃肠气滞、热结便秘以及湿热泻痢证，若治脾虚兼食积，则应与补气药白术配伍。②**胸痹，结胸**。本品能行气化痰，消除痞满，可治痰浊胸痹或痰热结胸。③**气滞胸胁疼痛**。可破气行滞止痛，治疗气血阻滞的胸胁疼痛。④**产后腹痛**。此外，本品尚可治脏器下垂病证。

（4）使用注意：孕妇慎用。

4. 木香

（1）性能：味辛、苦，性温。归脾经、胃经、胆经、大肠经、三焦经。

（2）功效：**行气止痛，健脾消食**。

（3）应用：①**脾胃气滞证**。本品善行脾胃之滞气，为行气止痛之要药和健脾消食之佳品。治脾胃气滞及脾虚气滞证，可与枳实、白术等药同用。②**泻痢里急后重**。本品为治疗湿热泻痢里急后重之要药，常与黄连配伍。③**腹痛胁痛，黄疸，疝气疼痛**。本品既可行气健脾，又能疏利肝胆，治气机阻滞腹痛胁痛、黄疸。④**胸痹**。此外，可减轻补益药的腻胃和滞气之弊。

（4）用法：生用行气力强，煨用行气力缓而实肠止泻，用于泄泻腹痛。

5. 沉香

（1）功效：**行气止痛，温中止呕，纳气平喘**。

（2）应用：胸腹胀痛；胃寒呕吐；虚喘证。

（3）用法：煎服，宜后下。或磨汁冲服，或入丸散剂。

6. 川楝子

（1）功效：**行气止痛，杀虫**。

（2）应用：肝郁化火，胸胁、脘腹胀痛，疝气疼痛，虫积腹痛。

（3）使用注意：①不宜过量或持续服用。②脾胃虚寒者慎用。

7. 乌药

（1）功效：**行气止痛，温肾散寒**。

（2）应用：寒凝气滞胸腹诸痛证；尿频遗尿。

8. 荔枝核

功效：**行气散结，祛寒止痛**。

9. 香附

（1）性能：味辛、微苦、微甘，性平。归肝经、脾经。

（2）功效：**疏肝解郁，调经止痛，理气调中**。

（3）应用：①**肝郁气滞胁痛、腹痛**。本品为行气止痛、疏肝解郁要药。②**月经不调，痛经，乳房胀痛**。本品疏肝解郁、行气散结、调经止痛，为妇科调经之要药。③**气滞腹痛**。

（4）鉴别用药：木香、香附与乌药均可行气止痛，可治气滞腹痛。但木香善行脾胃、大肠气滞，兼消食健胃，多用于脾胃气滞之脘腹胀满、痢疾里急后重等证；香附药性平和，并长于疏肝行气，调经止痛，为调经之要药，多用于肝郁气滞胸胁胀痛、月经不调、痛经等证；乌药上入脾肺，下达肾与膀胱，既可散寒止痛，并能温肾，善治寒凝气滞胸胁脘腹诸痛、寒疝腹痛及肾阳不足的小便频数与遗尿。

10. 佛手

功效：**疏肝解郁，理气和中，燥湿化痰**。

11. 薤白

（1）功效：**通阳散结，行气导滞**。

（2）应用：胸痹、胸痛；脘腹痞满胀痛，泻痢里急后重。

（3）使用注意：气虚无滞及胃弱纳呆者不宜用。

12. 檀香

（1）功效：**行气止痛，散寒调中**。

（2）用法：煎服，宜后下。入丸散。

13. 大腹皮

功效：**行气宽中，利水消肿**。

第十四单元　消食药

【复习指导】本部分中消食药的配伍方法及具体药物中的山楂、莱菔子、鸡内金应重点掌握。

一、概述

因证选药，根据不同兼证及病情予以适当配伍行气药、清热药、泻下药、化湿药、温中健脾药、健脾益气药等。

二、具体药物

1. 山楂

（1）性能：味酸、甘，性微温。归脾经、肝经。

（2）功效：**消食化积，行气散瘀**。

（3）应用：①**饮食积滞**。本品能治各种饮食积滞，为消化油腻肉食积滞之要药。②**泻痢腹痛、疝气痛**。本品炒用能止泻止痢。③**产后瘀阻腹痛**、**痛经**。

（4）使用注意：脾胃虚弱而无积滞者或胃酸分泌过多者均慎用。

2. 神曲

（1）功效：**消食和胃**。

（2）应用：饮食积滞证。丸剂中有金石药加入本品以助消化。

3. 麦芽

（1）功效：**消食健胃，疏肝解郁，回乳消胀**。

（2）应用：米面薯蓣积滞；肝气郁滞或肝胃不和之胁痛、脘腹痛；断乳、乳房胀痛。

（3）用法：煎服。生麦芽功用消食健胃；炒麦芽多用于回乳消胀。

（4）使用注意：哺乳期妇女不宜使用。

4. 稻芽

功效：**消食和中，健脾开胃**。

5. 莱菔子

（1）性能：味辛、甘，性平。归脾经、胃经、肺经。

（2）功效：**消食除胀，降气化痰**。
（3）应用：①**食积气滞**。本品尤善消食、行气除胀。②**咳喘痰多，胸闷食少**。本品降气化痰，常与芥子、紫苏子同用。此外，古方中生用研末服以涌吐风痰。
（4）使用注意：①不宜与人参同用。②气虚及无食积、痰滞者慎用。

6. 鸡内金
（1）性能：味甘，性平。归脾经、胃经、膀胱经、小肠经。
（2）功效：**消食健胃，涩精止遗**。
（3）应用：①**饮食积滞，小儿疳积**。本品有较强的消食化积作用，并能健运脾胃。故广泛用于各种食积证。单用研末服，或入复方。②**肾虚遗精、遗尿**。③**砂石淋证，胆结石**。常与金钱草同用。
（4）用法：煎服。研末服效果比煎剂好。

第十五单元　驱虫药

【复习指导】本部分中驱虫药的配伍方法及使用注意及具体药物中的槟榔应重点掌握。

一、概述

1. 驱虫药的配伍方法　根据寄生虫的种类选择适宜的驱虫药物，并视患者的不同情况进行协同用药及恰当配伍泻下药、消积导滞药、健脾和胃药。使用本类药物时，多与泻下药同用，以利虫体排出。

2. 驱虫药的使用注意　①用量不宜过大，防止中毒或损伤正气。②孕妇、年老体弱者慎用。③本类药一般应在空腹时服用。若发热或腹痛剧烈，应待症状缓解后，再使用驱虫药物。

二、驱虫药

1. 使君子
（1）功效：**杀虫消积**。
（2）应用：蛔虫病，蛲虫病；小儿疳积。
（3）用法用量：煎服，9~12g，捣碎；取仁炒香嚼服，6~9g。小儿每岁1~1.5粒，一天总量不超过20粒。空腹服用，每天1次，连用3d。
（4）使用注意：①用量过大可能引起呃逆、眩晕、呕吐、腹泻。②与热茶同服，亦能引起上述症状。

2. 苦楝皮
（1）功效：**杀虫，疗癣**。
（2）应用：蛔虫病，蛲虫病，钩虫病；外治疥癣，湿疮。
（3）用法用量：煎服，3~6g。外用适量。
（4）使用注意：①有毒，不宜过量或持久服用。②本品有效成分难溶于水，需文火久煎。

3. 槟榔

（1）性能：味苦、辛，性温。归胃经、大肠经。

（2）功效：**杀虫消积，行气，利水，截疟**。

（3）应用：①<u>肠道寄生虫病</u>。本品能驱绦虫、蛔虫、蛲虫、钩虫、姜片虫等肠道寄生虫，并有泻下之功，有助于驱虫。<u>对绦虫疗效较好</u>。②**食积气滞，泻痢后重**。善行气导滞，常与木香、大黄等同用。③**水肿，脚气肿痛**。④**疟疾**。

（4）用法用量：3~10g。驱杀绦虫、姜片虫 30~60g。生用力佳，炒用力缓；鲜者优于陈久者。

（5）使用注意：①脾虚便溏或气虚下陷者忌用。②孕妇慎用。

4. 雷丸

（1）功效：**杀虫消积**。

（2）用法用量：入丸、散剂，15~21g。每天 3 次，每次 5~7g，饭后温开水调服，连服 3d。

5. 榧子

功效：**杀虫消积，润肠通便，润肺止咳**。

第十六单元　止血药

【复习指导】本部分内容较为重要，其中止血药的选择使用、配伍方法、使用注意及具体药物中的小蓟、地榆、三七、茜草、白及、艾叶应重点掌握。

一、概述

1. 各类止血药的选择使用、配伍方法　应根据出血病因、病情选择适当的止血药，并进行必要的配伍。血热妄行出血者，应用凉血止血药，并配清热泻火、清热凉血药；阴虚火旺、阴虚阳亢出血者，宜配伍滋阴降火、滋阴潜阳药；瘀血内阻，血不循经出血者，应选化瘀止血药，并配伍行气活血药；虚寒性出血者，应选用温经止血药或收敛止血药，并配伍益气健脾、温阳药；气虚引起的出血，应选择收敛止血药，并配伍补气药；<u>出血过多、气随血脱者，则须急投大补元气之药以益气固脱</u>。此外，根据"下血必升举，吐衄必降气"的经验，对下部出血病证，应适当配伍升举之品；而对于衄血、吐血等上部出血病证，可适当配伍降气之品。

2. 止血药的使用注意　①出血有瘀滞者不宜单独使用凉血止血药与收敛止血药，因其易凉遏敛邪，可能止血而留瘀。②大出血，气随血脱者，当急投大补元气之药。

二、凉血止血药

1. 小蓟

（1）性能：味甘、苦，性凉。归心经、肝经。

（2）功效：**凉血止血，散瘀解毒消痈**。

（3）应用：①<u>血热出血证</u>。对血热妄行的咯血、衄血、吐血、尿血及崩漏，皆可应用本品。因本品兼能利尿通淋，故尤善治尿血、血淋。②**热毒痈肿**。可单用内服，也可取鲜品捣烂外敷。

2. 大蓟

（1）功效：**凉血止血，散瘀解毒消痈**。

（2）应用：血热出血证；热毒痈肿。

（3）鉴别用药：大蓟与小蓟二药均能凉血止血、散瘀解毒消痈，用于治血热出血证及热毒痈肿，常相须为用。大蓟解毒散瘀消肿、凉血止血的作用较强，多用于治疗吐血、咯血及崩漏；小蓟能利尿，故治疗尿血、血淋为优。

3. 地榆

（1）性能：味苦、酸、涩，性微寒。归肝经、大肠经。

（2）功效：**凉血止血，解毒敛疮**。

（3）应用：①<u>血热出血</u>。本品尤宜下焦血热的便血、痔血、血痢、崩漏等。②**烫伤、湿疹、疮疡痈肿**。本品能泻火解毒敛疮，为治烫伤之要药。

（4）使用注意：①出血有瘀及虚寒性便血、下痢、崩漏者慎用。②大面积烧伤患者，不宜使用地榆制剂外涂，以防其所含鞣质被大量吸收而引起中毒性肝炎。

4. 槐花

（1）功效：**凉血止血，清肝泻火**。

（2）应用：血热出血；目赤，头痛。

（3）用法：煎服。外用适量。止血多炒炭，清热宜生用。

5. 侧柏叶

（1）功效：**凉血止血，化痰止咳，生发乌发**。

（2）应用：血热出血；肺热咳嗽有痰；脱发，须发早白。

6. 白茅根

（1）功效：**凉血止血，清热利尿，清肺胃热**。

（2）应用：出血证；水肿，热淋，黄疸；肺热咳嗽，胃热呕吐。

（3）鉴别用药：白茅根与芦根均能清肺胃热而利尿，治疗肺热咳嗽、胃热呕吐和小便淋痛，两者常相须为用；然白茅根以凉血止血见长；而芦根以清热生津为优。

三、化瘀止血药

1. 三七

（1）性能：味甘、微苦，性温。归肝经、胃经。

（2）功效：**化瘀止血，活血定痛**。

（3）应用：①<u>出血证</u>。本品功善止血，又能化瘀生新，<u>有止血不留瘀、化瘀不伤正之特点</u>。对人体内外各种出血，无论有无瘀滞，均可应用。②<u>跌打损伤，瘀滞肿痛</u>。本品善活血定痛，为伤科要药。此外，还有补虚强壮，民间用治虚损劳伤。

（4）用法用量：多研末吞服，亦入丸、散，1~1.5g；煎服，3~10g。外用适量。

（5）使用注意：孕妇慎用。

2. 茜草

（1）性能：味苦，性寒。归肝经。

（2）功效：**凉血化瘀止血，通经**。

（3）应用：①出血证。本品既能凉血止血，又能活血行血，血热妄行或血瘀脉络之出血皆可使用，适用于血热夹瘀的各种出血证。②血瘀经闭，跌打损伤，风湿痹痛。本品活血祛瘀，通经络，行瘀滞，尤为妇科调经要药。

3. 蒲黄

（1）功效：**止血，化瘀，利尿**。

（2）应用：出血证；瘀血痛证；血淋尿血。

（3）用法用量：煎服，3~10g，包煎。外用适量。止血多炒用，化瘀、利尿多生用。

（4）使用注意：孕妇慎用。

（5）鉴别用药：三七、茜草与蒲黄三药均能止血，又能化瘀，具有止血而不留瘀的特点，可用治瘀血阻滞之多种出血。其中三七作用较优，止血、化瘀力强，为止血要药，可广泛用于体内、外各种出血证，同时也长于活血定痛，又为伤科要药，可用于跌打损伤和各种瘀血肿痛；茜草则能凉血化瘀止血，尤宜于血热夹瘀之出血证；蒲黄兼能利尿通淋，治血淋尿血。

4. 降香

（1）功效：**化瘀止血，理气止痛**。

（2）用法用量：研末吞服，每次1~2g；煎服，3~6g，宜后下。外用适量。

四、收敛止血药

1. 白及

（1）性能：味苦、甘、涩，性寒。归肝经、肺经、胃经。

（2）功效：**收敛止血，消肿生肌**。

（3）应用：①出血证。本品为收敛止血之要药，广泛用于治疗体内、外出血证。临床尤多用于肺、胃出血证。②**痈肿疮疡，手足皲裂，水火烫伤**。本品治痈肿疮疡初起，能消散痈疮，对痈肿已溃，久不收口者，可生肌敛疮。

（4）使用注意：不宜与乌头类药材同用。

2. 仙鹤草

（1）功效：**收敛止血，止痢，截疟，补虚**。

（2）应用：出血证；腹泻、痢疾；疟疾寒热；脱力劳伤；疮疖痈肿、阴痒带下。

3. 棕榈炭

（1）功效：**收敛止血，止泻止带**。

（2）应用：出血证；久泻久痢，妇人带下。

4. 血余炭

（1）功效：**收敛止血，化瘀，利尿**。

（2）应用：吐血，咯血，衄血，血淋，尿血，便血，崩漏，外伤出血；小便不利。

五、温经止血药

1. 艾叶

（1）性能：味辛、苦，性温。有小毒。归脾经、肝经、肾经。

（2）功效：**温经止血，散寒调经，安胎**。

（3）应用：①出血证。本品能暖宫温经止血，常用于虚寒性出血，尤宜于崩漏，常与阿胶、芍药等配伍。②月经不调、痛经。本品温经脉，逐寒湿，止冷痛，尤善于调经，为治妇科下焦虚寒或寒客胞宫之要药。③胎动不安。为妇科安胎要药。此外，将本品捣绒，制成艾条、艾炷等，用以熏灸体表穴位，能温煦气血，透达经络。

2. 炮姜

功效：温经止血，温中止痛。

第十七单元　活血化瘀药

【复习指导】本部分内容较为重要，其中活血化瘀药性能特点、功效、应用、使用注意，以及具体药物中的川芎、延胡索、郁金、丹参、红花、桃仁、益母草、牛膝、土鳖虫、莪术、水蛭应重点掌握。

一、概述

1. 活血化瘀药的性能特点、功效、应用　活血化瘀药性味多为辛、苦、温，主归心、肝经。活血化瘀药具有活血止痛、活血调经、活血消肿、活血疗伤、活血消痈、破血消癥等功效，用于一切瘀血阻滞证。

2. 活血化瘀药的配伍方法　应用本类药物，除根据各类药物的不同效用特点而随证选用外，还应针对形成瘀血的原因进行配伍。多配伍温里散寒、温通经脉、清热凉血、泻火解毒、化痰除湿、祛风除湿通络、补益、软坚散结等药，以标本兼顾。由于气能行血，故在使用活血化瘀药时，常配伍行气药，以提高活血祛瘀之效。

3. 活血化瘀药的使用注意　月经过多及出血无瘀滞者忌用；孕妇慎用或忌用。

二、活血止痛药

1. 川芎

（1）性能：味辛，性温。归肝经、心经、心包经。

（2）功效：活血行气，祛风止痛。

（3）应用：①血瘀气滞痛证。本品既能活血，又能行气，为"血中气药"；是治疗血瘀气滞之要药。常用治气滞血瘀胸胁、腹部诸痛证。②头痛，风湿痹痛。本品能"上行头目"，为治头痛要药，前人有"头痛不离川芎"之说。治头痛，无论风寒、风热、风湿、血虚、血瘀均可随症配伍用之。本品辛散温通，祛风通络止痛，可用治风湿痹痛。

2. 延胡索

（1）性能：味辛、苦，性温。归心经、肝经、脾经。

（2）功效：活血，行气，止痛。

（3）应用：气血瘀滞诸痛证。本品辛散温通，能"行血中气滞，气中血滞，故专治一身上下诸痛"。为活血化瘀止痛之良药，对各种痛证均可配伍应用。

（4）用法：煎服，研粉吞服。

3. 郁金

（1）性能：味辛、苦，性寒。归肝经、胆经、心经。

（2）功效：**活血止痛，行气解郁，清心凉血，利胆退黄**。

（3）应用：①**血瘀气滞痛证**。本品兼能活血行气，故用于治气滞血瘀之痛证。②**热病神昏，癫痫痰闭**。本品辛散苦泄，能解郁开窍，又能清心火，故可用于痰浊蒙蔽心窍，热陷心包之闭证神昏。③**吐血，衄血，倒经，尿血，血淋**。本品性寒，能清热凉血止血。④**肝胆湿热黄疸、胆石证**。

（4）使用注意：畏丁香。

4. 姜黄

（1）功效：**活血行气，通经止痛**。

（2）应用：血瘀气滞疼痛；风湿痹痛；牙痛，疮疡痈肿，皮癣痛痒。

（3）鉴别用药：郁金与姜黄二药均能活血化瘀、行气止痛，用于气滞血瘀。但姜黄性温行散，祛瘀力强，常用于治寒凝气滞血瘀，并用于风寒湿痹；郁金苦寒降泄，行气力强，且凉血，用于治血热瘀滞，又能利胆退黄，清心解郁，用于热病神昏、湿热黄疸。

5. 乳香

（1）功效：**活血行气止痛，消肿生肌**。

（2）应用：跌打损伤，疮疡痈肿；气滞血瘀痛证。

（3）使用注意：①胃弱者慎用。②孕妇及无瘀滞者忌用。

6. 没药

（1）功效：**活血止痛，消肿生肌**。

（2）使用注意：同乳香。

7. 五灵脂

（1）功效：**活血止痛，化瘀止血**。

（2）用法：宜包煎。

（3）使用注意：①不宜与人参同用。②孕妇及血虚无瘀滞者慎用。

三、活血调经药

1. 丹参

（1）性能：味苦，性微寒。归心经、心包经、肝经。

（2）功效：**活血调经，祛瘀止痛，凉血消痈，除烦安神**。

（3）应用：①**月经不调，闭经痛经，产后瘀滞腹痛**。本品能祛瘀生新而不伤正，善调经水，为妇科调经常用药。②**血瘀心痛，脘腹疼痛，癥瘕积聚，跌打损伤，风湿痹证**。本品善能通行血脉，祛瘀止痛，广泛用于各种血瘀证，血热瘀滞之症尤为适宜。③**疮痈肿毒**。本品能凉血活血，又能清热消痈。常与清热解毒药同用，可治疗热毒瘀阻之疮痈肿毒。④**热病烦躁神昏，心悸失眠**。本品能清心安神，常与酸枣仁、柏子仁等同用。

（4）使用注意：反藜芦。孕妇慎用。

（5）鉴别用药：川芎与丹参二药均有活血祛瘀功效，常用于各种瘀血病证。但川芎辛温，为血中气药，故适用于血瘀气滞之诸痛证；还能祛风止痛，为治头痛和风湿痹痛之良药。丹参药性寒凉，适用于血热瘀滞之证；兼能除烦安神，善治热扰心神之心烦失眠。

2. 红花

（1）性能：味辛，性温。归心经、肝经。

（2）功效：**活血通经，祛瘀止痛**。

（3）应用：①**血滞经闭、痛经，产后瘀滞腹痛**。本品是活血祛瘀、通经止痛之要药，是治疗妇产科血瘀病证的常用药。②**癥瘕积聚**。本品能活血通经、祛瘀消癥，可治疗癥瘕积聚，常配伍三棱、莪术等药。③**胸痹心痛、血瘀腹痛、胁痛**。本品能活血通经、祛瘀止痛，善治瘀阻心腹胁痛。④**跌打损伤、瘀滞肿痛**。本品善通利血脉、消肿止痛，为治疗跌打损伤、瘀滞肿痛之要药，常配木香、苏木等用。⑤**瘀滞斑疹色暗**。此外，还用于回乳、瘀阻头痛、眩晕、喉痹、中风偏瘫、目赤肿痛等。

3. 桃仁

（1）性能：味苦、甘，性平。有小毒。归心经、肝经、大肠经。

（2）功效：**活血祛瘀，润肠通便，止咳平喘**。

（3）应用：①**瘀血证**。本品善行血活血，祛瘀力强，为治疗多种瘀血阻滞病症的常用药。②**肺痈，肠痈**。本品活血祛瘀以消痈，配清热解毒药，用于肺痈、肠痈。③**肠燥便秘**。④**咳嗽气喘**。

（4）鉴别用药：桃仁与红花二药均能活血化瘀，常相须为用治疗血瘀经闭、痛经、产后瘀阻腹痛等。桃仁活血寒热均可使用；兼有润肠通便、止咳平喘，肠燥便秘、咳嗽气喘。红花长于通利血脉，故常用于血脉瘀滞之证，又有活血化滞消斑作用，用治瘀滞斑疹色暗等。

4. 益母草

（1）性能：味辛、苦，性微寒。归心经、肝经、膀胱经。

（2）功效：**活血调经，利尿消肿，清热解毒**。

（3）应用：①**血滞经闭、痛经、经行不畅、产后恶露不尽、瘀滞腹痛**。本品苦泄辛散，主入血分，善于活血祛瘀调经，且作用平和，为妇科经产要药。②**水肿，小便不利**。本品能利尿消肿，尤宜治疗水瘀互阻的水肿。③**跌打损伤，疮痈肿毒，皮肤瘾疹**。

5. 牛膝

（1）性能：味苦、甘、酸，性平。归肝经、肾经。

（2）功效：**活血通经，补肝肾，强筋骨，利水通淋，引火（血）下行**。

（3）应用：①**瘀血阻滞的经闭、痛经、经行腹痛、胞衣不下、跌打伤痛**。本品活血祛瘀力较强，为治疗经产病之要药。②**腰膝酸痛，下肢痿软**。本品补肝肾，强筋骨，治肝肾不足，痹症日久腰膝酸痛等证。③**淋证，水肿，小便不利**。本品能利水通淋，又能活血祛瘀。④**头痛，眩晕，齿痛，口舌生疮，吐血，衄血**。本品苦泄下行，能引火（血）下行，以降上亢之阳和上炎之火。

（4）用法：活血通经、利水通淋、引火（血）下行宜生用；补肝肾、强筋骨宜酒炙用。

6. 鸡血藤

（1）功效：**行血补血，调经，舒筋活络**。

（2）应用：月经不调，痛经，闭经；风湿痹痛，手足麻木，肢体瘫痪，血虚萎黄。

7. 王不留行

功效：**活血通经，下乳消痈，利尿通淋**。

8. 泽兰

功效：**活血调经，利水消肿**。

四、活血疗伤药

1. 土鳖虫

（1）性能：味咸，性寒。有小毒。归肝经。

（2）功效：**破血逐瘀，续筋接骨**。

（3）应用：①跌打损伤，筋伤骨折，瘀肿疼痛。②血瘀经闭，产后瘀滞腹痛，积聚痞块。

2. 苏木

功效：**活血疗伤，祛瘀通经**。

3. 自然铜

功效：**散瘀止痛，接骨疗伤**。

4. 骨碎补

功效：**破血续伤，补肾强骨**。

5. 血竭

（1）功效：**活血定痛，化瘀止血，敛疮生肌**。

（2）用法用量：多入丸、散，每次1~2g；外用适量。

五、破血消癥药

1. 莪术

（1）功效：**破血行气，消积止痛**。

（2）应用：癥瘕积聚，经闭，心腹瘀痛；食积脘腹胀痛；跌打损伤，瘀肿疼痛。

（3）使用注意：孕妇及月经过多者忌用。

2. 三棱

（1）功效：**破血行气，消积止痛**。

（2）使用注意：孕妇及月经过多者忌用。

3. 水蛭

（1）功效：**破血通经，逐瘀消癥**。

（2）应用：血瘀经闭，癥瘕积聚；跌打损伤，心腹疼痛。

第十八单元　化痰止咳平喘药

【复习指导】本部分内容较为重要，其中化痰止咳平喘药性能、功效、主治、使用注意，以及具体药物中的半夏、川贝母、浙贝母、瓜蒌、桔梗、苦杏仁、百部、紫苏子、桑白皮、葶苈子需重点掌握。

一、概述

1. 化痰止咳平喘药的性能特点、功效、应用　化痰药都具**辛味**，主归肺、脾、肝经，有**温肺祛寒、燥湿化痰、清化热痰**之功，主治痰症。止咳平喘药**主归肺经**，有的偏于止咳，有的偏于平喘，或两者兼而有之，常用于**外感、内伤**所致各种咳喘。

2. 化痰止咳平喘药的配伍方法　使用本类药物，除根据病证的不同，有针对性地选择相应的化痰药及止咳平喘药外，还应根据痰证和咳喘的不同病因和病性进行配伍，以治病求于本，标本兼顾。此外"脾为生痰之源"，故常配健脾燥湿药，以标本兼顾。又因痰易阻滞气机，故常配理气药同用，以加强化痰之功。

3. 化痰止咳平喘药的使用注意　①某些温燥之性强烈的刺激性化痰药，凡痰中带血或有出血倾向者，应慎用。②麻疹初起有表邪之咳嗽，不宜单投止咳药。

二、温化寒痰药

1. 半夏

（1）性能：味辛，性温。有毒。归脾经、胃经、肺经。

（2）功效：**燥湿化痰，降逆止呕，消痞散结；外用消肿止痛**。

（3）应用：①**湿痰，寒痰证**。本品为燥湿化痰、温化寒痰要药。尤善治脏腑之湿痰，常与陈皮相须为用。②**呕吐**。止呕要药，各种原因的呕吐，皆可随证配伍用之，**尤善治痰饮或胃寒呕吐用**，也可配伍用于胃热呕吐、胃阴虚呕吐以及妊娠呕吐等。③**心下痞，结胸，梅核气**。本品辛开散结，化痰消痞，善治心下痞满之证。④**瘿瘤，痰核，痈疽肿毒，毒蛇咬伤**。本品内服能消痰散结，外用能消肿止痛。

（4）用法用量：煎服，3~10g。内服一般宜制用，姜半夏长于降逆止呕，法半夏长于燥湿且温性较弱，半夏曲则有化痰消食之功，竹沥半夏能清化热痰，主治热痰、风痰之证。外用适量。

（5）使用注意：①反乌头。②阴亏燥咳、血证、热痰、燥痰慎用。

2. 天南星

（1）功效：**燥湿化痰，祛风解痉；外用散结消肿**。

（2）应用：湿痰，寒痰证；风痰眩晕，中风，癫痫，破伤风；痈疽肿痛，蛇虫咬伤。

（3）用法用量：煎服，3~10g，多制用。外用适量。

（4）使用注意：阴虚燥痰及孕妇忌用。

（5）鉴别用药：半夏与天南星二药均辛温有毒，均能燥湿化痰、温化寒痰，主治湿痰、寒痰证；外用均能消肿止痛，用治疮疡肿毒及毒蛇咬伤。但半夏善治脏腑湿痰，并能降逆止呕、消痞散结，常用于多种痰湿证、呕吐，以及痞证、结胸等病证；天南星则善治经络之风痰，并能祛风止痉，多用治风痰眩晕、中风、癫痫及破伤风等病证。

3. 芥子

（1）功效：**温肺化痰，利气散结，通络止痛**。

（2）用法用量：煎服，3~6g。外用适量，研末调敷，或作发泡用。

（3）使用注意：①久咳肺虚及阴虚火旺者忌用。②消化性溃疡、出血者及皮肤过敏者忌用。③用量不宜过大。

4. 旋覆花

（1）功效：**降气化痰，降逆止呕**。

（2）应用：咳嗽痰多，痰饮蓄结，胸膈痞满；嗳气，呕吐。

（3）用法用量：煎服，3~10g，包煎。

（4）使用注意：阴虚劳嗽、津伤燥咳者忌用。

5. 白前

功效：**降气化痰**。

三、清化热痰药

1. 川贝母

（1）性能：味苦、甘，性微寒。归肺经、心经。

（2）功效：**清热化痰，润肺止咳，散结消肿**。

（3）应用：①**虚劳咳嗽，肺热燥咳**。本品苦寒能清热化痰，又味甘质润能润肺止咳，善治内伤久咳、燥痰、热痰之证。②**瘰疬，乳痈，肺痈**。善治痰火郁结之瘰疬，热毒壅结之乳痈、肺痈。

（4）使用注意：①反乌头。②脾胃虚寒及有湿痰者不宜用。

2. 浙贝母

（1）性能：味苦，性寒。归肺经、心经。

（2）功效：**清热化痰，散结消痈**。

（3）应用：①**风热、痰热咳嗽**。本品长于清肺热，为治疗肺热咳嗽之常用药物。②**瘰疬，瘿瘤，乳痈疮毒，肺痈**。本品苦泄，长于消肿散结。

（4）使用注意：同川贝母。

（5）鉴别用药：川贝母与浙贝母均能清热化痰、散结，用于治疗热痰及瘰疬瘿瘤等。但川贝母微寒，味甘质润，长于润肺，故多用于治疗燥痰，咳嗽痰少及肺燥干咳和肺虚久咳；浙贝母，长于清热，故多用于治疗热痰之咳嗽痰黄黏稠，以及肺热咳嗽和风热咳嗽。此外，浙贝母清热散结更佳。

3. 瓜蒌

（1）性能：味甘、微苦，性寒。归肺经、胃经、大肠经。

（2）功效：**清热化痰，宽胸散结，润肠通便**。

（3）应用：①**痰热咳喘**。本品善于清肺润燥，常用治肺热咳嗽或燥热伤肺之干咳无痰或痰少难咯。②**胸痹、结胸**。本品能利气散结宽胸，治胸痹、痰热结胸。③**肺痈，肠痈，乳痈**。常配伍清热解毒药以治疗疮痈。④**肠燥便秘**。瓜蒌仁能润肠通便，可与火麻仁、郁李仁等同用。

（4）使用注意：①脾虚便溏者及寒痰、湿痰证忌用。②反乌头。

（5）鉴别用药：瓜蒌皮与瓜蒌仁均能清热化痰、宽胸散结。相比而言，瓜蒌皮长于清热化痰，利气宽胸散结；而瓜蒌仁长于润肺化痰，润肠通便。

4. 竹茹

（1）功效：**清热化痰，除烦止呕，凉血止血**。

（2）应用：肺热咳嗽，痰热心烦不寐；胃热呕吐，妊娠恶阻；吐血、衄血、崩漏。

5. 前胡

功效：**降气化痰，疏散风热**。

6. 桔梗

（1）性能：味苦、辛，性平。归肺经。

（2）功效：**宣肺，祛痰，利咽，排脓**。

（3）应用：①**咳嗽痰多，胸闷不畅**。本品入肺经，化痰并能开宣肺气。因其性平，故咳嗽无论属寒、属热，有痰、无痰均可应用。②**咽喉肿痛，失音**。本品性善上行，能宣肺利咽开音。③**肺痈吐脓**。本品能宣肺化痰，以排壅肺之脓痰，为治疗肺痈之常用药物。多与鱼腥草、冬瓜仁等配伍。

（4）使用注意：①气机上逆，呕吐、呛咳、眩晕、阴虚火旺咯血等不宜用，胃、十二指肠溃疡者慎服。②用量过大易导致恶心呕吐。

7. 海藻

（1）功效：**消痰软坚，利水消肿**。

（2）使用注意：反甘草。

8. 昆布

功效：**消痰软坚，利水消肿**。

9. 海蛤壳

功效：**清肺化痰，软坚散结**。

10. 竹沥

（1）功效：**清热豁痰，定惊利窍**。

（2）应用：痰热咳喘；中风痰迷，惊痫癫狂。

（3）用法用量：内服 30~50g，冲服。本品不能久藏，但可熬膏瓶贮，称竹沥膏；近年以安瓿瓶密封装置，可以久藏。

11. 天竺黄

功效：**清热化痰，清心定惊**。

四、止咳平喘药

1. 苦杏仁

（1）性能：味苦，性微温。有小毒。归肺经、大肠经。

（2）功效：**止咳平喘，润肠通便**。

（3）应用：①**咳嗽气喘**。本品降肺气兼有宣肺之功，为治咳喘要药。随证配伍，可用于多种咳喘病证。②**肠燥便秘**。本品尚可治疗蛲虫病及外阴瘙痒。

（4）用法：煎服。宜打碎入煎，或入丸、散。

（5）使用注意：①阴虚咳喘及大便溏泄者忌用。②用量不宜过大，婴儿慎用。

（6）鉴别用药：苦杏仁与桃仁均能止咳平喘、润肠通便，用于治疗肺气不宣之咳嗽气喘及肠燥便秘。苦杏仁止咳平喘和润肠通便作用均较强。但桃仁尚具有活血化瘀之功效。

2. 紫苏子

（1）性能：味辛，性温。归肺经、大肠经。

（2）功效：**降气化痰，止咳平喘，润肠通便**。

（3）应用：①**咳喘痰多**。本品止咳平喘，并可降气化痰，常配芥子、莱菔子。②**肠燥便秘**。本品有润肠通便之效。常配火麻仁、瓜蒌仁等同用。

（4）鉴别用药：苦杏仁与紫苏子均有止咳平喘、润肠通便的作用，可用于治疗咳嗽气喘及肠燥便秘。但苦杏仁止咳；紫苏子润降，长于降气兼能化痰。

3. 百部

(1) 性能：味甘、苦，性微温。归肺经。

(2) 功效：**润肺止咳，杀虫灭虱**。

(3) 应用：①**新久咳嗽，百日咳，肺痨咳嗽**。本品功专润肺止咳，无论外感、内伤、暴咳、久嗽，均可用之。单用或配伍应用均可。②**蛲虫，阴道滴虫，头虱及疥癣**。

(4) 用法：煎服，5~15g。外用适量。

(5) 使用注意：脾虚食少便溏者忌用。

4. 紫菀

(1) 功效：**润肺化痰止咳**。

(2) 应用：咳嗽有痰。

5. 款冬花

(1) 功效：**润肺下气，止咳化痰**。

(2) 应用：咳嗽气喘。

6. 枇杷叶

(1) 功效：**清肺止咳，降逆止呕**。

(2) 应用：肺热咳嗽，气逆喘急；胃热呕吐，哕逆。

(3) 用法：煎服。止咳宜炙用，止呕宜生用。

7. 桑白皮

(1) 性能：味甘，性寒。归肺经。

(2) 功效：**泻肺平喘，利水消肿**。

(3) 应用：①**肺热咳喘**。本品性寒，专入肺经，长于清肺平喘。为治疗肺热咳喘的常用药物，常配地骨皮。②**水肿**。本品有利水消肿的功效，常配茯苓皮、大腹皮等。

8. 葶苈子

(1) 性能：味苦、辛，性大寒。归肺经、膀胱经。

(2) 功效：**泻肺平喘，利水消肿**。

(3) 应用：①**痰涎壅盛，喘息不得平卧**。本品苦降辛散，性寒清热，能消痰泻肺平喘。②**水肿，悬饮，胸腹积水，小便不利**。本品能利水消肿，可泻肺气之壅闭而通调水道。

(4) 鉴别用药：桑白皮与葶苈子均能泻肺平喘和利水消肿，治疗肺热咳喘及水肿、小便不利等常相须为用。桑白皮药性较缓，长于清肺热，多用于肺热咳喘、痰黄及皮肤水肿；葶苈子力峻，善泻肺中水气、痰涎，邪盛喘满不得卧者尤宜，其利水作用较强，可兼治鼓胀、胸腹积水等证。

9. 白果

(1) 功效：**敛肺化痰定喘，止带缩尿**。

(2) 应用：哮喘痰嗽；带下白浊，尿频，遗尿。

(3) 使用注意：本品有毒，不宜多用，小儿尤当注意。

第十九单元 安神药

【复习指导】本部分中安神药的配伍方法、使用注意，以及具体药物中的朱砂、磁石、龙骨、酸枣仁应重点掌握。

一、概述

1. 安神药的配伍方法　因证选药，并进行相应的配伍。实证选用重镇安神药，可分别针对邪气配清泻心火、疏肝解郁、清肝泻火、祛痰、开窍、活血化瘀药；虚证选用养心安神药物，可分别配伍补血、养阴、补益心脾药。

2. 安神药的使用注意　①矿石类安神药入丸、散长期服用易伤脾胃，须酌情配伍养胃健脾之品。②入煎剂应打碎先煎、久煎。③部分药物具有毒性，应慎用。

二、重镇安神药

1. 朱砂

（1）性能：味甘，性微寒。有毒。归心经。

（2）功效：**清心镇惊，安神解毒**。

（3）应用：①**心神不安，心悸，失眠**。朱砂甘寒质重，专入心经，寒能降火，重能镇怯，最适合心火亢盛之心神不宁、烦躁不眠。②**惊风，癫痫**。常与牛黄、麝香等开窍、息风药物配伍。③**疮疡肿毒，咽喉肿痛，口舌生疮**。内服、外用，均可清热解毒。

（4）用法用量：0.1~0.5g，多入丸、散服，不宜入煎剂。外用适量。

（5）使用注意：①本品有毒，内服不可过量或持续服用。②孕妇及肝、肾功能不全者禁服。③忌火煅。

2. 磁石

（1）性能：味咸，性寒。归心经、肾经、肝经。

（2）功效：**镇惊安神，平肝潜阳，聪耳明目，纳气平喘**。

（3）应用：①**心神不宁，惊悸，失眠，癫痫**。本品质重沉降，入心，而有镇惊安神之功；味咸入肾，又有益肾之效。能护真阴，镇浮阳，安心神。②**头晕目眩**。③**耳鸣耳聋，视物昏花**。④**肾虚气喘**。对肾气不足，摄纳无权之虚喘，常与五味子、胡桃肉、蛤蚧等配伍，共奏纳气平喘之效。

（4）用法用量：煎服，9~30g；宜打碎先煎。

（5）使用注意：①如入丸、散不易消化，不可多服。②脾胃虚弱者慎用。

（6）鉴别用药：朱砂与磁石均为重镇安神药，二者均能镇惊安神，治疗心悸失眠、怔忡恐悸、惊风癫狂。然朱砂有毒，善治心火亢盛之心神不安；又能清热解毒，治疗热毒疮肿、咽喉肿痛、口舌生疮。磁石无毒，益肾阴、潜肝阳，主治肾虚肝旺、肝火扰心之心神不宁；又能平肝潜阳、聪耳明目、纳气平喘，用治肝阳上亢，头晕目眩，肾虚耳鸣、耳聋，肝肾不足之目暗不明，肾虚喘促。

3. 龙骨

（1）性能：味甘、涩，性平。归心经、肝经、肾经。

（2）功效：**镇惊安神，平肝潜阳，收敛固涩**。

（3）应用：①**心神不宁，心悸失眠，惊痫癫狂**。龙骨质重，可用治多种心神不宁及神志失常。②**肝阳眩晕**。常与牡蛎、赭石、牛膝等配伍。③**滑脱诸证**。如遗精、滑精、尿频、遗尿、崩漏、带下、自汗、盗汗等多种正虚滑脱之证，皆可用之。④**湿疮痒疹，疮疡久溃**

不敛。

（4）用法用量：煎服，15~30g，宜先煎。外用适量。镇惊安神，平肝潜阳宜生用；收敛固涩宜煅用。

4. 琥珀

（1）功效：**镇惊安神**，**活血散瘀**，**利尿通淋**。

（2）用法用量：研末，或入丸、散，1.5~3g。

三、养心安神药

1. 酸枣仁

（1）性能：味甘、酸，性平。归心经、肝经、胆经。

（2）功效：**养心益肝**，**安神**，**敛汗**，**生津**。

（3）应用：①**心悸失眠**。本品能养心阴，益心、肝之血，用于阴血虚、心失所养之心悸、怔忡、失眠、健忘等证，常与当归、何首乌、龙眼肉等同用。②**自汗**、**盗汗**。常与五味子、山茱萸、黄芪等配伍。此外，本品有收敛生津止渴之功效，可用治津伤口渴咽干。

2. 柏子仁

（1）功效：**养心安神**，**润肠通便**。

（2）应用：心悸失眠，肠燥便秘。还可用治阴虚盗汗，小儿惊痫。

（3）使用注意：便溏者慎用。

（4）鉴别用药：酸枣仁与柏子仁均能养心安神，常相须为用，治疗阴血不足、心神失养的心神不宁病证。但酸枣仁长于益心肝之血，更宜治心肝血虚的心神不宁证，并能敛汗，可治体虚自汗、盗汗；柏子仁能润肠通便，可治肠燥便秘。

3. 合欢皮

功效：**解郁安神**，**活血消肿**。

4. 远志

（1）功效：**宁心安神**，**祛痰开窍**，**消散痈肿**。

（2）应用：失眠多梦，心悸、健忘；癫痫惊狂；咳嗽痰多；痈疽疮毒，乳房肿痛，喉痹。

（3）使用注意：有胃溃疡及胃炎者慎用。

5. 首乌藤

功效：**养血安神**，**祛风通络**。

第二十单元　平肝息风药

【复习指导】本章内容比较重要，其中平肝息风药的功效、应用、使用注意，以及具体药物中的石决明、牡蛎、赭石、羚羊角、牛黄、钩藤、天麻应重点掌握。

一、概述

1. 平肝息风药的功效及应用　平肝息风药分为平抑肝阳药和息风止痉药。平抑肝阳药具有**平肝潜阳**的功效，主要治疗**肝阳上亢证**。息风止痉药具有**平息肝风**，**制止痉挛抽搐**的功效，主要治疗**肝风内动证**。部分药物兼有安神、清肝明目、降逆、凉血、祛风通络等功效，可用以治疗心神不宁、目赤肿痛、呃逆呕吐、喘息、血热出血，风中经络之口眼㖞斜以及痹证。

2. 平肝息风药的配伍方法　使用平肝息风药时须根据病因、病机及兼证进行配伍。阴虚阳亢者，多配伍滋养肾阴药；肝火上炎者，多配伍清泻肝火药；心神不安、失眠多梦者，当配伍安神药；肝阳化风，肝风内动者，应息风止痉与平肝潜阳药并用；热极生风，肝风内动者，当配伍清热泻火解毒药；阴血亏虚，肝风内动者，当配滋补阴血药；脾虚慢惊风，当配伍补气健脾药；兼闭证神昏者，当配伍开窍药；兼痰浊者，当配伍化痰药。

3. 平肝息风药的使用注意　①脾虚慢惊者，不宜用寒凉药。②阴虚血亏者，不宜用温燥之品。

二、平抑肝阳药

1. 石决明

（1）性能：味咸，性寒。归肝经。

（2）功效：**平肝潜阳，清肝明目**。

（3）应用：①**肝阳上亢，头痛眩晕**，为凉肝、平肝之要药，兼滋养肝阴之功，肝肾阴虚、肝阳眩晕者尤为适宜。②**目赤翳障，视物昏花，青盲雀目**。

（4）用法：煎服，宜打碎先煎。平肝、清肝宜生用；外用点眼宜煅用、水飞。

（5）鉴别用药：决明子与石决明均能清肝明目，常用于治疗目赤肿痛、翳障等偏于肝热者。决明子功偏清泻肝火而明目，常用于肝经实火之目赤肿痛；石决明咸寒质重，凉肝镇肝，滋养肝阴，无论实证、虚症之目疾均可应用，多用于血虚肝热之羞明、目暗、青盲等。此外，决明子又润肠通便，用于肠燥便秘证；石决明又平肝潜阳，用于肝阳上亢之眩晕头痛。

2. 珍珠母

（1）功效：**平肝潜阳，清肝明目，镇心安神**。

（2）用法：煎服，宜打碎先煎。或入丸、散剂。外用适量。

3. 牡蛎

（1）性能：味咸，性微寒。归肝经、胆经、肾经。

（2）功效：**平肝潜阳，镇心安神，软坚散结，收敛固涩，制酸止痛**。

（3）应用：①**肝阳上亢证**。有较好的平肝潜阳作用，略兼益阴清热之功，常与龙骨、龟甲、牛膝等同用。②**心神不宁证**。常与龙骨配伍以增效。③**痰核，瘰疬，瘿瘤，癥瘕积聚**。治痰火郁结之痰核、瘰疬，常与浙贝母、玄参等配伍。④**滑脱诸证**。配伍补虚药，用以治疗自汗、盗汗、肾虚遗精、滑精、遗尿、尿频、崩漏、带下等多种正虚不固、滑脱之证。⑤**胃痛泛酸**。

（4）用法：煎服，宜打碎先煎。外用适量。收敛固涩宜煅用，其他宜生用。

（5）鉴别用药：牡蛎与龙骨均具有平肝潜阳、重镇安神、收敛固涩功效，常相须配伍用以治疗肝阳上亢、头晕目眩、心神不安、惊悸失眠以及滑脱不禁诸证。此外牡蛎又软坚散结、制酸止痛，可用于痰核瘰疬、胃酸过多等证的治疗；龙骨煅后外用能收湿敛疮，可用于湿疹、湿疮等病证的治疗。

4. 赭石

（1）性能：味苦，性寒。归肝经、心经。

（2）功效：**平肝潜阳、重镇降逆、凉血止血**。

（3）应用：①**肝阳上亢证**。赭石质重沉降，性味苦寒，善清肝火，为重镇潜阳常用之品。②**呕吐，噫气，呃逆**。为重镇降逆要药。尤善降上逆之胃气而具有止呕、止呃、止噫之功效。③**气逆喘息**。能降上逆之肺气而平喘。④**血热吐衄，崩漏**。尤适宜于气火上逆，迫血妄行之出血证。

（4）用法：煎服，宜打碎先煎。也可入丸、散。降逆、平肝宜生用，止血宜煅用。

（5）使用注意：①孕妇慎用。②因含微量砷，不宜长期服用。

5. 刺蒺藜

功效：**平肝疏肝，祛风，明目，止痒**。

6. 罗布麻

（1）功效：**平肝，安神，清热利水**。

（2）使用注意：不宜过量和长期服用，以免中毒。

三、息风止痉药

1. 羚羊角

（1）性能：味咸，性寒。归肝经、心经。

（2）功效：**息风止痉，平肝潜阳、清肝明目、清热解毒**。

（3）应用：①**肝风内动证**。为治疗肝风内动、惊痫抽搐之要药，尤宜于热极生风，常与钩藤配伍。②**肝阳上亢证**。可与菊花、石决明等配伍。③**肝火上炎，目赤肿痛**。善清泻肝火而明目，常与决明子同用。④**温热病之热毒炽盛**。有良好的清心凉肝、清热泻火解毒之功效，常与石膏、水牛角等同用。

（4）用法用量：煎服，1~3g；宜单煎2h以上。磨汁或研粉服，每次0.3~0.6g。

2. 牛黄

（1）性能：味苦，性凉。归心经、肝经。

（2）功效：**息风止痉、化痰开窍、清热解毒**。

（3）应用：①**小儿惊风、癫痫**。清心凉肝、息风止痉，治疗温热病邪炽盛及小儿急惊风之壮热神昏、惊厥抽搐，常与朱砂、钩藤等配伍。②**热病神昏，中风痰迷**。清心、祛痰、开窍醒神，用于治疗温热病热入心包及中风、惊风、癫痫等痰热阻闭心窍诸证。③**口舌生疮，咽喉肿痛，痈肿疔疮**。为清热解毒的良药。

（4）用法用量：入丸、散剂，每次0.15~0.35g。外用适量，研末敷患处。

（5）使用注意：①非实热证忌用。②孕妇慎用。

（6）鉴别用药：羚羊角与牛黄均具有清肝热、息风止痉的作用，可用于温热病之热神昏及肝风惊厥抽搐的治疗。羚羊角药性偏寒，又可平肝潜阳、清肝明目、清热解毒，常用于治疗肝阳上亢之头晕目眩、肝火目赤头痛及温毒发斑等证。牛黄性凉，又可化痰开窍、清热解毒，可用于治疗热入心包或痰蒙清窍之癫痫以及口舌生疮、咽喉肿痛、牙痛、痈疽疔毒等证。

3. 珍珠

（1）功效：**安神定惊，明目消翳，解毒生肌，润肤祛斑**。

（2）用法用量：内服多入丸、散。0.1~0.3g。外用适量。

4. 钩藤

（1）性能：味甘，性凉。归肝经、心包经。

（2）功效：**息风定惊，清热平肝**。

（3）应用：①**肝风内动，惊痫抽搐，高热惊厥**。为治肝风内动惊痫抽搐之常用药。②**头痛眩晕**。治肝火上攻或肝阳上亢之头胀头痛、眩晕等证。

（4）用法用量：煎服，3~12g，入煎剂宜后下。

5. 天麻

（1）性能：味甘，性平。归肝经。

（2）功效：**息风止痉，平抑肝阳，祛风通络**。

（3）应用：①**小儿惊风，癫痫抽搐，破伤风**。药性平和，可用于治疗各种病因之肝风内动，惊痫抽搐，不论寒热虚实，皆可配伍应用。②**眩晕，头痛**。为治眩晕头痛之要药。常与钩藤、川芎等同用。③**中风不遂，风湿痹痛**。

（4）鉴别用药：钩藤与天麻均具有息风止痉、平肝潜阳的功效，常用于肝风内动以及肝阳上亢证。此外钩藤药性微寒，长于治疗风湿痹痛以及肢体麻木、手足不遂等证；天麻性平，无论寒热虚实皆可应用，又可祛风湿，止痹痛，用于治疗风湿痹痛以及肢体麻木、手足不遂等证。

6. 地龙

（1）功效：**清热定惊，息风止痒，通络，平喘，利尿**。

（2）应用：肝风内动证及癫狂；中风偏瘫；痹证；肺热哮喘；小便不利，尿闭不通。

7. 全蝎

（1）功效：**息风镇痉，通络止痛，攻毒散结**。

（2）应用：肝风内动之痉挛抽搐；疮疡肿毒，瘰疬结核；风湿顽痹；偏正头痛。

（3）用法用量：煎服，3~6g。宜入丸、散剂，研末吞服，每次0.6~1g。外用适量。

（4）使用注意：①有毒，用量不宜过大。②孕妇慎用。

8. 蜈蚣

（1）功效：**息风止痉，通络止痛，攻毒散结**。

（2）应用：肝风内动之痉挛抽搐；疮疡肿毒，瘰疬结核；风湿顽痹；头痛。

（3）用法用量：煎服，3~5g。宜入丸、散剂，研末冲服，每次0.6~1g。外用适量。

（4）使用注意：①有毒，用量不宜过大。②孕妇忌用。

（5）鉴别用药：全蝎与蜈蚣均具有息风镇痉、解毒散结、通络止痛之功效，常相须为用。蜈蚣力猛性燥，善走窜通达，息风镇痉功效较强，又攻毒疗疮，通痹止痛力强；全蝎性平，息风镇痉、攻毒散结之力不及蜈蚣。

9. 僵蚕

（1）功效：**息风止痉，祛风止痛，化痰散结**。

（2）应用：肝风内动之惊痫抽搐；风中经络，口眼㖞斜；风热头痛，目赤，咽痛，风疹；痰核，瘰疬。

第二十一单元　开窍药

【复习指导】 开窍药的性能特点、功效、应用、使用注意，以及具体药物中的麝香、石菖蒲应重点掌握。

一、概述

1. 开窍药的性能特点、功效、应用　开窍药大多味辛，气芳香，入心经。均具有**开窍醒神**的功效，常用以治疗**闭症神昏**。

2. 开窍药的配伍方法　使用开窍药，须先辨寒热。寒闭当用温开剂，宜选辛温的开窍药，配伍温里祛寒药。若属热闭神昏者宜选用辛凉的开窍药与清热泻火、解毒类药配伍。再根据兼证进行配伍。若兼烦躁不安者，须配伍安神药；若兼有惊厥抽搐者，须配平肝息风止痉药；若痰浊壅盛者，须配伍化痰药。

3. 开窍药的使用注意
①本类药辛香走窜，为救急、治标之品，易耗伤正气，只宜暂服，不宜过量，且只宜暂服，不可久用。②本类药物气味芳香，有效成分易挥发，内服多不入煎剂，宜入丸、散剂或其他剂型服用。③忌用于脱证神昏。

二、具体药物

1. 麝香
（1）性能：味温，性辛。归心经、脾经。
（2）功效：**开窍醒神，活血止痛**。
（3）应用：①**闭证神昏**。辛香走窜之性甚烈，具有极强的开窍通闭醒神作用，为醒神回苏之要药，无论寒闭、热闭，皆可以为开窍之主药，随证配伍。②**瘀血证**。本品开通走窜，可行血中之瘀滞，开经络之壅遏，以通经散结止痛。常配伍用于血瘀经闭、癥瘕、心腹暴痛、头痛、跌打损伤、风寒湿痹。③**癥瘕痰核，咽喉肿痛**。有良好的活血化瘀、散结消肿之功，内服、外用均可。
（4）用法用量：入丸、散，每次0.03~0.1g。不宜入煎剂。外用适量。
（5）使用注意：孕妇禁用。

2. 冰片
（1）功效：**开窍醒神，清热止痛**。
（2）应用：闭证；疮疡肿痛，疮溃不敛，水火烫伤；目赤肿痛，口舌生疮。
（3）用法用量：入丸、散，每次0.03~0.1g。不宜入煎剂，外用适量。
（4）使用注意：孕妇慎用。
（5）鉴别用药：麝香与冰片均开窍醒神，常相须为用。麝香开窍醒神作用极强，为开窍醒神之要药，热闭、寒闭均可使用；冰片开窍醒神力不及麝香，药性微寒，宜于热闭。此外麝香又活血通经、止痛，可用以治疗血瘀经闭、癥瘕、跌打损伤、痹证疼痛、疮疡肿毒、咽喉肿痛；冰片又清热解毒止痛，用于治疗火热目赤肿痛、喉痹、口疮及热毒疮疡肿痛、溃后不敛等证。

3. 苏合香

（1）功效：**开窍醒神，散寒止痛**。

（2）用法用量：入丸、散或酒剂，0.3~1g。外用适量。不入煎剂，不作散剂。

4. 石菖蒲

（1）性能：味辛、苦，性温。归心经、胃经。

（2）功效：**开窍醒神，宁心安神，化湿和胃**。

（3）应用：①**痰蒙清窍，神昏癫痫**。兼化湿、豁痰之功，擅治痰湿蒙蔽清窍所致神志昏乱，常与半夏等药配伍。②**健忘，失眠，耳鸣，耳聋**。治疗健忘，常与人参、茯苓、远志等配伍。③**湿阻中焦，脘痞不饥，噤口下痢**。具有化湿浊醒脾和胃、行气消胀之功。

第二十二单元　补虚药

【复习指导】本部分知识点较多，属于重点内容，历年必考。其中各类补虚药的功效、应用，以及人参、党参、黄芪、白术、甘草、鹿茸、淫羊藿、杜仲、续断、菟丝子、当归、熟地黄、白芍、阿胶、何首乌、北沙参、麦冬、龟甲、鳖甲应重点掌握。

一、概述

1. 各类补虚药的功效、应用　补虚药具有**补虚扶弱**作用，可主治人体正气虚弱、精微物质亏耗引起的**虚证**。其补虚作用又有补气、补阳、补血、补阴，分别主治气虚证、阳虚证、血虚证、阴虚证。此外，有的还分别兼有祛寒、润燥、生津、清热等及收涩等功效，故又有其相应的应用。

2. 补虚药的配伍方法　首先应因症选药，根据气虚、阳虚、血虚与阴虚的证候不同选择相应的对症药物。补气药和补阳药，补血药和补阴药，往往相辅相成；气血两虚、阴阳两虚者应气血双补或阴阳并补。正虚邪实者，须配祛邪药以扶正祛邪。补虚药常配理气健脾药，以使补药更好地发挥疗效。

3. 补虚药的使用注意　不能盲目应用补虚药。补虚药原为虚证而设，凡身体健康，并无虚弱表现者，不宜滥用，以免导致阴阳平衡失调。邪实而正气未虚者，以祛邪为要，亦不宜使用，以免"闭门留寇"。使用补虚药时应注意顾护脾胃，适当配伍健脾消食药，以促进运化。补气药性多壅滞，易致中满，湿盛中满者忌用。补阳药性多温燥，易助火伤阴，阴虚火旺不宜使用。补血药多滋腻黏滞，妨碍运化，凡湿滞脾胃、脘腹胀满、食少便溏者慎用。补阴药多甘寒滋腻，凡脾胃虚弱、痰湿内阻、腹满便溏者不宜用。补虚药若需久服，宜作蜜丸、煎膏（膏滋）、片剂、口服液、颗粒剂或酒剂等，以便保存和服用，若作汤剂，宜文火久煎，使药味尽出。个别挽救虚脱的补虚药，宜制成注射剂，以备急用。

二、补气药

1. 人参

（1）性能：味甘、微苦，性微温。归肺经、脾经、心经。

（2）功效：**大补元气，补脾益肺，生津止渴，安神增智**。

（3）应用：①**元气虚脱证**。人参为拯危救脱的要药。适用于因大汗、大泻、大失血，或大病、久病所致元气虚极欲脱，脉微欲绝的危重证候。可单用本品大量浓煎服。②**肺脾心肾气虚证**。为补肺、补脾的要药。③**气虚津伤口渴及消渴证**。既能补气，又能生津。热病气津两伤者，常配伍石膏、知母等；消渴常配伍天花粉、地黄等。

（4）用法用量：煎服，3~9g；挽救虚脱可用15~30g。宜文火另煎分次兑服。野山参研末吞服，每次1~2g，每天1~2次。

（5）使用注意：不宜与藜芦同用。

2. 西洋参

（1）功效：**补气养阴，清热生津**。

（2）应用：气阴两脱证；气阴两虚证；气虚津伤口渴及消渴。

（3）用法用量：另煎兑服，3~6g；入、丸散每次0.5~1g。

（4）使用注意：不宜与藜芦同用。

3. 党参

（1）性能：味甘，性平。归脾经、肺经。

（2）功效：**补脾益肺，养血，生津**。

（3）应用：①**脾肺气虚证**。以补脾、肺气为主要作用。②**气血两虚证**。本品补气，又能补血。常配伍黄芪、当归、白术等。③**气津两伤证**。本品有补气生津的作用。证见气短口渴，以及气血双亏的面色萎黄、头晕心悸等，常配伍麦冬、五味子等生津药。

（4）使用注意：不宜与藜芦同用。

（5）鉴别用药：人参与党参均具有补脾气、补肺气、益气生津的功效，常用于肺脾气虚证、气津两伤证，以及正虚邪实病证。人参补气力强，并能大补元气，可用治气虚欲脱的危重病证，还能安神益智、益气壮阳，可治气血不足的心神不安及阳痿证等；而党参补气力弱，但能养血，可用于血虚证等。

4. 太子参

（1）功效：**益气健脾，生津润肺**。

（2）应用：脾肺气阴两虚证。

5. 黄芪

（1）性能：味甘，性微温。归脾经、肺经。

（2）功效：**补气升阳，益卫固表，利尿消肿，托毒生肌**。

（3）应用：①**脾气虚证**。本品补脾气兼能升阳举陷，为补脾举陷之要药，尤其擅长治疗脾虚中气下陷证。②**肺气虚证**。善于补益肺气。③**气虚自汗证**。表虚自汗常与白术、防风同用。④**气血亏虚，疮疡难溃难腐，或溃久难敛**。

（4）用法用量：煎服，10~15g。补中益气宜蜜炙。

（5）鉴别用药：人参与黄芪均为补气要药，配伍可增强补气之效。人参又大补元气，复脉固脱，并能补心、脾、肺三脏之气，安神增智，为治内伤气虚第一要药；黄芪以补脾、补肺之气为主，并有补气升阳、益卫固表、托毒生肌、利尿消肿等作用，可用于多种气虚证。

6. 白术

（1）性能：味甘、苦，性温。归脾经、胃经。

（2）功效：**补气健脾，燥湿利水，止汗，安胎**。

（3）应用：①**脾气虚证**。为补气健脾要药。②**气虚自汗**。善治脾虚气弱，卫气不固，表虚自汗。③**脾虚胎动不安**。

（4）用法用量：煎服，6~12g。生用燥湿、止汗、利尿作用强；炒用可增强补气健脾止泻作用。

（5）使用注意：热病伤津及阴虚燥渴者不宜。

（6）鉴别用药：①白术与黄芪均具有补气、利水、止汗的功效。白术以补脾气为主，黄芪主要补脾肺气；白术补脾气燥湿，长于治疗脾虚失运、水湿痰饮内停诸证，黄芪补中气而升阳，长于治疗中气不足、气虚下陷诸证；白术补气燥湿，黄芪补气利水，黄芪补气固表之力强于白术。此外，白术能补气安胎，黄芪能补气托毒、补气生血、补气通络。

②白术与苍术均健脾燥湿，可治湿浊中阻证。白术擅补气健脾，又固表止汗、安胎，可用治气虚自汗、气虚胎动不安等；苍术则燥湿力强，尤宜于湿盛者，还能祛风湿、发汗、明目，用治风湿痹痛、外感风寒夹湿表证，以及夜盲证等。

7. 山药

（1）功效：**益气养阴，补脾肺肾，固精止带**。

（2）主治病证：脾虚证；肺虚证；肾虚证；消渴。

8. 白扁豆

功效：**健脾化湿，和中消暑**。

9. 甘草

（1）性能：味甘，性平。归心经、肺经、脾经、胃经。

（2）功效：**补脾益气，祛痰止咳，缓急止痛，清热解毒，调和诸药**。

（3）应用：①**心气不足，脉结代**。甘草长于补益心气、益气复脉，可单用，也常配伍人参、阿胶、桂枝等。②**脾气虚证**。有补益脾气的作用，可配党参、白术等同用。③**咳喘证**。止咳兼能祛痰，略平喘。可因寒热虚实不同，分别配伍用药。④**挛急疼痛证**。甘草能缓，善于缓急止痛，常配伍桂枝、白芍、饴糖等。⑤**热毒疮疡，咽喉肿痛，药食中毒**。长于解毒。⑥**调和药性**。能缓和其他药物的烈性或减轻毒副作用。

（4）用法用量：煎服，3~10g。生用清热解毒；蜜炙可增强补益心脾之气和润肺止咳作用。

（5）使用注意：①湿盛胀满、水肿者不宜用。②大剂量久服可致水钠潴留，引起浮肿。③不宜与京大戟、芫花、甘遂、海藻同用。

10. 大枣

功效：**补中益气，养血安神**。

11. 蜂蜜

功效：**补脾肺气，润燥，缓急止痛，解毒，生肌敛疮外用**。

三、补阳药

1. 鹿茸

（1）性能：味甘、咸，性温。归肾经、肝经。

（2）功效：**补肾阳，益精血，强筋骨，调冲任，托疮毒**。

（3）应用：①**肾阳不足，精血亏虚证**。为温肾壮阳、补督脉、益精血的要药。用治阳痿早泄、宫寒不孕、尿频不禁、头晕耳鸣、腰膝酸痛、肢冷神疲等证,可单服。②肝肾不足,筋骨不健,腰膝无力或小儿五迟。常配伍山茱萸、熟地黄等。③冲任虚寒,崩漏带下。前者与当归、阿胶、蒲黄等同用,后者与狗脊、山药等同用。④疮疡久溃不敛,或疮疡内陷不起。本品补阳气、益精血,适用于阴疽疮肿内陷不起或疮疡久溃不敛。可与黄芪、当归、肉桂等药配伍应用。

（4）用法用量：研末吞服,每天1~2g,分3次冲服；或入丸、散。

（5）使用注意：①服用本品宜从小量开始,缓缓增加,不可骤用大量,以免出现阳升风动,头晕目赤,中风昏厥或伤阴动血导致吐血、尿血等不良反应。②外感热病、气血热盛或阴虚阳亢者均当忌服。

2. 紫河车

（1）功效：**补肾益精,益气养血**。

（2）主治病症：肾阳不足,精血亏虚导致的阳痿、遗精、腰酸、头晕、耳鸣等；气血不足诸证；肺肾虚喘。

3. 淫羊藿

（1）性能：味辛、甘,性温。归肾经、肝经。

（2）功效：**补肾壮阳,祛风湿,强筋骨**。

（3）应用：①**肾阳证之阳痿尿频,腰膝无力**。长于补肾壮阳。可单味浸酒服,也可入复方。②**风寒湿痹,肢体麻木**。常用于治疗肝肾不足的筋骨痹痛、风湿拘挛麻木等证,可与威灵仙、川芎、肉桂等同用。

4. 巴戟天

（1）功效：**补肾阳,益精血,祛风湿,强筋骨**。

（2）主治病症：肾阳虚证；肝肾不足之筋骨痿软及风湿痹证。

（3）鉴别用药：巴戟天与淫羊藿均具有补肾阳,强筋骨,祛风湿的功效,均用治肾阳虚之阳痿、不孕及肝肾不足之筋骨痿软、风湿久痹等证。巴戟天药性温润不燥,补阳之力不及淫羊藿,兼益精血,多用于肾阳亏虚、精血不足之证；淫羊藿药性燥烈,补肾阳之力较强,尤宜于肾阳虚衰之阳痿不育。

5. 仙茅

功效：**补温阳,强筋骨,祛寒湿**。

6. 杜仲

（1）性能：味甘,性温。归肝经、肾经。

（2）功效：**补肝肾,强筋骨,安胎**。

（3）应用：①**肝肾不足,筋骨不健**。本品善治肾虚腰痛。治疗肾虚腰痛或足膝痿弱,常与补骨脂、胡桃肉同用；治疗风湿腰痛,与独活、桑寄生等同用。②**冲任不固,胎动不安或滑胎**。

（4）鉴别用药：杜仲与桑寄生二药均具补肝肾、强筋骨、安胎的功效,均可用治肾虚腰痛或足膝痿弱、肝肾亏虚之胎动不安。杜仲又可温补肾阳,常用治肾虚阳痿,精冷不固,小便频数,风湿腰痛冷重；桑寄生善祛风湿,常用治痹证日久,伤及肝肾,腰膝酸软,筋骨无力者。

7. 续断

（1）性能：味苦、辛，性微温。归肝经、肾经。

（2）功效：**补肝肾，强筋骨，续折伤，止崩漏**。

（3）应用：①**阳痿不举，遗精遗尿**。常与鹿茸、肉苁蓉、菟丝子等配伍。②**腰膝酸痛，寒湿痹痛**。治疗肝肾不足兼寒湿痹痛。③**跌打损伤，筋伤骨折**。善活血祛瘀，又能壮骨强筋，而有续伤接骨、疗伤止痛之功。治跌仆损伤、骨折、金疮，可配伍骨碎补、自然铜、土鳖虫等。④**崩漏下血，胎动不安**。可与续断、桑寄生、菟丝子、阿胶等同用。

（4）鉴别用药：杜仲与续断均具有补肝肾、强筋骨、安胎之功效，治肾虚腰痛脚弱、筋骨无力、胎动不安常相须为用。杜仲补益作用较好，且可安胎、降压，故肾虚腰酸、胎动不安、习惯性堕胎及高血压肝肾不足或肝阳上亢者尤为常用；续断补肝肾、强腰膝、安胎作用不及杜仲，但能行血通脉、续筋骨，为补而不滞之品，又为妇科崩漏、乳汁不行、外科痈疽疮疡、伤科跌打损伤所常用。

8. 肉苁蓉

功效：**补肾阳，益精血，润肠通便**。

9. 锁阳

功效：**补肾助阳，润肠通便**。

10. 补骨脂

（1）功效：**补肾壮阳，固精，缩尿，温脾阳止泻，平喘**。

（2）主治病证：肾虚阳痿，腰膝冷痛；肾虚滑精，遗尿，尿频；脾肾阳虚，五更泄泻；肾不纳气之喘咳。

11. 益智仁

功效：**暖肾固精缩尿，温脾止泻摄唾**。

12. 菟丝子

（1）性能：辛、甘，平。归肾经、肝经、脾经。

（2）功效：**补肾益精，养肝明目，固精缩尿，止泻，安胎**。

（3）应用：①**肾虚证**。本品为平补阴阳之品。治腰膝酸痛，可与杜仲等份，山药糊丸服；治阳痿遗精，可配伍枸杞子、覆盆子、五味子等；治小便不禁，可配伍鹿茸、桑螵蛸、五味子等；治遗精、白浊或尿有余沥，可配伍茯苓、石莲子。②**肝肾不足，目暗不明**。常配熟地黄、菟丝子等。③**脾肾阳虚，腹泻便溏**。常配人参、白术、补骨脂等同用。④**冲任不固，胎动不安**。可配伍续断、桑寄生、阿胶等。

13. 沙苑子

功效：**补肾益精，固精缩尿，止带，养肝明目**。

14. 蛤蚧

（1）功效：**补肾阳，补肺气，定喘咳，益精血**。

（2）用法用量：煎服，5~10g；研末服，每次1~2g，每天3次。

15. 冬虫夏草

（1）功效：**补肾阳，益肺气，止血化痰，止咳平喘**。

（2）应用：肾阳不足、肾精亏虚证；久咳虚喘、劳嗽痰血。

（3）用法用量：煎服，5~15g。也可入丸、散。

四、补血药

1. 当归

（1）性能：味甘、辛，性温。归肝经、心经、脾经。

（2）功效：**补血，活血，调经止痛，润肠通便**。

（3）应用：①<u>血虚证</u>。本品为补血之圣药。常与黄芪等补气药同用。②<u>血虚血瘀之月经不调、经闭、痛经</u>。既能补血、活血，又能调经，为妇科补血调经的要药。③<u>虚寒性腹痛，跌打损伤，痈疽疮疡，风寒痹痛</u>。既能补血活血，又能止痛，可随证配伍应用。④<u>肠燥便秘</u>。养血润肠通便，常配火麻仁、肉苁蓉等同用。

（4）用法：煎服，6~12g。一般生用，为加强活血效果则酒炒用。通常补血用当归身，活血用当归尾，和血（补血活血）用全当归。

（5）使用注意：甘温，湿热中阻、肺热痰火、阴虚阳亢等证不宜；又能润肠，大便泄泻者忌服。

2. 熟地黄

（1）性能：味甘，性微温。归肝经、肾经。

（2）功效：**补血滋阴，填精益髓**。

（3）应用：①<u>血虚证</u>。为养血补虚之要药。用于血虚萎黄、眩晕、心悸失眠、月经不调、崩漏等证，常与当归、白芍同用。②<u>肝肾阴虚证及肾精亏虚证</u>。为补肾阴之要药。

（4）使用注意：本品性黏腻，有碍消化，凡气滞痰多、脘腹胀痛、食少便溏者忌服。

（5）鉴别用药：①熟地黄与地黄均能滋阴，可用治阴虚证。熟地黄性温，功专补血滋阴，益精髓，长于治疗血虚证以及肝肾亏虚诸证；地黄性寒，能清热凉血，养阴生津，长于治疗热入营血、热病伤阴、阴虚发热诸证，其滋阴力不及熟地黄。

②熟地黄与当归均补血，常相须配伍以治各种血虚证。熟地黄善于滋阴补血，为补益肝肾精血之要药，可治肝肾精血亏虚诸证；当归补血兼行血，调经止痛，为妇科调经要药，可用于血虚血寒诸证及风湿痹痛、痈疽疮疡，又润肠通便，用于血虚肠燥便秘证。

3. 白芍

（1）性能：味苦、酸，性微寒。归肝经、脾经。

（2）功效：**养血敛阴，柔肝止痛，平抑肝阳**。

（3）应用：①<u>血虚证</u>。能养血调经，补血之力不及当归、熟地，经配伍后广泛应用于各种血虚病证。②<u>挛急疼痛</u>。养血敛阴，柔肝缓急止痛，常用治血虚肝郁胁肋疼痛、肝脾失和的脘腹挛急疼痛、血虚四肢拘挛作痛。③<u>肝阳上亢证</u>。能养血敛阴，平抑肝阳。常与地黄、牛膝等同用。④<u>自汗、盗汗</u>。能敛阴止汗，用于虚汗证。

（4）使用注意：不宜与藜芦同用。

（5）鉴别用药：白芍与赤芍的功效和应用均不同。在功效方面，白芍长于养血调经，敛阴止汗，平抑肝阳；赤芍则长于清热凉血，活血散瘀，清泻肝火。在应用方面，白芍主治血虚阴亏、肝阳偏亢所致诸证；赤芍主治血热、血瘀、肝火所致诸证。又白芍、赤芍皆能止痛，均可用于治疗疼痛病证。但白芍长于养血柔肝，缓急止痛，主治肝阴不足、血虚肝旺、肝气不疏所致的胁肋疼痛、脘腹四肢拘挛疼痛；赤芍长于活血祛瘀止痛，主治血滞诸痛证，因能清热凉血，故血热瘀滞者尤为适宜。

4. 阿胶

（1）性能：味甘，性平。归肺经、肝经、肾经。

（2）功效：**补血，止血，滋阴**。

（3）应用：①**血虚证**。为补血要药，尤善治出血而致血虚者。②**出血证**。为止血要药，用于吐血、衄血、便血、崩漏。止血作用良好，对出血而兼见阴虚、血虚证者，尤为适宜。③**肺阴虚证**。治燥热伤肺，干咳无痰、气喘、心烦口渴、鼻燥咽干等，可配伍杏仁、桑叶、麦冬。④**肾阴虚证**。

（4）用法：烊化或炒成阿胶珠用，入汤剂，3~9g，宜烊化兑服。

（5）使用注意：本品黏腻，有碍消化，故脾虚便溏者慎用。

5. 何首乌

（1）性能：味甘、涩，性微温。归肝经、肾经。

（2）功效：**制何首乌补益精血，固肾乌须。生何首乌解毒，截疟，润肠通便**。

（3）应用：①**精血亏虚，头晕眼花，须发早白，腰膝酸软**。制何首乌补肝肾、益精血。兼能收敛，且不寒、不燥、不腻，为滋补良药。②**久疟，痈疽，瘰疬，肠燥便秘**。生何首乌有截疟、解毒、润肠通便之效。

6. 龙眼肉

（1）功效：**补益心脾，养血安神**。

（2）主治病证：心脾虚损，心悸失眠；久病气血不足。

五、补阴药

1. 北沙参

（1）性能：味甘、微苦，性微寒。归肺经、胃经。

（2）功效：**养阴清肺，益胃生津**。

（3）应用：①**肺阴虚证**。补肺阴兼能清肺热，用于肺热阴虚引起的燥咳或劳嗽咯血。②**胃阴虚证**。补胃阴兼能清胃热。用于胃阴虚有热之口干多饮，饥不欲食，大便干结，舌苔光剥或舌红少津，常与石斛、玉竹、乌梅等同用。

（4）使用注意：不宜与藜芦同用。

2. 南沙参

（1）功效：**养阴清肺，益胃生津，补气，化痰**。

（2）使用注意：不宜与藜芦同用。

（3）鉴别用药：南沙参与北沙参均具有清肺养阴、益胃生津的作用，均可用于肺热阴虚引起的燥咳或劳嗽咯血，以及热病伤津，舌干口渴、食欲不振。南沙参兼有化痰及益气作用。北沙参的养阴、清热、生津之力优于南沙参。

3. 百合

（1）功效：**养阴润肺，止咳祛痰，清心安神**。

（2）应用：阴虚燥咳，劳嗽咯血；阴虚有热之失眠心悸及百合病心肺阴虚内热证。

4. 麦冬

（1）性能：味甘、微苦，性微寒。归胃经、肺经、心经。

（2）功效：**养阴润肺，益胃生津，清心除烦**。

（3）应用：①**肺阴虚证**。善养肺阴，清肺热，用于治疗燥咳痰黏，劳嗽咯血。②**胃阴虚证**。长于滋养胃阴，生津止渴，兼清胃热，用于治疗胃阴不足，舌干口渴常配伍沙参、生地黄、玉竹等。③**心阴虚症**。养心阴，清心热，略具除烦安神作用。

5. 天冬

（1）功效：**养阴润肺，滋肾降火，益胃生津**。

（2）应用：肺阴虚证；肾阴虚证；胃阴虚证及热病伤津证。

（3）鉴别用药：麦冬与天冬均能养阴润肺，益胃生津，常相须配伍治疗燥咳痰黏、劳嗽咯血、内热消渴及阴亏肠燥便秘。麦冬又能养胃生津、清心除烦，治胃阴不足之舌干口渴，阴虚火旺之心烦不眠及心神不安等证，其滋阴润燥清热力弱于天冬，滋腻性较小。天冬甘苦大寒，清火润燥之功强于麦冬，又长于滋肾阴而降虚火，作用部位偏下。

6. 石斛

（1）功效：**益胃生津，滋阴清热**。

（2）应用：胃阴虚证；热病伤津证；肾阴虚证。

7. 玉竹

（1）功效：**养阴润燥，生津止渴**。

（2）应用：肺阴虚证；胃阴虚证；心阴虚证。

8. 黄精

功效：**养阴润肺，健脾益气，滋肾益精**。

9. 枸杞子

（1）功效：**滋补肝肾，益精血，明目**。

（2）应用：肝肾阴虚及早衰证。

10. 墨旱莲

功效：**滋补肝肾，凉血止血**。

11. 女贞子

（1）功效：**滋补肝肾，退虚热，明目乌发**。

（2）应用：肝肾阴虚证；阴虚内热证；肝肾阴虚或肝热之目疾。

（3）用法：煎服。因其主要成分齐墩果酸不易溶于水，故以入丸、散剂为佳。本品以黄酒拌后蒸制，可增强滋补肝肾作用，并使苦寒之性减弱，避免滑肠。

12. 龟甲

（1）性能：味甘，性寒。归肾经、肝经、心经。

（2）功效：**滋阴潜阳，益肾健骨，养血补心，固经止崩**。

（3）应用：①**阴虚阳亢，阴虚内热，虚风内动**。长于滋补肾阴，兼能滋养肝阴。用于阴虚阳亢之头目眩晕，常与天冬、白芍、牡蛎等同用；治疗阴虚内热，骨蒸潮热，盗汗遗精等，常与熟地黄、知母等同用；治疗阴虚风动，与阿胶、鳖甲等同用。②**肾虚筋骨痿弱证**。常配熟地黄、锁阳、虎骨等同用。③**冲任不固之崩漏、月经过多**。入心肾，又可养血补心，安神定志。用于心血虚惊悸、失眠、健忘，常与龙骨、远志等配伍。④**阴虚血亏之惊悸、失眠、健忘**。

（4）用法：煎服，15~30g，宜先煎。本品经砂炒醋淬后，更容易煎出有效成分，并除去腥气，便于制剂。

（5）使用注意：孕妇及胃有寒湿忌用。

13. 鳖甲

（1）性能：味甘、咸，性寒。归肝经、肾经。

（2）功效：**滋阴潜阳，退热除蒸，软坚散结**。

（3）应用：①肝肾阴虚证。滋养之力不及龟甲，长于退虚热、除骨蒸。②癥瘕积聚。长于软坚散结。治久疟、疟母致肝脾大、胁肋疼痛，可配伍柴胡、土鳖虫、牡丹皮等。

（4）用法：煎服，15~30g，宜先煎。本品经砂炒醋淬后，有效成分更容易煎出；并可除去其腥气，易于粉碎，方便制剂。

（5）使用注意：孕妇及脾胃虚寒者忌用。

（6）鉴别用药：鳖甲与龟甲均具有补肝肾阴，平肝潜阳的功效，治疗阴虚发热、阴虚阳亢、阴虚风动等证常相须为用。鳖甲长于退虚热，兼能软坚散结，常用于阴虚发热及腹内癥瘕积聚。龟甲滋阴之力较强，兼能健骨、养血、补心，常用于治疗肝肾不足，筋骨痿弱，腰膝酸软，妇女崩漏、月经过多及心血不足，失眠、健忘等证。

14. 楮实子

功效：**滋肾，清肝，明目，利尿**。

第二十三单元 收涩药

【复习指导】收涩药的功效、应用、使用注意，以及具体药物中的五味子、乌梅、山茱萸、莲子应重点掌握。

一、概述

1. 收涩药的功效、应用　本类药以收敛固涩为主要功效，常用于治疗各种滑脱证。收涩药根据功效应用的不同，又分别具有固表止汗、敛肺止咳、涩肠止泻、固精缩尿、收敛止血、止带等作用，适用于久病体虚、正气不固、脏腑功能衰退所致的自汗、盗汗、久咳虚喘、久泻、久痢、遗精、滑精、遗尿、尿频、崩带不止等滑脱不禁的病证。

2. 收涩药的配伍方法　滑脱证的根本原因是正气虚弱，固摄无力，因此应用收涩药须与相应的补虚药配伍，以标本兼顾。如气虚自汗应配伍补气药，阴虚盗汗者应配伍补阴药；脾肾阳虚之久泻、久痢者，应配伍温补脾肾药；肾虚遗精、滑精、遗尿、尿频者，当配伍补肾药；冲任不固，崩漏不止者，当配伍补肝肾、固冲任药；肺肾虚损，久咳虚喘者，当配伍补肺益肾纳气药。

3. 收涩药的使用注意　滑脱证在临床上有不同表现，当因证选药。收涩药性涩收敛，凡表邪未解，湿热内蕴所致的泻痢、带下、血热出血，以及郁热未清者，均不宜用。

二、固表止汗药

1. 麻黄根

功效：**固表止汗**。

2. 浮小麦

功效：**固表止汗，益气，除热**。

三、敛肺涩肠药

1. 五味子

（1）性能：**味酸、甘，性温**。归肺经、心经、肾经。

（2）功效：**收敛固涩，益气滋肾，生津止咳，宁心安神**。

（3）应用：①<u>久咳虚喘</u>。为治疗久咳虚喘之要药。②<u>自汗，盗汗</u>。善能敛肺止汗。③<u>遗精、滑精</u>。④<u>久泻不止</u>。⑤<u>津伤口渴，消渴</u>。本品益气生津止渴，并能敛汗。⑥<u>心悸、失眠、多梦</u>。既能补益心肾，又能宁心安神。

2. 乌梅

（1）性能：**味酸、涩，性平**。归肝经、脾经、肺经、大肠经。

（2）功效：**敛肺止咳，涩肠止泻，安蛔，生津**。

（3）应用：①<u>久泻，久痢</u>。有良好的涩肠止泻作用。②<u>肺虚久咳</u>。善于敛肺气，止咳嗽。③<u>蛔厥腹痛，呕吐</u>。蛔虫得酸则静，本品极酸，能安蛔止痛，和胃止呕。④<u>虚热消渴</u>。善能生津液，止烦渴。

（4）鉴别用药：五味子与乌梅均有敛肺止咳、涩肠止泻、生津止渴的功效，可配伍用于治疗肺虚久咳、久泻及津伤口渴之证。五味子又能滋肾、固精、敛汗及宁心安神，用于治疗遗精、滑精、自汗盗汗、心悸、失眠、多梦等证；乌梅又具安蛔止痛，用于治疗蛔厥腹痛呕吐等。

3. 五倍子

功效：**敛肺降火，止咳止汗，涩肠止泻，固精止遗，收敛止血，收湿敛疮**。

4. 诃子

（1）功效：**涩肠止泻，敛肺止咳，降火利咽**。

（2）应用：久泻、久痢；久咳，失音。

（3）用法：煎服。用时打碎或去核。涩肠止泻宜煨用，敛肺清热、利咽开音宜生用。

5. 肉豆蔻

（1）功效：**涩肠止泻，温中行气**。

（2）应用：久泻，久痢；胃寒气滞证。

（3）用法：煎服，入丸、散服。内服须煨熟去油用。

（4）鉴别用药：肉豆蔻与豆蔻均具有温中散寒、行气消胀、开胃的功效，可治寒湿中阻及脾胃气滞的脘腹胀满、纳呆及呕吐等。肉豆蔻长于涩肠止泻，多用于脾胃虚寒的久泻；豆蔻长于芳香化湿，多用于湿浊中阻的脘腹胀满，有呕吐者更宜。

6. 赤石脂

（1）功效：**涩肠止泻，收敛止血，生肌敛疮**。

（2）使用注意：①湿热积滞泻痢者忌服。②孕妇慎用。③畏官桂。

四、固精缩尿止带药

1. 山茱萸

（1）性能：味酸、涩，性微温。归肝经、肾经。

（2）功效：**补益肝肾，收敛固涩（固精、敛汗、止血）**。

（3）应用：**①肝肾亏虚之腰膝酸软，头晕耳鸣，阳痿**。本品味酸性微温质润，补而不峻，既能补肾益精，又能温肾助阳，为平补阴阳之要药。**②遗精滑精，遗尿尿频**。为固精止遗之要药。**③崩漏，月经过多**。能补肝肾、固冲任以止血。**④大汗不止，体虚欲脱**。有较强的止汗之功，能收敛止汗，固涩滑脱，为防止元气虚脱之要药。

2. 桑螵蛸

（1）功效：**固精缩尿，补肾助阳**。

（2）应用：遗精滑精，遗尿尿频；肾虚阳痿。

（3）使用注意：助阳固涩，故阴虚多火、膀胱有热者忌用。

3. 金樱子

功效：**固精缩尿止带，涩肠止泻**。

4. 海螵蛸

（1）功效：**固精止带，收敛止血，制酸止痛，收湿敛疮（外用）**。

（2）应用：遗精，带下；出血证；胃痛吐酸；湿疮，湿疹，溃疡不敛。

5. 莲子

（1）性能：味甘、涩，性平。归脾经、肾经、心经。

（2）功效：**益肾固精，补脾止泻，止带，养心安神**。

（3）应用：**①遗精滑精**。本品味甘而涩，入肾经能益肾固精。**②脾虚泄泻**。**③带下**。为治疗脾虚、肾虚带下常用药。**④心悸、失眠**。

6. 芡实

（1）功效：**益肾固精，补脾止泻，除湿止带**。

（2）应用：遗精滑精；脾虚久泻；带下。

（3）鉴别用药：莲子与芡实均具有益肾固精，补脾止泻，止带的功效，用以治疗肾虚遗精、遗尿，脾虚泄泻，脾肾虚之带下等证。此外莲子又能养心，可治虚烦、心悸、失眠等证；芡实又除湿止带，为治虚、实带下的常用药。

7. 椿皮

功效：**清热燥湿，收涩止带，止泻，止血**。

第二十四单元　攻毒杀虫止痒药

【复习指导】攻毒杀虫止痒药的使用注意及具体药物中的雄黄、硫黄应重点掌握。

一、概述

攻毒杀虫止痒药的使用注意　本类药物多具毒性，均应严格掌握剂量，不宜过量或持续使用，以防发生毒副反应。如需炮制应严格遵守炮制法则和制剂法度，减低毒性的同时确保用药安全。内服宜制成丸、散应用。

二、具体药物

1. 雄黄
（1）功效：**解毒，杀虫，祛痰截疟**。
（2）应用：①痈肿疔疮，湿疹疥癣，蛇虫咬伤；②小儿喘满咳嗽，疟疾。
（3）用法用量：外用适量，研末敷，香油调搽或烟熏。内服 0.05~0.1g，入丸、散用。
（4）使用注意：①孕妇禁用。②外用不宜大面积涂擦及长期持续使用。③内服宜慎，不可久服。④炮制忌火煅。

2. 硫黄
（1）功效：**解毒杀虫止痒（外用），补火助阳通便（内服）**。
（2）应用：①外用治疥癣，湿疹，阴疽疮疡；②内服治阳痿，虚喘冷哮，虚寒便秘。

3. 白矾
功效：**解毒杀虫，燥湿止痒（外用）；止血，止泻，化痰（内服）**。

4. 蛇床子
功效：**杀虫止痒，燥湿祛风，温肾壮阳**。

5. 蟾酥
（1）功效：**解毒，止痛，开窍醒神**。
（2）用法用量：内服 0.015~0.03g，研细，多入丸、散用。外用适量。
（3）使用注意：①孕妇忌用。②外用不可入目。③有毒，内服慎勿过量。

6. 蜂房
功效：**攻毒杀虫，祛风止痛**。

第二十五单元　拔毒化腐生肌药

【复习指导】拔毒化腐生肌药的使用注意及具体药物中的升药应重点掌握。

一、拔毒化腐生肌药的使用注意

本类药物多为矿石重金属类，或经过加工炼制合成。大多具有剧烈毒性或较大刺激性，使用时应控制剂量和用法。外用也不可过量或过久应用。有些药物不宜在头面及黏膜上使用，以防发生毒副反应。

二、具体药物

1. 升药
（1）功效：**拔毒去腐**。
（2）应用：①痈疽溃后，脓出不畅，腐肉不去，新肉难生；②湿疮、黄水疮、顽癣及梅毒等。
（3）用法用量：①用时研极细粉末，干掺或调敷，或以药捻沾药粉使用。②只供外用，不能内服。③不用纯品，而多配煅石膏外用。④外用适量。
（4）使用注意：①有大毒，外用不可过量或持续使用。②外疡腐肉已去或脓水已尽者，不宜用。

2. 砒石

（1）功效：**攻毒杀虫，蚀疮去腐（外用）；祛痰平喘，截疟（内服）**。

（2）用法用量：①外用适量，研末撒敷，宜作复方散剂或入膏药、药捻用。②内服一次0.002~0.004g，入丸、散。

（3）使用注意：①有剧毒，内服宜慎。②孕妇忌服。③不可作酒剂服用。④忌火煅。

3. 炉甘石

（1）功效：**解毒明目退翳，收湿止痒敛疮**。

（2）使用注意：宜炮制后使用。

4. 硼砂

（1）功效：**清热解毒（外用），清肺化痰（内服）**。

（2）用法用量：外用适量。研极细末干撒或调敷患处；或化水含漱。内服，1.5~3g，入丸、散用。

第四章 方剂学

第一单元 总论

【复习指导】本部分内容较多，历年必考，其中方剂与治法的关系、方剂组成与变化形式、常用剂型的特点，应熟练掌握。

一、方剂与治法

1. 方剂与治法的关系　治法是指导遣药组方的原则，方剂则是体现和完成治法的主要手段，故称"方从法出，法随证立"。方剂与治法之间的关系可以简单概括为"以法统方"，具体表现为"以法组方""以法遣方""以法类方""以法释方"4个方面。

2. 常用治法　清代医家程钟龄在《医学心悟·医门八法》概括总结的汗、吐、下、和、温、清、消、补八法，被称为常用治法。现分述如下。

（1）汗法：汗法是通过开泄腠理、调畅营卫、宣发肺气等方法，使在表的外感六淫之邪随汗而解的一类治法。汗法的目的不是出汗，而是要通过出汗，使腠理打开、营卫调和、肺气宣畅，从而能祛邪外出，使气血调和。除表证外，凡是腠理闭塞、营卫郁滞，或肺气失宣的病证，如麻疹、疮疡初起，风水水肿等，皆可以用汗法治疗。根据病邪性质，汗法可分为辛温发汗、辛凉发汗等。临证之时，根据患者具体病机，本法或与补法、下法、消法等联合使用。汗法使用时，切记中病即止，使汗而勿伤。

（2）吐法：吐法是通过涌吐的方法，使停留在咽喉、胸膈、胃脘的宿食、痰涎或毒物从口中吐出的一类治法。吐法适用于中风痰壅，宿食停滞胃脘，毒物尚在胃中；或痰涎壅盛之癫狂、喉痹，以及干霍乱吐泻不得等病位居上、病势急暴、内有实邪且体质壮实的患者。因吐法易伤胃气，故产妇、孕妇及体弱者均应禁用或慎用。

（3）下法：下法是通过泻下、荡涤、攻逐等方法，使停留于胃肠的宿食、燥屎、冷积、瘀血、结痰、停水等从下窍排出，以祛邪除病的一类治法。凡邪在肠胃导致的大便不通、燥屎内结，或热结旁流，以及停痰留饮、瘀血积水等形症俱实之证，均可使用下法。根据病邪性质及体质强弱，下法可分为寒下、温下、润下、逐水、攻补兼施等，临证尚可结合其他治法运用。下法也易伤正，故宜中病即止。

（4）和法：和法是通过和解或调和的方法，使半表半里之邪，或脏腑、阴阳、表里失和之证得以解除的一类治法。本法既能祛邪，又能调节脏腑功能，且无明显寒热补泻之偏，其作用平和，适用于邪犯少阳、肝脾不和、肠胃不和等证。和法分为和解少阳、调和肝脾、调和肠胃等。

（5）温法：温法是通过温里祛寒的方法，以治疗里寒证的一类治法。里寒证有部位浅深、病情轻重的差别，故温法又有温中祛寒、回阳救逆和温经散寒等。

（6）清法：清法是通过清热、泻火、解毒、凉血等方法，以治疗里热证的一类治法。因里热证有热在气分、营分、血分、热壅成毒或热在某一脏腑之异，故清法分为清气分热、清营凉血、清热解毒、清脏腑热、清虚热。

· 186 ·

（7）消法：消法是通过消食导滞、行气活血、化痰利水、驱虫等方法，使气、血、痰、食、水、虫等渐积形成的有形之邪渐消缓散的一类治法。适用于饮食停滞、气滞血瘀、癥瘕积聚、水湿内停、痰饮不化、疳积虫积以及疮疡痈肿等病证。

（8）补法：补法是通过补益人体气血阴阳，治疗各种虚弱证候的一类治法。此外，对于虚实夹杂证，尤其是正虚不能祛邪的病机，可用补法以培补正气，并配合其他相应治法，从而达到扶正祛邪的治疗目的。补法可分为补气、补血、气血双补、补阴、补阳、阴阳双补等。

大多数疾病的病情是复杂的，故临床常需多种治法联合使用，才能兼顾病机的复合性。因此，临证时，通过八法的灵活配合运用，治法可变化多端。

二、方剂的组成与变化

1. 方剂的组成原则

（1）**君药**：针对主病或主证起主要治疗作用的药物。

（2）**臣药**：①辅助君药加强治疗主病或主证的药物。②针对**重要的兼病或兼证**起主要治疗作用的药物。

（3）**佐药**：①**佐助药**。配合君、臣药加强治疗作用，或直接治疗**次要兼证**的药物。②**佐制药**。用以消除或减弱君、臣药物的毒性，或制约君、臣药物峻烈之性的药物。③**反佐药**。病重邪甚，可能拒药时，配伍与君药性味相反而又能在治疗中起相成作用的药物，以防止药病格拒。

（4）**使药**：①**引经药**。能引方中诸药至特定病所的药物。②**调和药**。具有调和方中诸药作用的药物。

方剂的君、臣、佐、使，主要是根据药物在方中所起作用的主次地位而确定的。在组方时并没有固定的模式，方剂的君、臣、佐、使的运用，要依据具体病情及治疗要求的不同，以及所选药物的功效来确定。在方剂组成中，君药不可缺少，其药味数一般较少，并且不论何药在作为君药时其用量比其作为臣、佐、使药应用时要大。

2. 方剂的变化形式

（1）药味增减的变化：药味增减的变化，是指在主病、主证、基本病机，以及君药不变的前提下，改变方中的次要药物，以适应改变了的病情需要，即"随症加减"。

（2）药量增减的变化：方剂的组成药物相同，而药物剂量的增加或减少，会使药力相应增减，其结果可能使方剂药力大小发生改变，也可能导致药物配伍关系及君、臣、佐、使相应变化，从而改变方剂的功用和主治改变。

（3）剂型更换的变化：一首方剂，当其使用剂型不同时，虽然其组成药物与剂量完全相同，方剂的功用也会发生变化，但这种改变往往表现在药力大小和峻缓的区别上，在主治病证上也多有轻、重、缓、急的差异。

以上药味、药量、剂型的变化形式可以单独应用，也可以联合使用，使之更加适合临床病证的需要。

三、剂型

1. **汤剂** 是将药物饮片加水、酒或其他溶剂浸泡，再按要求煎煮一定时间后，去渣取汁而制成的液体剂型。汤剂可供内服或外用，内服是最常用的方法，而外用如含漱、洗浴及熏蒸等方法也是汤药的特色使用方法。内服汤剂吸收快，发挥药效迅速；而且可根据病情需要进行加减变化，因此多适合病症较重或病情多变化的患者。汤剂的不足是服用量大，或某些药物的有效成分不易煎出或易挥发散失，不适宜规模化生产，不方便携带等。

2. 散剂　是将药物粉碎，混合均匀后所制成粉末状的制剂。散剂制作简便，服用后吸收较快，并且节省药材，便于服用及携带。散剂可供内服和外用。

（1）内服散剂：分为两类。①研为细粉，用温开水冲服，量小者也可直接吞服。这类散剂吸收快，便于携带与服用。②制成粗末，以水煎取汁服用，称为煮散。这类散剂实与汤剂类似。

（2）外用散剂：药物研为极细粉末，直接作用于病变部位，对创面刺激小，可外敷、掺撒疮面；亦可作点眼、吹喉等用。

3. 丸剂　是将药物粉碎成细粉或用其提取物，并加入适宜的黏合剂制成球形的固体剂型。丸剂吸收较慢，药效持久，节省药材，便于携带与服用。丸剂适用于慢性、虚弱性疾病的治疗。部分丸剂的药性比较峻猛，多为芳香类药物或剧毒药物组成，故不宜作汤剂煎服，如安宫牛黄丸、舟车丸等。常用的丸剂如蜜丸、水丸、糊丸、浓缩丸等。

（1）蜜丸：蜜丸是将药物细粉用炼制后的蜂蜜黏合制备成的丸剂。蜜丸性质柔润，作用和缓持久，并有补益和矫味作用，可用于慢性病和虚弱性疾病的治疗，适宜较长期服用。

（2）水丸：水丸俗称水泛丸，是将药物细粉用水（冷开水或蒸馏水）或酒、醋、蜜水、药汁等为黏合剂制成的丸剂。水丸易于崩解，溶散较快，吸收和起效快，便于吞服，可用于多种疾病的治疗。

（3）糊丸：糊丸是将药物细粉用米糊、面糊、曲糊等为黏合剂制成的丸剂。糊丸质地坚硬，崩解、溶散迟缓，内服可延长药效、减轻毒烈药的不良反应和对胃肠道的刺激作用。

（4）浓缩丸：浓缩丸是将药物或部分药物煎汁浓缩成浸膏，并与其他药物细粉混合、干燥、粉碎后，再用水或蜂蜜或药汁制备成丸剂。浓缩丸的体积小，有效成分含量高，服用剂量小，可用于多种疾病的治疗。

4. 膏剂　膏剂是将药物用水或植物油煎熬去渣而制备成的剂型，可分为内服和外用两类。内服膏剂有流浸膏、浸膏与煎膏3种；外用膏剂常见软膏、硬膏两类。其中内服膏剂中的流浸膏与浸膏多用于制备其他剂型，如合剂、糖浆剂、颗粒、片剂等。

（1）煎膏：又称膏滋，是将药物加水煎煮去渣，浓缩后，加炼蜜或炼糖制备成的半液体剂型。其特点是体积小、含量高、方便服用、口味甜美、有滋润补益作用，多用于慢性虚弱性疾病的治疗，适宜较长时间服用。

（2）软膏：又称药膏，是将药物细粉与适宜的基质制成具有适当稠度的半固体外用制剂。其中用乳剂型基质的，称为乳膏剂，多用于皮肤、黏膜或疮面。软膏具有一定的黏稠性，外涂后渐渐软化或熔化，使药物慢慢被吸收，持久发挥疗效，适用于外科疮疡疖肿、烧烫伤等治疗。

（3）硬膏：又称膏药，古称薄贴。硬膏是以植物油将药物煎至一定程度后去渣，再加入铅丹等搅匀、冷却而成。使用时加温摊涂在布或纸上，软化后贴于患处或穴位上，可用于治疗疮疡肿毒、跌打损伤、风湿痹证，以及腰痛、腹痛等。

第二单元　解表剂

【复习指导】本部分内容历年必考，应作为重点复习。其中麻黄汤、桂枝汤、小青龙汤、九味羌活汤、银翘散、麻黄杏仁甘草石膏汤、败毒散应熟练掌握。

一、概述

1. 解表剂的适用范围　适用于表证。凡风寒袭表或温病初起，以及麻疹、疮疡、水肿、痢疾等疾病初起，症见恶寒、发热、身痛、无汗或有汗、苔薄白、脉浮等。

2. 解表剂的使用注意

（1）由于表证有寒热之异，患者体质有强弱之别，故应据具体病机选用辛温解表、辛凉解表和扶正解表之剂。

（2）解表剂多以辛散轻扬、气味芳香的药物为主组方，故不宜久煎，以免药性耗散，影响疗效。

（3）解表剂一般宜温服，服后应避风寒，或增衣被，或辅之以粥，以助汗出。服药期间禁食生冷、油腻之品，以免影响药物的吸收和药效的发挥。

（4）服解表剂后，应密切观察，取汗标准应以遍身持续微汗为宜。若汗出不彻底，则病邪不易解除，而汗出太过则会耗气伤津。汗出病愈，即当停服，不必尽剂。

（5）表里同病者，一般应先解表，后治里；若表里并重，则当表里双解；若外邪已入里，或麻疹已透，或疮疡已溃等，则不宜使用解表剂。

二、辛温解表

1. 麻黄汤（《伤寒论》）

（1）组成：麻黄三两，桂枝二两，杏仁七十枚，炙甘草一两。

（2）功用：发汗解表，宣肺平喘。

（3）主治：**外感风寒表实证**。恶寒发热，头身疼痛，无汗而喘，舌苔薄白，脉浮紧。

（4）配伍意义：方中麻黄为君药，开腠发汗，祛在表之风寒；宣肺平喘，开郁闭之肺气。桂枝解肌发表，温通经脉，透营达卫，为臣药。桂枝既能助麻黄解表，增强发汗之力；又能畅行营阴，通经止痛，二药相须为用，为辛温发汗的常用配伍。佐以杏仁肃降肺气，与麻黄相伍，一宣一降，以恢复肺气之宣降，为宣降肺气的常用配伍。炙甘草为使药而兼佐药之用：调和药性，既能助麻、杏之宣降，又能缓麻、桂之峻烈。

（5）配伍特点：麻、桂相须，开腠畅营；麻、杏相使，宣降相因。

（6）运用

①辨证要点：恶寒发热，无汗而喘，脉浮紧。

②加减变化：若喘急胸闷、咳嗽痰多、恶寒轻者，去桂枝，加紫苏子、半夏、陈皮以化痰止咳平喘；若鼻塞流涕重者，加苍耳子、辛夷以宣通鼻窍；若风寒夹湿邪而兼见身酸痛者，加苍术、薏苡仁以祛风除湿；兼里热之烦躁、口干者，加石膏、黄芩以清泻里热。

③使用注意：本方为辛温发汗之峻剂，体虚之人慎用。

2. 桂枝汤（《伤寒论》）

（1）组成：桂枝三两，芍药三两，炙甘草二两，生姜三两，大枣十二枚。

（2）功用：解肌发表，调和营卫。
（3）主治：**外感风寒表虚证**。恶风发热，汗出头痛，鼻鸣干呕，苔白不渴，脉浮缓或浮弱。
（4）配伍意义：方以桂枝为君，助卫阳，通经络，解肌发表，祛除在表之风邪。白芍养阴敛营，固外泄之营阴，为臣。桂枝与白芍等量相伍，一则营卫同治，祛邪扶正，邪正兼顾；二则相制相成，散中有收，汗中寓补。桂、芍相配是本方外可解肌发表，内可调和营卫、调和阴阳的基本结构。生姜既助桂枝辛散表邪，又兼和胃止呕；大枣益气补中，伍白芍补血合营。姜、枣也是补脾和胃、调和营卫的常用组合，共为佐药。炙甘草调和药性，伍桂枝辛甘化阳以实卫，合白芍酸甘化阴以和营，功兼佐使。
（5）配伍特点：发中有补，散中有收，邪正兼顾，阴阳并调。
（6）运用
①辨证要点：恶风，发热，汗出，脉浮缓。
②加减变化：恶风寒较重者，加防风、荆芥、淡豆豉以增疏风散寒之功；体质素虚者，可加黄芪益气固表，以扶正祛邪；兼见咳喘者，宜加杏仁、厚朴宣肺止咳平喘。
③使用注意：服药期间禁食生冷、黏腻、酒肉、臭恶等物。

3. 小青龙汤（《伤寒论》）
（1）组成：麻黄三两，桂枝三两，芍药三两，细辛三两，干姜三两，五味子四两，半夏五两，炙甘草三两。
（2）功用：解表散寒，温肺化饮。
（3）主治：**外寒里饮证**。恶寒发热，头身疼痛，无汗，喘咳，痰涎清稀量多，胸痞，或干呕，或痰饮喘咳不得平卧，或身体疼重，或头面四肢浮肿，舌苔白滑，脉浮。
（4）配伍意义：方中麻黄、桂枝相须为君，发汗解表以散风寒，麻黄兼能宣畅肺气而平喘咳，桂枝兼能化气行水而祛里饮。干姜、细辛为臣，温肺化饮，兼助麻、桂解表祛邪。素有痰饮，脾肺本虚，纯用辛温发散，恐更耗伤肺气，故佐五味子敛肺止咳、白芍和营养血，此二药与辛散之品相配，散收并用，既可增强止咳平喘之功，又可制约诸药辛散温燥、耗气伤津之弊。半夏燥湿化痰，同为佐药。炙甘草既可益气和中，又能调和辛散酸收之品，为佐使之用。
（5）配伍特点：表里同治，散收并用，以辛温发表、温化水饮为主。
（6）运用
①辨证要点：恶寒发热，无汗，喘咳，痰多而稀，舌苔白滑，脉浮。
②加减变化：表寒轻者，可去桂枝，麻黄易为炙麻黄；症见烦躁者，加生石膏、黄芩以清里热；兼喉中痰鸣者，加杏仁、射干、款冬花以化痰降气平喘；若鼻塞、清涕多者，加辛夷、苍耳子以宣通鼻窍；兼水肿、小便不利者，加茯苓、猪苓、泽泻等以利水消肿。
③使用注意：本方辛散温化之力较强，宜视患者体质强弱，酌定剂量。

4. 大青龙汤（《伤寒论》）
（1）组成：麻黄六两，桂枝二两，炙甘草二两，杏仁四十枚，石膏如鸡子大，生姜三两，大枣十二枚。
（2）功用：发汗解表，兼清里热。

（3）主治：**外感风寒，里有郁热证**。恶寒发热，头身疼痛，无汗，烦躁，口渴，脉浮紧。

（4）配伍意义：本方由麻黄汤麻黄、甘草加倍，再加石膏、生姜、大枣变化而成。方中重用麻黄为君药，辛温发汗解表，开卫表郁闭之力较强，并兼有宣肺平喘之功。桂枝助麻黄发汗解表，温通经脉。石膏性辛寒，但用量较小，既可助麻黄解肌开郁，又能清郁热。以上二药共为臣药。重用麻黄与石膏相配，辛温发汗解表为主，清泄郁热为辅。杏仁肃降肺气，配麻黄宣降肺气以助解表；生姜助麻、桂解表散寒，共为佐药。炙甘草重用与大枣共为佐药，一可益气补中以资汗源，二可缓麻、桂之峻烈，三可调和麻、杏之宣降，四可调和麻、石之寒温。

5. 九味羌活汤（张元素方，录自《此事难知》）

（1）组成：羌活，防风，苍术，细辛，川芎，香白芷，生地黄，黄芩，甘草（原书未著剂量）。

（2）功用：发汗祛湿，兼清里热。

（3）主治：**外感风寒湿邪，内有蕴热证**。恶寒发热，无汗，头痛项强，肢体酸楚疼痛，口苦微渴，舌苔白或微黄，脉浮。

（4）配伍意义：方中羌活辛苦性温，主入太阳经，功可散表寒，祛风湿，利关节，止痹痛，为君药。防风辛甘性温，祛风为主，兼能胜湿止痛；苍术辛苦而温，入太阴经，燥湿为主，兼能祛风散寒。防风与苍术相伍，助羌活祛风散寒，除湿止痛，为臣药。细辛、白芷、川芎皆能祛风散寒，细辛主入少阴经而功擅止痛；白芷主入阳明经而兼能燥湿；川芎主入少阳、厥阴经而功擅长行气活血以宣痹，此三味与羌活、苍术合用，**体现"分经论治"之配伍思路**。生地、黄芩清泄里热，并防诸辛温燥烈之品助热伤津。以上五药俱为佐药。甘草调和诸药为使。

6. 止嗽散（《医学心悟》）

（1）组成：桔梗，荆芥，紫菀，百部，白前各二斤，陈皮一斤，甘草十二两。

（2）功用：宣利肺气，疏风止咳。

（3）主治：**风邪犯肺证**。咳嗽咽痒，咯痰不爽，或微有恶风发热，舌苔薄白，脉浮缓。

（4）配伍意义：紫菀、百部味甘苦而性温，入肺经，止咳化痰，为君药。桔梗、白前皆可祛痰止咳，桔梗善开宣肺气，白前善肃降肺气，两者协同使，一宣一降，既助肺气宣降，又增止咳化痰之功，为臣药。荆芥辛而微温，疏风解表，以祛除在表之余邪；陈皮可理气燥湿而治痰，均为佐药。甘草调和诸药，伍桔梗又能利咽止咳，为佐使。

三、辛凉解表

1. 银翘散（《温病条辨》）

（1）组成：连翘一两，金银花一两，苦桔梗六钱，薄荷六钱，淡竹叶四钱，生甘草五钱，荆芥穗四钱，淡豆豉五钱，牛蒡子六钱，鲜苇根。

（2）功用：辛凉透表，清热解毒。

（3）主治：**温病初起，邪郁肺卫证**。发热，微恶风寒，无汗或有汗不畅，头痛口渴，咳嗽咽痛，舌尖红，苔薄白或薄黄，脉浮数。

（4）配伍意义：本方重用**金银花、连翘**为君，气味芳香，疏散风热，清热解毒，辟秽化浊，在透散卫分邪气的同时，兼顾温热病邪易蕴而成毒及多夹秽浊之气的特点。薄荷、牛蒡子，味辛性凉，疏散风热，清利头目，解毒利咽；荆芥穗、淡豆豉，以其辛温之性，以助解表散邪，从而增强本方辛散透表之力，以上共为臣药。芦根、竹叶清热生津；桔梗宣肺止咳利咽，同为佐药。生甘草既可调和药性，护胃安中，又可伍桔梗利咽止咳，为佐使。本方所用药物均系轻清之品，用法强调"香气大出，即取服，勿过煮"，体现了吴氏"治上焦如羽，非轻莫举"的用药思路。

（5）配伍特点：辛凉之中配伍少量辛温之品，既有利于透邪，又不悖辛凉之旨。疏散风邪与清热解毒相配，外散风热，内清热毒，疏清兼顾，以疏散为主。

（6）运用

①辨证要点：发热，微恶寒，咽痛，口渴，脉浮数。

②加减变化：渴甚者，为伤津较重，加天花粉生津止渴；咽痛甚者，系热毒较重，加马勃、玄参清热解毒，利咽消肿；衄者，是热伤血络，去荆芥穗、淡豆豉之辛温，加白茅根、侧柏炭、栀子炭凉血止血；咳者，肺气不利也，加杏仁苦降肃肺以加强止咳之功；胸膈闷者，乃挟湿邪秽浊之气，加藿香、郁金芳香化湿，辟秽祛浊。

③使用注意：凡外感风寒及湿热病初起者禁用。因方中药物多为芳香轻宣之品，不宜久煎。

2. 麻黄杏仁甘草石膏汤（《伤寒论》）

（1）组成：麻黄四两，杏仁五十个，炙甘草二两，石膏半斤。

（2）功用：辛凉疏表，清肺平喘。

（3）主治：**外感风邪，邪热壅肺证**。身热不解，咳逆气急，甚则鼻翼扇动，口渴，有汗或无汗，舌苔薄白或黄，脉浮而数。

（4）配伍意义：方中麻黄辛温，宣肺平喘，解表散邪；石膏辛甘寒，清泄肺热以生津，辛散解肌以透邪。麻黄和石膏相配，一辛温，一辛寒，既宣肺，又清肺，相反之中寓有相辅之意；麻黄得石膏则宣肺平喘而不助热，石膏得麻黄则清解肺热而不凉遏，又是相制为用，共为君药。本方石膏用量倍于麻黄，仍不失为辛凉之剂。杏仁为臣药，苦降肺气，平喘止咳；杏仁与麻黄相配则宣降相因，杏仁与石膏相伍则清肃协同。炙甘草不仅能益气和中，与石膏相配又能生津止渴，并能调和寒热及宣降，为佐使。

3. 桑菊饮（《温病条辨》）

（1）组成：桑叶二钱五分，菊花一钱，杏仁二钱，连翘一钱五分，薄荷八分，苦桔梗二钱，生甘草八分，苇根二钱。

（2）功用：疏风清热，宣肺止咳。

（3）主治：**风温初起，肺气失宣证**。但咳，身热不甚，口微渴，脉浮数。

（4）配伍意义：桑叶甘苦性凉，善走肺络，疏散上焦风热，可清宣肺热而止咳嗽；菊花辛甘性凉，疏散风热，清利头目而肃肺。二药轻清升散，直走上焦，以疏散肺中风热见长，共为君药。薄荷辛凉，疏散风热，以助君药散邪之力；杏仁苦降，肃降肺气；桔梗辛散，开宣肺气，桔、杏相须，一宣一降，以恢复肺之宣降，是宣降肺气的常用配伍，上三药共为臣药。连翘透邪并清热解毒，芦根甘寒清热生津，为佐药。甘草调和诸药为使。

4. 柴葛解肌汤（《伤寒六书》）

（1）组成：柴胡，干葛，甘草，黄芩，羌活，白芷，芍药，桔梗（以上药物原书未著用量），生姜三片，大枣三枚，石膏一钱。

（2）功用：解肌清热。

（3）主治：**外感风寒，郁而化热证**。恶寒渐轻，身热增盛，无汗头痛，目疼鼻干，心烦不眠，咽干耳聋，眼眶痛，舌苔薄黄，脉浮微洪。

四、扶正解表

1. 败毒散（《太平惠民和剂局方》）

（1）组成：柴胡，前胡，川芎，枳壳，羌活，独活，茯苓，桔梗，人参，甘草各三十两，生姜、薄荷少许。

（2）功用：散寒祛湿，益气解表。

（3）主治：**气虚外感风寒湿证**。憎寒壮热，头项强痛，肢体酸痛，无汗，鼻塞声重，咳嗽有痰，胸膈痞满，舌淡苔白，脉浮而按之无力。

（4）配伍意义：方用羌活、独活为君，发散风寒，除湿止痛；其中羌活善于祛上部之风寒湿邪，独活长于祛下部之风寒湿邪，二药相合，为通治一身风寒湿邪的常用组合。川芎祛风止痛，活血行气；柴胡解肌透邪，并能行气。川芎与柴胡相伍，既助君药解表，又可行气活血以宣痹止痛，共为臣药。桔梗宣肺化痰，枳壳行气宽中，二者相伍，一升一降，为宣降肺气、宽胸利膈的常用组合；前胡降气化痰止咳，茯苓健脾渗湿祛痰，以上皆为佐药。佐人参益气扶正，一则助正气以鼓邪外出，并寓防邪深入之义；二则令全方散中有补，不致耗伤真元。煎加少许生姜、薄荷以助解表之力；甘草调和药性，兼以益气和中，同为佐使。

2. 参苏饮（《太平惠民和剂局方》）

（1）组成：人参、紫苏叶、干葛、半夏、前胡、茯苓各三分，枳壳、桔梗、木香、陈皮、炙甘草各半两，生姜七片，枣一个。

（2）功用：益气解表，理气化痰。

（3）主治：**气虚外感风寒，内有痰湿证**。恶寒发热，无汗，头痛，鼻塞，咳嗽痰白，胸膈满闷，倦怠无力，气短懒言，舌淡苔白腻，脉弱。

第三单元　泻下剂

【复习指导】本部分内容历年必考，应作为重点复习。其中大承气汤、大黄牡丹汤、温脾汤、麻子仁丸、济川煎、十枣汤应熟练掌握。

一、概述

1. 泻下剂的适用范围　适用于里实证，即宿食、燥屎、水饮以及瘀血等有形之邪结实于里，以大便秘结不通、脘腹痞满或胀痛等为主要症状。

2. 泻下剂的使用注意

（1）辨别里实证的性质及患者正气的强弱，分别选用相应的治法与方剂。热结者，宜寒下；寒结者，宜温下；燥结者，宜润下；因水结者，宜逐水；邪实而正虚者，当攻补兼施。

（2）若患者表证未解，里实已成，应权衡表里证之轻重缓急，或先解表后攻里，或表里双解。

（3）年老体弱、孕妇、产后或正值经期、病后伤津或亡血者，均应慎用或禁用。

（4）泻下剂作用大多峻猛，易伤胃气，应得效即止，慎勿过剂。

二、寒下

1. 大承气汤（《伤寒论》）

（1）组成：大黄四两，厚朴八两，枳实五枚，芒硝三两。

（2）功用：峻下热结。

（3）主治

①**阳明腑实证**。大便不通，频转矢气，脘腹痞满，腹痛拒按，按之则硬，甚或潮热谵语，手足濈然汗出，舌苔黄燥起刺，或焦黑燥裂，脉沉实。

②**热结旁流证**。下利清水，色纯青，其气臭秽，脐腹疼痛，按之坚硬有块，口舌干燥，脉滑实。

③**里热实证之热厥、痉病或发狂**。

（4）配伍意义：方用苦寒通降之生大黄为君，泻热通便，荡涤胃肠实热积滞。以咸寒润降之芒硝为臣，泻热通便，软坚润燥。芒硝、大黄相须为用，泻下热结之功著。佐以厚朴下气除满，枳实行气消痞，二药同为佐，既可消痞除满，又能通降胃肠气机，以助硝、黄泻下导滞。

本方先煎枳、朴，后下生大黄，芒硝溶服。其目的为取生大黄峻猛泻下之力，若久煎，则泻下之力缓，不能发挥峻下热结之功。

热结旁流证之"旁流"为现象，热结是本质，本方以峻下使热结去，"旁流"则止，属"通因通用"之法。热厥之"肢冷"为现象，热结是本质，用本方寒下使热结得下，气机得畅，阳气敷布外达而厥逆可除，属"寒因寒用"法。

（5）配伍特点：寒下与行气并重，泻下则畅行胃肠气机，行气则可助泻下。

（6）运用

①辨证要点：痞、满、燥、实及舌红苔黄，脉沉实。

②加减变化：兼气虚者，加人参以补气，防泻下气脱；兼阴津不足者，加玄参、生地黄等以滋阴。

③使用注意：本方为泻下峻剂，凡气虚阴亏、燥结不甚者，以及年老、体弱等均应慎用，孕妇禁用；宜中病即止，以免耗损正气。

2. 大黄牡丹汤（《金匮要略》）

（1）组成：大黄四两，牡丹皮一两，桃仁五十个，瓜子半升，芒硝三两。

（2）功用：泻热破瘀，散结消肿。

（3）主治：**肠痈初起，湿热瘀滞证**。右少腹疼痛拒按，按之其痛如淋，甚则局部肿痞，或右足屈而不伸，伸则痛甚，小便自调，或时时发热，自汗恶寒，舌苔薄腻而黄，脉滑数。

（4）配伍意义：方中大黄苦寒攻下，泻热逐瘀，涤荡肠中湿热瘀毒；牡丹皮清热凉血，活血散瘀。两药合用，泻热破瘀为君。芒硝咸寒，软坚散结，泻热导滞，助大黄荡涤湿热；桃仁活血破瘀，合丹皮以散瘀消肿，共为臣药。瓜子（现习用冬瓜子）甘寒滑利，为治内痈之要药，长于清肠利湿，导湿热从小便而去，并能排脓消痈，用以为佐。

3. 大陷胸汤（《伤寒论》）

（1）组成：大黄六两，芒硝（10克），甘遂一钱匕（1克）。

（2）功用：泻热逐水。

（3）主治：**水热互结之结胸证**。心下疼痛，拒按，按之硬，或从心下至少腹硬满疼痛，手不可近；伴见短气烦躁，大便秘结，舌上燥而渴，日晡潮热，舌红，苔黄腻或兼水滑，脉沉紧或沉迟有力。

（4）配伍意义：苦寒之甘遂为君，善攻逐水饮，泻热破结。大黄、芒硝为臣佐，相须为用，泄热荡涤肠胃，润燥软坚散结。三药合用，泻热与逐水并施，使水热之邪从大便而去。本方药简量大，力专效捷，为泻热逐水之峻剂。方中大黄先煎，取其"治上者治宜缓"之意；"得快利，止后服"，以免过剂伤正。

三、温下

温脾汤（《备急千金要方》）

（1）组成：大黄五两，当归、干姜各三两，附子、人参、芒硝、甘草各二两。

（2）功用：攻下冷积，温补脾阳。

（3）主治：**阳虚寒积证**。腹痛便秘，脐下绞结，绕脐不止，手足不温，苔白不渴，脉沉弦而迟。

（4）配伍意义：方中附子大辛大热，温壮脾阳，解散寒凝；大黄泻下通便，攻逐积滞，两药相合，温下并用，共为君药。干姜温中助阳，助附子温阳祛寒；芒硝润肠软坚，协大黄泻下攻积，均为臣药。大黄、芒硝虽为寒凉之品，但与辛温的附子、干姜相伍，则寒凉之性被制，取其泻下攻积之用。当归养血润肠以助通便；人参、甘草益气补脾，合姜、附则温补脾阳；人参配当归补养气血，使下不伤正，共为佐药。甘草又可调和诸药，兼使药之用。

四、润下

1. 麻子仁丸（《伤寒论》）

（1）组成：麻子仁二升，白芍半斤，枳实半斤，大黄一斤，厚朴一尺，杏仁一升。

（2）功用：润肠泄热，行气通便。

（3）主治：**胃肠燥热，脾约便秘证**。大便干结，小便频数，舌红，苔微黄少津，脉数。

（4）配伍意义：方中麻子仁性味甘平，质润多脂，长于润肠通便，为君药。杏仁上可肃降肺气，下能润肠通便；白芍养血益阴，共为臣药。大黄、枳实、厚朴即小承气汤，轻下热结，除肠胃之燥热，共为佐药。蜂蜜甘缓，既润肠通便，又调和药性，为佐使。虽用小承气泻热通便，但大黄、厚朴用量较轻；更有质润的麻仁、杏仁、白芍、白蜜等相伍，一可养阴增液以润肠通便，二可甘润以缓攻下之力，故下不伤正。

2. 济川煎（《景岳全书》）

（1）组成：肉苁蓉酒洗去咸二至三钱，当归三至五钱，牛膝二钱，泽泻一钱半，升麻五分至七分或一钱，枳壳一钱。

（2）功用：温肾益精，润肠通便。

（3）主治：**肾阳虚弱，精津不足证**。大便秘结，小便清长，腰膝酸软，头目眩晕，舌淡苔白，脉沉迟或沉细。

（4）配伍意义：方中肉苁蓉味甘咸，性温而质润，既可温肾益精治本，又可润肠通便治标，故用以为君。当归养血益精，润肠通便；牛膝补肝肾，壮腰膝，其性善下行，与当归合助君药补肾虚、益精血、润肠燥之力,共为臣药。枳壳下气宽肠以助通便;泽泻泄肾浊,配肉苁蓉补中有泻,使浊去而精生;升麻可升清阳,使清阳升则浊阴降,伍泽泻有升清降浊之功,共为佐药。

五、逐水

十枣汤(《伤寒论》)

(1)组成:芫花、甘遂、大戟各等份,大枣十枚。

(2)功用:攻逐水饮。

(3)主治:①**悬饮**。咳唾胸胁引痛,心下痞硬,干呕短气,头痛目眩,或胸背掣痛不得息,舌苔滑,脉沉弦。②**水肿**。一身悉肿,尤以身半以下肿甚,腹胀喘满,二便不利。

(4)运用

①三药等份为散,或装入胶囊,以十枚大枣煎汤送服。

②清晨空腹服用,从小量开始,以免量大下多伤正。若服后下少,次天加量,最大剂量一般不超过2g。

③服药得快利后,宜食米粥以养胃。

④若泻后精神、胃纳俱好,而水饮未尽者,可再投;若泻后精神疲乏,食欲不佳,则宜停服;若患者正气虚邪气甚,又非攻不可者,可用本方与健脾补益剂交替使用,或先攻后补,或先补后攻。

⑤年老体弱慎用,孕妇忌服。

⑥本方作用峻猛,只可暂用。

六、攻补兼施

黄龙汤(《伤寒六书》)

(1)组成:大黄,芒硝,枳实,厚朴,当归,人参,甘草,桔梗(以上药物原书未著剂量),生姜三片,大枣二枚。

(2)功用:攻下通便,补气养血。

(3)主治:**阳明腑实,气血不足证**。下利清水,色纯青,或大便秘结,脘腹胀满,腹痛拒按,身热口渴,神疲少气,谵语,甚则循衣摸床,撮空理线,神昏肢厥,舌苔焦黄或焦黑,脉虚。

第四单元 和解剂

【复习指导】本部分内容历年必考,应作为重点复习。其中小柴胡汤、蒿芩清胆汤、四逆散、逍遥散、半夏泻心汤应熟练掌握。

一、概述

1.和解剂的适用范围　适用于邪在少阳、肝脾不和、肠胃不和证。和解剂原为治疗伤寒邪入少阳而设,因少阳居于表里之间,既不宜发汗,又不宜吐下,唯有和解一法最为适宜。然而足少阳胆附于肝,与肝互为表里,胆病可影响肝,肝病也可影响胆,且肝胆疾病又可累及脾胃,导致肝脾不和;若中气虚弱,寒热互结,又可导致肠胃不和。故肝脾不和病证、肠胃不和证也可适用。

2. 应用和解剂的注意事项

（1）本类方既祛邪又扶正，既透表又清里，既疏肝又理脾，无明显寒热补泻之偏，性质平和，作用和缓，照顾全面，所以应用范围较广，主治病证较为复杂。然而，总以祛邪为主，纯虚证不宜使用，纯实证者亦不可选用，以免贻误病情。

（2）凡外邪在表，未入少阳者；或邪已入里，阳明热盛者，均不宜使用和解剂。

二、和解少阳

1. 小柴胡汤（《伤寒论》）

（1）组成：柴胡半斤，黄芩三两，人参三两，半夏半升，炙甘草三两，生姜三两，大枣十二枚。

（2）功用：和解少阳。

（3）主治：①**伤寒少阳证**。往来寒热，胸胁苦满，默默不欲饮食，心烦喜呕，口苦，咽干，目眩，舌苔薄白，脉弦。②**热入血室证**。妇人中风，经水适断，寒热发作有时。③**黄疸、疟疾**，以及内伤杂病而见少阳证者。

（4）配伍意义：苦辛微寒之柴胡为君，入肝胆经，透少阳半表之邪，并可疏泄气机之郁滞。黄芩苦寒，清少阳半里之热，为臣药。柴胡升散，黄芩降泄，二药相伍，系和解少阳的基本结构。胆热犯胃，胃失和降，故佐以半夏、生姜和胃降逆止呕。邪从太阳传入少阳，缘于正气不支，则又佐以益气健脾之**人参、大枣**，一可扶正以祛邪，一可益气以御邪内传，俾正气旺盛，则邪无内向之机。炙甘草助人参、大枣扶正，且能调和诸药，为佐使药。

（5）配伍特点：和解少阳为主，兼补胃气；祛邪为主，兼顾正气。

（6）运用

①辨证要点：往来寒热，胸胁苦满，默默不欲饮食，心烦喜呕，口苦，咽干，苔白，脉弦。

②加减变化：若热聚胸膈之心烦而不呕，去半夏、人参，加全瓜蒌清热宽胸；渴者，乃热伤津液，去半夏，加天花粉止渴生津；腹中痛，是肝气乘脾，去黄芩，加白芍柔肝缓急止痛；胁下痞硬，是气滞痰郁，去大枣，加牡蛎软坚散结；心下悸，小便不利，为水气凌心，去黄芩，加茯苓利水宁心；不渴，外有微热，是表邪仍在，去人参，加桂枝解表；咳者，为素有肺寒，去人参、大枣、生姜，加五味子、干姜温肺止咳。

③使用注意：方中柴胡升散，半夏性燥，故阴虚血少者禁用。

2. 蒿芩清胆汤（《重订通俗伤寒论》）

（1）组成：青蒿脑一钱半至二钱，淡竹茹三钱，仙半夏一钱半，赤茯苓三钱，青子芩一钱半至三钱，生枳壳一钱半，陈广皮一钱半，碧玉散（滑石、甘草、青黛）三钱。

（2）功用：清胆利湿，和胃化痰。

（3）主治：**少阳湿热证**。寒热如疟，寒轻热重，口苦膈闷，吐酸苦水，或呕黄涎而黏，甚则干呕呃逆，胸胁胀痛，小便黄少，舌红苔白腻，间现杂色，脉数而右滑左弦者。

（4）配伍意义：方中青蒿苦寒芳香，清透少阳邪热，兼可化湿；黄芩苦寒，善清胆热，并能燥湿，青蒿黄芩相伍，既可内清少阳湿热，又能透邪外出，为治少阳湿热证之常用组合，共为君。淡竹茹善清胆胃之热，化痰止呕；枳壳下气宽中，除痰消痞；半夏燥湿化痰，和胃降逆；陈皮理气化痰，宽胸畅膈，四药相伍，使热清、湿化、痰除，共为臣药。赤茯苓、碧玉散清热利湿，导邪从小便而出，为佐使药。

三、调和肝脾

1. 逍遥散（《太平惠民和剂局方》）

（1）组成：炙甘草半两，当归、茯苓、白芍药、白术、柴胡各一两，烧生姜一块，薄荷少许。

（2）功用：肝疏解郁，养血健脾。

（3）主治：**肝郁血虚脾弱证**。两胁作痛，头痛目眩，口燥咽干，神疲食少，或月经不调，乳房胀痛，脉弦而虚。

（4）配伍意义：方以柴胡为君，疏肝解郁，条达肝气。当归甘辛苦温，养血和血；白芍酸苦微寒，养血敛阴，柔肝缓急；归、芍与柴胡相配，补肝体，助肝用，使血和则肝和，血充则肝柔，共为臣药。白术、茯苓、炙甘草健脾益气，实土以御木侮，并使营血生化有源，同为佐药。煎法中加少许薄荷，疏散肝经郁遏之气，透达肝经郁遏之热；烧生姜和中运脾，辛散达郁，亦为佐药。炙甘草调和诸药，亦为使药。

（5）配伍特点：肝脾同调，以疏肝为主；气血兼顾，以理气为先。

（6）运用

①辨证要点：两胁作痛，神疲食少，月经不调，脉弦而虚。

②加减变化：肝郁气滞较甚，加香附、郁金、陈皮以疏肝解郁；血虚甚者，加熟地以滋阴养血；肝郁化火者，加牡丹皮、栀子以清热凉血。

2. 四逆散（《伤寒论》）

（1）组成：炙甘草、枳实、柴胡、芍药各十分。

（2）功用：透邪解郁，疏肝理脾。

（3）主治：①**阳郁厥逆证**。手足不温，或腹痛，或泄利下重，脉弦。②**肝脾气郁证**。胁肋胀闷，脘腹疼痛，脉弦。

（4）配伍意义：方以柴胡为君，入肝胆经，升发阳气，疏肝解郁，透邪外出。用白芍为臣，敛阴养血柔肝。柴胡与白芍配伍，补养肝血，条达肝气，使柴胡升散而无耗伤阴血之弊。枳实行气解郁，与柴胡配伍，一升一降，舒畅气机，升清降浊；枳实与白芍配伍，理气和血，调和气血。炙甘草为使药，调和诸药，益脾和中。

3. 痛泻要方（《丹溪心法》）

（1）组成：白术三两，芍药二两，陈皮一两五钱，防风一两。

（2）功用：补脾柔肝，祛湿止泻。

（3）主治：**脾虚肝旺之痛泻**。肠鸣腹痛，大便泄泻，泻必腹痛，泻后痛缓，舌苔薄白，脉两关不调，左弦而右缓。

四、调和肠胃

半夏泻心汤（《伤寒论》）

（1）组成：半夏半升，黄芩、干姜、人参各三两，黄连一两，大枣十二枚，炙甘草三两。

（2）功用：寒热平调，消痞散结。

（3）主治：**寒热错杂之痞证**。心下痞，但满而不痛，或呕吐，肠鸣下利，舌苔腻而微黄。

（4）配伍意义：辛温之半夏为君，散结除痞，降逆止呕。臣以辛热之干姜，温中散寒；黄芩、黄连苦寒，泄热开痞。君臣相伍，寒热平调，辛开苦降。然寒热错杂，又缘于中虚失运，故佐以甘温之人参、大枣，益气补脾。炙甘草补脾和中，调和诸药，为佐使。

（5）配伍特点：寒热并用，辛开苦降，补泻兼施。

（6）运用

①辨证要点：心下痞满，呕吐泻痢，苔腻微黄。

②加减变化：湿热蕴积中焦，呕甚而痞，且中气不虚，舌苔厚腻者，可去人参、大枣、干姜，加苍术、厚朴化湿行气；气滞较甚，痞满呕吐不除者，加枳实、生姜以下气消痞止呕。

③使用注意：本方主治虚实互见之证，若气滞或食积导致的心下痞满者，不宜使用。

第五单元　清热剂

【复习指导】本部分内容历年必考，应作为重点复习。其中白虎汤、清营汤、凉膈散、普济消毒饮、龙胆泻肝汤、左金丸、清胃散、芍药汤应熟练掌握。

一、概述

1. 清热剂的适用范围　适用于里热证，即表证已解，热已入里，或里热已盛而尚未结实。

2. 清热剂的使用注意

（1）辨明里热的病位：邪热在气，则清气分热；邪热入营血，则清营凉血；热盛于脏腑则需结合脏腑所在的部位选择方药。

（2）辨明热证的真假。

（3）辨明热证的虚实。

（4）权衡轻重，量证投药。

（5）热邪炽盛，患者服清热剂后，入口即吐者，可少佐温热之品，或采用凉药热服的反佐法。

二、清气分热

1. 白虎汤（《伤寒论》）

（1）组成：石膏一斤，知母六两，炙甘草二两，粳米六合。

（2）功用：清热生津。

（3）主治：**气分热盛证**。壮热面赤，烦渴引饮，汗出恶热，脉洪大有力。

（4）配伍意义：生石膏为君药，功善清解，透热出表。知母为臣药，既助石膏清肺胃之热，又滋阴润燥。石膏与知母相伍，可增强清热生津、除烦止渴之功。粳米、炙甘草为佐药，既可益胃生津，又可防止寒凉的石膏知母伤中之弊。炙甘草兼以为使，调和诸药。

2. 竹叶石膏汤（《伤寒论》）

（1）组成：淡竹叶二把，石膏一斤，半夏半升，麦门冬一升，人参二两，炙甘草二两，粳米半升。
　　（2）功用：清热生津，益气和胃。
　　（3）主治：伤寒、温病、暑病余热未清，气津两伤证。身热多汗，气逆欲呕，口干喜饮，气短神疲，舌红苔少，脉虚数。

三、清营凉血

1. 清营汤（《温病条辨》）
　　（1）组成：犀角（水牛角代）三钱，生地黄五钱，玄参三钱，淡竹叶心一钱，麦冬三钱，丹参二钱，黄连一钱五分，银花三钱，连翘二钱。
　　（2）功用：清营解毒，透热养阴。
　　（3）主治：热入营分证。身热夜甚，神烦少寐，时有谵语，目喜开或喜闭，口渴或不渴，斑疹隐隐，舌绛而干，脉细数。
　　（4）配伍意义：犀角（水牛角代）清营分热毒，为君药。热伤营阴，配伍生地黄凉血滋阴，麦冬养阴生津，玄参滋阴降火，三药相伍，既可甘寒养阴，又可助君药清营凉血，共为臣药。君臣相配，咸寒与甘寒并用，清营热而滋营阴，祛邪扶正兼顾。邪入营分，故用金银花、连翘、淡竹叶清热解毒，轻清透邪，使营分热邪有外达之机，即"入营犹可透热转气"；黄连清心解毒；丹参不仅清热凉血，而且活血化瘀，防热与血结成瘀。银花、连翘、淡竹叶、黄连、丹参共为佐药。
　　（5）配伍特点：清营解毒为主，兼以透热转气，养阴生津。
　　（6）运用
　　①辨证要点：身热夜甚，神烦少寐，斑疹隐隐，舌绛而干，脉数。
　　②加减变化：若舌干较甚者，可去黄连，防苦燥伤阴；若热陷心包，窍闭神昏者，本方与安宫牛黄丸或至宝丹合用；若惊厥抽搐者，可配用紫雪或酌配羚羊角、钩藤以息风止痉；若伴见气分热盛，可重用金银花、连翘或加石膏、知母、大青叶、板蓝根等，以增强清热解毒之功。
　　③使用注意：原著强调本方的运用，应注意舌诊："白滑者，不可与也"。

2. 犀角地黄汤（《小品方》，录自《外台秘要》）
　　（1）组成：犀角（水牛角代）一两，生地黄半斤，芍药三分，牡丹皮一两。
　　（2）功用：清热解毒，凉血散瘀。
　　（3）主治：热入血分证。
　　①热扰心神：身热谵语，舌绛起刺，脉细数。
　　②热伤血络：斑色紫黑，吐血、衄血、便血、尿血等，舌红绛，脉数。
　　③蓄血瘀热：喜忘如狂，漱水不欲咽，大便色黑易解等。
　　（4）配伍意义：犀角（水牛角代）为君，凉血清心，清热解毒。生地为臣药，清热凉血，养阴生津，助犀角清热凉血止血，复已失之阴血。赤芍与丹皮相伍，共为佐药，有清热凉血，活血化瘀之功。四药合用，清热为主，兼以养阴，热清血宁而无耗血之弊；凉血与化瘀并用，止血而无留瘀之弊。

四、清热解毒

1. 黄连解毒汤（《肘后备急方》，名见《外台秘要》引崔氏方）

（1）组成：黄连三两，黄芩、黄柏各二两，栀子十四枚。

（2）功用：泻火解毒。

（3）主治：**三焦火毒证**。大热烦躁，口燥咽干，错语不眠；或热病吐血、衄血；或热甚发斑，或身热下利，或湿热黄疸；或外科痈疡疔毒，舌红苔黄，脉数有力。

（4）配伍意义：君药为黄连，清泻心火，兼泻中焦之火。臣药为黄芩，清上焦之火。黄柏泻下焦之火；栀子清泻三焦之火，导热下行，引邪热从小便而出，共为佐药。

（5）配伍特点：集黄芩、黄连、黄柏、栀子于一方，苦寒直折，直折火热。

（6）运用

①辨证要点：大热烦躁，口燥咽干，舌红苔黄，脉数有力。

②加减变化：伴大便秘结者，加大黄以泻实热；伴疔疮肿毒者，加蒲公英、金银花、连翘以清热解毒；伴吐衄者，加玄参、生地黄、牡丹皮以清热凉血。

③使用注意：本方苦寒直折，不宜久服或过量服用。

2. 凉膈散（《太平惠民和剂局方》）

（1）组成：川大黄，朴硝，炙甘草各二十两，山栀子仁，薄荷，黄芩各十两，连翘二斤半，淡竹叶七片，蜜。

（2）功用：泻火通便，清上泄下。

（3）主治：**上中二焦郁热证**。烦躁口渴，面赤唇焦，胸膈烦热，口舌生疮，睡卧不宁，或咽痛吐衄，便秘溲赤，或大便不畅，舌红苔黄，脉滑数。

（4）配伍意义：本方重用连翘为君，清热解毒，透散上焦之热。黄芩清胸膈郁热；山栀通泻三焦，引火下行；大黄、芒硝泻火通便，以荡涤中焦燥热，俱为臣药。薄荷、淡竹叶轻清疏散，同为佐药。甘草和白蜜相伍，既可缓和硝、黄峻泻之力，又能生津润燥，调和诸药，为佐药。本方配伍特点是：清上与泻下并行，泻下是为清泄胸膈郁热而设，即"**以泻代清**"。

3. 普济消毒饮（《东垣试效方》）

（1）组成：黄芩酒炒、黄连酒炒各五钱，陈皮、生甘草、玄参、柴胡、桔梗各二钱，连翘、板蓝根、马勃、牛蒡子、薄荷各一钱，僵蚕、升麻各七分。

（2）功用：清热解毒，疏风散邪。

（3）主治：**大头瘟**。头面红肿焮痛，恶寒发热，目不能开，咽喉不利，舌燥口渴，舌红苔白兼黄，脉浮数有力。

（4）配伍意义：重用酒连、酒芩为君，清热泻火，祛上焦头面热毒。牛蒡子、连翘、薄荷、僵蚕辛凉疏散，祛头面风热，为臣药。玄参、马勃、板蓝根清热解毒；甘草、桔梗以清利咽喉；陈皮理气疏壅，以消邪热郁结，同为佐药。升麻、柴胡疏散风热，能引诸药上达头面，寓"火郁发之"之意，兼佐使之用。

4. 仙方活命饮（《校注妇人良方》）

（1）组成：白芷六分，贝母、防风、赤芍药、当归尾、甘草节、皂角刺、穿山甲、天花粉、乳香、没药各一钱，金银花、陈皮各三钱，酒。

（2）功用：清热解毒，消肿溃坚，活血止痛。
（3）主治：**阳证痈疡初起**。红肿焮痛，或身热凛寒，苔薄白或黄，脉数有力。
（4）配伍意义：金银花为君，功擅清热解毒疗疮。当归尾、赤芍、乳香、没药、陈皮行气通络活血化瘀，消肿止痛，均为臣药。疮疡初起，邪热郁于肌腠之间，故配伍白芷、防风散结消肿，使热毒从外透解；贝母、花粉具有清热化痰散结之效，可使未成之脓即消；穿山甲、皂刺透脓溃坚，可使脓成即溃，均为佐药。甘草清热解毒，兼调和诸药；煎药加酒，旨在助药力直达病所，共为佐使。

五、清脏腑热

1. 龙胆泻肝汤（《医方集解》）
（1）组成：龙胆草，黄芩，栀子，泽泻，木通，当归，栀子，生地黄，柴胡，生甘草，车前子。
（2）功用：清泻肝胆实火，清利肝经湿热。
（3）主治：①**肝胆实火上炎证**。头痛目赤，胁痛口苦，耳聋耳肿，舌红苔黄，脉弦数有力。②**肝经湿热下注证**。阴肿阴痒，筋痿，阴汗，或带下黄臭等，舌红苔黄腻，脉弦数有力。
（4）配伍意义：龙胆草为君，既可泻肝胆实火，又能利肝经湿热泻火除湿，两擅其功。黄芩、栀子为臣药，燥湿清热，苦寒泻火、增强君药泻火除湿之力。泽泻、车前子、木通渗湿泄热，导湿热下行；配伍当归和生地滋阴补血的原因有二：一则肝乃藏血之脏，肝经实火，易耗阴血；二则方中苦燥渗利伤阴之品较多，有耗伤阴血之弊端。肝喜条达而恶抑郁，肝气不舒，火邪内郁，方中苦寒降泄之品，恐肝胆升发之机受折，故用柴胡疏畅肝胆气机，兼引诸药归肝胆之经；甘草护胃安中，调和诸药。
（5）配伍特点：泻中有补，降中寓升，利中有滋，泻火而不伐胃，祛邪而不伤正。
（6）运用
①辨证要点：口苦溺赤，舌红苔黄，脉弦数有力。
②加减变化：若肝胆实火较盛，加黄连以清热泻火；若湿盛热轻者，去黄芩、生地黄，加滑石、薏苡仁以增强利湿之功；若阴囊肿痛甚者，可去柴胡，加连翘、黄连、大黄以泻火解毒。
③使用注意：脾胃虚寒证和阴虚阳亢之证，皆非所宜。

2. 芍药汤（《素问病机气宜保命集》）
（1）组成：芍药一两，当归半两，黄连半两，槟榔、木香、炒甘草各二钱，大黄三钱，黄芩半两，官桂二钱半。
（2）功用：清热燥湿，调气和血。
（3）主治：**湿热痢疾**。腹痛，便脓血，赤白相兼，里急后重，肛门灼热，小便短赤，舌苔黄腻，脉弦数。
（4）配伍意义：黄芩、黄连为君，取其入大肠经，功擅清热燥湿解毒。**芍药重用**以养血和营，缓急止痛，配以当归养血活血，体现"行血则便脓自愈"之义，兼顾湿热壅滞肠道，耗伤阴血之弊；**木香、槟榔**行气导滞，体现"调气则后重自除"之义。当归、芍药、木香、槟榔合用，调和气血，共为臣药。**大黄**泻下通腑，使湿热积滞从大便而去，体现"通因通用"之法；大黄与黄芩、黄连相伍，则清热燥湿之功著，大黄与当归、芍药相伍，则活血行气之力彰。配伍少量官桂，既可助当归、芍药行血和营，又可制约黄芩、黄连苦寒之性，还能防呕逆拒药。大黄与肉桂，同为佐药。炙甘草和中调药，与芍药相配，缓急止痛功兼佐使。

（5）配伍特点：寒热共投，侧重于热者寒之；气血并治，兼以通因通用。

（6）运用

①辨证要点：痢下赤白，腹痛里急，苔腻微黄。

②加减变化：如苔黄而干，热甚伤津者，去肉桂，加乌梅，避温就凉；如有食积者，加山楂、神曲以消导滞；如热毒重者，加白头翁、金银花增强清热解毒之力；如痢下赤多白少，加牡丹皮、地榆凉血止血。

③使用注意：痢疾初起，伴有表证者忌用。

3. 左金丸（《丹溪心法》）

（1）组成：黄连六两，吴茱萸一两。

（2）功用：清泻肝火，降逆止呕。

（3）主治：**肝火犯胃证**。胁肋疼痛，嘈杂吞酸，呕吐口苦，舌红苔黄，脉弦数。

（4）配伍意义：重用黄连，清泻肝火，肝火得清，自不横逆犯胃；黄连亦善清胃火，胃火降则其气自和，标本兼顾，为君药。佐以小剂量的吴茱萸，功兼四用：一者条达肝气，郁结得开；一者取其下气之用，助黄连和胃降逆；一者制约黄连之苦寒，使泻火而无凉遏之弊；一者领黄连直达肝经。

（5）配伍特点：肝胃同治，辛开苦降，寒热并投，相反相成；泻火而不凉遏，降逆不碍火郁。

（6）运用

①辨证要点：呕吐吞酸，胁痛口苦，舌红苔黄脉弦数。

②加减变化：黄连与吴茱萸的剂量比例为6∶1。若吞酸重者，加海螵蛸、煅瓦楞以制酸止痛；若胁肋痛甚，合四逆散以疏肝和胃。

4. 导赤散（《小儿药证直诀》）

（1）组成：生地黄、木通、生甘草梢各等份、淡竹叶。

（2）功用：清心利水养阴。

（3）主治：**心经火热证**。心胸烦热，口渴面赤，意欲饮冷，口舌生疮；或心热下移于小肠，小便赤涩刺痛，舌红，脉数。

（4）配伍意义：生地黄甘寒而润，入心、肾二经，凉血滋阴以制心火；木通苦寒，入心与小肠经，上清心经之火，下导小肠之热。生地黄与木通合用，利水不伤阴，滋阴不恋邪，共为君药。淡竹叶甘淡，清心除烦，淡渗利水，导心火下行，为臣药。生甘草用梢者，取其清热解毒，直达茎中而止痛，且防木通、生地黄寒凉伤胃之弊，兼调和诸药，为佐使之用。

5. 清胃散（《脾胃论》）

（1）组成：生地黄、当归身各三分，牡丹皮半钱，黄连六分，升麻一钱。

（2）功用：清胃凉血。

（3）主治：**胃火牙痛**。牙痛牵引头痛，面颊发热，其齿喜冷恶热，或牙宣出血，或牙龈红肿溃烂或唇舌腮颊肿痛，口气热臭，口干舌燥，舌红苔黄，脉滑数。

（4）配伍意义：黄连苦寒泻火，直折胃腑之热，故为君药。臣以甘辛微寒之**升麻**，既可清热解毒，又可升散透发，宣达郁遏之伏火，寓"火郁发之"之意。**黄连得升麻**，泻火而无凉遏之弊；升麻得黄连，散火而无升焰之虞。由于胃热炽盛，耗伤阴血，故以生地黄凉血滋阴；牡丹皮凉血清热，共为臣药。当归养血活血、以消肿止痛，为佐药之用。升麻兼以引经为使。

6. 苇茎汤（《外台秘要》引《古今录验方》）

（1）组成：苇茎二升，薏苡仁半升，瓜瓣半升，桃仁三十枚。

（2）功用：清肺化痰，逐瘀排脓。

（3）主治：**肺痈，热毒壅滞，痰瘀互结证**。身有微热，咳嗽痰多，甚则咳吐腥臭脓血，胸中隐隐作痛，舌红苔黄腻，脉滑数。

（4）配伍意义：苇茎为君，取其善清肺热，为肺痈要药。瓜瓣清热化痰，利湿排脓，与苇茎相伍，清肺宣壅，涤痰排脓；薏苡仁渗湿健脾，清肺排脓，二者同为臣药。桃仁活血逐瘀，助苇茎消痈，是为佐药。

7. 白头翁汤（《伤寒论》）

（1）组成：白头翁二两、黄柏三两、黄连三两、秦皮三两。

（2）功用：清热解毒，凉血止痢。

（3）主治：**热毒痢疾**。腹痛，里急后重，肛门灼热，下痢脓血，赤多白少，渴欲饮水，舌红苔黄，脉弦数。

（4）配伍意义：白头翁为君，清热解毒，凉血止痢。黄连清热解毒，燥湿厚肠；黄柏清下焦湿热，两药共为臣药。秦皮清热解毒，收涩止痢，为佐药。

8. 泻白散（《小儿药证直诀》）

（1）组成：地骨皮、桑白皮各一两，炙甘草一钱，粳米一撮。

（2）功用：清泻肺热，止咳平喘。

（3）主治：**肺热喘咳证**。气喘咳嗽，皮肤蒸热，日晡尤甚，舌红苔黄，脉细数。

（4）配伍意义：桑白皮专入肺经，清肺热，泻肺气以平喘咳，为君药。地骨皮为君药清降肺中伏火。炙甘草、粳米养胃和中，以扶肺气，共为佐使。

9. 玉女煎（《景岳全书》）

（1）组成：石膏三至五钱，熟地黄三至五钱或一两，麦冬二钱，知母、牛膝各一钱半。

（2）功用：清胃热，滋肾阴。

（3）主治：**胃热阴虚证**。头痛，牙痛，齿松牙衄，烦热干渴，舌红苔黄而干。亦治消渴，消谷善饥等。

六、清虚热

1. 青蒿鳖甲汤（《温病条辨》）

（1）组成：青蒿二钱、鳖甲五钱、细生地黄、知母各二钱，牡丹皮三钱。

（2）功用：养阴透热。

（3）主治：**温病后期，邪伏阴分证**。夜热早凉，热退无汗，舌红苔少，脉细数。

（4）配伍意义：鳖甲直入阴分，既能滋阴退热，又可入络搜邪；青蒿芳香清透，清热透络，引邪外出。青蒿与鳖甲相配，滋阴清热，内清外透，共用为君。生地黄滋阴凉血，知母滋阴降火，为臣药。牡丹皮泄阴分伏热，为佐药。

2.当归六黄汤(《兰室秘藏》)
(1)组成：当归、生地黄、黄芩、黄柏、黄连、熟地黄各等份，黄芪加一倍。
(2)功用：滋阴泻火，固表止汗。
(3)主治：**阴虚火旺盗汗**。发热盗汗，口干唇燥，大便干结，小便黄赤，舌红苔黄，脉数。
(4)配伍意义：当归、生地黄、熟地黄三药合用，养肝血，滋肾阴，使阴血充则水能制火，共用为君。盗汗因水不济火、心火偏亢所致，故臣以黄连清心泻火；黄芩、黄柏泻火除烦，清热坚阴。君臣相合，热清则火不内扰，阴坚则汗不外泄。汗出过多，恐表气不固，故用黄芪益气固表，且合当归、熟地黄益气养血，为佐药。

第六单元 祛暑剂

【复习指导】本部分内容历年必考，应作为重点复习。其中香薷散、六一散、清暑益气汤均应熟练掌握。

一、概述

1.祛暑剂的适用范围 适用于夏天感受暑邪而发生的疾病，即"暑病"。

"暑病"多有兼证：夏季天暑下迫，地湿上蒸，人处湿热交蒸之中，故暑病多挟湿邪，常兼胸脘痞闷、呕恶泄泻、舌苔白腻等湿阻气机证；暑性升散，汗液外泄，气随津伤，常兼口渴喜饮、体倦少气、汗多脉虚等气津两伤证；夏令露卧饮冷，贪凉受寒，常兼恶寒身痛之表寒证。

2.祛暑剂的使用注意
(1)暑多夹湿，须辨清暑湿主次轻重。如暑重湿轻者，则湿易从火化，祛湿之品不宜过于温燥，以免助热伤津；若湿重暑轻，则暑为湿遏，甘寒之品又当慎用，以免阴柔碍湿。
(2)辨别暑病的本证、兼证及主次轻重。暑病病情各异，兼证不同，则治法用方亦不相同。

二、祛暑解表

香薷散(《太平惠民和剂局方》)
(1)组成：香薷一斤，白扁豆、厚朴各半斤，酒一分。
(2)功用：祛暑解表，化湿和中。
(3)主治：**阴暑**。恶寒发热，头重身痛，无汗，腹痛吐泻，胸脘痞闷，舌苔白腻，脉浮。
(4)配伍意义：香薷解表散寒，祛暑化湿，重用为君。厚朴行气化湿，是为臣药。白扁豆健脾和中，兼能渗湿消暑，为佐药。入酒少许为使，皆在温通以助药力。

三、祛暑利湿

六一散（《黄帝素问宣明论方》）
（1）组成：滑石六两，甘草一两。
（2）功用：清暑利湿。
（3）主治：**暑湿证**。身热烦渴，小便不利，或泄泻。

四、祛暑益气

清暑益气汤（《温热经纬》）
（1）组成：西洋参、石斛、麦冬、黄连、淡竹叶、荷梗、知母、甘草、粳米、西瓜翠衣。
（2）功用：清暑益气，养阴生津。
（3）主治：**暑热气津两伤证**。身热汗多，口渴心烦，小便短赤，体倦少气，精神不振，脉虚数。
（4）配伍意义：西瓜翠衣清热解暑，西洋参益气生津、养阴清热，两药相伍，共为君药。荷梗解暑清热；石斛、麦冬养阴生津，为臣药。黄连苦寒泻火；知母泻火滋阴；淡竹叶清热除烦，共为佐药。甘草、粳米益胃和中，为使药。

第七单元 温里剂

【复习指导】本部分内容历年必考，应作为重点复习。其中理中丸、小建中汤、四逆汤、当归四逆汤、阳和汤均应熟练掌握。

一、概述

1. 温里剂的适用范围 温里剂适用于里寒证，里寒证是指寒邪在里所致的病证，以畏寒肢凉，喜温蜷卧，面色苍白，口淡不渴，小便清长，脉沉迟等为主要症状。
2. 温里剂的使用注意
（1）辨别寒证所在部位，有针对性地选择方剂。
（2）辨清证候寒热之真假。
（3）因人、因时、因地制宜，斟酌药量大小。
（4）阴寒太盛，服药入口即吐者，可少佐寒凉之品，或热药冷服，避免寒热格拒。
（5）素体阴虚或失血之人，慎用温里剂，防止温燥药耗伤阴血。
（6）寒为阴邪，易伤阳气，故温里剂多配伍补气药。

二、温中祛寒

1. 理中丸（《伤寒论》）
（1）组成：人参、干姜、甘草炙、白术各三两。
（2）功用：温中祛寒，补气健脾。
（3）主治
①**脾胃虚寒证**。脘腹绵绵作痛，喜温喜按，呕吐，大便稀溏，脘痞食少，畏寒肢冷，呕

吐便溏，舌淡苔白，脉沉迟。

②**阳虚失血证**。吐血、衄血、便血或崩漏等，血色暗淡，质地清稀，四肢不温，面色萎黄，舌淡脉弱。

③**小儿慢惊**。病后喜唾涎沫，胸痹等，由中焦虚寒而致者。

（4）配伍意义：**干姜**温中祛寒，振奋脾阳，为君药。人参补气健脾，为臣药。干姜和人参相伍，"温补并用"，为温中健脾的基本结构。脾虚不运，易生湿浊，故用苦温之白术，健脾燥湿，为佐药。炙甘草与诸药等量，为佐使药，其意有三：一为益气补中，二为缓急止痛，三为调和药性。

（5）配伍特点：温补并用，以温为主。

（6）运用

①辨证要点：脘腹绵绵作痛，食少，便溏，畏寒肢冷，舌淡苔白，脉沉迟。

②加减变化：虚寒甚者，加附子以增强温阳祛寒之力；呕吐甚者，加生姜、半夏降逆止呕；下利甚者，加茯苓、白扁豆健脾止泻；阳虚失血者，将干姜改为炮姜，加灶心土温涩止血。

③使用注意：湿热中阻或阴虚火旺者禁用。

2. 小建中汤（《伤寒论》）

（1）组成：桂枝三两，甘草二两，大枣十二枚，芍药六两，生姜三两，胶饴一升。

（2）功用：温中补虚，和里缓急。

（3）主治：**中焦虚寒，肝脾不和证**。腹中拘急样疼痛，喜温喜按，神疲乏力；或心中悸动，虚烦不宁，面色无华，舌淡苔白，脉细弦。

（4）配伍意义：本方由桂枝汤倍芍药，加饴糖而成。饴糖为君药，既可温中补虚，又可缓急止痛。桂枝辛温，温助阳气，祛散寒邪；**白芍**酸甘，益阴养血，缓急止痛，二味共为臣药。佐以生姜温中散寒；大枣补脾养血。炙甘草甘温益气，缓急止痛，调和药性，为佐使之用。其中，饴糖配桂枝，辛甘化阳，温中焦，补脾虚；芍药配甘草，酸甘化阴，缓肝急，止腹痛。

3. 吴茱萸汤（《伤寒论》）

（1）组成：吴茱萸一升，人参三两，生姜六两，大枣十二枚。

（2）功用：温中补虚，降逆止呕。

（3）主治：**肝胃虚寒，浊阴上逆证**。食后泛泛欲呕，或呕吐酸水，或吐清涎冷沫，胸满脘痛，巅顶头痛，畏寒肢凉，甚则伴手足逆冷，大便稀溏，舌淡苔白滑，脉沉弦。

（4）配伍意义：吴茱萸为君药，温肝暖胃，尤擅降逆止呕。生姜温胃散寒，降逆止呕，为呕家之圣药，重用为臣。人参益气健脾，为佐药。大枣既助人参补脾养胃，又合生姜调理脾胃，为佐使之药。

4. 大建中汤（《金匮要略》）

（1）组成：蜀椒二合，干姜四两，人参二两，胶饴一升。

（2）功用：温中补虚，降逆止痛。

（3）主治：**中阳衰弱，阴寒内盛之脘腹剧痛证**。手足厥冷，腹痛连及胸脘，或腹部时见块状物上下攻撑作痛，呕吐剧烈，舌质淡，苔白滑，脉沉伏而迟。

· 207 ·

三、回阳救逆

四逆汤(《伤寒论》)

(1) 组成：甘草二两，干姜一两半，生附子一枚。

(2) 功用：回阳救逆。

(3) 主治：**心肾阳衰寒厥证**。四肢厥逆，恶寒蜷卧，神衰欲寐，面色苍白，呕吐不渴，腹痛下利，舌苔白滑，脉微细。

(4) 配伍意义：生附子为君，温壮元阳，破阴逐寒，通行十二经脉，生用则能迅达内外以回阳救逆。臣以干姜，温中散寒，助阳通脉。附子和干姜相伍，一温先天以生后天，一温后天以养先天，相须为用，是回阳救逆的基本结构。炙甘草的用意有三，一是益气补中，二是解生附子之毒，缓附、姜峻烈之性；三是调和药物，使药力持久，是佐药而兼使药之用。

(5) 配伍特点：生附子配干姜，破阴回阳，回阳救逆；脾肾兼顾，既壮先天肾阳，又温后天脾阳；峻中寓缓，使破阴复阳而无辛热暴散之虑。

(6) 运用

①辨证要点：四肢厥逆，神衰欲寐，面色苍白，脉微细。

②使用注意：真热假寒者忌用。若服药后，出现呕吐拒药者，将药液置凉后服用。本方纯用辛热之品，中病手足温和即止，不可久服。

四、温经散寒

1. **当归四逆汤**(《伤寒论》)

(1) 组成：当归三两，桂枝三两，芍药三两，细辛三两，炙甘草二两，通草二两，大枣二十五枚。

(2) 功用：温经散寒，养血通脉。

(3) 主治：**血虚寒厥证**。手足厥寒，或腰、股、腿、足、肩臂疼痛，口不渴，舌淡苔白，脉沉细或细而欲绝。

(4) 配伍意义：当归养血和血，桂枝温经散寒，温通血脉，两药相伍，共为君药。细辛温经散寒，助桂枝温通血脉；白芍养血和营，助当归补益营血，共为臣药。通草通经脉；大枣、甘草，益气健脾养血，共为佐药。重用大枣，既合归、芍以补营血，又防桂枝、细辛燥烈太过，耗伤阴血。炙甘草为使药，调和药性。

2. **阳和汤**(《外科证治全生集》)

(1) 组成：熟地黄一两，麻黄五分，鹿角胶三钱，白芥子二钱，肉桂一钱，生甘草一钱，炮姜炭五分。

(2) 功用：温阳补血，散寒通滞。

(3) 主治：**阴疽**。如贴骨疽、脱疽、流注、痰核、鹤膝风等，患处漫肿无头，皮色不变，酸痛无热，口中不渴，舌淡苔白，脉沉细或迟细。

(4) 配伍意义：重用熟地黄温补营血，填精补髓；鹿角胶温肾阳，益精血。两药相伍，共为君药。肉桂、姜炭，均入血分，温阳散寒，温通血脉，为臣药。白芥子可达皮里膜外，温化寒痰；少量麻黄，开肌腠，散寒凝，为佐药。方中鹿角胶、熟地黄，得干姜、肉桂、白芥子、麻黄之宣通，则补而不滞；麻黄、白芥子、干姜、肉桂得熟地黄、鹿角胶之滋补，则温散而不伤正。生甘草为使，解毒而调诸药。

第八单元 表里双解剂

【复习指导】本部分内容历年必考,其中大柴胡汤的组成、主治,应熟练掌握。

一、概述

1. 表里双解剂的适用范围 表里双解剂适用于表证未除,里证又急之表里同病的病证。
2. 表里双解剂的使用注意
(1)必须既有表证,又有里证,方可应用。
(2)辨清表证与里证的寒、热、虚、实后,针对病情,选择适当的方剂。
(3)分清表证与里证的轻重主次。

二、解表清里

葛根黄芩黄连汤(《伤寒论》)
(1)组成:葛根半斤,炙甘草二两,黄芩三两,黄连三两。
(2)功用:解表清里。
(3)主治:协热下利。身热下利,胸脘烦热,口干作渴,喘而汗出,舌红苔黄,脉数或促。
(4)配伍意义:重用葛根为君,既能解表退热,又能升发脾胃清阳之气以治下利。臣以苦寒之黄连、黄芩清热燥湿,厚肠止利。使以甘草甘缓和中,调和诸药。

三、解表攻里

1. 大柴胡汤(《金匮要略》)
(1)组成:柴胡半斤,黄芩三两,芍药三两,半夏半升,生姜五两,枳实四枚,大枣十二枚,大黄二两。
(2)功用:和解少阳,内泻热结。
(3)主治:少阳阳明合病。往来寒热,胸胁苦满,呕不止,郁郁微烦,心下痞硬,或心下满痛,大便不解或下利,舌苔黄,脉弦数有力。
(4)配伍意义:本方是小柴胡汤与小承气汤两方加减合成,是和解与泻下并用的方剂。小柴胡汤是治疗伤寒少阳证的主方,因兼阳明胃家实,故去补益胃气的人参、甘草,加大黄、枳实、芍药治疗阳明热结。重用柴胡为君药,配臣药黄芩和解清热,以除少阳之邪。轻用大黄,大黄和枳实相伍以泻阳明热结,行气消痞,共为臣药。芍药缓急止痛,与大黄相伍,可治腹中实痛;芍药与枳实相伍,可理气和血,以除心下满痛。半夏配伍大量生姜,治呕逆不止,共为佐药。大枣与生姜相配,能和营卫而行津液,并调和诸药,为使药。
(5)配伍特点:既不悖于少阳禁下的原则,又可和解少阳,内泻热结,使少阳与阳明合病得以双解。
(6)运用
①辨证要点:往来寒热,胸胁苦满,心下满痛,呕吐,便秘,苔黄,脉弦数有力。
②加减变化:兼黄疸者,加茵陈、栀子以清热利湿退黄;兼胁痛剧烈者,加川楝子、延胡索以行气活血止痛;胆结石者,加金钱草、海金砂、鸡内金以化石。

2.防风通圣散(《宣明论方》)

(1)组成:防风、荆芥、连翘、麻黄、薄荷、川芎、当归、芍药、白术、山栀、大黄、芒硝各五钱,石膏、黄芩、桔梗各一两,滑石三两,甘草二两,生姜三片。

(2)功用:疏风解表,泻热通便。

(3)主治:风热壅盛,表里俱实证。憎寒壮热,头目昏眩,目赤睛痛,口苦而干,咽喉不利,胸膈痞闷,咳呕喘满,大便秘结,小便赤涩,舌苔黄腻,脉数有力。亦治疮疡肿毒,肠风痔漏,丹斑瘾疹等。

第九单元 补益剂

【复习指导】本部分内容历年必考,应作为重点复习。其中四君子汤、参苓白术散、补中益气汤、生脉散、四物汤、当归补血汤、归脾汤、炙甘草汤、六味地黄丸、大补阴丸、一贯煎、肾气丸应熟练掌握。

一、概述

1.补益剂的适用范围 补益剂主要适用于虚证。凡是由于正气虚弱,气、血、阴、阳耗伤所导致的病证,均可使用补益剂治疗。

2.补益剂的使用注意

(1)要辨清虚证的实质和具体的病位。虚证辨气血阴阳哪方面虚损,并结合心肝脾肺肾等部位的不同,临症区分清楚,予以补益。

(2)要辨清虚实真假。真虚假实证宜用补益剂,若误用攻伐之剂,则虚者更虚;若为真实假虚证,若误用补益之剂,则实者更实,贻误病情。

(3)要注意脾胃功能。补益药易壅中滞气,故应在方中适当加入理气醒脾之品,以助运化,使补而不滞。

(4)采用适宜的煎服方法。补益药大多为味厚滋腻之品,宜文火久煎,促使药力尽出;服药时间大多以空腹或饭前服用为佳,有利于药物的吸收,若急证则不受时间限制。

二、补气

1.补中益气汤(《内外伤辨惑论》)

(1)组成:黄芪五分,病甚、劳役热甚者一钱;炙甘草五分,人参三分,当归二分,橘皮二分或三分,升麻二分或三分,柴胡二分或三分,白术三分。

(2)功用:补中益气,升阳举陷。

(3)主治:①脾虚气陷证。饮食减少,体倦肢软,少气懒言,面色萎黄,大便稀溏,舌淡,脉虚;以及脱肛、子宫脱垂、久泻、久痢、崩漏等。②气虚发热证。身热自汗,渴喜热饮,气短乏力,舌淡,脉虚大无力。

(4)配伍意义:重用黄芪为君,味甘微温,补中益气,升阳固表。配伍人参、白术、炙甘草三味药为臣,甘温补中,增强黄芪补气健脾之功。当归养血和营,补充营血的不足;陈皮理气和胃,使诸药补而不滞,二者共为佐药。并配以少量轻清升散的柴胡、升麻升阳举陷,协助黄芪以升提下陷之中气;炙甘草益气补中,调和诸药,均为佐使药。

(5)配伍特点:益气补脾为主,升举清阳为辅,补中寓升;甘温益气为主,佐以行气,补而不滞；补气兼补血，气血同治。

（6）运用

①辨证要点：体倦乏力，少气懒言，面色黄，脉虚软无力。

②加减变化：若头痛者，加蔓荆子、川芎、藁本以疏风止痛；咳嗽者，加五味子、麦冬以敛肺止咳；腹痛者，加白芍以柔止痛；气滞者，加木香、枳壳以理气解郁。本方亦可用于虚人感冒，加紫苏叶少许以增辛散之力。

③使用注意：阴虚发热及内热炽盛者忌用。

2. 四君子汤（《太平惠民和剂局方》）

（1）组成：人参 白术 茯苓 炙甘草各等份。

（2）功用：益气健脾。

（3）主治：**脾胃气虚证**。面色萎白，语声低微，四肢倦怠，气短乏力，食少便溏，舌淡苔白，脉虚弱。

（4）配伍意义：方中以甘温之人参为君，益气健脾养胃，脾气健旺，则运化正常，气血化生有源。脾胃气虚，运化乏力，湿浊内生，故以苦温之白术为臣，健脾燥湿。白术与人参配伍，益气健脾之功加强。佐以甘淡之茯苓，健脾渗湿。茯苓、白术相伍，健脾祛湿之功显著，并能顺应脾喜燥恶湿的生理特性。炙甘草甘温益气，助参、术益气补中，调和诸药，为佐使药。

3. 参苓白术散（《太平惠民和剂局方》）

（1）组成：莲子肉一斤，薏苡仁一斤，砂仁一斤，桔梗一斤，白扁豆一斤，半茯苓二斤，人参二斤，炒甘草二斤，白术二斤，山药二斤，大枣。

（2）功用：益气健脾，渗湿止泻。

（3）主治：**脾虚湿盛证**。饮食不化，胸脘痞闷，肠鸣泄泻，四肢乏力，形体消瘦，面色萎黄，舌淡苔白腻，脉虚缓。

（4）配伍意义：方中配伍四君子汤（人参、白术、茯苓、炙甘草）益气健脾除湿。山药、莲子肉助四君子汤健脾益气止泻；白扁豆健脾化湿，薏苡仁健脾渗湿，二药共助白术、茯苓健脾祛湿以止泻。配以砂仁芳香醒脾，化湿和胃，行气导滞，使全方补而不滞。桔梗宣利肺气，通调水道，且能载药上行，与诸补脾药共用，有"培土生金"之意；炙甘草、大枣补脾和中，调和诸药。

4. 生脉散（《医学启源》）

（1）组成：人参五分，麦冬五分，五味子七粒。

（2）功用：益气生津，敛阴止汗。

（3）主治：①**温热、暑热，耗气伤阴证**。汗多神疲，体倦乏力，气短懒言，咽干口渴，舌干红少苔，脉虚数。②**久咳伤肺，气阴两虚证**。干咳少痰，短气自汗，口干舌燥，脉虚细。

（4）配伍意义：方中人参甘温，大补元气，益肺生津，为君药。麦冬甘寒，养阴清热，润肺生津，与人参合用，气阴双补，相得益彰，用以为臣。五味子酸温，敛肺止汗，生津止渴，为佐药。三药相伍，一补一润一敛，共奏益气养阴，生津止渴，敛阴止汗之功。

5. 玉屏风散（《医方类聚》）

（1）组成：防风一两，炙黄芪二两，白术二两，大枣一枚。

（2）功用：益气固表止汗。
（3）主治：**表虚自汗**。汗出恶风，面色㿠白，舌淡苔薄白，脉浮虚。亦治虚人腠理不固，易感风邪。

三、补血

1. 四物汤（《仙授理伤续断秘方》）
（1）组成：当归，川芎，白芍，熟、干地黄各等份。
（2）功用：补血调血。
（3）主治：**营血虚滞证**。头晕目眩，心悸失眠，面色无华，妇人月经不调，量少或经闭不行，脐腹作痛，甚或瘕块硬结，舌淡，口唇、爪甲色淡，脉细弦或细涩。
（4）配伍意义：方中熟地黄味厚滋腻，滋养阴血，补肾填精，为补血要药，用为君药。当归甘辛温，补血养肝，兼具活血，为养血调经良药，故为臣药。佐以酸甘质柔之白芍，养血敛阴，助地、归滋阴养血之功，且柔肝缓急止痛；川芎辛散温通，调畅气血，与当归相伍则畅达血脉之力益彰。
（5）配伍特点：阴柔补血之熟地黄、白芍与辛香之当归、川芎相配，动静相宜，刚柔相济，补血而不滞血，行血而不伤血，温而不燥，滋而不腻。
（6）运用
①辨证要点：面色无华，唇甲色淡，舌淡，脉细。
②加减变化：若以血滞为主者，加桃仁、红花，白芍改为赤芍，以加强活血祛瘀之力；加黄芪、人参，以补气生血；血虚有热者，加黄芩、牡丹皮，熟地黄易为生地黄，以清热凉血；血虚有寒者，加肉桂、吴茱萸、炮姜，以温通血脉；妊娠胎漏者，加阿胶、艾叶，以止血安胎。
③使用注意：对于阴虚发热及血崩气脱之证，则非所宜。

2. 归脾汤（《正体类要》）
（1）组成：白术、当归、白茯苓、炒黄芪、远志、龙眼肉、炒酸枣仁各一钱，人参一钱，木香五分，炙甘草三分，生姜，大枣。
（2）功用：益气补血，健脾养心。
（3）主治：①**心脾气血两虚证**。心悸怔忡，健忘失眠，盗汗，体倦食少，面色萎黄，舌淡，苔薄白，脉细弱。②**脾不统血证**。便血，皮下紫癜，妇女崩漏，月经超前，量多色淡，或淋漓不止，舌淡，脉细弱。
（4）配伍意义：方中以参、芪、术、草甘温之品健脾益气，使气旺而血生；当归、龙眼肉甘温养血补心；茯苓、远志、酸枣仁宁心安神；木香理气醒脾，既助中焦运化之功，又使全方补而不滞，滋而不腻；煎药时加少量姜、枣调和脾胃，以资生化。
（5）配伍特点：心脾同治，重在补脾；气血双补，重在益气；补行并施，补而不滞。
（6）运用
①辨证要点：心悸失眠，体倦食少，便血或崩漏，舌淡，脉细弱。
②加减变化：偏热者，加生地炭、棕榈炭、阿胶珠，以清热止血；崩漏下血偏寒者，可加炮姜炭、艾叶炭，以温经止血。

3. 当归补血汤（《内外伤辨惑论》）

（1）组成：黄芪一两，当归二钱。

（2）功用：补气生血。

（3）主治：**血虚阳浮发热证**。肌热面赤，烦渴欲饮，脉洪大而虚，重按无力；亦治妇人经期、产后血虚发热头痛；或疮疡溃后，久不愈合者。

（4）配伍意义：方中**重用黄芪**为君药，其用量是当归的5倍，其意有二：一是量大力宏，补气而专固肌表，可急固行将散亡之阳气；二是有形之血生于无形之气，补气亦助生血之功，故用黄芪大补脾肺之气，以资化源，使气旺血充。配以少量当归养血和营，补虚治本。两药合用，使阴血渐充，浮阳潜藏，虚热自退。

本方亦可用于妇人经期、产后血虚发热头痛，可益气养血而退热。对于疮疡溃后，因气血不足而久不愈合者，亦可用本方补气养血，扶正托毒，以助生肌收口。

四、气血双补

1. 炙甘草汤（《伤寒论》）

（1）组成：炙甘草四两，生姜三两，桂枝三两，人参二两，生地黄一斤，阿胶二两，麦冬半升，麻仁半升，大枣三十枚，清酒。

（2）功用：益气滋阴，通阳复脉。

（3）主治：①**阴血阳气虚弱，心脉失养证**。脉结代，心动悸，虚羸少气，舌光少苔，或质干而瘦小者。②**虚劳肺痿**。干咳无痰，或咳吐涎沫，量少，形瘦短气，虚烦不眠，自汗盗汗，咽干舌燥，大便干结，脉虚数。

（4）配伍意义：方中重用炙甘草，补气生血，养心益脾；重用生地黄，滋阴养血，充脉养心。二药重用，益气养血以复脉之本，共为君药。配伍人参、大枣，补脾气，益心气，以资气血生化之源；阿胶、麦冬、麻仁养心血，滋心阴，充血脉，共为臣药。桂枝、生姜温通走散，温心阳，通血脉，使气血流畅以助脉气续接，并防诸厚味滋腻之品补腻太过，是为佐药。煎煮时加清酒，以酒性辛热，温通血脉，以行药力，为使药。

2. 八珍汤（《瑞淡竹堂经验方》）

（1）组成：人参、白术、茯苓、当归、川芎、白芍药、熟地黄、炙甘草各一两，生姜五片，大枣一枚。

（2）功用：益气补血。

（3）主治：**气血两虚证**。面色苍白或萎黄，头晕目眩，四肢倦怠，气短懒言，心悸怔忡，饮食减少，舌淡苔薄白，脉细弱或虚大无力。

（4）配伍意义：方中人参、熟地黄配伍，益气养血，共为君药。白术、茯苓健脾除湿，助人参益气健脾；当归、白芍养血和营，助熟地黄补益阴血，均为臣药。川芎为佐，活血行气，使地、归、芍补而不滞，滋而不腻。炙甘草为使，益气补中，调和诸药。煎煮时，加入姜、枣调和脾胃，以资气血生化之源，亦为佐使。

五、补阴

1. 六味地黄丸（《小儿药证直诀》）

（1）组成：熟地黄八钱，山茱肉四钱，干山药四钱，泽泻三钱，牡丹皮三钱，茯苓三钱。

（2）功用：**滋补肝肾**。
（3）主治：**肝肾阴虚证**。腰膝酸软，头晕目眩，耳鸣耳聋，盗汗，遗精，消渴，骨蒸潮热，手足心热，口燥咽干，牙齿松动，足跟作痛，小便淋沥，以及小儿囟门不合，舌红少苔，脉沉细数。
（4）配伍意义：方中重用熟地黄为君，滋阴补肾，填精益髓。山茱萸补益肝肾，并能涩精敛汗，取"肝肾同源"之意；山药补益脾阴，固肾止遗，共为臣药。熟地黄、山药、山茱萸为"三补"，肾、肝、脾三阴并补，且以补肾阴为主。泽泻利湿而泄肾浊，并防熟地黄之滋腻；茯苓淡渗脾湿，并助山药之健脾，与泽泻相伍共泄肾浊，使真阴得复其位；牡丹皮清泄虚火，并能制约山萸肉之温涩。泽泻、茯苓、牡丹皮称之为"三泻"，是为佐药。
（5）配伍特点：肝、脾、肾三阴并补，以补肾阴为主；三补三泻，以补为主。
（6）运用
①辨证要点：腰膝酸软，头晕目眩，口燥咽干，舌红少苔，脉沉细数。
②加减变化：兼脾虚气滞者，加白术、陈皮、砂仁等以健脾和胃；若虚火明显者，加知母、黄柏、玄参等以加强清热降火之功。
③使用注意：脾虚泄泻者慎用。

2. 左归丸（《景岳全书》）
（1）组成：怀熟地黄八两，炒山药四两，枸杞子四两，山茱萸四两，川牛膝三两，鹿角胶四两，龟甲胶四两，菟丝子四两。
（2）功用：**滋阴补肾，填精益髓**。
（3）主治：**真阴不足证**。头晕目眩，腰酸腿软，遗精滑泄，自汗盗汗，口燥舌干，舌红少苔，脉细。
（4）配伍意义：方中重用熟地黄填精益髓，大补真阴，是为君药。山茱萸滋肝养肾，涩精敛汗；山药补脾滋阴，滋肾固精；枸杞子补肾益精，养肝明目；龟甲胶、鹿角胶，二胶为血肉有情之品，峻补精髓，其中龟甲胶偏于补阴，鹿角胶偏于补阳，在补阴药中配伍补阳药，取"阳中求阴"之义，五药均为臣药。菟丝子、川牛膝补肝肾，健筋骨，强腰膝，俱为佐药。

3. 大补阴丸（《丹溪心法》）
（1）组成：熟地黄六两，龟甲六两，黄柏四两，知母四两，猪脊髓，蜂蜜。
（2）功用：**滋阴降火**。
（3）主治：**阴虚火旺证**。骨蒸潮热，盗汗遗精，咳嗽咯血，心烦易怒，足膝疼热，舌红少苔，尺脉数而有力。
（4）配伍意义：重用熟地黄填精益髓，大补真阴；龟甲滋阴潜阳；二药合用壮水制火，以培其本，共为君药。黄柏苦寒，清泄相火以坚阴；知母苦寒而润，上能清润肺金，下能滋清肾水，知母黄柏相伍，清降虚火，保存阴液，以清其源，均为臣药。以猪脊髓、蜂蜜为丸，此乃血肉甘润之品，既助熟地黄、龟甲滋阴，又制黄柏之苦燥，俱为佐使。

4. 百合固金汤（《慎斋遗书》）
（1）组成：熟地三钱，生地三钱，当归身三钱，白芍一钱，甘草一钱，桔梗八分，玄参八分，贝母一钱，半麦冬一钱半，百合一钱半。

（2）功用：滋养肺肾，止咳化痰。

（3）主治：**肺肾阴亏，虚火上炎证**。咳嗽气喘，痰中带血，咽喉燥痛，头晕目眩，午后潮热，舌红少苔，脉细数。

（4）配伍意义：方中百合滋阴清热，润肺止咳化痰；生地、熟地滋肾壮水，生地又能清热凉血止血，共为君药。三药相伍，肺肾同治，金水相生。麦冬甘寒助百合以滋阴清热，润肺止咳；玄参咸寒助二地滋阴凉血，清虚火，兼清利咽喉，共为臣药。当归治咳逆上气，配伍白芍以养血和血；贝母清热润肺，化痰止咳，俱为佐药。桔梗配伍甘草以宣肺利咽，化痰散结，并能载药上行；生甘草清热泻火，兼调和诸药，为佐使药。

5. 一贯煎（《续名医类案》）

（1）组成：北沙参、麦冬、当归身、生地黄、枸杞子、川楝子。

（2）功用：滋阴疏肝。

（3）主治：**肝肾阴虚，肝气郁滞证**。胸脘胁痛，吞酸吐苦，咽干口燥，舌红少津，脉细弱或虚弦。亦治疝气瘕聚。

（4）配伍意义：方中重用生地黄为君，滋阴养血，补益肝肾，内寓滋水涵木之意。当归、枸杞滋阴养血柔肝，当归且能活血；北沙参、麦冬滋养肺胃，养阴生津，旨在佐金平木，扶土抑木，四药共为臣药。佐以少量川楝子，疏肝清热，理气止痛，复其条达之性。该药性虽苦寒，但与大队甘寒滋阴养血药相伍，则无苦燥伤阴之弊，并防诸滋阴药滋腻碍胃。

六、补阳

1. 肾气丸（《金匮要略》）

（1）组成：干地黄八两，山茱萸四两，山药四两，泽泻三两，牡丹皮三两，茯苓三两，桂枝一两，炮附子一两。

（2）功用：补肾助阳。

（3）主治：**肾阳不足证**。腰痛脚软，身半以下常有冷感，少腹拘急，小便不利，或小便反多，入夜尤甚，阳痿早泄，舌淡而胖，脉虚弱，尺部沉细；以及痰饮，水肿，消渴，脚气，转胞等。

（4）配伍意义：方中附子大辛大热，补火助阳，为温阳诸药之首；桂枝辛甘而温，温阳化气，乃温通阳气要药。二药相伍，补肾阳，助气化，共为君药。重用干地黄补肾填精；配伍山茱萸、山药补肝脾而滋阴，意在阴中求阳，共为臣药。君臣相合，补肾填精，温助肾阳。方中补阳之品药少量轻，而滋阴之品药多量重，可见本方并非峻补元阳，而在微微生火，鼓舞肾气，乃"少火生气"。再以泽泻、茯苓利水渗湿，配桂枝化气行水；牡丹皮活血化瘀，合桂枝以行血分之滞。

（5）配伍特点：补阳之中配伍滋阴之品，意在阴中求阳；少量补阳药与大队滋阴药为伍，旨在少火生气；补中有泻，以补为主。

（6）运用

①辨证要点：腰痛脚软，小便不利或反多，舌淡而胖，脉虚弱而尺部沉细。

②加减变化：若小便数多，色白体羸，为真阳亏虚，宜加补骨脂、鹿茸等，加强温阳之力；若用于阳痿，证属命门火衰者，酌加淫羊藿、巴戟天、补骨脂等以助壮阳起痿之力。

③使用注意：若咽干口燥、舌红少苔，证属肾阴不足，虚火上炎者，则不宜使用。肾阳

虚而小便正常者，乃为纯虚无邪，不宜使用本方。

2. 右归丸（《景岳全书》）

（1）组成：熟地黄八两，山药四两，山茱萸三两，枸杞子四两，菟丝子四两，鹿角胶四两，杜仲四两，肉桂二两，当归三两，制附子二两。

（2）功用：温补肾阳，填精益髓。

（3）主治：肾阳不足，命门火衰证。年老或久病气衰神疲，畏寒肢冷，腰膝软弱，阳痿遗精，或阳衰无子，或饮食减少，大便不实，或小便自遗，舌淡苔白，脉沉而迟。

（4）配伍意义：方中附子、肉桂、鹿角胶三药相伍，培补肾中之元阳，温里祛寒，为君药。熟地黄、山茱萸、山药、枸杞子四药合用，滋阴补肾，补养肝脾，填精益髓，取"阴中求阳"之义，具为臣药。菟丝子、杜仲补肝肾，强腰膝，当归养血和血，共补肝肾精血，是为佐药。本方以温肾阳为主，且阴阳兼顾，肝脾肾并补。

七、阴阳双补

地黄饮子（《圣济总录》）

（1）组成：熟干地黄、巴戟天、炒山茱萸、石斛、肉苁蓉、炮附子、五味子、官桂、白茯苓、麦冬、菖蒲、远志各半两，生姜三片、大枣二枚。

（2）功用：滋肾阴，补肾阳，开窍化痰。

（3）主治：下元虚衰，痰浊上泛之喑痱证。舌强不能言，足废不能用，口干不欲饮，足冷面赤，脉沉细弱。

（4）配伍意义：方中熟地黄、山茱萸滋补肾阴；肉苁蓉、巴戟天温壮肾阳，四药共为君药。伍辛热之附子、肉桂，助肉苁蓉、巴戟天温养下元，摄纳浮阳，引火归原；麦冬、石斛、五味子滋养肺肾，金水相生，壮水以济火，以上具均为臣药。远志、茯苓、石菖蒲开窍化痰，又可交通心肾，是为佐药。再以生姜、大枣和中调药，功兼佐使。

第十单元 固涩剂

【复习指导】本部分内容历年必考，应作为重点复习。其中牡蛎散、四神丸、固冲汤、易黄汤应熟练掌握。

一、概述

1. 固涩剂的适用范围 固涩剂主要适用于气、血、精、津滑脱散失之证。凡是由于气、血、精、津滑脱不禁，散失不收，表现为自汗、盗汗、久咳不止、久泻不止、遗精滑泄、小便失禁、崩漏、带下等，均可使用固涩剂治疗。

2. 固涩剂的使用注意

（1）固涩剂治疗滑脱散失之证，皆由正气亏虚所致，故临症应酌情配伍相应的补益药，标本兼顾。

（2）若是元气大虚、亡阳欲脱所致的大汗淋漓、小便失禁或崩中不止者，需急用大剂参附之品回阳固脱，绝非单纯固涩剂所能治疗。

（3）固涩剂为正虚无邪者设，故凡外邪未尽，误用固涩者，则有"闭门留寇"之患。此外，对于热病汗出、痰饮咳嗽、火扰遗泄、伤食泄泻、热痢初起、实热崩带等，均非本类方剂所宜。

二、固表止汗

牡蛎散（《太平惠民和剂局方》）

（1）组成：黄芪一两，麻黄根一两，煅牡蛎一两，小麦百余粒。

（2）功用：敛阴止汗，益气固表。

（3）主治：**体虚自汗、盗汗证**。常自汗出，夜卧更甚，心悸惊惕，短气烦倦，舌淡红，脉细弱。

（4）配伍意义：方中咸涩微寒之煅牡蛎为君，敛阴潜阳，固涩止汗。以味甘微温之生黄芪为臣，益气实卫，固表止汗。君臣相伍，是敛阴潜阳、益气固表的常用组合。以甘平之麻黄根，功专收敛止汗，为佐药。小麦甘凉养气阴，退虚热，为佐使药。

三、敛肺止咳

九仙散（《卫生宝鉴》）

（1）组成：人参一两，款冬花一两，桑白皮一两，桔梗一两，五味子一两，阿胶一两，乌梅一两，贝母半两，罂粟壳八两。

（2）功用：敛肺止咳，益气养阴。

（3）主治：**久咳肺虚证**。久咳不已，咳甚则气喘自汗，痰少而黏，脉虚数。

四、涩肠固脱

1. 四神丸（《内科摘要》）

（1）组成：肉豆蔻二两，补骨脂四两，五味子二两，吴茱萸一两，生姜四两，大枣五十枚。

（2）功用：温肾暖脾，固肠止泻。

（3）主治：**脾肾阳虚之肾泄证**。五更泄泻，不思饮食，食不消化，或久泻不愈，腹痛喜温，腰酸肢冷，神疲乏力，舌淡，苔薄白，脉沉迟无力。

（4）配伍意义：方中补骨脂补命门之火以温养脾土，为治肾虚泄泻要药，故重用为君药。肉豆蔻温中涩肠止泻，为臣药。君臣相伍，为温肾暖脾，固涩止泻的常用组合。吴茱萸温脾暖肾，以散阴寒；五味子固肾涩肠，合吴茱萸以增君、臣药温涩止泻之力，俱为佐药。用法中姜、枣同煮，枣肉为丸，二药合用温补和中，鼓舞脾胃运化。

2. 真人养脏汤（《太平惠民和剂局方》）

（1）组成：人参六钱，当归六钱，白术六钱，肉豆蔻半两，肉桂八钱，炙甘草八钱，白芍药一两六钱，木香一两四钱，诃子一两二钱，罂粟壳三两六钱。

（2）功用：涩肠固脱，温补脾肾。

（3）主治：**久泻久痢，脾肾虚寒证**。泻痢无度，滑脱不禁，甚至脱肛坠下，脐腹疼痛，喜温喜按，倦怠食少，舌淡苔白，脉迟细。

（4）配伍意义：方中罂粟壳长于涩肠止泻，重用为君药。臣以肉豆蔻、诃子，温中涩肠止泻。君臣并用，体现"急则治标""滑者涩之"之法。而固涩之品只能治标塞流，不能求本，故佐以肉桂温肾阳暖脾土，人参、白术益气健脾，三药合用温补脾肾以治本。泻痢日久，必伤阴血，方中涩补之品，易壅滞气机，故又佐以当归、白芍养血活血，木香理气醒脾，共奏调气和血之功，既治下痢里急后重腹痛，又使全方涩补不滞。甘草健脾益气和中，且调和诸药，合参、术补中益气，合芍药缓急止痛，为佐使药。

五、涩精止遗

桑螵蛸散（《本草衍义》）

（1）组成：桑螵蛸一两，远志一两，石菖蒲一两，龙骨一两，人参一两，茯神一两，当归一两，炙龟甲一两（人参汤调下）。

（2）功用：调补心肾，涩精止遗。

（3）主治：**心肾两虚证**。小便频数，或尿如米泔色，或遗尿，或遗精，心神恍惚，健忘，舌淡苔白，脉细弱。

（4）配伍意义：方中桑螵蛸补肾固精缩尿，标本兼顾，为君药。龟甲益肾养阴，补心安神，助君药补肾益精；龙骨收敛固涩，镇心安神，助君药固涩止遗，共为臣药。人参，补元气，摄津液，配茯神则益心气，宁心神；当归补心血，合人参补益气血；石菖蒲伍远志，交通心肾，安神定志之力强，以上具为佐药。

六、固崩止带

1. 固冲汤（《医学衷中参西录》）

（1）组成：炒白术一两，生黄芪六钱，煅龙骨八钱，煅牡蛎八钱，山萸肉八钱，生杭芍四钱，海螵蛸四钱，茜草三钱，棕边炭二钱，五倍子五分。

（2）功用：固冲摄血，益气健脾。

（3）主治：**脾肾亏虚，冲脉不固证**。猝然血崩或月经过多，或漏下不止，色淡质稀，头晕肢冷，心悸气短，神疲乏力，腰膝酸软，舌淡，脉微弱。

（4）配伍意义：方中重用山萸肉为君药，补益肝肾，且收敛固涩。煅龙骨、煅牡蛎收涩固脱之力强，助君药固涩滑脱；白术、黄芪补气健脾，黄芪又善升举，二药配伍，以复脾统摄之权，重在治本，四药共为臣药。生白芍能补益肝肾，养血敛阴；棕榈炭、五倍子收敛止血；海螵蛸、茜草固摄下焦，化瘀止血，使血止而无留瘀之弊，以上共为佐药。

2. 易黄汤（《傅青主女科》）

（1）组成：炒山药一两，炒芡实一两，黄柏二钱，车前子一钱，白果十枚。

（2）功用：固肾止带，清热祛湿。

（3）主治：**肾虚湿热带下**。带下黏稠量多，色黄如浓茶汁，其气腥秽，舌红，苔黄腻。

（4）配伍意义：方中重用炒山药、炒芡实补脾益肾，固摄止带，共为君药。臣以白果收涩止带，兼除湿热。配以少量黄柏苦寒，清热燥湿；车前子甘寒，清热利湿，二药使湿热从小便而解，均为佐药。

3. 固经丸（《丹溪心法》）

（1）组成：炒黄芩一两，白芍一两，炙龟甲一两，炒黄柏三钱，椿树根皮七钱半，香附二钱半。

（2）功用：滋阴清热，固经止血。

（3）主治：**阴虚血热之崩漏**。月经过多，或崩中漏下，血色深红或紫黑稠黏，手足心热，腰膝酸软，舌红，脉弦数。

（4）配伍意义：方中重用龟甲益肾滋阴降火；白芍敛阴益血养肝；黄芩清热止血。以上三药是为滋阴清热止血常用组合，共为君药。臣以黄柏清泻下焦肾火，既助黄芩以清热凉血，又助龟板以潜阳降火。椿根皮收涩止血固经，为佐药。恐寒凉太过，止血留瘀，固以少量香附疏肝理气调血，亦为佐药。综观全方，标本兼顾，阴血得养，火热得清，气血调和，诸症自愈。

第十一单元　安神剂

【复习指导】本部分内容历年必考，应作为重点复习。其中天王补心丹、酸枣仁汤应熟练掌握。

一、概述

1. 安神剂的适用范围　安神剂适用于神志不安病证。凡由心、肝、肾三脏阴阳偏盛偏衰，或其相互间功能失调所致，表现为失眠健忘、心悸怔忡、烦躁惊狂等，均可使用安神剂治疗。

2. 安神剂的使用注意

（1）神志不安证的病机多虚实夹杂，故组方配伍时，常重镇安神与滋养安神配合运用，以顾虚实。

（2）神志不安病证，有因热、因瘀、因痰、因虚损、因阳明腑实所致者，又当分别应用清热、活血、祛痰、补益、攻下等治法。

（3）某些安神药，如朱砂等有一定毒性，久服或过量会引起慢性中毒，亦应注意。

（4）重镇安神剂多由金石、贝壳类药物组方，易损伤胃气，不宜久服。脾胃虚弱者，宜配合健脾和胃之品。

（5）神志不安病证多与精神因素有关，故药物治疗的同时，适当配合思想开导或安抚，才能疗效显著。

二、重镇安神

朱砂安神丸（《内外伤辨惑论》）

（1）组成：朱砂五钱，黄连六钱，炙甘草五钱半，生地黄一钱半，当归二钱半。

（2）功用：镇心安神，清热养血。

（3）主治：**心火亢盛，阴血不足证**。失眠多梦，惊悸怔忡，心烦神乱，或胸中懊恼，舌尖红，脉细数。

（4）配伍意义：方中朱砂性寒质重，寒能清心泻火，重可镇怯宁心，治标之中兼能治本，是为君药。黄连苦寒，清泻心火，以除烦热，为臣药。君臣相伍，重镇安神，清心除烦，以收清热安神之功。以辛甘温润之当归，滋阴养血；甘苦寒之生地黄，滋阴清热，俱为佐药。炙甘草调和药性，并防黄连之苦寒、朱砂之质重碍胃，为佐使药。

三、滋养安神

1. 天王补心丹（《校注妇人良方》）

（1）组成：人参、茯苓、玄参、丹参、桔梗、远志各五钱，当归、五味、麦冬、天冬、柏子仁、炒酸枣仁各一两，生地黄四两，朱砂、淡竹叶各适量。

（2）功用：<u>滋阴清热，养血安神。</u>

（3）主治：**阴虚血少，神志不安证**。心悸怔忡，虚烦失眠，神疲健忘，或梦遗，手足心热，口舌生疮，大便干结，舌红少苔，脉细数。

（4）配伍意义：方中重用生地黄，上养心血，下滋肾阴，兼清虚火，为君药。酸枣仁、柏子仁养心安神；当归补血润燥；天冬、麦冬滋阴清热，共助君药滋阴补血，养心安神，以上均为臣药。玄参滋阴降火；茯苓、远志养心安神；朱砂镇心安神；五味子敛心气，安心神；人参补气以生血，且安神益智；丹参清心活血，合补血药使补而不滞，以上共为佐药。**桔梗**为舟楫，载药上行，以使药力留于上部心经；淡竹叶清泄虚火，共为使药。

（5）配伍特点：标本兼治，滋阴补血以治本，养心安神以治标，治本为主；心肾两顾，以补心为主。

（6）运用

①辨证要点：心悸失眠，手足心热，舌红少苔，脉细数。

②加减变化：心悸怔忡甚者，可酌加龙眼肉、夜交藤养心安神；失眠重者，可酌加龙骨、琥珀以重镇安神；遗精者，可酌加金樱子、煅牡蛎以固肾涩精。

③使用注意：本方配伍滋阴之品较多，对脾胃虚弱、纳食欠佳、大便不实者，不宜长期服用。

2. 酸枣仁汤（《金匮要略》）

（1）组成：炒酸枣仁二升，甘草一两，知母二两，茯苓二两，川芎二两。

（2）功用：<u>养血安神，清热除烦。</u>

（3）主治：**肝血不足，虚热内扰证**。虚烦失眠，心悸不安，头目眩晕，咽干口燥，舌红，脉弦细。

（4）配伍意义：方中重用甘酸质润之酸枣仁为君，入心、肝二经，功擅养血补肝，宁心安神。茯苓甘淡性平，宁心安神；知母苦寒质润，滋阴润燥，清热除烦，共为臣药。君臣相伍，安神除烦之力增。**佐以川芎**，调肝血，疏肝气，与大量酸枣仁相伍，辛散与酸收并用，补血与行血相合，具有养血调肝之妙。使以甘草和中缓急，调和诸药。

第十二单元　开窍剂

【复习指导】本单元内容历年必考。应重点掌握开窍剂的适用范围及使用注意，安宫牛黄丸、紫雪、至宝丹、苏合香丸的功用及主治。

一、概述

1. 开窍剂的适用范围　开窍剂主要适用于窍闭神昏证。凡邪气壅盛、蒙蔽心窍所致的神志昏迷，无论寒湿痰浊蒙蔽心窍所致的寒闭，还是温热邪毒内陷心包，或痰热蒙蔽心窍所致的热闭，均可用开窍剂治疗。

2. 开窍剂的使用注意

（1）首先应辨明闭证和脱证。

（2）辨明闭证属寒、属热，正确地选用凉开或者温开方剂。

（3）开窍剂大多由芳香药物组成，其性辛散走窜，临床多用于急救，宜中病即止，不可久服。

（4）开窍剂中的麝香等药有碍胎元，孕妇慎用。

（5）本类方剂多制成丸剂、散剂或注射剂。丸剂、散剂使用时，温开水化服或鼻饲，不宜加热煎煮，以免药性挥发，影响疗效。

二、凉开

1. 安宫牛黄丸（牛黄丸）（《温病条辨》）

（1）功用：清热解毒，开窍醒神。

（2）主治：**邪热内陷心包证**。高热烦躁，神昏谵语，舌蹇肢厥，舌红或绛，脉数有力。亦治中风昏迷，小儿惊厥属邪热内闭者。

2. 紫雪（《外台秘要》）

（1）功用：清热开窍，息风止痉。

（2）主治：**温热病，热闭心包及热盛动风证**。高热烦躁，神昏谵语，痉厥，口渴唇焦，尿赤便秘，舌质红绛，苔黄燥，脉数有力或弦数，以及小儿热盛惊厥。

3. 至宝丹（《灵苑方》引郑感方，录自《苏沈良方》）

（1）功用：化浊开窍，清热解毒。

（2）主治：**痰热内闭心包证**。神昏谵语，身热烦躁，痰盛气粗，舌绛苔黄垢腻，脉滑数。亦治中风、中暑、小儿惊厥属于痰热内闭者。

三、温开

苏合香丸（吃力伽丸）（《外台秘要》）

（1）功用：芳香开窍，行气止痛。

（2）主治：**寒闭证**。突然昏倒，牙关紧闭，不省人事，苔白，脉迟。亦治心腹卒痛，甚则昏厥。

第十三单元 理气剂

【复习指导】本单元内容历年必考。其中越鞠丸、半夏厚朴汤、瓜蒌薤白白酒汤、天台乌药散、厚朴温中汤、定喘汤、苏子降气汤、旋覆代赭汤应熟练掌握。

一、概述

1. 理气剂的适用范围

理气剂是指以理气药为主组成，具有行气或降气作用，主要治疗气滞或气逆病证的方剂。凡是肝气郁滞而见胁肋胀痛，急躁易怒，疝气疼痛，月经不调，乳房胀痛等；脾胃气滞而见脘腹胀痛，嗳气吞酸，食欲不振，恶心呕吐，大便秘结或泻痢不爽等；肺气上逆或胃气上逆而见咳喘、呕吐、嗳气等症者，均可用理气剂治疗。

2. 理气剂的使用注意

（1）辨清气病之虚实。若属气滞实证，当行气，若误用补气，则使气滞愈甚；若属气虚之证，当补虚，若误用行气，则使其气更虚。

（2）辨清兼夹病证。若气机郁滞与气逆不降相兼为病，则分清主次，行气与降气配合使用；若兼气虚者，则需配伍适量补气之品。

（3）理气药多属芳香辛燥之品，易伤津耗气，动血或动胎，应适可而止，勿使过剂；年老体弱、阴虚火旺、孕妇或素有崩漏吐衄者，应慎用。

二、行气

1. 越鞠丸（《丹溪心法》）

（1）组成：香附、川芎、苍术、栀子、神曲各等份。

（2）功用：行气解郁。

（3）主治：**六郁证**。胸膈痞闷，脘腹胀痛，嗳腐吞酸，恶心呕吐，饮食不消。

（4）配伍意义：本方证因喜怒无常、忧思过度，或饮食失节、寒温不适所致气、血、痰、火、湿、食六郁之证。方以香附为君，行气解郁，以治气郁；川芎既可活血祛瘀治血郁，又可助香附行气解郁；栀子清热泻火，以治火郁；苍术燥湿运脾，以治湿郁；神曲消食导滞，以治食郁，四药共为臣佐。因痰郁乃气滞湿聚而成，若气行湿化，则痰郁亦随之而解，故本方不另用治痰之品，此乃治病求本之意。

（5）配伍特点：以五药治六郁，贵在治病求本，诸法并举，重在调理气机。

（6）运用

①辨证要点：胸膈痞闷，脘腹胀痛，饮食不消。

②加减变化：若气郁偏重者，重用香附，酌加木香、枳壳、厚朴等以助行气解郁；血郁偏重者，重用川芎，酌加桃仁、赤芍、红花等以助活血祛瘀；湿郁偏重者，重用苍术，酌加茯苓、泽泻以加强利湿；食郁偏重者，重用神曲，酌加山楂、麦芽以助消食；火郁偏重者，重用栀子，酌加黄芩、黄连以助清热泻火；痰郁偏重者，酌加半夏、瓜蒌以助祛痰。

2. 半夏厚朴汤（《金匮要略》）

（1）组成：半夏一升，厚朴三两，茯苓四两，生姜五两，紫苏叶二两。

（2）功用：行气散结，降逆化痰。

（3）主治：**痰气互结之梅核气**。咽中如有异物梗阻，咯吐不出，咽之不下，胸膈满闷，或咳或呕，舌苔白润或白滑，脉弦滑。

（4）配伍意义：本方以半夏为君药，化痰散结，和胃降逆。厚朴为臣药，下气除满，助半夏散结降逆；茯苓渗湿健脾，以助半夏化痰；生姜散结，和胃止呕，且可以制约半夏的毒性；紫苏叶芳香开郁，调畅情志，助厚朴行气宽胸，宣通郁结之气，共为佐药。

3. 瓜蒌薤白白酒汤（《金匮要略》）

（1）组成：瓜蒌一枚，薤白半升，白酒七升。

（2）功用：通阳散结，行气祛痰。

（3）主治：**胸阳不振，痰气互结之胸痹轻证**。胸部满痛，甚至胸痛彻背，喘息咳唾，短气，舌苔白腻，脉沉弦或紧。

（4）配伍意义：方中以瓜蒌为君，善于涤痰散结，理气宽胸；薤白温通滑利，通阳散结，行气止痛，为臣药。二药相配，散胸中之阴寒，化上焦之痰浊，畅胸中气机，共为治胸痹的要药。佐以白酒辛散温通，以增强行气通阳之效。本方药仅三味，但配伍精当，共奏通阳散结、行气祛痰之功，使胸中阳气宣通，痰浊消散，气机调畅，则胸痹诸症自除。

4. 天台乌药散（《圣济总录》）

（1）组成：天台乌药半两，木香半两，小茴香半两，青皮半两，高良姜半两，槟榔二个，川楝子十个，巴豆七十粒（巴豆麸炒川楝子，去巴豆及麸，仅川楝子入药），酒适量。

（2）功用：行气疏肝，散寒止痛。

（3）主治：**肝经寒凝气滞证**。小肠疝气，少腹引控睾丸而痛，偏坠肿胀，或少腹疼痛，苔白，脉弦。

（4）配伍意义：方用辛温的乌药行气疏肝，散寒止痛，为君药。青皮疏肝理气、小茴香暖肝散寒、高良姜散寒止痛、木香行气止痛，四药共奏行气散结、祛寒止痛之功，共为臣药。槟榔直达下焦，行气化滞破坚；苦寒的川楝子与辛热的巴豆同炒，去巴豆而用川楝子，既可减川楝子之寒，又能增强其行气散结之功；酒温经散寒，共为佐使。

5. 厚朴温中汤（《内外伤辨惑论》）

（1）组成：厚朴一两，陈皮一两，茯苓五钱，草豆蔻五钱，木香五钱，干姜七分，甘草五钱，生姜三片。

（2）功用：温中燥湿，行气除满。

（3）主治：**脾胃寒湿气滞证**。脘腹胀满，时时作痛，不思饮食，四肢倦怠，苔白腻，脉沉弦。

（4）配伍意义：方中厚朴辛苦温燥，温中行气，燥湿除满，为君药；草豆蔻辛温芳香，温中散寒，燥湿运脾，为臣药。陈皮、木香行气宽中，助厚朴消胀除满；干姜、生姜温脾暖胃，助草豆蔻散寒止痛；茯苓健脾渗湿，共为佐药。甘草益气和中，调和诸药，兼佐使。

6. 柴胡疏肝散（《证治准绳》）

（1）组成：柴胡二钱，陈皮二钱，川芎一钱半，枳壳麸炒一钱半，香附一钱半，芍药一钱半，甘草炙五分。

（2）功用：疏肝行气，活血止痛。

（3）主治：**肝气郁滞证**。胁肋疼痛，胸闷善太息，情志抑郁易怒，或嗳气，脘腹胀满，脉弦。

7. 暖肝煎（《景岳全书》）

（1）组成：当归二钱，枸杞子三钱，小茴香二钱，肉桂一钱，乌药二钱，沉香（木香亦可）一钱，茯苓二钱，生姜三五片。

（2）功用：温补肝肾，行气止痛。

（3）主治：**肝肾不足，寒滞肝脉证**。睾丸冷痛，或小腹疼痛，疝气痛，畏寒喜暖，舌淡苔白，脉沉迟。

三、降气

1. 苏子降气汤（《太平惠民和剂局方》）

（1）组成：紫苏子二两半，半夏二两半，当归一两半，甘草炙二两，前胡一两，厚朴一两，肉桂一两半，生姜二片，大枣一个，紫苏叶两克。

（2）功用：降气平喘，祛痰止咳。

（3）主治：**上实下虚喘咳证**。痰涎壅盛，胸膈满闷，咳喘短气，呼多吸少，或腰疼脚弱，肢体倦怠，或肢体浮肿，舌苔白滑或白腻，脉弦滑。

（4）配伍意义：方中紫苏子降气平喘，祛痰止咳，为君药。半夏燥湿化痰降逆；厚朴下气宽中除满；前胡下气祛痰止咳，三药加强紫苏子降气祛痰平喘之功，共为臣药。君臣相配，以治痰涎壅盛在肺之上实。肉桂温补下元，纳气平喘，以治下虚；当归既治咳逆上气，又养血补肝，亦可制约诸药温燥；煎加生姜、紫苏叶以散寒宣肺，共为佐药。甘草、大枣和中调药，为使药。

（5）配伍特点：上下并治，标本兼顾，降气祛痰以治标，温肾补虚以治本，以治上治标为主；宣降结合，大队降逆之品中配伍少量宣肺散邪之品，但以降肺为主。

（6）运用

①辨证要点：胸膈满闷，痰多稀白，苔白滑或白腻。

②加减变化：若痰涎壅盛，喘咳气逆难卧者，加沉香以加强降气平喘之功；兼表证者，加麻黄、杏仁以宣肺平喘，疏散外邪；兼气虚者，酌加人参、黄芪等益气。

③使用注意：本方药性偏温燥，以降气祛痰为主。对于肺肾阴虚的咳喘，以及肺热痰喘者，均不宜使用。

2. 定喘汤（《摄生众妙方》）

（1）组成：白果二十一枚，麻黄三钱，紫苏子二钱，甘草一钱，款冬花三钱，杏仁一钱五分，桑白皮三钱，炒黄芩一钱五分，半夏三钱。

（2）功用：宣降肺气，清热化痰。

（3）主治：**风寒外束，痰热内蕴证**。咳喘痰多气急，质稠色黄，或微恶风寒，舌苔黄腻，脉滑数。

（4）配伍意义：麻黄解表散邪，宣肺平喘；白果收敛肺气，祛痰定喘。二药一散一收，既可加强止咳平喘之功，又可宣肺而不耗散肺气，敛肺而不留邪，共为君药。紫苏子、杏仁、半夏、款冬花降气平喘，止咳祛痰，共为臣药。桑白皮、黄芩清泄肺热，止咳平喘，共为佐药。甘草调和诸药，且生用止咳，为佐使。

3. 旋覆代赭汤（《伤寒论》）

（1）组成：旋覆花三两，人参二两，生姜五两，代赭石一两，甘草炙三两，半夏半升，大枣十二枚。

（2）功用：降逆化痰，益气和胃。

（3）主治：**胃虚痰阻，胃气上逆证**。心下痞硬或胀满，按之不痛，嗳气不除，或呃逆、恶心，甚或呕吐，舌淡，苔白腻，脉缓或滑。

（4）配伍意义：方中旋覆花味辛苦而性温，能下气消痰，降逆止呃，重用为君。代赭石质重而沉降，镇降胃气以除嗳，但其质重碍胃，故用量较轻，为臣药；生姜温胃化饮消痰，降逆和中止呕，并能制约代赭石的寒凉之性；半夏祛痰散结，降逆和胃，二者并为佐药。人参、大枣、炙甘草益脾胃，补气虚，扶助已虚之中气，共为佐使。

第十四单元 理血剂

【复习指导】本单元内容历年必考。其中桃核承气汤、血府逐瘀汤、补阳还五汤、温经汤、复元活血汤、桂枝茯苓丸、生化汤、咳血方、小蓟饮子、黄土汤应重点掌握。

一、概述

1. 理血剂的适用范围　理血剂是以活血化瘀药或止血药为主组成，具有消散瘀血或止血作用，治疗瘀血或出血病证的方剂。凡是瘀血阻滞或血溢脉外，离经妄行者，均可用理血剂治疗。

2. 理血剂的使用注意

（1）必须辨清造成瘀血或出血的原因，分清标本缓急，做到急则治其标，缓则治其本，或标本兼顾。

（2）使用活血祛瘀剂时，常辅以养血益气之品，使祛瘀不伤正；峻猛逐瘀之品，只能暂用，不可久服，中病即止，勿使过之。

（3）在止血剂中辅以适当的活血祛瘀之品，或选用兼有活血祛瘀作用的止血药，使血止而不留瘀；至于瘀血内阻，血不循经而出血者，当祛瘀为先，因瘀血不去则出血不止。

（4）凡妇女经期，月经过多及孕妇，均当慎用或忌用。

二、活血祛瘀

1. 血府逐瘀汤（《医林改错》）

（1）组成：桃仁四钱，红花三钱，当归三钱，生地黄三钱，川芎一钱半，赤芍二钱，牛膝三钱，桔梗一钱半，柴胡一钱，枳壳二钱，甘草二钱。

（2）功用：活血祛瘀，行气止痛。

（3）主治：**胸中血瘀证**。胸痛，头痛，日久不愈，痛如针刺而有定处，或干呕，或烦闷，或心悸怔忡，失眠多梦，急躁易怒，入暮潮热，唇暗或两目暗黑，舌质暗红，或舌有瘀斑、瘀点，脉涩或弦紧。

（4）配伍意义：方中桃仁活血行滞，红花活血化瘀，二药并能止痛，共为君药。赤芍、川芎助君药活血止痛；**牛膝**活血通经，引血下行，共为臣药。生地黄、当归养血益阴，清热活血；**桔梗**既能载药上行，又能调畅气机，桔梗与枳壳相伍，一升一降，宽胸行气；柴胡疏肝解郁，升达清阳，与桔梗、枳壳同用，尤善理气行滞，使气行则血行，以上均为佐药。甘草调和诸药，为使药。

（5）配伍特点：一是活血与行气并用，以活血为主；二是祛瘀与养血同施，使祛邪不伤正；三为升降兼顾，既能升达清阳，又可降泄下行，使气血调和。

（6）运用

①辨证要点：胸痛，头痛，痛有定处，舌暗红或有瘀斑，脉涩或弦紧。

②加减变化：若瘀痛入络，加全蝎、穿山甲、地龙、三棱、莪术等以破血通络止痛；气机郁滞较重者，加川楝子、香附、青皮等以疏肝理气止痛；血瘀经闭、痛经者，去桔梗，加香附、益母草、泽兰叶等以活血调经止痛；胁下有痞块，属血瘀者，加丹参、郁金、水蛭等以活血破瘀，消癥化滞。

③使用注意：由于方中活血祛瘀药较多，故孕妇忌用。

2. 补阳还五汤（《医林改错》）

（1）组成：生黄芪四两，当归尾二钱，赤芍一钱半，地龙一钱，川芎一钱，红花一钱，桃仁一钱。

（2）功用：补气，活血，通络。

（3）主治：**中风之气虚血瘀证**。半身不遂，口眼㖞斜，语言謇涩，口角流涎，小便频数或遗尿失禁，舌黯淡，苔白，脉缓无力。

（4）配伍意义：本方**重用生黄芪**为君药，大补元气，意在气旺则血行，瘀去则络通。当归尾活血通络而不伤血，为臣药。赤芍、川芎、桃仁、红花协同当归尾以活血祛瘀；地龙通经活络，力专善走，周行全身，以行药力，共为佐药。

（5）配伍特点：补气活血，标本兼顾，重在补气治本；补通结合，补气而不壅滞，活血不伤正。

（6）运用

①辨证要点：半身不遂，口眼㖞斜，舌暗淡，苔白，脉缓无力。

②加减变化：本方生黄芪用量独重，但开始可先用小量（一般从 30~60g 开始），效果不明显时，再逐渐增加。原方活血祛瘀药用量较轻，可根据病情适当加大。若半身不遂以上肢为主者，可加桑枝、桂枝以引药上行；下肢为主者，可加牛膝、杜仲以引药下行；日久效果不显著者，可加水蛭、虻虫以破瘀通络；语言不利者，可加石菖蒲、郁金、远志以化痰开窍；口眼㖞斜者，可合用牵正散以化痰通络；痰多者，可加制半夏、天竺黄以化痰；偏寒者，可加附子以温阳散寒；脾胃虚弱者，可加党参、白术以补气健脾。

③使用注意：本方需久服才能有效，愈后还应继续服用，以巩固疗效，防止复发。王氏谓："服此方愈后，药不可断，或隔三五天吃一付，或七八天吃一付。"但若中风后半身不遂属于阴虚阳亢，痰阻血瘀，见舌红苔黄、脉洪大有力者，非本方所宜。

3. 桃核承气汤（《伤寒论》）

（1）组成：桃仁五十个，大黄四两，桂枝去皮二两，甘草炙二两，芒硝二两。

（2）功用：逐瘀泻热。

（3）主治：**瘀热互结之下焦蓄血证**。少腹急结，至夜发热，小便自利，或烦躁谵语，以及经闭，痛经，舌质黯红，脉沉实而涩者。

（4）配伍意义：桃仁苦甘平，活血祛瘀；大黄苦寒，泻下通腑，祛瘀清热，二者合用，瘀热并治，共为君药。芒硝泻热软坚，助大黄泻下通腑，使瘀热从大便而去；**桂枝**通行血脉，既助桃仁活血，又防硝、黄寒凉凝血之弊，同为臣药。炙甘草护胃安中，并缓诸药之峻烈，为佐使之用。

4. 温经汤（《金匮要略》）

（1）组成：吴茱萸三两，当归二两，芍药二两，川芎二两，人参二两，桂枝二两，阿胶二两，生姜二两，甘草二两，半夏半升，麦冬一升，牡丹皮二两。

（2）功用：温经散寒，祛瘀养血。

（3）主治：**冲任虚寒，瘀血阻滞证**。经血淋漓不止，或血色暗而有块，月经不调，或超前延后，或逾期不止，或一月再行，少腹里急，腹满，傍晚发热，手心烦热，唇口干燥。舌质黯红，脉细而涩。亦治妇人宫冷不孕。

（4）配伍意义：吴茱萸长于祛寒行气止痛，川芎长于活血行气而调经，共为君药。桂枝温经散寒，通利血脉，当归养血活血以调经；牡丹皮活血散瘀，兼清血分虚热，共为臣药。阿胶养血止血，滋阴润燥；白芍养血柔肝，缓急止痛；麦冬养阴并清虚热，三药合用，养血调肝，滋阴润燥，且清虚热，并能制约吴茱萸、桂枝之温燥；人参、甘草益气健脾，以资生化之源；半夏、生姜和胃运脾，通降胃气，合诸活血药以增祛瘀调经之力，合补益气血药即助生化，补而不滞，以上均为佐药。甘草调和诸药，为使药。

5. 复元活血汤（《医学发明》）

（1）组成：柴胡半两，大黄酒浸一两，天花粉三钱，当归三钱，穿山甲二钱，红花二钱，甘草二钱，桃仁酒浸五十个。

（2）功用：活血祛瘀，疏肝通络。

（3）主治：**跌打损伤，瘀阻胁肋证**。胁肋瘀肿，痛不可忍。

（4）配伍意义：方中重用酒制大黄，活血祛瘀，导瘀下行；柴胡疏肝行气，引诸药入肝经。两药相配，升降兼施，以消散胁下之瘀滞，共为君药。桃仁、红花活血祛瘀，消肿止痛；穿山甲破瘀通络，消肿散结，均为臣药。当归补血活血；天花粉既消瘀散结，又清热润燥，均为佐药。甘草缓急止痛，调和诸药，为佐使药。方中大黄、桃仁酒制，以及原方加酒煎服，旨在增强活血通络之效。

6. 桂枝茯苓丸（《金匮要略》）

（1）组成：桂枝、茯苓、牡丹皮、桃仁、芍药各等份，白蜜适量。

（2）功用：活血化瘀，缓消癥块。

（3）主治：**瘀阻胞宫证**。妇人素有癥块，妊娠漏下不止，或胎动不安，血色紫黑晦暗，腹痛拒按，或经闭腹痛，或产后恶露不尽而腹痛拒按者，舌质紫暗或有瘀点，脉沉涩。

（4）配伍意义：桂枝辛甘而温，温通血脉，以行瘀滞，为君药。桃仁活血祛瘀，助君药以化瘀消癥，为臣药。牡丹皮、芍药既可活血以散瘀，又能凉血以清退瘀久所化生之热，芍药缓急止痛；茯苓渗湿祛痰，以助消癥之功，健脾益胃，扶助正气，共为佐药。白蜜甘缓而润，以缓诸药破泄之力，为使药。

7. 生化汤（《傅青主女科》）

（1）组成：全当归八钱，川芎三钱，桃仁十四枚，炮姜五分，甘草炙五分，黄酒、童便各半煎服。

（2）功用：养血祛瘀，温经止痛。

（3）主治：**血虚寒凝，瘀血阻滞证**。产后恶露不行，小腹冷痛。

（4）配伍意义：方中重用全当归为君药，补血活血，化瘀生新，行滞止痛。川芎活血行气，桃仁活血祛瘀，均为臣药。炮姜入血散寒，温经止痛；黄酒温通血脉以助药力，共为佐药。炙甘草和中缓急，调和诸药，为使药。原方用童便同煎（现多已不用）者，乃取其益阴化瘀，引败血下行之意。

8. 失笑散（《太平惠民和剂局方》）

（1）组成：五灵脂二钱，炒蒲黄二钱。

（2）功用：活血祛瘀，散结止痛。

（3）主治：**瘀血停滞证**。心腹刺痛，或产后恶露不行，或月经不调，少腹刺痛等。

三、止血

1. 咳血方（《丹溪心法》）

（1）组成：青黛水飞、瓜蒌仁、海粉（现多用海浮石）、栀子炒黑、诃子各等份。

（2）功用：清肝宁肺，凉血止血。

（3）主治：**肝火犯肺之咳血证**。咳嗽痰稠带血，咯吐不爽，心烦易怒，胸胁作痛，咽干口苦，颊赤便秘，舌红苔黄，脉弦数。

（4）配伍意义：方中青黛清肝泻火，凉血止血；栀子清热凉血，泻火除烦，炒黑可入血分而止血，两药合用，澄本清源，共为君药。痰不除则咳不止，咳不止则血不宁，故用瓜蒌仁、海浮石清热化痰，润肺止咳，为臣药。诃子清降敛肺，化痰止咳，为佐药。

（5）配伍特点：本方肝肺同治，以清肝为主，清肺化痰为辅；寓止血于清热之中，虽未专用止血药，但热得清则血自宁，为图本之法。

（6）运用

①辨证要点：咳痰带血，胸胁作痛，舌红苔黄，脉弦数。

②加减变化：火热伤阴者，加沙参、麦冬等以清肺养阴；咳甚痰多者，加川贝母、天竺黄、枇杷叶等以清肺化痰止咳。

③使用注意：因本方属寒凉降泄之剂，故肺肾阴虚及脾虚便溏者，不宜使用。

2. 小蓟饮子（《玉机微义》）

（1）组成：生地黄、小蓟、滑石、木通、蒲黄、藕节、淡竹叶、当归、山栀子、甘草各等份。

（2）功用：凉血止血，利水通淋。

（3）主治：**热结膀胱，热伤血络之血淋、尿血**。尿中带血，小便频数，赤涩热痛，舌红，脉数。

（4）配伍意义：小蓟为君药，清热凉血止血，利尿通淋，尤宜于治疗尿血、血淋之症。生地黄凉血止血，养阴清热；蒲黄、藕节助君药凉血止血，并能消瘀，共为臣药。滑石、淡竹叶、木通清热利水通淋，山栀子清泄三焦之火，导热从小便而出；当归养血和血，引血归经，与藕节、蒲黄配合，可防诸药寒凉药滞血留瘀之弊，共为佐药。甘草缓急止痛，和中调药，为佐使药。

3. 黄土汤（《金匮要略》）

（1）组成：甘草、干地黄、白术、炮附子、阿胶、黄芩各三两，灶心黄土半斤。

（2）功用：温阳健脾，养血止血。

（3）主治：**脾阳不足，脾不统血证**。大便下血，先便后血，或吐血、衄血，以及妇人崩漏，血色暗淡，四肢不温，面色萎黄，舌淡苔白，脉沉细无力。

（4）配伍意义：灶心黄土辛温而涩，温中收敛而止血，为君药。白术、附子温阳健脾，助君药以复脾土统摄之权，共为臣药。生地黄、阿胶滋阴养血，并能止血，得术、附则滋而不腻，避免了呆滞碍脾；黄芩苦寒，可清肝止血，又合地、胶制约白术、附子温燥之性，防其动血，共为佐药。甘草益气和中，调和诸药，为使药。本方标本兼顾，寒热并用，刚柔相济。

4. 十灰散（《十药神书》）

（1）组成：大蓟、小蓟、荷叶、侧柏叶、白茅根、茜根、山栀、大黄、牡丹皮、棕榈皮各等份。

（2）功用：凉血止血。

（3）主治：**血热妄行之上部出血证**。呕血、吐血、咯血、嗽血、衄血等，血色鲜红，来势急暴，舌红，脉数。

5. 槐花散（《普济本事方》）
（1）组成：槐花炒、柏叶（侧柏叶）、荆芥穗、枳壳麸炒各等份。
（2）功用：清肠止血，疏风行气。
（3）主治：**风热湿毒，壅遏肠道，热伤血络之便血**。便前出血，或便后出血，或粪中带血及痔疮出血，血色鲜红或晦暗，舌红苔黄，脉数。

第十五单元　治风剂

【复习指导】本单元内容历年必考，其中川芎茶调散、消风散、羚角钩藤汤、镇肝息风汤、天麻钩藤饮应熟练掌握。

一、概述

1. 治风剂的适用范围　治风剂是以辛散祛风或息风止痉药为主组成，具有疏散外风或平息内风作用，治疗风证的方剂。风证分为外风证与内风证。风从外来者，名为外风，是风邪外袭所人体引起的病证，以头痛、恶风、肌肤瘙痒、肢体麻木、骨节疼痛、筋脉抽搐、口眼㖞斜或角弓反张等为主要表现；风从内生者，名为内风，以眩晕、震颤、四肢抽搐、语言謇涩等为主要表现。

2. 治风剂的使用注意
（1）辨清病变属性，热者当清，寒者当温，虚者当补。
（2）辨清风证之属内、属外。外风治宜疏散；内风治宜平息。
（3）内风外风夹杂者，治宜相互兼顾，分清主次。

二、疏散外风

1. 川芎茶调散（《太平惠民和剂局方》）
（1）组成：薄荷叶八两，川芎、荆芥各四两，白芷、羌活、甘草炙各二两，细辛一两，防风一两半，清茶。
（2）功用：疏风止痛。
（3）主治：**外感风邪头痛**。偏正头痛，或巅顶作痛，目眩鼻塞，或恶风发热，舌苔薄白，脉浮。
（4）配伍意义：川芎为血中气药，上行头目，善于活血祛风止头痛，为治疗诸经头痛之要药，尤长于治疗少阳、厥阴经头痛，为君药。薄荷、荆芥辛散上行，疏风止痛，**薄荷用量独重**，一则清利头目，二则以其凉性制约诸风药之温燥，为臣药。羌活、白芷、细辛、防风助君药祛风止痛，共为佐药，其中羌活擅治太阳经头痛；白芷擅治阳明经头痛；细辛擅治少阴经头痛；防风辛散上部风邪。炙甘草调和药性，为使药。茶叶既能清利头目，又能制约风药的温燥之性，亦为佐药。
（5）配伍特点：辛温疏风药为主，少佐苦寒降泄，使温中寓清，升中寓降，升而无过。
（6）运用
①辨证要点：头痛，鼻塞，舌苔薄白，脉浮。
②加减变化：若属风寒者，宜减薄荷用量，酌加紫苏叶、生姜以加强祛风散寒之力；属风热者，宜去羌活、细辛，加菊花、僵蚕、蔓荆子以疏散风热；属风湿者，宜重用羌活、防

风,并加苍术、藁本以散风祛湿。

③使用注意:导致头痛的原因有很多,分外感与内伤,对于气虚、血虚及肝肾阴虚、肝阳上亢、肝风内动等引起的头痛,本方不宜使用。

2. 消风散(《外科正宗》)

(1)组成:荆芥、防风、牛蒡子、蝉蜕、苍术、苦参、石膏、知母、当归、胡麻、生地黄各一钱,木通、甘草各五分。

(2)功用:疏风除湿,清热养血。

(3)主治:**风热或风湿所致之风疹,湿疹**。皮肤瘙痒,疹出色红,或遍布云片斑点,抓破后渗出津水,苔白或黄,脉浮数。

(4)配伍意义:痒自风而来,止痒必先疏风,故用荆芥、防风、蝉蜕、牛蒡子疏风散邪,使风去痒止,共为君药。湿热浸淫,故以石膏、知母、生地黄清热凉血,是为热邪而用;苍术祛风燥湿,苦参清热燥湿,是为湿邪而设;木通渗利湿热,导热与湿从小便而去,以上共为臣药。治风必治血,治血风自灭,故以当归、胡麻仁合生地黄养血活血,滋阴润燥,共为佐药。甘草清热解毒,调和药性,为佐使。

3. 牵正散(《杨氏家藏方》)

(1)组成:白附子、白僵蚕、全蝎。

(2)功用:祛风化痰,通络止痉。

(3)主治:**风中头面经络**。口眼㖞斜,或面肌抽动,舌淡红,苔白,脉弦。

(4)配伍意义:方中白附子辛温燥烈,入阳明经而走头面,以祛风化痰,尤其善祛头面之风,用之为君药。全蝎、僵蚕均能祛风止痉,其中全蝎长于通络,僵蚕且能化痰,合用既助君药祛风化痰,又通络止痉,共为臣药。用热酒调服,以助宣通血脉,并能引药入络,直达病所,为佐使。本方药虽三味,合而用之,力专而效著。风邪得散,痰浊得化,经络通畅,则㖞斜之口眼得以复正,故名"牵正"。

4. 大秦艽汤(《素问病机气宜保命集》)

(1)组成:秦艽三两,川芎、独活、当归、白芍药、石膏、甘草各二两,川羌活、防风、白芷、黄芩、白术、白茯苓、生地黄、熟地黄各一两,细辛半两。

(2)功用:疏风清热,养血活血。

(3)主治:**风邪初中经络证**。口眼㖞斜,舌强不能言语,手足不能运动,或恶寒发热,苔白或黄,脉浮数或弦细。

5. 小活络丹(活络丹)(《太平惠民和剂局方》)

(1)组成:川乌、草乌、地龙、天南星各六两,乳香、没药各二两二钱。

(2)功用:祛风除湿,化痰通络,活血止痛。

(3)主治:**风寒湿痹**。肢体筋脉疼痛,关节屈伸不利,疼痛游走不定,舌淡紫,苔白,脉沉弦或涩。亦治中风手足不仁,日久不愈,而见腰腿沉重或腿臂间作痛。

三、平息内风

1. 羚角钩藤汤(《通俗伤寒论》)

(1)组成:羚角片(先煎)一钱半,霜桑叶二钱,京川贝四钱,鲜生地黄五钱,双钩藤(后下)三钱,滁菊花三钱,茯神木三钱,生白芍三钱,生甘草八分,淡竹茹五钱。

（2）功用：凉肝息风，增液舒筋。
（3）主治：**热甚动风证**。高热不退，烦闷躁扰，手足抽搐，发为痉厥，甚则神昏，舌绛而干，或舌焦起刺，脉弦而数。
（4）配伍意义：方中羚羊角、钩藤清热凉肝，息风止痉，为君药。桑叶、菊花既能清热平肝，又兼疏散风热，使肝热从外疏散，共为臣药。白芍药、生地黄增液舒筋，柔肝解痉；贝母、淡竹茹清热化痰；茯神宁心安神，共为佐药。甘草调和药性，为使药。
（5）配伍特点：凉肝与息风并用，滋阴与化痰、安神共伍，标本兼治，治标为主。
（6）运用
①辨证要点：高热烦躁，手足抽搐，舌绛而干，脉弦数。
②加减变化：若邪热内闭，神昏谵语者，宜配合紫雪或安宫牛黄丸以清热开窍；抽搐甚者，可配合止痉散以加强息风止痉之效；便秘者，加大黄、芒硝通腑泄热。本方清热凉血解毒之力不足，运用时可加水牛角、牡丹皮等。
③使用注意：若温病后期，热势已衰，阴液大亏，虚风内动者，不宜使用。

2. 镇肝息风汤（《医学衷中参西录》）
（1）组成：怀牛膝一两，生赭石一两，生龙骨、生牡蛎、生龟甲、生杭芍、玄参、天冬各五钱，川楝子、生麦芽、茵陈各二钱，甘草一钱半。
（2）功用：镇肝息风，滋阴潜阳。
（3）主治：**类中风**。头目眩晕，目胀耳鸣，脑部热痛，面色如醉，心中烦热；或时常噫气，或肢体渐觉不利，口眼渐形㖞斜，甚或眩晕昏扑，昏不知人，移时始醒，或醒后不能复元，脉弦长有力。
（4）配伍意义：方中重用怀牛膝，归肝肾，入血分，善下行，意在引血下行，并能补益肝肾为君。代赭石质重沉降，长于镇肝降逆而潜阳，合牛膝以引气血下行，急则治标；龙骨、牡蛎镇肝降逆而潜阳，龟甲、白芍、玄参、天冬滋阴潜阳，兼以清热，共为臣药。肝为刚脏，喜条达而恶抑郁，故用茵陈、川楝子、生麦芽清泄肝热，疏肝理气，以利于肝阳的平降镇潜，共为佐药。甘草调和药性，与生麦芽相配能安中和胃，防止方中重镇药物碍胃，为佐使药。
（5）配伍特点：本方镇肝与潜阳合用，滋阴与疏肝并投，标本兼顾，治标为主。
（6）运用
①辨证要点：头目眩晕，脑部热痛，面色如醉，脉弦长有力。
②加减变化：心中烦热甚者，加石膏、栀子以清热除烦；痰多者，加胆南星、淡竹沥水以清热化痰；尺脉重按虚者，加熟地黄、山茱萸以补肝肾；中风后遗有半身不遂、口眼㖞斜等不能复元者，加桃仁、红花、丹参、地龙等以活血通络。
③使用注意：若属气虚血瘀之中风，不宜使用本方。

3. 大定风珠（《温病条辨》）
（1）组成：生白芍六钱，阿胶三钱，生龟甲四钱，干地黄六钱，麻仁二钱，五味子二钱，生牡蛎四钱，麦冬六钱，炙甘草四钱，生鸡子黄二枚，生鳖甲四钱。
（2）功用：滋阴息风。
（3）主治：**阴虚风动证**。手足瘛疭，形瘦神倦，舌绛少苔，脉气虚弱，时时欲脱者。

（4）配伍意义：方中鸡子黄、阿胶为血肉有情之品，滋阴养液以息虚风，共为君药。重用生白芍、干地黄、麦冬滋水涵木，滋阴柔肝，为臣药。阴虚则阳浮，故以龟甲、鳖甲、牡蛎介类潜镇之品，滋阴潜阳，重镇息风；麻仁养阴润燥；五味子收敛真阴，与生白芍、甘草相配，酸甘化阴。以上诸药协助君、臣药，滋阴息风，均为佐药。炙甘草调和诸药，为使药。

（5）配伍特点：本方滋阴养液为主，介类潜阳为辅，寓息风于滋养之中，使真阴得复，浮阳得潜，则虚风自息。

（6）运用

①辨证要点：神倦瘛疭，舌绛苔少，脉虚弱。

②加减变化：若兼气虚喘急，加人参补气定喘；气虚自汗，加人参、龙骨、小麦补气敛汗；气虚心悸，加人参、小麦、茯神补气宁神定悸；若低热不退，加地骨皮、白薇以退虚热。

③使用注意：若阴液虽亏而邪热尤盛者，则非本方所宜。

4.天麻钩藤饮（《中医内科杂病证治新义》）

（1）组成：天麻，钩藤，生决明，山栀，黄芩，川牛膝，杜仲，益母草，桑寄生，首乌藤，朱茯神。

（2）功用：平肝息风，清热活血，补益肝肾。

（3）主治：**肝阳偏亢，肝风上扰证**。头痛，眩晕，失眠多梦，或口苦面红，舌红苔黄，脉弦或数。

（4）配伍意义：方中天麻、钩藤清热平肝息风，为君药。石决明平肝潜阳，除热明目，助天麻、钩藤平肝息风；川牛膝引血下行，兼能活血利水；栀子、黄芩清泻肝热，共为臣药。益母草活血利水；杜仲、桑寄生补益肝肾；首乌藤、朱茯神安神定志，共为佐药。

第十六单元 治燥剂

【复习指导】本部分内容历年必考，应作为重点复习。其中杏苏散、桑杏汤、清燥救肺汤、麦冬汤的组成、功用、主治、配伍意义、配伍特点应熟练掌握。

一、概述

1.治燥剂的适用范围 治燥剂主要适用于燥证。燥证有外燥和内燥之分。外燥证是秋令燥邪所致的病证，症见头痛、咳嗽、鼻塞咽干等；内燥证是燥从内生所致的病证，症见咽喉燥痛、干咳少痰或无痰、舌红少苔等。

2.治燥剂的使用注意

（1）应辨清外燥和内燥，外燥宜轻宣，内燥宜滋润。

（2）疏散外燥易伤津，用量宜轻；滋润内燥易壅滞，适当配伍辛开药。

（3）燥证夹湿者，应兼顾，但用药应有主次之别。

二、轻宣外燥

1.杏苏散（《温病条辨》）

（1）组成：苏叶，半夏，茯苓，前胡，苦桔梗，枳壳，甘草，生姜，大枣，杏仁，橘皮。

（2）功用：轻宣凉燥，理肺化痰。

（3）主治：**外感凉燥证**。恶寒无汗，头微痛，咳嗽痰稀，鼻塞咽干，苔白脉弦。

（4）配伍意义：苏叶发表散邪，开宣肺气，使凉燥之邪从表而解；杏仁降利肺气，润燥止咳化痰，两药相配，一宣一降，调理肺气，共为君药。桔梗宣利肺气止咳，助紫苏叶开宣肺气；枳壳宽胸理气；半夏燥湿化痰降逆；橘皮理气化痰燥湿；前胡疏风散邪，降气化痰，助杏仁降气化痰；茯苓健脾渗湿，杜生痰之源；生姜助苏叶解表散寒，以上共为臣药。大枣、甘草补益肺气，与生姜相伍，调和营卫，通行津液，且调和诸药，为佐使药。全方合用，共奏轻宣凉燥、理肺化痰之功。

2.清燥救肺汤（《医门法律》）

（1）组成：霜桑叶三钱，煅石膏二钱五分，甘草一钱，人参七分，胡麻仁一钱，阿胶八分，麦冬一钱二分，杏仁七分，枇杷叶一片。

（2）功用：清肺润燥，益气养阴。

（3）主治：**温燥伤肺，气阴两伤证**。干咳无痰，气逆而喘，头痛身热，咽喉干燥，鼻燥，胸满胁痛，心烦口渴，舌干少苔，脉虚大或数。

（4）配伍意义：方中重用桑叶为君，质轻性寒，清泄肺中燥热之邪。臣以石膏辛甘而寒，清泄肺经之热；麦冬甘寒清热，润肺养阴。石膏用量轻于桑叶，不碍桑叶之轻宣；麦冬滋润，然用量不及桑叶之半，不碍桑叶之外散。君臣相配，宣中有清，清中有润，是清宣润肺的常用组合。人参益气生津；麻仁润肺养阴；阿胶润肺补血；杏仁降肺气，兼润肺；枇杷叶清降肺气止咳，共为佐药。甘草益中气，补肺气，调和诸药，为佐使。

3.桑杏汤（《温病条辨》）

（1）组成：桑叶一钱，杏仁一钱五分，沙参二钱，象贝一钱，香豉一钱，栀皮一钱，梨皮一钱。

（2）功用：清宣温燥，润肺止咳。

（3）主治：**外感温燥证**。身热不甚，口渴，咽干鼻燥，干咳无痰或痰少而黏，舌红，苔薄白而干，脉浮数而右脉大者。

三、滋阴润燥

1.麦冬汤（《金匮要略》）

（1）组成：麦冬七升，半夏一升，人参三两，甘草二两，粳米三合，大枣四枚。

（2）功用：清养肺胃，降逆下气。

（3）主治

①**虚热肺痿**。咳嗽气喘，咽喉不利，咯痰不爽，或咳唾涎沫，口干咽燥，手足心热，舌红少苔，脉虚数。

②**胃阴不足证**。呕吐，纳少，呃逆，口渴咽干，舌红少苔，脉虚数。

（4）配伍意义：**重用麦冬为君药**，养肺胃阴津，清肺胃虚热。人参益气生津，补肺胃之虚，是为臣药。**粳米、大枣**益脾胃之气，助人参益胃生津，寓"**培土生金**"之意；半夏降逆下气，和胃止呕，化其痰涎，并制约滋补药，滋而不腻，共为佐药。甘草润肺利咽，益气和中，调和诸药，为佐使药。

（5）配伍特点：大量甘润药中佐以少量辛燥之品，润燥得宜，滋而不腻，燥不伤津；益胃气而润肺燥，培土生金，肺胃同治。

（6）运用

①辨证要点：咳唾涎沫，短气喘促，或口干呕逆，舌干红少苔，脉虚数。

②加减变化：若津伤甚者，加玉竹、沙参以养阴液；若阴虚胃痛、脘腹灼热者，加白芍、石斛以益胃养阴止痛。

2. 玉液汤（《医学衷中参西录》）

（1）组成：山药一两，生黄芪五钱，知母六钱，生鸡内金二钱，葛根钱半，五味子三钱，天花粉三钱。

（2）功用：益气滋阴，固肾止渴。

（3）主治：消渴之气阴两虚证。口常干渴，饮水不解，小便频数量多，或小便浑浊，困倦气短，舌嫩红而干，脉虚细无力。

（4）配伍意义：生黄芪、生山药益气养阴，补脾固肾，为治疗气阴两亏之消渴的常用组合，共为君药。阴虚则生内热，故以知母、天花粉为臣药，清热滋阴，润燥止渴。佐以葛根升阳益津，助脾气上升，散精达肺；鸡内金助脾运化，化水谷为津液；五味子酸收，固肾生津。

3. 增液汤（《温病条辨》）

（1）组成：玄参一两，麦冬八钱，细生地黄八钱。

（2）功用：增液润燥。

（3）主治：阳明温病，津亏便秘证。大便秘结，口渴，舌干红，脉细数或沉而无力。

第十七单元 祛湿剂

【复习指导】本部分内容历年必考，应作为重点复习。其中平胃散、藿香正气散、茵陈蒿汤、三仁汤、八正散、甘露消毒丹、五苓散、猪苓汤、防己黄芪汤、实脾散、真武汤、苓桂术甘汤、完带汤、独活寄生汤、羌活胜湿汤应熟练掌握。

一、概述

1. 祛湿剂的适用范围 适用于湿病，包括外湿证和内湿证。外湿证是因居住湿地、阴雨湿蒸、汗出沾衣，则湿邪外袭而引起的病证，症见头痛身重、肢节酸痛、筋脉不利或面目浮肿等。内湿证是因过食生冷或肥甘之品，过饮酒酪，则湿从内生，症见脘腹胀满、呕恶泄利，或水肿淋浊、黄疸、痿痹等。

2. 祛湿剂的使用注意

（1）辨明病变的寒热，夹寒者宜温，夹热者宜清。

（2）辨明病变的虚实，实者宜渗利，虚者宜温化。

（3）祛湿药多苦燥，使用时注意保护阴津。

二、燥湿和胃

1. 藿香正气散（《太平惠民和剂局方》）

（1）组成：大腹皮、白芷、紫苏、茯苓各一两，半夏曲、白术、陈皮、厚朴、桔梗各二两，藿香三两，炙甘草二两半，姜三片，枣一枚。

（2）功用：解表化湿，理气和中。

（3）主治：**外感风寒，内伤湿滞证**。恶寒发热，头痛，胸膈满闷，脘腹疼痛，恶心呕吐，肠鸣、泄泻，舌苔白腻，脉浮或濡缓，以及山岚瘴疟等。

（4）配伍意义：方中藿香为君，既以其辛温之性而解在表之风寒，又取其芳香之气而化在里之湿浊，且可辟秽和中而止呕，为治霍乱吐泻之要药。半夏曲、陈皮燥湿理气，和胃降逆以止呕；白术、茯苓健脾祛湿以止泻，共助藿香内化湿浊而止吐泻，俱为臣药。湿浊中阻，气机不畅，故佐以大腹皮、厚朴行气化湿，畅中行滞，且寓气行则湿化之义；紫苏、白芷辛温发散，助藿香外散风寒，紫苏尚可醒脾宽中，行气止呕，白芷兼能燥湿化浊；桔梗宣利肺气，既能解表，又助化湿；煎加生姜、大枣，内调脾胃，外和营卫。使以甘草调和药性，并助姜、枣以和中。

（5）配伍特点：外散风寒与内化湿浊相伍，健脾利湿与理气和胃共施；表里同治，以治里为主。

（6）运用

①辨证要点：恶寒发热，上吐下泻，舌苔白腻。

②加减变化：若表邪偏重，加香薷以助解表；兼气滞脘腹胀痛者，加木香、延胡索以行气止痛。

③使用注意：本方重在化湿和中，解表散寒之力较弱，故服后宜温覆取汗以助解表。湿热霍乱之吐泻，非本方所宜。

2. 平胃散（《简要济众方》）

（1）组成：苍术四两，厚朴三两，陈皮二两，炙甘草一两，生姜二片，大枣二枚。

（2）功用：燥湿运脾，行气和胃。

（3）主治：**湿滞脾胃证**。脘腹胀满，不思饮食，口淡无味，恶心呕吐，嗳气吞酸，肢体沉重，怠惰嗜卧，常多自利，舌苔白腻而厚，脉缓。

（4）配伍意义：方中苍术辛香苦温，燥湿运脾，湿祛则脾运有权，脾健则湿邪得化，为君药。湿邪阻碍气机，气行则湿化，故以厚朴为臣，行气除满，且可化湿；陈皮为佐，理气和胃，燥湿醒脾。甘草为使，调和诸药，且能益气健脾和中。煎加姜、枣，以生姜温散水湿且能和胃降逆；大枣补脾益气以助甘草培土制水之功，姜、枣相合，尚能调和脾胃。

三、清热祛湿

1. 茵陈蒿汤（《伤寒论》）

（1）组成：茵陈六两，栀子十四枚，大黄二两。

（2）功用：清热，利湿，退黄。

（3）主治：**湿热黄疸**。一身面目俱黄，黄色鲜明，发热，无汗或但头汗出，口渴欲饮，恶心呕吐，腹微满，小便短赤，大便不爽或秘结，舌红苔黄腻，脉沉数或滑数有力。

（4）配伍意义：方中重用茵陈蒿苦寒降泄，清热利湿，疏利肝胆，为治黄疸之要药，是为君药。臣以栀子清热降火，通利三焦，助茵陈引湿热从小便而去。佐以大黄泻热逐瘀，通利大便，导湿热从大便而下。

（5）配伍特点：利湿与泻热并进，通利二便，前后分消。

（6）运用
①辨证要点：一身面目俱黄，黄色鲜明，舌苔黄腻，脉沉数或滑数。
②加减变化：湿重于热者，加茯苓、泽泻、猪苓以利水渗湿；热重于湿者，加龙胆草、黄柏以清热祛湿；胁痛明显者，加柴胡、川楝子以疏肝理气。
③使用注意：黄色晦暗，寒湿内阻之阴黄，不宜使用本方。

2. 三仁汤（《温病条辨》）
（1）组成：杏仁五钱，飞滑石六钱，白通草二钱，白蔻仁二钱，淡竹叶二钱，厚朴二钱，生薏苡仁六钱，半夏五钱。
（2）功用：宣畅气机，清利湿热。
（3）主治：湿温初起或暑温夹湿之湿重于热证。头痛恶寒，身重疼痛，肢体倦怠，面色淡黄，胸闷不饥，午后身热，苔白不渴，脉弦细而濡。
（4）配伍意义：方中杏仁宣利上焦肺气，气行则湿化；白蔻仁芳香化湿，行气宽中，畅中焦之脾气；薏苡仁甘淡性寒，淡渗利水而健脾，使湿热从下焦而去；三仁合用，宣通三焦，共为君药。滑石、通草、淡竹叶甘寒淡渗，助君药利湿清热，是为臣药；半夏、厚朴行气化湿，散结除满，是为佐药。
（5）配伍特点：宣上、畅中、渗下，从三焦分消湿热。
（6）运用
①辨证要点：头痛恶寒，身重疼痛，午后身热，苔白不渴。
②加减变化：若湿温初起，卫分症状较明显者，可加藿香、香薷以解表化湿；寒热往来者，可加青蒿、草果以和解化湿；热势渐增，口渴舌红者，可加黄连、黄芩清热解毒。
③使用注意：舌苔黄腻，热重于湿者，则不宜使用。

3. 八正散（《太平惠民和剂局方》）
（1）组成：车前子、瞿麦、萹蓄、滑石、山栀子仁、炙甘草、木通、大黄各一斤，灯心草适量。
（2）功用：清热泻火，利水通淋。
（3）主治：湿热淋证。尿频尿急，溺时涩痛，淋沥不畅，尿色浑赤，甚则癃闭不通，小腹急满，口燥咽干，舌苔黄腻，脉滑数。
（4）配伍意义：方中滑石滑利窍道，清热利湿；木通上清心火，下利湿热，使湿热之邪从小便而去，共为君药。萹蓄、瞿麦、车前子为臣，均为清热利水通淋之常用药。佐以山栀子仁清泄三焦，通利水道，以增强君、臣药清热利水通淋之功，使湿热从小便而去；大黄荡涤邪热，通利肠腑，使湿热从大便而去；灯心草利水通淋，三药共为佐药。甘草调和诸药，兼能清热缓急止痛，是为佐使之用。

4. 甘露消毒丹（《医效秘传》）
（1）组成：滑石十五两，黄芩十两，茵陈十一两，石菖蒲六两，川贝母、木通各五两，藿香、连翘、白蔻仁、薄荷、射干各四两。
（2）功用：利湿化浊，清热解毒。
（3）主治：湿温时疫，邪在气分，湿热并重证。发热倦怠，胸闷腹胀，肢酸咽痛，身目发黄，颐肿口渴，小便短赤，或泄泻淋浊，舌苔白腻或黄腻或干黄，脉濡数或滑数。

（4）配伍意义：方中滑石利水渗湿，清热解暑，两擅其功；茵陈清利湿热而退黄；黄芩清热燥湿，泻火解毒。三药相合，正合湿热并重之病机，共为君药。湿热留滞，易阻气机，故臣以白豆蔻、石菖蒲、藿香行气化湿，悦脾和中，令气畅湿行；木通清热利湿通淋，导湿热从小便而去，益其清热利湿之力。热毒上攻，颐肿咽痛，佐以连翘、薄荷、射干、贝母清热解毒，散结消肿而利咽止痛。

5. 二妙散（《丹溪心法》）

（1）组成：黄柏，苍术。

（2）功用：清热燥湿。

（3）主治：**湿热下注证**。筋骨疼痛，或两足痿软，或足膝红肿疼痛，或湿热带下，或下部湿疮，小便短赤，舌苔黄腻者。

6. 连朴饮（《霍乱论》）

（1）组成：厚朴二钱，川黄连、石菖蒲、半夏各一钱，香豉、焦栀各三钱，芦根二两。

（2）功用：清热化湿，理气和中。

（3）主治：**湿热霍乱**。上吐下泻，胸脘痞闷，心烦躁扰，小便短赤，舌苔黄腻，脉滑数。

7. 当归拈痛汤（拈痛汤）（《医学启源》）

（1）组成：羌活半两，防风三钱，升麻一钱，葛根二钱，白术一钱，苍术三钱，当归身三钱，人参二钱，甘草五钱，苦参二钱，黄芩一钱，知母三钱，茵陈五钱，猪苓三钱，泽泻三钱。

（2）功用：利湿清热，疏风止痛。

（3）主治：**湿热相搏，外受风邪证**。遍身肢节烦痛，或肩背沉重，或脚气肿痛，脚膝生疮，舌苔白腻或微黄，脉弦数。

四、利水渗湿

1. 五苓散（《伤寒论》）

（1）组成：猪苓十八铢，泽泻一两六铢，白术十八铢，茯苓十八铢，桂枝半两。

（2）功用：利水渗湿，温阳化气。

（3）主治：**膀胱气化不利之蓄水证**。小便不利，头痛微热，烦渴欲饮，甚则水入即吐；或脐下动悸，吐涎沫而头目眩晕；或短气而咳；或水肿，泄泻。舌苔白，脉浮。

（4）配伍意义：重用泽泻为君，直达肾与膀胱，利水渗湿。臣以茯苓、猪苓之淡渗，增强君药利水渗湿之力。佐以白术健脾燥湿以制水；膀胱的气化有赖于阳气的蒸腾，故佐以桂枝温阳化气以助利水，又可解表散邪。

2. 猪苓汤（《伤寒论》）

（1）组成：猪苓、茯苓、泽泻、阿胶、滑石各一两。

（2）功用：利水，养阴，清热。

（3）主治：**水热互结证**。小便不利，发热，口渴欲饮，或心烦不寐，或兼有咳嗽、呕恶、下利，舌红苔白或微黄，脉细数。又治血淋，小便涩痛，点滴难出，小腹满痛者。

（4）配伍意义：猪苓为君，取其归肾、膀胱经，专以淡渗利水。臣以泽泻、茯苓之甘淡，以助猪苓利水渗湿之力，且泽泻性寒兼可泄热，茯苓健脾以助运湿。佐入滑石之甘寒，利水、清热两彰其功；阿胶滋阴润燥，既益已伤之阴，又防诸药渗利重伤阴血。

3. 防己黄芪汤（《金匮要略》）

（1）组成：防己一两，黄芪一两一分，甘草半两，白术七钱半，生姜四片，大枣一枚。

（2）功用：益气祛风，健脾利水。

（3）主治：表虚不固之风水或风湿证。汗出恶风，身重微肿，或肢节疼痛，小便不利，舌淡苔白，脉浮。

（4）配伍意义：方中防己、黄芪共为君药，防己祛风行水，黄芪益气固表，兼可利水，两者相合，祛风除湿而不伤正，益气固表而不恋邪，使风湿俱去，表虚得固。臣以白术补气健脾祛湿，既助防己祛湿行水，又助黄芪益气固表。佐以姜、枣调和营卫。甘草益气和中，调和诸药，是为佐使之用。

五、温化寒湿

1. 实脾散（《重订严氏济生方》）

（1）组成：厚朴、白术、木瓜、木香、草果仁、大腹子、附子、白茯苓、干姜各一两，炙甘草半两，生姜五片，大枣一枚。

（2）功用：温阳健脾，行气利水。

（3）主治：脾肾阳虚，水气内停之阴水。身半以下肿甚，手足不温，口中不渴，胸腹胀满，大便溏薄，舌苔白腻，脉沉弦而迟。

（4）配伍意义：方中附子、干姜为君，附子善于温肾阳而助气化以行水；干姜偏于温脾阳而助运化以制水，二药相合，温肾暖脾，扶阳抑阴。臣以茯苓、白术渗湿健脾，使水湿从小便去。佐以木瓜除湿醒脾和中；厚朴、木香、大腹子（槟榔）、草果行气导滞，令气化则湿化，气顺则胀消；草果、厚朴兼可燥湿，槟榔又能利水。甘草、生姜、大枣益脾和中，生姜兼能温散水气，甘草调和诸药，共为佐使之用。

（5）配伍特点：脾肾同治，温脾为主；寓行气于温利之中，令气行则湿化。

（6）运用

①辨证要点：身半以下肿甚，胸腹胀满，舌淡胖苔白腻，脉沉迟。

②加减变化：气短乏力，倦怠懒言者，酌去槟榔、厚朴之破气，加党参、黄芪以补气行水；小便不利，水肿甚者，合入五苓散以利水消肿；大便秘结者，加牵牛子通利二便。

③使用注意：若属阳水者，不宜使用。

2. 真武汤（《伤寒论》）

（1）组成：茯苓三两，芍药三两，白术二两，生姜三两，附子一枚。

（2）功用：温阳利水。

（3）主治：阳虚水泛证。畏寒肢厥，小便不利，心下悸动不宁，头目眩晕，身体筋肉瞤动，站立不稳，四肢沉重疼痛，浮肿，腰以下为甚；或腹痛，泄泻；或咳喘呕逆。舌质淡胖，边有齿痕，舌苔白滑，脉沉细。

（4）配伍意义：附子大辛大热，温肾助阳以化气行水，兼暖脾土，以温运水湿，为君药。臣以茯苓利水渗湿，使水邪从小便去；白术健脾燥湿。佐以生姜之温散，既助附子温阳散寒，又合苓、术宣散水湿。白芍亦为佐药，其意有四：一者利小便以行水气，《本经》言其能"利小便",《名医别录》亦谓之"去水气,利膀胱";二者柔肝缓急以止腹痛;三者敛阴舒筋以解筋肉,眴动;四者可防止温燥药物燥伤阴津,以利久服缓治。

3. 苓桂术甘汤(《金匮要略》)

(1)组成:茯苓四两,桂枝三两,白术二两,炙甘草二两。

(2)功用:温阳化饮,健脾利湿。

(3)主治:**中阳不足之痰饮**。胸胁支满,目眩心悸,短气而咳,舌苔白滑,脉弦滑或沉紧。

(4)配伍意义:重用茯苓,健脾利水,渗湿化饮,既能消除已聚之痰饮,又能杜生痰之源,为君药。桂枝为臣,温阳化气,平冲降逆。苓、桂相合,为温阳化气,利水平冲之常用组合。白术为佐,功能健脾燥湿。苓、术相须,为健脾祛湿的常用组合,桂、术同用,也是温阳健脾的常用组合。炙甘草用于本方,其用有三:一合桂枝辛甘化阳,以助温补中阳之力;二合白术益气健脾,崇土以利制水;三调和诸药,功兼佐使之用。

六、祛湿化浊

1. 完带汤(《傅青主女科》)

(1)组成:白术一两,山药一两,人参二钱,白芍五钱,车前子三钱,苍术二钱,甘草一钱,陈皮五分,黑芥穗五分,柴胡六分。

(2)功用:补脾疏肝,化湿止带。

(3)主治:**脾虚肝郁,湿浊带下**。带下色白,清稀如涕,面色㿠白,肢体倦怠,大便溏薄,舌淡苔白,脉缓或濡弱。

(4)配伍意义:重用白术、山药益气补脾,白术善健脾燥湿,山药能固涩止带,共为君药。人参补中益气,助君药补脾;苍术燥湿运脾,助白术祛湿;白芍柔肝抑木,使木达而脾土自强,同为臣药。佐以陈皮理气和中,既可使君药补而不滞,又可令气行而湿化;车前子利湿清热,配苍术、白术使湿浊之邪由小便而去;柴胡、芥穗辛温升散,得白术可升发脾胃清阳,配白芍可疏达肝气之郁,俱为佐药。甘草益气补中,调和药性,为佐使药。

(5)配伍特点:培土抑木,除湿疏郁,升清降浊,则带下自止。

(6)运用

①辨证要点:带下清稀色白,舌淡苔白,脉濡缓。

②加减变化:湿从热化,带下色黄者,加黄柏、龙胆草以清热燥湿;湿从寒化,小腹冷痛者,宜加炮姜、小茴香以温里祛寒;带下量多,清稀如水,腰膝酸软者,宜加鹿角霜、菟丝子以温肾助阳。

③使用注意:若带下证属湿热下注者,不宜使用。

2. 萆薢分清饮(《杨氏家藏方》)

(1)组成:益智仁、川萆薢、石菖蒲、乌药各等份。

(2)功用:温肾利湿,分清化浊。

(3)主治:**下焦虚寒之膏淋、白浊**。小便频数,浑浊不清,白如米泔,凝如膏糊,舌淡苔白,脉沉。

七、祛风胜湿

1. 独活寄生汤（《备急千金要方》）

（1）组成：独活三两，桑寄生、杜仲、牛膝、细辛、秦艽、茯苓、肉桂心、防风、川芎、人参、甘草、当归、芍药、干地黄各二两。

（2）功用：祛风湿，止痹痛，益肝肾，补气血。

（3）主治：**痹证日久，肝肾两虚，气血不足证**。腰膝疼痛、痿软，肢节屈伸不利，或麻木不仁，畏寒喜温，心悸气短，舌淡苔白，脉细弱。

（4）配伍意义：重用独活为君，性善下行，以祛下焦与筋骨间的风寒湿邪。臣以细辛、防风、秦艽、桂心，细辛入少阴肾经，搜剔阴经之风寒湿邪；秦艽祛风湿，舒经络而利关节；桂心温经散寒，通利血脉；防风祛一身之风而胜湿，君臣相伍，祛风湿，止痹痛。本证因痹证日久而见肝肾两虚，气血不足，故佐桑寄生、杜仲、牛膝以补益肝肾而强壮筋骨，且桑寄生兼可祛风湿，牛膝尚能活血以通利筋脉；地黄、当归、芍药、川芎养血和血，人参、茯苓、甘草健脾益气，其中芍药与甘草相合，尚能柔肝缓急，以助舒筋；当归、川芎、牛膝、桂心活血，寓"治风先治血，血行风自灭"之意。甘草调和诸药，兼使药之用。

（5）配伍特点：以祛风寒湿邪为主，辅以补肝肾、益气血之品，邪正兼顾，祛邪不伤正，扶正不恋邪。

（6）运用

①辨证要点：腰膝冷痛，肢节屈伸不利，心悸气短，脉细弱。

②加减变化：腰腿疼痛较剧者，酌加制川乌、制草乌、白花蛇以搜风通络，活血止痛；寒邪偏盛者，酌加附子、干姜以温阳散寒；湿邪偏盛者，去地黄，酌加防己、薏苡仁、苍术以祛湿消肿；正虚不甚者，可减地黄、人参。

③使用注意：痹证之属湿热实证者，不宜使用。

2. 羌活胜湿汤（《脾胃论》）

（1）组成：羌活、独活各一钱，藁本、防风、甘草炙各五分，蔓荆子三分，川芎二分。

（2）功用：祛风，胜湿，止痛。

（3）主治：**风湿在表之痹证**。肩背痛不可回顾，头痛身重，或腰脊疼痛，难以转侧，苔白，脉浮。

（4）配伍意义：方中羌活、独活共为君药，祛风除湿，通利关节。其中羌活善祛上部风湿，独活善祛下部风湿，两药相合，能散一身上下之风湿，通利关节而止痹痛。臣以防风、藁本祛风胜湿，且善止头痛。佐以川芎活血行气，祛风止痛；蔓荆子祛风止痛。使以甘草调和诸药。

第十八单元　祛痰剂

【复习指导】本部分内容历年必考，应作为重点复习。其中二陈汤、温胆汤、清气化痰丸、小陷胸汤、贝母瓜蒌散、半夏白术天麻汤应熟练掌握。

一、概述

1. 祛痰剂的适用范围　适用于痰病。痰有广义与狭义之分：广义之痰，泛指符合痰的病证表现的病理变化，病变部位较为广泛，如《医方集解》曰："在肺则咳，在胃则呕，在头则眩，在心则悸，在背则冷，在胁则胀，其变不可胜穷也。"狭义之痰，专指有形之痰。由于痰可留滞于脏腑、经络、肢体而致病，故临床表现多样，常见的病证有咳嗽、喘证、头痛、眩晕、胸痹、呕吐、中风、痰厥、癫狂、惊痫、痰核、瘰疬等。

2. 祛痰剂的使用注意
（1）辨清痰证的性质，分清寒热燥湿的不同而选用相应的方剂。
（2）辨治痰病，必治脾，治脾以杜绝生痰之源。
（3）酌情配伍温药，即"病痰饮者，当以温药和之"。
（4）治痰药多伤津，故应兼顾阴津，以免化痰伤津。

二、燥湿化痰

1. 二陈汤（《太平惠民和剂局方》）
（1）组成：半夏、橘红各五两，白茯苓三两，炙甘草一两半，生姜七片，乌梅一个。
（2）功用：燥湿化痰，理气和中。
（3）主治：**湿痰证**。咳嗽痰多，色白易咯，胸膈痞闷，不欲饮食，恶心呕吐，或头眩心悸，肢体困倦，舌苔白滑，脉滑。
（4）配伍意义：半夏辛温而性燥，尤善燥湿化痰，且能降逆和胃止呕，为君药。湿痰易致气机阻滞，臣以辛苦温燥之橘红，理气行滞，燥湿化痰，体现了"治痰先治气，气顺则痰消"之意。半夏橘红相配，燥湿化痰，理气和中，为治湿痰阻滞证的基本结构。半夏、橘红二药，以陈久者良，故名二陈。茯苓渗湿健脾，以杜生痰之源；生姜能助半夏、橘红以降逆化痰，又制半夏之毒；再以少许乌梅收敛肺气，与半夏相伍，散中有收，相反相成，祛痰而不伤正，均为佐药。炙甘草调和诸药，为使药。

2. 温胆汤（《三因极一病证方论》）
（1）组成：半夏、淡竹茹、枳实各二两，陈皮三两，炙甘草一两，茯苓一两半，生姜五片，枣一枚。
（2）功用：理气化痰，和胃利胆。
（3）主治：**胆胃不和，痰热内扰证**。胆怯易惊，心烦不眠，口苦吐涎，或呕恶呃逆，或眩晕，或癫痫，苔腻微黄，脉弦滑。
（4）配伍意义：半夏燥湿化痰，降逆和胃，为君药。臣以淡竹茹，清热化痰，除烦止呕。君臣相配，既化痰浊，又清胆热，令胆气清肃，胃气顺降，则胆胃得和，烦呕自止。治痰须治气，气顺则痰消。故以枳实破气消痰，散结除痞；陈皮理气燥湿，茯苓健脾渗湿，生姜、大枣和中培土，且生姜能制约半夏毒性，均为佐药。炙甘草益气和中，调和诸药，为使药。

三、清热化痰

1. 清气化痰丸（《医方考》）
（1）组成：陈皮、杏仁、枳实、黄芩、瓜蒌仁、茯苓各一两，胆南星、半夏各一两半。
（2）功用：清热化痰，理气止咳。
（3）主治：**热痰咳嗽**。咳嗽痰黄，黏稠难咯，胸膈痞闷，甚则气急呕恶，舌质红，苔黄腻，脉滑数。

（4）配伍意义：胆南星豁痰清热，开壅闭之痰热，为君药。瓜蒌仁清热化痰，黄芩清泻肺火；二者合用，助君药清肺热，化痰结；半夏虽为辛温之品，但与黄芩等苦寒之药相伍，可避其性温助热之弊，而独取化痰散结，降逆止呕之功，共为臣药。枳实、陈皮行气宽胸，燥湿化痰，茯苓健脾渗湿，杏仁降利肺气，止咳平喘，均为佐药。以生姜汁为丸，一可制半夏之毒，二可助半夏降逆化痰。

2. 小陷胸汤（《伤寒论》）

（1）组成：黄连一两，半夏半升，瓜蒌实大者一枚。

（2）功用：清热化痰，宽胸散结。

（3）主治：痰热互结之小结胸证。胸脘痞闷，按之则痛，或咳痰黄稠，口苦，舌苔黄腻，脉滑数。

（4）配伍意义：瓜蒌实清热涤痰，宽胸散结，以通胸膈之痹。黄连泻热降火，助瓜蒌实清热化痰之力。半夏祛痰降逆，开结消痞，为佐药。半夏配黄连，一辛一苦，辛开苦降。半夏伍瓜蒌，润燥相得，为清热化痰，宽胸散结的常用配伍结构。

四、润燥化痰

贝母瓜蒌散（《医学心悟》）

（1）组成：贝母一钱五分，瓜蒌一钱，花粉、茯苓、橘红、桔梗各八分。

（2）功用：润肺清热，理气化痰。

（3）主治：燥痰咳嗽。咳嗽痰少，咯痰不爽，涩而难出，咽干口燥哽痛，或上气喘促，苔白而干。

（4）配伍意义：贝母有清热化痰、润肺止咳之功，为君药。臣以瓜蒌清热涤痰，利气润燥。瓜蒌与贝母相须为用，是润肺化痰止咳的常用药组。佐以天花粉清肺生津，润燥化痰。痰因脾虚而生，因气滞而凝，故用茯苓健脾渗湿，祛生痰之源；橘红理气化痰，使气顺则痰消；再以桔梗宣肺利气，化痰止咳，使肺金宣降有权，均为佐药。且桔梗又可引诸药入肺经，又为使药。

五、温化寒痰

1. 苓甘五味姜辛汤（《金匮要略》）

（1）组成：茯苓四两，甘草三两，干姜三两，细辛三两，五味子半升。

（2）功用：温肺化饮。

（3）主治：寒饮咳嗽。咳嗽痰多，清稀色白，口淡喜唾，胸膈痞满，舌苔白滑，脉弦滑。

2. 三子养亲汤（《皆效方》，录自《杂病广要》）

（1）组成：白芥子，苏子，莱菔子。

（2）功用：温化痰饮，降气消食。

（3）主治：痰壅气滞食滞证。咳嗽喘逆，痰多胸痞，食少难消，舌苔白腻，脉滑。

六、化痰息风

半夏白术天麻汤（《医学心悟》）

（1）组成：半夏一钱五分，天麻、茯苓、橘红各一钱，白术三钱，甘草五分，生姜一片，大枣二枚。

（2）功用：化痰息风，健脾祛湿。

（3）主治：风痰上扰证。眩晕，头痛，胸膈痞满，痰多，呕恶，舌苔白腻，脉弦滑。

（4）配伍意义：半夏功善燥湿化痰，降逆消痞；天麻入肝经，尤善平肝息风而止眩晕，天麻与半夏相配，为治风痰眩晕的常用组合，共为君药。脾为生痰之源，白术健脾燥湿，茯苓健脾渗湿，共治生痰之本，均为臣药。橘红理气化痰，气顺则痰消；生姜、大枣调和脾胃，且生姜可制半夏之毒，共为佐药。甘草和中而调和诸药，为使药。本方是以二陈汤去乌梅，加天麻、白术、大枣而成。

第十九单元　消食剂

【复习指导】本部分内容历年必考，应作为重点复习。其中保和丸、枳实导滞丸、健脾丸应熟练掌握。

一、概述

1. 消食剂的适用范围　适用于饮食积滞。

2. 清热剂的使用注意

（1）辨清病变属性，实证以消食为主，虚证以补脾为主。

（2）消食剂属于攻伐之剂，不宜长期服用，纯虚无实者禁用。

二、消食化滞

1. 保和丸（《丹溪心法》）

（1）组成：山楂六两，神曲二两，半夏、茯苓各三两，陈皮、连翘、莱菔子各一两。

（2）功用：消食和胃。

（3）主治：食积证。脘腹痞满胀痛，嗳腐吞酸，恶食呕恶，或大便泄泻，舌苔厚腻，脉滑。

（4）配伍意义：方中重用山楂为君，能消各种饮食积滞，长于消肉食油腻之积。神曲消食健脾，长于化酒食陈腐之积；莱菔子下气消食除胀，长于消谷面之积，二药共用为臣。君臣相配，相辅相成，效力更著，可消一切饮食积滞，为消食化积的常用组合。食积易于阻气、生湿、化热，故用半夏、陈皮，理气化湿，和胃止呕；茯苓，健脾利湿，和中止泻；连翘味苦微寒，既可散结以助消积，又可清解食积所生之热，四药共为佐药。

2. 枳实导滞丸（《内外伤辨惑论》）

（1）组成：大黄一两，枳实、神曲各五钱，茯苓、黄芩、黄连、白术各三钱，泽泻二钱。

（2）功用：消导化积，清热利湿。

（3）主治：湿热食积证。脘腹胀痛，下痢泄泻，或大便秘结，小便黄赤，舌苔黄腻，脉沉有力。

（4）配伍意义：大黄为君，攻积泻热，使积热从大便而下。枳实为臣，行气消积，除脘腹胀满。佐以黄芩、黄连清热燥湿，厚肠止痢；茯苓、泽泻渗利水湿而止泻，使湿热从小便分消，与通腑泄热之大黄相配，前后分消，使邪有出路；白术健脾燥湿，攻积而不伤正；神曲甘辛性温，消食化滞，使食消则脾胃和。

三、健脾消食

健脾丸（《证治准绳》）

（1）组成：白术二两半，木香、黄连、甘草各七钱半，白茯苓二两，人参一两五钱，神曲、陈皮、砂仁、炒麦芽、山楂、山药、肉豆蔻各一两。

（2）功用：健脾和胃，消食止泻。

（3）主治：**脾虚食积证**。食少难消，脘腹痞闷，大便溏薄，倦怠乏力，苔腻微黄，脉虚弱。

（4）配伍意义：方中重用白术、茯苓为君，健脾祛湿以止泻。山楂、神曲、麦芽消食和胃；人参、山药益气补脾，以助苓、术健脾之力，共为臣药。木香、砂仁、陈皮皆芳香之品，理气开胃，醒脾化湿，既可解除脘腹痞闷，又可使全方补而不滞；肉豆蔻温涩，合山药以涩肠止泻；黄连清热燥湿，可清解食积所化生之热，皆为佐药。甘草补中和药，是为佐使之用。

（5）配伍特点：补气健脾药与消食行气药同用，为消补兼施之剂，补而不滞，消不伤正，补重于消。

（6）运用

①辨证要点：脘腹痞闷，食少难消，大便溏薄，苔腻微黄，脉虚弱。

②加减变化：湿甚者加车前子、泽泻以利水渗湿；兼寒者去黄连，加干姜以温中祛寒。本方为消补兼施之剂，临床应用时应权衡轻重，配伍适宜。

第二十单元　驱虫剂

【复习指导】本部分内容历年必考，乌梅丸应熟练掌握。

乌梅丸（《伤寒论》）

（1）组成：乌梅三百枚，细辛六两，干姜十两，黄连十六两，当归四两，附子六两，蜀椒四两，桂枝六两，人参六两，黄柏六两，蜜。

（2）功用：温脏安蛔。

（3）主治：**蛔厥证**。脘腹阵痛，烦闷呕吐，时发时止，得食而吐，甚则吐蛔，手足厥冷。兼治久痢久泻。

（4）配伍意义：重用乌梅为君，取其味酸以安蛔止痛。蜀椒、细辛皆辛温之品，辛能伏蛔，温可祛脏寒，且蜀椒有直接杀虫之力；黄连、黄柏味苦性寒，苦能下蛔，寒可清热；四药相配，温清并用，伏蛔下蛔，共为臣药。附子、桂枝、干姜温脏祛寒；人参、当归补益气血，扶助正气，共为佐药。以蜜为丸，取其甘缓和中，为使药。

本方所治的**久痢久泻**，多因正虚邪恋，寒热错杂，脾肾虚寒，气血不足，而湿热未尽所致。方中重用乌梅涩肠止泻，可治久利滑脱；蜀椒、细辛、附子、桂枝、干姜能温肾暖脾，振奋阳气；人参益气健脾，与温热之品伍用，能温补脾肾；当归养血和血；黄连、黄柏清热燥湿，以除余邪。

（5）配伍特点：酸苦辛甘并进，使蛔虫"得酸则静，得辛则伏，得苦则下"；温清刚柔并用。

（6）运用

①辨证要点：脘腹阵痛，烦闷呕吐，时发时止，甚则吐蛔，手足厥冷。

②加减变化：若热甚者，可去附子、干姜、细辛、桂枝；若寒甚者，可去黄柏；口苦、心下疼热甚者，重用乌梅、黄连，并加川楝子、白芍以清肝胆，止疼痛；若大便不通者，可加槟榔、枳实、玄明粉以驱虫泻下。

第五章 中西医结合内科学

第一单元 呼吸系统疾病

【复习指导】历年必考,应作为重点复习。其中,常见呼吸系统疾病的概念、临床表现、诊断、鉴别诊断、特效性治疗和急重症治疗是考试的重点,应掌握。掌握常见呼吸系统疾病中医辨证论治的证候、治法、常用方剂。病因、发病机制、中医病因病机、病理、实验室及其他检查及疾病的预防应熟悉。慢性阻塞性肺疾病、支气管哮喘、肺炎、肺结核、慢性肺源性心脏病均为重点掌握的疾病,熟悉原发性支气管肺癌、慢性呼吸衰竭。

一、慢性阻塞性肺疾病

慢性阻塞性肺疾病(COPD)是一种具有气流受限特征的肺部疾病,气流受限不完全可逆,且呈进行性发展。属于中医学"肺胀""喘证""久咳"范畴。

(一)病因、发病机制

1. 西医病因、发病机制

(1)吸烟 是**最常见因素**。吸烟时间越长、烟量越大,患病率越高。焦油、尼古丁和氢氰酸等化学物质,损伤气道上皮、纤毛,使黏液腺和杯状细胞增生肥大。还使氧自由基产生增多,诱导中性粒细胞释放蛋白酶,破坏肺弹性纤维,诱发肺气肿。

(2)理化因素 职业粉尘及化学物质,如烟雾、变应原、工业废气及室内空气污染等;空气污染如二氧化硫、二氧化氮、氯气等;可损伤气道黏膜上皮、纤毛,黏液分泌增加,细菌易于感染。

(3)感染 是COPD发生、发展的重要因素之一。**细菌或病毒感染**是急性加重期最常见的原因。

(4)氧化应激及炎症机制 氧化应激增加,中性粒细胞、巨噬细胞、T淋巴细胞等炎症细胞等致慢性炎症。蛋白酶-抗蛋白酶失衡,蛋白酶增多或抗蛋白酶不足均可致组织结构破坏产生肺气肿。

(5)其他 机体内在因素、自主神经失调、营养状况、气温、营养、遗传、过敏等。

2. 中医病因病机

脏腑功能失调,主要与肺脾肾有关。久咳、痰、喘,致肺脏虚损。子盗母气,脾脏受累,运化失职,致痰饮内生,病久及肾而使肾虚,肾不纳气。六淫邪气侵袭。脏腑功能失调,卫外不固,六淫之邪更易侵袭肺卫,导致宣降失和,肺气不利,引动伏痰,发生咳喘。病位在肺,累及脾肾。平时以本虚为主,复感外邪则虚中夹实。

(二)临床表现

1. 症状 慢性咳嗽、咳痰。一般为白色黏液或浆液性泡沫样痰,偶可带血丝。急性期痰量增多,可有脓性痰。**气短或呼吸困难**,早期在劳力时出现,后逐渐加重,是COPD的标志性症状。晚期患者可有体重下降、食欲减退等。

2. 体征 早期体征可无异常。

(1)视诊:胸廓前后径增大,肋间隙增宽,剑突下胸骨角增宽,称为**桶状胸**。

（2）触诊：双侧语颤减弱。
（3）叩诊：**过清音**，心浊音界缩小，肺下界下移，肺下界移动度减小。
（4）听诊：两肺呼吸音减弱，呼气延长，部分患者可闻及湿和（或）干啰音。

（三）并发症

1. 慢性呼吸衰竭　低氧血症和（或）高碳酸血症的临床表现。
2. 自发性气胸　突然加重的呼吸困难、发绀、鼓音、呼吸音减弱或消失，X线检查可以确诊。
3. 慢性肺源性心脏病　肺动脉高压、右心室肥厚扩大，右心衰竭。

（四）实验室及其他检查

1. 肺功能检查　**肺功能检查**是判断气流受限的主要客观指标。吸入支气管舒张药后第1秒用力呼气容积占用力肺活量百分比（FEV_1/FVC）< 70%及FEV_1 < 80%预计值者，可确定为不能完全可逆的气流受限。
2. 胸部X线检查　对COPD诊断特异性不高，主要作为确定肺部并发症及与其他肺部疾病鉴别诊断之用。高分辨率CT对有疑问病例的鉴别诊断有一定的意义。
3. 血气分析　可判断酸碱平衡失调、呼吸衰竭的类型及COPD的病情严重程度。
4. 其他　痰培养可检出病原菌，血白细胞增高、核左移等。

（五）诊断和严重程度分级

1. 诊断　**不完全可逆性气流受限**是诊断COPD必备条件。①吸入支气管舒张药后FEV_1/FVC < 70%及FEV_1 < 80%预计值，可确定为不完全可逆性气流受限；②有少数患者无咳嗽、咳痰症状，仅在肺功能检查时FEV_1/FVC < 70%，而$FEV_1 \geq$ 80%预计值，在除外其他疾病后，亦可诊断为COPD。病程分为急性加重期、稳定期。
2. 病情严重程度分级（表5-1）

表5-1　COPD分期严重程度分级

分级	特征
0级：高危	有罹患COPD的危险因素 肺功能正常 有慢性咳嗽、咳痰症状
Ⅰ级：轻度	FEV_1/FVC < 70% $FEV_1 \geq$ 80%预计值 有或无慢性咳嗽、咳痰
Ⅱ级：中度	FEV_1/FVC < 70% 50% $\leq FEV_1$ < 80%预计值 有或无慢性咳嗽、咳痰症状
Ⅲ级：重度	FEV_1/FVC < 70% 30% $\leq FEV_1$ < 50%预计值 有或无慢性咳嗽、咳痰症状
Ⅳ级：极重度	FEV_1/FVC < 70% FEV_1 < 30%预计值 或FEV_1 < 50%预计值，伴有呼吸衰竭

（六）西医治疗

1. 稳定期治疗

（1）戒烟、脱离污染环境。

（2）支气管舒张药：肾上腺素受体激动剂：沙丁胺醇、特布他林等；抗胆碱药：异丙托溴铵；茶碱类：茶碱缓释片。

（3）祛痰药：盐酸氨溴索、羧甲司坦等。

（4）糖皮质激素：重度、极重度、反复加重的患者，可长期吸入糖皮质激素与长效 β_2 肾上腺素受体激动药联合制剂。常用沙美特罗加氟替卡松、福莫特罗加布地奈德。

（5）长期家庭氧疗：长期家庭氧疗可改善COPD慢性呼吸衰竭患者的生活质量，提高其生存率。

2. 急性期治疗

（1）支气管舒张药

（2）**低流量吸氧**：一般吸入浓度为28%~30%，应避免吸入氧浓度过高引起二氧化碳潴留。

（3）抗生素：患者呼吸困难加重，咳嗽伴痰量增加、有脓痰时，根据病原菌类型及药物敏感情况选用抗生素，如β内酰胺类/β内酰胺酶抑制药、第二代头孢菌素、大环内酯类或喹诺酮类等。

（4）糖皮质激素：对急性加重期患者可考虑口服泼尼松龙，也可静脉给予甲泼尼龙，5~7d。

（七）中医辨证论治

1. 外寒里饮证

证候：咳嗽喘逆不得卧，气短气急，咳痰稀白量多、呈泡沫状，胸部膨满，口干不欲饮，面色青暗，周身酸楚，头痛，恶寒、无汗，舌体胖大，舌质暗淡，苔白滑，脉浮紧。

治法：温肺散寒，涤痰降逆。

方药：**小青龙汤**加减。

2. 痰浊阻肺证

证候：喘而胸满窒闷，甚则胸盈仰息，咳嗽，痰多黏腻色白，咳吐不利，兼有呕恶，食少，口黏不渴，舌苔白腻，脉滑或濡。

治法：健脾化痰，降气平喘。

方药：**二陈汤合三子养亲汤**加减。

3. 痰热郁肺证

证候：喘咳气涌，胸部胀痛，痰多质黏色黄，或夹有血色，伴胸中烦闷，身热，有汗，口渴而喜冷饮，面赤，咽干，小便赤涩，大便或秘，舌质红，舌苔薄黄或腻，脉滑数。

治法：清热化痰，宣肺平喘。

方药：**桑白皮汤**或**越婢加半夏汤**加减。

4. 痰蒙神窍证

证候：咳逆喘促，神志恍惚，表情淡漠，嗜睡，或烦躁不安，或谵妄，撮空理线，昏迷，或肢体蠕动，抽搐，咳痰黏稠，或黄黏不爽，或伴痰鸣，唇甲青紫，舌质暗红或淡紫或紫绛，苔白腻或黄腻，脉细滑数。

治法：涤痰，开窍，息风。

方药：**涤痰汤、安宫牛黄丸或至宝丹**加减。

5. 肺脾气虚证

证候：喘促短气，气怯声低，言语无力，痰吐稀薄，自汗畏风，面色苍白，食少脘胀，便溏或食后即便，咳声低弱，极易感冒，舌胖、边有齿痕，苔薄白或薄白腻，脉细弱。

治法：健脾益肺。

方药：**生脉散合六君子汤**加减。

6. 肺肾气虚证

证候：呼吸浅短难续，甚则张口抬肩，倚息不能平卧，咳嗽，痰白如沫，咳吐不利，胸满闷窒，声低气怯，心慌，形寒汗出，面色晦暗，或腰膝酸软，小便清长，或尿后余沥，或咳则小便自遗，舌淡或暗紫，苔白润。

治法：补肺纳肾，降气平喘。

方药：**补虚汤合参蛤散**。

7. 阳虚水泛证

证候：喘咳不能平卧，咳痰清稀，胸满气憋，面浮，下肢肿，或一身悉肿，腹部胀满有水，尿少，脘痞，纳差，心悸，怕冷，面唇青紫，舌胖质暗，苔白滑，脉沉细滑或结代。

治法：温肾健脾，化饮利水。

方药：**真武汤合五苓散**加减。

二、支气管哮喘

支气管哮喘是由嗜酸性粒细胞、肥大细胞、T淋巴细胞、中性粒细胞、气道上皮细胞等多种细胞和细胞组分参与的**气道慢性炎症性疾病**。存在气道高反应性、广泛可逆性气流受限。临床特点有反复发作性的喘息、气急、胸闷或咳嗽等症状，常在夜间和（或）清晨发作、加剧，多数患者可自行缓解或经治疗后缓解。病程延长部分可产生气道不可逆性缩窄和气道重塑。属于中医学"哮病""喘证"范畴。

（一）西医病因、发病机制

1. 病因

（1）遗传因素：与多基因遗传有关。发病与气道高反应性、IgE调节基因和特异性反应相关的基因有关。

（2）激发因素：①吸入物：花粉、尘螨、动物毛屑、真菌、硫酸、氨气、氯气、工业粉尘、油烟、甲醛、甲酸、煤气、二氧化硫等。②感染：细菌、病毒、支原体、寄生虫、原虫等感染。③食物：鱼、虾、奶、蛋类等。④药物：阿司匹林、普萘洛尔等。⑤其他：如剧烈运动、气候骤然变化、妊娠、月经、精神因素等。

2. 发病机制　哮喘的发病与**炎症反应、变态反应、气道高反应性及神经机制**等因素相互作用有关。**气道炎症**是最重要的发病机制，被认为是哮喘的本质。变态反应、气道高反应性是哮喘发生发展的重要因素。神经因素主要表现为胆碱能神经功能亢进。

（二）中医病因病机

本病多有宿痰内伏于肺，由于复感外邪、饮食、情志、劳倦等，诱动内伏之宿痰，致痰阻气道，壅遏肺气，肺气上逆，气机不利而发病。本病病位在肺，与脾、肾、肝、心密切相关。其病性属本虚标实，病理因素以痰为主。痰主要由于肺不布津，脾失转输，肝不散精，肾失蒸腾气化，以致津液凝聚成痰，伏藏于肺，成为发病的"夙根"，遇各种诱因而引发。

（三）临床表现

1. 症状　**反复发作性**伴有哮鸣音的**呼气性呼吸困难**为特点，部分患者发作性胸闷和咳嗽，严重者端坐呼吸，发绀、汗出等。数分钟、数小时至数天，经用支气管舒张剂治疗或自行缓解。常夜间、凌晨发作或加重。发作前可有鼻痒、喷嚏、流涕、胸闷等先驱症状。

2. 体征　发作时胸部呈过度充气状态，可有"三凹征"，肺部有广泛的哮鸣音，呼气音延长。严重哮喘，心率增快、奇脉、胸腹反常运动和发绀等。

（四）实验室及其他检查

1. 痰液检查　较多嗜酸性粒细胞。

2. 呼吸功能性查

（1）通气功能检查：哮喘发作时，FEV_1、$FEV_1/FVC\%$、呼气峰值流速（PEF）等均降低。通气功能障碍，可逆性。

（2）支气管激发试验：吸入激发剂如组胺、乙酰甲胆碱后，FEV_1下降＞20%。

（3）支气管舒张试验：吸入支气管舒张剂如沙丁胺醇、特布他林等后，FEV_1增加≥12%，且其绝对值增加200mL或以上；PEF较治疗前增加60L/min或增加≥20%。

（4）PEF及其变异率的测定　发作时PEF下降，昼夜PEF变异率≥20%。

3. 动脉血气分析　动脉血氧分压降低，二氧化碳分压下降，pH上升呈呼吸性碱中毒。重度哮喘，气道严重阻塞，不仅缺氧，还可伴二氧化碳潴留，出现呼吸性酸中毒，同时还可合并代谢性酸中毒。

4. 胸部X线检查　缓解期多无明显异常。发作时可见两肺透亮度增加；反复发作或并发呼吸道感染，肺纹理增加及炎性浸润阴影，还可并发肺不张、气胸或纵隔气肿。

5. 特异性变应原的检测　皮肤变应原测试。

（五）诊断与鉴别诊断

1. 诊断要点

（1）反复发作喘息、气急、胸闷或咳嗽，多与接触变应原、冷空气、物理或化学性刺激以及病毒性上呼吸道感染、运动等有关。

（2）发作时在双肺可闻及散在或弥漫性，以呼气相为主的哮鸣音，呼气相延长。

（3）上述症状和体征可经治疗缓解或自行级解。

（4）除外其他疾病所引起的喘息、气急、胸闷和咳嗽。

（5）临床表现不典型者，至少具备以下1项：①支气管激发试验或运动激发试验阳性。②支气管舒张试验阳性。③PEF变异率≥20%。

符合（1）～（4）条或（4）、（5）条者，可以诊断为哮喘。哮喘分为急性发作期、慢性持续期和缓解期；依据病情，分轻度、中度、重度、危重度4度。

2. 鉴别诊断

（1）心源性哮喘：多有高血压、冠心病、风湿性心脏病和二尖瓣狭窄等病史和体征。咳出粉红色泡沫痰，广泛的湿啰音和哮鸣音，左心界扩大，心率增快、心尖部可闻及奔马律。胸部X线检查可见心脏增大，肺淤血征，有助于鉴别。血浆脑钠肽检测有助于心源性或肺源性呼吸困难的鉴别。

（2）喘息型慢性支气管炎：多见于中老年人，有长期吸烟或接触有害气体的病史。慢性咳嗽，喘息长年存在，肺气肿体征，两肺或可闻及湿啰音。支气管舒张药和口服吸入激素治疗性试验有助于鉴别。

（3）上气道阻塞：根据临床病史，特别是出现吸气性呼吸困难，以及痰液细胞学或细菌学检查，胸部X线、CT或MRI或支气管镜检查等，常可明确诊断。

（4）变态反应性肺浸润：热带嗜酸性粒细胞增多症、肺嗜酸性粒细胞增多性浸润、多源性变态反应性肺泡炎等。患者多有变应原接触史，症状较轻，常有发热，胸部X线检查可见多发性、此起彼伏的淡薄斑片浸润阴影，可自行消失或再发。肺组织活检也有助于鉴别。

（六）西医治疗

1. 常用药物

（1）激素：是最有效的控制气道炎症的药物。给药途径包括吸入、口服和静脉应用等。吸入为首选途径。①气雾剂：**二丙酸倍氯米松、布地奈德、丙酸氟替卡松、环索奈德**。②口服药：泼尼松龙。③静脉给药：氢化可的松、甲泼尼龙。

（2）β_2受体激动药：①短效β_2受体激动药。沙丁胺醇和特布他林等。气雾剂、干粉剂和溶液等，速效、短效，是缓解轻中度哮喘的首选药。口服给药，缓效、短效。贴剂给药：妥洛特罗。②长效β_2受体激动药。沙美特罗、福莫特罗等，适合于中至重度持续哮喘患者的长期治疗。

（3）白三烯受体拮抗药：扎鲁司特、孟鲁司特。可作为轻度哮喘的替代治疗药物和中重度哮喘的联合治疗用药。

（4）茶碱类：口服给药包括氨茶碱和控（缓）释型茶碱，用于轻至中度哮喘发作和维持治疗。静脉给药适用于哮喘急性发作且近24 h内未用过茶碱类药物的患者。

（5）抗胆碱药物：溴化异丙托品、泰乌托品。

（6）变应原特异性免疫疗法：适用于变应原明确但难以避免的哮喘患者，皮下注射尘螨、猫毛、豚草等变应原提取液。

（7）其他：酮替芬、氯雷他定、阿司咪唑、特非那定、曲尼司特、瑞吡司特、免疫调节剂（甲氨蝶呤、环孢素、金制剂等）和免疫球蛋白等。

2. 急性发作期治疗

（1）轻度：吸入短效β_2受体激动药，如效果不佳，选用短效β_2受体激动药控释片或茶碱控释片，或雾化吸入溴化异丙托品。

（2）中度：吸入激素、β_2受体激动药。氨茶碱静脉滴注，必要时加用溴化异丙托品、白三烯受体拮抗药，或口服激素。

（3）重度至危重度：①氧疗与辅助通气。吸入氧浓度25%~40%。如病情恶化，必要时机械通气。②激素。常用氢化可的松、甲泼尼龙静脉给药，病情好转后，口服、吸入激素。③解痉平喘：β_2受体激动药、氨茶碱、抗胆碱药酌情选用。④纠正水、电解质、酸碱失衡。补液、纠酸，纠正电解质紊乱及呼吸衰竭。⑤抗感染。选择有效抗生素。⑥并发症的处理，如气胸治疗等。

3.非急性发作用期治疗

(1)间隙至轻度：吸入或口服 β_2 受体激动药控制症状，或小剂量茶碱、小剂量吸入激素。

(2)中度：吸入 β_2 受体激动药，效果不佳时选用口服 β_2 受体激动药控释片或茶碱控释片，口服白三烯受体拮抗药。必要时，加用抗胆碱药、吸入激素。

(3)重度：规律吸入 β_2 受体激动药或口服 β_2 受体激动药、茶碱控释片，或 β_2 受体激动药联用抗胆碱药或加用白三烯受体拮抗药，吸入激素。若还有症状，需规律口服泼尼松、泼尼松龙。

(七)中医辨证论治

1.发作期

(1)寒哮证

证候：呼吸急促，喉中哮鸣有声，胸膈满闷如塞，咳不甚，咳吐不爽，痰稀薄色白，面色晦滞，口不渴或渴喜热饮，天冷或受寒易发。形寒畏冷，初起多兼恶寒、发热、头痛等表证，舌苔白滑，脉弦紧或浮紧。

治法：温肺散寒，化痰平喘。

方药：**射干麻黄汤**加减。

哮久阳虚，发作频繁，发时喉中痰鸣如鼾，气短不足以息，咳痰清稀，面色苍白，汗出肢冷，舌淡苔白，脉沉细者，当温阳补虚，加用附子、补骨脂等温补肾阳。

(2)热哮证

证候：气粗息涌，咳呛阵作，喉中哮鸣，胸高胁胀，烦闷不安，汗出，口渴喜饮，面赤口苦，咳痰色黄或色白，黏浊稠厚，咳吐不利，舌质红，苔黄腻，脉滑数或弦滑。

治法：清热宣肺，化痰定喘。

方药：**定喘汤**加减。

2.缓解期

(1)肺虚证

证候：喘促气短，语声低微，面色㿠白，自汗畏风，咳痰清稀色白，多因气候变化而诱发，发前喷嚏频作，鼻塞流清涕，舌淡苔白，脉细弱。

治法：补肺固卫。

方药：**玉屏风散**加减。

(2)脾虚证

证候：倦怠无力，食少便溏，面色萎黄无华，痰多而黏，咳吐不爽，胸脘满闷，恶心纳呆，或食油腻易腹泻，每因饮食不当而诱发，舌质淡，苔白滑或腻，脉细弱。

治法：健脾化痰。

方药：**六君子汤**加减。

(3)肾虚证

证候：平素息促气短，呼多吸少，动则为甚，形瘦神疲，心悸，腰酸腿软，劳累后哮喘易发，或面色苍白，畏寒肢冷，自汗，舌淡苔白，质胖嫩，脉沉细；或颧红，发热，汗出黏手，舌红少苔，脉细数。

治法：补肾纳气。

方药：**金匮肾气丸或七味都气丸**加减。

三、肺炎

肺炎是由多种病原微生物、理化因素、免疫损伤及药物等引起的终末气道、肺泡腔及肺间质的炎症。主要表现为寒战、高热、咳嗽、咳痰、胸痛、呼吸困难等。属于中医学"咳嗽""喘证""肺炎咳嗽"等范畴。

（一）西医病因、发病机制

1. 细菌　肺炎链球菌（机会致病菌）、葡萄球菌（金黄色葡萄球菌、表皮葡萄球菌，前者为化脓性感染的主要病因）、肺炎克雷伯菌、甲型溶血性链球菌、流感嗜血杆菌、铜绿假单胞菌等。

2. 非典型病原体　军团菌、支原体和衣原体。

3. 病毒　冠状病毒、腺病毒、呼吸道合胞病毒、流感病毒、麻疹病毒、巨细胞病毒、单纯疱疹病毒等。

4. 真菌　白念珠菌、曲霉菌、隐球菌、肺孢子菌等。

5. 其他　立克次体、弓形虫、寄生虫等。

6. 理化因素　放射性损伤，胃酸或内源性脂类物质吸入等。

（二）病理

1. 细菌性肺炎

（1）肺炎链球菌肺炎：多呈大叶性或肺段性分布。典型病理分为四期：早期、红色肝变期、灰色肝变期、消散期。病变消散后肺组织可完全恢复正常，极个别形成机化性肺炎。

（2）葡萄球菌肺炎：常呈大叶性分布，化脓性炎症或多发性脓肿，可形成肺大疱、囊状气肿、气胸或脓气胸。

（3）肺炎克雷伯菌肺炎：常呈大叶性分布，以右上叶多见。细菌引起肺组织坏死、液化，形成脓腔、空腔。病变累及胸膜、心包时，可有积液，易于机化，导致包膜粘连、增厚。

（4）军团菌肺炎：化脓性支气管炎，大叶实变。多灶性，渗出物中含有大量纤维蛋白，可致肺纤维化。少数有空洞形成。

2. 病毒性肺炎　细支气管炎、肺泡炎，更多为间质性肺炎。局灶性或广泛弥漫性，病变吸收后可纤维化，结节性钙化。

3. 支原体肺炎　细支气管炎、支气管肺炎或间质性肺炎。

4. 肺炎衣原体肺炎　化脓性细支气管炎，继而发生支气管肺炎或间质性肺炎。

5. 真菌性肺炎　凝固性坏死、细胞浸润和化脓。可有过敏反应或形成慢性肉芽肿。

6. 非感染性肺炎

（1）放射性肺炎：肺血管损伤、充血、水肿及细胞浸润，淋巴管扩张和透明膜形成。

（2）吸入性肺炎：急性炎症反应、周围炎性物质浸润，间质性肺水肿，可遗留肺纤维化。

（三）中医病因病机

本病的病因包括劳倦过度，或寒温失调，起居不慎，卫外功能减弱，暴感外邪犯肺等。**邪犯肺卫、痰热盛肺、热闭心神、阴竭阳脱、正虚邪恋**为病机要点。病位在肺，与心、肝、肾关系密切。分虚、实两类，以实者居多。外邪内侵，邪郁于肺，化热、生痰、酿毒，三者互结于肺。外邪或入里化热，或痰热壅盛，或热闭心神。若风温热邪，久羁不解，易深入下焦，下竭肝肾，导致真阴欲竭，气阴两伤。治疗得当，则邪退正复。

（四）临床表现

1. 细菌性肺炎

（1）肺炎链球菌肺炎：寒战、发热、胸痛、咳嗽、咳痰、呼吸困难。早期肺部无明显异常体征；**肺实变**时，浊音、语颤增强、支气管呼吸音、湿啰音；病变累及胸膜时，可有胸膜摩擦音。

（2）葡萄球菌肺炎：院外感染起病较急，中毒症状、胸痛、咳、痰、粉红色乳状痰，常有进行性呼吸困难、发绀。院内感染起病稍缓慢，亦有高热、脓痰，老年人症状多不典型。

（3）肺炎克雷伯菌肺炎：起病突然，高热，临床表现重，痰液常呈砖红色胶冻状或灰绿色，常有呼吸困难。可有典型肺实变体征。

（4）军团菌肺炎：轻者仅有流感样症状，可自愈。有的高热，稽留热型，咳嗽、脓痰、血痰。急性病容，肺内干、湿啰音，肺实变体征等。

2. 病毒性肺炎

（1）症状：症状较轻，但起病较急，初起见上呼吸道感染症状，随即出现咳嗽，多为阵发性干咳，伴胸痛、气喘、持续发热等。小儿或老年患者好发重症病毒性肺炎，表现为呼吸困难、发绀等。

（2）体征：一般不明显，有时浊音，干、湿啰音。

3. 肺炎支原体肺炎

（1）症状：持久的**阵发性刺激性呛咳**为本病的突出症状，痰少，可带血丝。常于秋季发病，起病较缓，主要表现为上呼吸道感染症状。

（2）体征：咽部充血，有时颈淋巴结肿大。肺部一般无明显异常体征，偶有干或湿啰音。

4. 肺炎衣原体肺炎 起病隐袭，临床症状较轻或无症状。体征少，部分患者啰音。可有肺外表现如鼻窦炎、中耳炎、关节炎、脑炎、甲状腺炎等。

5. 真菌性肺炎

（1）肺放线菌病：起病缓慢，可有低热或不规则发热，咳嗽较轻，黏液或脓性痰，有时带血，痰中有时可找到由菌丝缠结成的"硫黄颗粒"。可有贫血、消瘦，偶有杵状指（趾）。

（2）肺念珠菌病：支气管炎型、肺炎型不同临床表现。典型者咳白色粥样痰，也可呈乳酪块状，痰液有酵母臭味或口腔及痰中有甜酒样芳香味为其特征性表现。可闻及干、湿啰音。

6. 非感染性肺炎

（1）放射性肺炎：刺激性干咳、气急和胸痛，呈进行性加重。严重者进行性呼吸困难、发绀，甚至呼吸衰竭。放射部位皮肤萎缩、硬结、色素沉着。继发感染时肺部可听到干、湿啰音和胸膜摩擦音。

（2）吸入性肺炎：常有吸入诱因史，初期有呛咳、气急，逐渐出现呼吸困难、发绀、咳淡红色浆液性泡沫状痰，并发细菌感染时咳大量脓痰。急性期双肺可听到较多湿啰音，伴哮鸣音，有时可见局限性肺实变体征。

（五）实验室及其他检查

1. 周围血象检查 多数白细胞总数可增高，以中性粒细胞增加为主，常有核左移或细胞内出现中毒颗粒。军团菌、葡萄球菌肺炎可有贫血。病毒性肺炎时，淋巴细胞增多。肺炎支原体感染时，红细胞沉降率常增快，常伴轻度贫血、网织红细胞增多。

2. 病原体检查　痰涂片、痰培养、血培养，有助于确诊并指导治疗。

3. X线检查

（1）肺炎链球菌肺炎：早期肺纹理增粗，随病情进展可见大片炎症浸润阴影或实变影，肋膈角可有少量胸腔积液，消散期可见散在的大小不一的片状阴影。

（2）葡萄球菌肺炎：肺段或肺叶实变，其内有空洞，或小叶状浸润中出现单个或多发的液气囊腔。X线阴影的易变性，表现为某处炎性阴影消失而在另一部位出现新的病灶，或单一病灶融合成大片阴影。

（3）肺炎克雷伯菌肺炎：表现多样，肺大叶实变好发于右肺上叶、双肺下叶，有多发性蜂窝状肺脓肿形成、叶间裂弧形下坠等。

（4）军团菌肺炎：早期为单侧斑片状肺泡内浸润，继而有肺叶实变，可迅速发展至多肺叶段，以下叶多见。

（5）病毒性肺炎：可见肺纹理增多，小片状或广泛浸润，病情严重者可见双肺下叶弥漫性密度均匀的小结节状浸润影，边缘模糊。

（6）支原体肺炎：肺部多种形态的浸润影，呈节段性分布，多见于肺下野，近肺门较深，逐渐向外带伸展。经3~4周病变基本可自行消散。

（7）真菌性肺炎：表现多种多样，除曲菌球外均缺少特征性。

（8）肺炎衣原体肺炎：以单侧下叶肺泡渗出为主，双侧病变可表现为间质性肺炎与肺泡渗出同时存在。

（9）非感染性肺炎：放射性肺炎急性期在照射的肺叶上出现弥漫性模糊阴影，边缘模糊，类似支气管炎或肺水肿。后期发展为纤维化，病变呈条索状或团块状收缩或局限性肺不张。吸入性肺炎X线检查见两肺散在不规则片状模糊影，以右肺多见。

（六）诊断与鉴别诊断

1. 诊断要点　根据病史、症状和体征，结合X线检查，可做出初步诊断。对痰液、血液进行病原菌检测，是确诊各型肺炎的主要依据。

革兰阳性球菌引起的肺炎以院外感染多见，多发生于青壮年。革兰阴性杆菌引起的肺炎以院内感染较多见，常发生于体弱、患慢性病及免疫缺陷患者，多起病急骤，症状较重。病毒、支原体等引起的肺炎，临床表现较轻，白细胞计数增高不显著。痰液病原体分离和血清免疫学试验有助于明确诊断。

2. 鉴别诊断

（1）肺结核：有潮热、盗汗、消瘦、乏力等**结核中毒症状**，痰中可找到结核杆菌。X线见病灶多在肺尖或锁骨上下，密度不均匀，久不消散，可形成空洞和肺内播散。一般抗菌治疗无效。

（2）急性肺脓肿：早期临床表现与肺炎链球菌肺炎相似。但随病程进展，以咳出大量脓臭痰为特征。X线可见脓腔及液平。

（3）肺癌：老年患者，常有吸烟史。多无显著急性感染中毒症状，有时痰中带血，周围血白细胞计数不高。当肺癌伴发阻塞性肺炎时，经抗生素治疗后炎症X线阴影虽可消退，但肿瘤阴影反而明显，或可见肺门淋巴结肿大、肺不张。CT、MRI、纤维支气管镜、反复痰脱落细胞学检查等，有助于诊断与鉴别诊断。

（4）其他肺炎：伴剧烈胸痛时，应与渗出性胸膜炎、肺动脉栓塞相鉴别。肺动脉栓塞常有深静脉血栓形成、心肺疾病、静脉炎等危险因素；表现为胸痛、咯血、晕厥、呼吸困难、低氧血症和低碳酸血症等；X线影像、CT肺动脉造影、MRI等有助于诊断。另外，下叶肺炎可能出现腹部症状，应注意与急性胆囊炎、肠下脓肿、阑尾炎等相鉴别。

（七）西医治疗

1. 一般治疗　注意休息，室内空气流通，隔离消毒，预防交叉感染。保证足够蛋白质、热量和维生素的摄入，鼓励多饮水。重症患者要积极治疗，监测心率、血压、神志、体温、呼吸及尿量等，防止可能发生的休克。

2. 病因治疗　及早应用抗生素是感染性肺炎的首选治疗手段。一经诊断，留取痰标本后，即应予抗生素治疗。疗程通常为5~7天，或在退热后3天停药，或由静脉用药改为口服，持续数天。

（1）肺炎链球菌肺炎：首选青霉素G。对青霉素过敏者，可用大环内酯类如红霉素或罗红霉素，亦可用喹诺酮类药物。对耐药或重症患者，可用头孢噻肟钠、头孢曲松钠等头孢菌素类。对多重耐药菌株感染者，可用万古霉素、利奈唑胺等。

（2）葡萄球菌肺炎：现多选用耐青霉素酶的半合成青霉素或头孢菌素，常用药物有苯唑西林钠、氯唑西林、头孢呋辛、头孢噻吩等；如联合氨基糖苷类如阿米卡星有更好疗效。严重病例或甲氧西林耐药菌株者，可选用万古霉素、替考拉宁、利奈唑胺等。金葡萄球菌肺炎无并发症者，疗程至少10~14d，有空洞病灶和脓胸的治疗4~6周。

（3）肺炎克雷伯菌肺炎：常选用二代、三代头孢菌素类如头孢噻肟钠或头孢他啶，与氨基糖苷类如妥布霉素或阿米卡里联合用药。

（4）军团菌肺炎：首选红霉素，亦可与利福平联合应用，以减少细菌耐药。

（5）病毒性肺炎：常用的有利巴韦林、阿昔洛韦、更昔洛韦、阿糖腺苷、奥司他韦、金刚烷胺等。

（6）肺炎支原体肺炎：大环内酯类是治疗的首选药物，如红霉素、阿奇霉素；其次是氟喹诺酮类、四环素类。本病具有自限性，多数患者不经治疗可自愈。

（7）肺炎衣原体肺炎：首选红霉素，也可用阿奇霉素、多西环素及氟喹诺酮类。

（8）真菌性肺炎：轻症患者通过消除诱因（如广谱抗生素、糖皮质激素、免疫抑制剂及体内留置导管），病情常能逐渐好转，病情严重者则应及时应用抗真菌药物，如氟康唑、伊曲康唑、两性霉素B等。

（9）非感染性肺炎：放射性肺炎要立刻停止放射治疗，急性期可应用泼尼松，继发细菌性感染时应用抗生素。吸入性肺炎要明确并去除病因，继发感染时要根据病原菌选择合适的抗生素。

3. 支持疗法

（1）咳嗽、咳痰：咳嗽有痰者，一般祛痰剂即可达到减轻咳嗽的作用，而不用镇咳药。咳嗽剧烈时，可适当用止咳药物，必要时可酌情给予小剂量可卡因。咳嗽无痰，特别是因咳嗽引起呕吐或严重影响睡眠者可服用中枢性镇咳药。

（2）发热：尽量物理降温，少用阿司匹林或其他解热药，以免过度出汗、脱水及干扰热型。鼓励多饮水，失水者，适当输注糖盐水。

（3）其他：剧烈胸痛者，可酌用少量镇痛药如可卡因。$PaO_2 < 60mmHg$ 或有发绀者，应吸氧。腹胀、鼓肠者，可用腹部热敷、肛管排气。若有明显麻痹性肠梗阻或胃扩张，应暂时禁食、禁饮，胃肠减压。烦躁不安、谵妄、严重失眠者，酌用地西泮或水合氯醛等，禁用抑制呼吸中枢的镇静药。

4. 感染性休克的治疗

（1）控制感染：只有有效地控制感染，才可能逆转休克。抗生素要早期、足量、联合用药，最好依据药敏试验选择抗生素。适度加大抗生素剂量或缩短给药时间，以提高血药浓度及疗效。对病因不明的严重感染，可先选用广谱强力抗生素，足量、联合用药，待病原菌明确以后，再适当调整。

（2）补充血容量：是治疗休克的基本方法。一般先给**低分子右旋糖酐**，继之生理盐水、葡萄糖盐水等，以维持有效血容量。输液先多后少、先快后慢，同时注意心、肺功能情况。

（3）纠正酸中毒：5% 碳酸氢钠 100~250mL 静脉滴注。

（4）血管活性药物的应用：酌情选用多巴胺、异丙肾上腺素、间羟胺（阿拉明）等血管活性药物。

（5）糖皮质激素的应用：对病情危重、全身毒血症严重的患者，可短期静脉滴注氢化可的松 100~200mg 或地塞米松 5~10mg，以抗炎、抗毒、抗休克。

（6）纠正水、电解质和酸碱紊乱：及时纠正钾、钠、氯紊乱及酸、碱中毒。

5. 局部治疗

（1）雾化吸入：将抗菌药物和液体混合，通过超声雾化器，呼吸道吸入雾化微粒。

（2）局部灌注：支气管肺泡灌洗术治疗重症肺炎合并呼吸衰竭患者。

（八）中医辨证论治

1. 邪犯肺卫证

证候：发病初起，咳嗽咳痰不爽，痰色白或黏稠色黄，发热重，恶寒轻，无汗或少汗，口微渴，头痛，鼻塞，舌边尖红，苔薄白或微黄，脉浮数。

治法：疏风清热，宣肺止咳。

方药：**三拗汤或桑菊饮**加减。

2. 痰热壅肺证

证候：咳嗽，咳痰黄稠或咳铁锈色痰，呼吸气促，高热不退，胸膈痞满，按之疼痛，口渴烦躁，小便黄赤，大便干燥，舌红苔黄，脉洪数或滑数。

治法：清热化痰，宽胸止咳。

方药：**麻杏石甘汤合千金苇茎汤**加减。

3. 热闭心神证

证候：咳嗽气促，痰声辘辘，烦躁，神昏谵语，高热不退，甚则四肢厥冷，舌红绛，苔黄而干，脉细滑数。

治法：清热解毒，化痰开窍。

方药：**清营汤**加减。

4.阴竭阳脱证

证候：高热骤降，大汗肢冷，颜面苍白，呼吸急迫，四肢厥冷，唇甲青紫，神志恍惚，舌淡青紫，脉微欲绝。

治法：益气养阴，回阳固脱。

方药：**生脉散合四逆汤**加减。

5.正虚邪恋证

证候：干咳少痰，咳嗽声低，气短神疲，身热，手足心热，自汗或盗汗，心胸烦闷，口渴欲饮或虚烦不眠，舌红，苔薄黄，脉细数。

治法：益气养阴，润肺化痰。

方药：**竹叶石膏汤**加减。

四、肺结核

肺结核是由**结核分枝杆菌**引起的慢性传染性肺部感染性疾病。以咳嗽、咯血、呼吸困难、胸痛等呼吸系统症状及低热、盗汗、消瘦、乏力、食欲不振等全身中毒症状为主要表现。属于中医学"肺痨"范畴。

（一）西医病因、病理和发病机制

1.病因

（1）病原学：结核分枝杆菌。

（2）传播途径：主要是通过呼吸道传染，肺结核尤其是痰涂片阳性、未经治疗的患者是主要传染源。其次，消化道、皮肤、泌尿生殖系统等也可感染，但少见。

（3）人群易感性：普遍易感。

2.病理及发病机制　结核病的基本病理变化是炎性渗出、增生和**干酪样坏死**。入侵结核菌的数量、毒力，免疫力与变态反应的高低决定结核病的发生、发展与转归。

（1）以渗出为主的病变：初期或病变恶化复发时，充血水肿，局部中性粒细胞浸润，继之由巨噬细胞及淋巴细胞取代。

（2）以增生为主的病变：发生在机体抵抗力较强、病变恢复阶段。表现为典型**结核结节**，由淋巴细胞、上皮样细胞、朗汉斯巨细胞及成纤维细胞组成。结核结节的中间可出现干酪样坏死。

（3）以干酪样坏死为主的病变：多发生在结核分枝杆菌毒力强、感染菌量多、机体超敏反应增强、抵抗力低下的情况。干酪坏死病变镜检为红染无结构的颗粒状物，含脂质多，肉眼观察呈淡黄色，状似奶酪，故称**干酪样坏死**。

（二）中医病因病机

病因有两个方面，一为外因感染，痨虫袭肺；二为内伤体虚，气血不足，阴精耗损。痨虫袭肺是本病发病不可缺少的外因，正虚则是引起发病的主要内因，两者相互为因。**肺阴亏损、阴虚火旺、气阴耗伤、阴阳两虚**是中医病机要点。

本病病位在肺，与脾、肾两脏的关系最为密切，同时也可涉及心、肝。基本病机以痨虫损肺，阴虚为主，并可导致气阴两虚，甚则阴损及阳。初起肺体受损，肺阴耗伤，肺失滋润，表现为肺阴亏损之候；继则肺肾同病，兼及心肝，而致阴虚火旺；或因肺脾同病，导致气阴两伤；病久肺、脾、肾三脏皆损，阴损及阳，出现阴阳两虚。

(三)临床表现

1. 症状

（1）全身中毒症状：发热最常见，多为长期午后潮热，可伴乏力、盗汗、食欲减退、体重减轻、面颊潮红、妇女月经失调等。病灶急剧进展播散时，可有高热。

（2）呼吸系统症状：①咳嗽、咳痰：早期可有干咳或少量黏液痰，如继发感染则痰呈脓性。②咯血：见于近50%患者。痰中带血、少量咯血、少数大量咯血。患者就诊的主要原因之一。③胸痛：壁层胸膜炎症时，出现刺痛，随呼吸和咳嗽加重。④呼吸困难：慢性重症肺结核时，出现渐进性呼吸困难；并发气胸或大量胸腔积液时，则出现急骤加重的呼吸困难。

2. 体征 早期病灶小，多无异常体征。若病变范围较大，出现肺实变体征，如浊音、病理性支气管呼吸音和湿啰音。锁骨上下、肩胛间区闻及湿啰音对诊断有很大帮助。空洞性病变，可闻及支气管呼吸音或伴湿啰音；巨大空洞叩诊可呈金属调空瓮音。当病变广泛纤维化肺不张时，患侧胸廓下陷、肋间变窄、气管移位与叩浊。

3. 特殊表现

（1）过敏反应：多发性关节炎、结节性红斑及类白塞病、滤泡性结膜角膜炎等。

（2）无反应肺结核：亦称结核败血病，急性暴发起病，有高热、食欲不振、腹痛、腹泻、腹水、黄疸、脑膜刺激征等，而缺乏呼吸系统表现。

4. 并发症 常见有气胸、支气管扩张症、脓胸和慢性肺源性心脏病等。

(四)实验室及其他检查

1. 结核分枝杆菌检查 是确诊肺结核病的主要方法，也是制定化疗方案和考核治疗效果的主要依据。每一个有肺结核可疑症状或肺部有异常阴影的患者都必须查痰。肺结核患者的排菌有间断性和不均匀性特点，需多次查痰。

（1）涂片法：是简单、快速、易行和可靠，但敏感性低。

（2）培养法：常作为结核病诊断的金标准，同时可进行药物敏感性和菌型鉴定。药物敏感性测定为临床耐药病例的诊断、制定合理的化疗方案及流行病学监测提供重要依据。

（3）其他检测技术：检测特异性抗原和抗体，PCR、核酸探针检测特异性DNA片段，色谱技术检测结核硬脂酸和分枝菌酸等菌体特异成分等。

2. 影像学检查 胸部X线检查是早期诊断肺结核的主要方法，确定病变范围、性质。CT有助于发现微小或隐蔽区病变，有助于孤立性结节的鉴别诊断。

（1）原发型肺结核：原发灶、淋巴管炎和肺门或纵隔的淋巴结肿大。

（2）急性血行播散性肺结核：分布均匀、大小密度相近的粟粒状阴影。

（3）继发型肺结核：浸润性病灶、干酪样病灶、空洞、纤维钙化的硬结病灶等表现。

3. 结核菌素试验 对青少年结核病诊断有参考意义。结核菌素纯蛋白衍生物（PPD），常用0.1mL（5U）在左前臂屈侧中上1/3处做皮内注射，经48~72h测量皮肤硬结直径，如<4mm为阴性，5~9mm为弱阳性，10~19mm为阳性反应，≥20mm或虽然<20mm但局部出现水泡和淋巴管炎为强阳性反应。结核菌素试验阳性表示曾有结核感染；呈强阳性反应，常表示为活动性结核病。

4. 其他检查 纤维支气管镜检查及钳取活体组织病理检查、分泌物或冲洗液标本病原体检查等。

(五)诊断与鉴别诊断

1. 诊断要点 结合流行病学资料、临床表现、实验室检查、影像学检查综合分析。痰菌检查、影像学检查为主要依据。

(1) 有与开放性肺结核患者密切接触史。

(2) 起病隐匿、病程迁延，反复咳嗽、咳痰，或呼吸道感染抗菌治疗无效或效果不显著。

(3) 长期低热，伴乏力、盗汗、体重减轻等。

(4) 咯血或痰中带血。

(5) 肺部听诊锁骨上、下及肩胛间区闻及湿啰音或局限性哮鸣音。

(6) 存在结核病好发危险因素，如糖尿病、肾衰竭、应用免疫抑制剂等。

(7) 出现结节性红斑、疱疹性角膜炎、风湿性关节炎等过敏反应表现。

(8) 既往有淋巴结结核等肺外结核病史。

2. 鉴别诊断

(1) 肺癌：多见于中老年吸烟男性。多有刺激性咳嗽、痰中带血、胸痛及进行性消瘦，常无明显毒性症状。X线胸片示癌肿呈分叶状，病灶边缘常有切迹、毛刺。痰液脱落细胞检查及通过纤维支气管镜活检，能发现癌细胞。注意肺癌与肺结核并存的情况。

(2) 肺炎：肺炎链球菌肺炎患者，咳铁锈色痰，X线征象病变常局限于一叶，普通抗生素治疗有效。干酪样肺炎患者，咳黄色黏痰，X线征象病变多位于右上叶，可波及右上叶尖、后段，呈云絮状、密度不均，可出现虫蚀样空洞，痰中易找到结核菌，抗结核治疗才有效。

(3) 肺脓肿：肺脓肿起病较急，高热，大量脓痰；痰中有多种普通细菌；血白细胞总数及中性粒细胞增多；空洞多见于肺下叶，有液平面，周围有炎性浸润；抗生素治疗有效。

(4) 支气管扩张症：有慢性咳嗽、咳痰及反复咯血史；X线胸片多无异常发现，或仅见局部肺纹理增粗或卷发状阴影；痰结核菌阴性；CT有助于确诊。

(5) 慢性支气管炎：反复慢性咳嗽、咳痰史，少有咯血，无明显的中毒全身症状。X线检查仅有肺纹理增粗和肺气肿征象。

(6) 尘肺：二氧化硅、石棉、氧化铁及某些有机物质的吸入，可使肺X线片出现浸润阴影，其中矽肺的聚合性团块中甚至出现空洞，与结核病相似。但上述疾病为职业性，有粉尘接触史。

(7) 其他发热性疾病

伤寒有高热、血白细胞计数减少及肝脾大等临床表现，与急性血行播散型肺结核相似。但伤寒热型常呈稽留热，有皮肤玫瑰疹、相对缓脉，血清伤寒凝集试验阳性，血、粪便伤寒杆菌培养阳性。

败血症常有近期皮肤感染、疮疖挤压史或尿路、胆道等感染史，起病急、寒战及弛张热型，皮肤常见瘀点，病程中出现迁徙病灶或感染性休克，白细胞及中性粒细胞增多，血或骨髓培养可发现致病菌。

白血病有明显出血倾向，外周血象、骨髓涂片异常，动态X线胸片随访有助于确定诊断。

成人支气管淋巴结核，应与纵隔淋巴瘤、结节病等相鉴别。淋巴瘤发展迅速，常有肝脾及浅表淋巴结无痛性肿大,确诊常需依赖活检。结节病通常不发热,肺门淋巴结肿大多为双侧,结核菌素试验阴性,糖皮质激素治疗有效,活检可明确诊断。

(六)西医治疗

1. 抗结核化学药物治疗

(1)基本原则:早期、联合、适量、规则和全程使用敏感药物,以联合和规则用药最为重要。

(2)常用化疗药物:第一线杀菌药物,异烟肼、利福平、链霉素和吡嗪酰胺;第二线抑菌药物,乙胺丁醇和对氨基水杨酸钠等。①**异烟肼(INH,H)**:是最重要的治疗结核病的药物,杀菌力强,能迅速穿透组织与病变,能通过血脑屏障,杀灭细胞内外代谢旺盛或代谢缓慢的结核菌。②**利福平(R,RFP)**:杀灭结核菌,抑制菌体的RNA聚合酶,阻碍mRNA的合成。对结核菌A、B、C三种菌群均有作用,常与INH联合应用。③**链霉素(S,SM)**:对细胞外结核菌有杀菌作用,能干扰结核菌的酶活性,阻碍蛋白质合成。主要不良反应为位听神经及肾功能损害。④**吡嗪酰胺(Z,PZA)**:能进入细胞内特别是巨噬细胞内酸性环境中杀灭结核菌,对减少远期复发起重要作用。⑤乙胺丁醇(E,EMB):为抑菌药,可延缓结核菌对其他抗结核药物耐药性的出现。不良反应很少。⑥对氨基水杨酸钠(P,PAS):为抑菌药,可以延缓对其他抗结核药物的耐药性。有胃肠道不良反应。

(3)化疗方法

初治涂阴肺结核治疗方案:①每天用药方案:2HRZ/4HR,即强化期2个月,异烟肼、利福平、吡嗪酰胺,每天1次;巩固期4个月,异烟肼、利福平,每天1次。②间歇用药方案:$2H_3R_3Z_3/4H_3R_3$,即强化期2个月,异烟肼、利福平、吡嗪酰胺,隔天1次或每周3次;巩固期4个月,异烟肼、利福平,隔天1次或每周3次。

初治涂阳肺结核治疗方案(含初治涂阴有空洞形成或粟粒型肺结核):①每天用药方案:2HRZE/4HR,即强化期2个月,异烟肼、利福平、吡嗪酰胺和乙胺丁醇,每天1次;巩固期4个月,异烟肼、利福平,每天1次。②间歇用药方案:$2H_3R_3Z_3E_3/4H_3R_3$,即强化期2个月,异烟肼、利福平、吡嗪酰胺和乙胺丁醇,隔天1次或每周3次;巩固期4个月,异烟肼、利福平,隔天1次或每周3次。

复治涂阳肺结核治疗方案:①每天用药方案:2HRZSE/4~6HRE,即强化期2个月,异烟肼、利福平、吡嗪酰胺、链霉素和乙胺丁醇,每天1次;巩固期4~6个月,异烟肼、利福平和乙胺丁醇,每天1次;巩固期治疗4个月时,痰菌未转阴,可继续延长治疗期2个月。②间歇用药方案:$2H_3R_3Z_3S_3E_3/6H_3R_3E_3$。即强化期2个月,异烟肼、利福平、吡嗪酰胺、链霉素和乙胺丁醇,隔天1次或每周3次;巩固期6个月,异烟肼、利福平和乙胺丁醇,隔天1次或每周3次。

上述间歇方案,必须采用全程督导化疗管理,以保证患者不间断地规律用药。

(4)疗效判定:以痰结核菌持续3个月转阴为主要指标。X线检查病灶吸收、硬结为第二指标。临床症状在系统治疗数周后即可消失,因此不能作为判定疗效的决定指标。

(5)化疗失败原因与对策:疗效结束时痰菌未能转阴,或在疗程中转阳,X线显示的病灶未能吸收、稳定或恶化,说明化疗失败。其重要原因多为化疗方案不合理,未规律用药或停药过早,或者细菌耐药,机体免疫力低下等。为了避免失败,化疗方案必须正确拟订,患者在督导下坚持早期、适量、规律、全程联用敏感药物。只有在严重不良反应或证实细菌已耐药的情况下，才能由医生停药，改换新的化疗方案。新方案应包含两种以上敏感药物。

2.糖皮质激素的应用 适应证为急性粟粒型肺结核、干酪性肺炎、急性结核性渗出性胸膜炎等。在使用有效抗结核药物的同时，加用糖皮质激素，以减轻炎症和变态反应，促使渗液吸收，减少纤维组织形成和胸膜粘连的发生。毒性症状减退后，激素剂量递减，至6~8周停药。

3.对症治疗

（1）发热、盗汗等毒性症状：在有效抗结核治疗1~2周多可消失，通常不必特殊处理。高热时可给小量退热药口服或物理降温等，盗汗甚者可于睡前服阿托品。

（2）咳嗽、咳痰：一般不必用药，剧烈干咳时可服喷托维林或可待因，痰多黏稠者可用稀化痰液的药物。

（3）痰中带血或小咯血：常用的止血药物有维生素K、氨甲苯酸、卡络柳钠（安络血）等。中等或大量咯血时应严格卧床休息，胸部放置冰袋，并配血备用。

（4）大咯血的紧急处理

一般处理：采取患侧卧位，轻轻将气管内存留的积血咳出。安静休息，必要时可用小量镇静剂、止咳剂。年老体弱、肺功能不全者，慎用强镇咳药，以免抑制咳嗽反射和呼吸中枢。在抢救大咯血时，应特别注意保持呼吸道的通畅。若有窒息征象，应立即取头低脚高体位，轻拍背部，以便血块排出，并尽快挖出口、咽、喉、鼻部血块。

止血：脑垂体后叶素5U加入50%葡萄糖液40mL中，缓慢静脉推注；或用10U加入5%葡萄糖液500mL中静脉滴注。但忌用于高血压、心脏疾病的患者及孕妇。亦可选用氨基己酸、氨甲苯酸、肾上腺素等。

输血：咯血过多者，酌情输血。

局部止血：大量咯血不止者，可经纤维支气管镜确定出血部位，用浸有稀释的肾上腺素海绵压迫或填塞于出血部位止血；或采用支气管动脉栓塞法等止血；必要时可考虑肺叶、肺段切除术。

4.手术治疗 主要针对大于3cm的结核球与肺癌难以鉴别时、复治的单侧纤维厚壁空洞、长期内科治疗未能使痰菌阴转者，或单侧的毁损肺伴支气管扩张、已丧失功能并有反复咯血或继发感染者。

（七）中医辨证论治

1.肺阴亏损证

证候：干咳，咳声短促，咳少量白黏痰，或痰中有血丝或血点，色鲜红，胸部隐隐闷痛，低热，午后手足心热，皮肤干灼，口咽干燥，少量盗汗，舌边尖红，无苔或少苔，脉细数。

治法：滋阴润肺。

方药：**月华丸**加减。

2.阴虚火旺证

证候：咳呛气急，痰少黏稠或咳少量黄痰，时时咯血，血色鲜红，午后潮热，五心烦热，骨蒸颧红，盗汗量多，心烦失眠，性急善怒，胁肋掣痛，男子梦遗失精，女子月经不调，形体日渐消瘦，舌红绛而干，苔黄或剥。脉细数。

治法：滋阴降火。

方药：**百合固金汤合秦艽鳖甲散**加减。

3. 气阴耗伤证

证候：咳嗽无力，气短声低，咳痰清稀色白量较多，偶或带血，或咯血，血色淡红，午后潮热，伴有畏风怕冷，自汗与盗汗并见，纳少神疲，便溏，面色㿠白，舌质光淡，边有齿印，苔薄，脉细弱而数。

治法：益气养阴。

方药：**保真汤**加减。

4. 阴阳两虚证

证候：咳逆喘息少气，喘促气短，动则尤甚，咳痰色白，或夹血丝，血色暗淡，潮热，自汗，盗汗，声嘶或失音，面浮肢肿，心慌，唇紫肢冷，形寒或见五更泄泻，口舌生糜，大肉尽脱，男子滑精、阳痿，女子经少、经闭，舌质光淡隐紫少津，脉微细而致，或虚大无力。

治法：滋阴补阳。

方药：**补天大造丸**加减。

（八）预防

主要是控制传染源，早期发现，彻底治愈患者；预防接种等措施，保护易感人群；消毒、隔离传染性患者，以切断传播途径。

五、原发性支气管肺癌

原发性支气管肺癌简称肺癌，是起源于支气管黏膜或腺体的最常见的肺部原发性恶性肿瘤。临床早期表现为刺激性干咳、咳痰、痰中带血等呼吸道症状，随病情进展，出现胸痛、呼吸困难、声音嘶哑、上腔静脉阻塞综合征等局部压迫症状，还可通过淋巴道、血道远处转移，晚期出现恶病质。属于中医学"肺癌""肺积""息贲"等范畴。

（一）西医病因、病理及分类

1. 病因　吸烟、空气污染是肺癌的主要病因；其次，职业致癌因素（石棉、砷、铬、煤烟、氯乙烯等）、电离辐射、遗传易感基因、营养状况；其他如肺结核、慢性支气管炎、间质性肺纤维化等疾病及免疫功能低下、内分泌功能失调可能与肺癌的发生有一定关系。

2. 病理

（1）按解剖学分类

中央型肺癌：发生在段支气管至主支气管的癌肿称为**中央型肺癌**，约占3/4，以鳞状上皮细胞癌和小细胞未分化癌较为多见。

周围型肺癌：发生在段支气管以下的癌肿称为**周围型肺癌**，约占1/4，以腺癌较为多见。

（2）按组织学分类

小细胞肺癌：恶性程度最高。患者年龄较轻，多有吸烟史。癌细胞体积小，多发生于肺门附近的大支气管，常侵犯管外肺实质，生长快，侵袭力强，远处转移早。确诊时多有血管受侵或转移，常转移至淋巴结、脑、肝、骨和肾上腺等。小细胞肺癌内分泌肽类颗粒，可引起类癌综合征。对放疗和化疗较敏感。

非小细胞肺癌：①鳞状上皮细胞癌。为最常见的类型，多见于老年男性，多有吸烟史，以中央型肺癌最多见。一般生长缓慢，转移晚，手术切除机会较多，5年生存率较高。但对放疗和化疗的敏感性不如小细胞癌。②腺癌。女性多见，与吸烟关系不大，主要与肺组织炎性瘢痕关系密切。本型多表现为周围型。腺癌富含血管，故局部浸润和血行转移较鳞癌早。早期即可侵犯血管和淋巴管引起肝、脑、骨等远处转移，更易累及胸膜出现胸腔积液。③大细胞未分化癌。癌细胞大，分化差，恶性程度高，可发生在肺门附近或肺边缘的亚段支气管，常有大片出血、坏死和空洞形成，较小细胞癌转移晚，手术切除机会较大。④其他。鳞腺癌、类癌、支气管腺体癌等。

（二）中医病因病机

基本原因是正气虚损与邪毒入侵相互作用，导致痰瘀毒聚、壅结于肺。病因病机包括**正气虚损、痰浊聚肺、情志失调、烟毒内蕴、邪毒侵肺**等。在这些病因的作用和影响下，肺气失宣，郁滞不行，气不布津，聚液生痰或血瘀于内，毒聚、痰湿、血瘀、气郁交结于肺，日久成积。气滞血瘀、痰湿毒蕴、阴虚毒热、气阴两虚为病机要点。

病位在肺，其发生发展关乎五脏，晚期更致五脏受累，气血阴阳失调。正虚为根本，因虚致实，全身为虚，局部为实；虚以阴虚、气阴两虚多见，实则以气滞、血瘀、痰凝、毒聚等病机为主。

（三）临床表现

1.原发肿瘤引起的症状　早期可无明显症状。病情发展到一定程度时，出现症状。①咳嗽、咳痰：多为刺激性干咳或有少量黏液痰，如肿瘤导致远端支气管狭窄，表现持续性咳嗽，呈高音调金属音，为特征性阻塞性咳嗽；如继发感染时，则咳脓痰。②咯血：癌组织血管丰富，痰内常间断或持续带血，如累及大血管可导致大咯血。③气促：肿瘤引起支气管部分阻塞，可引起局限性喘鸣，并可有胸闷、气急等。④胸痛、发热、体重下降等。

2.肿瘤局部扩展引起的症状　①胸痛：肿瘤侵犯胸膜成纵隔，可产生不规则钝痛；侵入胸壁、肋骨或压迫肋间神经时可致胸痛剧烈，且有定点或局部压痛，呼吸、咳嗽则加重。②呼吸困难：肿瘤压迫大气道，可出现吸气性呼吸困难。③咽下困难：侵及食管时可表现咽下困难，尚可引起支气管-食管瘘。④声音嘶哑：肿瘤或转移性淋巴结压迫喉返神经（左侧多见），则发生声音嘶哑。⑤上腔静脉压迫综合征：侵犯纵隔，压迫阻滞上腔静脉回流，导致**上腔静脉压迫综合征**，则表现头、颈、前胸部及上肢水肿淤血等。⑥霍纳综合征：肺上沟癌压迫颈部交感神经引起同侧**霍纳（Horner）综合征**，表现眼睑下垂、眼窝内陷、睑孔缩小、额部少汗等。

3.肿瘤远处转移引起的症状　肺癌转移至脑、肝、骨、肾上腺、皮肤等组织，可出现相应的表现。右锁骨上淋巴结是肺癌常见的转移部位，可毫无症状，多位于前斜角肌区，无痛感，固定而坚硬，逐渐增大、增多并融合。

4.肺癌的肺外表现

（1）副癌综合征：下列几种表现。①杵状指（趾）和肥大性骨关节病。②皮肤黝黑或皮肌炎。③分泌促性腺激素引起男性乳房发育。④异位促肾上腺皮质激素样分泌引起库欣综合征。⑤高钙血症。⑥分泌抗利尿激素引起稀释性低钠血症。⑦神经肌肉综合征，包括小脑皮质变性、脊髓小脑变性、周围神经病变、重症肌无力和肌病等。

（2）类癌综合征：阵发性心动过速、哮鸣样支气管痉挛、水样腹泻、皮肤潮红等。

（四）实验室及其他检查

1. 胸部 X 线检查 是发现肺癌的最基本方法。

（1）中央型肺癌：①**直接征象**。一侧肺门类圆形阴影，边缘毛糙，可有分叶或切迹；肿块与肺不张、阻塞性肺炎并存时，可呈现"S"形 X 线征象。②**间接征象**。局限性肺气肿、肺不张、阻塞性肺炎和继发性肺脓肿等。

（2）周围型肺癌：局限性小斑片状阴影，肿块周边可有毛刺、切迹和分叶，可见偏心性癌性空洞。

（3）细支气管－肺泡癌：结节型和弥漫型。

2. CT 检查 是肺癌诊断、分期、疗效评价及治疗随诊最重要和最常用的方法。可早期发现普通 X 线难以发现的病变，还能辨认有无肺门和纵隔淋巴结肿大，以及是否侵犯邻近器官。

3. MRI 检查 是观察纵隔、肺门大血管受侵情况及淋巴结肿大的首选检查方法。对肺门病灶分辨率不如 CT。

4. 痰脱落细胞检查 是诊断肺癌的重要方法之一。

5. 支气管纤维镜检查 是诊断肺癌的主要方法，包括支气管直视下刷检、活检、针吸及灌洗细胞学和组织学诊断，对确定病变性质、范围，明确手术指征与方式帮助。

6. 病理学检查 对肺癌的诊断具有决定性意义。

7. 放射性核素扫描 利用肿瘤细胞摄取放射性核素的数量与正常组织之间的差异，对肿瘤进行定位、定性诊断。

8. 开胸手术 探查若经上述多项检查仍未能明确诊断，而又高度怀疑肺癌时，可考虑行开胸手术探查。

9. 其他 肿瘤标志物检测和基因诊断，后者有助于早期诊断肺癌。

（五）诊断与鉴别诊断

1. 诊断 高危人群，特别是 40 岁以上男性长期或重度吸烟者，应提高警惕，及时进行排癌检查。

（1）刺激性咳嗽 2~3 周而抗感染、镇咳治疗无效。

（2）近 2~3 个月持续痰中带血而无其他原因可以解释者。

（3）原有慢性呼吸道疾病，近来咳嗽性质改变者。

（4）同一部位、反复发作的肺炎。

（5）原因不明的肺脓肿，无毒性症状，无大量脓痰，无异物吸入史，且抗感染治疗疗效不佳者。

（6）无中毒症状的血性、进行性增多的胸腔积液者。

（7）原因不明的四肢关节疼痛及杵状指（趾）。

（8）X 线显示局限性肺气肿或段、叶性肺不张。

（9）肺部孤立性圆形病灶和单侧性肺门阴影增大者。

（10）原有肺结核病灶已稳定，而其他部位又出现新增大的病灶者。

2. 鉴别诊断

（1）肺结核：①结核球。需与周围型肺癌相鉴别。结核球多见于年轻患者，可有反复血痰史，病灶多位于上叶后段和下叶背段，边界清楚，无毛刺，偶见分叶，可有包膜，密度高，可有钙化点，周围有结核病灶。如有空洞形成，多为中心薄壁空洞，洞壁规则，直径很少超过3cm。②肺门淋巴结结核。需与中央型肺癌相鉴别。前者多见于儿童或老年，有结核中毒症状，结核菌素试验多呈强阳性，抗结核治疗有效，影像学检查有助于鉴别诊断。③急性粟粒型肺结核。应与弥漫性细支气管－肺泡癌相鉴别。前者表现为病灶大小相等、分布均匀的粟粒样结节，常伴有全身中毒症状，抗结核治疗有效。而肺泡癌多为大小不等、分布不均的结节状播散病灶，一般无发热，可从痰中查找癌细胞。

（2）肺炎：肺炎起病急骤，寒战、高热及呼吸道症状，X线表现为云絮影，不呈段叶分布，无支气管阻塞，少见肺不张，经抗感染治疗病灶吸收迅速而完全。而癌性阻塞性肺炎呈段或叶分布，常有肺不张，吸收缓慢，炎症吸收后可见块状影。还可通过纤维支气管镜检查和痰脱落细胞学等检查加以鉴别。

（3）肺脓肿：肺脓肿起病急，伴高热，咳大量脓痰，中毒症状明显，胸片上表现为薄壁空洞，内有液平，周围有炎症改变。癌性空洞常先有咳嗽、咯血等肿瘤症状，后出现咳脓痰、发热等继发感染症状；胸片可见癌肿块影有偏心空洞，壁厚，内壁凹凸不平。

（4）炎性假瘤：为肺部炎症吸收不全而遗留下的圆形病灶。多有呼吸道感染史，也可有痰中带血。X线呈单发圆形、椭圆形或哑铃形，轮廓不清，密度淡而均匀，边无分叶，有长毛样改变。

（六）西医治疗

1. 手术　肺切除术是早期肺癌的主要治疗方法。适应证：①Ⅰ期、Ⅱ期、部分Ⅲ$_A$期非小细胞肺癌和Ⅰ期小细胞肺癌。②部分Ⅳ期非小细胞肺癌，有单发对侧肺转移，单发脑或肾上腺转移者。③临床高度怀疑肺癌的肺内结节者，经各种检查无法定性诊断，可手术探查。

2. 化疗　代表性药物有足叶乙苷、顺铂、卡铂、长春瑞滨、吉西他滨、阿霉素、紫杉醇、多西紫杉醇、培美曲塞二钠、拓扑替康、伊立替康等。

（1）小细胞肺癌：对化疗敏感，可提高缓解率。常用方案是足叶乙苷加顺铂（EP）或足叶乙苷加卡铂（EC）。

（2）非小细胞肺癌：可使部分患者缓解。常用方案有紫杉醇加顺铂（TP）、长春瑞滨加顺铂（NP）、吉西他滨加顺铂（GP）。

对化疗无效或不能耐受化疗的患者，可进行优势人群筛选后采用**吉非替尼、厄洛替尼**等**靶向药物治疗**，靶向药物联合化疗可提高疗效。

（3）姑息性化疗：主要用于晚期肺癌，可延缓病变发展，减少患者症状，提高生存质量，延长生存时间。

3. 放疗　包括根治性放疗、姑息性放疗、辅助性放疗和预防性放疗等。对于非小细胞肺癌，放疗可以作为病灶切除术后患者的辅助治疗手段，作为不能进行手术治疗患者的主要局部治疗方法，同时放疗也是无法治愈患者的重要的姑息性治疗方法。对于小细胞肺癌，放疗也是主要的方法之一，近期有效率在80%以上，60%左右治疗后可达到完全缓解，但远期效果差。

4. 生物缓解调节剂　干扰素、白细胞介素-2、肿瘤坏死因子、胸腺肽、集落刺激因子等。

5. 其他　支气管动脉灌注化疗、腔内放疗、激光切除，以及经纤维支气管镜介导或经皮肺穿刺，将抗癌药物直接注入肿瘤等。

（七）中医辨证论治

1. 气滞血瘀证

证候：咳嗽不畅，咳痰不爽，胸胁胀痛或刺痛，面青唇暗，大便秘结，舌质暗紫或有瘀斑，脉弦或涩。

治法：活血散瘀，行气化滞。

方药：**血府逐瘀汤**加减。

2. 痰湿毒蕴证

证候：咳嗽，痰多，气憋胸闷，或胸胁疼痛，纳差便溏，身热尿黄，舌质暗或有瘀斑，苔厚腻，脉滑数。

治法：祛湿化痰，清热解毒。

方药：**导痰汤**加减。

3. 阴虚毒热证

证候：咳嗽，无痰或少痰，或有痰中带血，甚则咯血不止，心烦，少寐，手足心热，或低热盗汗，或邪热炽盛，羁留不退，口渴，大便秘结，舌质红，苔薄黄，脉细数或数大。

治法：养阴清热，解毒散结。

方药：**沙参麦冬汤合五味消毒饮**。

4. 气阴两虚证

证候：咳嗽无力，有痰或无痰，痰中带血，神疲乏力，时有心悸，汗出气短，口干，发热或午后潮热，手足心热，纳呆脘胀，便干或稀，舌质红苔薄，或舌质胖嫩有齿痕，脉细数无力。

治法：益气养阴，化痰散结。

方药：**沙参麦冬汤**加减。亦可选用**大补元煎、生脉散、麦味地黄丸**加减。

六、慢性肺源性心脏病

慢性肺源性心脏病，是指由支气管－肺组织、胸廓或肺血管的慢性病变引起的肺循环阻力增高，导致**肺动脉高压**和**右心室肥大**，甚至发生**右心衰竭**的心脏病。除肺、胸原发疾患各种症状外，临床特点主要为呼吸衰竭、心力衰竭及其他脏器受累的表现等。归属于中医学"心悸""肺胀""喘证""水肿"等范畴。

（一）西医病因、发病机制

1. 病因

（1）支气管、肺疾病：**慢性阻塞性肺疾病**最为多见，占80%~90%，其次为支气管哮喘、支气管扩张症、重症肺结核、尘肺、结节病、肺间质纤维化、过敏性肺泡炎、嗜酸性肉芽肿、药物相关性肺疾病等。

（2）胸廓运动障碍性疾病：脊椎结核、严重的脊椎后凸或侧凸、强直性脊柱炎、胸膜广泛粘连及胸廓成形术后等，造成严重胸廓或脊椎畸形，以及神经肌肉疾患如脊髓灰质炎，均可引起胸廓活动受限、肺受限、支气管扭曲或变形，导致气道引流不畅，肺部反复感染，并发肺气肿或纤维化，进而肺循环阻力增加、肺源性心脏病。

（3）肺血管疾病：反复血栓栓塞性肺动脉高压、肺小动脉炎、结节性多动脉炎、原发性肺动脉高压等，均可使肺动脉狭窄、阻塞，引起肺动脉高压，进而右心室负荷加重，导致肺源性心脏病。

（4）其他：原发性肺泡通气不足、睡眠呼吸暂停综合征、高原性低氧血症、先天性口咽畸形等，均可产生低氧血症，引起肺血管收缩，导致肺动脉高压、慢性肺源性心脏病。

2. 发病机制　从气管、肺、胸廓等原发病疾病引起右心室扩大、肥厚，中间关键环节是**肺血管循环阻力**增加、**肺动脉高压**。由于原发疾病，反复发生气道感染、低氧血症，导致一系列体液因子和肺血管的变化，产生肺功能和结构的不可逆性改变，使肺血管阻力增加，肺动脉血管的结构重塑，产生肺动脉高压。

（1）肺动脉高压的形成

肺血管阻力增加的功能性因素：缺氧、高碳酸血症使肺血管收缩、痉挛，尤其是呼吸道感染时，更加严重。缺氧是肺动脉高压形成最重要的因素。

肺血管阻力增加的解剖学因素：肺细小动脉炎症；肺泡内压增加，压迫肺泡壁毛细血管；肺泡壁毛细血管床减少。**肺血管重建**，无肌层出现肌层，肌层增厚，纤维增生，纵行肌束，纤维性基质增多，肺血管变硬。

血液黏稠度增加和血容量增多：慢性缺氧产生继发性红细胞增多，血液黏稠度增加；缺氧使肾小动脉收缩，肾血流减少也加重水、钠潴留，使血容量增多。血液黏稠度增加和血容量增多，加重肺动脉高压。

在肺动脉高压的发生机制中，功能性因素较解剖学因素更为重要。在肺源性心脏病急性加重期，缺氧和高碳酸血症得到纠正后，肺动脉压可明显降低。

（2）心脏病变和心力衰竭：长期肺循环高阻力时，为克服肺动脉压升高带来的压力负荷，右心室发生代偿性肥厚。肺动脉高压早期，右心室舒张末期压仍可维持正常；但随着病情的进展，特别是急性加重期，肺动脉压持续升高，超过右心室的代偿能力，右心失代偿。当右心室收缩末期残留血量增加，舒张末压增高，致右心室扩大；右心排出量下降，导致右心室功能衰竭。

慢性肺心病除右心室改变外，近2/3患者可发生左心室肥厚。由于缺氧、高碳酸血症、酸中毒、相对血流量增多以及合并高血压、冠心病等因素，使左心受损，可发生左心室肥厚，甚至导致左心衰竭。

（3）其他重要器官的损害：缺氧和高碳酸血症尚可导致脑、肝、肾、胃肠等系统其他重要器官发生病理改变，引起多器官的功能损害。

（二）中医病因病机

本病多因慢性咳喘反复发作，迁延不愈逐渐发展而成。形成发生的病因有外邪侵袭、肺脾肾虚、痰瘀互结等。在这些病因的作用和影响下，热毒、痰浊、瘀血、水停相互搏结，损伤肺脏；病久由肺及脾，累及于肾，终致肺、脾、肾三脏俱虚，使病情进一步恶化。**痰浊壅肺、痰热郁肺、痰蒙神窍、阳虚水泛、肺肾气虚、气虚血瘀**为病机要点。

本病病位在肺、脾、肾、心，属本虚标实之证。早期表现为肺、脾、肾三脏气虚，后期则心肾阳虚；外邪侵袭、热毒、痰浊、瘀血、水停为标。急性发作期以邪实为主，虚实错杂，缓解期以脏腑虚损为主。

（三）临床表现

1. 肺、心功能代偿期（缓解期）

（1）症状：心功能一般良好。常有咳嗽、咳痰、喘息，活动后可有心悸、呼吸困难、乏力和劳动耐力下降，不同程度发绀。

（2）体征：明显**肺气肿体征**，如桶状胸、过清音、呼吸音降低，偶有干、湿啰音，心音遥远。P_2亢进，$P_2 > A_2$，提示**肺动脉高压**。右心室肥大，三尖瓣区收缩期杂音或剑突下心脏搏动明显。

2. 肺、心功能失代偿期（急性发作期）

（1）呼吸衰竭：出现缺氧和二氧化碳潴留的一系列症状。

症状：呼吸困难加重，夜间为甚，常有头痛、失眠、食欲缺乏，但白天嗜睡，甚至出现表情淡漠、神志恍惚、谵妄等肺性脑病的表现。

体征：明显发绀，球结膜充血、水肿，严重时可有视网膜血管扩张、视盘水肿等颅内压升高的表现。腱反射减弱或消失，出现病理反射。因高碳酸血症出现周围血管扩张的表现，如皮肤潮红、多汗。

（2）右心衰竭：以体征为主要表现。

症状：心悸、食欲缺乏、恶心、腹胀等。

体征：颈静脉怒张，肝肿大压痛，肝-颈静脉反流征阳性，下肢水肿，重者可有腹水。周围性发绀，心率增快，可出现心律失常，可闻及三尖瓣区舒张期杂音。

少数患者可出现急性左心衰竭、肺水肿及全心衰竭。

（四）并发症

1. 肺性脑病　肺源性心脏病死亡的首要原因。为慢性肺、胸疾病伴有呼吸衰竭，出现严重缺氧、二氧化碳潴留，从而引起一系列精神障碍、神经症状的一种综合征。呼吸道感染为最常见诱因，其次使用镇静药、给氧不当、支气管痉挛、痰栓阻塞等。

2. 酸碱平衡失调及电解质紊乱　最常见的并发症。呼吸衰竭时，由于缺氧、二氧化碳潴留，以及体内代偿情况的不同，治疗或并存其他疾病的影响，可出现各种不同类型的酸碱平衡失调及电解质紊乱。慢性肺心病急性加重期，常见呼吸性酸中毒合并代谢性酸中毒及高钾血症。治疗过程中、治疗后，又易转为呼吸性酸中毒并发代谢性碱中毒及低钾、低氯血症。

3. 心律失常　多表现为房性心律失常，如房性期前收缩、房性心动过速、心房扑动及心房颤动等。少数病例由于急性严重心肌缺氧，可出现心室颤动甚至心搏骤停。

4. 休克　较常见的严重并发症及致死原因之一。可出现：①中毒性休克。由于严重呼吸道肺感染、细菌毒素所致微循环障碍引起中毒性休克。②心源性休克。由于严重心力衰竭、心律失常或心肌缺氧性损伤所致心排血量锐减引起心源性休克。③失血性休克。由于上消化道出血引起失血性休克。

5. 消化道出血　是慢性肺源性心脏病心肺衰竭的晚期并发症之一，肺性脑病时尤易发生，死亡率较高。常有厌食、恶心、上腹闷胀疼痛，出血时呕吐物多为咖啡色，且有柏油样便，大且出血可诱发休克。

6. 其他　功能性肾衰竭、弥散性血管内凝血、深静脉血栓形成等。

（五）实验室及其他检查

1. 血液检查　红细胞计数和血红蛋白常代偿性增高，血细胞比容正常或偏高，全血黏度和血浆黏度常增高，红细胞电泳时间延长，血沉偏慢。细胞免疫功能一般低于正常。血清中

IgA、IgG 常增高，血清补体含量低于正常。电解质可有多种改变，部分患者肝、肾功能异常。

2. X 线检查 除肺、胸基础疾病的表现外，主要肺动脉高压及右心室增大征象。肺动脉段弧突出或其高度 ≥ 3mm；右下肺动脉增宽（其横径 ≥ 15mm，横径与气管横径比值 ≥ 1.07）等，提示肺动脉高压。右心室增大，心脏呈垂直位，心力衰竭时可见全心扩大。

3. 心电图检查 表现右心房、右心室增大的特点。P 波高尖呈肺型 P 波；电轴右偏，极度顺钟向转位、$R_{v1}+S_{v5} ≥ 1.05$ mV；右束支传导阻滞图形。有时因膈肌降低及心脏极度顺钟向转位，在 V_1、V_2 甚至 V_3，可出现酷似陈旧性心肌梗死的 QS 波，应注意鉴别。

4. 血液气体分析 代偿期可有低氧血症（$PaO_2 < 60mmHg$）；失代偿期出现低氧血症合并高碳酸血症（$PaCO_2 > 50mmHg$），提示为 Ⅱ 型呼吸衰竭。血气分析对于判断酸碱平衡失调及电解质紊乱类型具有重要意义。

5. 超声心动图检查 可显示右肺动脉内径增大，右心室流出道内径增宽（≥ 30mm），右心室内径增大（≥ 20mm），右心室前壁及室间隔厚度增加，搏动幅度增强，左、右心室内径比 < 2.0。二维扇形超声心动图示肺总动脉舒张期内径明显增大。多普勒超声心动图中有时出现三尖瓣反流及右心室收缩压增高等。

6. 右心导管检查 可直接测定肺动脉和右心室压力，有助于慢性肺源性心脏病的早期诊断。

7. 其他 痰细菌学检查有利于指导急性加重期抗生素的合理选用。肺功能检查对于判断早期或缓解期慢性肺源性心脏病肺功能情况具有意义。

（六）诊断与鉴别诊断

1. 诊断 慢性肺源性心脏病患者一旦出现心、肺功能衰竭，诊断一般不难。对早期患者的诊断有时尚难肯定，需结合病史、症状、体征和各项实验室检查进行全面分析后做出综合判断。下列各项可作为诊断参考。

（1）有慢性胸肺疾病史，或具有明显的肺气肿、肺纤维化体征。

（2）出现肺动脉高压和右心室增厚的客观征象，如剑突下明显的收缩期搏动，或三尖瓣区收缩期杂音，P_2 亢进，胸骨左缘第 2~3 肋间收缩期抬举性搏动。

（3）右心功能失代偿的表现，如肝大压痛，肝 - 颈静脉反流征阳性，踝以上水肿伴颈静脉怒张。

（4）辅助检查异常，如 X 线检查有肺动脉高压和右心室增大的征象；心电图检查示的心电图改变，肺型 P 波、右心室高电压、电轴右偏等；超声心动图检查显示右心室内径增大，右心室流出道增宽及肺动脉内径增大等；动脉血气分析示低氧血症、高碳酸血症等。

2. 鉴别诊断

（1）冠心病：两者都见于老年患者，心脏扩大、心力衰竭，少数慢性肺心病心电图类似陈旧性心肌梗死的图形，应注意鉴别。慢性肺源性心脏病无典型心绞痛或心肌梗死的临床表现，多有胸、肺疾病史，心电图中 ST-T 改变多不明显，类似陈旧性心肌梗死的图形多出现于慢性肺心病急性发作期和明显右心衰竭时，随着病情好转，这些图形可很快消失。

（2）风湿性心脏病：慢性肺源性心脏病患者在三尖瓣区、肺动脉瓣区可出现杂音，加之右心室肥大、肺动脉高压等表现，易与风湿性心脏瓣膜病相混淆。风湿性心脏病没有慢性肺、胸疾病史，没有肺气肿的体征，而有风湿热、风湿性关节炎等病史，尤其是超声心动图发现瓣膜器质性狭窄或关闭不全是最重要的鉴别依据。此外，X 线、心电图、动脉血氧饱和度、二氧化碳分压等均可资鉴别。

（3）原发性扩张型心肌病：多见于中青年，无明显慢性呼吸道感染病史及显著肺气肿体征，无突出的肺动脉高压征；心脏增大常呈球形，常伴心力衰竭、房室瓣膜相对关闭不全所致杂音；心电图无明显顺钟向转位及电轴右偏；心脏超声常提示心腔扩大，整体收缩活动减弱，左心室射血分效降低。

（4）缩窄性心包炎：相关病史、典型的心室舒张受限，以及X线胸片侧位常可发现心包钙化等征象，可资鉴别。

（七）西医治疗

1. 急性加重期

（1）控制感染：是治疗的关键。根据痰涂片革兰染色、感染的环境及临床经验，最好根据痰菌培养及药敏试验结果选用抗生素。目前主张联合用药，同时针对革兰阴性、阳性病菌。院外感染，以革兰阳性菌为主，选用大环内酯类、第二代以上头孢菌素类和第三代以上喹诺酮类；院内感染，以革兰阴性菌为主，首选第三代头孢菌素类。

（2）改善呼吸功能、控制呼吸衰竭：采取综合措施，包括缓解支气管痉挛、清除痰液、畅通呼吸道，持续鼻导管低浓度低流量吸氧，应用呼吸兴奋剂等，以纠正缺氧和二氧化碳潴留。必要时气管切开、气管插管和机械呼吸机通气。

（3）控制心力衰竭：慢性肺源性心脏病患者一般在积极控制感染、改善呼吸功能后心力衰竭便能得到改善，慎用利尿药、强心药。但对部分重症患者，仍需要酌情给予利尿药、正性肌力药或扩血管药物等，进行抗心力衰竭治疗。

利尿药：宜选用作用缓和的利尿药，小剂量、短疗程、间歇给药，排钾和保钾利尿药联合（如氢氯噻嗪和螺内酯）使用。严重水钠潴留者，可短期用呋塞米。注意：①应用利尿药后可出现低钾、低氯性碱中毒，痰液黏稠不易排痰和血液浓缩，应预防。②长期大剂时量使用利尿药会出现水、电解质紊乱和容量不足等，应尽量避免。

正性肌力药：选用小剂量（一般约为常规剂量的1/2或2/3量）、作用快、排泄快、静脉使用的洋地黄类药物（如毛花苷C）。应用指征：①感染已被控制、呼吸功能已改善、用利尿药后有反复水肿的心力衰竭患者。②以右心衰竭为主要表现而无明显感染的患者。③合并急性左心衰竭的患者。注意：①为避免发生药物毒性反应，用药前应注意纠正缺氧，防治低钾血症。②因低氧血症、感染等均使心率增快，不宜以心率作为衡量洋地黄类药物的应用和疗效考核指征。

（4）血管扩张药：酚妥拉明、硝普钠、异山梨酯、卡托普利、一氧化氮（NO）、川芎嗪等，有一定的降低肺动脉压效果，可考虑酌情使用。不良反应有反射性心率增快、氧分压下降、二氧化碳分压上升等。

（5）控制心律失常：一般经过控制感染、解痉祛痰、吸氧、纠正酸中毒后，心律失常可自行消失。如果心律失常持续存在，可酌情合理选用抗心律失常药；但应避免使用β受体阻滞药，以免引起支气管痉挛。

（6）抗凝治疗：普通肝素或低分子肝素，防止肺微小动脉血栓形成及深静脉血栓形成，并降低黏稠度，有利于减轻肺动脉高压。

（7）其他并发症治疗：①纠正酸碱平衡失调和电解质紊乱；治疗脑水肿、降低颅内压，快速静脉滴注 20% **甘露醇**；肺性脑病出现兴奋、躁动时，慎用对中枢神经影响小的镇静药。②防治消化道出血、休克、肾衰竭、弥散性血管内凝血等。

2. 缓解期

（1）呼吸锻炼，治疗原发病。

（2）增强机体抵抗力，核酸注射液、免疫核糖核酸、左旋咪唑等，预防呼吸道感染。

（3）家庭氧疗。

（八）中医辨证论治

1. 急性期

（1）痰浊壅肺证

证候：咳嗽痰多，色白黏腻或呈泡沫样，短气喘息，稍劳即著，脘痞纳少，倦怠乏力，舌质偏淡，苔薄腻或浊腻，脉滑。

治法：健脾益肺，化痰降气。

方药：**苏子降气汤**加减。

（2）痰热郁肺证

证候：喘息气粗，烦躁，胸满，咳嗽，痰黄或白，黏稠难咳，或身热，微恶寒，有汗不多，溲黄便干，口渴，舌红，舌苔黄或黄腻，边尖红，脉数或滑数。

治法：清肺化痰，降逆平喘。

方药：**越婢加半夏汤**加减。

（3）痰蒙神窍证

证候：神志恍惚，谵语，烦躁不安，撮空理线，表情淡漠，嗜睡，昏迷，或肢体蠕动，抽搐，咳逆，喘促，咳痰不爽，苔白腻或淡黄腻，舌质暗红或淡紫，脉细滑数。

治法：涤痰开窍，息风止痉。

方药：**涤痰汤**加减，另服**安宫牛黄丸或至宝丹**。

（4）阳虚水泛证

证候：面浮，下肢肿，甚则一身悉肿，腹部胀满有水，心悸，咳喘，咳痰清稀，脘痞，纳差，尿少，怕冷，面唇青紫，舌胖质暗，苔白滑，脉沉细。

治法：温肾健脾，化饮利水。

方药：**真武汤合五苓散**加减。若水肿势剧，上凌心肺，心悸喘满，倚息不得卧者，加沉香、牵牛花、川椒目、葶苈子、万年青根行气逐水；血瘀甚，发绀明显，加泽兰、红花、丹参、益母草、北五加皮化瘀行水。

2. 缓解期

（1）肺肾气虚证

证候：呼吸浅短难续，声低气怯，甚则张口抬肩，倚息不能平卧，咳嗽，痰白清稀如沫，胸闷，心慌形寒，汗出，舌淡或暗紫，脉沉细微无力，或有结代。

治法：补肺纳肾，降气平喘。

方药：**补肺汤**加减。如见喘脱危象者，急用**参附汤送服蛤蚧粉或黑锡丹**补气纳肾，回阳固脱。

（2）气虚血瘀证

证候：喘咳无力，气短难续，痰吐不爽，心悸，胸闷，口干，面色晦暗，唇甲发绀，神疲乏力，舌淡暗，脉细涩无力。

治法：益气活血，止咳化痰。

方药：**生脉散合血府逐瘀汤**加减。

七、慢性呼吸衰竭

呼吸衰竭是指各种原因引起的肺通气和（或）换气功能严重障碍，在静息状态下亦不能维持足够的气体交换，以致缺氧（动脉**血氧分压＜60mmHg**）伴或不伴高碳酸血症（**二氧化碳分压＞50mmHg**），进而引起一系列病理生理改变和代谢紊乱的临床综合征。临床表现为呼吸困难、发绀等。属于中医学"肺衰竭""喘证""喘脱""闭证""厥证"等范畴。

（一）西医病因、发病机制

1. 病因

（1）气道阻塞性疾病：气管-支气管的炎症、痉挛、肿瘤、异物、纤维化瘢痕等引起气道阻塞和肺通气不足，或伴有通气/血流比例失调，导致缺氧和二氧化碳潴留，发生呼吸衰竭。

（2）肺组织病变：肺气肿、肺炎、严重肺结核、弥漫性肺纤维化、肺水肿、硅肺等各种累及肺泡和（或）肺间质的病变，均可致肺泡减少、有效弥散面积减少、肺顺应性减低，使通气血流比例失调，导致缺氧或合并二氧化碳潴留，引起呼吸衰竭。

（3）肺血管疾病：肺血管炎、肺栓塞等可引起通气血流比例失调，或部分静脉血未经过氧合直接流入肺静脉，导致低氧血症。

（4）胸廓及胸膜疾病：强直性脊柱炎、脊柱畸形、胸部外伤、严重气胸、胸膜肥厚与粘连、大量胸腔积液等，均可影响胸廓活动和肺脏扩张，造成通气减少及吸入气体分布不均，引起呼吸衰竭。

（5）神经肌肉病变：脑血管疾病、脑炎、颅脑外伤、镇静药中毒，可直接或间接抑制呼吸中枢；脊髓颈段或高位胸段损伤、脊髓灰质炎、重症肌无力、有机磷农药中毒、多发性神经炎、破伤风以及严重的钾代谢紊乱，均可累及呼吸肌，引起肺通气不足。

在上述基本病因的基础上，慢性呼吸衰竭患者，常因支气管、肺部感染而诱发。病原菌大多为革兰阴性杆菌、耐甲氧西林金黄色葡萄球菌和厌氧菌，并且细菌的耐药性明显增高。

2. 发病机制　缺氧和二氧化碳潴留的主要机制有通气不足、弥散障碍、通气血流比例失调及氧耗量增加。

（1）通气不足：肺泡通气量减少会引起PaO_2下降和$PaCO_2$上升，从而引起缺氧和CO_2潴留，导致呼吸衰竭。

（2）弥散障碍：肺内气体是通过弥散过程实现的。气体弥散的速度取决于肺泡膜两侧气体分压差，气体弥散系数，肺泡膜的弥散面积、厚度和通透性，同时气体弥散量还受血液与肺泡接触时间以及心排出量、血红蛋白含量、通气血流比值的影响。O_2的弥散能力仅为CO_2的1/20，故在弥散障碍时，通常以低氧血症为主。

（3）通气/血流比例失调：正常通气/血流比值为0.8。若大于此比率，进入肺泡的部分气体不能与血流进行充分换气，造成无效通气；若小于此比率，使静脉血不能充分氧合，则造成肺动-静脉分流。不论是无效通气或动-静脉分流，都影响气体交换，以缺氧表现为主。

（4）氧耗量增加：氧耗量增加是加重缺氧的原因之一。发热、寒战、呼吸困难和抽搐等都能增加氧耗量。

（二）中医病因病机

中医认为，本病多因久病肺虚、劳欲过度、屡感外邪，以致肺脾肾亏虚，痰浊、瘀血、水饮阻肺。肺气虚衰竭、感受邪毒，则肺失主气之功，一则不能贯心脉以助行血，行气血上助心脉；二则肺气壅塞失降，肝气难升，则脏腑气机升降失调。病久损及脾、肾、心诸脏，肺失通调，脾失运化，肾失开合，则三焦决渎失司，水泛滋肌肤，凌心射肺，最终可致阳微欲脱。**痰浊阻肺、肺肾气虚、脾肾阳虚、痰蒙神窍、阳微欲脱**为病机要点。

本病病位在肺，发生发展与脾、肾、心密切相关。病机总属本虚标实，本虚为肺、脾、肾亏虚，久则及心，标实为痰浊、瘀血、水饮内阻。肺、脾、肾、心虚损为本病发生的主要内因，感受外邪是本病的主要诱因，痰浊壅肺、血瘀水阻是产生变证的主要根源。

（三）临床表现

除原发疾病的症状、体征外，主要是呼吸困难和多脏器功能紊乱的临床表现。

1. 呼吸困难　呼吸困难是临床最早出现的症状，轻者仅感呼吸费力，重者呼吸劳累窘迫、大汗淋漓，甚至窒息。由呼吸器官病变引起的呼吸困难，表现为呼吸费力，呼吸辅助肌多参与活动，点头或抬肩呼吸，呼吸可浅速。中枢性呼吸衰竭如中枢神经药物中毒时，可无气促主诉，呼吸匀缓，表情淡漠或昏睡，严重者呈潮式、间歇或抽泣样呼吸等。严重肺气肿并发呼吸衰竭或肺性脑病，进入二氧化碳麻醉阶段，也可能没有呼吸困难表现。

2. 发绀　是缺氧的典型临床表现。发绀的程度与局部血流情况、还原型血红蛋白含量有关，发绀和缺氧的含义并非等同。血氧饱和度正常，末梢循环障碍导致的发绀，称为**周围性发绀**；因动脉血氧饱和度降低引起的发绀，称为**中心性发绀**。

3. 神经精神症状　轻度缺氧可有注意力不集中、定向障碍；严重缺氧者特别是伴有二氧化碳潴留时，可出现头痛、兴奋、抑制、嗜睡、抽搐、意识丧失甚至昏迷等。慢性胸肺疾患引起的呼吸衰竭急性加剧，低氧血症和二氧化碳潴留发生迅速，可出现肺性脑病的临床表现。

4. 心血管功能障碍　缺氧和二氧化碳潴留早期，心率增快，心排血量增加，血压上升，肺循环小血管收缩，产生肺动脉高压，发生右心衰竭。急性严重心肌缺氧，可出现心律失常，甚至心搏骤停。严重或长期缺氧，心肌收缩力减弱，心排血量减少，血压下降，最后导致循环衰竭。二氧化碳潴留还可引起脑血管扩张，产生搏动性头痛。

5. 消化道和泌尿道症状　肝细胞缺氧或淤血，可发生变性、坏死，血清丙氨酸转移酶升高。严重缺氧和二氧化碳潴留，致胃肠道黏膜充血、水肿、糜烂渗血或应激性溃疡，常有消化道出血。部分患者肾缺氧或淤血，可出现少尿、蛋白尿、管型，甚至肾功能障碍、氮质血症。

（四）实验室及其他检查

1. 动脉血气分析

（1）氧分压（PaO_2）和二氧化碳分压（$PaCO_2$）：$PaO_2 < 60mmHg$，$PaCO_2 \leq 40mmHg$，为

Ⅰ型呼吸衰竭；$PaO_2 < 60mmHg$，$PaCO_2 > 50mmHg$，为Ⅱ型呼吸衰竭。

（2）二氧化碳分压：$PaCO_2$升高、pH正常时，称为代偿性呼吸性酸中毒；若$PaCO_2$升高，pH < 7.35，则称为失代偿性呼吸性酸中毒。

（3）pH和H^+的测定：pH低于正常或H^+高于正常范围，为酸血症；pH高于正常或H^+低于正常值范围为碱血症。

（4）碱剩余（BE）：代谢性酸中毒时，BE负值增大；代谢性碱中毒时，BE正值增大。

2. 其他辅助检查　X线胸片，脑或肺CT，痰培养，肝、肾功能检查及血电解质测定等，应根据原发疾病合理选择。

（五）诊断

1. 病史　慢性支气管、肺部疾病或其他导致呼吸功能障碍的原发疾病，近期内有感染等使肺功能恶化的诱因。

2. 临床表现　有缺氧和二氧化碳潴留的症状和体征。

3. 血气分析　血气分析是诊断呼吸衰竭的主要依据。$PaO_2 < 60mmHg$，$PaCO_2 \leq 40mmHg$，为Ⅰ型呼吸衰竭；$PaO_2 < 60mmHg$，$PaCO_2 > 50mmHg$，为Ⅱ型呼吸衰竭。

（六）西医治疗

1. 保持呼吸道通畅

（1）清除呼吸道分泌物：祛痰药如氨溴索、溴己新、氯化铵或碘化钾等，亦可用蒸汽吸入或a糜蛋白酶雾化吸入等，促进痰液咳出。咳痰无力的患者，翻身、拍背、体位引流，必要时吸痰器抽吸，帮助排痰。痰液干结、有脱水表现者，应适当补液，稀释痰液，以利排痰。

（2）解除支气管痉挛：使用支气管解痉药解除支气管痉挛，减少气道阻力，改善通气功能。常用沙丁胺醇、特布他林雾化吸入，或氨茶碱加生理盐水静脉滴注。

2. 氧疗

（1）适应证：PaO_2低于正常就可给予氧疗，慢性呼吸衰竭患者$PaO_2 < 60mmHg$是氧疗的绝对适应证。

（2）氧疗方法：Ⅰ型呼吸衰竭应给予较高浓度（> 35%，但一般不超过40%）吸氧，使氧分压提高到60mmHg，或动脉血氧饱和度在90%以上；Ⅱ型呼吸衰竭的患者应给予持续低浓度（< 35%）低流量吸氧。

3. 控制感染　感染是诱发呼吸衰竭急性加重的最常见诱因，控制感染极为重要，也有利于改善通气、换气功能和减轻心脏负担。

（1）根据痰培养和药敏试验结果，结合病史和临床综合分析有助于明确致病菌和选用敏感有效的抗生素。

（2）可首选喹诺酮类或氨基糖苷类，联合下列药物之一：①抗假单胞菌β内酰胺类，如头孢他啶、哌拉西林等。②广谱β内酰胺类/β内酰胺酶抑制药，如哌拉西林/他唑巴坦。③碳青霉烯类，如亚胺培南。④如为耐甲氧西林金黄色葡萄球菌感染，可联合使用万古霉素。⑤真菌感染时，选用氟康唑等抗真菌药物。

4. 增加通气量，减少二氧化碳潴留

（1）呼吸兴奋药的应用：呼吸兴奋药可刺激呼吸中枢、主动脉体、颈动脉窦化学感受器，在气道通畅的前提下可提高通气量，从而纠正缺氧，并促进二氧化碳的排出；此外，尚能使患者清醒，有利于咳嗽、排痰。呼吸衰竭出现神经精神症状，或 $PaCO_2 > 75mmHg$ 时，可酌情使用呼吸兴奋药。呼吸兴奋药需与氧疗、抗感染、解痉和排痰等措施配合应用。常用尼可刹米或洛贝林静脉滴注。

（2）建立人工气道：应用上述治疗及呼吸兴奋药 12h 仍无效，痰液壅塞，患者陷入昏迷或半昏迷状态，应考虑做气管插管或气管切开，建立人工气道。

（3）机械通气：是治疗急性呼吸衰竭和慢性呼吸衰竭急性加重期最有效的治疗方法，应根据病情选用无创或有创机械通气，能够十分有效地解决患者缺氧和二氧化碳潴留，并为肺部原发性疾病的治疗赢得时间。目前，双水平气道正压通气模式在临床上得到广泛运用。

适应证：①呼吸频率超过 35 次/分。②并发肺性脑病。③ $PaCO_2$ 进行性升高超过 80mmHg。④严重的低氧血症，经合理治疗，PaO_2 仍然大于 40mmHg。

5. 纠正酸碱平衡失调和电解质紊乱

（1）呼吸性酸中毒：积极改善通气，排出体内潴留的二氧化碳。

（2）呼吸性酸中毒并发代谢性酸中毒：充分供氧、改善通气，并可考虑静脉滴注少量碱性药物，宜与呼吸兴奋药和支气管解痉药物同时使用。

（3）呼吸性碱中毒：应调节机械呼吸通气量。

（4）呼吸性酸中毒并发代谢性碱中毒：常发生于使用利尿药或糖皮质激素不当，通气不当、补碱过量、进食减少、呕吐频发之后。患者低钾、低氯，应酌情补钾补氯。低氯严重者，可用氯化铵，或盐酸精氨酸稀释静脉滴注。纠正低钾不可操之过急，要牢记"见尿补钾，多尿多补；少尿少补，无尿不补"的原则。必要时，应考虑补镁。

6. 糖皮质激素的应用　有显著支气管痉挛表现、毒血症症状严重、脑水肿或并发休克等，可考虑短疗程、小剂量应用。常选用氢化可的松、甲泼尼龙、地塞米松。

7. 防治消化道出血　关键在于纠正缺氧和二氧化碳潴留。若患者严重缺氧和二氧化碳潴留，应常规给予西咪替丁、雷尼替丁或奥美拉唑口服，预防消化道出血，出血时采用静脉注入。若出现大量呕血或柏油样便，应输新鲜血。

8. 防治休克　应针对酸碱平衡失调和电解质紊乱、血容量不足、严重感染、消化道出血、心力衰竭及机械通气使用压力过高等不同病因，采取相应措施，经治疗未见好转，应给予升压药如多巴胺、间羟胺等以维持血压。

9. 其他

（1）精神症状明显时，可给予小剂量地西泮肌内注射，或水合氯醛保留灌肠。禁用对呼吸中枢有抑制作用的吗啡、哌替啶、巴比妥类、氯丙嗪等药物。

（2）心力衰竭和水肿者，可酌情使用利尿药和强心药，以及营养支持疗法。

（七）中医辨证论治

1. 痰浊阻肺证

证候：呼吸急促，喉中痰鸣，痰涎黏稠，不易咳出，胸中窒闷，面色暗红或青紫，唇舌紫暗，苔白或白腻，脉滑数。

治法：化痰降气，活血化瘀。

方药：**二陈汤合三子养亲汤**加减。

2.肺肾气虚证

证候：呼吸短浅难续，甚则张口抬肩，不能平卧，胸满气短，心悸，咳嗽，痰如白沫，咳吐不利，形寒汗出，舌淡或暗紫，苔白润，脉沉细无力或结代。

治法：补益肺肾，纳气平喘。

方药：**补肺汤合参蛤散**加减。

3.脾肾阳虚证

证候：咳喘，心悸怔忡，不能平卧，动则尤甚，腹部胀满，浮肿，肢冷尿少，面青唇绀，舌胖紫暗，苔白滑，脉沉细或结代。

治法：温肾健脾，化湿利水。

方药：**真武汤合五苓散**加减。

4.痰蒙神窍证

证候：呼吸急促，或伴痰鸣，神志恍惚，谵语，烦躁不安，嗜睡，甚则抽搐、昏迷，面发绀，舌暗紫，苔白腻，脉滑数。

治法：涤痰开窍，息风止痉。

方药：**涤痰汤、安宫牛黄丸、至宝丹**。若痰热内盛、身热、烦躁、谵语、神昏、苔黄舌红者，加葶苈子、天竺黄、鲜竹沥；肝风内动、抽搐者，加钩藤、全蝎，另服羚羊角粉；血瘀明显，唇甲发绀者，加丹参、红花、桃仁活血通脉；如皮肤黏膜出血、咯血、便血色鲜者，配清热凉血止血药，如水牛角、生地黄、牡丹皮、紫珠草等。

5.阳微欲脱证

证候：喘逆剧甚，张口抬肩，鼻翼煽动，面色苍白，冷汗淋漓，四肢厥冷，烦躁不安，面色紫暗，舌紫暗，脉沉细无力或脉微欲绝。

治法：益气温阳，固脱救逆。

方药：**独参汤**灌服，同时用**参麦注射液**或**参附注射液**静脉滴注。

第二单元　循环系统疾病

【复习指导】本章内容有一定难度，但历年必考，应作为重点复习。其中，常见循环系统疾病的概念、临床表现、诊断、针对性治疗是考试的重点。掌握常见循环系统疾病中医辨证论治的证候、治法、常用方剂；掌握心脏性猝死的基础心肺复苏；熟悉病因、发病机制、中医病因病机、病理、实验室及其他检查以及疾病的预防。其中心力衰竭、原发性高血压、心绞痛、急性心肌梗死、二尖瓣狭窄、主动脉瓣关闭不全为重点掌握的疾病，熟悉病毒性心肌炎、二尖瓣关闭不全、主动脉瓣狭窄，了解心律失常。

一、急性心力衰竭

急性心力衰竭（AHF）指急性心脏病变引起心排血量显著、急骤降低或心室负荷急性加重，导致心排血量显著、急骤降低及体循环、肺循环压力突然增高，出现组织灌注不足和（或）急性体、肺循环淤血的综合征。临床上以急性左心衰竭较常见，急性右心衰竭则较少见。本病属中医学"喘证""怔忡""心水""水肿""亡阳"等范畴。

（一）西医病因、发病机制

1. 急性心肌坏死和（或）损伤

（1）急性心肌梗死（AMI）：主要见于大面积的心肌梗死，部分老年患者和糖尿病患者以急性左心衰竭为 AMI 首发症状；右心室 AMI 所致的右心室充盈压和右心房压升高，右心室排血量减少导致左心室舒张末期容量下降，产生心源性低排。

（2）急性心肌缺血：缺血面积大、缺血严重也可诱发急性心力衰竭。缺血性心脏病慢性心功能不全基础上因缺血发作或其他诱因可出现急性心力衰竭。

2. 急性血流动力学障碍

（1）急性机械性阻塞：如严重的瓣膜狭窄、心室流出道梗阻、心房黏液瘤嵌顿二尖瓣口、肺动脉总干或大分支栓塞等。

（2）心脏负荷突然加重：①急性心肌梗死或感染性心内膜炎引起的瓣膜穿孔、腱索断裂所致的瓣膜性急性反流，室间隔破裂穿孔而使心室容量负荷突然剧增。②输液、输血过多过快，使心脏容量负荷突然加重。③高血压心脏病因血压突然升高使左心室后负荷急剧增加。

3. 慢性心力衰竭的急性失代偿　稳定的慢性心力衰竭可以在短时间内急剧恶化，心功能失代偿而表现为急性心力衰竭。其促发因素中较多见为药物治疗缺乏依从性、严重心肌缺血、重症感染、严重的影响血流动力学的各种心律失常、栓塞以及肾损伤等。主要的病理生理基础为心脏收缩力突然严重减弱，心排血量急剧减少，左心室舒张末压迅速升高，肺静脉回流受阻，肺静脉压快速升高，肺毛细血管压随之升高，使血管内液体渗入肺间质和肺泡内，形成急性肺水肿。

（二）临床表现

1. 早期表现　原来心功能正常的患者出现原因不明的疲乏或运动耐力明显减低以及心率增加 15~20 次/分，可能是左心功能降低的最早征兆。继而可出现劳力性呼吸困难、高枕卧位、夜间阵发性呼吸困难等，查体可发现左心室增大、闻及舒张早期或中期奔马律、P_2 亢进、两肺底细湿啰音等。

2. 急性肺水肿　突发严重呼吸困难，呼吸频率可达 30~50 次/分，端坐呼吸、面色灰白、发绀、大汗、烦躁不安，频繁咳嗽，**咳大量白色或粉红色泡沫痰**，听诊**双肺满布湿啰音和哮鸣音**，心率增快，心尖区可闻及**奔马律**。

3. 心源性休克　患者出现持续低血压、组织低灌注状态、血流动力学障碍、低氧血症和代谢性酸中毒等。其中组织低灌注状态包括：①皮肤湿冷、苍白和发绀，出现紫色条纹。②心率≥110 次/分；③尿量显著减少（<20mL/h），甚至无尿；④意识障碍，常有烦躁不安、激动焦虑、恐惧和濒死感；收缩压<70mmHg，可出现抑制症状，如神志恍惚、表情淡漠、反应迟钝，逐渐发展至意识模糊甚至昏迷。

（三）实验室及其他检查

1. X线检查　肺纹理增多、增粗或模糊，肺间质水肿所致的 **Kerley B 线**，双肺门呈放射状分布的大片云雾状阴影，或呈粗大结节影、粟粒状结节影。

2. 心电图检查　可明确心肌缺血损伤改变、心律失常、心房和心室扩大及负荷增加等情况。

3. 超声心动图　提供心腔大小变化及心脏瓣膜情况，评估心脏收缩及舒张功能，估测肺动脉压等。

4. 心力衰竭标志物　BNP/NT-proBNP 的测定有助于心力衰竭诊断和预后判断。

5. 心肌坏死标志物　心肌肌钙蛋白 T 或 I（cTnT 或 cTnI）、肌酸激酶同工酶（CK-MB）、肌红蛋白升高可评价是否存在心肌损伤或坏死及其严重程度。

6. 动脉血气分析　急性左心衰竭患者伴低氧血症时血氧饱和度常低于 90%。

（四）诊断与鉴别诊断

1. 诊断　有心脏病的基础，突然出现典型的急性左心衰竭症状和体征可初步诊断，结合辅助检查可明确诊断。

2. 鉴别诊断　急性心衰竭应与支气管哮喘发作和哮喘持续状态、急性大块肺栓塞、肺炎、严重的慢性阻塞性肺疾病等相鉴别，还应与其他原因所致的非心源性肺水肿（如急性呼吸窘迫综合征）及非心源性休克等疾病相鉴别。

（五）西医治疗

1. 一般处理

（1）体位：静息时明显呼吸困难者应端坐位，双腿下垂以减少回心血量，降低心脏前负荷。

（2）吸氧：鼻导管高流量给氧或面罩加压给氧，氧气可通过加入适量 50%~70% 乙醇或有机硅消泡剂，使泡沫的表面张力降低而破裂，改善肺泡通气。

（3）开放静脉通道：至少开放两条静脉通道并保持通畅。必要时可采用深静脉穿刺置管。

（4）饮食：进易消化食物，避免一次大量进食，不要饱餐。

（5）出入量管理：限制饮水量和静脉输液速度。无明显低血容量因素（大出血、严重脱水、大汗淋漓等）者每天液体摄入量一般宜在 1500mL 以内，保持每天水出入量负平衡（约 500mL/d），严重肺水肿者的水负平衡为 1000~2000mL/d，逐渐过渡到出入水量平衡。

2. 药物治疗

（1）镇静药：主要应用吗啡。

（2）支气管解痉药：氨茶碱可扩张支气管并有正性肌力及扩血管作用，不宜用于冠心病如 AMI 或不稳定性心绞痛所致的急性心力衰竭患者，不可用于伴心动过速或心律失常的患者。

（3）利尿药：采用静脉利尿制剂，首选呋塞米。

（4）血管扩张药物：能降低心室前后负荷，从而缓解肺淤血，可用硝普钠、硝酸酯类药物等。

（5）正性肌力药物：洋地黄类（毛花苷 C）、多巴胺、多巴酚丁胺等。

3. 非药物治疗　包括主动脉内球囊反搏、机械通气、血液净化、心脏同步化治疗（CRT）、植入型心律转复除颤器（ICD）、心脏移植等。

二、慢性心力衰竭

（一）西医病因、发病机制

1. 病因　心功能主要由心肌收缩力、前负荷（容量负荷）、后负荷（压力负荷）、心率 4

种因素决定,这些因素中任何一种出现异常都会影响到心脏的泵血功能,使心脏不能提供适当的组织血流灌注,可以引起心力衰竭。

(1)心肌舒缩功能障碍:包括缺血性心肌损害、各种类型的心肌炎及心肌病、心肌代谢障碍性疾病、心肌浸润性病变、药物所致的心肌损伤与坏死等。

(2)前负荷增加:包括心脏瓣膜关闭不全、左向右分流先天性心脏病、伴有全身血容量增多或循环血量增多的疾病。

(3)后负荷增加:如高血压病、主动脉瓣狭窄、肺动脉高压、肺动脉瓣狭窄等。

(4)心脏整合功能异常:如左右心室收缩不同步、房室不协调及心室内收缩不协调等。

2. 诱发因素

(1)感染:各种感染是心力衰竭常见的诱因,其中呼吸道感染是最常见、最重要的诱因;感染性心内膜炎亦不少见,因发病隐袭而常被漏诊。

(2)心律失常:各种类型的快速性或严重的缓慢性心律失常均可诱发心力衰竭,其中心房颤动是诱发心力衰竭最重要的因素。

(3)血容量增加:如摄钠过多,静脉输液、输血过多过快等。

(4)过度体力劳累或情绪激动:如妊娠后期及分娩、大怒等。

(5)治疗不当:如使用抑制心肌收缩的药物,或不恰当地停用强心苷、抗高血压药等。

3. 发病机制

(1)Frank-Starling机制:即增加心脏的前负荷,使回心血量增多,心室舒张末期容积增加,心室肌受牵拉增大,则心室肌的收缩力增强,心排血量增加。另外,心室舒张充盈末期增加,意味着心室扩张、舒张末压力增高,相应的心房压、静脉压也随之升高,待后者达到一定高度时即出现肺淤血或体循环静脉系统的淤血。

(2)心肌肥厚:心脏后负荷增加时,以心肌肥厚为主要代偿机制,肥厚心肌收缩力增强,心排血量增加。但肥厚心肌以心肌纤维增多为主,心肌细胞数目并不增加。心肌细胞核增大及线粒体增大、增多落后于心肌纤维的增多,心肌细胞能源不足,最终发展至心肌细胞坏死。心肌肥厚者顺应性差,舒张功能降低,心室舒张末压增高,已存在心脏功能障碍的表现。

(3)神经体液的代偿机制:①交感神经兴奋性增强。心力衰竭患者血中去甲肾上腺素水平升高,作用于心肌肾上腺素能受体,增强心肌收缩力并提高心率,以提高心排血量。但与此同时周围血管收缩,心脏后负荷增加,心率加快,均使心肌耗氧量增加。②肾素-血管紧张素-醛固酮系统(RAAS)激活。由于心排血量降低,肾血流量减低,RAAS被激活。其有利的一面是心肌收缩力增强,周围血管收缩维持血压,调节血液的再分配,保证心、脑等重要脏器的血液供应。醛固酮分泌增多使水、钠潴留,增加体液量及血容量,从而增加心排血量。不利因素包括:血管紧张素Ⅱ使收缩蛋白合成增加,相应增加的醛固酮刺激纤维细胞转变为胶原纤维从而促使心肌间质纤维化,这些改变引起心室重塑。③各种体液因子的改变。心钠肽(ANP)和脑钠肽(BNP)等分泌增加。

(二)中医病因病机

本病主要是由于外邪侵入、饮食偏嗜、情志所伤、先天不足、年老体衰竭等因素导致,上述因素久之影响及心,致心气衰弱,气不行血,血不利则为水,瘀水互结,损及心阳、心阴,气血衰竭,发展为心力衰竭之病。

1. **气虚血瘀** 心力衰竭的基本证候,可见于心力衰竭的各期。心主血脉,气为血之帅,气行则血行。心气不足,鼓动无力,必致血行不畅而成瘀,出现口唇青紫甚至胁痛积块。

2. **气阴两虚** 可见于心力衰竭各期,气虚致气化功能障碍,阴液生成减少。

3. **阳虚水泛** 多见于心力衰竭中后期,或久病体弱,素体阳虚的患者。心阳亏虚,不能藏归、温养于肾,致肾阳失助,主水无权,饮邪内停,外溢肌肤,上凌心肺,而肿、喘、悸三证并见。

4. **痰饮阻肺** 本证属本虚标实而以标实为主。痰浊壅肺,肺失宣肃,通调水道无能则水停饮聚,宗气难以灌心脉而心气鼓动无力,血脉不畅,渐致心力衰竭。

心力衰竭病位在心,病变脏腑涉及肾、肺、脾、肝,为本虚标实之证,本虚为**气虚、阳虚、阴虚**,标实为**血瘀、痰饮、水停**,标本俱病,虚实夹杂。在心力衰竭的发病中,心气虚是基础,心阳虚是病情发展的标志,心肾阳虚则是病证的危重阶段。诸病理因素及诸脏互相影响,造成恶性循环,终至阴竭阳脱乃至死亡。

(三) 临床表现

心力衰竭的临床表现取决于多种因素,包括患者的年龄、心功能受损程度、病情发展程度及受累的心室状况等。心力衰竭的发展过程分为 A、B、C、D 4 个阶段。A 为"前心力衰竭阶段",为心力衰竭的高发危险人群,但目前尚无心脏的结构或功能异常,无心力衰竭的症状和(或)体征;阶段 B 属"前临床心力衰竭阶段",患者无心力衰竭的症状和(或)体征,但已发展成结构性心脏病;阶段 C 为"临床心力衰竭阶段",患者已有结构性心脏病,以往或目前有心力衰竭的症状和(或)体征;阶段 D 为"难治性终末期心力衰竭阶段",患者有进行性结构性心脏病,虽经积极的内科治疗,休息时仍有症状,且需要特殊干预。

1. **左心衰竭** 以肺淤血及心排血量降低致组织器官低灌注等临床表现为主。

(1) 症状:①**呼吸困难**。最早出现的症状是劳力性呼吸困难,即在体力活动时出现呼吸困难,休息即缓解。随着病情发展逐渐出现端坐呼吸、夜间阵发性呼吸困难,夜间阵发性呼吸困难又称心源性哮喘,即熟睡后突然憋醒,可呼吸急促、阵咳、咳泡沫痰或呈哮喘状态。②咳嗽、咳痰和咯血。③其他,如疲乏、头晕、心慌、少尿等。

(2) 体征:①心脏体征。一般均有左心室肥大,并有基础心脏病的体征。心率常增快,肺动脉瓣区第二心音亢进,心尖可闻及舒张期奔马律。可有交替脉,严重者有发绀。动脉血压一般正常,有时脉压减小。②肺部体征。两肺底常可闻及湿啰音,多为双侧性。

2. **右心衰竭** 以体循环静脉淤血为主要表现。

(1) 症状:主要由慢性持续淤血引起各脏器功能改变所致。如长期胃肠道淤血所致食欲缺乏、腹胀、恶心、呕吐,肝淤血所致上腹饱胀、腹痛,肾淤血所致白天少尿、夜尿增多、蛋白尿等。

(2) 体征:除原有心脏病体征,若右心显著扩大形成功能性三尖瓣关闭不全可闻及三尖瓣区收缩期杂音,体循环淤血体征如颈静脉怒张和(或)肝颈静脉反流征阳性,下垂部位凹陷性水肿,胸水和(或)腹水,肝肿大等。

3. **全心衰竭** 左、右心衰竭均存在,有肺淤血、心排血量降低致器官低灌注和体循环淤血的相关症状和体征。

（四）实验室及其他检查

1. X线检查　可反映心影的大小和外形。肺淤血时，肺门及上肺血管影增强；肺间质水肿时可见 Kerley B 线；肺动脉高压时，肺动脉影增宽；肺泡性肺水肿时，肺门影呈蝴蝶状。

2. 心电图检查　可有左、右心室肥厚，V_1 导联 P 波终末电势（$PtfV_1$）≤ -0.04mm·s。

3. 超声心动图　提供心腔大小变化及心脏瓣膜情况，评估心脏收缩及舒张功能。正常左心室收缩功能 EF 值 > 50%，运动时至少增加 5%。

4. 心力衰竭标志物　BNP/NT-proBNP 的测定有助于心力衰竭诊断和预后判断。BNP < 100ng/L 时不支持心力衰竭的诊断，NT-proBNP < 300ng/L 可排除。

（五）诊断与鉴别诊断

1. 诊断　有明确器质性心脏病的基础，结合症状、体征、实验室及其他检查可做出诊断。临床诊断应包括心脏病的病因、病理解剖、病理生理、心律及心功能分级等内容。美国纽约心脏病学会（NYHA）心功能分级：Ⅰ级，日常活动无心力衰竭症状；Ⅱ级，日常活动出现心力衰竭症状；Ⅲ级，低于日常活动出现心力衰竭症状；Ⅳ级，休息状态下出现心力衰竭症状。反映左心室收缩功能的射血分数（EF）与心功能分级并非完全一致。

2. 鉴别诊断

（1）与引起呼吸困难的疾病相鉴别：如慢性阻塞性肺气肿，慢性阻塞性肺气肿虽亦可有夜间呼吸困难，但咳痰后就缓解，无夜间阵发性发作的特点；心源性哮喘有时难与支气管哮喘鉴别，但支气管哮喘青少年多见，有过敏史，肺部以哮鸣音为主，无心脏增大、舒张期奔马律等，吸入 β_2 受体激动药或静脉注射氨茶碱都可缓解，但若患者咳粉红色泡沫痰，则应判断为心源性哮喘。

（2）与引起水肿的疾病相鉴别：右心衰竭引起的水肿应与肾性水肿、心包疾患和肝硬化相鉴别。肾性水肿多出现于眼睑、颜面部组织较疏松的部位，晨起较明显，常同时有高血压及明显的尿液检查异常，且无颈静脉怒张、肝颈静脉回流征阳性。肝硬化患者腹水常较外周水肿为明显，可有以脐为中心向周围伸展的腹壁静脉曲张，且无颈静脉怒张和肝颈静脉反流征阳性。心包疾患与右心衰竭均可因体循环静脉淤血表现为水肿、颈静脉怒张、肝脏肿大压痛、肝颈静脉反流征阳性，但是心尖搏动减弱、可有奇脉，超声心动图检查有确诊价值。

（六）西医治疗

1. 一般治疗　去除或缓解病因，去除诱发因素，改善生活方式，干预心血管损害的危险因素，密切观察病情演变及定期随访等。

2. 药物治疗

（1）利尿药：所有心力衰竭患者，有液体潴留的证据或原先有过液体潴留，均应给予利尿药。常用的利尿药有：①排钠、排钾：以呋塞米为代表的袢利尿药，以氢氯噻嗪为代表的作用于远曲小管的噻嗪类利尿药。②保钾利尿剂，如螺内酯、氨苯蝶啶、阿米洛利等，螺内酯为醛固酮拮抗剂，后二者不受醛固酮调节。通常从小剂量开始逐渐增加剂量，一旦病情控制（肺部啰音消失、水肿消退、体重稳定），即可以最小有效量长期维持，一般需长期使用。不良反应包括：①可引起低钾、低镁血症而诱发心律失常。②激活内源性神经内分泌系统，特别是 RASS，长期激活会促进疾病的发展，除非患者同时接受神经内分泌拮抗药治疗。③过量应用利尿药可降低血压和损害肾功能。

（2）血管紧张素转化酶抑制药（ACEI）：全部收缩性心力衰竭患者必须应用 ACEI，包括无症状性心力衰竭、LVEF＜40％者，除非有禁忌证或不能耐受。常用 ACEI 药物包括**卡托普利、依那普利、培哚普利**等，使用时从小剂量开始，如能耐受则每隔 3~7d 剂量加倍，只要能耐受可一直增加到最大耐受量，一旦达到最大耐受量后即可长期维持治疗。不良反应主要有低血压、肾功能恶化、钾潴留、咳嗽和血管神经性水肿。双侧肾动脉狭窄、血肌酐升高（＞265μmol/L）、高血钾（＞5.5mmol/L）、收缩压＜90mmHg 者禁用 ACEI。

（3）血管紧张素Ⅱ受体拮抗药（ARB）：可用于心力衰竭 A 阶段患者，以预防心力衰竭的发生；亦可用于不能耐受 ACEI 的 B、C 和 D 阶段患者，替代 ACEI 作为一线治疗。对于常规治疗（包括 ACEI）后心力衰竭症状持续存在且 LVEF 低下者，可考虑加用 ARB。ARB 的副作用同 ACEI。

（4）β受体阻滞药：通过抑制交感神经过度激活而抑制心肌重构，降低心力衰竭患者的死亡率、住院率。所有病情稳定并无禁忌证的心功能不全患者一经诊断均应立即应用。常用药物包括**美托洛尔、比索洛尔、卡维地洛**等，使用前要求患者已无明显液体潴留，体重恒定，利尿药已维持在最合适剂量，从极小剂量开始，每 2~4 周剂量加倍，达最大耐受量或目标剂量后长期维持。禁忌证包括支气管痉挛性疾病、心动过缓（＜60 次/min）、Ⅱ度及Ⅱ度以上房室传导阻滞（除非已安装起搏器）。不良反应常发生在使用早期，包括低血压、液体潴留、心力衰竭恶化、心动过缓、房室传导阻滞等。

（5）洋地黄类：主要作用包括以下几个方面①通过抑制心肌细胞膜 Na^+-K^+-ATP 酶，使细胞内 Na^+ 水平升高，促进 Na^+-Ca^{2+} 交换，细胞内 Ca^{2+} 水平提高，从而发挥正性肌力作用。②直接或间接改善交感神经内分泌异常的作用。③增强迷走神经活性，加速 K^+ 外流，增加最大舒张电位而降低窦房结自律性；抑制房室结、减慢传导，从而减慢心房颤动时的心室率。心力衰竭是其主要适应证，尤其是伴快心室率心房颤动的心力衰竭，不推荐应用于 NYHA 心功能Ⅰ级患者。主要药物包括**地高辛、毛花苷 C、毒毛花苷 K** 等。洋地黄过量或中毒、梗阻性肥厚型心肌病、部分或完全性房室传导阻滞为洋地黄的禁忌证。急性心肌梗死早期（24h 内）、肺源性心脏病伴急性呼吸功能衰竭、严重二尖瓣狭窄伴窦性心律并发肺水肿者慎用。洋地黄中毒表现包括：①胃肠道反应。如厌食、恶心、呕吐、腹泻、腹痛等。②神经系统表现。头痛、疲乏、眩晕、噩梦、谵妄、幻觉，还有黄视、绿视及视力模糊等视觉障碍。③心律失常。是洋地黄中毒的最重要表现。使用洋地黄过程中，心律突然转变是诊断洋地黄中毒的重要依据。如心率突然显著减慢或加速，由不规律转为规律，由规则转为特殊的不规则等。常见的有：多形性室性期前收缩呈二联律、心房颤动伴完全性房室传导阻滞与房室交界区心律、房性心动过速伴房室传导阻滞、双向性房室交界区性或室性心动过速，以及双重心动过速等。发生洋地黄中毒后应立即停药。

（6）醛固酮受体拮抗药：适用于 NYHA Ⅲ~Ⅳ级的中、重度心力衰竭患者，急性心肌梗死后合并心力衰竭且 LVEF＜40％的患者亦可以应用。**螺内酯**是常用的醛固酮受体拮抗药，应用方法为 20~40mg/d，本药主要的副作用是高钾血症和肾功能异常。

3. 非药物治疗　心脏同步化治疗（CRT）、植入型心律转复除颤器（ICD）、心脏移植等。

（七）中医辨证论治

1. 气虚血瘀证

证候：心悸怔忡，胸闷气短，甚则咳喘，动则尤甚，神疲乏力，面白或暗淡，自汗，口唇青紫，甚者胁痛积块，颈脉怒张，舌质紫暗或有瘀斑，脉虚涩或结代。

治法：养心补肺，益气活血。

方药：**保元汤**合**桃红饮**加减。

2. 气阴两虚证

证候：心悸气短，身重乏力，心烦不寐，口咽干燥，小便短赤，甚则五心烦热，潮热盗汗，眩晕耳鸣，肢肿形瘦，唇甲稍暗，舌质暗红，少苔或无苔，脉细数或促或结。

治法：益气养阴，活血化瘀。

方药：**生脉饮**合**血府逐瘀汤**加减。

3. 阳虚水泛证

证候：心悸怔忡，气短喘促，动则尤甚，或端坐而不得卧，精神萎靡，乏力懒动，腰膝酸软，形寒肢冷，面色苍白或晦暗，肢体浮肿，下肢尤甚，甚则腹胀脐突，尿少或夜尿频多，舌淡苔白，脉沉弱或迟。

治法：温阳利水。

方药：**参附汤**、**五苓散**合**葶苈大枣泻肺汤**、**丹参饮**加减。

4. 痰饮阻肺证

证候：咳喘气急，张口抬肩，不能平卧，痰多色白或黄稠，心悸烦躁，胸闷脘痞，面青汗出，口唇青紫，舌质紫暗，舌苔厚腻或白或黄，脉弦滑而数。

治法：温化痰饮，泻肺逐水。

方药：**苓桂术甘汤**、**葶苈大枣泻肺汤**合**保元汤**、**丹参饮**加减。

三、心律失常

心律失常是指心脏激动的频率、节律、起源部位、传导速度或激动顺序的异常。几乎所有的心脏疾病都可引起心律失常，另外，自主神经功能失调、电解质紊乱、内分泌失调、麻醉、药物及中枢神经系统疾病等亦可导致。本病归属中医学"心悸""怔忡"等范畴。

（一）分类

按其发生原理可分为激动形成异常和激动传导异常两大类。

1. 激动形成异常

（1）窦房结心律失常：包括窦性心动过缓、窦性心动过速、窦性停搏、窦性心律不齐。

（2）异位心律：①主动性异位心律：期前收缩（房性、房室交界性、室性）；阵发性心动过速（房性、房室交界性、房性折返性、室性）；心房扑动、心房颤动；心室扑动、心室颤动。②被动性异位心律：逸搏（房性、房室交界性、室性）；逸搏心律（房性、房室交界性、室性）。

2. 激动传导异常

（1）生理性干扰及房室分离。

（2）病理性：①传导阻滞（窦房传导阻滞、房内传导阻滞、房室传导阻滞、室内传导阻滞）。②房室间传导途径异常（预激综合征）。

（二）发生机制

心律失常发生有多种不同机制，主要包括激动形成异常、激动传导异常或二者兼有之。

1. 激动形成异常　窦房结起搏点本身激动的程序与规律异常；心脏激动全部或部分起源

于窦房结以外的部位，称为异位节律，异位节律又分为主动性和被动性。

2. **激动传导异常** 最多见的一类传导阻滞，包括传导延缓或传导中断；另一类为激动传导通过房室之间的附加异常旁路，使心肌一部分提前激动，属传导途径异常。

（三）常用抗心律失常药物

正常、合理使用抗心律失常药物的原则包括：①首先注意基础心脏病的治疗以及病因和诱因的纠正。②注意掌握抗心律失常药物的适应证，并非所有心律失常均需抗心律失常的治疗。无明显症状的心律失常如期前收缩、短阵的非持续性心动过速、心室率不快的心房颤动、一度或二度文式房室传导阻滞等一般不需要抗心律失常药物治疗。③注意抗心律失常药物的不良反应，包括对心功能的影响、致心律失常作用和对全身其他脏器与系统的不良作用。

四、快速性心律失常

快速性心律失常是一组包括临床表现、起源部位、传导路径、电生理和预后意义很不相同的心律失常，包括各种原因引起的过早搏动、心动过速、扑动和颤动，除窦性心动过速外，激动均起源于异位起搏点。

本病属中医学"心悸""怔忡"范畴，有时表现为胸闷胸痛、气短喘息、头晕、晕厥等症状，还可归属于中医学"胸痹""喘证""眩晕"等范畴。

（一）西医病因

快速性心律失常可见于无器质性心脏病者，但心脏病患者发生率更高。

1. **室上性心动过速** 较多见于无器质性心脏病者，如房室结内折返性心动过速和房室折返性心动过速。

2. **过早搏动** 是指起源于窦房结以外的异位起搏点过早发生的激动引起的心脏搏动，又称期前收缩或期外收缩，简称早搏，是临床最常见的心律失常之一。早搏的发生机制为折返激动、触发活动，或异位起搏点的兴奋性增高，见于某些生理情况，如剧烈活动、过量吸烟、饮用酒、咖啡、茶等，也可由病理情况引起，如高血压、冠心病、心肌炎等。

3. **室性心动过速** 绝大多数见于器质性心脏病患者，如扩张型心肌病、冠心病心肌梗死或梗死后心功能不全，偶见于无器质性心脏病者，如原发性 Q-T 间期延长综合征、洋地黄中毒、低血钾症等。

4. **房颤和房扑** 大多数患者有器质性心脏病基础，心脏瓣膜病、冠心病、高血压心脏病最为常见，甲状腺功能亢进症、心肌病、肺源性心脏病亦可引起本病，偶见于健康人。

（二）中医病因病机

本病与感受外邪、情志失调、饮食不节、劳欲过度、久病失养、药物影响有关。

1. **感受外邪** 内舍于心，邪阻于脉，心血运行受阻；或风寒湿热等外邪，内侵于心，耗伤心气或心阴，心神失养，引起心悸之证。

2. **情志失调** 恼怒伤肝，肝气郁滞，日久化火，气火扰心则心悸；忧思伤脾，阴虚亏耗，心失所养则心悸；大怒伤肝，大恐伤肾，怒则气逆，恐则精却，阴虚于下，火逆于上，亦可撼动心神而心悸。

3. **饮食不节** 嗜食肥甘，饮酒过度，损伤脾胃，运化失司，湿聚成痰，日久痰浊阻滞心脉。

4. **劳欲过度** 房劳过度，肾精亏耗，心失所养；老伤心脾，心气受损，亦可诱发心悸。

5. 久病失养　水肿日久，水饮内停，继则水气凌心而心悸；咳喘日久，心肺气虚，诱发心悸。

本病病位在心，与肝、胆、脾、胃、肾、肺诸脏腑有关。病理性质主要有虚、实两个方面。虚为气、血、阴、阳不足，心失所养而心悸；实为气滞血瘀、痰浊水饮、痰火扰心引起。虚实之间可以相互夹杂或转化。

（三）临床表现

1. 阵发性室上性心动过速　呈阵发性，心率在160次/分以上，感心悸、胸闷、头晕、乏力、胸痛或紧压感。持续时间长者，可发生血流动力学障碍，表现为面色苍白、四肢厥冷、血压降低，偶可晕厥等。

2. 过早搏动　可无症状，频发者可有心悸、胸闷、头晕、乏力等。听诊有心脏提前搏动。

3. 心房颤动　阵发性心房颤动或心房颤动心室率快者有心悸、胸闷、头晕、乏力等。听诊心音强弱不等，心律绝对不规则、脉搏短绌。也可发生血流动力学障碍，使原有器质性心脏病患者病情加重。

4. 室性心动过速　临床表现的轻重与发作时的心室率、持续时间、基础心脏病变和心功能状况不同而异。**非持续性室速**（发作时间短于30s，能自行终止）的患者通常无症状；**持续性室速**（发作时间超过30s，需药物或电复律终止）常伴有明显血流动力学障碍，出现低血压、少尿、晕厥、气促等。

（四）诊断

各种快速性心律失常的诊断主要依据临床表现结合心电图检查，各种心电图的特征如下：

1. 室上性心动过速　分房性与房室交界性心动过速，但常因P波不易辨识，故统称为室上性心动过速（室上速）。发作有突发突止特点，节律快而规则，频率一般在160~250次/分，QRS波形态一般正常（伴有束支阻滞或室内差异性传导时，QRS波可增宽畸形）。

2. 期前收缩

（1）房性期前收缩：①提前出现的异位P'波，形态与窦性P波不同。②P'-R间期≥0.12s。③QRS波形态通常正常，亦可出现室内差异性传导而使QRS波增宽或未下传。④代偿间歇多不完全。

（2）房室交界性期前收缩：①提早出现的室上性QRS波群。②提早出现的QRS波群之前或之后可有**逆行P'波**，也可无P'波。P'波在QRS波群之前，P'-R间期< 0.12s；P'波在QRS波群之后，R-P'间期< 0.20s。③QRS波形态可正常，亦可出现室内差异性传导而增宽。④大多代偿间歇完全。

（3）室性期前收缩：①提前出现的、宽大畸形的QRS波群，时限通常≥0.12s，其前无相关P或P'波。②T波方向与QRS波群的主波方向相反。③代偿间歇完全。

3. 室性心动过速　①相当于一系列连续的室性期前收缩（连续3次或3次以上），频率多在140~220次/分，RR大致相等，节律可略有不齐。②QRS波群畸形、增宽，时间≥0.12s，T波方向与QRS主波方向相反。③有时可见房室分离。④偶可发生**心室夺获**或**室性融合波**。出现心室夺获或室性融合波，是判断室性心动过速可靠的依据。

4.房颤与房扑

（1）心房颤动：①P波消失，代之以一系列大小不等、间距不均、形态各异的心房颤动波（f波），其频率为350~600次/分，通常在V_1导联最清楚，其次为Ⅱ、Ⅲ、aVF导联。②RR间距绝对不齐，即心室律完全不规则。③QRS形态正常或因室内差异传导而增宽畸形。

（2）心房扑动：①P波消失，代之以连续性锯齿样F波，各波大小、形态相同，频率规则，为240~350次/分，大多不能全部下传，常以固定房室比例（2∶1或3∶1~5∶1）下传，心室率不规则。②QRS波与T波形态正常，偶尔因室内差异传导、合并预激综合征或伴束支传导阻滞而增宽畸形。

（五）西医治疗

心律失常的治疗方法主要有抗心律失常药物、射频消融、起搏及植入式自动复律除颤器（ICD）、手术治疗等。

1.一般治疗 解除患者顾虑，适当活动，忌烟、少饮咖啡、浓茶，避免劳累。适当给予镇静药、催眠药物也可奏效。

2.室上性心动过速

（1）药物治疗：包括终止急性发作和预防复发。如患者心功能、血压正常，可先尝试刺激迷走神经、颈动脉窦按摩、Valsalva动作、诱导恶心、压迫眼球等。药物选择包括：①腺苷。为首选药物。大多数患者应用后有胸部压迫感、呼吸困难、面部潮红、头痛、窦性心动过缓、房室传导阻滞等副作用。窦房结功能不全者、老年患者尤其是合并冠心病者慎用。②普罗帕酮。无效者20min后可重复使用。传导阻滞的患者禁用，窦房结功能不良或有潜在窦房结功能受损者慎用或不用。③维拉帕米。无效者于首剂后10~30min重复第二剂。由于有负性心率、负性肌力、负性传导作用，窦房结功能不全、房室传导阻滞和心功能不全者慎用，禁忌与普罗帕酮等交替使用或与β受体阻滞药联合应用。④β受体阻滞药。对有低血压、心力衰竭、哮喘者不宜应用。⑤洋地黄制剂。对伴心功能不全者可作为首选。绝大多数室上性心动过速见于正常心脏，若发作不频繁，对血流动力学影响小，不需长期使用预防心动过速复发的药物。对发作频繁者可口服β受体阻滞药、胺碘酮等预防。

（2）非药物治疗：食管心房调搏术常能有效中止发作。当患者出现血流动力学不稳定时，立即电复律。此外，目前导管射频消融术根治室上性心动过速的成功率达95%以上。

3.过早搏动

（1）房性期前收缩：频繁发作伴明显症状的应适当治疗。由心力衰竭引起的适量洋地黄可以达到治疗目的。常用药物有β受体阻滞药、维拉帕米、普罗帕酮以及胺碘酮等。

（2）房室交界性期前收缩：通常不需要治疗，但起源点较低或出现过早可能会诱发室性快速心律失常，应予控制。

（3）室性期前收缩：首先应对患者室性期前收缩的类型、症状及其原有心脏病做全面了解，再决定是否给予治疗、采取何种方法治疗及治疗的终点。无器质性心脏病无明显症状者不必治疗；无器质性心脏病，但室性期前收缩频发引起明显心悸症状影响工作及生活者，可酌情选用β受体阻滞药、普罗帕酮、美西律等。急性心肌梗死发病早期出现频发室性期前收缩、室性期前收缩落在前一个心搏的T波上（R on T）、多源性室性期前收缩、成对或连续出现的室性期前收缩均应治疗，宜静脉使用<u>利多卡因，利多卡因无效者，可用普鲁卡因胺或胺碘酮</u>。

4. 房颤　治疗目标是减少血栓栓塞、消除或减轻症状、控制心室率和（或）恢复及维持窦性心律。

（1）抗凝：<u>房颤最常见、最严重的并发症是附壁血栓脱落造成重要器官的栓塞，特别是脑栓塞</u>。目前主要对策是抗凝治疗，常用药物华法林，治疗期间监测 INR。

（2）控制心室率：对于无器质性心脏病患者，目标心室率 < 110 次 / 分，合并器质性心脏病患者，根据具体情况决定目标心率。控制心室率的药物包括 β 受体阻滞药、非二氢吡啶类钙离子拮抗药（伴有失代偿期心力衰竭）、<u>胺碘酮</u>等。

（3）复律并维持窦性心律：复律治疗成功与否与房颤持续时间的长短、左心房大小和年龄有关。复律方法有药物转复、直流电同步复律、导管消融、外科迷宫手术等。

5. 房扑　药物治疗原则同房颤。

6. 室性心动过速

（1）终止室速发作：①有血流动力学障碍的持续性室速，如患者已发生低血压、休克、心绞痛、充血性心力衰竭或脑血流灌注不足，无论是否有器质性心脏病，应迅速施行直流电复律。②无血流动力学障碍的持续性室速，首先给予利多卡因静脉注射，也可选用索他洛尔、普罗帕酮，无效者或伴有心动不全者可选用胺碘酮静脉注射。

（2）预防复发：①药物预防，可选用终止发作有效的相同药物预防复发。②<u>埋藏式心脏复律除颤器（ICD）</u>预防复发。

（六）中医辨证论治

1. 心神不宁证

证候：心悸心慌，善惊易恐，坐卧不安，失眠多梦，舌苔薄白，脉虚数或结代。

治法：镇惊定志，养心安神。

方药：**安神定志丸加减**。

2. 气血不足证

证候：心悸短气，活动尤甚，眩晕乏力，面色无华，舌质淡，苔薄白，脉细弱。

治法：补血养心，益气安神。

方药：归脾汤加减。

3. 阴虚火旺证

证候：心悸不宁，心烦少寐，头晕目眩，手足心热，耳鸣腰酸，舌质红，苔少，脉细数。

治法：滋阴清火，养心安神。

方药：**天王补心丹加减**。

4. 气阴两虚证

证候：心悸短气，头晕乏力，胸痛胸闷，少气懒言，五心烦热，失眠多梦，舌质红，少苔，脉虚数。

治法：益气养阴，养心安神。

方药：**生脉散加减**。

5. 痰火扰心证

证候：心悸时发时止，胸闷烦躁，失眠多梦，口干口苦，大便秘结，小便黄赤，舌苔黄腻，脉弦滑。

治法：清热化痰，宁心安神。

方药：**黄连温胆汤加减**。

6. 心脉瘀阻证

证候：心悸不安，胸闷不舒，心痛时作，或见唇甲青紫或有瘀斑，脉涩或结代。

治法：活血化瘀，理气通络。

方药：**桃仁红花煎加减**。

7. 心阳不振证

证候：心悸不安，胸闷气短，面色苍白，形寒肢冷，舌质淡白，脉虚弱或细。

治法：温补心阳，安神定悸。

方药：**参附汤合桂枝甘草龙骨牡蛎汤**加减。

五、缓慢性心律失常

缓慢性心律失常是指有效心搏每分钟低于60次的各种心律失常。常见有窦性心动过缓、窦房传导阻滞、窦性停搏、房室传导阻滞、病态窦房结综合征等。本病属中医"心悸""眩晕""胸痹""厥证"等范畴。

（一）西医病因

1. 缓慢性窦性心律失常　窦性心动过缓可见于健康人，尤其是运动员及强体力劳动者。老年人、睡眠状态、迷走神经张力增高亦可出现窦性心动过缓。器质性心脏病如冠心病、心肌病、心肌炎、急性心肌梗死、甲状腺功能减低、血钾过高、应用洋地黄及β受体阻滞药等药物，均可引起缓慢性窦性心律失常。

2. 房室传导阻滞　常见病因有心肌炎、急性下壁及前壁心肌梗死、原因不明的希-浦系统纤维化、冠心病、高血钾、应用洋地黄及缺氧等。

3. 病态窦房结综合征　见于冠心病、原发性心肌病、风湿性心脏瓣膜病、高血压心脏病、心肌炎、先天性心脏病等。

（二）中医病因病机

本病与饮食失宜、七情内伤、劳倦内伤、久病失养、感受外邪、药物影响有关。

1. 饮食失宜　饮食不节，饥饱失常，或过食肥甘厚味，饮酒过度，均可损伤脾胃，致脾失健运，气血生化之源不足，心脉失养。

2. 七情内伤　忧郁思虑，暗耗心血；或气机郁结，脉络瘀滞，气血运行不畅，心失所养。

3. 劳倦内伤　劳伤心脾，心气受损而心悸；房劳过度，伤及肾阳，温煦无力，心阳不振而致心悸。

4. 久病失养　久病体虚，或失血过多，或思虑过度，劳伤心脾，渐至气血亏虚，大病久病之后，阳气虚衰，不能温阳心肺，故心悸不安。

5. 感受外邪　风寒湿邪于血脉，内犯于心，以致心脉痹阻，营血运行不畅，引起心悸怔忡；温病、疫病日久，邪毒灼伤营阴，心神失养，引起心悸。

本病病位在心，病机特点是本虚标实，本虚是气、血、阴、阳亏虚，以**气阳不足**为多，标实是痰浊、瘀血、气滞、水饮。

（三）临床表现

1. **窦性心动过缓** 如心率不低于50次/分，一般无症状；心室率＜50次/分，患者可出现头晕、乏力。

2. **房室传导阻滞** 一度房室传导阻滞通常无症状，听诊时第一心音强度减弱。二度房室传导阻滞可有心悸症状，也可无症状，听诊时二度Ⅰ型房室传导阻滞第一心音逐渐减弱并有心搏脱落，二度Ⅱ型房室传导阻滞亦有间歇性心搏脱漏，但第一心音强度恒定。三度房室传导阻滞的症状取决于心室率的快慢与伴随病变，症状包括疲倦、乏力、心绞痛、心力衰竭、头晕、晕厥等。听诊时第一心音经常变化，第二心音可正常或反常分裂，间或听到响亮亢进的第一心音。所有的缓慢性心律失常均可导致患者出现与心动过缓有关的心、脑供血不足的症状，如发作性头晕、黑蒙、乏力等，严重者发生晕厥。

3. **病态窦房结综合征** 早期可无症状或间歇出现症状，临床表现不典型，诊断困难；当窦性心动过缓比较严重，或有窦性停搏时，则患者可有眩晕、乏力等症状，严重者发生晕厥、猝死。心脏听诊及心电图检查，发现心律的变化很大，出现窦性心动过缓、窦房传导阻滞、阵发性室上性心动过速、心房扑动、心房颤动，上述心律可交替出现，形成心动过缓-心动过速综合征。

（四）心电图诊断

1. **窦性心动过缓** ①窦性P波在Ⅰ、Ⅱ、aVF、V_4~V_6导联直立，aVR导联倒置。②窦性P波规律发生，频率在60次/分以下（P-P或R-R间期＞1s），通常不低于40次/分。

2. **房室传导阻滞**

（1）一度房室传导阻滞：①窦性P波规则出现，每个窦性P波后都有QRS波。②P-R间期延长：P-R间期≥0.21s（老年人＞0.22s）。

（2）二度Ⅰ型房室传导阻滞：①窦性P波规则出现。②P-R间期呈进行性延长（但P-R间期的增量逐渐减少），直至出现一次心室漏搏，其后P-R间期又恢复为最短，再逐渐延长，直至再次出现心室漏搏。此现象周而复始形成**文氏周期**。③R-R间距渐短突长。④心室漏搏所致的最长R-R间歇，短于任何两个最短的R-R间距之和。

（3）二度Ⅱ型房室传导阻滞：①窦性P波规则出现。②P-R间期恒定（正常范围或延长）。③QRS波群呈周期性或不定期性成比例地脱漏。

（4）三度房室传导阻滞：①**房室分离**。P波与QRS波群各自独立，互不相关，呈现完全性房室分离。②**逸搏心律**。QRS波群的形态和时间主要取决于逸搏部位。如阻滞部位以下的潜在起搏点位于希氏束附近，则心室率一般为40~60次/分，QRS波群正常，称为**交界性逸搏**；如位于传导系统的远端，则心室率一般为20~40次/分，QRS波群宽大畸形，此系**室性逸搏**。

3. **病态窦房结综合征** ①持续而显著的窦性心动过缓。心率＜50次/分，且不易用阿托品等药物纠正。常伴有窦性停搏或窦房阻滞。②心动过缓-心动过速综合征。在显著窦性心动过缓基础上，常出现室上性快速心律失常（房速、房扑、房颤等）。由于房性快速性心律失常均发生在缓慢性心律失常的基础上，又称为"慢快综合征"。③双结病变：若病变同时累及房室交界区，可出现窦房阻滞与房室阻滞并存，或发生窦性停搏时长时间不出现交界性逸搏，称为双结病变。

（五）西医治疗

1. 药物治疗

（1）窦性心动过缓：有症状可用阿托品。

（2）房室传导阻滞：①一度与二度Ⅰ型房室传导阻滞心室率不太慢者，无须接受治疗。②二度Ⅱ型与三度房室传导阻滞如心室率显著缓慢，伴有血流动力学障碍，甚至阿-斯综合征发作，应给予治疗，药物可选用**阿托品或异丙肾上腺素**，将心室率控制在50~70次/分。

（3）病态窦房结综合征：酌情应用**阿托品、麻黄素或含服异丙肾上腺素**以提高心率。

2. 人工心脏起搏　适应证：①伴有临床症状的任何水平的完全或高度房室传导阻滞。②束支-分支水平阻滞，间歇二度Ⅱ型房室传导阻滞且有症状者；在观察过程中虽无症状，但阻滞程度进展，H-V间期＞100ms者。③病态窦房结综合征或房室传导阻滞，心室率＜50次/分，有明显临床症状或间歇发生，心室率＜40次/分；或有长达3s的R-R间隔，可无症状。④颈动脉窦过敏引起的心率减慢，心率或R-R间隔达到上述标准，伴有明显症状者。

（六）中医治疗

1. 心阳不足证

证候：心悸气短，动则加剧，或突然晕倒，汗出倦怠，面色苍白或形寒肢冷，舌淡苔白，脉虚弱或沉细而迟。

治法：温补心阳，通脉定悸。

方药：**人参四逆汤合桂枝甘草龙骨牡蛎汤**加减。

2. 心肾阳虚证

证候：心悸气短，动则加剧，面色苍白，形寒肢冷，腰膝酸软，小便清长，下肢浮肿，舌质淡胖，脉沉迟。

治法：温补心肾，温阳利水。

方药：**参附汤合真武汤**加减。

3. 气阴两虚证

证候：心悸气短，乏力，失眠多梦，自汗盗汗，五心烦热，舌质淡红少津，脉虚弱或结代。

治法：益气养阴，养心通脉。

方药：**炙甘草汤**加减。

4. 痰浊阻滞证

证候：心悸气短，心胸痞闷胀满，痰多，食少腹胀，或有恶心，舌苔白腻或滑腻，脉弦滑。

治法：理气化痰，宁心通脉。

方药：**涤痰汤**加减。

5. 心脉瘀阻证

证候：心悸，胸闷憋气，心痛时作，或形寒肢冷，舌质暗或有瘀点、瘀斑，脉虚或结代。

治法：活血化瘀，理气通络。
方药：**血府逐瘀汤**加减。

六、心脏性猝死

（一）定义

心脏性猝死是指由于心脏原因引起的无法预料的自然死亡，常以突然意识丧失为表现，死亡出乎意料，在急性症状出现后 1h 内（亦有规定为 24h 内）发生。

本病归属于中医学"厥证""厥脱""眩晕""喘脱"等范畴。

（二）病因

在美国心脏性猝死中约 80% 由冠心病及其并发症引起，此外肥厚型心肌病、扩张型心肌病、心脏瓣膜病、先天性心血管疾病、急性心脏压塞、充血性心力衰竭、电解质失衡、Q-T 间期延长综合征等均可引起猝死。左心室射血分数 < 30% 是猝死的最强预测因素，心肌梗死后出现的频发性与复杂性室性期前收缩亦提示有发生猝死的危险。

（三）临床表现

心脏性猝死的临床过程常分为 4 期：前驱期、终末事件期、心搏骤停和生物学死亡。

1. 前驱期　许多患者在发生心搏骤停前数天、数周或数月，出现新的心血管症状或原有症状加重，如心绞痛、呼吸困难或疲乏无力。但前驱症状一般不敏感，缺乏特异性。

2. 终末事件期　一般是导致心搏骤停前的急性心血管改变时期，通常不超过 1h。特异性症状是持续胸痛或突然心悸、呼吸困难、头晕、软弱无力。

3. 心搏骤停　特征是由于脑血流量不足而致意识突然丧失、呼吸停止和脉搏消失。如不立即进行抢救，一般在 1min 内进入死亡期。罕见自发逆转者。

4. 生物学死亡　心室颤动或心室停搏，如在前 4~6min 未予心肺复苏，则预后很差；如在前 8min 未予复苏，除非在低温等特殊条件，一般不能存活。

（四）心电图检查

临床常见 4 种心电图表现，包括：①心室颤动或扑动。心室肌不规则的颤动或扑动，心电图出现心室颤动或扑动波。②心室静止。心室完全丧失电活动而处于静止状态，心电图上出现直线或仅有心房波。③心肌电－机械分离。心电图上出现宽而畸形、频率较慢的 QRS 波群，频率多在 30 次/分以下，但不产生有效的心肌机械性收缩。④无脉性室性心动过速。脉搏消失的室性心动过速。

在上述 4 种情况中，以心室颤动最多见，特别是急性心肌梗死或急性心肌缺血患者发生的心搏骤停，绝大多数为心室颤动。心室颤动和无脉性室性心动过速，应予除颤治疗；心室静止、心肌电－机械分离电除颤无效。

（五）诊断

诊断要点：①意识突然丧失。②无呼吸，或仅是喘息。③大动脉（颈动脉或股动脉）搏动消失。

（六）西医治疗

1. 基础心肺复苏　即基础生命活动的支持，目的在于迅速建立有效的人工循环，给脑组织及其他重要脏器以氧合血液，使其得到保护。主要措施包括人工胸外按压、开通气道、人工呼吸，强调胸外按压最重要。如果有自动体外除颤仪（AED），应尽快使用 AED

除颤。

（1）胸外按压：是建立人工循环的主要方法。胸外按压时，患者应仰卧于硬板床或地上，术者跪在患者旁或站在床旁的椅凳上，一只手的手掌放置在胸骨中下1/3交界处或两乳头连线与胸骨交点，另一只手的手掌根部放在该手的手背上，按压时术者双手臂应伸直，双肩在患者胸骨上方正中，垂直向下用力按压，按压深度为5~6cm，按压后放松，允许胸廓充分回弹，血液回流。按压频率100~120次/分，按压应规律地、均匀地、不间断地进行，下压与放松地时间大致相等。放松时定位的手掌跟不要离开胸骨定位点，中断时间限制在10s以内。

（2）开通气道：保持呼吸道通常是成功复苏的重要一步，可采用仰头抬颏法开放气道。方法是：术者将一手置于患者前额用力加压，使头后仰，另一手的食、中指抬起下颏，使下颏尖、耳垂的连线与地面呈垂直状态，以通畅气道。应清除患者口中的异物和呕吐物、取下活动性义齿。

（3）人工呼吸：气管内插管是建立人工通气的最好方法。在抢救过程中，院内一般用呼吸面罩暂时支持通气，院外则采用口对口人工呼吸。口对口人工呼吸时，在保持呼吸道通畅和患者口部张开情况下，用按于前额一手的拇指、食指捏闭患者鼻孔，术者深吸一口气后，将自己的口唇紧贴患者做深而快的用力呼气，直至患者胸部上抬。如果一个人进行心肺复苏，则在连续胸部按压30次后，吹气两口，即30：2；如果两人进行复苏，每6秒进行1次人工呼吸，同时持续胸外按压。口对口人工呼吸只是临时性紧急措施，应马上争取气管内插管，以人工气囊挤压或人工呼吸机进行辅助呼吸与输氧，纠正低氧血症。

2.药物治疗　心脏骤停患者在进行心肺复苏时应尽早开通静脉通道。周围静脉通常选用肘前静脉或颈外静脉，中心静脉可选用颈内静脉、锁骨下静脉和股静脉。

（1）肾上腺素：可用于电击无效的室颤及无脉室速。

（2）利多卡因：给予2~3次除颤加心肺复苏及肾上腺素之后仍然是心室颤动/无脉室性心动过速者，可给予利多卡因静脉滴注。

（3）胺碘酮或溴苄胺：仍不能成功除颤，可给予胺碘酮或溴苄胺治疗。

（4）碳酸氢钠：对于心搏骤停引起严重酸中毒者，除了给氧外，应适量静脉注射碳酸氢钠，特别是电除颤难以复律者。

（5）葡萄糖酸钙：急性高钾血症引起的顽固性心室颤动，给予10%葡萄糖酸钙5~10mL静脉注射，但不常规使用。

3.复苏后处理

（1）复苏后处理原则包括维持有效的循环和呼吸功能，预防再次心搏骤停，维持水、电解质和酸碱平衡，防治脑水肿、急性肾衰竭和继发感染等。

（2）脑复苏是心肺复苏最后成败的关键，主要措施包括：①降温。可用冰帽、冰袋物理降温或加用冬眠药物，能降低脑细胞代谢，提高对缺氧的耐受性，延缓或减轻脑细胞损害。②脱水。通常选用20%甘露醇和呋塞米，脱水对防治脑水肿是一项迅速有效的措施。但应防止过度脱水，造成血容量不足，难以维持血压稳定。

（3）防治急性肾衰竭，注意维持有效的心脏和循环功能。

（七）中医辨证论治

1. 气阴两脱证

证候：神萎倦息，气短，四肢厥冷，心烦胸闷，尿少，舌质深红或淡，少苔，脉虚数或微。

治法：益气救阴。

方药：**生脉散**加减。

2. 痰蒙神窍证

证候：神志恍惚，气粗息涌，喉间痰鸣，口唇、爪甲暗红，舌质暗，苔厚腻或白或黄，脉沉实。

治法：豁痰活血，开窍醒神。

方药：**菖蒲郁金汤**加减。

3. 元阳暴脱证

证候：神志恍惚，或昏愦不语，面色苍白，四肢厥冷，舌质淡润，脉微细欲绝。

治法：回阳固脱。

方药：**独参汤或四味回阳饮**加减。

（八）预防

心搏骤停的预防迄今仍是一个医学难题，很关键的一步是识别心搏骤停的高危对象。心肌梗死后、充血性心力衰竭、室性心动过速、心室颤动等均有极高的心脏猝死风险，可通过测定左心室功能、监测动态心电图、心率变异性、Q-T间期离散度等方法预测心搏骤停的风险，预防的方法包括药物（如β受体阻滞药）、埋藏式心脏复律除颤器（ICD）等。

七、原发性高血压

高血压是以体循环动脉压增高为主要表现的临床综合征，可分为原发性和继发性高血压，其中95%以上是原发性高血压，继发性高血压为某些疾病的临床表现，有明确病因，约占高血压的5%。高血压严重危害人类健康，是心力衰竭、脑卒中、终末期肾病及外周血管疾病最重要的高危因素之一。

高血压与中医"风眩"相似，根据相关临床症状亦可归属于"眩晕""头痛""中风"等范畴。

（一）西医病因

1. 遗传因素 高血压具有明显的家族聚集性。

2. 环境因素

（1）高钠、低钾膳食：我国大多数高血压患者发病主要的危险因素之一。

（2）超重和肥胖：腰围男性≥90cm或女性≥85cm，发生高血压的风险是腰围正常者的4倍以上。

（3）饮酒：人群高血压患病率随饮酒量增加而升高。

（4）精神紧张：长期从事高度精神紧张工作的人群高血压患病率增加。

（5）其他危险因素：高血压发病的其他危险因素包括年龄、缺乏体力活动、口服避孕药、睡眠呼吸暂停低通气综合征等。

（二）发病机制

1. **血压调节机制失代偿** 血压的调节主要依赖心排血量及体循环的周围血管阻力。

血压的急性调节主要通过压力感受器及交感神经活动来实现，而慢性调节则主要通过肾素－血管紧张素－醛固酮系统及肾脏对体液容量的调节来完成。如上述调节机制失去平衡即会导致高血压。

2. **遗传因素** 高血压病患者中有家族史者达40%~60%，有明显家族聚集性。动物实验早已从大鼠中选出自发性高血压大鼠（SHR），高度提示遗传的作用。

3. **肾素－血管紧张素－醛固酮系统（RAAS）平衡失调** 肾缺血时刺激肾小球入球动脉的球旁细胞分泌肾素，肾素可将肝脏合成的血管紧张素原水解为血管紧张素Ⅰ（ATⅠ），再经过肺、肾等组织的血管紧张素转化酶（ACE）的作用转化为ATⅡ。ATⅡ可以直接使小动脉平滑肌收缩、外周阻力增加；使交感神经冲动发放增加；刺激肾上腺皮质球状带，使醛固酮分泌增加，导致体内水钠潴留。最近几年发现心脏、肾脏、肾上腺、中枢神经、血管壁也有局部RAAS，通过旁分泌或自分泌调节组织功能，这对高血压的形成、血压的调节可能具有较强的作用。

4. **精神神经学说** 外界及内在环境的不良刺激引起长时间的精神紧张、焦虑、烦躁等情绪波动，使大脑皮质的抑制和兴奋过程平衡失调，对皮层下中枢的调节失控，以致交感神经活动增强、儿茶酚胺类介质释放，引起全身细小动脉痉挛，引起血管平滑肌增生，肾素释放增多，这些因素促使高血压形成并持续处于高血压状态。

5. **钠潴留** 高钠饮食可使某些体内有遗传性钠运转缺陷的患者血压升高。钠摄入过多可使水钠潴留、血容量增多，心排血量增加导致血压升高。此外，血管平滑肌细胞内Na^+水平增高，可使细胞内Ca^{2+}水平增高，小动脉收缩，外周阻力增高，参与高血压的发生。

6. **血管内皮功能异常** 血管内皮细胞具有调节血管舒缩、影响血流、调节血管重建的功能，血管内皮细胞生成的活性物质对血管舒缩等有调节作用，如前列环素（PGI2）、内皮源性舒张因子（EDRF）、一氧化氮（NO）等具有舒张血管的作用，而内皮素（ET-1）、血管收缩因子（EDCF）、血管紧张素Ⅱ（ATⅡ）等具有收缩血管的作用。高血压时，一般NO生成减少，而ET-1增加，血管平滑肌细胞对舒张因子的反应减弱，而对收缩因子反应增强。

7. **胰岛素抵抗（IR）** IR是指必须以高于正常的血胰岛素释放水平来维持正常的糖耐量，表示机体组织对胰岛素处理葡萄糖的能力减弱。大多数高血压病的患者有IR。高胰岛素血症可使肾小管钠重吸收增加、交感神经活性增高、使细胞内钠及钙增加、刺激血管壁增生，从而导致血压升高。

（三）中医病因病机

本病主要因情志失调、饮食不节、久病过劳及先天禀赋不足等，致机体脏腑、经络、气血功能紊乱，阴阳失去平衡，清窍失聪，形成头晕、头痛等为主要表现的高血压。

1. **肝阳上亢** 素体阳盛，肝阳偏亢，日久化火生风，风升阳动，上扰清窍，则发眩晕。长期忧郁恼怒，肝气郁结，气郁化火，肝阴暗耗，阴虚阳亢，风阳生动，上扰清窍，发为眩晕。

2.痰湿中阻　嗜酒肥甘，饥饱无常，或思虑劳倦，伤及于脾，脾失健运，水谷不化生精微，聚湿生痰，痰浊上扰，蒙蔽清窍，发而为眩。

3.瘀血阻络　久病入络，随着病情的迁延不愈，日久殃及血分，血行不畅，瘀血内停，滞于脑窍，清窍失养，发为眩晕。

4.肝肾阴虚　肝阴不足可致肾阴不足，肾水不足亦可引起肝阴亏乏。水不涵木，阳亢于上，清窍被扰而作眩晕。

5.阴阳两虚　久病体虚，累及肾阳，肾阳受损，或阴虚日久，阴损及阳，导致阴阳两虚，髓海失于涵养，而见眩晕等。

高血压的主要病机环节为风、火、痰、瘀、虚，与肝、脾、肾等脏腑关系密切。病机性质为本虚标实，**肝肾阴虚为本，肝阳上亢、痰瘀内蕴为标**。病机除了上述5个方面外，还有冲任失调、气阴两虚、心肾不交等，在临床可参考辨证。

（四）临床表现

1.症状　可见头晕、头痛、情绪亦激动、注意力不集中、疲劳、心悸等。

2.体征　除血压升高外，其他体征一般较少。周围血管搏动、血管杂音、心脏杂音等是重点检查内容。

3.并发症　血压持续升高，可有心、脑、肾等靶器官损害。

（1）心：血压出血升高致左心室肥厚、扩大形成高血压性心脏病，最终可导致充血性心力衰竭。高血压是冠状动脉粥样硬化的重要危险因素之一。

（2）脑：长期高血压，由于小动脉、微动脉瘤形成及脑动脉粥样硬化，可并发急性脑血管病，包括脑出血、短暂性脑缺血、脑血栓形成等。

（3）肾：高血压病有肾动脉硬化等，引起肾脏病变，早期可无表现，病情发展可出现肾功能损害。

（4）主动脉夹层：长期高血压导致主动脉血管壁结构异常，血液通过主动脉内膜裂口进入主动脉壁，造成正常主动脉壁的分离，可形成主动脉夹层。

4.高血压危重症

（1）恶性高血压：多见于中青年，发病急骤，血压显著升高，舒张压常≥130mmHg，头痛，视力减退、视网膜出血、渗出和视盘水肿，肾功能损害明显，出现蛋白尿、血尿、管型尿，迅速发生肾功能不全。如不及时治疗，可因肾衰竭、心力衰竭或急性脑血管病而死亡。

（2）高血压危象：因交感神经活性亢进和血中儿茶酚胺过多，在高血压病进程中发生短暂收缩压急剧升高（可达260mmHg），也可伴舒张压升高（120mmHg以上），同时出现剧烈头痛、头晕、烦躁、心悸、多汗、恶心、呕吐、面色苍白或潮红、视物模糊等表现。控制血压后病情可迅速好转，但易复发。

（3）高血压脑病：多发生在重症高血压患者，由于血压升高超过脑血管调节极限，脑血管波动性扩张，脑灌注过多，血管内液体渗入脑组织，引起脑水肿及颅内压升高，患者出现严重头痛、呕吐、意识障碍，轻者仅有烦躁、意识模糊，或者一过性失明、失语、偏瘫等，严重者发生抽搐、昏迷。

（五）实验室及其他检查

1. 基本项目　①尿常规：早期正常，随着病情发展可出现蛋白尿、红细胞、透明管型等。②肾功能：早期可无异常，肾实质损害后血肌酐、尿素氮升高，内生肌酐清除率降低，浓缩及稀释功能减退。③血脂：可伴有血清总胆固醇、甘油三酯及低密度脂蛋白增高，高密度脂蛋白降低。④血糖、葡萄糖耐量试验及血浆胰岛素测定：部分患者有空腹血糖升高、餐后 2h 血糖及血胰岛素增高。

2. 推荐项目　24h 动态血压监测、超声心动图、颈动脉超声、尿蛋白定量、眼底检查、胸片、脉搏波传导速度及踝臂血压指数等。

（六）诊断（血压分级及危险分层）

1. 在未服用抗高血压药物的情况下，非同日 3 次血压测量值收缩压均 ≥ 140mmHg 和（或）舒张压 ≥ 90mmHg 者（每次不少于 3 次读数，取平均值）即可确诊为高血压。若患者既往有高血压病史，正在使用降压药物下，血压正常，也诊断为高血压。

2. 按血压水平分类和分级（表 5-2）

表 5-2　血压水平分类、分级

分类	收缩压（mmHg）		舒张压（mmHg）
正常血压	< 120	和	< 80
正常高值	120~139	和（或）	80~89
高血压	≥ 140	和（或）	≥ 90
1 级高血压（轻度）	140~159	和（或）	90~99
2 级高血压（中度）	160~179	和（或）	100~109
3 级高血压（重度）	≥ 180	和（或）	≥ 110
单纯收缩期高血压	≥ 140	和	< 90

3. 高血压诊断应包括心血管危险因素、靶器官损害与相关临床情况及危险分层的评估。心血管危险分层根据血压水平、心血管危险因素、靶器官损害、临床并发症和糖尿病，分为低危、中危、高危和极高危四个层次。具体见表 5-3。

表 5-3　高血压患者心血管危险分层标准

其他危险因素和病史	高血压分级		
	1 级	2 级	3 级
无	低危	中危	高危
1~2 个其他危险因素	中危	中危	极高危
≥ 3 个其他危险因素或靶器官损害	高危	高危	极高危
临床并发症或合并糖尿病	极高危	极高危	极高危

（七）鉴别诊断

1. 肾实质病变　①急性肾小球肾炎：起病急骤，发病前 1~3 周多有链球菌感染史，有发热、水肿、血尿等表现。尿常规检查可见蛋白、红细胞和管型，血压为一过性升高。青少年多见。②慢性肾小球肾炎：由急性肾小球肾炎转变而来，或无明显急性肾炎病史，而有反复水肿、明显贫血、血浆蛋白低、氮质血症，蛋白尿出现早而持久，血压持续升高。

2. 肾动脉狭窄　有类似恶性高血压的表现，药物治疗无效。一般可见舒张压中、重度升高，可在上腹部或背部肋脊角处闻及血管杂音。肾盂造影、反射性核素肾图及超声检查有助于诊断。肾动脉造影可明确诊断。

3. 嗜铬细胞瘤　可出现阵发性或持续性血压升高，阵发性血压升高时还可伴心动过速、出汗、头痛、面色苍白等症状，历时数分钟或数天，一般抗高血压药无效，发作间隙血压正常。血压升高时测血或尿儿茶酚胺及其代谢物香草基杏仁酸（VMA）有助于诊断，超声、放射性核素及CT、MRI对肾脏部位检查可显示肿瘤部位而确诊。

4. 原发性醛固酮增多症　女性多见。以长期高血压伴顽固性低血钾为特征，可有多饮、多尿、肌无力、周期性麻痹等。血压多为轻、中度升高。实验室检查有低血钾、高血钠、代谢性碱中毒、血浆肾素活性降低、血及尿醛固酮增多、尿钾增多。安体舒通试验阳性具有诊断价值。超声检查、放射性核素、CT、MRI可确定肿瘤部位。

5. 库欣综合征　又称皮质醇增多症。患者除有高血压外还有满月脸、水牛背、向心性肥胖、毛发增多、血糖升高等。24h尿中17-羟类固醇或17-酮类固醇增多，地塞米松抑制试验或肾上腺素兴奋试验阳性，有助于诊断。颅内蝶鞍X线检查、肾上腺CT扫描及放射性碘化胆固醇肾上腺扫描可定位诊断。

6. 主动脉缩窄　多数先天性，临床表现为上肢血压增高，而下肢血压不高或降低。在肩胛区、胸骨旁、腋部有侧支循环的动脉搏动和杂音，腹部听诊有血管杂音。主动脉造影可确定诊断。

（八）西医治疗

1. 治疗原则

（1）改善生活行为：①减轻体重：尽量控制体重指数（BMI）<25。②减少钠盐摄入：每人每天食盐量不超过6g。③补充钙和钾。④减少脂肪摄入：膳食中脂肪量应控制在总热量的25%以下。⑤戒烟、限制饮酒。⑥增加运动：较好的运动方式是低或中等强度的等张运动。

（2）降压药物治疗的时机：低危组以改善生活方式或中医药整体辨证为主，无效者再选择合理的西药治疗；中危组除改善生活方式外，给予药物治疗；高危组必须药物治疗；极高危组必须尽快给予强化治疗。

2. 降压药物的应用

（1）利尿药：用于轻、中度高血压，适用于老年高血压、单纯收缩期高血压、难治性高血压、心力衰竭合并高血压的治疗。包括噻嗪类、袢利尿药、保钾利尿药、吲达帕胺。

（2）β受体阻滞药：常用的有美托洛尔、阿替洛尔、比索洛尔、卡维地洛、拉贝洛尔等。1、2级高血压患者比较适用，尤其是心率较快的中青年患者，或合并有心绞痛、心肌梗死、慢性心力衰竭、交感神经活性增高及高动力状态的高血压患者。可能有影响糖、脂肪代谢等不良反应，不宜用于支气管哮喘、病态窦房结综合征、房室传导阻滞、外周动脉疾病等，慎用于充血性心力衰竭，酌情用于糖尿病及高脂血症患者。

（3）钙通道阻滞药（CCB）：可用于中、重度高血压治疗，适用于单纯性收缩压增高的老年患者。CCB有维拉帕米、地尔硫䓬、二氢吡啶类等。前二者抑制心肌收缩性及自律性和传导性，不宜应用于心力衰竭、窦房结功能低下、心脏传导阻滞患者。二氢吡啶类对心肌收缩性、传导性及自律性的抑制少，应用较为普遍，包括硝苯地平、非洛地平、拉西地平等。开始治疗阶段有反射性交感活性增强，引起心率增快、面部潮红、头痛、下肢水肿等，尤其是短效制剂明显，长效制剂不良反应明显减少，降压平稳持久、患者耐受性好、依从性高可长期应用。

（4）ACEI：用于各种类型、各种程度的高血压，ACEI具有改善胰岛素抵抗和改善蛋白尿的作用，对伴有心力衰竭、左心室肥大、心肌梗死后、心房颤动、蛋白尿或微量白蛋白尿、慢性肾脏疾病、代谢综合征、糖耐量降低及糖尿病肾病等合并症尤为适宜。妊娠高血压、严重肾衰竭、高血钾者禁用。不良反应为刺激性干咳，少数患者可出现皮疹及血管神经性水肿。高血钾症、妊娠妇女和双侧肾动脉狭窄患者禁用，血肌酐超过3mg/dL慎用。

（5）ARB：从受体水平阻断AngⅡ的收缩血管、水钠潴留及细胞增生等不良作用，使血管扩张、血压下降，同时还有保护肾功能、延缓肾脏疾病进展、逆转左心室肥厚、抗血管重构等作用，总体作用明显优于ACEI。此类药物不良反应较少，可能有轻微头痛、水肿等，一般不引起刺激性干咳。其治疗对象和禁忌证与ACEI相同，用于不耐受ACEI的干咳患者。

（6）α受体阻滞药：一般不作为高血压的首选药，适用于高血压伴前列腺增生等患者，也用于难治性高血压患者的治疗。α受体阻滞药最主要的不良反应是首剂低血压反应、直立性低血压及耐药性，最好住院时使用。目前不主张单独使用，但是在复方制剂或联合用药治疗时还在使用。

3. 抗高血压药物的合理应用

（1）降压应用的基本原则：①小剂量。采用较小的有效治疗剂量，并根据需要逐步增加剂量。②优先选择长效制剂。尽可能使用每天1次而有持续24h降压作用的长效药物。③联合用药。用低剂量单药治疗，疗效不够时可以采用两种或多种药物联合治疗。④个体化。根据患者具体情况和耐受性及个人意愿或长期承受能力，选择适合患者的降压药物。

（2）抗高血压药物的选择：①合并心力衰竭者选用利尿药、ACEI、β受体阻滞药，不宜选用α受体阻滞药及CCB；②轻度肾功能不全者可用ACEI；③老年人收缩期高血压宜选用利尿药、长效二氢吡啶类；④糖尿病患者用ACEI和ARB，也可用CCB；⑤冠心病、心肌梗死后患者选用β受体阻滞药或ACEI，稳定性心绞痛可用CCB；⑥高脂血症用CCB、ACEI，不宜用β受体阻滞药及利尿药；⑦妊娠者可用甲基多巴、美托洛尔、硝苯地平，不宜ACEI、ARB；⑧脑血管动脉硬化用ACEI、CCB；⑨中年舒张期高血压可用长效CCB、ACEI；⑩合并支气管哮喘、抑郁症、糖尿病者不宜用β受体阻滞药；痛风不宜用利尿药；心脏传导阻滞者不宜用β受体阻滞药及非二氢吡啶类CCB。

（3）降压目标 ①目前一般主张降低血压至控制目标值（140/90mmHg以下）或理想水平（120/80mmHg以下）。②糖尿病、慢性肾脏疾病、心力衰竭或病情稳定的冠心病合并高血压者，血压控制目标值<130/80mmHg。③老年高血压患者血压降至150/90mmHg，如果能耐受，可进一步降至140/90mmHg以下，>80岁高龄老人血压目标值<150/90mmHg。

4. 顽固性高血压治疗 约10%高血压患者，尽管使用了3种以上合适剂量降压药物联合治疗，血压仍未能达到目标水平，称为顽固性高血压或难治性高血压。对于顽固性高血压的处理，首先要寻找病因，然后针对具体原因进行治疗。常见病因包括以下几种。

（1）血压测量错误。

（2）降压治疗方案不合理：在3种降压药的联合治疗方案中无利尿药。

（3）药物干扰降压作用：同时服用干扰降压作用的药物是血压难以控制的一个较隐蔽的原因。

（4）容量超负荷：饮食钠摄入过多抵消抗高血压药作用。肥胖、糖尿病、肾损害和慢性肾功能不全时通常有容量超负荷。

（5）胰岛素抵抗：肥胖和糖尿病患者发生顽固性高血压的主要原因。在降压药物治疗基础上联合使用胰岛素增敏剂，可明显改善血压控制。肥胖者减轻体重5kg就能明显降低血压或减少所用的降压药数量。

5. 高血压危重症的处理及治疗

（1）处理原则：①进入急诊抢救室或加强监护室，持续监测血压。②立即进行降压治疗以阻止靶器官进一步损害。③视临床情况的不同使用短效静脉抗高血压药物。④初始阶段（数min到1h内）血压控制的目标为平均动脉压的降低幅度不超过治疗前水平的25%，随后2~6h内血压降至较安全水平，一般为160/100mmHg左右，如果可耐受这样的血压水平，且临床情况稳定，在以后的24~48h逐渐降低血压达正常水平。

（2）治疗：①迅速降压。静脉滴注硝普钠、硝酸甘油、尼卡地平、乌拉地尔、拉贝洛尔等迅速将血压降至160/100mmHg以下。②降低颅内压。可用呋塞米、20%甘露醇。③制止抽搐。地西泮、苯巴比妥钠或水合氯醛保留灌肠。

（九）中医辨证论治

1. 肝阳上亢证

证候：头晕头痛，口干口苦，面红目赤，烦躁易怒，大便秘结，小便黄赤，舌质红，苔薄黄，脉弦细有力。

治法：平肝潜阳。

方药：天麻钩藤饮加减。

2. 痰湿内盛证

证候：头晕头痛，头痛如裹，困倦乏力，胸闷，腹胀痞满，少食多痰，呕吐痰涎，肢体沉重，舌胖苔腻，脉濡滑。

治法：祛痰降浊。

方药：半夏白术天麻汤加减。

3. 瘀血阻窍证

证候：头痛经久不愈，固定不移，头晕阵作，偏身麻木，胸闷，时有心前区痛，口唇发绀，舌紫，脉弦细涩。

治法：活血化瘀。

方药：通窍活血汤加减。

4. 肝肾阴虚证

证候：头痛耳鸣，目涩，咽干，五心烦热，盗汗，不寐多梦，腰膝酸软，大便干涩，小便热赤，舌红少苔，脉细数或细弦。

治法：滋补肝肾，平潜肝阳。

方药：杞菊地黄丸加减。

5. 肾阳虚衰竭证

证候：头晕眼花，头痛耳鸣，形寒肢冷，心悸气短，腰膝酸软，遗精阳痿，夜尿频多，大便溏薄，舌淡胖，脉沉弱。

治法：温补肾阳。

方药：**济生肾气丸**加减。

（十）预防

高血压及其引起的心脑血管疾病是目前疾病死亡主要病因之一，因此必须及早发现、及时治疗、终身服药，尽量防止及逆转靶器官的损害，减少其严重后果。

根据不同的情况进行针对性预防，高血压的预防一般分为 3 级：一级预防是针对高危人群和整个人群，以社区为主，注重使高血压易感人群通过减轻体重、改善饮食结构、戒烟、限酒、增加体育活动等预防高血压的发生；二级预防是针对高血压患者，包括一切预防内容，并采取简便、有效、安全、价廉的药物进行治疗；三级预防是针对高血压重症的抢救，预防其并发症的产生和死亡。

做好健康教育，保持健康的生活方式。注意劳逸结合，精神乐观睡眠充足，保持大便通畅，多吃低热量、高营养的食物，少盐、少糖、少油。

八、冠状动脉粥样硬化性心脏病

冠状动脉粥样硬化性心脏病简称冠心病，是指因冠状动脉粥样硬化使血管腔狭窄、阻塞，和（或）冠状动脉痉挛导致心肌缺血缺氧或坏死而引起的心脏病，亦称缺血性心脏病。

（一）危险因素

冠心病的主要病因是冠状动脉粥样硬化，与下列因素有关：①血脂异常。②高血压。③吸烟。④糖尿病或糖耐量异常。⑤性别。⑥年龄。⑦肥胖。⑧长期精神紧张。⑨遗传因素等。

（二）西医分型

1. 急性冠脉综合征　①不稳定型心绞痛。②非 ST 段抬高性心肌梗死。③ST 段抬高性心肌梗死。④猝死。

2. 慢性冠心病　①稳定型心绞痛。②冠状动脉正常的心绞痛（如 X 综合征）。③无症状性心肌缺血。④缺血性心肌病。

（三）冠心病一级与二级预防

1. 一级预防　防控冠心病危险因素，预防冠状动脉粥样硬化及冠心病。

2. 二级预防　已有冠心病病史者，应预防降低严重心血管事件的发生。二级预防措施包括非药物干预（即治疗性生活方式改善）与药物治疗以及心血管危险因素的综合防控。为便于记忆归纳为 A、B、C、D、E 五个方面。A.抗血小板聚集：阿司匹林或氯吡格雷；B.β 受体阻滞药：预防心律失常，减轻心脏负荷；控制血压。C.控制血脂水平和戒烟。D.控制饮食和治疗糖尿病。E.向患者及其家属普及有关冠心病的教育和鼓励有计划地进行有氧运动锻炼。

九、心绞痛

心绞痛由冠状动脉供血不足，心肌急剧的、暂时的缺血与缺氧所致。男性多于女性，多数患者在40岁以上，劳累、情绪激动、饱食、受寒、急性循环衰竭等为常见诱因。

本病与中医学"胸痹""心痛"相类似，可归属于"卒心痛""厥心痛"等范畴。

（一）西医病因病机

任何原因引起冠状动脉供血与心肌需血之间发生矛盾，冠状动脉血流量不能满足心肌代谢需要，引起心肌急剧的、暂时性缺血缺氧时，即产生心绞痛。心肌耗氧量的多少由心肌张力、心肌收缩强度和心率等所决定，常用"心率×收缩压"作为估计心肌耗氧的指标。心肌平时对血液中氧的摄取已接近最大量，氧供增加时只能依靠增加冠状动脉血流量来达到。冠状动脉粥样硬化时，血流量减少、扩张性降低且供血量相对固定。休息时可无症状。一旦心脏负荷加重导致心肌耗氧量增加，或冠状动脉发生痉挛，或突然发生循环血容量减少等情况，都可导致心肌缺血引起心绞痛。

产生疼痛的直接因素可能是心肌缺血缺氧情况下，心肌内聚集过多酸性产物（如乳酸、丙酮酸、磷酸或类似激肽类的多肽物质）刺激心脏自主神经的传入纤维末梢，经胸1~5交感神经节和相应的脊髓节段，传至大脑产生疼痛。这种痛觉反映在与传入水平相同脊髓段的脊神经所分布的皮肤区域，即胸骨后和两臂的前内侧与小指，尤其是左侧。

（二）病理

至少一支冠状动脉主支管腔显著狭窄达横切面的75%以上；另外有15%的心绞痛患者冠状动脉造影并无明显病变，提示可能是冠状动脉痉挛、冠状循环的小动脉病变、交感神经过度活动或心肌代谢异常等所致。

心绞痛发作之前，常有血压增高、心率增快、肺动脉压和肺毛细血管压增高。发作时可有左心室收缩力和收缩速度降低、射血速度减慢、心搏量和心排血量降低、左心室舒张末压和血容量增加等左心室收缩及舒张功能障碍；左心室壁收缩不协调或部分室壁有收缩减弱现象。

（三）中医病因病机

本病的发生与寒邪内侵、饮食不节、情志失调、年老体衰竭等因素有关，多种因素交互为患，引起心脉痹阻而发为本病。主要病机有以下几种。

1. **心血瘀阻** 本病病机的根本，各种病因最终导致血行瘀滞，心脉不安，发为本病。病程日久，淤血不去，新血不生，心气痹阻，心阳不振，可向心肾阳虚转化。

2. **痰浊内阻** 饮食不节、情志失调均可导致痰浊内生，胸阳失展，气机痹阻，脉络阻滞，发为本病。病延日久，每可耗气伤阳，向气虚血瘀、气阴两虚或心肾阳虚证转化。

3. **阴寒凝滞** 素体阳虚，胸阳不展，阴寒之邪乘虚侵袭，阴寒凝滞，气血痹阻，心阳不振，发为本病。多因气候骤冷或感寒而发病或加重，日久寒邪伤人阳气，亦可向心肾阳虚转化。

4. **气虚血瘀** 为本病的基本病机。五脏之气虚，在气虚的基础上，气血运行不畅，心脉阻滞，发为本病。

5. **气阴两虚** 中老体衰或久病者，心气不足，阴血耗伤，导致血行瘀滞，发为本病。

6. **心肾阳虚** 多见于中老年人及病程迁延者，肾气渐衰竭，肾阳虚不能鼓舞五脏之阳，心阳、脾阳随之而虚，胸阳不振，气机痹阻，血行瘀滞，发为本病。

本病病位在心，涉及肝、脾、胃、肾等脏腑。病性总属本虚标实，虚为气虚、阴虚、阳虚而心脉失养，以**心气虚**为常见；实为**寒凝、气滞、痰浊、血瘀**痹阻心脉，而以血瘀为多见。若病情进一步发展，淤血痹阻心脉，则心胸猝然大痛，痛不可自止，而发为真心痛。

（四）临床表现

1. 症状　典型的心绞痛具有以下 5 个特点。

（1）部位：主要在胸骨上段或中段之后，可波及心前区，常放射至左肩、左臂内侧达环指和小指，或致颈、咽或下颌部。

（2）性质：常为压榨性、闷胀性或窒息性，也可有烧灼感。

（3）诱因：发作常由体力劳动或情绪激动所诱发，饱食、寒冷、吸烟、心动过速、休克等亦可诱发。

（4）持续时间：疼痛出现后常逐渐加重，然后在 3~5min 内逐渐消失，很少超过 15min。

（5）缓解方式：一般停止诱发症状的活动后即可缓解，舌下含服硝酸甘油能在几分钟内缓解。

2. 体征　平时一般无体征。发作时心率增快、血压升高、皮肤冷或出汗，第四或第三心音奔马律。暂时性心尖区收缩期杂音（乳头肌功能不全），第二心音逆分裂或交替脉。

（五）实验室及其他检查

1. 心电图　是发现心肌缺血、诊断心绞痛最常用的检查方法。

（1）静息时心电图：约 50% 患者在正常范围，部分患者有非特异性 ST 段和 T 波异常，也可有陈旧性心肌梗死的改变，也可出现各种心律失常。

（2）心绞痛发作时心电图：大多数患者可出现典型的缺血性改变，即以 R 波为主的导联中，出现 ST 段压低 ≥ 0.1mV，有时出现 T 波倒置。

（3）心电图运动负荷试验：无发作时心电图异常和静息心电图无改变的患者可考虑心电图运动负荷试验以激发心肌缺血性改变。通常使用活动平板运动或蹬车运动试验。心电图改变主要是以 ST 段水平型或下斜型压低 ≥ 0.1mV（J 点后 60~80ms）持续 2min 作为阳性标准。心肌梗死急性期、有不稳定型心绞痛、明显心力衰竭、严重心律失常或急性疾病者禁做运动试验。

（4）心电图连续动态监测：连续记录 24h 心电图（动态心电图），可从中发现心电图 ST-T 改变和各种心律失常，出现时间可与患者的症状和活动状态相对应。

2. 冠状动脉造影　对冠心病有确诊价值。主要指征为：①可疑心绞痛而无创检查不能确诊者。②积极药物治疗时心绞痛仍较重，为明确动脉病变情况以考虑介入性治疗或旁路移植术者。③中危、高危组的不稳定型心绞痛患者。④临床疑似急性心肌梗死患者。一般认为管腔直径狭窄 70%~75% 以上会严重影响血供，50%~70% 者也具有诊断意义。

3. 冠状动脉 CT　无创性冠状动脉 CT 为新兴的冠心病诊断方法，与冠状动脉造影一致性较高，具有较高阴性预测价值。

4. 超声检查　可检查到缺血区心室壁的运动异常，冠状动脉内超声显像可显示血管壁的粥样硬化病变。

（六）诊断

1. 诊断要点　根据典型的发作特点和体征，结合存在的冠心病危险因素，除外其他原因所致的心绞痛，一般即可确立诊断。

2. 分型

（1）稳定型心绞痛：即稳定型劳力性心绞痛。心绞痛由体力活动、情绪激动或其他足以增加心肌耗氧量的情况所诱发，休息或舌下含服硝酸甘油可迅速缓解。心绞痛发作的性质在1个月以上无改变，即疼痛发作频率大致相同，疼痛的部位、性质、诱因的程度、持续时间、缓解方式无明显改变。

（2）不稳定型心绞痛：主要包括以下亚型。①初发劳力性心绞痛：病程在1个月内新发生的心绞痛（无心绞痛或有心绞痛但近半年内未发作过）。②恶化劳力性心绞痛：病情突然加重，表现为胸痛发作次数增加，持续时间延长，诱发心绞痛的活动阈值明显减低，按加拿大心血管学会劳力性心绞痛分级加重一级以上并至少达到3级，硝酸甘油缓解症状的作用减弱。③静息心绞痛：心绞痛发生在休息或安静状态，发作持续时间相对较长，含服硝酸甘油效果欠佳。④梗死后心绞痛：指急性心肌梗死发病24h后至1个月内发生的心绞痛；⑤变异型心绞痛：休息或一般活动时发生的心绞痛，发作时心电图显示ST段暂时性抬高。

（七）鉴别诊断

1. 急性心肌梗死　本病疼痛部位与心绞痛相仿，但性质更剧烈、持续时间可达数小时，常伴有休克、心律失常及心力衰竭，含服硝酸甘油多不能缓解。心电图中面向梗死部位的导联ST段抬高，并有病理性Q波。实验室检查血清心肌酶、肌红蛋白、肌钙蛋白I或肌钙蛋白T等增高。

2. 心脏神经症　本病患者常主诉胸痛，但多为短暂（几秒）的刺痛或持久（几个小时）的隐痛，常喜欢不时地深吸气或做叹息性呼吸。胸痛部位多在左胸乳房下心尖部附近，或经常变动，疼痛不在疲劳当时而在之后，含化硝酸甘油无效或10多分钟后才见效。

3. 肋间神经痛和肋软骨炎　常累及1~2个肋间，为刺痛或灼痛，多为持续性而非发作性，体位改变或牵扯可加重疼痛，沿神经走向有压痛。

4. 其他疾病引起的心绞痛　严重的主动脉瓣狭窄或关闭不全、风湿性冠状动脉炎、梅毒性主动脉炎引起冠状动脉口狭窄或闭塞、肥厚型心肌病、X综合征等病均可引起心绞痛，可根据其他临床表现进行鉴别。其中X综合征多见于女性，心电图负荷试验常为阳性，但冠状动脉造影呈阴性且无冠状动脉痉挛，预后良好，被认为是冠状动脉系统毛细血管功能不良所致。

5. 不典型疼痛　还需与反流性食管炎、膈疝、消化性溃疡、颈椎病等相鉴别。

（八）西医治疗

心绞痛急性发作时，治疗目的是迅速改善冠状动脉血供和减轻心肌耗氧以缓解症状，并预防并发症的发生，以西医治疗为主。对于不稳定型心绞痛要实施监护，并予积极的抗栓治疗，符合适应证的患者应考虑采取介入或手术治疗。治疗目标：①预防心肌梗死和死亡延长寿命；②缓解心绞痛症状和发作频率，改善生活质量。预防死亡是心绞痛治疗的最高目标。

1. 一般治疗　急性发作时应立即休息，缓解后一般可进行适度活动，以不出现心绞痛症为度。对不稳定型心绞痛及疑为心肌梗死前兆的患者，应予住院休息一段时间，并严密监测观察。

2. 预防并发症的治疗　主要是治疗动脉粥样硬化：①降血脂：达到的首要目标是低密度

脂蛋白胆固醇（LDL-C）< 2.1mmol/L（80mg/dL）；②抗血小板：小剂量的阿司匹林可以明显减少心血管事件的发生率，无禁忌时应常规使用，每次 75~100mg，每天 1 次。

3. 药物治疗

（1）发作时的治疗：选用速效的**硝酸酯制剂**，其作用是扩张冠状动脉，增加冠状动脉循环的血流量，同时扩张周围血管，减低心脏前后负荷和心肌耗氧，从而缓解心绞痛。常用药物包括硝酸甘油、硝酸异山梨醇酯等，舌下含服。

（2）缓解期的治疗：使用作用时间较持久的抗心绞痛药物以防止心绞痛发作，可单独选用、交替应用或联合使用以下药物：①硝酸酯制剂：硝酸异山梨酯、单硝酸异山梨酯等；② β 受体阻滞药：美托洛尔、卡维地洛尔、比索洛尔等，本药与硝酸酯制剂有协同作用，合用时应从小剂量开始，停用本药时应逐步减量，如突然停用有诱发心肌梗死的可能。严重心功能不全、支气管哮喘及心动过缓不宜使用。③钙通道阻滞药：常用药物包括维拉帕米、硝苯地平、地尔硫䓬，治疗变异型心绞痛首选钙通道阻滞药；④ ACEI 或 ARB；⑤曲美他嗪：通过抑制脂肪酸氧化和增加葡萄糖代谢，改善心肌氧的供需平衡而治疗心肌缺血。

4. 介入治疗。

5. 外科手术治疗。

（九）中医辨证论治

1. 心血瘀阻证

证候：胸痛较剧，如刺如绞，痛有定处，入夜加重，伴有胸闷，日久不愈，或因暴怒而致心痛剧痛，质紫暗，或有瘀斑，舌下络脉青紫迂曲，脉弦涩或结代。

治法：活血化瘀，通脉止痛。

方药：**血府逐瘀汤**加减。

2. 痰浊闭阻证

证候：胸闷痛如窒，气短痰多，肢体沉重，形体肥胖，纳呆恶心，舌苔浊腻，脉滑。

治法：通阳泄浊，豁痰宣痹。

方药：**瓜蒌薤白半夏汤**合**涤痰汤**加减。

3. 阴寒凝滞证

证候：猝然胸痛如绞，天冷易发，感寒痛甚，形寒，甚则四肢不温，冷汗自出，心悸短气，舌质淡红，苔白，脉沉细或沉紧。

治法：辛温通阳，散寒止痛。

方药：**枳实薤白桂枝汤**合**当归四逆汤**加减。

4. 气虚血瘀证

证候：胸痛隐隐，时轻时重，遇劳则发，神疲乏力，气短懒言，心悸自汗，舌质淡暗，舌体胖有齿痕，苔薄白，脉缓弱无力或结代。

治法：益气活血，通脉止痛。

方药：**补阳还五汤**加减。

5. 气阴两虚证

证候：胸闷隐痛，时作时止，心悸气短，倦怠懒言，头晕目眩，心烦多梦，或手足心热，舌红少津，脉细弱无力或结代。

治法：益气养阴，活血通络。
方药：**生脉散**合**炙草汤**加减。

6. 心肾阴虚证

证候：胸闷痛或灼痛，心悸盗汗，虚烦不寐，腰膝酸软，头晕耳鸣，舌红少苔，脉沉细数。

治法：滋阴益肾，养心安神。
方药：**左归丸**加减。

7. 心肾阳虚证

证候：心悸而痛，胸闷气短，甚则胸痛彻背，心悸汗出，畏寒肢冷，下肢浮肿，腰酸无力，面色苍白，唇甲淡白或青紫，舌淡白或紫暗，脉沉细或沉微欲绝。

治法：益气壮阳，温经止痛。
方药：**参附汤**合**右归丸**加减。

十、心肌梗死

心肌梗死是心肌持续而严重的急性缺血导致的心肌坏死，是冠心病的严重类型。
本病归属中医"真心痛"范畴，常合并"心悸""心衰竭""脱证"等。

（一）西医病因和发病机制

绝大多数心肌梗死的病因是冠状动脉粥样硬化，其他少见原因有冠状动脉栓塞、冠状动脉口阻塞、冠状动脉炎症、冠状动脉夹层和冠状动脉先天畸形等。冠状动脉粥样硬化可造成一支或多支血管管腔狭窄和心肌供血不足，若侧支循环未充分建立，一旦血供急剧减少或中断，使心肌严重而持久地急性缺血达20~30min以上，即可发生心肌梗死。绝大多数心肌梗死是在不稳定斑块基础上，继发了斑块破裂、出血和血栓形成，导致管腔急性闭塞而形成的。

（二）病理

1. 冠状动脉病变

（1）左冠状动脉前降支闭塞　引起左心室前壁、心尖部、下侧壁、前间隔和二尖瓣前乳头肌梗死。

（2）右冠状动脉闭塞　引起左心室膈面（右冠状动脉占优势时）、后间隔和右心室梗死，并可累及窦房结和房室结。

（3）左冠状动脉回旋支闭塞　引起左心室高侧壁、膈面（左冠状动脉占优势时）和左心房梗死，可能累及房室结。

（4）左冠状动脉主干闭塞　引起左心室广泛梗死。

2. 心肌病变　受累冠状动脉闭塞后20~30min，即有少数心肌坏死，1~2h之间绝大部分心肌呈凝固性坏死，心肌间质充血、水肿，伴大量炎症细胞浸润。以后坏死心肌纤维逐渐溶解、形成肌溶灶，随后逐渐有肉芽组织形成。心肌梗死发生后，坏死心室壁在心腔内压力的作用下向外膨出，可引起心脏逐渐形成心室壁瘤。严重者可引起室间隔穿孔或室壁破裂。急性心肌梗死的坏死组织经过炎症反应，1~2周后开始吸收，并逐步被结缔组织替代，6~8周形成瘢痕愈合，称为陈旧性或愈合性心肌梗死。

（三）中医病因病机

本病与年老体衰竭、情志内伤、饮食不节、寒邪内侵等因素有关，主要病机有以下几种。

1. 气滞血瘀　抑郁忧思，或恼怒伤肝，肝失条达，气机不利，津液失布，痰湿阻滞，血脉不畅，血停为瘀；痰瘀阻于心脉；或劳倦过度，损伤心脾，心血耗伤则心脉失养，脾气受损则健运失常，气血生化不足，久之则脉行涩滞，痰瘀阻于心脉，心脉突然闭塞，气血运行中断，发为本病。

2. 寒凝心脉　素体阳虚，胸阳不展，阴寒之邪乘虚侵袭，阴寒凝滞，心阳不振，气血痹阻，遇气候骤冷或感寒使心脉突然闭塞，气血运行中断，发为本病。

3. 痰瘀互结　恣食膏粱厚味，或饮食不节，损伤脾胃，或贪逸恶劳，终日伏案，多坐少动，气机不畅，痰湿积聚，瘀血内生，痰瘀互阻，心脉不畅，心脉突然闭塞，气血运行中断，发为本病。

4. 气虚血瘀　本病的基本病机，气虚可仅为心气虚，亦可为五脏之气虚，在本虚的基础上，气血运行不畅，血停为瘀，或气血生化不足，脉行涩滞，心脉突然闭塞，气血运行中断，发为本病。

5. 气阴两虚　年老体衰竭或久病者，心气不足，阴血耗伤，气阴亏虚，气血生化不足，亦可导致脉行涩滞，导致血行瘀滞，在诱因作用下，心脉突然闭塞，气血运行中断，发为本病。

6. 阳虚水泛　年老久病或劳倦过度者，心肾阳虚，胸阳不展；气化不利，气血生化无源，脉络涩滞，心脉突然闭塞，气血运行中断，发为本病。阳不化气利水，常导致水饮凌射心肺。

7. 心阳欲脱　寒凝心脉或气虚、气阴两虚，阴损及阳，心气心阳耗损至极，可出现心阳暴脱、阴阳离决之危证。

本病基本病机为**心脉痹阻不通，心失所养**。病位在心，与肝、脾、肾相关。病性本虚标实，本虚是**气虚、阳虚、阴虚，以心气虚为主**，标实为**寒凝、气滞、血瘀、痰阻，以血瘀为主**。疼痛剧烈者，多以实证为主，疼痛不典型或疼痛缓解后则多以虚证为主。本病心脉痹阻不通较一般胸痹为重，本虚、标实均较之更加突出，病情凶险，易生并症、变症。若气虚血少，心失所养，可出现心悸、脉律紊乱；若心肾阳虚，水饮内停，凌心射肺，可出现心衰竭；若心气心阳耗损至极，可出现心阳暴脱、阴阳离决之危证。

（四）临床表现

1. 诱因和前驱症状　本病的诱因有饱餐、重体力活动、情绪过分激动、血压剧升或用力大便、休克、脱水、出血、外科手术或严重心律失常等，在寒冷天气、早晨6时至中午12时多发。近2/3患者在发病前数天有胸骨后或心前区疼痛、胸部不适、活动时心悸、憋气、上腹部疼痛、头晕、烦躁等症状，以初发型心绞痛或恶化型心绞痛最为常见。

2. 症状

（1）疼痛：最早出现的症状，疼痛部位、性质与心绞痛相似。疼痛无明显诱因，程度重而不能耐受，持续时间可超过30min甚至长达数小时，休息和舌下含服硝酸甘油不缓解。少数患者无疼痛，一开始即表现为休克或心力衰竭。

（2）全身症状：38℃左右的发热，很少超过39℃，同时有心动过速等表现。由坏死物质吸收所致。

（3）胃肠道症状：更常见于下壁心肌梗死。疼痛剧烈时伴有剧烈的恶心、呕吐和上腹胀痛。与迷走神经受坏死心肌刺激和心排血量降低组织灌注不足等因素有关。肠胀气亦不少见。

（4）心律失常：见于75%~95%的患者，多见于起病1~2周，24h内最多见。以室性心律失常多见，尤其是**室性期前收缩**。如频发、成对出现、多源、R on T室性期前收缩或短阵室性心动过速，常为心室颤动的先兆。室上性心律失常多发生在心力衰竭患者中。前壁心肌梗死者发生房室传导阻滞，表示梗死范围广泛，情况严重。

（5）低血压和休克：心源性休克为心肌广泛坏死（超过左心室的40%）的结果。患者表现为收缩压<80mmHg，烦躁不安、面色苍白、皮肤湿冷、脉细而快、大汗淋漓、尿量减少（<20mL/h）、神志迟钝、甚至昏厥。血压下降的原因还包括疼痛、神经反射引起的周围血管扩张、血容量不足等。

（6）心力衰竭：主要是急性左心衰竭，可在起病最初几天内发生，或在疼痛、休克好转阶段发生，为梗死后心脏舒缩功能显著下降或不协调所致。发生率32%~48%。右心室梗死者可一开始即出现右心衰竭的表现。

3. 体征　部分患者可出现心脏浊音界扩大、第一心音减弱、房性或室性奔马律。10%~20%患者可在起病后第2~3d出现心包摩擦音，为反应性纤维素性心包炎所致。心尖区收缩期杂音伴收缩期喀喇音，为二尖瓣乳头肌功能失调或断裂所致。可有心律失常、休克、心力衰竭的体征。

4. 并发症

（1）乳头肌功能失调或断裂：可出现收缩中晚期喀喇音和吹风样收缩期杂音，乳头肌整体断裂者可迅速发生肺水肿，在数天内死亡。

（2）心脏破裂：游离壁心脏破裂，造成心包积血引起心脏压塞而猝死；室间隔穿孔可引起心力衰竭和休克而在数天内死亡。

（3）动脉栓塞：1%~6%的患者可发生动脉或肺动脉栓塞。

（4）心室壁瘤：主要见于左心室，发生率5%~20%，X线、超声心动图、放射性核素等检查可见局部心缘突出，搏动减弱或有反常搏动。

（5）心肌梗死后综合征：发生率约10%，可能为机体对坏死物质的过敏反应，于心肌梗死后数周至数月出现，表现为心包炎、胸膜炎或肺炎，有发热、胸痛等症状。

（五）实验室及其他检查

1. 心电图检查　心肌梗死典型的心电图有特征性改变，呈动态演变，并有定位意义，有助于估计病情演变和预后（表5-4）。

（1）ST段抬高心肌梗死（STEMI）：①面向坏死区周围心肌损伤区的导联上出现ST段弓背向上型抬高；②面向损伤区周围心肌缺血区的导联上出现T波倒置；③面向心肌坏死区的导联出现宽而深的Q波（病理性Q波），一般指Q波时间>0.04s，深度大于同导联R波的1/4。

（2）非ST段抬高心肌梗死（NSTEMI）：心电图有两种类型：①无病理性Q波，有普遍性ST段压低≥0.1mV，但aVR（有时还包括V_1）导联ST段抬高，或有对称性T波倒置；②无病理性Q波，也无ST段变化，仅有T波倒置改变。

（3）定位和定范围：ST段抬高急性心肌梗死的定位和定位范围可根据出现特征性改变的导联来判断。

表5-4 心肌梗死心电图定位诊断

部位	特征性心电图改变导联
前间壁	$V_1 \sim V_3$
前壁	$V_3 \sim V_5$
广泛前壁	$V_1 \sim V_6$
下壁	Ⅱ、Ⅲ、aVF
正后壁	$V_7 \sim V_8$
高侧壁	Ⅰ、aVL
右心室	$V_3R \sim V_5R$

2.血清心肌标志物检查 常检测的标志物有肌红蛋白、肌钙蛋白I（cTnI）或T（cTnT）、肌酸激酶（CK）、肌酸激酶同工酶（CK-MB）、天冬酸氨基转移酶（AST）、乳酸脱氢酶（LDH）等。这些标志物的测定各有优、缺点，应综合评价。

（1）肌红蛋白：出现早，也十分敏感，持续时间短，若其水平再次升高可用于梗死延展或再梗死的判定，缺点是特异性不强。

（2）cTnI和cTnT：特异性高，但出现稍迟，若症状出现后6h内测定为阴性者，6h后应再次复查，其另一缺点是持续时间长，对判断是否有新的再梗死不利。

（3）CK-MB：不如cTnI、cTnT敏感，但对早期（<4h）心肌梗死的诊断有较重要的价值，其升高程度能较准确地反映梗死的范围，其高峰时间是否提前有助于判断溶栓是否再通。

（4）CK、AST、LDH：这三个指标属传统测量指标，对于及早确诊急性心肌梗死，其特异性及敏感性均远不如前述标志物，但仍有一定的参考价值。

3.超声心动图 观察心室壁节段性运动和左心室功能，诊断室壁瘤和乳头肌功能失调等。

4.冠状动脉造影 诊断的金标准。当心肌坏死标志物与临床表现、心电图符合急性心肌梗死的临床诊断条件，或者高度疑似时，应紧急进行此项检查。

5.放射性核素检查 可观察心室壁的运动和左心室射血分数，有助于判断心室功能、诊断室壁运动失调和心室壁瘤，观察心肌的代谢变化，判断心肌细胞的存活与否。

（六）诊断

临床一般根据：①缺血性胸痛的临床病史；②心电图的动态演变；③血清心肌坏死标志物浓度的动态改变做出判断。

新版定义的心肌梗死标准为：血清心肌标志物（主要是肌钙蛋白）升高（至少超过99%参考值上限），并至少伴有以下一项临床指标：①缺血症状。②新发生的缺血性心电图改变：新的ST-T改变或左束支传导阻滞。③心电图见病理性Q波形成。④影像学证据显示有新的心肌活性丧失或新发的局部室壁运动异常。⑤冠状动脉造影或尸检证实冠状动脉内有血栓。

（七）鉴别诊断

1.心绞痛 常有诱发因素，疼痛持续时间短，含化硝酸甘油可缓解。无心律失常、血压下降、心力衰竭的表现。也不可能出现发热、血白细胞总数增高、红细胞沉降率增快和血清酶升高。心电图无变化或出现暂时性 ST-T 改变、无异常 Q 波。

2. **急性心包炎** 疼痛持续，疼痛与发热同时出现，呼吸和咳嗽时加重。早期即有心包摩擦音。心电图除 aVR 导联外，其余导联 ST 段弓背向下抬高、T 波倒置，无坏死性 Q 波。

3. **急性肺动脉栓塞** 有呼吸困难、胸痛、咯血和休克等表现。有发绀、P_2 亢进、颈静脉怒张、肝大、下肢水肿等右心室负荷剧增的表现。心电图表现为：Ⅰ 导联 S 波加深，Ⅲ 导联 Q 波显著，胸导联过渡区左移，右胸导联 T 波倒置。

4. **急腹症** 急性胰腺炎、消化性溃疡穿孔、急性胆囊炎、胆石症等，均有上腹部疼痛，可能伴休克。病史、体格检查、心电图、血清心肌标志物检查有助于鉴别。

5. **主动脉夹层** 胸痛一开始即达高峰。两上肢的血压、脉搏有明显的差异，可有下肢暂时性瘫痪、偏瘫和主动脉瓣关闭不全的表现。超声心动图、磁共振显像等有助于诊断。

（八）西医治疗

本病是临床急危重症，治疗上争分夺秒，尽早实施再灌注治疗（溶栓、介入和冠状动脉旁路移植术等），再通梗死相关血管，挽救濒死心肌，防止心肌梗死扩大或缩小心肌缺血范围，以降低病死率，改善预后。

1. 一般治疗

（1）卧床休息：对血流动力学稳定且无并发症的患者一般要求绝对卧床休息 1~3d，对病情不稳定及高危患者卧床时间应适当延长。

（2）监测：持续心电、血压和血压高饱和度监测，及时发现和处理心律失常、血流动力学异常和低氧血症。

（3）建立静脉通道：保持给药途径畅通。

（4）镇痛：应迅速给予有效镇痛药，如吗啡等。

（5）吸氧：给予鼻导管吸氧。在严重左心衰竭、肺水肿和合并有机械并发症的患者，多伴有严重低氧血症，需面罩加压给氧或气管插管并机械通气。

（6）抗血小板：所有患者只要无禁忌证，均应立即嚼服肠溶阿司匹林 150~300mg 和硫酸氯吡格雷片 300~600mg。

（7）纠正水、电解质及酸碱平衡失调

（8）饮食和通便：患者需禁食至胸痛消失，然后给予流质、半流质饮食，逐步过渡到普通饮食。所有患者均应使用缓泻药，以防止便秘时排便用力导致心脏破裂或引起心律失常、心力衰竭。

2. **再灌注治疗** 起病 3~6h，最多在 12h 内，使闭塞的冠状动脉再通，心肌得到再灌注。一般 3h 内能挽救大部分存活心肌，3~6h 能挽救部分心肌，6~12h 仅能挽救少部分心肌，依然可以获益。

（1）介入治疗（PCI）：具备施行介入治疗条件的医院在患者抵达急诊科明确诊断之后，对需要行直接 PCI 者，给予常规治疗和术前准备后将患者送导管室。①直接 PCI：适应证包括 ST 段抬高和新出现左束支传导阻滞的心肌梗死、ST 段抬高心肌梗死并发心源性休克、适合再灌注治疗而有溶栓治疗禁忌证者、无 ST 段抬高心肌梗死但梗死相关动脉严重狭窄、血流 ≤ TIMI Ⅱ级。②补救性 PCI：溶栓治疗后仍有明显胸痛，ST 段抬高无显著回落，临床提示未再通者，应尽快进行急诊冠状动脉造影，若 TIMI 血流 0~Ⅱ级应立即行补救性 PCI。

③溶栓治疗再通者的 PCI：溶栓治疗成功的患者，如无缺血复发，应在 7~10d 后行择期冠状动脉造影，若病变适宜可行 PCI。

（2）溶栓疗法：如无条件施行 PCI 或因转送患者到可施行介入治疗的医院将会错过再灌注时机（转运具有介入条件医院超过 120min），无禁忌证时应立即（接诊患者后 30min 内）行本法治疗。常用药物包括：①非特异性纤溶酶原激活剂。尿激酶、链激酶。②特异性纤溶酶原激活剂。人重组组织型纤溶酶原激活剂阿替普酶、瑞替普酶、兰替普酶等，均需联合肝素使用。其适应证和禁忌证见表 5-5。

表 5-5 溶栓疗法的适应证和禁忌证

适应证	禁忌证
发病 12h 内不具备急诊 PCI 条件（Ⅰ，A）	既往任何时间脑出血病史
发病时间≤3h 不能及时 PCI（Ⅰ，A）	脑血管结构异常（如动静脉畸形）
就诊至球囊扩张时间与就诊至溶栓开始时间相差＞60min，且就诊至球囊扩张时间＞90min（Ⅰ，B）	颅内恶性肿瘤（原发或转移）
再梗死患者，不能在发作 60min 内进行冠状动脉造影和 PCI 者（Ⅱb，C）	6 个月内缺血性卒中或短暂性脑缺血史（不包括 3h 内的缺血性卒中）
发病 12~24h 仍有进行性缺血性疼痛和至少 2 个胸导联或肢体导联 ST 段抬高＞0.1mV 者，无 PCI 条件（Ⅱa，B）	可疑主动脉夹层
	活动性出血或者出血素质（不包括月经来潮）

3. 药物治疗　包括硝酸酯类、抗血小板药、抗凝血药、β 受体阻滞药、ACEI、ARB 和极化液疗法。

4. 消除心律失常　①发生心室颤动或持续多型室性心动过速者，尽快**非同步直流电复律**；持续性单型室性心动过速伴心绞痛、肺水肿、低血压者或室性心动过速药物疗效不满意者，也应及早**同步直流电复律**；②持续性单型室性心动过速不伴前述情况者，首先给予药物治疗。频发室性期前收缩、成对室性期前收缩、非持续性室速，可严密观察，或以**利多卡因**静脉注射；室性心律失常反复发作者可用**胺碘酮**静脉注射；③对缓慢性心律失常可用**阿托品**肌内或静脉注射；④三度、二度Ⅱ型房室传导阻滞、双束支传导阻滞以及二度Ⅰ型房室传导阻滞、症状性窦性心动过缓经阿托品治疗无效者，宜安装临时**心脏起搏器**；⑤室上性快速心律失常用**维拉帕米、地尔硫䓬、美托洛尔、胺碘酮**等，药物不能控制时可考虑同步直流电转复。一般禁用洋地黄制剂。

5. 治疗心力衰竭　主要是治疗急性左心衰竭：①利尿药。②静脉滴注硝酸甘油。③尽早口服 ACEI。④肺水肿合并严重高血压是静脉滴注**硝普钠**的最佳适应证。⑤洋地黄制剂在发病 24h 内甚至心肌梗死后数天应尽量避免使用，在合并快速心房颤动时，可用胺碘酮。⑥急性肺水肿伴严重低氧血症者可行人工机械通气。⑦必要时可使用小剂量多巴胺或多巴酚丁胺。

6. 控制休克　①补充血容量。②升压药：多巴胺、间羟胺、去甲肾上腺素静脉滴注。③主动脉内球囊反搏。④其他：纠正酸中毒、避免脑缺血、保护肾功能等。

7. 非 ST 段抬高心肌梗死的处理　与 ST 段抬高心肌梗死有所区别，此类患者<u>不宜溶栓治疗，应以积极抗凝、抗血小板治疗和 PCI 为主</u>。

（九）中医辨证论治

1. 气滞血瘀证

证候：胸中痛甚，胸闷气促，烦躁易怒，心悸不宁，脘腹胀痛，唇甲青紫，舌质紫暗或有瘀斑，脉沉弦涩或结代。

治法：活血化瘀，通络止痛。

方药：**血府逐瘀汤**加减。

2. 寒凝心脉证

证候：心痛如绞，胸痛彻背，胸闷憋气，形寒畏冷，四肢不温，冷汗自出，心悸短气，舌质紫暗，苔薄白，脉沉细或沉紧。

治法：散寒宣痹，芳香温通。

方药：**当归四逆汤**合**苏合香丸**加减。

3. 痰瘀互结证

证候：胸痛剧烈，如割如刺，胸闷如窒，气短痰多，心悸不宁，腹胀纳呆，恶心呕吐，舌苔浊腻，脉滑。

治法：豁痰活血，理气止痛。

方药：**瓜蒌薤白半夏汤**合**桃红四物汤**加减。

4. 气虚血瘀证

证候：胸闷心痛，动则加重，神疲乏力，气短懒言，心悸自汗，舌体胖大有齿痕，舌质暗淡，苔薄白，脉细弱无力或结代。

治法：益气活血，祛瘀止痛。

方药：**补阳还五汤**加减。

5. 气阴两虚证

证候：胸闷心痛，心悸不宁，气短乏力，心烦少寐，自汗盗汗，口干耳鸣，腰膝酸软，舌红，苔少或剥脱，脉细数或结代。

治法：益气滋阴，通脉止痛。

方药：**生脉散**合**左归饮**加减。

6. 阳虚水泛证

证候：胸痛胸闷，喘促心悸，气短乏力，畏寒肢冷，腰部、下肢浮肿，面色苍白，唇甲淡白或青紫，舌淡胖或紫暗，苔水滑，脉沉细。

治法：温阳利水，通脉止痛。

方药：**真武汤**合**葶苈大枣泻肺汤**加减。

7. 心阳欲脱证

证候：胸闷憋气，心痛频发，四肢厥冷，大汗淋漓，面色苍白，口唇发绀，手足青至节，虚烦不安，甚至神志淡漠或突然昏厥，舌质青紫，脉微欲绝。

治法：回阳救逆，益气固脱。

方药：**参附龙牡汤**加减。

（十）预防

已有冠心病及心肌梗死病史者应预防再次梗死及其他心血管事件，为冠心病二级预防。

二级预防应全面综合考虑，可归纳为 A、B、C、D、E 5 个方面：A：阿司匹林、抗血小板聚集（氯吡格雷、替格瑞洛）、抗心绞痛（硝酸酯制剂）。B：β 受体阻滞药，预防心律失常，减轻心脏负荷等。C：控制血脂水平，戒烟，中医药防治。D：控制饮食，治疗糖尿病。E：普及有关冠心病的教育，包括患者和家属；鼓励有计划、适当的运动锻炼。

十一、心脏瓣膜病

心脏瓣膜病是由于炎症、缺血性坏死、退行性改变、黏液样变性、先天性畸形、创伤等原因引起的心脏瓣膜（包括瓣叶、瓣环、腱索及乳头肌）的解剖结构或功能的异常，造成单个或多个瓣膜狭窄和（或）关闭不全，导致心脏血流动力学显著变化，并出现一系列临床综合征。

在我国心脏瓣膜病中仍以**风湿性心脏病**最为常见，而**黏液样变性**及**老年瓣膜钙化退行性改变**所致的心脏瓣膜病日益增多。心脏瓣膜病最常累及**二尖瓣**和**主动脉瓣**，而三尖瓣和肺动脉瓣病变极为少见。

本病归属中医学"心痹""心悸""咳嗽""胸痹"等范畴。

（一）病因

1. 先天发育异常　心脏发育过程不完善或畸形而引起的心脏瓣膜病，常并发房间隔缺损或大血管异常，常见的先天性心脏瓣膜病有先天性二尖瓣狭窄、先天性主动脉瓣狭窄、先天性主动脉瓣关闭不全、先天性二尖瓣关闭不全、先天性三尖瓣狭窄等。

2. 获得性心脏瓣膜病　引起心脏瓣膜病的获得因素有很多，常见病因有风湿性心脏瓣膜病、感染性心内膜炎、老年退行性心脏瓣膜病、黏液样变性心脏瓣膜病、全身系统性疾患所致的心脏瓣膜病、外伤及理化因素。

（二）病理及病理生理

1. 二尖瓣狭窄　正常二尖瓣质地柔软，瓣口面积 4~6cm^2。当瓣口面积减小为 1.5~2.0cm^2 时为轻度狭窄；1.0~1.5cm^2 时为中度狭窄；< 1.0cm^2 时为重度狭窄。

（1）病理改变：根据病变程度分为隔膜型和漏斗型，隔膜型以瓣叶交界处粘连为主，主瓣体病变较轻，活动尚可；漏斗型瓣叶明显增厚和纤维化，腱索和乳头肌明显粘连、缩短，整个瓣膜变硬呈漏斗状，活动明显受限。

（2）病理生理改变：舒张期血流由左心房流入左心室时受限。根据狭窄程度、代偿状态及病程经过分为三期。①左心房代偿期：左心房内血液增多，左心房压力增高，左心房 - 左心室之间压力阶差增大，使血流速度增快而增加通过狭窄瓣膜口的血流量，以保持正常心排血量；此时，患者可无症状。②左心房失代偿期：通过增加左心房 - 左心室的压力阶差已不能使回到左心房的血液全部进入左心室，左心房压力逐渐升高，因左心房与肺静脉之间没有瓣膜，可依次后传引起肺静脉及肺毛细血管压增高、扩张和淤血，即肺淤血。当肺毛细血管压超过 30mmHg 时，可导致肺水肿。③右心受累期：肺毛细血管压升高被动性向后传递引起被动性肺动脉高压；左心房和肺静脉高压触发肺小动脉收缩，引起反射性肺动脉高压；长期肺动脉高压引起肺血管床器质性闭塞性改变。上述三种因素，都可以引起肺动脉高压。持续性肺动脉高压引起右心室肥厚和扩张，最终发生右心室衰竭。

2. 二尖瓣关闭不全

（1）病理改变：炎症的纤维化使瓣叶变硬、缩短、变形、粘连融合，腱索融合、缩短。

（2）病理生理改变：二尖瓣关闭不全时，左心室收缩使血液由左心室射入主动脉，并有一部分反流到阻力较小的左心房。左心房负荷加大，压力增高，内径扩大。舒张期从左心房进入左心室的容量负荷增加，左心室扩大。早期通过代偿，可无临床症状。失代偿时心排血量和射血分数下降，左心室舒张末期容量和压力明显增加，随后左心房压力升高，引起肺静脉和肺毛细血管淤血、压力升高，临床出现肺淤血和体循环灌注低下等左心衰竭表现。晚期出现肺动脉高压和全心衰竭。

3. 主动脉瓣狭窄 正常主动脉瓣口面积 ≥ 3.0 cm²。瓣口面积减小到 1.0 cm² 时为轻度狭窄；0.75~1.0cm² 时为中度狭窄；＜ 0.75cm² 时为重度狭窄。

（1）病理改变：瓣膜交界处粘连和纤维化，瓣膜的变形加重了瓣膜的损害，导致钙质沉着和进一步狭窄。

（2）病理生理改变：收缩期左心室射血阻力增加，逐渐引起左心室肥厚，因而左心室舒张期顺应性下降，舒张末期压力升高；射血阻力增加导致左心室排血量不足，因而引起动脉压降低。左心室壁增厚、心室内收缩压升高和射血时间延长增加心肌氧耗；左心室肥厚、心肌毛细血管密度相对减少，舒张期心腔内压增高压迫心内膜下冠状动脉，左心室舒张压升高及主动脉内压降低引起舒张期主动脉 - 左心室压差降低，收缩期延长导致舒张期缩短等，均减少冠状动脉灌流，因此，主动脉狭窄者常有心绞痛。

4. 主动脉瓣关闭不全

（1）病理改变：炎症和纤维化使瓣叶变硬、缩短、变形，导致瓣叶舒张期关闭的异常。

（2）病理生理改变：舒张期大量血液从主动脉反流回左心室，使左心室舒张期负荷加重，左心室舒末期容积逐渐增大。早期左心室心排血量增加、射血分数正常，舒张末期压力可正常。晚期左心室收缩减弱、心排血量减少，左心室舒张末期压升高，导致左心房、肺静脉和肺毛细血管压力升高，继而扩张和淤血。由于主动脉瓣反流，主动脉舒张压明显下降；左心室舒张末期容积增加、左心室收缩增强导致动脉压明显上升，患者可有脉压增大而出现周围血管征。舒张压降低使冠状动脉灌注压降低、左心室射血时间延长致舒张期缩短等导致心肌供血减少；心脏扩大、左心室射血时间延长及收缩压增高，导致心肌耗氧量增加，患者因心肌缺血而发生心绞痛。

（三）中医病因病机

中医认为本病主要由于外邪侵袭肌表，久留不去或反复侵袭，由表入里，内舍于心，邪耗正气，邪阻心脉而发病；或因先天不足、年老体虚等正气虚弱，影响及心，致心气衰竭弱，气不行血，致气虚血瘀，或损及心阳、心阴，气血衰竭败，发为此病。

1. 心肺瘀阻 本证多由感受风寒湿之邪，引起气血运行不畅，经络阻滞。心在体合脉，主脉行血，如痹证久迁不愈，反复感受外邪，则邪气可通过经络内舍于心，发为心痹。由于肺主气、朝百脉，心痹日久影响及肺，则心肺瘀阻，而表现心悸气短、胸痛憋闷、两颧紫红，甚至面色瘀暗、唇紫。

2. 气血亏虚 本证多由先天禀赋不足，素体亏虚，或后天失养，或年老体虚，以致正气不足，气血亏虚，腠理疏松，卫外不固，外邪易于侵袭，或感邪之后难以驱邪外出，导致外邪深入，累及于心；或因思虑日久劳伤心脾，气血化源不足，心神失养而发为心痹。

3. 气阴两虚 本证由于外邪入侵，内舍于心，邪耗正气，或素体正气虚弱，日久心气衰竭弱，气虚致气化功能障碍，使阴液生成减少，或素体阴虚，损及心阴，致气阴两虚。

4. 气虚血瘀 血液的正常运行全赖心气推动，心气不足，鼓动无力，则血行不畅形成瘀血，导致气虚血瘀。

5. 心肾阳虚 久病之后，阳气虚弱，不能温养心脉，心阳虚衰竭，累及肾阳，肾不能气化水湿而生水饮，饮邪上犯凌心则心悸，射肺则咳喘，泛滥肌肤则水肿。

总之，本病病位主要在心，常涉及肺、脾、肾。基本病机为正虚邪入，痹阻心脉。病属本虚标实，虚指气血阴阳亏虚，实以瘀血、水饮为主。

（四）临床表现

1. 二尖瓣狭窄

（1）症状：多于20~40岁出现症状。一般在二尖瓣口面积 < 1.5cm² 时始有明显症状。①呼吸困难：最先出现劳力性呼吸困难，随着病情发展，日常活动即可出现呼吸困难，以后可有阵发性夜间呼吸困难及端坐呼吸。当有劳累、情绪激动、呼吸道感染、妊娠或快速心房颤动等诱因时，可诱发急性肺水肿。②咯血：可表现为突然大咯血、痰中带血或血痰、咳粉红色泡沫痰或暗红色痰。③咳嗽：较常见，冬季尤明显。④其他症状：声音嘶哑、吞咽困难、食欲减退、腹痛、腹胀、恶心呕吐等。

（2）体征：①视诊：重度二尖瓣狭窄常有"二尖瓣面容"，即两颧紫红色，口唇轻度发绀；儿童期发病者可见心前区隆起。②触诊：明显右心室肥厚者心尖搏动弥散、左移，胸骨左缘第3~4肋间右心室收缩期抬举性搏动，心尖区可触及舒张期震颤。③叩诊：心浊音界向左扩大，心腰消失呈梨形。④听诊：心尖区有低调的隆隆样舒张中晚期杂音，呈递增型、局限性，左侧卧位时明显；心尖区有第一心音亢进（呈拍击样）和二尖瓣开瓣音，提示二尖瓣狭窄以及瓣膜柔顺、活动度好；肺动脉瓣区第二音亢进和分裂；肺动脉瓣区可闻极短的收缩期喷射性杂音和递减型高调叹气样舒张早期杂音（Graham Steel杂音）。右心室扩大伴相对性三尖瓣关闭不全时，胸骨左缘第4、5肋间隙有全收缩期吹风样杂音，于吸气时增强。

2. 二尖瓣关闭不全

（1）症状：临床症状出现较二尖瓣狭窄晚，轻度二尖瓣关闭不全者可无明显症状。严重二尖瓣关闭不全的常见症状有：劳力性呼吸困难、疲乏、端坐呼吸等。晚期出现右心衰竭的表现。

（2）体征：①视诊：心尖搏动向左下移位。②触诊：心尖搏动向左下移位，常呈抬举性。③叩诊：心界向左下扩大，后期亦可向右扩大。④听诊：心尖区全收缩期吹风样杂音，响度在3/6级或以上，呼气时增强。杂音多向左腋下或左肩胛下传导；后叶损害为主者，杂音向心底部传导。心尖区第一心音减弱或被杂音掩盖。由于左心室射血期缩短，主动脉瓣关闭提前，导致第二心音分裂。严重二尖瓣关闭不全者可出现低调的第三心音，或由于相对性二尖瓣狭窄在心尖区可闻及低调、短促的舒张中期杂音。肺动脉高压时，肺动脉瓣区第二心音亢进。

3. 主动脉瓣狭窄

（1）症状：轻度狭窄或疾病早期常无症状。后期常见症状为呼吸困难、心绞痛和晕厥三联征。①呼吸困难：劳力性呼吸困难为晚期肺淤血引起的常见首发症状，见于90%的有症状患者；进而可发生阵发性夜间呼吸困难、端坐呼吸和急性肺水肿。②心绞痛：见于60%

的有症状患者。常为运动诱发，休息则缓解。少数由瓣膜的钙质栓塞冠状动脉引起。部分伴有冠心病者，可使心肌缺血进一步加重。③晕厥或晕厥先兆：见于1/3的有症状患者。多在体力活动中或其后立即发作，少数在休息时发生。由体循环动脉压下降，脑循环灌注压降低发生脑缺血所致。④其他症状：晚期可出现明显的疲乏、虚弱、周围性发绀等。后期出现严重肺动脉高压导致右心衰竭，引起体循环静脉高压、肝脏肿大压痛、心房颤动、三尖瓣反流等表现。

（2）体征：①视诊：心尖搏动向左下移位。②触诊：心尖搏动向左下移位，呈抬举性；主动脉瓣区可出现收缩期震颤。③叩诊：心浊音界向左下扩大。④听诊：胸骨右缘第2肋间可听到粗糙、响亮的喷射性收缩期杂音，呈递增-递减型，在第一心音后出现，收缩中期最响，止于第二心音之前，向右侧颈动脉传导；可闻及收缩早期喷射音。第一心音正常，如主动脉瓣钙化僵硬，则第二心音主动脉瓣成分减弱或消失。由于左心室射血时间延长，第二心音常为单一性，严重狭窄者呈逆分裂；肥厚的左心房强有力地收缩产生心尖区明显的第四心音。左心室衰竭或心排血量减少时，杂音减弱或消失，也可听到舒张期奔马律。⑤其他体征：脉搏上升慢，振幅低而持续（细脉或迟脉）。收缩压和脉压可能降低。

4. 主动脉瓣关闭不全

（1）症状：症状出现晚，可长达10~15年后才出现症状。最早的主诉为与心排血量增多有关的心悸、心前区不适、头部强烈搏动感等。晚期才出现左心室衰竭所致的端坐呼吸、阵发性夜间呼吸困难。心绞痛较主动脉瓣狭窄少见。体位性头晕常见，晕厥罕见。

（2）体征：①视诊：面色苍白，颈动脉搏动明显，心尖搏动向左下移位且范围较广，可见点头运动及毛细血管搏动。②触诊：心尖搏动向左下移位呈抬举性，有水冲脉。③叩诊：心浊音界向左下扩大，心腰明显呈靴形。④听诊：主动脉瓣第二听诊区舒张期杂音，为高调递减型叹气样杂音，坐位前倾呼气末时明显；轻度反流时，杂音限于舒张早期、音调高；中度或重度反流时，杂音可为全舒张期。在心底部常可闻及主动脉瓣收缩期喷射性杂音，较粗糙，强度为2/6~4/6级。重度反流者，在心尖区可闻及舒张中晚期隆隆样杂音（Austin Flint杂音），可能与主动脉瓣反流使左心室内压迅速升高并妨碍二尖瓣开放有关。因收缩期前二尖瓣部分关闭，引起第一心音减弱。第二心音主动脉瓣成分减弱或缺如；心底部可闻及收缩期喷射喀喇音，与左心室心搏量增多突然扩张已扩大的主动脉有关。⑤其他体征：颈动脉搏动明显增强，并呈双重搏动。收缩压正常或稍高，舒张压明显降低，脉压明显增大。可出现周围血管体征如水冲脉、毛细血管搏动征、股动脉枪击音、股动脉收缩期和舒张期双重杂音。

5. 联合瓣膜病变　多个瓣膜损害时，总的血流动力学异常较各瓣膜单独损害者严重，两个体征轻的瓣膜损害可出现较明显的症状。但联合瓣膜病的联合存在常使单个瓣膜病变的典型体征改变。

6. 并发症

（1）心力衰竭：心脏瓣膜病最常见的并发症和致死原因，约发生于70%的患者。呼吸道感染是最常见诱因，其次为心律失常、劳累、情绪激动、妊娠等。严重左心衰竭及重度二尖瓣狭窄时，常在上述诱因下发生急性肺水肿，表现为严重呼吸困难，不能平卧，濒死感，发绀，咳粉红色泡沫痰，满肺干、湿啰音，甚至昏迷、死亡。

（2）心律失常：以**心房颤动**最常见，尤其是二尖瓣狭窄和左心房明显扩大者。房性期前收缩为心房颤动的前奏，开始为阵发性心房扑动和颤动，以后转为持续性心房颤动。房颤形成后可诱发或加重心力衰竭，易形成心房内血栓，引起周围动脉栓塞。

（3）栓塞：最常见于二尖瓣狭窄伴心力衰竭房颤患者。左心房扩大和淤血易形成左心房血栓，脱落后可引起动脉栓塞，其中以**脑栓塞**最常见。心房颤动和右心衰竭时，在周围静脉、右心房可形成血栓，脱落后造成肺动脉栓塞。

（4）感染性心内膜炎：随着器械检查和静脉输液的机会增多，感染性心内膜炎有增多趋势，但多见于狭窄不严重而炎症尚未静止者。瓣膜增厚、变形、狭窄严重且合并心房颤动反而少见。

（5）肺部感染：肺部感染常见，并诱发或加重心力衰竭。

（五）实验室及其他检查

1. 二尖瓣狭窄

（1）X线检查：左心房增大，肺动脉段突出，右心室增大、主动脉结缩小、二尖瓣叶可有钙化，肺淤血、间质性肺水肿（如Kerley B线）和含铁血黄素沉着等。

（2）心电图检查：特征性的改变为P波增宽且呈双峰形，即"二尖瓣型P波"，和（或）V_1导联P波终末电势 ≤ −0.04mV，提示左心房增大。QRS波群呈电轴右偏和右心室肥厚。可有心房颤动。

（3）超声心动图检查：为确定和定量诊断二尖瓣狭窄的可靠方法，对判断病变程度，决定手术方法及评价手术的疗效均有很大价值。M型显示：EF斜率降低、A峰消失、"城垛样"改变，后叶前向移动和瓣叶增厚。二维超声显示：舒张期前叶呈圆拱状、后叶活动度减小、交界处融合、瓣叶增厚和瓣口面积常 < 1.0cm^2。左心房、右心室增大，可发现左心房内附壁血栓。彩色多普勒显示二尖瓣口五彩镶嵌的湍流信号，频谱呈单峰宽带充填形，峰值血流速度 > 1.5m/s。

（4）右心导管检查：右心室、肺动脉及肺毛细血管压力增高，肺循环阻力增大，心排血量降低。穿刺房间隔后可直接测定左心房、左心室跨瓣压力阶差、计算瓣口面积，明确狭窄程度。

2. 二尖瓣关闭不全

（1）X线检查：重度反流者左心房和左心室增大，左心室衰竭时可见肺淤血和间质性肺水肿征。晚期出现肺动脉高压、右心室增大。

（2）心电图检查：慢性重度者表现为左心房增大，部分有左心室肥厚和非特异性ST-T改变，心房颤动常见。

（3）超声心动图检查：M型和二维超声心动图不能确定二尖瓣关闭不全。脉冲多普勒超声和彩色多普勒血流显像可于二尖瓣心房侧和左心房内探及收缩期高速射流，诊断二尖瓣关闭不全的敏感性可达100%，且可半定量返流程度；如最大射流面积 < 4cm^2 为轻度反流，4~8cm^2 为中度反流，> 8cm^2 为重度反流。二维超声可显示二尖瓣的形态特征，以明确病因。

（4）心导管检查：右心导管检查，右心室、肺动脉及肺毛细血管压力增高，肺循环阻力增大；左心导管检查，左心房压力增高，压力曲线V波显著，心排血量减低，严重反流。

3. 主动脉瓣狭窄

（1）X线检查：心影正常或左心室、左心房轻度增大，升主动脉根部常见狭窄后扩张。侧位透视可见主动脉瓣钙化。晚期有肺淤血征。

（2）心电图检查：轻度者心电图正常。重度狭窄者有左心室肥厚伴ST-T继发性改变和左心房增大。可有房室传导阻滞、室内阻滞（左束支或左前分支阻滞）、心房颤动或室性心律失常等。

（3）超声心动图检查：超声可显示瓣叶数目、形态改变，动态观察瓣叶开放情况，有助于确定诊断并判断病因，通过测量主动脉瓣口开放面积、主动脉瓣的最大血流速度、计算最大及平均跨瓣压力阶差评估主动脉瓣狭窄的程度。

（4）心导管检查：通过左心导管做左心室造影可明确瓣口狭窄程度，也可通过测定跨瓣压差计算瓣口面积。

4. 主动脉瓣关闭不全

（1）X线检查：左心室明显增大，升主动脉和主动脉结扩张，呈"主动脉型心脏"，左心房亦可增大。左心衰竭时见肺淤血征。

（2）心电图检查：常见左心室肥厚伴劳损，房性和室性期前收缩，亦可见束支传导阻滞。

（3）超声心动图检查：M型见舒张期二尖瓣前叶或室间隔纤细扑动，为主动脉瓣关闭不全的可靠征象，但敏感性仅为43%。脉冲多普勒和彩色多普勒血流显像可于主动脉瓣的心室侧探及全舒张期高速反流，为确定主动脉瓣反流最敏感的方法，并可半定量其严重程度。二维超声提供瓣膜和主动脉根部的形态改变，有助于确定病因。

（六）诊断

1. 二尖瓣狭窄　心尖区有舒张期隆隆样杂音伴左心房增大（X线或心电图提示），即可做出诊断。超声心动图可进一步明确诊断。

2. 二尖瓣关闭不全　心尖区可闻及3级以上粗糙全收缩期杂音伴左心房、左心室增大，诊断即可成立。脉冲多普勒和彩色多普勒血流显像检查可确诊。

3. 主动脉瓣狭窄　主动脉瓣区喷射性收缩期杂音，向颈部传导。超声心动图检查可明确诊断。

4. 主动脉瓣关闭不全　主动脉瓣第二听诊区舒张早期递减型叹气样杂音，左心室增大伴周围血管征，可诊断为主动脉瓣关闭不全。

（七）鉴别诊断

1. 二尖瓣狭窄

（1）"功能性"二尖瓣狭窄：见于各种原因所致的左心室扩大，二尖瓣口血流量增加，或二尖瓣在心室舒张期开放时受主动脉瓣反流冲击等情况。如动脉导管未闭、室间隔缺损、甲状腺功能亢进症、重度贫血及主动脉瓣关闭不全等。这类杂音一般历时短暂，性质柔和，无开瓣音。

（2）左心房黏液瘤：左心房最常见的良性肿瘤，瘤体常带蒂附着于房间隔，随心脏舒张收缩往返于左心房与二尖瓣口之间，舒张期时阻塞二尖瓣口，造成二尖瓣口狭窄，这种舒张期杂音可随体位而改变，且杂音前有肿瘤扑落音，无开放拍击音及风湿热病史，可伴有昏厥史,常有反复体循环动脉栓塞表现。超声心动图可帮助诊断。

2. 二尖瓣关闭不全

(1) 二尖瓣脱垂综合征:由于收缩期中一个或二个瓣叶脱入左心房,引起瓣膜关闭不全。心尖区或其内侧可闻及收缩中晚期喀喇音,紧接喀喇音可听到收缩晚期杂音。M型超声心动图可见二尖瓣于收缩中晚期向后移位呈"吊床样"波形;二维超声图像上可见二尖瓣叶于收缩期突向左心房,并超过瓣环水平。多普勒超声可证实二尖瓣反流。

(2) 相对二尖瓣关闭不全:由于各种病因导致左心室扩张,二尖瓣环明显扩大,造成二尖瓣关闭时不能完全闭合而出现血流反流,表现为心尖区收缩期吹风性杂音。见于高血压心脏病、心肌炎、扩张型心肌病及贫血性心脏病等。这类杂音性质较柔和,无明显传导。原发病改善后杂音可减轻。

(3) 三尖瓣关闭不全:为全收缩期杂音,胸骨左缘第4、5肋间最响,吸气时增强,常伴颈静脉搏动(V波)和肝收缩期搏动。

3. 主动脉瓣狭窄

(1) 梗阻性肥厚型心脏病:该病在胸骨左缘第4肋间可闻及收缩期杂音,收缩期喷射喀喇音罕见,主动脉瓣区第二心音正常。超声心动图显示左心室壁不对称性肥厚,室间隔明显增厚,左心室流出道狭窄,可伴有二尖瓣叶收缩期向前移位,主动脉瓣在收缩期呈半开放状态。

(2) 主动脉扩张:可因高血压、梅毒等所导致。在胸骨右缘第2肋间可闻及短促的收缩期杂音,主动脉瓣区第二心音正常或亢进,无第二心音分裂。超声心动图可明确诊断。

(3) 肺动脉瓣狭窄:胸骨左缘第2肋间可闻及粗糙响亮的收缩期杂音,常伴收缩期喷射音,肺动脉瓣区第二心音减弱并分裂,主动脉瓣区第二心音正常,右心室肥厚增大,肺动脉主干呈狭窄后扩张。

4. 主动脉瓣关闭不全

(1) 肺动脉瓣关闭不全:常为肺动脉高压所致。颈动脉搏动正常,肺动脉瓣区第二心音亢进,胸骨左缘第2~4肋间闻及舒张期杂音,吸气时增强,无周围血管征。心电图示右心房和右心室肥大,X线示肺动脉主干突出。

(2) 主动脉窦瘤破裂:常破裂入右心,在胸骨左下缘有连续性杂音,有突发性胸痛,进行性右心衰竭,主动脉造影及超声心动图检查可确诊。

(八)西医治疗

手术是治疗本病的主要方法。对失去手术机会和不愿意进行手术治疗的患者,常采用对症治疗的原则。重点是预防感染性心内膜炎及风湿热反复发作,避免心脏瓣膜损害进一步加重,积极防治各种并发症。

1. 二尖瓣狭窄

(1) 一般治疗:①限制体力劳动或适当卧床休息,减轻心脏负荷。②有心功能不全者,应低钠饮食,合理应用利尿药、ACEI、β受体阻滞药、洋地黄等药物。③风湿性心脏病防止风湿热复发,积极防治猩红热、急性扁桃体炎、咽炎等链球菌感染。

(2) 并发症治疗:①大咯血。采取坐位,用镇静剂、静脉注射利尿药。②心房颤动。急性发作伴快速心室率，且其血流动力学稳定者，首先静脉注射毛花苷C，如无效，可选普萘洛尔、维拉帕米或地尔硫卓等控制心室率；心室率控制而未恢复窦性心律者，行电复律术或用普罗帕酮、胺碘酮等药物转复。急性发作伴肺水肿、休克、心绞痛或晕厥时，应立即电复律，复律失败者应尽快静脉注射药物减慢心室率。心房颤动病程<1年、左心房直径<60mm、无高度或完全性房室传导阻滞和病态窦房结综合征者，可行选择性电复律或药物转复。③急性肺水肿。与急性左心室衰竭所致肺水肿相似，不同之处为避免用扩张小动脉为主的扩血管药，不宜使用正性肌力药物，仅在心房颤动伴快速心室率时可静脉注射毛花苷C。④抗凝治疗。长期心力衰竭伴心房颤动者或有栓塞史或超声检查见左心房血栓者，只要无禁忌证，应长期用华法林进行抗凝治疗。不能使用华法林者可改口服阿司匹林（300mg/d）。⑤右心室衰竭：应用利尿药和地高辛。

（3）介入或手术治疗：为治疗本病的有效方法。①经皮球囊二尖瓣成形术：为缓解单纯二尖瓣狭窄的首选方法。系将球囊导管从周围静脉经房间隔进入二尖瓣，用球囊分离瓣膜交界处的粘连融合而扩大瓣口。②二尖瓣分离术：有直视和闭式两种，闭式分离术即开胸手术时，将扩展器由左心室心尖部插入二尖瓣口分离瓣膜交界处的粘连融合，现临床少用；直视分离术适用于瓣叶严重钙化，病变波及腱索和乳头肌、左心房内有血栓者。在体外循环下，直视分离融合的交界处、腱索和乳头肌，去除瓣叶的钙化斑，清除左心房内血栓。③人工瓣膜置换术：适用于严重瓣叶和瓣下结构钙化、畸形不宜做分离术，和二尖瓣狭窄合并严重二尖瓣关闭不全者，但宜在有症状而无肺动脉高压时考虑。人工瓣分机械瓣和生物瓣，机械瓣耐用，不引起排异反应，不致钙化及感染，但需终身抗凝，生物瓣不需终身抗凝，较少排异反应，但易因感染性心内膜炎或钙化、机械损伤而失效。生物瓣适用于使用抗凝剂有禁忌证和预期寿命低于10年者。

2. 二尖瓣关闭不全

（1）内科治疗：预防风湿热、感染性心内膜炎。心房颤动的治疗同二尖瓣狭窄，但维持窦性心律不如二尖瓣狭窄者重要；慢性心房颤动、有体循环栓塞史、左心房有血栓者，应长期抗凝治疗。心力衰竭者应限制钠盐摄入，使用转化酶抑制剂、洋地黄、利尿药和血管扩张药。

（2）手术治疗：人工瓣膜置换术和瓣膜修补术为主要方法，是恢复瓣膜关闭功能的根本措施。手术应在发生不可逆的左心室功能不全前进行。对有症状者，应在左心室收缩末期容量指数（LVESVI）<55mL/m^2、左心室射血分数（LVEF）>50%和平均肺动脉压<20mmHg之前手术治疗。

3. 主动脉瓣狭窄

（1）内科治疗：预防风湿热和感染性心内膜炎。主动脉瓣狭窄患者不能耐受心房颤动，如有频发房性期前收缩应予抗心律失常药物，以预防心房颤动；心绞痛者可试用硝酸酯类药物；心力衰竭者应限制钠盐摄入、使用洋地黄制剂，谨慎使用利尿药。过度利尿可因低血容量导致心排血量减少，发生直立性低血压。不可使用扩张小动脉的血管扩张药，以防血压过低。

（2）手术治疗：①人工瓣膜置换术。为治疗成人主动脉瓣狭窄的主要方法。指征为：重度成人主动脉瓣狭窄（瓣口面积<0.75cm^{2}或平均跨瓣压差>50mmHg）伴心绞痛、晕厥或心力衰竭；钙化性主动脉瓣狭窄；主动脉瓣狭窄合并关闭不全。无症状者，若伴有进行性心脏增大和（或）左心室功能进行性减退，活动时血压下降，也应考虑手术。②经皮球囊主动脉瓣成形术。适用于高龄、有心力衰竭和手术高危患者，或某些特殊情况，如换瓣危险大、紧急需要、拒绝换瓣、妊娠等。③直视下主动脉瓣分离术。适用于儿童和青少年的非钙化性先天性主动脉瓣严重狭窄者甚至包括无症状者。④经皮主动脉瓣置换术。此手术可通过两种途径：一是经股动脉穿刺途径把人工瓣膜输送到原来瓣膜位置后，扩张以后取代原来的瓣膜行使正常功能；二是经胸部开一个小口，通过心尖直接把人工心脏瓣膜植入。对极高龄、慢性肺部疾病、肾衰竭、贫血、肿瘤等不适合外科手术的高危患者，可作为选择的治疗方法之一。

4. 主动脉瓣关闭不全

（1）内科治疗：积极预防链球菌感染与风湿活动以及感染性心内膜炎。无症状的严重主动脉瓣关闭不全伴左心室功能正常者，长期使用血管扩张药尤其转化酶抑制剂（ACEI）可延长无症状和心功能正常时间；有心力衰竭时使用ACEI、洋地黄和利尿药；心绞痛用硝酸酯类药；积极纠正心房颤动和缓慢性心律失常，主动脉瓣关闭不全耐受这些心律失常的能力极差。

（2）手术治疗：①人工瓣膜置换术：为严重主动脉瓣反流的主要治疗方法。手术适应证包括有症状和左心室功能不全者、无症状伴左心室功能不全者，经一系列无创伤性检查（超声心动图、核素心室造影等）显示持续或进行性左心室收缩末期容量增加或休息射血分数降低、有症状而左心室功能正常，先试用内科治疗，如无改善不宜拖延手术时间。手术禁忌证为：LVEF≤15%~20%、左心室舒张末内径≥80mm或左心室舒张末容积指数（LVEDVI）≥300mL/m^2。②瓣膜修复术：较少用，仅适用于感染性心内膜炎和主动脉瓣赘生物或穿孔，主动脉瓣及其瓣环撕裂。

（九）中医辨证论治

1. 心肺瘀阻证

证候：心悸气短，胸痛憋闷，或咳痰咳血，两颧紫红，甚者面色瘀暗、唇紫，舌质瘀暗或有瘀点，脉细数或结、代。

治法：行气活血化瘀。

方药：**血府逐瘀汤**加减。

2. 气血亏虚证

证候：心悸气短，动则为甚，头晕目眩，身困乏力，面色无华，纳少失眠，舌淡苔薄白，脉细弱。

治法：益气养血，宁心安神。

方药：**归脾汤**加减。

3. 气阴两虚证

证候：心悸气短，倦怠乏力，头晕目眩，面色无华，动则汗出，自汗或盗汗，夜寐不宁，口干，舌质红或淡红，苔薄白，脉细数无力或促、结、代。

治法：益气养阴，宁心复脉。

方药：**炙甘草汤**加减。

4. 气虚血瘀证

证候：心悸气短，头晕乏力，面白或暗，口唇青紫，自汗，甚者颈脉怒张，胁下癥块，舌有紫斑、瘀点，脉细涩或结代。

治法：益气养心，活血通脉。

方药：**独参汤**合**桃仁红花煎**加减。

5. 心肾阳虚证

证候：心悸，喘息不能平卧，颜面及肢体浮肿，或伴胸腔积液、腹水，脘痞腹胀，形寒肢冷，大便溏泻，小便短少，舌体胖大，质淡，苔薄白，脉沉细无力或结代。

治法：温心补肾，化气行水。

方药：**参附汤**合**五苓散**加减。

十二、病毒性心肌炎

病毒性心肌炎是指病毒感染引起的以心肌非特异性炎症为主要病变的心肌疾病，有时可累及心包和心内膜。病情轻重不一，轻者临床表现较少，重者可发生心力衰竭、心源性休克或猝死。本病可见于各年龄组。正常成人可能患病率为5%，儿童更高。

本病属中医学"心瘅""心悸""胸痹"等范畴。

（一）西医病因

各种病毒都可以引起心肌炎，以引起肠道和上呼吸道感染的病毒多见。其中又以**柯萨奇B组病毒**最常见，约占50%，1、4型最多，5、3、1型次之；柯萨奇A组1、4、9、16、23易犯婴儿，偶及成人。埃可病毒所致的心肌炎占第二位。其他如流感病毒、副流感病毒、呼吸道合胞病毒、麻疹病毒、腮腺炎病毒、乙型脑炎病毒、肝炎病毒、巨细胞病毒等都可引起心肌炎。柯萨奇病毒和埃可病毒是人与人之间传播的，传染源为患者及无症状带病毒者，传播方式主要是通过粪-口途径，也可通过咽喉分泌物排出病毒而经呼吸道传播，以及经胎盘传染胎儿。

（二）发病机制

1. **病毒直接作用** 病毒感染是病毒性心肌炎的始动因素。动物实验和患者的临床观察都可看到心肌感染柯萨奇B组病毒后有功能异常和组织病理改变。病毒经血液循环进入心脏毛细血管，后经血管周围间质组织侵入肌原纤维增殖，致心肌细胞溶解。病毒本身所致溶细胞作用，是发病早期病毒在心肌细胞内主动复制并直接作用于心肌，引起心肌损伤和功能障碍。急性期（主要在起病9d以内）可从心肌中分离出病毒，电镜检查时可发现病毒颗粒。

2. **免疫反应** 病毒性心肌炎起病9d后，心肌内找不到病毒，但心肌炎变仍继续，甚者可持续6个月之久；有些患者病毒感染的其他症状轻微而心肌炎表现严重；还有些患者心肌炎的症状在病毒感染的其他症状开始一段时间以后才出现；有些患者的心肌中可发现抗原-抗体复合物。以上发现都提示存在着免疫反应。系由于受损心肌作为抗原诱发免疫反应所致。

（三）中医病因病机

中医认为本病的发生是由于体质虚弱、正气不足，复感温热病邪，温毒之邪侵入，内舍于心，损伤心脉所致。

1. **体质虚弱** 先天禀赋不足、素体虚弱，或情志损伤、疲劳过度，或后天失养、久病体虚，而致正气虚损不能抵御外邪，邪毒由表及里，侵入血脉，内舍于心。

2. **外感时邪温毒** 时邪温毒或从卫表而入，或从口鼻上受，导致肺卫不和，正邪相争，体质强壮者，则可御邪外达；若正气虚损者，则邪毒留恋侵里，可循肺朝百脉之径，由肺卫而入血脉。血脉为心所主，邪毒由血脉而内舍于心，或耗其气血，或损其阴阳，或导致心脉瘀阻，发为心瘅。

3. 温热温毒内犯胃肠　饮食不洁，湿毒之邪由口而入，蕴结胃肠。若脾胃素弱，或邪毒较甚者，则湿热温毒之邪可沿脾经之支脉，从胃入膈，注入心中，心脏体用俱损，而发为心瘅。

总之，心瘅病位在心，与肺、脾、肾有关，正气不足，邪气侵心是发病的关键。正气亏虚为本，热毒、湿毒、瘀血、痰浊为标，为本虚标实、虚实夹杂的疾患。

（四）临床表现

病情轻重不一，轻者临床表现较少，重者可发生严重心律失常、心力衰竭、心源性休克甚至猝死。多数呈亚临床型，一般婴幼儿病情较重，成人较轻。

1. 症状

（1）病毒感染的表现：多数患者发病前1~3周有呼吸道或消化道病毒感染的病史，表现为发热、全身酸痛、乏力、咽痛等"感冒"样症状或恶心、呕吐、腹泻等胃肠道症状。

（2）心脏受累的表现：病毒感染1~3周后患者出现心脏受累的表现，心悸、胸闷、胸痛、乏力，严重者可见呼吸困难、水肿、甚者发生阿-斯综合征或猝死。

2. 体征　心率增快与发热程度不平衡，休息及睡眠时亦快，或心率异常缓慢，均为心肌炎的可疑征象。心脏扩大，一般为暂时性扩大，听诊心尖区可有第一心音减弱及第三心音，心音可呈胎心律。由于心室扩大引起相对性二尖瓣关闭不全或狭窄，心尖区可闻及收缩期杂音和舒张期杂音。心包受累时可闻及心包摩擦音。

3. 并发症

（1）心律失常：极常见，以期前收缩和房室传导阻滞最为多见，心律失常是引起猝死的主要原因之一。

（2）心力衰竭：可有颈静脉怒张、肺部啰音、肝大、舒张期奔马律，重者可出现心源性休克。

（五）实验室及其他检查

1. 血液检查　白细胞计数增多、红细胞沉降率加快，肌酸激酶同工酶（CK-MB）效价增高。血清肌钙蛋白I（cTnI）和肌钙蛋白T（cTnT）增高，cTnI和cTnT是诊断心肌损伤的敏感指标。

2. 心电图　①心律失常：最常见，尤其是过早搏动，其中室性期前收缩最多；其次为房室传导阻滞，以一度房室传导阻滞多见，还可有束支传导阻滞、阵发性心动过速等。出现完全性房室传导阻滞或左束支传导阻滞提示病变部位广泛。②窦性心动过速。③ST-T改变：ST段压低，T波低平或倒置，合并心包炎可有ST段抬高。④其他：心室肥大、Q-T间期延长、低电压及病理性Q波等变化。

3. X线检查　局灶性或轻型病变者心脏大小正常，弥漫性病变或合并心包炎者可见心影普遍增大，搏动减弱，重者可见心包积液、肺淤血或肺水肿等征象。

4. 超声心动图检查　可有左心室收缩或舒张功能障碍，节段性或区域性室壁运动异常。室壁厚度增加，心肌回声反射增强或不均匀。右心室扩张及运动异常。

5. 核素检查　可见左心室射血分数减低，心肌显像可了解心肌损伤或坏死的有无及范围。

6. **病毒学检查** 咽拭子或粪便中分离出病毒，第二份血清中特异性抗体滴度4倍或4倍以上增高有助于病原学诊断。心内膜下心肌活检可检测出病毒、病毒基因片段或特异性病毒蛋白抗原，病理检查见心肌炎症细胞浸润伴心肌细胞变性或坏死，对本病的诊断和预后判断有决定意义。

（六）诊断

1999年全国心肌炎心肌病学术研讨会提出的"成人急性病毒性心肌炎诊断参考标准"如下。

1. **病史与体征** 在上呼吸道感染、腹泻等病毒感染后3周内出现心脏表现，如出现不能用一般原因解释的感染后重度乏力、胸闷、头晕（心排血量降低所致）、心尖第一心音明显减弱、舒张期奔马律、心包摩擦音、心脏扩大、充血性心力衰竭或阿-斯综合征等。

2. **上述感染后3周内新出现下列心律失常或心电图改变** ①窦性心动过速、房室传导阻滞、窦房阻滞或束支阻滞。②多源、成对室性期前收缩，自主性房性或交界性心动过速，阵发性或非阵发性室性心动过速，心房或心室扑动或颤动。③两个以上导联ST段呈水平型或下斜型下移≥0.1mV或ST段异常抬高或出现异常Q波。

3. **心肌损伤的参考指标** 病程中血清心肌肌钙蛋白I或肌钙蛋白T（强调定量测定）、CK-MB明显增高。超声心动图示心腔扩大或室壁活动异常和（或）核素心功能检查证实左心室收缩或舒张功能减弱。

4. **病原学依据** ①急性期从心内膜、心肌、心包或心包穿刺液中检测出病毒、病毒基因片段或病毒蛋白抗原。②病毒抗体：第二份血清中同型病毒抗体（如柯萨奇B组病毒中和抗体或流行性感冒病毒血凝抑制抗体等）滴度较第一份血清升高4倍（2份血清应相隔2周以上）或一次抗体效价≥640者为阳性，320者为可疑阳性（如以1:32为基础者宜以≥256为阳性，128为可疑阳性，根据不同实验室标准作决定）。③病毒特异性IgM以≥1:320者为阳性（按各实验室诊断标准，需在严格质控条件下）。如同时有血中肠道病毒核酸阳性者更支持有近期病毒感染。

对同时具有上述1、2（①、②、③中任何一项）、3中任何两项，在排除其他原因心肌疾病后，临床上可诊断病毒性心肌炎。如同时具有4中①者，可从病原学上确诊急性病毒性心肌炎；如仅具有4中②、③者，在病原学上只能拟诊为急性病毒性心肌炎。

如患者有阿-斯综合征发作、充血性心力衰竭伴或不伴心肌梗死样心电图改变、心源性休克、急性肾功能衰竭、持续性室性心动过速伴低血压或心肌心包炎等一项或多项表现，可诊断为重症病毒性心肌炎。如仅在病毒感染后3周内出现少数期前收缩或轻度T波改变，不宜轻易诊断为急性病毒性心肌炎。

对难以明确诊断者，可进行长期随访，有条件时可做心内膜心肌活检进行病毒基因检测及病理检查。

在考虑病毒性心肌炎诊断时，应除外β受体功能亢进、甲状腺功能亢进症、二尖瓣脱垂综合征及影响心肌的其他疾病。如风湿性心肌炎、中毒性心肌炎、冠心病、结缔组织病、代谢性疾病及克山病（克山病地区）等。

（七）西医治疗

1. **一般治疗** 卧床休息，直到症状消失、心电图正常。有心肌坏死、心绞痛、心力衰竭、严重心律失常者，应卧床休息3~6个月。心脏增大、严重心律失常、重症心力衰竭者，应卧床休息半年至1年，直至心脏缩小、心衰竭控制。进食易消化、富含维生素、蛋白质的食物。保持大便通畅。

2. 药物治疗 ①抗感染治疗：抑制病毒核酸复制的药物如**干扰素、三氮唑核苷、无环鸟苷**等可试用。如合并细菌感染可使用抗生素。②调节细胞免疫功能药物：**α干扰素、免疫核糖核酸**等。③肾上腺皮质激素：一般患者不必应用，特别是发病最初10天。因激素可抑制干扰素的合成和释放，加速病毒的增殖，引起感染加重。但对合并难治性心力衰竭、房室传导阻滞，重症患者或有自身免疫反应强烈的患者可使用，但激素的疗程不宜长，以防继发性细菌感染。常用药物有泼尼松、氢化可的松、地塞米松等，一般疗程不宜超过2周。④改善心肌细胞营养与促进心肌代谢：可用三磷酸腺苷、辅酶A、肌苷、细胞色素C、环化腺苷酸等肌内注射或静脉注射。

3. 并发症的治疗

（1）心律失常：原则上按一般心律失常处理。如期前收缩频繁或快速性心律失常，可选用抗心律失常药物治疗。如并发高度房室传导阻滞、快速室性心律或窦房结损害而引起晕厥或低血压，则需要电起搏或电复律，多数三度房室传导阻滞者需借助人工心脏起搏器以渡过急性期。

（2）心力衰竭：绝对卧床休息、吸氧、限制钠盐。洋地黄制剂的使用应谨慎，从小剂量开始以避免毒性反应。除洋地黄类药物外，还可选用血管扩张药、血管紧张素转化酶抑制药和利尿药。

（3）心源性休克：大剂量维生素C治疗，疗效不理想可用升压药治疗。

（八）中医辨证论治

1. 热毒侵心证

证候：发热微恶寒，头身疼痛，鼻塞流涕，咽痛口渴，口干口苦，小便黄赤，心悸气短，胸闷或隐痛，舌红苔薄黄，脉浮数或结代。

治法：清热解毒，宁心安神。

方药：**银翘散**加减。

2. 湿毒犯心证

证候：发热，微恶寒，恶心呕吐，腹胀腹痛，大便稀溏，困倦乏力，口渴，心悸，胸闷或隐痛，舌红苔黄腻，脉濡数或促、结、代。

治法：解毒化湿，宁心安神。

方药：**葛根芩连汤**合**甘露消毒丹**加减。

3. 心阴虚损证

证候：心悸胸闷，口干心烦，失眠多梦，或有低热盗汗，手足心热，舌红，无苔或少苔，脉细数或促、结、代。

治法：滋阴清热，养心安神。

方药：**天王补心丹**加减。

4. 气阴两虚证

证候：心悸怔忡，胸闷或痛，气短乏力，失眠多梦，自汗盗汗，舌质红，苔薄或少苔，脉细数无力或促、结、代。

治法：益气养阴，宁心安神。

方药：**炙甘草汤**合**生脉散**加减。

5. 阴阳两虚证

证候：心悸气短，胸闷或痛，面色晦暗，口唇发绀，肢冷畏寒，甚则喘促不能平卧，咳嗽、吐痰涎，夜难入寐，浮肿，大便稀溏，舌淡红，苔白，脉沉细无力或促、结、代。

治法：益气温阳，滋阴通脉。

方药：**参附养荣汤**加减。

第三单元　消化系统疾病

【复习指导】本部分内容有一定难度，历年必考，应作为重点复习。其中，常见消化系统疾病的概念、临床表现、诊断、鉴别诊断、治疗和急重症治疗是考试的重点，应掌握。掌握常见消化系统疾病中医辨证论治的证候、治法、常用方剂。病因、发病机制、中医病因病机、病理、实验室及其他检查以及疾病的预防应熟悉。急性胃炎、慢性胃炎、消化性溃疡、肝硬化、上消化道出血均为重点掌握的疾病，熟悉胃癌、原发性肝癌、溃疡性结肠炎。

一、急性胃炎

急性胃炎是指各种病因引起的**急性胃黏膜炎症**。主要表现为急性发病、腹胀、腹痛等上腹部症状。本病与中医学的"胃瘅"相类似，可归属于"胃痛""血证""呕吐"等范畴。

（一）病因和发病机制

1. 急性应激　是最主要病因。包括严重创伤、大手术、严重感染、大面积烧伤、脑血管意外、休克和过度紧张等。

2. 化学性损伤　最常见的药物是非甾体类抗炎药（NSAIDs），如阿司匹林、吲哚美辛等，可抑制环氧化酶从而抑制前列腺素的合成，削弱前列腺素对胃黏膜的保护作用，导致胃黏膜容易受损。

3. 细菌感染　**幽门螺杆菌（Hp）**是造成急性胃炎的主要细菌，此外还包括沙门菌、大肠埃希菌等。

（二）病理

急性胃炎的病理变化为**胃黏膜固有层炎症**，以中性粒细胞浸润为主。

（三）临床表现

1. 临床特点　多数急性起病，症状轻重不一。

2. 症状　上腹饱胀、隐痛、食欲减退、恶心、呕吐、嗳气，重者可有呕血和黑粪，细菌感染者常伴有腹泻。

3. 体征　上腹压痛或脐周压痛，肠鸣音亢进。

（四）中医病因病机

本病中医病因主要为**饮食不节、七情内伤、外邪直中**等，但以饮食伤胃、情志不畅为主要发病原因。

本病病位在**胃腑**，与**肝脾**有关。**胃失和降，胃络受损**所致。

(五)实验室及其他检查

内镜检查可明确病变的性质与程度。可见胃黏膜充血、水肿、有时见糜烂及出血点,黏膜表面覆盖黏稠的炎性渗出物和黏液(腐蚀性胃炎急性期禁行内镜检查)。

(六)诊断与鉴别诊断

1. 诊断 确诊有赖于内镜检查(内镜检查宜在**出血发生后24~48h**进行)。有近期服用NSAID史、严重疾病状态或大量饮酒患者,如发生呕血或黑粪,应考虑急性糜烂出血性胃炎的可能。

2. 鉴别诊断

(1)急性胆囊炎:突发右上腹阵发性绞痛,常在饱餐、进油腻食物后或夜间发作,右上腹压痛、反跳痛及肌紧张,**Murphy征阳性**,白细胞轻度升高,腹部B超、CT或MRI等影像学检查可确诊。

(2)急性胰腺炎:常有暴饮暴食史或胆道结石病史。剧烈而持续的上腹痛、恶心、呕吐、腹部压痛,肌紧张,血清淀粉酶增高。

(七)西医治疗

1. 治疗原则是祛除病因,积极治疗原发病,保护胃黏膜和对症处理。

2. 可能引起胃黏膜损伤时,可预防性使用H_2受体拮抗剂或质子泵抑制剂或胃黏膜保护剂。

3. 以呕吐、恶心或腹痛为主者可对症使用甲氧氯普胺(胃复安)注射液、东莨菪碱等。

4. 保持水、电解质酸碱平衡。

5. 如考虑是细菌感染引起,可根据病情选用敏感的抗生素。

(八)中医辨证论治

1. 寒邪客胃证

证候:胃脘暴痛,遇寒痛剧,得热痛减,喜热饮食,脘腹胀满,舌淡苔白,脉弦紧迟。

治法:温中散寒,和胃止痛。

方药:**香苏散合良附丸**加减。

2. 脾胃湿热证

证候:胃痛灼热,胸腹痞满,头身重着,口苦口黏,纳呆,肛门灼热,大便不爽,舌苔厚腻,脉弦滑。

治法:清化湿热,理气止痛。

方药:**清中汤**加减。

3. 食积气滞证

证候:伤食胃痛,饱胀拒按,嗳腐酸臭,厌恶饮食,恶心欲吐,吐后症轻,舌苔厚腻,脉弦滑。

治法:消食导滞,调理气机。

方药:**保和丸**加减。

4. 肝气犯胃证

证候:胃脘痞闷,胃部胀痛,痛窜胁背,气怒痛重,嗳气呕吐,嘈杂吐酸,舌苔薄白,脉弦。

治法:疏肝和胃,理气止痛。

方药：**柴胡疏肝散**加减。

5. 胃络瘀阻证

证候：胃脘疼痛如针刺，痛有定处，拒按，入夜尤甚，舌暗红或有瘀斑，脉弦涩。

治法：活血通络，理气止痛。

方药：**失笑散合丹参饮**加减。

6. 脾胃虚寒证

证候：胃脘隐痛，喜按喜暖，纳少便溏，倦怠乏力，遇冷痛重，得暖痛减，口淡流涎，舌淡苔白，脉细弦紧。

治法：温补脾胃，散寒止痛。

方药：**黄芪建中汤**。

7. 胃阴不足证

证候：胃热隐痛，口干舌燥，五心烦热，渴欲含漱，嘈杂干呕，大便干燥，舌红无苔，舌裂纹少津，脉细数。

治法：养阴益胃，和中止痛。

方药：**一贯煎合芍药甘草汤**加减。

二、慢性胃炎

慢性胃炎是指由各种病因引起的**胃黏膜慢性炎症**。主要表现为上腹胀满、上腹隐痛、反酸、嗳气、纳呆等症状。

本病可归属于中医学"胃痛""痞满""嘈杂""呕吐"等范畴。

（一）病因与发病机制

1. 幽门螺杆菌（Hp）感染　是最主要病因。
2. 免疫因素　是慢性胃体炎的主要原因。富含壁细胞的胃体黏膜萎缩为主，血清中含壁细胞抗体和内因子抗体，致维生素 B_{12} 缺乏，可伴有其他自身免疫病。
3. 其他　酗酒、非甾体抗炎药、刺激性食物、幽门括约肌功能不全。以及慢性右心衰竭、肝硬化门静脉高压引起胃黏膜淤血、缺氧导致黏膜损伤。

（二）病理

病理学改变是炎症、萎缩和化生。

1. 炎症　慢性胃炎是一种慢性非特异性炎症，黏膜固有层淋巴细胞和浆细胞浸润，也可有嗜酸性粒细胞存在。活动性炎症时则表现为较多的中性粒细胞浸润在固有膜、小凹上皮和腺管上皮之间。
2. 萎缩　胃腺体减少或消失，黏膜层变薄，胃镜下黏膜血管网显露，常伴有化生和纤维组织、淋巴滤泡等的增生。A 型萎缩性胃炎胃体黏膜萎缩，与自身免疫有关；B 型萎缩性胃炎胃窦黏膜萎缩，而胃体无明显萎缩。
3. 化生　胃黏膜产生不完全性再生，包括肠上皮化生和假幽门腺化生。**异常增生又称不典型增生**，是胃癌的癌前病变。

（三）中医病因病机

本病中医病因主要为**脾胃虚弱**，加之内外之邪乘袭所致，主要与饮食所伤、七情失和等有关。

1. 饮食所伤　饮食不节，食滞内生；或寒温失宣，损伤脾胃；或进食不洁食物，邪从口入；或偏食辛辣肥甘厚味，湿热内生，均可引起脾胃运化失职，胃失和降。

2. 情志内伤　情志不舒，肝失疏泄，横逆犯胃而作痛。

3. 脾胃虚弱　素体禀赋不足，或久病累及脾胃，或误治滥用药物，损伤脾胃，致脾胃虚弱。脾气不足则运化无力，湿浊内生，阻遏气机；胃阴不足则濡养失职。

4. 胃络瘀阻　气滞日久，导致血瘀内停，脉络壅滞，不通而痛。

本病病位在胃，与肝、脾关系密切。病机有"不通则痛"和"不荣则痛"之分。初起多实，病在气分；久病以虚为主，或虚实相兼、寒热错杂，病可入血分。

（四）临床表现

慢性病程，临床表现缺乏特异性。症状轻重与病变程度不一致。

1. 症状　部分患者表现为上腹胀满不适、隐痛，嗳气，反酸，食欲不佳等症状；可伴有大便隐血阳性、黑粪甚至血便、消瘦等。自身免疫性胃炎患者可伴有贫血和维生素 B_{12} 缺乏。

2. 体征　多不明显，有时上腹部可有压痛。

（五）实验室及其他检查

1. 胃镜及组织学检查　是慢性胃炎诊断的最可靠方法。

浅表性胃炎（非萎缩性胃炎）胃镜下可见黏膜充血、色泽较红、边缘模糊，多为局限性，水肿与充血区共存，形成红白相间征象，黏膜粗糙不平，有出血点，可有小的糜烂。

萎缩性胃炎则见黏膜灰白色，黏膜变薄，皱襞平坦，黏膜血管暴露，有上皮细胞增生或明显的肠化生。

组织学检查：非萎缩性胃炎以慢性炎症改变为主，萎缩性胃炎则在此基础上有不同程度的萎缩与化生，常用取材部位为胃窦小弯、大弯、胃角及胃体下部小弯。

2. 幽门螺杆菌检测　见"消化性溃疡"一单元。

3. 自身免疫性胃炎的相关检查　血壁细胞抗体和内因子抗体，血清维生素 B_{12} 浓度及吸收试验，胃体胃炎壁细胞抗体和内因子抗体阳性，维生素 B_{12} 水平低下。

4. 胃液分析和血清胃泌素（G细胞）测定　胃体胃炎胃酸降低，胃泌素明显升高；胃窦胃炎胃酸正常或降低，胃泌素水平下降。

（六）诊断与鉴别诊断

1. 诊断　胃镜及组织学检查是慢性胃炎诊断的关键。Hp检测有助于病因诊断，壁细胞抗体和内因子抗体及维生素 B_{12} 的检测有助于自身免疫性胃炎的诊断。

2. 鉴别诊断

（1）消化性溃疡：上腹疼痛具有周期性、节律性、季节性（好发于秋冬和冬春之交）。胃镜检查可明确。

（2）慢性胆囊炎：反复发作右上腹隐痛，进食油腻食物常加重。B超可见胆囊炎性改变，静脉胆道造影时胆囊显影淡薄或不显影，多合并胆囊结石。

（3）功能性消化不良：临床表现多样，可有上腹胀满、疼痛，食欲不佳等。胃镜检查无明显胃黏膜病变或仅有轻度炎症，钡剂检查可见胃排空减慢。

（4）胃神经症：多见于年轻妇女，常伴有神经官能症的全身症状。上腹胀痛症状使用一般对症药物多不能缓解，予以心理治疗或服用镇静药有时可获疗效。胃镜检查多无阳性发现。

（七）西医治疗

治疗原则：减轻或消除损伤因子、增强黏膜屏障。

1. 根除Hp 详见"消化性溃疡"一单元。

2. 对症治疗 ①腹胀为主要症状者予胃动力药，如甲氧氯普胺（胃复安）、吗丁啉、莫沙比利等。②有恶性贫血者，给予维生素B_{12}肌内注射、叶酸等。③反酸明显者可用抑制胃酸分泌药物如H_2受体拮抗药（H_2-RA）或质子泵抑制剂（PPI）或碱性抗酸药（氢氧化铝等）。

3. 胃黏膜保护药 适用于有胃黏膜糜烂、出血或症状明显者。药物有**胶体果胶铋、硫糖铝、氢氧化铝凝胶**等。

4. 异型增生的治疗 定期随访，预防性手术（内镜下胃黏膜切除术）。

（八）中医辨证论治

1. 肝胃不和证

证候：胃脘胀痛或痛窜两胁，每因情志不舒而病情加重，得嗳气或矢气后稍缓，嗳气频频，嘈杂泛酸，苔薄白，脉弦。

治法：疏肝理气，和胃止痛。

方药：**柴胡疏肝散**加减。

2. 脾胃虚弱证

证候：胃脘隐痛，喜温喜按，食后胀满痞闷，纳呆，便溏，神疲乏力，舌质淡红，苔薄白，脉沉细。

治法：健脾益气，温中和胃。

方药：**四君子汤**加减。

3. 脾胃湿热证

证候：胃脘灼热胀痛，嘈杂，脘腹痞闷，口干口苦，渴不欲饮，身重肢倦，尿黄，舌质红，苔黄腻，脉滑。

治法：清利湿热，醒脾化浊。

方药：**三仁汤**加减。

4. 胃阴不足证

证候：胃脘隐隐作痛，嘈杂，口干咽燥，五心烦热，大便干结，舌红少津，脉细。

治法：养阴益胃，和中止痛。

方药：**益胃汤**加减。

5. 胃络瘀阻证

证候：胃脘疼痛如针刺，痛有定处，拒按，入夜尤甚，或有便血，舌暗红或紫暗，脉弦涩。

治法：化瘀通络，和胃止痛。

方药：**失笑散合丹参饮**加减。

三、消化性溃疡

消化性溃疡是胃肠道黏膜被**胃酸和胃蛋白酶自身消化**而形成的慢性溃疡。病变超过**黏膜**

第五章 中西医结合内科学

肌层而有别于糜烂，**胃溃疡（GU）与十二指肠溃疡（DU）** 最常见。主要表现为**慢性、节律性，周期性发作的上腹部疼痛**，伴有中上腹饱胀、嗳气、反酸等。发病具有**季节性**，多发病于秋冬和冬春之交。

本病可归属于中医学"胃脘痛""泛酸"等范畴。

（一）病因与发病机制

1. 病因

（1）Hp 感染是消化性溃疡的主要原因。

（2）药物：非甾体抗炎药是第二主因。糖皮质激素、化疗药物等也可以导致溃疡。

（3）胃酸和胃蛋白酶：**胃酸/胃蛋白酶**是溃疡形成的直接原因。

（4）其他因素：遗传（消化性溃疡存在家族聚集性现象）；胃、十二指肠运动异常可加重对黏膜的损害；急性应激可引起急性应激性溃疡，使已有溃疡发作或加重；吸烟影响溃疡愈合和促进溃疡复发。

（二）病理

DU 多发生于**十二指肠球部，前壁**较常见，偶有发于球部以下者，称为球后溃疡；GU 以**胃角和胃窦小弯**常见。溃疡一般为单发，也可多发，在胃或十二指肠发生两个或两个以上溃疡称为多发性溃疡。溃疡直径一般＜10mm，GU 稍大于 DU，偶可见到＞20mm 的巨大溃疡。

溃疡典型形状呈圆形或椭圆形，直径＜10mm（GU 直径＜25mm）；溃疡边缘整齐，具有炎性水肿和结缔组织增生等病变；溃疡的底部洁净，覆盖有灰白色纤维渗出物；溃疡发展时或累及肌层和浆膜层，有时穿透浆膜层，引起穿孔。纤维镜下慢性溃疡基底部可分急性炎性渗出物、嗜酸性坏死层、肉芽组织和瘢痕组织 4 层。

（三）中医病因病机

本病中医病因常与脾胃虚弱、饮食不节、情志所伤有关。

1. 饮食不节　饥饱失常，脾胃受损，气机不畅；或恣食辛辣肥甘之品，喜烟嗜酒，湿热内生，中焦气机受阻；或贪食生冷，损伤中阳，气机运行涩滞，不通则痛。

2. 情志内伤　忧思恼怒，肝失疏泄，横逆犯胃，胃失和降；气郁久而化热，肝胃郁热，热灼而痛；气滞则血行不畅，胃络不通，瘀血内停亦可为痛。

3. 脾胃虚弱　素体脾胃虚弱，劳倦过度，或久病脾胃受伤等皆可损伤脾胃。脾阳不足，中焦虚寒，温养失职，或胃阴受损，失其濡养而发生疼痛，不荣则痛。

4. 胃络瘀阻　气滞日久，导致血瘀内停，脉络壅滞，不通则痛。

本病病位在胃，与肝、脾关系密切，是以脾胃虚弱为本，气滞、寒凝、热郁、湿阻、血瘀为标的虚实夹杂之证。基本病机为**胃气阻滞，胃失和降，不通则痛**。

（四）临床表现

主要表现为上腹疼痛，且上腹疼痛的发作有以下特点：慢性反复性、周期性（与缓解期交替）、节律性（多于进食有关：饥饿痛或餐后痛）、季节性（多于冬春和秋冬之交发作）。

1. 症状　上腹痛为主要症状。

（1）性质：多为灼痛、胀痛、剧痛和（或）饥饿样不适感。

（2）部位：多位于上腹、可偏左或偏右。

（3）典型节律性：DU 空腹痛和（或）午夜痛，腹痛多于进食或服用抗酸药后缓解；GU

患者也可发生规律性疼痛，但多为**餐后痛**，偶有夜间痛。

2. 体征　溃疡活动时上腹部可有局限性压痛，缓解期无明显体征。

3. 特殊类型的消化性溃疡

（1）复合溃疡：指胃和十二指肠均有活动性溃疡。

（2）幽门管溃疡：常伴胃酸过多，缺乏典型溃疡的周期性和节律性疼痛，餐后即出现剧烈疼痛、早期出现呕吐，抑酸药疗效差，易出现**幽门梗阻、穿孔或出血**等并发症。

（3）球后溃疡：多发于十二指肠降段、水平段的溃疡。**夜间疼痛和背部放射痛**更为多见，内科治疗效果差，易并发出血。

（4）巨大溃疡：直径＞2cm的溃疡，常见于有非甾体抗炎药服用史及老年患者。易发展为穿透性。

（5）无症状性溃疡：无消化性溃疡的任何症状，一般因其他疾病做胃镜或X线钡剂造影或并发上消化道出血或穿孔时发现，多见于长期服用非甾体抗炎药的患者及老年人。

（五）并发症

1. 上消化道出血　是消化性溃疡最常见的并发症，DU较GU更多见，尤以十二指肠球部后壁和球后溃疡更多见；出血常因溃疡侵蚀周围血管所致，是上消化道大出血最常见的病因。临床表现取决于出血量的多少，轻者只表现为黑粪，重者出现呕血和循环衰竭表现，如休克等。出血前常有上腹疼痛加重现象，出血后疼痛反减轻；少数患者（尤其是老年患者）并发出血前可无症状。

2. 穿孔　溃疡进一步发展穿透浆膜层即为穿孔。临床可分为急性、亚急性和慢性穿孔三类，以急性常见。主要表现为**急性腹膜炎**。

（1）游离壁穿孔：溃疡常位于十二指肠前壁或胃前壁，胃肠内容物漏入腹腔引起急性腹膜炎，可见突发剧烈腹痛，持续加剧，先出现于上腹，逐步延及全腹，查体可见急腹症、气腹征。

（2）后壁穿孔：又称为穿透性溃疡，也称为慢性穿孔。腹痛规律改变，顽固而持续，疼痛常放射至背部，血清淀粉酶升高。

3. 幽门梗阻　主要为DU引起，其次为球后溃疡。炎症水肿和幽门平滑肌痉挛导致功能性梗阻，瘢痕收缩导致器质性梗阻。

（1）症状：胃排空延迟，上腹胀满，剂后加重；恶心、呕吐宿食，吐后缓解；严重呕吐可导致失水和低氯低钾性碱中毒；营养不良和体重减轻。

（2）体征：查体可见蠕动波，空腹检查胃内有震水声。

4. 癌变　少数GU发生癌变（DU一般不发生癌变）。长期慢性GU病史、年龄＞45岁，溃疡顽固不愈，大便隐血持续阳性者应提高警惕。

（六）实验室检查及其他检查

1. 幽门螺杆菌检测　常规检查项目。方法分为侵入性和非侵入性。前者需通过胃镜取材，包括快速尿素酶试验、组织学检查和幽门螺杆菌培养；后者有^{13}C或^{14}C尿素呼气试验、粪便幽门螺杆菌抗原检测及血清检查。**快速尿素酶试验**操作简单，费用低，为首选方法。^{13}C或^{14}C尿素呼气试验敏感且特异性高，无须胃镜检查，可用于根除治疗后复查的首选。

2. 胃镜检查　胃镜是消化性溃疡诊断的首选方法。目的在于：①确定有无病变、部位及分期。②鉴别良、恶性。③治疗效果的评价。④对合并出血者给予止血治疗。⑤还可取材做病理和幽门螺杆菌检查。

3. X线钡剂检查　X线发现龛影是消化性溃疡的直接征象，有确诊价值；局部压痛、十二指肠球部激惹和畸形、胃大弯侧痉挛性切迹是溃疡的间接征象，仅提示可能有溃疡。

4. 胃液分析和血清胃泌素测定　有助于胃泌素瘤的鉴别诊断。

（七）诊断与鉴别诊断

1. 诊断要点

（1）慢性、周期性、节律性上腹部疼痛是疑诊消化性溃疡的重要病史。

（2）胃镜可以确诊。

（3）不能接受胃镜检查者，X线钡剂发现龛影，可以诊断。

2. 鉴别诊断

（1）胃癌：多为持续疼痛，制酸药效果不佳；大便隐血试验持续阳性。X线、内镜和病理组织学检查对鉴别意义大。

（2）胃泌素瘤：其特点为多发性溃疡、不典型部位溃疡、难治、易穿孔、出血。血清胃泌素常＞500pg/mL；胃液分析、超声、CT等检查有助于病位诊断。

（3）功能性消化不良：多发于年轻女性；X线和胃镜检查正常或只有轻度胃炎；胃排空试验可见胃蠕动减慢。

（4）慢性胆囊炎和胆石症：疼痛位于右上腹，多在进食油腻后加重，并放射至背部，可伴发热、黄疸、墨菲征阳性。胆囊B超和逆行胆道造影有助于鉴别。

（八）西医治疗

1. 一般治疗　生活有规律，避免过度劳累，精神放松，定时定量进餐，忌辛辣食物，戒烟，避免服用对胃肠黏膜有损害药物。

2. 根除Hp　目前推荐方案有三联疗法（见表5-6）和四联疗法。**三联疗法为1种PPI+2种抗生素或1种铋剂+2种抗生素，疗程7~14d；四联疗法为1种PPI+1种铋剂+2种抗生素。**

表5-6　根除幽门螺杆菌的常用三联疗法

PPI或铋剂（选择1种）	抗菌药物（选择2种）
奥美拉唑	克拉霉素
兰索拉唑	羟氨苄青霉素
枸橼酸铋钾	甲硝唑
果胶铋	替硝唑
	喹诺酮类抗生素

3. 抗酸药物治疗

（1）H_2受体拮抗药：**西咪替丁、雷尼替丁、法莫替丁**等。常用剂量分别为400mg，每天2次；150mg，每天2次；20mg，每天2次。

（2）PPI：抑制壁细胞内的H^+-K^+-ATP酶，**奥美拉唑、兰索拉唑、泮托拉唑**等，常用剂量为分别为20mg，30mg，40mg，每天1次。

4. 保护胃黏膜　硫糖铝、枸橼酸铋钾和前列腺素类药物（如米索前列醇）等。

5. NSAID 相关溃疡　暂停或减少 NSAID 的剂量，然后按上述方案治疗。若病情需要继续服用 NSAID，尽可能选用对胃肠黏膜损害较少的药物，或合用 PPI 或米索前列醇。

6. 消化性溃疡的方案及疗程　制酸药物的疗程通常为 **4~6 周**，部分患者需要 8 周。根除 Hp 所需的 1~2 周疗程可重叠在 4~8 周的抑酸药物疗程内，也可在抑酸疗程结束后进行。此方案及疗程可使溃疡愈合率超过 90%。

7. 外科治疗　手术指征：①大出血经内科紧急处理无效。②急性穿孔。③器质性幽门梗阻。④GU 癌变。⑤严格内科治疗无效的顽固性溃疡。

（九）中医辨证论治

1. 肝胃不和证

证候：胃脘胀痛，痛引两胁，情志不遂而诱发或加重，嗳气，泛酸，口苦，舌淡红，苔薄白，脉弦。

治法：疏肝理气，健脾和胃。

方药：**柴胡疏肝散**加减。

2. 脾胃虚寒证

证候：胃痛隐隐，喜温喜按，畏寒肢冷，泛吐清水，腹胀便溏，舌淡胖边有齿痕，苔白，脉迟缓。

治法：温中散寒，健脾和胃。

方药：**黄芪建中汤**加减。

3. 胃阴不足证

证候：胃脘隐痛，似饥而不欲食，口干而不欲饮，大便干，舌红少津少苔，脉细数。

治法：益阴养胃。

方药：**益胃汤**加减。

4. 湿热中阻证

证候：胃脘灼痛，泛酸，脘痞腹胀，纳呆恶心，口渴不欲饮水，小便黄，大便不畅，舌红，苔黄腻，脉滑数。

治法：清化湿热，理气和胃。

方药：**清中汤**加减。

5. 瘀血停胃证

证候：胃痛如刺，痛处固定，按之痛甚，入夜尤甚，有呕血或黑便，舌质紫暗，或有瘀斑，脉涩。

治法：活血化瘀，通络和胃。

方药：**失笑散丹合丹参饮**加减。

6. 寒邪客胃证

证候：胃脘暴痛，遇寒痛剧，得热痛减，喜热饮食，口不渴，舌淡苔白，脉弦紧。

治法：温胃散寒，理气止痛。

方药：**良附丸**加减。

7. 饮食伤胃证

证候：伤食胃痛，嗳腐吞酸，或呕吐不消化食物，吐后痛减，不思饮食，大便不爽，得失气或便后稍舒，舌苔厚腻，脉滑。

治法：消食导滞，和胃止痛。

方药：**保和丸**加减。

四、胃癌

胃癌是指源于胃黏膜上皮细胞的恶性肿瘤，主要是**胃腺癌**。

本病归属于中医学"胃癌""反胃""积聚"等范畴。

（一）病因与发病机制

病因　病因和发病机制尚未完全清楚。目前认为胃癌的病因与幽门螺杆菌、**环境、饮食、遗传因素**共同作用有关。其中饮食因素是最主要的病因。

癌前状态分为癌前疾病和癌前病变。癌前疾病是指与胃癌相关的胃良性疾病，有发生胃癌的危险性，如：①慢性萎缩性胃炎。②慢性胃溃疡。③胃息肉。④残胃炎。⑤巨大黏膜皱襞症。癌前病变指较易转变为癌组织的病理学变化，主要指异型增生。

（二）病理

1. 胃癌的发生部位　胃癌可发生于胃的任何部位，50%以上发生于胃窦部、胃小弯及前后壁，其次在贲门部，胃体区相对较少。

2. 大体形态分型　早期胃癌指癌性病变仅限于黏膜及黏膜下层，而不论有无淋巴结转移。中晚期胃癌（进展期胃癌）指癌性病变侵及肌层或全层，常有转移。

3. 组织学分型　根据腺体的形成及黏液分泌能力可分为管状腺癌、黏液腺癌、髓样癌和弥散型癌4种；胃癌以腺癌为主。根据分化程度可分为高分化、中分化、低分化3种。根据肿瘤起源分为肠型胃癌和弥漫型胃癌；根据其生长方式可分为膨胀型和浸润型。

4. 转移途径　癌细胞主要通过4种转移途径，其中以淋巴结转移最常见。

（1）直接蔓延扩散至相邻器官。

（2）淋巴结转移：是最早、最常见的转移方式。先转移到局部淋巴结再转移到远处淋巴结，如转移至左锁骨上淋巴结时时称为Virchow淋巴结。

（3）血行转移：最常转移到**肝脏**，其次是肺、腹膜及肾上腺，也可转移到肾、脑、骨髓等。

（4）腹腔内种植：癌细胞侵及浆膜层脱落入腹腔，种植于肠壁和盆腔，如种植于卵巢，称为Krukenberg瘤；也可在直肠周围形成结节状肿块。

（三）中医病因病机

中医学认为，本病的发生与饮食不节、情志失调、素体亏虚有关。

本病发病一般较缓，病位在胃，与肝、脾、肾等脏关系密切，病机总属本虚标实。**本虚以胃阴亏虚、脾胃虚寒和脾肾阳虚**为主，标实为**痰瘀互结**；初期为痰气瘀滞互结，以标实为主，久则病邪伤正，本虚标实，或以本虚为主。

（四）临床表现

1. 症状

（1）早期胃癌多无症状，部分患者可有消化不良症状。进展期胃癌可有上腹痛、餐后加重、纳差、厌食、乏力及体重减轻等。

（2）发生并发症或转移时可出现吞咽困难、幽门梗阻、上消化道出血等以及转移至脏器所出现的受累脏器（肝、肺）的症状等。

2.体征

（1）早期胃癌可无任何体征，进展期胃癌在上腹部可扪及肿块、压痛。

（2）胃癌转移致肝脏大、黄疸甚至腹水、脾大、左锁骨上淋巴结肿大等。

（3）胃癌的伴癌综合征包括血栓性静脉炎、黑棘病和皮肌炎等。

3.并发症

（1）出血：多呈呕血和（或）黑粪，约5%可发生难治性大出血。

（2）幽门或贲门梗阻。

（3）穿孔：较良性溃疡少见，多发生于幽门前区的溃疡型癌。

（五）实验室检查及其他检查

1. X线钡剂检查　局部胃壁僵硬、皱襞中断，蠕动波消失，凸入胃腔内的充盈缺损，恶性溃疡直径多大于2.5cm，边缘不整齐，可示"半月"征、"环堤"征。

2. 内镜检查　胃镜结合黏膜活检是诊断胃癌最可靠的手段。

（六）诊断与鉴别诊断

1.诊断　主要依据胃镜检查及病理活检。对有中上腹痛、消化不良、呕血或黑粪者应及时行胃镜检查。对下列胃癌高危患者应定期胃镜随访：①慢性萎缩性胃炎伴有肠上皮化生或异型增生者；②良性溃疡经正规治疗2个月无效；③胃大部切除术后10年以上者。

2.鉴别诊断

（1）胃溃疡：长期反复发作的周期性、节律性、慢性上腹部疼痛，应用抑酸药物可缓解。X线钡剂造影见溃疡龛影，胃镜和活组织病理检查可鉴别。

（2）慢性萎缩性胃炎：患者有上腹饱胀不适、恶心、食欲缺乏等消化不良症状，但腹部无肿块，无淋巴结肿大，大便隐血试验阴性，依靠X线钡剂造影、胃镜和活组织病理检查可鉴别。

（七）西医治疗

1.手术治疗　外科手术治疗是目前唯一有可能根治胃癌的手段，是治疗胃癌的主要手段。

2.化学疗法　抗肿瘤药物常用以辅助手术治疗。

3.内镜治疗　早期胃癌可采用内镜下高频电凝切除术，内镜下激光、微波或无水乙醇注射等，但疗效不如手术治疗。

（八）中医辨证论治

1.痰气交阻证

证候：胸膈或胃脘满闷作胀或痛，胃纳减退，厌食肉食，或有吞咽哽噎不顺。呕吐痰涎，苔白腻，脉弦滑。

治法：理气化痰、消食散结。

方药：启膈散加减。

2.肝胃不和证

证候：胃脘痞满，时时作痛，窜及两胁，嗳气频繁或进食发噎，舌质红，苔薄白或薄黄，脉弦。

治法：疏肝和胃，降逆止痛。

方药：**柴胡疏肝散**加减。

3. 脾胃虚弱证

证候：胃脘隐痛，喜按喜暖，面色无华，大便溏薄，舌淡，有齿痕，苔薄白，脉细弱。

治法：健脾益气。

方药：**参苓白术散**加减。

4. 胃热伤阴证

证候：胃脘嘈杂灼热，痞满吞酸，食后痛胀，口干喜冷饮，五心烦热，便结尿赤，舌质红绛，舌苔黄糙或剥苔、无苔，脉细数。

治法：清热和胃，养阴润燥。

方药：**玉女煎**加减。

5. 瘀毒内阻证

证候：脘痛剧烈或向后背放射，痛处固定、拒按，上腹肿块，肌肤甲错，眼眶呈暗黑，舌质紫暗或瘀斑，舌下脉络紫胀，脉弦涩。

治法：理气活血，软坚消积。

方药：**膈下逐瘀汤**加减。

6. 痰湿阻胃证

证候：脘膈痞闷，呕吐痰涎，进食发噎不利，口淡纳呆，大便时结时溏，舌体胖大有齿痕，苔白厚腻，脉滑。

治法：燥湿健脾，消痰和胃。

方药：**开郁二陈汤**加减。

7. 气血两虚证

证候：神疲乏力，面色无华，少气懒言，动则气促，自汗，消瘦，舌苔薄白，舌质淡白，舌边有齿痕，脉沉细无力或虚大无力。

治法：益气养血，健脾和营。

方药：**八珍汤**加减。

五、肝硬化

肝硬化是由多种病因引起的、以肝细胞广泛变性坏死、肝组织弥漫性纤维化、假小叶和再生结节形成为组织学特征的慢性进行性肝病。后期出现肝脏变形硬化、肝小叶结构和血液循环途经显著改变。临床以肝功能减退和门静脉高压为特征，晚期出现上消化道出血、肝性脑病、继发感染等严重并发症。

肝硬化可分为代偿期和失代偿期。代偿期属中医学"积聚"范畴；失代偿期与中医学的"水臌"相类似，可归属于"鼓胀"等范畴。还涉及"黄疸""胁痛""水肿""血证"等病证。

（一）病因和发病机制

1. 病因　我国以**病毒性肝炎**所致的肝硬化为主，西方国家以**酒精性肝硬化**多见。

（1）病毒性肝炎：主要为乙型、丙型病毒性肝炎，通常经过慢性肝炎阶段演变为肝硬化，甲型和戊型病毒型肝炎除重症外，一般不发展为肝硬化。

（2）慢性酒精中毒：每天摄取酒精50g，达10年以上，乙醇及其中间代谢产物乙醛的毒性作用，引起慢性酒精性肝炎，发展为酒精性肝硬化。

（3）胆汁淤积：慢性持续性肝内胆汁瘀滞或肝外胆管阻塞，胆酸和胆红素刺激，可引起胆汁淤积性肝炎，发展为肝硬化。

（4）循环障碍：慢性充血性心力衰竭、缩窄性心包炎、肝静脉阻塞综合征等，致肝脏长期淤血缺氧，肝细胞变性及纤维化，形成淤血性肝硬化。

（5）非酒精性脂肪性肝炎（NASH）：约20%的NASH可发展为肝硬化。

（6）其他：遗传代谢性疾病，工业毒物或药物中毒性、自身免疫性慢性肝炎致肝硬化，血吸虫病性肝硬化，隐源性肝硬化等。

2.发病机制　肝硬化发展的基本特征是肝细胞坏死、再生、肝纤维化和肝内血管增殖、循环紊乱。主要包括以下4个方面。

（1）肝细胞广泛变性、坏死。

（2）残存肝细胞无序性排列再生，形成不规则结节状肝细胞团即再生结节。

（3）在炎症的刺激下，汇管区和肝包膜有大量纤维结缔组织增生，形成纤维束，从汇管区向另一汇管区或向肝小叶中央静脉延伸扩展，形成纤维间隔，包绕再生结节或将残存肝小叶重新改建分割成假小叶。假小叶的形成，标志病变已进展至肝硬化。

（4）由于上述病理变化反复发生，假小叶越来越多，导致肝内门静脉小支、肝静脉小支和肝动脉小支三者之间失去正常关系，并出现交通吻合支等严重肝血循环紊乱，这些严重的肝血液循环障碍，一方面是门静脉高压的病理基础，另一方面又加重了肝细胞的营养障碍，最终发展至晚期肝硬化。

（二）中医病因病机

本病的病因多由酒食不节、情志失调、虫毒感染及黄疸、积聚等病迁延日久，引起肝、脾、肾亏损，气滞、血瘀、水停腹中所致。

本病的病位在肝，与脾、肾密切相关；初起在肝、脾，久则及肾。基本病机为肝、脾、肾三脏功能失调，气滞、血瘀、水停腹中；病机特点为本虚标实。本病晚期水湿郁而化热，蒙闭心神，引动肝风，迫血妄行，出现神昏、痉厥、出血等危象。

（三）临床表现

1.肝功能代偿期　此期临床表现多不明显，症状较轻，且缺乏特异性，可有肝大及质地改变，部分有脾肿大、肝掌和蜘蛛痣。肝功能正常或有轻度异常。

2.肝功能失代偿期

此期主要为肝功能减退及门静脉高压症的临床表现。

（1）肝功能减退的临床表现　①全身症状：消瘦乏力，精神不振，肝病面容，部分有不规则低热和黄疸。②消化道症状：主要为消化吸收不良。常见食欲减退，厌食，勉强进食后上腹饱胀不适，恶心呕吐，进食油腻易引起腹泻等。③出血倾向及贫血：出血是由于肝功能减退凝血因子合成减少，脾功能亢进和毛细血管脆性增加等原因造成。部分患者有轻到中度贫血，系营养缺乏、肠道吸收障碍、胃肠道出血和脾功能亢进等因素引起。④内分泌紊乱：肝功能减退时，对内分泌激素灭活作用减退，主要有雌激素、醛固酮及抗利尿激素增多。男性患者常有性欲减退、睾丸萎缩、毛发脱落及乳房发育等；女性患者有月经不调、闭经、不孕等。蜘蛛痣及肝掌的出现一般认为与雌激素增多有关。醛固酮增多使远端肾小管对钠重吸收增加，抗利尿激素增多使集合管对水分吸收增加，钠、水潴留导致水肿，对腹水的形成和加重也起重要促进作用。

（2）门静脉高压症的临床表现：①脾大：主要由于门静脉压增高后脾脏慢性淤血，脾索纤维组织增生所致。②侧支循环的建立和开放：门静脉和体静脉之间有广泛的交通侧支，在门静脉压升高，超过10mmHg时，为了使淤滞在门静脉的血液回流，这些侧支开放。临床上有三大重要的侧支开放为食管下段与胃底静脉曲张、腹壁静脉曲张、痔静脉曲张。③腹水：是肝硬化代偿功能减退最突出的体征。提示已属失代偿期。其发生机制比较复杂，最基本因素是门静脉高压，肝功能障碍、血浆胶体渗透压降低。

（四）并发症

1. 上消化道出血　是肝硬化最常见的并发症。多由食管下端、胃底静脉曲张破裂所致，多为突发的大量呕血或黑粪，常引起失血性休克或诱发肝性脑病。部分患者系并发急性胃黏膜病变或消化性溃疡所致。

2. 肝性脑病　是肝硬化最严重的并发症，亦是最常见的死亡原因。主要表现为性格行为失常、意识障碍、昏迷。

3. 感染　肝硬化失代偿期由于免疫功能低下，以及门-体静脉侧支循环的建立，增加了病原微生物进入人体的机会，故易并发细菌感染。自发性腹膜炎是常见且严重的并发症。典型患者腹壁有压痛和反跳痛。表现为发热、腹痛腹胀、腹围迅速增大、腹水浑浊、蛋白含量高，含有大量中性粒细胞，培养可有细菌生长。

4. 原发性肝癌　肝硬化易并发肝癌，10%~25%的肝癌是在肝硬化基础上发生的。当患者出现肝区疼痛、肝大、血性腹水、无法解释的发热时要考虑此病。

5. 肝肾综合征　指发生在严重肝病基础上的肾衰竭，但肾脏本身并无器质性损害。主要见于肝硬化晚期合并顽固腹水的患者。发病与肝功能衰竭时导致的循环血容量减少，肾有效血容量不足、肾小球滤过率下降；肝脏对血液中有毒物质清楚力下降，加重肾的损害有关。其临床特征为自发性少尿或无尿、氮质血症、稀释性低钠血症和低尿钠。此时，肾脏无器质性病变，故亦称为**功能性肾功能衰竭**。

6. 电解质和酸碱平衡紊乱　常见的电解质紊乱有低钠血症、低钾低氯血症与代谢性碱中毒。

（五）实验室检查及其他检查

1. 血常规　代偿期多正常，失代偿期有不同程度的贫血。脾功能亢进时，三系均减少。

2. 尿常规　代偿期一般无明显变化，失代偿期有时可有蛋白、管型和血尿。有黄疸时可出现胆红素，并有尿胆原增加。

3. 肝功能试验

（1）血清酶学：转氨酶升高与肝脏炎症、坏死相关。GGT及ALP也可有轻至中度升高。

（2）蛋白质代谢：肝功能受损时，白蛋白与球蛋白比值（A/G）降低或倒置。

（3）凝血酶原时间：肝功能代偿期多正常，失代偿期则有不同程度地延长。

（4）胆红素代谢：失代偿期血清胆红素半数以上增高，有活动性肝炎或胆管阻塞时，直接胆红素可以增高。

4. 腹水检查　腹水呈淡黄色漏出液，外观透明。如并发腹膜炎时，其透明度降低，比重增高，利凡他试验阳性，白细胞数增多，腹水培养可有细菌生长。腹水呈血性应高度怀疑癌变，应做细胞学检查。

5. 影像学检查

（1）X线检查：食管静脉曲张时，呈现虫蚀状或蚯蚓状充盈缺损，以及纵行黏膜皱襞增宽。胃底静脉曲张时，可见菊花样缺损。

（2）CT和MRI检查：早期肝大，晚期缩小，肝左、右叶比例失调，右叶萎缩，左叶代偿性增大，肝表面不规则，脾肿大，腹水等。

（3）超声检查：B型超声检查可显示肝大小、外形改变和脾大，门静脉高压时门静脉主干内经增宽，有腹水时可在腹腔内见到液性暗区。彩色多普勒可显示肝内血流动力学改变。

6. 内镜检查　<u>纤维胃镜</u>可直接观察食管静脉曲张的程度与范围，其准确率较X线高。在并发上消化道出血时，急诊胃镜可查明出血部位，并进行治疗。

7. 腹腔镜检查　可直接观察肝脏表面、色泽、边缘及脾脏情况，并可在直视下进行有选择性穿刺活检。

8. <u>肝活组织检查</u>　有确诊价值，尤其适用于代偿期肝硬化的早期诊断、肝硬化结节与小肝癌鉴别及鉴别诊断有困难的其他情况者。

（六）诊断与鉴别诊断

1. 诊断依据

（1）主要指征：①内镜或食管吞钡X线检查发现食管静脉曲张。②B超提示肝回声明显增强、不均、光点粗大；或肝表面欠光滑，凹凸不平或呈锯齿状；或门静脉内经＞13mm；或脾大，脾静脉内径＞8mm。③腹水伴腹壁静脉怒张。④CT显示肝外缘结节状隆起，肝裂扩大，尾叶/右叶比例＞0.05，脾大。⑤腹腔镜或肝穿刺活组织检查诊为肝硬化。以上除⑤外，其他任何一项结合次要指征，可以确诊。

（2）次要指征：①化验。一般肝功能异常（A/G倒置、蛋白电泳A降低、γ-G升高、血清胆红素升高、凝血酶原时间延长等），或HA、PIIIP、MAO、ADA、LN增高。②体征：肝病面容（脸色晦暗无华），可见多个蜘蛛痣，色暗，肝掌，黄疸，下肢水肿，肝脏质地偏硬，脾大，男性乳房发育。以上化验及本征所列，不必悉具。

2. 病因诊断依据

（1）肝炎后肝硬化：需有HBV（任何一项）或HCV（任何一项）阳性，或有明确重症肝炎史。

（2）酒精性肝硬化：需有长期大量嗜酒史（每天50g，10年以上）。

（3）血吸虫性肝纤维化：需有慢性血吸虫史。

（4）其他病因引起的肝硬化：需有相应的病史及诊断，如长期右心衰竭或下腔静脉阻塞、长期使用损肝药物、自身免疫性疾病、代谢障碍性疾病等。

对代偿期患者的诊断常不容易，因临床表现不明显，对怀疑者应定期追踪观察，必要时进行肝穿刺活组织病理检测才能确诊。

3. 鉴别诊断

（1）与其他原因引起的肝脾大相鉴别：与血液病、代谢性疾病的肝脾大相鉴别，必要时做肝活检。

（2）与其他原因引起的腹水鉴别：如结核性腹膜炎、慢性肾小球肾炎、缩窄性心包炎、腹内肿瘤、卵巢癌等。肝硬化腹水为漏出液，合并自发性腹膜炎为渗出液，以中性粒细胞增多为主；结核性腹膜炎为渗出液，腺苷脱氨酶（ADA）增高；肿瘤性腹水比重介于水和漏出液之间，腹腔积液 LDH/ 血液 LDH ＞ 1，可找到肿瘤细胞。腹腔积水不能明确诊断时，可行腹腔镜检查，常有助于鉴别。

（3）肝硬化并发症的鉴别诊断：上消化道出血应与消化性溃疡、糜烂性出血性胃炎、胃癌相鉴别；肝性脑病应与尿毒症、糖尿病酮症酸中毒等相鉴别。

（七）西医治疗

1. 一般治疗

（1）代偿期宜适当减少活动，可参加轻体力工作，避免过度劳累；失代偿期应卧床休息。

（2）饮食以高热量、高蛋白、富含维生素、易消化食物，禁酒，避免食用粗糙、坚硬食物；严重肝功能损坏或有肝性脑病先兆者应限制或禁食蛋白；慎用巴比妥类镇静药，禁用损害肝脏的药物；有腹水者应少盐或无盐。

（3）支持治疗。

如静脉输注高渗葡萄糖、酌情应用氨基酸、新鲜血浆、白蛋白等。

2. 药物治疗

（1）抗病毒治疗：对于乙肝病毒感染的患者，首选恩替卡韦、替诺福韦等核苷类似物，不宜使用干扰素。

（2）保护肝细胞的药物：水飞蓟素、肌苷、甘草甜素、还原型谷胱甘肽等。

（3）维生素类药物：维生素 C 和 B 族制剂。

（4）抗纤维化药物：可酌情使用秋水仙碱。

3. 腹水的治疗

（1）限制钠、水的摄入。

（2）利尿剂：临床常用醛固酮拮抗剂螺内酯与呋塞米联合应用，可按 5∶2 比例逐渐增加两种药的剂量。用利尿剂以体重每天下降不超过 0.5kg 为宜。

（3）提高血浆胶体渗透压：每周定期、少量、多次静脉输注白蛋白、血浆或新鲜血液。

（4）放腹水同时补充白蛋白：对于难治性腹水患者，可采用放腹水加输注白蛋白疗法。

（5）腹水浓缩回输：适用于难治性腹水，特别适用于肝硬化腹水伴肾功能不全者。

（6）外科治疗：腹腔－颈静脉引流，经颈静脉肝内门体分流术、脾切除、肝移植等。

4. 并发症的治疗

（1）上消化道出血：参见上消化道出血。

（2）肝性脑病：主要减少氨的来源，减少氨产生，增加排出如使用导泻、降氨药，调节水电解质平衡，应避免使用镇静剂等。

（3）肝肾综合征：①早期预防和消除诱发肝肾衰竭的因素。②避免使用损害肾脏的药物。③纠正水电解质和酸碱失衡，静脉输入右旋糖酐、白蛋白或浓缩腹水回输，提高有效循环血容量，改善肾血流。④使用血管活性药物，能改善血流量，增加肾小球滤过率，降低肾小管阻力，如多巴胺等。

（4）自发性腹膜炎：一旦诊断成立，应**早期、联合、足量的抗感染药物治疗**。应优先选用针对革兰阴性杆菌并兼顾革兰阳性球菌的抗感染药物，据细菌培养结果调整抗感染药物。

（八）中医辨证论治

1. 气滞湿阻证

证候：腹大胀满，按之软而不坚，胁下胀痛，饮食减少，食后胀甚，得嗳气或矢气稍减，小便短少，舌苔薄白腻，脉弦。

治法：疏肝理气，健脾利湿。

方药：**柴胡疏肝散合胃苓汤**加减。

2. 寒湿困脾证

证候：腹大胀满，按之如囊裹水，甚则颜面微浮，下肢浮肿，怯寒懒动，精神困倦，脘腹痞胀，得热则舒，食少便溏，小便短少，舌苔白滑或白腻，脉缓或沉迟。

治法：温中散寒，行气利水。

方药：**实脾饮**加减。

3. 湿热蕴脾证

证候：腹大坚满，脘腹撑急，烦热口苦，渴不欲饮，或有面目肌肤发黄，小便短黄，大便秘结或溏滞不爽，舌红，苔黄腻或灰黑，脉弦滑数。

治法：清热利湿，攻下逐水。

方药：**中满分消丸合茵陈蒿汤**加减。

4. 肝脾血瘀证

证候：腹大胀满，脉络怒张，胁腹刺痛，脸色晦暗黧黑，胁下癥块，面颈胸壁等处可见红点赤缕，手掌赤痕，口干不欲饮，或大便色黑，舌质紫暗，或有瘀斑，脉细涩。

治法：活血化瘀，化气行水。

方药：**调营饮**加减。

5. 脾肾阳虚证

证候：腹大胀满，形如蛙腹，朝宽暮急，神疲怯寒，面色苍黄或白，脘闷纳呆，下肢浮肿，小便短少不利，舌淡胖，苔白滑，脉沉迟无力。

治法：温肾补脾，化气利水。

方药：**附子理中汤合五苓散**加减。

6. 肝肾阴虚证

证候：腹大胀满，甚或青筋暴露，面色晦滞，口干舌燥，心烦失眠，牙龈出血，时或鼻衄，小便短少，舌红绛少津，少苔或无苔，脉弦细数。

治法：滋养肝肾，化气利水。

方药：**一贯煎合膈下逐瘀汤**加减。

六、原发性肝癌

原发性肝癌指**肝细胞或肝内胆管细胞**发生的癌肿，是我国常见的恶性肿瘤之一，其死亡率在消化系统恶性肿瘤中列第二位。本病归属于中医学"肝积""癥积""黄疸"等范畴。

（一）病因和发病机制

1. *病毒性肝炎* 在我国，**慢性病毒性肝炎**是原发性肝癌最主要的病因。原发性肝癌患者中约1/3有慢性肝炎史。

2. 肝硬化 原发性肝癌合并肝硬化者占 50%~90%。
3. 黄曲霉素 粮油、食品受黄曲霉素 B_1 污染严重的地区，肝癌的发病率较高。
4. 饮用水污染 蓝绿藻产生藻类毒素污染水源，与肝癌发病可能有关。
5. 遗传因素 肝癌的家族聚集现象是否与遗传有关，还待进一步研究。
6. 其他 如接触化学致癌物、华支睾肝吸虫感染等。

（二）病理
1. 大体形态分型 ①块状型：最多见。②结节型。③弥漫型：此型最少见。④小癌型。
2. 细胞分型 ①肝细胞型。②胆管细胞型。③混合型。
3. 转移途径
（1）肝内转移：肝内血行转移发生最早，最常见。
（2）肝外转移：①血行转移：最常见的转移部位是肺。②淋巴转移：最常转移到肝门淋巴结。
（3）种植转移：少见。

（三）中医病因病机
本病的形成与演变大致可分 3 个阶段：情志不遂→肝气不舒→肝郁气滞，气机阻滞，凝聚日久，积而成块。病从无形到有形而终不能治。
1. 气滞血瘀，痰结成积 情志不畅，肝气失于条达，阻于胁络，肝郁日久，气滞血瘀，脉络不和，积而成块。
2. 肝气不舒，脾失健运 情志不遂，日久肝气不舒；或因饮食劳倦伤脾，脾失健运，则痰湿内生，湿郁化热，毒热瘀积。
3. 郁结发黄，水聚成臌 本病病位主要在肝，易损及脾土。基本病机为正气亏虚，邪毒凝结于内。始于气滞，发于血瘀，终归于气血水互结而成黄疸、臌胀。

（四）临床表现
1. 肝区疼痛 最常见，半数以上患者有肝区疼痛，多呈持续性胀痛或钝痛。
2. 肝大 肝呈进行性增大，质地坚硬，表面凹凸不平，有大小不等的结节或巨块，边缘钝而不整齐，常有不同程度压痛。
3. 黄疸 可因肝细胞损害而引起，也可因癌块压迫或侵犯肝门附近的胆管，或癌组织和血块脱落引起胆道梗阻所致。
4. 肝硬化征象 可有脾大、腹水、门静脉侧支循环形成等表现。
5. 全身表现 有进行性消瘦、发热、食欲缺乏、乏力、营养不良和恶病质等。
6. 转移灶症状 胸腔转移以右侧多见，可有胸水征；骨骼或脊柱转移，可有局部压痛或神经受压症状；颅内转移癌可伴有神经定位体征。

（五）并发症
1. 肝性脑病 是最严重的并发症，见于肝癌终末期，约 1/3 的肝癌患者因此而死亡。
2. 上消化道出血 由肝癌并发肝硬化引起，有 15% 的肝癌患者因此而死亡。
3. 肝癌结节破裂出血 约有 10% 的肝癌患者因此而致死。
4. 继发性感染 因长期消耗或手术或脾亢白细胞减少，抵抗力下降，加之长期卧床等因素，易并发肺炎、自发性腹膜炎、肠道感染和霉菌感染等。

（六）实验室检查及其他检查

1. 肿瘤标记物检测　甲胎蛋白（AFP）目前仍是原发性肝癌特异性的标志物和主要诊断指标，现已广泛用于肝细胞癌的普查、诊断、疗效判断和预测复发。

2. 超声显像　B型超声显像是目前肝癌筛查的首选检查方法。

3. CT　是肝癌诊断的重要手段。可显示直径2cm以上的肿瘤，如结合肝动脉造影（CTA）或造影时肝动脉内注射碘油对1cm以下肿瘤的检出率可达80%以上，因此是目前诊断小肝癌和微小肝癌的最佳方法。（增强CT时动脉期病灶的密度高于周围肝组织，但随即快速下降，低于周围正常肝组织，并持续数分钟，呈"快进快出"表现。）

4. MRI　能清楚显示肝细胞癌内部结构特征，对显示子瘤和瘤栓有价值。

5. 选择性肝动脉造影　对于直径1～2cm的小肝癌，可以更精确地作出诊断，有一定创伤性，不列为首选。

6. 肝穿刺活检　在超声或CT引导下用细针穿刺病变组织进行病理学检查是确诊肝癌的最可靠方法，但属创伤性检查。

（七）诊断依据

满足下列三项中的任一项，即可诊断肝癌，这是国际上广泛使用的肝癌诊断标准。

1. 具有两种典型影像学（超声检查、增强CT、MRI或选择性肝动脉造影）表现，病灶＞2cm。
2. 一项典型的影像学表现，病灶＞2cm，AFP＞400ng/mL。
3. 肝脏活检阳性。

（八）鉴别诊断

1. 继发性肝癌　肝外癌灶转移至肝者，呈多发结节，临床以原发癌的表现为主。血清AFP检测，一般为阴性。

2. 肝硬化结节　增强CT/MRI见病灶动脉期强化，呈"快进快出"，诊断肝癌；若无强化，则考虑为肝硬化结节。

3. 活动性病毒性肝炎　病毒性肝炎活动时血清AFP往往呈短期升高，应定期多次测定血清AFP和ALT进行分析，或联合检测其他肝癌标志位并进行分析。

4. 肝脓肿　临床表现为发热、肝区疼痛、压痛明显，白细胞计数和中性粒细胞升高。超声检查可发现脓肿的液性暗区。

5. 肝区其他良性占位性病变　肝血管瘤、多囊肝、包虫病等可用CT、放射性核素血池扫描、MRI、超声等检查帮助诊断。

（九）西医治疗

肝癌对化疗和放疗不敏感，常用的治疗方法有手术切除、肝移植、血管介入、射频消融术等。肝癌**治疗性切除术**是目前治疗肝癌最有效的方法之一。

1. 手术治疗　外科治疗手段主要是肝切除和肝移植手术。一般认为，对于局限性肝癌，如果患者不伴有肝硬化则应首选肝切除术；如果合并肝硬化，肝功能失代偿（Child-Pugh C级），且符合移植条件，应该首选肝移植术。尽管外科手术是首选治疗方法，但由于确诊时大部分患者已达中晚期，多数失去手术机会。

2. 介入治疗　**介入治疗**是肝癌的主要治疗方法，经**导管动脉灌注化学治疗**和栓塞治疗是应用最多的介入治疗方法。目前认为，早、中期肝癌患者应列为介入治疗的主要对象，待介入治疗后可酌情行外科手术切除。

3. *局部消融治疗* 指在影像技术引导下局部直接杀灭肿瘤的一类治疗手段，目前以射频、微波消融和无水乙醇注射最为常用。通常适用于单发肿瘤，最大直径≤5cm；或肿瘤数目≤3个，且最大直径≤3mm；无血管、胆管和邻近器官侵犯，以及远处转移；肝功能分级为Child-Pugh A或B级，或经内科保肝治疗达到该标准。

4. *靶向治疗* 索拉非尼是一种口服的多靶点、多激酶抑制剂。

（十）中医辨证论治

1. 气滞血瘀证

证候：两胁胀痛，腹部结块，推之不移，脘腹胀闷，纳呆乏力，嗳气泛酸，大便不实，舌质红或暗红，有瘀斑，苔薄白或薄黄，脉弦或涩。

治法：疏肝理气，活血化瘀。

方药：**逍遥散合桃红四物汤**加减。

2. 湿热瘀毒证

证候：胁下结块坚实，痛如锥刺，脘腹胀满，目肤黄染，日渐加深，面色晦暗，肌肤甲错，或高热烦渴，口苦咽干，小便黄赤，大便干黑，舌质红有瘀斑，苔黄腻，脉弦数或涩。

治法：清热利湿，化瘀解毒。

方药：**茵陈蒿汤合鳖甲煎丸**加减。

3. 肝肾阴虚证

证候：腹大胀满，积块膨隆，形体羸瘦，潮热盗汗，头晕耳鸣，腰膝酸软，两胁隐隐作痛，小便短赤，大便干结，舌红少苔或光剥有裂纹，脉弦细或细数。

治法：养阴柔肝，软坚散结。

方药：**滋水清肝饮合鳖甲煎丸**加减。

七、溃疡性结肠炎

溃疡性结肠炎（UC）是一种异常**免疫介导的肠道慢性及复发性炎症性疾病，病变主要累及大肠黏膜和黏膜下层，呈连续性弥漫性分布**。属炎症性肠病中的主要疾病类型之一。主要临床表现为**腹泻、腹痛和黏液脓血便**。病情轻重不一，有终身复发倾向。

本病与中医学的"大瘕泻"相似，属于"泄泻""痢疾"等病证范畴。

（一）西医病因、发病机制和病理

1. 病因 尚未完全明确，由遗传、环境、感染和免疫多种因素相互作用所致。

2. 病理

（1）病变主要累及大肠**黏膜和黏膜下层**。

（2）病变特点：弥漫性、连续性。

（3）镜检：可见黏膜及黏膜下层有淋巴细胞、浆细胞、嗜酸性及中性粒细胞浸润。

（二）中医病因病机

本病中医病因主要为饮食不节、脾胃虚弱、情志失调及先天禀赋不足等，发生脏腑功能失常，气机紊乱，湿热内蕴，肠络受损，久而由脾及肾，气滞血瘀，寒热错杂。

1. *饮食不节* 饮食不节，湿热内蕴，壅滞肠中，气机不畅，传导失常；或湿热熏灼肠道，肠络受伤，气血瘀滞，化为脓血。

2. 脾胃虚弱　脾胃运化不健，乃致水反成湿，谷反成滞，湿滞不去，清浊不分，混杂而下，遂成泄泻。

3. 脾肾阳虚　先天禀赋不足或老年体弱、损伤肾阳、命门火衰竭，或病久脾虚中寒，损及肾阳，致脾土失于温煦，运化失司。

4. 情志不调　七情内伤，肝失条达，横逆乘脾犯胃，脾胃不和，运化失常。

本病是以脾胃虚弱为本，以湿热蕴结、瘀血阻滞、痰湿停滞为标的本虚标实病证。病初与脾、胃、肠有关，后期涉及肾脏。

（三）临床表现和临床分型

1. 临床表现

（1）腹泻和黏液脓血便：腹泻主要与炎症导致大肠黏膜对水钠吸收障碍及结肠运动功能失常有关。**黏液脓血**便是本病活动期的重要表现；大便次数及便血的程度反映病情轻重，粪质亦与病情轻重有关。

（2）腹痛：轻至中度腹痛，为左下腹或下腹阵痛，亦可累及全腹。有"**疼痛→便意→便后缓解**"的规律，若并发中毒性巨结肠或炎症波及腹膜，有持续性剧烈腹痛。

（3）可有腹胀、食欲缺乏、恶心、呕吐等其他消化道症状。

（4）有发热、营养不良等全身反应及外周关节炎、结节性红斑、坏疽性脓皮病、巩膜外层炎、前葡萄膜炎、口腔复发性溃疡等肠外反应。

2. 临床分型　按病程、程度、范围及病期进行综合分型。

（1）临床类型：①初发型。指无既往史的首次发作。②慢性复发型。最多见，发作期与缓解期交替。③慢性持续型。症状持续，间以加重的急性发作。④急性暴发型。起病急，病情重，毒血症明显，可伴中毒性结肠扩张、肠穿孔、败血症等。

（2）临床严重程度：①轻型。腹泻每天4次以下，便血轻或无，无发热，脉快，贫血无或轻，红细胞沉降率正常。②中型。介于轻型与重型之间，腹泻每天4次或以上，仅有轻微全身表现。③重型。腹泻每天6次以上，有明显黏液血便，体温＞37.7℃持续2d以上，脉搏＞90次/分；血红蛋白≤100g/L，红细胞沉降率＞30mm/h，血清白蛋白＜30g/L；体重短期内明显减轻。

（3）病变范围：为直肠炎、左半结肠炎、全结肠炎。

（4）据病期分型：分为活动期和缓解期。

（四）实验室及其他检查

1. 血液检查　可有血红蛋白降低。活动期白细胞计数增高，血沉加速及C反应蛋白增高。严重者血清白蛋白及钠、钾、氯降低。缓解期如有血清 α_2 球蛋白增加、γ 球蛋白降低常是病情复发的先兆。

2. 粪便检查　活动期有黏液脓血便，反复检查包括常规、培养、孵化等均无特异病原体发现，如阿米巴包囊、血吸虫卵等。

3. **纤维结肠镜检查**　是最有价值的诊断方法，通过结肠黏膜活检，可明确病变的性质。病变多从**直肠**开始，呈**连续性、弥漫性**分布，表现为：①黏膜血管纹理模糊、紊乱，黏膜充血、水肿、易脆、出血及有脓性分泌物附着，亦常见黏膜粗糙，呈细颗粒状。②病变明显处可见弥漫性多发糜烂或溃疡。③慢性病变者可见结肠袋囊变浅、变钝或消失、假息肉及桥形黏膜等。

4. 钡剂灌肠检查 为重要的诊断方法。主要 X 征象为：①黏膜粗乱和（或）颗粒样改变。②多发性浅溃疡，肠管边缘呈锯齿状或毛刺样，肠壁有多发性小充盈缺损。③肠管短缩，袋囊消失呈铅管样。重型或暴发型病例一般不宜做本检查，以免加重病情或诱发中毒性巨结肠。

5. 黏膜组织学检查　有活动期和缓解期的不同表现。

（1）活动期：①固有膜内有弥漫性、慢性炎症细胞及中性粒细胞、嗜酸性粒细胞浸润。②隐窝有急性炎症细胞浸润，尤其是上皮细胞间有中性粒细胞浸润，可发生隐窝炎，甚至形成隐窝脓肿，可有脓肿溃入固有膜。③隐窝上皮增生，杯状细胞减少。④可见黏膜表层糜烂、溃疡形成和肉芽组织增生。

（2）缓解期：①中性粒细胞消失，慢性炎症细胞减少。②隐窝大小、形态不规则，排列紊乱。③腺上皮与黏膜肌层间隙增大。④潘氏细胞化生。

6. 自身抗体检测　外周血中性粒细胞胞质抗体（p-ANCA）可能是相对特异性的抗。

（五）诊断与鉴别诊断

1. 诊断标准

（1）具有持续或反复发作腹泻和黏液血便、腹痛，伴有（或不伴）不同程度全身症状。

（2）排除细菌性痢疾、阿米巴痢疾、慢性血吸虫病、肠结核等感染性肠炎及克罗恩病、缺血性肠炎、放射性肠炎等。

（3）具有上述结肠镜检查特征性改变中至少1项及黏膜活检组织学所见。

符合以上3点即可诊断。

2. 鉴别诊断

（1）慢性细菌性痢疾：有急性细菌性痢疾病史，粪便分离出痢疾杆菌，结肠镜检查取黏液脓性分泌物培养的阳性率较高，抗菌药物治疗有效。

（2）阿米巴肠炎：主要侵及右侧结肠，也可累及左侧。结肠溃疡较深，边缘潜行，溃疡间结肠黏膜正常。粪便或结肠镜溃疡处取活检，可发现阿米巴的包囊或滋养体。抗阿米巴治疗有效。

（3）大肠癌：多见于中年之后，肛门指检可触及包块，纤维结肠镜检、X线钡剂灌肠检查对鉴别有价值。

（4）克罗恩病（CD）：与溃疡性结肠炎同属炎症性肠病，为一种慢性肉芽肿性炎症。病变可累及胃肠道各部位，而以末段回肠及其邻近结肠为主，多呈节段性、非对称性分布。临床主要表现为腹痛、腹泻、瘘管、肛门病变和不同程度的全身症状。

（5）血吸虫病：有疫水接触史，常有肝脾大，粪便检查可发现血吸虫虫卵，孵化毛蚴阳性。直肠镜检查在急性期可见黏膜黄褐色颗粒，活检黏膜压片或组织病理检查发现血吸虫虫卵。

（6）肠易激综合征：粪便可有大量黏液，但无脓血。X线钡剂灌肠及结肠镜检查无器质性病变。常伴有神经官能症。

（六）西医治疗

1. 一般治疗

（1）休息：以减轻肠蠕动和症状，减少体力消耗。

（2）饮食和营养：给予流质或半流饮食，待病情好转后改为富营养少渣饮食；病情严重应禁食，并予完全胃肠外营养治疗。避免食用可疑不耐受食物（如鱼、虾、牛奶、花生等）；忌食辣椒、冰冻或生冷食品；戒除烟酒嗜好。

（3）心理治疗：通过心理治疗减轻患者因情绪变动对病情的影响。

2. 控制炎症反应

（1）5-氨基水杨酸制剂（5-ASA）：抑制肠黏膜的前列腺素合成和炎症介质白三烯的形成。**柳氮磺胺吡啶（SASP）**是治疗本病的常用药。适用于轻、中度患者或经糖皮质激素治疗已有缓解的溃疡性结肠炎患者。不良反应：恶心、呕吐等消化道症状以及头痛、可逆性男性不育等，餐后服用可减轻消化道症状；另一类不良反应属于过敏，如皮疹、粒细胞减少等，故服药期间必须定期复查血象。

（2）新型 5-ASA 制剂：如奥沙拉嗪、美沙拉嗪。口服不良反应明显减少，但价格昂贵，因此对 SASP 不能耐受者尤为适合。灌肠剂适用于病变局限在直肠乙状结肠者，栓剂适用于病变局限在直肠者。

（3）糖皮质激素：**急性发作期**有较好疗效。

（4）免疫抑制剂：硫唑嘌呤或巯嘌呤可试用于对激素治疗效果不佳或对激素依赖的慢性持续型病例。严重不良反应主要是**白细胞减少**等骨髓抑制表现。

3. 手术治疗　主要针对并发症，如完全性肠梗阻、瘘管与脓肿形成、急性穿孔或不能控制的大量出血等。

（七）中医辨证论治

1. 湿热内蕴证

证候：腹泻，脓血便，里急后重，腹痛灼热，发热，肛门灼热，溲赤，舌红苔黄腻，脉滑数或濡数。

治法：清热利湿。

方药：**白头翁汤**加味。

2. 脾胃虚弱证

证候：大便时溏时泻，迁延反复，粪便常有黏液或脓血，食少，腹胀，肢体倦怠，神疲懒言，舌质淡胖或边有齿痕，苔薄白，脉细弱或濡缓。

治法：健脾渗湿。

方药：**参苓白术散**加减。

3. 脾肾阳虚证

证候：腹泻迁延日久，腹痛喜温喜按，腹胀，腰酸膝软，食少，形寒肢冷，神疲懒言，舌质淡或有齿痕，苔白润，脉沉细或迟弱。

治法：健脾温肾止泻。

方药：**理中汤合四神丸**加味。

4. 肝郁脾虚证

证候：腹泻前有情绪紧张或抑郁恼怒等诱因，腹痛即泻，泻后痛减，食少，胸胁胀痛，嗳气，神疲懒言，舌质淡，苔白，脉弦或弦细。

治法：疏肝健脾。

方药：**痛泻要方**加味。

5.阴血亏虚证

证候：大便秘结或少量脓血便，腹痛隐隐，午后发热，盗汗，五心烦热，头晕眼花，舌红少苔，脉细数。

治法：滋阴养血，清热化湿。

方药：**驻车丸**。

八、上消化道出血

上消化道出血是指屈氏韧带以上的消化道包括食道、胃、十二指肠或胰、胆等病变引起的出血以及胃-肠吻合术和空肠病变引起的出血。在短时间内失血超过1000mL或循环血容量的20%称为大出血，主要表现为呕血和（或）黑粪、血便等，急性大出血时伴有急性周围循环衰竭表现。本病可归属于中医学"呕血""便血"等范畴。

（一）西医病因

1.上消化道疾病 如食管疾病、胃及十二指肠疾病等。消化性溃疡是上消化道出血主要原因。

2.门脉高压引起食管胃底曲张静脉破裂或门脉高压性胃病。

3.上消化道邻近器官或组织的疾病 ①胆道出血。②胰腺疾病累及十二指肠。③主动脉瘤破入食管、胃、十二指肠。④纵隔肿瘤或脓肿破入食管。

4.全身性疾病 ①血管性疾病。②血液病。③尿毒症。④结缔组织病。

5.应激相关胃黏膜损伤 各种严重疾病引起的应激状态下产生的急性糜烂出血性胃炎至溃疡形成。

（二）中医病因病机

病因主要为饮食不节、情志内伤、劳倦内伤等有关，在这些病因的作用和影响下，发生热伤胃络或气不统血而血溢胃肠。

1.饮食不节 平素嗜食辛辣之品，燥热蕴结，胃热内盛，热伤胃络，迫血妄行而吐血。

2.情志内伤 肝气郁而化火，肝火横逆犯胃，胃络损伤则吐血。

3.劳倦内伤 损伤脾胃，脾气虚弱致脾不统血，血液外溢而吐血。

4.气随血脱 大量失血，气随血去，中气亏虚，气不摄血，血溢胃肠而吐血。

病位在胃，与大肠、肝、脾关系密切。初起多由火热之邪作祟，瘀热互结为标，以标实为主。久病则气血两虚。若呕血、便血不止，气随血脱可致亡阴、亡阳之"脱证"。

（三）临床表现

上消化道出血的临床表现取决于病变部位与性质、出血量多少与速度。

1.呕血与黑粪 呕血与黑粪是上消化道出血的特征性表现。

2.周围循环衰竭表现 表现为头昏、心悸、乏力，突然起立时发生晕厥，肢体冷感，心率加快，血压偏低等，严重者呈休克状态。

3.贫血 贫血程度除取决于失血量外，还与出血前有无贫血基础、出血后液体平衡状况等因素有关。急性出血，一般须经3~4h以上才出现贫血，出血24h血液稀释到最小限度。急性出血患者为正细胞正色素性贫血，可暂时出现大细胞性贫血；慢性失血则呈小细胞低色素性贫血。骨髓象有明显代偿性增生。

4. 发热　出血24h内出现低热，多在38.5℃以下，持续3~5d后恢复正常。

5. 氮质血症　大量血液蛋白质的消化产物在肠道被吸收，血中尿素氮浓度可暂时升高，称为肠源性氮质血症。

（四）实验室检查及其他检查

1. 血象检查　出血早期血象无明显改变，3~4h后可出现不同程度的正细胞正色素性贫血，白细胞计数轻至中度升高。

2. 氮质血症　一次性出血后可引起BUN开始上升，24h左右达高峰，4d左右恢复正常。

3. **胃镜检查**　为目前诊断上消化道出血病因的首选方法。一般主张在出血后24~48h检查，称为急诊胃镜检查。

4. 其他检查　选择性腹腔动脉造影、放射性核素检查、胶囊内镜及小肠镜检查适用于不明原因的小肠出血和不适宜胃镜检查的大出血。

（五）诊断与鉴别诊断

1. 消化道出血诊断的确立　根据呕血、黑粪和失血性周围循环衰竭的典型临床表现，呕吐物或大便隐血试验呈强阳性，血红蛋白、红细胞计数及血细胞比容下降的实验室证据，排除消化道以外的出血因素，即可确立诊断。单纯便血者要判断是上消化道还是下消化道出血。

2. 出血严重程度的估计和周围循环状态的判断　成人每天**消化道出血>5mL**即可出现大便隐血试验阳性，每天出血量>50mL可出现黑粪，胃内蓄积血量>250mL可引起呕血。一次出血量<400mL时，多不引起全身症状；出血量>400mL，可出现头晕、乏力、心慌等全身症状；短时间内出血量超过1000mL，可出现休克表现。

3. 出血是否停止的判断　临床上出现下列情况应考虑继续出血或再出血：①反复呕血，或黑便次数增多，粪质稀薄，伴肠鸣音亢进。②周围循环衰竭表现经充分补液输血而未见明显改善，或暂时好转而又恶化。③血红蛋白浓度、红细胞计数与血细胞比容持续下降，网织红细胞计数持续升高。④补液与尿量足够的情况下，血尿素氮持续或再次升高。

4. 出血病因的诊断　①慢性、周期性、节律性上腹痛多提示消化性溃疡，特别是出血前疼痛加重，出血后减轻或缓解。②服用非甾体抗炎药等损伤胃黏膜的药物或应激状态，可能为急性糜烂出血性胃炎。③有病毒性肝炎、血吸虫病或酗酒病史，并有肝病与门静脉高压的临床表现者，可能是食管胃底曲张静脉破裂出血。④中年以上患者近期出现上腹痛，伴有厌食、消瘦者，警惕胃癌。⑤肝功能试验结果异常、血常规白细胞及血小板减少等有助于肝硬化的诊断。

（六）西医治疗

1. 一般急救措施　卧床休息，保持呼吸道通畅，必要时给氧。活动性出血期间禁食。

2. 积极补充血容量　改善急性失血性周围循环衰竭的关键是**输血**，一般输**浓缩红细胞**，严重活动性大出血考虑输**全血**。紧急输血指征：①当改变体位时出现晕厥、血压下降和心率加快，或心率>120次/分或收缩压<90mmHg，或较基础血压下降25%。②失血性休克。③血红蛋白<70g/L或血细胞比容<25%。

3. 止血措施

（1）食管胃底曲张静脉破裂出血：出血量大，再出血率高，死亡率高。①药物止血：血管加压素静脉注射，奥曲肽对本病具有肯定止血疗效，且副作用少。②气囊压迫止血：三强二囊管。③内镜治疗：可止血且有效防止早期再出血，是目前治疗食管胃底曲张静脉破裂出血的重要手段。④外科手术或经颈静脉肝内门体静脉分流术。

（2）非曲张静脉上消化道大出血：①抑制胃酸分泌：提高胃内pH值具有止血作用，因为血小板聚集及血浆凝血功能所诱导的止血作用需在pH＞6.0时才能有效发挥，而且新形成的凝血块在pH＜5.0的胃液中会迅速消化。常用H_2受体拮抗剂和质子泵抑制剂，以质子泵抑制剂效果好。并应静脉给药。②内镜治疗。③介入治疗：血管介入栓塞胃十二指肠动脉。④手术治疗。

（七）中医辨证论治

1. 胃中积热证

证候：吐血紫暗或咖啡色，甚则鲜红，常混有食物残渣，大便黑如漆，口干喜冷饮，胃脘胀闷灼痛，舌红苔黄，脉滑数。

治法：清胃泻火，化瘀止血。

方药：**泻心汤合十灰散**加减。

2. 肝火犯胃证

证候：吐血鲜红或紫暗，口苦目赤，胸胁胀痛，心烦易怒，或有黄疸，舌红苔黄，脉弦数。

治法：泻肝清胃，降逆止血。

方药：**龙胆泻肝汤**加减。

3. 脾不统血证

证候：吐血暗淡，大便漆黑稀溏，面色苍白，头晕心悸，神疲乏力，纳少，舌淡红，苔薄白，脉细弱。

治法：益气健脾，养血止血。

方药：**归脾汤**加减。

4. 气随血脱证

证候：吐血倾盆盈碗，大便溏黑甚则紫暗，面色苍白，大汗淋漓，四肢厥冷，眩晕心悸，烦躁口干，神志恍惚，昏迷，舌淡红，脉细数无力或脉微细。

治法：益气摄血，回阳固脱。

方药：**独参汤或四味回阳饮**加减。

第四单元　泌尿系统疾病

【复习指导】历年必考，应作为重点复习。其中，常见泌尿系统疾病的概念、临床表现、诊断、鉴别诊断、特异性治疗和急重症治疗是考试的重点，应掌握。掌握常见泌尿系统疾病中医辨证论治的证候、治法、常用方剂。病因、发病机制、中医病因病机、病理、实验室及其他检查以及疾病的预防应熟悉。慢性肾小球肾炎、肾病综合征、IgA肾病、急性肾衰竭、慢性肾衰竭、尿路感染均为重点掌握的疾病。

一、慢性肾小球肾炎

慢性肾小球肾炎是由多种原因引起的、不同病理类型组成的原发于肾小球的一组疾病。

该组疾病起病方式各异、病情迁延、病变进展缓慢、病程绵长,临床表现多种多样,可轻可重,或时轻时重,可有水肿、高血压、蛋白尿、血尿、管型尿中的一项或多项,随着病情发展,常伴有不同程度的肾功能损害、贫血、电解质和矿物质代谢紊乱等情况出现。本病可发生于不同性别、年龄,但以青壮年男性居多。本病与中医学的"石水"相似,可归属于"水肿""虚劳""腰痛""尿血"等范畴。

(一)西医病因、病理

1. 病因　急性链球菌感染后肾炎迁延不愈,病程超过1年以上者可转为慢性肾炎,但仅占15%~20%。大部分慢性肾炎并非由急性肾炎迁延所致。其他细菌及病毒(如乙型肝炎病毒等)感染亦可引起慢性肾炎。

2. 病理　慢性肾炎病理改变是双肾一致性的肾小球改变。常见的病理类型有**微小病变型肾炎、系膜增生性肾小球肾炎**(包括IgA和非IgA系膜增生性肾小球肾炎)、**膜增生性肾小球肾炎、膜性肾病**及**局灶性节段性肾小球硬化**。

(二)中医病因病机

慢性肾炎主因**先天禀赋不足或劳倦过度、饮食不节、情志不遂等引起肺、脾、肾虚损,气血阴阳不足所致**,又常因外感风、寒、湿、热之邪而发病。

1. 脾肾亏虚　水湿内侵,脾气受困或肾虚封藏失职,精微下泄,日久成劳。脾肾阳虚,命门不固,开合失司,水液内停,泛溢肌肤而发病。

2. 肺肾气虚　肺气虚不能通调水道,上源失调,肾气虚不能气化,下源失和,水液内聚为患。

3. 肝肾阴虚　肝肾阴亏,则风阳上亢,阴虚内热则灼伤络脉而发病。

4. 气阴两虚　久病气阴两伤,气虚则津液不布,清气不升,气化失司,水液内停;阴亏则虚热内生,灼伤络脉。

5. 湿邪内蕴　脾气虚,不能运化水湿,湿浊内停,或肺不布津,泛于肌肤。水湿、瘀血日久化浊,或阻于脾胃,或上犯清窍,或下迫二窍,湿从热化,变生多证。

6. 瘀血内阻　肝失疏泄,气机失畅,日久引起血瘀水停,或久病入络,络脉瘀阻,脉络不通而发病。

本病病位在肾,与肺、脾相关,其**病理基础**在于脏腑的虚损,为本虚标实之证,本虚常见肺肾脾气虚、脾肾阳虚、肝肾阴虚和气阴两虚;标实则以湿、瘀、浊为多。正气亏虚为内因,常因外感风、寒、湿、热之邪而诱发。由此内外互因,以致气血运行失常,三焦水道受阻,继而形成瘀血、湿热、水湿、湿浊等内生之邪,其内生之邪(尤其是湿热和瘀血)又成为重要的致病因素,损及脏腑,使病情缠绵难愈。

(三)临床表现

1. 症状　早期患者可有疲倦乏力、腰部酸痛、食欲缺乏等,多数患者有水肿,一般不严重,有的患者无明显临床症状。

2. 体征

(1)水肿:轻者仅有面部、眼睑等组织松弛部位水肿,晨起比较明显,进而可发展至足踝、下肢,重者则全身水肿,甚至有胸(腹)水。尿量变化与水肿和肾功能情况有关,水肿期间尿量减少,部分肾功能明显减退,浓缩功能障碍者常有夜尿增多或多尿。

(2)高血压:血压可正常或轻度升高,大多数慢性肾炎患者迟早会发生高血压。患者可有眼底出血、渗出，甚至视神经乳头水肿。持续高血压的程度与预后密切相关，易导致心、肾功能不全。

（3）贫血：水肿明显时，有轻度贫血。若肾功能损害，可呈中度以上贫血。

（四）实验室及其他检查

1. 尿液检查　尿蛋白一般在 1~3g/d，尿沉渣可见颗粒管型和透明管型。血尿一般较轻或完全没有，但在急性发作期，可出现镜下血尿甚至肉眼血尿。

2. 肾功能检查　肾功能不全时，主要表现为肾小球滤过率（GFR）下降，肌酐清除率（Ccr）降低。

（五）诊断与鉴别诊断

1. 诊断要点

（1）起病缓慢，病情迁延，临床表现可轻可重，或时轻时重。随着病情发展，可有肾功能减退、贫血、电解质紊乱等情况的出现。

（2）有**水肿、高血压、蛋白尿、血尿及管型尿**等表现中的一种（如血尿或蛋白尿）或数种。临床表现多种多样，有时可伴有肾病综合征或重度高血压。

（3）病程中可有肾炎急性发作，常因感染（如呼吸道感染）诱发，发作时有类似急性肾炎的表现。可自动缓解或病情加重。

2. 鉴别诊断

（1）急性肾小球肾炎：有前驱感染并以急性发作起病的慢性肾炎需与此病相鉴别。慢性肾炎急性发作病情多在短期内（数天）急骤恶化，血清 C3 一般无动态变化。

（2）慢性肾盂肾炎：女性多见，有反复尿路感染病史，发作时尿中可见大量白细胞、细菌，可有红细胞，尿细菌学培养阳性，肾功能损害以肾小管为主，疾病晚期，影像学检查可见双肾不等大、集合系统形态异常等。

（3）Alport 综合征：为最常见的遗传性肾脏病，常起病于青少年（多在 10 岁以前），并有阳性家族史（多为性连锁显性遗传），患者有肾（血尿、轻至中度蛋白尿及进行性肾功能损害）、眼（球形晶状体等）、耳（神经性耳聋）异常，肾脏病理可见特异性肾小球基底膜增厚、变薄及致密层分裂。

（4）原发性高血压肾损害：多见于中老年患者，高血压病病程较长，肾损害出现于高血压之后，肾小管功能损害（尿浓缩功能减退，夜尿增多）早于肾小球功能损害，常伴有高血压的心脑并发症，临床上常见夜尿增多、尿比重减低，尿中有形成分相对较少，蛋白尿多为轻度（24h 尿蛋白定量 < 2g），以中小分子蛋白为主，镜下可见少量红细胞及管型，水肿症状可无，有者亦轻。常伴有高血压其他靶器官损害，如心、脑、眼底改变，肾穿刺有助于鉴别。

（5）继发性肾病：紫癜性肾炎、狼疮性肾炎、糖尿病肾病等继发性肾病均可表现为水肿、蛋白尿等症状，与慢性肾炎表现类似。但继发性肾病通常均存在原发性疾病的临床特征及实验室检查结果，如狼疮性肾炎多见于女性，常有发热、关节痛、皮疹、抗核抗体阳性等；紫癜性肾炎常有皮肤紫癜、关节痛、腹痛等症状；糖尿病肾病则有长期糖尿病病史、血糖升高，肾脏组织病理检查有助于鉴别。

（六）西医治疗

1. 积极控制高血压、减少尿蛋白

（1）治疗原则：①力争把血压控制在理想水平，即24h蛋白尿定量≥1g，血压控制在125/75mmHg以下，24h蛋白尿定量＜1g，血压控制＜130/80mmHg。②选择具有延缓肾功能恶化、保护肾功能作用的抗高血压药物。

（2）抗高血压药物选择：①有水钠潴留容量依赖性高血压患者可选用噻嗪类利尿药，如氢氯噻嗪口服。②对肾素依赖性高血压应首选血管紧张素转化酶抑制药（ACEI），如**贝那普利**。或用血管紧张素Ⅱ受体拮抗药（ARB），如**氯沙坦或缬沙坦**。③心率较快的中、青年患者或合并心绞痛患者，可选用β受体阻滞药，如阿替洛尔或美托洛尔。④老年患者，以及合并糖尿病、冠心病患者，选用钙离子拮抗药，如氨氯地平或硝苯地平控释片。⑤若高血压难以控制可以选用不同类型抗高血压药联合应用。

近年来研究证实，ACEI在降低全身性高血压的同时，可降低肾小球内压，减少尿蛋白，减轻肾小球硬化，延缓肾衰竭，因此ACEI可作为慢性肾炎患者控制高血压的**首选药物**。近年来的临床研究显示，ARB/CCB单片复方制剂对慢性肾病微量蛋白尿亦有较好的效果。但肾功能不全的患者在应用ACEI及ARB时应注意防止高血钾症，血肌酐＞350μmo/L的非透析治疗患者不宜使用。少数患者应用ACEI药物有刺激性干咳的不良反应。ARB无干咳副作用。

2. 限制蛋白及磷的摄入量 **低蛋白及低磷饮食**可减轻肾小球内高压、高灌注及高滤过状态，延缓肾小球硬化。对无肾功能减退者蛋白质的摄入量以0.8g/(kg·d)为宜。肾功能不全氮质血症时蛋白质摄入量应限制在0.5~0.8g/(kg·d)，其中高生物效价的动物蛋白应占1/3或更多，如鸡蛋、牛奶、瘦肉等。在低蛋白饮食时，可适当增加糖类含量，同时适当辅以必需氨基酸，以补充体内必需氨基酸的不足，防止负氮平衡。另外，对于高血压患者应限制盐的摄入量（＜3g/d）。

3. 血小板解聚药 对系膜毛细血管性肾小球肾炎有一定的降尿蛋白作用。如大剂量双嘧达莫（300~400mg/d）或小剂量阿司匹林（40~80mg/d）。

4. 避免对肾有害的因素 劳累、感染、妊娠和应用肾毒性药物（如氨基糖苷类抗生素等）均可能引起肾损伤，导致肾功能下降或进一步恶化，应尽量予以避免。

（七）中医辨证论治

1. 本证

（1）脾肾气虚证

证候：神疲乏力，腰脊酸痛，或浮肿，纳呆或脘胀，大便溏薄，尿频或夜尿多，舌质淡，有齿痕，苔薄白，脉细。

治法：补气健脾益肾。

方药：**异功散**加味。

（2）肺肾气虚证

证候：颜面浮肿或肢体肿胀，疲倦乏力，少语懒言，自汗出，易感冒，腰脊酸痛，面色萎黄，舌淡，苔白，脉细弱。

治法：补益肺肾。

方药：**玉屏风散合金匮肾气丸**加减。

（3）脾肾阳虚证

证候：全身浮肿，面色苍白，畏寒肢冷，腰脊冷痛，神疲，纳少，便溏，遗精，阳痿，早泄，或月经失调，舌质嫩淡胖，边有齿痕，脉沉细或沉迟无力。

治法：温补脾肾。

方药：附子理中丸或济生肾气丸加减。

（4）肝肾阴虚证

证候：目睛干涩或视物模糊，头晕耳鸣，五心烦热或手足心热，口干咽燥，腰膝酸痛，遗精，或月经失调，舌红少苔，脉弦细或细数。

治法：滋养肝肾。

方药：杞菊地黄丸加减。

（5）气阴两虚证

证候：面色无华，少气乏力，或易感冒，午后低热，或手足心热，腰酸痛，或见浮肿，口干咽燥或咽部暗红，咽痛，舌质红，少苔，脉细或弱。

治法：益气养阴。

方药：参芪地黄汤加减。

2. 标证

（1）水湿证

证候：颜面或肢体浮肿，舌苔白或白腻，脉缓或沉缓。

治法：利水消肿。

方药：五苓散合五皮饮加减。

（2）湿热证

证候：面浮肢肿，身热汗出，口干不欲饮，胸脘痞闷，腹部胀满，纳差，尿黄短少，便溏，舌红，苔黄腻，脉滑数。

治法：清热利湿。

方药：三仁汤加减。

（3）血瘀证

证候：面色黧黑或晦暗，腰痛固定或呈刺痛，肌肤甲错，肢体麻木，舌质紫暗或有瘀斑，脉细涩。

治法：活血化瘀。

方药：血府逐瘀汤加减。

（4）湿浊证

证候：纳呆，恶心或呕吐，口中黏腻，脘胀或腹胀，身重困倦，浮肿尿少，精神萎靡，舌苔腻，脉沉细或沉缓。

治法：健脾化湿泄浊。

方药：胃苓汤加减。

二、肾病综合征

肾病综合征为一组常见于肾小球疾病的临床症候群，是肾小球疾病的常见表现。临床特征为：①大量蛋白尿（≥3.5g/24h）。②低白蛋白血症（≤30g/L）。③水肿。④高脂血症。

其中**"大量蛋白尿"和"低白蛋白血症"为肾病综合征最基本的特征**。本病与中医学中的"肾水"相似,可归属于"水肿""腰痛""虚劳"等范畴。

(一)西医病因、发病机制

1. 病因　首先根据病因分为原发性和继发性,排除继发性肾病综合征可诊断为原发性。

(1)原发性肾病综合征:以微小病变型肾病、系膜增生性肾炎、膜性肾病、系膜毛细血管性肾炎及肾小球局灶节段性硬化5种临床病理类型最为常见;原发性肾小球疾病中的急性肾炎、急进性肾炎、慢性肾炎等均可在疾病过程中出现NS。

(2)继发性肾病综合征:病因很多,常见有糖尿病肾病、系统性红斑狼疮肾炎、乙肝相关性肾炎、肾淀粉样变性、新生物(实体瘤、白血病及淋巴瘤)、药物及感染等。

2. 病理生理

(1)**大量蛋白尿**:肾小球滤过膜的**分子屏障、电荷屏障**作用受损致使原尿中蛋白含量增多,当明显超过肾小管回吸收量时,形成大量蛋白尿。凡是增加肾小球内压力及导致高滤过、高灌注的因素(如高血压、高蛋白饮食、大量输注血浆蛋白)均可加重尿蛋白排出。

(2)**低白蛋白血症**:大量白蛋白从尿中丢失,肝脏代偿性合成白蛋白增加,近端肾小管摄取滤过蛋白增多,使肾小管分解蛋白增加。当肝脏白蛋白合成不足以代偿丢失和分解时,出现低白蛋白血症。肾病综合征病人因胃肠道黏膜水肿导致食欲减退、蛋白质摄入不足、吸收不良或丢失,会进一步加重低蛋白血症。

(3)**高脂血症**:主要原因是肝脏脂蛋白合成增加和外周组织利用、分解减少。表现为高胆固醇血症和(或)高甘油三酯血症,并可伴有LDL、VLDL及Lp(a)的升高,HDL正常或降低。高胆固醇血症的发生与肝脏合成过多富含胆固醇和载脂蛋白B的LDL及LDL受体缺陷致LDL清除减少有关。高甘油三酯血症发生的原因更多是由于分解减少而不是合成增多。

(4)**水肿**:肾病综合征水肿的主要原因是低白蛋白血症引起血浆胶体渗透压下降,使水分从血管腔内进入组织间隙。部分病人有效循环血容量不足,激活肾素-血管紧张素-醛固酮系统,促进水钠潴留。静水压正常、渗透压减低的末梢毛细血管,可发生跨毛细血管性液体渗漏和水肿。部分患者血容量并不减少,甚至增加,血浆肾素水平正常或下降,提示NS病人的水钠潴留是肾脏原发水钠潴留的结果,而并不依赖于肾素-血管紧张素-醛固酮系统的激活。

3. 病理类型　常见有:**微小病变型肾病、系膜增生性肾小球肾炎、局灶节段性肾小球硬化、膜性肾病、系膜毛细血管性肾小球肾炎**。

(二)中医病因病机

本病以**水肿**为特征,是全身气化功能障碍的一种表现,由于外感风寒或风热之邪内舍于肺,或痈疡疮毒内犯,或久居湿地,或素体脾虚及烦劳过度等导致脏腑功能失调,特别是导致肺失通调,脾失转输,肾失开合,终致膀胱气化无权,三焦水道失畅,水液停聚而成本病。日久可致湿热、瘀血兼夹为病。

1. 风水相搏　肺失宣降,水液不能敷布,以致风遏水阻,风水相搏,泛溢肌肤而成本病。

2. 疮毒浸淫　疮毒内归脾肺,脾失运化,肺失宣降,三焦水道失畅,水液溢于肌肤而成本病。

3. **水湿浸渍** 湿邪内侵，脾为湿困，运化失司，水湿不运，泛于肌肤而成本病。
4. **湿热内蕴** 湿热内蕴，充斥内外，影响水液代谢而发病。
5. **脾虚湿困** 脾失健运，不能运化水湿，泛溢于肌肤而发病。
6. **阳虚水泛** 肾阳虚衰，不能化气行水，致水湿上泛而成本病。

本病的发病是由脏腑功能失调、水液代谢失常所致。主要表现为**肺、脾、肾**三脏功能失调，以阴阳气血不足特别是阳气不足为病变之本，以水湿、湿热、风邪、疮毒、瘀血等为病变之标，为虚实夹杂之证。病位在**肺、脾、肾**，以**肾**为本。因外邪而致水肿者，病变部位多责之于肺；因内伤而致水肿或感受外邪日久不愈者，病变多责之于脾、肾。阳水以标实为主，阴水以本虚为主；早期多为实证，日久则虚实夹杂。若病势迅猛或日久不愈可见浊毒内留，出现侮肝、犯肺、攻心、上脑等危重证候。

（三）临床表现

原发性肾病综合征常无明显病史，部分患者有上呼吸道感染等病史；继发性肾病综合征常有明显的原发病史。临床常见**"三高一低"**（**大量蛋白尿、低蛋白血症、高度水肿、高脂血症**）；但非典型的 NS 患者，仅有大量蛋白尿、低蛋白血症，而无明显水肿和高脂血症，常伴高血压。此类患者病情较重，预后较差。

1. **主要症状** 水肿，纳差，乏力，肢节酸重，腰痛，甚至胸闷气喘、腹胀膨隆等。
2. **体征**

（1）水肿：患者水肿常渐起，最初多见于踝部，呈凹陷性，晨起时眼睑、面部可见水肿。随病情进展，水肿发展至全身，可出现胸腔、腹腔、阴囊甚至心包腔的大量积液。

（2）高血压：20%~40% 成年 NS 患者有高血压，水肿明显者约 50% 有高血压。部分患者为容量依赖型，随水肿消退而血压恢复正常；肾素依赖型高血压主要与肾脏基础病变有关。

（3）低蛋白血症与营养不良：长期持续性大量蛋白尿导致血浆蛋白降低，白蛋白下降尤为明显。患者出现毛发稀疏干枯、皮肤苍白、肌肉萎缩等营养不良表现。

（四）主要并发症

1. **感染** 为肾病综合征患者常见并发症，与蛋白质营养不良、免疫功能紊乱及应用糖皮质激素治疗有关。常见感染好发部位的顺序为呼吸道→泌尿道→皮肤。一旦发现感染，应及时选用对致病菌敏感、强效且无肾毒性的抗生素治疗。严重感染难控制时应减少或停用激素。

2. **血栓、栓塞并发症** 为本病严重的、致死性并发症之一，与血液浓缩（有效血容量减少）、高黏状态、抗凝和纤溶系统失衡，以及血小板功能亢进、过度使用利尿药和糖皮质激素等有关。其中以**肾静脉血栓**最为常见。此外，肺血管血栓、栓塞，下肢静脉、下腔静脉、冠状血管血栓和脑血管血栓也不少见。一般认为，当血浆白蛋白 < 20g/L 时，提示存在高凝状态，即应开始预防性抗凝治疗。

3. **急性肾损伤** 有效血容量不足而致肾血流量下降，诱发**肾前性氮质血症**，可呈少尿，尿钠减少伴血容量不足的临床表现，经扩容、利尿后可得到恢复。另有**急性肾实质性肾衰竭**，常见于 50 岁以上患者，表现为少尿甚或无尿，扩容、利尿无效。

4. **脂肪代谢紊乱** 高脂血症可促进血栓、栓塞并发症的发生，还将增加心血管系统并发症，并可促进肾小球硬化和肾小管—间质病变的发生，促进肾脏病变的慢性进展。

5. **营养不良** 蛋白质营养不良引起肌萎缩、儿童生长发育障碍，甲状腺激素水平下降、维生素 D 缺乏、钙磷代谢障碍和继发性甲状旁腺功能亢进；小细胞性（缺铁性）贫血；锌、铜缺乏等多种原因所致乏力、伤口愈合缓慢等营养不良表现。

（五）实验室及其他检查

1. **尿常规及 24h 尿蛋白定量** 尿蛋白定性多为 +++~++++，24 小时尿蛋白定量 > 3.5g。
2. **血清蛋白测定** 呈现低蛋白血症（≤ 30g/L）。
3. **血脂测定** 血清胆固醇（TC）、甘油三酯（TG）、低和极低密度脂蛋白（LDL 和 VLDL）浓度增加，高密度脂蛋白（HDL）可以增加、正常或减少。
4. **肾功能测定** 肾功能多数正常（肾前性氮质血症者例外）或肾小球滤过功能减退。
5. **肾 B 超、双肾 ECT** 此项理化检查有助于本病的诊断。
6. **肾活检** 是确定肾组织病理类型的唯一手段。

（六）诊断与鉴别诊断

1. **诊断** 原发性肾病综合症的诊断主要依靠排除继发性肾病综合症。诊断要点包括：①大量蛋白尿（≥ 3.5g/24h）。②低白蛋白血症（血浆白蛋白 ≤ 30g/L）。③明显水肿。④高脂血症。其中，"大量蛋白尿"和"低白蛋白血症"为诊断 NS 的**必备条件**。

2. **鉴别诊断**

（1）系统性红斑狼疮性肾炎：好发于青、中年育龄期女性，伴有发热、皮疹及关节痛，尤其是面部蝶形红斑最具诊断价值。免疫学检查可检测出多种自身抗体。

（2）过敏性紫癜性肾炎：好发于青少年，有典型的皮肤紫癜，可伴有关节痛、腹痛及黑便，多在皮疹出现后 1~4 周出现血尿和（或）蛋白尿。

（3）乙型肝炎病毒相关性肾炎：应有乙型肝炎病毒抗原阳性，同时伴有肾脏损害，肾活检证实乙型肝炎病毒或其抗原沉积才能确诊。

（4）糖尿病肾病：多发生于糖尿病 10 年以上的患者，早期可发现尿微量白蛋白排出增加，以后逐渐发展成大量蛋白尿、肾病综合征。眼底检查可见微动脉瘤。

（七）西医治疗

1. **治疗原则** 最好能根据病理类型施治。治疗时不应仅以减少或消除尿蛋白为目的，还应重视保护肾功能，减缓肾功能恶化的趋势与程度，预防并发症的发生。

2. **一般治疗** 休息。应给予正常量 0.8~1.0g/（kg·d）的优质蛋白饮食；脂肪的摄入，宜少进富含饱和脂肪酸（动物油脂）的饮食，多食富含多聚不饱和脂肪酸（如植物油、鱼油）及富含可溶性纤维（如燕麦、米糠及豆类）的饮食，减轻高脂血症；水肿时应低盐（< 3g/d）饮食。

3. **对症治疗**

（1）利尿消肿：原则是不宜过快、过猛，以免造成有效血容量不足，加重血液高黏倾向，诱发血栓、栓塞并发症。常用药物：①噻嗪类利尿剂：常用氢氯噻嗪。长期服用应防止低钾、低钠血症。②袢利尿剂：常用呋塞米、托拉塞米或布美他尼，口服或静脉注射。在渗透性利尿剂治疗之后应用效果更好，谨防低钠血症及低钾、低氯血症性碱中毒的发生。③潴钾利尿剂：可与噻嗪类利尿剂合用，常用氨苯蝶啶或醛固酮拮抗剂螺内酯。长期服用需防止高钾血症，肾功能不全者慎用。④渗透性利尿剂：常应用不含钠的右旋糖酐40（低分子右旋糖酐）或淀粉代血浆（706代血浆）。对少尿患者（尿量<400mL/d）慎用，可引起管型，形成阻塞肾小管，并可诱发"渗透性肾病"，导致急性肾衰。⑤提高血浆胶体渗透压：采用血浆或血浆白蛋白等静脉输注，如接着用呋塞米加于葡萄糖溶液中缓慢静脉滴注，效果更佳。对严重低蛋白血症、高度浮肿而又少尿的患者和伴有心脏病的患者慎用。

（2）减少尿蛋白：血管紧张素转化酶抑制药（ACEI）、血管紧张素Ⅱ受体拮抗药（如氯沙坦）、长效二氢吡啶类钙拮抗药（CCB）等，均可通过其有效地控制高血压而显示出不同程度地减少尿蛋白的作用。此外，ACEI、ARB有独立降压外的减少尿蛋白的作用。

4.免疫调节治疗

（1）糖皮质激素：使用原则和方案如下。①**起始足量**：常用药物为泼尼松1mg/（kg·d），口服8周，必要时可延长至12周。②**缓慢减药**：足治疗后每1~2周减原用量的10%，当减至20mg/d左右时症状易反复，应更加缓慢减量。③**长期维持**：最后以最小有效剂量（10mg/d）作为维持量，再服半年至1年或更长。激素可采取全天量顿服或在维持用药期间两天量隔天一次顿服，以减轻激素的副作用。

根据患者对糖皮质激素的治疗反应，将其分为"**激素敏感型**"（用药8~12周肾病综合征缓解）、"**激素依赖型**"（激素减药到一定程度即复发）和"**激素抵抗型**"（激素治疗无效）。

（2）细胞毒药物：这类药物可用于"激素依赖型"或"激素抵抗型"的患者，协同激素治疗。若无激素禁忌，一般不作为首选或单独治疗用药。①**环磷酰胺**：是国内外最常用的细胞毒药物。应用剂量为每天每千克体重2mg，分1~2次口服。也可采用静脉滴注环磷酰胺1g，每月1次，以后每3月一次，累积计量达6~8g后停药。主要副作用为骨髓抑制及中毒性肝损害，并可出现性腺抑制（尤其男性）、脱发、胃肠道反应及出血性膀胱炎，用药前充分水化，尽量上午用药以减少出血性膀胱炎的发生。②**环孢素**：能选择性抑制T辅助细胞及T细胞毒效应细胞，作为二线药物用于治疗激素及细胞毒药物无效的难治性肾病综合征。因有肝、肾毒性，并可致高血压、高尿酸血症、多毛、牙龈增生等不良反应和停药后易复发等，限制其临床广泛使用。③**吗替麦考酚酯**：选择性抑制T、B淋巴细胞增殖及抗体形成。广泛用于肾移植后排异反应，不良反应相对较小。

（八）中医辨证论治

1.风水相搏证

证候：起始眼睑浮肿，继则四肢、全身亦肿，皮肤光泽，按之凹陷易回复，伴发热、咽痛、咳嗽、小便不利等症，舌苔薄白，脉浮。

治法：疏风解表，宣肺利水。

方药：越婢加术汤加减。

2.湿毒浸淫证

证候：眼睑浮肿，延及全身，身发痈疡，恶风发热，小便不利，舌质红，苔薄黄，脉浮数或滑数。

治法：宣肺解毒，利湿消肿。

方药：麻黄连翘赤小豆汤合五味消毒饮。

3. 水湿浸渍证

证候：全身水肿，按之没指，伴有胸闷腹胀，身重困倦，纳呆，泛恶，小便短少，舌苔白腻，脉濡缓。

治法：健脾化湿，通阳利水。

方药：五皮饮合胃苓汤。

4. 湿热内蕴证

证候：浮肿明显，肌肤绷急，腹大胀满，胸闷烦热，口苦，口干，大便干结，小便短赤，舌红苔黄腻，脉沉数或濡数。

治法：清热利湿，利水消肿。

方药：疏凿饮子加减。

5. 脾虚湿困证

证候：浮肿，按之凹陷不易回复，腹胀纳少，面色萎黄，神疲乏力，尿少色清，大便或溏，舌质淡，苔白腻或白滑，脉沉缓或沉弱。

治法：温运脾阳，利水消肿。

方药：实脾饮加减。

6. 肾阳衰微证

证候：面浮身肿，按之凹陷不起，心悸，气促，腰部冷痛酸重，小便量少或增多，形寒神疲，面色灰滞，舌质淡胖，苔白，脉沉细或沉迟无力。

治法：温肾助阳，化气行水。

方药：济生肾气丸合真武汤。

三、尿路感染

尿路感染简称尿感，是由各种病原体入侵泌尿系统引起的尿路炎症，尿感是临床常见病和多发病，是所有微生物感染中最常见的临床类型之一。本病可发生在从婴儿到老年的各个年龄段，女性尤其是妊娠期妇女的发生率更高，女性和男性的比例约为10∶1。根据感染部位，可将本病分为**上尿路感染（肾盂肾炎）**和**下尿路感染（膀胱炎）**。肾盂肾炎又可分为急性和慢性。根据临床症状的有无，尿感可分为**有症状尿感**和**无症状尿感**，根据有无尿路功能上或解剖上的异常等，尿感又可分为**复杂性尿感**和**非复杂性尿感**。本病归属于中医学"淋证"（热淋、劳淋等）"腰痛""虚劳"等范畴。

（一）西医病因、发病机制

1. 病原体　**细菌**是尿路感染中**最多见**的病原体，其中95%以上是革兰氏阴性杆菌（多指大肠杆菌）所致，革兰氏阴性菌属引起的泌尿系感染约占95%，阳性菌属约占5%。革兰阴性菌属中以**大肠埃希菌最为常见**，80%~90%；革兰阳性菌属中以粪链球菌和葡萄球菌最为常见。其他如病毒、支原体、真菌及寄生虫等也可以引起尿路感染。

2. 易感因素　①**尿路梗阻**。②**尿路损伤**。③**尿路畸形**。④**女性尿路解剖生理特点**：尿道口与肛门接近，尿道直而宽；女性在月经期或发生妇科疾病时，阴道、尿道黏膜改变而利于致病菌侵入。⑤**机体抵抗力下降**：全身性疾病使机体抵抗力下降，尿路感染的发病率较高。⑥**遗传因素**。

细菌进入膀胱后并非都引起尿路感染。当尿路通畅时，尿液可将绝大部分细菌冲走；男性在排尿终末时排泄于后尿道的前列腺液对细菌有杀灭作用；尿路黏膜可通过其分泌有机酸和IgG、IgA及吞噬细胞的作用，起到杀菌效果；尿液pH低，含有高浓度尿素和有机酸，尿过于低张或高张，都不利于细菌生长。

3. 感染途径　①上行感染：为尿路感染的**主要途径**，约占尿路感染的95%，常见的病原菌为大肠埃希菌。②血行感染：体内局部感染灶的细菌入血而引发，较少见，不足3%，常见的病原菌有金黄色葡萄球菌、沙门菌属等。③直接感染：细菌从邻近器官的病灶直接入侵肾脏导致的感染。④淋巴道感染：盆腔和下腹部的器官感染时，细菌从淋巴道感染泌尿系统，极为罕见。

（二）中医病因病机

尿路感染主要与湿热毒邪蕴结膀胱及脏腑功能失调有关。外阴不洁，秽浊之邪入侵膀胱；饮食不节，损伤脾胃，蕴湿生热；情志不遂，气郁化火或气滞血瘀；年老体弱、禀赋不足、房事不节及久淋不愈引起脾肾亏虚等，均可导致本病的发生。

1. 膀胱湿热　湿热蕴结膀胱，邪气壅塞，气化失司，水道不利，故发为淋证。热伤血络则见尿血，发为血淋。

2. 肝胆郁热　肝失条达，气机郁结化火，疏泄不利，水道通调受阻，膀胱气化失司；或气郁化火，气火郁于下焦，均可引起小便滞涩，余沥不尽，发为淋证。

3. 脾肾亏虚，湿热屡犯　脾肾亏虚，复感微邪，即可发病，或遇劳即发，而成劳淋。

4. 肾阴不足，湿热留恋　湿热久稽，肾阴受损，膀胱气化不利，而呈虚实夹杂之肾虚膀胱湿热之候。

本病病位在**肾与膀胱**，与肝、脾密切相关。**病机为湿热蕴结下焦，肾与膀胱气化不利**。本病以**肾虚**为本，**膀胱湿热**为标，早期以实为主，表现为膀胱湿热或肝胆郁热，日久则虚实夹杂，湿热与脾肾亏虚并见，迁延日久可进展为癃闭、关格。

（三）临床表现

1. 膀胱炎　即通常所指的下尿路感染，占尿路感染的60%以上。主要表现为尿频、尿急、尿痛、排尿困难、白细胞尿，偶可有血尿，甚至肉眼血尿，膀胱区可有不适等，部分患者迅速出现排尿困难。一般无全身症状，少数患者可有腰痛、发热，体温多在38℃以下。多见于中青年妇女。

2. 肾盂肾炎

（1）急性肾盂肾炎：本病可见于任何年龄，育龄期妇女最多见，起病急骤。临床表现有两组症候群：①**全身感染的症状**：高热、寒战、头痛、周身酸痛、恶心、呕吐，体温多在38℃以上，热型多呈弛张热，亦可呈间歇热或稽留热，常伴有白细胞计数升高和红细胞沉降率增快。②**泌尿系统的症状**：尿频、尿急、尿痛、排尿困难、腰痛和（或）下腹疼痛、肋脊角及输尿管点压痛，肾区压痛和叩痛等，患者多有腰酸痛或钝痛，少数还有剧烈的腹部阵发性绞痛，沿输尿管向膀胱方向放射。

（2）慢性肾盂肾炎：泌尿系统及全身表现均不太典型，半数以上患者有急性肾盂肾炎病史，可间断出现尿频、排尿不适、腰酸痛等，部分患者有不同程度的低热及肾小管功能受损表现（夜尿增多、低比重尿等）。病情持续可进展为慢性肾衰竭。感染严重时可呈急性肾盂肾炎表现。

3. 无症状性菌尿　患者无尿路感染的症状，尿常规可无明显异常，但尿培养有真性细菌。

（四）并发症

1. 肾乳头坏死　**肾盂肾炎的严重并发症之一**，多于严重的肾盂肾炎伴有糖尿病或尿路梗阻时发生，可并发革兰阴性杆菌败血症，或导致急性肾衰竭。其主要临床表现为高热、剧烈腰痛和血尿等，可有坏死组织脱落从尿中排出，发生肾绞痛。

2. 肾周围脓肿　多因严重肾盂肾炎直接扩展而来，其致病菌多为革兰阴性杆菌，患者多有糖尿病、尿路结石等易感因素。除原有肾盂肾炎症状加剧外，多有明显的单侧腰痛，且在向健侧弯腰时疼痛加重。

（五）实验室检查及其他检查

1. 尿常规检查　可有白细胞尿、血尿、蛋白尿。尿沉渣镜检白细胞＞5/HP 称为白细胞尿。

2. 尿白细胞排泄率　准确留取 3h 尿液，立即进行尿白细胞计数，所得白细胞数按每小时折算，正常人白细胞计数＜2×10^5/h，白细胞计数＞3×10^5/h 为阳性，介于 $(2\sim3)\times10^5$/h 为可疑。

3. 尿涂片细菌检查　清洁中段尿沉渣涂片，用高倍镜检查，若每高倍视野下可见 1 个或更多细菌，提示尿路感染。检出率达 80%~90%。

4. 尿细菌培养　可采用清洁中段尿、导尿及膀胱穿刺尿做细菌培养，其中膀胱穿刺尿培养结果最可靠。中段尿细菌定量培养≥10^5/mL，称为真性菌尿，可**确诊**尿路感染；尿细菌定量培养 $10^4\sim10^5$/mL，为可疑阳性，需复查；如＜10^4/mL，可能为污染。耻骨上膀胱穿刺尿细菌定性培养有细菌生长，即为真性菌尿。

5. 亚硝酸盐还原试验　此法诊断尿路感染的敏感性在 70% 以上，特异性在 90% 以上。

6. 血常规　急性肾盂肾炎时血白细胞常升高，中性粒细胞增多，核左移。

7. 肾功能　慢性肾盂肾炎肾功能受损时可出现肾小球滤过率（GFR）下降，血肌酐（Cr）升高等。

8. 影像学检查　如 B 超、X 线腹平片、静脉肾盂造影（IVP）、排尿期膀胱输尿管反流造影、逆行性肾盂造影等，目的是了解尿路情况，及时发现有无尿路结石、梗阻、反流、畸形等导致尿路感染反复发作的因素。尿路感染急性期不宜做静脉肾盂造影，可做 B 超检查。

（六）诊断与鉴别诊断

1. 尿路感染的诊断　**典型的尿路感染有尿路刺激征、感染中毒症状、腰部不适等，结合尿液改变和尿液细菌学检查**，诊断不难。实验室诊断标准如下。

（1）正规清洁中段尿（要求尿停留在膀胱中 4~6h 以上）细菌定量培养，菌落数≥10^5/mL。

（2）清洁离心中段尿沉渣白细胞数＞10/HP，有尿路感染症状。

以上具备（1）、（2）两项可以确诊。如无（2）项，则应再做尿菌计数复查，如仍≥10^5/mL，且两次的细菌相同者，可以确诊。

（3）做膀胱穿刺尿培养，细菌阳性（不论菌数多少）。

（4）做尿菌培养计数有困难者，可用治疗前清晨清洁中段尿（尿停留于膀胱 4~6h 以上）

正规方法的离心尿沉渣革兰染色找细菌，细菌＞1/油镜视野，有尿路感染症状。

具备（3）、（4）任一项均可确诊。

（5）尿细菌数在 10^4~10^5/mL 者应复查，如仍为 10^4~10^5/mL，需结合临床表现来诊断或做膀胱穿刺尿培养来确诊。

2. 尿路感染的定位诊断

（1）根据临床表现定位：上尿路感染（急性肾盂肾炎）常有发热、寒战，甚至出现毒血症症状，伴明显腰痛、输尿管点和/或肋脊点压痛、肾区叩击痛等；下尿路感染（膀胱炎）则常以膀胱刺激征为突出表现，一般少有发热、腰痛等。

（2）根据实验室检查定位：出现下列情况提示上尿路感染。①膀胱冲洗后尿细菌培养阳性。②尿沉渣镜检有白细胞管型，并排除间质性肾炎、狼疮性肾炎等疾病。③尿 NAG 升高、尿 β_2-MG 升高。④尿渗透压降低。

3. 慢性肾盂肾炎的诊断　反复发作的尿频、尿急、尿痛 1 年以上，多次尿细菌培养为阳性，影像学检查见肾外形不规则或肾盂肾盏变形，并有持续性肾小管功能损害。

4. 尿路感染的鉴别诊断

（1）急性发热性疾病：伤寒病、流感等均有寒战、高热等，容易与急性肾盂肾炎混淆。通过肾区压痛和叩击痛的症状以及尿常规和尿细菌学检查，多可鉴别。

（2）肾结核：鉴别要点在于尿细菌学检查。若尿路感染经积极合理的抗菌治疗后，其症状及小便变化不能消除者，应考虑为结核。肾结核多并发生殖道结核或有其他器官结核病史，血尿多与尿路刺激征同时发生，而膀胱炎时，血尿常为终末血尿且抗菌药物治疗有效。尿结核菌阳性，或结核菌素试验和静脉肾盂造影等有助于诊断。

（3）肾小球肾炎：肾盂肾炎尿蛋白量＜2g/24h，若尿蛋白量＞3g/24h 多为肾小球病变。此外，仔细询问病史，若患者有尿路刺激症状及有间歇脓尿或菌尿史、小管功能受损先于小球功能受损等，也有助于肾盂肾炎的诊断。肾活体组织检查有助于确诊。

（4）尿道综合征：有明显的排尿困难、尿频，但无发热等全身症状，血常规检查白细胞不增高，亦无真性细菌尿。

（七）西医治疗

1. 一般治疗　休息，多饮水，勤排尿。**碱化尿液**：可减轻膀胱刺激征，同时增强某些抗菌药物的疗效，可用碳酸氢钠 1.0g，每天 3 次。

2. 抗感染治疗

（1）急性膀胱炎：①单剂量疗法。常用羟氨苄青霉素 3.0g，环丙沙星 0.75g，氧氟沙星 0.4g，复方新诺明 5 片（每片含 SMZ 0.4g，TMP 0.08g），阿莫西林 3.0g，顿服。② 3d 疗法。可选用磺胺类、喹诺酮类、半合成青霉素或头孢类等抗生素，任选一种药物，连用 3d，约 90% 的患者可治愈。目前更推荐此法，与单剂量疗法相比，3d 疗法更有效；耐药性并无增高；可减少复发，增加治愈率。

（2）肾盂肾炎：①病情较轻者，可口服药物治疗，疗程 10~14d。常用药物有**喹诺酮类**如氧氟沙星、环丙沙星，**半合成青霉素类**如阿莫西林，**头孢菌素类**如头孢呋辛等。治疗 14d 后，通常 90% 可治愈。如尿菌仍阳性，应参考药敏试验选用有效抗生素继续治疗 4~6 周。②严重感染全身中毒症状明显者需住院治疗，应静脉给药。常用药物如氨苄西林、头孢噻肟钠、头孢曲松钠、左氧氟沙星等，必要时联合用药。**氨基糖苷类抗生素肾毒性大，应慎用。**

（3）无症状性菌尿：是否治疗目前有争议，一般认为有下述情况者应予治疗。妊娠期无症状性菌尿；学龄前儿童；曾出现有症状感染者；肾移植、尿路梗阻及其他尿路有复杂情况者。根据药敏试验结果选择有效抗生素，主张短疗程用药，如治疗后复发，可选长程低剂量抑菌疗法。

（八）中医辨证论治

1. 膀胱湿热证

证候：小便频数，灼热刺痛，尿色黄赤，小腹拘急胀痛，或腰痛拒按，或见恶寒发热，或见口苦，大便秘结，舌质红，苔薄黄腻，脉滑数。

治法：清热利湿通淋。

方药：**八正散加减**。

2. 肝胆郁热证

证候：小便不畅，少腹胀满疼痛，小便灼热刺痛，有时可见血尿，烦躁易怒，口苦口黏，或寒热往来，胸胁苦满，舌质暗红，可见瘀点，脉弦或弦细。

治法：疏肝理气，清热通淋。

方药：**丹栀逍遥散合石韦散加减**。

3. 脾肾亏虚，湿热屡犯证

证候：小便淋沥不已，时作时止，每于劳累后发作或加重，尿热，或有尿痛，面色无华，神疲乏力，少气懒言，腰膝酸软，食欲不振，口干不欲饮水，舌质淡，苔薄白，脉沉细。

治法：健脾补肾。

方药：**无比山药丸加减**。

4. 肾阴不足，湿热留恋证

证候：小便频数，滞涩疼痛，尿黄赤、浑浊，腰膝酸软，手足心热，头晕耳鸣，四肢乏力，口干口渴，舌质红少苔，脉细数。

治法：滋阴益肾，清热通淋。

方药：**知柏地黄丸加减**。

四、急性肾衰竭

急性肾衰竭（ARF），简称急性肾衰竭，是一组以肾小球滤过率迅速下降为特点的临床综合征。其临床指标为血肌酐、尿素及其他代谢废物及体液的潴留，重要的临床表现与水钠潴留、容量超负荷、高血钾及酸中毒有关。通常血肌酐每天上升44.2~176.8μmol/L（0.5~2mg/dL），血尿素氮上升3.6~10.7mmol/L（10~30mg/dL）或以上，常伴少尿（<400mL/24h）或无尿（<100mL/24h）。但也有尿量不减少者。广义的ARF可分为**肾前性、肾性和肾后性**三类。狭义的ARF是指急性肾小管坏死（ATN）。本病归属于中医学"癃闭""关格"等范畴。

（一）西医病因、发病机制

1. 病因

（1）肾前性急性肾衰竭：血容量减少（如各种原因的液体丢失和出血）、有效动脉血容量减少和肾内血流动力学改变等。

（2）肾性急性肾衰竭：肾实质损伤，常见的是肾缺血或肾毒性物质（包括外源性毒素，如生物毒素、化学毒素、抗菌药物、造影剂等和内源性毒素，如血红蛋白、肌红蛋白等）损伤肾小管上皮细胞。

（3）肾后性急性肾衰竭：特征是急性尿路梗阻。

2. 发病机制

（1）肾小管损伤：当肾小管急性严重损伤时，以肾小管阻塞和肾小管基底膜断裂引起的肾小管内液反漏入间质，从而引起急性肾小管上皮细胞变性、坏死，肾间质水肿，肾小管阻塞，肾小球有效滤过压降低。

（2）肾小管上皮细胞代谢障碍：肾小管上皮细胞的损伤及代谢障碍，导致肾小管上皮细胞死亡。

（3）肾血流动力学变化：肾缺血和肾毒素的作用致使肾素-血管紧张素系统、前列腺素、内皮素等血管活性物质释放，导致肾血液灌注量减少，肾小球滤过率下降而致急性肾衰竭。

（4）缺血再灌注损伤：实验证实，肾缺血再灌注损伤主要为氧自由基及细胞内钙超负荷，使肾小管上皮细胞内膜脂质过氧化增强，导致细胞功能紊乱，以致细胞死亡。

（5）表皮生长因子：急性肾衰竭时由于肾脏受损，导致表皮生长因子降低。

（6）炎症因子的参与：炎症介质（IL-6、IL-18、TNFa、TGFβ、MCP-1、RANTES）等使内皮细胞受损，导致肾组织进一步损伤，GFR下降。

（二）中医病因病机

本病发生多与外感六淫疫毒、饮食不当、意外伤害、失血失液、中毒虫咬、药毒伤肾等因素有关，形成**火热、湿毒、瘀浊**之邪，壅塞三焦，决渎失司，膀胱和三焦气化不利而致本病的发生。

1. 热毒炽盛　热毒入气入血，损伤肾络，气化失司，而见少尿、血尿或衄血。
2. 火毒瘀滞　热入营血，闭窍扰神，迫血妄行，热阻于肾，气化失司而少尿。
3. 湿热蕴结　湿毒中阻，气机升降失常，内犯于肾，经络气血瘀阻，气化不行，而见少尿或尿闭。
4. 气脱津伤　失血伤液，或热毒耗液，致精亏血少，肾府空虚，使肾元衰竭而发病。

本病病位在**肾**，涉及**肺、脾（胃）、三焦、膀胱**。病机主要为肾失气化，水湿浊瘀不能排出体外。初期主要为火热、湿毒、瘀浊之邪壅滞三焦，水道不利，以实热居多，后期以脏腑虚损为主。

（三）临床表现

临床病程典型，可分为3期。

1. **少尿期**　在短时间内尿量明显减少，可出现恶心呕吐、腹胀腹泻、消化道出血、高血压、心力衰竭、意识障碍、抽搐昏迷、严重的酸中毒和电解质异常。此期一般持续7~14d，典型的为7~14d，但也可短至几天，长至4~6周。许多患者可出现少尿（＜400mL/d）。但也有些患者可没有少尿，尿量在400mL/d以上，称为非少尿型ARF，其病情大多较轻，预后较好。

2. **多尿期**　急性肾衰竭患者尿量超过400mL时，则由少尿期进入多尿期，此期通常持续 1~3 周。

3. 恢复期 肾小管细胞再生、修复，肾小管完整性恢复。肾小球滤过率逐渐恢复正常或接近正常范围。与肾小球滤过率相比，肾小管上皮细胞功能（溶质和水的重吸收）的恢复相对延迟，常需数月后才能恢复。少数患者可最终遗留不同程度的肾脏结构和功能缺陷。

（四）实验室检查及其他检查

1. 肾功能　急骤发生并与日俱增的氮质血症。①血尿素氮：进行性升高，每天可上升 3.6~10.7mmol/L。血肌酐每天上升 44.2~176.8μmo/L。②电解质紊乱：少尿期可出现高钾血症，血钾可超过 6.5mmol/L，并可伴低钠血症和高磷血症。多尿期可出现低血钾、低血钠等电解质紊乱。③酸碱平衡紊乱：可出现代谢酸中毒、二氧化碳结合力下降。

2. 尿常规　尿呈等张（比重 1.010~1.016），蛋白尿（常为 +~++），尿沉渣常有颗粒管型、上皮细胞碎片、红细胞和白细胞。

3. 尿渗透浓度　尿渗透浓度 < 350mOsm/L。

4. 滤过钠排泄分数（FENa）　急性肾小管坏死及肾后性急性肾衰竭时多 > 1%；肾前性急性肾衰竭、急性肾小球肾炎和血管炎时小于 1%。

5. 肾衰竭指数（RFI）　用于鉴别肾前性急性肾衰竭和急性肾小管坏死，一般认为肾前性急性肾衰竭小于 1；急性肾小管坏死时多见大于 1。

6. 影像学检查　双肾超声显像可用于与慢性肾衰竭相鉴别。怀疑尿路梗阻时，尿路超声显像、腹部平片、必要时 CT 检查有助于诊断。判断肾血管堵塞等疾患时，X 线、放射性核素检查、血管造影等对诊断有帮助，但需注意造影剂对肾脏的毒性作用。

7. 肾穿刺活检　为明确肾实质性急性肾衰竭的病因，可进行肾穿刺活检，并可判断治疗的有效性。但需严格掌握适应证，注意病情严重、有出血倾向时不宜做此检查。

（五）诊断与鉴别诊断

1. 诊断

（1）常继发于各种严重疾病所致的周围循环衰竭或肾中毒后，但亦有个别病例可无明显的原发病。

（2）急剧地发生少尿（< 400mL/24h），个别严重病例（肾皮质坏死）可无尿（< 100mL/24h），但在非少尿型者可无少尿表现。

（3）急骤发生和与日俱增的氮质血症，血肌酐每天上升 88.4~176.8μmol/L，尿素氮上升 3.6~10.7mmol/L。

（4）经数天至数周后，如处理恰当，会出现多尿期。

（5）尿常规检查：尿呈等张（比重 1.010~1.016），蛋白尿（常为 +~++），尿沉渣常有颗粒管型、上皮细胞碎片、红细胞和白细胞。

2. 鉴别诊断

（1）慢性肾衰竭：慢性肾衰竭可从存在双侧肾缩小、贫血、尿毒症面容、肾性骨病和神经病变等得到提示。其次应除外肾前性和肾后性原因。

（2）肾前性少尿鉴别：发病前有容量不足、体液丢失等病史，体检发现皮肤和黏膜干燥、低血压、颈静脉充盈不明显者，应首先考虑肾前性少尿。

（3）肾后性尿路梗阻：有结石、肿瘤或前列腺肥大病史患者，突发完全无尿或间歇性无尿。肾绞痛，胁腹或下腹部疼痛；肾区叩击痛阳性；如膀胱出口处梗阻，则膀胱区因积尿而膨胀，叩诊呈浊音均提示存在尿路梗阻的可能。超声显像和X线检查等可帮助确诊。

（4）其他肾性ARF：肾性ARF可见于急进性肾小球肾炎、急性间质性肾炎等，以及全身性疾病的肾损害如狼疮肾炎、过敏性紫癜性肾炎等。肾病综合征有时亦可引起ARF。此外，系统性血管炎、血栓性微血管病如溶血尿毒症综合征、恶性高血压及产后ARF等也会引起。

ARF通常根据各种疾病所具有的特殊病史、临床表现、化验异常及对药物治疗的反应做出鉴别诊断。肾活检常可帮助鉴别。

（六）西医治疗

1. 纠正可逆因素　对于引起急性肾衰竭的原发可逆因素，如严重外伤、心力衰竭、急性大出血等应积极治疗，处理好感染、休克、血容量不足等。避免使用或停用肾毒性药物。

2. 营养支持　保证每天足够的热量供给。一般需要量为每天105~126kJ（25~30kcal/kg）。

3. 积极控制感染　根据细菌培养和药敏试验，选择对肾无毒性或毒性小的药物。

4. 维持水、电解质和酸碱平衡　少尿期应严格记录体液24h出入量，量出为入，纠正高血钾及酸中毒。多尿期则须防止脱水及低血钾。

5. 特殊药物　①利尿药：呋塞米（速尿），只应用于急性肾衰竭少尿期，进入多尿期后应停用。②钙拮抗药：对缺血性急性肾衰竭有防治作用，应用于缺血性急性肾衰竭的早期，可减少钙离子细胞内流，还能扩张肾血管，增加肾血流量。硝苯地平口服，避免舌下含服。注意有降低血压作用，禁用于低血压及休克期患者。

6. 透析疗法　对非手术治疗无效，出现以下指征的急性肾衰竭患者，应考虑行急诊透析：①少尿或无尿2d。②尿毒症症状明显。③肌酐清除率较正常下降超过50%，或血尿素氮升高达21mmol/L，血肌酐升高达442μmol/L。④血钾超过6.5mmol/L。⑤代谢性酸中毒，CO_2-CP≤13mmol/L。⑥脑水肿、肺水肿或充血性心力衰竭。透析疗法包括血液透析、腹膜透析，以及肾替代疗法（CRRT）等。

五、慢性肾衰竭

慢性肾衰竭（CRF）是常见的临床综合征。它发生在各种原发或继发性慢性肾脏病的基础上，缓慢地出现肾功能减退而致衰竭。临床以代谢产物和毒素潴留，水、电解质和酸碱平衡紊乱以及某些内分泌功能异常等表现为特征。本病归属于中医学"癃闭""关格""溺毒""肾劳"等范畴。

（一）西医病因、发病机制

1. 病因　主要有原发性与继发性肾小球肾炎、肾小管间质病变（慢性肾盂肾炎、慢性尿酸性肾病、梗阻性肾病、药物性肾病等）、肾血管病变、遗传性肾病（如多囊肾、遗传性肾炎）等。在发达国家，糖尿病肾病、高血压肾小动脉硬化、原发性肾小球肾炎是导致慢性肾衰竭的前三位病因；发展中国家的病因排序是原发性肾小球肾炎、糖尿病肾病、高血压肾小动脉硬化。

2. 发病机制

(1) 慢性肾衰竭进展的发病机制：①肾单位高滤过。②肾单位高代谢。③肾组织上皮细胞表型转化。④血管紧张素Ⅱ（AngⅡ）促进血压升高并诱导细胞增生等。⑤细胞因子-生长因子促进细胞外基质增多。⑥蛋白尿可引起肾小管损害、间质炎症及纤维化。⑦细胞凋亡，肾脏固有细胞减少。

(2) 尿毒症症状的发生机制：①尿毒症毒素的作用。小分子[分子量<500道尔顿（D）]毒性物质以尿素的量最多，占"非蛋白氮"的80%或更多，其他如胍类（甲基胍、琥珀胍酸等）、各种胺类、酚类等也占有其重要地位。中分子[分子量500~10000道尔顿（D）]物质主要与尿毒症脑病、某些内分泌紊乱、细胞免疫低下等可能有关。甲状旁腺激素（PTH）属于中分子物质类，可引起肾性骨营养不良、软组织钙化等。大分子[分子量>10000道尔顿（D）]物质如核糖核酸酶（RNase）、β_2-微球蛋白（主要是糖基化β_2-MG）、维生素A等也具有某些毒性。②体液因子如促红细胞生成素（EPO）、骨化三醇的缺乏，可分别引起肾性贫血和肾性骨病。③营养素如蛋白质和某些氨基酸的缺乏等可引起营养不良、消化道症状、免疫功能降低等。

(二) 中医病因病机

因感受外邪、饮食不当、劳倦过度、药毒伤肾、劳伤久病等导致肾元虚衰，湿浊内蕴而发病。**脾肾亏虚**为本，**湿浊内蕴**为标，脾虚则运化无权，肾虚则开合失司，日久气损及阳，阳损及阴，最后导致肾气衰败，不能分清泌浊，浊毒内停壅滞、瘀血阻滞。

1. 脾肾两虚　脾虚运化无力，则水湿内聚或外溢；肾虚气化失司，或失于固摄，则小便量少或频数，或精微下泄。若素体阳虚，或久病脾肾俱损，或过用苦寒，导致脾肾阳虚，脾失制水，肾不主水，而水停饮溢，形寒肢冷，小便不利。

2. 气阴两虚　气阴俱亏，则面色无华，神疲乏力；虚火内扰，潮热盗汗，烦热，或灼伤络脉而见尿血。

3. 肝肾阴虚　肝肾阴亏，水不涵木，肝阳上亢，阳化风动，肝风内扰，则头晕目眩，耳鸣健忘；阴虚生内热，则五心烦热、盗汗。

4. 阴阳两虚　阳虚则不能温养，不能运化水湿，水液内停，湿浊中阻，而成肾劳、关格之证。

5. 湿浊内蕴　湿热内阻，升降失司，清阳不升，浊阴不降，则恶心呕吐或小便不利。

6. 水气泛溢　肺脾肾亏虚，气化功能不足，开合升降失司，则水液内停，泛溢肌肤而为肿，行于胸腹之间，而成胸腔积液、腹水。

7. 瘀血阻络　久病入络，或气虚血瘀，或湿阻致瘀，而见水瘀互结，或络脉瘀阻。

本病病位主要在**肾**，涉及**肺、脾（胃）、肝**等脏腑。其**基本病机**是肾元虚衰，湿浊内蕴，为本虚标实之证。本虚以肾元亏虚为主；标实见水气、湿浊、湿热、血瘀、肝风之证。发病初起脾肾亏虚及湿浊并见，日久累及多脏。如水湿、浊毒之邪凌心射肺，则见胸闷、心悸、气促，甚则不能平卧；如肾病及肝，肝肾阴虚，虚风内生，则见手足搐动，甚则抽搐；若肾病及心，邪陷心包，则见神志不清；若正不胜邪，则见阴盛阳衰，阴阳离决等危证。

(三) 临床表现及肾功能分期

1. 临床表现　在慢性肾衰竭的不同阶段，其临床表现也各不相同。在CRF的代偿期和失代偿早期，患者可以无任何症状，或仅有乏力、腰酸、夜尿增多等轻度不适；少数患者可有食欲减退、代谢性酸中毒及轻度贫血。CRF中期以后，上述症状更趋明显。在晚期尿毒症时，可出现急性心力衰竭、严重高钾血症、消化道出血、中枢神经系统障碍等，甚至有生命危险。

（1）水、电解质代谢紊乱：①代谢性酸中毒。食欲缺乏、恶心、呕吐、虚弱无力、呼吸深长等。②水钠代谢紊乱。水钠潴留可表现为不同程度的皮下水肿和/或体腔积液，易出现血压升高、左心功能不全和脑水肿。低血容量主要表现为低血压和脱水。③钾代谢紊乱。**高钾血症或低钾血症**。严重高钾血症（血清钾＞6.5mmol/L）需及时抢救治疗。④钙磷代谢紊乱。主要表现为低钙和高磷。

（2）蛋白质、糖类、脂肪和维生素的代谢紊乱：CRF患者蛋白质代谢紊乱一般表现为蛋白质代谢产物蓄积（氮质血症），糖代谢异常主要表现为糖耐量减低和低血糖症两种情况。慢性肾衰竭患者中高脂血症相当常见，其中多数患者表现为轻到中度高甘油三酯血症。维生素代谢紊乱相当常见，如血清维生素A水平增高、维生素B_6及叶酸缺失等。

（3）心血管系统表现：心血管病变是慢性肾衰竭患者的主要并发症之一和最常见的死因。尤其是进入终末期肾病阶段，死亡率进一步增高（占尿毒症死因的45%~60%）。常见心血管表现：①高血压和左心室肥厚。②**心力衰竭**，是尿毒症患者最常见死亡原因。③尿毒症性心肌病。④心包病变。⑤血管钙化和动脉粥样硬化。

（4）呼吸系统症状：体液过多或酸中毒时均可出现气短、气促，严重酸中毒可呼吸深长。体液过多、心功能不全可引起肺水肿或胸腔积液。由尿毒症毒素诱发的肺泡毛细血管渗透性增加、肺充血可引起"尿毒症肺水肿"，此时肺部X线检查可出现"蝴蝶翼"征，及时利尿或透析可迅速改善上述症状。

（5）胃肠道症状：主要表现有食欲缺乏、恶心、呕吐、口腔有尿味。消化道出血也较常见，其发生率比正常人明显增高，多是由于胃黏膜糜烂或消化性溃疡，尤以前者为最常见。

（6）血液系统表现：CRF患者血液系统异常主要表现为肾性贫血和出血倾向。大多数患者一般均有轻、中度贫血，其原因主要是红细胞生成素缺乏，故称为肾性贫血。

（7）神经肌肉系统症状：早期症状可有疲乏、失眠、注意力不集中等。其后会出现性格改变、抑郁、记忆力减退、判断力降低。尿毒症时常有反应淡漠、谵妄、惊厥、幻觉、昏迷、精神异常等。

（8）内分泌功能紊乱：①肾脏本身内分泌功能紊乱：如1,25-$(OH)_2$维生素D_3、红细胞生成素不足和肾内肾素-血管紧张素Ⅱ过多。②外周内分泌腺功能紊乱：大多数患者均有继发性甲旁亢（血PTH升高），部分患者（大约1/4）有轻度甲状腺素水平降低；其他如胰岛素受体障碍、性腺功能减退等也相当常见。

（9）骨骼病变：肾性骨营养不良（即肾性骨病）**相当常见**，包括纤维囊性骨炎（高转化性骨病）、骨生成不良、骨软化症（低转化性骨病）及骨质疏松症。

2.肾功能分期　慢性肾衰竭的肾功能损害程度可分为以下几期。

（1）肾贮备功能下降期：肾小球滤过率（GFR）减少至正常的50%~80%，约相当于K/DOQI的第2期，血肌酐正常，患者无症状。

（2）氮质血症期：约相当于K/DOQI的第3期，是肾衰竭的早期，GFR减少至正常的

20%~50%，出现氮质血症，血肌酐高于正常，但小于442μmol/L，可有轻度贫血、多尿和夜尿多。

（3）肾衰竭期：约相当于K/DOQI的第4期，GFR减少至正常的10%~20%，血肌酐显著升高（451~707μmol/L），贫血较明显，夜尿增多以及水、电解质失衡，并可有轻度胃肠道、心血管和中枢神经系统症状。

（4）尿毒症期：约相当于K/DOQI的第5期，是肾衰竭的晚期，GFR减少至正常的10%以下，血肌酐＞707μmol/L，肾衰竭的临床表现和血生化异常已十分显著。

（四）实验室检查及其他检查

1. 肾功能检查　血尿素氮（BUN）、血肌酐（Scr）上升，Scr＞133μmol/L，内生肌酐清除率（Ccr）＜80mL/min，二氧化碳结合力下降，血尿酸升高。

2. 尿常规检查　蛋白尿、血尿、管型尿或低比重尿。

3. 血常规检查　不同程度的贫血。

4. 电解质检查　高钾、高磷、低钙等。

5. B超检查　多数可见双肾明显缩小、实质回声欠清、结构模糊。

（五）诊断

诊断要点：主要依据慢性肾脏病史，食欲缺乏、恶心、呕吐、贫血等尿毒症症状，血清尿素氮、肌酐等含氮物质水平升高，泌尿系超声提示肾脏体积缩小等。

（六）西医治疗

慢性肾衰竭的治疗包括**非手术治疗**和**肾脏替代治疗**。

1. 早、中期慢性肾衰竭的防治对策和措施

（1）饮食治疗：应用优质低蛋白、低磷饮食，单用或加用必需氨基酸或α-酮酸（EAA/α-KA），可能具有减轻肾小球硬化和肾间质纤维化的作用。

（2）及时、有效地控制高血压：透析前CRF（CFR≤10mL/min）患者的血压，一般应当控制在120~130mmHg/75~80mmHg或以下。

（3）ACEI和ARB的独特作用：ACEI和ARB具有良好降压作用，还有其独特的减低高滤过、减轻蛋白尿的作用。

（4）控制蛋白尿：将患者蛋白尿控制在＜0.5g/24h，或明显减轻微量白蛋白尿。

（5）严格控制血糖：糖尿病患者空腹血糖控制在5.0~7.2mmol/L（睡前6.1~8.3mmol/L），糖化血红蛋白（HbAlc）＜7%可延缓患者CRF进展。

（6）积极纠正酸中毒、改善钙磷代谢紊乱、继发性甲状旁腺功能亢进、积极纠正贫血、减少尿毒症毒素蓄积、应用他汀类降脂药、戒烟等。

2. CRF的营养治疗

（1）饮食治疗：①限制蛋白饮食。蛋白质的摄入量宜根据GFR作适当调整。GFR为10~20mL/min者，每天蛋白质限制在0.6g/kg，GFR＞20mL/min者，可加5g。一般认为GFR降至50mL/min以下时，需进行蛋白质限制，其中50%~60%必须是富含必需氨基酸的蛋白质（即高生物价优质蛋白），如鸡蛋、鱼、瘦肉、牛奶等。②高热量摄入。热量每d至少需要125.6kJ/kg（30kcal/kg），消瘦或肥胖者酌情加减。可多食入植物油和糖，如觉饥饿可食甜薯、芋头、马铃薯等。食物应富含B族维生素、维生素C和叶酸等。③其他：给予低磷饮食，每天不超过600mg。此外，除有水肿、高血压和少尿者要限制食盐，有尿少、水肿、心力衰竭

者应严格控制进水量，尿量每天＜1000mL者要限制钾的摄入，其他一般不需特别限制。

（2）必需氨基酸（EAA）的应用：如果GFR≤10mL/min时，必须加用EAA或EAA及其α-酮酸混合制剂。α-酮酸在体内与氨结合成相应的EAA，EAA在合成蛋白质过程中可以结合一部分尿素，故可减少血中尿素氮的水平。

3. CRF的药物治疗

（1）纠正酸中毒和水、电解质紊乱：①纠正代谢性酸中毒。代谢性酸中毒的处理，主要口服碳酸氢钠，严重酸中毒静脉输入。②水钠紊乱的防治。钠盐摄入6~8g/d。有明显水肿、高血压者，钠摄入量一般为2~3g/d，个别严重病例可限制为1~2g/d。也可根据需要应用袢利尿药（呋塞米、布美他尼等）。噻嗪类利尿药及潴钾利尿药对CRF患者（Scr＞220μmol/L）不宜应用，因此时疗效甚差。对严重肺水肿急性左心衰竭者，常需及时给予血液透析或持续性血液滤过，以免延误治疗时机。③高钾血症的防治。**积极预防高钾血症的发生**：当GFR＜25ml/min（或Scr＞309.4~353.6μmol/L）时，即应适当限制钾的摄入。当GFR＜10mL/min或血清钾水平＞5.5mmol/L时，则应更严格地限制钾摄入。对已有高钾血症的患者，应采取更积极的措施：积极纠正酸中毒，除口服碳酸氢钠外，必要时（血钾＞6mmol/L）可静脉给予碳酸氢钠，根据病情需要4~6h可重复给予。**高钾血症的处理措施**：**袢利尿药**：呋塞米40~80mg静脉滴注或推注，必要时将剂量增至100~200mg。**葡萄糖-胰岛素溶液输入**（葡萄糖4~6g中，加胰岛素1U）。**降钾树脂**：增加肠道钾排出，其中以聚苯乙烯磺酸钙更为适用。**严重高钾血症**（血钾＞6.5mmol/L），伴有少尿、利尿效果欠佳者，应及时给予血液透析治疗。

（2）高血压的治疗：ACEI、ARB、CCB、袢利尿剂、β受体阻滞剂、α受体阻滞剂、血管扩张剂等均可应用，以ACEI、ARB、CCB应用较为广泛。ACEI及ARB有使钾升高及一过性血肌酐升高的作用，应注意检测相关指标。透析前慢性肾衰患者的血压应＜130/80mmHg，但维持透析患者血压一般不超过140/90mmHg即可。

（3）贫血的治疗和rHuEPO的应用：Hb＜100~110g/L或Hct＜30%~33%，即可开始应用rHuE-PO治疗。影响rHuEPO疗效的主要原因是**功能性缺铁**。因此，在应用rHuEPO时，应同时重视补充铁剂。

（4）低钙血症、高磷血症和肾性骨病的治疗：当GFR＜30mL/min时，除限制磷摄入外，可应用磷结合剂，根据血钙水平选择含钙磷结合剂或者是非含钙磷结合剂，含钙磷结合剂有醋酸钙、碳酸钙，非含钙磷结合剂包括碳酸司维拉姆、碳酸镧。对明显低钙血症患者，可口服骨化三醇。

（5）防治感染：根据感染部位及药敏试验选用敏感抗生素，并根据肌酐清除率调整抗生素用量。

（6）高脂血症的治疗。

（7）口服吸附疗法和导泻疗法：口服氧化淀粉或活性炭制剂、口服大黄制剂或甘露醇（导泻疗法）等，均是应用胃肠道途径增加尿毒症毒素的排出。这些疗法主要应用于透析前慢性肾衰竭患者，对减轻患者氮质血症起到一定辅助作用，但不能依赖这些疗法作为治疗主要手段。

4. 尿毒症的替代治疗 当慢性肾衰竭患者GFR为6~10mL/min（Scr＞707μmol/L）并

有明显尿毒症临床表现，经治疗不能缓解时，则应进行透析治疗。对糖尿病肾病，可适当提前（GFR 10~15mL/min）安排透析。血液透析和腹膜透析各有优、缺点，临床上可互为补充。透析疗法仅可部分替代肾脏的排泄功能（对小分子溶质的清除仅相当于正常肾脏的10%~15%），而不能代替其内分泌和代谢功能。年轻患者可考虑行肾移植。

（1）血液透析：血透治疗一般每周3次，每次3~4h。

（2）腹膜透析：持续性不卧床腹膜透析疗法（CAPD），每天将透析液输入腹腔，并交换4次（6h一次），每次约2L。CAPD是持续地进行透析，使尿毒症毒素持续地被清除，血容量不会出现明显波动，故患者也感觉较舒服。CAPD在保存残存肾功能方面优于血液透析，费用也较血液透析低。CAPD尤其适用于老年人、心血管功能不稳定者、糖尿病患者、小儿患者或做动静脉内瘘有困难者。

（3）肾移植：成功的肾移植会恢复正常的肾功能（包括内分泌和代谢功能），可使患者几乎完全康复。要在ABO血型配型和HLA配型合适的基础上，选择供肾者。肾移植需长期服用免疫抑制剂，以防排斥反应，常用的药物为糖皮质激素、环孢素、吗替麦考酚酯等。

（七）中医辨证论治

1. 本虚证

（1）脾肾气虚证

证候：倦怠乏力，气短懒言，纳呆腹胀，腰酸膝软，大便溏薄，口淡不渴，舌淡有齿痕，苔白或白腻，脉沉细。

治法：补气健脾益肾。

方药：**六君子汤加减**。

（2）脾肾阳虚证

证候：面色萎黄或黧黑晦暗，下肢浮肿，按之凹陷难复，神疲乏力，纳差、便溏或五更泄泻，口黏淡不渴，腰膝酸痛或腰部冷痛，畏寒肢冷，夜尿频多清长，舌淡胖嫩，齿痕明显，脉沉弱。

治法：温补脾肾。

方药：**济生肾气丸加减**。

（3）气阴两虚证

证候：面色少华，神疲乏力，腰膝酸软，口干唇燥，饮水不多，或手足心热，大便干燥或稀，夜尿清长，舌淡有齿痕，脉沉细。

治法：益气养阴，健脾补肾。

方药：**参芪地黄汤加减**。

（4）肝肾阴虚证

证候：头晕头痛，耳鸣眼花，两目干涩或视物模糊，口干咽燥，渴而喜饮或饮水不多，腰膝酸软，大便易干，尿少色黄，舌淡红少津，苔薄白或少苔，脉弦或细弦，常伴血压升高。

治法：滋肾平肝。

方药：**杞菊地黄汤加减**。

（5）阴阳两虚证

证候：浑身乏力，畏寒肢冷，或手足心热，口干欲饮，腰膝酸软，或腰部酸痛，大便稀溏或五更泄泻，小便黄赤或清长，舌胖润有齿痕，舌苔白，脉沉细，全身虚弱症状明显。

治法：温扶元阳，补益真阴。

方药：**金匮肾气丸或全鹿丸加减**。

2. 标实证

（1）湿浊证

证候：恶心呕吐，胸闷纳呆，或口淡黏腻，口有尿味。

治法：和中降逆，化湿泄浊。

方药：**小半夏加茯苓汤加减**。

（2）湿热证

证候：中焦湿郁化热，常见口干口苦，甚则口臭，恶心频频，舌苔黄腻。下焦湿热可见小溲黄赤或溲解不畅，尿频、尿急、尿痛等。

治法：中焦湿热宜清化和中，下焦湿热宜清利湿热。

方药：**中焦湿热以黄连温胆汤加减；下焦湿热以四妙丸加减**。

（3）水气证

证候：面、肢浮肿或全身浮肿，甚则有胸腔积液、腹水。

治法：利水消肿。

方药：**五皮饮或五苓散加减**。

（4）血瘀证

证候：面色晦暗或黧黑或口唇紫暗，腰痛固定或肢体麻木，舌紫暗或有瘀点瘀斑，脉涩或细涩。

治法：活血化瘀。

方药：**桃红四物汤加减**。

（5）肝风证

证候：头痛头晕，手足蠕动，筋惕肉瞤，抽搐痉厥。

治法：镇肝息风。

方药：**天麻钩藤饮加减**。

第五单元　血液及造血系统疾病

【复习指导】历年必考，应作为重点复习。其中，常见血液及造血系统疾病概念、临床表现、诊断、鉴别诊断、特效性治疗和急重症治疗是考试的重点，应掌握。掌握常见造血系统疾病中医辨证论治的证候、治法、常用方剂。病因、发病机制、中医病因病机、病理、实验室及其他检查以及疾病的预防应熟悉。缺铁性贫血、再生障碍性贫血、急性白血病、特发性血小板减少性紫癜均为应重点掌握的疾病，熟悉白细胞减少症、粒细胞缺乏症、慢性白血病。

一、缺铁性贫血

缺铁性贫血是多种原因引起体内**贮存铁缺乏**，血红蛋白合成障碍的贫血。是贫血中最常见的类型，也是最常见的营养素缺乏症。临床特点是外周血表现为**小细胞低色素性贫血**，骨髓、肝、脾等器官组织中缺乏可染色铁，血清铁浓度、运铁蛋白饱和度和血清铁蛋白降低。归属于中医学"血劳""萎黄""黄胖""虚劳"等范畴。

（一）西医病因、发病机制

1. 病因

（1）铁损失过多：**慢性失血**是引起缺铁性贫血的主要原因。如胃及十二指肠溃疡、消化道息肉、消化道肿瘤、食管裂孔疝、食管或胃底曲张静脉破裂、寄生虫感染和痔等慢性胃肠道失血；肺结核、支气管扩张、肺癌等致咯血；宫内放置节育环、子宫肌瘤及月经失调等致月经过多；阵发性睡眠性血红蛋白尿、冷抗体型自身免疫性溶血、人工心脏瓣膜、行军性血红蛋白尿等致血红蛋白尿，以及反复血液透析、多次献血等。

（2）铁摄入不足：婴幼儿、青少年和月经期、妊娠期或哺乳期妇女需铁量增加，而一般食物中铁含量不能满足机体需要而缺铁；或食物结构不合理，缺乏足够的铁，铁吸收减低，也可发生缺铁。

（3）铁吸收不良：胃大部切除术及胃空肠吻合术后，由于食物不经过十二指肠，影响了正常铁的吸收；萎缩性胃炎因长期缺乏胃酸，导致铁的吸收不良；长期腹泻不但影响铁吸收，且随着大量肠上皮细胞脱落而失铁。

2. 发病机制

（1）缺铁对铁代谢的影响：铁蛋白、含铁血黄素、血清铁和转铁蛋白饱和度减低，总铁结合力和未结合铁的转铁蛋白升高，组织缺铁，红细胞内缺铁。当红细胞内铁缺乏时，转铁蛋白受体脱落进入血液，血清可溶性转铁蛋白受体升高。

（2）红细胞内缺铁对造血系统的影响：缺铁时，大量原卟啉不能与铁结合成为血红素，游离原卟啉失利用，在红细胞内积聚或与锌原子结合成为锌原卟啉。血红素合成障碍，红细胞胞质少、体积小，发生小细胞低色素性贫血，严重时粒细胞、血小板的生成也受影响。

（3）组织缺铁对组织细胞代谢的影响：细胞中含铁酶活性降低，影响患者的精神、行为、体力、免疫功能、生长发育和智力，还可引起外胚叶营养障碍和黏膜组织病变。

（二）中医病因病机

中医学认为，本病的形成多由先天禀赋不足、饮食失调、长期失血、劳倦过度、妊娠失养、病久虚损、虫积等引起脾胃虚弱、血少气衰竭所致。**饮食失调、脾胃虚弱、气血亏虚、脾肾两虚、虫积日久**，是其病因病机要点。

本病病位在脾胃，与肝、肾相关。脾胃虚弱，运化失常，虫积及失血导致气血生化不足，是本病发生的基本病机。本病多属虚证，但也有虚实夹杂者。

（三）临床表现

多数起病缓慢，临床表现分为两类：一类为贫血本身的表现，另一类为组织中含铁酶类减少，引起细胞功能紊乱而产生的症状和体征。

1. 贫血本身的表现　皮肤和黏膜苍白，疲乏无力，头晕耳鸣，眼花，记忆力减退，严重者可出现眩晕或晕厥，活动后心悸、气短，甚至心绞痛、心力衰竭。尚可有恶心呕吐、食欲减退、腹胀、腹泻、性欲减退、月经不调等。

2. 组织缺铁的表现

（1）精神和行为改变：妇女疲乏、烦躁和头痛；患儿发育迟缓、烦躁、易激惹、注意力不集中等；部分患者出现异食癖。

（2）消化道黏膜病变：口腔炎、舌炎、唇炎、胃酸分泌缺乏及萎缩性胃炎。常见食欲减退、腹胀、吸气、便秘等。

（3）外胚叶组织病变：皮肤干燥，毛发干枯脱落，指甲缺乏光泽、脆薄易裂甚至反甲等。

（四）实验室及其他检查

1. 血象　呈**小细胞低色素性贫血**，平均红细胞体积（MCV）< 80fl，平均红细胞血红蛋白量（MCH）> 27pg，平均红细胞血红蛋白浓度（MCHC）< 320g/L。血片中体积小，但大小不一，中央淡染区扩大。网织红细胞大多计数正常或轻度增高。

2. 骨髓象　增生活跃或明显活跃，以中、晚幼红细胞系为主，体积小、核染色质致密、胞浆少偏蓝色、边缘不整齐，血红蛋白形成不良，呈"核老浆幼"现象。粒系、巨核系无明显异常。**骨髓可染铁**消失，是诊缺铁性贫血敏感和可靠的指标。

3. 血清铁、总铁结合力及铁蛋白　血清铁< 8.95μmol/L，总铁结合力> 64.4μmol/L，转铁蛋白饱和度< 15%。血清铁蛋白< 20μg/L 表示贮存铁减少，< 12μg/L 为贮存铁耗尽。**血清铁蛋白**是反映贮存铁缺乏的重要指标，可用于早期诊断和人群铁缺乏症的筛选。

4. 红细胞内卟啉代谢　红细胞内游离原卟啉> 0.9μmol/L（全血），锌原卟啉> 0.96μmol/L（全血），红细胞内游离原卟啉> 4.5μg/gHb。

（五）诊断与鉴别诊断

1. 诊断要点　包括以下3个方面。

（1）小细胞低色素性贫血：男性 Hb < 120g/L，女性 Hb < 110g/L，孕妇 Hb < 100g/L；MCV < 80fl，MCH < 27pg，MCHC320g/L。

（2）有缺铁的依据：符合贮铁耗尽或缺铁性红细胞生成的诊断。贮铁耗尽：符合下列之一。①**血清铁蛋白< 12μg/L**。②**骨髓铁染色显示骨髓小粒可染铁消失**，铁粒幼红细胞< 15%。缺铁性红细胞生成：①符合贮铁耗尽诊断标准。②**血清铁血清铁< 8.95μmol/L，总铁结合力> 64.4μmol/L，转铁蛋白饱和度< 15%**。③红细胞内游离原卟啉> 4.5μg/gHb。

（3）存在铁缺乏的病因，铁剂治疗有效。

2. 鉴别诊断

（1）珠蛋白生成障碍性贫血：有家族史，有慢性溶血表现。血清铁蛋白、骨髓可染铁、血清铁和转铁蛋白饱和度不低且常增高。血片中可见多量靶形红细胞，**血红蛋白电泳异常**（出现异常血红蛋白区带，如 HbF 和 HbA2 增高，出现血红蛋白 H 等）。

（2）慢性病性贫血：慢性炎症、感染或肿瘤等引起的铁代谢异常性贫血。血清铁、血清转铁蛋白饱和度、总铁结合力减低，但血清铁蛋白和骨髓铁正常或增多。

（3）铁粒幼细胞性贫血：遗传或不明原因导致的红细胞线粒体铁利用障碍性贫血。多见于中老年人；无缺铁的表现，如血清铁蛋白浓度增高，血清铁和转铁蛋白饱和度增高，总铁结合力不低,骨髓小粒含铁血黄素颗粒增多,铁粒幼细胞增多,并出现环形铁粒幼细胞。

(4)转铁蛋白缺乏症：原发性者,常染色体隐性遗传所致,幼儿时发病,伴发育不良和多脏器功能受损；继发性者,有严重肝病、肿瘤等原发病的表现。血清铁、总铁结合力、血清铁蛋白及骨髓含铁血黄素均明显降低。

(六)西医治疗

1. 病因治疗　只有根除病因,才能彻底治愈贫血。营养不足者,应改善饮食；胃、十二指肠溃疡伴慢性失血,抗溃疡治疗；胃癌者,必要时手术；月经过多,应调理月经,并治疗相应原发疾病；寄生虫感染者,应驱虫治疗等。

2. 铁剂治疗

(1)口服铁剂：是治疗的首选,如硫酸亚铁、琥珀酸亚铁、多糖铁复合物、富马酸亚铁等。口服铁剂从小剂量开始,饭时或饭后服用减少胃肠道不良反应。进食鱼、肉类、维生素C等可促进铁剂的吸收。口服铁剂后,外周血网织红细胞增多,5~10d达高峰,2周后血红蛋白浓度上升,一般2个月左右恢复正常。贫血纠正后,仍需持续4~6个月,以补充体内的贮存铁。

(2)注射铁剂：注射铁剂不良反应较多,适用于口服铁剂消化道反应严重,不能耐受者；口服铁剂不能奏效者；需要迅速纠正缺铁者等。常用的有右旋糖酐铁、山梨醇枸橼酸铁。

铁注射剂量(mg)=(需达到的血红蛋白浓度－患者的血红蛋白浓度)×患者体重(kg)×0.33

3. 辅助治疗

(1)输血：仅适用于血红蛋白在30g/L以下,症状明显者。

(2)维生素E：可用于铁剂疗效不显著者。

(3)饮食调理：适当补充高蛋白及含铁丰富的饮食,促进康复。

(七)中医辨证论治

脾虚是本病的主要病机,故健脾益气生血是主要治法。

1. 脾胃虚弱证

证候：面色萎黄,口唇色淡,爪甲无泽,神疲乏力,食少便溏,恶心呕吐,舌质淡,苔薄腻,脉细弱。

治法：健脾和胃,益气养血。

方药：**香砂六君子汤合当归补血汤**加减。

2. 心脾两虚证

证候：面色苍白,倦怠乏力,头晕目眩,心悸失眠,少气懒言,食欲不振,毛发干脱,爪甲裂脆,舌淡胖,苔薄,脉濡细。

治法：益气补血,养心安神。

方药：**归脾汤或八珍汤**加减。

3. 脾肾阳虚证

证候：面色苍白,形寒肢冷,腰膝酸软,神倦耳鸣,唇甲淡白,或周身浮肿,甚则腹水，大便溏薄，小便清长，男子阳痿，女子经闭，舌质淡或有齿痕，脉沉细。

治法：温补脾肾。

方药：**八珍汤合无比山药丸**加减。

4. 虫积证

证候：面色萎黄少华，腹胀，善食易饥，恶心呕吐，或有便溏，嗜食生米、泥土、茶叶等，神疲肢软，气短头晕，舌质淡，苔白，脉虚弱。

治法：杀虫消积，补益气血。

方药：**化虫丸合八珍汤**加减。

二、再生障碍性贫血

再生障碍性贫血简称再障，是由多种病因引起的骨髓造血组织减少、造血功能衰竭，出现以全血细胞减少为主要表现的一组综合征。临床特点为**全血细胞减少、贫血、出血和感染**等。根据患者的病情、血象、骨髓象及预后，再障可分为**重型（SAA）**和**非重型（NSAA）**两型。从病因上，又分先天性和后天性。先天性再障是常染色体遗传性疾病，最常见的是范科尼贫血，伴有先天性畸形；后天性再障有50%以上原因不明，称为**原发性再障**；能查明原因者称为**继发性再障**。再障属于中医学"虚劳""血虚""血证"等范畴。

（一）西医病因、发病机制

1. 病因

（1）药物和化学毒物：为首位因素。最常见于氯霉素、合霉素，抗肿瘤药和保泰松，其次，磺胺类、有机砷及抗癫痫药，偶有抗甲状腺药、西咪替丁、肼屈嗪、氯丙嗪等。非药物化学物品以苯及其衍生物为多见，长期接触苯比一次大剂量接触苯更具危险性，还有杀虫剂、农药、染发剂等。

一部分对骨髓的抑制作用与其剂量有关（如各种抗肿瘤药）；一部分与剂量关系不大（如苯、抗生素、磺胺药及杀虫剂等），而与个人的敏感性有关。

（2）电离辐射：如X线、镭、放射性核素等，阻扰DNA的复制。长期超允许量放射线照射，如放射源事故、放疗等可致再障。

（3）病毒感染：病毒性肝炎与再障有肯定关系，人类微小病毒B_{19}和EB病毒也与再障有关。

（4）免疫因素：胸腺瘤、系统性红斑狼疮和类风湿关节炎等与免疫有关的疾病可继发再障。

（5）其他因素：阵发性睡眠性血红蛋白尿与再障关系密切。再障还可继发于慢性肾衰竭、严重甲状腺或腺垂体功能减退症等。

2. 发病机制

（1）造血干细胞缺陷：造血干细胞量和质的改变，传统认为是发病的主要机制。体外培养示红系、粒系、巨核细胞系集落形成单位显著减少，减少的程度与病情的严重性相关。造血干细胞在正常骨髓基质中不能增加或增殖能力显著降低。

（2）骨髓造血微环境异常：骨髓的基质细胞分泌细胞外基质、释放造血刺激因子，支持和调节造血细胞的生长与发育。骨髓活检骨髓"脂肪化"、静脉窦壁水肿、出血、毛细血管坏死。患者基质细胞分泌造血因子的功能缺陷。

（3）免疫机制异常：外周血及骨髓淋巴细胞比例增高。T细胞亚群失衡，T细胞分泌的造血负调控因子明显增多，髓系细胞凋亡亢进。近期认为，细胞功能异常亢进通过细胞毒性T细胞直接杀伤或和淋巴因子介导的造血干细胞过度凋亡引起骨髓衰竭是再障的主要发病机制。

（二）中医病因病机

中医学认为，再障的发生主要因先天不足、外感六淫、邪毒外侵、七情妄动、饮食不节，或大病久病之后伤及脏腑气血，元气亏损，精血虚少，气血生化不足而致。

先天不足，肾精亏虚；七情妄动，伤及五脏；饮食不节，伤及脾胃；外感六淫，伤及肝脾肾；邪毒外侵，入血伤髓；病久不愈，瘀血阻滞，为再障发病的病机要点。阴阳虚损为本病的基本病机。

本病多为虚证，也可见虚中夹实。病变部位在骨髓，发病脏腑为心、肝、脾、肾，肾为根本，是由精气内夺而引起。虚劳损及于肾，必影响多脏腑阴阳，涉及肝之阴血、脾肾之阳气，而致肝肾阴虚或脾肾阳虚。

（三）临床表现

再障主要表现为贫血、出血和感染。一般无肝脾大。

1. **重型再障（SAA）** 起病急，进展快，病情重。出血和感染常为本型首发及突出表现。

（1）出血：皮肤出血点或大片瘀斑、口腔黏膜血疱、鼻出血、牙龈出血、眼结膜出血等。内脏出血时可见呕血、咯血、便血、血尿、阴道出血、眼底出血等；颅内出血最严重，是本病死亡的主要原因。

（2）感染：多数患者发热、高热、超高热。以呼吸道感染最常见，其次有消化道、泌尿生殖道及皮肤、黏膜感染等，严重者常导致败血症。感染细菌以大肠埃希菌、铜绿假单胞菌等革兰阴性杆菌、金黄色葡萄球菌和真菌为主。

（3）贫血：苍白、乏力、头晕、心悸和气短等症状进行性加重。

2. **非重型再障（NSAA）** 以贫血为首发和主要表现，乏力、心悸、头晕等；出血轻，多限于皮肤黏膜；感染，以呼吸道感染为主。部分长期缓解以至痊愈，部分迁延多年。少数患者后期出现重型再障的临床表现。

（四）实验室及其他检查

1. **血象** 发病早期可仅有一系或二系减少，后多为全血细胞减少，正细胞正色素性贫血，网织红细胞明显减少。重型再障血象降低程度更为严重。

2. **骨髓象** 多部位骨髓增生减低，粒、红及巨核细胞三系列造血细胞明显减少，淋巴细胞、网状细胞及浆细胞等非造血细胞比例明显增多。骨髓小粒无造血细胞，非造血细胞及脂肪细胞增加。非重型再障不同部位骨髓象不一致，必要时多部位穿刺帮助诊断。

3. **骨髓活检** 红骨髓显著减少，脂肪组织增加，重型几乎均变成脂肪髓。三系造血细胞均减少，巨核细胞减少更明显，且多有变性。

4. **发病机制相关检查** $CD4^+/CD8^+$比值降低，Th1/Th2细胞比值增高，$CD8^+$T细胞、$CD25^+$T细胞和$\gamma\delta TCR^+$T细胞增高，血清IL-2、IFN-γ、TNF增高；骨髓细胞染色体核型正常，骨髓铁染色贮铁增多，中性粒细胞碱性磷酸酶染色强阳性；溶血检查均阴性。

（五）诊断与鉴别诊断

1. **诊断要点**

（1）全血细胞减少，网织红细胞＜0.01，淋巴细胞比例增高。

（2）一般无脾大。

（3）骨髓检查显示至少一个部位增生减低或重度减低（如增生活跃，巨核细胞应明显减少），骨髓小粒成分中见非造血细胞增多。

（4）能除外其他引起全血细胞减少的疾病，如阵发性睡眠性血红蛋白尿（PNH）、骨髓增生异常综合征（MDS）中的难治性贫血、急性造血功能停滞、骨髓纤维化、急性白血病、恶性组织细胞病等。

（5）一般抗贫血药物治疗无效。

2. 重型再障诊断标准

（1）临床表现：发病急，贫血呈进行性加剧，常伴严重感染及内脏出血。

（2）具备下述三项中两项：①网织红细胞<0.01，绝对值<$15×10^9$/L。②中性粒细胞绝对值<$0.5×10^9$/L。③血小板<$20×10^9$/L。

（3）骨髓象：增生广泛重度减低。

3. 鉴别诊断

（1）阵发性睡眠性血红蛋白尿：出血和感染较少见；溶血性贫血，网织红细胞增高，脾脏可能肿大，骨髓幼红细胞增生；糖水试验及酸溶血（Ham）试验呈阳性反应；尿中含铁血黄素，阵发性血红蛋白尿。骨髓、血可出现CD_{55}^-、CD_{59}^-的各系血细胞。

（2）骨髓增生异常综合征：骨髓增生活跃或明显活跃，骨髓象三系中均可见到病态造血。染色体检查核型异常占20%~60%。

（3）低增生性白血病：多见于老年人，血象中可有幼稚细胞，主要靠骨髓检查鉴别，原始或幼稚细胞增多，原始细胞30%以上。

（4）其他疾病：如血小板减少性紫癜、粒细胞缺乏症、脾功能亢进等，经仔细检查及骨髓检查一般不难鉴别。

（六）西医治疗

主要是促进骨髓造血功能的恢复，对重型再障应尽早使用免疫抑制剂及骨髓移植等，骨髓移植是根治再障的最佳方法。非重型再障以雄激素治疗为主，辅以免疫抑制剂及改善骨髓造血微环境药物。

1. 一般治疗 避免接触对骨髓造血有毒性的物质，禁用对骨髓有抑制作用的药物；防止交叉感染，注意皮肤及口腔卫生；注意休息。

2. 支持疗法

（1）防治感染：加强护理、消毒隔离减少感染的机会。感染时，及早应用强力广谱抗生素治疗，并尽可能查明致病微生物。

（2）止血：可用酚磺乙胺、氨基己酸。女性子宫出血可肌内注射丙酸睾酮。严重出血尤其内脏出血者，输入**浓缩血小板**或新鲜全血是控制出血的最有效办法。

（3）输血：严重贫血，血红蛋白<60g/L患者，可输注浓集红细胞。

3. 针对发病机制的治疗

（1）免疫抑制治疗

1）抗淋巴/胸腺细胞球蛋白（ALG/ATG）：用前先做过敏试验，马ALG10~15mg/（kg·d），兔ATG 3~5mg/（kg·d），同时联用激素，连用5d，间隔2~3周后可重复应用。

可与环孢素组成强化免疫抑制方案。

2）环孢素：一般疗程长于1年。应参考患者的血药浓度、造血功能、T细胞免疫恢复情况、药物不良反应等调整用药剂量和疗程。

3）其他：CD3单克隆抗体、麦考酚吗乙酯、环磷酰胺、甲泼尼龙等。

（2）刺激造血功能治疗

1）雄激素：司坦唑醇（康力龙）、十一酸睾酮（安雄）、达那唑、丙酸睾酮等。

2）造血生长因子：有重组人粒-单核细胞集落刺激因子和重组人红细胞生成素，特别适用于重型。一般在免疫抑制治疗后使用，维持3个月以上。

4. 造血干细胞移植　适用于40岁以下、无感染及其他并发症、有合适供体的重型患者。

（七）中医辨证论治

补肾法是治疗非重型再障的基本方法，以滋肾阴、温肾阳或阴阳双补为主，兼顾健脾、活血化瘀；治疗重型再障多以清热凉血解毒法论治。

1. 肾阴虚证

证候：面色苍白，唇甲色淡，心悸乏力，颧红盗汗，手足心热，口渴思饮，腰膝酸软，出血明显，便结，舌质淡，舌苔薄，或舌红少苔，脉细数。

治法：滋阴补肾，益气养血。

方药：**左归丸合当归补血汤**加减。

2. 肾阳亏虚证

证候：形寒肢冷，气短懒言，面色苍白，唇甲色淡，大便稀溏，面浮肢肿，出血不明显，舌体胖嫩，舌质淡，苔薄白，脉细无力。

治法：补肾助阳，益气养血。

方药：**右归丸合当归补血汤**加减。

3. 肾阴阳两虚证

证候：面色苍白，倦怠乏力，头晕心悸，手足心热，腰膝酸软，畏寒肢冷，齿鼻衄血或紫斑，舌质淡，苔白，脉细无力。

治法：滋阴助阳，益气补血。

方药：**左归丸、右归丸合当归补血汤**加减。

4. 肾虚血瘀证

证候：心悸气短，周身乏力，面色晦暗，头晕耳鸣，腰膝酸软，皮肤紫斑，肌肤甲错，胁痛，出血不明显，舌质紫暗，有瘀点或瘀斑，脉细或涩。

治法：补肾活血。

方药：**六味地黄丸或金匮肾气丸合桃红四物汤**加减。

5. 气血两虚证

证候：面白无华，唇淡，头晕心悸，气短乏力，动则加剧，舌淡，苔薄白，脉细弱。

治法：补益气血。

方药：**八珍汤**加减。

6. 热毒壅盛证

证候：壮热，口渴，咽痛，鼻衄，齿衄，皮下紫癜、瘀斑，心悸，舌红干，苔黄，脉洪数。

治法：清热凉血，解毒养阴。
方药：**清瘟败毒饮**加减。

三、白细胞减少症与粒细胞缺乏症

外周血白细胞数持续低于参考值（成人 4.0×10^9/L）时，称为**白细胞减少症**。当中性粒细胞绝对数低于 2.0×10^9/L 时，称为**粒细胞减少症**；低于 0.5×10^9/L 时称为**粒细胞缺乏症**。中性粒细胞数减少的程度常与感染的危险性明显相关：中性粒细胞在（1.0~20）$\times10^9$/L 时，容易感染；低于 0.5×10^9/L 时，具有很大的感染危险性。本病属于中医学"虚劳""虚损"或"温病"等范畴。

（一）西医病因、发病机制

1. 中性粒细胞生成缺陷

（1）生成减少：①细胞毒性药物、化学毒物、电离辐射等，破坏、损伤或抑制造血干/祖细胞及早期分裂细胞，是引起中性粒细胞减少的最常见原因。②再生障碍性贫血、白血病、骨髓癌及转移癌导致骨髓病性中性粒细胞生成障碍。③异常免疫（如抗造血前体细胞自身抗体）和感染（负性造血调控因子）致中性粒细胞减少。

（2）成熟障碍：维生素 B_{12} 或叶酸缺乏或代谢障碍、急性白血病、骨髓增生异常综合征等，致粒细胞分化成熟障碍，且存在粒细胞在骨髓原位或释放入血后破坏，出现无效造血。

2. 中性粒细胞破坏或消耗过多

（1）免疫性因素：系统性红斑狼疮、类风湿关节炎、Felty 综合征及免疫性新生儿中性粒细胞减少等，抗粒细胞抗体或抗原抗体复合物与中性粒细胞结合而被免疫细胞或免疫器官破坏。

（2）非免疫因素：病毒感染或败血症时，中性粒细胞消耗增多；脾功能亢进时，中性粒细胞在脾内滞留、破坏增多。

3. 中性粒细胞分布异常

（1）中性粒细胞转移至边缘池，导致循环池的粒细胞相对减少，见于异体蛋白反应、内毒素血症等。

（2）粒细胞滞留循环池其他部位，如血液透析、脾大，粒细胞分别滞留于肺血管内和脾脏。

（二）中医病因病机

本病病因多为禀赋不足、劳伤过度、饮食不节、毒物损伤，伤及脏腑，脾肾亏虚，气血阴阳诸虚而成。

先天不足、烦劳或房劳过度、饮食不节、毒物损伤、久病失治为本病病机要点。病位在脾、肾和骨髓，病性以虚损为主，以肝、脾、肾及气血亏虚为本。急性者则可表现为正虚邪犯之虚实夹杂证。

（三）临床表现

1. 粒细胞缺乏症　起病多急骤，可突然畏寒、高热、头痛、乏力、出汗、周身不适。急性咽峡炎多见，口腔、鼻腔、食管、肠道、肛门、阴道等黏膜处，可出现坏死性溃疡。严重肺部感染、败血症、脓毒血症、中毒性休克等，死亡率高。

2. 白细胞减少症　起病较缓慢，少数患者可无症状。多数患者可有头晕、乏力、食欲减退及低热等表现。

（四）诊断与鉴别诊断

1. **诊断** 外周血白细胞数持续低于参考值（成人 $4.0\times10^9/L$）时，称为白细胞减少症；中性粒细胞绝对数低于 $2.0\times10^9/L$ 时，称为粒细胞减少症；低于 $0.5\times10^9/L$ 时称为粒细胞缺乏症。应详细询问病史，有助于寻找病因。

2. 鉴别诊断

（1）白细胞不增多型白血病：多伴有贫血、血小板减少及不同部位出血，外周血涂片可找到幼稚细胞，骨髓检查原始、幼稚细胞增多。

（2）急性再生障碍性贫血：急性起病，全血细胞减少，网织红细胞明显减少，多有出血且贫血显著。骨髓增生低下，三系细胞减少。

（五）西医治疗

1. **病因治疗** 立即停用有关药物；感染引起者，积极控制感染；继发于其他疾病者，积极治疗原发病。

2. 粒细胞缺乏症

（1）防治感染：消毒隔离，防治感染。发生感染时，以足量的广谱抗生素做经验性治疗；同时进行胸部X线检查，反复做咽拭子，血、尿、大便等培养及药敏试验，以明确感染的性质和部位，必要时再调整用药。

（2）升高粒细胞：重组人粒系集落刺激因子或粒-单系集落刺激因子，疗效明确。

（3）其他：输注浓缩白细胞、大剂量丙种球蛋白和新鲜全血等。

3. 白细胞减少症

（1）一般治疗：注意预防和控制感染。

（2）升粒细胞：鲨肝醇、利血生、维生素 B_4、碳酸锂等。

4. **免疫抑制剂** 免疫异常致粒细胞缺乏者，可用糖皮质激素等免疫抑制剂治疗。

（六）中医辨证论治

1. 气血两虚证

证候：面色萎黄，头晕目眩，倦怠乏力，少寐多梦，心悸怔忡，纳呆食少，腹胀便溏，舌质淡，苔薄白，脉细弱。

治法：益气养血。

方药：**归脾汤**加减。

2. 脾肾亏虚证

证候：神疲乏力，腰膝酸软，纳少便溏，面色㿠白，畏寒肢冷，大便溏薄，小便清长，舌质淡，舌体胖大或有齿痕，苔白，脉沉细或沉迟。

治法：温补脾肾。

方药：**黄芪建中汤合右归丸**加减。

3. 气阴两虚证

证候：面色少华，疲倦乏力，头昏目眩，五心烦热，失眠盗汗或自汗，舌红，苔剥，脉细弱。

治法：益气养阴。

方药：**生脉散**加减。

4. 肝肾阴虚证

证候：腰膝酸软，头晕耳鸣，五心烦热，失眠多梦，遗精，低热，口干咽燥，舌红少苔，脉细数。

治法：滋补肝肾。

方药：**六味地黄丸**加减。

5. 外感温热证

证候：发热不退，口渴欲饮，面赤咽痛，头晕乏力，舌质红绛，苔黄，脉滑数或细数。

治法：清热解毒，滋阴凉血。

方药：**犀角地黄汤合玉女煎**加减。

（七）预防

避免各种可能引起粒细胞减少的药物，如必须使用，应定期观察血象。加强劳动保护，定期做预防性体格检查及血象检查。

四、急性白血病

急性白血病是造血干细胞的恶性克隆性疾病。克隆中的白血病细胞增殖失控、分化障碍、凋亡受阻而停滞在细胞发育的不同阶段，在骨髓或其他造血组织中白血病细胞大量增生聚集，并浸润其他器官和组织，而正常造血受到抑制。临床特点有感染、出血、贫血，以及肝、脾、淋巴结肿大等浸润征象。实验室检查有血、骨髓白细胞质和量的异常。

依据法美英（FAB）分类法，将急性白血病分为**急性淋巴细胞白血病（ALL）**和**急性髓细胞白血病（AML）**两大类。

（一）西医病因、发病机制

1. 生物因素　主要是病毒。人类T淋巴细胞病毒Ⅰ型可引起成人T细胞白血病/淋巴瘤，EB病毒、HIV病毒与淋巴系统恶性肿瘤关系密切。

2. 物理因素　X线，γ射线等电离辐射。

3. 化学因素　苯、氯乙烯、乙双吗啉、金属毒物和长期应用抗癌药物（特别是多种烷化剂）等，可导致白血病。

4. 遗传因素　有家族性白血病。某些遗传性疾病和免疫缺陷疾病患者易患白血病，如先天愚型（Down）综合征、先天性全血细胞减少、先天性血管扩张症。

5. 其他血液病　某些血液病如骨髓增生异常综合征、淋巴瘤、多发性骨髓瘤、阵发性睡眠性血红蛋白尿等，最终可能发展为白血病。

总之，病毒感染、电离辐射、化学物质、遗传为病因；免疫功能缺陷有助于发病；染色体异常，癌基因活化，抑癌基因失活，基因突变是白血病发生的主要机制。

通常情况下，理化因素先引起单个细胞突变，而后因机体遗传易感性和免疫力低下，病毒感染、染色体畸变等激活了癌基因并使部分抑癌基因失活及凋亡抑制基因过度表达，导致突变细胞凋亡受阻，恶性增殖发生白血病。

（二）中医病因病机

本病病因病机包括热毒和正虚两方面。白血病的成因与正气不足，邪毒内陷血脉，阻碍气血生化，或有害物质伤及营血、肾精，累及骨髓，气血生化失常等有关。主要病因病机有**热毒久蕴，正气虚衰竭，浊邪内结、瘀血内阻**。以发热、出血、血亏、骨痛、肿块等为临床特征。病性为本虚标实。正气亏虚为本,热毒邪为标,多以标实为主。病位在骨髓,表现在营血,与肾、肝、脾有关。病性多属虚实夹杂,病情危重,预后差。

(三)临床表现

起病急缓不一,常因发热、出血、贫血、月经过多和关节痛等表现初始就诊。

1. 正常骨髓造血功能受损表现

(1)贫血:面色苍白、浮肿、乏力、心悸、气短等,呈进行性发展。50%患者就诊时已有重度贫血。

(2)感染:可低热、亦可高达,伴有畏寒、出汗等。感染以口腔和咽部最多见,肺部、肛周及皮肤、胃肠道、泌尿道也较常见。早期主要是革兰阳性球菌如粪链球菌、金黄色葡萄球菌等;以后长期抗生素或激素治疗,革兰阴性杆菌感染较多见。

(3)出血:皮肤瘀点、瘀斑、鼻衄、牙龈出血,以及咯血、呕血、便血、尿血等。眼底出血可致视力减退、颅内出血可致抽搐、昏迷、死亡等。

2. 白血病细胞增殖浸润表现

(1)淋巴结和肝脾大。

(2)骨骼和关节疼痛,胸骨下端压痛明显,儿童多见。部分患者出现绿色瘤,骨膜无痛性肿块,多发于眼眶周围。

(3)眼球突出,复视或失明。

(4)口腔和皮肤表现,牙龈肿胀多见于急性单核细胞白血病;出现皮疹、结节、斑块、溃疡、蜂窝织炎、病毒性疱疹等。

(5)中枢神经系统白血病,以急性淋巴细胞白血病最常见,儿童患者尤甚。脑膜浸润最多见,轻者表现为头痛、头晕,重者有呕吐、颈项强直,甚至抽搐、昏迷。

(6)睾丸白血病多见于急淋白血病化疗缓解后的男性幼儿或青年,是仅次于中枢神经系统白血病髓外复发的原因。表现为睾丸无痛性肿大。

(7)白血病细胞浸润其他组织器官,如心肺、消化道、泌尿生殖系统等。

(四)实验室及其他检查

1. 血象　贫血轻重不等,呈进行性加重,多为正常细胞性贫血。多数白细胞增多,超过 $10 \times 10^9/L$ 以上者,称为白细胞增多性白血病,血涂片易见数量不等的原始和幼稚细胞;低者小于 $1.0 \times 10^9/L$,称为白细胞不增多性白血病。血小板减少。

2. 骨髓象　具有决定性诊断价值。骨髓增生明显活跃或极度活跃,原始和幼稚细胞大量增生。世界卫生组织(WHO)分类将骨髓原始细胞≥20%定为急性白血病的诊断标准。有核细胞显著增生,以原始细胞为主,而较成熟中间阶段细胞缺如,并残留少且成熟粒细胞,形成所谓"裂孔"现象。Auer 小体仅见于急性髓细胞性白血病。

3. 细胞化学染色　主要用于白血病的分型。

4. 免疫学检查　根据白血病细胞表达的系列相关抗原,确定其系列来源。

5. 染色体和基因检测　常伴有染色体和基因改变,如 M3(15;17)(q22;q21),15 染色体的早幼粒白血病基因(PML)与 17 号染色体维甲酸受体基因(RARa)形成 PML/RARa 融合基因。有助于诊断分型、治疗监测。

6. 血液生化检测　血清尿酸增高。DIC 时,可出现凝血机制障碍。中枢神经系统白血病时，脑脊液压力增高，白细胞数增多，蛋白质增多，可找到白血病细胞。

（五）诊断与鉴别诊断

1. 诊断要点　根据临床表现、血象和骨髓象特点，诊断不难。骨髓象检查原始和早幼粒细胞≥30%为诊断的主要依据，按WHO分类将骨髓原始细胞≥20%定为急性白血病的诊断标准。诊断成立后，应进一步分型，便于治疗方案的选择和预后估计。

2. 鉴别诊断

（1）骨髓增生异常综合征：骨髓中原始细胞<20%。

（2）某些感染引起的白细胞异常：传染性单核细胞增多症血中可出现异形淋巴细胞，但形态与原始细胞不同，血清中嗜异性抗体效价逐步上升，病程短，可自愈。百日咳、传染性淋巴细胞增多症、风疹等病毒感染时，血象中淋巴细胞增多，但淋巴细胞形态正常，预后良好。骨髓象原始幼稚细胞均不增多。

（3）巨幼细胞贫血：骨髓中原始细胞不增多，幼红细胞PAS反应常为阴性，叶酸、维生素B_{12}治疗有效。

（4）急性粒细胞缺乏症恢复期：多有明确病因，血小板正常，原、幼粒细胞中无Auer小体及染色体异常，短期内骨髓成熟粒细胞恢复正常。

（六）西医治疗

1. 一般治疗

（1）高白细胞血症紧急处理：白细胞>$100×10^9$/L时，应立即使用血细胞分离机清除过高白细胞；同时予以化疗和水化，预防并发症。

（2）防治感染。

（3）纠正贫血：严重贫血可输浓集红细胞或全血。

（4）控制出血：输注浓集血小板悬液。DIC者应立即适当抗凝治疗。

（5）其他：防治高尿酸血症肾病，维持营养。

2. 化学药物治疗

（1）第一阶段：诱导缓解，化学治疗是此阶段白血病治疗的主要方法。目的是达到完全缓解并延长生存期。VLDP（长春新碱、左旋门冬酰胺酶、柔红霉素、泼尼松）联合是治疗急性淋巴细胞白血病的最常用方案；IA（去甲氧柔红霉素、阿糖胞苷）、DA（柔红霉素、阿糖胞苷）联合是治疗急性髓细胞白血病的最常用方案。

（2）第二阶段：缓解后治疗，强化及巩固化疗、髓外白血病的防治和造血干细胞移植。

（七）中医辨证论治

诱导缓解期，中医药治疗可减少化疗的毒副作用；完全缓解或在骨髓移植后，应以中药扶正培本为主，注意益气养阴，扶正减毒。

1. 热毒炽盛证

证候：壮热，口渴多汗，烦躁，头痛面赤，身痛，口舌生疮，咽喉肿痛，面颊肿胀疼痛，或咳嗽，咳黄痰，皮肤、肛门疖肿，便秘尿赤，或见吐血、衄血、便血、尿血、斑疹，或神昏谵语，舌质红绛，苔黄，脉洪大。

治法：清热解毒，凉血止血。

方药：**黄连解毒汤合清营汤**加减。

2. 痰热瘀阻证

证候：腹部积块，颌下、腋下、颈部有痰核单个或成串，痰多，胸闷，头重，纳呆，发热，肢体困倦，心烦口苦，目眩，骨痛，胸部刺痛，口渴而不欲饮，舌质紫暗，或有瘀点、瘀斑，舌苔黄腻，脉滑数或沉细而涩。

治法：消热化痰，活血散结。

方药：**温胆汤合桃红四物**汤加减。

3. 阴虚火旺证

证候：皮肤瘀斑，鼻衄，齿衄，发热或五心烦热，口苦口干，盗汗，乏力，体倦，面色晦滞，舌质红，苔黄，脉细数。

治法：滋阴降火，凉血解毒。

方药：**知柏地黄丸合二至丸**加减。

4. 气阴两虚证

证候：低热，自汗，盗汗，气短，乏力，面色不华，头晕，腰膝酸软，手足心热，皮肤瘀点、瘀斑，鼻衄、齿衄，舌淡有齿痕，脉沉细。

治法：益气养阴，清热解毒。

方药：**五阴煎**加味。

5. 湿热内蕴证

证候：发热，有汗而热不解，头身困重，腹胀纳呆，关节酸痛，大便不爽或下利不止。肛门灼热，小便黄赤而不利，舌红，苔黄腻，脉滑数。

治法：清热解毒，利湿化浊。

方药：**葛根芩连汤**加味。

五、慢性粒细胞白血病

慢性粒细胞白血病是一种主要涉及髓系获得性造血干细胞恶性克隆性疾病。临床特点有外周血**不成熟性粒细胞（以中晚幼为主）**显著增多，Ph 染色体和 BCR-ABL 融合基因阳性，脾大，病程较缓慢。由**慢性期**、**加速期**，最终发展为**急变期**。

（一）临床表现

国内多见，发生于任何年龄，以中年居多，男多于女。起病缓慢，早期可无自觉症状，在偶然情况下发现血象异常或脾大而被确诊。

1. 慢性期　一般持续 1~4 年。乏力、低热、多汗或盗汗、体重减轻、眼底充血及出血等。**脾大**为最显著体征，质地坚实，表面光滑，无压痛。脾梗死时可有明显压痛，并有摩擦音。白细胞极度增高时，可发生"**白细胞淤滞症**"。

2. 加速期　持续几个月到数年。发热、虚弱、进行性体重下降、骨骼疼痛，逐渐出现贫血和出血，脾进行性肿大。原来治疗有效的药物失效。

3. 急变期　与急性白血病类似。多数急粒变，少数为急淋变或急单变，偶有其他细胞类型的急性变。预后极差，往往在数月内死亡。

（二）实验室及其他检查

1. 慢性期

（1）血象：白细胞数明显增高，常超过 20×10^9/L，可达 100×10^9/L 以上，以中性中幼、

晚幼和杆状核粒细胞居多,原始细胞<10%,嗜酸性及嗜碱性粒细胞增多。血小板晚期逐渐减少,并出现贫血。

(2)中性粒细胞碱性磷酸酶(NAP)测定:活性减低或呈阴性反应。治疗有效时活性可以恢复,疾病复发时又下降。

(3)骨髓象:增生明显至极度活跃,以粒细胞为主,粒:红比例明显增高,中性中幼、晚幼及杆状核粒细胞明显增多,原始细胞少于10%。

(4)细胞遗传学及分子生物学改变:出现Ph染色体(小的22号染色体),t(9;23)(q34;q11)。9号染色体长臂上的C-ABL原癌基因易位到22号染色体长臂的断裂点簇集区(BCR)形成BCR-ABL融合基因。Ph染色体可见于粒、红、单核、巨核及淋巴细胞中。

(5)血液生化:尿酸增高,乳酸脱氢酶增高。

2. 加速期 外周血或骨髓原始细胞≥10%,外周血嗜碱性粒细胞>20%,不明原因的血小板进行性减少或增加。

3. 急变期 外周血中原粒+早幼粒细胞>30%。骨髓中原始细胞或原淋+幼淋或原单+幼单>20%,原粒+早幼粒细胞>50%,出现髓外原始细胞浸润。

(三)诊断与鉴别诊断

1. 诊断 凡有不明原因的持续性白细胞数增高,根据典型的血象、骨髓象改变、脾肿大、Ph染色体阳性和BCR-ABL融合基因阳性,即可做出诊断。少数其他类型的白血病也可出现Ph染色体,应注意鉴别。

2. 鉴别诊断

(1)脾大疾病:肝硬化、血吸虫病、慢性疟疾、黑热病、脾功能亢进等,有各自原发病的临床特点;血象及骨髓象无白血病的典型改变。

(2)骨髓纤维化:外周血白细胞数一般比白血病少,多不超过$30×10^9$/L,且波动不大。NAP阳性。幼红细胞持续出现于外周血中,红细胞形态异常,特别是泪滴状红细胞。多次多部位骨髓穿刺干抽。骨髓活检网状纤维染色阳性。

(3)类白血病反应:有严重感染、恶性肿瘤相应原发病的临床表现;白细胞数可达$50×10^9$/L,粒细胞胞浆中常有中毒颗粒和空泡;NAP反应强阳性;血小板和血红蛋白大多正常;原发病控制后,白细胞恢复正常。

上述各个疾病Ph染色体及BCR-ABL融合基因均阴性。

(四)西医治疗

注重慢性期早期治疗,避免疾病转化,力争细胞遗传学和分子生物学水平的缓解,一旦进入加速期或急变期则预后很差。

1. 细胞淤滞症紧急处理 同急性白血病,并用羟基脲和别嘌醇。

2. 化学治疗 化疗同时,注意保持每d尿量在2500mL以上、尿液碱化、加用别嘌醇,防止高尿酸血症肾病。

(1)羟基脲:当前首选化疗药物,为细胞周期特异性抑制DNA合成的药物,起效快,但持续时间短。

(2)白消安(马利兰):现已较少使用,是一种烷化剂,作用于早期祖细胞,起效慢且后作用长,剂量不易掌握。用药过量往往造成严重骨髓抑制,且恢复较慢,应高度警惕。

（3）其他药物：阿糖胞苷、高三尖衫酯碱、靛玉红、异靛甲、二溴卫茅醇、美法仑、环磷酰胺，砷剂及其他联合化疗亦有效。

3. 其他治疗

（1）干扰素α：持续用药数月至数年，起效较慢，对白细胞显著增多者，宜在第1~2周并用羟基脲或小剂量阿糖胞苷。

（2）甲磺酸伊马替尼：慢性期400mg/d，长期维持，完全缓解率96%；进展、加速期：600~800mg/d。不良反应有呕吐、水肿、皮疹、骨髓抑制。

（3）异基因造血干细胞移植：是目前认为根治慢性白血病的标准治疗。患者年龄以45岁以下为宜，骨髓移植应在慢性期血象及体征控制后尽早进行。

4. 晚期的治疗 晚期患者对药物耐受性差，缓解率低，且缓解期很短。

（五）中医辨证论治

1. 阴虚内热证

证候：低热，多汗或盗汗，头晕目眩，虚烦，面部潮红，口干口苦，消瘦，手足心热，皮肤瘀斑或鼻衄、齿衄，舌质光红，苔少，脉细数。

治法：滋阴清热，解毒祛瘀。

方药：**青蒿鳖甲汤**加减。

2. 瘀血内阻证

证候：形体消瘦，面色晦暗，胸骨按痛，胁下积块按之坚硬、刺痛。皮肤瘀斑，鼻衄、齿衄、尿血或便血，舌质紫暗，脉细涩。

治法：活血化瘀。

方药：**膈下逐瘀汤**加减。

3. 气血两虚证

证候：面色萎黄或苍白，头晕眼花，心悸，疲乏无力，气短懒言，自汗，食欲减退，舌质淡，苔薄白。脉细弱。

治法：补益气血。

方药：**八珍汤**加减。

4. 热毒壅盛证

证候：发热甚或壮热，汗出，口渴喜冷饮，衄血发斑或便血、尿血，身疼骨痛，左胁下积块进行性增大、硬痛不移，倦怠神疲，消瘦，舌红，苔黄，脉数。

治法：清热解毒为主，佐以扶正祛邪。

方药：**清营汤合犀角地黄汤**加减。

六、特发性血小板减少性紫癜

特发性血小板减少性紫癜（ITP）是一组获得性**免疫介导**的血小板破坏所致的出血性疾病。临床特点为出血，轻者皮肤黏膜出血，重者内脏出血；实验室检查有血小板减少、骨髓巨核细胞质与量异常、血小板生存时间缩短、抗血小板自身抗体、异常细胞毒T淋巴细胞等。传统分为急性型和慢性型，现分为新诊断ITP、持续性ITP、慢性ITP及重症ITP、难治性ITP。

本病属于中医学"血证""阴阳毒""发斑""肌衄""葡萄疫""紫斑"等范畴，严重病例并发脑出血者，可归属"中风"范畴。

（一）西医病因、发病机制

1. 感染　与ITP发病有密切关系，尤其是病毒感染。急性型患者在发病前两周左右有上呼吸道感染病史；慢性型患者常因感染而致病情加重。

2. 免疫因素　是ITP发病的主要机制。患者血浆和血小板表面可检测到血小板膜糖蛋白特异性自身抗体（PAIg），PAIg破坏血小板，抑制巨核细胞成熟。$CD8^+$细胞毒T细胞抑制巨核细胞、破坏血小板。

3. 脾的作用　脾是自身抗体产生的主要部位，也是血小板破坏的重要场所。由于外周血破坏，骨髓巨核细胞和血小板生成代偿性更新加快。

4. 其他因素　慢性ITP与雌激素有关，雌激素抑制血小板生成和（或）增强单核–巨噬细胞系统对与抗体结合之血小板的吞噬作用。

（二）中医病因病机

本病病因多为外感热毒之邪内伤脏腑、气血阴阳失调，导致血不循经，溢于脉外。**热盛迫血、阴虚火旺、气不摄血、瘀血阻滞**为病机要点。病位在血脉，与心、肝、脾、肾关系密切。病理性质有虚实之分，热盛迫血为实；阴虚火旺，气不摄血为虚。若病久不愈，导致瘀血阻滞者，则表现为虚实夹杂。

（三）临床表现

1. 急性型　儿童多见，男女相近。起病前1~3周呼吸道病毒感染史，秋冬季多。起病急，发热，畏寒，突然广泛而严重的皮肤黏膜紫癜、血肿。四肢，以下肢为多，分布不均。鼻、牙龈黏膜出血，口腔血疱。胃肠道及泌尿道出血并不少见。颅内出血少见。本病为自限性，病程4~6周。少数迁延为慢性。

2. 慢性型　青中年女性多。起病隐匿，皮肤紫癜、黏膜出血轻，有时月经过多为主要表现。常反复发作，每次出血可持续数天到数月。反复发作者，可引起贫血及轻度脾肿大。出血程度与血小板计数有关，血小板数 > 5万/mm^3（50×10^9/L）为损伤后出血，1万~5万可有不同程度自发性出血，< 1万常有严重出血。本病自发缓解少。

（四）实验室及其他检查

1. 血小板　急性型ITP血小板多在20×10^9/L以下；慢性型ITP常在50×10^9/L左右。血小板平均体积偏大，易见大型血小板。出血时间延长，血块收缩不良。

2. 骨髓象　巨核细胞数量增加或正常；发育成熟障碍，急性型者尤甚，表现为巨核细胞体积变小，胞质内颗粒减少，幼稚巨核细胞增加，成熟巨核细胞显著减少，产板差或不产生血小板。红系及粒、单核系正常。

3. 抗血小板抗体测定　80%以上患者PAIg、PAC3阳性，急性型比慢性型高。注意假阳性或假阴性。

4. 其他　可有程度不等的贫血，少数有自身免疫性溶血证据。

（五）诊断与鉴别诊断

1. 诊断

（1）广泛出血累及皮肤、黏膜及内脏。

（2）多次检查血小板计数减少。

（3）脾一般不增大。

（4）骨髓巨核细胞增多或正常，有成熟障碍。

（5）具备下列5项中任何1项者：①泼尼松治疗有效。②切脾治疗有效。③血小板相关抗体Ig阳性。④PAC3阳性。⑤血小板寿命测定缩短。

（6）排除其他继发性血小板减少症。

2. 分型与分期　新诊断ITP：3个月内。持续性ITP：3~12个月。慢性ITP：超过12个月。重症ITP：血小板<1万。难治性ITP：确诊ITP患者，切脾无效或复发，要治疗。

3. 鉴别诊断　排除继发性血小板减少症，如再生障碍性贫血、脾功能亢进、骨髓增生异常综合征、白血病、系统性红斑狼疮、药物性免疫性血小板减少等，通过临床表现、血液、骨髓检查可助区别。过敏性紫癜外周血小板计数、骨髓巨核细胞正常。

（六）西医治疗

无明显出血倾向，血小板计数>$30×10^9$/L，可临床观察暂不治疗。有出血症状者，应积极治疗。

1. 一般治疗　避免外伤，出血严重者应注意休息。注意止血药的应用及局部止血。

2. 糖皮质激素　是治疗本病的首选药物，近期有效率约为80%。常用**泼尼松**口服，病情严重者，**甲泼尼龙或地塞米松**静脉滴注。

3. 脾切除　适应证：①激素和各种内科治疗无效，病程6个月以上。②激素停药或减量后复发，或需较大剂量（泼尼松30mg/d以上）维持才能控制出血者。③激素治疗有禁忌证，或随访有困难者。④放射性核素标记血小板输入体内后，脾区放射性指数较高者。⑤有颅内出血倾向，经内科治疗无效者。以**脾动脉栓塞**替代脾切除，亦有良效

4. 免疫抑制剂治疗　不宜首选。适应证：①糖皮质激素或切脾疗效不佳者。②有使用糖皮质激素或切脾禁忌证者。③与糖皮质激素合用以提高疗效及减少糖皮质激素的用量。常用药物有长春新碱、环磷酰胺、硫唑嘌呤、环孢素、霉酚酸酯、抗CD20单克隆抗体等。

5. 其他治疗　达那唑、氨肽素、血小板生成药等。

6. 急症处理　指血小板<$20×10^9$/L，出血严重，疑或有颅内出血，手术，分娩患者。①成分输血、鲜血。②大剂量丙种球蛋白0.4g/kg 5d静脉滴注，封闭单核-巨噬细胞Fc受体，抑制抗体产生，抑制抗体与血小板结合，目前也作为ITP的一线治疗。③血浆置换。④大剂量甲基泼尼松龙1g/d静脉滴注，3~5d为1个疗程。

（七）中医辨证论治

1. 血热妄行证

证候：皮肤紫癜，色泽新鲜，起病急骤，紫斑以下肢最为多见，形状不一，大小不等，有的甚至互相融合成片，发热、口渴、便秘、尿黄，常伴有鼻衄、齿衄，或有腹痛，甚则尿血、便血，舌质红，苔薄黄，脉弦数或滑数。

治法：清热凉血。

方药：**犀角地黄汤**加减。

2. 阴虚火旺证

证候：紫斑较多、面色紫红、下肢尤甚，时发时止，头晕目眩，耳鸣，低热颧红，心烦盗汗，齿衄鼻衄，月经量多，舌红少津，脉细数。

治法：滋阴降火，清热止血。
方药：**茜根散或玉女煎**加减。

3. 气不摄血证

证候：斑色暗淡，多散在出现，时起时消。反复发作，过劳则加重，可伴神情倦怠、心悸、气短、头晕目眩、食欲不振、面色苍白或萎黄，舌质淡，苔白，脉弱。

治法：益气摄血，健脾养血。

方药：**归脾汤**加减。

4. 瘀血内阻证

证候：肌衄、斑色青紫、鼻衄、吐血、便血、血色紫暗，月经有血块，毛发枯黄无泽，面色黧黑，下睑色青，舌质紫暗或有瘀斑、瘀点，脉细涩或弦。

治法：活血化瘀止血。

方药：**桃红四物汤**加减。

第六单元　内分泌与代谢疾病

【复习指导】本部分内容虽不属于考试的重点，但却是容易拿分的部分。需要明晰概念；重视实验室检查；治疗方式的选择是复习的重中之重。掌握甲状腺功能亢进症、亚急性甲状腺炎、糖尿病、痛风的中医辨证论治的证候、治法、常用方剂。病因、发病机制、中医病因病机、病理及预防应熟悉。水、电解质代谢和酸碱平衡失调中水和钠代谢紊乱是必须掌握的内容，其他相关内容应熟悉。

一、甲状腺功能亢进症

甲状腺功能亢进症（简称甲亢）是指各种原因导致**循环血中甲状腺激素分泌过多**，引起**甲状腺毒症**，以 Graves 病（GD）最为常见。GD 是一种自身免疫性疾病，主要临床表现有高代谢症候群、弥漫性甲状腺肿、眼征。

本病与中医学的"瘿气"相似，可归属于"瘿病""心悸""瘿瘤"等范畴。

（一）西医病因、发病机制

GD 的病因和发病机制尚未完全阐明。

一般认为，本病有严重的遗传倾向，主要是以**遗传易感**为背景，在**环境因素**如精神刺激、感染等作用下诱发的器官特异性**自身免疫病**。由于遗传基因的缺陷，受环境因素的诱发，特异性抑制性 T 淋巴细胞功能降低，导致辅助性 T 淋巴细胞和 B 淋巴细胞功能增强，产生针对甲状腺组织的自身抗体。

（二）中医病因病机

病因主要为情志失调和体质因素，由于素体阴虚加之忧思恼怒、精神创伤等，引起肝郁气滞，疏泄失常，气滞痰凝，壅于颈前，气郁化火，耗气伤阴所致。体质因素是内因，情志失调是发病的主要诱因。

1. **气滞痰凝**　情志内伤，肝郁气滞，脾虚酿生痰湿，痰浊壅阻结于颈前。
2. **肝火旺盛**　肝郁气滞，脾虚生痰，痰气交阻，郁而化火，壅结于颈前。
3. **阴虚火旺**　痰气郁滞，易于化火，病久火热内盛，耗伤阴津，虚火上炎。

4. 气阴两虚 痰气交阻，郁而化火，久之耗气伤阴，终致气阴两虚。

本病基本病机为**气滞痰凝，气郁化火，耗气伤阴**。本病初起多属实，以气滞痰凝、肝火旺盛为主；病久阴损气耗，多以虚为主，表现为气阴两虚之证；亦可致气血运行不畅、血脉瘀滞之实证。病位在颈前，与肝、肾、心、胃等脏腑关系密切。

（三）临床表现

1. 临床特点 女性的患病率高于男性，以20~40岁的中青年女性多见，起病缓慢，仅少数急性起病。

2. 症状

（1）高代谢症候群：怕热多汗，平时有低热，危象时可有高热，心悸、食欲亢进，体重减轻，疲乏无力。

（2）精神神经系统：神经过敏、易激动、烦躁多虑、失眠紧张。也有部分患者表现为寡言、抑郁（淡漠型甲亢）。伸舌、手时可有细震颤，腱反射亢进。

（3）心血管系统：心悸，胸闷，气促，稍活动后更加剧，严重者可导致甲亢性心脏病。心动过速，常为窦性，休息和睡眠时心率仍快。心律失常以**期前收缩**最为常见。

（4）消化系统：食欲亢进，易饥多食，大便次数增多，甚至可出现慢性腹泻，是由于肠蠕动增快所致。

（5）肌肉骨骼系统：肌肉软弱无力，可伴有周期性麻痹、甲亢性肌病、重症肌无力。

（6）生殖系统：女性可出现月经减少，甚至闭经；男性患者则常出现阳痿，偶见乳房发育。

3. 体征

（1）甲状腺肿：甲状腺一般呈弥漫性肿大，双侧对称，质软。肿大的甲状腺可触及震颤并可闻及血管杂音。

（2）眼征：非浸润性突眼和浸润性突眼。

（3）皮肤及肢端表现：胫前黏液性水肿。

4. 特殊的临床表现及类型

（1）甲状腺危象：主要诱因有感染、手术、创伤、精神刺激等。临床表现为原有甲亢症状加重，包括高热、大汗、心动过速（心率140次/分以上）、恶心、呕吐、腹泻等，严重者出现嗜睡、谵妄、昏迷，部分患者有心力衰竭、肺水肿等。

（2）甲状腺毒症性心脏病：表现为心脏扩大、心律失常或心力衰竭。甲亢控制后可恢复正常。

（3）淡漠型甲亢：多见于老年患者，主要表现为明显消瘦、心悸、乏力、震颤、头晕、昏厥、神经质或神志淡漠、腹泻、厌食，可伴有心房颤动和肌病等。

（4）亚临床甲亢：其特点是血T_3、T_4正常，TSH降低。需要在排除其他能够抑制TSH的疾病前提下，才能确诊。

（5）其他：①T_3型和T_4型甲状腺毒症。②妊娠期甲状腺功能亢进症。

（四）实验室检查及其他检查

1. 血清甲状腺激素的测定 血清游离甲状腺素（FT_4）和游离三碘甲状腺原氨酸（FT3）：直接且准确地反映甲状腺功能状态，敏感性和特异性明显优于FT_4、TT_3。

2. 血清TSH测定 甲亢时TSH较T_3、T_4灵敏度高，是反映甲状腺功能最有价值的指标，甲状腺性甲亢 TSH 降低；垂体性甲亢 TSH 不降低或升高。对亚临床型甲亢和亚临床型甲减的诊断及治疗监测均有重要意义。

3. 甲状腺摄^{131}I 率测定　正常时，3 小时为 5%~25%，24 小时为 20%~45%，高峰在 24 小时出现。甲亢时甲状腺摄^{131}I 率增高，3h > 25%，24h > 45%，且高峰前移。

4. 甲状腺抗体检查　<u>促甲状腺激素受体抗体（TRAb）</u>具有早期诊断意义，对随访疗效、判断能否停药及治疗后复发的可能性等有一定的指导意义。GD 患者甲状腺球蛋白抗体（TgAb）、甲状腺过氧化酶抗体（TPOAb）等测定也可呈阳性，但滴度不如桥本甲状腺炎高，如长期持续阳性且滴度较高提示有进展为自身免疫性甲减的可能。

5. 血液和造血系统　周围血中白细胞总数可偏低，而淋巴细胞及单核细胞均相对增加，血小板寿命较短。

6. 影像学检查　超声、CT、放射性核素检查有一定的鉴别诊断价值。

（五）诊断与鉴别诊断

1. 诊断　临床表现结合实验室检查，可以明确诊断甲亢。在确诊甲亢的基础上，排除其他原因所致的甲亢，结合患者眼征、弥漫性甲状腺肿、TRAb 阳性，即可诊断为 GD。

2. 鉴别诊断

（1）单纯性甲状腺肿：除甲状腺肿大外，无甲亢的症状和体征，甲状腺激素及 TSH 测定正常。

（2）神经官能症：由于植物神经调节紊乱，也可出现心悸、气短、易激动、手颤、乏力、多汗等症状，与甲亢患者临床表现相似，但无突眼，甲状腺不肿大，甲状腺激素及 TSH 测定正常。

（3）其他部分不典型患者：常以心脏症状为主，如早搏、心房纤颤或充血性心力衰竭等，易被误诊为心脏疾病；以低热、多汗为主要表现者，需与结核病相鉴别；老年甲亢的临床表现多不典型，常有淡漠、厌食等症，且消瘦明显，应与癌症相鉴别。

（六）西医治疗

1. 一般治疗　休息，解除精神压力，避免精神刺激和劳累过度。加强支持疗法，忌食辛辣及含碘丰富的食物，少喝浓茶、咖啡。

2. 抗甲状腺药物治疗　分为<u>硫脲类</u>和<u>咪唑类</u>，药物有丙基硫氧嘧啶（PTU）、甲基硫氧嘧啶（MTU）、甲巯咪唑、卡比马唑。<u>其作用机制主要为抑制甲状腺激素的合成，其中丙基硫氧嘧啶还有抑制 T$_4$ 在周围组织中转化为 T$_3$ 的作用。</u>

3. 辅助药物治疗　β 受体阻滞药能改善交感神经兴奋性增高的表现，常用制剂为普萘洛尔，支气管哮喘病史患者使用<u>选择性 β 受体阻滞药</u>如普萘洛尔、比索洛尔等。碘化物可抑制甲状腺激素的释放，仅用于抢救甲亢危象和甲亢的手术治疗前准备。

4. ^{131}I 放射性治疗　<u>妊娠及哺乳期女性是绝对禁忌</u>。远期并发症为甲减且为永久性。

5. 手术治疗　外科手术是治疗甲状腺功能亢进症的有效手段之一，手术的方式主要是甲状腺次全切除术。易导致永久性甲减。

6. 甲状腺危象的治疗　首先针对诱因治疗，如控制感染等；<u>抑制甲状腺素的合成与释放，常首选丙基硫氧嘧啶</u> 600mg 口服，以后每 6 小时给予 200mg，待症状缓解后逐步减至一般治疗量；还可联合使用碘剂。使用 β 受体阻滞剂以减轻交感神经兴奋症状和抑制 T$_4$ 转化

为 T_3；氢化可的松 50~100mg，加入 5%~10% 葡萄糖中静滴，8 小时 1 次；高热者予以物理降温。必要时可以腹膜透析、血液透析或血浆置换等措施。

（七）中医辨证论治

1. 气滞痰凝证

证候：颈前肿胀，烦躁易怒，胸闷，两胁胀满，善太息，失眠，月经不调，腹胀便溏，舌质淡红，舌苔白腻，脉弦或弦滑。

治法：疏肝理气，化痰散结。

方药：**逍遥散合二陈汤**加减。

2. 肝火旺盛证

证候：颈前肿胀，眼突，烦躁易怒，易饥多食，手指颤抖，恶热多汗，面红烘热，心悸失眠，头晕目眩，口苦咽干，大便秘结，月经不调，舌质红，舌苔黄，脉弦数。

治法：清肝泻火，消瘿散结。

方药：**龙胆泻肝汤**加减。

3. 阴虚火旺证

证候：颈前肿大，眼突，心悸汗多，手颤，易饥多食，消瘦，口干咽燥，五心烦热，急躁易怒，失眠多梦，月经不调，舌质红，舌苔少，脉细数。

治法：滋阴降火，消瘿散结。

方药：**天王补心丹**加减。

4. 气阴两虚证

证候：颈前肿大，眼突，心悸失眠，手颤，消瘦，神疲乏力，气短汗多，口干咽燥，手足心热，纳差，大便溏薄，舌质红或淡红，舌苔少，脉细或细数无力。

治法：益气养阴，消瘿散结。

方药：**生脉散**加味。

二、亚急性甲状腺炎

亚急性甲状腺炎是指由**病毒感染**引起的自限性**甲状腺炎症**，主要表现为甲**状腺肿大、疼痛**，常伴有全身症状。

本病与中医学的"瘿痈"相似，可归属于"瘿病""瘿肿""瘿瘤"等范畴。

（一）西医病因

1. 病毒感染　起病前 1~3 周常有上呼吸道感染或病毒性腮腺炎病史。最常见的为柯萨奇病毒，其次是腮腺炎病毒、流感病毒及腺病毒等。

2. 与 HLA（人类白细胞相容性抗原）-B35 相关。

（二）中医病因病机

本病中医病因为内伤七情或外感六淫邪毒，均可引起气血不畅，痰凝血瘀，壅结于颈前。

1. 肝胆郁热　情志内伤，肝郁气滞，肝胆失于疏泄，久而化火。

2. 阴虚火旺　情志内伤，肝郁气滞，脾虚酿生痰湿，痰气郁滞，易于化火，耗伤阴津，以致虚火上炎。

3. 痰瘀互结　肝郁气滞，脾虚酿生痰湿，痰浊壅阻，血行不畅，而成痰结血瘀之候。

4. 脾阳不振 素体脾虚，阳气不足，运化无权，痰浊内生，阻滞气机。

本病病位在颈前，与肝、胆、肺、脾关系密切。病机是痰、热、气、瘀壅结。早期病性多属实，久病则为虚实夹杂。

（三）临床表现

1. **临床特点** 起病急骤，初起常有发热、畏寒、全身不适等症状。
2. **症状** 特征性的**甲状腺部位疼痛**，常向下颌、耳部及枕骨放射，少数可无疼痛，一过性甲状腺毒症表现。
3. **体征** 甲状腺轻度至中度性肿大，质地较硬，压痛明显，不对称性，常位于一侧，或一侧消失后又在另一侧出现。

（四）实验室及其他检查

1. **红细胞沉降率** 早期明显增快，可达 100mm/h 以上。
2. **甲状腺功能检查** 甲状腺腺泡破坏阶段，血清 T_3、T_4 水平一过性增高，甲状腺摄 ^{131}I 率显著降低，呈**特征性分离现象**。甲状腺滤泡内贮存的激素减少后，T_3、T_4 下降，TSH 增高。

（五）诊断

甲状腺肿大、结节、疼痛、压痛，伴有全身症状，甲状腺摄 ^{131}I 率和血清 T_3、T_4 呈分离现象，诊断即可成立。

（六）西医治疗

1. 轻症患者，可予**非甾体抗炎药**，如阿司匹林或吲哚美辛，疗程两周左右。
2. 症状较重者，给予**泼尼松 10~15mg，每天 3~4 次**，症状及红细胞沉降率改善后可逐渐减量，维持 4~6 周。停药后如有复发，再予泼尼松治疗仍有效。
3. 伴一过性甲状腺毒症，可给予 β 受体阻滞剂。
4. 伴一过性甲减者可适当补充甲状腺激素。

（七）中医辨证论治

1. 外感风热证

证候：起病急，高热寒战，头痛咽痛，鼻塞流涕，颈部肿痛，肤色微红，舌淡红，苔薄黄，脉浮数。

治法：疏风解表，清热解毒。

方药：银翘散加减。

2. 肝胆郁热证

证候：颈前肿胀疼痛，发热，口苦咽干，或心悸易怒，多汗口渴，颜面潮红，小便短赤，大便秘结，舌质红，苔薄黄，脉浮数或弦数。

治法：清肝泻胆，消肿止痛。

方药：**龙胆泻肝汤**加减。

3. 阴虚火旺证

证候：颈前肿块或大或小，质韧，疼痛，口燥咽干，潮热盗汗，心悸，失眠多梦，舌质红，苔少或无苔，脉细数。

治法：滋阴清热，软坚散结。

方药：**清骨散**加减。

4. 痰瘀互结证

证候：颈前肿块坚硬，疼痛不移，入夜尤甚，情绪不畅，口干不欲饮，舌质紫暗，或有瘀点瘀斑，脉细涩。

治法：理气活血，化痰消瘿。

方药：**海藻玉壶汤**加减。

5. 脾阳不振证

证候：颈前肿块，疼痛不甚，面色无华，疲乏无力，头晕多梦，畏寒肢冷，纳呆，腹胀便溏，舌质淡，苔白腻，脉沉细。

治法：温阳健脾，化气行水。

方药：**实脾饮**加减。

三、糖尿病

糖尿病是由多种原因引起的**胰岛素分泌和/或其生物作用障碍**导致的一组以**慢性高血糖为主要特征**的**代谢紊乱临床综合征**。临床表现为多尿、多饮、多食及消瘦，同时伴有脂肪、蛋白质、水和电解质等代谢障碍，且可以并发多种慢性并发症。可出现急性代谢紊乱，如糖尿病酮症酸中毒、高血糖高渗综合征、乳酸性酸中毒等而危及生命。

本病可归属于中医学"消渴病"，并发症可归于"虚劳""胸痹""中风""雀目""疮痈"和"脱疽"等范畴。

（一）西医病因、发病机制

1. 病因　糖尿病是由**遗传因素、环境因素**共同作用的**多基因遗传病**。

（1）1型糖尿病（T1DM）：绝大多数T1DM是自身免疫性疾病，遗传因素和环境因素（病毒感染、化学毒性物质和饮食因素等）共同参与其发病过程。

（2）2型糖尿病（T2DM）：T2DM也是复杂的遗传因素和环境因素（增龄、现代生活方式、营养过剩、体力活动不足、子宫内环境及应激、化学毒物等）共同作用的结果。

（3）特殊类型糖尿病：不同的单基因缺陷导致胰岛B细胞功能缺陷或继发于其他疾病导致的血糖升高等。

（4）妊娠糖尿病（GDM）：个体素质及内外环境因素的影响。

2. 发病机制

（1）1型糖尿病：是以**胰岛B细胞破坏、胰岛素分泌缺乏**为特征的**自身免疫性疾病**。目前认为，其发生发展可分为6个阶段：①遗传易感性。②启动自身免疫反应。③免疫学异常。④进行性胰岛B细胞功能丧失。⑤临床糖尿病。⑥发病后数年，胰岛B细胞完全破坏。

（2）2型糖尿病：**其发病与胰岛素分泌和（或）生物作用障碍**有关。其发生发展可分为4个阶段：①遗传易感性。②高胰岛素血症和（或）胰岛素抵抗。③糖耐量减低（IGT）。④临床糖尿病。

（二）中医病因病机

病因主要包括禀赋不足、饮食失节、情志失调、劳欲过度等。

1. 阴虚燥热　肺阴不足，肺热炽盛，耗液伤津而口干舌燥，烦渴多饮；治节失职，津液失布则尿频量多。胃热炽盛，则多食易饥，大便干燥；耗伤津血，肌肉失养，则形体消瘦。

禀赋不足，阴精亏虚，或肝郁化火，下竭肾精，肾失开合固摄，水谷精微直趋下泄，尿多味甜。

2. 气阴两虚　燥热伤津耗气，而致气阴两虚。

3. 阴阳两虚　肾阴亏损，肾阳亦衰竭，肾失固摄，肾气独沉，故小便频数，浑浊如膏；下元衰竭急，约束无权，而饮一溲一；水谷之精微随尿下注，无以充养周身肌肤，则身体羸瘦；肾失气化，津不上承，故口渴饮少；肾中精气亏虚，耳轮焦干，腰膝酸软，面色黧黑；命门火衰竭，宗筋弛缓，则形寒肢冷，阳痿不举。

4. 痰瘀互结　肝郁脾虚，失于健运，痰湿内生。痰湿内阻，阻滞气机，血行瘀滞，痰瘀互结。痰瘀阻滞气机，则胸闷、脘痞、腹胀；痰瘀痹阻肌肉、四肢筋脉，则肢体酸胀、沉重或刺痛。

5. 脉络瘀阻　久病入络，致脉络瘀阻，血行郁滞，则面色晦暗，唇紫，舌有瘀斑舌下青筋紫暗；血瘀胸中，不通则痛，则胸中闷痛；瘀阻形体四肢，则肢体麻木或刺痛，甚则趾节枯干焦黑而成脱疽。

消渴病的主要病位在肺、胃、肾，而以肾为关键。如肺燥阴虚，津液失于输布，则胃失濡润，胃热偏盛，则上灼肺津，下耗肾阴；肾阴不足，阴虚火旺，上炎胃肺，终致肺燥、胃热、肾虚三焦同病，多饮、多食、多尿三者并见。

本病基本病机为**阴津亏损、燥热偏胜**；以**阴虚为本，燥热为标**，两者互为因果，阴虚燥热，可变证百出。如因肺失滋养并发肺痨；肝肾精血不能上承于耳目，则并发白内障、雀目、耳聋；燥热内结，营阴被灼，脉络瘀阻，蕴毒成脓，则发为疮疖痈疽；阴虚燥热，炼液成痰，痰瘀阻络，或血溢脉外，发为中风偏瘫；阴损及阳，脾肾衰竭败，水湿潴留，饮溢肌肤，则发为水肿等。病情迁延日久可致气阴两虚，阴阳俱虚；亦可因阴虚津亏，血液黏滞或气虚无力运血而致脉络瘀阻。总之，瘀血贯穿在消渴病的始终。

（三）临床表现及分类

1. 临床表现

（1）代谢紊乱症候群："三多一少"，即多尿、多饮、多食和体重减轻。可有皮肤瘙痒，尤其外阴瘙痒。血糖升高较快时可致视力模糊。

（2）反应性低血糖：因进食后胰岛素分泌高峰延迟，餐后3~5小时血浆胰岛素水平不适当地升高而引起低血糖。

（3）急、慢性并发症或伴发病。

2. 分类

（1）1型糖尿病：①自身免疫性T1DM。"三多一少"症状明显。多数青少年患者，起病较急，症状较明显；可出现糖尿病酮症酸中毒（DKA），危及生命；某些成年患者，起病缓慢，早期临床表现不明显，可经历一段或长或短的糖尿病不需胰岛素治疗的阶段（有称"成人隐匿性自身免疫性糖尿病"）。一般很快进展到需用胰岛素阶段。血浆基础胰岛素水平低于正常，葡萄糖刺激后胰岛素分泌不足；胰岛B细胞自身抗体检查可以阳性。②特发性T1DM。通常急性起病。临床表现为糖尿病酮症甚至酸中毒；胰岛B细胞功能明显减退甚至衰竭；胰岛B细胞自身抗体检查阴性

（2）2型糖尿病：常有家族史。可发生在任何年龄，但多见于成人，常在40岁以后起病；

多数发病缓慢症状相对较轻。多存在"代谢综合征"。有的早期患者以"反应性低血糖"为首发临床表现。

（3）某些特殊类型糖尿病：①青年人中的成年发病型糖尿病（MODY）。是一组高度异质性的单基因遗传病。主要临床特征：有三代或以上家族发病史，且符合常染色体显性遗传规律；发病年龄<25岁；无酮症倾向，至少5年内不需用胰岛素治疗。②线粒体基因突变糖尿病。其临床特点为：母系遗传；发病早，B细胞功能逐渐减退，自身抗体阴性；身材多消瘦（$BMI<24kg/m^2$）；常伴神经性耳聋或其他神经肌肉表现。

（4）妊娠糖尿病（GDM）：妊娠过程中初次发现的任何程度的糖耐量异常，均可认为是GDM。GDM不包括妊娠前已知的糖尿病患者，后者称为"糖尿病合并妊娠"。GDM妇女分娩后血糖可恢复正常，但是发生T2DM的高危风险。应在产后6周复查，并长期追踪观察。

（四）并发症

1. 急性并发症

（1）DKA：是由各种诱因导致的体内胰岛素缺乏引起糖、脂肪、蛋白质代谢紊乱，出现以**高血糖、高血酮、代谢性酸中毒**为主要表现的临床综合征。表现为烦渴、尿多、乏力、恶心呕吐、精神萎靡或烦躁、神志恍惚、嗜睡、昏迷，严重酸中毒时出现深大呼吸，呼吸有烂苹果味。

（2）高血糖高渗综合征（HHS）：是因高血糖引起的**血浆渗透压增高，以严重脱水和进行性意识障碍为特征**的临床综合征。表现为烦渴、多尿，严重者出现脱水症候群，如皮肤干燥、口干、脉速、血压下降、休克、神志障碍、昏迷等。实验室检查示血酮、尿酮正常。

2. 感染

（1）皮肤化脓性感染：糖尿病患者常发生疖、痈等皮肤化脓性感染，可反复发生，有时可引起败血症或脓毒血症。

（2）真菌感染：皮肤真菌感染如股癣、体癣常见；真菌性阴道炎和巴氏腺炎是女性患者常见并发症，多为白念珠菌感染所致。

（3）肺结核：糖尿病合并肺结核的发生率较非糖尿病高。

（4）泌尿道感染：肾盂肾炎和膀胱炎多见于女性患者，反复发作可转为慢性。

3. 慢性并发症

（1）大血管病变：主要侵犯主动脉、冠状动脉、脑动脉、肾动脉、肢体外周动脉等，基本病理改变为**动脉粥样硬化**。①糖尿病性心脏病：发病率是非糖尿患者的2~3倍。②糖尿病性脑血管病：其中脑出血少见，**脑梗死**居多，以多发性病灶和中、小脑梗死为特点，少数呈现短暂性脑缺血发作。③糖尿病下肢动脉硬化闭塞症：早期仅感下肢困倦、无力、感觉异常、麻木、膝以下发凉，继之出现间歇性跛行、静息痛，严重时发生下肢溃疡、坏疽。

（2）微血管病变：基本病理改变为**毛细血管基底膜增厚**。①糖尿病肾病：美国糖尿病协会（ADA）推荐筛查和诊断微量白蛋白尿采用测定即时**尿标本的白蛋白/肌酐比率**（2007年），<30μg/mg、30~299μg/mg和≥300μg/mg分别为正常、微量白蛋白尿和大量白蛋白尿。糖尿病肾损害的发生、发展可分为5期：Ⅰ期，肾体积增大；Ⅱ期肾小球毛细血管基底膜增厚，尿白蛋白排泄率（UAER）多数正常，可间歇性增高（如运动后、应激状态），GFR轻度增高；Ⅲ期为早期肾病，出现微量白蛋白尿，即UAER持续在20~200μg/min，GFR仍

高于正常或正常；Ⅳ期为临床肾病，UAER＞200μg/min，即尿白蛋白排出量＞300mg/24h，相当于尿蛋白总量＞0.5g/24h，GFR下降；Ⅴ期为尿毒症，血肌酐升高。②糖尿病性视网膜病变：视网膜改变可分为6期，分属两大类。一类为背景性视网膜病变：Ⅰ期，微血管瘤、小出血点；Ⅱ期，出现硬性渗出；Ⅲ期，出现棉絮状软性渗出。二类为增殖性视网膜病变：Ⅳ期，见新生血管形成、玻璃体积血；Ⅴ期，出现纤维血管增殖、玻璃体机化；Ⅵ期，出现牵拉性视网膜脱离、失明。当出现增殖性视网膜病变时，常伴有糖尿病肾病及神经病变。③糖尿病心肌病：心脏微血管病变和心肌代谢紊乱可引起心肌广泛灶性坏死，诱发心力衰竭、心律失常、心源性休克和猝死。

（3）神经系统：①周围神经病变：通常为对称性，下肢较上肢严重，病情缓慢。临床表现为肢端感觉异常分布如袜套或手套状，伴麻木、针刺、热灼、疼痛，后期可出现运动神经受累肌力减弱甚至肌萎缩和瘫痪。②自主神经病变：临床表现为瞳孔改变（缩小且不规则、对光反射消失、调节反射存在），排汗异常（无汗、少汗或多汗），胃排空延迟（胃轻瘫）、腹泻（饭后或午夜）、便秘、直立性低血压、持续心动过速、心搏间距延长，以及残尿量增加、尿失禁、尿潴留、阳痿等。③中枢神经系统并发症：神志改变，脑老化加速及老年性痴呆危险性增高等。

（4）糖尿病足：又称**糖尿病性肢端坏疽**。表现为下肢疼痛、感觉异常和间歇性跛行，皮肤溃疡、肢端坏疽。

（5）其他：糖尿病还可引起视网膜黄斑病、白内障、青光眼等其他眼部并发症，皮肤病也很常见。

（五）实验室检查及其他检查

1. 尿糖　尿糖阳性是诊断糖尿病的线索。尿糖阴性不能排除糖尿病，肾脏病变时，肾糖阈升高，虽然血糖升高，但尿糖阴性；妊娠期肾糖阈降低时，虽然血糖正常，尿糖可阳性。

2. 血糖　**血浆血糖**诊断糖尿病。

3. 口服葡萄糖耐量试验（OGTT）　当血糖高于正常范围而又未达到诊断糖尿病标准时，须进行OGTT。OGTT应在清晨空腹进行，成人口服75g无水葡萄糖或82.5g含1分子水的葡萄糖，溶于250~300mL水中，5~10min饮完，空腹及开始饮葡萄糖水后1h、2h、3h测静脉血浆葡萄糖。儿童服糖量按每千克体重1.75g计算，总量不超过75g。

4. 糖化血红蛋白（GHbA1）　糖化血红蛋白是葡萄糖或其他糖与血红蛋白的氨基发生非酶催化反应（一种不可逆的蛋白糖化反应）的产物，其量与血糖浓度呈正相关。GHbA1有a、b、c三种，以GHbA1c（A1c）最为主要。由于红细胞在血循环中的寿命约为120天，因此A1c反映**近8~12周总的血糖水平**，为糖尿病控制情况的主要监测指标之一。

血浆蛋白（主要为白蛋白）与葡萄糖发生非酶催化的糖化反应而形成果糖胺，其形成的量与血糖浓度相关。由于白蛋白在血中浓度稳定，其半衰期为19天，故果糖胺反映患者**近2~3周总的血糖水平**，为糖尿病患者近期病情监测的指标。

5. 血浆胰岛素和C-肽测定

（1）血浆胰岛素：T1DM患者胰岛素分泌绝对减少，空腹及剂后胰岛素值均低于正常，进剂后胰岛素分泌无增加；T2DM患者胰岛素测定可以正常、增高、降低。

（2）C-肽水平：与血浆胰岛素测定意义相同，且不受外源胰岛素影响，故能**较准确反**

映胰岛 B 细胞功能。

6. 有关病因和发病机制的检查　GAD65 抗体、IAA 及 IA-2 抗体的联合检测；胰岛素敏感性检查；基因分析等。

7. 其他　根据病情需要选用血脂、肝肾功能等常规检查，急性严重代谢紊乱时的酮体、电解质、酸碱平衡检查，心、肝、肾、脑、眼科及神经系统的各项辅助检查等。

（六）诊断与鉴别诊断

1. 诊断

（1）糖尿病：有糖尿病症状，并且随机血糖 ≥ 11.1mmol/L 或者 FPG ≥ 7.0 mmol/L；或 OGTT2hPG ≥ 11.1 mmol/L。

（2）空腹血糖受损（IFG）：FPG ≥ 6.1 mmol/L 且 < 7.0 mmol/L，2hPG < 7.8 mmol/L。

（3）糖耐量减低（IGT）：FPG < 7.0 mmol/L，2hPG ≥ 7.8 mmol/L 且 < 11.1 mmol/L。

如无糖尿病症状，结果应另一天重复检测确认。其中，空腹的定义是至少 8 小时未摄入热量。

HbA1c ≥ 6.5%。试验应该用美国糖化血红蛋白标准化计划组织（National Glycohemoglobin Standardization Program，NGSP）认证的方法进行。但在我国，目前 HbA1c 只能作为糖尿病诊断的参考指标。

2. 鉴别诊断

（1）与其他原因所致的尿糖阳性鉴别：①肾性糖尿：因肾糖阈降低所致，尿糖阳性，但血糖及 OGTT 正常。②甲状腺功能亢进症、胃空肠吻合术后：因糖类在肠道吸收快，可引起进食后 0.5~1h 血糖过高，出现糖尿，但 FPG 和 2hPG 正常。③弥漫性肝病：葡萄糖转化为肝糖原功能减弱，肝糖原贮存减少，进食后 30min 血糖过高，出现糖尿，但 FPG 偏低，餐后 2~3h 血糖正常或低于正常。④急性应激状态：急性应激状态下胰岛素拮抗激素（如肾上腺素、促肾上腺皮质激素、肾上腺皮质激素和生长激素）分泌增加，可使糖耐量减低，出现一过性血糖升高、尿糖阳性，应激过后可恢复正常。⑤药物对糖耐量的影响：有服用噻嗪类利尿药、呋塞米、糖皮质激素、口服避孕药、阿司匹林、吲哚美辛、三环类抗抑郁药等药物史。停药后可恢复。

（2）继发性糖尿病：①胰腺炎、胰腺癌、肢端肥大症（或巨人症）、皮质醇增多症、嗜铬细胞瘤可分别引起继发性糖尿病或糖耐量异常，但均有相应疾病的症状和体征。②长期服用大量肾上腺皮质激素可引起类固醇糖尿病，服药史可资鉴别。

（七）西医治疗

1. 糖尿病教育

2. 饮食治疗

（1）总热量的制订：①计算标准体重。标准体重（kg）= 身高（cm）-105。②计算每天所需总热量：成人休息状态下每千克标准体重 25~30kcal，轻体力劳动 30~35kcal，中度体力劳动 35~40kcal，重体力劳动 40kcal。儿童、孕妇、乳母、营养不良和消瘦，以及伴有消耗性疾病者酌情增加；肥胖者酌减，使患者恢复至标准体重的 ±5% 左右。

（2）合理分配三大营养物质：糖尿病患者每天饮食中三大营养物质占全天总热量的比例：糖类含量占 50%~60%，蛋白质占 15%，脂肪约占 30%。糖尿病肾病患者蛋白量酌减；

儿童、孕妇、营养不良或伴有消耗性疾病者蛋白量酌增。三剂分配：1/5、2/5、2/5 或 1/3、1/3、1/3；也可分四剂：1/7、2/7、2/7、2/7。禁烟限酒。

3. 运动治疗　应进行规律而又适宜的运动，应根据年龄、性别、体力、病情及有无并发症等选择，循序渐进，长期坚持。

4. 自我监测　每 2~3 个月定期查糖化血红蛋白，了解血糖总体控制情况，调整治疗。每年 1~2 次全面复查，了解血脂以及心、肾、神经和眼底情况。

5. 口服药治疗

（1）磺脲类：主要作用机制为促进胰岛素释放，增强靶组织细胞对胰岛素的敏感性，抑制血小板聚集，减轻血液黏稠度。①适应证：T2DM 经饮食及运动治疗后不能使病情获得良好控制的患者。②禁忌证：T1DM、T2DM 合并严重感染、DKA、高渗性昏迷、进行大手术、肝肾功能不全，以及合并妊娠的患者。③使用方法：小剂量开始，于餐前 30min 口服，老年人尽量用短、中效药物以免发生低血糖。④不良反应：低血糖，恶心、呕吐、消化不良，胆汁淤积性黄疸，肝功能损害，贫血，皮肤过敏，体重增加，心血管系统疾患等。

（2）双胍类：主要作用机制为增加周围组织对葡萄糖的利用，抑制葡萄糖从肠道吸收，增加肌肉内葡萄糖的无氧酵解，抑制糖原的异生，增加靶组织对胰岛素的敏感性。①适应证：如果没有禁忌证，且能够耐受，**二甲双胍**是 2 型糖尿病起始治疗的首选药物。尤其是无明显消瘦的患者及伴血脂异常、高血压或高胰岛素血症的患者，作为一线用药，可单用或联合其他药物。T1DM 与胰岛素联合应用可能减少胰岛素用量和血糖波动。②禁忌证：肝、肾、心、肺功能减低以及高热患者；慢性胃肠病、慢性营养不良消瘦者不宜使用；T1DM 不宜单独使用；T2DM 合并急性代谢紊乱、严重感染、外伤、大手术者，以及孕妇、哺乳期妇女等；对药物过敏或严重不良反应者；酗酒者；肌酐清除率 < 60mL/min 时，不宜使用。③使用方法：小剂量开始。④不良反应：胃肠道反应、皮肤过敏反应、乳酸性酸中毒。

（3）α 糖苷酶抑制剂：主要作用机制为延缓小肠葡萄糖吸收，降低剂后血糖。①适应证：空腹血糖正常而餐后血糖高者。②禁忌证：胃肠道功能障碍，严重肝肾功能不全，儿童，孕妇，哺乳期妇女。③使用方法：小剂量开始，与三餐第一口糖类食物嚼服。④不良反应：胃肠道反应。

（4）噻唑烷二酮：主要作用机制为增强靶组织对胰岛素的敏感性，减少胰岛素抵抗。①适应证：T2DM 患者，特别是胰岛素抵抗患者。②禁忌证：T1DM，儿童，孕妇，哺乳期妇女，有心脏病、心力衰竭倾向或肝病。③使用方法：小剂量开始，每天 1 次或 2 次。④不良反应：水肿、体重增加。

（5）非磺脲类胰岛素促泌剂：主要作用机制为改善早相胰岛素分泌。①适应证：T2DM 早期剂后高血糖阶段，或以剂后高血糖为主的老年患者。②禁忌证：同磺脲类。③使用方法：小剂量开始，于剂前或进剂时口服。④不良反应：同磺脲类。

（6）胰岛素治疗：①适应证。T1DM；继发型糖尿病；GDM；DKA、高渗性昏迷和乳酸性酸中毒伴高血糖；T2DM 口服降糖药物治疗无效；糖尿病合并严重并发症；妊娠、围术期；新诊断的 2 型糖尿病，如有明显的高血糖症状和（或）血糖或 A_1C 水平明显升高可考虑短期胰岛素强化治疗。②常用类型。根据来源不同：动物胰岛素、人胰岛素、胰岛素类似物。根据作用时间：短效胰岛素、中效胰岛素、长效胰岛素和预混胰岛素。③使用原则及方法。胰岛素治疗应在综合治疗基础上进行，从小剂量开始，根据血糖情况逐渐调整；力求模拟生理性胰岛素分泌模式（持续性基础分泌和进剂后胰岛素分泌迅速增加）。④抗药性和不良反应。每天胰岛素需要量超过 100U 或 200U 时，应改用人胰岛素注射剂或加大胰岛素剂量，并可考虑应用糖皮质激素及口服降糖药物联合治疗；**主要不良反应是低血糖**反应，其他包括过敏反应、胰岛素性水肿、屈光不正、注射部位脂肪营养不良等。

（7）其他：胰高血糖素样多肽类似物-1 和 DPP-Ⅳ抑制剂；胰岛移植和胰岛细胞移植（多用 T1DM 患者）。

（8）糖尿病急性并发症的治疗：①糖尿病酮症酸中毒。**补液**，是 DKA 首要的、极其关键的措施；小剂量胰岛素疗法（每 h 输注胰岛素 0.1U/kg）；纠酸；补钾；处理诱因和防治并发症。②高血糖高渗综合征。补液、小剂量胰岛素疗法、补钾；积极处理诱因和防治并发症同 DKA 治疗。如无休克或休克已纠止，在输入生理盐水后血浆渗透压高于 350mOsm/L，血钠高于 155mmol/L，可考虑输入适量低渗溶液如 0.45%氯化钠。③低血糖反应及昏迷。采血样检测血糖明确诊断；迅速提高血糖水平；低血糖昏迷长达 6h 以上，需给予脱水治疗。

（八）中医辨证论治

1. 阴虚燥热证

（1）上消（肺热伤津证）

证候：烦渴多饮，口干舌燥，尿频量多，多汗，舌边尖红，苔薄黄，脉洪数。

治法：清热润肺，生津止渴。

方药：**消渴方**加减。

（2）中消（胃热炽盛证）

证候：多食易饥，口渴多尿，形体消瘦，大便干燥，苔黄，脉滑实有力。

治法：清胃泻火，养阴增液。

方药：**玉女煎**加减。

（3）下消（肾阴亏虚证）

证候：尿频量多，浑浊如脂膏，或尿有甜味，腰膝酸软，乏力，头晕耳鸣，口干唇燥，皮肤干燥，瘙痒，舌红少苔，脉细数。

治法：滋阴固肾。

方药：**六味地黄丸**加减。

2. 气阴两虚证

证候：口渴引饮，能食与便溏并见，或饮食减少，精神不振，四肢乏力，体瘦，舌质淡红，苔白而干，脉弱。

治法：益气健脾，生津止渴。

方药：**七味白术散**加减。

3. 阴阳两虚证

证候：小便频数，浑浊如膏，甚则饮一溲一，面色黧黑，耳轮焦干，腰膝酸软，形寒畏冷，阳痿不举，舌淡苔白，脉沉细无力。

治法：滋阴温阳，补肾固涩。

方药：**金匮肾气丸**加减。

4. 痰瘀互结证

证候："三多"症状不明显，形体肥胖，胸脘腹胀，肌肉酸胀，四肢沉重或刺痛，舌暗或有瘀斑，苔厚腻，脉滑。

治法：活血化瘀祛痰。

方药：**平胃散合桃红四物汤**加减。

5. 脉络瘀阻症

证候：面色晦暗，消瘦乏力，胸中闷痛，肢体麻木或刺痛，夜间加重，唇紫，舌暗或有瘀斑，或舌下青筋扎暗怒张，苔薄白或少苔，脉弦或沉涩。

治法：活血通络。

方药：**血府逐瘀汤**加减。

6. 并发症

（1）疮痈

证候：消渴易并发疮疡痈疽，反复发作或日久难愈，甚则高热神昏，舌红，苔黄，脉数。

治法：清热解毒。

方药：**五味消毒饮合黄芪六一散**加减。

（2）白内障、雀目、耳聋

证候：初期视物模糊，渐至昏蒙，直至失明；或夜间不能视物，白昼基本正常；也可出现暴盲。或见耳鸣、耳聋、逐渐加重。

治法：滋补肝肾，益精养血。

方药：**杞菊地黄丸、羊肝丸、磁朱丸**加减。

（九）预防

三级预防：一级预防是避免糖尿病发病；二级预防是及早检出并有效治疗糖尿病；三级预防是延缓和（或）防治糖尿病的发病。

四、水、电解质代谢和酸碱平衡失调

（一）失水

失水是指体液丢失所造成的体液容量不足。根据水和电解质（主要是钠离子）丢失的比例和性质，将失水分为**高渗性失水**、**等渗性失水**和**低渗性失水**。

1. 西医病因、发病机制

（1）高渗性失水：水的丢失大于电解质的丢失，细胞外液容量减少而渗透压增高，导致抗利尿激素、醛固酮分泌增加，主要见于以下情况。

1）水摄入不足：①昏迷、创伤、拒食、吞咽困难、淡水供应不足如沙漠迷路、海滩、地震等。②脑外伤、脑卒中等导致渴感中枢迟钝或渗透压感受器不敏感。

2）水丢失过多：①经肾丢失：尿崩症、渗透性利尿、使用脱水药物或非溶质性利尿。②肾外丢失：皮肤失水如高温、高热、剧烈运动等大量出汗及烧伤开放性治疗失水；呼吸道失水如哮喘、过度换气、气管切开等使肺中水分呼出较多。③水向细胞内转移。

（2）等渗性失水：水和电解质以血浆正常比例丢失，有效循环血容量减少。①经消化道丢失：呕吐、腹泻、胃肠梗阻等，是最常见的原因。②经皮肤丢失：如大面积烧伤的早期等渗出性皮肤病变。③体液积存在组织间隙：如大量放胸腹水等。

（3）低渗性失水：电解质的丢失大于水的丢失，水向细胞内转移，导致细胞内液低渗，细胞水肿。

1）补充水分过多：高渗或等渗性失水时，补充过多的水分。

2）肾丢失：①过量使用噻嗪类、呋塞米等排钠利尿药。②肾小管内存在大量不被吸收的溶质，抑制水和钠的重吸收。③急性肾衰竭多尿期、肾小管性酸中毒、糖尿病酮症酸中毒等。④肾上腺皮质功能减退。

2. 临床表现

（1）高渗性失水：失水多于失钠，细胞外液容量不足，渗透压升高。①轻度失水：当失水量相当于体重的 2%~3% 时，出现口渴、尿量减少、尿比重增高。②中度失水：当失水量相当于体重的 4%~6% 时，出现口渴严重、声音嘶哑、咽下困难，有效血容量不足，心率增快、皮肤干燥、弹性下降；进而因细胞内失水出现乏力、头晕、烦躁等。③重度失水：当失水量相当于体重的 7%~14% 时，脑细胞失水严重，出现神经系统异常症状如躁狂、谵妄、定向力失常、幻觉、晕厥；体温中枢神经细胞脱水，出现脱水热；当失水量超过 15% 时，可出现高渗性昏迷、低血容量性休克，严重者可出现急性肾衰竭。

（2）等渗性失水：有效血容量和肾血流量减少而出现口渴、尿少，严重者血压下降，但渗透压基本正常。

（3）低渗性失水：早期即发生有效血容量不足和尿量减少，严重者可致细胞内低渗和细胞水肿。**无口渴感**是低渗性失水的特征。临床上，依据**缺钠的程度**可分为：①轻度失水：每千克体重缺钠 8.5mmol（血浆钠 130mmol/L 左右）时，血压可在 100mmHg 以上，患者出现疲乏无力、尿少、口渴、头晕等。尿钠极低或测不出。②中度失水：每千克体重缺钠 8.5~12.0mmol（血浆钠 120mmol/L 左右）时，血压可在 100mmHg 以下，患者出现恶心、呕吐、肌肉挛痛（以腓肠肌明显）、四肢麻木及直立性低血压。尿钠测不出。③重度失水：每千克体重缺钠 8.5~12.0mmol（血浆钠 110mmol/L 左右）时，血压可在 80mmHg 以上，以神经精神症状如神志淡漠、昏厥、木僵以至昏迷为突出，伴有四肢发凉、体温低、脉细弱等休克表现。

3. 诊断 ①病史。②有失水的临床表现，如口渴、尿少、皮肤黏膜干燥、血压下降等。③根据实验室检查结果可辨别失水的类型。

4. 治疗 记录每天出入水量，监测电解质变化。积极治疗原发病，避免不适当的利尿、鼻饲高蛋白饮食等。已发生失水时，应根据失水的类型、程度和机体的情况，决定补液量、种类、途径和速度。

（1）补液总量：应包括**已丢失的液体量**和**目前继续丢失的液体量**（如呕吐物、肠道引流液等）及每天生理必需的液体量（约 1500mL）。

已丢失液体量可以按以下方法估算：①依据失水程度计算。以轻、中、重度失水的程度计算。②依据原体重量估算。30~40mL/kg。③依据血钠浓度计算。有 3 种计算方法，适用于**高渗性失水**。丢失量 = 正常体液总量 − 现有体液总量。正常体液量 = 原体重 × 0.6，现有体液量 = 正常血清钠 ÷ 实测血清钠 × 正常体液总量。丢失量 =（实测血清钠 − 正常血清钠）× 现体重 × 0.6 ÷ 正常血清钠。丢失量 = 所需补液量（mL）= K × 现有体重（kg）×[实测血清钠值-正常血清钠值（mmol/L）]，其中公式中的系数 K，男性为 4，女性为 3。④依据血细胞比容计算。适用于<u>低渗性失水</u>。丢失量=（所测血细胞比容-正常血细胞比容）÷正常血细胞比容 × 体重（kg）× 200。其中正常血细胞比容男性为 0.48，女性为 0.42。

（2）补液种类：高渗性失水补液中含钠液体约占 1/3，等渗性失水补液中含钠液体约占 1/2，低渗性失水补液中含钠液体约占 2/3。①高渗性失水：**补水为主，补钠为辅**。经口、鼻饲者，可直接补充水分。经静脉者，初期给予 5% 葡萄糖溶液，待血钠回降，尿比重降低，可给予 5% 葡萄糖氯化钠注射液。渗透压升高明显或血钠 > 150mmol/L 者，初时可使用 0.45% 氯化钠溶液，以血钠每小时下降 0.50mmol/L 为宜，血钠降至 140mmol/L 为目的。有酸中毒者酌加 5% 碳酸氢钠溶液。但需注意监测病情，避免发生溶血。②等渗性失水：补充<u>等渗溶液</u>为主。首选 <u>0.9% 氯化钠溶液</u>，但长期使用可引起高氯性酸中毒。0.9% 氯化钠溶液 1000mL+5% 葡萄糖溶液 500mL+5% 碳酸氢钠溶液 100mL 配成溶液更符合生理需要。③低渗性失水：以补充<u>高渗性溶液</u>为主。可在上述等渗性失水所配的溶液中，用 10% 葡萄糖溶液 250mL 替换 5% 葡萄糖溶液 500mL。如缺钠明显（Na^+ < 120mmol/L），为避免水分过多使心脏负担过重，在心、肾功能允许的条件下，可小心静脉缓慢滴注 3%~5% 氯化钠溶液。

补钠量可参照以下公式计算：补钠量=[142- 所测血清钠值（mmol/L）] × 体重（kg） × 0.2。根据所需补钠量，按氯化钠 1g 含 Na^+17mmol 计算，即为所需氯化钠量。

（3）补液方法：①补液途经。尽量口服或鼻饲，不足部分或中、重度失水者需静脉补充。②补液速度。**先快后慢**。中、重度失水，一般在开始 4~8h 输入液体总量的 1/2~1/3，其余 1/2~2/3 在 24~48h 补足，具体患者补液速度要考虑年龄，并根据病情及心、肺、肾功能予以调整。补液过程中，密切监测血压、脉搏、呼吸、皮肤弹性、尿量、血及尿的实验室检查结果作为衡量疗效的指标。③注意事项。补液过程中，密切监测血压、脉搏、呼吸、皮肤弹性、尿量；血及尿的实验室检查结果作为衡量疗效的指标；急需大量快速补液时，需鼻饲补液，若经静脉补液时宜监测中心静脉压（< 120mmHg 为宜）；尿量增多至 30~40mL/h 以上，要注意预防低钾血症的发生，天补钾量可达 10~12g。

（二）水过多和水中毒

水过多指水在体内积聚过多，导致细胞外液量增加、血浆渗透压下降和循环血容量增多的一种病理状态。如<u>过多的水进入细胞内</u>，导致细胞内水过多则称为**水中毒**。水过多常伴有电解质比例失调，是稀释性低钠血症的病理表现。

1. 西医病因、发病机制　多因水调节机制障碍，而又未限制饮水或不恰当补液引起。

（1）抗利尿激素代偿性分泌增多：其特征是毛细血管静水压升高和（或）胶体渗透压下降，总容量过多，有效循环容量减少，体液积聚在组织间隙。常见于右心衰竭、缩窄性心包炎、下腔静脉阻塞、门静脉阻塞、肾病综合征、低蛋白血症、肝硬化等。

（2）抗利尿激素分泌失调综合征：内源性抗利尿激素持续性分泌，使水排泄发生障碍，体液总量明显增多，有效循环血容量和细胞内液增加，血钠低。一般不出现水肿。

（3）肾排水障碍：多见于急性肾衰竭少尿期、急性肾小球肾炎等致肾血流量及肾小球滤过率降低，而摄入水分未加限制时。水、钠滤过率低而肾脏近曲小管重吸收增加，水、钠进入肾脏远曲小管减少，水的排泄障碍。其特征是有效循环血容量大致正常。

（4）肾上腺皮质功能减退症：盐皮质激素和糖皮质激素分泌不足使肾小球滤过率降低。

(5) 渗透阈重建：肾排泄水的功能正常，但能兴奋抗利尿激素分泌的渗透阈降低（如孕妇）。

(6) 抗利尿激素用量过多：见于中枢性尿崩症治疗不当时。

2. 临床表现

(1) 急性水过多及水中毒：起病急骤，精神神经症状表现突出，如头痛、视物模糊、嗜睡、凝视失语、定向失常、共济失调、肌肉抽搐、意识障碍或精神失常等，重者惊厥、昏迷。

(2) 慢性水过多及水中毒：当血浆渗透压低于260mOsm/L（血钠125mmol/L）时，有疲倦、表情淡漠、恶心、食欲减退等表现和皮下组织肿胀。当血浆渗透压下降至240~250mOsm/L（血钠115~120mmol/L）时，出现头痛、嗜睡、神志错乱、谵妄等神经精神症状。当血浆渗透压下降至230mOsm/L（血钠110mmol/L）时，可发生抽搐、昏迷。血钠在48h内迅速降低至108mmol/L以下，可致神经系统永久性损伤或死亡。

3. 诊断 ①病因。②临床表现。③血浆渗透压降低、血钠降低。

4. 治疗 ①轻症水过多和水中毒：限制进水量，使进水量少于尿量。②急重症水过多和水中毒 保护心、脑功能，纠正低渗状态。高容量综合征：以脱水为主，减轻心脏负荷。首选呋塞米或依他尼酸等襻利尿药。有效血容量不足者要补充有效血容量。低渗血症：迅速纠正细胞内低渗状态，除限水、利尿外，应使用3%~5%氯化钠溶液，一般剂量为5~10mL/kg，严密观察心、肺功能的变化，调节剂量和低速。应注意补钾、纠酸及抗惊厥。

肾衰竭者或难以处理的急性水中毒，可采用腹膜透析或血液透析治疗。

（三）低钠血症

低钠血症指**血清钠＜135mmol/L**，与体内总钠量无关，仅反映在血浆中钠的浓度降低，并不一定表示体内总钠量的丢失。

1. 西医病因、发病机制

(1) 缺钠性低钠血症：即低渗性失水，主要由于体液丢失时失钠多于失水，体内的总钠量和细胞内的钠减少。

(2) 稀释性低钠血症：即水过多，血清钠被稀释所致。总钠量可正常或增加。可由于慢性心力衰竭、肝硬化腹水、肾病综合征等引起。

(3) 转移性低钠血症：少见，机体缺钠时，钠从细胞外转移至细胞内。总体钠正常，细胞内液钠增多，血清钠减少。

(4) 特发性低钠血症（消耗性低钠血症）：多见于恶性肿瘤、肝硬化晚期、营养不良、年老体衰竭及其他慢性消耗性疾病晚期。

(5) 脑性盐损耗综合征：由于下丘脑或脑干损伤致下丘脑与肾脏神经联系中断，导致远曲小管出现渗透性利尿，血钠、氯、钾降低，尿中含量增高。

2. 临床表现 取决于血钠降低的程度和速度。缺钠性低钠血症和稀释性低钠血症的临床表现可参阅低渗性失水、水过多部分。特发性低钠血症低钠程度较轻，患者可有原发病的表现，一般无因血钠降低引起的症状。

3. 诊断与治疗 缺钠性低钠血症和稀释性低钠血症参见"低渗性失水"和"水过多"章节。治疗特发性低钠血症主要是治疗原发病。

（四）高钠血症

高钠血症是指**血清钠**＞145mmol/L，机体总钠量可增高、正常或减少。

1. 西医病因、发病机制

（1）浓缩性高钠血症：即高渗性失水，最常见。体内总钠减少，而细胞内和血清钠浓度增高。见于单纯性失水或失水大于失钠时。

（2）潴钠性高钠血症：较少见，主要因肾排钠减少和（或）钠的摄入过多所致。

（3）特发性高钠血症：由于释放抗利尿激素的"渗透压阈值"升高所致。

2. 临床表现　浓缩性高钠血症的临床表现参阅高渗性失水。潴钠性高钠血症以神经精神症状为主要临床表现，症状轻重与血钠升高的速度和程度有关。

3. 诊断　血清钠浓度＞145mmol/L即可诊断。结合临床表现可判断高钠血症的类型。

4. 治疗　浓缩性高钠血症的治疗参阅"高渗性失水"，但在纠正高渗状态时不宜过急，以免引起脑水肿（参阅"高渗性失水"治疗）。潴钠性高钠血症除限制钠的摄入外，可用5%葡萄糖液稀释疗法或鼓励多饮水，但必须同时使用排钠性利尿药。

（五）低钾血症

低钾血症是指**血清钾**＜3.5mmol/L的一种病理生理状态。造成低钾血症的主要原因是体内总钾量的丢失，称为**钾缺乏症**。临床上体内总钾量不缺乏，也可因稀释或转移到细胞内而导致血清钾降低；反之，虽然钾缺乏，但如血液浓缩，或钾从细胞内转移到细胞外，血钾浓度又可正常甚至增高。

1. 西医病因、发病机制

（1）缺钾性低钾血症：体内总钾量、细胞内、血清钾浓度均降低。①摄入钾不足：长期禁食、偏食、厌食，每天钾的摄入小于3g，并持续2周以上。②排出钾过多：常见于胃肠或肾丢失过多的钾。③其他原因所致的失钾：如大面积烧伤、放腹水、腹腔引流、透析、长期高温作业等。

（2）转移性低钾血症：细胞外钾转移至细胞内引起。体内总钾量正常，血清钾浓度降低。常见于代谢性或呼吸性碱中毒或酸中毒的恢复期；注射大量葡萄糖（特别是同时给予胰岛素时）；叶酸和维生素B_{12}治疗贫血；急性应激状态和周期性瘫痪；反复输入冷存的红细胞等。

（3）稀释性低钾血症：细胞外液水潴留时，血钾浓度相对降低，但体内总钾量和细胞内钾正常，见于水过多或水中毒，或过多过快补液而未及时补钾时。

2. 临床表现

（1）缺钾性低钾血症：取决于低钾的程度，但又不呈平行关系。一般血清钾＜3.0mmol/L时出现症状。①骨骼肌表现：一般血清钾＜3.0mmol/L时，表现为活动困难、疲乏、软弱。低于2.5mmol/L时，严重者可发生软瘫、全身肌无力、腱反射迟钝或消失，甚至膈肌、呼吸肌麻痹，呼吸困难、吞咽困难。病程长者伴有肌纤维溶解、坏死、萎缩和神经退变等。②中枢神经系统表现：症状轻者表现为萎靡不振，重者反应迟钝，定向力障碍，嗜睡甚至意识障碍、昏迷。③消化系统表现：恶心、呕吐、厌食、腹胀、便秘、肠蠕动减弱或消失、肠麻痹等，严重者肠黏膜下组织水肿。④循环系统表现：早期由于心肌应激性增强，心动过速，可发生各种心律失常，严重者呈低钾性心肌病，肌纤维横纹消失，心肌坏死、纤维化。血管平滑肌麻痹可引起血压下降、休克。更严重者因心室扑动、心室颤动、心搏骤停或休克而死亡。⑤泌尿系统表现：长期失钾可导致肾小管上皮细胞变性坏死，尿浓缩功能下降而出现口渴、多饮、夜尿多；进而发生失钾性肾病，出现蛋白尿和管型尿等。⑥代谢紊乱表现：代谢性碱中毒、细胞内酸中毒、反常酸性尿。

（2）转移性低钾血症：亦称为周期性瘫痪。常在半夜或凌晨突然起病，主要表现为发作性肢体软弱乏力，多数以双下肢为主，少数累及上肢；严重者累及颈部以上部位和膈肌；1~2h达到高峰，一般持续数h，个别达数天。

（3）稀释性低钾血症：主要见于水过多或水中毒时。

3. 诊断　一般根据病史、血清钾测定可做出诊断，特异性的心电图有助于诊断。反复发作性周期性瘫痪是转移性低钾血症的重要特点。

4. 治疗　积极治疗原发病、给予富含钾的食物。

（1）补钾：①补钾量。临床上主要参照血清钾水平。轻度缺钾：血清钾在3.0~3.5mmol/L水平，需补充钾100mmol（相当于氯化钾8.0g）；中度缺钾：血清钾在2.5~3.0mmol/L水平，需补充钾300mmol（相当于氯化钾24g）；重度缺钾：血清钾在2.0~2.5mmol/L水平，需补充钾500mmol（相当于氯化钾40g）。②补钾方法。轻度缺钾可鼓励进食含钾食物或口服补钾，以氯化钾为首选。重度缺钾需静脉补钾：10%氯化钾15~30mL加入5%~10%葡萄糖溶液1000mL（钾浓度相当于20~40mmol/L）内，静脉滴注。静脉补钾时，钾浓度不宜超过40mmol/L（即<0.3%）。

（2）注意事项：①在静脉补钾过程中，为预防高血钾，可将氯化钾加入5%~10%葡萄糖溶液中。②补钾时必须检查肾功能和尿量，每天尿量>700mL或每小时尿量在30mL以上补钾较为安全。③钾进入细胞内较为缓慢，完全纠正缺钾最少也要4d，故静脉滴注1~2d后能口服者宜改为口服。④对难治性低钾血症应注意是否合并碱中毒或低镁血症。⑤低钾血症与低钙血症并存时，应补充钙剂。⑥对输注较高浓度的钾溶液患者，应进行持续心电监护和每小时测定血钾，避免高钾血症和心脏停搏。

（六）高钾血症

高钾血症是指**血清钾浓度>5.5mmol/L**的一种病理生理状态，此时体内钾总量可增多、正常或缺乏。

1. 西医病因、发病机制

（1）钾过多性高钾血症：机体钾总量增多致血清钾过高，主要见于肾排钾减少。也见于摄入钾过多。

（2）转移性高钾血症：主要是细胞内钾释放或转移到细胞外。①组织破坏：如溶血、烧伤、组织创伤、炎症坏死、肿瘤化疗时肿瘤细胞破坏、横纹肌溶解等。②细胞膜转运功能障碍：代谢性酸中毒时钾离子转移到细胞外，H^+转移到细胞内；严重失水、休克致组织缺氧等；剧烈运动、癫痫持续等，均可使钾从细胞内释放或转细胞外致高钾血症。

（3）浓缩性高钾血症：重度失水、失血、休克等致有效循环血容量减少，血液浓缩而钾浓度相对升高，多同时伴有肾前性少尿及排钾减少。

（4）假性高钾血症：如试管内溶血、静脉穿刺技术不良、血小板增多、白细胞增多等导致细胞内钾外移引起。

2. 临床表现

（1）病史：有原发病的患者可见引起高钾血症原发病的表现。

（2）症状和体征：①神经肌肉系统，四肢松弛性瘫痪，手足、口唇麻木，腱反射消失，也可出现动作迟钝、嗜睡等中枢神经症状。②心血管系统，主要表现为对心肌的抑制作用，可使**心脏停搏于舒张期**；**心率减慢**等各种心律失常。③消化系统，有恶心，呕吐、腹胀麻痹表现。

3. 诊断 有导致血钾增高，特别是肾排钾减少的基础病，血清钾＞5.5mmol/L 可确诊。心电图可作为诊断、判定程度和观察疗效的重要指标。血钾水平与体内总钾含量不一定呈平行关系。钾过多时可因细胞外液水过多或碱中毒使血钾不高；反之，钾缺乏可因血液浓缩或酸中毒使血钾升高。

4. 治疗

（1）积极治疗原发病。

（2）紧急处理：血钾＞6.0mmol/L 或心电图有典型高钾表现者，需紧急处理。治疗原则是迅速降低血钾水平，保护心脏。①对抗钾的心脏抑制作用：乳酸钠或碳酸氢钠液；钙剂；高渗盐水；葡萄糖和胰岛素；选择性 β_2 受体激动药。②促进排钾：肾排钾如高钠饮食，应用排钾利尿药、盐皮质激素等；肠道排钾如阳离子交换树脂口服；透析疗法（血液透析最佳）。③减少钾的来源。

（七）酸碱平衡失常

1. 西医病因、发病机制

（1）代谢性酸中毒：指原发性 HCO_3^- 减少而导致动脉血 pH＜7.35，$PaCO_2$ 代偿性下降。①阴离子间隙正常的代谢性酸中毒：碱性物质丢失过多，如因剧烈腹泻、呕吐及胰、肠道引流，使胃肠道丢失大量 HCO_3^-，血清 Cl^- 升高。酸性物质过多，如肾小管性酸中毒、排 H^+ 障碍或过量应用含盐酸性物质。②阴离子间隙增大的代谢性酸中毒：体内酸性物质产生过多、排泄障碍，摄入酸性过多等。

（2）代谢性碱中毒：是指体内酸性物质经胃肠、肾脏丢失过多，或进入人体内的碱过多而导致的原发性血 HCO_3^- 升高和 pH 升高的一种酸碱平衡紊乱。①近端肾小管碳酸氢盐最大吸收阈增大：容量不足性碱中毒如呕吐、胃肠减压致大量胃液丢失；血容量不足肾重吸收钠和 HCO_3^-；缺钾性碱中毒如缺钾时，H^+ 转入细胞内，肾小管排 H^+ 增加，Na^+、HCO_3^- 重吸收增多所致；低氯性碱中毒。②肾碳酸氢盐产生增加：使用排钾保钠类利尿药，盐皮质激素增加，Liddle 综合征。③有机酸的代谢转化缓慢。

（3）呼吸性酸中毒：呼吸功能障碍，使 CO_2 产生过多，$PaCO_2$ 升高和 pH＜7.35。常因呼吸中枢受抑制或呼吸肌麻痹、周围性肺通气或换气障碍而引起。

（4）呼吸性碱中毒：指因 CO_2 从肺部排除过多，$PaCO_2$ 下降和 pH＞7.45。如呼吸中枢兴奋、肺功能异常。

2. 临床表现

（1）代谢性酸中毒：代偿阶段可无症状。失代偿后，除原发病表现外，轻者可仅感头痛、乏力、心率增快、呼吸加深、食欲减退。**呼吸增强**是代谢性酸中毒的重要临床表现。重者可出现呼吸深而快的呼吸（Kussmaul 呼吸）、心律失常、烦躁、嗜睡、感觉迟钝，甚则引起呼吸衰竭、血压下降、昏迷，以至心力衰竭、呼吸停止。

(2) 代谢性碱中毒：抑制呼吸中枢，表现为呼吸浅慢；神经肌肉兴奋性增高如面部及手足搐搦，口周及手足麻木；伴低血钾时，可有软瘫、腹胀；脑缺氧可导致烦躁不安、头晕、嗜睡，严重者可引起昏迷；有时伴室上性及室性心律失常或低血压。

(3) 呼吸性酸中毒：除原发病特点外，多伴有发绀及意识障碍。按起病缓急，可分为急性呼吸性酸中毒和慢性呼吸性酸中毒两种。①急性呼吸性酸中毒：因急性缺氧和二氧化碳潴留，表现为发绀、气促、躁动不安，呼吸常不规则或呈潮式呼吸，可因脑水肿而呼吸骤停。酸中毒和高钾血症可引起心律失常，甚则心室颤动或心搏骤停。②慢性呼吸性酸中毒：临床表现每为原发性疾病所掩盖。患者感到倦怠、头痛、兴奋、失眠。若$PaCO_2 > 75mmHg$时，出现CO_2麻醉，患者嗜睡、半昏迷或昏迷；可伴视盘水肿、震颤、抽搐、瘫痪。

(4) 呼吸性碱中毒：主要表现为呼吸加快和换气过度。急性呼吸性碱中毒时，血钙总量虽正常，但血浆中游离钙含量减少，神经肌肉兴奋性亢进，可出现低钙血症表现。慢性呼吸性碱中毒时，常见持续性低氧血症，一般神经系统症状不如急性者突出。

3. 诊断

(1) 代谢性酸中毒：①存在有饥饿性酮症酸中毒、酒精中毒性酮症酸中毒、乳酸性酸中毒、肾衰竭、腹泻等常见病因者。②血气分析：血 pH 及 HCO_3^-、AB、SB 下降，BE 负值增加是代谢性酸中毒的典型表现。CO_2CP 降低，$AG > 16mmol/L$，在排除呼吸因素后，可诊断代谢性酸中毒。

(2) 代谢性碱中毒：HCO_3^-、AB、SB、BB、BE 增加即可考虑；如能除外呼吸因素的影响，CO_2CP 升高有助于诊断。失代偿期血 $pH > 7.45$，H^+ 浓度 $< 35mmol/L$；缺钾性碱中毒者血清钾降低，尿呈酸性；低氯性者血清氯降低，尿 $Cl^- > 10mmol/L$。

(3) 呼吸性酸中毒：急性呼吸性酸中毒常伴有明确的原发病，呼吸加深加快，心率增快；慢性呼吸性酸中毒多存在慢性阻塞性肺疾病。结合辅助检查：血 $pH < 7.35$，急性呼吸性酸中毒时，pH 可在数分钟内降低至 7.0；慢性呼吸性酸中毒时，血 pH 可接近正常。$PaCO_2 > 48mmHg$，SB 及 AB 升高，$AB > SB$，血清钾升高，血清氯降低。

(4) 呼吸性碱中毒：特点是**换气过度**。确诊有赖于实验室检查：血 $pH > 7.45$；血 $PaCO_2 < 35mmHg$；SB 降低，$AB > SB$；CO_2 结合力 $< 22mmol/L$，除外代谢因素。

(5) 混合性酸碱平衡紊乱：两种或两种以上原发性酸碱失衡同时存在，称为混合性酸碱平衡紊乱。

1) 互相加重型混合性酸碱平衡紊乱：①代谢性酸中毒并发呼吸性酸中毒。病因：糖尿病或肾病患者合并肺部广泛性感染或伴发阻塞性肺气肿。辅助检查：血 pH 明显降低，表示重症酸中毒；缓冲碱降低，碱剩余负值增大，表示代谢性酸中毒；血 $PaCO_2$ 高于正常，表示呼吸性酸中毒。②呼吸性碱中毒并发代谢性碱中毒。病因：肾病患者长期使用噻嗪类利尿药，发生低血钾、低氯性代谢性碱中毒，同时可并发癔病性过度换气，或者因心力衰竭、低盐饮食，又并发过度换气而合并呼吸性碱中毒。辅助检查：血 pH 极度升高，表示重症碱中毒；PCO_2 缓冲碱增加，碱剩余正值增大，表示代谢性碱中毒；血 $PaCO_2$ 偏低，表示呼吸性碱中毒。

2) 互相抵消型混合性酸碱平衡紊乱：①代谢性酸中毒并发呼吸性碱中毒。病因：DKA

或肾功能不全者，原有代谢性酸中毒合并感染、高热、换气过度。辅助检查：血液 pH 可正常，缓冲碱降低，碱剩余负值增大，$PaCO_2$ 明显降低。②代谢性碱中毒合并呼吸性酸中毒。病因：肺源性心脏病患者原发呼吸性酸中毒，其血液 pH 下降，但因频繁应用利尿药而发生代谢性碱中毒，以致 pH 又升高。辅助检查：血 pH 基本正常，缓冲碱偏高，碱剩余正值增大，$PaCO_2$ 明显升高，CO_2 结合力增高，SB 增高，血钾、氯降低。③代谢性酸中毒合并代谢性碱中毒。病因：肾衰竭或糖尿病患者严重呕吐或补碱过多可引起。辅助检查：血 pH 可在正常范围、偏低、偏高，缓冲碱、CO_2 结合力、$PaCO_2$ 可互相抵消。

4. 治疗

（1）代谢性酸中毒：纠正水与电解质紊乱及酸碱失衡，同时治疗原发病。

1）**碳酸氢钠**是目前临床最常用药物，疗效确切，作用迅速。用量计算方法有以下几种。

所需补碱量（mmol）= [欲达目标的 CO_2CP – 实测 CO_2CP]（mmol/L）× 0.3 × 体重（kg）。

所需补碱量（mmol）= 碱丢失（mmol/L）× 0.3 体重（kg）。因不受呼吸因素影响，较上法准确。

说明："欲达目标的 CO_2CP" 一般认为达到 20mmol/L 即可；0.3 即 20% 细胞外液加上 10% 细胞内液，因部分钠要进入细胞内。

估算法：欲提高血浆 CO_2CP 1mmol/L，可给 5% 碳酸氢钠约 0.5mL/kg。

2）乳酸钠：需在有氧条件下经肝转化为 HCO_3^- 起作用。已不作为一线补碱药，主要用于伴高钾血症、心搏骤停及药物性心律失常的酸中毒患者；严重缺氧、肝肾功能不全及乳酸性酸中毒时不宜使用。

3）氨丁三醇（THAM，三羟甲基氨基甲烷）：可用于代谢性和呼吸性酸中毒特别是需限钠的患者，因迅速透过细胞膜，故更有利于纠正细胞内酸中毒。

注意事项：轻症患者可口服碳酸氢钠 1.2g，每天 3 次。纠正酸中毒后，钾离子则进入细胞内，故要注意发生低血钾的可能。

（2）代谢性碱中毒：对氯有反应的碱中毒，只需补给足够的生理盐水即可使肾排出 HCO_3^- 而得以纠正；血钾低者，则需补充氯化钾，补钾量参阅"低钾血症"章节。

（3）呼吸性酸中毒：①急性呼吸性酸中毒。保持呼吸道通畅，必要时气管插管或切开，建立人工气道，面罩加压给氧，神经肌肉病变可选用非侵入性机械通气。②慢性呼吸性酸中毒。可采用吸氧（氧浓度 30%~40%，使 $PaO_2 > 60mmHg$），排出 CO_2（抗感染、祛痰、扩张支气管、补充有效血容量、改善循环）等治疗。必要时可使用呼吸兴奋药，机械辅助呼吸。一般不主张使用碱性药物。

（4）呼吸性碱中毒：对器质性心脏病、神经系统疾病、热病等所致者，除治疗原发疾病外，可吸入含 5% 二氧化碳的氧气。严重者可用药物阻断自主呼吸，然后气管插管辅助呼吸，但须对血 pH 及血 $PaCO_2$ 进行严密监测。

（5）混合性酸碱平衡紊乱：治疗必须先处理其中一种较严重而主要的酸碱平衡紊乱，同时还要注意及时处理原发病。此外，要注意处理伴发的水、电解质失调。

五、痛风

痛风是**嘌呤代谢紊乱**和（或）**尿酸排泄减少**所致的尿酸盐结晶沉积在骨关节、肾脏和皮下等部位，引起的代谢性风湿病。

本病可归属于中医学"痹症"范畴。
（一）西医病因、发病机制
1. 病因 痛风分为原发性和继发性两大类。
（1）原发性痛风：有一定的家族遗传性。与肥胖、糖脂代谢紊乱、胰岛素抵抗、高血压、血脂异常、动脉硬化和冠心病等关系密切。
（2）继发性痛风：主要由于肾脏疾病导致尿酸排泄减少，骨髓增生性疾病及放疗致尿酸生成增多；某些药物抑制尿酸的排泄等多种原因所致。
2. 发病机制 痛风的发生主要是尿酸排泄减少或生成增多，有时两种机制同时存在。体液中的尿酸处于过饱和状态，可导致尿酸盐结晶、沉积，而引起反应性关节炎等痛风的组织学改变，并可形成痛风石。
（二）中医病因病机
内因为先天不足，正气亏虚，腠理不密，卫外失固；外因为风、寒、湿、热之邪，乘虚侵袭人体经络、肌肉、筋脉，致气血运行不畅，不通则痛。此外还有诱因，常为受寒劳累，或饮食不节、酗酒厚味，或遭受外伤等。
1. 风寒湿阻 风寒湿热，侵袭人体，以致风、寒、湿邪侵袭人体，流注肌内、筋骨、关节、经络，气血运行不畅，不通则痛而发为本病。
2. 风湿热郁 风热之邪与湿相并，郁而化热，均可导致风、寒、湿、热之邪痹阻肌肉、筋骨、关节、经络而发病。
3. 痰瘀痹阻 病久耗伤气血，损伤阴液，气虚血瘀，津聚痰凝，痰瘀互结，经络痹阻，出现关节肿大，强直畸形，屈伸不利。
4. 肝肾亏虚 正气亏虚，卫外失固，风、寒、湿、热之邪内侵肌肉、筋骨、关节，邪气留恋，气血凝滞，脉络痹阻而成。
本病病位在四肢关节，与肝、脾、肾相关。基本病机为正气不足，外邪侵袭机体，经脉痹阻，不通则痛。早期病性多属实，常见湿热蕴结；久病不愈则脉络瘀阻，津液凝聚，痰浊瘀血闭阻经络；邪留日久则脏腑受损，出现虚实夹杂之证。本病的急性期多为湿热蕴结，恢复期则多为寒湿阻络。后期可内损脏腑，并发有关脏腑病证，尤以肾气受损多见。肾元受损，气化失司，则水湿内停，外溢肌肤，而成水肿。湿浊内停，郁久化热，湿热煎熬，可成石淋。若肾气衰竭，水毒潴留，可为肾劳之证。
（三）临床表现
痛风多见于40岁以上的男性，女性多在更年期后发病，近年来有年轻化趋势，常有痛风家族史。
1. 无症状期 仅有持续性或波动性高尿酸血症而无临床症状。
2. <u>急性关节炎期</u> 通常是首发症状。多于午夜或凌晨突然起病，关节剧痛如刀割样或咬噬样，疼痛于24~48h达到高峰、出现受累关节红、肿、热、痛，功能受限，触痛明显。第一跖趾关节最易受累，其次依次为踝、足跟、膝、腕、指、肘等关节。可有发热。常见的发病诱因有受寒、劳累、饮酒、高蛋白高嘌呤饮食、外伤、手术、感染等。
3. 痛风石及慢性关节炎期 痛风石是痛风的特征性临床表现，常见于耳郭、跖趾、指间和掌指关节，常为多关节受累，且多见于关节远端，表现为持续关节肿痛、压痛、畸形、关节功能障碍。

4. 肾脏病变

（1）痛风性肾病：临床表现为尿浓缩功能下降，出现夜尿增多、低比重尿、低分子蛋白尿、白细胞尿、轻度血尿及管型等。晚期可出现肾功能不全及高血压、水肿、贫血等。少数可表现为急性肾衰竭，出现少尿或无尿，尿中可见大量尿酸结晶。

（2）尿酸性肾石病：较小者呈沙砾状随尿排出，可无感觉。较大者梗阻尿路，引起肾绞痛、血尿、肾盂肾炎、肾盂积水等。纯尿酸结石，X线常不显影，少部分与草酸钙、磷酸钙等混合可显示结石阴影。

（四）实验室检查及其他检查

1. 血尿酸测定 血液中血尿酸 ≥ 416μmol/L（7.0mg/dL）为高尿酸血症。

2. 尿尿酸测定 低嘌呤饮食5天后，24h尿尿酸＞3.6mmol（600mg），为尿酸生成过多；如＜3.6mmol而血尿酸≥416umol/L，为尿酸排泄减少。

3. 滑囊液检查 急性关节炎期，行关节穿刺抽取滑液，在偏振光显微镜下，滑液中或白细胞内有双折光的针形尿酸盐结晶。**穿刺或活检痛风石内容物**，可发现同样形态的**尿酸盐结晶**。本项检查具有确诊意义，为痛风诊断的"金标准"。

4. X线检查 急性期关节炎期可见非特征性软组织肿胀；慢性期或反复发作后可见软骨缘破坏，关节面不规则，特征性改变为穿凿样、虫噬样圆形或弧形的骨质透亮缺损。严重者可出现脱位、骨折。

5. 超声检查 X线检查对尿酸性结石不能显影，但超声检查对尿酸性结石及混合性结石均能显影。

（五）诊断与鉴别诊断

1. 诊断 男性和绝经后女性血尿酸＞420μmol/L（7.0mg/dl）、绝经前女性＞358μmol/L（6.0mg/dl）可诊断为高尿酸血症。如出现特征性关节炎表现、尿路结石或肾绞痛发作，伴有高尿酸血症应考虑痛风。关节液穿刺或痛风石活检证实为尿酸盐结晶可做出诊断。X线检查、CT或MRI扫描对明确诊断具有一定的价值。

2. 鉴别诊断

（1）继发性高尿酸血症或痛风：具有以下特点：①儿童、青少年、女性和老年人更多见。②高尿酸血症程度较重。③40%的患者24h尿尿酸排出增多。④肾脏受累多见，痛风肾、尿酸结石发生率较高，甚至发生急性肾衰竭。⑤痛风性关节炎症状往往较轻或不典型。⑥有明确的相关用药史。

（2）关节炎：应与类风湿性关节炎、化脓性关节炎、创伤性关节炎、假性痛风相鉴别。①类风湿关节炎：青、中年女性多见，四肢近端小关节常呈对称性梭形肿胀畸形，晨僵明显。血尿酸不高，类风湿因子阳性，X线片出现凿孔样缺损少见。②化脓性关节炎与创伤性关节炎：前者关节囊液可培养出细菌；后者有外伤史。两者血尿酸水平不高，关节囊液无尿酸盐结晶。③假性痛风：系关节软骨钙化所致，多见于老年人，膝关节最常受累。血尿酸正常，关节滑囊液检查可发现有焦磷酸钙结晶或磷灰石，X线可见软骨呈线状钙化或关节旁钙化。

（3）肾结石：高尿酸血症或不典型痛风可以肾结石为最先表现，继发性高尿酸血症者尿路结石的发生率更高。纯尿酸结石能被X线透过而不显影，所以对尿路平片阴性而B超阳性的肾结石患者应常规检查血尿酸并分析结石的性质。

（六）西医治疗

1. 一般治疗

（1）控制饮食：低嘌呤饮食。避免饮酒，每天饮水应在2000mL以上。

（2）避免诱因：避免暴食、受凉受潮、过度疲劳、精神紧张，穿鞋要舒适，防止关节损伤，慎用抑制尿酸排泄的药物如噻嗪类利尿药、阿司匹林等。

（3）治疗合并症：同时治疗伴发的高脂血症、糖尿病、高血压病、冠心病、脑血管病等。

2. 痛风急性发作期的治疗　急性发作时应卧床休息，抬高患肢，避免关节负重。

（1）秋水仙碱：为治疗痛风急性发作的特效药，可抑制炎症细胞趋化，对制止炎症、镇痛有特效。肾功能不全者应慎用。

（2）非甾体抗炎药（NSAID）：急性痛风性关节炎的一线用药。常用药物吲哚美辛、双氯芬酸、依托考昔等。最常见的副作用是胃肠道溃疡及出血，心血管系统毒性反应。活动性消化性溃疡者禁用，伴肾功能不全者慎用。

（3）糖皮质激素：主要用于秋水仙碱和非甾体抗炎药无效或不能耐受者。

3. 发作间歇期和慢性期治疗　应从小剂量开始，逐渐加至治疗量，起效后改为维持量。

（1）促进尿酸排泄药：本类药主要抑制肾小管对尿酸盐的重吸收，从而促进尿酸排泄。常用的药物有丙磺舒、磺吡酮及苯溴马隆等。服药期间宜大量饮水，保持尿量在2000mL以上，并服用碳酸氢钠每天3~6g，碱化尿液。

（2）抑制尿酸合成药：主要有别嘌醇。副作用主要是胃肠道反应、皮疹、药物热、骨髓抑制、肝肾功能损害等。肾功能不全者，应减量使用。

（3）其他治疗：关节活动障碍者，可进行理疗或体疗。

4. 肾脏病变的治疗　极控制血尿酸水平的基础上，碱化尿液，多饮多尿。对于痛风性肾病，在使用利尿药时，应避免运用影响尿酸排泄的噻嗪类利尿剂如速尿、利尿酸等，可选择螺内酯（安体舒通）等。或选用碳酸酐酶抑制药乙酰唑胺，既利尿又可碱化尿液。降压可用血管紧张素转化酶抑制药避免使用减少肾脏血流量的β受体阻滞药和钙拮抗药。

（七）中医辨证论治

1. 风寒湿阻证

证候：肢体关节疼痛，屈伸不利，或呈游走性疼痛，或疼痛剧烈，痛处不移，或肢体关节重着，肿胀疼痛，肌肤麻木，阴雨天加重，舌苔薄白，脉弦紧或濡缓。

治法：祛风散寒，除湿通络。

方药：**蠲痹汤**加减。

2. 风湿热郁证

证候：关节红肿热痛，痛不可触，遇热痛甚，得冷则舒，病势较急，兼发热，口渴，心烦，汗出不解，舌质红，苔黄或黄腻，脉滑数。

治法：清热除湿，祛风通络。

方药：**白虎加桂枝汤**加减。

3. 痰瘀痹阻证

证候：关节肿痛，反复发作，时轻时重，甚至关节肿大，僵直畸形，屈伸不利，或皮下结节，破溃流浊，舌质紫暗或有瘀点、瘀斑，苔白腻或厚腻，脉细涩。

治法：化痰祛瘀，通络止痛。

方药：**桃红饮**加减。

4. 肝肾亏虚证

证候：关节肿痛，反复发作，缠绵不愈，或关节呈游走性疼痛，或酸楚重着，麻木不甚则僵直畸形，屈伸不利，腰膝酸痛，神疲乏力，舌质淡，苔白，脉细或细弱。

治法：补益肝肾，祛风通络。

方药：**独活寄生汤**加减。

（八）预防与调护

1. 参加体育锻炼，减轻体重，增强体质，增加抗病能力。
2. 避免过度劳累，紧张，穿鞋要舒适，勿使关节损伤。
3. 改善居住环境，避免湿冷。
4. 患者应多饮水，使每天尿量不小于2000mL，以有利于体内尿酸的排泄。
5. 低嘌呤饮食。

第七单元　风湿性疾病

【复习指导】本部分内容有类风湿关节炎、系统性红斑狼疮两个病种，为历年必考。概念、临床表现、诊断、鉴别诊断、治疗和急重症治疗是考试的重点，应掌握。掌握中医辨证论治的证候、治法、常用方剂。病因、发病机制、中医病因病机、病理、实验室及其他检查以及疾病的预防应熟悉。

一、类风湿关节炎

类风湿关节炎是一种以**侵蚀性、对称性多关节炎**为主要表现的**慢性、全身性自身免疫性疾病**。本病与中医学的"痹症"相似，属于"痛痹""痛风""历节""历节病""白虎历节病"等范畴。

（一）西医病因、病理

1. 病因

（1）感染因素：目前认为一些感染因素如病毒、支原体、细菌等可通过分子模拟等机制导致患者的自身免疫反应。

（2）遗传因素：本病有一定遗传倾向。RA患者中的HLA-DR4阳性率明显高于正常人群，且其表达量与病情严重程度成正比。

（3）免疫紊乱：**免疫紊乱**是RA主要的发病机制。

2. 病理　类风湿关节炎的基本病理改变为**滑膜炎和血管炎**。滑膜炎是关节表现的基础，**血管炎**是关节外表现的基础，其中血管炎是RA预后不良的因素之一。血管炎可以发生在关节外的任何组织，类风湿结节是血管炎的一种表现，常见于关节伸侧受压部位的皮下组织，但也可见于肺。

（二）中医病因病机

凡先天禀赋不足、劳逸失度、情志失调、饮食所伤等，风、寒、湿、热等外邪乘虚而入，痹阻经络关节，导致气血运行不畅，气滞致瘀，津停为痰，瘀血痰浊组织经络，深入关节筋骨，甚则危害脏腑。

1. 正气亏虚　禀赋不足，肾精亏虚，先天不足，骨失所养，外邪乘虚而入；或房劳过度，肾精不足；或病久阴血暗耗，阴虚血少，成为发病的内在基础。

2. 风寒湿侵　居住潮湿、涉水冒雨、冷热交错等原因，风寒湿邪乘虚侵入，痹阻经络，流于关节。

3. 风湿热侵　外感风湿热邪，或风寒湿邪，郁闭阳气日久，可郁而化热化火，变生热毒，阻滞血脉，流注关节而发病。

4. 痰凝血瘀　风寒湿热等侵袭肢节、经络，导致气血运行不畅，经络阻滞，或饮食不节，伤及脾胃，脾失健运，水湿不化精微，反聚为痰，痰瘀互结，流注关节，经脉痹阻。

正气亏虚是本病发病的内在因素，**外邪侵袭**是本病发病的外在条件。关节、经络痹阻，不通而痛。病位在关节、经络，与肝、脾、肾有关。

（三）临床表现

1. 临床特点　80%于35~50岁发病，女性患者约3倍于男性。起病多缓慢、隐匿。受累关节以**腕、掌指、近端指间关节**最常见，其次为足、膝、踝、肘、肩等关节。

2. 关节表现

（1）晨僵：晨起时受累关节出现较长时间的僵硬感觉，一般持续1h以上。其持续时间长短反映滑膜炎症的严重程度。

（2）疼痛与压痛：**疼痛**往往是出现最早的表现。最常出现的部位为腕、掌指关节，边端指间关节，其次是趾、膝、踝、肘、肩等关节。多呈对称性、持续性，但时轻时重。疼痛的关节往往伴有压痛。

（3）关节肿：呈**对称性**，以腕、掌指关节，近端指间关节，膝关节最常受累。关节畸形、关节功能障碍多见于较晚期患者。

（4）关节畸形：多见于较晚期患者，关节周围肌肉的萎缩、痉挛则使畸形更为加重。最常见的关节畸形是腕和肘关节强直、掌指关节的半脱位、手指向尺侧偏斜和呈"天鹅颈"样及"纽扣花样"表现。重症患者关节呈纤维性或骨性强直失去关节功能，致使生活不能自理。

（5）关节功能障碍：美国风湿病学会将因本病而影响生活的程度分为4级：Ⅰ级：能照常进行日常生活和工作。Ⅱ级：能生活自理，并参加一定工作，但活动受限。Ⅲ级：仅能生活自理，不能参加工作和其他活动。Ⅳ级：生活不能自理。

3. 关节外表现

（1）**类风湿结节**：是本病较的常见的关节外表现，多在关节的隆突部位及皮肤的受压部位，常提示疾病处于活动阶段。

（2）类风湿血管炎：重症患者可见出血性皮疹，或指（趾）端坏疽、皮肤溃疡、巩膜炎等。但本病的血管炎很少累及肾脏。

（3）肺：多伴有咳嗽、气短症状，并有X线异常改变。

（4）心脏：心包炎最常见。通过超声心动图检查可发现约30%患者有心包积液。

（5）神经系统：神经受压是RA患者出现神经系统病变的常见原因。

（6）其他：30%~40%的患者可继发干燥综合征；小细胞低色素性贫血；Felty综合征是类风湿关节炎者伴脾大、中性粒细胞减少，有的甚至贫血和血小板减少。

（四）实验室检查及其他检查

1. 辅助检查

（1）血象：有轻度至中度贫血。活动期血小板可增高，白细胞总数及分类大多正常。

（2）炎性标志物：红细胞沉降率和C反应蛋白（CRP）常升高，并且与疾病的活动度相关。

（3）自身抗体：①类风湿因子（RF）：70%患者IgM型RF阳性，其滴度一般与本病的活动性和严重性呈比例。②抗角蛋白抗体谱：抗核周因子（APF）、抗角蛋白抗体（AKA）、抗聚角蛋白微丝蛋白抗体（AFA）、抗环瓜氨酸肽抗体（抗CCP）等，对早期诊断和鉴别诊断有一定意义，尤其是血清RF阴性、临床症状不典型的患者。其中**抗CCP抗体**对RA的诊断敏感性和特异性高。

（4）关节滑液：正常人关节腔内滑液不超过3.5mL，类风湿关节炎时滑液增多，微混浊，黏稠度降低，呈炎性特点，滑液中白细胞升高。

（5）关节影像学检查：①X线平片。对RA诊断、关节病变分期、病变演变的监测均很重要。初诊至少应摄手指及腕关节的X线片，早期可见关节周围软组织肿胀影，关节端骨质疏松（Ⅰ期）；进而关节间隙变窄（Ⅱ期）；关节面出现虫蚀样改变（Ⅲ期）。晚期可见关节半脱位和关节破坏后的纤维性和骨性强直（Ⅳ期）。②CT及MRI。它们对诊断早期RA有帮助。

（五）诊断与鉴别诊断

1. 诊断　RA的诊断主要依靠临床表现、实验室检查及影像学检查。目前普遍采用美国风湿病学会（ACR）1987年修订的分类标准，共7项：①晨僵持续至少1h（≥6周）。②3个或3个以上关节肿胀（≥6周）。③腕关节或掌指关节或近端指间关节肿胀（≥6周）。④对称性关节炎（≥6周）。⑤类风湿皮下结节。⑥手和腕关节的X线有关节端骨质疏松和关节间隙狭窄。⑦类风湿因子阳性（该滴度在正常的阳性率＜5%）。

上述7项中，符合4项即可诊断为类风湿关节炎。

2. 鉴别诊断

（1）骨关节炎：①发病年龄多在50岁以上。②主要累及膝、髋等负重关节和手指远端指间关节。③关节活动后疼痛加重，经休息后明显减轻。④红细胞沉降率轻度增快，RF阴性。⑤X线显示关节边缘呈唇样骨质增生或骨疣形成。

（2）痛风性关节炎：①患者多为中年男性。②关节炎的好发部位为第1跖趾关节。③高尿酸血症。④关节附近或皮下可见痛风结节。⑤血清自身抗体阴性。

（3）强直性脊柱炎：①青年男性多见，起病缓慢。②主要侵犯骶髂关节及脊柱，或伴有下肢大关节的非对称性肿胀和疼痛。③X线可见骶髂关节侵蚀、破坏或融合。④90%~95%患者HLA-B27阳性而RF为阴性。⑤有家族发病倾向。

（4）系统性红斑狼疮：早期出现手部关节炎时，须与RA相鉴别。本病特点：①X线检查无关节骨质改变。②多为女性。③常伴有面部红斑等皮肤损害。④多数有肾损害或多脏器损害。⑤血清抗核抗体和抗双链DNA抗体显著增高。

（六）西医治疗

1. 一般治疗　教育、休息、急性期关节制动、恢复期关节功能锻炼、配合适当物理治疗等。

2. 药物治疗　主要包括**非甾体抗炎药（NSAID）、改善病情抗风湿药（DMARD）、糖皮质激素、植物药和生物制剂**等五大类。

（1）非甾体抗炎药（NSAID）：具有抗炎、镇痛、退热及减轻关节肿胀的作用，是临床最常用的RA治疗药物，能有效缓解症状，但不能控制病情进展，应与改善病情抗风湿药同服。选择性COX-2抑制剂与传统NSAIDs类药物相比，胃肠道不良反应明显减少，但可能增加心血管事件的发生率。常用药物：①塞来昔布，100mg，每天2次。②依托考昔，120mg，每天1次。

用药应遵循个体化原则，一种药物服用两周以上，疗效仍不明显者，可改用另外一种NSAID类药物，不宜联合应用。由于同时抑制胃黏膜合成生理性前列腺素，所以常有胃肠道不良反应如腹痛，严重者可致出血、穿孔，故临床使用时宜合用保护胃黏膜药物，活动性溃疡禁用，心血管病、肝病、肾病慎用。经治疗关节肿痛及晨僵消失后，可停用抗炎药物。

（2）改善病情抗风湿药（DMARD）：一般起效缓慢，对疼痛的缓解作用较差，但能延缓或阻止关节的侵蚀及破坏。①**甲氨蝶呤（MTX）**：是RA的首选用药，并将其作为联合治疗的基本药物。常用剂量7.5~20mg，每周1次，一次口服，肌内注射或静脉注射。疗程至少半年。该药疗效肯定，费用低。主要不良反应为骨髓抑制，用药期间应定期做血常规检查。②柳氮磺吡啶：常用剂量每天2~3g，分两次服用。宜从小剂量每天500mg开始。不良反应有恶心、食欲下降、皮疹。对磺胺过敏者禁用。③来氟米特：常用剂量10~20mg，每天1次。与MTX有协同作用，常联合使用。不良反应有腹泻、肝损伤、骨髓抑制和脱发等。④氯喹和羟氯喹：长期服用可出现视物盲点，眼底有"牛眼"样改变，服药半年左右应查眼底。⑤青霉胺：现已少用。⑥金制剂（gold salt）：有口服及注射两种剂型，适于早期或轻型患者，现很少使用。⑦环孢素：突出的不良反应是血肌酐和血压升高。

（3）糖皮质激素：有强大的抗炎作用，能迅速改善关节肿痛和全身症状。治疗原则是小剂量、短疗程且必须同时应用DMARD，若伴有心、肺或神经系统等受累的患者，可给予短期使用中到大量激素，一旦缓解迅速减至小剂量。应注意补充钙剂和维生素D。

关节腔注射激素有利于减轻关节炎症状，但过频的关节腔穿刺可能增加感染风险，并可发生类固醇晶体性关节炎。

（4）植物药制剂：有雷公藤总苷（最常用）、白芍总苷、青藤碱等。

（5）生物制剂：可治疗RA的生物制剂主要包括肿瘤坏死因子（TNF）-α拮抗药、白细胞介素（IL）1和IL-6拮抗药、抗CD20单抗及细胞毒T细胞活化抗原-4抗体等。

3. 外科手术治疗　包括关节置换和滑膜切除手术。急性期采用滑膜切除术，可使病情得到一定缓解，但容易复发，必须同时应用DMARD药物治疗。晚期患者关节畸形、失去功能者，可采用关节成形术或关节置换术，改善关节功能。

（七）中医辨证论治

1. 风湿痹阻证

证候：肢体关节游走性疼痛，肿胀重着，屈伸不利。舌质淡红，苔白腻，脉濡或浮缓。

治法：祛风除湿，通络止痛。

方药：**羌活胜湿汤**加减。

2. 寒湿痹阻证

证候：肢体关节冷痛、肿胀，遇寒加重，得温痛减，关节拘急，屈伸不利，晨僵、畏寒。舌质淡，苔白或白腻，脉弦紧、弦缓或沉等。

治法：温经散寒，祛湿通络。

方药：**乌头汤**加减。

3. 湿热痹阻证

证候：关节红肿热痛，晨僵，发热，口渴，纳呆，大便黏滞不爽，小便黄，舌质红，苔黄或黄腻，脉濡数或滑数。

治法：清热除湿，祛风通络。

方药：**宣痹汤合三妙散**加减。

4. 痰瘀互结证

证候：关节肿痛日久不消，屈伸受限，肢体顽麻，晨僵，皮下结节，肌肤紫暗、舌质暗红或有瘀斑、瘀点，苔白或厚腻，脉沉细涩或沉滑。

治法：活血化瘀，祛痰通络。

方药：**身痛逐瘀汤合指迷茯苓丸**加减。

5. 肝肾亏虚证

证候：形体消瘦，肌肉萎缩，关节变形，骨节烦疼、僵硬，活动受限，筋脉拘急，腰膝酸软无力，舌淡苔薄白，脉沉细。

治法：补益肝肾，蠲痹通络。

方药：**独活寄生汤**加减。

二、系统性红斑狼疮

系统性红斑狼疮（SLE）是一种**多系统损害**的**慢性自身免疫性疾病**，其血清具有以**抗核抗体**为代表的多种自身抗体。本病与中医学的"阴阳毒"相似，可归属于"蝶疮流注""虚劳"等范畴。

（一）西医病因、发病机制、病理

1. 病因

（1）遗传素质：SLE存在遗传易感性。

（2）环境因素：①阳光中紫外线使皮肤上皮细胞出现凋亡，新抗原暴露而成为自身抗原。②药物、化学试剂、微生物病原体等也可诱发本病，某些化学药品（如肼苯哒嗪、青霉胺、磺胺类等）、某些食物成分（如苜蓿芽）等都可能诱发SLE。

（3）雌激素：女性患者明显高于男性。育龄期、妊娠期发病率明显增加。

2. 发病机制 免疫系统紊乱贯穿SLE的整个发病过程。外来抗原（如病原体、药物等）细胞活化，活化的B细胞激活T淋巴细胞，而在T细胞活化的刺激下，B细胞产生大量不同

类型的自身抗体。自身抗体可以与循环中的自身抗原形成免疫复合物而致病。免疫复合物的形成和沉积是SLE发病的主要机制。

3. 病理　主要病理改变为**炎症反应**和**血管异常**。

（1）受损器官的特征性改变：①苏木紫小体（细胞核受抗体作用变性为嗜酸性团块）。②洋葱皮样病变，即小动脉周围有显著向心性纤维增生，明显表现于脾中央动脉，以及心脏瓣膜的结缔组织反复发生纤维蛋白样变性，而形成赘生物。

（2）肾组织病变：狼疮肾炎分为6型。①轻微病变型。②系膜增生性。③局灶性。④弥漫性。⑤膜性。⑥终末期硬化性。

（二）中医病因病机

本病因先天禀赋不足，肝肾阴亏，精血不足，加之情志内伤，劳倦过度，六淫侵袭，阳光暴晒，瘀血阻络，血脉不通，皮肤受损，渐及关节、筋骨、脏腑而致。

1. 先天不足　肾阴亏耗，外邪乘虚而入，"邪入于阴则痹"，血脉闭阻不通。病久阴血暗耗，阴损及阳，阴阳两虚致病情加重。

2. 六淫外伤　六淫之中，风、寒、暑、湿、燥、火，外能伤肤损络，内及营血、脏腑。

3. 瘀血阻络　真阴不足，水亏火旺，复受外感，郁而化热，血热则瘀，阻塞脉络。

基本病机是**素体虚弱，真阴不足，瘀阻脉络，内侵脏腑**。本病病位在经络、血脉，与心、脾、肾密切相关，可累及肝、肺、脑、皮肤、肌肉、关节等。其病性属本虚标实，真阴不足为本，热毒、瘀血、积饮为标。

（三）临床表现

1. 全身表现　活动期患者90%出现各种热型的发热，尤以低、中度热多见。合并感染时可见持续高热。此外尚有疲乏、乏力、体重下降。

2. 皮肤与黏膜　80%的患者在病程中出现皮疹，<u>其中颊部呈蝶形分布的红斑是SLE最具特征性改变</u>；口腔和鼻黏膜的痛性溃疡较常见，常提示疾病活动。

3. 关节和肌肉　关节痛是常见的症状之一。常出现对称性、多关节疼痛、肿胀，通常不引起骨质破坏。糖皮质激素治疗中SLE患者出现股骨头坏死，需考虑糖皮质激素引发的缺血性股骨头坏死的可能。

4. 肾　肾脏受累主要表现为蛋白尿、血尿、高血压，甚至肾病综合征，乃至肾衰竭。

5. 心血管　心包炎常见，可有心包积液。发生心肌炎可见心律失常心脏增多等。

6. 肺　胸腔积液常见。多为中小量、双侧性。患者可发生狼疮肺炎、肺间质性病变、肺动脉高压等。

7. 神经系统　神经精神狼疮（NP-SLE）又称狼疮脑病。有中枢神经系统表现和（或）周围神经系统表现。腰穿脑脊液检查及磁共振等影像学检查对神经精神狼疮诊断有帮助。

8. 消化系统　可表现为食欲减退、恶心、呕吐、腹痛腹泻、便血等症状。活动期SLE可出现肠系膜血管炎，其表现类似急腹症，如胰腺炎、肠坏死、肠梗阻，易被误诊。

9. 血液系统　活动期约半数患者有贫血，以及白细胞减少和（或）血小板减少，短期内出现重度贫血常是自身免疫性溶血所致。

10. 其他　脱发；光过敏；视网膜血管炎致眼底出血、视盘水肿、视网膜渗出物等眼底变化；抗磷脂抗体阳性者可出现异常妊娠，如流产、早产等。

(四)实验室检查及其他检查

1. 一般检查 不同系统受累可出现相应的血、尿常规、肝肾功能及影像学检查异常。

2. 自身抗体

(1) 抗核抗体谱：①抗核抗体（ANA）。敏感性为95%，但特异性差。②抗双链DNA（ds-DNA）抗体。是诊断SLE的标记抗体之一。特异性高达95%，敏感性仅70%，对确诊SLE和判断狼疮的活动性参考价值大，本抗体滴度高者常有肾损害。③抗ENA抗体谱。抗Sm抗体特异性高（99%），但敏感性较低，是诊断SLE的标记抗体之一。

(2) 抗磷脂抗体：结合患者多发性血栓形成、习惯性自发性流产以及血小板减少等特异的临床表现可诊断是否合并继发性抗磷脂抗体综合征（APS）。

(3) 其他：有少数患者血清可出现RF和抗中性粒细胞胞浆抗体。

3. 补体 有总补体（CH_{50}）、C_3和C_4，补体降低尤其是C_3降低，常提示有SLE活动。C4降低表示SLE活动性外，尚可能是SLE易感性的表现。

4. 免疫病理检查 ①狼疮带试验（LBT）：皮肤狼疮带试验对SLE的特异性较高。②肾活检：主要对狼疮肾炎的诊断、治疗和预后判断有价值。

5. 影像学检查 有助于早期发现器官损害。头颅MRI、CT对发现患者脑部梗死性或出血性病灶可提供帮助；胸部高分辨率CT有助于早期肺间质性病变的发现。超声心动图对心包积液、心肌、心脏瓣膜病变，肺动脉高压等有较高敏感性。

(五)诊断与鉴别诊断

1. 诊断 普遍采用美国风湿病学会（ACR）1997年推荐的SLE分类标准。①颧部红斑。②状红斑。③光过敏。④口腔溃疡。⑤关节炎。⑥浆膜炎。⑦肾脏病变。⑧神经系统病变，癫痫发作或精神症状。⑨血液系统异常：溶血性贫血或血白细胞减少或淋巴细胞绝对值减少或血小板减少。⑩免疫学异常：狼疮细胞阳性，或抗dsDNA或抗Sm抗体阳性，或梅毒血清试验假阳性。⑪抗核抗体阳性。

上述11项中，符合4项或4项以上者，在除外感染、肿瘤和其他结缔组织病后，即可诊断为SLE。其敏感性和特异性分别为95%和85%。

2. 鉴别诊断

(1) 类风湿关节炎：SLE合并关节病变的关节疼痛、肿胀、晨僵等均较类风湿关节炎轻且持续时间短，少有骨质侵蚀，不遗留关节畸形，且多伴有特征性的皮疹，以及肾脏、血液、中枢神经等多系统的损害，脏器受累多且重，一般无类风湿结节。

(2) 肾小球肾炎与肾病综合征：SLE除肾脏损害外，往往具有多系统和多脏器受累的表现，且抗核抗体，抗双链DNA抗体，抗Sm抗体、LE细胞和LBT试验等均呈阳性。必要时可进行肾活检鉴别。

(3) 原发性血小板减少性紫癜：多有骨髓巨核细胞增多或正常，血小板生存时间缩短，PAIg、PAC_3阳性，对脾切除治疗有效，而抗核抗体，抗双链DNA抗体，抗Sm抗体等均为阴性，与SLE不难鉴别。

(4) 药物性狼疮：由于长期应用某些药物如肼屈嗪等所致，可引起类似SLE表现。其特点：①发病年龄较大。②肺，胸膜，心包受累较多，皮肤、肾、神经系统受累少。③抗dsDNA、抗Sm抗体多为阴性，血清补体大多正常。④相关药物停用后病情可自行缓解。

(六)西医治疗

1. 一般治疗 心理治疗。急性活动期卧床休息，缓解期病情稳定患者可适当工作，但要避免过劳；预防感染，及时发现和治疗感染；注意避免可能诱发狼疮的药物或食物；避免日晒或其他紫外线照射。

2. 药物治疗

(1)糖皮质激素：对病情不甚严重者，可用泼尼松或泼尼松龙每天1mg/kg，晨起顿服。继续服至6~8周，病情改善和稳定后，逐渐减量，每1~2周减原用量10%，要求足量缓减。如未见效，宜及早加用细胞毒药物。

激素冲击疗法：存在**重要脏器急性进行性损伤**时（如肺出血、NP-SLE的癫痫发小或明显精神症状、严重溶血性贫血等），可用激素冲击疗法即甲泼尼龙500~1000mg，静脉滴注每天1次，连用3~5d为1个疗程。

(2)免疫抑制剂：大多数SLE患者尤其是在病情活动时需选用免疫抑制联合治疗。加用免疫抑制剂有利于更好地控制SLE活动，减少SLE暴发，以及减少激素的需要量。在有重要脏器受累的SLE患者中，诱导缓解期建议首选环磷酰胺（CTX）或霉酚酸酯（MMF）。目前认为羟氯喹应作为SLE的背景治疗，可在诱导和维持治疗中长期应用。

(3)其他药物治疗：静脉注射大剂量免疫球蛋白、血浆置换、造血干细胞或间质干细胞移植等。

(4)合并抗磷脂抗体综合征的治疗：需根据抗磷脂抗体滴度和临床情况，应用阿司匹林或华法林抗血小板抗凝治疗。

3. 妊娠生育 患者病情处于缓解期达半年以上，且无重要脏器损，细胞毒免疫抑制剂（环磷酰胺、甲氨蝶呤等）停用半年以上，泼尼松维持量<10mg/d，可以妊娠。有习惯性流产史或抗磷脂抗体阳性者，应加服低剂量阿司匹林50~100mg/d，或根据病情应用低分子肝素治疗。

(七)中医辨证论治

1. 热毒血瘀证

证候：高热，关节肌肉酸痛，满面红赤，皮肤红斑，咽干，口渴喜冷饮，尿赤而少，舌红绛，苔黄，脉滑数或洪数。

治法：清热解毒，化瘀消斑。

方药：**清瘟败毒饮**加减。

2. 风湿痹阻证

证候：四肢关节疼痛，或伴肿胀，或痛无定处，关节屈伸不利，周身皮疹时现，肌肉酸痛，或见发热，恶风，关节重着僵硬，舌淡红，苔白，脉滑或弦。

治法：祛风除湿，通络止痛。

方药：**大秦艽汤**加减。

3. 肝肾阴虚证

证候：腰膝酸软，脱发，眩晕耳鸣，乏力，口燥咽干，视物模糊，或有低热，斑疹鲜红，盗汗，五心烦热，关节肌肉隐痛，月经不调或闭经，舌红，苔少或有剥脱，脉细或细数。

治法：滋养肝肾。

方药：**左归丸**加减。

4. 脾肾阳虚证

证候：面部、四肢浮肿，面色无华，畏寒肢冷，神疲乏力，腰膝酸软，腹胀满，纳少，便溏，尿少或夜尿频多，舌淡胖，苔白，脉沉细弱。

治法：温补脾肾。

方药：**附子理中汤合金匮肾气丸**加减。

5. 气血两虚证

证候：神疲乏力，心悸气短，健忘失眠，多梦，面色不华，肢体麻木，月经量少色淡，或闭经，舌质淡，苔薄白，脉细弱。

治法：益气养血。

方药：**八珍汤**加减。

6. 水瘀互结证

证候：面浮肢肿，久不消退或反复发作，腰部刺痛或伴反复尿中隐血，面部有色素沉着，皮肤瘀点、瘀斑，或有关节疼痛，固定不移，入夜尤甚，肢端青紫，甲床暗黑，胸胁刺痛，月经不调，纳差不欲食，口干不欲饮，尿少，舌质暗，有瘀斑，脉弦涩。

治法：活血化瘀，化气利水。

方药：**桃红四物汤合五苓散**加减。

（八）预防

1. 及时有效地控制感染，阻断引起不正常的免疫反应。
2. 慎用某些诱发药物，以避免本病的发作。
3. 疾病未得到控制时，不宜妊娠。妊娠期患者症状一般较平时有所减轻，激素只需减至最低有效剂量，但需密切注意分娩后病情突然恶化。
4. 避免日光暴晒及紫外线照射。
5. 内热重的患者，宜食凉性食物。忌吃温性食物，以免诱发或加重病情。

第八单元　神经系统疾病

【复习指导】常见神经系统疾病的概念、临床表现、诊断、鉴别诊断、特效性治疗和急重症治疗是考试的重点，应掌握。掌握常见神经系统疾病中医辨证论治的证候、治法、常用方剂。西医病因病理、中医病因病机、实验室及其他检查以及疾病的预防应熟悉。短暂性脑缺血发作、脑梗死、脑出血、癫痫为重点掌握的疾病，帕金森病、痴呆为熟悉的疾病。

一、短暂性脑缺血发作

短暂性脑缺血发作（TIA）是局灶性缺血所致的不伴急性梗死的短暂性神经功能障碍，临床症状通常在**1h内完全恢复但预示着之后较高的脑梗死发生率**，故应引起重视。属于中医学"中风""眩晕"等范畴。

（一）西医病因和发病机制

1. 血流动力学改变　在颅内动脉有严重狭窄的情况下，血压的一过性降低时可使原来靠侧支循环维持供血的脑区发生一过性缺血。

2. 微栓子学说　目前认为微栓子来源于动脉粥样硬化处的附壁血栓和不稳定斑块脱落、心源性栓子及胆固醇结晶，微栓子进入颅内血管，引起微栓子在脑内末梢小动脉内停滞，不久碎裂或溶解随血液流走，血流恢复，症状消失，就造成一过性神经症状发作。因微栓子继续存在，故易于反复发作。

3. 血液成分改变　各种原因所致的高凝状态都可引发TIA。

4. 其他　椎动脉-锁骨下动脉盗血等也可引发TIA。

（二）中医病因病机

本病的病因主要有3个。

1. 肝阳偏亢　患者通常素体阴虚，阴不制阳，阳亢于上，或挟痰挟瘀，上扰头目而见眩晕、偏瘫等。

2. 痰浊内生　嗜食肥甘厚腻，聚湿生痰，痰浊中阻，清阳不升，浊阴不降，而见本病。

3. 瘀血停滞　气血亏虚，瘀血停滞，脉络失养，发为本病。

本病病位在经络，基本病机是气虚血瘀，且痰浊与瘀血互为因果，痰瘀互结，又易挟肝阳上扰脑络。

（三）临床表现

1. 颈内动脉TIA

（1）常见症状：对侧单肢或一侧上、下肢无力或轻**偏瘫**，可伴对侧面瘫、舌瘫。

（2）特征性症状：眼动脉交叉瘫（病变侧单眼一过性黑矇或失明、对侧偏瘫及感觉障碍），Horner征交叉瘫（病变侧Horner征、对侧偏瘫），主侧半球受累则可引起失语。

2. 椎-基底动脉TIA

（1）常见症状：**眩晕**、平衡功能障碍、复视。

（2）特征性症状：跌倒发作，短暂性全面性遗忘，双侧视力障碍发作。

（四）辅助检查

1. 头颅CT和MRI　CT有助于排除与TIA类似表现的颅内病变，MRI的阳性率更高。

2. 超声检查　用于颅内外血流状况的评估、微栓子监测等。

3. 脑血管影像　MRA、CTA及DSA检查可见血管狭窄，以后者最准确。

4. 其他　血常规、生化、凝血功能、自身免疫抗体谱、心电图、心脏超声等其他血管相关危险的筛查。

（五）诊断和鉴别诊断

1. 诊断　TIA的诊断主要依据病史。临床遇到中老年患者突然出现局灶性神经功能缺失，并持续时间短、恢复完全不留后遗症、CT/MRI检查无责任病灶、反复发作等特点，应高度疑诊TIA，排除其他诊断后可以诊断TIA。只明确是颈内动脉或椎-基底动脉系统的TIA是不够的，应尽可能明确TIA发生的病因。

2. 鉴别诊断

（1）部分性癫痫：多见于短暂的肢体的抽搐或者感觉异常，多有**脑电图**异常，头CT或MRI可发现对应病灶。

（2）梅尼埃病：也称内耳性眩晕，其眩晕持续20min至24h，会反复发作，伴有耳鸣、听力减退或耳聋等。

（3）晕厥：主要与跌倒发作相鉴别，多在久立后发作，有意识丧失而无神经缺失症状，特别应注意的是**心源性晕厥**，包括心律失常性晕厥和器质心脏病性晕厥，发作时血压过低，动态心电图、超声心动图等检查可见异常。

（六）西医治疗与预防

TIA是卒中的高危因素，应该被当作神经系统急症看待，需对其积极进行治疗。

1. *病因治疗* 需严格控制卒中危险因素，如高血压、心脏病、糖代谢异常及糖尿病、脂代谢异常、睡眠呼吸暂停、高同型半胱氨酸血症、吸烟等。

2. *药物治疗*

（1）抗血小板治疗：**阿司匹林肠溶片（50~325mg/d）或氯吡格雷（75mg）均可作为非心源性TIA患者的首选抗血小板聚集药物**。发病24h内，具有脑卒中高复发风险（ABCD^{2}评分≥4分）的急性非心源性TIA，建议在评估出血风险后尽早给予阿司匹林联合氯吡格雷治疗，持续21d；发病30d内伴有症状性颅内动脉严重狭窄（狭窄率70%~99%）的TIA患者，阿司匹林联合氯吡格雷双抗治疗则需要持续90d。双抗治疗之后可单用阿司匹林或氯吡格雷作为二级预防一线用药。

（2）抗凝治疗：对伴有心房颤动的TIA患者，推荐使用适当剂量的**华法林**口服抗凝治疗，华法林的目标剂量是维持INR在2.0~3.0。新型口服抗凝血药（达比加群、利伐沙班、阿哌沙班及依度沙班）可作为华法林的替代药物。

（3）其他：血浆纤维蛋白原明显增高者可降纤治疗。

3. *血管内治疗* 对于症状性颅内外动脉狭窄的患者可考虑血管内治疗，主要有颈动脉内膜剥脱术和支架成形术。

（七）中医辨证论治

1. 肝肾亏虚、风阳上扰证

症状：眩晕耳鸣，头痛且胀，面潮红，急躁易怒，或猝然半身不遂、肢体麻木、言语謇涩，为时短暂，舌质红，苔黄或少苔，脉弦或细数。

治法：平肝息风，育阴潜阳。

方剂：**镇肝熄风汤**加减。

2. 气虚血瘀、脉络瘀阻证

症状：头晕目眩，面色萎黄，或暗淡无华，动则加重，或猝然半身不遂、肢体麻木、言语謇涩，为时短暂，舌质暗淡，或有瘀点，苔薄白，脉细涩无力。

治法：补气活血，通经活络。

方剂：**补阳还五汤**加减。

3. 痰瘀互结、阻滞脉络证

症状：头晕目眩，头重如裹，胸脘满闷，或猝然半身不遂、肢体麻木、言语謇涩，为时短暂，舌质暗淡，苔腻，脉滑或涩。

治法：燥湿化痰，活血通络。

方剂：**黄连温胆汤和桃红四物汤**加减。

二、脑血栓形成

脑梗死是各种原因所致的局部脑组织区域血液供应障碍，脑组织缺血缺氧性坏死，进而产生临床上相应的神经功能缺失表现，脑梗死约占全部脑卒中的80%。常见的类型有脑血栓形成、腔隙性梗死和脑栓塞等。

脑血栓形成是在动脉粥样硬化或者**动脉炎**基础上，脑血管管腔狭窄或闭塞，脑局部血流明显减少甚至供血中断，继之缺血缺氧、软化坏死，临床上出现局灶性神经系统症状的疾病。本病归属于中医"中风"范畴。

（一）西医病因、发病机制及病理

1. 病因和发病机制

（1）动脉粥样硬化：是最常见的病因，多发生于动脉的起始部和分叉处。

（2）动脉炎：是次要原因，多继发于自身免疫性疾病（如抗磷脂抗体综合征）、感染（如细菌、病毒、螺旋体感染），或与可卡因、苯丙胺等药物有关。

（3）其他：如血液系统疾病（红细胞增多症、血小板增多症），高凝状态（蛋白C和蛋白S异常疾病）等。

2. 病理 急性脑梗死病灶由中心坏死区和周围的缺血半暗带组成。缺血半暗带的脑细胞电生理活动基本停止，细胞膜及细胞结构大致完整，代谢出现障碍，具有可逆性，抢救**缺血半暗带**是目前急性脑梗死治疗的首要策略。目前普遍把脑缺血的超早期溶栓的溶栓**时间窗**定为6h内。血管内取栓的时间窗有延长趋势，目前推荐距最后正常时间6~16h，也有研究支持延长至距最后正常时间16~24h，经严格临床及影像学评估后可进行机械取栓治疗。随着对缺血半暗带的认识加深，血管再通治疗以"时间窗"接受患者治疗的理念转向以"组织学改变"选择患者。

（二）中医病因病机

中风的发生，多因年老体衰竭，肝肾阴虚，肝阳暴亢，风火上扰，或内生湿浊，郁而化热，风痰瘀血，痹阻脉络，或痰热互结，浊毒内生，上扰清窍，或气虚血瘀，血行不畅。归纳其病机有风、火、痰、瘀、虚。有外邪侵袭者称为外风，无外邪侵袭而发病者称为内风，该病以内因引发者居多。病位在脑，与肝脾肾密切相关。由于病情轻重的不同，又有中经络和中脏腑之别，中经络者轻不伴神志障碍，中脏腑者重伴神志障碍。

（三）临床表现

1. 一般特点 以中、老年人多见，多静态下发病，部分患者发病前有TIA发作史，神经系统局灶性症状和体征持续超过24h，脑干梗死、大面积梗死可出现意识障碍，神经系统局灶性症状和体征符合血管分布。

2. 临床常见动脉闭塞综合征

（1）**大脑中动脉闭塞综合征**：大脑中动脉是血栓形成性脑梗死的主要累及血管。①**主干闭塞**：可导致典型的"三偏征"，优势半球受累可有失语。②皮质支闭塞：上部分闭塞时出现运动性失语，面部及上肢症状重于下肢；下部分闭塞时出现感觉性失语，命名性失语。③深穿支闭塞：对侧上下肢均等性偏瘫、偏身感觉障碍，伴对侧同向偏盲；优势半球病变可出现皮质下失语。

（2）**大脑前动脉闭塞综合征**：主要表现对侧肢体瘫痪，**瘫痪以下肢和足为重**，出现尿潴留（累及中央旁小叶），淡漠、欣快、反应迟钝等精神障碍（额极与胼胝体受累），强握反射、吸吮反射等原始反射（额叶受累）。

（3）大脑后动脉闭塞综合征：主干闭塞主要表现是对侧同向偏盲，而偏瘫和偏身感觉障碍较轻，丘脑综合征。

（4）椎-基底闭塞动脉综合征：基底动脉主干闭塞预后差，另外可见延髓背外侧综合征和基底动脉尖综合征。

（四）辅助检查

1. 颅脑CT　梗死灶多在24h后显示，疑诊脑梗死者尽快完成头颅CT以排除脑出血。

2. 头颅MRI　与CT相比，能更早的显示梗死病灶，特别是**弥散加权成像**（DWI）较常规MRI更敏感；并且能显示微小病灶和后颅窝的梗死灶，但是DWI阴性不能完全排除脑梗死。

3. 超声检查　用于颅内外血流状况的评估、微栓子监测等。

4. 脑血管影像　MRA、CTA及DSA检查可以了解血管情况，以后者最准确。

（五）诊断和鉴别诊断

1. 诊断

（1）病史：急性起病，中老年患者，合并脑血管病危险因素。

（2）局灶性神经症状和体征：持续超过24h。

（3）影像学检查：排除出血性脑卒中。

在此基础上排除非血管性病因即可诊断。

2. 鉴别诊断

（1）出血性卒中：主要是出血性卒中多在**活动**中发病，头颅CT检查可提供确定的鉴别诊断。

（2）脑栓塞：脑栓塞起病，多在数秒至数分钟达到高峰，**有栓子的来源**，主要是心源性栓子。

（六）西医治疗与预防

1. 一般治疗　主要是维持生命体征和处理并发症，包括控制血压，控制血糖，脱水治疗，营养支持，防止深静脉血栓形成，预防感染，预防压疮，必要时抗感染、保护胃黏膜治疗。

2. 特异性治疗　包括超早期溶栓治疗、血管内治疗、抗血小板治疗、抗凝治疗、脑保护治疗和外科治疗。

（1）超早期溶栓治疗：**静脉溶栓治疗**是目前最主要的恢复血流措施，药物重组组织型纤溶酶原激活剂（rt-PA）和尿激酶是我国目前使用的主要溶栓药，目前认为rt-PA的时间窗为4.5h内，尿激酶为6h内。

（2）血管内介入治疗：**血管内机械取栓**是近年急性缺血性脑卒中治疗最重要的进展，可显著改善急性大动脉闭塞导致的缺血性脑卒中患者预后。随着机械取栓技术的逐渐成熟，血管内治疗的时间窗有逐渐扩大的趋势，距最后正常时间16~24h，经严格临床及影像学评估后仍可进行机械取栓治疗。动脉溶栓：由于缺乏充分的证据证实动脉溶栓的获益，因此，目前一线的血管内治疗是血管内机械取栓治疗，而不是动脉溶栓。

（3）抗血小板治疗：如患者不符合静脉溶栓或血管内取栓适应证，且无消化道溃疡等禁忌证，应在发病后尽早给予负荷量阿司匹林（160～300mg/d），急性期后可改为预防剂量

（50～300mg/d）。如接受静脉溶栓治疗者，阿司匹林等抗血小板药物一般应在溶栓24h后开始使用。未接受静脉溶栓治疗的患者，如NIHSS评分≤3分，建议在发病24h内尽早启动21d的双重抗血小板（阿司匹林和氯吡格雷）治疗方案。

（4）抗凝治疗：不推荐急性期应用抗凝药物来预防卒中复发、阻止病情进展和改善预后，也不推荐在卧床患者中常规使用预防性抗凝治疗（皮下注射低分子肝素或普通肝素）。

（5）脑保护治疗：在临床实践中可根据具体情况个体化使用。

（6）降纤治疗：高纤维蛋白原血症者可选用降纤治疗，注意监测凝血相关指标。

3. 并发症处理

（1）脑水肿与颅内压增高：甘露醇和高张盐水可明显减轻脑水肿、降低颅内压，减少脑疝的发生风险，必要时也可选用甘油果糖或呋塞米。

（2）梗死后出血性转化：心源性脑栓塞、大面积脑梗死、影像学显示占位病灶、年龄大于70岁、应用抗栓药物（尤其是抗凝药物）或溶栓药物等会增加出血转化的风险。症状性出血转化参见脑出血章节；对无症状性出血转化者目前无特殊治疗建议。

（3）深静脉血栓形成和肺栓塞：对于已发生深静脉血栓及肺栓塞高风险且无禁忌者，可给予低分子肝素或普通肝素，有抗凝禁忌者给予阿司匹林治疗。

（4）癫痫：不需要预防性应用抗癫痫药物，卒中后2~3个月再发的癫痫，以长期抗癫痫药物治疗。

4. 外科治疗　脑梗死伴有占位效应和进行性神经功能恶化者，为了挽救生命，目前可考虑行去骨片减压手术。

（七）中医辨证论治

1. 肝阳暴亢，风火上扰证

症状：平素眩晕耳鸣，头痛，急躁易怒，突然发生半身不遂、肢体麻木、言语謇涩、口角㖞斜，舌质红，苔黄，脉弦。

治法：平肝息风，活血通络。

方剂：**天麻钩藤饮**加减。

2. 风痰瘀血，痹阻脉络证

症状：肌肤不仁，手足麻木，突然发生半身不遂、肢体麻木、言语謇涩、口角㖞斜，或兼见手足拘挛，关节疼痛，舌质红，苔薄白，脉浮数。

治法：祛风化痰通络。

方剂：**真方白丸子**加减。

3. 痰热腑实，风痰上扰证

症状：猝然半身不遂、肢体麻木、言语謇涩、口角㖞斜，口黏痰多，腹胀便秘，头晕，舌质红苔黄腻或黄厚腻，脉弦滑。

治法：通腑泄热，化痰理气。

方剂：**星蒌承气汤**加减。

4. 气虚血瘀证

症状：半身不遂，肢体麻木，口角㖞斜，气短声低，面色萎黄或面色无华，舌质暗淡或有瘀斑，苔薄白，脉细涩无力。

治法：补气活血，通经活络。

方剂：**补阳还五汤**加减。

5. 阴虚风动证

症状：平素头晕头痛，耳鸣目眩，少寐多梦，五心烦热，猝然半身不遂、肢体麻木、言语謇涩、口角㖞斜，舌质红，苔少或无苔，有裂纹，脉细弦数或弦滑。

治法：滋阴潜阳，息风通络。

方剂：**镇肝熄风汤**加减。

6. 脉络空虚，风邪入中证

症状：半身不遂、肢体麻木、言语謇涩、口角㖞斜，或兼见恶寒发热，肌体拘急，关节酸痛，舌苔薄白，脉浮弦或弦细。

治法：祛风通络，养血合营。

方剂：**大秦艽汤**加减。

7. 痰热内盛，蒙闭清窍证

症状：猝然昏仆，不省人事，面赤身热，口噤手握，气粗口臭，便秘，苔黄腻，脉弦滑数。

治法：清热化痰，醒神开窍。

方剂：首先灌服（或鼻饲）**至宝丹或安宫牛黄丸**以辛凉透窍，并用**羚羊角汤**加减以清肝息风。

8. 痰湿壅盛，阻闭心神证

症状：猝然昏仆，不省人事，面白唇暗，静卧不烦，四肢不温，痰涎壅盛，苔白腻，脉沉滑缓。

治法：辛温开窍，豁痰息风。

方剂：急用**苏和香丸**灌服，并用**涤痰汤**加减。

9. 元气败脱，心神涣散证

症状：猝然昏仆，不省人事，口合目张，鼻鼾息微，手撒肢冷，二便失禁，肢体软瘫，舌痿，脉细弱。

治法：益气回阳，救阴固脱。

方剂：急用**大剂参附汤合生脉饮**加减。

三、脑栓塞

脑栓塞是指**异常的栓子**沿血循环进入颅内动脉系统，引起动脉管腔急性闭塞，造成其供血区域缺血、梗死和坏死，产生相应临床表现。也称栓塞性脑梗死。

（一）西医病因、病理

1. 病因和发病机制　已知的脑栓塞依据栓子的来源分为两类，约有10%原因不明。

（1）心源性：心源性栓子是脑栓塞的主要原因，**心房颤动**最常见。

（2）非心源性：常见的有动脉-动脉栓塞、脂肪栓塞、空气栓子等。

脑栓塞以颈内动脉系统特别是大脑中动脉栓塞常见，不同于脑血栓形成往往建立侧支循环，栓子脱落突然堵塞动脉不能迅速建立侧支循环，脑栓塞发病往往更急更重，且因栓子常为多发且易破碎，梗死灶常为多发性。

2. 病理　脑栓塞的病理表现同脑血栓形成大致相同，不过出血转化的发生率较高，其出血血肿少见，多是在梗死灶基础上的点状、片状渗血。

（二）临床表现

1. 任何年龄均可发病，以青壮年多见，是发病最急的卒中，且多表现为完全性卒中，栓塞易反复发生或继发出血。

2. 50%以上的患者起病是出现轻度意识障碍。

3. 局灶性神经缺失症状与栓塞动脉供血区的功能相对应。

4. 有栓子来源的基础疾病。

（三）辅助检查

1. 头颅CT及MRI　CT及MRI显示梗死病灶多呈多发，可有缺血性和出血性梗死的改变，出现出血转化更支持脑栓塞。CTA或MRA等可显示栓塞血管的部位。

2. 栓子来源相关检查　主要是心电图、超声心动图、颈动脉超声检查。

（四）诊断和鉴别诊断

1. 诊断　多数无前驱症状，急骤发病，有风湿性心脏病或颈部动脉重度粥样硬化等栓子来源。表现为颈动脉系统和（或）椎-基底动脉系统的症状和体征，伴有其他脏器、皮肤、黏膜等栓塞症状。头颅CT及MRI可见多发的梗死灶，常见出血转化。

2. 鉴别诊断　相比脑血栓形成，脑栓塞以青壮年多见，多在活动中起病，发展更快，多存在风湿性心脏病相关心源性栓子的基础疾病，多有轻度意识障碍，梗死病灶多发并易合并出血（表5-7）。

表5-7　脑血栓形成和脑栓塞的鉴别

	脑血栓形成	脑栓塞
发病年龄	多发生在中老年	多见于青壮年
起病状态	多在静态下	不定
发病缓急	较缓（小时、天）	急（分钟）
常见病因	动脉粥样硬化	心脏瓣膜病
TIA病史	有	无
CT/MRI	梗死灶局限于某一血管区域，出血转化少	多发的梗死灶，常见出血转化

（五）西医治疗

治疗基本同脑血栓形成，不同之处在于同时还要积极处理不同性质的栓子和栓子的原发病。

1. 溶栓治疗　有溶栓指征者可考虑溶栓治疗，但因其易并发出血所以适应证更应严格掌握。

2. 降颅内压治疗　栓塞面积大或小脑梗死者可发生严重的脑水肿危及生命，应积极进行脱水，必要时可行去骨瓣减压。

3. 抗凝治疗　心房颤动患者可通过药物或者电复律恢复窦性心律，复律失败应采取预防性抗凝治疗。

4. 不同栓子的治疗　气栓者应采取头低位、左侧卧位，继发癫痫者抗癫痫治疗。减压病者立即行高压氧治疗。脂肪栓可用肾上腺皮质激素、白蛋白、乙醇等。感染性栓子需用有效足量的抗感染治疗。

（六）中医辨证论治

参阅"脑血栓形成"的中医辨证论治。

四、腔隙性梗死

腔隙性梗死是发生于大脑半球深部白质及脑干的**微梗死**，经慢性愈合后所形成的不规则腔隙，直径一般不超过20mm。

其最主要的诊断标准是依据病灶大小，也就是病灶直径，属于组织学诊断，这一诊断逐渐淡化，2017年发布的《中国脑血管疾病分类（2015）》没有再保留腔隙性梗死这一分类。

（一）病因和发病机制及病理

1. 病因和发病机制　目前认为高血压、微动脉粥样硬化、糖尿病是常见的病因。发病机制与大脑中动脉主干的斑块阻塞穿支动脉、穿支血管内的粥样硬化病变以及小血管的塌陷和玻璃样变等有关，此外血管内膜功能异常及血脑屏障紊乱也参与发病过程。

2. 病理　腔隙性梗死灶多位于基底节，呈不规则的类圆形的病灶，直径20mm以下。病变血管多为**穿支动脉**，可见透明变性、玻璃样脂肪变性、玻璃样小动脉坏死等。

（二）临床表现

临床以中老年人多见，多为急性起病，临床表现多样，一般症状较轻，临床表现取决于病灶的位置，腔隙性综合征的临床表现复杂多变，常见的腔隙性综合征有以下4种。

1. 纯运动性轻偏瘫　病灶位于基底节、放射冠、脑干等。表现为对侧面及上、下肢不同程度瘫痪，而无感觉障碍、视野缺失、失语等。

2. 纯感觉性轻偏瘫　病灶多位于丘脑，表现为对侧躯体出现感觉症状，大多数主诉为感觉减退和（或）感觉异常。

3. 共济失调性轻偏瘫　病灶多位于桥脑基底部上1/3与下2/3交界处，是由于基底动脉的旁正中动脉闭塞而使病变所致，临床表现为病变对侧的纯运动性轻偏瘫和小脑性共济失调，以下肢为重，也可有构音障碍和眼震。

4. 感觉运动性卒中　病灶位于丘脑后腹核并累及内囊后肢，临床常见先以偏身感觉障碍，继而出现轻偏瘫。

（三）辅助检查

1. 头颅CT　可在基底节、脑干发现单个或多个小腔隙性病灶，边界清晰，无占位效应。

2. 头颅MRI　腔隙病灶在T1像是等或低信号，T2像高信号。比CT阳性率高且显示脑干病灶更清晰，特别是在T2加权像中阳性率几乎达到100%。

（四）诊断和鉴别诊断

1. 诊断

（1）中老年发病，有长期高血压病史或其他血管危险因素。

（2）临床表现符合腔隙综合征之一。

（3）CT或MRI检查证实存在责任病灶，EEG、脑脊液正常。

（4）预后良好，多在短期内恢复。

2.鉴别诊断 临床应与可引起腔隙综合征的其他病因鉴别，如脑微出血灶、感染、囊虫病、Moyamoya病、脑脓肿等。

（五）西医治疗

治疗措施基本同"脑动脉血栓形成"，包括控制血压血糖等危险因素，使用抗血小板聚集、扩容、钙离子拮抗药等。

中医辨证论治参阅"脑血栓形成"。

五、脑出血

脑出血是指**原发性非外伤性**的脑动脉破裂所致**脑实质内**出血，又称自发性脑出血。其发生绝大多数是**高血压**伴发的小动脉病变在血压骤升时破裂所致，原发性脑出血合并高血压者可高达70%~80%，所以我国一直沿用"高血压脑出血"命名。本病与中医学的"中风"相似，归属于"薄厥""仆击""风痱""类中"等范畴。

（一）西医病因和发病机制及病理

1.病因和发病机制 高血压性动脉硬化是最常见的病因。其次原因有血管结构异常（脑动静脉畸形、脑动脉瘤、脑淀粉样血管病变或肿瘤侵袭血管壁）、血液成分异常（血液病、抗凝或溶栓治疗后）。此外脑动脉本身的结构特点是其容易出血的基础原因，豆纹动脉是脑出血好发动脉。

2.病理 病理检查可见出血侧半球肿胀、充血，血肿周围脑组织受压，水肿明显，严重时可使脑组织和脑室移位、变形，甚至形成**脑疝**，这是脑出血最常见的直接死因。

由于脑出血后的缺损症状主要是由于出血和血肿引起的脑组织受压而不像脑梗死是细胞的缺血坏死，因此脑出血后神经功能可有相当的恢复。

（二）中医病因病机

本病的发生，主要原因在于患者平素气血亏虚，肝、脾、肾三脏阴阳失调，每遇忧思恼怒、饮酒饱食、房室劳累、外邪侵袭等诱因，以致气血运行受阻，或阴不制阳，阳亢于上，阳亢风动，血之与气并走于上，挟痰挟火，横窜经脉，蒙蔽清窍，而形成上实下虚，阴阳互不维系的危急证候。**烦劳过度、年老体衰竭，正气不足、络脉空虚，五志过极、阳亢风动，饮食不节，痰浊蒙窍**为病机要点。其病位在脑，脏腑涉及肝、脾、肾，病性为本虚标实，上盛下虚。

（三）临床表现

1.一般表现

冬、春季节发病，发病年龄≥50岁，男性多于女性，有高血压病史。

诱因多在活动中，如激动、酗酒、疲劳中发病，表现为突然出现头痛，头晕，麻木无力，呕吐，昏迷。

2.不同出血部位的临床表现

（1）**基底节出血**：占脑出血的70%左右，是高血压脑出血的常见部位。**壳核和丘脑出血典型可见"三偏征"**，尾状核出血少见，往往继发蛛网膜下腔出血而血肿较小，故脑膜刺激征明显而无明显瘫痪。

（2）脑叶出血：由血管结构异常导致。常见头痛、呕吐、脑膜刺激征以及相应脑叶的局灶性症状。

（3）脑干出血：一般预后不良，以脑桥出血常见，典型表现是交叉性瘫痪、针尖样瞳孔、中枢性高热。

（4）小脑出血：多表现为眩晕、呕吐、枕部头痛，同侧肢体共济失调而无肢体瘫痪。大量出血可致脑疝。

（5）脑室出血：多数是小量出血，临床表现类似蛛网膜下腔出血，有头痛、呕吐和脑膜刺激征。大量出血形成脑室铸型预后凶险。

（四）辅助检查

1. **头颅CT**　脑出血在CT上表现为高密度影，是诊断脑卒中首选的影像学检查方法，可以显示血肿部位、大小、形态、中线结构以及动态观察病情。

2. 头颅MRI　急性期不如CT敏感，但对脑干出血、脑血管畸形、脑肿瘤比CT敏感。

3. DSA　对疑诊脑血管畸形、Moyamoya病、血管炎等可行DSA检查。

（五）诊断和鉴别诊断

1. 诊断

（1）多数为50岁以上的高血压病患者，在动态下急性起病。

（2）突发头痛、呕吐、意识障碍和偏瘫失语等局灶性神经功能缺损症状。

（3）头颅CT检查可见脑内高密度影。

（4）当头颅CT显示是典型的出血部位，包括基底节区、脑室、丘脑、脑干、小脑半球等考虑为高血压脑出血；当出血在脑叶则应完善磁敏感加权（SWI）是否是脑淀粉样血管病变，如出血部位多发需要增强MRI检查排除脑肿瘤或海绵状血管畸形（CM）等疾病以及有无血液系统疾病。

2. 鉴别诊断

（1）脑梗死：多在静态下急性起病，头痛、呕吐、昏迷等全脑症状较少，头颅CT或MRI可以提供重要的鉴别价值。

（2）其他系统原因引起的昏迷：有意识障碍的脑出血患者须与其他系统疾病相鉴别，病史和相应的辅助检查可提供鉴别诊断线索，且后者头颅CT未见出血。

（3）蛛网膜下腔出血（SAH）：虽然同样多在活动下起病，有头痛、呕吐等症状，但是SAH头痛更剧烈，头颅CT检查可协助诊断。

（六）西医治疗

1. 一般治疗　一般应卧床休息，避免情绪波动及血压升高。维持生命体征平稳和水电解质平衡。注意监测瞳孔和意识变化。

2. 内科治疗

（1）降低颅内压，控制脑水肿：若患者具有颅内压增高的临床或影像学表现，可应用脱水剂，常用的药物有：**20%甘露醇**是首选脱水剂，其他常用脱水药物有甘油果糖、利尿药、高渗盐水、白蛋白等，应用上述药物均应监测肾功能电解质，维持内环境稳定。

（2）控制血压：大部分急性脑出血患者常伴有明显血压升高，血压多随颅内压的下降而下降，急性期160/90mmHg可作为参考的降压目标值，常用静脉降压药物有尼卡地平，乌拉地尔，硝酸甘油等。

（3）止血药：对于凝血功能正常的患者，一般不建议常规使用止血药。

（4）并发症的防治：①感染。主要是肺部感染、尿路感染的治疗，可根据经验及微生物培养、药敏试验等选用抗生素治疗。②应激性溃疡。脑出血早期可使用质子泵抑制剂预防应激性溃疡。发生上消化道出血时可用冰盐水 80~100mL 加去甲肾上腺素 4~8mg 口服，也可云南白药 0.5mg，每天 4 次口服。③稀释性低钠血症。应限水补钠，特别注意的是补钠速度宜缓慢，以免导致脑桥中央髓鞘溶解。

3. **手术治疗** 我国目前外科治疗的主要目标在于及时清除血肿、解除脑压迫、缓解严重颅内高压及脑疝、挽救患者生命，并尽可能降低由血肿压迫导致的继发性脑损伤和残废症状。

（七）中医辨证论治

1. 风火上扰证

症状：半身瘫痪、肢体麻木、言语謇涩，口角㖞斜等，伴眩晕耳鸣，头痛，烦躁易怒，口苦咽干，舌质红绛，苔黄，脉弦数。

治法：平肝息风，清热泻火。

方剂：**天麻钩藤饮**加减。

2. 痰热腑实证

症状：半身瘫痪、肢体麻木、言语不利、口角㖞斜等，伴头痛头晕，目眩，痰多，腹胀，大便干结，舌质红苔黄腻或黄厚腻，脉弦滑。

治法：通腑泄热，化痰息风。

方剂：**黄连温胆汤和大承气汤**加减。

3. 风痰瘀阻证

症状：半身瘫痪、肢体麻木、言语謇涩、口角㖞斜，伴口黏痰多，舌质淡暗，苔薄白或白腻，脉弦滑。

治法：息风化痰通络。

方剂：**化痰通络汤**加减。

4. 气虚血瘀证

症状：半身瘫痪、肢体麻木、口角㖞斜等，伴气短声低，面色萎黄或无华，舌质淡暗或有瘀斑，苔薄白，脉细涩无力。

治法：补气活血，通经活络。

方剂：**补阳还五汤**加减。

5. 阴虚风动证

症状：半身不遂、肢体麻木、言语謇涩、口角㖞斜等，伴头晕头痛，耳鸣目眩，手足心热，少寐多梦，舌质红，苔少或无苔或有裂纹，脉细弦数或弦滑。

治法：滋阴潜阳，息风通络。

方剂：**育阴通络汤**加减。

6. 痰湿蒙神证

症状：半身不遂、肢体麻木、言语謇涩、口角㖞斜等，不省人事或神识昏蒙，面白唇暗，痰鸣辘辘，静卧不烦，四肢不温，苔白腻，脉沉滑缓。

治法：醒神开窍，燥湿化痰。

方剂：**涤痰汤**加减。

7.痰热内闭证

症状：半身不遂、肢体麻木、言语謇涩、口角㖞斜等，不省人事或神识昏蒙，面赤身热，烦躁不安，气粗口臭，便秘，舌质红绛，苔黄腻，脉弦滑数。

治法：清热化痰，醒神开窍。

方剂：首先灌服（或鼻饲）**至宝丹或安宫牛黄丸**以辛凉透窍，并用**黄连温胆汤**加减。

8.元气败脱证

症状：猝然昏仆，不省人事，目合口张手撒，面色苍白，四肢湿冷，鼻鼾息微，二便失禁，肢体软瘫，舌痿，脉细弱。

治法：益气回阳固脱。

方剂：**参附汤合生脉饮**加减。

六、蛛网膜下腔出血

蛛网膜下腔出血（subarachnoid hemorrhage，SAH）是颅内血管破裂致血液流入蛛网膜下腔的急性出血性脑血管疾病，一般所说的蛛网膜下腔出血仅指原发性的先发于脑的蛛网膜下腔出血。本病属于中医学"真头痛"范畴。

（一）西医病因、病理

1.病因和发病机制　最常见的病因是**先天性动脉瘤**（占50%以上）、脑动静脉畸形、动脉源性动脉瘤等，儿童病因中还有是烟雾病。剧烈活动、用力、激动饮酒导致血管破裂的诱因。

2.病理　病理生理改变主要是血液流入蛛网膜下腔，刺激痛觉敏感结构，引起血管痉挛，继发化学性脑膜炎，促使颅内压升高，还可出现急性阻塞性脑积水或交通性脑积水，以及神经内分泌紊乱及自主神经功能紊乱。

（二）中医病因病机

本病乃肝经病变，病位在脑，与肝肾密切相关。以实证居多，风、火、痰、瘀为其标，肝肾阴虚，气血亏虚为其本。病理性质属于本虚标实证，两者可互为因果。

（三）临床表现

1.一般表现　可发生于任何年龄，以中青年多见。大多数无前驱症状急性发病，部分可有用力、激动、剧烈活动等诱因。**突发剧烈头痛、呕吐，脑膜刺激征，均匀血性脑脊液以后黄变**是临床的三大特征性表现。

2.特殊表现　与破裂血管部位有关，如后交通动脉瘤压迫动眼神经可产生动眼神经麻痹（眼外肌及瞳孔均受累），动静脉畸形常见癫痫发作。

3.并发症　**再出血、脑血管痉挛和阻塞性脑积水**是SAH的三大严重并发症。

（四）辅助检查

1.**头颅CT**　是疑诊SAH的首选检查，显示为蛛网膜下腔高密度影，多位于外侧裂池、环池。因为出血及脓肿在CT成像上均显示为高密度影，因此确诊仍需结合病史和脑脊液检查。

2.**脑脊液检查**　对诊断有决定性意义。SAH急性期脑脊液表现为均匀血性，压力可增高，白细胞正常范围。出血停止或1周后脑脊液逐渐黄变。

3.**CTA及DSA**　DSA是明确SAH病因及发现颅内动脉瘤的金标准，DSA不能及时实施时，可予CTA或MRA检查。

(五)诊断和鉴别诊断

1. **诊断** 临床表现为突发剧烈头痛,并伴有恶心、呕吐、意识障碍、癫痫、脑膜刺激征阳性及头颅 CT 检查发现蛛网膜下腔呈高密度影,即可确诊 SAH。若临床表现不典型,头颅 CT 检查未发现异常,但仍不排除 SAH,则尽早行腰椎穿刺检查,如果脑脊液为均匀血性改变,亦可确诊 SAH。

2. 鉴别诊断

(1)脑出血:CT 可见出血在脑实质,多见于高血压患者,并伴有偏瘫等局灶性神经缺损症状等可以鉴别(表 5-8)。

(2)颅内感染:脑膜炎虽也有头痛、呕吐和脑膜刺激征,但头痛相对较轻,常伴有发热,脑脊液检查提示感染相(细胞数增多、蛋白增加等)而非出血,头脑 CT 无蛛网膜下腔出血表现等特点可以鉴别。

表 5-8 蛛网膜下腔出血与脑出血的鉴别要点

	蛛网膜下腔出血	脑出血
发病年龄	动脉瘤多发于 40~60 岁,动静脉畸形青少年多见,常在 10~40 岁发病	中老年人多见,50~65 岁发病
常见病因	粟粒样动脉瘤、动静脉畸形	高血压、脑动脉粥样硬化
起病速度	急骤,数分钟症状达到高峰	数十分钟至数小时达到高峰
血压	正常或增高	通常显著增高
头痛	极常见,剧烈	常见,较剧烈
昏迷	常为一过性昏迷	重症患者持续性昏迷
局灶体征	常无局灶性体征,脑膜刺激征阳性,	多有偏瘫、偏身感觉障碍及失语等局灶性体征
头部 CT	脑池、脑室及蛛网膜下腔高密度出血征	脑实质内高密度病灶
脑脊液	均匀血性	不建议腰穿

(六)西医治疗

1. 内科治疗

(1)一般治疗:同脑出血。

(2)**防治再出血**:及时去除动脉瘤等潜在的风险是预防再出血最根本的措施,早期、短疗程抗纤溶药物如常用的氨基己酸或氨甲环酸治疗可减少再出血的发生,此外收缩压需控制在 160 mmHg 以下。

(3)**防治血管痉挛**:尼莫地平是首选药物,维持有效的循环血容量是基础。

(4)其他:急性脑积水患者可考虑行脑室引流,伴有症状的慢性脑积水患者可行临时或永久的脑脊液分流术。有明确癫痫发作的患者必须用药治疗,但是不主张预防性应用。

2. 外科治疗 动脉瘤的手术主要是动脉瘤颈夹闭术或血管内介入栓塞术,手术方式与动脉瘤的部位、患者病情密切相关。

（七）中医辨证论治

1. 肝阳暴亢证

症状：突然剧烈头痛，伴恶心呕吐，烦躁不安，面潮红，渴喜冷饮，舌质红，苔黄或少苔，脉弦。

治法：平肝潜阳。

方剂：**镇肝熄风汤**加减。

2. 痰瘀阻络证

症状：头痛日久，痛有定处，伴恶心呕吐，颈强直，口渴不欲饮，舌质暗，有瘀斑，苔白腻或黄腻，脉弦。

治法：活血化瘀，清热化痰。

方剂：**通窍活血汤和涤痰汤**加减。

3. 元气败脱证

症状：猝然昏仆，不省人事，频频呕吐，鼻鼾息微，手撒肢冷，二便失禁，肢体软瘫，舌痿，脉细弱。

治法：益气固脱，回阳救逆。

方剂：急用**大剂参附汤合生脉饮**加减。

七、帕金森病

帕金森病（Parkinson disease）是一种常见的中老年神经系统退行性疾病，以动作迟缓为核心症状，常合并<u>震颤、**肌强直**</u>等运动症状和**便秘、嗅觉减退、睡眠行为异常**和抑郁焦虑等非运动症状。主要病理变化是黑质多巴胺能神经元进行性退变和路易小体形成，生化改变特征是纹状体区多巴胺递质降低、多巴胺与乙酰胆碱递质失平衡的生化改变显著特征。本病与中医学"颤病"相类似。

（一）西医病因、病理

1. **病因和发病机制** 原发性帕金森病病因不明，目前认为可能是环境、神经细胞老化加速、代谢毒物及遗传易感性等内外因素相互作用的结果。发病机制包括氧化应激损伤、兴奋性神经毒性、免疫炎性反应、线粒体功能缺陷及细胞凋亡及自噬作用等。

2. **病理** 主要病理变化是黑质和蓝斑含色素的神经细胞变性和减少。**黑质－纹状体通路的多巴胺能系统损害**是帕金森病的主要生化病理。

（二）中医病因病机

颤证病在脑，与肝、肾等脏关系密切，常见病因有年老体虚、情志过极、饮食所伤、先天禀赋不足，或久病脏腑受损，气血亏虚。基本病机为肝风内动，筋脉失养。病理性质总属本虚标实。气血、阴阳亏虚，<u>肝、肾脏受损为病之本；痰浊、瘀血、风火为病之标</u>。

（三）临床表现

1. **运动症状** **运动症状**是帕金森病的核心症状，主要表现如下。

（1）运动迟缓：表现为主动运动在始动时缓慢，重复性动作的运动速度及幅度逐渐降低，出现"面具脸""小写"征、"慌张步态"。

（2）肌肉强直：几乎所有患者都有强直，表现为关节做被动动作时屈伸、内旋外旋等方向均感到一致的增高的肌张力，成为"铅管样强直"，合并震颤时在肢体被动活动时<u>感受均</u>

匀阻力之上的断续停顿如齿轮转动，称"齿轮样强直"。

（3）震颤：往往是最易引起注意的症状，典型表现为细小有节律的频率为4~6Hz的静止性震颤，多自一侧上肢开始逐渐发展到同侧下肢及对侧。

（4）姿势步态异常：在晚期患者中最普遍，患者容易向前或向后倾倒或跌倒，出现典型的"慌张步态"，或凝滞现象。

2.非运动症状 帕金森病的非运动症状逐渐受到重视，常见表现有：

（1）自主神经系统障碍：常见的有顽固性便秘、流涎、心悸、直立性低血压、排尿困难。

（2）感觉异常：主要是疼痛或肌肉酸痛，嗅觉减退。

（3）神经精神症状：焦虑、视幻觉、认知功能障碍等。

（4）睡眠障碍：包括入睡困难，晚间睡眠维持困难，白天思睡，快速眼动期睡眠行为障碍。

（四）辅助检查

常规的血、脑脊液、磁共振检查无特征性改变。功能显像检测如基底节多巴胺转运体PET显像和心肌 ^{123}I 间位碘代苄胍（MIBG）SPECT显像对诊断和鉴别诊断有一定价值。

（五）诊断和鉴别诊断

1.诊断 帕金森病的诊断有系统的诊断流程，包括是否符合帕金森综合征的表现，是否有足够支持标准，是否有绝对的排除标准，是否有警示项，并且重在随访。一般情况下当存在：①中老年发病，缓慢进展。②运动迟缓，并且至少存在静止性震颤或肌肉强直这两项主征的一项，不对称发病。③对多巴胺能药物治疗具有明确且显著的有效应答。④患者无小脑体征、核上性眼肌麻痹，锥体系损害，无早期出现的严重痴呆，伴有记忆力，语言和行为障碍，严重的自主神经功能障碍。⑤排除药物、感染、中毒、脑卒中、反复外伤等继发的帕金森综合征。符合以上条件可做出临床判断。

2.鉴别诊断 帕金森病主要需与其他原因所致的帕金森综合征相鉴别。帕金森综合征是一个大的范畴，包括原发性帕金森病、继发性帕金森综合征、帕金森叠加综合征和遗传变性性帕金森综合征。

（1）继发性帕金森综合征：多由药物、感染、中毒、脑卒中、外伤等明确的病因所致。通过仔细地询问病史及相应的实验室检查，此类疾病一般较易与原发性帕金森病相鉴别。药物是最常见的导致继发性帕金森综合征的原因。用于治疗精神疾病的神经安定剂是最常见的致病药物。其他可引起或加重帕金森样症状的药物包括利血平、氟桂利嗪、曲美他嗪等。

（2）帕金森叠加综合征：帕金森叠加综合征常见多系统萎缩（MSA）和进行性核上性麻痹（PSP）等。此类疾病在疾病早期即出现突出的步态障碍、姿势不稳，严重的自主神经功能障碍，严重的说话和吞咽障碍，疾病进展较快，无静止性震颤，对左旋多巴无反应或疗效不持续均提示帕金森叠加综合征的可能。结合核磁共振及心肌MIBG-SPECT显像可辅助诊断。通常情况下，存在突出的体位性低血压或/和小脑体征者多提示MSA。眼球垂直活动困难，尤其是下视困难，中轴性肌张力障碍，颈部过伸，早期就容易跌倒，多提示进行性核上性麻痹。

（3）特发性震颤：有明显家族发病倾向。震颤是唯一的临床症状，不伴有运动迟缓、肌强直，主要表现为姿势性震颤和动作性震颤，即身体保持某一姿势或做动作时易于出现震颤。情绪激动或紧张时可加重，静止时减轻或消失。震颤常累及双侧肢体，头部也较常受累。酒精可缓解大部分特发性的震颤，普萘洛尔、阿尔马尔是本病的一线药物选择，大部分患者生活质量几乎不受影响，因此多不需用药。

（4）遗传变性性帕金森综合征：遗传变性性帕金森综合征往往伴随有其他的症状和体征。①肝豆状核变性：为常染色体显性遗传家族史，一般10~20岁之间多发，主要表现为进行性加剧的少动-强直综合征，多伴有角膜色素环和肝硬化，血清铜蓝蛋白低于正常值。② Huntington 舞蹈（HD）：大多数有阳性家族史，表现为舞蹈样动作为主的运动障碍、精神异常、认知障碍。典型的临床表现、常染色体显性遗传家族史及基因分析可确诊。

（六）西医治疗

1. 药物治疗　药物治疗的原则是小剂量开始缓慢递增，"**细水长流，不求全效**"。

（1）抗胆碱能药：目前国内主要应用苯海索，主要适用于伴有震颤的患者，或者作与复方左旋多巴联合用药，对认知功能下降、≥60岁的患者最好不应用抗胆碱能药。窄角型青光眼及前列腺肥大患者禁用。

（2）金刚烷胺：对强直和震颤均有改善作用，并且对改善异动症有帮助，多与复方左旋多巴联合用药维持疗效。肾功能不全、癫痫、严重胃溃疡、肝病患者慎用，哺乳期妇女禁用。末次应在下午4时前服用。

（3）复方左旋多巴：是治疗帕金森病的主要用药。应从小剂量开始，逐渐缓慢增加剂量直至获较满意疗效而不良反应尚轻，以维持日常生活和工作为宜。活动性消化道溃疡者慎用，狭角型青光眼、精神病患者禁用。餐前1h或餐后1.5h服药。

（4）多巴胺受体激动药：一般建议宜早期应用，有改善症状及保护多巴胺受体的作用，小剂量逐渐加量使用。早期帕金森病患者可单用，中晚期患者可与复方左旋多巴联用治疗。常见的副作用包括胃肠道症状，嗜睡，幻觉等。

（5）单胺氧化酶B抑制药：单药治疗新发、年轻的帕金森病患者，中晚期患者常需要联合复方左旋多巴治疗，能加强左旋多巴的作用，并减少其量。胃溃疡者慎用，禁与5-羟色胺再摄取抑制剂合用。

（6）儿茶酚-氧位-甲基转移酶抑制药：疾病早期与复方左旋多巴联用可以改善患者症状，有可能减少运动并发症。出现症状波动时可加用可以减少"关期"。

（7）非运动症状的治疗：认知障碍的加服多奈哌齐等药物，体位性低血压患者应增加盐和水的摄入量，可穿弹力袜，也可考虑加用α-肾上腺素能激动剂米多君。睡眠障碍者若经调整抗PD药物后仍无法改善睡眠时可选用小剂量镇静安眠药，如氯硝西泮。当帕金森病患者出现精神症状时需要考虑是否是相关抗帕金森药物引起，通常需要减少或停用的药物依次是：抗胆碱能药、金刚烷胺、司来吉兰、多巴胺受体激动剂、复方左旋多巴。如经上述药物调整无效或因病情无法减停者，则加用小剂量抗精神病药物，如氯氮平、喹硫平等。

2. 外科治疗　**脑深部电刺激术**因其微创、安全、有效，已作为手术治疗的首选。

3. 其他治疗　细胞移植、基因治疗目前仍在研究阶段，康复治疗特别是打太极拳可以改善患者的平衡障碍。

（七）中医辨证论治

1. 肝风内动证

症状：头摇肢颤，不能自主，活动迟缓，眩晕头胀，面红，口干口苦，舌质红，苔黄，脉弦。

治法：育阴潜阳，息风止颤。

方剂：**六味地黄丸和天麻钩藤饮**加减。

2. 气血亏虚证

症状：头摇肢颤，活动迟缓，面色无华，神疲懒言，纳呆食少，甚则心悸气短。舌质淡，苔薄白，沉细无力或沉濡。

治法：益气养血，平肝柔筋。

方剂：**定振汤**加减。

3. 痰瘀阻络证

症状：头摇肢颤，四肢僵硬，动作缓慢，胸脘痞闷，口苦、口黏，甚则口吐痰涎，口渴不欲饮，舌体淡暗，舌苔白或腻，脉沉细或弦。

治法：化痰祛瘀，息风通络。

方剂：**温胆汤合补阳还五汤**加减。

4. 肝肾阴虚证

症状：头摇肢颤，筋脉拘急，持物不稳，头晕目眩，腰膝酸软，失眠心烦，头晕，耳鸣，五心烦热，老年患者常兼有痴呆。舌质红，舌苔少，脉弦细。

治法：滋补肝肾。

方剂：**杞菊地黄丸**加减。

八、癫痫

癫痫是由**大脑神经元异常高度同步放电**所引起的短暂中枢神经系统功能失常为特征的慢性脑部疾病，有**突然发生、反复发作**的特点。基于不同异常同步放电累及的部位不同，临床可表现为运动异常、感觉异常、意识障碍、精神行为异常和自主神经异常等不同临床表现。癫痫与中医学的"痫证"相类似，可归属于"癫痫""羊痫风"等范畴。

（一）西医病因、病理

1. 病因　癫痫的病因非常复杂，基于病因可分为两大类。

（1）特发性癫痫及癫痫综合征：主要是由遗传因素所致，无器质性脑损伤，可为单基因或多基因遗传，临床表现有一定的特征性。

（2）症状性癫痫及癫痫综合征：主要是由各种原因的脑损伤所致，包括**结构性**（脑肿瘤、脑血管疾病）、**感染性**（脑炎脑膜炎、脑寄生虫病）、**免疫性**（变性或脱髓鞘病）、**代谢性**（氨基酸代谢病、线粒体病）及未知病因等。

2. 发病机制　发病机制非常复杂，**神经元异常放电**是癫痫的电生理基础，放电通过突触联系和强直后易化继发异常电位的联系传播，其终止可能是脑结构的主动抑制作用。

（1）痫性放电的起始：目前认为癫痫是**离子通道病**，钠、钾、钙离子通道与癫痫发病相关性比较明确。各种原因所致的离子通道结构和功能改变，引起离子跨膜运动改变而致神经元异常放电。这里需要明确两个概念致痫灶和癫痫病理灶，致痫灶是痫性放电的部位，癫痫病理灶则是指在头颅CT/MRI显示或在显微镜下发现的异常的脑组织，是癫痫发作的病理基础。需要明确的是直接导致癫痫发作的是致痫灶，而非癫痫病理灶。有的致痫灶位于病理灶边缘，有的位于病理灶的中心，甚至远离病理灶。

（2）痫性放电的传播：异常放电可通过突触联系和强制后易化传播扩散，不同的传播通路产生不同的临床发作类型。当异常放电仅局限于大脑皮质的某一区域时，表现为局灶性发作，或局灶躯体运动发作，或局灶躯体和特殊感觉发作；若在此局部的反馈回路中持续传导，则导致局灶性发作的持续状态；若传播至同侧其他区域甚至一侧半球，表现为临床典型的杰克逊发作（发作常常是从一侧手指→面部→下肢和半侧肢体的发作过程）。当异常放电扩散到对侧大脑半球时，则为局灶发作继发全身性发作；当异常放电广泛投射至双侧大脑皮质和网状脊髓束受到抑制时则表现为临床最常见的**全身强直阵挛发作**。

（3）痫性放电的终止：其机制未明，可能脑内存在主动的抑制机制，可能通过突触后电位的负反馈进而激活抑制放电的神经通路。

3. 病理　癫痫的病因不同可呈现不同的病理改变。难治性癫痫患者手术切除组织的病理研究提示**海马硬化**具有一定代表性。

（二）中医病因病机

本病为先天遗传与后天所伤，气机逆乱、脑神机失养而发病。病理因素涉及痰、瘀、风、火，其中痰浊内阻，脏气不平，阴阳偏胜，神机受累，元神失控是病机的关键所在。且痫病之痰，具有随风气而聚散和胶固难化两大特点，因而痫病之所以久发难愈，缠绵不止，正是由于"顽痰"所致。

（三）临床表现

1. 局灶性发作　临床起始症状和脑电图特点均提示痫性放电起源于一侧大脑半球，持续时间多不超过1分钟，意识一般不受影响，如异常放电向周围正常脑区扩散可继发为全身性发作。分为单纯局灶性发作，复杂局灶性发作，局灶发作继发全身发作。

（1）单纯局灶性发作：①局灶性运动性发作。表现为局部肢体抽动，病灶在对侧运动区。部分运动性发作后遗留暂时性肢体瘫痪称Tod瘫痪，一般24h内恢复正常。②局灶性感觉发作。体觉性发作表现为肢体麻木感和针刺感，病灶在中央后回体感觉区。也会有特殊感觉性发作，表现为视、听、嗅、味幻觉和发作性眩晕。③自主神经症状发作。表现为烦渴、欲排尿感、出汗及全身皮肤发红、呕吐、腹痛。病灶在岛回或扣带回。④精神性发作。表现为各类型遗忘症（似曾相识、不曾相识等），情感异常（无名恐惧、忧虑等），错觉（视物变大变小），病灶常在边缘系统。

（2）复杂局灶性发作：以前常称为精神运动性发作，因病灶多在颞叶也称"颞叶癫痫"，常表现为突然凝视不动，均出现意识障碍，多数伴有自动症和遗忘症，脑电图表现为一侧或两侧颞区慢波，间有棘波或尖波。自动症多表现为患者先瞪视不动，然后作出无意识动作，口消化道、手足语言性自动症，也可以表现为奔跑、乘船上车。

2. 全身性发作　神经元痫性放电起源于**双侧大脑半球**，发作时多伴有意识障碍或以意识障碍为首发症状。

（1）全身强直阵挛发作（GTCS）：是最常见的发作类型，以意识丧失和全身对称性抽搐为特征。发作可分3期。①强直期：意识丧失，倒地，全身骨骼肌呈持续性收缩；眼球上窜，喉部痉挛，发出叫声；口先张，而后闭，可能咬破舌尖；躯干先屈后反张，出现震颤。②阵挛期：震颤幅度延及全身成为间歇性痉挛，阵挛频率由快变慢，一般持续不超过1min；最后一次强烈阵挛后，抽搐突然终止。③惊厥后期：呼吸首先恢复，心率、血压、瞳孔等恢复正常，意识苏醒，自发作至意识清醒约历时5~10min。清醒后常觉头昏、头晕、全身酸痛、疲乏无力，对抽搐全无记忆，还有的进入昏睡，之后恢复如常人。

少数患者在全面发作时只有强直或阵挛形式，成为强直发作或阵挛发作。

（2）失神发作：常在儿童中发病，典型失神发作表现为患儿意识突然中断，两眼瞪视不动，中断正在进行的动作，手中持物可能坠落，可伴有简单的自动性动作（如舔唇、咀嚼、吞咽等），一般不会跌倒，持续约数秒钟，事后对发作全无记忆。发作较频繁，每天数次多者数百次，脑电图可见双侧对称3周/秒棘慢波或多棘-慢波。4岁以前或者15岁以后再诊断本病需慎重。

（3）肌阵挛发作：颜面或肢体肌肉突然的短暂跳动，可单个出现，或成簇发生，发作时间短。EEG可见多棘-慢波、棘-慢波。

（4）失张力发作：肌张力突然丧失，导致头或肢体下垂，严重时跌倒在地。脑电图可见多棘-慢波或低电位快波。

3. **癫痫持续状态**　一次癫痫发作（包括各种类型癫痫发作）持续时间大大超过了该型癫痫发作大多数患者发作的时间，或反复发作，在发作间期意识一直不清的状态。传统定义是持续时间超过30min以上。因此从临床实际操作角度，一般而言全面性惊厥性发作持续超过5min，或者非惊厥性发作（失神发作）、或部分性发作（如杰克逊发作）持续超过15min，或者30min内反复发作间歇期意识未完全恢复者，即可以考虑为早期癫痫持续状态。任何类型癫痫均可出现癫痫持续状态，但通常是指临床最常见的全面强直-阵挛发作持续状态。

（四）辅助检查

1. **脑电图**　脑电图是最常用的一种辅助检查方法，不仅可以记录到癫痫波有助于诊断，而且可以基于波形区分发作的类型。

2. **影像学检查**　神经影像学检查可确定脑结构性异常或损害，就病因学检查来讲，头颅MRI较CT更为敏感。功能影像学检查可辅助癫痫病灶的定位。

（五）诊断与鉴别诊断

1. **诊断**　癫痫的诊断需要完善3个步骤：是不是癫痫发作，是哪种类型的癫痫发作、癫痫的原因是什么。临床具有发作性、短时性、刻板性的发作可疑诊，其发作的病史，特别是首次详细的发作过程和表现具有很高的诊断价值。结合脑电图可区别发作类型，神经影像学检查可确定脑结构性异常或损害。

2. **鉴别诊断**

（1）晕厥：多有明显诱因，常有恶心、头晕、眼前发黑、跌倒时较缓慢（软倒），面色苍白、出汗、有时脉搏不规则。

（2）假性癫痫发作：又称癔病性发作，发作中哭叫、闭眼、躲闪、瞳孔正常；不符合癫痫发作的分类标准；发作期和发作间期无癫痫样放电。但是值得注意的是，假性癫痫发作中仍有10%的患者同时存在真正的癫痫。

（六）治疗预防

1. **药物治疗** 并非所有癫痫发作起始即需要药物治疗，应结合癫痫发作的诱因、频率及合并的基础疾病、遗传背景等综合考虑，评估患者在癫痫发作复发与抗癫痫治疗的风险/收益比后给出治疗建议。药物选择主要取决于发作类型（表5-9）。

表5-9 癫痫药物选择

发作类型	可选用药物	可能加重发作的药物
GTCS	丙戊酸钠，拉莫三嗪，卡马西平，拉莫三嗪，苯妥英钠	
失神发作	丙戊酸钠，乙琥胺，拉莫三嗪，左乙拉西坦	苯妥英钠，苯巴比妥，卡马西平
单纯局灶性发作	卡马西平，苯妥英钠，托吡酯，拉莫三嗪，丙戊酸钠，加巴喷丁，苯妥英钠，奥卡西平，左乙拉西坦	
肌阵挛发作	丙戊酸钠，氯硝西泮，拉莫三嗪，左乙拉西坦	苯妥英钠，加巴喷丁，卡马西平，拉莫三嗪（婴儿重症肌阵挛癫痫）

此外，抗癫痫用药还应综合考虑患者年龄、全身状态、经济情况，结合对药物的治疗反应，监测药物血药浓度和不良反应，尽量单药治疗原则和长期治疗原则。不当的增减、停换药都可诱发、加重癫痫发作。

2. **癫痫持续状态** 治疗原则是快速终止发作，并保持连续24h无发作。

（1）地西泮：是首选药物。静脉缓慢注射（每分钟不超过2mg），应注意呼吸功能的评估。

（2）苯妥英钠：在使用地西泮控制发作后，作为长效抗癫痫药物可以防止复发，应注意心功能的评估。

（3）苯巴比妥：肌内注射，对呼吸抑制作用较轻，注意观察呼吸和血压。

（4）丙戊酸：丙戊酸静脉疗效与静脉苯巴比妥相当，但耐受性更佳。

若持续1~2h仍不能控制，建议考虑使用麻醉药物，发作控制后使用长效抗癫痫药物过渡及维持。同时癫痫持续状态多继发脑水肿、吸入性肺炎等，以甘露醇脱水，保持呼吸道通畅，必要时抗感染治疗，维持水、电解质、酸碱平衡。

3. **外科治疗** 难治性癫痫，或者有明确癫痫病灶且在可切除区域的癫痫可以考虑手术切除治疗。

此外，按照国际标准联合用药治疗1~2年仍不能控制的耐药性癫痫，外科治疗失败，不适合手术切除颅内病灶的耐药性癫痫，可行迷走神经刺激治疗。

（七）中医辨证论治

本病为发作性疾病，中医辨证分发作期和休止期论治。发作时以实证为主，宜先治其标，治疗原则为豁痰熄风，开窍定痫。休止期，宜治其本，多以健脾化痰，补益肝肾，育阴息风，活血通络等。

1. 发作期

（1）阳痫

症状：突然跌仆，不省人事，口吐痰沫，四肢抽搐，痰涎壅盛，平素多见头晕、胸胁痞满，舌质红，苔白腻或黄腻，脉多弦滑有力。

治法：急以开窍醒神，继以泻热涤痰息风。

方药：**黄连解毒汤送服定痫丸**。

（2）阴痫

症状：突然跌仆，不省人事，口吐痰沫，四肢抽搐，声音微小，平素多见神疲乏力，纳呆腹胀，舌质淡，苔白腻，脉多沉细或沉迟。

治法：温阳除痰，顺气定痫。

方药：**五生饮和二陈汤加减**。

2. 休止期

（1）肝火痰热证

症状：发作时昏仆抽搐，吐涎或有吼叫，平时急躁易怒，咯痰不爽，口苦咽干，便秘溲黄，目赤。舌红、苔黄腻、脉弦滑而数。

治法：清热泻火，化痰开窍。

方剂：**当归龙荟丸合涤痰汤**加减。

（2）瘀阻清窍证

症状：平素头晕头痛，痛有定处，发病单侧肢体抽搐，或一侧面部抽动，颜面口唇青紫。多继发于外伤等，或先天脑发育不全。舌质暗红或有瘀斑，舌苔薄白，脉涩，或弦。

治法：活血化瘀，通络息风。

方剂：**通窍活血汤**加减。

（3）脾虚痰盛证

症状：反复发痫，神疲乏力，心悸气短，失眠多梦，面色苍白，体瘦纳呆，大便溏薄。舌质淡，苔白腻，脉沉细而弱。

治法：健脾和胃，化痰息风。

方剂：**六君子汤合天王补心丹**加减。

（4）肝肾阴虚证

症状：痫病频发，神思恍惚，头晕目眩，两目干涩，健忘失眠，腰膝痠软。舌质红苔少，脉沉细而数。

治法：滋补肝肾，育阴息风。

方剂：**左归丸**加减。

九、阿尔茨海默病

痴呆是一种综合征，可由很多原因引起，临床以**阿尔茨海默病、血管性痴呆**最常见，虽然二者在西医病因、病理上存在差异，但同属中医学"痴呆""呆病"范畴，故在血管性痴呆后一起讨论。

阿尔茨海默病（Alzheimer disease，AD）是一种隐匿起病的以**进行性认知功能障碍**和**行为损害**为特征的**神经系统退行性疾病**。临床上以记忆障碍、失语、失用、失认、视空间障碍、执行功能障碍以及人格和行为改变等为特征，是老年期最常见的痴呆类型。

（一）西医病因、病理

1. 病因和发病机制　AD可能是遗传和环境因素共同所致。家族性AD与淀粉样前体蛋白（amyloid precursor protein，APP）及位于14号染色体上的早老素-1（presenilin 1，PS1）、1号染色体上的早老素-2（presenilin 2，PS2）这3个基因的突变导致。载脂蛋白E（apolipoprotein E，APOE）基因是目前唯一被公认的散发性AD易感基因，ε4是AD的危险因素。目前占主导地位的发病机制是淀粉样蛋白级联假说，该假说认为β-淀粉样蛋白（β amyloid peptide，Aβ）Aβ在脑内沉积是AD病理改变的关键，Aβ在脑内沉积形成老年斑的核心，并诱发启动小胶质细胞激活、氧化应激、tau蛋白高度磷酸化、神经纤维缠结形成等一系列损害，而这些病理改变又可促使Aβ生成增多和清除减少，最终加重Aβ异常沉积产生级联放大效应，最终破坏神经元及突触的正常功能。

2. 病理　AD大体病理表现为脑萎缩，颞叶特别是海马区萎缩。组织病理学的改变以神经炎性斑、神经原纤维缠结、淀粉样血管变性、神经元缺失和胶质增生为主要表现。还可见海马神经元颗粒空泡变性、胶质细胞增生、神经毡细丝等改变。

（二）临床表现

目前最新分期，AD分为两个阶段：痴呆前阶段和痴呆阶段。

1. 痴呆前阶段　痴呆前阶段主要基于针对AD痴呆期的临床试验屡屡失败而提出，有利于唤起研究人员和公众对这一阶段的认识，分为临床前AD和AD源性认知功能障碍，该阶段没有任何认知功能障碍或轻度认知功能障碍，保持独立的日常生活能力。

2. 痴呆阶段

（1）轻度：主要是记忆障碍。首先出现的近事记忆减退，随疾病发展，可以出现远期记忆减退，有些出现视空间障碍，还会出现人格方面的障碍。

（2）中度：在记忆障碍继续加重之外，其他认知域如计算、执行能力、视空间定向力、语言理解和表达及应用等出现减退，此时患者常有较明显的精神行为异常。

（3）重度：除上述各项症状加重外，还有情感淡漠、哭笑无常、语言能力丧失，不能完成简单的日常生活事项，终日无语而卧床。

（三）辅助检查

1. 脑脊液检查　患者脑脊液β淀粉样蛋白（amyloid β-protein，Aβ）水平下降，总tau蛋白和磷酸化蛋白水平增高。

2. 脑电图　表现为弥漫性慢波。

3. 影像学检查　CT检查常显示不同程度的脑室扩大和皮质萎缩、脑沟变宽，MRI检查显示双颞叶、海马萎缩。SPECT成像和18氟-脱氧葡萄糖PET成像可显示顶叶、颞叶和额叶，特别是颞叶的海马区血液和代谢降低。使用各种配体的PET成像可见脑内Aβ沉积。

4. 神经心理学检查　如简易精神量表（MMSE）、AD评定量表认知部分（ADAS-cog）、韦氏成人智力量表（WAIS-RC）、临床痴呆评定量表（CDR）、Hachinski缺血指数量表（HIS）等量表用于痴呆的诊断、分级及鉴别诊断。

5. 基因检查　有明确家族史的患者可行PS1、PS2、APP等基因检测，APOEε4基因检测可作为散发性AD的参考依据。

（四）诊断和鉴别诊断

1. 诊断　AD的诊断主要是三步法，首先要确定患者有痴呆，然后肯定AD的存在，最后是痴呆的病因鉴别，AD与其他原因继发的痴呆的鉴别。依据美国NINCDDS-ADRDA标准，很可能的 AD 标准为：①临床检查确认为痴呆，神经心理测试支持。②有 2 个或 2 个以上的认知功能障碍。③进行性加重的记忆和其他智能障碍。④无意识障碍，可伴有精神行为异常。⑤发病多在 60 岁以上。⑥排除其他导致进行性记忆和认知功能障碍的脑部疾病，如正常压力性脑积水、慢性硬膜下血肿、维生素 B_{12} 缺乏和其他营养缺乏症、慢性酒精中毒、内分泌代谢病等。

2. 鉴别诊断　抑郁症可以出现记忆障碍，但突出特点是抑郁心境，低动力，迟滞，自责、自愧和自我否定。无失语、失认和失用，抗抑郁治疗有效。

（五）治疗预防

目前无特效药物，主要是对症治疗。

1. 药物治疗

（1）改善认知功能：①**胆碱能制剂**。是治疗 AD 的首选药物，常用药物如多奈哌齐。②**N-甲基-D-门冬氨酸（NMDA）拮抗药**。常用药物如美金刚，用于中晚期 AD 的治疗。

（2）控制精神症状：选择性 5-羟色胺（5-HT）重摄取抑制药（SSRIs）可改善抑郁相关的神经精神症状，常用的有帕罗西汀、氟西汀；对伴发精神症状的可非典型抗精神病药，但不良反应较大，应遵循少量、短期使用的原则，常用非典型抗精神病药如喹硫平、奥氮平。

2. 非药物治疗　包括饮食、运动、康复训练、亲人的照料等，这些对于阿尔茨海默病的患者来说也是非常重要的。

十、血管性痴呆

血管性痴呆（vascular dementia, VaD）是由于**脑血管病变**（如脑梗死、脑出血等）及其**危险因素**（如糖尿病、高血压等）所致的包括痴呆和轻度认知功能障碍的所有血管性认知损害，是仅次于 AD 最常见的痴呆的原因。VaD 不是一个单一的疾病，而是一个由多种原因引起的具有不同临床和病理特征的综合征。

（一）病因、发病机制与病理

1. 病因、发病机制　一般认为脑血管病及其危险因素引起的病变累及大脑特定部位如额叶、颞叶及边缘系统，或者病变损害足够容量的脑组织会导致痴呆。卒中后 VaD 的发生风险显著提高，最早 VaD 综合征分为 6 类：多发梗死性痴呆，单个关键部位梗死性痴呆，小血管病性痴呆，低灌注，出血性痴呆，其他机制。其中，多发梗死性痴呆是 VaD 最常见的类型。

2. 病理　VaD 是在脑血管病变的基础上发生的，病理表现包括局灶性缺血或出血性损害，白质病变等。

（二）中医病因病机

本病多因年迈体虚、情志所伤、久病耗损所致，肾虚精亏，气血不足，气滞、痰阻、血瘀壅滞于脑，蒙闭清窍而成。基本病机为髓海不足，神机失用。病位主要在脑，与心、肝、脾、肾功能失调密切相关。虚实之间的相互转化，实证之痰瘀日久，若损及心脾，则气血不足；或伤及肝肾，则阴精不足，脑髓失养，可转化为痴呆的虚证。而虚证病久，脏腑功能受累，气血运行失畅，或积湿为痰，或留滞为瘀。故本病临床以虚实夹杂为多见。

（三）临床表现

本病多急性起病，以**认知功能障碍**为多见，呈**阶梯式进展**，波动病程，有**卒中病史**，伴有局灶性神经系统受损的症状体征，如偏瘫、偏盲、偏身感觉障碍、腱反射活跃、病理征等。主要介绍多发梗死性痴呆和关键部位梗死性痴呆的表现。

1. 多发梗死性痴呆 典型表现是反复多次发病的脑卒中，阶梯式加重，波动病程的认知功能障碍及局灶性神经功能缺损症状和体征，每次发作后留下神经与精神症状，最终发展为全面和严重的智力衰竭退。

2. 关键部位梗死性痴呆 是发生在海马、额叶等与高级认知功能密切相关的部位的梗死引起的痴呆，病灶常见部位有**海马、扣带回、额叶、丘脑**等。

（四）辅助检查

1. 实验室检查 包括两个方面，一是脑血管病危险因素的筛查和排除其他导致痴呆的原因的筛查（如甲状腺功能低下、梅毒性血管炎、维生素 B_{12} 等）。

2. 神经心理检查 缺血指数量表（HIS）≥ 7 分支持 VaD 的诊断。

3. 神经影像学检查 头颅 CT 及 MRI 可显示卒中病灶的部位、体积及白质病变的程度，并可与正常颅压性脑积水等其他导致痴呆的病因进行鉴别。

（五）诊断和鉴别诊断

1. 诊断 VaD 的诊断包含 3 个方面：①**痴呆症状**。②**脑血管疾病和长期血管危险因素的证据**。③**两者之间必须有相关性**。我国中华医学会神经病学分会制定了 VaD 的诊断标准如下。

（1）临床很可能的 VaD：①痴呆符合 DSM-IV-R 的诊断标准。②脑血管疾病的诊断，临床和影像学表现支持。③痴呆与脑血管病密切相关，痴呆发生于卒中后 3 个月内，并持续 6 个月以上；或认知功能障碍突然加重、波动或呈阶梯样逐渐进展。④支持 VaD 诊断。a. 认知功能损害的不均匀性（斑块状损害）；b. 人格相对完整；c. 病程波动，有多次卒中史；d. 可呈现步态障碍、假性延髓麻痹等体征；e. 存在脑血管病的危险因素。

（2）可能的 VaD：①符合上述痴呆的诊断。②有脑血管病和局灶性神经系统体征。③痴呆和脑血管病可能有关，但在时间或影像学方面证据不足。

（3）确诊 VaD：临床诊断为很可能或可能的血管性痴呆，并由尸检或活检证实不含超过年龄相关的神经元纤维缠结和老年斑数，以及其他变性疾患组织学特征。

（4）排除性诊断（排除其他原因所致的痴呆）：①意识障碍。②其他神经系统疾病所致的痴呆（如 AD 等）。③全身性疾病引起的痴呆。④精神疾病（抑郁症等）。

2. 鉴别诊断 阿尔茨海默病（AD）起病隐匿，呈**缓慢进展**趋势，认知功能障碍以记忆障碍为主，多无偏瘫的局灶性神经系统定位体征，神经影像可见典型的**海马萎缩**，HIS < 4 分；而 VaD 多急性起病，呈阶梯样发展，以认知障碍以执行功能障碍为主，有局灶性神经系统定位体征，有脑血管病史及相应神经影像学改变，HIS ≥ 7 分。

（六）治疗

1. 病因治疗 预防和减少脑血管病的复发、控制相关危险因素仍是治疗的根本，治疗措施包括抗血小板聚集、控制血压、控制血糖及血脂稳斑等。

2. 改善认知症状治疗 **胆碱酯酶能抑制药、NMDA 拮抗药**有一定作用。

3. 控制精神行为症状 同 AD 治疗。

4. 其他药物 尼莫地平、尼麦角林也在临床应用。

（七）中医辨证论治

1. 髓海不足证

症状：智能减退，神情呆钝，语不达意。头晕耳鸣，懒惰思卧，齿枯发焦，腰酸骨软，步履艰难。舌瘦色淡，苔薄白，脉沉细弱。

治法：补肾益髓，填精养神。

方剂：**七福饮**加减。

2. 脾肾两虚证

症状：表情呆滞，沉默寡言，记忆减退。腰膝酸软，食少纳呆，气短懒言，口涎外溢或四肢不温，鸡鸣泄泻。舌质淡白，舌体胖大，苔白，脉沉细弱，双尺尤甚。

治法：补肾生精，益气健脾。

方剂：**还少丹**加减。

3. 痰浊蒙窍证

症状：表情呆钝，智力衰退，不思饮食，痞满不适，口多涎沫，头重如裹。舌质淡，苔白腻，脉滑。

治法：痰浊上蒙，清窍被阻。

方剂：**洗心汤**加减。

4. 瘀血内阻证

症状：表情迟钝，言语不利，善忘，易惊恐，或思维异常，行为古怪。肌肤甲错，双目晦暗。舌质暗或有瘀点瘀斑，脉细涩。

治法：活血化瘀，开窍醒脑。

方剂：**通窍活血汤**加减。

5. 心肝火旺证

症状：表情迟钝，善忘，急躁易怒，言行颠倒。眩晕头痛，面颊潮红，心烦不寐，咽干口燥，小便黄赤。舌质红，苔黄，脉弦数。

治法：清热泻火，安神定智。

方剂：**黄连解毒汤**加减。

第九单元　理化因素所致疾病

【复习指导】本部分内容有一定难度，历年必考，应作为重点复习。其中，急性中毒的临床表现、处理原则及治疗方法是重点，应熟练掌握。病毒物入侵人体及其在体内的代谢途径、作用机制和诊断应熟悉。各类毒物中毒的临床表现及其诊治为了解。

一、急性中毒总论

进入人体的化学物质达到**中毒量**产生**组织和器官损害引起的全身性疾病**称为中毒。引起中毒的化学物质称毒物。根据接触毒物的毒性、剂量和时间，中毒分为急性中毒和慢性中毒两大类。急性中毒指机体一次大剂量接触或24h内多次接触毒物引起急性病理变化而出现的临床表现。急性中毒发病急，病情重，变化快，如不积极治疗，常危及生命。慢性中毒指长时间接触毒物、毒物在人体蓄积而出现的临床表现。慢性中毒起病缓，病程长，常缺乏特异性诊断指标，容易误诊和漏诊。慢性中毒常为职业中毒。

本病在中医学中亦称"中毒"。

（一）西医病因、发病机制

1. 病因　①职业性中毒：在生产过程中，接触有毒原料、中间产物或成品，如果不注意劳动防护，即可发生中毒。在保管、使用和运输方面，如不遵守安全防护制度，也会发生中毒。②生活性中毒：误食、意外接触毒物、用药过量、自杀或谋害等情况下，大量毒物进入人体都可引起中毒。

2. 发病机制　①局部刺激、腐蚀作用。②缺氧。③麻醉作用。④抑制酶的活力。⑤干扰细胞或细胞器的生理功能。⑥竞争相关受体。

（二）临床表现

不同化学物质急性中毒表现不完全相同，严重中毒时共同表现有发绀、昏迷、惊厥、呼吸困难、休克和少尿等。

1. 皮肤黏膜表现　①皮肤及口腔黏膜灼伤。②发绀。③黄疸。

2. 眼部表现　①瞳孔扩大：见于阿托品、东莨菪碱类中毒。②瞳孔缩小：见于OPI、氨基甲酸酯类杀虫药中毒；③视神经炎：见于甲醇中毒。

3. 神经系统表现　①昏迷。②谵妄。③肌纤维颤动。④惊厥。⑤瘫痪。⑥精神失常。

4. 呼吸系统表现　①呼出特殊气味：有机磷农药中毒有蒜臭味；氰化物中毒有苦杏仁味。②呼吸加快。③呼吸减慢。④肺水肿。

5. 循环系统表现　①心律失常。②心搏骤停：心肌毒性作用；缺氧；严重低钾血症。③休克。

6. 泌尿系统表现　①肾小管堵塞。②肾缺血。③肾小管坏死。最终导致急性肾衰竭，出现少尿或无尿。

7. 血液系统表现　①溶血性贫血。②出血。③白细胞减少和再生障碍性贫血。④血液凝固障碍。

8. 发热。

（三）诊断

中毒诊断主要依据毒物接触史、中毒临床表现、实验室毒物检查分析和调查周围环境有无毒物存在，与其他症状相似疾病鉴别后诊断。

1. 毒物接触史　毒物接触史是诊断中毒的重要依据。

2. 临床表现　有如下情况应考虑中毒的可能：①不明原因的昏迷。②难以解释的精神改变。③年轻患者不明原因的心律失常。④不明原因的心搏骤停。⑤不明原因的无尿、少尿。⑥不明原因的发绀。⑦难以解释的外伤。⑧不明原因的出血、溶血、贫血。⑨不明原因的多系统损害。

3. 实验室检查　急性中毒时，应常规留取剩余的毒物或可能含毒的标本，如呕吐物、胃内容物、尿、粪和血标本等。必要时进行毒物分析或细菌培养。慢性中毒，检查环境中和人体内有无毒物存在，有助于确定诊断。

（四）西医治疗

1. 治疗原则　①立即终止毒物接触。②紧急复苏和对症支持治疗。③清除体内尚未吸收的毒物。④应用解毒药。⑤预防并发症。

2. 急性中毒治疗

（1）终止毒物接触：①清除皮肤毒物。②清除眼内毒物。③吸入毒物的急救。应立即将患者脱离中毒现场，搬至空气新鲜的地方，同时可吸入氧气。

（2）清除体内尚未吸收的毒物：清除胃肠道毒物常用催吐、洗胃、导泻和灌肠，进行越早效果越明显。①催吐。②洗胃：原则为先出后进、快出快进、出入相当。③导泻及灌肠。

（3）促进已吸收毒物的排出：①利尿。②吸氧。③血液净化，包括血液透析、血液灌流、血浆置换。

（4）特殊解毒药物的应用。

（5）对症处理：许多中毒无特效解毒药，需要依靠强有力的对症治疗以渡过难关，包括保护重要脏器的功能、维持生命体征稳定、预防并控制感染、营养支持、维持水和电解质平衡等，以及呼吸、循环、消化道、肾脏等功能的维护等。注意防治肺水肿或脑水肿。

加强危重患者的护理、注意保温、防止压疮。当中毒原因不明时普查和监测重要脏器功能，注意中毒的3个临床阶段，即急性全身反应阶段、临床缓解阶段、靶器官损害阶段，特别是在临床缓解阶段不要掉以轻心。

二、急性一氧化碳中毒

急性一氧化碳中毒是机体在短时间内吸入过量一氧化碳（CO）引起的中毒。临床上主要表现为意识障碍，严重者可引起死亡。是常见的生活中毒和职业中毒。

（一）西医病因、发病机制

1. 病因　CO是无色、无臭、无味的气体，在生产过程中接触CO（如炼铁、炼焦、矿井放炮、煤矿瓦斯爆炸及内燃机排出的废气等），如防护不当或通风不良时，可发生CO中毒；家庭用煤炉排烟不畅、煤气泄漏，在通风不良的浴室内用燃气加热淋浴等，则是生活性CO中毒最常见的原因。

2. 发病机制　CO中毒主要引起组织缺氧。CO吸入后，与血液中红细胞的血红蛋白结合，形成稳定的碳氧血红蛋白（COHb）。CO与血红蛋白的亲和力比氧与血红蛋白的亲和力大240倍。吸入较低浓度CO即可产生大量COHb。COHb不能携带氧，且不易解离，是氧和血红蛋白解离速度的1/3600。COHb存在还能使血红蛋白氧解离曲线左移，血氧不易释放给组织而造成细胞缺氧。CO与还原型细胞色素氧化酶二价铁结合，抑制细胞色素氧化酶活性，影响细胞呼吸和氧化过程，阻碍氧的利用。CO中毒时，体内血管吻合支少且代谢旺盛的器官如大脑和心脏最易受损。

（二）临床表现

1. 急性中毒　正常人血液中COHb含量可达5%~10%。按中毒程度可分为3级。

（1）轻度中毒：血COHb浓度达20%~30%。有不同程度的头痛、头晕、恶心、呕吐、心悸、四肢无力、嗜睡等。原有冠心病的患者可出现心绞痛。及时脱离中毒环境，吸入新鲜空或氧疗，症状很快消失。

（2）中度中毒：血COHb浓度高于30%~40%。表现为嗜睡、意识模糊或浅昏迷，口唇黏膜可呈樱桃红色，氧疗后可恢复正常，一般无明显并发症。

（3）重度中毒：血COHb浓度达40%~60%。迅速出现昏迷、呼吸抑制、肺水肿、心律失常或心力衰竭。患者可表现为去皮质综合征状态（睁眼昏迷）。部分患者合并吸入性肺炎。

2. 急性CO中毒迟发脑病　部分急性CO中毒患者抢救苏醒后，经过2~60d的"假愈期"，可出现迟发脑病：

（1）精神意识障碍：呈现痴呆状态、谵妄状态或去皮层状态。

（2）锥体外系神经障碍：出现震颤麻痹综合征（面具面容、四肢肌张力增强、静止性震颤、前冲步态等）。

（3）锥体系神经损害：如偏瘫、病理反射阳性或尿失禁等。

（4）大脑皮质局灶性功能障碍：如失语、失明、不能站立及继发性癫痫。

（5）脑神经及周围神经损害：如视神经萎缩、听神经损害及周围神经病变等。

（三）实验室检查及其他检查

1. 血液COHb测定

（1）加碱法：加碱后血液仍保持淡红色不变（正常血液加碱后则呈绿色），提示COHb浓度高达50%以上。

（2）分光镜检查法：监测血中COHb浓度，不仅能明确诊断，而且有助于分型和估计预后（应在脱离中毒现场8h以内尽早抽取静脉血标本）。

2. 脑电图检查　可见弥漫性低波幅慢波，与缺氧性脑病进展相平行。

3. 头部CT检查　脑水肿时可见脑部有病理性密度减低区。

4. 血气分析　血氧分压降低。

5. 心电图检查　可见ST段和T波改变、传导阻滞等。

（四）诊断与鉴别诊断

1. 诊断

（1）病史：有CO接触史。

（2）急性发生的中枢神经损害的症状和体征。皮肤黏膜呈樱桃红色为其特征性体征，但仅见于20%的患者。

（3）血中COHb测定有确定诊断价值，停止接触CO超过8h多已降至正常。

（4）除外其他引起昏迷的疾病如脑血管意外、脑震荡、脑膜炎、糖尿病酮症酸中毒等。

2. 鉴别诊断

（1）急性脑血管疾病：临床也可见头痛、呕吐、意识障碍等表现，但以突然发生的剧烈头痛、意识障碍和"三偏"症状（病变对侧偏瘫、偏身感觉障碍和同向偏盲）为特征性临床表现，中老年人多见，可与急性CO中毒相鉴别。

（2）流行性脑脊髓膜炎：冬、春季节发病，儿童多见。以突起高热、头痛呕吐、皮肤瘀点、脑膜刺激征阳性为临床特点。

（3）糖尿病酮症酸中毒：可有恶心呕吐、意识障碍等，其特点为：既往糖尿病病史，因感染、停用或减用胰岛素、饮食失调、应激状态等诱发，临床表现还可有食欲减退、尿量增多、呼吸深快、呼气有烂苹果味、尿糖及尿酮呈强阳性。

（五）西医治疗

1. 终止CO吸入　迅速将患者转移到空气新鲜处。

2. 纠正缺氧 鼻导管或面罩吸氧。高压氧舱治疗 CO 中毒可缩短昏迷时间和病程，降低病死率；且可减少迟发性脑病的发生。

3. 防治脑水肿 严重中毒后 2~4h 即可发生脑水肿，24~48h 达高峰，因而脱水疗法非常重要。目前常采取以下方法：① 20% 甘露醇 1~2g/kg 静脉快速滴注（10mL/min）。② 糖皮质激素有助于缓解脑水肿，但其临床价值尚待验证。③对昏迷时间长、伴有高热的患者给予头部物理降温或冬眠药物。④有频繁抽搐者，首选地西泮 10~20mg 静脉注射。抽搐停止后再静脉滴注苯妥英钠 0.5~1g，剂量可在 4~6h 重复。

4. 促进脑细胞恢复 可选用 ATP、辅酶 A、细胞色素 C、大剂量维生素 C、胞磷胆碱等。

5. 对症治疗 昏迷期间加强护理，保持呼吸道通畅，必要时进行气管切开，防治肺部感染、压疮等并发症发生。

6. 迟发脑病治疗 可给予高压氧、糖皮质激素、血管扩张药、神经细胞营养药、抗帕金森病药物及其他对症和支持治疗。

三、有机磷杀虫药中毒

有机磷杀虫药（OPI）中毒是指 OPI 抑制体内**乙酰胆碱酯酶（AChE）活性**，使体内生理效应部位 ACh 大量蓄积，使胆碱能神经持续过度兴奋，出现**毒蕈碱样、烟碱样和中枢神经系统**等中毒症状和体征。严重者常死于呼吸衰竭。

（一）病因、发病机制

1. 病因 OPI 中毒的常见原因为生产中毒、使用中毒和生活中毒。

2. 发病机制 OPI 可迅速从消化道、呼吸道或皮肤黏膜进入人体。OPI 中毒机制主要是在人体内迅速与 ChE 结合，形成磷酰化胆碱酯酶，磷酰化胆碱酯酶不能水解 ACh，引起 ACh 蓄积，出现相应的临床表现。由于 OPI 与 ChE 是稳定的结合，早期尚可部分水解恢复 ChE 活性，但随着中毒时间的延长，最终形成老化的磷酰化胆碱酯酶，结构更加稳定，需要新的 ChE 再生后，ChE 活性才会恢复，故其毒性作用较重，症状恢复较慢。

（二）临床表现

可有接触部位的局部损害，如皮肤黏膜的炎症、水疱、剥脱等。典型症状按发生先后分别有胆碱能兴奋或危象、中间型综合征、迟发性多发性神经病。

1. 急性中毒（急性胆碱能危象） 急性中毒发病时间与毒物种类、剂量、吸收途径和机体的状态（如空腹、饭后、酒后等）有关。口服中毒多在 10min 至 2h 发病；吸入后约 30min 内发病；皮肤吸收中毒，一般在接触 2~6h 后出现症状。急性胆碱能危象表现如下。

（1）毒蕈碱样症状：又称 M 样症状。主要是副交感神经末梢过度兴奋，类似毒蕈碱样作用。引起平滑肌痉挛、括约肌松弛、腺体及气道分泌物增加等。①平滑肌痉挛：表现为瞳孔缩小、腹痛、腹泻。②括约肌松弛：表现为大、小便失禁。③腺体分泌增加：表现为大汗、多泪和流涎。④气道分泌物明显增多：表现为咳嗽、气促，双肺有干或湿啰音，严重者发生肺水肿。

（2）烟碱样症状：又称 N 样症状。①在横纹肌神经-肌肉接头处乙酰胆碱堆积，出现肌纤维颤动、全身肌强直性痉挛，也可出现骨骼肌过度兴奋后就抑制，发生肌力减退甚至呼吸肌麻痹引起呼吸停止。②交感神经节节后纤维末梢释放儿茶酚胺，表现为血压增高和心律失常。

(3) 中枢神经系统症状：由于乙酰胆碱在脑内蓄积，可出现头晕、头痛、倦怠、烦躁不安、语言不清、不同程度的意识障碍。重者可发生脑水肿，甚至呼吸中枢麻痹。

有些急性 OPI（乐果和马拉硫磷）中毒者，经积极抢救，病情好转后，在数 d 至 1 周后，病情突然急剧恶化，再次出现胆碱能危象，甚至肺水肿、昏迷，或死亡，此称为反跳。

2. 迟发性多发性神经病　为急性重度、中度中毒后 2~3 周，症状消失后出现的感觉、运动型多发性神经病，主要累及肢体末端，发生下肢瘫痪、四肢肌萎缩等。神经－肌电图检查提示神经源性损害。胆碱酯酶活性可正常。多见于甲胺磷、敌敌畏、乐果和敌百虫中毒。

3. 中间型综合征（intermeediate syndrome）　重度 OPI 中毒后 24~96h 及复能药用量不足的患者，经治疗胆碱能危象消失、意识清醒或未恢复和迟发性多发性神经病发生前，突然出现屈颈肌和四肢近端肌肉无力和第Ⅲ、Ⅵ、Ⅸ、Ⅹ对脑神经支配的肌肉无力，出现眼睑下垂、眼外展及眼球活动受限、面瘫和呼吸肌麻痹。因其发生时间介于中毒急性期之后和迟发性多发性神经病之前，故称为中间综合征。胆碱酯酶活性多在 30% 以下。多见于含二甲氧基的化合物中毒如甲胺磷、敌敌畏、乐果、久效磷中毒。

（三）实验室检查及其他检查

ChE 活力是诊断 OPI 中毒的特异性实验指标，对判断中毒程度、疗效和预后极为重要。以正常人血 ChE 活力值作为 100%，急性 OPI 中毒时，ChE 活力值在 70%~50% 为轻度中毒，50%~30% 为中度中毒，30% 以下为重度中毒。对长期 OPI 接触者，血 ChE 活力值测定可作为生化监测指标。

呕吐物、清洗液、尿液或血液中测到相应毒物或其代谢产物可以明确有机磷农药的具体名称甚至浓度，有助于诊断和治疗。

（四）诊断与鉴别诊断

1. 诊断

（1）OPI 接触史。

（2）呼出气体或呕吐物或皮肤等部位有特异性的大蒜味，有胆碱能兴奋或危象的临床表现，特别是流涎、多汗、瞳孔缩小、肌纤维颤动和意识障碍等。

（3）全血 ChE 活力不同程度降低。

（4）血、胃内容物 OPI 及其代谢物检测。

2. 急性中毒诊断分级　以临床表现为主要依据，血液胆碱酯酶活性可作为参考指标。

（1）轻度中毒：以 M 样症状为主，没有肌纤维颤动等 N 样症状，ChE 活力为 50%~70%。

（2）中度中毒：M 样症状加重，出现肌纤维颤动等 N 样症状，ChE 活力为 30%~50%。

（3）重度中毒：除有 M、N 样症状外，并伴有肺水肿、呼吸衰竭、脑水肿、昏迷四项中任意一表现，ChE 活力＜ 30%。

3. 鉴别诊断　需要进行鉴别诊断的疾病主要有中暑、食物中毒、急性胃肠炎、脑炎、脑干出血或梗死及其他农药中毒等。根据有无 OPI 接触史、临床特征性表现和实验室检查、头 CT 或 MRI，一般不难做出鉴别。

（五）西医治疗

1. 迅速清除毒物

（1）迅速离开有毒现场，脱去污染衣物，用肥皂和微温清水清洗污染的皮肤、毛发和指甲再用流动微温清水冲洗。

（2）口服中毒者，用清水、2%碳酸氢钠溶液（敌百虫中毒者忌用）或1:5000高锰酸钾溶液（对硫磷中毒者忌用）洗胃，毒物品种不清的也可用温清水洗胃，直到洗出液清亮无大蒜味为止，最好保留胃管，间隔2h左右可多次重复洗胃，当然洗胃液量要比第一次少得多。洗胃后用硫酸镁或甘露醇导泻；静脉输液增加尿量，促进毒物排出。中毒严重者可在彻底洗胃的前提下进行血液净化，以进一步清除血中毒物。

2. 紧急复苏　OPI中毒常死于肺水肿、呼吸肌麻痹、呼吸中枢衰竭。要采取紧急复苏措施，必要时应用机械通气。肺水肿应用阿托品，不能应用氨茶碱和吗啡。

3. 解毒药　在清除毒物过程中，应同时应用胆碱受体拮抗药和胆碱酯酶复能药。用药原则为早期、足量、联合和重复应用解毒药。

（1）胆碱受体拮抗药：**阿托品**为代表药物，主要作用于外周M胆碱能受体，缓解M样症状，根据中毒轻重、用药后M样症状缓解程度，决定剂量、用药途径和间隔时间，尽早使患者达到并维持"**阿托品化**"（表现为用阿托品后，瞳孔较前扩大、口干、皮肤干燥、心率增快和肺湿啰音消失）。其他胆碱受体阻断药还有**山莨菪碱**（作用与阿托品类似）、**东莨菪碱**（对中枢M和N受体阻断作用强于对外周M受体作用）和**长托宁**（即盐酸戊乙奎醚，对中枢M、N受体和外周M受体均有阻断作用，但选择性作用于M1、M3受体亚型，对M2受体作用极弱，对心率无明显影响）。切忌盲目大量用药，尤其是轻度中毒患者，谨防阿托品中毒（出现瞳孔明显扩大、神志模糊、烦躁不安、谵妄、惊厥、昏迷及尿潴留等情况）。

（2）胆碱酯酶复能药：为肟类化合物能使被抑制的ChE恢复活性。ChE复能药尚能对抗外周N2受体，控制肌纤维颤动等N样症状。ChE复能药不良反应有头晕、视力模糊、复视、血压升高等。临床应用的胆碱酯酶复能药有氯解磷定（氯磷定）、碘解磷定、双复磷等。**氯磷定**是目前临床上首选的ChE复能药，其复能作用强，毒副作用小，静脉注射或肌内注射均可，起效快。由于ChE复能药不能活化老化的胆碱酯酶，故要早期用药，并且用量要足。

以上两类解毒药对有机磷中毒患者来说是双刃剑，既有治疗作用又有毒副作用。阿托品本身就是毒性很强的药物；过量应用ChE复能药反而抑制胆碱酯酶活力甚至引起癫痫样发作。因此，既要坚持用早、用足、用全（两类解毒药合用）、重复应用的用药原则，又要密切观察病情变化，防止解毒药过量，尤其要避免阿托品中毒。

4. 对症治疗

（1）监护生命体征，保持呼吸道通畅。

（2）防治上消化道出血。

（3）营养、保护心肌。

（4）其他：有脑水肿时，可用甘露醇、呋塞米等脱水；维持水、电解质及酸碱平衡；注意预防肺炎、压疮等并发症并及时处理；合理营养支持。中度和重度中毒患者避免过早活动，防止病情突变。

5. 中间型综合征治疗　立即予人工机械通气。用氯解磷定肌内注射，连用2~3d。积极对症处理。

6. 迟发性多发性神经病治疗　可给予维生素B_1、维生素B_{12}等营养神经药物治疗，以及运动功能的康复锻炼。

四、急性镇静催眠药中毒

镇静催眠药是中枢神经系统抑制药，具有镇静、催眠和抗惊厥等作用。一般来说，服用小剂量时可产生镇静作用；中等剂量时，引起近似生理性催眠；大剂量时则产生抗惊厥等作用；过大剂量可麻醉全身，包括延髓中枢。一次大剂量服用可导致急性镇静催眠药中毒。长期滥用可引起耐药性和依赖性而导致慢性中毒，突然停药或减量则可引起戒断综合征。

（一）病因与中毒机制

1. 病因　导致急性镇静催眠药中毒的主要原因是误服、自杀及临床上一次大剂量服用。慢性中毒则主要因长期滥用所致。镇静催眠药包括苯二氮䓬类、巴比妥类、非巴比妥苯二氮䓬类和吩噻嗪类。急性中毒最常见的类型为苯二氮䓬类中毒。

2. 中毒机制　镇静催眠药均具有不同程度的脂溶性，脂溶性强的药物易通过血脑屏障，快速作用于中枢神经系统而对其产生不同程度的抑制作用。

（1）巴比妥类药物：对中枢神经系统的作用范围较为广泛，主要通过抑制丙酮酸氧化酶系统，阻断脑干网状结构上行激活系统的传导，使整个大脑皮质发生弥漫性抑制，导致昏迷和反射功能消失。作用机制主要包括：①促进 γ-氨基丁酸（GABA）与其受体在突触后膜的结合，延长氯离子通道开放时间，增加氯离子内流，引起神经细胞超极化而抑制神经传导。②影响 α-氨基羟甲基恶唑丙酸（AMPA）的功能，使钠离子及电压依赖的钾离子的神经兴奋作用受抑制。③巴比妥类药物还可通过抑制周围神经的烟碱受体而影响神经肌肉传递及血压水平。④大剂量摄入后可直接抑制延脑呼吸中枢导致呼吸衰竭，抑制血管运动中枢引起休克及肾衰竭，抑制体温调节中枢导致低体温。⑤长期应用巴比妥类药物可影响细胞色素 P450 氧化还原酶而导致肝损害。一般摄入催眠量的 5 倍即可中毒。

致死量：苯巴比妥 5~10g；异戊巴比妥、戊巴比妥和司可巴比妥 2~3g。

（2）苯二氮䓬类药物：是一种特异性苯二氮䓬类受体激动药，其抑制中枢神经系统的机制与巴比妥类相似，但前者主要通过增加 GABA 介导的氯离子通道开放频率而增加氯离子内流，且作用范围较小，主要选择性作用于边缘系统。大剂量使用后除可抑制中枢神经系统外，还可抑制心血管系统。一次误服大量或长期内服较大剂量可引起毒性反应。同时摄入乙醇、中枢抑制药或其他类镇静催眠药等可使其毒性增强。

（3）酚噻嗪类药物：具有多种受体阻滞作用，除了阻滞与情绪思维有关的边缘系统、基底神经节及下丘脑多巴胺受体产生抗精神病作用外，还可阻滞 M 胆碱能受体、α 肾上腺素受体、组胺受体及 5-羟色胺受体，抑制突触部位交感神经介质再摄取，从而对皮质、皮质下中枢产生广泛的抑制作用。此外本组药物能降低癫痫阈值，对心肌细胞具有奎尼丁样膜抑制作用。

（二）临床表现

1. 急性巴比妥类中毒　一次服用大剂量巴比妥类药物引起中枢神经系统抑制的症状与剂量有关。

（1）轻度中毒：发生于 2~5 倍催眠剂量，表现为嗜睡、情绪不稳定、入睡后推动可以叫醒、反应迟钝、语言不清、有判断及定向力障碍、眼球有震颤。

（2）中度中毒：发生于 5~10 倍催眠剂量，沉睡或昏迷，呼吸抑制。

（3）重度中毒：发生于误服 10~20 倍催眠剂量，表现为进行性中枢神经系统抑制，由嗜睡到深昏迷，呼吸抑制，可出现腱反射亢进、强直、阵挛及Babinski征阳性。

2. 急性苯二氮䓬类中毒

（1）轻度中毒：主要表现为中枢神经系统受抑制，症状常较轻，主要有嗜睡、头晕、语言含糊不清、眼球震颤、意识模糊、共济失调，偶有中枢兴奋、锥体外系障碍及一时性精神错乱；呼吸及循环系统症状常不明显，偶见肝功能异常、粒细胞减少及剥脱性皮炎，年老体弱者易发生晕厥。

（2）重度中毒：可出现昏迷、血压下降及呼吸抑制等。

单一的苯二氮䓬类药物中毒很少出现严重症状，而同服乙醇或其他镇静催眠药物则易出现长时间深度昏迷和呼吸抑制等。

3. 急性非巴比妥、非苯二氮䓬类中毒　症状与巴比妥类中毒相似，但各有特点。

（1）水合氯醛中毒：常可出现心律失常和肝、肾功能损害等。

（2）格鲁米特中毒：可出现抗胆碱能神经症状，且意识障碍呈周期性波动。

（3）甲喹酮中毒：可有明显的呼吸抑制，出现锥体束体征，如肌张力增强、腱反射亢进等。

（4）甲丙氨酯中毒：常有血压下降。

4. 急性吩噻嗪类中毒　误服后轻者仅有头晕、困倦、注意力不集中、表情淡漠等症状，重者可出现神经、心血管及抗胆碱毒性症状。

（1）神经系统症状：最常见的为锥体外系反应。临床表现为震颤麻痹综合征、静坐不能和急性肌张力障碍反应。此外还可出现意识障碍、嗜睡、昏迷、体温调节紊乱及癫痫发作等。

（2）心血管症状：主要表现为四肢发冷、直立性低血压，严重者甚至发生休克。由于此类药物具有奎尼丁样膜稳定及心肌抑制作用，中毒患者可出现心律失常。

（3）抗胆碱能毒性症状：主要表现为心动过速、视物模糊、口干、便秘及尿潴留等。此外有些患者中毒后表现为一些消化道症状如恶心、呕吐、腹痛等，而对此类药物过敏者有导致剥脱性皮炎、粒细胞缺乏症及胆汁性肝炎等危险。

（三）诊断

1. 毒物接触史　有误服或自服大量镇静催眠药物史，或现场查出有残留的该类药物。

2. 临床表现　急性中毒可出现意识障碍和呼吸抑制及血压下降等。

3. 辅助检查　血液、呕吐物、洗胃液及尿液中药物测定有助于确立诊断。

（四）西医治疗

1. 清除毒物

（1）洗胃：对服药后12h内或更长时间者均应进行洗胃。可用大量温生理盐水或1∶5000高锰酸钾溶液作为洗胃液。同时可给予10~15g硫酸钠导泻（忌用硫酸镁，因镁离子有可能被部分吸收而加重中枢神经系统的抑制），也可给予活性炭混悬液促进毒物的吸附。对深昏迷者在洗胃前应行气管插管保护气道。水合氯醛对胃黏膜具有腐蚀作用，故洗胃时要特别注意防止消化道穿孔。

（2）加速毒物排泄：①利尿药的应用及补液。可加速药物排出。成年人一般每天可补液约3000mL（生理盐水及葡萄糖液各50%），呋塞米40~80mg，静脉注射，尿量在250mL/h以上时，注意补钾、补钙。休克患者、肾功能不全者禁用。②碱化尿液。4%~5%碳酸氢钠液100~125mL，静脉滴注，有利于一些镇静催眠药物由周围组织释放并经肾脏排泄，可使长效类的肾排泄量提高5~10倍，但对中、短效类及吩噻嗪类中毒无效。③血液净化疗法。对原有肝、肾功能损害或血药浓度达到致死水平或上述治疗无效者，应尽早采用体外方法加速毒物清除。血液透析能有效地增加长效巴比妥类药物的清除，但对中短效类、苯二氮䓬类及吩噻嗪类中毒效果欠佳，而以血液灌流为宜。

（3）特效解毒药：镇静催眠药物中毒普遍无特效解毒药。氟马西尼是苯二氮䓬类拮抗药，能通过竞争抑制苯二氮䓬受体而阻断苯二氮䓬类药物的中枢神经系统作用。剂量：0.2~0.3mg缓慢静脉注射，必要时可给予0.2mg/min重复静脉注射直至有反应，总量可达2mg。因本药半衰竭期短（0.7~1.3h），故对有效者每小时应重复给药0.1~0.4mg以防症状复发。禁用于已合用可致癫痫发作的药物，特别是三环类抗抑郁药，此外有癫痫病史的患者给予氟马西尼后可诱发出难以控制的癫痫发作，长期服用苯二氮䓬类的患者给予氟马西尼后可能出现戒断综合征。

2. 一般治疗

（1）昏迷患者应注意保温，定时翻身、拍背，防止压疮及坠积性肺炎。

（2）吸氧，保持呼吸道通畅，及时清除口腔及咽部分泌物，深昏迷且呼吸受抑制患者给予气管插管及人工辅助呼吸。

（3）密切监护生命体征。

（4）维持水、电解质及酸碱平衡。

3. 对症治疗

（1）如出现心律失常，给予抗心律失常药物。

（2）急性中毒出现低血压多由于血管扩张所致，应输液补充血容量，如血压仍低则应加用升压药，主张用去甲肾上腺素、重酒石酸间羟胺及盐酸去氧肾上腺素等α受体激动药，具有β受体激动药作用的肾上腺素、异丙肾上腺素及多巴胺等即便使用小剂量也应慎重，有可能加重低血压（对周围β受体激动药有血管扩张作用）。

（3）其他如中枢神经系统抑制较重时可用苯丙胺、安钠咖等；如进入昏迷状态，可用盐酸哌甲酯40~100mg肌内注射，必要时可重复给药直至苏醒。此外，纳洛酮在很多临床报道中显示了较好地促进患者呼吸及意识恢复的疗效，士的宁、印防己毒素等中枢兴奋药易引起全身性惊厥而应禁用；如有震颤麻痹综合征可选用盐酸苯海索、氢溴酸东莨菪碱等；若有肌肉痉挛及张力障碍可用苯海拉明口服或肌内注射。

4. 并发症的治疗

（1）肺部感染：抗生素治疗，如长期使用抗生素需注意并发真菌感染的可能。

（2）急性肾衰竭：多因休克所致，应注意及时抗休克，并保持水、电解质平衡，避免使用损害肾脏的药物，必要时给予利尿及血液透析治疗。

第十单元　内科常见危重症

【复习指导】本部分内容有一定难度，历年必考，应作为重点复习。其中，休克分类、诊断与鉴别诊断是考试的重点，应掌握。病因和发病机制、实验室及其他检查以及疾病的预防应熟悉。

一、休克

休克（shock）是由于各种致病因素引起**有效循环血容量突然下降**使全身各组织和重要器官灌注不足，从而导致一系列代谢紊乱、细胞受损及脏器功能障碍。如果不及时纠正可引起多脏器功能不全综合征（MODS），最终导致死亡。本病属中医学"厥脱"范畴。

（一）西医病因、病理、发病机制

1. 病因　①失血与失液。②烧伤。③创伤。④感染。⑤过敏。⑥急性心力衰竭。⑦强烈的神经刺激。

2. 病理和发病机制

（1）氧和能量代谢：在血红蛋白经过肺毛细血管时，与氧分子结合，动脉血氧饱和度为100%。然后通过心脏的泵功能，将氧供给全身组织（氧供）。如果氧供不足，机体首先通过增加心排血量来改善氧供，若增加心排血量仍不能满足组织氧耗，就增加氧摄取（从血红蛋白摄取氧），混合静脉血氧饱和度下降。

在以上代偿机制不能纠正组织供氧与氧耗的平衡时，组织开始无氧代谢，代谢产物乳酸生成增加，乳酸可迅速被缓冲，形成可测定的乳酸盐，因此血中乳酸盐水平的升高可作为急诊科危重病近期预后指标。

较长时间的氧供不足导致细胞内三磷酸腺苷（ATP）耗竭，细胞膜离子泵功能障碍，钾离子外流，细胞膜静息电位降低，同时钠离子内流导致细胞内钠离子浓度升高引起细胞水肿。随着休克的进展，溶酶体酶释放到细胞中，使细胞膜水解，细胞完整性丧失，细胞内环境稳态崩解，细胞凋亡。这些病理过程导致机体代谢异常，在临床上表现为血液浓缩、高钾血症、低钠血症、肾前性氮质血症、血糖水平异常（升高或降低）和乳酸性酸中毒。

（2）机体代偿机制：休克的血流动力学异常一旦出现，机体即启动一系列代偿机制以期望维持有效的组织灌注。机体在接受压力感受器和化学感受器传出的异常冲动后，通过自主神经兴奋和应激激素释放来调动代偿反应以维持内环境稳态。这些代偿反应包括维持平均循环压力、维持心功能、保证重要脏器的灌注和氧供。机体代偿机制的幅度取决于血流动力学和组织代谢失衡的严重程度。机体的代偿机制包括以下几种：①小动脉血管收缩导致皮肤、骨骼肌和脏器血流再分布。②增加心率和心肌收缩力，增加心排血量。③静脉容量血管收缩，增加静脉回流。④血管活性激素释放，以增加小动脉和静脉的张力。⑤抗利尿激素释放，同时激活肾素－血管紧张素系统，增加水钠潴留，维持血容量。

（二）分类

休克可根据血流动力学状态改变的特点分为4种，即低血容量性休克、心源性休克、分布性休克和梗阻性休克。

1. 低血容量性休克　由于血液、体液或两者同时丢失，导致有效循环血容量减少，心室舒张末期充盈压下降，其结果是心排血量不足、低血压。

2. 心源性休克　因为心肌损伤或心脏结构异常导致心功能严重下降，心排血量和血压均下降。

3. 分布性休克　是心排血量的分配异常。周围血管扩张是该型休克的特点，血管阻力下降，心排血量正常或轻度升高，但血压降低。

4. 梗阻性休克　因为心外血管回路的血流受阻和（或）心排血通路梗阻，导致心室舒张末期充盈不足或因为后负荷增加导致收缩功能下降,进一步引起心排血量和血压下降,如缩窄性心包炎、心脏压塞、肺栓塞等。

其他分类方法还包括病因学分类,可分为低血容量性休克、创伤性休克、感染性休克、心源性休克、过敏性休克及神经源性休克等。但在休克的治疗过程中,了解导致休克的血流动力学改变是非常重要的。

(三)中医病因病机

厥脱是多种疾病的危重并发症。可见于外感热病过程中,亦可见于多种内科杂病的危重阶段。不外邪气闭阻和正气耗脱两方面。正气耗脱则必致气血不畅;邪气闭阻,亦可耗损气阴,所以本证实为虚实兼夹,以虚为主之候。

(四)临床表现

休克程度不同,其临床表现不同,主要取决于导致休克的起始病因和机体的代偿应答。

1. MODS 是休克的主要死因之一。
2. 中枢神经系统 轻者可表现为意识模糊,严重者昏迷。
3. 心血管系统 心率增快是休克最敏感的指标。
4. 肺部 休克是导致急性肺损伤(ALI)或急性呼吸窘迫综合征(ARDS)的高危因素之一。常表现为喘憋、呼吸窘迫,病情进展往往需要机械通气治疗。
5. 急性肾衰竭 是休克的主要并发症,当出现不易纠正的肾功能损害后,死亡率明显升高。
6. 消化系统 休克可引起急性胃黏膜损害、麻痹性肠梗阻,以及肠道黏膜屏障完整性受损,导致肠道细菌移位,细菌和毒素进入血液。肝功能损伤主要表现为转氨酶和乳酸脱氢酶轻度增加,如果低灌注加重则肝广泛受损,转氨酶明显升高,同时还可出现凝血因子和血清白蛋白下降。休克时胆红素明显升高。此外,休克还可引起急性胰腺炎和胆囊炎等。
7. 血液系统 失血性休克可见血红蛋白和血细胞比容明显降低,尤其是在液体复苏治疗后。许多休克患者血小板也减少,除了扩容后稀释性血小板减少外,脓毒血症休克还可出现免疫性血小板破坏,出现弥散性血管内凝血(DIC)时血小板也因消耗而减少。在各种休克的晚期,都会出现 DIC,使死亡率增加。
8. 免疫系统 在休克过程中存在广泛的免疫功能不全,尤其是在低血容量性休克时。免疫功能不全可表现为吞噬细胞、T 淋巴细胞、B 淋巴细胞和中性粒细胞功能不全,这些细胞功能异常在短期内并不对机体造成相应影响,但常常会引起并加重感染,导致休克晚期死亡率明显增高。
9. 代谢 在休克早期,因为机体代偿性反应使交感-肾上腺素系统兴奋,糖皮质激素、胰高血糖素和儿茶酚胺分泌增加,胰岛素分泌下降,导致糖原分解和糖异生增加,引起血糖水平升高(应激性高血糖),也可伴有高甘油三酯血症。在休克晚期,因为肝糖原耗竭或葡萄糖合成障碍可出现低血糖,随后因蛋白分解增加导致负氮平衡。这种蛋白质分解增加引起的负氮平衡是晚期死亡率增高的重要因素,加强营养支持治疗可改善休克患者的预后。

(五)诊断与鉴别诊断

休克是一种危及生命的急症,必须及时诊断,及时正确处理,才能改善患者的预后。

1. 诊断

(1)有诱发休克的病因。

（2）意识异常。

（3）脉搏细速，超过100次/分或者不能触及。

（4）四肢湿冷，胸骨部位皮肤指压痕阳性（指压后再充盈时间＞2s），皮肤花纹、黏膜苍白或发绀，尿量＜30mL/h或无尿。

（5）收缩压＜80mmHg。

（6）脉压＜20mmHg。

（7）原有高血压者收缩压较原收缩压下降30%以上。

符合（1）、（2）、（3）、（4）中的2项，或者（5）、（6）、（7）中1项者，可以诊断为休克。

心率和血压通常是临床上观察是否存在休克的首选指标。心率增快常为休克的第一体征，但受到患者年龄、平时基础心率和药物等因素影响，也可能在失血过量、低氧血症或低血糖等情况下出现心率下降的情况。在休克早期，有的患者因为血管阻力升高，血压可能有所升高，但重要脏器在这个时候其实已经发生低灌注了。有人认为利用休克指数（心率/收缩压）更有利于判断是否存在休克状态，如果休克指数持续超过1.0，往往提示预后不良。

尿量是代表内脏灌注的敏感指标，如果尿量在1.0mL/（kg·h）以上，提示内脏灌注正常；如果尿量在0.5～1.0mL/（kg·h），提示内脏灌注减少；如果尿量＜0.5mL/（kg·h），则提示内脏灌注明显减少。对尿量的观察必须有一个时间段，至少30min，是临床上一个简单可行的办法。由于组织低灌注常常发生于血压下降之前，所以血气分析可以发现血清乳酸浓度升高（＞4mmol/L）和碱剩余降低（＜-4mmol/L）。

2.休克严重程度分度 休克按严重程度可分为轻、中、重3度。

（1）轻度休克：表现为非生命器官血流减少，如皮肤、骨骼肌等，这些组织对缺氧耐受性高，在短期内不至于造成不可逆改变；患者意识状态常正常，尿量正常或稍下降，不伴有或仅有轻度代谢性酸中毒。

（2）中度休克：心、脑以外的器官均存在不同程度的血流下降，如肝、肠或肾等器官，这些组织对缺氧的耐受性较低，临床表现为少尿，即＜0.5mL/（kg·h），酸中毒，但无明显意识障碍。

（3）重度休克：出现心、脑灌注不足，表现为意识障碍、严重少尿或者无尿、酸中毒和心肌损伤（表现为心电图异常、心排血量减少）。

3.鉴别诊断 低血压与休克的鉴别：低血压是休克的重要临床表现之一，但低血压的患者并非都是休克。一般认为，正常人肱动脉血压＜90/60mmHg为低血压。低血压是一种没有休克病理变化的良性生理状态，与休克有着本质的区别。

（六）西医治疗

从休克的临床表现可以看出，休克可导致全身各个器官系统的缺血缺氧性损害，所以对休克的治疗要采取综合性措施，即在纠正休克状态的同时要针对病因进行有效的治疗。主要包括支持生命器官的微循环灌注、改善代谢和保护器官功能等。

1.一般处理

（1）监测血压、心率、呼吸、血氧饱和度、神志和尿量等。

（2）开放静脉通路，通常需要开放两条静脉通路，以利于补液和药物治疗。

（3）休克患者均需要吸氧，以改善组织缺氧，可以使用鼻导管或面罩吸氧，必要时可以使用呼吸机辅助呼吸。

2. 针对病因的治疗　积极处理导致休克的病因是整个治疗的关键，与纠正休克状态的治疗应该是同步的。纠治病因可以避免休克进一步加重，纠正休克状态可以减少生命器官的损害，两者缺一不可。

3. 液体复苏治疗　液体复苏是各类休克的基本治疗（心源性休克要慎重）。休克液体复苏的基本原则如下。

（1）液体种类和性质：复苏所用的液体分为**晶体液和胶体液**。需要注意的是，休克时慎用葡萄糖溶液，因为输入后不能扩容，并且进入机体后葡萄糖转化为水，大量水分进入细胞内，可引起细胞水肿。同时在急性应激状态时血糖常升高，葡萄糖耐量下降。如果大量输入外源性葡萄糖，可使高血糖不易控制，并加重代谢紊乱。

（2）晶体液和胶体液的选择：目前认为，选择胶体液或晶体液扩容同样有效，尚无优劣之分。重要的是，液体量要达到足够的充盈压以改善组织的灌注程度。

（3）输液推荐意见：最初1h的补液量按10~20mL/kg输入，补液总量应视患者的具体情况及其心、肾功能状况而定，在补液初期因补液量大、速度快，应严密观察患者血压、心率情况以避免发生心力衰竭。有条件时应行中心静脉压（CVP）或肺毛细血管楔压（PCWP）的监测，以避免在大量补液时发生肺水肿。

4. 纠正酸碱平衡和电解质紊乱　在休克时，由于组织低灌注导致无氧代谢引起乳酸生成增加，酸中毒时可使血管平滑肌对儿茶酚胺等血管活性药物敏感性降低。应该通过定期监测血气分析了解患者酸中毒情况，并适当补充碱性液体，以改善酸中毒。

5. 血管活性药物的使用　使用血管活性药物的目的是收缩血管，增加血管阻力，以升高血压，保证重要器官的血液灌注；扩张微血管，以解除休克时的微循环痉挛。使用血管活性药物前，应充分补充血容量，尤其是使用升压药物时，需要通过扩容将血管腔隙"灌满"。

进行液体复苏时，如果血压很低，应该尽早给予升压药物，以防止长时间低血压引起致命性的并发症。使用升压药物在提高大血管灌注压的同时，也常使某些组织的毛细血管血流下降，尤其是肠道血管，所以升压药不要长时间使用，应尽早撤掉。

血管括性药物均应从小剂量开始，根据患者血压水平逐渐调整药物剂量，使平均血压保持在70mmHg以上，并注意要在扩容的同时纠正酸碱平衡紊乱和电解质紊乱。

（1）多巴胺：多巴胺是肾上腺素的前体物质，其作用具有剂量依赖性。

小剂量，即 < 5μg/(kg·h) 时激活多巴胺能受体，具有扩张肾、肠系膜和冠状动脉的作用，增加肾小球滤过率和肾血流，增加尿钠排出量。

中剂量，即 5~10μg/(kg·h) 时以激活 β 受体为主，增加心肌收缩力和心率。

大剂量，即 > 10μg/(kg·h) 时以激活 α 受体为主，使动脉收缩，血压升高。

（2）去甲肾上腺素：是一种强 α 受体激动药，并对 β 受体也有一定作用。主要作用是收缩血管，增加全身血管阻力，升高血压，但几乎不影响心率和心排血量。在经过积极补液和多巴胺治疗后效果不佳的低血压患者使用去甲肾上腺素具有较好的升压效果。使用去甲肾上腺素时，可以将起始剂量调整为 10~20μg/min，监测患者血压，平均动脉压维持在70mmHg 左右时逐渐减量。

（3）肾上腺素：为 α 和 β 肾上腺素能受体激动药，可以使心率增快，血压升高，心指数和心排血量增大。但肾上腺素可使内脏血流进一步减少,全身和局部乳酸浓度升高。因此,目前肾上腺素主要用于过敏性休克,对其他类型的休克,如果患者对其他升压药物无反应时可试用肾上腺素。

(4) 抗胆碱能药物:包括山莨菪碱、阿托品和戊乙奎醚(长托宁),具有周围抗胆碱能作用,能解除由乙酰胆碱分泌引起的平滑肌痉挛,尤其是能解除微循环痉挛,改善微循环;同时还具有兴奋呼吸中枢、解除支气管痉挛、抑制血小板和中性粒细胞聚集等作用。山莨菪碱和戊乙奎醚还有明显保护细胞膜的功效,且因副作用较阿托品小,尤其是戊乙奎醚半衰竭期长、不影响心率且使用方便,两者均为临床首选药物。

6. 糖皮质激素的使用　糖皮质激素具有减轻炎症反应和在一定程度上稳定细胞膜及溶酶体膜的作用。目前还认为大剂量使用糖皮质激素具有更广泛的功能。

(1) 增加心排血量,降低周围阻力,扩张微血管,改善组织血液灌注。
(2) 维护细胞膜和溶酶体膜的完整性,降低毛细血管通透性,抑制炎症渗出反应。
(3) 稳定补体系统,从而抑制毒素反应、白细胞趋化黏附和溶酶体酶的释放。
(4) 抑制花生四烯酸代谢,控制脂氧化酶和环氧化酶产物的形成。
(5) 抑制垂体β内啡肽的分泌。
(6) 维持肝线粒体正常氧化磷酸化过程。

7. 防治MODS　上面所述的主要是针对纠正休克状态的治疗方案。但是休克是一种累及多器官的病理生理性改变,所以在积极纠正休克的同时,应该通过一系列指标的监测判断患者各个脏器功能状态。尤其应该注意的是,在临床工作中对MODS的预防意义远大于治疗。

(七) 中医辨证论治

1. 气阴耗伤

证候:精神萎靡,面色苍白,气短息促,心烦口渴,汗出热黏或汗出肢冷,甚则大汗淋漓,喘渴,神昏,舌红或淡红,脉细数无力,或见脉散大。

治法:益气固脱,敛阴生脉。

方药:**生脉散**。

2. 真阴衰竭

证候:神志恍惚,心悸或慌乱,面色潮红,汗出如油,口渴欲饮,饮不解渴,或见身热心烦,四肢温暖,舌光干枯无苔,脉虚数或结、代。

治法:育阴潜阳,复脉救逆。

方药:**三甲复脉汤**加减。

3. 阳气暴脱

证候:神志淡漠或神志不清,面色苍白或青灰,冷汗淋漓,四肢厥冷,息促气微,体温不升,舌淡,脉微欲绝或不能触及。

治法:回阳救逆。

方药:**四逆汤**加味。

4. 热毒炽盛

证候:兼见壮热,口渴,烦躁,舌红苔黄燥,脉沉细而数或沉数。

治法:清里泄热解毒。

方药：**黄连解毒汤**。

5. 气滞血瘀

证候：兼见口唇青紫，皮肤瘀斑，腹胀，胸闷，气促，舌暗紫，脉沉细涩或结、代。

治法：理气开闭，活血通脉。

方药：**四逆散合血府逐瘀汤**加减。

6. 心气不足

证候：兼见怔忡不安，气短而促，舌淡，脉细而促或结、代。

治法：补养心气。

方药：**炙甘草汤**加减。

二、中暑

中暑是指在暑热天气、湿度大和无风的环境下，由于体温调节中枢功能障碍、汗腺功能障碍和水、电解质丧失过多而出现相关临床表现的急性疾病。

（一）病因

发生中暑的原因有：①环境温度过高（＞32℃）、湿度较大（＞60℃）；②产热增加：从事重体力劳动、甲亢等；③散热障碍：肥胖、穿紧身不透风衣裤或无风天气；④汗腺功能障碍：系统性硬化病、广泛皮肤损害、先天性汗腺缺乏症、抗胆碱能药或滥用毒品可抑制出汗。

（二）发病机制

根据外界环境，下丘脑体温调节中枢通过控制产热和散热来维持体温的相对稳定。机体由于种种原因产热大于散热或散热受阻，则体内有过量热蓄积，引起器官功能紊乱和组织损害。

1. 热痉挛　热痉挛是由于失水、失盐引起肌肉痉挛。

2. 热衰竭　热衰竭主要因周围循环不足，引起虚脱或短暂晕厥。

3. 热射病　热射病是因高温引起体温调节中枢功能障碍，热平衡失调使体内热蓄积，临床上以高热（体温通常高于41℃）、无汗、昏迷为主要症状。**热射病可分为劳力性热射病和非劳力性热射病**。

（三）临床表现

1. 热痉挛　常发生在高温强体力劳动后失水、失盐所致。患者常先大量出汗后突然出现阵发性四肢及腹壁肌肉，甚至肠平滑肌痉挛和疼痛。有低钠、低氯血症和肌酸尿症。

2. 热衰竭　常发生在未适应高温作业的新工人和体弱者。常无高热。患者先有头痛、头晕、恶心，继有口渴、胸闷、脸色苍白、冷汗淋漓、脉搏细弱、血压偏低。可有晕厥、抽搐。重者出现循环衰竭。可有低钠、低钾血症。

3. 热射病　分为劳力性热射病和非劳力性热射病。

（1）非劳力性热射病：常发生在小孩、老年人和有基础疾病的人群，由于机体体温调节机制衰竭导致。

（2）劳力性热射病：主要发生在年轻人，由于机体产热过多，多于散热的能力而引起。热射病典型表现为高热、无汗、昏迷。严重患者可出现休克、心力衰竭、肺水肿、脑水肿、肝肾衰竭、弥散性血管内凝血。白细胞总数和中性粒细胞比例增多，出现蛋白尿和管型尿，血尿素氮、丙氨酸转氨酶、天冬氨酸转氨酶、乳酸脱氢酶、磷酸肌酸激酶增高，血 pH 降低。可有各种心律失常，ST 段压低及 T 波改变。太阳辐射引起的热射病称日射病。

（四）诊断与鉴别诊断

1. 诊断　炎热夏季，遇有高温伴昏迷者首先考虑中暑。据《职业性中暑诊断标准》，将中暑分为以下 3 级。

（1）先兆中暑：患者在高温环境中劳动一定时间后，出现头晕、头痛、口渴、多汗、全身疲乏、心悸、注意力不集中、动作不协调等症状，体温正常或略有升高。

（2）轻症中暑：有先兆中暑症状外，出现面色潮红、大量出汗、脉搏快速等表现，体温升高至 38.5℃以上。

（3）重症中暑：包括热射病、热痉挛和热衰竭 3 种类型。

2. 鉴别诊断

热射病需要与甲状腺危象、脑炎、有机磷农药中毒、中毒性肺炎、菌痢、疟疾相鉴别；热衰竭应与消化道出血或宫外孕、低血糖等相鉴别；热痉挛伴腹痛者应与各种急腹症相鉴别。

（五）治疗

1. 先兆中暑与轻症中暑　立即将患者转移到阴凉通风处或电扇下，最好移至空调室，以增加辐射散热。给予清凉含盐饮料。体温高者给予冷敷。必要时可静脉滴注 5% 葡萄糖氯化钠注射液 1000~2000mL。

2. 重症中暑　生命支持，包括呼吸、循环支持，必要时给予机械通气。及时采取降温措施。通风、应用电风扇及冰敷，可选择颈部和腋窝及腹股沟。

（1）热痉挛：应及时补充液体，在补足体液情况下，仍有四肢肌肉抽搐和痉挛性疼痛，可缓慢静脉注射 10% 葡萄糖酸钙 10mL 加维生素 C 0.5g。

（2）热衰竭：应该脱离热环境，纠正脱水和电解质紊乱，监测生命体征，计出入量。可物理降温。轻症者口服 0.1% 等渗氯化钠溶液即可。严重病例则需快速静脉滴注含 5% 葡萄糖氯化钠注射液 2000~3000mL。如血压仍未回升，可适当加用多巴胺等升压药。液体丢失应该缓慢纠正，3~6h 输注 1/2，剩余的 1/2 在接下来的 6~9h 输完。热衰竭应该尽量在 2~3h 纠正。

（3）热射病：预后严重，病死率高。现场可采取以下急救措施：去除衣物，保证气道通畅，给氧，静脉补充晶体液，维持呼吸和循环稳定。积极降温，从而减少器官损伤。①物理降温：理想降温为每分钟 0.2℃，每隔 15min 测肛温 1 次，目标肛温降至 38℃时停止降温，转移到空调室观察。②药物降温：氯丙嗪 25~50mg 加入 500mL 溶液，静脉滴注 1~2h，观察血压。注意应用解热镇痛药水杨酸盐治疗无效，而且可能有害。③纳洛酮治疗：纳洛酮 0.8mg 加 25% 葡萄糖液 20mL 静脉注射，30~90min 重复。④对症及支持治疗：控制惊厥和癫痫，可应用苯二氮䓬类、苯妥英钠；不主张过度液体复苏；休克者应监测血压、心率和尿量，有条件者可测量中心静脉压、肺动脉楔压、心排血量及体循环阻力指数等；横纹肌溶解，需充分补液、利尿、碱化尿液，甚至透析治疗；对于肝衰竭、肺水肿及肾衰竭患者给予相应的支持治疗。

第十一单元 肺系病证

【复习指导】掌握感冒、喘证的概念，诊断要点，中医辨证论治的证候、治法、常用方剂。中医病因病机，病证鉴别是熟悉内容。

一、感冒

感冒是感受触冒风邪或时行疫毒，邪犯卫表而导致的常见的外感疾病，临床表现以鼻塞、流涕、打喷嚏、咳嗽、头痛、恶寒、发热、全身不适、脉浮为其主要特征。

（一）病因病机

感冒因六淫、时行之邪，侵袭肺卫，以致卫表不和，肺失宣肃而为病。六淫外侵，卫气失调，或时行病毒为患，造成广泛流行。或生活起居不当，寒温失调及过度疲劳，以致肌腠不密，营卫失和，外邪乘袭发病。外邪侵犯肺卫的途径有两个：或从口鼻而入，或从皮毛内侵。因病邪在外、在表，故常出现卫表不和的上焦肺系症状。

1. 外感六淫，时行病毒　风为六淫之首，风性轻扬多犯上。不同季节风邪多有兼夹，多夹杂风、寒、暑、湿、燥、火六种邪气。

2. 时行疫毒　时行疫毒伤人，多发病快，病情重而多变，具有传染性，不限季节。

（二）感冒的诊断与病证鉴别

1. 诊断

（1）多以鼻咽症状为主，可见恶风或恶寒、鼻塞、流涕、多嚏、咽痒、咽痛、周身酸楚不适等，或有发热。由于风邪兼夹病邪的不同，症状表现各异。

（2）时行感冒多呈流行性，在同一时期发患者数剧增，且病症相似，多突然起病，恶寒、发热（多为高热）、周身酸痛、疲乏无力，病情一般较普通感冒为重。

（3）病程一般 3~7d，普通感冒一般不传变，时行感冒少数可传变入里，变生他病。

（4）四季皆可发病，而以冬、春两季为多。

2. 病证鉴别

（1）感冒与风温：感冒与风温初期相似，感冒多无发热或发热不高，汗出身凉脉静而渐愈，病程多不超过1周，多不传变。风温病势急骤，多有发热甚或高热，得汗后热虽暂降，但脉数不静，身热旋即复起，且常见传变入里之候而出现神昏、谵妄、惊厥、出血等证，传染性强。

（2）普通感冒与时行感冒的区别：普通感冒病情较轻，全身症状不重，初起一般多见鼻塞、流涕、打喷嚏、声重、恶风，继则发热、咳嗽、咽痒或痛、头痛、身楚不适等，少有传变，在气候变化时发病率可以升高，但显散发性，无明显流行特点。时行感冒病情较重，发病急，全身症状显著，常突然恶寒，甚则寒战、高热、周身酸痛，可以发生传变，具有广泛的传染、流行性。

（三）感冒的辨证论治

遵循"其在皮者，汗而发之"之义，感冒的治疗要点为解表达邪。风寒治以辛温发汗，风热治以辛凉解暑，暑湿杂感者又当清暑祛湿解表。虚体感邪则应扶正与解表并施。

1. 风寒束表证

证候：恶寒发热，无汗，头痛，鼻塞流清涕，咽痒，咳痰稀薄色白，口不渴或渴喜热饮，舌苔薄白而润，脉浮或浮紧。

治法：辛温解表。
方剂：荆防达表汤或荆防败毒散。
2. 风热犯表证
证候：发热重，恶风，汗出不畅，面红，咳嗽，痰黏或黄，咽燥，或咽喉乳蛾红肿疼痛，鼻塞流浊涕，口干欲饮，舌苔薄白或微黄，舌尖红，脉浮数。
治法：辛凉解表。
方剂：**银翘散或葱豉桔梗汤加减**。
3. 暑湿伤表证
证候：发热恶风，汗少，头昏重，肢体酸胀疼痛，咳嗽痰黏，鼻流浊涕，口中黏腻，渴不多饮，胸闷脘痞，便溏，小便短赤，舌苔薄黄而腻，脉濡数。
治法：清暑祛湿解表。
方剂：新加香薷饮加减。
4. 气虚感冒
证候：恶寒较甚，发热，无汗，头身痛，咳嗽，咯白痰无力，平素神疲倦怠，反复感冒，舌淡苔白，脉浮而无力。
治法：益气解表。
方剂：**参苏饮加减**。
5. 阴虚感冒
证候：身热，微恶风寒，少汗，头昏，心烦，口干，干咳少痰，舌红少苔，脉细数。
治法：滋阴解表。
方剂：**加减葳蕤汤加减**。

二、喘证

喘证是指由于外感或内伤，导致肺失宣降，肾失摄纳而致以呼吸困难，甚则张口抬肩，鼻翼翕动，不能平卧为特征的一种病证。轻者仅仅呼吸困难，不能平卧，严重者可致喘脱。可见于多种急、慢性疾病的过程中。

（一）病因病机

喘证的成因概括为外感与内伤两类。外感为六淫乘袭，内伤可由饮食不当、情志失调、劳欲久病等所致。外邪侵袭因外感风寒，邪袭于肺，内则壅遏肺气，外则郁闭皮毛，肺卫为邪所伤，肺气不得宣发，或因风热犯肺，肺气壅实，甚则热耗津液聚集成痰，清肃失司，以致肺气上逆作喘。若表寒未解，内已化热，或肺热素盛，寒邪外束，热不得泄，则热为寒郁，肺失宣降，气逆而喘。

1. 外邪侵袭　风寒或风热犯肺，邪蕴于肺，壅阻肺气，肺气不得宣降，气逆而喘。
2. 饮食不当　饮食所伤，脾失健运，水湿不化，聚湿生痰，上阻肺气，肃降失常，发为喘促。或湿痰郁而化热，或肺火素盛，痰受热壅，肺失清肃，肺气上逆为喘。如复加外感，可见内外合邪的错杂情况。
3. 情志不调　忧思气结，肝失调达，气失疏泄，肺气痹阻，或郁怒伤肝，肝气上逆于肺，气逆而喘。
4. 久病体虚　久病肺弱，肺之气阴不足，气失所主而短气喘促。或久病迁延不愈，或劳欲伤肾，由肺及肾，根本不固，则气失摄纳，气不归元，逆气上奔为喘。

喘证的基本病机为**外邪侵袭或痰浊内阻而致肺气上逆而作喘促**；或肺肾亏虚，摄纳无权而发喘。"肺为气之本，肾为气之根"，喘证的病位主要肺和肾，涉及肝脾。病理性质有虚实两方面，"在肺为实，在肾为虚"。

喘证的严重阶段肺肾俱虚，则心气、心阳亦同时衰竭，气阳亏虚不能鼓动血脉运行，血行瘀滞可见面色唇舌、指甲青紫，甚则出现喘脱亡阳亡阴的危险证候。

（二）诊断与鉴别诊断

1. 诊断

（1）以喘促气逆、呼吸困难、甚至张口呼吸、鼻翼翕动、不能平卧、口唇发绀为特征。

（2）多有慢性咳嗽、哮病等肺系病史，每遇外感及劳累而诱发。

2. 鉴别诊断

（1）喘证与气短：两者同为呼吸异常。喘证主要表现为呼吸困难，张口抬肩，甚至不能平卧，实证气盛声高，虚证气弱声低。短气即少气，主要表现为呼吸浅促，或短气不足，似喘而无声，亦不张口抬肩，但卧为快。

（2）喘证与哮病：喘指气息而言，为气促气喘，胸满窒闷，甚则张口抬肩。哮指声响而言，必见喉中哮鸣有声，亦伴呼吸困难。喘未必兼哮，而哮必兼喘。

（三）喘证的辨证论治

本病辨证首分虚实。虚喘，以培补摄纳为主，或补肺，或健脾，或补肾，阳虚则温补，阴虚则滋养。实喘治肺，以祛邪利气为主，或温宣，或清肃，或化痰。虚实夹杂、寒热互见者，又当根据具体情况辨证选方用药。此外还应当注意积极地治疗原发病，不能见喘治喘。

1. 实喘

（1）风寒壅肺证

证候：喘息咳逆，呼吸急促，胸部胀闷，痰多稀薄色白质黏，伴头痛，恶寒，或有发热，口不渴，无汗，苔薄白而滑，脉浮紧。

治法：宣肺散寒。

方药：**麻黄汤合华盖散加减**。

（2）表寒肺热证

证候：喘逆上气，胸胀或痛，咳而不爽，痰多黏稠，伴形寒，烦闷，身痛，口渴，苔薄白或薄黄，舌边红，脉浮数或滑。

治法：解表清里，化痰平喘。

方药：**麻杏石甘汤加减**。

（3）痰热郁肺证

证候：喘咳气壅，胸部胀痛，痰多质黏或夹有血色，伴胸中烦闷，身热有汗，口渴咽干，小便赤涩，大便或秘，舌质红，舌苔薄黄或腻，脉滑数。

治法：清热化痰，宣肺平喘。

方药：**桑白皮汤加减**。

（4）痰浊阻肺证

证候：喘而胸满窒闷，甚则倚息不能平卧，咳嗽咳痰，痰白多黏腻，咳吐不利，伴呕恶纳呆，口黏不渴，舌苔白腻，脉滑或濡。

治法：祛痰降逆，宣肺平喘。

方药：**二陈汤合三子养亲汤加减。**

（5）肺气郁痹证

证候：每因遇情志诱发，呼吸短促，咽中不适，气憋，但喉中痰鸣不甚，或无痰声。平素忧思抑郁，苔薄，脉弦。

治法：疏肝解郁，降气平喘。

方药：**五磨饮子加减。**

2. 虚喘

（1）肺气虚耗证

证候：喘促短气，咳声低弱，痰吐稀薄，自汗畏风，易感冒，或潮热盗汗，面颧潮红，舌质淡红或有剥苔，脉软弱或细数。

治法：补肺益气养阴。

方药：**生脉散合补肺汤加减。**

（2）肾虚不纳证

证候：喘促日久，动则喘甚，形瘦神疲，腰膝酸软，浮肿溏泻，肢冷面青，舌淡苔白或黑而润滑，脉微细或沉弱；或见喘咳，面红烦躁，口咽干燥，汗出如油，舌红少津，脉细数。

治法：补肾纳气。

方药：**金匮肾气丸合参蛤散加减。**

（3）正虚喘脱证

证候：喘逆剧甚，张口抬肩，端坐不能平卧，心悸，烦躁不安，汗出如珠，肢冷，脉浮大无根，或见歇止，或模糊不清。

治法：扶阳固脱，镇摄肾气。

方药：**参附汤送服黑锡丹。**

第十二单元　心系病证

【复习指导】掌握眩晕、不寐、厥证的概念，诊断要点，中医辨证论治的证候、治法、常用方剂。中医病因病机，病证鉴别是熟悉内容。

一、眩晕

眩是指眼花或眼前发黑，晕是指头晕甚或感觉自身或外界景物旋转。二者常同时并见，故统称为"眩晕"。

（一）病因病机

1. 病因　主要有情志、饮食、体虚年高、跌仆外伤等方面。

2. 情志不遂　忧郁恼怒太过，肝气郁结，气郁化火，肝阴耗伤，肝阳上亢，上扰清窍，发为眩晕。

3. 年高肾亏　久病精血俱亏，阴精亏虚，水不涵木，肝阳上亢，可致眩晕。

4. 病后体虚　病久伤脾，脾胃虚弱，或失血之后，或饮食不节，均可导致气血两虚。清窍失养，发为眩晕。

5. 饮食不节　嗜酒无度，过食肥甘，脾失健运，水湿内停，阻于中焦，清阳不升，头窍失养，发为眩晕。

6. 跌仆损伤，瘀血内阻　跌倒仆伤，瘀血停着，痹阻清窍，故导致眩晕。

本病的病位在于头窍，或由气血亏虚、肾精不足致脑髓空虚，清窍失养，或肝阳上亢、痰火上逆、瘀血阻窍而扰动清窍发生眩晕，其病变脏腑与肝、脾、肾三脏相关。眩晕的基本病理变化不外虚实两端，以虚者居多。风、火、痰、瘀是眩晕的常见病理因素。

（二）诊断与病证鉴别

1. 诊断

（1）头晕目眩，轻者闭目即止，重者如坐车船，甚则仆倒。

（2）严重者可伴有头痛耳鸣、恶心呕吐、眼球震颤、汗出、面色苍白等表现。

（3）多有年高体虚、饮食不节、情志不舒、跌仆损伤等病史。

2. 病证鉴别

（1）眩晕与中风：中风病也可见卒然昏仆，但多以半身不遂、口舌㖞斜、言语不利为特征。且眩晕可为中风病先兆，但眩晕患者无半身不遂、口舌㖞斜及舌强语謇等表现。

（2）眩晕与厥证：厥证之昏仆是为昏仆不省人事，或伴有四肢厥冷为特点，发作后一般在短时间内逐渐苏醒，醒后无偏瘫、失语、口舌㖞斜等后遗症。严重者也可一厥不醒而死亡。眩晕之昏仆是眩晕欲倒的表现，但一般无昏迷、不省人事的表现。

（3）眩晕的辨证论治

眩晕病在清窍，但与肝、脾、肾三脏功能失调密切相关。其治疗原则是补虚泻实，调整阴阳。以肝肾阴虚、气血不足为本，风、火、痰、瘀为标。虚者当滋养肝肾、补益气血为主，实证则以潜阳、泻火、化痰、逐瘀为主要治法。

1. 肝阳上亢证

证候：眩晕，视物旋转，耳鸣，头昏目胀，口苦，易心烦，颜面潮红，急躁易怒，舌红苔黄，脉弦或数。

治法：平肝潜阳，清火息风。

方药：**天麻钩藤饮加减**。

2. 气血亏虚证

证候：眩晕动则甚，劳累即发，面色㿠白，神疲倦怠，唇甲不华，心悸少寐，舌淡苔薄白，脉细弱。

治法：补益气血，调养心脾。

方药：**归脾汤加减**。

3. 肾精不足证

证候：眩晕日久不愈，精神萎靡，腰膝酸软，多梦，或遗精滑泄，女子月经量少。或五心烦热，舌红少苔，脉细数。或面色㿠白，形寒肢冷，舌淡嫩，苔白，脉弱尺甚。

治法：滋养肝肾，益精填髓。

方药：**左归丸加减**。

4. 痰湿中阻证

证候：眩晕，头重昏蒙如缠包裹，或伴胸闷恶心，呕吐痰涎，食少多寐，舌苔白腻，脉濡滑。

治法：化痰祛湿，健脾和胃。

方药：**半夏白术天麻汤加减**。

5. 瘀血阻窍证

证候：眩晕，头痛，面唇紫暗，舌暗有瘀斑，脉涩或细涩。

治法：祛瘀生新，活血通窍。

方药：**通窍活血汤加减**。

二、不寐

不寐是以经常不能获得正常睡眠，主要表现为睡眠时间的不足，深度不够为特征的一类病证，轻者入睡困难，易醒，醒后再入睡困难，重者彻夜不能眠，影响正常学习工作和生活。

（一）病因病机

不寐的病因较多饮食不节，情志失常，劳思过度及病后体虚等因素，均能导致心神不安，神不守舍，而致不寐。

1. 饮食不节　暴饮暴食，胃气失和，脾胃受损，多生痰热，痰热上扰心神，而不寐。此外，浓茶、咖啡、酒等饮品也能导致不寐。

2. 情志失常　肝气郁结，郁而化火，邪扰心神，则心神不安。或心火内炽，或喜笑无度，或心虚胆怯，神魂不安，均能导致不寐。

3. 劳逸失调　过劳或过逸均可伤脾，气血生化乏源，或思过伤心，心伤则阴血暗耗，营血亏虚，不能上奉于心，而致心神不安。

4. 病后体虚　久病血虚，气血亏少，心失濡养，而致不寐。若素体阴虚，兼因房劳过度，阴衰竭于下，不能上奉于心，水火不济，心肾不交而神志不宁。

其病位主要在心，与肝、脾、肾等脏腑密切相关。不寐的病理机制总属为阳盛阴衰，阴阳失交，阳不能入于阴而至不寐。

（二）诊断与病证鉴别

1. 诊断

（1）轻者入寐困难或寐而易醒，醒后不寐，连续3周以上，重者彻夜难眠。

（2）常伴有头痛、头晕、心悸、健忘、神疲乏力、心神不宁、多梦等症。

（3）本病证常有饮食不节，情志失常，劳倦、思虑过度，病后，体虚等病史。

2. 病证鉴别　不寐应与一时性失眠、生理性少寐、他病痛苦引起的失眠相区别。若因一时情志波动或生活环境改变引起暂时性失眠不属病态。老年人少寐早醒，亦多属生理状态。若因其他疾病痛苦如头痛引起失眠者，则应以祛除有关病因为首要。

（三）辨证论治

本病辨证首分虚实。虚证，多属阴血不足，心失所养。实证为邪热扰心。次辨病位，病位主要在心，与肝、胆、脾、胃、肾相关。治疗当以补虚泻实，调整脏腑气血阴阳的基础上辅以安神定志是本病的基本治疗方法。

1. 肝火扰心证

证候：入睡困难，甚则彻夜不寐，多梦，性情急躁易怒，伴头晕胀，目赤，口干苦，纳呆，便秘溲赤，舌红苔黄，脉弦数。

治法：疏肝泻火，镇心安神。

方药：**龙胆泻肝汤加减**。

2. 痰热扰心证

证候：心烦，胸闷脘痞，泛恶，头重如负重裹，伴口苦，舌偏红，苔黄腻，脉滑数。

治法：清化痰热，和中安神。

方药：**黄连温胆汤加减**。

3. 心脾两虚证

证候：多梦，易醒，心悸健忘，神疲纳呆，四肢倦怠乏力，腹胀便溏，面色少华，舌淡苔薄，脉细无力。

治法：补益心脾，养血安神。

方药：**归脾汤加减**。

4. 心肾不交证

证候：心烦，多梦，腰膝酸软，潮热盗汗，口干，男子遗精，女子月经不调，舌红少苔，脉细数。

治法：滋阴降火，交通心肾。

方药：**六味地黄丸合交泰丸加减**。

5. 心胆气虚证

证候：虚烦不宁，易惊醒，胆怯心悸，伴心慌气短，遇事善惊，倦怠乏力，舌淡，脉弦细。

治法：益气镇惊，安神定志。

方药：**安神定志丸合酸枣仁汤加减**。

三、厥证

厥证是以突然昏倒、不省人事，或伴有四肢逆冷为主要临床表现的一种急性病证。病情轻者，一般在短时内苏醒，严重者甚至一厥不复而导致死亡。

（一）病因病机

情志内伤、体虚劳倦、亡血失津、饮食不节等因素导致气机突发逆乱，升降乖戾，气血运行失常，进而清窍壅塞或神明失养而昏仆致厥。

1. 情志内伤　肝气郁结，郁而化火，或大怒而气血上逆，而发厥证。也可见于平素胆怯体弱者，因突发事件刺激，气血逆乱，而致厥。

2. 体虚劳倦　元气虚弱，复加中气不足，脑海失养，或长期劳倦、睡眠不足，阴阳气血亏耗，亦可致厥。

3. 亡血失津　大汗吐下，气随津伤，或失血过多，以致气随血脱，阳随阴耗，神明失主而致厥。

4. 饮食不节　嗜食酒酪肥甘，损伤脾胃，痰浊阻滞气机，痰浊壅盛，一时上壅，清阳闭阻，可发晕厥。

（二）诊断与病证鉴别

1. 诊断

（1）临床表现为突发昏仆，不省人事，或伴四肢逆冷。

（2）患者发病前多有先兆症状，如头晕、视物模糊、汗出、面色苍白，而后突发昏仆，不知人事，"移时苏醒"，发病时常伴有恶心或四肢逆冷，醒后感头晕、疲乏、口干，但无失语、瘫痪等后遗症。

（3）发病前常有明显的诱发因素，如精神刺激、情绪激动、惊恐、惊吓等因素，或大失血病史，或暴饮暴食史，或有痰盛宿疾。在了解既往病史基础上，查明发病原因。

2. 病证鉴别

（1）厥证与中风：中风以中老年人多见，中脏腑者可见突然昏仆，但神昏时间较长，苏醒后有偏瘫、口眼㖞斜及言语不利等后遗症。厥证可发生于任何年龄，神昏时间较短，醒后无后遗症。但血厥之实证重者可发展为中风。

（2）厥证与痫病：痫病也可为突然昏倒，移时苏醒，但发作时常伴有抽搐、口吐涎沫、两目上视、小便失禁等。常反复刻板发作。厥证之昏倒，仅表现为四肢厥冷，无叫吼、吐沫、抽搐等症。

（3）厥证的辨证论治

1）气厥

①实证

证候：由情志刺激而发作，突然昏倒，不知人事，呼吸气粗，口噤握拳，舌苔薄白，脉伏或沉弦。

治法：开窍，顺气，解郁。

方药：**通关散合五磨饮子加减**。

②虚证

证候：或因疼痛或久站久立诱发，突然昏厥，面色苍白，呼吸微弱，汗出肢冷，舌淡，脉沉细微。

治法：补气，回阳，醒神。

方药：**四味回阳饮加减**。

2）血厥

①实证

证候：多因急躁恼怒而发，突然昏倒，不知人事，牙关紧闭，面赤唇紫，舌暗红，脉弦有力。

治法：平肝潜阳，理气通瘀。

方药：**羚角钩藤汤或通瘀煎加减**。

②虚证

证候：常因失血过多，突然昏倒，面色苍白，口唇无华，四肢湿冷，目陷口张，呼吸微弱，舌质淡，脉芤或细数无力。

治法：补养气血。

方药：**急用独参汤灌服，继服人参养营汤**。

3）痰厥

证候：素有咳喘宿痰，恼怒气逆，喉有痰声，或呕吐涎沫，胸闷气粗，舌苔白腻，脉沉滑。

治法：行气豁痰。

方药：**导痰汤加减**。

第十三单元　脾系病证

【复习指导】掌握腹痛、泄泻、便秘、痞满的概念，诊断要点，中医辨证论治的证候、治法、常用方剂。中医病因病机、病证鉴别是熟悉内容。

一、腹痛

腹痛是指因外感时邪，饮食所伤，情志失调，或素体阳虚等病因，导致脏腑气机不利，气血运行不畅"不通则痛"，或脏腑经脉失养"不荣亦痛"，临床以胃脘以下，耻骨毛际以上的部位发生疼痛为主症的病证。

（一）病因病机

腹痛致病原因较多，凡外邪入侵，饮食所伤，情志失调，跌仆损伤，以及阳气虚弱等原因，引起腹部脏腑气机不利，气血运行不畅，脏腑经络失养，均可发生腹痛。

1. 外感时邪　风、寒、暑、湿、热邪，内舍于中焦，均可引起脾胃失调，气机受阻而发生腹痛。伤于风寒则寒凝气滞，经脉受阻，不通则痛。伤于暑热，或寒邪不解，郁而化热，导致气机阻滞，腑气不通而见腹痛。

2. 饮食不节　暴饮暴食，食积不化，或过食肥甘厚腻及辛辣，酿生湿热，或恣食生冷，寒湿内停，均可损伤脾胃，气机失于调畅，腑气通降不利而发生腹痛。其他如饮食不洁，肠虫滋生，攻动窜扰，腑气不通则痛。

3. 情志失调　情志怫郁，恼怒伤肝，则肝失条达，若气滞日久，血行不畅，则发腹痛。

4. 素体阳虚　素体脾阳不足，或过服寒凉，损伤脾阳，渐至脾阳虚衰，气血不足，或肾阳素虚，或久病伤及肾阳，相火失于温煦，脏腑虚寒，腹痛日久不愈。

本病的基本病机是"不通则痛""不荣则痛"。"不通则痛"为脏腑气机阻滞，气血运行不畅，经脉痹阻，不通则痛。"不荣则痛"为脏腑经络失养，气血运行无力，不荣则痛。病位在腹，病变脏腑涉及肝、胆、脾、肾、大小肠、膀胱、胞宫等，并与手足三阴、足少阳、足阳明经及冲、任、带脉密切相关。这些脏腑经络如有外邪侵袭，或内有所伤，均可引起脏腑气机不利，邪气阻滞于腹中，经脉运行不畅，脏腑经络失养，而致腹痛。腹痛病理因素有六端——寒、热、虚、实、气、血，且六者之间常相互联，或相兼为病。若急性暴痛，治不及时，或治不得当，气血逆乱，可致厥脱之症；若湿热蕴结肠胃，蛔虫内扰，或术后气滞血瘀，可造成腑气不通，气滞血瘀日久，可变生积聚。

（二）诊断与病症鉴别

1. 诊断

（1）凡是以胃脘以下、耻骨毛际以上部位的疼痛为主要表现者，即为腹痛。其疼痛性质各异，包括冷痛、灼痛、隐痛、胀痛、刺痛等。若病因外感，突然剧痛，伴发症状明显者，属于急性腹痛；因于内伤，起病缓慢，痛势缠绵者，则为慢性腹痛。

（2）注意鉴别与腹痛相关的病因，与脏腑经络相关的症状。如涉及肠腑，可伴有腹泻或便秘；寒凝肝脉，痛在少腹，常牵引睾丸疼痛；膀胱湿热可见腹痛牵引前阴，小便淋沥，尿道灼痛；瘀血腹痛常有外伤或手术史；少阳表里同病腹痛可见痛连腰背，伴恶寒发热，恶心呕吐。

（3）鉴别是何脏腑受病。根据性别、年龄、婚况，结合饮食、情志、受凉等关系，疾病发生发展，以及其他伴随症状以明确病理性质。

2. 病证鉴别

（1）腹痛与胃痛：胃痛部位在心下胃脘之处，常伴有恶心，嗳气等胃病见症，腹痛部位在胃脘以下，常兼便秘、腹泻等。

（2）腹痛与其他内科疾病中的腹痛症状：许多内科疾病常见腹痛的表现，此时的腹痛只是该病的症状。如痢疾之腹痛，伴有里急后重，下利赤白脓血；鼓胀之腹痛，可见腹部胀大如鼓；积聚之腹痛，以腹中包块为特征等。

（3）腹痛与外科、妇科腹痛：内科腹痛常先发热后腹痛，疼痛一般不剧烈，痛无定处，压痛不显。外科腹痛多后发热，疼痛剧烈，又压痛点，见腹肌紧张等。妇科腹痛可发热或不发热，痛有定处，多在小腹，与经、带、胎、产有关应及时进行妇科检查，以明确诊断。

（三）辨证论治

腹痛的辨证应辨明腹痛性质和部位。治疗腹痛多以"通"字立法，应根据辨证的虚实寒热、在气在血，确立相应治法。在通法的基础上，结合审证求因，标本兼治。实则泻之，虚则补之，热者寒之，寒者热之，滞者通之，瘀者散之。属实证者，重在祛邪疏导；对虚痛，应温中补虚，益气养血，不可滥施攻下。对于久痛入络、绵绵不愈之腹痛，可采取辛润活血通络之法。

1. 寒邪内阻证

证候：腹痛急暴，得温则减，遇冷痛甚，口淡不渴，形寒肢冷，小便清长，大便清稀或秘结，舌质淡，苔白腻，脉沉紧。

治法：散寒温里，理气止痛。

方药：**良附丸合正气天香散加减**。

2. 湿热壅滞证

证候：腹胀痛拒按，胸脘痞闷，大便多秘结或溏滞不爽，烦渴引饮，潮热汗出，小便短黄，舌质红，苔黄燥或黄腻，脉滑数。

治法：泄热通腑，行气导滞。

方药：**大承气汤加减**。

3. 饮食积滞证

证候：脘腹胀满疼痛，拒按，恶食，嗳腐吞酸，痛而欲泻，泻后痛减，或大便秘结，舌苔厚腻，脉滑。

治法：消食导滞，理气止痛。

方药：**枳实导滞丸加减**。

4. 肝郁气滞证

证候：腹痛胀闷，痛无定处，攻窜两胁，时聚时散，得嗳气或矢气则舒，遇情志变化则剧，舌质红，苔薄白，脉弦。

治法：疏肝解郁，理气止痛。
方药：**柴胡疏肝散加减**。

5. 瘀血内停证

证候：脘腹疼痛，且痛势较剧，痛处不移，痛如针刺，经久不愈，舌质紫暗，脉细涩。

治法：活血化瘀，和络止痛。
方药：**少腹逐瘀汤加减**。

6. 中虚脏寒证

证候：腹痛绵绵，时作时止，喜温喜按，形寒肢冷，神疲乏力，气短懒言，饥饿劳累后更甚，得食或休息后稍减，面色无华，大便溏薄，舌质淡，苔薄白，脉沉细。

治法：温中补虚，缓急止痛。
方药：**小建中汤加减**。

二、泄泻

泄泻是由于多种因素导致脾胃受损，湿困脾土，传导失司，临床以排便次数增多，粪质稀溏或完谷不化，甚至泻出如水样为主症的病证。古有将大便溏薄而势缓者称为泄，大便清稀如水而势急者称为泻。但临床上所见泄泻，往往时急时缓，难于截然分开，故合而论之。

（一）病因病机

1. 感受外邪　外感寒、湿、暑、热之邪均可引起泄泻，其中以湿邪最为多见。湿邪易困脾土，脾胃升降失司，导致运化失常，清浊不分，引起泄泻。

2. 饮食所伤　饮食所伤均能化生寒、湿、热、食滞之邪，使脾运失职，升降失调，清浊不分，发生泄泻。

3. 情志失调　忧郁恼怒，精神紧张，易致肝气郁结，木郁不达，横逆犯脾；忧思伤脾，土虚木乘，均可使脾失健运，气机升降失常，水谷不归正化而为泻。

4. 病后体虚　久病失治，脾胃受损，水谷不化，积谷为滞，遂成泄泻。

5. 禀赋不足　由于禀赋虚弱，或素体脾胃虚弱，不能受纳运化某些食物，易致泄泻。

本病的基本病机是脾虚湿盛致使脾失健运，大小肠传化失常，升降失调，清浊不分。**脾虚湿盛**是导致本病发生的关键因素。而湿邪与脾虚，相互影响，互为因果，湿盛可困遏脾运，脾虚又可生湿。本病病位在肠，主病之脏属脾，同时与肝、肾密切相关。

（二）诊断与病症鉴别

1. 诊断

（1）以便质稀清为诊断的主要依据，或完谷不化，成粪如水样，大便次数增多，每天三五次甚至十余次。

（2）常兼有腹胀，腹痛、肠鸣、纳呆。

（3）起病急者多有暴饮暴食或误食不洁之物的病史。迁延日久，时发时止者，常由外邪、饮食或情志等因素诱发。

2. 病证鉴别

（1）泄泻与痢疾：两者均为大便次数增多、粪质稀薄的病证。泄泻以大便次数增加、粪质稀薄为主症，大便不带脓血，也无里急后重，或无腹痛。痢疾以腹痛、里急后重、便下赤白脓血为主症。

（2）泄泻与霍乱：两者均有大便次数增加，甚至水泻表现。霍乱是一种上吐下泻并作的病证，发病特点是来势急骤，病情凶险，起病时先突然腹痛，继则吐泻交作，或吐下如米泔水，常伴恶寒、发热，若吐泻剧烈，可致目眶凹陷，汗出肢冷等津竭阳衰竭之危候。泄泻一般预后良好。

（三）辨证论治

泄泻的病机关键为**脾虚湿盛**，故其治疗的基本原则为**健脾化湿**。急性泄泻多以湿盛为主，重在化湿，佐以分利，再根据寒湿和湿热的不同，分别采用温化寒湿与清化湿热之法。久泻以脾虚为主，当以健脾，兼以温肾、升提、固涩。

1. 暴泻

（1）寒湿困脾证

证候：泄泻清稀，甚则如水样，纳呆脘闷，腹痛肠鸣，兼恶寒发热，鼻塞头痛，肢体酸痛，舌苔白或白腻，脉濡缓。

治法：散寒化湿。

方药：**藿香正气散加减**。

（2）肠道湿热证

证候：泄泻腹痛，暴注下迫，或泻而不爽，粪色黄褐而臭，肛门灼热，烦热口渴，小便短黄，舌质红，苔黄腻，脉滑数或濡数。

治法：清热燥湿，分利止泻。

方药：**葛根芩连汤加减**。

（3）食滞肠胃证

证候：腹痛肠鸣，泻下粪便臭如败卵，泻后痛减，嗳腐酸臭，厌食，舌苔垢浊或厚腻，脉滑。

治法：消食导滞，和中止泻。

方药：**保和丸加减**。

2. 久泻

（1）脾胃虚弱证

证候：大便时溏时泻，水谷不化，稍进油腻食物则大便次数增加，面色萎黄，面色萎黄无华，舌质淡，苔白，脉细弱。

治法：健脾益气，化湿止泻。

方药：**参苓白术散加减**。

（2）肾阳虚衰竭证

证候：久泻日久，泄泻多在黎明前后，脐下疼痛，肠鸣即泻，完谷不化，泻后则安，腹部喜暖，常伴形寒肢冷，腰膝酸软，舌淡苔白，脉沉细。

治法：温肾健脾，固涩止泻。

方药：**四神丸加减**。

（3）肝气乘脾证

证候：平素多见胸胁胀闷，嗳气食少，每因抑郁恼怒，或情绪紧张之时，发生腹痛即泻，腹中雷鸣，攻窜作痛，矢气频作，泻后痛缓，舌淡红，脉弦。

治法：抑肝扶脾。

方药：**痛泻要方加减**。

三、便秘

便秘系因饮食所伤、情志失调、年老体虚、感受外邪，导致**大肠传导失常**，以大便秘结，排便周期延长，或周期不长，但粪质干结难解，或粪质不硬，虽有便意，而便而不畅的病证。便秘既可以作为独立病证存在，亦可见于许多疾病病变过程中。

（一）病因病机

便秘发病的原因归纳起来有**饮食不节、情志失调、感受外邪、年老体**虚等。便秘病机主要是**热结、气滞、寒凝、气血阴阳亏虚引起肠道传导失司**所致。本病病位在大肠，与脾、胃、肺、肝、肾等脏腑的功能失调密切相关。便秘的病性可概括为寒、热、虚、实4个方面。四者之中，又以虚实为纲，热秘、气秘、冷秘属实，阴阳气血不足的便秘属虚。寒、热、虚、实之间，常又相互兼夹或相互转化。如热秘久延不愈，津液渐耗，可致阴津亏虚，肠失濡润，病情由实转虚。气机郁滞，久而化火，则气滞与热结并存。气血不足者，如受饮食所伤或情志刺激，则虚实相兼。阳气虚衰竭与阴寒凝结可以互为因果，而见阴阳俱虚之证。

关于本病的预后，单纯性便秘只需用心调治，其愈较易，预后较佳。若属他病兼便秘者，需察病情的新久轻重。若热病之后，余热未清，伤津耗液而大便秘结者，调治得法，热去津复，预后易佳。噎膈重症，常兼便秘，甚则粪质坚硬如羊屎，预后甚差。此外，老年性便秘和产后便秘多属虚证。因气血不复，阳气不通，阴寒不散，则便秘难出，因而治疗难求速效。

1. 饮食不节　过食醇酒辛辣厚味，或过服热药，均可致肠胃积热，耗伤津液，肠道失于濡润，粪质干燥，难以排出，形成便秘；或恣食生冷，阴寒凝滞胃肠，糟粕停留而成便秘；或过服辛香燥热之物，导致阴亏血少，大肠不荣，导致大便干结，便下难解。

2. 情志失调　忧愁思虑过度，或久坐少动，每致气机郁滞，通降失常，传导失职，糟粕内停，不得下行，而致大便秘结。

3. 年老体虚　素体虚弱，或年老体虚，或病后、产后、或失血，气血亏虚，气虚则大肠传导无力，血虚则肠道失润，导致大便难下。气血亏虚可发展为阴阳两虚，阴虚则大肠失荣，而致便结难解；阳虚则肠道失于温煦，便下无力，大便艰涩难出。

4. 感受外邪　外感寒邪可导致阴寒内盛，凝滞胃肠，使大肠失于传导，糟粕不行，凝结肠道而成冷秘。

（二）诊断与病症鉴别

1. 诊断

（1）排便间隔时间超过自己的习惯1d以上，或两次排便时间间隔3d以上。

（2）大便粪质干结，排出艰难，或欲大便而艰涩不畅。

（3）常兼有腹胀、腹痛，或纳呆、头晕、口臭，或肛裂、痔，或排便带血及汗出气短、头晕心悸等症。

（4）本病常有饮食不节、情志内伤、劳倦过度等病史。

2. 病证鉴别　便秘与积聚：积聚与便秘均可触及腹部包块。但便秘的包块在左下腹，为条索状，与肠形一致，而且排便后即消失或减少。积聚的包块则形状不定，多与肠形不一致，排便后包块不消失。

（三）辨证论治

六腑以通为用，大便干结，解便困难，可用下法，便秘的治疗应以通下为主，但绝不可单纯用泻下药，应针对不同的病因采取相应的治法。实秘为邪滞肠胃、壅塞不通所致，以祛邪为主，给予泻热、温散、通导之法，使邪去便通。虚秘为肠失润养、推动无力而致，以扶正为先，给予益气温阳、滋阴养血之法，使正盛便通。

1. 实秘

（1）热秘

证候：大便干结或兼腹胀腹痛，面红身热，口干口臭，心烦不安，小便短赤或口舌生疮。舌红苔黄或黄燥，脉滑数。

治法：泻热导滞，润肠通便。

方药：**麻子仁丸加减**。

（2）气秘

证候：大便不通，或便而不爽，肠鸣矢气，腹中胀痛，胸胁满闷，嗳气频作，食少纳呆，舌苔薄腻，脉弦。

治法：顺气散结，通便导滞。

方药：**六磨汤加减**。

（3）冷秘

证候：大便艰涩，腹中冷痛，胀痛拒按，得温痛减，手足不温，呃逆呕吐，小便清长，舌苔白腻，脉弦紧。

治法：温里散寒，导滞通便。

方药：**大黄附子汤加减**。

2. 虚秘

（1）气虚秘

证候：大便并不干硬，虽有便意，但排便困难，临厕努挣乏力，便后疲乏，面白神疲，肢倦懒言，舌淡苔白，脉弱。

治法：益气润肠。

方药：**黄芪汤加减**。

（2）血虚秘

证候：大便干结，面色无华，心悸气短，健忘，失眠多梦，头晕目眩，口唇色淡。舌淡苔白，细脉涩。

治法：养血润燥，通便导滞。

方药：**润肠丸加减**。

（3）阴虚秘

证候：大便干结，如羊屎状，形体消瘦，头晕耳鸣，两颧红赤，心烦少眠，潮热盗汗，腰膝酸软，舌红少苔，脉细数。

治法：滋阴通便。

方药：**增液汤加减**。

（4）阳虚秘

证候：大便排出困难，小便清长，面色㿠白，四肢不温，腹中冷痛，喜温喜按，或腰膝酸冷，舌淡苔白，脉沉迟。

治法：温阳通便。

方药：**济川煎加减**。

四、痞满

痞满是因脾胃功能失调，升降失司，胃气壅塞而成的以胸脘痞塞满闷不舒，按之柔软，压之不痛，视之无胀大之形为主要临床特征的一种脾胃病证。

（一）病因病机

脾胃同居中焦，脾主运化、主升清，胃主受纳、主降浊。肝主疏泄，调节脾胃气机。肝气条达，则脾升胃降，气机顺畅。上述病因均可影响到胃，并涉及脾、肝，使中焦气机不利，脾胃升降失职，而发痞满。

1. 感受外邪　六淫外袭，或误下伤中，邪气乘虚内陷，结于胃脘，中焦气机不畅升降失司，遂成痞满。

2. 内伤饮食　暴饮暴食，或过食生冷肥甘厚腻，或嗜酒无度，损伤脾胃，纳运失职，食滞内停，气机被阻，发为痞满。

3. 情志失调　情志不遂，横逆乘脾犯胃，或忧思伤脾，脾气受损，运化不力，气机不畅，发为痞满。

4. 药物所伤　误用或滥用药物，或因他病长期大量应用大寒大热或有毒药物，损伤脾胃，中焦气机升降失司，遂成痞满。

痞满的基本病位在胃，与肝、脾的关系密切。基本病机为脾胃功能失调，升降失司，胃气壅塞。

（二）诊断与病证鉴别

1. 诊断

（1）临床以胃脘痞塞、满闷不舒为主症，其痞按之柔软，压之不痛，视之无胀大之形。

（2）发病缓慢，时轻时重，反复发作，病程漫长。

（3）多由饮食、情志、起居、寒温等因素诱发。

2. 病证鉴别

（1）痞满与胃痛：两者病位同在胃脘部，且常相兼出现。然胃痛以疼痛为主，胃痞以满闷不适为患。

（2）痞满与鼓胀：两者均为自觉腹部胀满的病证，但鼓胀以腹部胀大如鼓、皮色苍黄、脉络暴露为主症；胃痞以自觉满闷不舒、外无胀形为特征。鼓胀按之腹皮绷急，胃痞按之柔软。鼓胀有胁痛、黄疸、积聚等病史；胃痞可有胃痛、嘈杂、吞酸等胃病病史。

（3）痞满与胸痹：胸痹心痛属胸阳痹阻，心脉瘀阻为患，以胸痛，胸闷，短气为主症，伴有心悸、脉结代等症状；胃痞系脾胃功能失调，升降失司，胃气壅塞所致，以胃脘痞塞满闷不舒为主症，多兼饮食纳运无力，偶有胸膈不适，并无胸痛等表现。

（4）痞满与结胸：两者病位皆在脘部，然结胸以心下至小腹硬满而痛、拒按为特征；痞满在心下胃脘，以满而不痛、手可按压为特点。

（三）辨证论治

痞满的基本病机是中焦气机不利，脾胃升降失宜，胃气壅塞。治疗总以调理脾胃升降、行气除痞消满为基本法则。实者分别施以泻热、消食、化痰、理气，虚者则重在补益脾胃。对于虚实并见之候，治疗宜补消并用。

1. 实痞

（1）饮食内停证

证候：脘腹痞闷而胀，进食尤甚，拒按，嗳腐吞酸，腹胀便秘，舌苔厚腻，脉滑。

治法：消食和胃，行气消痞。

方药：**保和丸**加减。

（2）痰湿中阻证

证候：脘腹痞塞不舒，胸膈满闷，头晕目眩，身重困倦，不思饮食，口淡不渴，小便不利，舌苔白厚腻，脉沉滑。

治法：除湿化痰，理气和中。

方药：**二陈平胃汤**加减。

（3）湿热阻胃证

证候：脘腹痞闷，或嘈杂不舒，心中烦热，咽干口燥，口苦，纳少，舌红苔黄腻，脉滑数。

治法：清热化湿，和胃消痞。

方药：**泻心汤合连朴饮**加减。

（4）肝胃不和证

证候：脘腹痞闷，胸胁胀满，心烦易怒，善太息，或吐苦水，大便不爽，舌质淡红，苔薄白，脉弦。

治法：疏肝解郁，和胃消痞。

方药：**越鞠丸合枳术丸**加减。

2. 虚痞

（1）脾胃虚弱证

证候：脘腹满闷，时轻时重，喜温喜按，纳呆便溏，神疲乏力，少气懒言，语声低微，舌质淡，苔薄白，脉细弱。

治法：补气健脾，升清降浊。

方药：**补中益气汤**加减。

（2）胃阴不足证

证候：脘腹痞闷，嘈杂，饥不欲食，口燥咽干，大便秘结，舌红少苔，脉细数。

治法：养阴益胃，调中消痞。

方药：**益胃汤**加减。

第十四单元 肝系病证

【复习指导】掌握胁痛、积聚、鼓胀的概念，诊断要点，中医辨证论治的证候、治法、常用方剂。中医病因病机、病证鉴别是熟悉内容。

一、胁痛

胁痛是指以**一侧或两侧胁肋部疼痛**为主要表现的病证,是临床上比较常见的一种自觉症状。

(一)病因病机

胁痛的病因以**情志所伤、饮食不节、久病体虚、跌仆损伤**为多见。不论肝气郁结、瘀血阻络、湿热蕴结所致的脉络不通,抑或肝阴不足所致络脉失养,均可引发"不通则痛""不荣则痛"的病理变化。胁痛病位在**肝胆**,基本病机为**肝络失和**,胁痛的病机有虚实两端,然以实证属多。实者以气滞、血瘀、湿热为主,以气滞为先,虚者以肝阴不足或肝肾精血亏损为主,在胁痛病机演变过程中,常见由气滞发展为血瘀,或由实转虚而致虚实夹杂。

1. 肝气郁结　肝主疏泄,若悲哀恼怒,情志不舒,则致肝气郁结,疏泄失司,气阻络痹发为胁痛。

2. 瘀血阻络　凡邪气外袭,或闪挫跌仆,或气滞日久,血行不畅,皆可使瘀血停滞,脉络不通,以致胁痛。

3. 肝经湿热　湿邪有内外之分。久卧湿地,或饮食不节,水湿内蕴,郁而生热,湿热相搏,邪郁少阳,以致胁痛。

4. 胆腑郁热　外邪入侵,犯及胆腑,足少阳经脉不利,郁而化火,或饮食不节,积湿生热,煎熬胆液,凝而为石,胆腑气机不利,引发胁痛。

5. 肝阴不足　久病或劳欲过度,精不化血,水不养木而致肝阴不足,令肝脉失养,不荣则痛。

(二)诊断与病证鉴别

1. 诊断

(1)以一侧或两侧胁肋部疼痛为主要表现者,可以诊断为胁痛。疼痛性质可表现为胀痛、窜痛、刺痛、隐痛,多为拒按,间有喜按者。

(2)部分患者可伴见胸闷、急躁、口苦、纳呆等症。

(3)常有饮食不节、肝气郁结、湿邪浸淫、外伤久病等病史。

2. 病症鉴别

胁痛应与悬饮相鉴别,悬饮亦可见胁肋疼痛,但其表现为饮留胁下,伴见咳嗽咳痰,且疼痛随咳嗽、呼吸,常喜向病侧睡卧,患侧肋间饱满,叩呈浊音,或兼见发热。

(三)辨证论治

本病辨证应辨**在气在血,又分虚实**。气滞以胁胀为主,游走不定,时轻时重,与情绪变化相关;血瘀以刺痛为主,痛处固定。实证之胁痛,宜用理气、活血、清利湿热之法;虚证之胁痛,宜补中寓通,采用滋阴、养血、柔肝之法。胁痛之治疗原则当根据"通则不痛"的理论,以**疏肝和络止痛**为基本治则。

1. 肝郁气滞证

证候:胁肋胀痛,走窜不定,疼痛每因情志变化诱发加重,胸闷腹胀,善太息,纳少口苦,舌苔薄白脉弦。

治法:疏肝泻火,镇心安神。

方药:**柴胡疏肝散加减**。

2. 肝胆湿热证

证候：胁肋胀痛或灼热疼痛，口苦口黏，胸闷纳呆，恶心呕吐，小便黄赤，大便不爽，或兼有身目发黄，舌红苔黄腻，脉弦滑数。

治法：清热利湿。

方药：**龙胆泻肝汤加减**。

3. 瘀血阻络证

证候：胁肋刺痛，痛有定处，痛处拒按，入夜尤甚，或见胁肋癥块，舌质紫暗，脉象沉涩。

治法：祛瘀通络。

方药：**血府逐瘀汤或复元活血汤加减**。

4. 肝络失养证

证候：胁肋隐痛不休，遇劳加重，心中烦热，头晕目眩，舌红少苔，脉细弦而数。

治法：养阴柔肝。

方药：**一贯煎加减**。

二、积聚

积聚是腹内结块，或痛或胀的病证。积属有形，结块固定不移，痛有定处，病在血分，是为脏病。聚属无形，包块聚散无常，痛无定处，病在气分，是为腑病。

（一）病因病机

病因有**寒邪、湿热、痰浊、食滞、虫积等**。病因复杂交错，多因情志所伤，饮食不节，寒邪直中，或虚劳黄疸迁延不愈，或病后脏腑失和，气机阻滞，瘀血内结。**聚证以气机阻滞为先，积证以瘀血凝结为要**。

1. 情志抑郁，气滞血瘀　情志不调，气机受阻，聚而成积，气滞血阻，瘀血内停，而成积证。

2. 饮食内伤，酿生痰浊　饮食不节，损伤脾胃，多生痰湿，痰饮内聚，阻滞气机而成聚证。气滞血瘀，脉络阻滞，而成积证。

3. 邪毒稽留，胶结阻滞　寒、湿、热等邪气侵袭人体，脏腑失和，痰浊停于内，阻滞气机而成聚证。病久入络，瘀阻脉络，而成积证。

4. 他病转归，日久成积　黄疸病久邪留，久病生瘀，瘀阻脉络，或久疟不愈，气血凝滞，结为疟母。或感染血吸虫，虫阻血络，气血运行不畅，日久导致气滞血瘀。

（二）诊断与病证鉴别

1. 诊断

（1）腹腔内有可扪及的包块。

（2）常有腹胀或腹痛等症状。

（3）常有情志失调、饮食不节、感受寒邪或黄疸、虫毒、久疟、久泻、久痢等病史。

2. 病证鉴别

（1）积聚与痞满的鉴别：积聚则是腹内结块，或痛或胀，不仅有自觉症状，而且有结块可扪及。痞满是腹部无气聚之形可见，更不能扪及包块。

（2）癥积与瘕聚的鉴别：癥就是积，为有形可征，固定不移，痛有定处，病属血分，多为脏病，病程长，病情一般较重。瘕即是聚，指腹内结块聚散无常，痛无定处，病在气分，多为腑病，病程短，病情一般较轻。

（三）辨证论治

积聚辨证须知病程，邪正盛衰竭以及伴随症状，辨其虚实之主次。积证治疗分初、中、末3个阶段，初期属邪实，应予以行气活血、软坚消积，中期邪实正虚，予以攻补兼施，后期正虚为主，应宜扶正培本为主，酌以理气、化瘀、消积之晶品。聚证多实，治疗以行气散结为主。

1. 聚证

（1）肝气郁结证

证候：腹中结块柔软，攻窜胀痛，时聚时散，胁肋胀闷不适，苔薄，脉弦。

治法：疏肝解郁，行气散结。

方剂：**逍遥散、本香顺气散加减。**

（2）食滞痰阻证

证候：腹胀痛，按之胀痛尤甚，时有条索状物聚起，便秘，纳呆，舌苔腻，脉弦滑。

治法：理气化痰，导滞通便。

方剂：**六磨汤加减。**

2. 积证

（1）气滞血阻证

证候：腹部积块固定不移，质软不坚，胸胁胀满，舌黯苔薄，脉弦，舌有紫斑或紫点。

治法：理气消积，活血散瘀。

方剂：**金铃子散合失笑散加减。**

（2）瘀血内结证

证候：腹部积块质地较硬，固定不移，隐痛或刺痛，纳呆，面色晦暗，可见血痣赤缕，女子月经不调。舌质紫或有瘀斑瘀点，脉细涩。

治法：祛瘀软坚，兼调脾胃。

方剂：**膈下逐瘀汤合六君子汤加减。**

（3）正虚瘀结证

证候：久病，积块坚硬，隐痛或剧痛，饮食大减，面色萎黄或黧黑，消瘦脱形，舌质淡紫，或光剥无苔，脉细数或弦细。

治法：补益气血，活血化瘀。

方剂：**八珍汤合化积丸加减。**

三、鼓胀

鼓胀是指腹大如鼓的病症，临床表现腹部胀大、绷急如鼓、皮色苍黄、脉络显露等。

（一）病因病机

多因黄疸、胁痛、积聚日久，导致**肝、脾、肾功能失调，气、血、水瘀**积于腹内，腹内日渐胀大而成鼓胀之症。

1. 黄疸、胁痛、积聚日久不愈，湿热或寒湿蕴阻，土壅木郁，肝脾受损，病久及肾，气滞血瘀，水湿内停，而成鼓胀。

2. 情志不遂，忧怒伤肝，肝郁乘脾，水湿内停，痰瘀互结，日积月累，气、血、水壅结而成臌胀。

3. 酒食不节，酒食不节，易生痰湿，湿浊内聚，阻滞气机，气、血、痰相互搏结，阻于腹中，遂成鼓胀。

4. 虫毒感染（血吸虫），感染血吸虫，虫阻络道，脉络瘀阻，日久气滞、血瘀、痰凝相互影响，积聚日久可诱发鼓胀。

（二）诊断与病证鉴别

1. 诊断

（1）具有鼓胀的证候特征：初起脘腹作胀，食后尤甚。继而腹部胀满如鼓，重者腹壁青筋显露，脐孔突起。

（2）常伴乏力、纳差、尿少及齿衄、鼻衄、皮肤紫斑等出血现象，可见面色萎黄、黄疸、手掌殷红、面颈胸部红丝赤缕、血痣及蟹爪纹。

（3）本病常有酒食不节、情志内伤、虫毒感染或黄疸、胁痛、癥积等病史。

2. 病证鉴别

（1）鼓胀与水肿的鉴别：鼓胀主要为肝、脾、肾受损，气血水互结于腹中。起病以腹部胀大为主，晚期方伴肢体浮肿，兼见面色暗黄，面颈部有血痣赤缕，腹皮青筋显露等。而水肿主要为肺、脾、肾功能失调，水湿泛溢肌肤。先出现眼睑、头面或下肢浮肿，渐次出现四肢及全身浮肿，晚期才出现腹部胀大，腹壁无青筋暴露。

（2）气臌、水臌、血臌的鉴别：腹部膨隆，嗳气或矢气则舒，腹部按之空空然，叩之如鼓，鼓之如鼓等症为主者，多以气滞为主，是为"气臌"。腹部胀满膨大，状如蛙腹，按之如囊裹水，或见腹部坚满，腹皮绷急，常伴下肢浮肿，多以阳气不振，水湿内停为主，是为"水臌"。腹胀大，内有积块疼痛，外有腹壁青筋暴露，面、颈、胸部出现红丝赤缕者，多以血瘀为主，是为"血臌"。

（三）辨证论治

本病多属本虚标实之证。临床首先应辨其虚实标本的主次。根据辨证，标实可行气、活血、祛湿利水或用攻逐之法。本虚者，当以温补脾肾或滋养肝肾法，同时配合行气活血利水。

1. 气滞湿阻证

证候：腹胀，按之不坚，胁下胀满或疼痛，纳少，嗳气、矢气腹胀减，小便短少，舌苔薄白腻，脉弦。

治法：疏肝理气，运脾利湿。

方剂：**柴胡疏肝饮或胃苓汤加减**。

2. 水湿困脾证

证候：腹水胀满，面目及下肢浮肿，神情倦怠，纳差，脘腹胀满，怯寒懒动，小便少，便溏，舌苔白腻，脉缓。

治法：温中健脾，行气利水。

方剂：实脾饮。

3. 水热蕴结证

证候：腹胀急，口干苦，不欲饮，或有皮肤双目发黄，小便短赤涩，大便秘结或溏泻，舌边尖红、苔黄腻或兼灰黑，脉象弦数。

治法：清热利湿，攻下逐水。

方剂：**中满分消丸合茵陈蒿汤加减**。

4. 瘀结水留证

证候：腹胀，青筋显露，面色晦暗，或皮肤见赤丝血缕，口干不欲饮，可有大便色黑，舌质紫黯，脉细涩或芤。

治法：活血化瘀、行气利水。

方药：**调营饮加减**。

5. 阳虚水盛证

证候：腹胀形似蛙腹，面色苍黄，或浮肿，脘闷食少，肢冷浮肿，小便短涩，舌体胖、质紫、苔淡白，脉沉细无力。

治法：温补脾肾，化气利水。

方药：**附子理苓汤或济生肾气丸加减**。

6. 阴虚水停证

证候：腹大胀满，或见青筋暴露，面色晦滞，唇紫，口燥咽干，心烦失眠，小便短少，舌质红绛少津、苔少或光剥，脉弦细数。

治法：滋肾柔肝，养阴利水。

方剂：六味地黄丸合一贯煎加减。

第十五单元　肾系病证

【复习指导】掌握水肿的概念、诊断要点，中医辨证论治的证候、治法、常用方剂。中医病因病机，病证鉴别是熟悉内容。

水肿

（一）概念

水肿是指由外邪、饮食、劳倦等病因，引起肺失通调、脾失转输、肾失开合、膀胱气化不利，导致津液输布失常，水液潴留，泛溢肌肤，以眼睑、头面、四肢、腹背，甚至全身浮肿为主要临床表现的一类病证。严重者还可伴有胸腔积液、腹水。

（二）病因病机

水液的正常运行依赖肺气的通调、脾气的转输、肾气的开合，三焦气化畅行，则小便通利。若禀赋不足、外邪侵袭、饮食不节、久病劳倦，导致肺、脾、肾三脏功能失调，气化不利，水液停聚，泛溢肌肤，而成水肿。

1. 禀赋不足久病不愈　先天禀赋薄弱，肾气亏虚，膀胱开合不利，气化失常，水泛肌肤，发为水肿。或因劳倦久病，脾肾亏虚，津液转输及气化失常，发为水肿。

2. 饮食不节　过食肥甘，嗜食辛辣，久则湿热中阻，损伤脾胃；或因生活饥饿，营养不足，脾气失养，以致脾运不健，脾失转输，水湿停滞，发为水肿。

3. 风邪外袭　风为六淫之首，常夹寒夹热，风寒或风热之邪侵袭肺卫，肺失通调，风水相搏，发为水肿。

4. 外感水湿　久居湿地，冒雨涉水，水湿内侵，困遏脾阳，脾胃失其升清降浊之能，水无所制，发为水肿。

5. 疮毒内犯　肌肤疮毒，或咽喉肿烂，火热内攻，损伤肺、脾、肾，致津液气化失常，发为水肿。

水肿发病的机制主要在于肺失通调、脾失转输、肾失开合、三焦气化不利。其病位在肺、脾、肾，而关键在肾。在发病过程中三脏又相互联系，相互影响。肺、脾、肾三脏与水肿之发病是以肾为本、以肺为标，而以脾为制水之脏，实为水肿发病的关键所在。

（三）诊断与病证鉴别

1. 诊断

（1）水肿特点：水肿先从眼睑或下肢开始，继及四肢、全身。轻者仅眼睑或足胫浮肿，重者全身皆肿；甚则腹大胀满，气喘不能平卧。

（2）其他症状：尿少或尿闭，恶心呕吐，口有秽味，头痛，或有抽搐、神昏谵语等危象。

（3）病史：可有乳蛾、心悸、疮毒、紫癜及久病体虚病史。

2. 病证鉴别　水肿在临床上需与鼓胀相鉴别。水肿以头面或下肢先肿，继及全身，一般皮色不变，肿甚者可见腹大胀满，腹壁无青筋暴露，乃肺、脾、肾三脏功能失调，气化不利，而导致水液泛溢肌肤。鼓胀以腹部胀大、皮色苍黄、脉络暴露为主要临床表现，四肢多不肿，反见瘦削，后期可伴见轻度肢体浮肿，是由于肝、脾、肾功能失调，导致血瘀、气滞、水聚腹中。

（四）水肿的辨证论治

水肿的辨证以**阴阳为纲**，首辨**阴水、阳水**，区分其病理属性。阴水病因多为**饮食劳倦、先天或后天因素所致脾肾亏损**，发病缓慢，或反复发作，或由阳水转化而来。阳水多因**疮毒、风邪、水湿**所致。发病较急，数天之间，肿多由面目开始，自上而下，继及全身，肿处皮肤绷急光亮，按之凹陷即起，兼有发热恶寒等表证；或烦热口渴，小便赤涩，大便秘结，皮肤疮疡等毒热证，属表证、实证，一般病程较短。肿多由足踝开始，自下而上，继及全身，肿处皮肤松弛，按之凹陷不易恢复，甚则按之如泥，兼见神疲乏力，纳呆便溏，腰酸冷痛，恶寒肢冷等脾肾两虚之证，属里、属虚或虚实夹杂，病程较长。

水肿的治疗，《素问·汤液醪醴论》提出"**开鬼门**""**洁净府**""**去菀陈莝**"三条基本原则。阴水以扶正为主，健脾、温肾同时配以利水、养阴、活血、祛瘀等法。阳水以祛邪为主，应予发汗、利水或攻逐，同时配合清热解毒、理气化湿等法。对于虚实夹杂者，则当兼顾，或先攻后补，或攻补兼施。

1. 阳水

（1）风水泛溢证

证候：眼睑浮肿，继则四肢全身皆肿，来势迅速，多有恶风发热、肢节酸楚、小便不利等症。偏于风热者，伴咽喉红肿疼痛，舌质红，脉浮滑数。偏于风寒者，兼恶寒，咳喘，舌苔薄白，脉浮滑或浮紧。如水肿较甚，亦可见沉脉。

治法：宣肺行水，散风清热。

方药：**越婢加术汤**加减。

（2）湿毒浸淫证

证候：眼睑头面浮肿，延及全身，皮肤光亮，尿少色赤，身发疮痍，甚者溃烂，恶风发热，舌质红，苔薄黄，脉浮数或滑数。

治法：宣肺解毒，利湿消肿。

方药：**麻黄连翘赤小豆汤合五味消毒饮**加减。

（3）水湿浸渍证

证候：全身水肿，按之没指，小便短少，身体困重，胸闷，纳呆，泛恶，腹胀，苔白腻，脉沉缓，起病缓慢，病程较长。

治法：健脾化湿，通阳利水。

方药：**五皮饮合胃苓汤**加减。若肿甚而喘，可加麻黄、杏仁、紫苏子、葶苈子宣肺泻水而平喘；若湿困中焦，脘腹胀满者，可加椒目、大腹皮、干姜温脾化湿。

（4）湿热壅盛证

证候：遍体浮肿，皮肤绷急光亮，胸脘痞闷，烦热口渴，小便短赤，或大便干结，舌红，苔黄腻，脉沉数或濡数。

治法：分利湿热。

方药：**疏凿饮子**加减。

2. 阴水

（1）脾阳虚衰证

证候：水肿日久，腰以下为甚，按之凹陷不易恢复，脘腹胀闷，纳呆便溏，面色萎黄，神疲乏力，四肢倦怠，小便短少，舌质淡，苔白腻或白滑，脉沉缓或沉弱。

治法：温运脾阳，以利水湿。

方药：**实脾饮**加减。

（2）肾阳衰微证

证候：水肿反复消长不已，面浮身肿，腰以下肿甚，按之凹陷不起，腰部冷痛酸重，尿量减少，四肢厥冷，怯寒神疲，面色灰滞或㿠白，甚者心悸胸闷，喘促难卧，腹大胀满，舌质淡胖，苔白，脉沉细或沉迟无力。

治法：温肾助阳，化气行水。

方药：**济生肾气丸合真武汤**加减。

（3）瘀水互结证

证候：水肿延久不退，肿势轻重不一，四肢或全身浮肿，以下肢为主，皮肤瘀斑，腰部刺痛，或伴血尿，舌质紫暗或有瘀斑，苔白，脉沉细涩。

治法：活血祛瘀，化气行水。

方药：**桃红四物汤合五苓散**加减。

第十六单元　气血津液病证

【复习指导】掌握郁证、血证、痰饮、自汗、盗汗、内伤发热、虚劳的概念，诊断要点，中医辨证论治的证候、治法、常用方剂。中医病因病机，病证鉴别是熟悉内容。

一、郁证

（一）概念

郁证是由于**情志不舒、气机郁滞**所致，以情绪不宁、心情抑郁、胸部满闷、胁肋胀痛，或易怒喜哭，或咽中如有异物梗塞等症为主要临床表现的一类病证。郁有广义、狭义之分。广义的郁包括外邪、情志等因素所致的郁在内。狭义的郁即单指情志不舒为病因的郁。明代以后的医籍中记载的郁证多单指情志之郁而言。

（二）病因病机

郁证的病因总属**情志所伤，肝失疏泄，脾失健运，心失所养，脏腑阴阳气血失调**所致。

1. 情志失调　恼怒伤肝，肝失条达，气失疏泄，而致肝气郁结。气郁日久化火，则为火郁；气滞血瘀则为血郁；谋虑不遂或忧思过度，久郁伤脾，脾失健运，食滞不消而蕴湿、生痰、化热等，则又可成为食郁、湿郁、痰郁、热郁。

2. 体质因素　原本肝旺，或体质素弱，复加情志刺激，肝郁抑脾，饮食渐减，生化乏源，日久必气血不足，心脾失养，或郁火暗耗营血，阴虚火旺，心病及肾，而致心肾阴虚。

郁证病位主要在**肝**，但可涉及**心、脾、肾**。肝喜条达而主疏泄，长期肝郁不解，情怀不畅，肝失疏泄，可引起五脏气血失调。由于本病始于肝失条达，疏泄失常，故以气机郁滞不畅为先。气郁则湿不化，湿郁则生痰，痰郁致痰气郁结；气郁日久，由气及血而致血郁，又可进而化火等，但均以**气机郁滞为病理基础**。

（三）诊断与病证鉴别

1. 诊断

（1）以**忧郁不畅、情绪不宁、胸胁胀满疼痛**为主要临床表现，或有易怒易哭，或有咽中如有炙脔，吞之不下、咯之不出的特殊症状。

（2）患者大多数有忧愁、焦虑、悲哀、恐惧等情志内伤的病史，并且郁证病情的反复常与情志因素密切相关。

（3）多发于青中年女性，无其他病证的症状和体征。

2. 病证鉴别

（1）郁证之梅核气与虚火喉痹：梅核气多见于青中年女性，因情志抑郁而起病，自觉咽中有物梗塞，但无咽痛及吞咽困难，咽中梗塞的感觉与情绪波动有关，在心情愉快、工作繁忙时，症状可减轻或消失，而当心情抑郁或注意力集中于咽部时，则梗塞感觉加重。虚火喉痹则以青中年男性发病较多，多因感冒、长期吸烟、饮酒及嗜食辛辣食物而引发，咽部除有异物感外，尚觉咽干、灼热、咽痒，咽部症状与情绪无关，但过度辛劳或感受外邪则易加剧。

（2）郁证之梅核气与噎膈：梅核气应当与噎膈相鉴别。梅核气的诊断要点如上所述。噎膈多见于中老年人，男性居多，梗塞的感觉主要在胸骨后部位，吞咽困难的程度日渐加重。

（四）辨证论治

郁证以**气郁**为主要病变，但在治疗时应辨清**六郁**。一般说来，气郁、血郁、火郁主要关系于肝；食郁、湿郁、痰郁主要关系于脾；而虚证则与心的关系最为密切。**理气开郁、调畅气机、怡情易性是治疗郁病的基本原则**。对于实证，首当理气开郁，并根据是否兼有血瘀、火郁、痰结、湿滞、食积分别采用活血、降火、祛痰、化湿、消食等法。虚证则应根据损及的脏腑及气血阴精亏虚的不同情况而补之，或养心安神，或补益心脾，或滋养肝肾。对于虚实夹杂者，则又当视虚实的偏重而虚实兼顾。

1. 肝气郁结证

证候：精神抑郁，情绪不宁，胸部满闷，胁肋胀痛，痛无定处，脘闷嗳气，不思饮食，大便不调，苔薄腻，脉弦。

治法：疏肝解郁，理气畅中。

方药：**柴胡疏肝散**加减。

2. 气郁化火证

证候：性情急躁易怒，胸胁胀满，口苦而干，或头痛，目赤，耳鸣，或嘈杂吞酸，大便秘结，舌质红，苔黄，脉弦数。

治法：疏肝解郁，清肝泻火。

方药：**丹栀逍遥散**加减。

3. 痰气郁结证

证候：精神抑郁，胸部窒闷，胁肋胀满，咽中如有物梗塞，吞之不下，咯之不出，苔白腻，脉弦滑。

治法：行气开郁，化痰散结。

方药：**半夏厚朴汤**加减。

4. 心神失养证

证候：精神恍惚，心神不宁，多疑易惊，悲忧善哭，喜怒无常，或时时欠伸，舌质淡，脉弦。

治法：甘润缓急，养心安神。

方药：**甘麦大枣汤**加减。

5. 心脾两虚证

证候：多思善疑，头晕神疲，心悸胆怯，失眠健忘，纳差，面色不华，舌质淡，苔薄白，脉细。

治法：健脾养心，补益气血。

方药：**归脾汤**加减。

6. 心肾阴虚证

证候：情绪不宁，心悸，健忘，失眠，多梦，五心烦热，盗汗，口咽干燥，舌红少苔，脉细数。

治法：滋养心肾。

方药：**天王补心丹合六味地黄丸**加减。

二、血证

（一）概念

凡血液不循常道，或上溢于口鼻诸窍，或下泄于前、后二阴，或渗出于肌肤所形成的一类出血性疾患，统称为血证。在古代医籍中，亦称为血病或失血。血证的范围相当广泛，凡以出血为主要临床表现的内科病证均属本证的范围。本节涉及内科常见的鼻衄、齿衄、咯血、吐血、便血、尿血、紫斑等血证。

（二）病因病机

血证可由感受外邪、情志过极、饮食不节、劳倦过度、久病或热病等多种原因所导致。

1. 感受外邪　外邪侵袭，或因热病损伤脉络而引起出血，其中以热邪及湿热所致者为多。如风、热、燥邪损伤上部脉络，则引起衄血、咯血、吐血；热邪或湿热损伤下部脉络，则引起尿血、便血。

2. 情志过极　情志不遂，恼怒过度，肝气郁结化火，肝火上逆犯肺则引起衄血、咯血，肝火横逆犯胃则引起吐血。

3. 饮食不节　饮酒过多，过食辛辣厚味，滋生湿热，热伤脉络，引起衄血、吐血、便血；或损伤脾胃，脾胃虚衰，血失统摄，而引起吐血、便血。

4. 劳欲体虚　神劳伤心，体劳伤脾，房劳伤肾，劳欲过度，或久病体虚，导致心、脾、肾气阴的损伤。若损伤于气，则气虚不能摄血，以致血液外溢而形成衄血、吐血、便血、紫斑；若损伤于阴，则阴虚火旺，迫血妄行而致衄血、尿血、紫斑。

5. 久病之后　久病导致血证的机理主要有三个方面：久病使阴精耗伤，以致阴虚火旺，迫血妄行而致出血；久病使正气亏损，气虚不摄，血溢脉外而致出血；久病入络，使血脉瘀阻，血行不畅，血不循经而致出血。

各种原因导致出血，其共同的病机可以归结为**火热熏灼、迫血妄行和气虚不摄、血溢脉外**两类。在火热之中，又有**实火和虚火**之分，外感风热燥火、湿热内蕴、肝郁化火等，均属实火，阴虚火旺之火则属虚火。气虚之中又有仅见气虚和气损及阳、阳气亦虚之别。

此外，出血之后，已离经脉而未排出体外的血液，留积体内，蓄结而为瘀血，瘀血又会妨碍新血的生长及气血的正常运行，使出血反复难止。

血证的预后，主要与下述3个因素有关：一是引起血证的原因。一般来说，外感易治，内伤难愈；新病易治，久病难疗。二是与出血量的多少有关。出血量少者病轻，出血量多者病重，甚至形成气随血脱的危急重症。三是与兼见症状有关。出血而伴有发热、咳喘、脉数等症者，一般病情较重。

（三）血证的诊断与病证鉴别

1. 诊断

（1）鼻衄：凡血自鼻道外溢而非因外伤、倒经所致者，均可诊断为鼻衄。

（2）齿衄：血自牙龈或牙缝外溢，且排除外伤所致者，即可诊断为齿衄。

（3）咯血：血由肺、气道而来，经咳嗽而出，或觉喉痒胸闷，一咯即出，血色鲜红，或夹泡沫，或痰血相兼，痰中带血。

（4）吐血：发病急骤，吐血前多有恶心、胃脘不适、头晕等症。血随呕吐而出，常伴有食物残渣等胃内容物，血色多为咖啡色或紫暗色，也可为鲜红色，大便色黑如漆，或呈暗红色。

（5）便血：大便色鲜红、暗红或紫暗，甚至黑如柏油样，次数增多。

（6）尿血：小便中混有血液或夹有血丝，排尿时无疼痛。

（7）紫斑：肌肤出现青紫斑点，小如针尖，大者融合成片，压之不退色。紫斑好发于四肢，尤以下肢为甚，常反复发作。

2. 病证鉴别

（1）咯血与吐血：咯血与吐血血液均经口出，但两者截然不同。**咯血是血由肺来**，经气道随咳嗽而出，血色多为鲜红，常混有痰液，咯血之前多有咳嗽、胸闷、喉痒等症状，大量咯血后，可见痰中带血数天，大便一般不呈黑色。**吐血是血自胃而来**，经呕吐而出，血色紫暗，常夹有食物残渣，吐血之前多有胃脘不适或胃痛、恶心等症状，吐血之后无痰中带血，但大便多呈黑色。

（2）便血与痢疾：痢疾初起有发热、恶寒等症，其便血为脓血相兼，且有腹痛、里急后重、肛门灼热等症。便血无里急后重，无脓血相兼，与痢疾不同。

（3）远血与近血：便血之远近是指出血部位距肛门的远近而言。远血其病位在胃、小肠（上消化道），血与粪便相混，血色如黑漆色或暗紫色。近血来自乙状结肠、直肠、肛门（下消化道），血便分开，或是便外裹血，血色多鲜红或暗红。

（4）尿血与血淋：血淋与尿血均表现为血由尿道而出，两者以小便时痛与不痛为其鉴别要点，不痛者为尿血，痛（滴沥刺痛）者为血淋。

（5）紫斑与出疹：紫斑与出疹均有局部肤色的改变，紫斑呈点状者需与出疹的疹点区别。紫斑隐于皮内，压之不退色，触之不碍手；疹高出于皮肤，压之退色，摸之碍手。且二者成因、病位均有不同。

（四）辨证论治

血证具有明确而突出的临床表现－出血，一般不易混淆。但由于引起出血的原因以及出血部位不同，应注意辨清不同的病证。如从口中吐出的血液，有吐血与咯血之分；小便出血有尿血与血淋之别；大便下血则有便血、痔疮之异。

治疗血证，应针对各种血证的病因病机及损伤脏腑的不同，结合证候虚实及病情轻重而辨证论治。概而言之，对血证的治疗可归纳为**治火、治气、治血**3个原则。

1. 鼻衄

（1）热邪犯肺证

证候：鼻燥衄血，口干咽燥，身热，恶风，头痛，或兼有咳嗽，痰少等，舌质红，苔薄，脉数。

治法：清泄肺热，凉血止血。

方药：**桑菊饮**加减。

（2）胃热炽盛证

证候：鼻衄，或兼齿衄，血色鲜红，口渴欲饮，鼻干，口干臭秽，烦躁，便秘，舌红，苔黄，脉数。

治法：清胃泻火，凉血止血。

方药：**玉女煎**加减。

（3）肝火上炎证

证候：鼻衄，头痛，目眩，耳鸣，烦躁易怒，两目红赤，口苦，舌红，脉弦数。

治法：清肝泻火，凉血止血。

方药：龙胆泻肝汤加减。

（4）气血亏虚证

证候：鼻衄，或兼齿衄、肌衄，神疲乏力，面色无华，头晕，耳鸣，心悸，夜寐不宁，舌质淡，脉细无力。

治法：补气摄血。

方药：**归脾汤**加减。

2. 齿衄

（1）胃火炽盛证

证候：齿衄，血色鲜红，牙龈红肿疼痛，头痛，口臭，舌红，苔黄，脉洪数。

治法：清胃泻火，凉血止血。

方药：加味清胃散合泻心汤加减。

（2）阴虚火旺证

证候：齿衄，血色淡红，起病较缓，常因受热及烦劳而诱发，齿摇不坚，舌质红，苔少，脉细数。

治法：滋阴降火，凉血止血。

方药：**六味地黄丸合茜根散**加减。

3. 咯血

（1）燥热伤肺证

证候：喉痒咳嗽，痰中带血，口干鼻燥，或有身热，舌质红，少津，苔薄黄，脉数。

治法：清热润肺，宁络止血。

方药：**桑杏汤**加减。

（2）肝火犯肺证

证候：咳嗽阵作，痰中带血或纯血鲜红，胸胁胀痛，烦躁易怒，口苦，舌质红，苔薄黄，脉弦数。

治法：清肝泻火，凉血止血。

方药：**泻白散合黛蛤散**加减。

（3）阴虚肺热证

证候：咳嗽痰少，痰中带血，或反复咯血，血色鲜红，口干咽燥，颧红，潮热盗汗，舌质红，脉细数。

治法：滋阴润肺，宁络止血。

方药：**百合固金汤**加减。

4. 吐血

（1）胃热壅盛证

证候：脘腹胀闷，嘈杂不适，甚则作痛，吐血色红或紫暗，常夹有食物残渣，口臭，便秘，大便色黑，舌质红，苔黄腻，脉滑数。

治法：清胃泻火，化瘀止血。

方药：**泻心汤合十灰散**加减。

（2）肝火犯胃证

证候：吐血色红或紫暗，口苦胁痛，心烦易怒，寐少梦多，舌质红绛，脉弦数。

治法：泻肝清胃，凉血止血。

方药：**龙胆泻肝汤**加减。

（3）气虚血溢证

证候：吐血缠绵不止，时轻时重，血色暗淡，神疲乏力，心悸气短，面色苍白，舌质淡，脉细弱。

· 492 ·

治法：健脾益气摄血。
方药：**归脾汤**加减。

5. 便血

（1）肠道湿热证

证候：便血色红黏稠，大便不畅或稀溏，或有腹痛，口苦，舌质红，苔黄腻，脉濡数。

治法：清化湿热，凉血止血。

方药：**地榆散合槐角丸**加减。

（2）气虚不摄证

证候：便血色红或紫暗，食少，体倦，面色萎黄，心悸，少寐，舌质淡，脉细。

治法：益气摄血。

方药：**归脾汤**加减。

（3）脾胃虚寒证

证候：便血紫黯，甚则黑色，腹部隐痛，喜热饮，面色不华，神倦懒言，便溏，舌质淡，脉细。

治法：健脾温中，养血止血。

方药：**黄土汤**加减。

6. 尿血

（1）下焦湿热证

证候：小便黄赤灼热，尿血鲜红，心烦口渴，面赤，夜寐不安，舌质红，苔黄腻，脉数。

治法：清热利湿，凉血止血。

方药：**小蓟饮子**加减。

（2）肾虚火旺证

证候：小便短赤带血，头晕耳鸣，神疲，颧红潮热，腰膝酸软，舌质红，脉细数。

治法：滋阴降火，凉血止血。

方药：**知柏地黄丸**加减。

（3）脾不统血证

证候：久病尿血，甚或兼见齿衄、肌衄，食少，体倦乏力，气短声低，面色不华，舌质淡，脉细弱。

治法：补中健脾，益气摄血。

方药：**归脾汤**加减。

（4）肾气不固证

证候：久病尿血，血色淡红，头晕耳鸣，精神困惫，腰膝酸软，舌质淡，脉沉弱。

治法：补益肾气，固摄止血。

方药：**无比山药丸**加减。

7. 紫斑

（1）血热妄行证

证候：皮肤出现青紫斑点或斑块，或伴有鼻衄、齿衄、便血、尿血，或有发热，口渴，便秘，舌质红，苔黄，脉弦数。

治法：清热解毒，凉血止血。

方药：**十灰散**加减。

（2）阴虚火旺证

证候：皮肤出现青紫斑点或斑块，时发时止，常伴鼻衄、齿衄或月经过多，颧红，心烦，口渴，手足心热，或有潮热，盗汗，舌质红，苔少，脉细数。

治法：滋阴降火，宁络止血。

方药：**茜根散**加减。

（3）气不摄血证

证候：反复发生肌衄，久病不愈，神疲乏力，头晕目眩，面色苍白或萎黄，食欲不振，舌质淡，脉细弱。

治法：补气摄血。

方药：**归脾汤**加减。

三、痰饮

（一）概念

痰饮是指体内水液输布、运化失常、停积于某些部位的一类病证。痰，古通"淡"，是指水一类的可以"淡荡流动"的物质。饮也是指水液，作为致病因素，则是指病理性质的液体。为此，古代所称的"淡饮""流饮"，实均指痰饮而言。广义痰饮包括痰饮、悬饮、溢饮、支饮四类，是诸饮的总称。其中狭义的痰饮，则是指饮停胃肠之证。

（二）分类

痰饮包括**痰饮、悬饮、溢饮、支饮**四类。饮停胃肠之证，为痰饮；饮水后水流在胁下，咳唾引痛，谓之悬饮；水饮流行，归于四肢，当汗出而不汗出，身体疼痛，谓之溢饮；咳逆倚息，短气不得卧，其形如肿，谓之支饮。

（三）病因病机

痰饮的成因为外感寒湿、饮食不当或劳欲所伤，以致肺、脾、肾三脏功能失调，水谷不得化为精微输布全身，津液停积为患。

1. 饮食不当　凡暴饮过量，恣饮冷水，进食生冷；或炎夏受热以及饮酒后，因热伤冷，冷热交结，中阳被遏，脾失健运，湿从内生，水液停积而为痰饮。

2. 外感寒湿　因气候湿冷，或冒雨涉水，坐卧湿地，寒湿之邪侵袭肌表，困遏卫阳，致使肺不能宣布水津，湿邪困脾，脾无以运化水湿，水津停滞积而成饮。

3. 劳欲体虚　劳倦、纵欲太过，或久病体虚，伤及脾肾之阳，水液失于输化，亦可停而成饮。若体虚气弱，或劳倦太过之人，一旦伤于水湿，更易停蓄为病。

痰饮之生成则与**肺、脾、肾**功能失调有关。肺居上焦，主气，肺气有宣发肃降，通调水道的作用。若因肺气不宣，通调失司，津液失于布散，则聚为痰饮。脾居中州，而脾主运化，有运输水谷精微之功能。若因湿邪困脾，或脾虚不运，均可使水谷精微不归正化，聚为痰湿。肾为水脏，处下焦，主水液的气化，有蒸化水液、分清泌浊的职责。若肾气肾阳不足，蒸化失司，水湿泛滥，亦可导致痰饮内生。三脏之中，脾运失司，**首当其冲**。因脾阳虚，则上不能输精以养肺，水谷不归正化，反为痰饮而干肺；下不能助肾以制水，水寒之气反伤肾阳，由此必致水液内停中焦，流溢各处，波及五脏。本病的病理性质，则总属**阳虚阴盛**，输化失调，因虚致实，水饮停积为患。

（四）诊断与病证鉴别

1. 诊断　应根据四饮的不同临床特征确定诊断。

（1）痰饮：心下满闷，呕吐清水痰涎，胃肠辘辘有声，体形昔肥今瘦，属饮停胃肠。

（2）悬饮：胸胁胀满，咳唾引痛，喘促不能平卧，属饮流胁下。

（3）溢饮：身体疼痛而沉重，甚则肢体浮肿，当汗出而不汗出，属饮溢肢体。

（4）支饮：咳逆倚息，短气不得平卧，其形如肿，属饮邪支撑胸肺。

2. 病证鉴别

（1）悬饮与胸痹：两者均有胸痛。但胸痹为胸膺部或心前区闷痛，且可引及左侧肩背或左臂内侧，常于劳累、饱饥、受寒、情绪激动后突然发作，历时较短，休息或用药后得以缓解；悬饮为胸胁胀痛，持续不解，多伴咳唾、转侧、呼吸时疼痛加重，肋间胀满，并有咳嗽、咳痰等肺系证候。

（2）溢饮与风水证：水肿之风水相搏证，可分为表实、表虚两个类型。表实者，水肿而无汗，身体疼重，与水泛肌表之溢饮基本相同。如见肢体浮肿而汗出恶风，则属表虚，与溢饮有异。

（五）辨证论治

应掌握**阳虚阴盛、本虚标实**的特点。本虚为阳气不足，标实指水饮留聚。无论病之新久，都要根据症状辨别二者主次。痰饮虽为阴邪，寒证居多，但亦有郁久化热者；初起若有寒热兼症，为夹表邪；饮积不化，气机升降受阻，常兼气滞。

痰饮的治疗以**温化**为原则。同时还当根据表里虚实的不同，采取相应的处理。水饮壅盛者，应祛饮以治标；阳微气虚者，宜温阳以治本；在表者，当温散发汗；在里者，应温化利水；正虚者补之；邪实者攻之；如属邪实正虚，则当消补兼施；饮热相杂者，又当温清并用。

1. 痰饮

（1）脾阳虚弱证

证候：胸胁支满，心下痞闷，胃中有振水音，脘腹喜温畏冷，泛吐清水痰涎，饮入易吐，口渴不欲饮水，头晕目眩，心悸气短，食少，大便或溏，舌苔白滑，脉弦细而滑。

治法：温脾化饮。

方药：**苓桂术甘汤合小半夏加茯苓汤**加减。

（2）饮留胃肠证

证候：心下坚满或痛，自利，利后反快，虽利，心下续坚满，或水走肠间，辘辘有声，腹满，便秘，口舌干燥，舌苔腻，色白或黄，脉沉弦或伏。

治法：攻下逐饮。

方药：**甘遂半夏汤或己椒苈黄丸**加减。

2. 悬饮

（1）邪犯胸肺证

证候：寒热往来，身热起伏，汗少，或发热不恶寒，有汗而热不解，咳嗽，痰少，气急，胸胁刺痛，呼吸、转侧疼痛加重，心下痞硬，干呕，口苦，咽干，舌苔薄白或黄，脉弦数。

治法：和解宣利。

方药：**柴枳半夏汤**加减。

（2）饮停胸胁证

证候：胸胁疼痛，咳唾引痛，痛势较前减轻，而呼吸困难加重，咳逆气喘，息促不能平卧，或仅能偏卧于停饮的一侧，病侧肋间胀满，甚则可见病侧胸廓隆起，舌苔白，脉沉弦或弦滑。

治法：泻肺祛饮。

方药：**椒目瓜蒌汤合十枣汤**加减。

（3）络气不和证

证候：胸胁疼痛，如灼如刺，胸闷不舒，呼吸不畅，或有闷咳，甚则迁延，经久不已，阴雨更甚，可见病侧胸廓变形，舌苔薄，质暗，脉弦。

治法：理气和络。

方药：**香附旋覆花汤**加减。

（4）阴虚内热证

证候：咳呛时作，咳吐少量黏痰，口干咽燥，或午后潮热，颧红，心烦，手足心热，盗汗，或伴胸胁闷痛，病久不复，形体消瘦，舌质偏红，少苔，脉细数。

治法：滋阴清热。

方药：**沙参麦冬汤合泻白散**加减。

3. 溢饮

证候：身体沉重而疼痛，甚则肢体浮肿，恶寒，无汗，或有咳喘，痰多白沫，胸闷，干呕，口不渴，苔白，脉弦紧。

治法：发表化饮。

方药：**小青龙汤**加减。

4. 支饮

（1）寒饮伏肺证

证候：咳逆喘满不得卧，痰吐白沫量多，经久不愈，天冷受寒加重，甚至引起面浮跗肿。或平素伏而不作，遇寒即发，形寒发热，背痛，腰痛，目泣自出，身体振振瞤动。舌苔白滑或白腻，脉弦紧。

治法：宣肺化饮。

方药：**小青龙汤**加减。

（2）脾肾阳虚证

证候：喘促动则为甚，心悸，气短，或咳而气怯，痰多，食少，胸闷，怯寒肢冷，神疲，少腹拘急不仁，脐下动悸，小便不利，足跗浮肿，或吐涎沫而头目昏眩，舌体胖大，质淡，苔白润或腻，脉沉细而滑。

治法：温脾补肾，以化水饮。

方药：**金匮肾气丸合苓桂术甘汤**加减。

四、自汗、盗汗

(一) 概念

自汗、盗汗是指由于阴阳失调，腠理不固，而致汗液外泄失常的病证。其中，不因外界环境因素的影响，而白昼时时汗出、动辄益甚者，称为自汗；寐中汗出、醒来自止者，称为盗汗，亦称为寝汗。自汗、盗汗作为症状，既可单独出现，也常伴见于其他疾病过程中。

(二) 病因病机

本病大多由邪客表虚、营卫不和，肺气亏虚、卫表不固，阳气虚衰、津液失摄，阴虚火旺、虚火扰津，热邪郁蒸、迫津外泄等所致。

1. **营卫不和** 体质虚弱之人，阴阳偏盛、偏衰，或表虚之人，猝感风邪，致营卫不和，卫强营弱，卫外失司，营阴不能内守而汗出。

2. **肺气亏虚** 素体虚弱，病后体虚，或久患咳喘，耗伤肺气，肺气不足，肌表疏松，腠理不固而汗自出。

3. **阳气虚衰** 久病重病，脏气不足，阳气过耗，不能敛阴，卫外不固而汗液外泄，甚则发生大汗亡阳之变。

4. **虚火扰津** 烦劳过度，精神过用，伤血失精，致血虚精亏，或邪热伤阴，阴液不足，虚火内生，心液被扰，不能自藏而外泄作汗。

5. **心血不足** 劳心过度，久病血虚、血少，心失所养，心神不宁，神不守舍，心液不藏而外泄则盗汗。

6. **热邪郁蒸** 风寒入里化热或感受风热、暑热。邪客于肺，肺热内炽，蒸发津液则大汗出。亦有因饮食不节，湿浊困阻，湿热蕴结，熏蒸肝胆，见汗出色黄等。

综上所述，汗证的病位在卫表肌腠，其发生与肺、心、肾密切相关。病理性质有虚、实两端。由热邪郁蒸，津液外泄属实；由营卫不和、肺气亏虚、阳气虚衰竭、阴虚火旺、心血不足所致者属虚。因气属阳，血属阴，自汗多阳气虚，盗汗多阴血虚。

(三) 诊断与病证鉴别

1. 诊断

(1) 不受外界环境影响，在头面、颈胸，或四肢、全身出汗者，白昼汗出溱溱，动则益甚为自汗；睡眠中汗出津津，醒后汗止为盗汗。

(2) 除外其他疾病引起的自汗、盗汗。作为其他疾病过程中出现的自汗、盗汗，因疾病不同，各具有该疾病的症状及体征，且出汗大多不居于突出地位。

(3) 有病后体虚、表虚受风、思虑烦劳过度、情志不舒、嗜食辛辣等易于引起自汗、盗汗的病因存在。

2. 病证鉴别

(1) 自汗、盗汗与脱汗：脱汗表现为大汗淋漓，汗出如珠，常同时出现声低息微，精神疲惫，四肢厥冷，脉微欲绝或散大无力，多在疾病危重时出现，为病势危急的征象，故脱汗又称为绝汗。其汗出的情况及病情的程度均较自汗、盗汗为重。

(2) 自汗、盗汗与战汗：主要出现于急性热病过程中，表现为突然恶寒颤栗，全身汗出，发热，口渴，烦躁不安，为邪正交争的征象。若汗出之后，热退脉静，气息调畅，为正气拒邪，病趋好转。与阴阳失调、营卫不和之自汗、盗汗迥然有别。

· 497 ·

（3）自汗、盗汗与黄汗：黄汗汗出色黄，染衣着色，常伴见口中黏苦、渴不欲饮、小便不利、苔黄腻、脉弦滑等湿热内郁之证。可以为自汗、盗汗中的邪热郁蒸型，但汗出色黄的程度较重。

（四）辨证论治

应着重辨明阴阳虚实。实症当清肝泄热，化湿和营；虚证当根据证候的不同而治以调和营卫，益气，养阴，补血；虚实夹杂者，则根据虚实的主次适当兼顾。此外，由于自汗、盗汗均以腠理不固、津液外泄为共同病变，故可酌加麻黄根、浮小麦、糯稻根、五味子、瘪桃干、牡蛎等固涩敛汗之品，以增强止汗的功能。

1. 肺卫不固证

证候：汗出恶风，稍劳汗出尤甚，或表现半身、某一局部出汗，易于感冒，体倦乏力，周身酸楚，面色㿠白少华，苔薄白，脉细弱。

治法：益气固表。

方药：**桂枝加黄芪汤或玉屏风散**加减。

2. 心血不足证

证候：自汗或盗汗，心悸少寐，神疲气短，面色不华，舌质淡，脉细。

治法：养血补心。

方药：**归脾汤**加减。

3. 阴虚火旺证

证候：夜寐盗汗，或有自汗，五心烦热，或兼午后潮热，两颧色红，口渴，舌红少苔，脉细数。

治法：滋阴降火。

方药：**当归六黄汤**加减。

4. 邪热郁蒸证

证候：蒸蒸汗出，汗黏，汗液易使衣服黄染，面赤烘热，烦躁，口苦，小便色黄，舌苔薄黄，脉弦数。

治法：清肝泄热，化湿和营。

方药：**龙胆泻肝汤**加减。

五、内伤发热

（一）概念

内伤发热是指以内伤为病因，脏腑功能失调，**气、血、阴、阳失衡为基本病机**，以发热为主要临床表现的病证。一般起病较缓，病程较长，热势轻重不一，但以低热为多，或自觉发热而体温并不升高。

（二）病因病机

引起内伤发热的病因主要是久病体虚、饮食劳倦、情志失调及外伤出血。其病机主要为气、血、阴、阳亏虚和气、血、痰、湿郁结壅遏而致发热两类。

1. 饮食劳倦　由于饮食失调，劳倦过度，使脾胃受损，水谷精气不充，以致中气不足，阴火内生，或脾虚不能化生阴血，而引起发热；若脾胃受损，运化失职，以致痰湿内生，郁而化热，进而引起湿郁发热。

2. 情志失调　情志抑郁，肝气不能条达，气郁化火，或恼怒过度，肝火内盛，导致气郁发热。情志失调亦是导致瘀血发热的原因之一。每在气机郁滞的基础上，日久不愈，则使血行瘀滞而导致血瘀发热。

3. 久病体虚　由于久病或素体虚弱失于调养，以致机体的气、血、阴、阳亏虚，阴阳失衡而引起发热。若中气不足，阴火内生，可引起气虚发热；久病心肝血虚，或脾虚不能生血，或长期慢性失血，以致血虚阴伤，无以敛阳，导致血虚发热；素体阴虚，或热病日久，耗伤阴液，或治病过程中误用、过用温燥药物，致阴精亏虚，阴衰则阳盛，水不制火，而导致阴虚发热；寒证日久，或久病气虚，气损及阳，脾肾阳气亏虚，虚阳外浮，导致阳虚发热。

4. 外伤出血　外伤及出血等原因导致发热主要有两个方面：一是外伤及出血使血循不畅，瘀血阻滞经络，气血壅遏不通，因而引起瘀血发热；二是外伤及血证时出血过多，或长期慢性失血，以致阴血不足，无以敛阳而引起血虚发热。

引起内伤发热的病机，大体可归纳为**虚、实**两类。由气郁化火、瘀血阻滞及痰湿停聚所致者属实，其基本病机为气、血、痰、湿等郁结，壅遏化热而引起发热。由中气不足、血虚失养、阴精亏虚及阳气虚衰竭所致者属虚，其基本病机是气、血、阴、阳亏虚，或因阴血不足，阴不配阳，水不济火，阳气亢盛而发热，或因阳气虚衰竭，阴火内生，阳气外浮而发热。总属脏腑功能失调、阴阳失衡所致。本病病机比较复杂，可由一种也可由多种病因同时引起发热，如气郁血瘀、气阴两虚、气血两虚等。久病往往由实转虚，由轻转重，其中以瘀血病久，损及气、血、阴、阳，分别兼见气虚、血虚、阴虚或阳虚，而成为虚实兼夹之证的情况较为多见。其他如气郁发热日久伤阴，则转化为气郁阴虚之发热；气虚发热日久，病损及阳，阳气虚衰竭，则发展为阳虚发热。

（三）诊断与病证鉴别

1. 诊断

（1）内伤发热起病缓慢，病程较长，多为低热，或自觉发热，而体温并不升高，表现为高热者较少。不恶寒，或虽有怯冷，但得衣被则温。常兼见头晕、神疲、自汗、盗汗、脉弱等症。

（2）一般有气、血、阴、阳亏虚或气郁、血瘀、湿阻的病史，或有反复发热史。

（3）无感受外邪所致的头身疼痛、鼻塞、流涕、脉浮等症。

2. 病证鉴别　内伤发热应与外感发热相鉴别。内伤发热起病缓慢，病程较长，或有反复发作的病史。多为低热，或自觉发热，而体温并不升高，表现为高热的较少。不恶寒，或虽有怯冷，但得衣被则减。常兼见手足心热、头晕、神疲、自汗、盗汗、脉弱等症。外感发热则因感受外邪而起，起病较急，病程较短，发热的热度大多较高，发热的类型随病种的不同而有所差异，一般外邪不除则发热不退。发热初期大多伴有恶寒，其恶寒得衣被而不减，常兼有头身疼痛、鼻塞、流涕、咳嗽、脉浮等表证。外感发热由感受外邪、正邪相争所致，属实证者居多。

（四）辨证论治

内伤发热的辨证**最重要**的是要辨清证候的虚实，由气郁、血瘀、痰湿所致的内伤发热属实，由气虚、血虚、阴虚、阳虚所致的内伤发热属虚。若邪实伤正或阴损致实，表现为虚实夹杂的证候，应分析其主次。属实者，治宜解郁、活血、除湿为主，适当配伍清热。属虚者，则应益气、养血、滋阴、温阳，除阴虚发热可适当配伍清退虚热的药物外，其余均应以补为主。对虚实夹杂者，则宜兼顾之。

1. 阴虚发热证

证候：午后潮热，或夜间发热，不欲近衣，手足心热，烦躁，少寐多梦，盗汗，口干咽燥，舌质红，或有裂纹，苔少甚至无苔，脉细数。

治法：滋阴清热。

方药：**清骨散**加减。

2. 血虚发热证

证候：发热，热势多为低热，头晕眼花，体倦乏力，心悸不宁，面白少华，唇甲色淡，舌质淡，脉细弱。

治法：益气养血。

方药：**归脾汤**加减。

3. 气虚发热证

证候：发热，热势或低或高，常在劳累后发作或加剧，倦怠乏力，气短懒言，自汗，易于感冒，食少便溏，舌质淡，苔薄白，脉细弱。

治法：益气健脾，甘温除热。

方药：**补中益气汤**加减。

4. 阳虚发热证

证候：发热而欲近衣，形寒怯冷，四肢不温，少气懒言，头晕嗜卧，腰膝酸软，纳少便溏，面色㿠白，舌质淡胖，或有齿痕，苔白润，脉沉细无力。

治法：温补阳气，引火归原。

方药：**金匮肾气丸**加减。

5. 气郁发热证

证候：发热多为低热或潮热，热势常随情绪波动而起伏，精神抑郁，胁肋胀满，烦躁易怒，口干而苦，纳食减少，舌红，苔黄，脉弦数。

治法：疏肝理气，解郁泄热。

治法：**丹栀逍遥散**加减。

6. 痰湿郁热证

证候：低热，午后热甚，心内烦热，胸闷脘痞，不思饮食，渴不欲饮，呕恶，大便稀薄或黏滞不爽，舌苔白腻或黄腻，脉濡数。

治法：燥湿化痰，清热和中。

方药：**黄连温胆汤合中和汤**加减。

7. 血瘀发热证

证候：午后或夜晚发热，或自觉身体某些部位发热，口燥咽干，但不多饮，肢体或躯干有固定痛处或肿块，面色萎黄或晦暗，舌质青紫或有瘀点、瘀斑，脉弦或涩。

治法：活血化瘀。

方药：**血府逐瘀汤**加减。

六、虚劳

（一）概念

虚劳又称虚损，是以脏腑亏虚、气血阴阳虚衰、久虚不复成劳为主要病机，以五脏虚损为主要临床表现的多种慢性虚弱证候的总称。

(二) 病因病机

虚劳的病因主要有**先天、后天**两大因素，具体包括体质、生活与疾病因素引起脏腑气血阴阳的亏虚，日久不复，均可成为虚劳。其基本病机变化不外乎气、血、阴、阳亏虚。

1. 禀赋薄弱，因虚致病　先天不足，体质薄弱，或胎中失养、临产受损，致使形气不充、脏腑不荣、生机不旺之人易因虚致病而成虚劳；罹患疾病，因病致虚，久虚不复，致使脏腑气血阴阳亏虚日甚，亦可成为虚劳。

2. 饮食不节，损伤脾胃　饥饱不调、嗜食偏食、营养不良、饮酒过度等均会导致脾胃损伤，不能化生水谷精微，气血来源不充，脏腑经络失于濡养，日久形成虚劳。

3. 烦劳过度，损伤五脏　烦劳过度，因劳致虚，日久成损。尤以劳神过度及恣情纵欲较为多见。忧郁思虑，积思不解等劳伤心神，易使心失所养，脾失健运，心脾损伤，气血亏虚成劳。而早婚多育，房事不节等，易使肾精亏虚，肾气不足，久则阴阳亏损。

4. 大病久病，失于调理　大病，邪气过盛，脏气损伤，耗伤气血阴阳，正气短时难以恢复，加之病后失于调理，每易发展成劳。久病迁延失治，日久不愈，病情传变日深，损耗人体的气血阴阳，或产后失于调理，正虚难复，均可演变为虚劳。

5. 误治失治，损耗精气　由于诊断有误，或选用治法、药物不当，以致精气损伤，既延误治疗，又使阴精或阳气受损，从而导致虚劳。

虚劳虽有因虚致病、因病成劳，或因病致虚、久虚不复成劳的不同，但其病理性质主要为气、血、阴、阳的亏虚，**病损主要在五脏，尤以脾肾两脏更为重要**。由于虚损的病因不一，往往首先导致某一脏气、血、阴、阳的亏损，但由于五脏相关，气血同源，阴阳互根，所以在病变过程中常互相影响。一脏受病，累及他脏，气虚不能生血，血虚无以生气；气虚者，日久阳也渐衰竭；血虚者，日久阴也不足；阳损日久，累及于阴；阴虚日久，累及于阳，以致病势日渐发展，而病情趋于复杂。虚劳病变涉及五脏，由于五脏在生理、病理方面有各自的特殊性，因此，五脏阴阳气血的损伤也各有不同的重点。一般来说，气虚以肺、脾为主，但病重者每可影响心、肾；血虚以心、肝为主，并与脾之化源不足有关；阴虚以肾、肝、肺为主，涉及心、胃；阳虚以脾、肾为主，重者影响到心。

虚劳一般病程较长，多为久病痼疾，症状逐渐加重，短期不易康复。其转归及预后与体质的强弱，脾肾的盛衰，能否解除致病原因，以及是否得到及时、正确的治疗、护理等因素有密切关系。脾肾未衰，元气未败，形气未脱，饮食尚可，无大热，或虽有热而治之能解，无喘息不续，能受补益等为虚劳的顺证表现，其预后较好。反之，形神衰惫，肉脱骨痿，不思饮食，泄泻不止，喘急气促，发热难解，声哑息微，或内有实邪而不任攻，或诸虚并集而不受补，舌质淡胖无华或光红如镜，脉急促细弦或浮大无根为虚劳的逆证表现，其预后不良。

(三) 诊断与病证鉴别

1. 诊断

(1) 多见形神衰败，身体羸瘦，大肉尽脱，食少厌食，心悸气短，自汗盗汗，面容憔悴，或五心烦热，或畏寒肢冷，脉虚无力等症。若病程较长，久虚不复，症状可呈进行性加重。

(2) 具有引起虚劳的致病因素及较长的病史。

(3) 排除类似病证。应着重排除其他病证中的虚证。

2. 病证鉴别　虚劳应与肺痨相鉴别。肺痨系正气不足而被痨虫侵袭所致，其主要病位在肺，具有传染性，以阴虚火旺为病理特点，以咳嗽、咳痰、咯血、潮热、盗汗、消瘦为主要临床症状。虚劳则由多种原因所导致，久虚不复，病程较长，无传染性，以脏腑气、血、阴、阳亏虚为基本病机，可分别出现五脏气、血、阴、阳亏虚的多种症状。

（四）辨证论治

虚劳的证候虽多，但总不离乎五脏，而五脏之伤又不外乎气、血、阴、阳，故对虚劳的辨证应**以气、血、阴、阳为纲，五脏虚证为目**。根据"虚则补之"的理论，虚劳的治疗当以补益为基本原则。

1. 气虚

（1）肺气虚证

证候：咳嗽无力，痰液清稀，短气自汗，声音低怯，时寒时热，平素易于感冒，面白，舌淡，脉细软弱。

治法：补益肺气。

方药：**补肺汤**加减。

（2）心气虚证

证候：心悸，气短，劳则尤甚，神疲体倦，自汗，舌质淡，脉弱。

治法：益气养心。

方药：**七福饮**加减。

（3）脾气虚证

证候：饮食减少，食后胃脘不舒，倦怠乏力，大便溏薄，面色萎黄，舌淡苔薄，脉弱。

治法：健脾益气。

方药：**加味四君子汤**加减。

（4）肾气虚证

证候：神疲乏力，腰膝酸软，小便频数而清，或白带清稀，舌质淡，脉弱。

治法：益气补肾。

方药：**大补元煎**加减。

在气、血、阴、阳的亏虚中，**气虚是临床最常见的一类**，其中尤以**肺、脾气虚**为多见，而心、肾气虚亦不少。肝病而出现神疲乏力、食少便溏、舌质淡、脉弱等气虚症状时多在治肝的基础上结合脾气亏虚论治。

2. 血虚

（1）心血虚证

证候：心悸怔忡，健忘，失眠，多梦，舌淡，脉细或结、代。

治法：养血宁心。

方药：**养心汤**加减。

（2）肝血虚证

证候：头晕，目眩，胁痛，肢体麻木，筋脉拘急，或筋惕肉瞤，妇女月经不调甚则闭经，面色不华，舌质淡，脉弦细或细涩。

治法：补血养肝。

方药：**四物汤**加减。

3. 阴虚

（1）肺阴虚证

证候：干咳，咽燥，甚或失音，咯血，潮热，盗汗，面色潮红，舌红少津，脉细数。

治法：养阴润肺。

方药：**沙参麦冬汤**加减。

（2）心阴虚证

证候：心悸，失眠，烦躁，潮热，盗汗，或口舌生疮，面色潮红，舌红少津，脉细数。

治法：滋阴养心。

方药：**天王补心丹**加减。

（3）胃阴虚证

证候：口干唇燥，不思饮食，大便燥结，甚则干呕，呃逆，面色潮红，舌干，苔少或无苔，脉细数。

治法：养阴和胃。

方药：**益胃汤**加减。

（4）肝阴虚证

证候：头痛，眩晕，耳鸣，目干畏光，视物不明，急躁易怒，或肢体麻木，筋惕肉瞤，面潮红，舌红少津，脉弦细数。

治法：滋养肝阴。

方药：**补肝汤**加减。

（5）肾阴虚证

证候：腰酸，遗精，两足软弱，眩晕，耳鸣，甚则耳聋，口干，咽痛，颧红，舌红少津，脉沉细。

治法：滋补肾阴。

方药：**左归丸**加减。

五脏的阴虚在临床上均较常见，而以<u>肾、肝、肺</u>为主，且以<u>肝肾为根本</u>。

4. 阳虚

（1）心阳虚证

证候：心悸，自汗，神倦嗜卧，心胸憋闷疼痛，形寒肢冷，面色苍白，舌质淡，脉细弱或沉迟。

治法：益气温阳。

方药：**保元汤**加减。

（2）脾阳虚证

证候：面色萎黄，食少，形寒，神倦乏力，少气懒言，大便溏薄，肠鸣腹痛，每因受寒或饮食不慎而加剧，舌淡苔薄，脉弱。

治法：温中健脾。

方药：**附子理中汤**加减。
（3）肾阳虚证
证候：腰背酸痛，遗精，阳痿，多尿或不禁，面色苍白，畏寒肢冷，下利清谷或五更泄泻，舌质淡胖，有齿痕，脉沉迟。
治法：温补肾阳。
方药：**右归丸**加减。

阳虚常由**气虚**进一步发展而成，**阳虚则阴盛**，症状比气虚重，并出现寒证。阳虚之中，以**心**、**脾**、**肾**的阳虚为多见。由于肾阳为人身之元阳，所以心脾之阳虚日久亦必病及于肾，而出现心肾阳虚或脾肾阳虚的病变。

第十七单元 肢体经络病证

【复习指导】掌握痿证、腰痛的概念，诊断要点，中医辨证论治的证候、治法、常用方剂。中医病因病机，病证鉴别是熟悉内容。

一、痿证

（一）概念
痿证是指肢体筋脉弛缓、软弱无力、日久不能随意运动而致**肌萎缩**的一种病证。

（二）病因病机
痿证是以肢体痿软不能随意运动为主要症状的一种疾病。导致肢体痿软的原因十分繁杂，不论内伤情志、外感湿热、劳倦色欲都能损伤内脏精气，导致筋脉失养，产生痿证。

1. 脏腑内热，外感邪毒　素体阴虚阳盛，或脏腑内有蕴热，热毒之邪侵扰肌肤，内舍脾肺，肺热叶焦，中焦郁热，燔灼津液，阴亏血燥，筋脉肌肤失于濡养，发为痿证。

2. 肺热伤津，津伤不布　感受温热毒邪，高热不退，或病后余热燔灼，伤津耗气，皆令"肺热叶焦"不能布送津液以润泽五脏，遂致四肢筋脉失养，痿弱不用。

3. 湿热浸淫，气血不运　久处湿地，或冒雨露，浸淫经脉，使营卫运行受阻，郁遏生热，久则气血运行不利，筋脉肌肉失却濡养而弛纵不收，成为痿证；也有因饮食不节，如过食肥甘辛辣，或嗜酒无度，损伤脾胃，内生湿热，阻碍运化，导致脾运不输，筋脉肌肉失养，而产生痿证。同时阳明湿热不清，易灼肺金，加重痿证。

4. 脾胃亏虚，精微不输　脾胃为后天之本，素体脾胃虚弱，或久病成虚，中气受损，则受纳、运化、输布的功能失常，气血津液生化乏源，无以濡养五脏，运行气血，以致筋骨失养，关节不利，肌肉瘦削，而导致肢体痿弱不用。

5. 肝肾亏损，髓枯筋痿　素体肾虚，或因房事太过，乘醉入房，精损难复，或因劳役太过，罢极本伤，阴精亏损，导致肾水亏虚，筋脉失其荣养，而产生痿证；或因五志失调，火起于内，肾水虚不能制火，以致火烁肺金，肺失治节，不能通调津液以溉五脏，脏气伤则肢体失养，导致痿躄。

此外，脾虚湿热不化，流注于下，久则亦能损伤肝肾，导致筋骨失养。

本病的病机要点为热毒炽盛、肺热津伤、湿热浸淫、脾胃虚弱、肝肾髓枯等五种，亦有夹痰、夹瘀、夹积等。病位在筋脉肌肉，与肝、肾、肺、胃关系最为密切，病久可涉及五脏。

（三）诊断与病证鉴别

1. 诊断

（1）肢体筋脉弛缓不收，下肢或上肢、一侧或双侧软弱无力，甚则瘫痪，部分患者伴有肌萎缩。

（2）由于肌肉痿软无力，可有睑废、视歧、声嘶低暗、抬头无力等症状，甚则影响呼吸、吞咽。

（3）部分患者发病前有感冒、腹泻病史，有的患者有神经毒性药物接触史或家族遗传史。

2. 病证鉴别

（1）痿证与偏枯：偏枯亦称半身不遂，是中风症状，病见一侧上下肢偏废不用，常伴有语言謇涩、口眼歪斜，久则患肢肌肉枯瘦，其瘫痪是由于中风而致，二者临床不难鉴别。

（2）痿证与痹证：痹证后期，由于肢体关节疼痛，不能运动，肢体长期废用，亦有类似痿证之瘦削枯萎者。但痿证肢体关节一般不痛，痹证则均有疼痛，其病因病机、治法也不相同，应予鉴别。

（四）辨证论治

痿证辨证，重在**辨脏腑病位，审标本虚实**。痿证初起症见发热、咳嗽、咽痛，或在热病之后出现肢体软弱不用者，病位多在肺；凡见四肢痿软，食少便溏，面浮，下肢微肿，纳呆腹胀，病位多在脾胃；凡以下肢痿软无力明显，甚则不能站立，腰脊酸软，头晕耳鸣，遗精阳痿，月经不调，咽干目眩，病位多在肝肾。

痿证以虚为本，或本虚标实。因感受温热毒邪或湿热浸淫者，多急性发病，病程发展较快，属实证。热邪最易耗津伤正，故疾病早期就常见虚实错杂。内伤积损，久病不愈，主要为肝肾阴虚或脾胃虚弱，多属虚证，但又常兼夹郁热、湿热、痰浊、瘀血，而虚中有实。

治疗上，《素问·痿论篇》所言"**治痿者独取阳明**"，是指**补脾胃、清胃火、去湿热**。另一方面朱丹溪用"泻南方、补北方"，是从清内热、滋肾阴方面，达到金水相生、滋润五脏的另一种方法。总的治法正如《医学心悟·痿》所云："不外补中祛湿、养阴清热而已。"

1. 热毒炽盛，气血两燔证

证候：四肢痿软无力，伴颜面红斑赤肿，或者皮肤瘙痒，伴壮热，烦躁不宁，口渴，四肢痿软无力，咽痛，饮食呛咳，尿黄或赤，大便干，舌质红绛，苔黄燥，脉洪数。

治法：清热解毒，凉血活血。

方药：**清瘟败毒饮**加减。

2. 肺热津伤，筋失濡润证

证候：病起发热，或热病后突然出现肢体软弱无力，皮肤枯燥，心烦口渴，咳呛少痰，咽干不利，小便黄少，大便干燥，舌质红，苔黄，脉细数。

治法：清热润燥，养肺生津。

方药：**清燥救肺汤**加减。

3. 湿热浸淫，气血不运证

证候：四肢痿软，身体困重，或麻木、微肿，尤以下肢多见，或足胫热气上腾，或有发热，胸痞脘闷，小便短赤涩痛，苔黄腻，脉细数。

治法：清热利湿，通利筋脉。

方药：**加味二妙散**加减。

4. 脾胃亏虚，精微不运证

证候：肢体痿软无力，逐渐加重，食少，便溏，腹胀，面浮不华，气短，神疲乏力，苔薄白，脉细。

治法：补脾益气，健运升清。

方药：**参苓白术散**加减。

5. 肝肾亏损，髓枯筋痿证

证候：起病缓慢，下肢痿软无力，腰脊酸软，不能久立，或伴目眩发落，咽干耳鸣，遗精或遗尿，或妇女月经不调，甚至步履全废，腿胫大肉消脱，舌红少苔，脉细数。

治法：补益肝肾，滋阴清热。

方药：**大补阴煎**加减。

二、腰痛

（一）概念

腰痛是因感受外邪，或跌仆闪挫，或肾虚引起的腰部气血运行不畅，或失于濡养，以腰部一侧或两侧疼痛为主要症状的一类病证。

（二）病因病机

腰痛的致病原因可概括为**外感、内伤**两个方面。外感以感受风寒湿邪或湿热之邪为主，内伤多属肾虚。另外，外伤，损伤经脉，气滞血瘀亦能发生腰痛。

1. 感受寒湿　多由居处潮湿，或冒雨涉水，或劳汗当风，衣着湿冷，腰腑失护，寒湿之邪乘虚而入，寒为阴邪，其性凝滞收引，既伤卫阳，又损营阴，以致腰腑经脉阻遏，络脉绌急；湿邪黏腻、重着，留着筋骨肌肉，闭阻气血，寒与湿相合，致腰腑经脉受阻，气血运行不畅而发腰痛。

2. 感受湿热　长夏之际，湿热交蒸，或湿蕴生热，湿与热合，滞于腰腑，壅遏经脉引起腰痛。

3. 气滞血瘀　跌仆外伤，暴力扭转，或体位不正，腰部用力不当，或因久病导致腰部经络气血运行不畅，气血阻滞不通，瘀血留着而发生疼痛。

4. 肾亏体虚　先天禀赋不足，加之劳累太过，或久病体虚，或年老体衰，或房事不节，以致肾精亏损，腰腑失养而发生腰痛。

腰为肾之府，为肾之精气所濡养。肾与膀胱相表里，足太阳经夹脊入腰中。此外，任、督、冲、带诸脉亦布其间，故内伤则不外乎肾虚。而外感风寒湿热诸邪，以湿性黏滞，最易痹着腰部，所以外感总离不开湿邪为患。内外二因，相互影响，肾虚是发病关键所在，风寒湿热之痹阻不行，常因肾虚而客，否则虽感外邪，亦不会出现腰痛。至于劳力扭伤，与血瘀有关，临床上亦不少见。

（三）诊断和病证鉴别

1. 诊断

（1）急性腰痛，病程较短，轻微活动即可引起一侧或两侧腰部疼痛加重，脊柱两旁常有明显的按压痛。

（2）慢性腰痛，病程较长，缠绵难愈，腰部多隐痛或酸痛。常因体位不当、劳累过度、天气变化等因素而加重。

（3）本病常有居处潮湿阴冷、涉水冒雨、跌仆闪挫或劳损等相关病史。

2. 病证鉴别 本证在临床上需与腰软、肾痹相鉴别。腰软是指腰部软弱无力，一般无腰部酸痛的感觉，多见于青少年，兼见发育迟缓，表现为头项软弱，手足瘫痪，甚则鸡胸龟背等。肾痹是指腰背强直弯曲，不能屈伸，行动困难而言，多由骨痹日久发展而成。腰痛则以腰部疼痛为主。

（四）辨证论治

腰痛的辨证首先要辨别外感与内伤，以明确表里虚实的不同属性。若因感受外邪所致者，多起病较急，腰痛明显，伴有外感症状，其证属表属实，治疗以祛邪通络为主，并应根据寒湿、湿热的不同分别予以温散或清利；若由肾虚内伤所致者，起病较慢，腰部酸痛，多反复发作，伴有脏腑虚损的症状，其证属里属虚，治疗以补肾壮腰为主，兼以调养气血；虚实兼见者，宜辨主次轻重，标本兼顾；外伤所致者，起病急，疼痛部位固定，瘀血症状明显，其证属实，治宜活血化瘀，通络止痛。

1. 寒湿腰痛证

证候：腰部冷痛重着，转侧不利，逐渐加重，虽静卧而痛不减，遇阴雨天或腰部感寒后加重，舌质淡，苔白腻，脉沉而迟缓。

治法：散寒行湿，温经通络。

方药：**甘姜苓术汤**加味。

2. 湿热腰痛证

证候：腰部弛痛，痛处伴有热感，暑湿阴雨天加重，活动后或可减轻，小便短赤，苔黄腻，脉濡数或弦数。

治法：清热利湿，舒筋止痛。

方药：**四妙丸**加减。

3. 瘀血腰痛证

证候：腰痛如刺，痛有定处，痛处拒按，昼轻夜重，轻者俯仰不便，重者不能转侧，舌质暗紫，或有瘀斑，脉涩。部分患者有外伤、劳损史。

治法：活血化瘀，理气止痛。

方药：**身痛逐瘀汤**加减。

4. 肾虚腰痛证

证候：腰痛隐隐，酸软为主，喜揉喜按，腿膝无力，遇劳更甚，卧则减轻，常反复发作。偏阳虚者，则少腹拘急，面色㿠白，肢寒畏冷，少气乏力，舌淡，脉沉细；偏阴虚者，则心烦失眠，口燥咽干，面色潮红，手足心热，舌红少苔，脉弦细数。

治法：偏阳虚者，宜温补肾阳；偏阴虚者，宜滋补肾阴。

方药：偏阳虚者，以**右归丸**为主方；偏阴虚者，以**左归丸**为主方。

第六章 中西医结合外科学

第一单元 中医外科证治概要

【复习指南】本部分内容属于理解记忆性知识，熟悉疾病命名的原则，基本术语及含义，掌握外科疾病的发病机理、阴阳辨证、局部辨证（辨痒、辨肿、辨脓），内治法总原则、外治法的适应证及用法。

一、疾病的命名原则及基本术语

（一）疾病的命名原则

一般是依据其发病部位、穴位、脏腑、病因、形态、颜色、特征、范围、病程、传染性等来进行命名。

（二）基本术语

1. 疡 一切外科疾病的总称，又名外疡。古代称外科为疡科，外科医生为疡医。
2. 疮疡 广义指一切体表外科疾患，狭义指发于体表的**化脓性疾病**。
3. 肿疡 指体表外科疾病尚未溃破的肿块。
4. 溃疡 指一切外科疾病已溃破的疮面。
5. 痈 指邪毒壅聚、气血凝滞而发生的**化脓性疾病**。分为外痈和内痈两大类。**外痈**是指生于体表的化脓性疾病；**内痈**是生于脏腑的化脓性疾患。痈代指阳证疮疡。
6. 疽 指邪毒深阻、气血耗伤滞塞而发生的**化脓性疾病**。生于肌肤，初起有脓者，称**有头疽**，相当于西医的痈；生于筋骨，初起无脓者，**称无头疽**，相当于西医的骨髓炎、化脓性关节炎。疽代指阴证疮疡。
7. 疔 生于体表，发病迅速，病势急剧，容易散漫，可损伤筋骨，甚至发生走黄的**急性化脓性疾病**。
8. 走黄 疮疡火毒炽盛，走散入血，内攻脏腑而引起的**全身性化脓性感染**。颜面疔疮易发生走黄。
9. 内陷 疮疡正不胜邪，毒不外泄，反陷入里，客于营血，内传脏腑引起的全身性化脓性感染。有头疽易发生内陷，又称"**疽毒内陷**"。
10. 根盘 指肿疡基底部周围之坚硬区，边界清楚。阳证疮疡根盘多收束，阴证疮疡根盘多散漫或平塌。
11. 根脚 指肿疡之基底根部。根脚收束多为阳证，根脚软陷多为成脓，根脚散漫或塌陷多为走黄。
12. 应指 患处已化脓，或有其他液体，用手按压局部时有波动感。
13. 护场 指疮疡周围的灼红高肿区域，即在正邪交争过程中，正气能够约束邪气，使之不至深陷或扩散所形成的局部肿胀范围。有护场提示正气充足，疾病易愈；无护场提示正气不足，预后较差。
14. 袋脓 疮疡溃后疮口缩小或切口不当，致空腔较大如口袋之形，脓排出不畅，蓄于脓腔底部，称为**袋脓**。

15. 胬肉 疮疡溃破后,疮面过度生长,高突于疮面或暴翻于疮口之外的肉芽组织。

16. 痔 痔有峙突之意,古代将生于肛门、耳道、鼻孔等人之九窍中的突起小肉称为痔。由于痔的发病以肛门部最多见,故归属于肛门疾病类。

17. 痰 指发于皮里膜外、筋肉骨节之间的或软或硬、按之有囊性感的包块,属有形之征,多为阴证。相当于西医的结核性疾病或腺体的囊肿性疾病。

18. 结核 即结聚成核之意,既是症状,又是病名。泛指一切皮里膜外浅表部位的病理性肿块,非西医学的结核。

19. 漏 指溃疡疮口处脓水淋漓不止,久不收口,犹如滴漏。包括瘘管和窦道两种。**瘘管**是指体表与脏腑之间有内、外口的病理性管道,或指溃口与溃口相通的病理性管道;**窦道**是指深部组织通向体表的病理性盲管,一般只具有外口。

20. 瘤 凡瘀血、痰滞、浊气停留于人体组织之中,聚而成形所结成的块状物,称为瘤。相当于西医学的**体表良性肿瘤**。

21. 岩 病变部肿块坚硬如石,表面高低不平,固定不移,形似岩石,破溃后疮面中间凹陷较深,状如岩穴,称为岩。相当于西医学的**癌**。

二、致病因素

(一)外感六淫

1. 火 火为阳邪,其性炎上,易伤血络,致病多为阳证。患部特点是:肿势急剧,焮红、红灼热、皮薄光亮、疼痛剧烈、易脓易溃,或有皮下瘀斑。外科疾病以"热毒""火毒"最为常见。常见疾病如疖、痈、发、有头疽、丹毒等。

2. 风 风为阳邪,善行而数变,多为阳证;患部特点是:漫肿宣浮,患部皮色不变或微红、发无定处、疼痛轻微、瘙痒脱屑。常见疾病:面游风、痄腮等。

3. 寒 寒为阴邪,凝滞收引,致病多为阴证。患部特点是:肿而不硬,不红不热,皮色苍白或紫暗,疼痛酸楚,痛有定处,得暖则减,化脓迟缓。常见疾病冻疮、脱疽、流痰等。

4. 暑 暑为阳邪,多夹湿邪,致病多为阳证。患部特点是:肿胀灼热,皮色焮红,糜烂流脓或伴滋水,或痒或痛。常见疾病如痱子、暑疖、黄水疮等。

5. 湿 湿为阴邪,重浊黏腻,缠绵难愈,反复发作,易侵袭人体下部。致病特点是:多为阴证,患处肿胀、水疱、糜烂、渗液,常见疾病如股肿、臁疮、湿疮等。

6. 燥 燥为阳邪,燥邪易伤人体阴液,侵犯皮肤,致患部干燥、枯槁、皲裂、脱屑等。常见疾病如手足皲裂、肛裂等。

(二)感受特殊之毒

包括虫毒、蛇毒、疯犬毒、漆毒、药毒、食物、疫毒。

(三)外来伤害

凡跌仆损伤、沸水、火焰、寒冷及金刃竹木创伤等外在因素都可直接伤害人体,引起局部或破皮肉、或伤血脉、或损伤筋骨,或坏脏腑。

(四)情志内伤

喜、怒、忧、思、悲、恐、惊等精神活动,超过人体自我生理活动调节的范围,可使体内的气血、经络、脏腑功能失调而发生外科疾病。

（五）饮食不节

包括饮食偏嗜、饥饱失常和饮食不节 3 个方面。嗜食膏粱厚味、醇酒炙博或辛辣刺激之品，可使脾胃功能失调，湿热火毒内生，同时复感邪毒，则易发生痈、有头疽、疔疮等疾病。

（六）劳伤虚损

主要是指劳力、劳神、房劳过度等因素导致气血津液亏虚或运行不畅，脏腑受损，阴阳失和而发生疾病。

（七）痰饮、瘀血

痰饮、瘀血既是病理因素，又是脏腑功能失调的病理产物。

三、发病机制

邪气作用于机体，与正气相争，邪胜正负，引起局部的气血凝滞，营气不从，经络阻塞，脏腑失和，导致阴阳失衡，产生各种病理变化，是外科疾病总的发病机制。

1. **邪正盛衰** 外科疾病自始自终都存在着邪正斗争的基本矛盾，邪正的盛衰决定着疾病证候的性质，影响疾病的预后和转归。发病后正气不虚，疮疡局部高肿根束，焮热灼痛，脓出稠厚，易溃易敛，预后良好，临床多为阳证、实证。正气不足则疮疡局部平塌，或坚硬不肿，不红不热，不痛或微痛，溃后脓水清稀淋漓，迁延难愈，预后不良，临床多为阴证、虚证，正虚邪实或正虚邪恋。

2. **气血凝滞** 气血凝滞是指气血生化不及或运行障碍而致其功能失常的病理变化。当局部气血凝滞之后，可出现疼痛、肿胀、结节、肿块、出血、皮肤增厚、瘀斑等。

3. **经络阻塞** 局部经络阻塞是外科疾病总的发病机理之一；同时身体经络的局部虚弱也能成为外科疾病发病的条件。

4. **脏腑失和** 人体是一个完整统一的有机体，外科疾病虽然绝大多数发于体表的皮、肉、脉、筋、骨的某一部位，但与脏腑有着一定的联系。

四、辨证

（一）阴阳辨证

阴阳辨证既是八纲辨证的总纲，又是外科疾病辨证的总纲。

1. **发病缓急** 急性发作的病属阳；慢性发作的病属阴。
2. **病位深浅** 病发于皮肉的属阳；病发于筋骨的属阴。
3. **皮肤颜色** 红活焮赤的属阳；紫暗或皮色不变的属阴。
4. **皮肤温度** 灼热的属阳；不热或微热的属阴。
5. **肿形高度** 肿胀形势高起的属阳；平塌下陷的属阴。
6. **肿胀范围** 肿胀局限，根脚收束的属阳；肿胀范围不局限，根脚散漫的属阴。
7. **肿块硬度** 肿块软硬适度，溃后渐消的属阳；坚硬如石或柔软如绵的属阴。
8. **疼痛感觉** 疼痛比较剧烈的属阳；不痛、隐痛或抽搐的属阴。
9. **脓液稀稠** 溃后脓液稠厚的属阳；稀薄或纯血水的属阴。
10. **病程长短** 阳证的病程比较短；阴证的病程比较长。
11. **全身症状** 阳证初起常伴有形寒发热、口渴、纳呆、大便秘结、小便短赤，溃后症状渐次消失；阴证初起一般无明显症状，酿脓期常有骨蒸潮热、颧红，或面白、神疲、自汗、盗汗等症状，溃后尤甚。

12. 预后顺逆　阳证易消、易溃、易敛，预后多顺（良好）；阴证难消、难溃、难敛，预后多逆（不良）。

（二）辨肿

肿是由各种致病因素导致经络阻塞、气血凝形成的体表症状。肿势的缓急、集散程度，常为判断病情虚实、轻重的依据。常以成因来辨，如下：

1. 热肿　肿而色红，皮薄光亮，焮热疼痛，肿势急剧。常见于阳证疮疡，如疖疗初期、丹毒等。

2. 寒肿　肿而木硬，皮色不泽，苍白或紫暗，皮肤清冷，常伴酸痛，得暖则舒。常见于冻疮、脱疽等。

3. 风肿　发病急骤，漫肿宣浮，或游走不定，不红微热，或轻微疼痛。常见于痄腮、大头瘟等。

4. 湿肿　皮肉重垂胀急，深则按之凹陷，浅则光亮如水疱，破流黄水，浸淫皮肤。常见于股肿、湿疮等。

5. 痰肿　肿势软如绵，或硬如馒，大小不一，形态各异，随处可生，不红不热，皮色不变。常见于瘰疬、脂瘤等。

6. 气肿　皮紧内软，按之凹陷，复手即起，不红不热，随喜怒消长。常见于气瘿、乳癖等。

7. 瘀血肿　肿而胀急，色初暗褐，后转青紫，逐渐变黄至消退。常见于皮下血肿等。

8. 实肿　肿势高突，根盘收束，常见于正盛邪实之疮疡。

9. 虚肿　肿势平坦，根盘散漫，常见于正虚不能托毒之疮疡。

（三）辨痛

痛是气血凝滞、经络阻塞不通痛而成，不通则痛。

1. 疼痛原因

（1）热痛：皮色焮红，灼热疼痛，遇冷则痛减。见于阳证疮疡。

（2）寒痛：皮色不红、不热酸痛，得温则痛缓。见于脱疽、寒痹等。

（3）风痛：痛无定处，忽彼忽此，走注甚速，遇风则剧。见于行痹等。

（4）气痛：攻痛无常，时感抽掣，喜缓怒甚。见于乳癖等。

（5）湿痛：痛而酸胀，肢体沉重，按之出现可凹性水肿，或见糜烂流滋。见于臁疮、股肿等。

（6）痰痛：疼痛轻微，或隐隐作痛，皮色不变，压之酸痛。见于脂瘤、肉瘤等。

（7）化脓痛：痛势急胀，痛无止时，如同鸡啄，按之中软应指。多见于疮疡成脓期。

（8）瘀血痛：初起隐痛、胀痛，皮色不变或皮色暗褐，或见皮色青紫瘀斑。见于创伤或创伤性皮下出血。

2. 疼痛类别

（1）卒痛：突然发作，病势急剧，多见于急性疾患。

（2）阵发痛：时重时轻，发作无常，忽痛忽止。多见于胃肠道寄生虫病、石淋等疾患。

（3）持续痛：痛无休止，持续不减，连续不断。常见于疮疡初起与或脓时或脱疽等。

3. 疼痛性质

（1）刺痛：痛如针刺，病变多在皮肤，如蛇串疮等。

（2）灼痛：痛如烧灼，病变多在肌肤，如疖、颜面疔、烧伤等。

（3）裂痛：痛如撕裂，病变多在皮肉，如肛裂、手足皲裂较深者。

（4）钝痛：疼痛滞缓，病变多在骨与关节间，如流痰等。

（5）酸痛：痛而酸楚，病变多在关节间，如鹤膝痰等。

（6）胀痛：痛而胀满不适，如血肿、癃闭等。

（7）绞痛：痛如刀割，病变多在脏腑，如胆石病、石淋等。

（8）啄痛：痛如鸡啄，并伴有节律性痛，病变多在肌肉，常见于阳证疮疡化脓阶段。

（9）抽掣痛：痛有牵扯感，并伴有放射痛，如乳岩、石瘿之晚期。

4. 辨痛与肿关系

先肿而后痛者，其病浅在肌肤，如颈痈；先痛而后肿者，其病深在筋骨，如附骨疽；痛发数处，同时肿胀并起，或先后相继者，如流注；肿势蔓延而痛在一处者，是毒已渐聚；肿势散漫而无处不痛者，是毒邪四散，其势鸱张。

（四）辨痒

痒是皮肤病主要的自觉症状，且多有不同程度的局部表现，如皮肤潮红、丘疹、水疱、风团、脱屑等。

1. 痒的原因

（1）风胜：走窜无定，遍体作痒，抓破血溢，随破随收，不致化腐，多为干性，如牛皮癣、白疕、瘾疹等。

（2）湿胜：浸淫四窜，黄水淋漓，最易沿表皮蚀烂，越腐越痒，多为湿性，如急性湿疮。

（3）热胜：皮肤瘾疹，焮红灼热作痒，或发于裸露部位，或遍布全身。如接触性皮炎。

（4）虫淫：浸淫蔓延，黄水频流，状如虫行皮中，其痒尤甚，最易传染，如手足癣、疥疮等。

（5）血虚：皮肤变厚、干燥、脱屑，很少糜烂流滋水，如牛皮癣、慢性湿疮。

2. 以其病变过程来辨

（1）肿疡作痒　一般较为少见，疔疮初起，局部肿势平坦，根脚不聚，可有作痒的感觉，这是毒势炽盛，病变有进一步发展的趋势。

（2）溃疡作痒　如痈疽溃后，肿痛渐消，忽然患部感觉发热奇痒；或因用汞剂、砒剂、膏药等引起皮肤过敏发痒。如溃疡经治疗后，腐肉已脱，新肌渐生之际，皮肉间感觉微微作痒，是毒邪渐化，气血渐充，将要收口之佳象。

（五）辨脓

脓是一种病理产物，因皮肉之间热盛肉腐蒸酿而成。疮疡早期不能消散，中期必化腐成脓。

1. 成脓的特点

（1）疼痛：阳证脓疡因正邪交争剧烈，脓液积聚，脓腔张力不断增高，压迫周围组织而疼痛剧烈。阴证脓疡则痛热不甚，而酸胀感明显。

(2)肿胀：皮肤肿胀，皮薄光亮为有脓。深部脓肿皮肤变化不明显，但胀感较甚。
(3)温度：阳证脓疡，多局部温度增高。
(4)硬度：肿块已软为脓已成。
2.确认成脓的方法　按触法、透光法、点压法、穿刺法、B超。
3.辨脓的部位深浅
(1)浅部脓疡：如阳证脓疡，其临床表现为高突坚硬，中有软陷，皮薄焮红灼热，轻按即痛且应指。
(2)深部脓疡：肿块散漫坚硬，按之隐隐软陷，皮厚不热或微热，不红或微红，重按方痛。
4.辨脓的形质、色泽和气味
(1)脓的形质：如脓稠厚者，为元气充盛；淡薄者，为元气较弱。
(2)脓的色泽：如黄白质稠，色泽鲜明，为气血充足；如黄浊质稠，色泽不净，为气火有余，尚属顺证；如黄白质稀，色泽洁净，气血虽虚，未为败象；如脓色绿黑稀薄，为蓄毒日久，有损筋伤骨之可能；如脓中夹有成块瘀血者，为血络损伤；如脓色如姜汁，则每多兼患黄疸，乃病势较重。
(3)脓的气味：一般略带腥味，其质必稠，大多是顺证现象；脓液腥秽恶臭者，其质必薄，大多是逆证现象。

五、治法

(一)内治法
1.消法　是运用不同的治疗方法和方药，使初起的肿疡邪毒不致结聚成脓而得到消散的治法，是一切肿疡初起的治法总则。
2.托法　是用补益气血和透脓的药物，扶助正气，托毒外出，以免毒邪扩散和内陷的治疗法则。托法适用于外疡中期即成脓期。分为补托和透托两种方法。补托法用于正虚毒盛，正气不能托毒外达；透托法用于毒气虽盛而正气未衰者。
3.补法　是用补养的药物恢复其正气，助养其新生，使疮口早日愈合的治疗法则。此法适用于溃疡后期。

(二)外治法
1.药物疗法
(1)膏药
1)适应证：一切外科疾病初起、成脓、溃后各个阶段。
2)用法：太乙膏、千捶膏均可用于红肿热痛明显之阳证疮疡，为肿疡、溃疡的通用方；阳和解凝膏性偏温热，适用于阴证未溃者。
(2)油膏
1)适应证：适用于肿疡、溃疡、皮肤病糜烂结痂渗液不多者，以及肛门病等。
2)用法：肿疡期用金黄膏、玉露膏清热解毒、消肿止痛、散瘀化痰，适用于疮疡阳证。回阳玉龙膏有温经散寒、活血化瘀的作用，适用于阴证。溃疡期可选用生肌玉红膏、红油膏、生肌白玉膏。

（3）箍围药

1）适应证：凡外疡不论初起、成脓及溃后，肿势散漫不聚而无集中之硬块者均可使用。

2）用法：①金黄散、玉露散适用于红、肿、热、痛的一切阳证疮疡；②冲和膏适用于半阴半阳证者；③回阳玉龙膏适用于阴证。

（4）掺药

1）消散药：适用于肿疡初起而肿势局限尚未成脓者。阳证用阳毒内消散、红灵丹；阴证用阴毒内消散、桂麝散。

2）提脓祛腐药：适用于溃疡初期，脓栓未溶，腐肉未脱，或脓水不净，新肉未生的阶段。常用的有九一丹、八二丹、七三丹、五五丹、九黄丹等。

3）腐蚀药与平胬药：适用于肿疡脓未溃时、痔疮、瘰疬、赘疣、息肉等病。常用药物如白降丹，适用于溃疡疮口太小、脓腐难去者；枯痔散一般用于痔疮。腐蚀药，一般含有汞、砒成分，腐蚀力较大，在应用时必须谨慎。

4）祛腐生肌药：适用于溃疡日久，腐肉难脱，新肉不生；或腐肉已脱，新肉不长，久不收口者。回阳玉龙散用于溃疡属阴证；月白珍珠散、拔毒生肌散用于溃疡阳证；黄芪六一散、回阳生肌散用于溃疡虚证。

5）生肌收口药：用于疮疡溃后，脓水将尽，或腐肉已脱、新肉生，收口较慢时。常用药有生肌散、八宝丹等。

6）止血药：适用于溃疡或创伤小而出血者。溃疡出血用桃花散，创伤性出血用如圣金刀散，云南白药既可用于溃疡出血，也可用于创伤性出血。

7）清热收涩药：适用于一切皮肤病急性或亚急性皮炎而渗液不多者。常用的有青黛散、三石散等。

（5）草药

1）适应证：一切外科疾病之阳证，具有红肿热痛者；创伤浅表出血；皮肤病的止痒；毒蛇咬伤等。

2）用法：蒲公英、紫花地丁、马齿苋、芙蓉花叶、七叶一枝花、丝瓜叶等，有清热解毒消肿之功，适用于阳证肿疡。

（6）酊剂：适用于疮疡未溃及皮肤病等。红灵酒有活血、消肿、止痛之功，用于冻疮、脱疽未溃之时；10%土槿皮酊、复方土槿皮酊有杀虫、止痒之功，适用于鹅掌风、灰指甲、脚湿气等；白屑风酊有祛风、杀虫、止痒之功，适用于面游风。

（7）洗剂：三黄洗剂有清热止痒之功，用于一切急性皮肤病，如湿疮、接触性皮炎等；颠倒散洗剂有清热散瘀之功，用于酒渣鼻、粉刺。

（三）手术疗法

常用的方法有切开法、烙法、砭镰法、挑治法、挂线法、结扎法等。

第二单元　无菌术

【复习指南】掌握内容：无菌术概念及手术人员的准备。患者手术区准备。熟悉内容：熟悉常用消毒、灭菌方法及注意事项。了解内容：了解手术进行过程中必须遵守的无菌原则及手术室的要求及管理。

一、概述

无菌术 无菌术是外科基本操作规范,是针对感染来源所采取的一种预防措施,由灭菌法、抗菌法和一定的操作规则及管理制度所组成。**灭菌**是指杀灭一切活的微生物。**消毒**是指杀灭病原微生物和其他有害微生物,不要求清除或杀灭所有微生物(如芽孢等)。

二、手术器械和物品的消毒与灭菌

1. 化学消毒法

(1) 乙醇:浓度为70%~75%,适用于皮肤、环境表面及医疗器械的消毒。中效、速效,对皮肤黏膜有刺激性,对金属无腐蚀性,受有机物影响大,易挥发、不稳定。

(2) 碘附:浓度为0.05%~0.5%,适用于皮肤、黏膜消毒,不适用于金属物品的消毒。具有中效、速效、低毒、对皮肤黏膜无刺激的特点,稳定性好。

(3) 过氧乙酸消毒剂:浓度为0.2%~0.5%,适用于医院室内物品表面消毒,广谱、高效、低毒、稳定性差。

2. 物理灭菌法

(1) 高压蒸汽灭菌法:是目前应用最普遍且效果可靠的灭菌方法。蒸汽压力达到102.97~137.2kPa(1.05~1.40kg/cm²)时,温度(121~126℃),持续30min,即可杀死包括细菌芽孢在内的一切细菌,达到灭菌目的。适用于金属、玻璃、搪瓷、敷料、橡胶、药液、敷料等的灭菌。

(2) 煮沸灭菌法:是一种简便、可靠的灭菌方法。专用的煮沸灭菌器或铝锅洗净去油脂后可使用。适用于金属器械、玻璃、橡胶类等物品。在正常压力下,在水中煮沸至100℃,持续15~20min能杀灭一般细菌,持续煮沸1h以上,可杀灭带芽孢的细菌,海拔每升高300m时间延长2min。

(3) 干热灭菌法:是利用酒精火焰或使用干热灭菌器的热力灭菌方法。用于金属器械的灭菌,锐利器械可使刀刃变钝。

(4) 低温灭菌法:适用于不耐高温、湿热的物品,如电子仪器、光学仪器、塑料制品、内镜和一次性诊疗用品等。

三、手术人员和手术室的无菌原则

1. 手术人员的准备

(1) 一般准备:在更衣室更换手术室准备的清洁鞋、衣、裤,剪短指甲,帽子遮住全部头发,口罩要遮盖口、鼻。脱去袜子,穿无袖内衣,衣袖卷至上臂中、上1/3交界以上。手臂皮肤有破损或化脓性感染者,不宜参加手术。

(2) 手臂消毒:肥皂水刷手法为经典的手臂消毒方法。

(3) 穿无菌手术衣和戴无菌手套。

2. 患者的准备

(1) 手术前皮肤准备目的:是尽可能消灭或减少切口处及其周围皮肤上的细菌。

(2) 手术区皮肤消毒:**消毒范围**应包括手术切口周围15cm的区域,腹部手术肚脐处先滴碘酊,以延长消毒时间。**消毒步骤**应该自上而下,自内向外,对感染伤口或肛门等处手术,则应自外而内消毒,逐渐涂向感染伤口或会阴肛门处。对婴儿、口腔、肛门、外生殖器、面部皮肤等处，不能使用碘酊，可选用0.1%苯扎溴铵、0.1%洗必泰等涂擦2~3遍。

（3）手术区铺无菌巾：皮肤消毒后，应铺置无菌巾，未穿手术衣时，**铺巾顺序**为：相对不洁区→操作者对侧→切口上侧→操作者的同侧。只允许由手术区向外移无菌巾，不得向内移。再铺中单、孔单。孔单的头端应盖过麻醉架，两侧和足端部位下垂过手术床边缘30cm以上。

3. 手术进行中的无菌原则

（1）手术人员手臂部不准再接触未经消毒的物品。肩以上、腰以下、背部及手术台平面以下的无菌单均为有菌地带。

（2）不准在手术人员的肩以上、腰以下和背后传递手术器械、敷料和用品；坠落手术台边或无菌巾单以外的器械物品应再次消毒后使用。

（3）术中及时更换破损或污染的手套、手术衣。

（4）术中如无菌巾单等覆盖物已浸湿时，应加盖无菌巾单。

（5）同侧手术人员如需调换位置时，需先退一步，侧过身，背对背地转身到另一位置。

（6）做皮肤切口前及缝合皮肤的前后，需再次用酒精消毒皮肤。

（7）以大纱布垫或无菌巾遮盖皮肤切口边缘；切开空腔脏器前，先用盐水纱布垫保护好周围组织，以防止或减少内容物溢出污染。

（8）手术中禁止谈笑；避免向手术区咳嗽或打喷嚏。

（9）参观手术的人员不可贴近手术人员或站在高于手术台的平面，不得随意走动；有上呼吸道感染或急性化脓性感染者，禁止进入手术室；参观人员应更换衣、鞋，并戴好口罩、帽子，限制参观人数。

（10）每一个手术室内工作人员都有严格执行并认真监督无菌原则实施的义务。

第三单元　麻醉

【复习指南】掌握内容：麻醉概念及局麻，全麻、椎管内麻醉、复合麻醉的适应证和禁忌证，常见并发症及处理，气管内插管与拔管术。熟悉内容：熟悉麻醉前准备、用药及麻醉期的观察。了解内容：内容针麻的适应证。

一、概述

1. 麻醉方法的分类

麻醉是临床镇痛的理论基础和重症救治的基础学科，麻醉方法分类如下。

（1）全身麻醉：分为吸入麻醉和非吸入性麻醉，简称全麻。

（2）局部麻醉：应用局部麻醉药物暂时阻滞机体某一区域，使局部的痛觉消失，肌张力减弱或消失。局部麻醉可分为黏膜表面麻醉、局部浸润麻醉、局部区域阻滞、神经及神经节阻滞，简称局麻。

（3）椎管内麻醉：将局部麻醉药注入椎管内不同间隙，部分脊神经被阻滞，使脊神经所支配的相应区域产生痛觉和运动消失。根据注射间隙不同可分为蛛网膜下腔阻滞麻醉和硬脊膜外腔阻滞麻醉。

（4）针刺镇痛与辅助麻醉：是根据中医针刺腧穴止痛的理论发展起来的一种特殊麻醉方

法。目前最常用的是体针和耳针麻醉。

（5）**复合麻醉**：多种麻醉药物和麻醉方法同时联合使用，取长补短，可选择性达到镇静、催眠、肌松等麻醉基本要求，复合麻醉是目前广为选用的麻醉方式之一。

2. 麻醉方法的选择　①充分估计一般情况和病情。②根据手术需要。③按麻醉药和麻醉方法本身的特点进行选择。④麻醉者的技术和经验。

二、麻醉前准备与用药

1. 麻醉前准备

（1）麻醉前1d应访视患者、熟悉病史、查体及检查等临床资料，做好沟通工作。

（2）对患者耐受麻醉手术的程度作出客观判断，一般国际通用 **ASA 麻醉分级**：

Ⅰ：全身情况良好，无脏器疾病，耐受麻醉手术良好。

Ⅱ：脏器虽有轻度病变，但代偿健全，能耐受一般麻醉手术。

Ⅲ：脏器病变严重，功能减损，虽在代偿范围，但对麻醉手术有顾虑。

Ⅳ：脏器病变严重，功能代偿不全，威胁生命，麻醉手术有危险。

Ⅴ：患者的病情危重，随时有死亡威胁，麻醉手术异常危险。

如系急症手术，则在评定级前加E，以资区别。

2. 麻醉前用药

（1）目的：解除精神紧张和恐惧心理、控制不良反应等。

（2）药物：包括镇静催眠药（常用巴比妥）、镇痛药（常用吗啡）、抗胆碱类药（常用阿托品）、特殊药物（降压、降糖药）等。

三、局部麻醉

1. 常用局麻药

（1）酯类局麻药有**普鲁卡因、丁卡因**等，酰胺类局麻药有**利多卡因、布比卡因、罗哌卡因**等。

（2）临床上常依据局麻药的作用时间长短分为短效、中效和长效局麻药。**短效者**有普鲁卡因（1~3min 起效，维持1h，一次性限量1000mg），**中效者**有利多卡因（1~3min 起效，维持1.5~2h，一次性限量400mg），**长效者**有丁卡因（5~10min 起效，维持3~4h，一次性限量80mg）、罗哌卡因（3~7min 起效，维持3~4h，一次性限量150mg）和布比卡因（5~10min 起效，维持3~6h，一次性限量150mg）等。

2. 局部麻醉方法的临床应用

（1）**黏膜表面麻醉**：用渗透性强的局麻药接触黏膜，使其痛觉消失的方法称为黏膜表面麻醉。常用于眼、鼻腔、咽喉、气管及尿道等部位的表浅手术或内镜检查术。常用麻醉药有丁卡因、利多卡因。

（2）**局部浸润麻醉**：沿手术切口线分层注射局麻药，以阻滞组织中的神经末梢，称局部浸润麻醉。适用于各类中小型手术、封闭治疗和穿刺的局部止痛。常用局麻药有普鲁卡因、利多卡因。

（3）**区域阻滞麻醉**：在手术部位的周围和基底部浸润局麻药，以阻滞进入手术区域的神经支和神经末梢，称区域阻滞麻醉。适用于皮下小包块切除、活检和乳腺手术。常用局麻药有普鲁卡因、利多卡因。

（4）**神经阻滞麻醉**：将局麻药注射于神经干的周围，使该神经干所支配的区域产生麻醉，称**神经阻滞麻醉**。代表方式有颈丛神经阻滞、臂丛神经阻滞。臂丛神经阻滞的方法有肌间沟径路穿刺法、锁骨上径路穿刺法和腋窝径路穿刺法3种。

3. 局麻药的不良反应与防治

（1）**全身毒性反应**：临床表现主要在中枢神经系统和心血管系统。

（2）**过敏反应**：临床皮疹，喉头水肿、支气管哮喘和呼吸困难；严重时可出现过敏性休克。治疗：病情严重时，先用肾上腺皮质激素。支气管哮喘发作时，应用氨茶碱0.25g静脉缓注。喉头水肿时应及时吸氧，必要时气管切开。过敏性休克时，应紧急行休克综合治疗。

（3）**特异质反应**：当用小剂量局麻药而出现严重中毒征象时称**特异质反应**，亦称高敏反应，以中毒反应处理。

四、椎管内麻醉

1. 蛛网膜下腔麻醉

（1）适应证和禁忌证

1）适应证：中位蛛网膜下腔麻醉，麻醉最高平面为$T_{6~8}$，可行子宫及其附件手术，膀胱、前列腺手术，疝修补术，低位肠道手术等。低位蛛网膜下腔麻醉：麻醉最高平面在T_{10}，可行剖宫产、前列腺电切术、下肢手术等。鞍区阻滞：可行肛门会阴部手术、尿道手术等。

2）禁忌证：活动性中枢神经系统疾病；全身严重感染或穿刺部位有炎症感染等；欠合作者等均禁用。

（2）并发症及处理：头痛、尿潴留，下肢瘫痪。

2. 硬膜外麻醉

（1）适应证和禁忌证

1）适应证：硬膜外麻醉主要适用于腹部尤其是上腹部胃、脾、胆、胰和肝的经腹手术。

2）禁忌证：与腰麻基本相同。

（2）并发症及处理：

1）全脊髓麻醉：是指麻醉药部分或全部误入蛛网膜下腔，引起大部分脊神经根阻滞，称为全脊髓麻醉。表现严重者呼吸浅慢、发绀、脉搏摸不到，血压消失，甚至呼吸心跳停止而死亡。必须立即进行复苏。

2）神经损伤：相应的神经分布区出现麻木或运动障碍。

五、全身麻醉

1. 分类 吸入麻醉和静脉麻醉。

2. 并发症及处理

（1）**喉痉挛**：应先除去病因，用面罩加压给氧。经环甲膜粗针穿刺给氧，必要时行气管切开。

（2）**呼吸停止**：面罩给氧人工呼吸，或紧急气管内插管机械通气，心搏骤停立即心肺复苏。

（3）血压下降：失血所致者应迅速补液输血。手术刺激所致者需暂停手术。

六、气管内插管与拔管术

1. 气管内插管的适应证　颌面、颈部、五官等大手术、开胸手术、需要使用肌松剂的上腹部或其他部位手术。急性消化道梗阻或急诊饱食患者的手术、神经外科全麻手术、异常体位的全麻手术、颈部巨大包块，纵隔肿瘤或极度肥胖患者的手术、手术区位于或接近上呼吸道的全麻手术、低温或控制性低血压手术、急救与复苏。

2. 常用气管插管方法　按插管途径可分为口腔插管、鼻腔插管与气管造口插管。按插管前麻醉方法可分为诱导插管、半清醒插管及清醒插管。按是否需完全显露声门可分为明视插管和盲探插管。临床最常使用明视插管。拔管指征：患者完全清醒，呼之有应。呼吸道通气量正常，肌张力恢复。吞咽反射、咳嗽反射恢复。循环功能良好，血氧饱和度正常。

第四单元　体液与营养代谢

【复习指南】掌握内容：外科补液的特点原则和计算方法。脱水、低钾、代酸的概念、病因、病生、表现、诊断及治疗。熟悉肠外营养、肠外营养的分类及适应证，并发症。了解内容：体液组成、含量、分布、平衡及调节。其他电解质、酸碱紊乱。

一、水钠平衡

血清钠浓度为135~150mmol/L。

1. **等渗性缺水**　等渗性缺水又称急性缺水或混合性缺水，外科患者最易发生这种缺水，水和钠成比例地丧失，血清钠仍在正常范围。

（1）病因：消化液的急性丧失等，这些丧失的体液与细胞外液成分基本相同。

（2）临床表现：分为三度。轻度缺水主要是症状方面的表现，如口渴、少尿、厌食、恶心、肢体软弱无力。体液丧失占体重的2%~4%。中度缺水表现为体格检查的异常，可呈现血容量不足征象，表现为脉搏细快，肢端湿冷，"三陷一低"即眼窝下陷、浅表静脉瘪陷、皮肤弹性差，血压降低或不稳。体液丧失达体重的4%~6%。重度缺水可出现休克和神经精神症状，常伴有代谢性酸中毒。体液继续丢失达体重的6%以上。

（3）治疗：处理原发病；针对细胞外液量的减少，用平衡盐液或等渗盐水尽快补充血容量。补液量的计算方法：根据缺水程度估计，如中度缺水，细胞外液的丧失量已达体重的5%，体重50kg的男患者，其丧失量为50（kg）×5% =2500 mL。当天先补给一半量，以后酌情补给。还应补给日需量2000mL和钠4.5g。大量输入盐水时要注意高氯性酸中毒。

2. **高渗性缺水**　高渗性缺水又称原发性缺水，缺水多于缺钠，血清钠浓度＞150mmol/L，细胞外液渗透压增高。

（1）病因：摄入大量高渗液体等．

（2）临床表现：根据失水程度分为3度。轻度缺水：失水量占体重的2%~4%，仅表现口渴。中度缺水：失水量占体重的4%~6%。表现极度口渴，体格检查异常如乏力、眼窝凹陷，口舌干燥，皮肤弹性降低，心率快，尿少，尿比重增高。重度缺水：失水量占体重的

6%以上。可出现休克和神经精神症状，如烦躁、谵妄、昏迷等。

（3）治疗：治疗病因。静脉滴注5%葡萄糖溶液或0.45% NaCl溶液。注意患者既缺水又缺钠，故在补水的同时还需适当补钠。常静脉滴注5%葡萄糖溶液或0.45% NaCl溶液，计算液体量方法：按体重百分比的丧失来估计：例如轻度缺水的缺水量为体重的3%，缺水量为1500mL。方法二：根据血Na^+浓度计算：补水量（mL）=［血钠测得值（mmol/L）－血钠正常值（mmol/L）］×体重（kg）×4（女性为3，婴儿为5）。补液量（mL）=［血钠测定值（mmol/L）－142］×体重（kg）×4（女性为3，儿童为5）。例如体重60kg的男性患者血Na^+浓度为160mmol/L，则补水量=（160-140）×60×4=4800mL。

3. 低渗性缺水　低渗性缺水又称慢性缺水或继发性缺水。缺Na^+多于缺水，血清钠浓度<135mmol/L，细胞外液呈低渗状态。

（1）病因：长期使用利尿药等。水和钠同时缺乏而单纯补水，未补钠或补钠不足。

（2）临床表现：分为3度。轻度缺钠：血清钠<135mmol/L，以症状为主：感乏力、头昏、手足麻木，但无口渴感，尿量正常或稍多，尿钠、氯减少，尿比重低；中度缺钠：血钠<130mmol/L，有查体异常：有厌食、恶心、呕吐、脉搏细速，血压不稳定或下降，脉压变小，浅静脉萎陷，视物模糊，站立性晕倒。尿少，尿钠低；重度缺钠：血钠<120mmol/L，有肌痉挛性抽痛、腱反射减弱或消失等神经精神症状，伴有严重休克、少尿或无尿。尿素氮升高。

（3）治疗：去除病因。输入含盐溶液或高渗盐水。补钠量的估计方法一：按临床缺钠程度来估计，每千克体重轻度缺钠丧失NaCl 0.5g，中度为0.5~0.75g，重度为0.75~1.25g。例如体重50kg的患者，轻度缺钠丧失NaCl 25g。方法二：需补充的钠盐量（mmol/L）=［血钠的正常值（mmol/L）－血钠测得值（mmol/L）］×体重（kg）×0.6（女性为0.5）。按17mmolNa^+=1g钠盐计算补给氯化钠的量。当天补给计算量的一半和日需量4.5g。

二、钾的异常

血清钾正常值为3.5~5.5mmol/L，K^+是细胞内液的主要阳离子，K^+98%存在于细胞内。

1. **低钾血症**　血清K^+浓度>3.5mmol/L，称为低钾血症。

（1）病因：摄入不足，钾在体内分布异常等。

（2）临床表现：轻度低钾可无明显症状；临床表现有：神经肌肉系统症状、消化系统症状；循环系统症状：低钾可引起心肌兴奋性、自律性增高，传导性降低。表现为心悸、心动过速、心律失常、传导阻滞，严重时出现室颤，心跳停止于收缩状态，俗称"低钾三联征"；泌尿系统症状、酸碱平衡的影响。

（3）治疗：积极治疗造成低血钾症的原发疾病，减少或中止钾的继续丧失。注重缺钾的预防，每日预防性补钾氯化钾3~4g。补钾原则与方法：见尿补钾，尿量<40mL/h，或24h尿量少于500mL，暂不补钾；尽量口服；低浓度、慢速度；静脉输入的液体中氯化钾浓度不能高于3‰（即<40mmol/L）。

2. **高钾血症**　血清K^+浓度>5.5mmol/L，称高钾血症。

（1）病因：钾摄入过多等。

（2）临床表现：神经肌肉传导障碍、心血管症状。心电图检查：为T波高尖，心室颤动。

（3）治疗：治疗原发疾病。停用含钾药物及食物；降低血清钾浓度，5% $NaHCO_3$ 125~250mL 静脉滴注；25% 葡萄糖溶液 100~200mL，每 4g 糖加入 1U 胰岛素静脉滴注。口服阳离子交换树脂；血液透析；10% 葡萄糖酸钙 20mL 静脉注射对抗 K^+ 和缓解 K^+ 对心肌的毒性作用。

三、酸碱平衡失调

1. 代谢性酸中毒 代谢性酸中毒（简称代酸）是最常见的一种类型，是由于体内非挥发性酸积聚或生成过多，或因失碱过多，血浆 HCO_3^- 原发性减少所引起。

（1）诊断：轻度酸中毒 CO_2CP 为 15~22mmol/L；中度酸中毒 CO_2CP 为 8~15mmol/L；重度酸中毒 $CO_2CP < 8mmol/L$。

（2）治疗原则：病因治疗，纠正缺水，恢复肾、肺功能，输入碱性药。轻度代酸首要因素是治疗病因，一般不需用碱剂治疗，尿量增加病情就好转。重度应立即静脉给予碱性溶液，常用碱性药如碳酸氢钠。补充量可按下列公式计算：

$5\%NaHCO_3^- (mL) = [正常值 - 血 HCO_3^- 测定值(mmol/L)] \times 体重(kg) \times 0.4/0.6$

通常在补给碱性液时，先按计算量的 1/2~2/3 输入体内，以后依据临床表现和血气分析结果，再决定继续补给量。

2. 代谢性碱中毒 代谢性碱中毒（简称代碱）是由于酸丢失过多或碱摄入过多，使血浆 HCO_3^- 相对或绝对增高所致。

（1）诊断：检查见血气分析 pH 及 HCO_3^- 明显增高。

（2）治疗原则：治疗原发病。需同时补充氯化钾，必要时可以补充酸溶液。需补酸量（mmol/L）= [测得 HCO_3^- (mmol/L) - 希望 HCO_3^- (mmol/L)] × 体重（kg）× 0.4。合并低钙血症而出现手足抽搐者可予钙剂。故上述公式计算量，只能作为粗略的估计，先按计算量的 1/2~2/3 输入体内，以后依据临床表现和血气分析结果，再决定继续补给量。纠正碱中毒不宜过速，不要求完全纠正。

3. 呼吸性酸中毒 发生肺泡通气、弥散及肺循环功能障碍，不能充分排出体内生成的 CO_2，血液的 $PaCO_2$ 增高引起的高碳酸血症。

（1）诊断：症状无特异性，是缺氧、$PaCO_2$ 增高和酸中毒共同作用的结果。临床表现为呼吸困难、躁动不安、发绀。动脉血气分析：pH 明显降低，$PaCO_2$ 增高，血浆 HCO_3^- 正常。慢性呼吸性酸中毒 pH 下降不明显，$PaCO_2$ 增高，血浆 HCO_3^- 有所增加，AB > SB。

（2）治疗原则：去除病因，保持呼吸道通畅，改善通气功能，行气管插管、气管切开或机械通气。积极治疗原发病，包括控制感染、扩张小支气管、促进咳痰，改善肺泡的通气功能。

四、肠内营养（EN）

1. 适应证 肠内营养是将营养物质经胃肠道途径供给患者的营养支持方式。有经口的饮食、经管饲的一般流质饮食、部分水解的流质饮食、要素饮食四类。

2. 注意事项 年龄 < 3 个月的婴儿宜采用等张的婴儿膳。小肠广泛切除后宜采用肠外营养，4~6 周以后才能逐步增量。胃部分切除后不能耐受高渗糖的膳食，易产生倾倒综合征，有些患者仅能耐受缓慢滴注。空肠瘘的患者缺少足够的小肠吸收面积，不能贸然管饲，以免

加重病情。处于严重应激状态不宜给予。严重吸收不良综合征和衰弱的患者在肠内营养以前应予一段时间肠外营养，以改善小肠酶的活力及黏膜细胞的状态。

五、肠外营养（PN）

1. 适应证　肠道疾病、高代谢状态、严重创伤、大面积烧伤、严重感染和复杂大手术后。中、重度营养不良经口摄食不能满足需要者，持续7~10d经口摄食小于日需要量者50%者，肿瘤患者的辅助治疗。大手术围术期营养，妊娠剧吐和神经性拒食。

2. 并发症及处理
（1）插管的并发症：如肺与胸膜的损伤；动脉与静脉损伤；神经、胸导管纵隔损伤；导管内栓子形成；导管位置异常；心脏并发症。
（2）导管留置期并发症：静脉血栓形成应立即拔出导管并行溶栓治疗，空气栓塞更改体位协助呼吸。导管堵塞后需要换管，应在营养液输注后用肝素稀释液冲洗导管。
（3）感染性并发症：导管感染是长期胃肠外营养最严重的并发症之一，可以行导管尖端培养。
（4）与代谢有关的并发症：糖代谢紊乱、高渗性非酮性昏迷等。

第五单元　输血

【复习指南】掌握内容：输血的适应证、禁忌证和输血不良反应的防治；成分输血的优点。熟悉内容：熟悉输血的途径及方法，输血的注意事项。了解内容：常用的血浆代用品种类。

一、外科输血

1. 适应证
（1）急性出血：当失血量达总血容量的10%~20%（500~1000mL）以上。
（2）贫血或低蛋白血症，慢性贫血患者。
（3）凝血机制异常和出血性疾病。
（4）重症感染。
（5）严重创伤和烧伤。
（6）手术。

2. 禁忌证　输血并无绝对禁忌证，应输则输。但有以下情况时输血要慎重：脑出血、恶性高血压、充血性心力衰竭、急性肾衰竭伴明显氮质血症者、急性肺水肿、肺栓塞、肝衰竭及各种黄疸。

二、外科输血的不良反应及并发症

1. 不良反应
（1）非溶血性发热反应：非溶血性发热反应是最常见的一种输血反应，引起发热的主要原因：一是存在致热原，二是抗原抗体反应。
（2）过敏反应：过敏反应比较常见。症状：多在输入几毫升血液制品后立刻发生，特点是症状出现越早反应越严重，轻者皮肤瘙痒、面部潮红、局限性或广泛性荨麻疹，严重者可出现哮喘、喉头水肿、恶心、腹痛、腹泻、呼吸困难、神志不清、血压降低甚至休克等。

（3）溶血反应：是最严重的并发症。分为急性溶血反应和延迟性溶血反应。症状：典型的急性溶血反应多在输血 10~20mL 后，患者突感头痛、呼吸急促、心前区压迫感、全身麻木或剧烈腰背部疼痛。严重时可出现寒战高热，烦躁不安，呼吸困难，脉搏细弱，休克，继而出现黄疸、酱油色尿，继而肾衰的症状。麻醉中的手术患者最早且唯一的征象是心动过速、手术区内出血突然增加和低血压。延迟性溶血反应发生在输血后 7~14d，主要是由于输入未被发现的抗体所引起。症状是不明原因的发热和贫血，也可见黄疸、血红蛋白尿等。症状严重，经适当处理后可治愈，临床易忽略。

（4）循环超负荷。

（5）细菌污染反应。

（6）其他。

2. 并发症及处理

（1）发热反应：停止输血；保持静脉通道；对症处理如保暖、退热药、镇静药；伴寒战者可肌注异丙嗪 25mg。高热者予以物理降温或针刺等。

（2）过敏反应：停止输血，轻者可用抗组胺药或糖皮质激素；重者立即静脉推注 1∶1000 肾上腺素 0.5~1mL 和氢化可的松 100mg；如喉头水肿严重，应行气管插管或气管切开，以防窒息。

（3）溶血反应：抗休克、保护肾功能、对症使用多巴胺、间羟胺升压。

（4）循环超负荷：立即停止输血，取半卧位，吸氧，使用洋地黄制剂及利尿药，四肢轮流上止血带，减少回心血量。

（5）细菌污染反应：抗感染治疗，血袋做培养。

（6）枸橼酸盐中毒：发现肌肉震颤，或输血速率超过 500mL/10min，或成人输血 5L 以上时，由另一静脉给予 10% 葡萄糖酸钙 10mL，观察血浆 Ca^{2+} 水平和心电图。

（7）疾病传播：应严格掌握输血的适应证，对献血人员要做献血前检查，采用成分输血。

3. 自体输血

（1）优点：不做血型鉴定和交叉配血试验。避免输血反应和传染性疾病发生。节约血源。

（2）适应证：有大出血的手术和创伤，估计出血量在 1000mL 以上的择期手术，特殊血型者。体外循环或低温下的心内直视手术以及其他较大的择期手术与急诊手术。

（3）禁忌证：血液受胃肠道内容物或尿液等污染。可能有癌细胞的污染。心、肺、肝、肾功能不全者。贫血或凝血因子缺乏者。血液内可能有感染者。胸腹开放性损伤超过 4h 以上者。

4. 成分输血

（1）优点：疗效好、不良反应少、经济、使用合理。

（2）主要制品：血细胞成分、血浆成分、血浆蛋白成分。

第六单元　围术期处理

【复习指南】掌握内容：术前常规准备、特殊准备的目的和内容，伤口并发症的诊断与处理。熟悉内容：术后并发症的防治，术后处理的要点。了解内容：手术后监测。

一、手术前准备

择期手术术前准备。

1. 术前一般准备

（1）心理准备。

（2）生理准备：术前床上练习解大、小便。术前教会正确咳嗽和咳痰的方法。有吸烟习惯的患者，术前2周应停止吸烟。施行大中手术者，术前应做好血型和交叉配合试验，备好一定数量的血液。凡有水、电解质及酸碱平衡失调和贫血的，均应在术前予以纠正。肠道准备：成人从术前12h开始禁食，术前4h禁饮，以防因麻醉或手术过程中的呕吐而引起窒息或吸入性肺炎，必要时，可用胃肠减压。涉及胃肠道手术者，术前1~2d开始进流质饮食，对于幽门梗阻的患者，尚需进行洗胃。一般性手术术前一日应作肥皂水灌肠。如果施行的是结肠或直肠手术，应在术前一日晚上及手术当天清晨行清洁灌肠或结肠灌洗，并于术前2~3d开始口服肠道制菌药物，以减少术后并发感染的机会；皮肤准备：对于手术的部位，要在术前进行备皮，先行洗浴，对于手术区域内有感染的开放创面者，事先予以敷料封闭。

2. 术前特殊准备

（1）高血压：患者血压在160/100mmHg以下无须特殊处理。

（2）心脏病：不同的心脏病类型，患者的手术耐受力不同。有非发绀型先天性心脏病、风湿性和高血压心脏病耐受力良好。耐受力较差的心脏病有冠状动脉硬化性心脏病、房室传导阻滞。除急症抢救性手术外，急性心肌梗死6个月后手术，心力衰竭控制3~4周后手术。

（3）糖尿病：糖尿病患者血糖以控制在轻度升高状态（5.6~11.2mmol/L）较为适宜。禁食患者应用静脉胰岛素。

（4）呼吸系统疾病：哮喘和肺气肿最常见。凡有呼吸功能不全的患者，术前都应做血气分析和肺功能检查。对严重肺功能不全者，尤其是伴有感染者先控制感染。术前需戒烟2周。

（5）肝脏疾病，肝炎和肝硬化：肝功能轻度损害者，不影响手术耐受力。如果白蛋白＜30g/L，则需通过输入血浆、人体白蛋白制剂才能在较短的时间内纠正低蛋白血症。

（6）肾脏疾病：术前评估肾功能，对轻中度肾功能损害的患者，经过内科治疗，一般能耐受手术。透析后肾重度损害者可施行手术。

（7）肾上腺皮质功能不全：凡是正在应用或在6~12个月内曾应用激素治疗超过1~2周者，可在手术前2日开始给予氢化可的松100mg/天，手术当天300mg/天。手术应激过去后可停用。

3. 手术时机

（1）急症手术：为抢救患者生命必须尽快进行的手术。

（2）限期手术：可以在一定时限内选择，不宜延迟过久。

（3）择期手术：手术时机不影响手术的效果。

二、手术后监测与处理

1. 一般监测　心电监测、动、静脉压监测、呼吸功能监测、肝肾功能监测、体温监测。

2. 恶心、呕吐、腹胀、呃逆的处理
（1）予以持续胃肠减压，并可辅以止吐药。
（2）放置肛管，高渗液低压灌肠等。
（3）术后早期发生呃逆可采用压迫眶上缘，屏气，对顽固性呃逆可采用颈部膈神经封闭。

3. 常用导管及引流物的处理　术后常用的导管及引流物种类多。术后要经常检查导管及引流是否通畅，记录引流液的量和性质，及时换药观察伤口情况。盐水纱条一般引流1d，皮下的乳胶片一般引流1~2d，血浆管可引流1周以上。肛门排气后，即可拔除胃肠减压管。

三、手术后常见并发症的处理

1. 成人呼吸窘迫综合征的诊断与处理　临床表现进行性呼吸困难、给氧不能纠正的低氧血症、肺顺应性降低，X线检查提示间质水肿。处理要治疗感染，纠正缺氧，监测生命体征，消除肺水肿，控制补液量，机械通气。

2. 急性肾功能障碍的诊断与处理　每日尿量少于400mL考虑急性肾功能障碍。需严格控制入量和肾毒性药物的使用，必要时血液透析。

3. 伤口并发症的诊断与处理
（1）伤口的诊断：**Ⅰ类切口**（清洁切口，经消毒后无菌切开的伤口）。**Ⅱ类切口**（污染切口，6~8h内清创缝合的伤口）。**Ⅲ类切口**（感染切口6~8h后清创缝合的伤口）。愈合分甲、乙、丙3种。**甲类愈合**指对合好，愈合良好的切口。**乙类愈合**指有炎症反应，如红肿、硬结、血肿、积液等，但未化脓。**丙级愈合**指切口化脓，需要作切开引流换药等处理。常用Ⅰ/甲等的表示方式。缝线的拆除时间，可根据切口部位、局部血液供应情况、患者年龄来决定。一般头、面、颈部在4~5d拆线，下腹部、会阴部6~7d，胸部、上腹部、背部、臀部7~9d，四肢10~12d（近关节处可适当延长），减张缝线14d。
（2）切口裂开：多在术后5~7d。多数需要立即手术。
（3）切口感染：表现在术后伤口疼痛，体温升高，伤口局部红、肿、热，局部压痛。处理需抗感染和伤口清创引流。

第七单元　疼痛与治疗

【复习指南】掌握内容疼痛的三阶梯治疗方案、常用止痛方法。熟悉内容疼痛的分类和评估方法。了解慢性疼痛的治疗范围。

一、概述

1. 疼痛的临床分类
（1）按疼痛的程度：轻度疼痛、中度疼痛、剧烈疼痛。
（2）按疼痛的病程长短：急性疼痛、慢性疼痛。
（3）按疼痛的深浅部位：浅表痛、深部痛。
（4）按疼痛在躯体的解剖部位：头痛、颈项痛、肩周痛、胸痛等。

2. 疼痛程度的评估方法　分为视觉模拟评分法、主诉分级法、数字分级法、程度积分法。

二、慢性疼痛的治疗

（1）药物治疗：世界卫生组织的三阶梯治疗方案。**第一阶梯**：非阿片类止痛药如阿司匹林、对乙酰氨基酚或非甾体抗炎药用于轻度疼痛。**第二阶梯**："弱"的阿片类药物如曲马多、地佐辛等用于中度疼痛。**第三阶梯**：强阿片类药物如吗啡、芬太尼和哌替啶等用于重度疼痛。对于顽固性疼痛和当患者无法经口服药或者肠内吸收不良时可选用非肠道给药。

（2）神经阻滞：星状神经节阻滞、腰交感神经节阻滞。

（3）椎管内注药：蛛网膜下腔注药、硬脊膜外腔注药。

（4）其他方法。

三、术后镇痛

镇痛方法有口服给药、椎管内镇痛（蛛网膜下腔注药、硬脊膜外腔注药）、胃肠外给药（肌内注射、静脉注射、其他途径）等。

第八单元　内镜与腔镜外科技术

【复习指南】熟悉纤维镜检查的适应证及并发症，腔镜外科技术的手术适应证及并发症。

一、内镜外科技术

1. 纤维胃镜检查的适应证及并发症

（1）适应证：需胃镜明确食管、胃、十二指肠疾病的病理诊断、治疗疾病或手术后的随访。

（2）并发症：穿孔、出血、心血管意外、药物反应和感染。

2. 纤维胆道镜检查的适应证及并发症

（1）适应证：术中发现胆总管内多发结石及疑有胆总管内占位性病变、术后胆道残余结石。

（2）并发症：出血、胰腺炎、胆管炎、十二指肠穿孔。

二、腔镜外科技术

1. 手术适应证　胃肠道手术、肝胆系手术、脾切除、泌尿系手术。

2. 并发症　CO_2气腹相关的并发症与不良反应、血管损伤、内脏损伤、腹壁并发症。

第九单元　外科感染

【复习指南】掌握内容：疖、痈、急性蜂窝织炎、丹毒、急性淋巴结炎和急性淋巴管炎、脓肿、全身性感染的临床特点、诊断及治疗原则。熟悉内容：全身炎症反应综合征、菌血症、脓毒症的定义及临床表现，气性坏疽的临床特点、诊断及治疗原则。了解内容：各种感染的病因病理。

一、疖

疖是单个毛囊及其所属皮脂腺、汗腺的急性化脓性感染。常发生于毛囊和皮脂腺丰富的部位。多数疖同时出现或反复发作，不易治疗者称为**疖病**。疖病多发生于免疫力较低的小儿、营养不良或糖尿病的患者。**致病菌大多数为金黄色葡萄球菌及表皮葡萄球菌，脓栓形成是疖感染的一个特征。**

1. 临床表现

（1）局部症状：早期是红、肿、热、痛的小结节，逐渐肿大并隆起，数天后中央坏死，出现脓栓，脓液排出自愈。

（2）全身症状：一般无全身症状，疖病可出现、畏寒、发热、头痛、厌食等全身不适表现。面部"危险三角区"的疖，沿眼内眦静脉和眼静脉感染到颅内，出现眼部周围的红、肿、热、痛，并发颅内感染甚至死亡，故不能挤压。

2. 西医治疗　注意清洁，以局部治疗为主。初起可热敷、理疗、药物外敷，促其吸收消散。有波动感变软时，可切开引流。有全身症状的疖和疖病应给予抗生素治疗，同时治疗基础疾病。

3. 中医辨证论治

（1）暑疖

证候：初起局部皮肤潮红，次日发生肿痛，根脚很浅，范围局限，直径多在3cm左右。舌苔黄，脉数。

治法：清热利湿解毒。

方药：**清暑汤**加减。

（2）蝼蛄疖

证候：疮形肿势虽小，但根脚坚硬，未破如蝼拱头。

治法：补益气血，托毒生肌。

方药：**托里消毒散**加减。

（3）疖病

证候：好发于项后、背部、臀部等处，疖有数个到数十个，反复发作，缠绵经年不愈。阴虚者兼有口渴唇燥，舌红，苔薄，脉细数；脾虚者兼有面色萎黄，纳少便溏，舌淡或有齿痕，苔薄，脉濡。

治法：祛风清热利湿。

方药：**防风通圣散**加减。

二、痈

痈是指邻近的多个毛囊及其周围组织的急性化脓性感染。可由多个疖融合而成，好发于韧厚的背部、颈项。感染常先从毛囊底部开始，沿皮下组织蔓延，深达深筋膜，再向四周扩散，侵入附近的脂肪柱，再向上穿毛囊群而形成具有多个脓头、形似蜂窝的痈。致病菌以金黄色葡萄球菌为主。

1. 临床表现　早期的局部症状是片状稍隆起的紫红色浸润区，质地坚韧，界线不清。随后中央区皮肤坏死，形成多个脓栓，可破溃，内有大量感染坏死物质。常伴淋巴结肿大、疼痛。全身症状有畏寒发热、食欲缺乏、白细胞计数增高等。

2. 西医治疗　注意休息，加强营养，镇静止痛，成脓后切开引流，彻底清创、每日换药，使用抗生素。同时治疗基础疾病。局部治疗可用热敷、理疗、药物外敷。病程常达数周。

3. 中医辨证论治

（1）热毒蕴结证

证候：初起局部起一肿块，上有粟粒状脓头，肿块渐向周围扩大，脓头增多，色红灼热疼痛；舌红，苔黄，脉滑数。

治法：和营托毒，清热利湿。

方药：**仙方活命饮**加减。

（2）阴虚火盛证

证候：局部疮形平塌、根盘散漫，疮色紫滞，不易化脓腐脱，溃出脓水稀少或带血水，疼痛剧烈；伴有高热，唇燥咽干，纳呆，大便秘结，小便短赤；舌红，苔黄，脉细数。

治法：滋阴生津，清热脱毒。

方药：**竹叶黄芪汤**加减。

（3）气血两虚证

证候：局部疮形平塌散漫，疮色晦暗，化脓迟缓，腐肉难脱，脓水清稀，闷肿胀痛，疮口易成空壳；兼有发热，精神不振，面色苍白；舌淡，苔白腻，脉数无力。

治法：调补气血。

方药：**十全大补汤**加减。

三、急性蜂窝织炎

急性蜂窝织炎是皮下、筋膜下、肌间隙或深部蜂窝组织的急性弥漫性化脓性感染。致病菌主要是溶血性链球菌。

1. 临床表现　局部出现红、肿、热、痛。红肿以中心部最显著，而向四周逐渐减轻，与周围皮肤分界不甚清楚。病变较深者，局部红肿不太明显，只有局部水肿和压痛。炎症部位的中心区可因缺血而发生坏死。相应部位的淋巴管和淋巴结也常有炎症表现。口底、颌下和颈部的急性蜂窝织炎，可发生喉头水肿和压迫气管，引起呼吸困难甚至窒息。厌氧性链球菌所引起的感染，局部除有红、肿、热、痛外，还可出现捻发音，称为**捻发音性蜂窝织炎**。

2. 西医治疗　局部治疗休息、局部理疗、药物外敷。脓肿形成及时切开引流。全身治疗应加强营养支持、止痛，应用抗生素治疗。位于口底、颌下的急性蜂窝织炎应早期切开减压引流。

3. 中医辨证论治

（1）锁喉痈

证候：初起喉结处红肿绕喉，根脚散漫，坚硬灼热疼痛；经 2~3d 后，肿势可延及腮颊，下至前胸；伴有壮热口渴，头痛项强，大便燥结，小便短赤；苔黄腻，舌红绛，脉弦滑数或洪数。

治法：散风清热，化痰解毒。

方药：**普济消毒饮**加减。

（2）胼发

证候：见于下肢，患部初起胀痛不舒，活动受限，继而皮肤焮红，边界不清，中间略紫，高肿疼痛；伴有恶寒发热，纳呆，便干，溲赤；舌红，苔黄腻，脉滑数。

治法：消热解毒，和营利湿。

方药：**五神汤合萆薢渗湿汤**加减。
（3）手发背
证候：初起手背漫肿，边界不清，胀痛不舒；或有怕冷、发热；舌红，苔黄，脉数。
治法：清热解毒和营。
方药：**仙方活命饮**加减。
（4）足发背
证候：初起足背红肿灼热疼痛，肿势弥漫，边界不清，影响活动。舌红，苔黄腻，脉弦数。
治法：清热解毒，和营利湿。
方药：**仙方活命饮合萆薢渗湿汤**加减。

四、丹毒

丹毒是指皮肤或黏膜的网状淋巴管急性感染，又称**网状淋巴管炎**。致病菌为**乙型溶血性链球菌**。患者常合并足癣等皮肤或黏膜的损害，致病菌入侵皮内的网状淋巴管，并累及皮下组织，迅速蔓延。

1. 临床表现　局部皮肤呈片状鲜红色，中间略淡，边缘清楚，略有肿胀，指压时颜色变白，松手后红色很快复现。当红肿区向四周扩散时，中央发红颜色消退，表面脱屑，颜色转为棕黄。红肿区可发生水疱，局部有烧灼样疼痛。邻近淋巴结常肿大、疼痛。下肢丹毒如长期发作，可形成象皮肿。常有畏寒、发热、头痛、乏力等全身症状。好发头面部及下肢。

2. 西医治疗　注意休息，抬高患肢，局部湿热敷，应用抗生素，同时治疗皮肤损害。

3. 中医辨证论治
（1）风热化火证
证候：从鼻部开始波及头部者，症见壮热气急，口干舌燥，咽喉不利；凡从耳项两侧延及头面者，症见寒热往来，口苦咽干，舌红苔黄腻；抱头火丹症见头面红肿、发热恶寒、舌红，苔薄黄，脉滑数。
治法：散风清火解毒。
方药：**普济消毒饮**。
（2）肝胆湿热证
证候：发于腰胯胁下，大片鲜红，红肿蔓延，摸之灼手，肿胀触痛；舌红，苔黄腻，脉弦滑数。
治法：清肝泄热利湿。
方药：**龙胆泻肝汤或柴胡清肝汤**加减。
（3）湿热化火证
证候：下肢小腿处红热肿胀，痛如火燎，表面光亮；舌红，苔黄腻，脉滑数。
治法：利湿清热解毒。
方药：**五神汤合萆薢渗湿汤**加减。
（4）胎火胎毒证
证候：脐腹部开始皮肤鲜红，向外游走遍体，压之减退，放手又显，表面紧张光亮，摸之灼手，肿胀触痛，兼有发热；舌红，苔黄，脉数。

治法：凉营清热解毒。

方药：**犀角地黄汤**加减。

（5）毒邪内攻证

证候：红肿迅速蔓延；伴壮热神昏，谵语烦躁，头痛，恶心呕吐，便秘溲赤；舌红绛，苔黄，脉洪数。

治法：凉营泻火解毒。

方药：**清瘟败毒饮合犀角地黄汤**加减。

五、急性淋巴结炎和急性淋巴管炎

急性淋巴结炎是炎症扩散到局部淋巴结或化脓性病灶经淋巴管蔓延到所属区域淋巴结的急性化脓性感染。**急性淋巴管炎**指致病菌从破损的皮肤、黏膜侵入，或从其他感染病灶经组织淋巴间隙进入淋巴管内，引起淋巴管炎及其周围的炎症。**常见致病菌是金黄色葡萄球菌和溶血性链球菌。**

1. 临床表现 急性淋巴管炎分为网状淋巴管炎和管状淋巴管炎。**网状淋巴管炎也称丹毒。**管状淋巴管炎常见于四肢，尤以下肢多见，常合并有手足癣感染。管状淋巴管炎又分为深、浅两种。浅部者常于伤口近侧出现一条或多条"红线"，扪之发硬、压痛；深部者无"红线"可见，但患处可肿胀，具有压痛。有程度不同的全身反应，如头痛、恶心、呕吐、寒战、高热等。急性淋巴结炎早期有局部淋巴结肿大和压痛，炎症蔓延可发展形成脓肿，也可愈合留一硬结。

2. 西医治疗 首先处理原发病灶。抬高患肢，局部休息。形成脓肿需切开引流。早期全身使用抗生素。

3. 中医辨证论治

（1）红丝疔

证候：多发于下肢小腿部，先有足部疔或足癣感染，上延红丝，常伴有发热、头痛、行动不便；局部肿胀、压痛；重者畏寒，纳呆；舌红，苔黄腻，脉数。

治法：清热解毒。

方药：**五味消毒饮合黄连解毒汤**加减。

（2）颈痈

证候：多发于项部两侧的颌下。初起结块形如鸡卵，皮色不变，肿胀、灼热、疼痛。逐渐漫肿坚实；伴有寒热、头痛、项强；舌红，苔黄腻，脉滑数。

治法：散风清热，化痰消肿。

方药：**牛蒡解肌汤**加减。

（3）腋痈

证候：初起腋下可触及肿块，皮色不变，灼热疼痛，同时上肢活动不利；伴有恶寒发热，纳呆；舌红，苔薄白，脉滑数。

治法：清肝解郁，消肿化毒。

方药：**柴胡清肝汤**加减。

（4）胯腹痈

证候：初起腹股沟部结块，形如鸡卵，肿胀发热，皮色不变，疼痛明显；伴有畏寒发热；舌红，苔黄腻，脉滑数。

治法：清热利湿解毒。

方药：**五神汤合萆薢渗湿汤**加减。

（5）委中毒

证候：初起委中穴处木硬疼痛，皮色如常或微红，形成肿块则患肢小腿屈伸困难，行动不便；伴有寒热，纳呆。舌红，苔黄腻，脉滑数。

治法：和营祛瘀，清热利湿。

方药：**活血散瘀汤**加减。

六、脓肿

脓肿是急性炎症过程中，组织或器官内病变组织坏死、液化后所形成的局限性脓液积聚，四周有一完整的脓腔。急性感染的致病菌多为**金黄色葡萄球菌**。病程一般大于2周。

1.临床表现　浅表脓肿局部隆起，呈现红、肿、热、痛及波动感。**波动感**是诊断浅表脓肿的重要体征。对于较深部位且有张力的脓肿，不易触及波动感，可根据脓肿表面组织的水肿情况，压痛等做出诊断；但常需应用超声波探测或进行穿刺。浅而小的脓肿多无全身反应；大而深的脓肿，由于局部炎症反应和毒素的吸收，可有明显的全身症状，如发热、头痛、乏力等。

2.西医治疗　有全身症状者应使用抗生素并对症处理。脓肿形成后切开引流，做药敏试验。

3.中医辨证论治

（1）余毒流注证

证候：起病急，初起一处或数处肌肉疼痛，漫肿色白，逐渐肿胀、疼痛，可触及肿块；兼有恶寒发热，口渴，大便秘结，小便短赤；舌红，苔黄腻，脉滑数。

治法：清热解毒，凉血通络。

方药：**黄连解毒汤合犀角地黄汤**加减。

（2）火毒结聚证

证候：多见于体表感染，患部肿势高突，红热灼痛，有波动感；舌红，苔黄，脉数。

治法：清火解毒透脓。

方药：**五味消毒饮合透脓散**加减。

（3）瘀血流注证

证候：患部肿痛，皮色微红或呈青紫，皮温略高，溃后脓液中夹有瘀血块；舌红或边有瘀点，苔薄黄或黄腻，脉数或涩。

治法：和营祛瘀通滞，清热化湿。

方药：**活血散瘀汤**加减。

（4）暑湿流注证

证候：局部症状同"余毒流注"；兼有恶寒发热，头痛，纳呆，胸闷呕恶；舌红，苔白腻，脉滑数。

治法：清热解毒化湿。

方药：**清暑汤**加减。

（5）正虚邪恋证

证候：一处肿块渐退，他处肿块又起；兼有壮热不退，身体消瘦，面色无华；舌红，苔薄腻，脉虚数。

治法：益气补血，清热脱毒。

方药：**托里透毒散**加减。

七、全身性感染

全身性感染是指病原菌侵入人体血液循环，并在其内生长繁殖并产生毒素，引起严重的全身感染症状和中毒症状。

全身炎症反应综合征：指任何致病因素作用于机体所引起的全身炎症反应，并且具备以下2项或2项以上体征：体温＞38℃或＜36℃；心率＞90次/分；呼吸频率＞20次/分或动脉血二氧化碳分压（$PaCO_2$）＜32mmHg（4.3kPa）；外周血白细胞计数＞$12×10^9$/L或＜$4×10^9$/L，或未成熟粒细胞＞10%。

脓毒症：感染合并全身炎症反应，体温、心率、呼吸、神志有明显改变，区别于一般非侵入性局部感染，称为脓毒症。其病原体包括细菌、真菌、寄生虫及病毒等。

菌血症：是脓毒症中的一种，即血培养检出病原菌，但其不限于以往多偏向于一过性菌血症的概念，目前多指临床有明显感染症状者。

1. 诊断　一般发病急、病情重、发展快。有高热、头痛、头晕、食欲减退、恶心、呕吐、腹胀或腹泻、大量汗出、贫血、呼吸急促和心跳加快等症状。严重者可出现神志改变或感染性休克。肝脾肿大，严重者出现黄疸、皮下瘀血。白细胞计数明显增加，核左移，出现中毒颗粒。尿中出现蛋白、管型和酮体。根据原发感染灶的性质及其脓液性状，结合一些特征性的临床表现和实验室检查结果综合分析，可大致区分致病菌为革兰染色阳性或阴性杆菌。

2. 西医治疗　原发感染灶的处理。抗菌药物的使用：对**真菌性脓毒症**应尽量停用广谱抗生素，改用窄谱抗生素，并全身应用**抗真菌药物**。辅以支持疗法、对症治疗。减轻中毒症状和防治休克，保护重要器官功能。

3. 中医辨证论治

（1）疔疮走黄证

证候：在原发病灶的基础上突然疮顶陷黑无脓，肿势软漫，迅速向周围扩散，皮色暗红；并伴有寒战高热，头痛，烦躁不安；舌质红绛，苔黄燥，脉洪数。

治法：凉血清热解毒。

方药：**五味消毒饮合黄连解毒汤**加减。

（2）火陷证

证候：局部疮顶不高，根盘散漫，疮色紫滞，疮口干枯无脓，灼热疼痛；伴有壮热口渴，便秘溲赤，烦躁不安，甚者神昏谵语、发痉；舌质红绛，苔质燥或黄腻，脉洪数或滑数。

治法：凉血解毒，泄热养阴，清心开窍。

方药：**清营汤**加减。

（3）干陷证

证候：局部脓腐不透，疮口中央糜烂，脓少而薄，疮色灰暗，肿势平塌，散漫不聚，胀闷或微痛不甚；全身发热或恶寒，神疲纳少，自汗，胁痛，神昏谵语，气息短促；舌质淡红，脉虚数；或体温反而不高，肢冷，大便溏薄，小便频数；舌质淡，苔灰腻，脉沉细。

治法：补养气血，托毒透邪，佐以清心安神。

方药：**托里消毒散**加减。

（4）虚陷证

证候：局部肿势已退，疮口腐肉已尽，而脓水稀薄色灰，或偶带绿色，新肉不生，状如镜，伴形神萎顿，气息低促；舌质淡红，苔薄白或无苔，脉沉细或虚大无力。随后可陷入昏迷厥脱。若日久，舌光如镜，舌质红绛，脉细数为阴伤胃败之象。

治法：温补脾肾。

方药：**附子理中汤**加减。

八、气性坏疽

气性坏疽为多种**厌氧杆菌**所致的特殊性厌氧菌感染，也称**梭状芽孢杆菌性肌炎**。

病因及病理：**革兰阳性厌氧杆菌**，病原菌分解糖类和蛋白质产生大量气体，使组织膨胀，蛋白质分解和组织液化产生硫化氢，二氧化硫等使伤口产生恶臭。

1. 临床表现 ①全身症状：严重的毒血症，迅速出现中毒性休克。②局部症状：局部组织肿胀和胀裂样剧痛，发展迅速，皮肤苍白－暗红－紫黑，皮下捻发音，分泌液混有气泡、恶臭。伤口内肌肉呈暗红色如熟牛肉状，无弹性，切割时不流血。

2. 诊断 早期诊断和及时治疗是保存伤肢和挽救生命的关键。出现以下表现可以诊断：伤口剧痛，肿胀迅速；皮肤苍白，捻发音；严重毒血症状及进行性贫血；分泌物涂片检查有大量革兰阳性杆菌；X线检查示伤口肌群间有气体。

预防：早期彻底清创，大剂量抗菌素，高压氧治疗，全身支持治疗。

第十单元　损伤

【复习指南】掌握内容：损伤的定义，胸、腹、脑、泌尿损伤，烧伤的临床表现、诊断、治疗。熟悉内容：损伤的病理及修复、冷伤、兽咬伤。了解内容：损伤的病因及分类。

一、概述

1. 定义　损伤是人体受外界各种致伤因素作用后，造成组织解剖上的破坏和生理功能的障碍，并引起不同程度的局部或全身反应。

2. 损伤的分类

（1）按损伤部位与组织器官分：①**多发性损伤**。多个部位或器官同时发生的损伤，在灾害事故中常见。②**复合性损伤**。两种以上不同致伤因素作用于同一机体所致的损伤。

（2）按损伤部位的皮肤黏膜是否完整分

1）闭合性损伤：**挫伤**：①因钝性暴力或重物打击所致的皮下组织、肌肉或体内组织器官的损伤。②**扭伤**。又称捩伤，是指关节在外力作用下超过了正常的活动范围而造成的损伤。表现为局部疼痛、肿胀、皮肤青紫和关节活动障碍等。③**挤压伤**。肌肉丰富的肢体或躯干被重物挤压所致，有较广泛的组织破坏、出血或坏死。④**挤压综合征**表现为受伤肢体迅速发生肿胀变硬，皮肤出现张力性水疱、皮下瘀斑、肢体麻木、运动障碍等，严重者可出现休克、急性肾衰竭。⑤**冲击伤**又称爆震伤，由强烈爆炸物产生高压气浪形成，其特点是体表无明显损伤，而体腔内脏器却遭受严重而广泛的损伤。

2）开放性损伤：①**擦伤**。皮肤被粗糙物擦过所导致的表层损伤。②**刺伤**。尖细锐利的物体刺入软组织所致的损伤，伤口一般较细小，并且较深，可合并深部血管、神经或内脏器官的损伤。③**切伤或割伤**。创缘整齐，多呈直线状，可深可浅，出血较多，周围组织损伤较轻，深者可使神经、血管、肌腱、脏器断裂。④**裂伤**。创缘不整齐，周围组织破坏严重，并且较为广泛，容易出现受损组织的坏死或感染。⑤**撕脱伤**。多为头发、肢体被卷入高速转动的机器或皮带内，将大片头皮或大面积皮肤撕脱下来，造成大片皮肤剥脱，重者合并肌肉、神经、血管撕裂，广泛出血，进而继发感染。⑥**火器伤**。常伴有深部组织、器官的损伤。有入口和出口者称为**贯通伤**；有入口无出口者称为**盲管伤**，致伤物留于体内。

3.损伤的修复

（1）损伤修复的过程分4期：渗出（又称炎性反应期）、增生期（即纤维组织形成期）、伤口收缩期、组织塑形期。

（2）伤口愈合类型：①**一期愈合**。仅限于无菌手术切口和经过清创缝合的伤口。创缘整齐，组织有活力，缝合后创缘对合好并无张力，伤口内腔隙很小，少量结缔组织即可充满。手术后5~7d即可初步愈合，局部仅留有一线形瘢痕，功能良好。②**二期愈合**创口较大或不规则，创缘分离远而难于对合，或污染严重不能进行缝合的伤口，需待大量肉芽组织生长和大片上皮覆盖才能愈合。愈合后瘢痕组织多，可影响功能。

（3）影响伤口愈合的因素：①全身因素，如低蛋白血症、糖尿病、结核病、艾滋病、恶性肿瘤、高龄、长期接触某些药物、皮质激素可影响伤口愈合。维生素有促进伤口愈合的作用。肥胖患者伤口愈合较慢而且强度低。②局部因素，如伤口内留存血肿、异物、失活组织过多和死腔过大，会影响伤口愈合。伤处血液循环不良、组织缺氧也不利于伤口愈合。感染是影响创伤修复最常见的原因。

（4）损伤并发症：急性肾衰竭等。

二、颅脑损伤

（一）脑震荡

1.临床表现 表现为一过性脑功能障碍，无肉眼可见的神经病理改变。主要症状是受伤当时立即出现短暂的意识障碍，常为数秒或数分钟，一般不超过30min。清醒后大多不能回忆受伤当时乃至前一段时间内情况，称为**遗忘**。可能出现头痛、头晕、恶心、呕吐等症状，短期内可自行好转。神经系统检查无阳性体征，脑脊液检查无红细胞，CT检查颅内无异常发现。没有意识障碍就不能诊断脑震荡。

2.西医治疗 对症治疗如输液、吸氧，适量给予镇静镇痛药和调节血管药物。一般不用脱水药。

3.中医辨证论治

（1）昏迷期

证候：脑部受外力震击后昏迷不醒，持续时间一般不超过30min。

治法：开窍通闭。

方药：**苏合香丸或至宝丹**急灌服。

（2）苏醒期

证候：清醒后见头痛、头晕、恶心，时有呕吐、夜寐不宁等症状。

治法：疏肝活血安神。

方药：**柴胡细辛汤**加减。

（3）恢复期

证候：7~10d后仍感头微晕，肢倦乏力，精神不振；舌质淡，苔薄白，脉细弱。

治法：益气补肾，养血健脑。

方药：**保立苏汤、归脾丸**。

（二）脑挫裂伤

1. 临床表现　轻者无原发性意识障碍，重者可有深昏迷甚或死亡。局灶性神经精神症状和体征：随着颅脑受损的部位、范围和程度不同而异。继发脑水肿或颅内血肿所致颅内压增高与脑疝，可使昏迷或瘫痪程度加重，或意识好转，清醒后又变为模糊。同时有血压升高、心率减慢、呼吸加深、瞳孔不等大及锥体束征等表现。其他表现如脑膜刺激征，颅底骨折并发脑脊液耳漏和鼻漏。

2. 西医治疗　脱水疗法，一般用渗透性脱水药或利尿脱水药；积极防治消化道出血、肺炎、癫痫等并发症；神经营养剂和促醒药物、高压氧疗法、低温疗法；防治并发症。

3. 中医辨证论治

（1）昏愦期

证候：昏愦深着，两手握固，牙关紧闭；脉沉迟。

治法：辛香开窍，通闭醒神。

方药：**苏合香丸或黎洞丸**1粒（研末），胃管灌服。伴高热、神昏窍闭、抽搐者，改用安宫牛黄丸研末灌服，以清心开窍；痰热阻窍所致昏迷者，用至宝丹清热豁痰开窍。

（2）苏醒期

证候：神志恍惚不清，头痛头晕，呕吐恶心，夜寐不宁，或醒后不省人事，昏沉嗜卧；脉细无力。

治法：镇心安神，升清降浊。

方药：**琥珀安神汤**加减。若眩晕不止，或夜寐烦躁不宁甚者，用天麻钩藤饮加减以平肝息风、升清降浊；若痰气上逆，神志迷蒙，不能自主者，改用癫狂梦醒汤加减以祛瘀开窍、化痰醒神。

（3）恢复期

证候：神情痴呆，或失语，或语言謇涩，或错语健忘，或半身不遂，四肢麻木；舌干红无苔，脉弦细数。

治法：益气养阴，祛瘀开窍。

方药：**补阳还五汤合收呆至神汤**加减。

（三）颅内血肿

颅内血肿分为硬膜下血肿、硬膜外血肿和颅内血肿

1. 临床表现　意识障碍、瞳孔改变、锥体束征、生命体征的改变，相应神经系统体征如偏瘫、失语、偏盲等。

2. 西医治疗　颅内压大于270mmH$_2$O，幕上出血＞40mL，幕下出血＞10mL，中线移位大于1cm。常用颅内血肿清除术，去骨瓣减压术等。

三、胸部损伤

（一）肋骨骨折

1. 临床表现　局部疼痛，在深呼吸、咳嗽或转动体位时加剧。骨折多发生于第4~7肋骨。体格检查：受伤的局部胸壁肿胀，胸廓挤压征（+），可有骨擦感。多根多处肋骨骨折使局部胸壁失去完整肋骨支撑而软化，受伤的胸壁部分脱离胸廓整体，失去支持形成浮（动）胸壁，也称**连枷胸**。可出现**反常呼吸运动**，即当吸气时，软化部分胸壁不随胸廓向外扩展，反而向内塌陷，使伤侧肺受压不能膨胀，伤侧胸膜腔内压增高，纵隔向对侧移位，使对侧肺也受压。反之在呼气时，该部分胸壁反而向外膨出，从而严重影响心胸血流动力学，影响血氧交换。

2. 西医治疗　闭合性单根肋骨骨折：治疗的重点是止痛、固定和防止并发症。闭合性多根多处肋骨：清除呼吸道分泌物，必要时气管插管或气管切开。胸壁反常呼吸运动的局部处理有包扎固定法、牵引固定法、内固定法。开放性肋骨骨折需手术清创。如胸膜已穿破，需做胸膜腔引流术。多根多处肋骨骨折者于清创后做内固定术。手术后应用抗生素。

3. 中医辨证论治

（1）气滞血瘀证

证候：伤后胁肋刺痛，痛处固定，局部可见瘀斑、瘀点，呼吸及咳嗽时疼痛加重；舌质紫暗，脉象沉涩。

治法：活血化瘀，理气止痛。

方药：**复元活血汤**加减。痛甚加三七；兼气逆喘咳加瓜蒌皮、杏仁、枳壳；咯血者可加白及、仙鹤草、血余炭、藕节。

（2）肺络损伤证

证候：伤后胁肋刺痛，痛处固定，伴见咳嗽、咯血或痰中带血，甚则呼吸短促，胸部胀闷；舌质紫，脉沉涩。

治法：宁络止血，止咳平喘。

方药：**十灰散合止嗽散**加减。若胁肋疼痛明显，可加旋覆花、郁金、桃仁以理气活血止痛；咯血较多时可加三七粉冲服。

（3）筋骨不续证

证候：伤处肿痛减轻，骨折处尚未愈合；舌质暗红，脉弦。

治法：续筋接骨，理气活血。

方药：**接骨紫金丹**加减。胁肋疼痛加郁金、桃仁、柴胡；咳嗽痰多者加紫菀、款冬花。

（4）肝肾不足证

证候：损伤后期症见胁肋隐痛，悠悠不休，口干咽燥，心中烦热，头晕目眩，腰膝酸软，遗精；舌红少苔，脉弦细。

治法：调补肝肾，强筋壮骨。

方药：**六味地黄丸**加减。心中烦热加炒栀子、酸枣仁以清热安神；头晕目眩加黄精、女贞子、菊花以益肾清肝；精关不固，腰酸遗精者加牡蛎、金樱子、芡实、莲须固肾涩精。

(5)气血亏虚证

证候：伤后症见少气乏力，失眠多梦，心悸怔忡，纳食减少；舌质淡，苔薄白，脉沉细。

治法：益气养血。

方药：**八珍汤**加减。心悸怔忡、失眠多梦可加柏子仁、酸枣仁、远志养血安神；兼食积停滞者加神曲、麦芽、山楂、鸡内金消食健胃。

(二)气胸与血胸

胸部损伤时胸腔内积气，称为**损伤性气胸**。气胸的形成多由于肺组织、支气管破裂，空气进入胸腔，或因胸壁伤口穿破胸膜，胸膜腔与外界沟通，空气进入所致。

1. 分类　损伤性气胸一般分为闭合性、开放性和张力性气胸3类。

闭合性气胸：空气由肺组织小的裂伤处进入胸膜腔后，肺组织裂口即迅速自行闭合，空气不再进入胸膜腔，称**闭合性气胸**。小量气胸，可无明显症状。大量气胸有胸痛、胸闷、呼吸短促，气管向健侧移位，伤侧胸部叩呈鼓音，呼吸音减弱或消失。胸部X线检查可显示不同程度的肺萎陷和胸膜腔积气。有时可伴少量积液（肋骨断端刺伤肺和胸壁出血）。

开放性气胸：胸壁穿透性损伤导致胸膜腔与外界相通，空气随呼吸活动而自由出入胸膜腔，称**开放性气胸**。伤侧胸膜腔负压消失：伤侧肺萎陷，纵隔向健侧移位，使健肺也扩张不全。纵隔摆动：吸气时，因空气由伤口进入胸腔，健侧胸腔负压大于伤侧，纵隔向健侧移位；呼气时，空气自伤侧伤口排出，两侧胸腔的压力差减小，纵隔移位伤侧。随呼吸活动，纵隔左右摆动，导致静脉回心血流障碍，心输出量减少发生休克，造成呼吸循环功能严重障碍。有效呼吸量减少（残气对流）：伤侧肺萎陷不能行使其通气功能，其支气管变为无效腔。呼气时健侧肺的气体不能完全排出体外而排入伤侧支气管内；吸气时，健侧肺不仅吸入外界空气，而且也吸入伤侧支气管内含氧量极低的残气，造成有效呼吸量减少和缺氧。

张力性气胸（高压性气胸）：在闭合性胸部损伤时，较大的肺、支气管裂伤，破口通向胸膜腔，呈单向活瓣。空气进入胸膜腔，呼气时裂口闭合，气体不能排出，使胸膜腔内气体愈积愈多，压力越来越高，完全压闭伤侧肺，还压迫健肺，导致纵隔移位，有时胸腔内的高压空气被挤入纵隔，扩散至皮下组织，形成颈、面、胸等处皮下气肿，产生严重呼吸循环功能障碍，如抢救不及时患者很快死亡。表现为极度呼吸困难，端坐呼吸，缺氧严重，出现发绀、烦躁不安、昏迷、休克，甚至窒息。查体可见伤侧胸部饱满，肋间隙增宽，颈静脉怒张，气管和心界向健侧移位，伤侧胸部叩呈鼓音，呼吸音消失，可有皮下气肿。胸部X线检查显示伤侧胸腔内大量积气，肺完全萎陷，纵隔向健侧移位。张力性气胸急救处理是立即于伤侧锁骨中线第2肋间隙穿刺排气减压。

损伤性血胸：胸部损伤后引起胸膜腔积血者。血胸的临床表现与出血量、速度有关。成人<0.5L为小量血胸，0.5~1.0L为中等量血胸，>1.0L为大量血胸。

下列征象提示进行性出血：①脉搏逐渐增快，**血压持续下降**。②经输血补液后，血压不升或升高后又下降。③血红蛋白、红细胞计数和红细胞比容等进行性下降；④胸膜腔穿刺抽不出血液，但连续胸部X线检查显示胸膜腔阴影继续增大。⑤闭式胸腔引流血量连续3h每小时超过200mL。

2. 西医治疗　闭合性气胸：小量气胸无须治疗。大量气胸需行锁骨中线第2肋间隙闭式胸腔引流术。开放性气胸急救处理是用无菌敷料封盖伤口，变开放性气胸为闭合性气胸，然后行闭式胸腔引流术。如疑有胸腔内脏器损伤或活动性出血，则需剖胸探查。术后鼓励患者咳嗽排痰和早期活动。少量血胸无须特殊治疗，大量血胸需行穿刺抽吸，一般选择在腋中线和腋后线间的第6~8肋间隙。引流后肺复张好，24h无液体气体流出，可拔管。凝固性血胸需限期开胸，防止血胸感染或机化。

3. 中医辨证论治

（1）气滞证

证候：呼吸急促，甚则不能平卧，胸部胀闷；舌质淡红，脉弦。

治法：开胸顺气。

方药：**理气止痛汤加减**。若瘀血症状明显，见胸胁疼痛、舌紫暗，可加桃仁、红花以活血祛瘀。

（2）气脱证

证候：呼吸困难，呼吸音低微，紫绀，大汗淋漓，四肢厥冷；舌淡苔白，脉微弱。

治法：益气固脱。

方药：**参附汤**加减。若兼气滞者，加枳壳、制香附以理气；兼瘀血内停加制乳香、制没药、丹参以活血祛瘀；若汗出不止可加龙骨、牡蛎以固涩止汗。

（3）血瘀气滞证

证候：呼吸气短，胸胁胀痛或刺痛，固定不移，面青；舌紫暗，脉沉涩。

治法：理气活血，逐瘀通络。

方药：**复元活血汤加减**。气滞为主可加厚朴、香附等理气之品；血瘀较重者可加三棱、莪术，以增强破瘀消坚之力；兼见大便秘结者可加芒硝、厚朴以通利大便。

（4）血虚气脱证

证候：呼吸表浅，面色苍白，甚则大汗淋漓，四肢厥冷；脉微欲绝。

治法：益气养血固脱。

方药：**四君子汤合生脉散**加减。若喘促转剧可加紫苏子、杏仁肃肺平喘；若汗出不止可加龙骨、牡蛎固涩止汗；若心悸不宁者可加远志、酸枣仁等以养心安神。

四、腹部损伤

（一）脾损伤

脾破裂分为真性破裂（累及包膜）、中央型破裂（破在脾实质深部）、包膜下破裂（破在实质周边部分）。

1. 临床表现　表现为低血容量性休克和出血性腹膜炎的症状。中央型和包膜下脾破裂临床表现不明显，易漏诊。如果血肿继续增大，可在伤后1~2周因微弱外力作用突然转为真性破裂，发生"**延迟性脾破裂**"。

2. 西医治疗　治疗原则是紧急手术治疗。由于脾组织脆，不易缝合修补，多行脾切除术。5岁以下儿童全脾切除术后可能发生暴发性感染，故应保留副脾或脾组织自体移植。

3. 中医辨证论治
（1）气滞血瘀证
证候：跌打损伤，血积胁下，右胁肋部肿痛剧烈，压痛明显；脉弦。
治法：疏肝理气，活血逐瘀。
方药：**复元活血汤**加减。
（2）血脱证
证候：伤后出血过多，突然出现面色爪甲苍白，大汗淋漓，四肢厥冷，口渴，气急烦躁，或倦卧气微，二便失禁；舌淡，唇干或青紫，脉芤或细数。
治法：益气生血，回阳固脱。
方药：**当归补血汤合参附汤**。
（3）气血两虚证
证候：损伤后期，面色白，头晕目眩，视物不清，短气无力，纳少；舌淡，脉细无力。
治法：补气养血。
方药：**四物汤**加减。
（4）肝郁气滞证
证候：损伤后期，胁肋隐痛不适，咳吐、大便等屏气时疼痛加剧；胸闷，喜太息，情志抑郁易怒，纳少；舌苔薄白，脉弦。
治法：疏肝解郁，理气止痛。
方药：**柴胡疏肝散**加减。

（二）肝破裂

肝破裂后可能有胆汁溢入腹腔，其腹痛及腹膜刺激征较脾破裂者明显。超声检查有重要价值。肝破裂的治疗原则是：彻底清创、确切止血、防止胆汁溢漏和建立通畅的引流。

（三）胰腺损伤

1. 临床表现　轻症临床症状常不典型，较重的胰腺损伤表现为上腹部剧烈疼痛及弥漫性腹膜炎征象，伴肩背部疼痛，伴恶心、呕吐、腹胀。可出现休克。脐周皮肤可呈青紫色。血清淀粉酶可升高。

2. 西医治疗　非手术治疗原则：减少胰腺刺激，抑制胰酶分泌，抗感染，防治多器官功能不全综合征。治疗措施：禁食和胃肠减压、支持治疗、抗感染、抗休克、抗胰酶疗法及对症治疗。手术治疗原则：彻底清创，完全止血，制止胰液外漏及处理合并伤。

3. 中医辨证论治
（1）气郁血瘀证
证候：上腹部疼痛，向腰背部放射，腹胀，恶心呕吐，上腹部压痛较剧；舌质红，苔黄，脉弦紧。
治法：行气止痛，活血祛瘀。
方药：**越鞠丸合复元活血汤**加减。
（2）热毒内蕴证
证候：持续性腹部剧痛，腹胀拒按，局部或全腹压痛、反跳痛、肌紧张，肠鸣音减弱或消失；伴发热，恶心呕吐，大便秘结，小便短赤；舌质红，苔黄腻或黄糙，脉洪数。

治法：清热解毒，顺气通腑。
方药：**黄连解毒汤合大承气汤**加减。

（3）气血瘀结证

证候：伤后数周或数年上腹部出现包块，隐痛不适，或出现肩背部放射痛，俯仰转侧则疼痛加重；纳呆便秘，低热；舌偏红，苔黄干，脉细数或弦涩。

治法：行气活血，化瘀散结。

方药：**膈下逐瘀汤**加味。

（4）热厥证

证候：腹部膨胀，全腹压痛、反跳痛，肌紧张明显；精神萎靡或烦躁不安，神昏谵语，口干唇燥，手足不温，甚则四肢厥冷，呼吸浅促，或斑疹衄血，呕血便血，少尿或无尿；舌质红绛，苔黄干而厚，脉沉细而数或微细欲绝。

治法：清营泄热，解毒养阴。

方药：**清营汤**加减。

（四）十二指肠及小肠损伤

1. 临床表现　腹痛、腹胀、恶心呕吐。查体：有**腹膜刺激征**、肠鸣音减弱或消失、移动性浊音阳性、**肝浊音界缩小或消失**，有时出现休克。

2. 西医治疗　禁食，胃肠减压，胃肠外营养，纠正水、电解质和酸碱平衡紊乱。使用广谱抗生素。手术治疗。

（五）结肠与直肠损伤

1. 临床表现　主要表现为**细菌性腹膜炎**。因其内容物液体成分少而细菌含量多，故腹膜炎出现较晚，但感染严重。腹膜后的结肠穿孔可导致严重的腹膜后感染，由于腹部体征不明显，容易漏诊。

2. 西医治疗　立即手术治疗，对诊断尚未明确而高度怀疑的病例亦应施行手术探查。一般不做一期修补或切除吻合；多先做肠造口术或肠外置术；3~4周后再做二期手术。

五、泌尿系损伤

（一）肾损伤

1. 临床表现　根据损伤的程度可分为肾挫伤、肾部分裂伤、肾全层裂伤、肾蒂损伤。主要症状是**休克**：多见于粉碎肾或肾蒂伤患者。**血尿**：血尿与损伤程度不呈正相关。**疼痛、发热**：血肿和尿外渗可继发**感染**，甚至出现全身中毒症状。主要体征：腰腹部肿块和肾区叩痛。肾周围血肿和尿外渗使局部形成肿块，腰部可有压痛和叩击痛，严重时腰肌紧张和强直。

2. 西医治疗　非手术治疗：绝对卧床休息2~4周，必要时应用镇静、止痛及止血药。应用抗生素，加强支持疗法，保持足够尿量。动态监测生命体征及局部体征的变化。一旦确定为严重肾裂伤、粉碎肾或肾蒂伤应立即手术探查，出现下列情况时应施行手术：经积极抗休克治疗后症状不见改善，提示有内出血者；血尿加重，血红蛋白和血细胞比容进行性下降；腰腹部肿块明显增大并怀疑有腹腔脏器损伤。手术方式有肾周围引流、肾修补或肾部分切除、肾切除、肾血管修复等。

3. 中医辨证论治

（1）肾络损伤证

证候：多属肾挫伤和肾挫裂伤的初期。外伤后腰痛，活动时加重，肾区叩痛，镜下血尿或肉眼血尿，面色苍白；舌质淡紫或有瘀斑，苔薄白，脉弦细数。

治法：止血益肾，通络止痛。

方药：**小蓟饮子**加川断、杜仲、延胡索、车前子。

（2）瘀血内阻证

证候：多属肾挫伤或肾挫裂伤的中期。腰痛，活动不利，或可触到腰部或腹部肿块，血尿或夹有血块，小便涩痛不爽，面色无华；舌紫或有瘀斑，脉弦涩。

治法：活血祛瘀止痛。

方药：**活血逐瘀汤**加减。

（3）气阴两虚证

证候：多属肾挫伤或肾挫裂伤后期或严重肾损伤术后。肿痛减轻，仍有尿血，神疲乏力，腰酸软，食少纳呆，或自汗、盗汗；舌淡苔薄，脉细弱。

治法：益气养阴。

方药：**补中益气汤合知柏地黄丸**加减。如为严重肾损伤术后，可合八珍汤加减。

（二）膀胱损伤

1. 临床类型　分为腹膜外型和腹膜内型。表现为疼痛、休克、排尿困难和血尿。可行导尿试验鉴别（注入的水比导出的尿量多）。

2. 西医治疗　多饮水，休息，使用抗生素，必要时手术探查。

3. 中医辨证论治

（1）络伤血溢证

证候：下腹疼痛，放射至会阴，小便窘迫，或有血尿；舌淡苔薄白，脉弦细。

治法：活血祛瘀。

方药：**小蓟饮子**加减。

（2）气阴两虚证

证候：损伤后期腹痛减轻，但神疲乏力，少气懒言，或潮热盗汗，面赤咽干，心烦少寐，小便无力，或尿频，面色无华；舌淡苔薄或少苔，脉细数无力。

治法：补气养阴。

方药：**补中益气汤合知柏地黄汤**加减。

（三）尿道损伤

1. 临床表现　是泌尿系损伤中最常见尿道损伤，多见于男性。前尿道损伤有会阴部疼痛，放射至尿道外口。后尿道损伤出现下腹部疼痛、排尿困难。尿道完全断裂时出现尿潴留。尿道骑跨伤常发生在尿道膜部。主要体征：阴囊处瘀斑、肿胀。尿道球部损伤时，尿外渗使会阴、阴茎肿胀，可向上蔓延至腹壁。直肠指检可发现前方有波动感及压痛。

2. 西医治疗　应尽早采取抗休克措施。尿潴留可进行耻骨上膀胱穿刺造瘘引流尿液。尿道损伤或轻度裂伤者排尿有困难时，保留导尿2~3周，并使用抗生素。

3. 中医辨证论治

（1）络伤血溢证

证候：尿道疼痛，尿道滴血，颜色鲜红，为损伤早期表现，或小便困难，排出不畅；舌淡苔白，脉弦。

治法：止血镇痛。

方药：**活血止痛散**加减。

（2）瘀血阻窍证

证候：尿道疼痛，尿道出血，带有血块，损伤部位皮肤青紫、肿胀，排尿不畅；舌淡紫或有瘀斑，脉弦涩。

治法：活血化瘀。

方药：**活血散瘀汤**加减。

六、烧伤

1. 临床表现

（1）全身表现：早期表现低血容量性休克，中后期合并感染性休克。发热，脉搏和心率加快，呼吸动度加深、频率加快等。口渴、尿少、低蛋白血症等。

（2）局部表现：疼痛，红斑，水疱，渗出，焦痂。

（3）并发症：主要表现为心率增快，血压下降，四肢厥冷，烦躁不安，口渴，尿少等低血容量性休克和全身性感染的表现。如休克、全身感染、应激性溃疡、肝衰竭、心力衰竭、急性肾功能不全、成人呼吸窘迫综合征、多器官功能障碍综合征。

2. 烧伤面积的估计

（1）中国新九分法：按体表面积划分为11个9%的等份，另加1%，构成100%的体表面积，即头颈部：1×9%、躯干：3×9%、两上肢：2×9%、双下肢：5×9%+1%，共为11×9%+1%。

（2）手掌法：患者并指的掌面约占体表面积的1%。

3. 烧伤深度的鉴别 三度四分法 Ⅰ度烧伤：伤及表皮浅层。表面呈红斑状，无渗出，有疼痛感，3~7d痊愈，短期内可有色素沉着。浅Ⅱ度烧伤：伤及表皮的生发层、真皮乳头层。局部红肿明显，有水疱形成，内含淡黄色澄清液体。基底红，均匀，潮湿，锐痛。色素沉着轻，时间短，愈合时间2周左右，如不发生感染，一般不留瘢痕。深Ⅱ度烧伤：伤及真皮层，介于浅Ⅱ度和Ⅲ度之间。可有水疱，基底白中透红，不均匀，湿润，钝痛，色素沉着重，时间较长，愈合时间4周左右。Ⅲ度烧伤：为全层皮肤烧伤，达到皮下肌肉或骨骼。创面无水疱，基底苍白、焦黄、碳化、干，痛觉消失，局部温度低，皮层凝固性坏死后形成焦痂，触之如皮革，痂下可见树枝状栓塞的血管，要植皮才愈。

4. 烧伤严重程度的判断 轻度烧伤：Ⅱ度烧伤面积在9%以下。中度烧伤：Ⅱ度烧伤面积在10%~29%，或Ⅲ度烧伤面积不足10%。重度烧伤：烧伤总面积在30%~49%；或Ⅲ度烧伤面积在10%~19%；或Ⅱ度、Ⅲ度烧伤面积虽不到上述百分比，但已发生休克等并发症、呼吸道烧伤或有较重的复合伤。特重烧伤烧伤总面积在50%以上，或Ⅲ度烧伤面积在20%以上，或已有严重并发症。

5. 西医治疗

（1）治疗原则：保护创面，清除外源性污染。强心、保护肾功能、防治低血容量性休克。预防局部和全身性感染。选用非手术和手术方法，减少瘢痕增生所造成的功能障碍和畸形。

（2）现场急救：消除病因，脱离现场，保护受伤部位，维持生命体征。

（3）休克的防治：烧伤早期是低血容量性休克，应尽快恢复血容量。严重烧伤多在烧伤后 6~12h，特重度烧伤在伤后 2h 即可发生休克。

（4）全身性感染的防治：维持机体的防御功能，保护肠黏膜的屏障，正确清创。深度烧伤早期切痂植皮。合理选择抗生素、营养支持、水与电解质紊乱的纠正、各大脏器功能的保护等综合治疗措施。

（5）并发症：主要表现为心率增快、血压下降、四肢厥冷、烦躁不安、口渴、尿少等低血容量性休克和全身性感染的表现。如休克、全身感染、应激性溃疡、肝衰竭、心力衰竭、急性肾功能不全、成人呼吸窘迫综合征、多器官功能障碍综合征。

6. 中医辨证论治

（1）热伤营卫证：轻度烧伤，无全身症状，无须内治。

（2）火毒伤津证

证候：壮热烦躁，口干喜饮，便秘尿赤；舌红绛而干，苔黄或黄糙，或舌光无苔，脉洪数或弦细数。

治法：清热解毒，益气养阴。

方药：**黄连解毒汤、银花甘草汤、犀角地黄汤或清营汤**加减。口干甚者加鲜石斛、天花粉；便秘加生大黄；尿赤加白茅根、淡竹叶等。

（3）阴伤阳脱证

证候：神疲倦卧，面色苍白，呼吸气微，表情淡漠，嗜睡，自汗肢冷，体温不升反低，尿少；全身或局部水肿，创面大量液体渗出；舌淡暗苔灰黑，或舌淡嫩无苔，脉微欲绝或虚大无力等。

治法：回阳救逆，益气护阴。

方药：**四逆汤、参附汤合生脉散**加味。冷汗淋漓加煅龙骨、煅牡蛎、黄芪、白芍、炙甘草。

（4）火毒炽盛证

证候：壮热不退，口干唇燥，大便秘结，小便短赤；舌红而干，苔黄干或黄腻，脉洪数。

治法：清热解毒。

方药：**黄连解毒汤**。湿热重者加清热利湿之品。

（5）火毒内陷证

证候：壮热不退，口干唇燥，躁动不安，大便秘结，小便短赤；舌红绛而干，苔黄或黄糙或焦干起刺，脉弦数等；若火毒传心，可见烦躁不安，神昏谵语；火毒传肺，可见呼吸气粗，鼻翼扇动，咳嗽痰鸣，痰中带血；火毒传肝，可见黄疸，双目上视，痉挛抽搐；若火毒传脾，可见腹胀便结，便溏黏臭，恶心呕吐，不思饮食，或有呕血、便血；火毒传肾，可见浮肿，尿血或尿闭。

治法：清营凉血解毒。

方药：**清营汤或黄连解毒汤合犀角地黄汤**加减。神昏谵语者加服安宫牛黄丸或紫雪丹；气粗咳喘者加生石膏、知母、贝母、桔梗、鱼腥草、桑白皮、鲜芦根；抽搐者加羚羊角粉（冲）、钩藤、石决明；腹胀便秘、恶心呕吐者加大黄、玄明粉、枳实、厚朴、大腹皮、木香；呕血、便血者加地榆炭、侧柏炭、槐花炭、白及、三七、藕节炭；尿少或尿闭者加白茅根、车前子、淡竹叶、泽泻；血尿者加生地黄、大小蓟、黄柏炭、琥珀等。

(6) 气血两虚证

证候：疾病后期，火毒渐退，低热或不发热，精神疲倦，气短懒言，形体消瘦，面色无华，食欲不振，自汗，盗汗；创面肉芽色淡，愈合迟缓；舌淡，苔薄白或薄黄，脉细弱。

治法：补气养血，兼清余毒。

方药：**托里消毒散或八珍汤**加金银花、黄芪。食欲不振者加神曲、麦芽、鸡内金、薏苡仁、砂仁。

(7) 脾虚阴伤证

证候：疾病后期，火毒已退，脾胃虚弱，阴津耗损；面色萎黄，纳呆食少，腹胀便溏，口干少津，或口舌生糜；舌暗红而干，苔花剥或光滑无苔，脉细数。

治法：补气健脾，益胃养阴。

方药：**益胃汤合参苓白术散**加减。

七、冷伤

1. 临床表现　冻疮的发生往往不自觉。局部冻伤可分为4度。Ⅰ度冻伤　伤及表皮层。局部红肿、热、痒、刺痛，数日后表皮干脱而愈，不留瘢痕。Ⅱ度冻伤损伤达真皮层。局部红、水疱、疼痛、触觉减退。如无感染，局部可成痂，经2~3周痂脱而愈，很少有瘢痕。并发感染后，其溃疡面可能有瘢痕。Ⅲ度冻伤损伤皮肤全层或皮下组织。创面黑褐色，触觉消失，周围组织红肿疼痛，可出现血疱。若无感染，坏死组织干燥成痂，脱痂后形成肉芽创面，缓慢愈合而留有瘢痕。Ⅳ度冻伤损伤深达肌肉、骨骼。局部组织坏死，有炎症反应。容易并发感染而成湿性坏疽，治愈后可有功能障碍。

2. 西医治疗

(1) 急救和复温：迅速脱离低温环境，局部或全身的快速复温。

(2) 局部冻伤的治疗：注射破伤风抗毒素。选用改善血液循环的药物，使用抗生素。重度冻伤患者需要高热量、高蛋白和多种维生素等支持治疗。

(3) 全身性冻伤的治疗：复温后要防治休克和维护呼吸功能。注意局部冻伤创面的处理。

(4) 手术治疗：待坏死组织边界清楚时予以切除。损伤面积大者，待坏死组织脱落干净，肉芽组织红润时予以植皮。出现感染则应充分清创引流。

3. 中医辨证论治

(1) 阴盛阳衰证

证候：四肢厥逆，恶寒蜷卧，极度疲乏，昏昏欲睡，呼吸微弱；苔白，脉沉微细。

治法：回阳救逆，温通血脉。

方药：**四逆加人参汤**加减。

（2）血虚寒凝证

证候：形寒肢冷，局部疼痛喜暖；舌淡而暗，苔白，脉沉细。

治法：补养气血，温经通脉。

方药：**人参养荣汤**加减。以黄酒调服，重者佐阳和汤内服。

（3）气血两虚证

证候：头晕目眩，少气懒言，四肢倦怠，面色苍白或萎黄，疮口不收；舌淡，苔白，脉沉细弱或虚大无力。

治法：益气养血，祛瘀通脉。

方药：**人参养荣汤或八珍汤合桂枝汤**加减。

（4）瘀滞化热证

证候：发热口干，患处暗红微肿，局部疼痛喜冷；或患处红肿灼热，溃烂腐臭，脓水淋漓，筋骨暴露；舌暗红，苔黄，脉数。

治法：清热解毒，活血止痛。

方药：**四妙勇安汤**加黄芪、紫花地丁、蒲公英等。痛甚者加延胡索、制乳香、制没药等。

八、咬蜇伤

（一）毒蛇咬伤

1. 病因病理　神经毒、血液毒和酶的作用。

2. 临床表现　局部症状有牙痕。神经毒毒蛇咬伤后仅感局部麻木或蚁行感，向近心端蔓延，伤口出血很少或不出血，周围不红肿。血液毒毒蛇咬伤后局部疼痛剧烈，肿胀明显，发展迅速，伤口周围皮肤青紫、瘀斑或血疱，组织坏死形成溃疡。全身症状：神经毒表现为呼吸肌麻痹和循环衰竭，可在较短时间内死亡。血液毒表现出强烈的溶组织、溶血和抗凝作用。如恶寒发热、烦躁、全身关节肌肉酸痛、腹痛、腹泻或大便秘结，重者可有广泛的皮下出血或瘀斑，以及内脏出血。混合毒毒蛇咬伤者两种表现均有，混合毒造成死亡的主要原因是神经毒。

3. 西医治疗　补充营养物质和维生素，维持水、电解质平衡，防治脑水肿和心力衰竭。常规进行破伤风抗毒素的治疗。应用抗蛇毒血清防止毒素吸收和扩散，排毒或破坏伤口内的毒素，防治多器官功能衰竭，防治感染。

4. 中医辨证论治

（1）风毒（神经毒）证

证候：局部伤口无红肿，疼痛轻微，感觉麻木；全身症状有头晕、眼花、嗜睡、气急，严重者呼吸困难，四肢麻痹，张口困难，口角流涎，双目直视，眼睑下垂，复视，表情肌麻痹，神志模糊甚至昏迷；舌质红，苔薄白，脉弦数或迟弱。

治法：活血通络，祛风解毒。

方药：**活血祛风解毒汤**加减。

（2）火毒（血液毒）证

证候：局部肿痛严重，常有水疱、血疱或瘀斑，严重者出现局部组织坏死；全身症状可见恶寒发热，烦躁，咽干口渴，胸闷心悸，肋胀胁痛，大便干结，小便短赤或尿血；或五官、内脏出血，斑疹隐隐；舌质红，苔黄，脉滑数或结代。

治法：泻火解毒，凉血活血。
方药：**龙胆泻肝汤合五味消毒饮**加减。
（3）风火毒证
证候：局部红肿较重，一般多有创口剧痛，或有水疱、血疱、瘀斑或伤处溃烂；全身症状有头晕头痛、眼花、寒战发热、胸闷心悸、大便秘结、小便短赤，严重者烦躁抽搐，甚至神志昏愦；舌质红，苔白黄相兼，脉弦数。
治法：清热解毒，凉血息风。
方药：**黄连解毒汤合五虎追风散**加减。
（4）蛇毒内陷证
证候：毒蛇咬伤后失治、误治，出现高热、躁狂不安、痉厥抽搐或神昏谵语；局部伤口由红肿突然变为紫暗或紫黑，肿势反而消减；舌质红绛，脉细数。
治法：清营凉血解毒。
方药：**清营汤**加减。
（二）兽咬伤
1. 临床表现　有伤口感染后相应的局部或全身症状，或狂犬病病毒引起的恐水症等症状。
2. 西医治疗　伤口处理，先用等渗盐水反复冲洗，较深的伤口需用3%过氧化氢冲洗，被犬咬伤的患者伤口只清创，不缝合，以利引流。免疫治疗：注射抗狂犬病免疫血清，应用破伤风抗毒素、镇静药、抗生素。患者应予隔离，安置于清静的单人病房内，由专人护理，避免刺激。对症支持疗法，包括呼吸支持、心脑功能维护、营养支持等。
3. 中医辨证论治
（1）前驱期：治宜祛风解毒，方用人参败毒散加减。
（2）毒发期：治宜益气回阳、解毒固脱，方用生脉饮合人参四逆汤加减。

第十一单元　肿瘤

【复习指南】本章重要，每年必考。掌握内容：肿瘤的分类、表现、分期、良恶性肿瘤的鉴别。原发性支气管肺癌、胃癌、原发性肝癌、大肠癌的临床表现及治疗原则。熟悉内容：熟悉常见体表肿块临床表现及处理原则。了解各肿瘤的具体分期。

一、定义

肿瘤是指人体器官组织细胞在某些内在因素影响的基础上，加上外来致病因素的长期作用，所产生的一种以细胞异常增殖为主要特点的**新生物**。

1. 西医病理分类
（1）**良性肿瘤**：细胞分化程度较高，和正常组织相近似，肿瘤呈膨胀性生长，与周围正常组织之间有明显界限。分化好，异型性小，不见病理性核分裂象，继发性改变少见，不转移，不复发或很少复发，对机体的影响主要为局部压迫或阻塞。少数良性肿瘤亦可恶变。
（2）**恶性肿瘤**：细胞分化程度较低，生长快，分化差，异型性大，可见病理性核分裂象，呈浸润性生长，无包膜，分界不清，瘤细胞侵入淋巴及血管向远处转移扩散，易复发。继发性改变常见，对机体的影响主要为破坏原发部位和转移部位的组织、坏死、出血，合并感染、恶病质。恶性肿瘤在组织上分为两大类：源于上皮组织者称为**癌**，源于间叶组织者称为**肉瘤**，同时有上皮及间叶组织的恶性肿瘤称为**癌肉瘤**。恶性肿瘤的转移方式：直接蔓延、淋巴转移、血道转移、种植转移。

（3）**临界性肿瘤**：肿瘤组织属良性，但其发展有恶变倾向，处于良性与恶性之间的过渡类型。如腮腺混合瘤，腹壁硬纤维瘤。

2. 恶性肿瘤的表现

（1）局部表现：肿块、疼痛、出血、体腔积液、破坏所在器官的功能、转移。

（2）全身表现：早期表现不明显，晚期有消瘦、贫血、纳差、倦怠、低热、异位内分泌综合征、恶病质及转移表现。

3. 恶性肿瘤的分期

第一期：多无全身症状，肿瘤小，限于原发组织，未发现淋巴结转移。

第二期：肿瘤较大，但仍局限在原发器官内，区域淋巴结可有转移，但未融合固定。

第三期：肿瘤明显侵入周围组织及邻近器官，局部淋巴结多处转移，聚集成团，活动受限。

第四期：侵润范围广，恶病质，癌性发热，肿瘤固定，有血行及淋巴结远处转移。

4. 肿瘤的诊断 主要依据症状、体格检查的阳性发现及辅助检查等来确定诊断，必要时行手术探查。对恶性肿瘤要做到早诊断、早治疗，才能取得好的治疗效果。

5.TNM 分期 T 代表局部肿瘤大小，以 T_0、T_X、T_{IS}、T_1、T_2 等表示。N 代表淋巴结转移情况，以 N_0、N_X、N_1、N_2 等表示。M 代表远处转移情况，以 M_0、M_1 表示。

6. 肿瘤的治疗 良性肿瘤以手术切除为主，并送病理检查。恶性肿瘤以早期手术切除为主的综合治疗，晚期以全身治疗为主。

二、常见体表肿块

1. 脂肪瘤

（1）临床表现：单发或多发。好发于肩、背、臀部。大小不等，呈圆形、扁圆形或分叶状，边界清楚，基部较广泛，质软，有类似波动感，与周围组织无粘连，基底部可移动，活动度不大。

（2）西医治疗：一般无需处理，影响美观或疼痛者可手术切除。

2. 纤维瘤

（1）临床表现：纤维瘤可分为软、硬两种。软者又称皮赘，柔软无弹性，硬者具有包膜，切除后不易复发，不发生转移。其生长缓慢，大小不定，圆形，质硬，光滑，边界清，活动度大，无压痛，很少引起压迫和功能障碍。

（2）西医治疗：宜早期切除。临床上与早期低恶性的纤维肉瘤不易鉴别，术后须做病理检查。腹壁硬性纤维瘤有浸润性且易恶性变，应早期进行广泛切除。

3. 神经纤维瘤

（1）临床表现：可单发或多发，以单发者常见。多发者临床上又称为**神经纤维瘤病**。特点：呈多发性，数目不定，大小不一，质地或软或硬，沿神经干走向生长，多呈念珠状，或呈蚯蚓结节状，皮肤出现咖啡斑。

（2）西医治疗：可行手术切除。手术仅限于引起疼痛，影响功能与外貌，或疑有恶性变者。

4. 皮脂腺囊肿

（1）临床表现：因皮脂腺腺管堵塞，皮脂淤积而成。囊肿可单发或多发。多呈圆形，直径多在 1~3cm，略隆起，质软，边界清，表面与皮肤粘连，可移动，有一黑色粉样栓头。合并感染时，局部可出现红肿、疼痛、化脓甚至破溃。

（2）西医治疗：手术应切除全部囊壁组织，避免复发。并发感染时应先控制感染，脓肿形成可切开引流，待炎症消退后再行手术治疗。

5. 血管瘤

（1）分类：分为毛细血管瘤、海绵状血管瘤、蔓状血管瘤。

（2）西医治疗：手术治疗适用于各种类型的血管瘤。婴儿和儿童的毛细血管瘤对放射线很敏感。硬化剂注射适用于中小型海绵状血管瘤。冷冻、激光、电烙等可用于表浅的面积小的血管瘤。对婴幼儿肢体巨大血管瘤无法进行其他治疗时，可用弹性绷带加压包扎。

三、原发性支气管肺癌

原发性支气管肺癌分为中央型肺癌和周围型肺癌。小细胞肺癌可以产生血清素及其他多肽类激素，如抗利尿激素、5-羟色胺等，可出现异位内分泌综合征（副癌综合征）。

1. 临床表现及检查

（1）主要症状：与肿瘤的部位、大小、是否压迫或侵犯邻近器官及有无转移等情况有密切关系。咳嗽为肺癌最常见的症状，早期多为刺激性干咳。血痰：痰中带血也是肺癌的首发症状，大咯血少见。胸痛：持续性剧痛提示有广泛的胸膜或局部胸壁侵犯。支气管阻塞时，发生阻塞性肺炎或肺不张，临床可以出现发热、气短及胸闷。

（2）主要体征：肺部体征，肿瘤位于胸膜附近时易产生无规律的钝痛，胸腔积液、呼吸困难。肋骨、脊柱受侵时可有持续性胸痛及固定压痛。纵隔受累的体征、肿瘤转移的体征。中枢神经系统转移性肿瘤的原发病灶最常见于肺。肺癌可引起异位内分泌综合征。

（3）实验室及其他检查：X线摄片、CT是诊断肺癌最常见的检查方法。多次痰液脱落细胞学检查也是肺癌诊断的简便有效方法。其他检查 MRI、纤维支气管镜、经皮肺针吸、纵隔镜、淋巴结活检等。

2. 西医治疗

（1）手术治疗：手术切除肺部肿瘤及其转移淋巴结与受侵的邻近组织是肺癌手术治疗的基本方法。方式有全肺切除术、肺叶切除术（首选手术方法，适用于一个肺叶内的大多数周围性肺癌和一部分中心性肺癌）、袖状肺叶切除术、胸腔镜下肺段或肺叶切除术。下列情况为手术禁忌证：①远处有转移。②胸外淋巴结转移或对侧胸内淋巴结转移。③同侧胸内重要脏器受累。④患者一般情况差，难以耐受手术者。

（2）放射治疗：未分化癌对放射治疗最为敏感，鳞癌次之，腺癌不敏感。

（3）化学治疗：化学疗法常用的药物有紫杉醇、顺铂等。

（4）免疫疗法：可分为特异性免疫和非特异性免疫疗法。

3. 中医辨证论治

（1）气滞血瘀证

证候：咳嗽，血痰，气促，胸胁胀痛或刺痛，大便干结；舌质紫暗或有瘀斑，苔薄黄，脉弦或涩。

治法：行气化瘀，软坚散结。

方药：**血府逐瘀汤**加减。咳血者加白茅根、侧柏炭、仙鹤草等；气阴不足者加天冬、麦冬、太子参、黄芪等。

（2）脾虚痰湿证

证候：咳嗽痰多，胸闷纳呆，神疲乏力，面色苍白，大便溏薄；舌质淡胖，苔白腻，脉濡缓或濡滑。

治法：健脾除湿，化痰散结。

方药：**六君子汤合海藻玉壶丸**加减。气短乏力者加黄芪；胸痛、舌质紫暗者加红花、桃仁、川芎。

（3）阴虚内热证

证候：咳嗽，无痰或少痰或有泡沫痰，或痰黄难咯，痰中带血，胸痛气短，心烦失眠，口干便秘，发热；舌质红，苔花剥或光剥无苔，脉细数。

治法：养阴清热，软坚散结。

方药：**百合固金汤**加减。痰湿者加半夏、贝母；痰热者加鱼腥草、黄芩。

（4）热毒炽盛证

证候：高热，气促，咳嗽，痰黄稠或有血痰，胸痛口苦，口渴欲饮，便秘，尿短赤；舌质红，苔黄而干，脉大而数。

治法：清热泻火，解毒散肿。

方药：**白虎承气汤**加减。

（5）气阴两虚证

证候：胸背部隐隐作痛，咳声低弱，神疲乏力，五心烦热，自汗盗汗；舌质红，苔少，脉沉细数。

治法：益气养阴，清肺解毒。

方药：**沙参麦冬汤**加减，或四君子汤合清燥救肺汤化裁。放疗时加养阴及活血药天冬、黄精、丹参、赤芍；化疗时加健脾和胃降逆药法半夏、白扁豆。

四、胃癌

1. 西医病因、病理

（1）西医病因：饮食习惯是胃癌发生的最主要原因。幽门螺杆菌使胃癌发生危险性增高。

（2）大体形态：胃癌可发生在胃的任何部位，多见于胃窦部。分为早期胃癌和进展期胃癌。胃癌早、晚期分类指癌组织浸润深度仅限于黏膜层或黏膜下层，而不论有无淋巴结转移，也不论癌灶面积大小。原位癌系指癌灶仅限于腺管内，未突破腺管基底膜者。内镜可将早期胃癌分为三型。Ⅰ型：隆起型；Ⅱ型：浅表型，又分为3个亚型，即Ⅱa为浅表隆起型、Ⅱb为浅表平坦型、Ⅱc为浅表凹陷型。Ⅲ型：凹陷型。进展期胃癌：按Borrmann分型，将浸润至固有肌层以下的进展期胃癌划分为4型。Ⅰ型息肉样型：边界清楚的块状肿瘤突入胃腔。Ⅱ型局限溃疡型：局限性溃疡，边界清楚，Ⅲ型浸润溃疡型：边界不清的溃疡，向周围浸润。此型发生穿孔及出血者较多见。Ⅳ型弥漫型：癌细胞弥漫浸润于胃壁各层内，病变部位胃壁增厚、僵硬、管腔狭窄，呈革袋状胃，又称**皮革胃**。恶性程度高，淋巴转移发生较早。

（3）扩散转移：淋巴转移是胃癌的主要转移途径；直接蔓延；晚期多发生血行转移，最常见的受累器官为肝脏，其次是肺；腹腔种植转移，癌组织浸出胃浆膜后，癌细胞可由浆膜脱落到腹腔，或癌转移的淋巴结破裂在整个腹腔里广泛播散，常伴大量血性腹水。**Krukenberg瘤**即胃癌发生卵巢表面的种植转移。

2. 西医治疗

（1）手术是治疗胃癌的主要手段，胃癌根治术应充分切除原发病灶，彻底清扫引流淋巴结。

（2）化学治疗。

（3）放射治疗。

3. 中医辨证论治

（1）肝胃不和证

证候：多见于早、中期胃癌及胃癌术后患者。胃脘胀满疼痛，痛引两胁，情志不舒，善怒，喜太息；嗳腐吞酸，呃逆呕吐，吞咽不畅；脉弦。

治法：疏肝和胃，降逆止痛。

方药：**逍遥散合旋覆代赭汤**加减。

（2）脾胃虚寒证

证候：见于中、晚期胃癌。胃脘隐痛，喜温喜按，大便溏薄，呕吐清稀；神疲乏力，食少腹胀，朝食暮吐；舌淡胖边有齿痕，脉沉缓无力。

治法：温中散寒，健脾和胃。

方药：**附子理中汤**加减。

（3）胃热伤阴证

证候：多见于早、中期胃癌及放疗的患者。胃脘灼热、疼痛，食后痛剧，尿黄便秘；饥不欲食，胃中嘈杂，心烦口渴；舌干红绛，少苔或无苔，脉细数。

治法：养阴清热，和胃止痛。

方药：**竹叶石膏汤合玉女煎**加减。

（4）气血双亏证

证候：晚期胃癌多见。心悸头晕，形瘦无华，身乏气短；自汗盗汗，纳呆食少，虚烦不眠，胃脘隐痛；舌淡有齿痕或有瘀斑，脉虚细无力。

治法：补气养血，健脾补肾。

方药：**十全大补汤**加减。

（5）脾虚痰湿证

证候：多见于中、晚期胃癌合并贲门或幽门梗阻者。头晕身重，呕吐痰涎，胃脘痞满疼痛；口淡少食，腹胀便溏，痰核累累；舌淡胖苔浊，脉濡滑。

治法：健脾化湿，软坚散结。

方药：**参苓白术散合二陈汤**加减。

（6）瘀毒内阻证

证候：多见于进展期胃癌。胃脘刺痛拒按，呕血腥秽，或心下痞块坚硬，呕吐食少，大便黑干；舌紫或有瘀斑，苔浊腻，脉沉涩。

治法：活血祛瘀，解毒养阴。

方药：**失笑散合膈下逐瘀汤**加减。

五、原发性肝癌

1. **临床表现与检查**　①早期症状：隐匿。常见症状为肝区疼痛、消化道症状、发热、癌旁表现、转移症状。②体征：如肝大、黄疸、腹水。并发症有上消化道出血、肝性脑病、癌结节破裂。肝癌临床分为单纯型、硬化型、炎症型。③查体：肝大质硬、黄疸、腹水。④实验室及其他检查：甲胎蛋白（AFP）检测，对原发性肝癌的诊断价值很大，特异性较高。肝功能及酶学检查：晚期肝癌或合并肝硬化者可有肝功能损害，大多有血清碱性磷酸酶、γ-GT增高。超声检查：是肝癌诊断中最常用而有效的方法。CT和MRI可以明确病灶的数目、位置、大小及与毗邻血管的关系，CT是诊断小肝癌和微小肝癌的最佳方法。其他如肝血管造影、肝穿刺活组织检查。

2. **西医治疗**　①手术治疗：主要有肝段切除术，左、右半肝切除术，肝中叶切除术，左、右肝三叶切除术等。②肿瘤消融。③放射治疗。④经肝动脉和门静脉区域化疗或经肝动脉化疗栓塞、⑤全身药物治疗。

3. **中医辨证论治**

（1）气滞血瘀证

证候：相当于Ⅱ期的单纯型。症见两胁胀痛，腹部结块，推之不移，胸闷腹胀，纳呆乏力；舌淡红，苔薄白或薄黄，脉弦。

治法：疏肝理气，活血化瘀。

方药：**小柴胡汤合大黄䗪虫丸**加减。

（2）脾虚湿困证

证候：相当于单纯型Ⅱ期或硬化型Ⅱ期伴有腹水。症见脘腹胀满，胁痛肢楚，神疲乏力，纳呆便溏，四肢肿胀；舌淡胖，苔白或腻，脉弦而滑。

治法：益气健脾，化湿祛痰。

方药：**四君子汤合逍遥散**加减。

（3）肝胆湿热证

证候：相当于炎症型Ⅲ期。症见胁下积块，腹大如鼓，黄疸日深，纳呆乏力，小便短赤，腹水肢肿；舌红或绛，苔黄或糙，脉弦滑数。

治法：清利湿热，活血化瘀。

方药：**茵陈蒿汤合鳖甲煎丸**加减。

（4）肝肾阴虚证

证候：相当于硬化型Ⅲ期。症见口干，低热盗汗，形体消瘦，腰痛酸软，小便短赤；舌红少苔，脉细数。

治法：滋阴柔肝，养血软坚。

方药：**滋水清肝饮合兰豆枫楮汤**加减。

六、大肠癌

（一）结肠癌

主要表现为便血，黏液便。

1. **临床表现与检查**　早期无特异性表现，中期以后的主要症状有大便性状的改变、腹痛、腹部肿块、肠梗阻及全身慢性中毒症状。右半结肠癌主要表现为腹痛、贫血、腹部包块。左半结肠癌主要表现为便血、黏液血便、腹痛、腹部包块、肠梗阻。检查手段有气钡灌肠、纤维结肠镜等。

2. 西医治疗　早期采用以彻底手术切除为主的中西医综合疗法。手术方式有右半结肠癌切除术、横结肠癌切除术、左结肠癌切除术。术后化疗及配合中医治疗，最大限度地杀灭体内残留癌细胞。晚期失去手术时机，采用综合非手术疗法。

3. 中医辨证论治

（1）气滞血瘀证

证候：触及腹部肿块、结节；腹痛，腹胀，嗳气，恶心，呕吐，便血；舌紫暗或有瘀斑，脉弦涩或弦滑。

治法：祛瘀散结，理气降逆。

方药：**桃红四物汤**加减。

（2）湿热下注证

证候：便下脓血，里急后重，腹部灼痛，大便黏滞恶臭；舌质红，苔黄腻，津少，脉洪大或滑数。

治法：清热，解毒，利湿。

方药：**槐角地榆汤**加味。

（3）正虚邪实证

证候：腹痛胀满，大便秘结不畅，时流臭水；消瘦，乏力，自汗，脓血便，扪及腹块；舌质淡，苔黄燥，脉细。

治法：补益气血，理气通腑。

方药：**八珍汤合麻仁滋脾丸**加减。

（4）脾肾两虚证

证候：腹胀，腹泻，腰膝酸软，不思饮食，四肢无力，失眠倦怠，尿少；舌淡，脉细无力。

治法：健脾益肾，扶正固本。

方药：**益气固本解毒汤**加减。

（二）直肠癌

1. 临床表现与检查　直肠指检是诊断直肠癌最重要的方法。排便习惯改变是常见早期症状。临床表现有出血、脓血便、大便变细或变形及有不全性肠梗阻表现。转移征象：如当肿瘤侵犯膀胱、前列腺时，可有尿频、尿痛、血尿等表现。骶前神经受侵犯可出现骶尾部持续性剧烈疼痛。直肠癌晚期或有肝转移时可出现肝大、黄疸、腹水、贫血、消瘦、水肿及恶病质等。检查：直肠指诊检、直肠镜检查。

2. 西医治疗　手术切除（局部切除术、腹会阴联合直肠癌切除术、经腹直肠癌切除术、经腹直肠癌切除术+近端造口+远端封闭术）、化疗、放疗。

3. 中医辨证论治

（1）脾虚湿热证

证候：腹胀，气短，乏力，食欲不振，腹痛拒按，面黄，便稀溏，或便下脓血，里急后重；舌胖嫩，苔黄腻，脉细数或滑数。

治法：清热利湿，理气健脾。
方药：**四妙散合白头翁汤**加减。

（2）湿热瘀毒证

证候：腹胀，腹痛或窜痛，拒按，矢气胀减，腹内包块，便下黏液脓血或里急后重，排便困难；舌质红有瘀斑，苔黄，脉弦数。

治法：清热解毒，通腑化瘀，攻积祛湿。

方药：**木香分气丸**加减。

（3）脾肾寒湿证

证候：黏液血便，形体消瘦，面色㿠白，肠鸣、腹泻，泻后痛减，腹痛喜热，形寒肢冷；舌淡、苔白，脉细冷。

治法：祛寒胜湿，健脾温肾。

方药：**参苓白术散合吴茱萸汤**。

（4）肾阳不固、痰湿凝聚证

证候：腹痛，腹胀，腹部包块，纳呆，气短乏力，痰多，形体消瘦，腰膝酸软，四肢沉重，脓血黏液便，甚至脱肛；舌淡胖，苔白滑腻，脉细濡。

治法：益肺补肾，祛湿化痰。

方药：**导痰汤**加减。

第十二单元　急腹症

【复习指南】本章非常重要，每年必考。掌握内容：腹膜炎、阑尾炎、胆道感染及胆石病、胰腺炎、胃十二指肠穿孔、肠梗阻的临床表现及治疗原则。熟悉内容：解剖及病理分期。了解内容：病因

一、概述

1. 西医病理　急腹症是以急性腹痛为主要表现，需要早期诊断和及时治疗的腹部疾病的总称，具有起病急、进展快、变化多、病情重、病因复杂的特点。常见病种有急性阑尾炎、急性胆囊炎、急性胰腺炎、急性肠梗阻、胃十二指肠溃疡急性穿孔等。

2. 中医病因病机

（1）初期：正盛邪轻。致病因素所造成的病理损伤较轻，机体的功能没有受到明显损伤，见于某些功能障碍、炎症性急腹症的早期或无并发症的单纯性肠梗阻等。中医多属气滞血瘀或兼有实（湿）热之象。

（2）中期：正盛邪实。病理损害较初期加重，人体也充分调动抗病机制与病邪抗争，其势剧烈，因而局部病变和全身反应都很明显。中医病机多属实热或湿热。

（3）后期：邪去正复，正虚邪恋，正虚邪陷。后期急腹症的转归，一是经治疗后正复邪退，疾病趋向好转，有的患者表现为邪去正衰，留下一派病后虚弱的征象；二是有的患者残留病变未能完全恢复，正虚邪恋而转为慢性病。

二、急性阑尾炎

1. 西医病因、病理　急性阑尾炎主要病理变化有 4 种类型：急性单纯性阑尾炎、急性化

脓性阑尾炎、坏疽或穿孔性阑尾炎、阑尾周围脓肿。

2. 临床表现与检查

（1）主要症状：转移性右下腹疼痛（机制：早期炎症只侵犯阑尾黏膜及黏膜下层，刺激内脏神经而反射性引起脐上或脐周疼痛，内脏神经痛定位不准确，对牵拉、张力敏感。当炎症波及阑尾浆膜时，刺激体神经所支配的壁层腹膜而出现疼痛定位，引起阑尾所在的右下腹疼痛，可阵发加剧并逐渐加重。体神经痛定位准确）。胃肠道症状如恶心呕吐。全身症状如发热等症状。少数坏疽性阑尾炎或导致门静脉炎时，可有寒战高热。

（2）主要体征：压痛（右下腹固定压痛是阑尾炎最重要的特征）、肌紧张、反跳痛。若阑尾周围脓肿形成，右下腹可扪及肿块。检查：下列检查方法可协助阑尾炎的定性、定位诊断。结肠充气试验、腰大肌试验、闭孔内肌试验。直肠指检：直肠右侧前上方有触痛，提示炎性阑尾位置较低。

3. 诊断与鉴别诊断

诊断：根据转移性右下腹疼痛的病史和右下腹固定压痛鉴别诊断：如胃十二指肠溃疡穿孔、急性胃肠炎等。

4. 西医治疗　原则上以手术治疗为主。

5. 中医辨证论治

（1）瘀滞证

证候：转移性右下腹痛，呈持续性、进行性加剧，右下腹局限性压痛或拒按；伴恶心纳差，可有轻度发热；苔白腻，脉弦滑或弦紧。

治法：行气活血，通腑泄热。

方药：**大黄牡丹汤合红藤煎剂**加减。气滞重者加青皮、枳实、厚朴；瘀血重者加丹参、赤芍；恶心加法半夏、竹茹。

（2）湿热证

证候：腹痛加剧，右下腹或全腹压痛、反跳痛，腹皮挛急，右下腹可摸及包块；壮热，恶心纳差，便秘或腹泻；舌红苔黄腻，脉弦数或滑数。

治法：通腑泄热，利湿解毒。

方药：**大黄牡丹汤合红藤煎剂**加败酱草、白花蛇舌草、蒲公英。湿重者加藿香、佩兰、薏苡仁；热甚者加黄连、黄芩、生石膏；右下腹包块加炮山甲、皂刺。

（3）热毒证

证候：腹痛剧烈，全腹压痛、反跳痛，腹皮挛急；高热不退或恶寒发热，恶心纳差，便秘或腹泻；舌红绛苔黄厚，脉洪数或细数。

治法：通腑排毒，养阴清热。

方药：**大黄牡丹汤合透脓散**加减。若持续性高热或寒热往来，热在气分者加白虎汤，热在血分者加犀角地黄汤；腹胀加青皮、厚朴；腹痛剧烈者加延胡索、广木香；口干舌燥加生地黄、玄参、天花粉；大便秘结者加甘遂末冲服。

三、肠梗阻

肠内容物不能正常顺利通过肠道运行，称为**肠梗阻**，是外科常见急腹征。

1. 分类　按发病的基本原因分机械性肠梗阻、动力性肠梗阻和血运性肠梗阻；按肠壁有无血运障碍分为单纯性肠梗阻、绞窄性肠梗阻；按梗阻部位分为高位小肠梗阻、低位小肠梗阻或结肠梗阻；按梗阻程度分为完全性肠梗阻和不完全性肠梗阻；按梗阻进展速度分为急性肠梗阻和慢性肠梗阻。

2. 西医病因、病理

（1）局部病理生理改变：肠蠕动变化，机械性肠梗阻表现为梗阻上段肠管的蠕动增强，麻痹性肠梗阻则肠蠕动减弱或消失；肠腔积气积液；肠壁充血水肿、通透性增加。肠壁坏死穿孔。

（2）全身病理生理改变：体液丧失、电解质紊乱和酸碱平衡失调、感染和中毒、休克及多器官功能不全。

3. 临床表现与检查

（1）症状：**腹痛**。单纯性机械性肠梗阻一般呈阵发性剧烈腹痛，这是由于梗阻以上部位的肠管为克服梗阻强烈蠕动所致。疼痛的特点是：①疼痛发作由轻到重，之后逐渐减轻或消失，间歇一段时间后再度发作。②腹痛发作时可感到有气体下降到某一部位时突然停止，此时腹痛最为剧烈，如果有气体通过，则腹痛立即减轻或消失。③腹痛发作时可出现肠型或肠蠕动波伴肠鸣音亢进，气过水音或金属音。绞窄性肠梗阻往往出现剧烈的持续性腹痛伴有阵发加重；麻痹性肠梗阻多呈持续性胀痛。**呕吐**。在肠梗阻早期，即可出现反射性呕吐，此后，呕吐随梗阻部位的高低而有所不同。高位肠梗阻呕吐出现早而频，呕吐物为食物、胃液、胆汁、胰液等；低位肠梗阻时呕吐出现晚而少，吐出物为带臭味的粪样物；结肠梗阻时，呕吐到晚期才出现。如为绞窄性肠梗阻呕吐物呈棕色或血性；麻痹性肠梗阻时呕吐多呈溢出性。**腹胀**。高位肠梗阻腹胀不明显；低位肠梗阻及麻痹性肠梗阻则全腹膨胀。因肠扭转或腹内疝等引起的闭袢性梗阻时，腹胀常不对称。**停止排气排便**。完全性梗阻发生后，排气排便即停止。少数患者由于梗阻以下肠管尚有残存粪便或气体，仍可在发病早期排出，不能因此而排除肠梗阻的诊断。

（2）体征：①全身情况。单纯性肠梗阻的早期一般无明显变化。梗阻晚期有脱水表现，出现舌燥、全身虚弱乏力、眼窝内陷、皮肤弹性消失、尿少。严重脱水或绞窄性肠梗阻可出现休克表现。②腹部体征。望诊：腹部膨隆，高位梗阻多在上腹部；低位小肠梗阻多在中腹部。麻痹性肠梗阻多呈全腹均匀膨胀；闭袢性肠梗阻可出现不对称膨隆。机械性肠梗阻多可见肠型及肠蠕动波。同时应常规检查腹股沟区有无肿物，排除腹外疝引起的肠梗阻。触诊：单纯性肠梗阻可有不定位的轻压痛，绞窄性肠梗阻则出现压痛、反跳痛、肌紧张等腹膜刺激征。肠套叠和蛔虫梗阻时，常可触及腊肠样或条索状肿块；肠扭转或腹外疝嵌顿引起梗阻时，可触及痛性包块；癌肿引起梗阻时，常可触及质硬而不平滑的肿块。叩诊：肠胀气时一般呈鼓音，当绞窄性肠梗阻时，腹腔有渗液，可出现移动性浊音。听诊：肠鸣音亢进，呈高调金属音或气过水声；麻痹性肠梗阻时，肠鸣音减弱或消失。

（3）实验室及其他检查：X线检查。腹部立位透视或平片检查。是肠梗阻常用的检查方法，肠管的气液平面是肠梗阻特有的X线表现。X线检查一般在肠梗阻发生4~6h后，小肠梗阻者，一般显示小肠扩张积气，并有大小不等的阶梯状液平面；小肠高位梗阻者，空肠黏膜环状皱襞常呈"鱼骨刺"样改变；结肠梗阻者，盲肠、升结肠膨胀显著。麻痹性肠梗阻

· 555 ·

时，大肠、小肠皆广泛扩张；当怀疑肠套叠、乙状结肠扭转或结肠肿瘤时，应做钡剂灌肠，可见到钡剂通过受阻，呈杯口形、鸟嘴形、狭窄等不同特征。

4. 诊断与鉴别诊断　①诊断：典型的肠梗阻具有痛、呕、胀、闭四大症状，腹部可见肠型及肠蠕动波，肠鸣音亢进，可出现全身脱水等体征，典型X线表现，明确诊断并不困难。②鉴别诊断：机械性与动力性肠梗阻的鉴别。机械性肠梗阻早期腹胀不明显。麻痹性肠梗阻则腹胀显著，多无阵发性腹部绞痛，肠鸣音减弱或消失，X线检查可显示大、小肠全部均匀胀气。当肠梗阻有下列临床表现时，应考虑到绞窄性肠梗阻的可能，这一区别极为重要。腹痛发作急骤、剧烈、呈持续性并有阵发性加重。呕吐出现早而频繁，呕吐物为血性或肛门排出血性液体，或腹腔穿刺抽出血性液体。早期出现脉率加快，体温升高，白细胞增高，甚至出现休克。腹膜刺激征明显且固定，肠鸣音由亢进变为减弱，甚至消失。腹胀不对称，有局部隆起或孤立胀大的肠袢。X线检查可见孤立胀大的肠袢，位置固定。保守治疗无改善。高位与低位肠梗阻的鉴别。高位小肠梗阻的特点是呕吐发生早而频繁，腹胀不明显；低位小肠梗阻的特点是腹胀明显，呕吐出现晚而次数少，并可吐粪样物。完全性与不完全性肠梗阻的鉴别。完全性肠梗阻呕吐频繁，如为低位梗阻腹胀明显，完全停止排气排便。不完全性肠梗阻呕吐与腹胀都较轻或无呕吐，但可有少量排气排便。肠梗阻病因的鉴别。新生婴儿以肠道先天性畸形最多见，2岁以下小儿则肠套叠多见，3岁以上儿童以蛔虫团堵塞所致的肠梗阻居多，老年人则以肿瘤及粪块堵塞常见。临床上最为常见的是粘连性肠梗阻。

5. 西医治疗　非手术治疗适应证：单纯性粘连性肠梗阻、动力性肠梗阻、蛔虫团、粪便或食物团堵塞所致的肠梗阻、肠结核等炎症引起的不完全性肠梗阻、肠套叠早期。方法：禁食与胃肠减压。纠正水、电解质和酸碱平衡紊乱。防治感染和毒血症。灌肠疗法。其他：如穴位注射阿托品，嵌顿疝的手法复位回纳，腹部推拿按摩等。手术治疗适应证：绞窄性肠梗阻；有腹膜刺激征或弥漫性腹膜炎征象的各型肠梗阻；应用非手术疗法，经6~8h观察，病情不见好转，或腹痛腹胀加重，肠鸣音减弱或消失，脉搏加快，血压下降或出现腹膜刺激征者；肿瘤及先天性肠道畸形等不可逆转的器质性病变引起的肠梗阻。手术方法：切除病变肠管行肠吻合术、短路手术、肠造口术或肠外置术。

6. 中医辨证论治

（1）气滞血瘀证

证候：腹痛阵作，胀满拒按，恶心呕吐，无排气排便；舌质淡红，苔薄白，脉弦或涩。

治法：行气活血，通腑攻下。

方药：**桃仁承气汤**加减。气滞较甚者加炒莱菔子、乌药、川楝子行气止痛；血瘀重者加赤芍、牛膝、当归活血祛瘀；口渴者，去桂枝，加山栀清热泻火。

（2）肠腑热结证

证候：腹痛腹胀，痞满拒按，恶心呕吐，无排气排便；发热，口渴，小便黄赤，甚者神昏谵语；舌质红，苔黄燥，脉洪数。

治法：活血清热，通里攻下。

方药：**复方大承气汤**加减。

（3）肠腑寒凝证

证候：起病急骤，腹痛剧烈，遇冷加重，得热稍减，腹部胀满，恶心呕吐，无排气排便；脘腹怕冷，四肢畏寒；舌质淡红，苔薄白，脉弦紧。

治法：温中散寒，通里攻下。

方药：**温脾汤**加减。

（4）水结湿阻证

证候：腹痛阵阵加剧，肠鸣辘辘有声，腹胀拒按，恶心呕吐，口渴不欲饮，无排气排便，尿少；舌质淡红，苔白腻，脉弦缓。

治法：理气通下，攻逐水饮。

方药：**甘遂通结汤**加减。

（5）虫积阻滞证

证候：腹痛绕脐阵作，腹胀不甚，腹部有条索状团块，恶心呕吐，呕吐蛔虫，或有便秘；舌质淡红，苔薄白，脉弦。

治法：消导积滞，驱蛔杀虫。

方药：**驱蛔承气汤**加减。

四、胆道感染及胆石病

1. 急性胆道感染 ①病理：急性单纯性胆囊炎、急性化脓性胆囊炎、急性坏疽性胆囊炎。急性胆管炎、急性梗阻性化脓性胆管炎。②临床表现与检查：急性胆囊炎 突发右上腹阵发性绞痛，常在饱餐、进油腻食物后或在夜间发作。疼痛常放射至右肩部、肩胛部和背部。伴恶心呕吐、厌食等。右上腹可有不同程度、不同范围的压痛、反跳痛及肌紧张，墨菲征阳性。急性胆管炎典型的表现是夏科三联征（腹痛、寒热、黄疸），间歇发作的夏科三联征是肝外胆管结石合并感染的特点。急性梗阻性化脓性胆管炎（重症胆管炎）发病急骤，病情进展快，除腹痛、寒热、黄疸外，还可出现休克、神经精神症状，即雷诺氏五联征。③西医治疗：一般治疗有禁食、输液、纠正水、电解质及酸碱代谢失衡，全身支持疗法；选用广谱抗生素或联合用药；使用维生素K、解痉止痛药等对症处理。手术治疗：急诊手术适用于：①发病在48~72h者。②经非手术治疗无效且病情恶化者。③怀疑有胆囊穿孔、弥漫性腹膜炎、急性化脓性胆管炎、急性坏死性胰腺炎等并发症者。手术方法包括胆囊造口术、胆囊切除术、胆总管探查、T型管引流术。

2. 西医治疗 胆囊结石。手术治疗：胆囊切除术适用于有症状或有并发症的胆囊结石。腹腔镜胆囊切除术（LC）是慢性炎症期手术患者的首选术式。主要措施包括：解痉、止痛、消炎利胆、应用抗生素、纠正水、电解质紊乱及酸破平衡失调等。口服溶石药物效果不确切。手术是肝外胆管结石的主要治疗方法。

3. 中医辨证论治

（1）蕴热证（肝胆蕴热）

证候：胁腹隐痛，胸闷不适，肩背串痛，口苦咽干，腹胀纳呆，大便干结，有时低热；舌红苔腻，脉平或弦。

治法：疏肝清热，通下利胆。

方药：**金铃子散合大柴胡汤**加减。

（2）湿热证（肝胆湿热）

证候：发热恶寒，口苦咽干，胁腹疼痛难忍，皮肤黄染，不思饮食，便秘尿赤；舌质红，苔黄，脉弦数滑。

治法：清胆利湿，通气通腑。

方药：**茵陈蒿汤合大柴胡汤**加减。

（3）热毒证（肝胆脓毒）

证候：胁腹剧痛，痛引肩背，腹拘强直，压痛拒按，寒战高热，上腹饱满，口干舌燥，不能进食，大便干燥，小便黄赤，甚者谵语，肤黄有瘀斑，四肢厥冷，鼻衄齿衄；舌绛红有瘀斑，苔黄开裂，脉微欲绝。

治法：泻火解毒，通腑救逆。

方药：**黄连解毒汤合茵陈蒿汤**加减。

五、急性胰腺炎

急性胰腺炎是多种病因引起胰酶激活，以胰腺局部炎症反应为主要特征，伴或不伴有其他脏器功能改变的疾病，是外科常见急腹症之一。

1. 临床表现与检查

（1）临床分型：轻型急性胰腺炎、重症急性胰腺炎。

（2）主要症状：①**腹痛**。腹痛剧烈，起始于中上腹，放射至背部，累及全胰则呈腰带状向腰背部放射痛。②**恶心、呕吐、腹胀**，腹胀的主要原因是腹膜后的广泛渗出和腹腔内渗液的刺激。

（3）主要体征：①**发热**。初期常呈中度发热，胰腺坏死伴感染时，高热为主要症状之一。②**黄疸**。仅见于少数病例，程度轻。③**腹膜炎体征**：坏死性胰腺炎压痛明显，并有肌紧张和反跳痛。④**休克、皮肤瘀斑**，脐周、腰部可出现青紫色的不规则斑块，即 Grey-Turner 征、Cullen 征。原因是胰液外溢至皮下组织间隙，溶解皮下脂肪，毛细血管破裂所致，提示预后不良。手足搐搦。呼吸窘迫综合征和多器官功能衰竭。

2. 实验室及其他检查　血、尿淀粉酶测定是最常用的诊断方法。血清淀粉酶在发病 2h 后开始升高，24h 达高峰，4~5d 后可恢复正常。尿淀粉酶在 24h 后开始升高，48h 后达到高峰，下降缓慢，1~2 周后恢复正常，一般认为血清淀粉酶超过正常值的 3 倍以上对胰腺炎的诊断才有价值。腹部 B 超可发现胰腺肿大和胰周液体积聚，还可检查胆道有无结石及扩张。有助于胆源性胰腺炎的诊断。增强 CT 扫描有很大诊断价值，可见胰腺增大、水肿、坏死液化，胰腺周围组织模糊、增厚、积液。还可发现胰腺脓肿、假囊肿或坏死等。

3. 诊断与鉴别诊断

（1）诊断：①轻型急性胰腺炎诊断标准。临床上表现为急性、持续性腹痛，血清淀粉酶活性增高≥正常值上限 3 倍，影像学检查提示无胰腺坏死和全身和局部并发症。只引起轻度代谢紊乱，临床经过有自限性。②重症急性胰腺炎诊断标准。急性胰腺炎伴有脏器功能障碍，或出现坏死、脓肿或假性囊肿等局部并发症者。腹部体征有上腹部明显腹膜刺激征，腹胀、肠鸣音减弱或消失等。可以有腹部包块，皮下瘀斑。伴有严重的代谢功能紊乱，如低钙血症和高血糖。增强 CT 为诊断胰腺坏死的最有效方法，B 超及腹腔穿刺对诊断有一定帮助。在重症急性胰腺炎患者中，起病 72h 内经过充分液体复苏，仍出现进行性脏器功能障碍者，诊断为**暴发性急性胰腺炎**。暴发性急性胰腺炎病情凶险，非手术治疗常不能奏效，常继发**腹腔间隔室综合征**。

（2）鉴别诊断：消化道溃疡穿孔等。

4. 西医治疗

（1）非手术治疗：禁食，胃肠减压，调节水、电解质平衡，抑制胰腺分泌，支持治疗，防治感染，镇痛解痉，中医治疗。

（2）手术治疗：适应证。胰腺坏死并发感染形成脓肿或出现败血症；并发腹腔出血或出现假性囊肿破裂并发症；明确的外科原因引起的胰腺炎；非手术治疗无效。

（3）手术方式：引流术、坏死组织清除术和规则性胰腺切除术。

5. 中医辨证论治

（1）肝郁气滞证

证候：腹中阵痛或窜痛，恶心呕吐，无腹胀，上腹仅有压痛，无明显腹肌紧张；舌质淡红，苔薄白或黄白，脉细或紧。

治法：疏肝理气，兼以清热燥湿通便。

方药：**柴胡清肝饮、大柴胡汤、清胰汤Ⅰ号**。

（2）脾胃实热证

证候：上腹满痛拒按，痞满腹坚，呕吐频繁，吐后腹痛无减，大便干结，小便不通，小便短赤，身热口渴；舌质红，苔黄腻或燥，脉弦滑或滑数，重者厥脱。

治法：清热泻火，通里逐积，活血化瘀。

方药：**大陷胸汤、大柴胡汤、清胰合剂**。

（3）脾胃湿热证

证候：脘胁疼痛，胸脘痞满拒按，气痛阵作，口苦咽干，泛恶不止，或有身目俱黄，便干溲赤；舌红绛，苔黄腻，脉弦滑数。

治法：清热利湿，行气通下。

方药：**龙胆泻肝汤、清胰汤Ⅰ号**。

（4）蛔虫上扰证

证候：持续性上腹疼痛，剑突下阵发性钻顶样剧痛，或伴吐蛔；苔白或微黄而腻，脉弦紧或弦细。

治法：清热通里，制蛔驱虫。

方药：**清胰汤Ⅰ号、乌梅汤**等。

第十三单元　甲状腺疾病

【复习指南】本章较重要，考点以细的知识点为主。掌握内容：单纯性甲状腺肿、甲状腺功能亢进的外科治疗、甲状腺肿瘤的临床表现及治疗原则、甲状腺危象的临床表现及治疗原则。熟悉内容：慢性淋巴性甲状腺炎的临床表现及治疗原则。了解内容：病因。

甲状腺疾病是一类常见的内分泌疾病，临床大致分为五类。单纯性甲状腺肿、甲状腺激素分泌功能障碍、甲状腺炎、甲状腺肿瘤。

一、单纯性甲状腺肿

1. 临床表现　表现为结节性甲状腺肿、甲状腺肿大和压迫症状,单纯性甲状腺肿体积较大时可压迫气管、食管和喉返神经。

2. 实验室及其他检查　基础代谢率(BMR)、放射性核素检查。影像学检查,如B超和X线。喉镜检查了解声带运动状态以确定喉返神经有无受压。

3. 诊断与鉴别诊断

(1)诊断:根据病史及临床表现一般可做出诊断。在缺碘地带或家属中有类似病情者常辅助做出诊断。

(2)鉴别诊断:甲状腺腺瘤,亚急性甲状腺炎,慢性淋巴细胞性甲状腺炎。必要时可用细针穿刺细胞学检查以确诊。

4. 西医治疗　药物治疗常用制剂有干甲状腺制剂、左旋甲状腺素。有下列情况之一者,可考虑手术切除治疗:①巨大甲状腺肿影响生活和工作。②甲状腺肿大引起压迫症状。③胸骨后甲状腺肿。④结节性甲状腺肿继发功能亢进。⑤结节性甲状腺肿疑有恶变。为防止术后残留甲状腺组织再形成腺肿及甲状腺功能减退,宜长期服用甲状腺激素制剂。

5. 中医辨证论治

(1)肝郁脾虚证

证候:颈部弥漫性肿大,伴四肢困乏,气短,纳呆体瘦;苔薄,脉弱无力。

治法:疏肝解郁,健脾益气。

方药:**四海舒郁丸**加减。

(2)肝郁肾虚证

证候:颈部肿块皮宽质软,伴有神情呆滞,倦怠畏寒,行动迟缓,肢冷,性欲下降;舌淡,脉沉细。

治法:疏肝补肾,调摄冲任。

方药:**四海舒郁丸合右归丸**加减。

二、慢性淋巴性甲状腺炎

慢性淋巴性甲状腺炎又称桥本甲状腺肿,是一种自身免疫性疾病,也是甲状腺肿合并甲状腺功能减退最常见的原因。

1. 临床表现　本病起病缓慢,呈无痛性弥漫性甲状腺肿,多对称性肿大、质硬、表面光滑。较长病程者可扪及结节,多伴甲状腺功能减退。较大的甲状腺肿可有压迫症状。

2. 治疗　常用甲状腺激素替代疗法、免疫抑制剂治疗或手术治疗,甲状腺肿大有明显压迫症状者及合并恶性变者应手术治疗。手术后大多继发甲状腺功能减退,需长期甲状腺制剂替代治疗。

3. 中医辨证论治

(1)气滞痰凝证

证候:肿块坚实,轻度作胀,重按才感疼痛,其痛牵引耳后枕部,或有喉间梗塞感,痰多,一般无全身症状;苔黄腻,脉弦滑。

治法:疏肝理气,化痰散结。

方药：**海藻玉壶汤**加减。

（2）肝郁胃热证

证候：颈前肿痛，胸闷不适，口苦咽干，急躁易怒，心悸多汗；苔薄黄，脉弦数。

治法：清肝泄胃，解毒消肿。

方药：**普济消毒饮与丹栀逍遥散**加减。

（3）火毒炽盛

证候：局部结块疼痛明显，伴恶寒发热、头痛、口渴、咽干；苔薄黄，脉浮数或滑数。

治法：清热解毒，消肿排脓。

方药：**透脓散与仙方活命饮合方**加减。

三、甲状腺功能亢进的外科治疗

1. **临床表现** 甲状腺肿大、交感神经功能兴奋、突眼征、心率加速、内分泌紊乱、消化系统症状、黏液性水肿等其他症状。

2. **实验室检查** 基础代谢率、血清 T_3 和 T_4 含量的测定、甲状腺摄碘率的测定。

3. **手术适应证** 中度以上的原发性甲亢、继发性甲亢，高功能甲状腺腺瘤、胸骨后甲状腺肿并发甲亢、有压迫症状的甲亢、药物或治疗后复发、不适宜药物治疗的甲亢。妊娠早、中期的甲亢患者又符合上述适应证者。禁忌证：青少年患者、症状较轻者、老年患者或有严重器质性疾病不能耐受手术者。

4. **术前准备** 是保证手术顺利进行和防止术后并发症的重要措施。心率快者口服利血平或普萘洛尔，毛地黄制剂控制心力衰竭。颈部X线检查了解有无气管受压、移位、胸骨后甲状腺。详查心电图及心功测定。喉镜检查了解声带功能、有无喉返神经、喉上神经受压。查基础代谢率了解甲亢控制情况，以决定手术时机。血清钙、磷测定。尤其重要的是术前必须用药物降低基础代谢率。复方碘化钾（卢戈液），每日3次，每次由3滴开始，逐日每次增加1滴，增至每次16滴时维持此剂量。在3~7d施行手术。抗甲状腺药物虽使基础代谢率降低，但使甲状腺充血肿大，必须改用碘剂，使甲状腺充血减轻、缩小变硬，有利于手术操作、减少出血和危险。术后观察生命体征，脉率快可用普萘洛尔口服或静脉滴注。术后继续服卢戈液，由每次16滴逐日减至3滴/次停止。或可单独应用普萘洛尔或与碘剂联合应用。普萘洛尔40~60mg次，4~6h一次。连服4~7d，脉率降到正常，可进行手术。必须注意最后1次要在术前1~2h服药。术后继续服普萘洛尔4~7d。

5. **手术方式** 切除甲状腺峡部及左、右叶80~90%。每侧残留拇指头大小即可。注意防止损伤喉返神经、喉上神经、甲状旁腺，仔细处理血管、常规置引流。

6. **术后并发症及治疗** 术后呼吸困难和窒息，多发生在术后24~48h，是术后最危急的并发症。常见原因有血肿压迫气管、喉头水肿、气管塌陷、双侧喉返神经损伤。术后应常规床旁备气管切开包和手套。若系喉头水肿，则快速滴注20%甘露醇250mL、氢化可的松100~200mg。气管软化者应在术中做气管悬吊或气管切开。①喉返神经损伤：一侧喉返神经损伤引起声音嘶哑，双侧损伤引起失音或呼吸困难。由挫夹、牵拉、血肿压迫所致则多为暂时性，经理疗等及时处理后，一般可能在3~6个月逐渐恢复。手术时应尽量离开腺体背面，靠近颈总动脉结扎甲状腺下动脉。②喉上神经损伤：损伤外支会使环甲肌瘫痪，引起声带松弛，音调降低，说话费力。内支损伤则喉部黏膜感觉丧失，进食呛咳。若非双侧切断，一般经理疗、针灸治疗多可自行恢复。故结扎、切断甲状腺上动、静脉时应紧贴甲状腺上极，以避免损伤喉上神经。③手足抽搐：抽搐发作时立即静脉注射葡萄糖酸钙或氯化钙。

7. 甲状腺危象 是甲亢的严重并发症，表现为高热、脉快，合并神经、消化及循环系统功能障碍。治疗包括：肾上腺素能阻滞药、碘剂、氢化可的松、镇静、降温、静脉输注大量葡萄糖补充能量、有心力衰竭者加用洋地黄制剂、吸氧。

8. 中医辨证论治

（1）肝郁痰结证

证候：颈部瘿肿，质软不硬，喉感堵塞，胸闷不舒，性急易怒，忧郁怔忡，心悸失眠，眼突舌颤，倦怠乏力，大便溏薄，月经不调；舌红，苔薄腻，脉弦滑等。

治法：疏肝理气，软坚散结。

方药：**柴胡疏肝散合海藻玉壶汤**加减。

（2）肝火旺盛证

证候：颈部肿大，眼突肢颤，心烦心悸，急躁易怒，面红目赤，口干口苦，坐卧不宁，怕热多汗，消谷善饥，形渐消瘦；舌红苔黄，脉弦数有力。

治法：清肝泻火，解郁散结。

方药：**龙胆泻肝汤合藻药散**加减。

（3）胃火炽盛证

证候：多食善饥，形体消瘦，口干而渴，喜喝冷饮，好动怕热，汗出心悸，急躁易怒，眼突颈粗，小便黄赤，大便干燥；舌暗红，苔薄黄或黄燥，脉数。

治法：清胃泻火，生津止渴。

方药：**白虎加人参汤合养血泻火汤**加减。

（4）阴虚火旺证

证候：头晕眼花，目赤干涩，羞明刺痛，心悸烦躁，少寐失眠，咽干口燥，眼突肢颤，手足心热，食多消瘦，月经不调，颈大有结；舌红少苔或苔剥，脉细而数。

治法：滋阴清热，化痰软坚。

方药：**知柏地黄汤合当归六黄汤**加减。

（5）气阴两虚证

证候：神疲乏力，气促汗多，口咽干燥，五心烦热，面白唇淡，眼突手颤，颈肿胸闷，抑郁善忧，夜寐不安，心悸喜忘，食多便溏，腹胀泄泻，形体消瘦；舌红少苔，脉细数无力。

治法：益气养阴，泻火化痰。

方药：**生脉散合补中益气汤**加减。

四、甲状腺肿瘤

（一）甲状腺腺瘤

1. 临床表现 是最常见的甲状腺良性肿瘤，临床表现多以颈前无痛性肿块为首发症状，常偶然发现。查体见甲状腺圆形或椭圆形结节，质韧有弹性，表面光滑，边界清楚，无压痛，单发多见，随吞咽上下移动。可压迫气管，很少造成呼吸困难，可引起甲亢及恶性变。

2. 中医辨证论治

（1）肝郁气滞证

证候：颈部肿块不红、不热，不痛；伴烦躁易怒，胸胁胀满；舌苔白脉弦。

治法：疏肝解郁，软坚化痰。

方药：**逍遥散合海藻玉壶汤**加减。

（2）痰凝血瘀证

证候：颈部肿块疼痛，坚硬；气急气短，吞咽不利；舌质暗红有瘀斑，脉细涩。

治法：活血化瘀，软坚化痰。

方药：**海藻玉壶汤合神效瓜蒌散**加减。

（3）肝肾亏虚证

证候：颈部肿块柔韧；常伴性情急躁，易怒，口苦，心悸，失眠，多梦，手颤，月经不调；舌红，苔薄，脉弦。

治法：养阴清火，软坚散结。

方药：**知柏地黄丸合海藻玉壶汤**加减。

（二）甲状腺癌

是最常见的甲状腺恶性肿瘤。

1. 临床表现　甲状腺肿块、质地硬而固定、表面不平或伴有压迫或浸润表现。

2. 实验室及其他检查　放射性同位素检查、X线等影像学检查、B超检查、穿刺细胞学检查与病理切片检查。

3. 西医治疗　手术治疗，可根据肿瘤临床特点来选择手术切除范围。内分泌治疗、放射性核素治疗及化学治疗等。

4. 中医辨证论治

（1）气郁痰凝证

证候：颈前肿块无痛，坚硬如石，生长较快，表面高低不平，肤色不变；伴性情急躁或郁闷不舒，胸胁胀满，口苦咽干，纳呆食少；舌质淡暗，苔白或腻，脉弦滑。

治法：理气开郁，化痰消坚。

方药：**海藻玉壶汤合逍遥散**加减。

（2）气血瘀滞证

证候：肿块增长快，坚硬如石，表面不光滑，活动度差或消失，疼痛，或有皮肤青筋暴露；伴形体渐瘦，神疲乏力，或有声音嘶哑；舌质红，有瘀斑，苔黄，脉弦数。

治法：理气化痰，活血散结。

方药：**桃红四物汤合海藻玉壶汤**加减。

（3）瘀热伤阴证

证候：肿块坚硬如石，推之不移，局部僵硬；形体消瘦，皮肤枯槁，声音嘶哑，腰酸无力；舌质红，少苔，脉细沉数。

治法：养阴和营，化痰散结。

方药：**通窍活血汤合养阴清肺汤**加减。

第十四单元 乳腺疾病

【复习指南】本章较重要。掌握内容：乳腺癌、急性乳腺炎、乳房纤维腺瘤的临床表现及治疗原则、熟悉内容：乳腺囊性增生病的临床表现及治疗原则。了解内容：病因、解剖和分期。

一、急性乳腺炎

1. 西医病理　本病的发病原因主要有乳汁淤积和细菌入侵。致病菌以金黄色葡萄球菌为主。常发生于哺乳3~4周的初产妇。

2. 临床表现、检查于治疗

（1）临床表现：①症状。乳房胀痛、发热和其他感染中毒症。②体征：早期患部压痛、肿块、肤色微红或不红。化脓时肿块逐渐增大，皮肤红肿热痛，触痛明显、拒按。成脓时有波动感。

（2）实验室检查：血常规检查、穿刺抽吸、B超。

（3）治疗：及时切开排脓，充分引流，应用抗生素。感染严重时可终止母乳喂养。

3. 中医辨证论治

（1）肝胃郁热证

证候：乳房肿胀疼痛，皮肤微红或不红，结块或有或无，乳汁排出不畅，患部微热触痛；可伴有畏寒发热，头痛，胸闷不舒，骨节酸痛，口渴等；舌质淡红或红，苔薄黄，脉弦或浮数。

治法：疏肝清胃，通乳散结。

方药：**瓜蒌牛蒡汤**加减。若乳汁壅滞太甚，加路路通、漏芦、鹿角霜活络通乳；若炎性肿块较大者，加夏枯草、浙贝母软坚散结；产后恶露未尽者，加益母草、川芎、丹参活血祛瘀；若为断乳时乳壅滞或产妇不哺乳，加炒山楂、生麦芽等消胀退乳。

（2）热毒炽盛证

证候：肿块逐渐增大，皮肤灼热，疼痛剧烈，呈持续性搏动性疼痛，壮热不退，口渴喜饮，患部拒按，若肿块中央变软，按之应指，为脓已成；或见局部漫肿痛甚，发热，穿刺抽得脓液；或溃后脓出不畅，红肿疼痛不消，发热不退，有袋脓现象或传囊之变；同侧腋淋巴结肿痛。舌质红，苔黄腻，脉弦数或滑数。

治法：清热解毒，托里透脓。

方药：**瓜蒌牛蒡汤合透脓散**。若高热不退，加石膏、知母清热泻火；大便秘结者加生大黄、枳实泄热通腑。

（3）正虚毒恋证

证候：溃后乳房肿痛逐渐减轻，但疮口脓水不断，收口迟缓，或乳汁从疮口流出，形成乳漏；伴有面色少华、易疲劳、饮食欠佳、低热不退等；舌质淡，苔薄，脉细。

治法：益气活血养营，清热解毒。

方药：**托里消毒散**加减。若脓腐难脱者，加路路通、王不留行、薏苡仁化瘀祛腐；若口渴、便秘者，加胖大海、沙参、肉苁蓉生津通便。

二、乳腺囊性增生病

1. 临床表现　①症状：乳房胀痛和肿块是主要症状，疼痛与月经周期有关，病程长，发展慢。②查体：乳房内可扪及多个形态不规则的肿块，大小不一，形态不规则，边界不清，与皮肤及深部组织无粘连，推之能活动，多有压痛。

2. 检查　钼靶X线、B超检查。活检是最确切的诊断方法。

3. 西医治疗　①药物治疗：维生素类药物可口服维生素 B_6 与维生素 E，或口服维生素 A；激素类药物不宜常规使用。②手术治疗：对可疑患者应及时进行活体组织切片检查，如发现有癌变，应及时行乳腺癌根治手术。若患者有乳腺癌家族史，或切片检查发现上皮细胞增生活跃，宜及时施行单纯乳房切除手术。

4. 中医辨证论治

（1）肝郁气滞证

证候：乳房胀痛或有肿块，一般月经来潮前乳痛加重和肿块稍肿大，行经后好转；常伴有情绪抑郁，心烦易怒，失眠多梦，胸胁胀满等；舌质淡红，苔薄白，脉细涩。

治法：疏肝理气，散结止痛。

方药：**逍遥散**加减。

（2）痰瘀凝结证

证候：乳中结块，多为片块状，边界不清，质地较韧，乳房刺痛或胀痛。舌边有瘀斑，苔薄白或薄而微黄，脉弦或细涩。

治法：活血化瘀，软坚祛痰。

方药：**失笑散合开郁散**加减。

（3）气滞血瘀证

证候：乳房疼痛及肿块没有随月经周期变化的规律性，乳房疼痛以刺痛为主，痛处固定，肿块坚韧；伴有经行不畅，经血量少，色暗红，夹有血块，少腹疼痛；舌质淡红，边有瘀点或瘀斑，脉涩。

治法：行气活血，散瘀止痛。

方药：**桃红四物汤合失笑散**加减。

（4）冲任失调证

证候：乳房肿块表现突出，结节感明显，经期前稍有增大变硬，经后可稍有缩小变软，乳房胀痛较轻微，或有乳头溢液；常可伴有月经紊乱，量少色淡，腰酸乏力等症。舌质淡红，苔薄白，脉弦细或沉细。

治法：调理冲任，温阳化痰，活血散结。

方药：**二仙汤**加减。

三、乳房纤维腺瘤

1. 症状　乳房肿块、乳房轻微疼痛、部分患者有抑郁、心烦、失眠多梦等精神症状。

2. 查体　单个或多个圆形或卵圆形肿块，质韧，表面光滑，边缘清楚，无粘连，可推动，腋淋巴结不肿大。

3. 检查　钼靶X线、B超、活检。

四、乳腺癌

1. 西医病理　病因不明，雌性激素的活性与乳腺癌的发生有明显关系。
2. 临床表现、检查与鉴别诊断

（1）临床表现：①症状。乳房内包块，早期无痛，质硬，不易推动，腋窝、锁骨上扪及肿大淋巴结。酒窝征：乳房内的Cooper韧带被肿瘤浸润，韧带回缩变短，乳房皮肤出现明显的凹陷，是乳腺癌早期常见局部体征。"橘皮"征：癌块继续增大，皮下淋巴管被癌细胞堵塞，引起淋巴回流障碍，出现真皮水肿，皮肤呈"橘皮样"改变。乳头抬高内陷或偏斜。②体征。视诊：要注意乳房体积的变化，乳头有无内陷及抬高。触诊：乳房内包块，质硬，不易推动。腋窝、锁骨上扪及肿大淋巴结。

（2）检查：X线检查、B超、钼靶X线、活检等。

（3）鉴别诊断：炎性乳腺癌也发生于妊娠期和哺乳期女性，发展快，状如急性炎症表现。整个乳房高度肿胀，质地坚硬，无明显的局限性包块。病理检查可以明确诊断。

3. 西医治疗

（1）手术治疗：包括乳腺癌根治术、乳腺癌根扩大治术、乳腺癌改良根治术。**乳腺癌改良根治术是目前应用最广泛的术式。**

（2）放射治疗：是乳腺癌局部治疗的手段之一，可以减少切口与局部的复发率。

（3）化学药物治疗：术前、术中、术后都要使用化疗，以达到对微小扩散转移灶的根治性治疗。

（4）内分泌疗法：是一种辅助治疗措施。近年来根据雌激素受体的检查结果，选择内分泌治疗方案。ER阳性可选用内分泌疗法。

（5）生物治疗：曲妥珠单抗注射液对乳腺癌有一定效果。

4. 中医辨证论治

（1）肝郁气滞证

证候：两胁胀痛，易怒易躁，乳房结块如石；舌苔薄黄或薄白，舌红有瘀点，脉弦有力。

治法：疏肝解郁，理气化痰。

方药：**逍遥散**加减。

（2）冲任失调证

证候：乳中结块，皮核相连，坚硬如石，推之不移；伴有腰膝酸软，女子月经不调，男子遗精阳痿，五心烦热；舌淡无苔，脉沉无力。

治法：调摄冲任，理气散结。

方药：**二仙汤**加味。

（3）毒热蕴结证

证候：身微热，乳房结块增大快，已破溃，状如山岩，形似莲蓬，乳头内陷；舌红绛，苔中剥，脉濡数。

治法：清热解毒，活血化瘀。

方药：**清瘟败毒饮合桃红四物汤**加减。

（4）气血两虚证

证候：乳房结块溃烂，色紫暗，时流污水，臭气难闻；头晕耳鸣，肢体消瘦，五心烦热，面色苍白，夜寐不安；舌绛无苔，或苔黄白，脉滑数。

治法：调理肝脾，益气养血。

方药：**人参养荣汤**加减。

第十五单元　胃、十二指肠溃疡的外科治疗

【复习指南】掌握内容：胃、十二指肠溃疡急性穿孔、大出血，瘢痕性幽门梗阻的临床表现及治疗原则。熟悉内容：解剖。了解内容：病因和分期。

一、概述

1. 手术指征　溃疡发作频繁，症状加重，保守治疗无效；溃疡出血经非手术治疗无效；溃疡伴急性穿孔；溃疡伴机械性幽门梗阻；怀疑溃疡恶性变者；其他特殊的溃疡如胰源性溃疡、胃肠吻合口溃疡等。

2. 术式　胃大部切除术和迷走神经切断术。

3. 主要并发症及处理　吻合口出血、十二指肠残端瘘等。

二、胃、十二指肠溃疡急性穿孔

1. 临床表现与检查

（1）临床表现：胃穿孔多在胃小弯。①症状：剧烈腹痛、休克、恶心呕吐。全身表现：穿孔早期体温正常、强迫卧位、面色苍白、脉搏细速。6~12h后体温升高，伴有脱水、感染、麻痹性肠梗阻、休克症状。②体征：腹部压痛、板状腹。腹腔内积气积液。

（2）检查：化验检查白细胞总数及中性粒细胞比例增高。X线检查示腹部立位透视或摄片时可见半月形的膈下游离气体影。超声波检查可帮助判断腹腔渗液量多少。腹部穿刺见胆汁或食物有助于诊断。

2. 诊断与鉴别诊断

（1）诊断：多数患者有近期溃疡病活动加重史；骤然发生的持续性上腹部剧烈疼痛，迅速发展到全腹，常伴轻度休克。查体：明显的腹膜刺激征，板状腹，肝浊音界缩小或消失。

（2）鉴别诊断：急性胰腺炎、胃癌穿孔等。

3. 治疗

（1）非手术治疗适应证：穿孔小或空腹穿孔，腹水少，一般情况好，感染中毒症状不重，不伴有休克及重要脏器严重病变；单纯性溃疡穿孔，无合并出血、梗阻、癌变等严重并发症，就诊时腹腔炎症已有局限趋势者。

（2）手术适应证：不适合非手术治疗的患者；经过非手术治疗6~12h，症状、体征不见缓解者。

三、胃、十二指肠溃疡大出血

1. 临床表现与检查

（1）临床表现：①症状。呕血和黑粪。②查体。上腹部压痛，肠鸣音活跃，体温轻度增高。

（2）检查：红细胞计数、血红蛋白及红细胞压积进行性下降；纤维胃镜可直接观察溃疡的部位、大小、深度，可在镜下行电凝止血或局部用止血药止血。

2. 诊断与鉴别诊断

（1）诊断：有典型溃疡病发作，结合纤维胃镜检查及实验室检查，可以明确诊断。

（2）鉴别诊断：食管与胃底静脉破裂出血等。

3. 西医治疗

（1）内科处理：建立输液通道、应用止血药物、内科规范抗酸抗溃疡治疗、经胃管注入冰的加肾生理盐水、经选择性动脉造影栓塞、纤维胃镜下电凝止血。

（2）外科治疗：①手术的适应证。急性大出血致短期内出现休克；反复多次出血，内科疗效欠佳；出血后输血治疗休克症状无明显好转。大出血合并有梗阻、穿孔、癌变。②手术方式。若患者耐受力良好，则考虑行根治性胃大部切除术，一并切除出血部位和溃疡病灶，达到根治目的；若患者情况差，不能忍受手术，可做单纯性修补术；或选择溃疡局部切除术，也可施行高度选择性迷走神经切断加幽门成形术。

四、瘢痕性幽门梗阻

1. 临床表现与检查

（1）临床表现：①症状。不完全性梗阻时，逐渐出现食欲减退、恶心、上腹部饱胀感。梗阻完全时，呕吐频繁，呕吐宿食，不含胆汁。呕吐后腹胀减轻，腹痛消失，反复发作，逐步衰竭。②查体。明显消瘦，脱水，营养不良。

（2）检查：实验室检查示血液浓缩，电解质紊乱，低蛋白血症。X线钡剂检查和纤维胃镜检查可以进一步明确诊断。

2. 诊断　根据溃疡病史及胃潴留表现，配合实验室检查和X线钡剂检查，诊断不困难。

3. 西医手术治疗　术前胃肠道准备，补充血容量及纠正内环境紊乱、抑酸、胃肠外营养。手术方式以胃大部切除术为主，或迷走神经干切断加胃窦部切除术。也可做胃空肠吻合术以解除梗阻。

4. 中医辨证论治

（1）脾胃虚寒证

证候：上腹饱胀，食后较甚，朝食暮吐，暮食朝吐，吐出物为宿食残渣及清稀黏液，吐后则舒服，畏寒喜热，神疲乏力，大便溏少；舌质淡红，苔白或白滑，脉沉弱。

治法：温中健脾，和胃降逆。

方药：**丁香散**加减。

（2）痰湿阻胃证

证候：脘腹胀满，进食后加重，胸膈痞闷，呕吐频繁，吐出物为食物残渣及痰涎白沫；伴有眩晕、心悸；舌质淡红，苔白厚腻或白滑，脉弦滑。

治法：涤痰化浊，和胃降逆。

方药：**导痰汤**加减。

（3）胃中积热证

证候：脘腹胀满，餐后加重，朝食暮吐，暮食朝吐，吐出物为食物残渣及秽浊酸臭之黏液；心烦口渴，欲进冷饮，小便黄少，大便干结；舌质红少津，苔黄燥或黄腻，脉滑数。

治法：清泻胃热，和中降逆。

方药：**大黄黄连泻心汤**加减。

（4）气阴两虚证

证候：病程日久，反复呕吐，形体消瘦，神疲乏力，唇干口燥，小便短少，大便干结；舌红少津，脉细数。

治法：益气生津，降逆止呕。

方药：**麦冬汤**加减。

第十六单元　门静脉高压症

【复习指南】掌握内容：门静脉高压症的临床表现及治疗原则。熟悉内容：解剖。了解：病因和分期。

一、门静脉解剖特点

门静脉的两侧均为毛细血管，主要交通支有：胃底-食管下段交通支、直肠下端肛管交通支、脐周交通支、腹膜后交通支。

二、临床表现与检查

1. 临床表现　脾大、脾亢、呕血或黑粪、腹水及全身症状。

2. 实验室及其他检查　①血象：白细胞和血小板减少。②肝功能：肝功能储备减少，低蛋白，转氨酶异常。③X线检查：上消化道造影显示食管胃底静脉曲张，食管胃底黏膜紊乱。④内镜检查：出血24h内检查阳性率高。⑤B超：是最方便的测定方法。⑥特殊检查：肝活检、免疫学检查、脾静脉造影。⑦门静脉压力的测定：术前及术中测定门静脉压力对诊断、选择手术方法及其预后判断有帮助。

3. 鉴别诊断　Mallory Weiss综合征　临床上典型的表现为酗酒呕吐后随之而来的呕血。原因是食管内压力急剧上升，食管与胃连接部的黏膜撕裂伤所致。

4. 西医治疗

（1）非手术治疗：对肝功能差的患者，尽量非手术治疗。如补充血容量、使用血管加压素、生长抑素；纤维内镜下注射硬化剂、镜下食管曲张静脉套扎术；三腔管压迫止血；经颈静脉门体分流术。

（2）手术疗法：分流术、断流术、转流术。

5. 中医辨证论治

（1）瘀血内结证

证候：腹部积块明显，硬痛不移，面暗消瘦，纳呆乏力，时有寒热，女子或见月事不下；舌边暗紫或见瘀点，苔薄，脉弦涩。

治法：祛瘀软坚，兼调脾胃。

方药：**膈下逐瘀汤**加减。
（2）寒湿困脾证
证候：腹大胀满，按之如囊裹水，甚则颜面浮肿，脘腹痞满，得热稍舒，精神困倦，怯寒懒动，小便少，大便溏，或身目发黄，面色晦暗；舌苔白腻，脉缓。
治法：温中健脾，行气利水。
方药：**实脾饮加茵陈**。
（3）气随血脱证
证候：患者突然大量吐血及便血后出现面色苍白，四肢厥冷，汗出；舌淡，苔白，脉微。
治法：益气固脱。
方药：**独参汤**。

第十七单元 腹外疝

【复习指南】掌握内容：腹外疝、腹股沟斜疝的临床表现及治疗原则，腹股沟斜疝和直疝的鉴别。熟悉内容：腹股沟区的解剖、腹股沟直疝、股疝的临床表现及治疗原则。了解：病因病理。

一、概述

1. 腹股沟区的解剖　腹股沟管是腹股沟区肌层间一个潜在的裂隙，位于腹股沟韧带中点上方 2cm 处向内下，与韧带平行，成人腹股沟管长 4~5cm，内有精索或子宫圆韧带通过。有内、外两口及前后、上下四壁，内口即内环（又称腹环或深环），外口即外环（皮下环或浅环），其大小一般可容一小指尖。前壁为皮肤、皮下组织、腹外斜肌腱膜，外侧 1/3 部分尚有腹内斜肌；后壁为腹膜与腹横筋膜，内侧的 1/3 尚有联合腱；上壁为腹内斜肌和腹横肌下缘；下壁为腹股沟韧带和腔隙韧带；在腹外斜肌与腹内斜肌之间有髂腹下神经和髂腹股沟神经通过。

2. 病因病理
（1）病因：腹壁强度降低如精索或子宫圆韧带穿过腹股沟管，股动脉穿过股管，其他如腹白线发育不良、手术切口愈合不良、老年、肥胖；腹压增高，常见慢性咳嗽、便秘、腹水、妊娠等。
（2）病理解剖：疝由疝环、疝囊、疝内容物和疝外被盖组成。**疝环**：是疝突向体表的门户，亦即腹壁薄弱点或缺损所在。**疝囊**：是壁腹膜经疝环向外突出形成的囊袋。可分为颈、体和底三部分。**疝囊颈**是疝囊体与腹腔之间通道的狭窄部分，其位置相当于疝环。疝囊体是疝囊扩大部分，**疝囊底**为其最低部分。**疝内容物**是进入疝囊的腹腔内脏器或组织，以小肠最为多见，大网膜次之。**疝外被盖**是指疝囊以外覆盖的各层组织。

3. 临床类型　腹外疝有易复性、难复性、嵌顿性、绞窄性等类型。**易复性疝**：在站立、行走、劳动或腹内压骤增时突出，在平卧、休息或用手向腹腔推送时又可回纳腹腔内，则称为易复性疝。**难复性疝**：疝的内容物反复突出，疝囊颈反复摩擦产生粘连，使内容物不能完全回纳，称为难复性疝。少数病程较长的疝因内容物不断进入疝囊时产生的下坠力量将疝囊颈上方的腹膜逐渐推向疝囊，尤其是髂窝区后腹膜与后腹壁结合得极为松弛，更易被推移，以致盲肠（包括阑尾）、乙状结肠或膀胱随之下移而形成疝囊壁的一部分，这种疝称为**滑动性疝**，也属难复性疝。**嵌顿性疝或箝闭性疝**：指疝环较小而腹压突然增高时，疝内容物强行扩张囊颈而进入疝囊，随后囊颈弹性回缩，疝内容物不能回纳。同时伴有急性机械性肠梗阻。有时嵌顿的内容物仅为部分肠壁，系膜及其系膜侧肠壁并未进入疝囊，肠腔并无完全梗阻，这种疝称为**肠管壁疝或 Richter 疝**。如嵌顿的是小肠憩室（常为 Mecke 憩室）则称 **Litter 疝**。

二、腹股沟斜疝

1. 临床表现

（1）易复性斜疝：患者平卧或用手法将包块向内环处推挤，包块可消失。外环口可扪及扩大。平卧后手压内环，再嘱患者咳嗽、站立，包块不再出现。

（2）难复性斜疝：有坠胀感，包块不能完全回纳，伴消化不良和便秘等症状。

（3）滑动性斜疝：也属难复性疝，滑入疝囊内的盲肠或乙状结肠在疝手术时容易误当疝囊切开。

（4）嵌顿性和绞窄性斜疝：腹压骤增时包块突然增大，伴疼痛明显，包块不能回纳。如疝内容物为肠管，可出现急性肠梗阻或绞窄性肠梗阻症状；若疝内容物为大网膜，触痛常较轻。嵌顿后回纳的机会很少，嵌顿疝超过 24~48h，出现脓毒血症及内环境紊乱表现，局部红肿，应考虑为绞窄性疝。

2. 西医治疗

（1）非手术疗法：1 岁以内的婴儿随腹肌发育后有加强腹壁的机会，暂非手术治疗，可用棉线束带或绷带压住腹股沟管内环防止疝块突出。老年体弱不适于手术者可用疝气带治疗，但长期使用致疝颈肥厚，疝内容物与疝壁粘连，容易造成嵌顿或绞窄。无肠管绞窄坏死时，在麻醉情况下可以手法复位，复位后观察 24~48h，注意有无腹膜炎及绞窄性肠梗阻的出现。

（2）手术疗法：需处理引起腹压增高的基础疾病，以免复发。手术方法有传统的疝修补术、无张力疝修补术和经腹腔镜疝修补术等。手术目的是切除疝囊和加强腹股沟管薄弱部分，通常有 3 类。①疝高位结扎：指在疝颈部结扎疝囊。对远端疝囊给予切除或留于原位。结扎应尽量在高的水平进行。单纯的疝囊高位结扎术多用于婴幼儿。②无张力疝修补术：分离出疝囊后，如疝囊较小，无须高位结扎或切除，将其内翻送入腹腔，再将人工材料制成的圆形花瓣形充填物填充在疝的内环处以填补缺损，然后将合成纤维网片缝合于腹股沟管后壁而替代传统的张力性缝合。③疝成形术：将同侧腹直肌前鞘向外下翻转，在精索深面缝至腹股沟韧带上，或用自体阔筋膜移到腹股沟管后壁。术区张力小、术后局部牵扯感、疼痛轻，组织间愈合好。也可在腹腔镜下疝修补术。

三、腹股沟直疝

1. 临床表现　见于老年男性体弱者，包块位于腹股沟内侧和耻骨结节的外上方，呈半球型，不进入阴囊，起立出现，平卧消失。容易还纳，极少嵌顿。指压内环不能阻止包块出现。疝内容物常为小肠或大网膜。

2. 西医治疗　手术加强腹股沟三角是最有效的治疗手段。常用手术方法是在精索深面将腹内斜肌下缘和联合腱缝合至腹股沟韧带上。

四、股疝

1. 临床表现　多见于女性。原因是股环狭小，疝内容物可垂直而下进入股管，再突出卵圆窝后向前转折，构成锐角，容易发生嵌顿和绞窄。在腹股沟韧带下方卵圆窝处出现核桃大小半球形肿块，时有胀痛，肥胖者表现不典型。伴剧烈疼痛和急性肠梗阻症状。股疝易被误诊为其他原因所致的急腹症。

2. 西医治疗　股疝不能自愈，容易嵌顿，确诊后应及时给予手术治疗。常用腹股沟上修补法和腹股沟下修补法。

第十八单元　泌尿、男性生殖系统疾病

【复习指南】掌握内容：泌尿系结石、前列腺增生症的临床表现、检查及治疗原则。熟悉内容：前列腺炎、睾丸炎与附睾炎的临床表现及治疗原则。了解内容：泌尿系结石的病因病理。

一、泌尿系结石

1. 西医病因、病理　尿液晶体过多、晶体聚合抑制物质减少，成核基质的存在。

2. 临床表现与检查

（1）临床表现：①上尿路结石。疼痛、血尿、梗阻。②下尿路结石。排尿中断，突发性排尿费力、尿线变细、尿流中断。小儿可因疼痛手扯阴茎。

（2）检查：①实验室检查。尿常规，镜下血尿。②尿路平片。行肠道准备后可显示结石大小、数目、外形及透光程度。③静脉尿路造影。观察肾功能，确定梗阻平面，结石部位等。④B超。可诊断阴性结石，了解结石数目、大小及肾脏积水程度。⑤核素检查。可显示有无梗阻，梗阻的部位、程度及肾功能受损情况。⑥逆行性肾盂造影。适用于静脉尿路造影不显影或显影不佳时，有助于了解尿路是否通畅，以及阴性结石和肿瘤的鉴别。CT检查。

3. 西医治疗

（1）一般治疗：大量饮水，保持每天尿量在2000mL以上是预防结石最有效的方法。

（2）肾绞痛的治疗：肾绞痛疼痛剧烈。阿托品0.5mg肌内注射。哌替啶50mg肌内注射。黄体酮20mg肌内注射。

（3）体外冲击波碎石：适用于直径大于0.6cm、小于2.5cm的上尿路结石。

（4）手术治疗：腔镜手术有输尿管镜取石或碎石术、经皮肾镜取石或碎石术。

4. 中医辨证论治

（1）湿热蕴结证

证候：腰痛，少腹急满，小便频数短赤，溺时涩痛难忍，淋沥不爽，口干欲饮；舌红，苔黄腻，脉弦细。

治法：清热利湿，通淋排石。

方药：**八正散**加减。

（2）气滞血瘀证

证候：腰腹酸胀或隐痛，时而绞痛，局部有压痛或叩击痛；舌暗或有瘀斑，苔薄白或微黄，脉弦紧。

治法：行气活血，通淋排石。

方药：**金铃子散合石韦散**加减。

（3）肾气不足证

证候：腰酸坠胀，疲乏无力，病程日久，时作时止，尿频或小便不利，夜尿多，面色无华或面部轻度浮肿；舌淡，苔薄白，脉细无力。

治法：补肾益气，通淋排石。

方药：**济生肾气丸**加减。

二、睾丸炎与附睾炎

1. 西医病因　继发于上尿路感染、后尿道炎、前列腺炎及精囊炎。
2. 诊断病因　诊断需结合典型的临床表现及实验室检查。急性附睾炎以起病急、发热、寒战的全身炎症表现为主；局部症状以附睾肿大、疼痛、发热，放射性疼痛为特征。血常规提示白细胞总数增高。慢性附睾炎一般全身炎症反应较轻，并结合病史、体征做出诊断。睾丸炎的诊断应结合病史及临床表现来诊断。
3. 鉴别诊断　睾丸扭转，嵌顿性腹股沟斜疝。
4. 西医治疗

（1）一般治疗：急性期卧床休息，阴囊垫高，对症止痛退热，避免性生活与体力活动。慢性期可热水坐浴，保持会阴部清洁，避免睾丸外伤。

（2）药物治疗：根据药敏试验结果选择抗生素，高热伴中毒症状明显者应用激素。腮腺炎性睾丸炎抗生素治疗无效，对症退热镇痛治疗。

5. 中医辨证论治

（1）湿热下注证

证候：一侧或双侧睾丸、附睾肿胀疼痛，阴囊皮肤红肿疼痛，痛引小腹；伴恶寒发热，头痛，口渴；舌红苔黄腻，脉滑数。

治法：清热利湿，解毒消肿。

方药：**龙胆泻肝汤**加减。

（2）火毒炽盛证

证候：睾丸肿痛剧烈，阴囊红肿灼热，若脓成则按之应指；高热，口渴，小便黄赤短少；舌红苔黄腻，脉洪数。

治法：清火解毒，活血透脓。

方药：**仙方活命饮**加减。

（3）脓出毒泄证

证候：脓液溃出，色黄质稠，睾丸肿痛减轻，热退或仍微热；或脓液清稀，创口不收，身困乏力；舌红苔白，脉细或细数。

治法：益气养阴，清热除湿。

方药：**滋阴除湿汤**加减。

（4）寒湿凝滞证

证候：睾丸坠胀隐痛，遇寒加重，自觉阴部发凉，可伴腰酸、遗精；舌淡苔白润，脉弦紧或沉弦。

治法：温经散寒止痛。

方药：**暖肝煎**加减。

三、前列腺炎

1. 临床表现　①急性细菌性前列腺炎：尿路症状、直肠刺激症状、性功能障碍。前列腺触诊示前列腺肿大，触痛明显，腺体质韧。前列腺液有大量白细胞或脓细胞及巨噬细胞，培养有细菌生长。②慢性前列腺炎：疼痛。前列腺触诊示腺体大小多正常或稍大，两侧叶不对称。

2. 实验室及其他检查

（1）一般检查：尿三杯试验、前列腺液检查、前列腺液培养。

（2）特殊检查：免疫学检查和细菌学检查。

3. 西医治疗

（1）一般治疗：合理安排起居，规律性生活。注意饮食，禁酒戒烟，多饮水，保持大便通畅。避免久坐、久骑，注意休息。

（2）抗生素治疗：首选复方新诺明或喹诺酮类抗生素。

（3）心理治疗。

（4）外治法：前列腺按摩（急性前列腺炎禁用）、温水坐浴、药物离子透入疗法、直肠内给药法和物理疗法等。

4. 中医辨证论治

（1）湿热下注证

证候：尿频、尿急、尿痛，尿道灼热感，排尿不利，尿末或大便时滴白，会阴、少腹、睾丸、腰骶坠胀疼痛；伴发热、恶寒、头身痛楚等；舌红，苔黄腻，脉弦滑或数。

治法：清热利湿。

方药：**八正散或龙胆泻肝汤**加减。

（2）气滞血瘀证

证候：病程长，少腹、会阴、睾丸坠胀疼痛，感觉排尿不净；指检前列腺压痛明显，质地不均匀，可触及结节；舌质暗或有瘀斑，苔薄白，脉弦滑。

治法：活血化瘀，行气止痛。

方药：**前列腺汤**加减。

（3）阴虚火旺证

证候：腰膝酸软，头晕目眩，失眠多梦，五心烦热，遗精或血精，排尿或大便时有白浊，尿道不适；舌红少苔，脉细数。

治法：滋阴降火。

方药：**知柏地黄汤**加减。

（4）肾阳虚衰证

证候：腰膝酸软，手足不温，小便频数，淋沥不尽，阳痿早泄；舌淡胖，苔白，脉沉细。

治法：温补肾阳。

方药：**济生肾气丸**加减。

四、前列腺增生症

1. 临床表现与检查

（1）临床表现：①症状。早期尿频，夜尿增多。进行性排尿困难是前列腺增生最重要的症状。②血尿、尿潴留和其他临床表现。③查体。直肠指检可于直肠前壁触及增生的前列腺；触诊，严重尿潴留时，耻骨上可触及肿大包块。梗阻引起严重肾积水时，上腹部两侧可触及肿大肾脏。

（2）实验室及其他检查：综合应用尿流率检查、血清前列腺特异抗原（PSA）、B超、膀胱镜、静脉尿路造影、前列腺造影、CT及MRI检查。

2. 诊断与鉴别诊断

（1）诊断：男性50岁后出现进行性尿频、排尿困难，要考虑前列腺增生的诊断。伴随症状有充溢性尿失禁、急性尿潴留、血尿。

（2）鉴别诊断：尿路狭窄、神经源性膀胱、膀胱颈痉挛、膀胱结石、前列腺癌及膀胱癌。

3. 西医治疗

（1）一般治疗：慎起居、避风寒。禁烟酒，不吃刺激性食物，心态平和，多饮水。

（2）药物治疗：激素类药物、α受体阻滞药、降胆固醇药及植物药等。

（3）手术治疗：严重梗阻时应考虑手术治疗。

4. 中医辨证论治

（1）湿热下注证

证候：小便频数，排尿不畅，甚或点滴而下，尿黄而热，尿道灼热或涩痛；小腹拘急胀痛，口苦而黏，或渴不欲饮；舌红，苔黄腻，脉弦数或滑数。

治法：清热利湿，通闭利尿。

方药：**八正散**加减。

（2）气滞血瘀证

证候：小便不畅，尿线变细或尿液点滴而下，或尿道闭塞不通，小腹拘急胀痛；舌质紫黯或有瘀斑，脉弦或涩。

治法：行气活血，通窍利尿。

方药：**沉香散**加减。

（3）脾肾气虚证

证候：尿频不爽，排尿无力，尿线变细，滴沥不畅，甚者夜间遗尿；倦怠乏力，气短懒言，食欲不振，面色无华，或气坠脱肛；舌淡，苔白，脉细弱无力。

治法：健脾温肾，益气利尿。

方药：**补中益气汤**加减。

（4）肾阳衰微证

证候：小便频数，夜间尤甚，排尿无力，滴沥不爽或闭塞不通；神疲倦怠，畏寒肢冷，面色白；舌淡，苔薄白，脉沉细。
治法：温补肾阳，行气化水。
方药：**济生肾气丸**加减。
（5）肾阴亏虚证
证候：小便频数不爽，淋沥不尽，尿少热赤；神疲乏力，头晕耳鸣，五心烦热，腰膝酸软，咽干口燥；舌红，苔少或薄黄，脉细数。
治法：滋补肾阴，清利小便。
方药：**知柏地黄丸**加减。

第十九单元　肛门直肠疾病

【复习指南】掌握内容：痔、直肠肛管周围脓肿的临床表现、检查及治疗原则。熟悉内容：痔、直肠肛管周围脓肿的各型分类及鉴别。了解内容：病因病理。

一、痔

1. 分类与病理

根据发病部位不同，分为内痔、外痔和混合痔。

（1）内痔：发生于齿线上，是由于直肠上静脉丛淤血、纤维支持组织松弛，肛垫断裂所形成的柔软静脉团块。内痔是肛门直肠疾病中最常见的一种疾病，以便血、肛周潮湿、瘙痒、肿块脱出、疼痛为主要临床表现。常见并发症有便血、嵌顿、贫血。内痔表面为直肠黏膜所覆盖，好发于膀胱截石位3、7、11点处。

内痔分期：Ⅰ期内痔。无明显自觉症状，便时粪便带血，或滴血，量少，无痔核脱出，镜检痔核小，质软，色红。Ⅱ期内痔。周期性、无痛性便血，量较多，痔核较大，便时痔核脱出肛外，能自行还纳。Ⅲ期内痔。便血少或无便血，痔核大，呈灰白色，便时痔核经常脱出肛外，腹内压增大时、负重时脱出肛门，不能自行还纳，须用手托、平卧休息或热敷后方能复位。Ⅳ期内痔（嵌顿性内痔）。平时或腹压稍大时痔核即脱出，手托不能复位，或复位后易再脱出，痔核经常位于肛外，易感染，形成水肿、糜烂和坏死，疼痛剧烈。肛检触及较大、质硬的痔核。镜检见痔核表面纤维组织增生变厚呈灰白色，可致贫血。

（2）外痔：发生于齿线下，由痔外静脉丛扩大、曲张，痔外静脉丛破裂，反复炎性增生所形成的包块。以疼痛和异物感为主要临床表现。外痔表面为肛管皮肤所覆盖，不能送入肛门，不易出血。常见分类有炎性外痔、静脉曲张性外痔、血栓性外痔等。**结缔组织性外痔（皮痔）：** 因肛门裂伤、内痔反复脱出，或生产、便秘，或慢性炎症刺激，反复发炎、肿胀、肥大、增生，致使肛门周围结缔组织增生所形成的皮赘。当肛门皱襞受损、感染，以致皱襞皮肤充血、肿胀而成为炎性外痔。**静脉曲张性外痔（血痔）：** 腹压增高时，齿线下肛门缘周围皮下静脉曲张形成的瘀血静脉团。多呈圆形或不规则突起、有弹性、恢复正常体位后则又可消失。**血栓性外痔（葡萄痔）：** 因便秘或排便时用力，肛门静脉丛破裂，血液漏出血管外所形成的静脉血栓。界线清楚、疼痛明显。

（3）混合痔：混合痔是直肠上、下静脉丛淤血、扩张、屈曲、相互沟通吻合而形成的静脉团。同时位于齿线上下，括约肌间沟消失。二期以上的内痔多形成混合痔，被称为"带有外痔成分的内痔"，其周围组织被破坏和发生萎缩，肥大的肛垫增大、下移、脱出至肛门外。当脱出痔块在肛周呈梅花状时，称为**环形痔**。脱出的痔被痉挛的括约肌嵌顿，发生瘀血、水肿、坏死，称为**嵌顿性痔或绞窄性痔**。

2. 临床表现与检查

（1）临床表现：①症状。便血、脱出、疼痛、异物感、黏液外溢、瘙痒等。无痛性间歇性血便是内痔最常见的早期症状、内痔痔核脱出、疼痛、肿胀、异物感、黏液外溢、瘙痒、便秘。②体征。血栓性外痔可见肛门缘周围有暗紫色椭圆形肿块突起，表面水肿，触痛明显。结缔组织性外痔可见肛门缘有不规则突起的赘皮。一般不能见到内痔或混合痔。当痔核脱出时，脱出物呈暗紫色，有时可见活动性出血点。

（2）检查：指检可触及颗粒状、柔软肿块是内痔。指检可触及质硬，剧痛，不能活动是血栓性外痔。肛镜检查：内痔可见齿线上黏膜呈大小不等的圆形或椭圆形肿块。质软、色红、黏膜增生、表面糜烂、渗出、呈紫红色或暗红色、伴少量分泌物。肿块表面可见活动性出血点。

3. 西医治疗

（1）一般治疗：无症状的痔或初期，无须特殊治疗。血栓性外痔有时经局部坐浴、热敷、外敷消炎止痛药，疼痛可缓解而不需手术。嵌顿性痔初期可用手法复位使脱出的痔块还纳肛门内，阻止其再脱出。

（2）**外治**：**熏洗法**适用于各期内痔及内痔脱出或外痔肿胀明显或脱肛者。以活血消肿止痛、收敛止痒。**外敷法**适用于各期内痔、外痔感染发炎及手术后换药。**塞药法**适用于Ⅰ、Ⅱ期内痔，常用各类栓剂塞入肛门内以清热消肿、止痛止血。**枯痔法**适用于Ⅱ、Ⅲ期内痔。常用枯痔散、灰皂散等外敷于痔核表面，以腐蚀痔核，促使痔核干枯、坏死、脱落。

（3）**其他疗法**：**冷冻疗法**通过冷冻而使痔核坏死、脱落，达到痊愈的目的。适用于各期内痔部分。**激光治疗**。使痔核组织发生凝结、烧灼而碳化或气化，达到切割痔核组织和凝固血管而治愈痔的目的。适用于各期内痔、混合痔及外痔。**胶圈套扎疗法**。是通过器械将小乳胶圈套在痔核根部，利用胶圈的弹性阻断血液循环，使痔核缺血、坏死、脱落而达到痊愈的目的。适用于Ⅱ、Ⅲ期内痔和混合痔的内痔部分。

（4）手术治疗：**痔切除术**适用于结缔组织性外痔和静脉曲张性外痔。**血栓性外痔剥离术**适用于血栓性外痔痔核较大，血栓不易吸收，炎症局限者。**外痔剥离内痔结扎术**适用于混合痔。**外切内注结扎术**适用于混合痔。**吻合器痔上黏膜环切术**适用于Ⅱ～Ⅲ期内痔、环状痔和部分Ⅳ期内痔。

4. 中医辨证论治

（1）风伤肠络证

证候：大便带血，滴血或呈喷射状出血，血色鲜红，或有肛门瘙痒；舌红，苔薄白或薄黄，脉浮数。

治法：清热凉血祛风。

方药：**凉血地黄汤或槐花散**加减。

（2）湿热下注证

证候：便血鲜红，量多，肛内肿块脱出，可自行还纳，肛门灼热；舌红，苔薄黄腻，脉弦数。

治法：清热渗湿止血。

方药：**脏连丸**加减。

（3）气滞血瘀证

证候：肛内肿物脱出，甚或嵌顿，肛门紧缩，坠胀疼痛，甚则肛门缘有血栓，形成水肿，触之疼痛明显；舌暗红，苔白或黄，脉弦或涩。

治法：清热利湿，祛风活血。

方药：**止痛如神汤**加减。

（4）脾虚气陷证

证候：肛门坠胀，痔核脱出，须用手托方能复位，便血鲜红或淡红；面色无华，神疲乏力，少气懒言，纳呆便溏；舌淡胖，边有齿痕，苔薄白，脉弱。

治法：补气升提。

方药：**补中益气汤**加减。

二、直肠肛管周围脓肿

1. 病因病理　直肠肛管周围脓肿的病理改变分为以下4期：肛窦炎、肛周炎、脓肿、瘘管。

2. 临床表现与检查

（1）临床表现：根据脓肿发生的部位深浅不同，临床表现各异。症状：直肠肛管周围脓肿主要表现为肛门周围突发肿块，局部灼热，疼痛，坠胀不适，伴有不同程度的全身炎症表现，位于肛提肌以上的脓肿位置深，局部症状轻，全身症状重；位于肛提肌以下的脓肿部位浅，局部红肿热痛明显，全身症状较轻。肛门周围皮下脓肿，最常见，多由肛腺感染向下蔓延到皮下所致。主要症状是局部发硬，红肿、疼痛，排便、受压及咳嗽时加重，全身感染症状不明显。坐骨直肠窝脓肿，肛腺脓肿进入坐骨直肠间隙，形成坐骨直肠间隙脓肿。有全身感染症状，随后局部症状加重，肛门灼热，红肿疼痛，排尿困难，里急后重，排便时疼痛加重。如不及时切开可形成肛瘘。骨盆直肠间窝脓肿，肛腺脓肿向上进入肛提肌上，在骨盆直肠间隙形成脓肿。发病缓慢，有稽留高热、头痛、恶心等全身感染中毒症状，初起时肛门坠胀，便意不尽，时有排尿困难，肛周无异常表现。直肠后间隙脓肿，坐骨直肠窝脓肿或肛门后脓肿引流不及时，脓液向上穿透肛提肌形成脓肿。肛门外观正常，有明显的肛门坠胀感，骶尾部钝痛，放射致臀部及下肢，在尾骨与肛门之间有深部压痛，伴全身感染中毒症状。直肠黏膜下脓肿，分为直肠骨盆部直肠黏膜下脓肿和直肠肛管部肛管黏膜下脓肿，前者局部肿痛等症状不明显，全身发热等症状明显。后者局部疼痛、肿胀、压痛等症状显著，全身症状不明显。查体：浅部脓肿肛门周围可见肿块，局部皮肤红肿，压痛，可触及波动感，深部脓肿则局部无明显体征，红肿不明显，有压痛，不易触及波动感，穿刺可抽出脓液。

（2）检查：直肠镜检查。直肠黏膜下脓肿可见直肠黏膜有明显的局部红肿。B超或CT检查见脓腔。

3. 西医治疗　①非手术治疗：抗感染，根据药敏选择抗生素。温水坐浴或局部理疗，改善局部循环，促进炎症吸收和消散，减轻疼痛。润肠通便。②手术治疗：切开引流术适用于肛门周围皮下脓肿、肛管后脓肿和直肠黏膜下脓肿。切开挂线疗法：适用于坐骨直肠窝脓肿、肌间脓肿、骨盆直肠间隙脓肿和脓腔通过肛管直肠环者。分次手术适用于体弱者的深部脓肿或脓肿无切开挂线条件的患者。

4.中医辨证论治

（1）热毒蕴结证

证候：肛门周围突然肿痛，持续加剧；伴有恶寒发热，大便秘结，小便短赤等；局部红、肿、热、痛明显，皮肤焮热；舌红，苔薄黄，脉数。

治法：清热解毒，消肿止痛。

方药：**仙方活命饮或黄连解毒汤**加减。若有舌苔黄腻、脉滑数等湿热之象，可合用萆薢渗湿汤。

（2）火毒炽盛证

证候：肛周疼痛剧烈，持续数日，痛如鸡啄，眠寐不能；伴恶寒发热，口干便秘，溲赤而难；肛周红肿，按之有波动感或穿刺有脓，或脓出黄稠而带粪臭味；舌红，苔黄，脉弦滑数。

治法：清热解毒透脓。

方药：**透脓散**加减。

（3）阴虚毒恋证

证候：肛周肿痛，皮肤暗红，成脓时间长，溃后脓出色白稀薄，疮口难敛；伴有全身倦怠无力，心烦，潮热，盗汗；舌红，苔少，脉细数。

治法：养阴清热，祛湿解毒。

方药：**青蒿鳖甲汤合三妙丸**加减。肺虚者加麦冬、沙参、马兜铃；脾虚者加白术、山药、白扁豆；肾虚者生地改熟地黄，加龟甲、玄参。

第二十单元　周围血管疾病

【复习指南】掌握内容：血栓闭塞性脉管炎、动脉硬化性闭塞症、下肢深静脉血栓形成的临床表现与检查及治疗原则。熟悉内容：周围血管疾病的鉴别。了解：病因病理。

一、血栓闭塞性脉管炎

1.西医病理　是一种原因不明，以侵犯四肢中小静脉为主的全身性非化脓性血管炎性疾病。具有慢性、节段性、周期性发作的特征。

2.临床表现与检查

（1）临床表现：症状。疼痛是血栓闭塞性脉管炎患者最突出的症状。原因为初期血管痉挛，血管壁和周围组织神经末梢感受刺激而产生。发展至动脉闭塞时则产生更为严重的缺血性疼痛。早期患肢发凉、麻木和足底疼痛，患者行走一段路程后，小腿部及足弓部肌肉发生胀痛或抽痛，继续行走者疼痛加重，最后被迫停步，休息后症状缓解，再行走后症状又反复出现，即所谓"间歇性跛行"。如病情发展，动脉缺血加重，肢体处于休息状态时疼痛仍不缓解，以夜间尤甚。患者常抱膝而坐、彻夜不眠、肢体下垂，其疼痛也会因为情绪刺激、局部受冷而加重，即静息痛。发凉。感觉异常。体征：肤色改变、营养障碍、动脉搏动减弱或消失。雷诺现象：原因是末梢小动脉痉挛。早期受情绪或寒冷刺激后指（趾）由苍白、潮红继而发绀的颜色变化。坏疽和溃疡分为3级。Ⅰ级，坏疽溃疡只限于趾部；Ⅱ级，坏疽、溃疡延及跖趾（掌指）关节或跖（掌）部；Ⅲ级，坏疽、溃疡延及全足背（掌背）或侵及跟踝（腕）关节或腿部。

（2）实验室及其他检查：多普勒超声检查、皮温测定、红外热像仪测定、免疫球蛋白检测、动脉造影（DSA）。

3.西医治疗

（1）药物治疗：严格戒烟，患肢保暖，防止外伤，保持情绪稳定。药物治疗：扩血管药物如罂粟碱、烟酸。抗血小板聚集药、改善微循环药物、止痛药、抗生素。

（2）手术治疗：腰交感神经节切除术、血管重建、大网膜移植术、截肢（指、趾）术、神经压榨术。

（3）高压氧疗法有一定疗效。

4.中医辨证施治

（1）寒湿证

证候：面色暗淡无华，喜暖怕冷，患肢沉重、酸痛、麻木感，小腿抽痛感。常伴有间歇性跛行，跗阳脉搏动减弱或消失，局部皮色苍白，触之冰凉、干燥；舌淡，苔白腻，脉沉细而迟。其他症状并不显著，或伴有迁移性静脉炎。

治法：温阳通脉，祛寒化湿。

方药：**阳和汤**加减。疼痛甚者加延胡索、忍冬藤；湿重者加萆薢、茯苓。

（2）血瘀证

证候：患肢暗红、紫红或青紫，下垂时更甚，抬高则见苍白，足趾毫毛脱落，皮肤、肌肉萎缩，趾甲变厚，并可有粟粒样黄褐色瘀点反复出现，跗阳脉搏动消失，患肢持久性静息痛，尤以夜间痛甚，患者往往抱膝而坐，或患肢悬垂在床边，不能入睡；舌质红或紫暗，苔薄白，脉沉细而涩。

治法：活血化瘀，通络止痛。

方药：**桃红四物汤**加减。夹有寒湿者加肉桂、白芥子。睡眠不佳者加远志、酸枣仁。

（3）热毒证

证候：患肢皮肤暗红而肿，跗阳脉搏动消失，患肢如煮熟之大红枣，皮肤上起黄疱，渐变为紫黑色，呈浸润性蔓延，甚则五趾相传，波及足背，肉枯筋萎，色黑而干枯、溃破腐烂，疮面肉色不鲜，疼痛异常，如汤泼火烧样，彻夜不得安眠，常须弯膝抱足按摩而坐。并伴有发热、口干、食欲减退、便秘、尿黄赤、舌质红、苔黄腻、脉洪数或细数等症状。

治法：清热解毒，化瘀止痛。

方药：**四妙勇安汤**加减。本证多兼有血瘀，可加川芎、桃仁、红花等。若发热重可加犀角、生地黄、蒲公英等。

（4）气血两虚证

证候：面容憔悴，萎黄消瘦，神情倦怠，心悸气短，畏寒自汗；患肢肌萎缩，皮肤干燥脱屑，趾甲干燥肥厚；坏死组织脱落后疮面生长缓慢，经久不愈，肉芽暗红或淡而不鲜；舌质淡，脉沉细而弱。

治法：补气养血，益气通络。

方药：**十全大补丸**加减。可适当加赤芍、王不留行等活血药；同时加玄参、金银花等清热解毒药。

（5）肾虚证

证候：大多见于寒湿证、血瘀证和热毒证之久病后，兼见精神萎靡不振，面色晦暗无华，上半身热而下半身寒，口淡不渴，头晕腰痛，筋骨痿软，大便不爽，脉沉细无力等。

治法：肾阳虚者温补肾阳；肾阴虚者滋补肾阴。

方药：**肾阳虚者附桂八味丸**加减；肾阴虚者六味地黄丸加减。

二、动脉硬化性闭塞症

是一种由于大中动脉硬化，内膜出现斑块，引发动脉狭窄、闭锁而导致肢体慢性缺血改变的周围血管常见疾病。

1. 西医病理　病因和发病机制不清。高血压、高脂血症、吸烟、糖尿病、肥胖等是其高危因素。

2. 临床表现与检查

（1）临床表现：①症状。早期的症状主要为肢体发凉、间歇性跛行、肢体麻木、沉重无力、酸痛、烧灼感、静息痛。②体征。皮肤温度下降、皮肤颜色变化、肢体失养、股动脉搏动减弱或消失。

（2）实验室及其他检查：①一般检查，心电图、心功能及眼底检查、血脂、血糖检查。②彩色超声多普勒、血液流变学检查、影像学检查数字减影（DSA）动脉造影、核磁共振血管造影（MRA）。

3. 西医治疗

（1）非手术治疗：降血脂、扩血管、抗凝祛聚、去纤溶栓。应用抗生素、补充体液等。

（2）手术疗法：经皮腔内血管成形术、动脉旁路转流术、动脉内膜剥脱术、截肢术。

4. 中医辨证论治

（1）寒凝血脉证

证候：肢体肢端发凉、冰冷，肤色苍白，肢体疼痛；舌质淡苔白，脉沉迟或弦细。

治法：温经散寒，活血化瘀。

方药：**阳和汤**加减。若有血瘀之象可加桃仁、红花；若疼痛可加延胡索、白芷；发于上肢加桂枝，发于下肢加牛膝。

（2）血瘀脉络证

证候：肢体发凉麻木、刺痛，夜间静息疼痛，病位有瘀点或瘀斑，皮色潮红或紫红色；舌有瘀点、瘀斑，或舌质红绛、紫暗，脉弦涩或沉细。

治法：活血化瘀，通络止痛。

方药：**桃红四物汤**加减。若兼有气虚者加黄芪、党参；若疼痛明显者加延胡索、白芷。

（3）热毒蕴结证

证候：肢体坏疽或呈干性或伴脓出，局部红肿疼痛，或伴瘀点、瘀斑，可有发热，恶寒，严重者神志失常；舌质红绛，舌苔初白腻、黄腻，久之黄燥或黑苔，脉滑数、弦数或洪数。

治法：清热解毒，利湿通络。

方药：**四妙勇安汤**加减。湿热盛者加茯苓、泽泻；血瘀者加鸡血藤、炒地龙；发热者加蒲公英、紫花地丁、板蓝根。

（4）脾肾阳虚证

证候：年老体弱，全身怕冷，肢体发凉，肌肉枯萎，神疲乏力，足跟及腰疼痛，阳痿，性欲减退，食少纳呆，膀胱胀满；舌质淡，苔白，脉沉细。

治法：补肾健脾，益气活血。

方药：**八珍汤合左归丸或右归丸**加减。

三、下肢深静脉血栓形成

指血液在髂静脉及以远的管腔内不正常凝结，阻塞静脉腔，导致下肢静脉回流障碍。

1. 西医病因病理

（1）静脉血栓形成的三大因素：静脉损伤、血流缓慢和血液高凝状态。

（2）血栓形态：典型的血栓包括头、颈、尾三部分。头为白色血栓，颈为混合血栓，尾部为红色血栓。

（3）血栓转归：血栓可向远、近端蔓延。血栓可溶解消散、可引发肺栓塞、不完全再通、继发下肢深静脉瓣膜功能不全。

2. 临床表现与检查

（1）临床表现：①**中央型**。发生于髂～股静脉部位的血栓形成。症状：患肢沉重、胀痛或酸痛，可有股三角区疼痛。初期病情轻、症状不明显。体征：下肢肿胀明显，患侧髂窝股三角区有疼痛和压痛，胫前可有压痕，患侧浅静脉怒张，可伴发热，肢体皮肤温度可升高。②**周围型**。股～腘静脉以及小腿端深静脉处血栓形成。症状：大腿或小腿肿痛、沉重、酸胀，发生在小腿深静脉者疼痛明显，不能行走。体征：股静脉为主的大腿肿胀，但程度不是很重，皮温一般升高不明显，皮肤颜色正常或稍红。局限于小腿深静脉者小腿剧痛，不能步行，动则尤甚，往往呈跛行，腓肠肌压痛明显。③**混合型**。全下肢深静脉血栓形成。症状：全下肢沉重、酸胀、疼痛，股三角及腘窝和小腿肌肉疼痛。体征：下肢肿胀，股三角、腘窝、腓肠肌处压痛明显。④**股白肿**。指体温升高和脉率加速不明显，皮肤颜色变化不显著者。⑤**股青肿**。指病情严重，肢体肿胀明显，影响动脉供血，足背及胫后动脉搏动减弱或消失，肢体皮肤青紫，皮温升高，严重时肢体坏疽。并发症：波及下腔静脉则可引发双侧下肢回流障碍。血栓脱落可引发肺栓塞。后遗症：下肢静脉血栓形成后，可破坏静脉瓣膜，遗留下深静脉瓣膜功能不全综合征。可能再次形成血栓。

（2）实验室及其他检查：超声多普勒检查、数字减影血管造影检查、凝血系列指标检查。

3. 西医治疗

（1）非手术疗法：①一般处理。卧床，抬高患肢，适当活动，弹力袜或弹性绷带保护患肢。②溶栓疗法。适用于病程不超过72h的患者，可给予尿激酶或链激酶静脉滴注。抗凝疗法常用肝素和华法林。③祛聚疗法：常用阿司匹林、双嘧达莫等。④祛纤疗法：目的在于祛纤、降低血黏度。

（2）手术疗法：主要采取Fogarty导管取栓术。术后辅用抗凝、祛聚疗法。

4. 中医辨证论治

（1）湿热蕴阻，气滞血瘀证

证候：患肢肿胀，皮色苍白或发绀，扪之灼热，腿胯部或小腿部疼痛，固定不移，发热；舌质紫暗或略红，舌有瘀斑，苔腻，脉数。

治法：理气活血兼清热利湿。
方药：**桃红四物汤合萆薢渗湿汤**加减。血瘀重者可加入水蛭、地龙；湿重者加土茯苓。
（2）气虚血瘀，寒湿凝滞证
证候：患肢肿胀久不消退，沉重麻木，皮色发紫，或皮色苍白，青筋露出，按之不硬，无明显凹陷；舌淡有齿痕，苔薄白，脉沉涩。
治法：益气活血，通阳利水。
方药：**补阳还五汤合阳和汤**加减。伴肢冷麻木者加桂枝；腰酸腿软者加菟丝子、川续断；疼痛者加延胡索。

四、单纯性下肢静脉曲张

1. 临床表现与检查
（1）临床表现：①症状。患肢浅静脉隆起、扩张、迂曲，状如蚯蚓，甚者呈大团块，站立时明显，卧位时减轻，可触及"静脉结石"。患肢沉重、酸胀、疼痛，久走时加重。②体征。患肢小腿下段、足踝部或足背部肿胀。皮肤变薄、色素沉着，湿疹样皮炎和溃疡形成。曲张静脉处形成血栓性浅静脉炎。局部继发出血。
（2）检查：①下肢静脉功能试验。深静脉通畅试验、大隐静脉瓣膜功能试验、交通静脉瓣膜功能试验。②实验室及其他检查。静脉造影是目前最直观最可靠的方法。③多普勒肢体血流图可以反映曲张静脉的回流迂曲程度，同时可针对深静脉瓣膜进行测定。

2. 西医治疗
（1）一般措施：降低腹压，穿弹力袜。
（2）手术术式：选择大隐静脉高位结扎加剥脱术，硬化剂注射和压迫疗法。
（3）并发症处理。

3. 中医辨证论治
（1）气血瘀滞证
证候：患肢小腿沉重，遇寒湿加重，酸痛或胀痛，久立久坐后加重；患肢显见脉道迂曲或扭曲成团，或局部硬结；小腿下部皮肤颜色紫褐灰暗；可伴烦躁易怒或神情抑郁，叹息脘闷；舌质淡紫或有瘀斑瘀点，苔白，脉弦细或沉涩。
治法：行气活血，祛瘀除滞。
方药：**柴胡疏肝散**加减。疼痛加忍冬藤、地龙；扭曲块明显加三棱、莪术；患肢畏寒、麻木加附子、桂枝。
（2）湿热瘀阻证
证候：患肢瘀肿，色灰紫暗，漫及小腿全部，青筋隐现，有紫红色索条或肿硬区；小腿溢出污液或附有糜苔，小腿前或侧方瘀肿溃烂，疮口色暗，肉腐失新；伴烦躁不安，发热口渴，尿赤，便干；舌质暗红或紫，伴瘀斑瘀点，苔黄或白，脉滑数或弦数。
治法：清热利湿，活血祛瘀。
方药：**萆薢渗湿汤合大黄䗪虫丸**加减。伴疼痛者加延胡索、白芷；气血虚者加黄芪、白术。

第二十一单元 皮肤及性传播疾病

【复习指南】本部分内容需掌握原发性皮损、继发性皮损的形态规特征和辨证规律，皮肤病的内治法和代表方药，外用药物使用原则和剂型，常见皮肤病的中西医诊断、治疗方法；熟悉皮肤的解剖结构和功能；了解皮肤病的病因病机、常见病的鉴别诊断。

一、带状疱疹

1. 临床表现 本病好发于春、秋季节，多见于青壮年人，小儿少见。发病前患部皮肤常有触觉敏感，皮肤灼热或灼痛，伴疲乏无力、发热、食欲不振等全身症状，2~5d 后局部出现皮损，但亦有无前驱症状即发疹者。皮损先为沿神经分布区域发生红斑，继而出现簇集性丘疱疹，迅速变为水疱，疱壁紧张光亮，疱液透明澄清，或呈浅黄色，数日后疱液浑浊或呈出血性。疱壁较厚不易破溃，5~10d 疱疹干涸结痂而自愈。

皮疹多沿某一周围神经分布，呈带状排列，发于身体一侧，一般不超过正中线，好发部位为肋间神经、颈部神经、三叉神经及腰骶神经支配区域。神经痛为本病的特征之一，部分患者在皮损消失后仍有神经疼痛，可持续数月甚至更长时间，称为带状疱疹后遗神经痛。

临床有多种类型，如局部仅出现潮红、淡红斑或丘疹，无典型水疱者，称**不完型或顿挫型带状疱疹**；若皮损为大疱，直径超过1cm者称**大疱型带状疱疹**；若疱内容物为血性者，称**出血性带状疱疹**；老年或营养不良者水疱基底部组织坏死，愈后遗留瘢痕，称**坏疽性带状疱疹**；若局部发疹后数日内全身发生类似于水痘样皮疹，常伴高热，可并发肺、脑等脏器损害者，称为**泛发性带状疱疹**；若病毒侵犯三叉神经眼支，疼痛剧烈，可累及眼角膜，形成角膜溃疡，愈后形成瘢痕而失明，称为**眼带状疱疹**；若病毒侵犯面神经及听神经，出现外耳道或鼓膜疱疹。膝状神经节受累，影响面神经的运动和感觉纤维，产生面瘫、耳痛及外耳道疱疹三联征，称之为 Ramsay-Hunt **综合征**；若病毒侵犯脊神经后根神经节引起交感和副交感神经受累使其支配的内脏区域发疹，引起胃肠炎及泌尿系症状等，称之为**内脏带状疱疹**。

2. 诊断 春、秋季节常见，以皮疹为簇集性、呈带状排列、单侧分布及神经痛为特点。病程 2~3 周，老年人 3~4 周，愈后极少复发。

3. 西医治疗

（1）全身治疗：如抗病毒药物、止痛药物、维生素药物、免疫调节剂、皮质类固醇激素等。

（2）局部治疗：① 2% 甲紫溶液，或阿昔洛韦软膏、3%~5% 无环鸟苷霜，3% 阿糖胞苷霜等外涂。眼带状疱疹可用 0.5% 阿昔洛韦溶液、0.5%~1% 碘苷溶液点眼，3% 无环鸟苷软膏涂眼；②有感染者可用 0.5% 依沙吖啶溶液、0.1% 新霉素溶液湿敷；③神经痛明显者可用 1% 达克罗宁紫草地榆油膏、5% 苯唑卡因代马妥油膏或泥膏外涂。

4. 中医辨证论治

（1）肝经郁热证

证候：皮疹潮红，疱壁紧张，灼热刺痛；伴口苦咽干，心烦易怒，大便干，小便黄；舌质红，苔黄腻，脉滑数。

治法：清泻肝火，解毒止痛。

方药：**龙胆泻肝汤**加减。发于头面部加牛蒡子、野菊花；发于眼部加石决明、谷精草；发于胸胁加郁金、川楝子；发于下肢者加黄柏、苍术；疼痛明显加制乳香、制没药。

(2) 脾虚湿蕴证

证候：皮损色淡，疱壁松弛，破后糜烂、渗出，疼痛轻；口不渴，食少腹胀，大便时溏；舌质淡，苔白或白腻，脉沉缓或滑。

治法：健脾利湿，清热解毒。

方药：**除湿胃苓汤**加减。发于下肢者加怀牛漆、黄柏；水疱大而多者加土茯苓、萆薢、车前草；热毒重者加银花、白花蛇舌草。

(3) 气滞血瘀证

证候：皮疹大部分消退，但疼痛不止或隐痛绵绵；坐卧不安，夜寐不宁；舌质紫暗，苔白，脉弦细或涩。

治法：理气活血，通络止痛。

方药：**柴胡疏肝散合桃红四物汤**加减。心烦眠差者加珍珠母、牡蛎、山栀子、酸枣仁；疼痛剧烈者加延胡索、制乳香、制没药等。

二、癣

1. 临床表现

(1) **黄癣**：好发于儿童，初起毛发根部出现红色丘疹或脓疱，干后形成黄痂，逐渐增厚扩大，形成碟形黄癣痂，边缘翘起，中心微凹，上有毛发贯穿。剥去痂皮，其下为鲜红湿润的糜烂面或浅表溃疡，有特殊的鼠尿臭味。病发失去光泽，易于脱落，但不折断，若不及时治疗，毛囊受到破坏而形成萎缩性瘢痕，遗留永久性脱发，严重时只在头皮的边缘保留残余的头发。患者自觉瘙痒剧烈，有继发感染时可伴发热，局部淋巴结肿大。黄癣菌也可侵犯头皮外的光滑皮肤及甲部，偶见侵犯内脏器官。

(2) **白癣**：多发于学龄前儿童，好发于头顶中间，也可在额顶部或枕部。开始时为大小不一的灰白色鳞屑性斑片，圆形或椭圆形，时有瘙痒，其上头发失去光泽，白色斑片日久蔓延扩大，形成大片。患部头发一般距头皮 2~4mm 处折断，根部有一白色菌鞘围绕，为真菌孢子寄生于发外形成，断发极易拔除。患部皮肤无炎症反应。病程缠绵，迁延数年不愈，但至青春期大多自愈，新发再生，不留瘢痕。若患处发生感染化脓时，则该处头发永不再生而留有瘢痕。

(3) **黑点癣**：多见于学龄儿童，成人亦可被侵及。发病初起为散在性、局限性点状红斑，以后发展为大小不等的圆形或不规则形灰白色鳞屑斑，边缘清楚。病发长出头皮后即折断，远望形如黑点，自觉瘙痒。本病进展缓慢，可经年累月不愈，因毛囊被破坏而形成瘢痕。黑头癣除发生于头皮外，亦可侵犯光滑的皮肤及指（趾）甲。

2. 诊断

(1) **黄癣**：皮损为以毛发为中心的黄癣痂，伴鼠尿臭味，毛发脱落，形成永久性脱发。直接镜检为发内菌丝孢子，滤过紫外线检查显示暗绿色荧光，培养为<u>许兰毛癣菌</u>。

(2) **白癣**：皮损为白色鳞屑斑，断发有白色菌鞘，愈后不留瘢痕，青春期可自愈。镜检发外密集小孢子，滤过紫外线灯检查显示亮绿色荧光，培养为**大小孢子菌或铁锈色小孢子菌或羊毛状小孢子菌**。

(3) **黑点癣**：皮损为小片白色鳞屑斑，低位断发，形如黑点，进展缓慢，有的至青春期可自愈，病久可形成瘢痕。镜检可见发内呈链状排列稍大的小孢子，培养为紫色毛癣菌和断发毛癣菌。

3. 西医治疗

（1）抗菌疗法：常用药物有灰黄霉素和酮康唑。

（2）局部治疗：常用药物有2.5%~5%碘酊、10%硫黄软膏、复方苯甲酸软膏、硝酸咪康唑霜剂及洗剂等。

4. 中医辨证论治

虫毒湿聚证

证候：皮损泛发，蔓延浸淫，或大部分头皮毛发受累，患处皮肤红肿，痂厚；舌质红，苔黄腻，脉滑数。

治法：祛风除湿，杀虫止痒。

方药：**苦参汤**加减。加百部、贯众以杀虫；局部红肿者加土茯苓、萹蓄、苍耳子。

三、湿疹

1. 临床表现

（1）急性湿疹：急性发病，皮损多为密集的粟粒大小的丘疹、丘疱疹，基底潮红，由于搔抓，皮疹顶端抓破后流滋、糜烂及结痂，皮损中心较重，外周有散在丘疹或丘疱疹。病变常为片状或弥漫性，无明显边界。皮损呈多形性，常有红斑、潮红、丘疹、丘疱疹、水疱、脓疱、流滋、结痂等数种皮损共存。皮损多呈对称分布，常发于头面、耳后、手足、阴囊、外阴、肛门等。

（2）亚急性湿疹：常由于急性湿疹未能及时治疗，或处理不当，致病程迁延所致。皮损以丘疹、结痂、鳞屑为主，仅有少量水疱及轻度糜烂。

（3）慢性湿疹：由急性和亚急性湿疹处理不当、长期不愈或反复发作而成。部分患者一开始即表现为慢性湿疹。皮损表现为肥厚粗糙、浸润、色暗红或紫褐色，有不同程度的苔藓样变。皮损表面常附有鳞屑伴抓痕、血痂、色素沉着，部分皮损可出现新的丘疹或水疱，抓破后有少量流滋。皮损多局限于某一部位，如小腿、手足、肘窝、腋窝、外阴、肛门等处。发生于手足及关节部位者常易出现皲裂，影响活动。患者自觉瘙痒，呈阵发性，夜间或精神紧张、饮酒、食辛辣发物时瘙痒加剧。病程较长，反复发作，时轻时重。

2. 诊断

（1）**急性湿疹**：本病起病较快。皮损呈多形性，对称分布，以头、面、四肢远端、阴囊等处多见，可泛发全身。自觉灼热、剧烈瘙痒。可发展成亚急性或慢性湿疹。

（2）**亚急性湿疹**：常由急性湿疹病程迁延所致。皮损渗出较少，以丘疹、丘疱疹、结痂、鳞屑为主。有轻度糜烂，颜色较暗红。自觉瘙痒剧烈。

（3）**慢性湿疹**：常由急性湿疹或亚急性湿疹长期不愈转化而来。皮损多局限于某一部位，边界清楚，有明显的肥厚浸润，表面粗糙，或呈苔藓样变，常伴有丘疱疹、痂皮、抓痕。常反复发作，时轻时重，有阵发性瘙痒。

3. 西医治疗

（1）全身治疗：抗组胺类药物、镇静药、非特异性脱敏疗法等。

（2）局部治疗：①急性湿疹。急性红肿，有大量浆液或脓液、或多或少痂皮的糜烂面和溃破面，宜用药液湿敷；急性红肿，有丘疹、水疱，甚至脓疱疹，但无糜烂面或溢液，则采用干燥疗法。②亚急性湿疹。炎症不显著或稍有溢液，宜用糊剂。③慢性湿疹。以止痒、抑制表皮细胞增生、促进真皮炎症浸润吸收为原则。

4. 中医辨证论治

（1）湿热浸淫证

证候：发病急，皮损潮红灼热，瘙痒无休，抓破渗液流脂水；伴身热，心烦，口渴，大便干，尿短赤；舌质红，苔黄或黄腻，脉滑或数。

治法：清热利湿。

方药：**萆薢渗湿汤合三妙丸**加减。发于上部者去黄柏，加菊花、蝉蜕、防风等；发于中部者加龙胆草、山栀、黄芩；发于下部者加车前子、泽泻；瘙痒甚加地肤子、白鲜皮；皮疹鲜红灼热者加赤芍、地骨皮。

（2）脾虚湿蕴证

证候：发病缓慢，皮损潮红，瘙痒，抓后糜烂渗出，可见鳞屑；伴有纳少，腹胀便溏；舌淡胖，苔白或腻，脉弦缓。

治法：健脾利湿。

方药：**除湿胃苓汤**加减。若滋水过多，加滑石、苦参；瘙痒剧烈加地肤子、白鲜皮、蝉衣；大便溏薄者加马齿苋、黄连。

（3）血虚风燥证

证候：病程久，皮损色暗或色素沉着，剧痒，或皮损粗糙肥厚；伴口干不欲饮、纳差、腹胀；舌质淡，苍白，脉弦细。

治法：养血润肤，祛风止痒。

方药：**当归饮子**加减。若瘙痒失眠者，加珍珠母、牡蛎、首乌藤、酸枣仁；皮肤粗糙、肥厚严重者，加丹参、鸡血藤、干地龙或乌梢蛇。

四、皮肤瘙痒症

1. 临床表现

（1）全身性瘙痒症：最初瘙痒仅局限于一处，进而逐渐扩展至身体之大部或全身。瘙痒常为阵发性，尤以夜间为重。饮酒之后、情绪变化、被褥温暖及搔抓摩擦，甚至某些暗示都可促使瘙痒发作或加重，瘙痒的程度因人而异，有的轻微，时间也较短暂；有的剧烈，难以忍受，常不断搔抓，直至皮破血流有疼痛感觉时为止。

（2）局限性瘙痒症：①肛门瘙痒症。一般瘙痒仅局限于肛门及其周围的皮肤，但有时亦可蔓延至会阴、女阴或阴囊的皮肤，因经常搔抓，肛门皱襞肥厚，亦可有辐射状皲裂、浸渍、苔藓样变或湿疹样变等继发性损害。②阴囊瘙痒症。瘙痒大都局限于阴囊，亦可被及阴茎、会阴及肛门。由于经常搔抓，亦会出现苔藓样变、湿疹样变或感染等继发性损害。③女阴瘙痒症。部位主要在大阴唇和小阴唇，但阴阜、阴蒂及阴道黏膜亦常有瘙痒感。因不断搔抓，阴唇部常有皮肤肥厚及浸渍，阴蒂及阴道黏膜可有红肿及糜烂。

2. 诊断　全身性或局限性皮肤瘙痒，仅有继发改变而无原发性皮肤损害。

3. 西医治疗

（1）全身治疗：使用抗组胺类药，普鲁卡因静脉封闭，钙剂或硫代硫酸钠静脉注射，组胺蛋白皮下注射对全身性瘙痒可能有效，老年患者可用性激素治疗。

（2）局部治疗：①外用药物治疗。根据病情选用含止痒剂的炉甘石洗剂、达克罗宁洗剂或乳剂、薄荷脑软膏、苯佐卡因软膏、糠馏油、黑豆馏油霜、皮质类固醇软膏或霜剂等进行治疗。②物理疗法。可选用紫外线照射、皮下输氧、淀粉浴、糠浴或矿泉浴等。

4. 中医辨证论治

（1）风热血热证

证候：皮肤瘙痒剧烈，遇热更甚，皮肤抓破后有血痂；伴心烦，口渴，尿黄，便秘；舌质红，苔薄黄，脉浮数。

治法：疏风清热，凉血止痒。

方药：**消风散合四物汤**加减。风盛者加全蝎、防风；夜间痒甚者加蝉蜕、牡蛎、珍珠母。

（2）湿热蕴结证

证候：瘙痒不止，抓破后脂水淋漓；伴口干口苦，胸胁闷胀，小便黄赤，大便秘结；舌红，苔黄腻，脉滑数。

治法：清热利湿止痒。

方药：**龙胆泻肝汤**加减。

（3）血虚肝旺证

证候：老年人为多见，病程较长，皮肤干燥，抓破后血痕累累；伴头晕眼花，失眠多梦；舌红苔薄，脉细数或弦数。

治法：养血润燥，祛风止痒。

方药：**当归饮子**加减。年老体弱者重用黄芪、党参；瘙痒甚者加全蝎、地骨皮；皮肤肥厚脱屑者加阿胶、丹参。

五、银屑病

1. 临床表现

（1）寻常型银屑病：白色鳞屑、发亮薄膜和点状出血是本病的临床特征。

（2）脓疱型银屑病：泛发性脓疱型银屑病、掌跖脓疱型银屑病。

（3）关节病型银屑病。

（4）红皮病型银屑病。

2. 诊断

（1）寻常型银屑病：根据好发部位、层层银白色鳞屑、薄膜现象、点状出血等易诊断。

（2）脓疱型银屑病：主要是在寻常型银屑病基础上出现多数小脓疱，且反复发生。

（3）关节病型银屑病：与寻常型银屑病或脓疱型银屑病同时发生，大、小关节可以同时发病，特别是指关节易发病。关节症状的轻重随皮损的轻重而变化。具有上述临床症状和血清类风湿因子检查阴性，而在皮肤上伴有银屑病皮损为诊断本病的主要依据。

（4）红皮病型银屑病：皮肤弥漫性发红、干燥，覆以薄鳞屑，有正常皮岛，有银屑病史，易诊断。

3. 西医治疗　维生素类药、抗肿瘤药、免疫疗法、皮质激素、封闭疗法、抗生素。

4. 中医辨证论治

（1）风热血燥证

证候：皮损鲜红，皮疹不断出现，红斑增多，刮去鳞屑可见发亮薄膜、点状出血，有同形反应，伴瘙痒；心烦，口渴，大便干，尿黄；舌红，苔黄或腻，脉弦滑或数。

治法：清热凉血，祛风润燥。

方药：**凉血地黄汤**加减。

（2）血虚风燥证

证候：皮损色淡，部分消退，鳞屑较多，皮肤干燥；伴头晕眼花，面色白，口干，便干；舌淡红，苔薄白，脉细缓。

治法：养血和血，祛风润燥。

方药：**当归饮子**加减。

（3）瘀滞肌肤证

证候：一般病程较长，反复发作，多年不愈，皮损肥厚浸润，颜色暗红，鳞屑较厚，有的呈蛎壳状；或伴关节活动不利；舌紫暗有瘀斑、瘀点，脉涩或细缓。

治法：活血化瘀，祛风润燥。

方药：**桃红四物汤**加减。

（4）湿热蕴阻证

证候：多发生于腋窝、腹股沟等屈侧部位，红斑糜烂，瘙痒，或掌跖部有脓疱，或阴雨季节加重；伴有胸闷纳呆，神疲乏力；苔薄黄腻，脉濡滑。

治法：清热利湿，和营通络。

方药：**萆薢渗湿汤**加减。

（5）火毒炽盛证

证候：多属红皮病型或脓疱病型。全身皮肤发红，或呈暗红色，甚则稍有肿胀，鳞屑不多，皮肤灼热，或弥布散在小脓疱；常伴壮热口渴，便干溲赤；舌质红绛，苔薄，脉弦滑数。

治法：凉血清热解毒。

方药：**清营汤**加减。

六、白癜风

1. 临床表现　皮损为局部色素脱失斑，呈乳白色斑点或斑片，边界清楚，边缘褐色，皮损区内毛发可变白，但无皮肤萎缩、硬化及脱屑等变化，无自觉症状。患处经日光暴晒后，特别是浅色肤种患者易产生潮红、疼痛，甚至起水疱。在进行期，皮损可逐渐扩大，境界欠清，有时机械性的刺激如压力、摩擦或过紧的腰带亦可促使白斑出现（同形反应）。在稳定期，皮损停止发展，边缘色素增加，或中央出现岛状褐色斑点。皮损可发于任何部位，但多见于面、颈、手背、躯干、外生殖器等部位。

2. 诊断　根据脱色斑为后天性。呈乳白色，周边有色素沉着带，无自觉症状，可诊断本病。

3. 西医治疗　补骨脂素及其衍生物、皮质类固醇激素、自体表皮移植。

4. 中医辨证论治

（1）气血不和证

证候：发病时期长短不一，多在半年至3年左右，皮损白斑光亮，好发于头面、颈及四肢或泛发全身，起病快，发展亦快，常扩散为一片，皮损无自觉症状或微痒；舌质淡红，苔薄白，脉细滑。

治法：调和气血，消风通络。

方药：**柴胡疏肝散**加减。

（2）肝肾不足证

证候：发病时间长，或有家族史，皮损呈乳白色，局限或泛发；舌质淡或有齿痕，苔白，脉细无力。

治法：滋补肝肾，养血祛风。

方药：**六味地黄汤**加减。

七、淋病

1. 临床表现　不洁性交或间接接触传染史。潜伏期一般为2~10d，均3~5d。

（1）男性淋病

1）急性淋病：尿道口红肿发痒及轻度刺痛，继而有稀薄黏液流出，引起排尿不适，24h后症状加剧。排尿开始时有尿道外口刺痛或灼热痛，排尿后疼痛减轻。尿道口溢脓，开始为浆液性分泌物，以后逐渐出现黄色黏稠的脓性分泌物。

2）慢性淋病：表现为尿痛轻微，排尿时仅感尿道灼热或轻度刺痛，常可见终末血尿。尿道外口不见排脓，挤压阴茎根部或用手指压迫会阴部，尿道外口仅见少量稀薄浆液性分泌物。

（2）女性淋病

1）性淋病：主要类型有淋菌性宫颈炎、淋菌性尿道炎、淋菌性前庭大腺炎。

2）慢性淋病：常见情况为幼女淋菌性外阴阴道炎、女性淋病若炎症波及盆腔则易并发盆腔炎，可继发盆腔脓肿。

（3）播散性淋病。

（4）其他部位的淋病。

2. 诊断

（1）感染史：有与淋病患者性交或不洁性交或共同生活史，慢性期患者曾有淋病病史。

（2）典型症状：主要表现为尿道炎、阴道炎等，出现急性、慢性尿道炎症及局部红、肿、热、痛，有分泌物或呈脓性。

（3）实验室检查：以尿道、阴道等处分泌物及局部刮片、挤压液和抽取液涂片或培养，淋球菌呈阳性，血清学检查可作为诊断参考。

3. 西医治疗　青霉素类、壮观霉素（淋必治）、喹诺酮类。

4. 中医辨证论治

（1）湿热毒蕴证（急性淋病）

证候：尿道口红肿，尿液浑浊如脂，尿道口溢脓，尿急、尿频、尿痛，淋沥不止，严重者尿道黏膜水肿，附近淋巴结肿痛，女性宫颈充血、触痛，并有脓性分泌物，可有前庭大腺红肿热痛等；可伴有发热等全身症状；舌红，苔黄腻，脉滑数。

治法：清热利湿，解毒化浊。

方药：**龙胆泻肝汤**酌加土茯苓、红藤、草薢等。热毒入络者合清营汤加减。

（2）阴虚毒恋证（慢性淋病）

证候：小便不畅、短涩，淋沥不尽，女性带下多，或尿道口见少许黏液，酒后或疲劳易复发；腰酸腿软，五心烦热，食少纳差；舌红，苔少，脉细数。

治法：滋阴降火，利湿祛浊。

方药：**知柏地黄丸**酌加土茯苓、萆薢等。

八、梅毒

1. 临床表现

（1）**一期梅毒：主要表现为疳疮（硬下疳）**，发生于不洁性交后2~4周，常发生在外生殖器部位，少数发生在唇、咽、宫颈等处，男性多发生在阴茎的包皮、冠状沟、系带或阴茎头上。

（2）**二期梅毒：主要表现为杨梅疮**，一般发生在感染后7~10周或硬下疳出现后6~8周。早期症状有流感样综合征，表现为头痛、恶寒、低热、食欲差、乏力、肌肉及骨关节疼痛，全身淋巴结肿大，继而出现皮肤黏膜损害、骨损害、眼梅毒、神经梅毒等。

（3）**三期梅毒：亦称晚期梅毒**，此期特点为病程长，易复发，除皮肤黏膜损害外，常侵犯多个脏器。

（4）**潜伏梅毒：亦称隐性梅毒**，梅毒未经治疗或用药剂量不足，无临床症状，血清反应阳性，排除其他可引起血清反应阳性的疾病存在，脑脊液正常，称为潜伏梅毒。

（5）**胎传梅毒：**是母体内的梅毒螺旋体由血液通过胎盘传到胎儿血液中，导致胎儿感染的梅毒。

2. 诊断

（1）病史：多有冶游史或不洁性交史，或有与梅毒患者密切接触史，或有与梅毒患者共用物品史；或曾有性病史，或有硬下疳、二期或三期梅毒表现的病史。

（2）症状、体征：皮肤、黏膜、阴部、肛门、口腔等处有梅毒性表现，感染期较长者有内脏受损的症状、体征。

（3）实验室检查：梅毒螺旋体检查和梅毒血清试验阳性。

（4）治疗性诊断：驱梅治疗多显效。

3. 西医治疗　抗生素治疗首选青霉素。

4. 中医辨证论治

（1）肝经湿热证

证候：多见于一期梅毒。外生殖器疳疮质硬而润，或伴有横痃，杨梅疮多在下肢、腹部、阴部；兼见口苦口干，小便黄赤，大便秘结；舌质红，苔黄腻，脉弦滑。

治法：消热利湿，解毒驱梅。

方药：**龙胆泻肝汤**酌加土茯苓、虎杖。

（2）血热蕴毒证

证候：多见于二期梅毒。周身起杨梅疮，色如玫瑰，不痛不痒，或见丘疹、脓疱、鳞屑；兼见口干咽燥，口舌生疮，大便秘结；舌质红绛，苔薄黄或少苔，脉细滑或细数。

治法：凉血解毒，泄热散瘀。

方药：**清营汤合桃红四物汤**加减。

（3）毒结筋骨证

证候：见于杨梅结毒。患病日久，在四肢、头面、鼻咽部出现树胶肿，伴关节、骨骼作痛，行走不便，肌肉消瘦，疼痛夜甚；舌质暗，苔薄白或灰或黄，脉沉细涩。

治法：活血解毒，通络止痛。
方药：**五虎汤**加减。
（4）肝肾亏损证
证候：见于三期梅毒脊髓痨者。患病可达数十年之久，逐渐两足瘫痪或痿弱不行，肌肤麻木或虫行作痒，筋骨窜痛；腰膝酸软，小便困难；舌质淡，苔薄白，脉沉细弱。
治法：滋补肝肾，填髓息风。
方药：**地黄饮子**加减。
（5）心肾亏虚证
证候：见于心血管梅毒患者。症见心慌气短，神疲乏力，下肢浮肿，唇甲青紫，腰膝酸软，动则气喘；舌质淡有齿痕，苔薄白而润，脉沉弱或结代。
治法：养心补肾，祛瘀通阳。
方药：**苓桂术甘汤**加减。

九、尖锐湿疣

1. 临床表现　有与尖锐湿疣患者不洁性交或生活接触史。潜伏期1~12个月，平均3个月。基本损害为淡红色或暗红褐色、柔软的表皮赘生物。赘生物大小不一，单个或群集分布，表面分叶或呈棘刺状，湿润，基底较窄或有蒂，但在阴茎体部可出现基底较宽的"无蒂疣"。由于皮损排列分布不同，外观正常表现为点状、线状、重叠状、乳头瘤状、鸡冠状、菜花状、蕈状等不同形态。

2. 诊断
（1）性接触史：患者多有不洁性接触史或夫妇同病。
（2）好发部位：男性好发于阴茎龟头、冠状沟、系带；同性恋者发生于肛门、直肠；女性好发于外阴、阴蒂、宫颈、阴道和肛门。
（3）皮损特点：初起为淡红色丘疹，逐渐增大，融合成乳头状、菜花状或鸡冠状增生突起，表面湿润，根部有蒂，易出血。
（4）醋酸白试验：用3%~5%的醋酸溶液涂擦或湿敷3~10min，阳性者局部变白，病灶稍隆起，在放大镜下观察更明显。

3. 西医治疗
（1）口服或注射可选用无环鸟苷、病毒唑、聚肌胞、干扰素等抗病毒药物和免疫增强剂。
（2）外涂可根据病情选用足叶草脂素（疣脱欣）、1%~5% 5-氟尿嘧啶、30%~50%三氯醋酸或3%~5%酞丁胺等涂敷于疣体表面。
（3）使用激光、冷冻、电灼疗法时注意不要过度治疗，避免损害正常皮肤黏膜和导致瘢痕形成，预防感染。
（4）疣体较大者可手术切除。

4. 中医辨证论治
（1）湿毒下注证
证候：外生殖器或肛门等处出现疣状赘生物，色灰或褐或淡红，质软，表面秽浊潮湿，触之易出血，恶臭；伴小便黄或不畅；苔黄腻，脉滑或弦数。
治法：利湿化毒，清热解毒。

方药：**萆薢化毒汤**加黄柏、土茯苓、大青叶。

（2）湿热毒蕴证

证候：外生殖器或肛门等处出现疣状赘生物，色淡红，易出血，表面有大量秽浊分泌物，色淡黄，恶臭，瘙痒，疼痛；伴小便色黄量少，口渴欲饮，大便干燥；舌红，苔黄腻，脉滑数。

治法：清热解毒，化浊利湿。

方药：**黄连解毒汤**加苦参、萆薢、土茯苓、大青叶、马齿苋等。

第七章 中西医结合妇产科学

第一单元 女性生殖系统解剖

【复习指南】本部分内容以记忆为主,主要掌握内生殖器官(子宫、卵巢)解剖结构及功能,熟悉骨盆的组成及外生殖器官结构及功能。

一、骨盆

1.骨盆的组成

(1)骨骼:包括骶骨、尾骨及左右两块髋骨。每块髋骨又由髂骨、坐骨及耻骨融合而成。

(2)关节:耻骨联合、骶髂关节和骶尾关节。

(3)韧带:有骶结节韧带与骶棘韧带。骶棘韧带宽度(即坐骨切迹的宽度)是判断中骨盆是否狭窄的**重要指标**。

2.骨盆的分界 以耻骨联合上缘、髂耻缘、骶岬上缘的连线为界,将骨盆分为假骨盆和真骨盆。真骨盆又称小骨盆,有上、下两口,即骨盆入口与出口,两口之间为骨盆腔。骨盆腔呈前浅后深的形态,其中轴为骨盆轴,分娩时,胎儿沿此轴娩出。

3.骨盆的类型 女型(骨盆入口呈横椭圆形,**最多见**)、男型、扁平型、类人猿型。

二、内、外生殖器

(一)外生殖器

指生殖器官的外露部分,又称外阴。包括阴阜、大阴唇、小阴唇、阴蒂、阴道前庭。引导前庭指两侧小阴唇之间的菱形区,前为阴蒂,后为阴唇系带。阴道前庭包括前庭球、前庭大腺、尿道口、阴道口和处女膜。前庭大腺又称巴多林腺,位于阴道口两侧的大阴唇后部,如黄豆大,左右各一,正常情况下不能触及,若腺管口闭塞,易形成囊肿或脓肿。

(二)内生殖器及其功能

位于真骨盆内,包括**阴道、子宫、输卵管及卵巢**。

1.阴道 是性交器官,也是月经血排出及胎儿娩出的通道。位于真骨盆下部中央,呈上宽下窄的管道。上端包绕宫颈阴道部,下端开口于阴道前庭后部,前壁与膀胱和尿道邻接,后壁与直肠贴近。环绕宫颈周围部分称阴道穹窿,分为前、后、左、右四部分,以后穹窿最深,与盆腔最低的直肠子宫陷凹紧密相邻,临床上可经此处穿刺或引流。

阴道壁由黏膜、肌层和纤维组织膜构成。肌层由内环、外纵两层平滑肌构成。

2.子宫

(1)位置形态:位于骨盆腔中央,前方为膀胱,后方为直肠,呈倒置梨形,为空腔肌性器官,重约50g,长7~8cm,宽4~5cm,厚2~3cm,容量约有5mL。其上部较宽,称宫体,顶部称宫底,宫底两侧为宫角,与输卵管相通。下部较窄呈圆柱状,称宫颈。宫体与宫颈的比例,儿童、成人及老年人分别为1:2、2:1及1:1。

宫腔为上宽下窄的三角形。宫体与宫颈之间最狭窄部分称为**子宫峡部**,在非妊娠时约长

1cm，其上端为**解剖学内口**，下端为**组织学内口**。妊娠期子宫峡部逐渐伸展变长，于妊娠末期可达 7~10cm，形成子宫下段，成为软产道的一部分。

（2）组织结构

1）宫体：宫体壁由外向内分为**浆膜层（即脏层腹膜）、肌层**和**内膜层**。子宫内膜层从青春期开始受卵巢激素影响，其表面 2/3 可发生周期性变化，称为功能层，靠近肌层的 1/3 内膜无变化称为基底层。子宫肌层由平滑肌及弹力纤维组成，分为三层：外层纵形，内层环形，中层交叉排列。子宫浆膜层为覆盖于宫体底部及前后面的脏层腹膜，在子宫前面近峡部处，形成膀胱子宫陷凹。在子宫后方形成**直肠子宫陷凹**，也称道格拉斯陷凹。

2）宫颈：宫颈管黏膜为高柱状上皮，内有腺体分泌碱性黏液，形成黏液栓，其成分及性状受性激素的影响而有周期性变化。宫颈阴道部为鳞状上皮覆盖，宫颈外口柱状上皮与鳞状上皮交界处是**宫颈癌的好发部位**。

3）子宫韧带：有**圆韧带、阔韧带、主韧带**和**宫骶韧带** 4 对韧带。圆韧带维持子宫前倾位置，阔韧带限制子宫向两侧倾斜，主韧带固定子宫颈位置，防止子宫下垂，宫骶韧带维持子宫前倾位置。

3. 输卵管　为一对细长而弯曲的管状器官，内侧与宫角相连，外端游离，长 8~14cm。分为**间质部、峡部、壶腹部、伞部** 4 个部分。为卵子与精子相遇的场所及运送受精卵的通道，其伞部有"拾卵"作用。

4. 卵巢

（1）位置和形态：为一对扁椭圆形性腺，产生与排出卵子，并能分泌甾体激素。外侧以骨盆漏斗韧带与盆壁相连，内侧以卵巢固有韧带与子宫相连。前缘中部有卵巢门，其血管与神经由此出入卵巢。成年妇女卵巢大小约为 4cm×3cm×1cm，重 5~6g，呈灰白色，绝经后萎缩变硬。

（2）组织结构：卵巢表面无腹膜，由单层立方上皮覆盖，称生发上皮，其内有一层纤维组织称卵巢白膜。再向内为卵巢实质，可分为皮质和髓质两部分。外层为皮质，是卵巢的主体，由各级发育卵泡、黄体和它们退化形成的残余结构及间质组织组成。

（三）中医对女性生殖器的认识

中医古籍中将外阴称之为阴户，又名四边、产户；阴毛称为毛际；阴道口和处女膜称为玉门。中医认为阴户、玉门是生育胎儿，排出月经、带下、恶露的关口，也是合阴阳的出入口。

阴道又称**子肠、产道**，宫颈外口称为**子门、子户**。中医认为阴道是娩出胎儿，排出月经、带下、恶露的通道，是合阴阳、防御外邪的处所。子门是排出月经和娩出胎儿的关口。

子宫又称为**女子胞、胞宫、胞脏、子脏、子处、血室**。中医认为，子宫具有主行月经，妊娠育胎儿的功能。子宫形态中空及在月经期、分娩期"泻而不藏"似腑，在两次月经之间及妊娠期"藏而不泻"似脏，即子宫亦藏亦泻，藏泻有时，又无表里相配，故称为"奇恒之府"。

三、血管、淋巴及神经

1. 血管

（1）动脉：女性内、外生殖器官的血液供应主要来自卵巢动脉、子宫动脉、阴道动脉和阴部内动脉。

（2）静脉：盆腔静脉与相应器官及其周围形成静脉丛，互相吻合，故盆腔感染易于蔓延。并与同名动脉伴行，右侧汇入下腔静脉，左侧汇入左肾静脉，故左侧盆腔静脉曲张较多见。

2. 淋巴
（1）盆腔淋巴：有髂淋巴组、腰淋巴组、骶前淋巴组3组。
（2）外生殖器淋巴：有腹股沟浅淋巴结、腹股沟深淋巴结。
3. 神经　女性内、外生殖器官由躯体神经和自主神经共同支配。
（1）外生殖器官的神经支配：主要由阴部神经支配。
（2）内生殖器官的神经支配：主要由交感神经与副交感神经支配。子宫平滑肌有自律活动，完全切断其神经仍能有节律地收缩，还能完成分娩活动。

四、骨盆底

1. 解剖结构　由多层肌肉和筋膜组成，封闭骨盆出口，盆腔脏器赖以承载并保持其正常位置，其可分为外层、中层、内层三层。内层为盆膈，是骨盆底最里面、最坚韧的一层，由肛提肌及其筋膜组成。
2. 会阴　广义指的是指封闭骨盆出口的所有软组织。狭义是指阴道口与肛门之间的软组织，厚3~4cm，又称会阴体。

五、邻近器官

女性生殖器的邻近器官主要有尿道、膀胱、输尿管、直肠、阑尾。

第二单元　女性生殖系统特殊生理

【复习指南】本部分内容历年必考，需重点掌握月经及月经期的临床表现，子宫、卵巢的周期性变化，雌激素、孕激素的生理作用，中医对月经的认识。了解雄激素的生理作用、生殖器其他部位的周期性变化、月经周期的调节，中医对带下的认识。

一、妇女一生各时期的生理特点

女性从胎儿形成到衰老是生理上渐进的过程，也是下丘脑－垂体－卵巢轴功能发育、成熟和衰退的过程。根据年龄和生理特点可依次分七个阶段：胎儿期、新生儿期（出生后4周内）、儿童期（出生4周到12岁）、青春期（自乳房发育等第二性征至生殖器官发育成熟，获得性生殖能力）、性成熟期（一般自18岁左右开始，历时30年左右）、绝经过渡期（指从开始出现绝经趋势直至最后一次月经的时期）、绝经后期（指绝经后的生命时期）。

二、月经及月经期的临床表现

1. 月经　是指伴随卵巢周期性变化而出现的子宫内膜周期性脱落及出血。规律月经的出现是生殖功能成熟的重要标志。月经第一次来潮称月经初潮。初潮年龄多在13~14岁之间，可早在11岁或迟至15岁。
2. 月经血的特征　一般呈暗红色，不凝固。
3. 正常月经的表现　出血的第1天为月经周期的开始，相邻两次月经第1天的间隔时间为一个月经周期,一般是21~35d,平均28d。每次月经持续天数称经期,一般为2~7d,多为4~6d。经量是指一次月经的总失血量,正常为20~60mL。月经期可伴有轻度下腹及腰骶部下坠不适、头痛及神经系统不稳定症状。

三、卵巢功能及其周期性变化

1. 功能 卵巢是女性的一对性腺,具有产生和排出卵子的生殖功能和分泌女性激素的内分泌功能。

2. 周期性变化 从青春期开始至绝经前,卵巢在形态和功能上发生周期性变化,称为卵巢周期。主要变化如下:①卵泡的发育及成熟:依赖促性腺激素的刺激,性成熟期每月发育3~11个卵泡,通过募集、选择,一般只有1个优势卵泡可完全成熟并排卵。其余的卵泡闭锁。女性一生中一般只有400~500个卵泡发育成熟并排卵。其生长主要经历始基卵泡、窦前卵泡、窦状卵泡、排卵前卵泡(即成熟卵泡)四个阶段。成熟卵泡直径可达18~20mm。②排卵:卵细胞被排出的过程称排卵。多发生在下次月经来潮前14d左右。③黄体形成及退化:排卵后形成黄体。排卵后7~8d黄体体积和功能达到高峰,直径1~2cm,外观呈黄色。若卵子未受精,黄体开始退化,黄体功能限于14d,黄体退化后形成白体。黄体衰退后月经来潮,同时有新的卵泡发育,开始新的周期。

四、卵巢激素及其生理作用

1. 卵巢激素 卵巢合成及分泌的甾体激素主要有雌激素、孕激素和少量雄激素。

(1)雌激素:卵泡开始发育时,雌激素分泌量很少。至周期第7天卵泡分泌的雌激素量迅速增加,排卵前达第一个高峰,后逐渐下降。排卵后黄体开始分泌雌激素,约在排卵后7~8d黄体成熟时雌激素形成第二个高峰。其后黄体萎缩,雌激素急剧下降,月经期达最低水平。

(2)孕激素:卵泡期不分泌孕酮,排卵前成熟卵泡的颗粒细胞在LH排卵峰的作用下黄素化,开始分泌少量孕酮。排卵后黄体分泌孕酮逐渐增加,至排卵后7~8d黄体成熟时分泌量达最高峰,以后逐步下降,月经来潮时降到卵泡早期水平。

(3)雄激素:主要来自肾上腺,卵巢也能分泌部分雄激素。排卵前循环中雄激素升高,可促进非优势卵泡闭锁并提高性欲。

2. 卵巢性激素的生理作用

(1)雌激素:①促进子宫肌细胞增生和肥大;增进血运,促使和维持子宫发育;增加子宫平滑肌对缩宫素的敏感性。②使子宫内膜腺体及间质增生、修复。③使宫颈口松弛、扩张,宫颈黏液分泌增加,性状变稀薄,富有弹性易拉成丝状。④促进输卵管肌层发育及上皮分泌活动,并可加强输卵管平滑肌节律性收缩振幅。⑤使阴道上皮细胞增生和角化,黏膜变厚,增加细胞内糖原含量,使阴道维持弱酸性环境。⑥使阴唇发育、丰满,色素加深。⑦促使乳腺管增生,乳头、乳晕着色,促进其他第二性征的发育。⑧协同FSH促进卵泡发育。⑨通过对下丘脑和垂体的正负反馈调节,控制促性腺激素的分泌。⑩促进水钠潴留;促进肝脏高密度脂蛋白合成,并抑制低密度脂蛋白合成,降低循环中胆固醇水平;维持和促进骨基质代谢。

(2)孕激素:通常在雌激素作用的基础上发挥效应。①降低子宫平滑肌兴奋性及其对缩官素的敏感性，抑制子宫收缩，有利于胚胎及胎儿宫内生长发育。②使增生期子宫内膜转化为分泌期内膜，为受精卵着床做准备。③使宫颈口闭合，黏液分泌减少，性状变黏稠。④抑制输卵管平滑肌节律性收缩的振幅。⑤加快阴道上皮细胞脱落。⑥促进乳腺腺泡发育。⑦孕激素在月经中期具有增强雌激素对垂体 LH 排卵峰释放的正反馈作用；在黄体期对下丘脑、垂体有负反馈作用，可抑制促性腺激素分泌。⑧兴奋下丘脑体温调节中枢使基础体温在排卵后升高 0.3~0.5℃。临床上以此作判定排卵日的重要标志之一。⑨促进水钠排泄。

（3）雌、孕激素的协同及拮抗作用：孕激素在雌激素作用的基础上，进一步促使女性生殖器和乳房的发育，为妊娠作准备，二者有协同作用；雌激素和孕激素又有拮抗作用，雌激素促进子宫内膜增生及修复，孕激素则限制子宫内膜增生，并使增生期内膜转化为分泌期。其他拮抗作用表现在子宫收缩、输卵管蠕动、宫颈黏液变化、阴道上皮细胞角化和脱落以及水钠潴留与排泄等方面。

（4）雄激素：青春期后，促使外阴发育，促进体毛生长，促进蛋白合成，促进肌肉生长，并刺激骨髓中红细胞的增生。与性欲有关。

五、子宫内膜及生殖器其他部位的周期性变化

1. 子宫内膜周期性变化　子宫内膜分**基底层**和**功能层**。基底层不受卵巢激素周期性变化的影响，在月经期不发生脱落；功能层由基底层再生而来，受卵巢性激素的影响呈现周期性变化坏死脱落形成月经。子宫内膜组织形态的周期性变化分为**增生期、分泌期和月经期**。

2. 生殖器其他部位的周期性变化

（1）宫颈黏液：在卵巢性激素影响下宫颈黏液有明显的周期性改变。卵泡期宫颈黏液分泌量不断增加，至排卵期黏液变稀薄透明，涂片检查可见典型的羊齿植物叶状结晶；排卵后受孕激素影响，黏液出现椭圆体，临床上以此了解卵巢功能。

（2）阴道黏膜：排卵前，雌激素作用下，细胞内富含糖原，经乳杆菌分解为乳酸，使阴道内保持一定酸度，可防止致病菌的繁殖。排卵后，孕激素作用下，表层细胞脱落。阴道上段黏膜对性激素最敏感，临床上常借助阴道上 1/3 段脱落细胞的变化，了解体内雌激素变化和有无排卵。

（3）输卵管：输卵管黏膜由非纤毛和纤毛细胞组成。雌、孕激素的协同作用保证受精卵在输卵管内正常运行。

六、月经周期的调节

1. 下丘脑促性腺激素释放激素　下丘脑弓状核神经细胞分泌的促性腺激素释放激素（GnRH），调节垂体促性腺激素（Gn）的合成和分泌。GnRH 分泌呈脉冲式分泌，间隔为 60~90min。下丘脑是 HPOA 的启动中心，GnRH 的分泌受垂体 Gn 和卵巢性激素的正负反馈调节。

2. 腺垂体生殖激素

（1）促性腺激素：包括促卵泡生成素（FSH）和促黄体生成素（LH）。

① FSH 是卵泡发育必需的激素，其主要生理作用是直接促进窦前卵泡及窦状卵泡的生长发育；激活颗粒细胞芳香化酶，促进雌二醇的合成与分泌；调节优势卵泡的选择和非优势

卵泡的闭锁；在卵泡期晚期与雌激素协同，诱导颗粒细胞生成 LH 受体，为排卵及黄素化作准备。

②LH 的主要作用是在卵泡期刺激卵泡膜细胞合成雄激素，为雌二醇的合成提供底物；排卵前促使卵母细胞进一步成熟及排卵；在黄体期维持黄体功能，促进孕激素、雌激素合成及分泌。

（2）催乳激素 PRL：具有促进乳汁合成功能。

3. 卵巢性激素的反馈作用　卵巢性激素对下丘脑 GnRH 和垂体 Gn 的合成和分泌具有反馈作用。

（1）雌激素：对下丘脑产生负反馈和正反馈两种作用。卵泡期，一定水平的雌激素对下丘脑具有负反馈作用，抑制 GnRH 释放。卵泡晚期，随着卵泡发育，雌激素水平逐渐升高，当阈值（≥200pg/mL）并维持 48h 以上，雌激素发挥正反馈作用，刺激 LH 高峰。黄体期，协同孕激素对下丘脑产生负反馈作用。

（2）孕激素：在排卵前，低水平的孕激素可增强雌激素对促性腺激素的正反馈。在黄体期，高水平的孕激素对促性腺激素的脉冲分泌产生负反馈抑制作用。

七、中医对月经、带下的认识

1. 月经　又称为"**月事**""**月信**""**月汛**""**月水**"或"**经水**"。妇女一般 49 岁左右绝经。

（1）特殊现象：身体无特殊不适而定期 2 个月一行者，称为"并月"；3 个月一潮者称为"居经"，亦名"季经"；1 年一行者称为"避年"；终身不潮而能受妊娠者称为"暗经"。妊娠早期仍按期有少量阴道出血，但无损于胎儿者，称为"激经"，亦称"盛胎""垢胎"。这些特殊月经生理现象，临床应以生育能力是否正常判断其属于生理或病理。

（2）产生的机制：月经是肾气、天癸、冲任、气血协调作用于胞宫，并在其他脏腑、经络的协同作用下，使胞宫定期藏泻而产生的生理现象，是女性生殖功能正常的反映。

（3）中医对月经周期调节的认识：通常将一个月经周期划分为 4 个阶段，即**月经期、经后期、经间期和经前期**。

2. 带下　为润泽阴户和阴道的无色透明、黏而不稠、无特殊气味的液体，有时略呈白色，也称白带。中医认为此为肾气旺盛，并化生天癸，在天癸作用下，任脉广聚脏腑所化水谷之精津，使任脉所司的阴精、津液旺盛充沛，在督脉的温化和带脉的约束下，下注于胞中，流于阴股，形成生理性带下。

第三单元　妊娠生理与诊断

【复习指南】本部分内容要求掌握受精、受精卵着床必须具备的条件，人绒毛膜促性腺激素的分泌及功能，早期妊娠的诊断。熟悉胎盘、羊水的形成及功能，妊娠期子宫的变化，胎产式、胎先露、胎方位的定义，中晚期妊娠的诊断。了解受精卵的发育、输送，胎膜、羊水的形成及功能，妊娠期卵巢、卵巢、阴道、外阴、乳房、循环系统、泌尿系统等的变化，中医妊娠生理与诊断。

妊娠是胚胎和胎儿在母体内发育成长的过程。成熟卵子受精是妊娠的开始，胎儿及其附属物自母体排出是妊娠的终止。妊娠从末次月经第 1 天算起，约 280d（40 周）。

一、受精与受精卵发育、输送及着床

精子和卵子相结合成受精卵的过程称为**受精**。精子获能在宫腔及输卵管腔内，约需7h。卵子从卵巢排出后经输卵管伞端的"拾卵"作用，进入输卵管壶腹部与峡部连接处等待受精。受精发生在排卵后12h内，整个受精过程约需24h。

当精子与卵子相遇，发生顶体反应。借助顶体酶作用，精子穿过放射冠及透明带与卵子融合。当精子头部与卵子表面接触，便开始了受精过程，其他精子不再能进入。获能的精子穿过次级卵母细胞透明带为**受精的开始**，卵原核与精原核融合形成二倍体的受精卵为**受精的完成**。

约在受精后72h形成桑椹胚，随后早期胚泡形成，约在受精后第4天，早期胚泡进入宫腔，在子宫腔内继续分裂发育成晚期胚泡。约在受精后第6~7d受精卵着床。着床需经过**定位**、**黏附**和**穿透**3个阶段。着床必须具备：①透明带消失。②胚泡细胞滋养细胞分化出合体滋养细胞。③胚泡和子宫内膜同步发育且功能协调。④孕妇体内有足够数量的孕酮，子宫有一极短的敏感期允许受精卵着床。

二、胎儿附属物的形成及其功能

1. 胎儿附属物的形成　胎儿附属物是指胎儿以外的组织，包括**胎盘**、**胎膜**、**脐带**和**羊水**。

（1）胎盘：是胎儿与母体间进行物质交换的器官，由羊膜、叶状绒毛膜和底蜕膜组成，中央厚，边缘薄，分为胎儿面和母体面。

（2）胎膜：由绒毛膜和羊膜组成。

（3）脐带：是连接胎儿与胎盘的条索状组织，一端连于胎儿腹壁脐轮，另一端附着于胎盘胎儿面。脐带有一条脐静脉、两条脐动脉。

（4）羊水：指的是羊膜腔内的液体。①来源：妊娠早期主为母体血清经胎膜进入羊膜腔的透析液。妊娠中期主要来自胎儿尿液。②吸收：50%靠胎膜完成。胎儿吞咽羊水，脐带每小时可吸收羊水40~50mL。③量、性状及成分：羊水量于妊娠38周达到最多，为1000mL，以后逐渐减少，足月妊娠时羊水量约为800mL。过期妊娠羊水量明显减少，可至300mL以下。若妊娠期间羊水量超过2000mL称为**羊水过多**，晚期量少于300mL者称**羊水过少**。妊娠早期羊水为无色透明液体。妊娠足月时略混浊，不透明。

2. 胎儿附属物的功能

（1）胎盘：胎盘具有气体交换、营养物质供应、排除胎儿代谢产物、防御和合成功能。合成功能主要成激素和酶。

人绒毛膜促性腺激素（HCG）：是由合体滋养细胞产生的糖蛋白激素，受精后第6天开始分泌，妊娠8~10周血清中hCG浓度达高峰，持续10d迅速下降，产后2周内消失。在受精后10d可用放免法（RIA）自母体血清中测出，为诊断早孕的最敏感方法。功能：①维持月经黄体寿命，使黄体增大成为妊娠黄体，增加甾体激素的分泌，以维持妊娠。②刺激孕酮形成，促雄激素转化为雌激素。③抑制植物血凝素对淋巴细胞的刺激作用，以免胚胎滋养层被母体淋巴细胞攻击。④刺激胎儿睾丸分泌睾酮，促进男性性分化。⑤与母体甲状腺细胞TSH受体结合，刺激甲状腺活性。⑥与LH有相似的生物活性，与尿促性激素（HMG）合用可诱发排卵。

(2) 胎膜：维持羊膜腔的完整性，并起到保护胎儿的作用。

(3) 脐带：是胎儿和母体间物质交换的重要通道。

(4) 羊水：①保护胎儿。防止胎儿及胎体与羊膜粘连而发生畸形；缓冲外界打击和震动；避免脐带压迫所致的胎儿窘迫；临产时，羊水可使宫缩压力均匀分布，避免胎儿局部受压而引起胎儿窘迫。②保体母体。可减轻胎动不适感；临产后前羊水囊扩张子宫颈口及阴道；破膜后润滑及冲洗阴道减少感染。

三、妊娠期母体各系统的变化

（一）生殖系统的变化

1. 子宫

(1) 宫体：逐渐增大变软。妊娠12周后增大子宫渐匀称并超出盆腔，于耻骨联合上方可触及。妊娠晚期子宫右旋，与乙状结肠占据盆腔左侧有关。

(2) 子宫峡部：位于宫体部与宫颈之间**最狭窄部位**。非孕时约长1cm，妊娠12周以后，峡部逐渐伸展、拉长、变薄，扩展成宫腔一部分，形成子宫下段，临产后伸展至7~10cm，成软产道的一部分。

(3) 宫颈：妊娠早期宫颈肥大、变软，呈紫蓝色。接近临产时，宫颈管变短并出现轻度扩张。

2. 卵巢 妊娠期略增大，排卵和新卵泡发育期均停止。一般于一侧卵巢中可见妊娠黄体，妊娠6~7周前分泌雌、孕激素维持妊娠。黄体功能于妊娠10周后被胎盘取代，黄体开始萎缩。

3. 输卵管 输卵管伸长，而肌层并不增厚。

4. 阴道 黏膜变软并呈紫蓝色，皱襞增多，伸展性增加。阴道上皮细胞糖原积聚，乳酸含量增多，有利于防止感染。

5. 外阴 外阴部充血，皮肤增厚，大小阴唇色素沉着。

（二）乳房的变化

妊娠早期开始增大，孕妇常感乳房发胀或触痛及刺痛。乳头、乳晕变黑，其外围的皮脂腺肥大形成散在的结节状小隆起，称为蒙氏结节。乳腺腺管及腺泡均发育，做好泌乳准备。妊娠期间无乳汁分泌，与大量雌、孕激素抑制乳汁生成有关。妊娠末期挤压乳头时，可有少许淡黄色稀薄液体流出，称为初乳。

（三）血液循环系统的变化

1. 血液

(1) 血容量：从妊娠6~8周血容量开始增加，妊娠32~34周达高峰，增加40%~45%。血浆约增1000mL，红细胞约增450mL，故血液呈相对稀释状态。

(2) 血液成分：①红细胞。妊娠期间网织红细胞轻度增多，由于血液稀释，足月妊娠时红细胞计数及血红蛋白均下降。孕妇约储备铁0.5g，妊娠中晚期应注意补充铁剂。②白细胞。妊娠7~8周起轻度增加，30周达高峰，为(5~12)×10^9/L，主要为中性粒白细胞增加。③凝血因子。妊娠期间血液处于高凝状态。晚期，凝血酶原时间及活化部分凝血活酶时间轻度缩短，红细胞沉降率加快，纤溶活性降低。④血浆蛋白。由于血液稀释，血浆蛋白从妊娠早期开始降低，至妊娠中期后为60~65g/L，主要为白蛋白减少。

2. 心血管的变化

（1）心脏：妊娠后期心脏向左、上、前移位，心尖搏动左移 1~2cm，心浊音界稍扩大。至妊娠末期心脏容量增加 10%，心率每分钟增加 10~15 次。心电图因心脏左移出现电轴左偏 15° 左右。

（2）心排血量：自妊娠 10 周开始增加，至 32~34 周达高峰，左侧卧位测量心排血量比非妊娠时增加 30%，持续到分娩。临产后，在第二产程，心排血量显著增加。

（3）血压：妊娠早、中期血压偏低，晚期轻度升高。收缩压一般不受影响，脉压增大。孕妇体位影响血压，坐位稍高于仰卧位。

（4）静脉压：下肢静脉压于妊娠晚期升高，孕妇易发生下肢、外阴静脉曲张和痔。左侧卧位能解除子宫压迫，改善静脉回流。

（四）泌尿系统的变化

妊娠期间肾脏略增大。由于 GFR 增加，而肾小管对葡萄糖再吸收能力不能相应增加，约有 15% 孕妇餐后可出现生理性糖尿。

（五）消化系统的变化

受孕激素影响，孕妇易出现"烧心感"、上腹部饱胀、便秘，常引起痔疮或使原有痔疮加重。妊娠期易诱发胆囊炎及胆石病。

（六）呼吸系统的变化

妊娠期胸廓改变包括肋骨展平，肋膈角增宽。妊娠晚期以胸式呼吸为主，呼吸次数变化不大，但呼吸较深。妊娠中期耗氧量增加 10%~20%，肺通气量约增加 40%，有过度通气现象。

（七）内分泌系统的变化

1. 垂体　妊娠期 Gn 分泌减少，卵巢无排卵。催乳激素（PRL）增多，促进乳房发育，为产后泌乳做准备。

2. 肾上腺皮质　妊娠期间皮质醇增加 3 倍、醛固水平升高 4 倍、睾酮略有增加，使孕妇阴毛及腋毛增多、增粗。妊娠期间甲状腺呈中度增大，甲状腺素结合球蛋白（TBG）增加 2~3 倍，血中甲状腺激素虽增多，但游离甲状腺激素并无增多，故妊娠妇无甲亢表现。孕妇及胎儿体内的促甲状腺激素均不能通过胎盘，各自负责自身甲状腺功能的调节。

四、妊娠诊断

（一）早期妊娠的诊断

1. 临床表现

（1）停经：生育年龄妇女，平素月经周期规律，一旦月经过期 10 天或以上，应考虑早期妊娠。

（2）早孕反应：晨起恶心、呕吐、食欲减退、喜食酸物或偏食等。一般于妊娠 12 周左右消失。

（3）尿频：妊娠早期增大的子宫压迫膀胱所致。

2. 检查与体征

（1）乳房：自妊娠 8 周起，乳房逐渐增大。孕妇自觉乳房轻度胀痛、乳头刺痛，乳头及周围乳晕着色，可见蒙氏结节。

（2）生殖器官：妊娠6~8周时，阴道黏膜及子宫颈充血，呈紫蓝色。子宫增大变软，子宫峡部极软，子宫体与子宫颈似不相连，称黑加征。妊娠后最初是子宫前后径变宽略饱满，妊娠5~6周宫体呈球形，至妊娠8周宫体约为非妊娠子宫的2倍，妊娠12周时子宫约为非妊娠子宫的3倍。

3. 辅助检查

（1）妊娠试验：通常受精8~10d即可在妊娠妇血清中测到β-HCG升高，查血或尿HCG，为阳性。

（2）B超检查：子宫增大，其中有圆形妊娠环。妊娠5周时见到胚芽和原始心管搏动，可确诊为早期妊娠、活胎。

（3）基础体温测定：双相型体温的妇女停经后高温相持续18d不见下降者，则早期妊娠可能性更大。

（二）中、晚期妊娠的诊断

1. 临床表现

（1）子宫增大。

（2）胎动：胎儿在子宫内冲击子宫壁的活动称胎动。一般妊娠18~20周开始自觉有胎动，胎动每小时3~5次。

（3）胎心音：妊娠18~20周，用听诊器即可在孕妇腹壁上听到胎心音，呈双音，如钟表的"滴答"声，110~160次/分。

（4）胎体：妊娠20周以后，经腹壁可以触及子宫内的胎体，妊娠24周以后，运用四步触诊法可以区分胎头、胎臀、胎背及胎儿四肢，从而判断胎产式、胎先露和胎方位。

2. 辅助检查

（1）超声检查：能显示胎儿数目、胎方位、胎心搏动和胎盘位置，测定胎头双顶径，观察胎儿有无畸形。超声多普勒法可探测胎心音、胎动音、脐带血流音及胎盘血流音。

（2）胎儿心电图：通常于妊娠12周以后显示较规律的图形。

（三）胎产式、胎先露、胎方位

胎儿在子宫内的姿势，称为胎姿势。

1. 胎产式　胎体纵轴与母体纵轴的关系称胎产式。有纵产式（最常见）、横产式、斜产式。

2. 胎先露　最先进入骨盆入口的胎儿部分称为胎先露。纵产式有头先露、臀先露，横产式有肩先露。

3. 胎方位　胎儿先露部的指示点与母体骨盆的关系称胎方位，简称胎位。枕先露以枕骨，面先露以颏骨，臀先露以骶骨，肩先露以肩胛骨为指示点。根据指示点与母体骨盆前、后、左、右、横的关系而有不同的胎位。

五、中医妊娠生理与诊断

中医称妊娠为"重身""怀子"或"怀孕"。

（一）妊娠机制

中医学认为，受孕机制在于肾气充盛，天癸成熟，冲任二脉以及胞宫功能正常，男女两精相合，即可构成胎妊娠。另外，受孕须有一定的时机，即"氤氲之时""的候"，相当于排卵期。

（二）生理现象

1. 生理特点　妊娠期间胞宫行使藏而不泻功能，月经停闭。脏腑、经络之血下注冲任胞宫以养胎元，因此，孕妇机体出现"血感不足，气易偏盛"的生理特点。

2. 临床表现　妊娠初期，由于血聚于下，冲脉气盛，易夹胃气及肝气上逆，出现饮食偏嗜，恶心作呕，晨起头晕等现象。孕妇可自觉乳房胀大，乳头、乳晕颜色加深，妊娠中期白带稍增多。4~5个月后，孕妇可自觉胎动，小腹逐渐膨隆。妊娠6个月后，胎儿增大，易阻滞气机，水道不利，出现轻度肿胀。妊娠末期，由于胎儿先露部压迫膀胱与直肠，可见小便频数、大便秘结等现象。

3. 脉象　妊娠2~3个月后，六脉平和滑利，按之不绝，尺脉尤甚。

第四单元　产前保健

【复习指南】本部分内容要求掌握预产期的计算，妊娠期用药原则，熟悉产前检查的时间及胎盘功能检查。

围生期是指产前、产时和产后的一段时期。其规定有4种：围生期Ⅰ、围生期Ⅱ、围生期Ⅲ、围生期Ⅳ。此期间的胎儿及新生儿称为围生儿。我国采用围生期Ⅰ[从妊娠满28周（即胎儿体重≥1000g或身长≥35cm）至产后1周]计算围生期死亡率。

一、产前检查

首次产前检查的时间从确诊为早期妊娠时开始，一般在6~8周。首次产前检查无异常者，应于妊娠20~36周间每4周检查一次，妊娠37周起每周检查一次，共进行产前检查9~11次。高危孕妇应酌情增加产前检查次数。

二、预产期推算

从末次月经第1天算起，月份加9或减3，天数加7（农历天数加14）。但实际分娩日期与推算的预产期可能相差1~2周。若孕妇记不清末次月经时间，也可根据早期妊娠反应、胎动开始时间、B超测定胎儿情况进行推算。

三、产前检查的步骤及方法

1. 腹部检查

（1）视诊：注意腹形及大小，有无妊娠纹、手术瘢痕及水肿等。

（2）触诊：软尺测耻上子宫长度及腹围值。用四步触诊法检查子宫大小、胎产式、胎先露、胎方位及先露部是否衔接。

（3）听诊：在靠近胎背上方的腹壁听胎心音最清楚。枕先露时，胎心音在脐右（左）下方；臀先露时，胎心音在脐右（左）上方；肩先露时，胎心音在靠近脐部下方听得最清楚。

2. 产道检查　包括骨产道和软产道检查。骨产道检查包括骨盆外测量及内测量。

3. 软产道检查（即阴道检查）　软产道包括子宫下段、宫颈、阴道、盆底软组织。

4. 肛门指诊检查　了解胎先露部、骶骨前面弯曲度、坐骨棘间径、坐骨切迹宽度及骶尾关节活动度，并测量出口后矢状径。

四、胎儿健康状况评估

1. 胎儿宫内情况监护

(1) 确定是否为高危儿:①其母妊娠 < 37 周或 ≥ 42 周。②出生体重 < 2500g。③巨大儿(出生体重 ≥ 4000g)。④出生后 1 分钟内 Apgar 评分 ≤ 4 分。⑤产时感染。⑥高危产妇的胎儿。⑦手术产儿。⑧新生儿的兄姐有新生儿期死亡者。

(2) 胎儿宫内情况的监护

1) 妊娠早期:B 型超声检查在妊娠第 6 周即可见到妊娠囊并探测到原始心管搏动;有条件者于妊娠 11~13^{+6} 周测量胎儿颈项透明层及胎儿发育情况。

2) 妊娠中期:测宫底高度及腹围,判断胎儿大小是否与妊娠周数相符;超声检查胎儿大小及器官发育有无异常;听取胎心率。

3) 妊娠晚期:定期产前检查,测宫底高度及腹围,了解胎儿大小、胎产式、胎方位和胎心率。胎动计数 ≥ 6 次 /2h 为正常,≤ 6 次 /2h 或减少 50% 提示胎儿缺氧。影像学监测及血流动力学观察胎儿大小、胎动及羊水情况及胎儿畸形筛查。胎儿电子监护观察记录胎心率动态变化,评估胎儿宫内安危情况。

胎心率(FHR)的监测:记录胎心率基线及一过性胎心率变化。

胎心率基线:是指在无胎动、无宫缩影响时记录的 FHR。正常 FHR 为 120~160bpm。FHR 变异是指 FHR 有小的周期性波动,即胎心率基线摆动包括 FHR 的摆动幅度和频率。基线摆动表示胎儿有一定的储备能力。FHR 基线平直提示胎儿储备能力丧失。

胎心率一过性变化:是判断胎儿安危的重要指标。**胎心加速**指宫缩时胎心率基线暂时增加 15bpm 以上,持续时间 > 15 秒,提示胎儿良好。**减速**指随宫缩出现的暂时性胎心率减慢,包括早期减速、变异减速和晚期减速。

预测胎儿宫内储备能力:①无应激试验(NST):指在无宫缩、无外界负荷刺激情况下,对胎儿进行胎心率宫缩图的观察和记录。一般认为正常者 20 分钟至少有 3 次以上胎动伴有胎心率加速 > 15bpm,持续时间 15 秒,称为**反应型**;异常者指胎动数与胎心率加速数少于前述情况或胎动时无胎心率加速,称为**无反应型**,应寻找原因。②缩宫素激惹试验(OCT):可静脉滴注缩宫素和乳头刺激法产生宫缩。若无晚期减速和明显的变异减速为阴性,提示胎盘功能良好;若 > 50% 宫缩有晚期减速,即宫缩频率 < 3 次 /10 分钟为阳性,提示胎盘功能减退。

2. 胎盘功能检查

(1) 胎动:胎盘功能低下时,胎动 < 10 次 /12h。

(2) 孕妇尿雌三醇(E3)值:正常值为 > 15mg/24h,10~15mg 为警戒值,< 10mg 为危险值。或测尿雌激素 / 肌酐(E/C)比值,正常值 > 15,10~15 为警戒值,< 10 为危险值。必要时测定妊娠妇血清游离 E3 值,妊娠足月若 E3 < 40nmol/L,提示胎盘功能低下。

(3) 测定孕妇血清人胎盘生乳素(HPL)值:妊娠足月为 4~11mg/L,若 < 4mg/L 或突然降低 50%,提示胎盘功能低下。

3. 胎儿成熟度监测。

五、妊娠期用药

1. 西医妊娠期用药原则 必须有明确指征,避免不必要的用药;必须在专科医生指导下用药；尽量单一用药，避免联合用药；可能用疗效肯定的老药，避免用对胎儿影响难以确定的新药；用药剂量宜小不宜大，避免大剂量用药；敏感期（指妊娠 12 周之前，特别是 4~8 周）尽量不用药。

2. 中医妊娠期用药原则　妊娠期间，凡峻下、滑利、祛瘀、破血、耗气、散气以及一切有毒药品，都应慎用或禁用。但在病情需要的情况下，也可适当选用，所谓"**有故无殒，亦无殒也**"。但须严格掌握剂量，遵循"**衰其大半而止**"的原则，以免动胎、伤胎。

第五单元　正常分娩

【复习指南】本部分内容较重要，每年必考，应掌握决定分娩的四因素，枕先露的分娩机制，先兆临产及临产的表现，熟悉产程分期及处理，了解中医关于分娩的认识。

一、决定分娩的四因素

（一）产力

是指将胎儿及其附属物从子宫内逼出的力量。包括**子宫收缩力**（简称宫缩）、**腹肌和膈肌收缩力**（统称腹压）以及**肛提肌收缩力**。

（二）产道

是指胎儿娩出的通道，分为以下两部分。

1. 骨产道　指真骨盆，是产道的重要部分，其大小、形状与分娩关系密切。

（1）骨盆平面及径线

1）骨盆入口平面：呈横椭圆形，前方为耻骨联合上缘，两侧为髂耻缘，后方为骶岬前缘，有四条径线：入口前后径（又称真结合径）、入口横径及入口斜径（左右各一）。

2）中骨盆平面：呈前后径长的椭圆形，是骨盆最小平面。

3）骨盆出口平面：由两个不同平面的三角形组成，其共同的底边是坐骨结节间径。前三角的顶端为耻骨联合下缘，两侧为耻骨降支；后三角的顶端为骶尾关节，两侧为骶结节韧带。有四条径线：出口前后径、出口横径、出口前矢状径及出口后矢状径。

（2）骨盆轴与骨盆倾斜度

1）骨盆轴：是连接骨盆各平面中点的假想曲线。此轴上段向下向后，中段向下，下段向下向前。分娩时胎儿沿此轴娩出。

2）骨盆倾斜度：指妇女站立时骨盆入口平面与地平面所形成的角度，一般为 60°。如骨盆倾斜度过大可影响胎头衔接和娩出。

2. 软产道　是由子宫下段、子宫颈、阴道及骨盆底软组织构成的弯曲通道。

（1）子宫下段的形成：由非妊娠时约 1cm 的子宫峡部伸展形成，妊娠晚期被渐拉长形成子宫下段，临产后拉长达 7~10cm。由于子宫肌纤维的缩复作用，子宫上下段的肌壁厚薄不同，在两者之间子宫内面形成一环状隆起，称生理性缩复环。

（2）宫颈的变化及宫颈管的消失：临产前的子宫颈管长 2~3cm。临产后的规律宫缩及胎先露部支撑前羊水囊呈楔状，致使宫颈内口向上向外扩张，形成漏斗状宫颈管，随后宫颈管逐渐变短消失。

（3）骨盆底、阴道及会阴的变化：软产道下端形成一个向前弯的长筒，阴道黏膜皱襞展开，阴道扩张，使腔道加宽。会阴体由5cm变薄为2~4mm，便于胎儿通过。

（三）胎儿

1. 胎儿的大小　胎儿大小是决定分娩难易的重要因素之一。胎儿过大致胎头径线过大，尽管骨盆大小正常，也可引起相对性骨盆狭窄造成难产。

2. 胎位　如为纵产式（头位或臀位），胎体纵轴与骨盆轴相一致，胎儿容易通过产道。头先露时，胎头先通过产道，较臀位易娩出。臀先露时，因胎臀较胎头周径小且软，使胎头娩出困难。肩先露时，胎体纵轴与骨盆轴垂直，足月活胎不能通过产道，对母儿威胁较大。

3. 胎儿畸形　如脑积水、连体胎儿等，由于胎头或胎体过大，难以通过产道。

（四）精神心理因素

分娩对产妇是一种持久而强烈的应激源。一部分初产妇恐惧分娩、怕疼痛、怕难产、担心胎儿不健康等负面因素，致使其处于焦虑不安和恐惧的精神心理状态中，可影响机体内部的平衡适应力和健康，进而影响产力，影响产程进展。

二、枕先露的分娩机制

分娩机制是指胎儿先露部随骨盆各平面的不同形态，被动进行一系列适应性转动，以其最小径线通过产道的全过程。以枕左前位为例说明。

1. 衔接　胎头双顶径进入骨盆入口平面，胎头颅骨最低点接近或达到坐骨棘水平，称为衔接。部分初产妇在预产期前1~2周内胎头衔接，经产妇多在分娩开始后胎头衔接。

2. 下降　胎头沿骨盆轴前进的动作称下降。下降动作贯穿于分娩全过程。临床上以胎头下降的程度为判断产程进展的重要标志。

3. 俯屈　当胎头下降至骨盆底时，处于半俯屈状态的胎头枕部遇肛提肌阻力进一步俯屈，使胎头衔接时的枕额径变为最小的枕下前囟径，有利于胎头继续下降。

4. 内旋转　胎头围绕骨盆纵轴旋转，使其矢状缝与中骨盆及出口前后径相一致的动作称为内旋转。胎头在第一产程末完成内旋转动作。

5. 仰伸　胎头下降达阴道外口时，宫缩和腹压继续迫使胎头下降，肛提肌收缩力又将胎头向前推进，两者共同作用使胎头向下向前，枕骨下部达耻骨联合下缘时，以耻骨弓为支点使胎头逐渐仰伸，胎头娩出。

6. 复位及外旋转　胎头娩出后，胎头枕部向左旋转45°称复位。胎肩在盆腔内继续下降，前（右）肩向前向中线旋转45°时，胎儿双肩径转成与骨盆出口前后径相一致的方向，胎头枕部需在外继续向左旋转45°以保持胎头与胎肩的垂直关系，称为外旋转。

7. 胎肩及胎儿娩出　胎头完成外旋转后，前（右）肩在耻骨弓下先娩出，继之后（左）肩在会阴前缘娩出，随后胎体及其下肢娩出。

三、先兆临产及临产与产程

（一）先兆临产

出现预示不久将临产的症状，称为先兆临产。

1. 假临产　分娩发动之前，妊娠妇常出现不规则子宫收缩，称为"假临产"。特点：①宫缩持续时间短而不恒定，宫缩强度并不逐渐增强，间隔时间长而不规律。②宫缩时宫颈管不缩短，宫口不扩张。③常在夜间出现清晨消失。④镇静药能抑制假临产。

2. 胎儿下降感 胎先露下降进入骨盆入口后，子宫底下降，产妇多有轻松感，呼吸较前轻快，进食增多。

3. 见红 在临产前24~48h，阴道排出少许血液，称见红，是分娩即将开始比较可靠的征象。

（二）临产的诊断

临产开始的标志是有规律而逐渐增强的子宫收缩，持续30s及30s以上，间数5~6min，并伴进行性宫颈管消失、宫口扩张和胎先露部下降，用强镇静剂不能抑制临产。

（三）总产程及产程分期

总产程即分娩全过程，是从开始出现规律宫缩至胎儿胎盘娩出，分为3个产程：

1. 第一产程（宫颈扩张期） 从规律宫缩到宫口开全（10cm）。初产妇需11~12h，经产妇需6~16h。

2. 第二产程（胎儿娩出期） 从宫口开全到胎儿娩出。初产妇需40min至3h；经产妇约需数分钟至1h。

3. 第三产程（胎盘娩出期） 从胎儿娩出后到胎盘胎膜娩出。需5~15min，不超过30min。

（四）第一产程的临床表现及处理

1. 临床表现

（1）规律宫缩：产程开始时，宫缩持续时间短（约30s）且弱，间歇时间长（5~6min），随着产程进展，持续时间渐长且增强，间歇期缩短（2~3min）。当宫口近开全时，宫缩持续时间可达1min及以上，间歇期仅1~2min。

（2）宫口扩张：随宫缩渐频且增强时，子宫颈管逐渐缩短，直至消失，宫口逐渐扩张至开全（10cm）。

（3）胎头下降程度：是决定能否经阴道分娩的重要观察指标。

（4）胎膜破裂：简称破膜，多发生在宫口近开全时。

2. 观察产程及处理

（1）子宫收缩：助产士以手掌放于妊娠妇的腹壁上观察，宫缩时宫体部隆起变硬，间歇期松弛变软。还可用胎儿监护仪描记宫缩曲线，有外监护和内监护两种。

（2）胎心：用听诊器于宫缩间歇时每隔1~2h听胎心一次，进入活跃期后，应每15~30min听胎心一次，每次听诊1min。也可用胎儿监护仪（多用外监护）描记胎心曲线。

（3）宫口扩张及先露部下降：常用产程图描记宫口扩张程度及胎头下降程度和速度。

（4）宫口扩张曲线：第一产程分为潜伏期和活跃期，潜伏期是指从规律宫缩至宫口扩张3cm，约需8h，超过16h称潜伏期延长。活跃期是指宫口扩张3~10cm，约需4h，超过8h称活跃期延长。活跃期又分为加速期、最大加速期和减速期。

（5）胎头下降曲线：坐骨棘平面是判断胎头高低的标志。胎头颅骨最低点平坐骨棘平面时以"0"表达；在坐骨棘平面上1cm时以"-1"表达；在坐骨棘平面下1cm时以"+1"表达，以此类推。

（6）胎膜破裂：胎膜多在宫口近开全时破裂。一旦胎膜破裂，应立即听胎心，并观察羊水性状、颜色和流出量，记录破膜时间。

3. 母体观察及处理

（1）精神安慰。

（2）血压：宫缩时血压升高 5~10mmHg，间歇期恢复，故每隔 4~6h 测量 1 次。如血压升高，应增加测量次数并予以相应处理。

（3）饮食　鼓励少量多次饮食，摄入足够水分。

（4）排尿与排便　鼓励产妇每 2~4h 排尿一次。因胎头压迫造成排尿困难者，必要时导尿。初产妇宫口扩张< 4cm、经产妇< 2cm 可行温肥皂水灌肠。但胎膜早破、阴道出血、胎头未衔接、胎位异常、有剖宫产史、宫缩很强估计 1h 内分娩以及患严重心脏病等均不宜灌肠。

（五）第二产程的临床经过及处理

1. 临床表现　宫缩较第一产程增强，持续 1min 及 1min 以上，间歇 1~2min。当胎头降至骨盆出口压迫骨盆底组织时，产妇有排便感，不自主向下屏气。随产程进展，会阴渐膨隆并变薄，肛门括约肌松弛。宫缩时胎头露出于阴道口，露出部分不断增大，间歇期胎头又缩回阴道内，称**胎头拨露**。胎头双顶径越过骨盆出口，宫缩间歇时胎头不再回缩，称**胎头着冠**。此时会阴极度扩展，胎头娩出、复位和外旋转，随之胎肩、胎体很快娩出。

2. 观察产程及处理

（1）密切监测胎心：每 5~10 min 一次，必要时用胎心监护仪监测。发现胎心异常应立即阴道检查，迅速结束分娩。

（2）指导产妇屏气：宫口开全后应指导产妇运用腹压。让产妇宫缩时屏气增加腹压，宫缩间歇期呼气并使全身肌肉放松安静休息。

（3）接生准备：初产妇宫口开全、经产妇宫口扩张 4cm 且宫缩规律有力时，应消毒后铺巾准备接生。

（4）接产：接产过程中注意保护会阴，及指导产妇合理屏气用力。待胎儿产出，在距脐轮 10~15cm 处，用两把止血钳钳夹脐带，并在两钳间剪断脐带。

（六）第三产程的临床表现及处理

1. 临床表现　胎儿娩出后子宫迅速收缩，宫底降至脐平，宫缩暂停几分钟后又重新出现，胎盘与子宫壁发生错位而剥离，形成胎盘后血肿，剥离面不断增加，最终胎盘完全从子宫壁剥离而娩出。

（1）胎盘剥离征象：①子宫体变硬呈球形，宫底上升达脐上。②阴道口外露的一段脐带自行延长。③阴道少量出血。④经耻骨联合上方轻压子宫下段时，宫体上升而外露的脐带不再回缩。

（2）胎盘排出方式　有胎儿面娩出式（多见）和母体面娩出式（少见），胎盘娩出前先有较多量阴道出血。

2. 处理

（1）新生儿处理：①清理呼吸道。②脐带处理。③新生儿阿普加评分：用于判断有无新生儿窒息及窒息严重程度，以出生后 1min 内的心率、呼吸、肌张力、喉反射及皮肤颜色五项体征为依据，每项 0~2 分，满分 10 分。8~10 分为正常新生儿；4~7 分为轻度窒息，需清理呼吸道、人工呼吸、吸氧及用药等措施方能恢复；0~3 分属重度窒息，需紧急抢救，行气管内插管并给氧。缺氧严重的新生儿,应在出生后5min、10min时再次评分,直至连续两次评分均≥8分。

(2)协助胎盘娩出。

(3)检查胎盘胎膜。

(4)检查软产道:若有裂伤应立即缝合。

(5)预防产后出血:正常分娩出血量<300mL,对既往有产后出血史或有子宫收缩乏力可能的产妇,可在胎头或胎肩娩出时或胎儿娩出后静脉或注射缩宫素。如胎盘未完全剥离而出血多时,应行手取胎盘术。若胎盘娩出后出血较多,可经下腹部直接在子宫体肌壁内注射麦角新碱,同时静脉滴注加缩宫素。

(6)产后观察:产后应在产房观察2h,协助产妇首次哺乳,严密观察血压、脉搏、子宫收缩、宫底高度、膀胱充盈、阴道出血量、会阴阴道有无血肿等情况。

四、中医关于分娩的认识

1. 预产期的计算方法　与西医学计算为280d一致。

2. 分娩先兆　妊娠妇分娩,又称临产,分娩前多有征兆,如胎位下移、小腹坠胀、出现便意或见红。试胎(试月)、弄胎,二者是假临产,应予区别。

3. 正产现象　在临产时出现腹部阵阵作痛,小腹重坠,逐渐加重至产门开全,阴户窘迫,胎儿、胞衣依次娩出,分娩结束。

4. 临产调护　《达生编》提出了"**睡、忍痛、慢临盆**"的临产调护六字要诀,对分娩的调护具有重要的指导意义。

第六单元　正常产褥与哺乳

【复习指南】掌握产褥期的定义、临床表现。熟悉产褥期母体的变化。了解产褥期处理及保健,母乳喂养。

一、产褥期

从胎盘娩出至产妇全身器官(除乳腺外)恢复或接近正常未妊娠状态所需的一段时期称为产褥期,一般为6周。

二、产褥期母体的变化

(一)生殖系统变化

1. 子宫复旧　胎盘娩出后,子宫逐渐恢复至未妊娠状态的过程称为子宫复旧。产后6周子宫恢复到妊娠前大小。子宫重量分娩后约为1000g,直至产后6周时为50~60g。子宫内膜基底层逐渐再生新的功能层,约需3周。

2. 子宫颈　产后1周宫口关闭,子宫颈管复原,产后4周子宫颈完全恢复至未妊娠状态。产后子宫颈外口由产前的圆形(未产型)变为产后的"一"字形横裂(已产型)。

3. 阴道与外阴　产褥期阴道黏膜皱襞约于产后3周重新出现。外阴水肿2~3d自行消退,缝合术后的伤口均在3~5d愈合。

4. 盆底组织　盆底肌及其筋膜在分娩时过度扩张致弹性减弱,常伴有肌纤维部分断裂而致盆底松弛。

（二）乳房

产褥期乳房的变化主要是泌乳。胎盘的排出，雌、孕激素和胎盘生乳素水平下降，在催乳素作用下，乳汁开始分泌。

（三）循环系统及血液系统

1. 循环系统　产后2~3周，血液循环量可恢复至未妊娠状态。在产后72h内，体循环血容量增加15%~25%，特别是产后24h，有心脏病的产妇易发生心力衰竭。

2. 血液系统　产褥早期，产妇血液仍处于高凝状态，产后2~4周恢复正常。产后红细胞计数和血红蛋白值增高；白细胞总数1~2周可至正常；红细胞沉降率于3~4周降至正常。

（四）产褥期临床表现

1. 生命体征　产后体温多在正常范围内，若产程延长致过度疲劳时，体温可在产后1d内略升高，一般不超过38℃。产后3~4d可有泌乳热，体温达37.8~39℃，持续4~16h下降，不属于病态。产后脉搏略缓慢，每分钟60~70次，产后1周恢复正常。产后呼吸每分钟14~16次。血压于产褥期平稳，妊娠高血压产妇的血压于产后明显降低。

2. 子宫复旧　胎盘娩出后，子宫底在脐下1横指。产后第1天宫底稍上升至脐平，以后每日下降1~2cm在产后10d子宫下降入骨盆腔内。

3. 产后宫缩痛　指产褥期由于子宫阵发性收缩引起下腹部剧烈痛。产后1~2d出现，持续2~3d自然消失。

4. 恶露　产后随子宫蜕膜的脱落，含有血液、坏死蜕膜等组织经阴道排出，称恶露。①血性恶露：持续3~4d。②浆液恶露：持续10d左右。③白色恶露：持续3周干净。正常恶露有血腥味但无臭味，持续4~6周。总量250~300mL。

5. 褥汗　产后1周内皮肤排泄功能旺盛，排出大量汗液，以夜间睡眠和初醒时更明显。

三、产褥期处理及保健

1. 产褥期处理

（1）产后2h的处理：严密观察产妇血压、脉搏、子宫收缩情况、阴道出血量及膀胱充盈等。

（2）饮食：产后1h可让产妇进流食或清淡半流食，食物应富有营养、足够热量和水分。若哺乳应多进蛋白质和汤汁食物，适当补充维生素和铁剂。

（3）排尿与排便：产后4h应让产妇排尿，若排尽困难，可用热水熏洗外阴，用温开水冲洗尿道口诱导排尿，按摩膀胱，或针刺关元、气海、三阴交、阴陵泉等，或用穴位封闭以新斯的明0.5mg。上述方法无效时应予以导尿。应多吃蔬菜及早日下床活动，以防止便秘。

（4）脉搏、呼吸、血压：产后应每天测量生命体征。

（5）会阴处理：保持会阴清洁、干燥。每天用0.05%聚维酮碘液擦洗会阴2~3次。有缝线者产后3~4d拆线。

（6）乳房护理：产后30min内开始哺乳，按需哺乳。需退奶者，可用炒麦芽60g煎汤频服。

2. 产褥期保健　目的是防止产后出血、感染等并发症的发生，促使产后生理功能恢复。

（1）尽早适当活动及做产后健身操。

（2）产褥期禁止性生活。产后42d起应采取避孕措施，首选工具避妊娠。

（3）产后检查包括产后访视和产后健康检查。访视内容包括产妇饮食、睡眠、大小便、恶露、哺乳及心理状况等，检查两侧乳房、会阴切口、剖宫产腹部切口等。产后6周到医院常规随诊，了解子宫复旧情况，给予计划生育及性生活指导。

四、母乳喂养

初乳是指产后7d内分泌的乳汁，有提高免疫功能、抵御疾病的作用。婴儿吸吮乳头刺激垂体催乳激素分泌，促进泌乳和子宫收缩，预防产后出血。哺乳可使月经停闭，有利于母体内蛋白质、铁和其他营养物质储存，降低乳腺癌和卵巢癌的发病率。

第七单元 妇产科疾病的病因与发病机制

【复习指南】掌握寒、热、湿邪的性质和致病特点；熟悉怒、思、恐的致病特点；其他因素的种类；体质因素在妇科病因学中的地位。掌握脏腑功能失常、气血失调以及损伤胞宫，都必须是损伤了冲、任、督、带功能，才导致妇科疾病发生的核心机理；肾、肝、脾功能失常导致妇科常见疾病的主要机理。熟悉气血失调导致妇科常见疾病的主要机理；了解直接损伤胞宫导致妇科疾病的主要机理。

一、中医学对病因的认识

（一）淫邪致病

六淫皆能导致妇产科疾病，但妇女"以血为本"，**寒、热、湿**邪更易与血相搏结而引发妇产科疾病。

1. 寒邪　寒邪有内寒、外寒之分，有虚寒、实寒之别。外寒者，从寒邪从外入侵；内寒者，如素体阳气不足，寒自内生，或过食生冷、过服寒凉泻火之品，损伤阳气，阴寒内生而致。阳气受损，失其温煦、推动与气化的功能，可致脏腑、经络、气血的功能减退；血为寒凝，血行不畅，可致冲任、胞宫、胞脉阻滞而发生妇产科疾病等。

2. 热邪　热邪有外热、内热之分，实热、虚热之别。实热者，如素体阳盛、感受热邪、过食辛辣、过服辛热药品、六淫遏而化火、五志过极化火而致；虚热者，如素体阴虚，失血伤阴、吐泻伤阴、温燥伤阴、利湿伤阴而阴虚生内热所致。热邪可扰动冲任，使血海不宁，迫血妄行；可煎灼津血，使血行不畅；热盛蕴毒，热极生风。热邪致病可见月经先期、崩漏、胎漏、胎动不安、恶露不绝、产后发热等。

3. 湿邪　湿有外湿、内湿之分。外湿者，多因久居湿地，或经期冒雨涉水，外感湿邪而致；内湿者，多因脾失健运，水湿不化，或肾阳不足，蒸腾汽化功能失常，水湿内停而致。湿聚成痰，则为痰湿，湿从热化而为湿热，湿从寒化而为寒湿。湿热、痰湿壅滞胞宫，阻滞冲任，或浸淫任带，或湿溢肌肤，可引起带下病、阴痒、不孕症等。另外湿邪常与热邪、毒邪、寒邪合并致病。

（二）情志因素

妇科常见情志致病因素为**怒、思、恐**。怒使气郁、气逆，进而引起血分病变，可致月经后期、闭经、痛经、经行吐衄、不孕、癥瘕、缺乳等；忧思气结，伤脾，可致月经失调、闭经、胎动不安等；惊恐伤肾，每使气下、气乱，可致月经过多、崩漏、胎动不安、堕胎、小产等，甚或闭经。

（三）生活失调

1. 房劳多产　房事不节易耗精伤肾；经期、产后阴阳交合则易致瘀血停滞，或外邪乘虚而入，与胞宫之血相结；多产则耗气伤血，可成为经、带、胎、产诸疾之病因。

2. 饮食不节　包括饥饱失常、饮食偏嗜、寒温失宜等。饮食不足，气血生化乏源，易致月经过少、闭经、胎动不安、胎萎不长等；暴饮暴食，过食肥甘厚味，痰湿内生，阻滞冲任，可引起月经后期、月经过少、闭经、不孕、癥瘕等；过食辛热、饮酒无度，常致冲任蕴热，出现月经先期、月经过多、崩漏等；过食寒凉，损伤阳气，凝滞气血，可引起痛经、闭经、带下过多、不孕。

3. 劳逸失度　过劳则气耗，易致月经过多、经期延长、崩漏、胎漏、胎动不安、堕胎、小产、早产、恶露不绝、阴挺等；过逸则气滞，常可引起痛经、胎位不正、难产等。

4. 跌仆损伤　经期、妊娠期跌仆闪挫，可致气血不和，冲任不固，发生月经不调、崩漏、堕胎、小产、早产等；妇产科手术不当，损伤胞宫胞脉，可引起月经过少、闭经、子宫穿孔等。

5. 药误虫蚀　用药不当，药物毒性可直接损伤冲任。生活中摄生不慎，局部感染病虫，虫蚀外阴、阴中，可引起阴痒、带下过多。

（四）体质因素

体质因素直接决定着机体的抗病能力，是疾病发生的内在因素，而且决定着疾病的易感性、种类、证候、程度、转归和预后。体质强健者，常病轻、易愈，体质虚弱者常病重、难愈。

二、发病机制

（一）脏腑功能失常

脏腑生理功能的紊乱和脏腑气血阴阳的失调均可导致妇产科疾病，其中关系最密切的是**肾、肝、脾**。

1. 肾的功能失常

（1）肾气虚：肾气的盛衰直接影响天癸的至与竭，从而影响月经与胎妊娠。肾气不足，封藏失职，冲任不固，可致月经先期、月经过多、崩漏；胎失所系，胎元不固，可致胎漏、胎动不安、滑胎、子宫脱垂等。

（2）肾阴虚：肾阴亏虚，精亏血少，冲任不足，血海不能按时满盈，可致月经后期、月经过少、闭经；冲任亏虚，不能摄精成孕，则不孕；虚热内生，热扰冲任，血海不宁，迫血妄行，可致月经先期、经间期出血、崩漏等。

（3）肾阳虚：肾阳虚衰，不能温煦胞宫，可致妊娠腹痛、胎萎不长、不孕等；肾阳不足，封藏失职，冲任不固，可致崩漏；肾阳亏虚，蒸腾汽化失职，不能温化水湿，可致带下过多、经行浮肿、子肿、经行泄泻。

（4）肾阴阳俱虚：肾阴肾阳相互依存，相互制约，阴损及阳，阳损及阴，病久可致肾阴阳俱虚，常见于绝经前后诸证。

2. 肝的功能失常

（1）肝气郁结：若情志内伤，肝气郁结，冲任不畅，可致痛经、月经后期、闭经、经行乳房胀痛、妊娠腹痛、不孕等；冲任血海蓄溢失常，可致月经先后无定期。

（2）肝郁化火：肝气郁结，郁而化热，热伤冲任，血海不宁，迫血妄行，可致月经先期、月经过多、崩漏、经行吐衄、胎漏、产后恶露不绝等。

（3）肝阳上亢：肝阴不足，肝阳偏亢，经前或孕后阴血下聚冲任，肝阳上亢，引起经行眩晕、经行头痛、子晕；阴虚阳亢，肝风内动，发为子痫。

（4）肝经湿热：肝气犯脾，肝郁化热，脾虚生湿，肝经湿热蕴结，下注冲任，浸淫任带，可致带下过多、阴痒等；湿热蕴结胞中，阻滞冲任，而发生不孕、带下病、癥瘕。

3. 脾的功能失常

（1）脾气虚弱：脾为中土，主运化，司中气而统血，与胃同为后天之本，气血生化之源。脾气虚弱，血失统摄，冲任不固，可致月经先期、月经过多、崩漏；胎失气载，可致胎漏、胎动不安、堕胎、小产；脾虚气陷，升举无力，可致子宫脱垂。

（2）脾虚血少：脾失健运，化源不足，冲任血虚，血海不能按时满溢，可致月经后期、月经过少、闭经；胎失血养，可致胎动不安、胎漏、堕胎、小产、胎萎不长等。

（3）脾阳虚损：脾阳不足，运化失职，水湿内停，水湿泛溢肌肤，可致妊娠水肿；湿浊下注，浸淫任带，使任脉不固、带脉失约，可致带下病；湿浊内停，夹饮上逆，可致妊娠呕吐。

（二）气血失调

1. 气分病机

（1）气虚：素体虚弱，或劳倦过度，或大病久病，均可引起气虚。气虚冲任不固，可致月经先期、月经过多、崩漏、产后恶露不绝等；气虚则胃气不固，摄纳无权，故乳汁自出；气虚则卫外不固，可出现经行感冒、产后自汗等。

（2）气陷：气虚升举无力而下陷，无力载胎系胞，可致胎漏、胎动不安、子宫脱垂。

（3）气滞：肝气郁结，气机阻滞，冲任、胞宫、胞脉不畅，可致月经后期、痛经、闭经、经行乳房胀痛；气行不畅，津液停滞，水湿不布，可见经行浮肿、子肿；气滞引起血瘀，冲任胞脉不通，可致癥瘕、不孕。

（4）气逆：怒则气上，肝气夹冲气上逆，损伤阳络，可致经行吐衄；妊娠后冲气偏盛，夹胃气、肺气上逆，胃失和降，引起恶阻，肺失肃降，可致子嗽。

2. 血分病机

（1）血虚：大病、久病之后，或经、产耗血失血过多；劳神思虑太过伤脾，或素体脾胃虚弱，化源不足而成血虚。血虚血海不盈，冲任亏虚，可致月经后期、月经过少、痛经、闭经、妊娠腹痛、胎萎不长、产后身痛、缺乳、不孕等。

（2）血瘀：气滞、寒凝、热灼、气虚、外伤等均可引起瘀血，瘀血阻滞胞脉胞络、冲任，使经脉不通，可致月经后期、月经过少、闭经、不孕等；瘀血阻络，"不通则痛"，可见痛经、经行头痛、产后腹痛、产后身痛；瘀血阻滞，旧血不去，新血难安，血不归经，可致月经过多、崩漏、恶露不绝等；瘀血与痰饮、湿浊相互胶结于下腹部胞中，则为癥瘕。

（3）血热：外感热邪，或过服辛辣温燥之品导致阳盛血热；或素体阴虚内热。热邪与血相互搏结，热扰冲任，血海不宁，迫血妄行，可致月经先期、月经过多、崩漏、胎漏、胎动不安、产后恶露不绝等。

（4）血寒：外感寒邪，或过服寒凉药物、食物，损伤人体阳气；或素体阳虚，寒邪与血相互搏结，血为寒凝，冲任、胞脉阻滞，可致月经后期、月经过少、痛经、闭经、妊娠腹痛、产后腹痛、产后身痛、不孕等。

（三）冲、任、督、带损

1. 冲任损伤　冲任二脉皆起于胞中，冲为"**血海**""**十二经脉之海**"，能调节十二经的气血；"**任主胞胎**"，为**阴脉之海**，与足三阴经均有交汇，对人体的阴经有调节作用。凡脏腑功能失常、气血失调，均可间接损伤冲任；痰饮、瘀血、金刃手术可直接损伤冲任，而致妇科疾病。冲任损伤的主要病机有冲任不足、冲任不固、冲任失调、冲任阻滞、寒凝冲任、热蕴冲任等。

2. 督脉虚损　督脉"贯脊属肾"，为"阳脉之海"。任督二脉，同起于胞中，交会于龈交穴，调节人体阴阳平衡，维持胞宫的生理功能，督脉虚损，可致阴阳失调，出现闭经、崩漏、绝经前后诸证、不孕等。

3. 带脉失约　带脉束腰一周，与冲、任、督脉间接相通，起着约束诸经、提摄子宫的作用。带脉失约可致带下过多、胎动不安、滑胎、子宫脱垂等。

（四）胞宫、胞脉、胞络受损

胞宫与胞脉、胞络协调完成其主月经、主胎妊娠的生理功能。除脏腑功能失常、气血失调、冲任督带损伤可间接影响胞宫的功能外，也可由跌仆闪挫、外伤手术等直接损伤胞宫胞脉，引起胎漏、胎动不安、堕胎、小产、月经失调、痛经、闭经、带下病等。

第八单元　妇产科疾病的中医诊断与辨证要点

【复习指南】熟悉中医辨证方法，掌握四诊在妇科临床上的运用，月经病、带下病、妊娠病、产后病的辨证要点。

妇产科疾病是根据经、带、胎、产的临床特征，结合全身症状及舌脉，按照阴阳、表里、寒热、虚实八纲辨证的原则，运用脏腑辨证、气血辨证、冲任督带辨证和胞宫辨证等方法来确定证型。妇产科疾病重点为对月经病、带下病、妊娠病、临产病、产后病、杂病的辨析。

一、辨证方法

1. 脏腑辨证　脏腑辨证是以脏腑的生理、病理为基础进行的辨证分析。其中与妇产科最为密切的是**肾、脾、肝**三脏的辨证。肾病辨证主要有肾气虚、肾阴虚、肾阳虚；肝病辨证主要为实证和虚实夹杂的表现，有肝气郁结证、肝郁化火证、肝经湿热证、肝阳上亢证、肝风内动证等；脾病辨证主要是实证和虚实夹杂的表现，证型有脾胃虚弱、脾虚湿阻等。

2. 气血辨证　妇产科疾病有病在气分和血分之分，而气分病和血分病又各有寒热、虚实之辨。需根据妇产科证候表现，结合全身症状、舌脉与体质情况进行综合分析。气分病包括气虚、气陷、气滞、气逆等不同病症。血分病临床常见血虚证、血瘀证、血寒证、血热证等。

3. 冲任督带辨证　临床归纳为冲任损伤、督脉虚损、带脉失约。冲任损伤在妇产科临床表现为冲任亏损、冲任寒凝、冲任血热、冲任阻滞及冲任失调，可引起经、带、胎、产、杂诸病。督脉为病虚损较多，证候背寒疾痛、腰骶酸楚、下元虚冷、带下清冷、妊娠育障碍等，可导致带下病、不孕、闭经、崩漏、经断前后诸证等。带脉为病可由痰、湿、寒、热等邪所致，临床当参合带下颜色、气味、清浊来辨证。

4. **胞宫辨证** 当胞宫功能失调或受损时，可发生诸多妇科疾病。临床可见胞宫虚损或邪蕴胞宫而引起妇产科病证。

二、月经病的诊断与辨证要点

1. **月经病的诊断** 主要是以月经周期、经期和经量的情况，以及伴随行经或绝经前后出现的症状为依据。但应注意月经后期、闭经等与妊娠停经相鉴别；痛经、经期延长、月经过少、月经过多、崩漏等与胎、产病症及妇科肿瘤等相鉴别。

2. **月经病的辨证要点** 主要以月经的期、量、色、质、气味及伴随月经周期性出现突出症状的特点，结合全身证候与舌脉征象进行辨证。月经先期、量多、经期延长、色深红或紫红、质稠者，多属血热；月经后期、量少、色淡、质稀，伴头晕眼花者，多属血虚；经行先后不定期、量或多或少、色淡、经行腰酸者，多属肾虚；色暗、腹胀不舒、乳房胀痛者，多属肝郁；月经量多或淋漓不尽、色紫暗、质稠、血块多，伴小腹疼痛者，多属血瘀。

三、带下病、妊娠病、临产病、产后病、杂病的诊断与辨证要点

均见后面相应章节。

第九单元　治法概要

【复习指南】掌握常见中医内治法及代表方，熟悉内分泌治疗的方法和内容。熟悉外治法的种类、特点和适应证。了解化学药物治疗的药物及方法。

一、内治法

（一）内分泌治疗

目的是为了矫正、调整女性的生殖内分泌平衡及其功能，改善女性的精神、心理、内分泌、代谢和机体功能状态。包括促性腺激素释放激素类药物、促性腺激素类药物、性激素类药物、抗催乳素类药物、抗雌激素类药物、抗孕激素类药物、抗雄激素类药物、前列腺素。

（二）中医内治法

1. **滋肾补肾**

（1）补肾益气：常用于肾气不足引起的月经失调、崩漏、闭经、胎动不安、滑胎、子宫脱垂等。常用药物如菟丝子、杜仲等，代表方如寿胎丸等。

（2）温补肾阳：常用药物有淫羊藿、补骨脂等，代表方如右归丸、内补丸等。补阳药性多温燥，易伤阴耗精，故补阳的同时少佐益阴之品，阴中求阳，则生化无穷。

（3）滋肾益阴：常用于肾阴不足或肾精亏损所致的月经失调、绝经综合征、胎动不安、不孕症。常用药物如熟地黄、山茱萸、枸杞子等。代表方剂如左归丸、养精种玉汤等。

若阴不敛阳，阳失潜藏，阴虚阳亢，可致妊娠期高血压疾病等，治宜滋阴潜阳。若肾水不能上济，心肾不交，心火偏亢可致经行口糜、经行失眠、妊娠心烦、绝经前后诸证等，治宜滋阴降火，交通心肾。若肾水不足，虚火上炎，肺失宣润可致经行吐衄、妊娠咳嗽、妊娠

失声等，治宜滋肾润肺。代表方如顺经汤、百合固金汤等。

若肾水不能涵养肝木，使肝肾不足，冲任损伤，可致崩漏、闭经、痛经、月经不调、滑胎、胎萎不长、不孕、阴痒等，治宜滋肾养肝。可于滋肾药中加养肝之品。代表方有调肝汤、一贯煎等。

（4）阴阳双补：若肾阴阳俱虚致崩漏、闭经、绝经前后诸证、滑胎、不孕症等，则治以阴阳双补。代表方如归肾丸、二仙汤等。

2. 疏肝养肝

（1）疏肝解郁：若肝郁气滞，疏泄失常，易导致月经不调、痛经、闭经、经行乳房胀痛、妊娠腹痛、妊娠肿胀、妊娠期高血压疾病、缺乳、不孕症等。常用疏肝解郁类药物如柴胡、香附、郁金等，代表方有逍遥散、柴胡疏肝散。

若肝气过盛，克伐脾土，可致月经不调、崩漏、经行泄泻、妊娠肿胀等，治宜舒肝健脾。在疏肝的同时应配伍健脾之药如白术、山药等，代表方剂如逍遥丸、痛泻要方。

（2）清泻肝火：若肝郁化火，热扰冲任可致月经不调、崩漏、胎漏等。治宜疏肝清热。代表方剂如丹栀逍遥散。若肝经湿热下注，还可致经期延长、经间期出血、痛经、带下病、产后发热、产后恶露不绝、阴痒、阴疮等，治宜清肝泻热。代表方剂如龙胆泻肝汤、清肝止淋汤。

（3）养血柔肝：适用于肝阴不足，肝血衰少引起的月经不调、闭经、绝经前后诸证等。常用药物如熟地黄、白芍等，代表方剂如一贯煎、二至丸。

凡肝血不足，肝阳上亢，甚至肝风内动而致妊娠眩晕、妊娠痫证、经行头痛、绝经前后诸证等，治宜平肝潜阳，或镇肝息风。代表方剂如天麻钩藤饮、镇肝息风汤。

3. 健脾和胃

（1）健脾益气：若脾胃虚弱，化源不足，血海不盈，易致月经后期、月经过少、闭经、胎漏、胎动不安、胎萎不长、胎死腹中、缺乳等。常用药物如党参、白术等，代表方剂如四君子汤等。

若脾虚中气下陷，统摄无权，可致月经过多、崩漏、经期延长、胎动不安、产后乳汁自出、子宫脱垂等，治宜补中益气，升阳举陷。代表方剂如补中益气汤、举元煎。若中阳不振，脾失健运，水湿泛溢，可致经行浮肿、经行泄泻、带下病、妊娠水肿、胎水肿满等，宜温补脾胃，升阳除湿。代表方剂如白术散、完带汤。

（2）健脾和胃：适用于脾胃虚弱，胃失和降，或肝旺伐胃，冲气上逆引起的妊娠恶阻。治以健脾和胃、降逆止呕。代表方剂如香砂六君子汤、苏叶黄连汤。因热而上逆者，宜清热降逆。代表方剂如加味温胆汤。因寒而上逆者，宜温中降逆。常用药物如砂仁、紫苏梗等，代表方剂如小半夏加茯苓汤。

4. 调理气血

（1）理气：若气虚、气陷导致月经先期、月经过多、经期延长、崩漏、痛经、胎漏、胎动不安、滑胎、胎死不下、难产、胞衣不下、产后排尿异常、恶露不绝、子宫脱垂等，治宜健脾益气，或补脾升陷。代表方剂如补中益气汤、举元煎。若气郁、气逆可致月经后期、月经先后无定期、月经过少、闭经、痛经、月经前后诸证、妊娠腹痛、胎气上逆、妊娠恶阻、妊娠肿胀、缺乳、癥瘕、不孕症等，治宜理气行滞或顺气降逆。常用药物有乌药、陈皮、佛手等,代表方剂如加味乌药汤、天仙藤散。

(2)调血:血虚者,易致月经过少、闭经、妊娠腹痛、胎漏、胎动不安、胎萎不长、产后腹痛、产后痉证、产后发热、产后身痛等,治宜补血养血。代表方剂如当归补血汤、四物汤、胶艾汤。若血瘀冲任,可致月经不调、闭经、崩漏、痛经、异位妊娠、妊娠腹痛、胎死不下、胞衣不下、产后血晕、产后腹痛、产后恶露不绝、癥瘕等。治宜活血化瘀。代表方剂如生化汤、血府逐瘀汤等。

实寒或虚寒使经脉凝滞,冲任受阻可致月经后期、月经过少、闭经、痛经、妊娠腹痛、产后腹痛、恶露不下等,治宜温经活血。代表方剂如温经汤、艾附暖宫丸。

实热或虚热伏于冲任,血海不宁可致月经先期、月经过多、经期延长、崩漏、经间期出血、胎漏、妊娠心烦、妊娠小便淋痛、产后发热、产后恶露不绝等,治宜清热凉血或养阴清热。代表方剂如清经散以清实热为主;两地汤、知柏地黄汤、加减一阴煎以滋阴清热为主;清热固经汤、保阴煎,以清实热为主,亦可清虚热。

气血两虚所致的闭经、痛经、胎漏、胎动不安、堕胎、小产、胎萎不长、胎死不下、难产、产后血晕、缺乳、乳汁自出,治宜气血双补。代表方剂如八珍汤、十全大补丸、人参养荣汤、通乳丹。

气滞血瘀所致的痛经、闭经、崩漏、癥瘕等,治宜行气活血或破瘀散结。常用药物见前所述,代表方剂如血府逐瘀汤、少腹逐瘀汤、催生饮等。

5. 清热解毒 适用于热毒内盛所致的崩漏、经期延长、带下病、阴痒、阴疮、盆腔炎性疾病、阴道炎、性病、不孕症等。治宜清热解毒,代表方如五味消毒饮、银甲丸等。

6. 利湿除痰 湿有内外之分。内湿多责之脾、肾二脏,治宜健脾益气,升阳除湿,代表方如完带汤、参苓白术散、健固汤、茯苓导水汤、全生白术散等。若肾阳衰微,不能温化水湿,上述症状进一步加重,治宜温肾化湿或温阳行水。代表方剂如四神丸、真武汤。若湿蕴化热者,治宜清热利湿。代表方剂如龙胆泻肝汤、萆薢渗湿汤、止带方。若脾失健运,痰湿停聚,治宜祛痰化湿。代表方剂如苍附导痰丸、涤痰汤。若脾肾同病而致湿停聚,或痰浊阻碍气血,形成痰瘀互结之重证,治疗宜温肾健脾、温阳行水,或理气化痰、破瘀消癥中兼顾扶理脾肾。

7. 调理奇经 冲、任、督三脉皆起于胞中,带脉约束诸经,均与胞宫关系密切。若冲任不足,治宜调补冲任。代表方剂如寿胎丸、内补丸。若气虚冲任不固,治宜固冲任,代表方剂如补肾固冲丸、固冲汤。凡冲任气血失调所致的月经失调,或冲气上逆所致的妊娠恶阻、经行吐衄、经行头痛等,治宜调理冲任,代表方剂如加味乌药汤、苏叶黄连汤。若寒滞冲任,血行不畅,胞脉受阻,治宜温通冲任,代表方剂如温经汤、艾附暖宫丸。若热伏冲任,血海不宁,迫血妄行,治宜清冲任,代表方剂如清经散、两地汤、保阴煎。

二、外治法

(一)药物治疗

1. 熏洗、坐浴法 将药物煮沸20~30min,煎汤至1000~2000mL,趁热熏蒸或熏洗患部,先熏后洗,待药水温度适中后改为坐浴,达到患部清热、消肿、止痛、止痒,改善局部循环等目的。

2. 冲洗法 用药液直接冲洗外阴、阴道,起到迅速清除菌虫的作用。适用于阴道炎、宫颈炎和阴式手术前的准备。

3. **纳药法** 将药物置于阴道穹隆内或子宫颈表面；达到止痒、清热、除湿、杀虫、拔毒、化腐生肌等目的。常用于各种阴道炎、子宫炎等。

4. **敷贴法** 将药物制成膏剂、散剂、糊剂等，直接敷贴于患处，起到解毒、消肿、止痛或拔脓生肌等作用。常用于外阴肿痛、盆腔炎性疾病等。

5. **热熨法** 适用于盆腔炎性疾病等。

6. **保留灌肠** 将药物浓煎至100~150mL，通过肛管注入直肠内（深10~15cm），药物经过直肠黏膜吸收达到治疗目的。药温37℃左右，在排空大便后进行，灌肠后药液须保留30min以上。经期停用，妊娠期禁用。

7. **腐蚀法** 可用于外阴赘生物、子宫颈糜烂、肥大等。注意勿将腐蚀药物接触正常组织，以免发生溃疡、出血、疼痛等。

8. **宫腔注药法** 适用于子宫内膜炎、输卵管炎、输卵管阻塞等。可根据病情选用抗生素类、透明质酸酶、地塞米松或中药注射剂等，达到消炎、促使组织粘连松解和改善局部血液循环等的目的。在月经干净3~7d进行，有阴道出血或急性炎症者禁用。

（二）物理疗法

常用的有电疗法、光疗法、热疗法、冷冻疗法、激光疗法。

（三）针灸疗法

包括针刺、艾灸、注药、埋线等。

三、手术疗法

第十单元　妊娠病

【**复习指南**】本部分内容有一定难度，历年必考。掌握妊娠病的定义、病因病机、总的治疗原则与宜忌；掌握妊娠恶阻的定义、辨证论治、中西医治疗方法；流产类型及不同发展阶段的临床表现、处理；异位妊娠的定义，西医常见病因，中医病因病机，诊断及鉴别诊断，辨证论治，西医药物治疗及手术治疗体征及原则。熟悉中医对流产的认识和中医相应病症与流产各类型的关系。流产、异位妊娠应作为重点复习、熟练掌握。熟悉妊娠期高血压疾病的病理生理变化、临床表现、诊断方法及鉴别诊断，中西医预防措施及治疗原则。熟悉胎儿生长受限、前置胎盘、胎盘早剥的定义、诊断及中西医治疗原则，了解母儿血型不合的定义、病因、中医辨证论治。

一、中医学对妊娠病的认识

（一）概念

妊娠期间，发生与妊娠有关的疾病，称妊娠病，亦称胎前病。妊娠病不但影响妊娠妇的健康，妨碍妊娠的继续和胎儿的正常发育，甚则威胁生命，因此必须重视妊娠病的预防和治疗。

（二）病因病机

中医学认为妊娠病的病因主要有禀赋不足、素体虚弱、外感六淫、情志内伤、劳逸过度及跌仆闪挫等，常见的发病机制如下。

1. **阴血亏虚** 阴血素虚，妊娠后血聚胞宫以养胎元，阴血益虚，可致阴虚阳亢而发病。
2. **气机阻滞** 素多忧郁，气机不畅，胎体渐长，易致气机升降失常，气滞则血瘀、水停而致病。
3. **脾肾虚损** 肾虚则精亏血少，胎失所养；或肾气虚弱，胎失所系，胎元不固。脾虚则气血乏源，胎失所养；或脾虚湿聚，泛溢肌肤或水停胞中为患。
4. **冲气上逆** 妊娠后经血不泻，下聚冲任、胞宫以养胎元，冲脉气盛，冲气易夹胃气或肝气上逆而发病。

（三）治疗原则

妊娠病的治疗原则，以**胎元正常与否**为前提。

（1）胎元正常者，治病与安胎并举。

（2）胎元异常或妊娠妇有病不宜继续妊娠者：宜迅速终止妊娠，下胎益母。

诊治过程中应注意：首先确定妊娠及何种妊娠；其次辨明母病胎病：若母病而致胎不安者，则重在治疗母病，母病去则胎自安；如因胎不安而致母病者，应重在安胎，胎安则母病自愈。选方用药须时刻顾护胎元。

二、妊娠剧吐

（一）概念

妊娠早期，妊娠妇出现**严重的**恶心呕吐，甚者食入即吐，不能进食，以致出现体液失衡及新陈代谢障碍，甚至危及生命者，称为妊娠剧吐。本病属中医学"妊娠恶阻"范畴，亦称"恶阻""阻病""子病""病儿"等。

（二）中医发病机制

妊娠早期冲脉血气旺盛，**冲气夹胃气、肝气或痰湿上逆**，致**胃失和降**而发生恶心呕吐。常见病因病机有**脾虚痰滞、肝胃不和**，若频繁呕吐，未能及时纠正，则易致气阴两伤。

（三）临床表现

1. **症状** 多见于年轻初妊娠妇，于停经6周左右出现，恶心呕吐频繁，食入即吐，呕吐物中可有胆汁或咖啡样物，晨起较重，或伴头晕、倦怠乏力等症状。

2. **体征** 明显消瘦，精神萎靡，面色苍白，皮肤干燥，眼眶凹陷，脉搏加快，体温可轻度升高，严重者可见黄疸、昏迷等。

（四）诊断及鉴别诊断

1. **诊断** 根据停经后6周左右出现频繁呕吐不能进食的临床表现，结合以下实验室检查明确诊断：①妊娠试验阳性。②尿液检查：尿酮体是诊断妊娠剧吐引起代谢性酸中毒的重要指标。③血液检查：测定血常规及血细胞比容、血钾、钠、氯及二氧化碳结合力、肝肾功能。④必要时进行心电图检查、眼底检查及神经系统检查。

2. **鉴别诊断** 需与葡萄胎、妊娠合并病毒性肝炎、妊娠合并急性胃肠炎等相鉴别。

（五）西医治疗

1. **镇静止呕** 口服维生素B_6、维生素B_1、维生素C；小剂量镇静药如苯巴比妥对轻症有一定效果。

2. **支持疗法** 纠正脱水、电解质紊乱及酸碱失衡，重症患者需住院治疗，禁食，每日补液量不少于3000mL，尿量维持在1000mL以上。一般经上述治疗2~3d后，病情多迅速缓解。

若经上述治疗无好转，体温持续高于38℃，心率每分钟超过120次，出现持续黄疸或蛋白尿，或伴发Wernicke脑病时，应及时终止妊娠。

（六）中医辨证论治

以**调气和中，降逆止呕**为大法。用药时需照顾胎元，如有胎元不固，酌加安胎之品。凡重坠沉降之品不宜过用，升提补气之品应当少用。

1. 脾虚痰滞证

证候：妊娠早期，恶心呕吐，甚则食入即吐，口淡，吐出物为清水或食物，头晕，神疲倦怠，嗜睡；舌淡，苔白，脉缓滑无力。

治法：健脾和胃，降逆止呕。

方药：**香砂六君子汤**加生姜。

2. 肝胃不和证

证候：妊娠早期，恶心呕吐，甚则食入即吐，呕吐酸水或苦水，口苦咽干，头晕而胀，胸胁胀痛；舌质红，苔薄黄或黄，脉弦滑数。

治法：清肝和胃，降逆止呕。

方药：**黄连温胆汤合左金丸**，去枳实。

3. 气阴两虚证

证候：呕吐频繁带血样物，精神萎靡，形体消瘦，眼眶下陷，四肢无力，发热口渴，尿少便秘，唇舌干燥，舌红少津，苔薄黄或光剥，脉细滑数无力。

治法：益气养阴，和胃止呕。

方药：**生脉散合益胃汤**加竹茹、芦根、乌梅。

三、自然流产

（一）概念

妊娠不足28周，胎儿体重＜1000g而终止者称**流产**。其中发生在妊娠**13周末前者称早期流产**；妊娠**14~28周**终止者称**晚期流产**。流产分为自然流产和人工流产。

（二）中医学对于流产的认识

妊娠期阴道少量出血，时下时止，或淋沥不断，而无腰酸腹痛者，称为"**胎漏**"，或"**胞漏**""**漏胎**"等。妊娠期出现腰酸、腹痛、胎动下坠或阴道少量出血者，称为"**胎动不安**"或"**胎气不安**"。若腹痛加剧，阴道出血增多或有流液，腰酸下坠，势有难留者，称"**胎动欲堕**"。妊娠12周内胚胎自然殒堕者，称"**堕胎**"。妊娠12~28周内胎儿已成形而自然殒堕者，称为"**小产**"或"**半产**"。凡堕胎或小产连续发生3次或3次以上者，称为"**滑胎**"，亦称"**屡孕屡堕**"或"**数堕胎**"。

中医认为本病的主要发病机制为**冲任损伤，胎元不固**。主要病机包括肾虚、气血虚弱、血热、血瘀及感染邪毒等。

（三）西医病因

包括胚胎因素、母体因素、环境因素、免疫因素等。

（四）流产的类型及临床表现

1. 先兆流产　指妊娠28周前出现阴道少量出血，下腹痛或腰背痛，但无妊娠物排出。妇科检查：子宫颈口未开，胎膜未破，子宫大小与停经周数相符。经治疗及休息后症状消失，可继续妊娠。中医学称"胎漏""胎动不安"。若阴道出血量增多或下腹痛加剧，可发展为难免流产。

2. 难免流产　一般由先兆流产发展而来，阴道出血增多，阵发性腹痛加重，或胎膜破裂出现阴道流水。妇科检查：子宫颈口已扩张，有时宫颈口可见胚胎组织或羊膜囊堵塞，子宫与妊娠周数相符或略小。中医学称"胎动欲堕"。

3. 不全流产　由难免流产发展而来，部分妊娠物已排出体外，尚有部分残留在宫腔内或嵌顿于子宫颈口处，影响子宫收缩，导致出血不止，甚至发生失血性休克。妇科检查：宫颈口已扩张，子宫颈口妊娠组织堵塞及持续性血液流出，一般子宫小于停经周数。中医称"堕胎不全"。

4. 完全流产　妊娠物已全部排出宫腔，阴道出血逐渐停止，腹痛逐渐消失。妇科检查：子宫颈口关闭，子宫接近正常大小。属中医学"堕胎完全""小产"或"暗产"范畴。

5. 稽留流产　指胚胎或胎儿已死亡，滞留在宫腔内未及时自然排出，又称过期流产。早妊娠反应消失，子宫不再增大反而缩小，胎动消失。妇科检查：子宫颈口闭，子宫明显小于停经周数，质地不软，未闻及胎心音。中医称为"胎死不下"。

6. 习惯性流产　同一性伴侣，连续3次或3次以上自然流产者称为习惯性流产。每次流产往往发生于同一妊娠月份，其流产过程与一般流产相同，中医称"滑胎"。近年将同一性伴侣连续2次或2次以上自然流产者称为复发性流产。

7. 流产合并感染　流产过程中，若阴道出血时间长，有组织残留于宫腔内或非法堕胎等，有可能引起宫腔感染，严重时可扩散至盆腔、腹腔甚至全身，并发盆腔炎、腹膜炎、败血症及感染性休克等。妇科检查：子宫及附件明显压痛，阴道可见脓性白带或败酱样血性分泌物，有臭味。

（五）诊断及鉴别诊断

1. 诊断

（1）病史：有无停经史和反复流产史，有无早妊娠反应、阴道出血，以及阴道出血的量及持续时间，有无腹痛及腹痛部位、性质、程度，有无阴道排液及妊娠物排出。了解有无流产合并感染的症状

（2）体格检查：观察全身状况，有无贫血及感染征象，测量生命体征等。妇科注意是否有宫颈口扩张、羊膜囊膨出、妊娠物堵塞于宫颈口，子宫大小是否与停经周数符合、有无压痛，双附件有无增厚压痛等。

（3）辅助检查：①B超检查。了解宫内有无妊娠囊，观察有无胎动和胎心搏动等。②妊娠试验。③激素测定协助判断先兆流产的预后。

2. 鉴别诊断　与各种类型流产的鉴别诊断。早期流产应与异位妊娠、葡萄胎、异常子宫出血及子宫肌瘤等相鉴别。

（六）西医治疗

1. 先兆流产　卧床休息，禁性生活。黄体功能不足者可给予补充黄体酮和维生素E。甲状腺功能减退者给予甲状腺素片。治疗2周后，若阴道出血停止，B超提示胚胎存活，可继续妊娠。若临床症状加重，B超发现胚胎发育不良，血β-HCG持续不升或下降，表明流产不可避免，应终止妊娠。

2. 难免流产　一旦确诊，应尽早使胚胎、胎盘组织完全排出。
3. 不全流产　及时行刮宫术或钳刮术。
4. 完全流产　症状消失，B超检查宫腔内无残留物，如无感染征象不需处理。
5. 稽留流产　确诊后应尽早清宫。
6. 复发性流产　怀孕前需进行必要的孕前检查，尽可能查出原因。
7. 流产合并感染　治疗原则是控制感染的同时尽快清除宫内残留物。

（七）胎漏、胎动不安的辨证论治

1. 肾虚证

证候：妊娠期阴道少量出血，色淡暗，腰酸，腹坠痛，头晕耳鸣。腰膝酸软，小便频数，夜尿多，或曾屡次堕胎；舌淡，苔白，脉沉细滑尺弱。

治法：补肾益气，固冲安胎。

方药：**寿胎丸**加党参、白术。

2. 气血虚弱证

证候：妊娠期阴道少量出血，色淡红，质稀薄，或腰腹胀痛，小腹下坠，神疲肢倦，面色㿠白，头晕眼花，心悸气短；舌质淡，苔薄白，脉细滑。

治法：补气养血，固肾安胎。

方药：**胎元饮**去当归，加黄芪、升麻、阿胶、桑寄生。

3. 血热证

证候：妊娠期阴道下血，色深红或鲜红，质稠，或腰腹坠胀作痛，心烦少寐，口干口渴，溲赤便结；舌质红，苔黄，脉滑数。

治法：清热凉血，固冲安胎。

方药：**保阴煎**加苎麻根。

4. 血瘀证

证候：宿有癥疾，或妊娠后阴道下血，色暗红或红，甚则腰酸腹痛下坠；舌暗或边有瘀点，脉弦滑或沉弦。

治法：活血消癥，补肾安胎。

方药：**桂枝茯苓丸**加菟丝子、桑寄生、续断。

（八）滑胎的辨证论治

滑胎多为虚证，"**虚则补之**"为治疗原则。治疗时以预防为主，防治结合，即妊娠前培补其损，妊娠后保胎治疗。

1. 肾气亏损证

证候：屡孕屡堕，甚或如期而堕，月经初潮迟，月经周期推后或时前时后，经量较少，色淡暗，头晕耳鸣，腰膝酸软，夜尿频多，眼眶黯黑，或面有暗斑；舌质淡或淡暗，脉沉弱。

治法：补肾益气，调固冲任。

方药：**补肾固冲丸**。

2. 气血虚弱证

证候：屡孕屡堕，月经量少，或月经周期延后，或闭经，面色白或萎黄，头晕心悸，神疲乏力；舌质淡，苔薄，脉细弱。
治法：益气养血，调固冲任。
方药：**泰山磐石散**。

四、异位妊娠

（一）概念

凡受精卵在**子宫体腔以外**着床发育称为异位妊娠，习称宫外孕。

（二）西医病因病理

1. 病因　主要有输卵管炎症（输卵管妊娠**最主要的病因**）、输卵管手术史、输卵管发育不良或功能异常、辅助生殖技术、宫内节育器及盆腔内肿瘤压迫、子宫内膜异位症形成的粘连、受精卵游走等。

2. 病理

（1）输卵管妊娠流产：多见于输卵管**壶腹部**妊娠，一般发生于妊娠**8~12周**。若输卵管妊娠完全流产，则出血量较少；若输卵管妊娠不全流产，因残存绒毛仍保持活力，继续侵蚀输卵管组织引起反复出血，又因管壁肌层薄弱收缩力差，血管开放，出血较多。

（2）输卵管妊娠破裂：多见于**峡部**妊娠，一般发生于**6周**左右。由于管腔狭窄，妊娠卵绒毛侵蚀并穿透管壁而破裂，发生大量出血，严重时可引起休克。

（3）继发腹腔妊娠：当输卵管妊娠流产或破裂后，胚胎排入腹腔，如果绒毛组织仍然附着于管壁或从破损处向外生长，胚胎继续生存，可形成继发性腹腔妊娠。

（4）陈旧性宫外孕：输卵管妊娠破裂或流产后，如反复少量出血形成血肿，被大网膜及肠管所包裹，日久血肿机化变硬并与周围组织粘连而形成盆腔包块，称为陈旧性宫外孕。

（5）子宫的变化：输卵管妊娠时，受妊娠期内分泌影响，子宫增大变软，但小于停经月份。子宫内膜呈蜕膜变化，但无绒毛，妊娠卵死亡后脱落蜕膜常呈整块片状或三角形，称蜕膜管型，有时呈细小碎片脱落。

（三）中医病因病机

本病的基本病机是**少腹瘀滞、胎元阻络**或**瘀结成癥**。常见病因病机有瘀阻胞络、气虚血瘀、气陷血脱、瘀结成癥。

（四）临床表现

1. 症状

（1）停经：多有6~8周的停经史，小部分患者无明显停经。

（2）腹痛：输卵管妊娠未破裂时，患者下腹一侧隐痛或胀痛。输卵管妊娠**破裂**时，患者**突感下腹一侧有撕裂样剧痛**，常伴恶心呕吐。疼痛范围与内出血量有关，可波及下腹或全腹，甚至可引起肩胛部放射性疼痛。当血液积聚在子宫直肠窝时，可引起肛门坠胀和排便感。

（3）阴道出血：常为少量不规则出血，色暗红或深褐，一般不超过月经量。少数可见出血较多，可伴有子宫蜕膜管型或碎片排出。

（4）晕厥与休克：腹腔内大量出血及剧烈腹痛可导致晕厥与休克，其程度与内出血的速度及量有关，但与阴道出血量不成正比。

2. 体征

（1）一般情况：腹腔内出血较多时，患者呈贫血貌，可有面色苍白、脉快而细弱、血压下降等休克表现。

（2）腹部检查：下腹部明显压痛和反跳痛，尤以病侧为甚，但腹肌紧张常较轻。内出血多时，叩诊有移动性浊音。陈旧性宫外孕包块较大或位置较高者腹部可扪及。

（3）妇科检查：阴道内可见来自宫腔的少量血液，后穹隆常饱满，有触痛。子宫颈摇举痛。子宫稍大变软，但小于停经月份。内出血多时，子宫可有漂浮感。子宫一侧可触及肿块，有触痛。陈旧性宫外孕时，可在子宫直肠陷凹处触及半实质性压痛包块，边界清楚，不易与子宫分开，日久血肿包块机化变硬。

（五）诊断与鉴别诊断

1. 诊断　根据病史（包括停经史及盆腔炎性疾病史、痛经史、盆腔或宫腔手术和人工流产史等），再结合临床表现可初步诊断，根据辅助检查确诊。

实验室及其他检查：

（1）血 β-HCG 测定：是早期诊断异位妊娠的**重要**方法。异位妊娠时血 β-HCG 常低于宫内正常妊娠。

（2）B 型超声检查：主要了解宫腔内有无妊娠囊，附件部位有无包块及盆腹腔内有无积液，若能在宫旁低回声区内探及胚芽及原始心管搏动即**可确诊**。

（3）阴道后穹隆穿刺：适用于疑有腹腔内出血或 B 超检查显示有盆腔积液的患者。如经后穹隆穿刺抽出暗红色不凝血，说明有腹腔内出血存在，可协助诊断异位妊娠或黄体破裂。

（4）诊断性刮宫：有助于尽快止血并排除宫内妊娠流产。

（5）腹腔镜检查：适用于早期输卵管妊娠尚未破裂的患者，在腹腔镜检查的同时可进行治疗。

2. 鉴别诊断　输卵管妊娠应与宫内妊娠流产、急性输卵管炎、急性阑尾炎、黄体破裂及卵巢囊肿蒂扭转等相鉴别。

（六）西医治疗

1. 药物治疗　主要适用于早期输卵管妊娠、要求保留生育能力的年轻患者。可采用化学药物治疗或米非司酮治疗、中医中药治疗。药物治疗必须符合下列条件：①输卵管妊娠未发生破裂或流产；②输卵管妊娠**包块直径 ≤ 3cm**；③血 β-HCG < 2000U／L；④无明显内出血，肝肾功能及血常规检查正常；⑤要求保留生育能力的住院患者。

用药期间应动态监测血 β-HCG、B 超、肝肾功能和血常规，并注意患者病情变化及药物的毒副作用。药物治疗后病情无改善甚至加重，应改用手术治疗。

2. 手术治疗　适用于已破裂期（腹腔内大量出血、出现休克），或不稳定型，或药物治疗失败者，包括根治手术和保守手术。

（七）中医辨证论治

中医治疗以**活血化瘀、杀胚消癥**为主，根据疾病发展阶段和临床类型不同辨证论治，已破损期配合西医方法。遣方用药应注意峻猛药中病即止，以免再次大出血。

1. 未破损期——胎阻胞络证

证候：短暂停经后下腹一侧隐痛，妊娠试验阳性或弱阳性，血 β-HCG 升高缓慢，B 超探及一侧附件混合性占位，宫内无妊娠囊；舌暗红或正常，苔薄白，脉弦细涩。

治法：活血祛瘀，杀胚消癥。

方药：**宫外孕Ⅱ号方**加紫草、蜈蚣、水蛭、天花粉。

2. 已破损期　指输卵管妊娠流产或破裂者。

（1）不稳定型——胎元阻络、气虚血瘀证（输卵管妊娠流产）

证候：停经后下腹一侧腹痛拒按，阴道不规则少量出血，头晕神疲，血β-HCC动态监测缓慢升高，B超探及一侧附件混合性囊性占位；舌淡暗，苔薄白，脉细滑。

治法：益气化瘀，消癥杀胚。

方药：**宫外孕Ⅰ号方**加党参、黄芪、紫草、蜈蚣、水蛭、天花粉。

因本型患者可反复内出血，应中西医药物配合药物杀胚，动态监测血β-HCG、B超、血常规，做好随时抢救休克的准备。

（2）休克型——气陷血脱证（输卵管妊娠破裂）

证候：停经后突发下腹一侧撕裂样剧痛，面色苍白，四肢厥冷，冷汗淋漓，烦躁不安，甚或昏厥，血压明显下降；妊娠试验阳性或弱阳性；后穹隆穿刺抽出不凝血提示腹腔内出血；B超探及一侧附件混合性囊性占位；舌淡，苔薄白，脉细数无力或芤。

治法：回阳救脱，补气举陷。

方药：**参附汤合生脉散**加黄芪、柴胡、炒白术。

休克型患者应以中西医结合抢救为主，立即吸氧、输液、输血，补足血容量，维持血压和酸碱平衡。在纠正休克的同时应立即手术治疗。

（3）包块型——瘀结成癥证（陈旧性异位妊娠）

证候：输卵管妊娠破损日久，腹痛减轻或消失；血β-HCG持续下降或阴性，B超探及一侧附件混合性囊性占位；舌暗，苔薄白，脉弦细或涩。

治法：活血化瘀，消癥散结。

方药：**理冲丸**加土鳖虫、水蛭、炙鳖甲。

3. 外治法　在内治法基础上可配合外敷中药及中药保留灌肠以内外同治。适用于未破损型或陈旧性宫外孕。

五、妊娠期高血压疾病

（一）西医病因病理

1. 病因　高危因素包括：妊娠妇年龄≥40岁；有妊娠高血压、子痫前期病史及家族史；慢性高血压；慢性肾炎；糖尿病；抗磷脂抗体阳性；初次产检体重指数≥35。

2. 病理生理变化　**全身小动脉痉挛，内皮损伤及局部缺血**是妊娠期高血压疾病的**基本病理生理变化**。由于小动脉广泛性痉挛，造成管腔狭窄，周围循环阻力增大，血管壁及内皮细胞损伤，通透性增加，体液和蛋白质渗漏，出现血压升高、蛋白尿、水肿、全身各脏器灌流减少，造成脑、肾、肝、心血管等重要器官功能受到损害，出现相应的临床症状，甚至导致母儿死亡。子宫胎盘灌注不足，出现胎儿生长受限、胎儿窘迫、胎盘早剥，对母儿造成危害。

（二）中医病因病机

常见病因病机有脾肾两虚、气滞湿阻、阴虚肝旺、脾虚肝旺、肝风内动和痰火上扰。

（三）分类及临床表现

1. 妊娠高血压　妊娠20周后出现血压≥140/90mmHg，于产后12周内恢复正常；尿蛋白（一），产后方可确诊。

2. 子痫前期

（1）轻度：妊娠20周后出现BP≥140/90mHg；尿蛋白≥0.3g/24h，或随机尿蛋白/肌酐≥0.3；无子痫前期的严重表现。

（2）重度：子痫前期出现以下何一项表现即可诊断为重度。BP≥160/110mmHg；尿蛋白≥5.0g/24h或随机尿蛋白（+++）；血肌酐＞106umol/L；血小板＜100×10^9/L；肝功能损害（血清ALT或AST升高）；肾功能损害（血肌酐为正常值的2倍以上）。

3. 子痫　子痫前期妊娠妇抽搐而不能用其他原因解释。

4. 慢性高血压并发子痫前期　高血压妊娠妇妊娠2无尿蛋白，妊娠后出现尿蛋白≥0.3g/24h；妊娠后突然尿蛋白增加，或血压进一步升高或血小板＜100×10^9/L。

5. 妊娠合并慢性高血压　妊娠20周前舒张压≥90mmHg（除外滋养细胞病），妊娠期无明显加重；或妊娠20周后首次诊断高血压并持续到产后12周后。

（四）诊断与鉴别诊断

1. 诊断

（1）病史：患者有本病的高危因素、临床表现，特别应注意有无头痛、视力改变、上腹不适等。

（2）高血压：收缩压≥140mmHg或舒张压≥90mmHg，血压升高至少出现两次以上，间隔≥4h。慢性高血压并发子痫前期常在妊娠20周后血压持续上升。其中特别注意舒张压的变化。注意血压较基础血压升高30/15mmHg，但低于140/90mmHg时，不作为诊断依据，须严密观察。

（3）尿蛋白　应取中段尿进行检查，24h内尿液中的蛋白含量≥0.3g或在至少相隔6h的两次随机尿液检查中尿蛋白浓度为30mg/L（定性+）。

（4）辅助检查：①妊娠高血压。常规检查血常规、尿常规、肝功能、肾功能、血脂、尿酸、凝血功能，以及心电图、胎心监测和B超监测胎儿、胎盘、羊水。②子痫前期、子痫。酌情检查眼底检查、凝血功能检查、B超、电解质检查及动脉血气分析；心脏彩超及心功能测定；脐动脉血流指数、子宫动脉等血流变化、头颅CT或MRI检查。

2. 鉴别诊断　子痫前期应与妊娠合并慢性肾炎相鉴别，子痫应与癫痫、脑炎、脑肿瘤、脑血管畸形破裂出血、糖尿病高渗性昏迷、低血糖昏迷等相鉴别。

（五）子痫前期及子痫的西医治疗原则

1. 子痫前期的西医治疗原则　休息、镇静、解痉、降压、合理扩容、必要时利尿、密切监测母儿状态、适时终止妊娠。

2. 子痫的西医治疗原则　一旦发生子痫，立即左侧卧位以减少误吸，开放呼吸道，建立静脉通道。治疗原则：控制抽搐，纠正缺氧和酸中毒，控制血压，抽搐控制后终止妊娠。

（六）子肿、子晕、子痫的概念及辨证论治

1. 脾肾两虚证

证候：妊娠中晚期，面目及下肢浮肿，甚或遍及全身，肤色淡黄或白，皮薄而光亮，按

之凹陷，即时难起，倦怠乏力，气短懒言，纳呆，腰酸膝软，下肢逆冷，尿少便溏；舌淡胖边有齿痕，苔白滑或薄腻，脉沉滑无力。

治法：健脾温肾，行水消肿。

方药：**白术散**合**五苓散**加山药、菟丝子。

2. 气滞湿阻证

证候：妊娠中晚期，先由脚肿，渐及于腿，皮色不变，随按随起，头晕胀痛，胸闷胁胀，或脘胀，纳少；苔薄腻，脉弦滑。

治法：理气行滞，除湿消肿。

方药：**天仙藤散**。

3. 阴虚肝旺证

证候：妊娠中晚期，头晕目眩，头痛耳鸣，视物模糊，颜面潮红，心烦失眠，口干咽燥；舌红或绛，少苔，脉弦细滑数。

治法：滋阴养血，平肝潜阳。

方药：**杞菊地黄丸**加天麻、钩藤、石决明。

4. 脾虚肝旺证

证候：妊娠中晚期，面浮肢肿逐渐加重，头昏头重如眩冒状，胸闷心烦，呕逆泛恶，神疲肢软，纳少嗜卧；舌淡胖有齿痕，苔腻，脉弦滑而缓。

治法：健脾利湿，平肝潜阳。

方药：**半夏白术天麻汤**加钩藤、丹参。

5. 肝风内动证

证候：妊娠晚期、产时或新产后，头痛眩晕，视物不清，突发四肢抽搐，两目直视，牙关紧闭，角弓反张，甚至昏不知人，颜面潮红，心悸烦躁；舌红苔薄黄，脉细弦滑或弦滑数。

治法：滋阴清热，平肝息风。

方药：**羚角钩藤汤**。

6. 痰火上扰证

证候：妊娠晚期，或正值分娩时或新产后，头晕头重，胸闷烦躁泛恶，面浮肢肿，猝然昏不知人，面部口角及四肢抽搐，气粗痰鸣；舌红苔黄腻，脉弦滑数。

治法：清热豁痰，息风开窍。

方药：**牛黄清心丸**加鲜竹沥、天竺黄、石菖蒲。

六、胎儿生长受限

（一）概念

胎儿生长受限（FCR）是由于病理原因造成胎儿出生体重低于同妊娠龄同性别胎儿平均体重的两个标准差或第10百分位数，或足月胎儿出生体重小于2500g。中医称为"胎萎不长"，亦称"妊娠胎萎燥""胎弱症"或"妊娠胎不长"。

（二）西医病因

1. **母体因素** 主要有营养因素（**最常见**）、妊娠合并症和并发症以及妊娠妇年龄、身高、体重，子宫发育畸形，宫内感染，接触放射线或有毒物质，不良的生活习惯如吸烟、酗酒和吸毒等。

2. 胎儿因素　主要有染色体异常和内分泌异常。

3. 脐带因素　胎盘病变或脐带因素如过长、过细、扭转、打结等。

4. 胎盘因素　胎盘各种病变均可导致子宫胎盘血流量减少，胎儿血供不足。

（三）中医病因病机

主要发病机制是父母禀赋虚弱，生殖之精不健，或妊娠后调养失宜，脏虚胞损，气血不足，胎失所养而生长受限。主要病因病机包括肾气亏虚、气血虚弱、阴虚血热和胞宫虚寒。

（四）诊断

1. 病史　必须准确确定胎龄。有引起FGR的高危因素，有过出生缺陷儿、FGR、死胎的不良分娩史。吸烟、吸毒与酗酒等不良嗜好。有妊娠期子宫生长较慢史。

2. 临床表现　子宫底高度和妊娠期不符，明显小于妊娠月份，胎动、胎心较弱。

3. 辅助检查

（1）B超：①胎头双顶径测量（BPD）。②头围、腹围的比值（HC/AC）。③羊水量与胎盘成熟度。

（2）多普勒超声：测定子宫动脉、脐动脉及胎儿大脑中动脉S/D比值和阻力指数（RI）。

（五）西医治疗

1. 一般治疗　均衡膳食，吸氧，卧床休息，提倡左侧卧位。

2. 母体静脉营养　临床常通过静脉营养给予母体补充氨基酸、能量合剂及葡萄糖，实际效果并不理想。

3. 药物治疗　可予β肾上腺素激动药、硫酸镁、低分子肝素、阿司匹林治疗。

4. 产科处理　胎儿状况良好，胎盘功能正常，未足月且无合并症及并发症者，可在密切监护下妊娠至足月，但不超过预产期。若治疗后无改善，胎儿停止生长＞3周；或胎盘老化伴羊水过少等胎盘功能低下；或妊娠合并症、并发症病情加重者，均应尽快终止妊娠。

5. 监测胎儿健康状况

（六）中医辨证论治

1. 肾气亏虚证

证候：妊娠中晚期腹形小于妊娠月份，胎儿存活，头晕耳鸣，腰膝酸软，或形寒肢冷，倦怠无力；舌淡，苔白，脉沉细。

治法：补肾益气，填精养胎。

方药：**寿胎丸**加党参、桑葚。

2. 气血虚弱证

证候：妊娠中晚期腹形明显小于妊娠月份，胎儿存活，面色㿠白或萎黄，神疲懒言，气短乏力，头晕心悸；舌淡，苔少，脉细弱。

治法：益气养血，滋养胎元。

方药：**胎元饮**加黄芪、续断、枸杞子。

3. 阴虚内热证

证候：妊娠中晚期腹形小于妊娠月份，胎儿存活，颧赤唇红，手足心热，烦躁不安，口干喜饮；舌质红，少苔，脉细数。

治法：滋阴清热，养血育胎。
方药：**保阴煎**加枸杞子、桑葚。

4. 胞宫虚寒证

证候：妊娠腹形明显小于妊娠月份，胎儿存活，形寒怕冷，腰腹冷痛，四肢不温；舌淡苔白，脉沉迟。

治法：温肾扶阳，养血育胎。

方药：**长胎白术散**加巴戟天、艾叶。

七、前置胎盘

（一）概念

前置胎盘是指妊娠 28 周后，胎盘附着于子宫下段，甚至胎盘下缘达到或覆盖宫颈内口，其位置低于胎先露部，是妊娠期严重的并发症，是妊娠晚期阴道出血的**主要原因**。

（二）西医病因

目前尚不清楚，可能与子宫内膜病变及损伤、胎盘异常及受精卵滋养层发育迟缓相关及辅助生殖技术有关。

（三）分类

根据胎盘下缘与宫颈内口的关系，前置胎盘分为 4 类。

1. 完全性前置胎盘　宫颈内口全被胎盘覆盖。又称为中央性前置胎盘。
2. 部分性前置胎盘　宫颈内口部分被胎盘覆盖。
3. 边缘性前置胎盘　胎盘下缘附着于子宫下段，胎盘边缘达宫内口，但未超越宫颈内口。
4. 低置胎盘　胎盘边缘距宫颈内口＜20mm，但未达宫颈内口。

（四）诊断

1. 病史　以往有多次刮宫、产褥感染、剖宫产等病史；或高龄产妇或双胎妊娠史；吸烟或滥用麻醉药史。

2. 临床表现

（1）症状：妊娠晚期或临产时，发生无诱因无痛性反复阴道出血。阴道出血发生时间、发生次数、出血量多少与前置胎盘类型有关。

（2）体征：患者一般情况与出血量有关，大量出血时面色苍白、脉搏增快微弱、血压下降甚至休克。子宫软，无压痛，子宫大小与停经月份相符，胎先露高浮，约有 15% 并发胎位异常；出血不多时胎心正常，出血多时胎儿因缺氧而导致窘迫，严重时胎死宫内。

3. 辅助检查　①血常规可了解贫血情况。②B 超可清楚显示子宫壁、胎盘、胎先露及宫颈位置，确定前置胎盘类型。③产后检查胎膜及胎盘，前置部分的胎盘有陈旧性血块附着，呈紫色，如胎膜破口距胎盘边缘小于 7cm 则可诊断为前置胎盘。

（五）对母儿的影响

主要有产时产后出血、植入性胎盘、产褥感染、围生儿预后不良。

（六）西医治疗原则

治疗原则是在保证妊娠妇安全的前提下达到或更接近足月妊娠，从而提高胎儿的成活率。具体措施有：卧床休息、抑制宫缩、止血、间断吸氧、纠正贫血和预防感染，适时终止妊娠。

八、胎盘早剥

（一）概念
胎盘早剥是指妊娠20周后或分娩期正常位置的胎盘在胎儿娩出前部分或全部从子宫壁剥离。本病是妊娠**晚期严重**的并发症，如处理不及时可危及母儿生命。

（二）西医病因、病理
1. 病因　尚不清楚
2. 病理　主要病理变化是底蜕膜出血形成胎盘后血肿，使胎盘自附着处剥离。按照病理类型胎盘早剥分为显性剥离、隐性剥离及混合性剥离3种。

严重的胎盘早剥可引发弥散性血管内凝血（DIC）、脏器缺血和功能障碍、继发性纤溶亢进凝血功能障碍等一系列病理生理改变。

（三）临床表现及分类
Ⅰ度：胎盘**剥离面积小，多见于分娩期**。轻微腹痛或无腹痛，贫血不明显。子宫软，大小与妊娠周数相符，胎位清楚，胎心正常。产后检查胎盘母体面有陈旧凝血块及压迹。

Ⅱ度：胎盘**剥离面占胎盘面积1/3左右**。突然发生持续性腹痛、腰酸或腰背痛，疼痛程度与胎盘后积血量成正比。无或仅少量阴道出血，贫血程度与阴道出血量不符。子宫大于妊娠周数，宫底增高。胎盘附着处压痛明显，宫缩有间歇，胎位可扪清，胎儿存活。

Ⅲ度：胎盘**剥离面超过胎盘面积的1/2**。可出现恶心、呕吐、面色苍白甚至出冷汗、脉搏细数、血压下降等休克征象。子宫板状硬，宫缩无间歇，胎位扪不清，胎儿死亡。无凝血功能障碍属Ⅲa，有凝血功能障碍属Ⅲb。

（四）诊断及鉴别诊断
1. 诊断
（1）病史：有慢性高血压、妊娠期高血压疾病，或腹部直接撞击史，或有羊水过多骤然流出等病史。
（2）临床表现：妊娠20周后或者分娩期胎儿娩出前阴道出血，量或多或少。腹痛、贫血，或伴休克表现。子宫体压痛明显，硬如板状，或宫底高，胎位不清，胎心不规律或消失。
（3）辅助检查：①全血细胞计数及凝血功能检查。②B超检查。
2. 鉴别诊断　胎盘早剥需与前置胎盘、先兆子宫破裂相鉴别。

（五）并发症
主要有胎儿宫内死亡，弥散性血管内凝血（DIC），产后出血，急性肾衰竭，羊水栓塞。

（六）西医治疗原则
Ⅰ度胎盘早剥经积极处理，临床症状缓解，体征消失，可继续妊娠。Ⅱ、Ⅲ度胎盘早剥，无论胎儿成熟与否，均应积极补充血容量、纠正休克、迅速终止妊娠。及时处理并发症。

九、母儿血型不合

（一）概念
母儿血型不合系妊娠妇与胎儿之间因血型不合而发生的同族血型免疫疾病，可使胎儿红细胞凝集破坏，引起胎儿或新生儿溶血症。在妊娠期亦可导致流产、胎死腹中。中医学无此病名，根据其疾病特征和临床表现多属"胎黄""胎疸""滑胎""死胎"等病证范围。

（二）西医病因

1. ABO 血型不合　此病多发生于妊娠妇血型为 O 型而胎儿血型为 A 型或 B 型。

2. Rh 血型不合　发生于妊娠妇为 Rh 阴性，胎儿为 Rh 阳性者。

（三）危害

母儿血型不合可出现胎儿或新生儿溶血，造成流产、死胎、胎儿水肿、新生儿黄疸，存活者也可能留下后遗症而智力低下、痴呆或运动障碍，甚至死亡。

（四）中医病因病机

本病主要病因病机是湿、热、瘀蕴结在胞宫，伤及胎儿。**脾肾两虚、冲任不足是发病的内在因素**。常见病因病机有湿热内蕴、热毒内结、瘀热互结、阴虚血热。

（五）诊断及鉴别诊断

1. 诊断

（1）病史：曾有分娩过黄疸或水肿新生儿史，母亲有流产、早产、胎死宫内史；母亲有输血史。

（2）实验室及其他检查

①血型检查：孕妇血型为 O 型或 Rh 阴性，需要检查配偶血型；有不良妊娠史的妇女妊娠前需进行血型检查。

②血型抗体的测定。

③B 超检查：观察胎儿、胎盘及羊水情况判断胎儿溶血严重程度。

④羊水检查：溶血后羊水变黄，溶血程度愈重，羊水愈黄。

⑤电子胎心监护：妊娠 32 周起进行 NST 检查，出现正弦波形，提示胎儿贫血缺氧。

⑥产后检查：胎盘水肿对诊断母儿血型不合有参考意义。发生 Rh 溶血病时，正常胎盘重量与新生儿体重比例达到（1∶3）~（1∶4）。

（六）中医辨证论治

1. 湿热内蕴证

证候：妊娠后腹胀纳差，皮肤瘙痒，带下量多，色黄质稠，小便黄，大便不爽；舌质红，苔黄腻，脉弦滑。

治法：清热利湿，固冲安胎。

方药：**茵陈二黄汤**。

2. 热毒内结证

证候：妊娠后面红口干，渴喜冷饮，心烦易怒，腰酸腹痛，四肢肿胀不适，小便黄，大便秘结；舌红，苔黄燥，脉弦滑数。

治法：清热解毒，利湿安胎。

方药：**黄连解毒汤**加茵陈、苎麻根、甘草。

3. 瘀热互结证

证候：妊娠后腹部刺痛，或胀痛不适，口干喜饮，溲赤便结；舌暗红，苔黄，脉弦涩。

治法：清热凉血，化瘀安胎。

方药：二丹茜草汤。

4. 阴虚血热证

证候：有口燥咽干，面赤心烦，手足心热，腰酸腿软；舌红少苔，脉细滑数。

治法：滋阴清热，养血安胎。

方药：知柏地黄汤加茵陈、桑寄生、菟丝子。

第十一单元　妊娠合并疾病

【复习指南】熟悉妊娠与心脏病、急性病毒性肝炎、糖尿病的相互影响，妊娠合并心脏病诊断、常见并发症、西医治疗原则；妊娠与急性病毒性肝炎相互影响，诊断与鉴别诊断，西医治疗原则与预防措施；妊娠合并糖尿病的诊断，西医治疗原则，妊娠合并贫血、特发性血小板减少性紫癜的分类、病因病理、诊断及治疗原则及常用药物。了解其中医辨证治疗。

一、心脏病

（一）妊娠合并心脏病的种类和影响

1. 妊娠合并心脏病的种类　以先天性心脏病**最常见**，其他有妊娠期风湿性心脏病（最多见是二尖瓣狭窄）、妊娠高血压心脏病、围生期心肌病、心肌炎。

2. 妊娠合并心脏病对心脏病的影响　母体血容量增加，心脏负担加重。**妊娠32~34周、分娩期及产后3日内**心脏负担**最重**，是心脏病妊娠妇的危险时期，极易发生心力衰竭。

3. 妊娠合并心脏病对胎儿的影响　流产、早产、死胎、胎儿生长受限、胎儿窘迫、新生儿窒息的发生率均明显增高。

（二）诊断

1. 病史　妊娠前有心悸、气短或心力衰竭病史；器质性心脏病病史；或风湿热病史。

2. 症状　可见劳力性呼吸困难、经常性夜间端坐呼吸、经常性胸闷、胸痛等心功能异常的症状。

3. 体征　可有发绀、杵状指、持续性颈静脉怒张。心脏听诊有Ⅱ级以上舒张期杂音或粗糙的Ⅲ级以上全收缩期杂音。早期心力衰竭表现：①轻微活动后即出现胸闷、心悸、气短。②休息时心率>110次/分，呼吸>20次/分。③夜间常因胸闷而坐起。或到窗口呼吸新鲜空气。④肺底部出现少量持续性湿啰音，咳嗽后不消失。

4. 辅助检查

（1）心电图：提示严重心律失常或心肌损害。

（2）X线或超声心动图检查：提示心界显著扩大、心脏结构异常。

（三）常见并发症

心力衰竭、亚急性感染性心内膜炎、缺氧和发绀、**静脉栓塞**及**肺栓塞**（是妊娠产妇**重要死亡原因之一**）。

（四）西医治疗

1. 妊娠期处理

（1）是否继续妊娠：凡不宜妊娠者，应于妊娠12周前行人工流产术，妊娠12周以上者应密切监护下行钳刮术或中期引产术。

（2）定期产检：妊娠20周前每2周检查1次，妊娠20后每周检查1次，若早期发现心力衰竭征象，立即住院治疗。

（3）防治心力衰竭：①避免过劳及过激，充分休息，控制饮食，防止体重过度增长。②治疗各种引起心力衰竭的诱因。③积极治疗心力衰竭，妊娠妇对洋地黄类药物的耐受力较差，需注意毒性反应。

2. 分娩期处理　①分娩方式的选择：适当放宽剖宫产指征。②产程处理：严密观察第一产程，尽可能缩短第二产程，正确处理第三产程。

3. 产褥期处理　产后3d内，尤其产后24h内，密切监测生命体征，防治并发症。心功能在Ⅲ级以上者，不宜哺乳。不宜再妊娠者于产后1周行绝育术。

4. 心脏手术的指征　一般不主张在妊娠期手术。妊娠期必须手术且手术操作不复杂者，宜在妊娠12周前进行。

（五）中医辨证论治

以**益气养血，通阳活血**为主。

1. 心气虚证

证候：妊娠期间，心悸怔忡，面色㿠白或青白，气短喘促自汗，动则加剧，肢倦乏力；舌质淡，苔薄白，脉沉弱或结代。

治法：益气养血，宁心安胎。

方药：**养心汤**去肉桂、半夏、加麦冬。

2. 心血虚证

证候：妊娠期间，心悸怔忡，面色少华，唇甲色淡，头晕目眩，眠差多梦；舌质淡，脉细弱。

治法：养血益气，宁心安胎。

方药：**归脾汤**。

3. 阳虚水泛证

证候：妊娠后心悸气短，喘不得卧，咯白色泡沫痰，畏寒肢冷，倦怠懒言，腰痛肢肿，尿少便溏；舌质淡，苔白润，脉沉滑弱或结代。

治法：温阳化气，行水安胎。

方药：**真武汤合五苓散**去猪苓，加桑寄生、菟丝子。

4. 气虚血瘀证

证候：妊娠期间，心悸怔忡，气短胸闷，胸胁作痛，咳嗽气喘，口唇发绀；舌质紫暗，脉弦涩或结代。

治法：益气化瘀，通阳安胎。

方药：**补阳还五汤合瓜蒌薤白半夏汤**去红花、桃仁、半夏、地龙，加桑寄生、杜仲。

二、急性病毒性肝炎

（一）病因及妊娠与急性病毒性肝炎的相互影响

1. 病因　各型肝炎病毒，经消化道、血液传播和母婴传播。

2. 妊娠对病毒性肝炎的影响　妊娠后营养物质需要增加，基础代谢增加，糖原储备减少；胎儿的代谢、解毒需母体肝脏完成；妊娠期大量雌激素需肝脏代谢；分娩时消耗、缺氧等加重肝损害;妊娠期内分泌系统变化导致体内 HBV 激活;妊娠期细胞免疫功能增强。

3. **病毒性肝炎对妊娠的影响** ①妊娠产妇:妊娠期高血压疾病、产后出血发生率增加,重症肝炎常并发 DIC。②胎儿:早期易流产,晚期易出现胎儿窘迫、早产、死胎,新生儿死亡率增高。

(二)诊断

1. **病史** 与肝炎患者有密切接触史,6 个月内有输血、注射血液制品史。
2. **临床表现** 妊娠期不能用妊娠反应或其他原因解释的消化道症状,如食欲缺乏、恶心、呕吐、腹胀、腹泻、肝区疼痛、乏力、畏寒、发热等,部分患者皮肤巩膜黄染、尿黄、肝区叩击痛、肝大,妊娠晚期因子宫增大极少被触及。
3. **实验室检查**
 (1)病原学检查:肝炎相应病毒血清抗原、抗体阳性,PCR 检测相应病毒 DNA 或 RNA 阳性。
 (2)肝功能:血 ALT、AST 增高,且持续时间长。黄疸型肝炎血清总胆红素升高,达 17μmol/L 以上,尿胆红素阳性。
 (3)影像学检查:B 超或 MRI。
4. **乙型病毒性肝炎的临床分型** 急性肝炎和慢性肝炎。
5. **重症肝炎的诊断** 出现以下情况,需考虑重症肝炎:①消化道症状重。②黄疸进行性加重,血总胆红素>171μmol/L 或每天上升>17.1μmol。③凝血功能障碍,全身出血倾向。④肝臭气,肝脏进行性缩小,肝功能明显异常。⑤肝性脑病。⑥肝肾综合征。

(三)西医治疗

1. **原则** 护肝为主,重症肝炎要积极治疗、控制各种并发症。
2. **治疗** ①妊娠前咨询:育龄女性常规检查 HBV 标志物,无抗体者应常规接种,感染者应查肝功能、DNA 检测及 B 超。②非重型肝炎:护肝、对症、支持疗法。③重型肝炎:严密检测病情变化,护肝、防治肝性脑病,预防及治疗 DIC、肾衰竭。④产科:适时终止妊娠;分娩时严格消毒,加强围术期处理,产后不宜哺乳。

(四)辨证论治

以除湿退黄安胎为主。

1. 湿热蕴结证

证候:妊娠期间身目俱黄,色鲜明如橘,右胁胀痛,恶心厌食,口苦咽干,胸胁痞满,倦怠乏力,尿黄;舌质红苔黄腻,脉弦滑或濡数。

治法:清热利湿,佐以安胎。

方药:**茵陈蒿汤**加金钱草、虎杖、寄生、续断。

2. 湿邪困脾证

证候:妊娠期面目周身发黄,其色晦暗,呃逆纳少,脘腹胀满,体倦便溏;舌质淡苔白,脉濡。

治法:健脾化湿,养血安胎。

方药:**胃苓汤**去桂枝、泽泻,加寄生、菟丝子。

3. 肝郁脾虚证

证候:妊娠期间两胁胀痛,胸闷腹胀,食欲不振,情绪抑郁,时时叹息,乏力便溏;舌淡红，苔薄白，脉弦滑。

治法：疏肝理气，健脾安胎。

方药：**逍遥散**加寄生、菟丝子。

4. 热毒内陷证

证候：妊娠期间突然出现身目发黄，极度乏力，口有肝臭味，或伴高热，神昏谵语，衄血，心烦口渴，脘腹胀满，溲赤便结；舌质红绛苔黄干燥，脉弦数或弦大。

治法：清热解毒，凉血救阴。

方药：**犀角地黄汤合黄连解毒汤**加茵陈、大青叶。

三、糖尿病

分为糖尿病合并妊娠（妊娠前糖尿病）和妊娠糖尿病。

（一）病因及妊娠与糖尿病的相互影响

1. 妊娠对糖尿病的影响　妊娠可使糖尿病病情加重，使既往无糖尿病的妊娠妇发生妊娠糖尿病（GDM）。

2. 糖尿病对妊娠的影响　①妊娠妇：流产发生率、妊娠期高血压疾病、子痫前期发生率增加；易并发感染、羊水过多；易致产后出血、糖尿病酮症酸中毒；妊娠早期可致胎儿畸形，中晚期易致胎儿窘迫及胎死宫内。GDM妊娠妇再次妊娠时复发率高。②胎儿：巨大儿增多，胎儿畸形率增高，胎儿生长受限、流产和早产发生率增高。③新生儿：新生儿呼吸窘迫综合征发生率增高，并易发生低血糖。

（二）诊断

1. 病史　可有糖尿病家族史、PCOS史、GDM史、不良妊娠产史，年龄≥35岁，肥胖。

2. 临床表现　妊娠期出现多饮、多食、多尿或外阴阴道假丝酵母菌病反复发作。妊娠妇体重过高，或羊水过多、胎儿受限、巨大儿。

3. 实验室检查

（1）空腹血糖（FPG）测定：妊娠期首次检查FPG≥5.1mmol/L者，可诊断为糖尿病。

（2）葡萄糖耐量试验（OGTT）试验：测空腹及服糖后1h和2h血糖，应分别低于5.1mmol/L、10mmol/L、8.5mmol/L。任何一项达到或超过以上可诊断为GDM。

（三）西医治疗

1. 一般治疗　合理控制饮食、适当运动。

2. 药物治疗　①胰岛素。②妊娠期糖尿病酮症酸中毒的治疗。

3. 产科处理

（1）分娩期：①时机。应尽量推迟终止妊娠的时间。血糖控制不满意，有下列情况者立即终止妊娠：血管病变；合并重度子痫前期；胎儿生长受限；严重感染；胎儿窘迫。终止妊娠前予地塞米松促进胎肺成熟。②方式。有下列情况者，应选择剖宫产或放宽剖宫产指征：胎盘功能不良；巨大儿、胎位异常、胎儿窘迫等；糖尿病病程>10年，伴有视网膜病变及肾功能损害、重度子痫前期；有死胎、死产史的妊娠妇。

（2）产时：休息、镇静，给予适当饮食，严密监测血糖、尿糖、尿酮体变化，将血糖控制在接近正常水平，加强胎儿监护。

4. 新生儿处理　按高危新生儿处理，注意保温、吸氧、加强监测，预防并发症。

（四）辨证论治

以清热润燥、养阴生津为主。

1. 肺热津伤证

证候：妊娠期间，烦渴多饮，口干舌燥，尿频量多；舌边尖红，苔薄黄或少苔，脉滑数。

治法：清热润肺，生津止渴。

方药：**消渴方**去天花粉，加葛根、麦冬、石斛、黄芩、菟丝子。

2. 胃热炽盛证

证候：妊娠期间，多食易饥，形体消瘦，口干多饮，大便秘结，小便频数；苔黄燥，脉滑实有力。

治法：清胃泻火，养阴生津。

方药：**玉女煎**去牛膝，加玄参、芦根、黄连、黄芩、菟丝子。

3. 肾阴亏虚证

证候：妊娠期间，尿频量多，尿浊如膏脂，或尿甜，口干舌燥，头晕耳鸣，皮肤干燥，腰膝酸软；舌红少苔，脉细数。

治法：滋补肝肾，养阴清热。

方药：**六味地黄丸合地黄饮子**去牡丹皮、茯苓，加菟丝子。

4. 阴阳两虚证

证候：妊娠期间口渴思饮，小便频多，混浊如膏，甚则饮一溲二，面色黧黑，腰膝酸软，形寒肢冷；舌淡苔少，脉沉细无力。

治法：滋阴助阳。

方药：**金匮肾气丸**去泽泻、牡丹皮、附子，加仙灵脾、菟丝子、益智仁。

四、贫血

（一）西医病因病理

1. 分类及病因

（1）缺铁性贫血：妊娠期铁需要量增加。

（2）巨幼细胞贫血：叶酸、维生素B_{12}缺乏所致。

（3）再生障碍性贫血：骨髓造血干细胞增殖与分化障碍，全血细胞减少。

（4）珠蛋白生成障碍性贫血：调控珠蛋白合成的基因缺陷。

2. 贫血对妊娠的影响 ①妊娠妇：抵抗力低下，耐受能力降低。②胎儿：生长受限、胎儿窘迫、胎儿畸形。

（二）诊断

妊娠妇外周血血红蛋白＜110g/L及血细胞比容＜0.33。①轻度贫血：血红蛋白100~109g/L。②中度贫血：血红蛋白70~99 g/L。③重度贫血：血红蛋白40~69 g/L。④极重度贫血：血红蛋白＜40 g/L。

（三）西医治疗

妊娠期应加强营养，针对病因治疗必要输血。产时配血备用，严密监护，抗生素预防感染。产褥期支持疗法、预防出血、广谱抗生素抗感染。

五、特发性血小板减少性紫癜

（一）对妊娠的影响

1. 妊娠产妇　出血、自然流产率及母婴死亡率高。
2. 胎儿　新生儿血小板减少、颅内出血。

（二）诊断

1. 病史　妊娠前有血小板减少性紫癜病史。
2. 症状　皮肤黏膜出血和贫血，消化道、生殖道、视网膜及颅内出血。
3. 体征　脾脏不大或轻度增大。
4. 实验室检查　血液检查外周血血小板 $< 100 \times 10^9/L$。骨髓检查见巨核细胞增多或正常，成熟型血小板减少。血小板抗体测定多数为阳性。

（三）西医治疗

支持疗法、纠正贫血，一般不必终止妊娠。妊娠期可使用肾上腺皮质激素、大剂量丙种球蛋白、脾切除、血小板输入、激素治疗等。以阴道分娩为主，适当放宽剖宫产指征。

第十二单元　异常分娩

【复习指南】掌握产力异常、产道异常、胎位异常的概念、分类、临床表现、西医治疗原则。了解产力异常的中医辨证论治，产力异常、产道异常对母儿的影响。

一、产力异常

（一）概念、分类和病因

1. 概念及分类　产力是分娩的动力，贯穿于分娩全过程。包括**子宫收缩力**（临产后的主要产力）、**腹壁肌及膈肌收缩力**（简称腹压）及**肛提肌收缩力**。通常将子宫收缩节律性、对称性及极性不正常，或强度、频率的改变称子宫收缩力异常，简称产力异常。临床上分为子宫收缩乏力和子宫收缩过强两类，每类又分为协调性和不协调性。

2. 病因　常见病因有头盆不称或胎位异常、子宫因素、全身性因素、内分泌失调和药物影响。

（二）子宫收缩乏力

1. 临床表现

（1）协调性宫缩乏力：子宫收缩节律性、对称性、极性正常，但**收缩力弱，收缩强度弱**，宫腔内压力低（<15mmHg），宫缩持续时间短、间歇时间长且无规律（<2次/10分钟）。

（2）不协调性宫缩乏力：子宫收缩**极性倒置**，宫缩时宫底部收缩不强，而是子宫下段强，间歇时子宫不能完全放松，宫口扩张及胎先露下降缓慢或停滞，呈无效宫缩。产妇自觉宫缩强，下腹持续疼痛，子宫拒按，烦躁不安。胎位触之不清，胎心不规律。

2. 产程时限延长

（1）潜伏期延长：从临产规律宫缩开始至宫口扩张 6cm 称潜伏期。初产妇超过 20h、经产妇超过 14h。

（2）活跃期停滞：破膜且宫口扩张 ≥6cm 后，宫缩正常，宫口停止扩张超过 4h；宫缩欠佳，宫口停止扩张超过6h。

（3）第二产程延长：初产妇超过3h，经产妇超过2h，硬膜外麻醉镇痛分娩时初产妇超过4h，经产妇超过3h，产程无进展。

（4）胎头下降延缓：宫颈扩张减速期和第二产程胎头下降最快，若此阶段胎头下降速度初产妇＜1cm/h，经产妇＜2cm/h称胎头下降延缓。

（5）胎头下降停滞：减速期后胎头下降停止超过1h。

（6）滞产：总产程超过24h。

3. 对母儿的影响

（1）产妇：①水、电解质紊乱、酸中毒。②泌尿生殖道瘘。③产后出血。④产褥感染。

（2）胎儿：易致胎儿宫内缺氧、胎儿窘迫。

4. 西医治疗

（1）协调性宫缩乏力：寻找原因，估计不能经阴道分娩者，应及时行剖宫产术；若无头盆不称或胎位异常，估计能从阴道分娩，则加强宫缩。

（2）不协调性宫缩乏力：调节子宫收缩，恢复正常节律性和极性。哌替啶或吗啡肌内注射，使产妇得到充分休息。纠正无效则应行剖宫产术。在宫缩未恢复为协调性之前，严禁使用宫缩剂。

（三）子宫收缩过强

1. 协调性子宫收缩过强

（1）临床表现：产道无阻力时，宫口开全迅速，短时间分娩结束。若总产程＜3h结束分娩，称急产。若伴头盆不称，胎位异常，可见病理性缩复环，或发生子宫破裂。

（2）对母儿影响：①产妇。软产道撕裂伤、产褥感染、胎盘滞留或产后出血。②胎儿及新生儿。易发生胎儿窘迫、新生儿窒息甚至死亡。娩出过快，可致新生儿颅内出血。急产易致新生儿感染及坠地骨折等。

（3）治疗：做好接产及抢救新生儿窒息的准备，来不及消毒、新生儿直接坠地予抗生素预防感染，肌内注射维生素K_1预防颅内出血。

2. 不协调性子宫收缩过强

（1）强直性子宫收缩：子宫肌层强烈的痉挛性收缩，失去**节律性**，宫缩间歇期短或无间歇。产妇持续性腹痛，烦躁不安，拒按，胎位、胎心不清，有时有肉眼血尿、病理性缩复环等先兆子宫破裂征象。

治疗：及时给予宫缩抑制剂，如硫酸镁、肾上腺素。若为梗阻性原因引起则应立即行剖宫产术。

（2）子宫痉挛性狭窄环：子宫壁局部肌肉呈痉挛性不协调性收缩形成的环状狭窄，持续不放松。狭窄环可出现在宫颈、宫体的任何部位，以胎颈、胎腰处常见。产妇持续性腹痛，烦躁不安，宫颈扩张缓慢，胎先露下降停滞，胎心时快时慢，宫腔内触及较硬无弹性狭窄环。环位不随子宫收缩而上升，与病理性缩复环不同。

治疗：寻找原因后予以纠正。予硫酸镁、哌替啶或吗啡肌内注射。待过强宫缩控制后，可行自然分娩或阴道助产。若经处理后，子宫痉挛性狭窄环不缓解，应立即行剖宫产术结束分娩。

二、产道异常

包括骨产道异常（多见）及软产道异常。

（一）骨产道异常

1. 狭窄骨盆分类　骨盆入口、中骨盆及出口平面狭窄，骨盆三个平面均狭窄。

2. 诊断

（1）病史：佝偻病、脊髓灰质炎、难产史等。

（2）临床表现

1）骨盆入口平面狭窄：①胎头衔接受阻。②潜伏期及活跃早期延长，活跃后期产程进展顺利。胎头不能入盆，常导致分娩梗阻性难产。

2）中骨盆及出口平面狭窄：①胎头衔接正常。②胎头受阻于中骨盆。

3）单纯骨盆出口平面狭窄：第一产程进展顺利，第二产程停滞，继发性宫缩乏力。

（3）体格检查：①一般检查。观察孕妇身高、体型、步态。身高＜145cm应注意均小骨盆。②腹部检查。观察是否有尖腹、悬垂腹等，初产妇在妊娠36~38周时，胎头应入盆衔接，如尚未入盆，则需充分估计头盆关系。

（4）骨盆测量：包括骨盆外测量和骨盆内测量。

3. 对母儿的影响

（1）产妇：引起继发性宫缩乏力，产程延长，甚至停滞；持续性枕横位或枕后位；组织缺血、缺氧、坏死，导致生殖道瘘；宫内感染。

（2）胎儿、新生儿：易发生脐带脱垂、胎儿窘迫、胎膜早破、胎儿宫内感染；胎儿颅内出血；增加手术助产，易发生新生儿产伤及感染。

4. 处理

（1）安慰产妇，休息充分，补充营养；监测宫缩、胎心、胎先露部下降情况。

（2）根据不同骨盆层面狭窄进行适宜处理。

（3）畸形骨盆：具体分析，若畸形严重，及时行剖宫产术。

（二）软产道异常

软产道异常包括盆底软组织、阴道、宫颈、子宫的异常。

三、胎位异常

是难产的常见因素，头先露胎位异常**最常见**。

（一）持续性枕后位、枕横位

1. 临床表现　胎头枕骨持续位于骨盆后方，在宫口未开全时过早出现排便感及肛门坠胀，产妇不自主向下屏气，过早使用腹压，常致继发性宫缩乏力及宫颈水肿。

2. 腹部检查　宫底部触及胎儿臀部，胎心音在脐下一侧偏外方听及最响亮。

3. 肛门检查或阴道检查　**阴道检查**是确定枕后位、枕横位的**重要**方法。矢状缝在骨盆横径上形成枕左横位或枕右横位。囟门触不清时，通过触摸耳郭位置及方向确定胎方位。在宫口开全或近开全时肛门检查感直肠后部较空虚，则为枕后位。

4. B超　能确定胎方位。

5. 治疗　骨盆正常，胎儿不大，具有有效宫缩时，可试产经阴道分娩。

（二）胎头高直位

1. 临床表现　临产后胎头入盆困难，宫口扩张缓慢，感耻骨联合部位疼痛。
2. 腹部检查　高直前位时胎背占据产妇腹前壁，胎心在腹中线稍高处听诊最清楚。高直后位产妇腹部被胎儿肢体占据，下腹部左右两侧均可听到胎心音，有时在耻骨上方触及胎儿下颏。
3. 阴道检查　胎头矢状缝与骨盆入口前后径相一致，前囟在骶岬前，后囟在耻骨联合后，为胎头高直前位，反之为胎头高直后位。
4. 治疗　骨盆正常，胎儿不大，产力正常，可试从阴道分娩。若经阴道分娩难度大，需剖宫产分娩。

（三）面先露

1. 临床表现　潜伏期延长可合并活跃期延长，胎头迟迟不易入盆。
2. 腹部检查　颏前位时，在腹前壁下可触及胎儿肢体，胎心在胎儿肢体侧的下腹部听得清楚。颏后位时胎儿枕部与胎背接触，于耻骨联合上方可触及枕骨隆突与胎背之间有明显的凹沟，胎心较遥远且弱。
3. 肛门检查及阴道检查　肛门检查可触及高低不平、软硬不均的面部，宫口开大3cm以上阴道内诊可扪及胎儿口、鼻、眼等。
4. B超　可确诊面先露，并能确定胎方位。
5. 治疗　如无头盆不称，宫缩好，胎儿不大，可经阴道自然娩出。有头盆不称或胎儿窘迫，应行剖宫产术。

（四）臀先露

1. 临床表现　孕妇常感肋下有圆而硬的胎头，常致宫缩乏力，宫口扩张延缓，产程延长。
2. 腹部检查　子宫轮廓呈纵椭圆形，子宫底部可触及圆而硬的胎头，按时有浮球感，耻骨联合上可触及宽而软形状不规则的胎臀，胎心听诊在脐上最清楚。
3. 肛门检查及阴道检查　肛门检查可触到软而不规则的胎臀或胎足，先露位置较高。
4. B超　能确诊臀位的类型。
5. 治疗

（1）妊娠期：妊娠30周前，臀先露多可自然回转成头位。妊娠30周后仍为臀位，用膝胸卧位或艾灸、激光照射至阴穴纠正胎位。

（2）分娩期：若骨盆正常，胎儿不大，产力正常，可从阴道分娩；适当放宽剖宫产手术指征。

（五）肩先露

1. 临床表现　易发生宫缩乏力、胎膜早破。破膜后胎儿上肢、脐带顺着羊水一起脱出，导致胎儿窘迫，甚至胎死宫内。
2. 腹部检查　子宫呈横椭圆形，腹部一侧触及胎头，另一侧触及胎臀，宫底低于相应妊娠周，耻骨联合上方空虚，胎心在脐周听诊最清楚。
3. 肛门检查及阴道检查　若宫口扩张，胎膜已破可触及胎儿肩胛骨、肩峰、腋窝及肋骨。
4. B超检查　能确定肩先露并能确定胎方位。

5.治疗
（1）妊娠期：妊娠后期发现肩先露，可采用膝胸卧位，或艾灸、激光照射至阴穴及时纠正。
（2）分娩期：宫口开大5cm以上，破膜不久，在乙醚深麻下行内转胎位术，转成臀先露。出现先兆子宫破裂或已有子宫破裂征象，无论胎儿是否存活，均应立即行剖宫产术。胎儿死亡，宫口已开全，无先兆子宫破裂，应全麻下行断头术或碎胎术。

（六）复合先露
1.诊断　阴道检查触及胎先露旁有小肢体可确诊。
2.治疗　无头盆不称，胎头与脱出肢体已入盆，在宫口开全后上推肢体，压胎头下降，产钳助产。若头盆不称，应行剖宫产。

第十三单元　胎儿窘迫及胎膜早破

【复习指南】掌握胎儿窘迫、胎膜早破的概念，西医病因、诊断及西医处理，熟悉胎膜早破对母儿的影响，了解中医辨证论治。

一、胎儿窘迫
胎儿窘迫是指胎儿在子宫内因急性或慢性缺氧危及其健康和生命的综合症状。
（一）病因
1.急性缺氧　母胎间血氧运输及交换障碍或脐带血循环障碍所致。常见因素有：①前置胎盘、胎盘早剥。②脐带异常，如脐带绕颈、脐带扭转、脐带真结等。③各种原因导致休克。④缩宫素使用不当。⑤妊娠妇应用麻醉药及镇静药过量，呼吸抑制。
2.慢性缺氧　①母体血液氧含量不足。②子宫胎盘血管硬化、狭窄、梗死。③胎儿自身因素，如胎儿严重的心血管疾病、颅内出血及颅脑损伤等。
（二）临床表现
1.急性胎儿窘迫　主要发生在分娩期，有前置胎盘、胎盘早剥、脐带异常等病史。
①胎心率异常：是急性胎儿窘迫的**重要征象**。
②羊水胎粪污染：根据污染程度分为3度。Ⅰ度，羊水呈浅绿色，常见于胎儿慢性缺氧。Ⅱ度，呈黄绿色、深绿色，浑浊，提示胎儿急性缺氧。Ⅲ度，呈棕黄色，稠厚，提示胎儿缺氧严重。
③胎动异常：初期胎动频繁，继而减弱及次数减少，甚至消失。
④酸中毒：出生后脐动脉血气分析，pH＜7.2，碱剩余＞1mmol/L。可诊断为代谢性酸中毒。
2.慢性胎儿窘迫　主要发生在妊娠晚期，有妊娠期高血压疾病、慢性肾炎。过期妊娠、糖尿病、严重贫血等病史。
①胎动减少或消失。
②胎儿电子监护可出现NST无反应型；在无胎动与宫缩时，胎心率＞180bmp或＜120bmp持续10min以上；基线变异频率＜5bmp；OCT可见频繁重度变异减速或晚期减速。
③胎盘功能低下。

④胎儿电子监护 NST 结果综合评分≤3 分提示胎儿窘迫，4~7 分胎儿可疑缺氧。
⑤羊膜镜检查。

（三）治疗

1. 急性胎儿窘迫　①左侧卧位，吸氧，纠正脱水、酸中毒及电解质紊乱。②纠正病因：③尽快终止妊娠。④胎儿娩出后，应做好新生儿窒息抢救准备。

2. 慢性胎儿窘迫　①卧床休息，左侧卧位，定时吸氧，积极治疗妊娠合并症及并发症。②妊娠周小，估计胎儿娩出后存活可能性小，应尽量延长妊娠周，同时促胎肺成熟。③妊娠近足月，行剖宫产术终止妊娠。

二、胎膜早破

胎膜早破是指在临产前胎膜破裂，易导致早产、脐带脱垂及母儿感染等。中医称为"胎衣先破"。

（一）病因

常见病因有生殖道感染、羊膜腔压力增高、胎膜受力不均、宫颈内口松弛、营养因素等。

（二）诊断

1. 病史　妊娠期感染、晚孕性交、胎位异常、营养不良等病史。

2. 临床表现　①阴道排液，无腹痛等其他先兆。②发热。③肛门检查时将胎先露部上推可见阴道流液量增多；阴道窥器检查，见阴道后穹窿有羊水积聚，或有羊水自宫颈管内流出。

3. 实验室检查

（1）阴道酸碱度检查：pH≥6.5，提示胎膜早破。（2）胎儿纤连蛋白测定。（3）羊膜腔感染检测。（4）胰岛素样生长因子结合蛋白–1。（5）羊膜镜检查。（6）超声检查。

（三）对母儿的影响

1. 母体　宫内感染、产后出血、胎盘早剥。

2. 胎儿　早产、脐带脱垂、胎儿窘迫及新生儿感染性疾病。

（四）西医治疗

1. 期待疗法　适用于妊娠 28~35 周、胎膜早破不伴感染，羊水平段≥3cm 者。

（1）一般处理：绝对卧床，保持外阴部清洁，生命体征检测。

（2）预防感染：破膜超过 12h 者，应给予抗生素预防感染。

（3）抑制子宫收缩。

（4）促胎肺成熟。

2. 终止妊娠

（1）经阴道分娩：妊娠 34 周后，胎肺成熟，宫颈成熟，无禁忌证可引产。

（2）剖宫产：胎位异常，宫颈不成熟，胎肺成熟，明显羊膜腔感染，伴有胎儿窘迫，抗感染同时行剖宫产术终止妊娠，做好新生儿复苏准备。

第十四单元　分娩期并发症

【复习指南】掌握产后出血的原因，临床表现，诊断，中西医处理方法；羊水栓塞的定义，西医病因，诊断及西医治疗。熟悉子宫破裂的临床表现、西医治疗。了解产后出血、子宫破裂的定义，羊水栓塞的中医治疗，脐带异常的诊断及治疗。

一、产后出血

胎儿阴道娩出后24h内失血量超过5000mL，剖宫产时超过1000mL。居我国孕产妇死亡原因的**首位**。属于中医学"产后血崩""产后血晕""胞衣不下"范畴。

（一）西医病因

宫缩乏力（最常见）、胎盘因素、软产道裂伤和凝血功能障碍。

（二）诊断

1. 病史　可有多胎妊娠、巨大胎儿、急产、前置胎盘等。
2. 临床表现　胎儿娩出后阴道大量出血，24h出血量≥500mL继发休克。可见宫底抬高、轮廓不清，胎盘、胎膜缺损，阴道、会阴、宫颈裂伤等。产妇迅速出现烦躁、头晕心慌、皮肤苍白湿冷、脉搏细数、血压下降等休克症状。
3. 实验室检查　血常规及凝血功能检测可协助诊断。

（三）西医治疗

1. 宫缩乏力　加强宫缩：①按摩子宫。②应用宫缩剂。③宫腔纱条填塞法压迫止血、结扎盆腔血管或行髂内动脉或子宫动脉栓塞，必要时行子宫次全切除或子宫全切除术。
2. 胎盘因素　有胎盘滞留时应取出。胎盘和胎膜残留可行钳刮术或刮宫术。
3. 软产道损伤　出血应缝合。
4. 凝血功能障碍　尽快输新鲜全血，补充血小板、纤维蛋白原或凝血酶原复合物、凝血因子等。

二、子宫破裂

分娩期或妊娠晚期，子宫体或子宫下段发生破裂。

（一）西医病因

梗阻性难产（最常见）、瘢痕子宫、宫缩剂使用不当和产科手术损伤。

（二）诊断

1. 先兆子宫破裂
（1）病史：多见于阻塞性难产，或不适当使用宫缩剂。
（2）临床表现：**病理性缩复环、下腹部压痛、胎心率的变化**及**血尿**是先兆子宫破裂的四个重要症状。孕妇可有水、电解质紊乱。

2. 子宫破裂
（1）病史：可有瘢痕子宫等。
（2）临床表现：在先兆子宫破裂的基础上突然发生剧烈腹痛，有休克及明显的腹部体征。
（3）B超：确定破口部位及胎儿与子宫的关系。

（三）鉴别诊断

需与胎盘早剥、难产并发腹腔感染相鉴别。

（四）西医治疗

1. 先兆子宫破裂　立即抑制子宫收缩，肌内注射哌替啶或静脉全身麻醉。立即行剖宫产术。
2. 子宫破裂　在输液、输血、吸氧、抗休克的同时，无论胎儿是否存活，均应迅速手术。

三、羊水栓塞

在分娩过程中羊水及其内容物突然进入母体血循环引起急性肺栓塞、过敏性休克,弥散性血管内凝血(DIC)、肾衰竭或猝死的**严重分娩并发症**。属中医学"产后血晕"范畴。

(一)病因

由污染羊水中的有形物质(胎儿毳毛、角化上皮、胎脂、胎粪)进入母体血液循环引起。羊膜腔内压力增高、胎膜破裂和宫颈或宫体损伤处有开放的静脉或血窦是导致羊水栓塞发生的基本条件。

(二)诊断

1. 病史 分娩过程中宫缩过强、胎膜早破或存在某些病理性妊娠因素如胎盘早剥等。

2. 临床表现 胎膜破裂后、胎儿娩出后或手术中产妇突然出现寒战、呛咳、气急、烦躁不安、尖叫、发绀、呼吸困难、抽搐、出血、不明原因休克等临床表现。

3. 实验室及其他检查

(1)实验室检查:血涂片查找羊水有形物质:采集下腔静脉血,镜检见到羊水成分可以确诊。血小板计数、纤维蛋白原定量、凝血酶原时间测定等可协助诊断DIC。

(2)辅助检查:①胸部X线摄片见双肺弥漫性点片状浸润阴影,沿肺门周围分布,伴右心扩大。②心电图或心脏彩色多普勒超声检查可见右心房、右心室扩大,ST段下降。

(三)西医治疗

一旦发生羊水栓塞,应立即抢救。早期阶段以抗过敏、纠正呼吸循环功能衰竭、改善低氧血症和抗休克为主;DIC阶段早期抗凝治疗,晚期抗纤溶治疗;少尿无尿阶段,应及时使用利尿药,预防肾衰竭发生。

1. 抗过敏 解除肺动脉高压,改善低氧血症。

2. 抗休克 扩容、升压、纠正酸中毒、纠正心衰。

3. 防治DIC 肝素钠、补充凝血因子、抗纤溶药物。

4. 预防肾衰竭及感染 血容量补足后若仍少尿,应选用呋塞米或甘露醇。选用肾毒性小的广谱抗生素预防感染。

5. 产科处理 若发生于胎儿娩出前,应积极改善呼吸循环功能,防止DIC,抢救休克。发生在第一产程,应行剖宫产终止妊娠。发生在第二产程,应行阴道助产结束分娩;若发生产后大出血,经积极处理仍不能止血者,应行子宫切除。

第十五单元 产后病

【复习指南】掌握产后病的定义,产后三冲、三病、三急、三审、三禁的内容,产后病因病机特点和治疗原则;产褥感染的定义,西医病因病理,西医治疗;晚期产后出血的定义、西医病因、西医治疗、中医辨证论治;产后缺乳的中医辨证论治。熟悉产褥感染的诊断,中医辨证论治;晚期产后出血的诊断;产后缺乳的定义。了解产后病的预防调摄,产后乳汁自出的定义及中医辨证论治;产后常见并发症的中医辨证论治。

一、中医对产后病的认识

产妇在产褥期内发生与**分娩或产褥**有关的疾病,称为"产后病"。

（一）产后"三冲""三病""三急"

古代医家对产后常见病和危重症的概括。产后"三冲"是指冲心、冲胃、冲肺。产后"三病"指产后病痓、病郁冒、病大便难。产后"三急"指产后呕吐、盗汗、泄泻。

（二）产后病的病因病机

产后病的病因病机主要有亡血伤津、元气受损、瘀血内阻、外感六淫或饮食房劳所伤。

（三）产后"三审"

先审小腹痛与不痛，以辨有无恶露停滞；次审大便通与不通，以验津液之盛衰；再审乳汁的行与不行及饮食多少，以察胃气之强弱。

（四）产后病的治疗原则

对产后病的治疗，应根据亡血伤津、元气受损、瘀血内阻、多虚多瘀的病机特点，本着"勿拘于产后，亦勿忘于产后"的原则，结合病情进行辨证论治。

（五）产后用药"三禁"

禁大汗，以防亡阳；禁峻下，以防亡阴；禁通利小便，以防亡津液。

（六）产后病的预防与调摄

产后病应注重调护。居室空气流通；衣着宜适温；饮食宜清淡富含营养易消化；劳逸结合；产后百日内禁房事；保持外阴清洁，以防病邪乘虚入侵。

二、产褥感染

产褥期内生殖道受病原体侵袭而引起局部或全身的感染。是导致妊娠产妇死亡的四大原因（产褥感染、产科出血、妊娠合并心脏病、子痫）之一。属中医学"产后发热"范畴。

（一）病因

产妇体质虚弱、妊娠期卫生不良、胎膜早破、羊膜腔感染、产科手术操作等诱因引起病原体侵入机体或机会致病菌在妊娠妇抵抗力降低等感染诱因出现时致病（机体免疫力、细菌毒力、细菌数量平衡失调）。

（二）病理

①急性外阴、阴道、宫颈炎。②急性子宫内膜炎、子宫肌炎。③急性盆腔结缔组织炎、急性输卵管。④急性盆腔腹膜炎及弥漫性腹膜炎。⑤血栓静脉炎。⑥脓毒血症及败血症。

（三）诊断

1. 病史　难产、手术产、急产、不洁分娩等病史。

2. 临床表现

（1）症状：发热、下腹疼痛、恶露异常。下肢血栓静脉炎可见下肢持续性疼痛、肿胀，站立时加重，行走困难。

（2）体征：体温升高，脉搏增快，下腹有压痛或有反跳痛、肌紧张。下肢血栓静脉炎患者局部静脉压痛，或触及硬索状，下肢水肿，皮肤发白，习称"股白肿"。外阴感染时，会阴切口或裂伤处可见红肿、触痛，或切口化脓、裂开。阴道与宫颈感染时黏膜充血、溃疡，脓性分泌物增多。如为宫体或盆腔感染，双合诊检查子宫有明显触痛，大而软，宫旁组织明显触痛、增厚或触及包块，有脓肿形成时，肿块可有波动感。

3. 实验室及其他检查　白细胞总数明显升高，中性粒细胞增高。B型超声可了解子宫大小、有无残留物及复旧情况。

(四)鉴别诊断

需与产褥病率的其他疾病(如急性乳腺炎、呼吸道感染、泌尿系统感染)及产褥中暑相鉴别。

(五)西医治疗

1. 一般治疗　物理降温、纠正水及电解质紊乱。
2. 抗生素　根据临床表现及临床经验选用广谱抗生素,首选青霉素类和头孢类的,同时加用甲硝唑。
3. 引流通畅　会阴伤口、腹部伤口感染、盆腔脓肿者,应行切开引流。
4. 手术治疗　抗感染并清除宫腔残留物。若出现脓毒血症时,及时行子宫切除。
5. 血栓性静脉炎的治疗　应用抗生素的同时加服活血化瘀类中药,也可加用肝素治疗。

(六)中医辨证论治

1. 感染邪毒证

证候:产后高热寒战,小腹疼痛拒按,恶露量多或少,色紫暗如败酱,气臭秽,烦躁,口渴引饮,尿少色黄,大便燥结;舌红,苔黄而干,脉数有力。

治法:清热解毒,凉血化瘀。

方药:**五味消毒饮合失笑散**加牡丹皮、赤芍、鱼腥草、益母草。

2. 热入营血证

证候:产后高热汗出,烦躁不安,皮肤斑疹隐隐;舌红绛,苔黄燥,脉弦细而数。

治法:清营解毒,散瘀泄热。

方药:**清营汤**加紫花地丁、蒲公英、栀子、牡丹皮。

3. 热陷心包证

证候:产后高热不退,神昏谵语,甚至昏迷,面色苍白,四肢厥冷;舌红绛,脉微而数。

治法:清心开窍。

方药:清营汤送服安宫牛黄丸或紫雪丹。

三、晚期产后出血

分娩24h后,在产褥期内发生的子宫大量出血。以产后1~2周发病最常见。属中医学"产后恶露不绝""产后血崩"范畴。

(一)病因

胎盘胎膜、蜕膜残留;子宫胎盘附着面感染或复旧不全;剖宫产术后子宫伤口裂开或产后子宫滋养细胞肿瘤等。

(二)诊断

1. 症状

(1)阴道出血:以阴道反复出血或突然大量出血为特征。

(2)腹痛和发热:反复出血并发感染者,可出现腹痛和发热、恶露恶臭。

(3)全身症状:出血多时有头晕、心悸,甚至休克表现。

2. 体征　子宫复旧不佳可扪及子宫增大、变软,宫口松弛;伴有感染者,子宫有压痛;剖宫产切口裂开,宫颈内有血块,宫颈外口松,有时可触及子宫下段明显变软,切口部位有凹陷或突起；滋养细胞肿瘤患者，有时可于产道内发现转移结节。

（三）西医治疗

1. 一般治疗　如有休克立即纠正休克，并给予支持疗法。
2. 促宫缩、抗感染、清除宫内残留物。
3. 剖宫产术后出血　疑似剖宫产切口裂开，绝对卧床，大量广谱抗生素和缩宫素静脉滴注。若阴道出血量多可剖腹探查，必要时采用低位子宫次全切除术或子宫全切除术。

（四）中医辨证论治

1. 气虚证

证候：产后恶露量多，或血性恶露持续10d不止，色淡红，质稀，无臭气，面色㿠白，神疲懒言，四肢无力，小腹空坠；舌淡，苔薄白，脉细弱。

治法：补脾益气，固冲摄血。

方药：**补中益气汤**加艾叶炭、鹿角胶。

2. 血热证

证候：产后恶露过期不止，量较多，色鲜红或紫红，质黏稠，有臭气，面色潮红，口燥咽干；舌红，苔少，脉细数。

治法：养阴清热，安冲止血。

方药：**保阴煎**加七叶一枝花、贯众、炒地榆、煅牡蛎。

3. 血瘀证

证候：产后血性恶露持续10d不止，量时多时少，色紫暗，有血块，小腹疼痛拒按，块下痛减；舌紫暗或边尖有瘀斑、瘀点，脉沉涩。

治法：活血化瘀，调冲止血。

方药：**生化汤合失笑散**加益母草、茜草。

四、产后缺乳

哺乳期乳腺无乳汁分泌，或泌乳量少，不能满足喂养婴儿者，称产后缺乳。中医称之为"产后缺乳""产后乳汁不足""产后乳汁不行"等。

（一）西医治疗

服用大量B族维生素为主。

（二）中医辨证论治

1. 气血虚弱证

证候：产后乳少或全无，乳汁清稀，乳房柔软，无胀感，面色少华，神疲乏力，或心悸头晕，舌淡白，脉虚细。

治法：补气养血，佐以通乳。

方药：**通乳丹**去木通，加通草。

2. 肝郁气滞证

证候：产后乳甚少或全无，乳汁浓稠，乳房胀硬或疼痛，情志抑郁，舌象变化轻微，脉弦。

治法：疏肝解郁，通络下乳。

方药：**下乳涌泉散**。

五、产后乳汁自出

产妇在哺乳期不经婴儿吸吮而乳汁自然流出,中医学称"漏乳""产后乳汁自漏"。

(一)西医治疗

哺乳结束后,应以手挤或吸奶器辅助将乳房内乳汁排出。

(二)中医辨证论治

1. 脾胃气虚证

证候:乳汁自出,质地清稀,乳房柔软,神疲乏力,面色无华。舌淡白,脉细弱。

治法:健脾益气,固摄乳汁。

方药:**补中益气汤**加芡实、五味子。

2. 肝经郁热证

证候:乳汁自出,质地浓稠,乳房胀硬疼痛,情绪抑郁,胸胁胀满,烦躁易怒,口苦,小便短赤,大便秘结。舌红苔黄,脉弦数。

治法:疏肝解郁,清热敛乳。

方药:**丹栀逍遥散**去煨姜,加夏枯草、生牡蛎。

六、产后常见并发症

(一)产后便秘

1. 西医治疗 开塞露塞肛、肥皂水灌肠、口服缓泻药。

2. 中医辨证论治

(1)血虚津亏证

证候:产后大便干燥,或数天不解,一般腹无胀痛,面色萎黄,口燥咽干,皮肤干燥,头晕心悸。舌淡苔薄,脉细。

治法:养血滋阴,润肠通便。

方药:**四物汤**加肉苁蓉、柏子仁、生何首乌、火麻仁。

(2)肺脾气虚证

证候:产后大便不坚,时有便意,虚作努责,便后疲乏益甚,自汗少气。舌质淡苔薄白,脉虚弱。

治法:补脾益肺,润肠通便。

方药:**润燥汤**。

(二)产后尿潴留

产后膀胱充盈而不能自行排尿或排尿困难者称为产后尿潴留。中医学称本病分别为"产后小便不通"。

1. 西医治疗 药物治疗(新斯的明)、导尿术。

2. 中医辨证论治

(1)肺脾气虚证

证候:产后小便不通,小腹坠胀疼痛,倦怠乏力,气短懒言,面色淡白;舌淡苔薄白,脉缓弱。

治法:益气生津,宣肺行水。

方药:**补气通脬饮**。

（2）肾阳亏虚证

证候：产后小便不通，小腹胀急疼痛，腰膝酸软，面色晦暗。舌淡，脉沉迟。

治法：补肾温阳，化气利水。

方药：**济生肾气丸**。

（3）血瘀证

证候：产后小便不通，小腹胀满刺痛，夜间尤重。舌紫暗，苔薄白，脉沉涩。

治法：养血活血，化气利水。

方药：**加味四物汤**。

（4）气滞证

证候：产后小便不通，小腹胀满或痛，情志抑郁，胸胁胀满或痛，烦闷不安。舌淡红，脉弦。

治法：理气行滞，行水利尿。

方药：**木通散**。

第十六单元 外阴上皮内非肿瘤样病变

【复习指南】本节内容属于了解范畴。了解外阴慢性单纯性苔藓、外阴硬化性苔藓的表现、西医治疗、中医辨证论治。

一、外阴慢性单纯性苔藓

属ISSVD 2006分类中棘层细胞增生型，以病因不明的棘层细胞良性增生、外阴瘙痒为主要症状，是最常见的外阴白色病变。

（一）临床表现

1. 症状 外阴瘙痒剧烈，甚则坐卧不安，影响睡眠，或伴灼热疼痛。

2. 体征 病变早期皮肤暗红或粉红，角化过度则呈白色。病损范围主要累及大阴唇、阴唇间沟、阴蒂包皮、阴唇后联合等处。可呈局灶性、多发性或对称性。局部皮肤增厚、粗糙、隆起皮肤纹理明显，出现苔藓样变。（病检为本病的确诊依据。）

（二）西医治疗

控制瘙痒（糖皮质激素局部治疗）；物理治疗（CO_2激光、氦氖激光、冷冻等）；手术治疗。

（三）中医辨证论治

1. 肝郁气滞证

证候：外阴瘙痒、干燥、灼热疼痛，局部皮肤粗糙、增厚或皲裂、脱屑、溃疡，或色素减退，性情抑郁，经前乳房胀痛，胸闷嗳气，两胁胀痛；舌质暗苔薄，脉弦细。

治法：疏肝解郁，养血通络。

方药：**黑逍遥散**去生姜、加川芎。

2. 湿热下注证

证候：外阴奇痒，灼热疼痛，外阴皮肤黏膜变白、粗糙肥厚或溃破流黄水，带下量多，色黄，秽臭，胸闷烦躁，口苦口干，溲赤便秘；舌红苔黄腻，脉滑数。

治法：清热利湿，通络去痒。
方药：**龙胆泻肝汤**去木通。

二、外阴硬化性苔藓

外阴及肛周皮肤萎缩变薄、色素减退变白为主要特征。

（一）临床表现

1. 症状　外阴瘙痒，或无不适，晚期出现性交困难。
2. 体征　检查时见大小阴唇、阴蒂包皮、阴唇后联合及肛周皮肤色素减退呈粉红或白色，萎缩变薄，干燥皲裂。晚期皮肤菲薄，阴道口挛缩狭窄，甚至仅容指尖。

（二）西医治疗

丙酸睾酮油膏外涂，余同"外阴慢性单纯性苔藓"。

（三）中医辨证论治

1. 肝肾亏损证

证候：外阴干燥瘙痒，夜间尤甚，局部皮肤黏膜萎缩平坦，色素减退或消失，变白或粉红，干燥薄脆，阴道口缩小，伴头晕耳鸣，双目干涩，腰膝酸楚，耳鸣乏力；舌红苔少，脉细弱。

治法：补益肝肾，养荣润燥。
方药：**归肾丸**合**二至丸**。

2. 血虚化燥证

证候：外阴干燥瘙痒，变薄，变白，脱屑，皲裂，阴唇、阴蒂萎缩或粘连，头晕眼花，心悸怔忡，气短乏力，面色萎黄；舌淡苔薄，脉细。

治法：益气养血，润燥止痒。
方药：**人参养荣汤**。

3. 脾肾阳虚证

证候：外阴瘙痒，局部皮肤黏膜薄脆、变白，弹性减退，形寒肢冷，纳呆便溏，腰脊冷痛，小便频数，性欲淡漠。舌淡胖苔薄白或薄润，脉沉弱。

治法：温肾健脾，养血润燥。
方药：**右归丸**加黄芪、白术。

第十七单元　女性生殖系统炎症

【复习指南】本节内容属于每年必考，需要掌握阴道炎的分类、各型的诊断、西医治疗及中医辨证论治；慢性宫颈炎的病理表现、西医治疗；盆腔炎性疾病的西医病因病理、诊断与鉴别诊断、中医辨证论治。熟悉各型阴道炎的临床表现；急慢性宫颈炎的临床表现、中医辨证论治。了解阴道炎的定义、病因、传染方式，了解女性生殖道的自然防御功能。

一、女性生殖道的自然防御功能

1. 外阴　两侧大阴唇自然闭拢，遮掩阴道口、尿道口、防止外界微生物的污染。
2. 阴道　阴道口闭合，前后壁紧贴，可防止外界污染。生理情况下，雌激素使阴道鳞状上皮增厚并增加糖原含量，糖原经阴道乳杆菌转化为乳酸，维持阴道正常的酸性环境，抑制其他病原体生长，称为阴道自净作用。

3. 子宫颈　宫颈内口紧闭，宫颈管分泌大量黏液形成黏液栓，为上生殖道感染的机械屏障。

4. 子宫内膜　月经期子宫内膜周期性剥脱，为消除宫腔感染的有利条件。

5. 输卵管　输卵管黏膜上皮细胞的纤毛摆动以及输卵管的蠕动，有利于阻止病原体的侵入。

6. 生殖道免疫系统　生殖道黏膜聚集不同数量的淋巴组织，且中性粒细胞、巨噬细胞、补体等在局部有着重要的免疫功能，发挥抗感染作用。

二、外阴炎

（一）中医病因病机
常见有湿热下注、湿毒浸渍和肝肾阴虚。

（二）临床表现
1. 症状　外阴瘙痒，或灼热疼痛，排尿时疼痛加剧，或阴部干涩，灼热瘙痒。
2. 体征　外阴局部皮肤黏膜红肿、溃烂、脓水淋漓，严重者可有腹股沟淋巴结肿大，压痛，体温升高等一系列急性炎症反应。

（三）中医辨证论治
1. 湿热下注证

证候：外阴肿痛，灼热或瘙痒，充血或有糜烂，带下增多，色黄质稠，臭秽，伴烦躁易怒，口干口苦；舌苔黄腻，脉弦数。

治法：清热利湿，杀虫止痒。

方药：**龙胆泻肝汤**去木通，加苦参、虎杖。

2. 湿毒浸渍证

证候：外阴灼痛、肿胀、充血，甚者溃烂，渗流脓水，带下量多，色黄秽臭，尿黄便秘；舌红苔黄，脉滑数。

治法：清热解毒，除湿止痒。

方药：**五味消毒饮**加土茯苓、蚤休、薏苡仁、萆薢。

3. 肝肾阴虚证

证候：阴部干涩、瘙痒，五心烦热，头晕目眩，烘热汗出，腰酸耳鸣；舌红少苔，脉细数。

治法：滋肾降火，调补肝肾。

方药：**知柏地黄丸**加当归、白鲜皮、制何首乌。

（四）阴痒的中医外治法
1. 塌痒汤　水煎熏洗，适用于湿虫滋生证。
2. 蛇床子散　水煎，趁热先熏后坐浴。
3. 苦参汤　水煎熏洗。

三、阴道炎

（一）中医病因病机
常见病因病机有肝经湿热、湿虫滋生。

（二）各种阴道炎的诊断

1. 滴虫阴道炎

（1）病史及病因：不洁性交史或滴虫污染源接触史。病原体为阴道毛滴虫。

（2）临床表现：白带多，呈稀薄脓状、泡沫状、有臭味。阴道口及外阴瘙痒，或灼热疼痛、性交痛等。阴道黏膜充血。

（3）辅助检查：阴道分泌物中找到滴虫即可确诊。

2. 外阴阴道假丝酵母菌病

（1）病史及病因：长期服用广谱抗生素、有糖尿病病史及不洁性接触史等。病原体为假丝酵母菌为致病菌。

（2）临床表现：外阴阴道奇痒，白带多，呈凝乳状或豆渣样。阴道黏膜充血红肿。

（3）辅助检查：阴道分泌物找到假菌丝或芽孢即可诊断。

3. 细菌性阴道病的诊断

（1）病因：主要与乳杆菌减少，加德纳菌、厌氧菌增加，以及人型支原体感染有关。

（2）临床表现：匀质、稀薄、灰白色阴道分泌物，有鱼腥臭味。性交后加重可伴有轻度外阴瘙痒或烧灼感。

（3）辅助检查：分泌物查见线索细胞阳性，阴道 pH＞4.5（pH 多为 5.0~5.5）；胺臭味试验阳性。

4. 萎缩性阴道炎

（1）病史：自然绝经或人工绝经的妇女，雌激素水平不足。

（2）临床表现：阴道分泌物增多，质稀薄，外阴瘙痒、灼热、干涩感。外阴、阴道黏膜潮红、萎缩，黏膜皱襞消失，呈老年性改变。

（3）辅助检查：阴道分泌物 pH 升高，血雌激素水平明显低下。

（三）各种阴道炎的西医治疗

1. 滴虫阴道炎

（1）全身治疗：口服甲硝唑或替硝唑。

（2）局部治疗：0.5%~1% 乳酸或醋酸液冲洗阴道；甲硝唑栓每晚塞入阴道，10d 为 1 个疗程。

（3）性伴侣同治。

2. 外阴阴道假丝酵母菌病

（1）全身治疗：氟康唑 150mg 顿服。

（2）局部治疗：2%~3% 苏打液冲洗外阴及阴道或坐浴；克霉唑栓、咪康唑栓、制霉菌素栓等阴道纳药。

3. 细菌性阴道病

（1）全身治疗：口服甲硝唑，7d 为 1 个疗程，连续 3 个疗程。

（2）局部用药：甲硝唑栓或 2% 克林霉素软膏。

4. 萎缩性阴道炎

（1）全身用药：补充雌激素是**主要**方法，无禁忌者予替勃龙口服。

（2）局部用药：雌三醇软膏局部涂抹，甲硝唑栓等阴道纳药。

（四）中医辨证论治

1. 肝经湿热证

证候：带下多，色偏黄，呈泡沫状或黄绿如脓，甚或杂有赤带，臭秽，外阴瘙痒，口苦心烦，胸胁、少腹胀痛，尿黄便结；舌红苔黄腻，脉弦涩。

治则：清热利湿，杀虫止痒。

方药：**龙胆泻肝汤**加苦参、百部、蛇床子。

2. 湿虫滋生证

证候：阴部瘙痒，如虫行状，甚则奇痒难忍，灼热疼痛，带下量多，色黄，或色白如豆渣状，臭秽，心胸烦闷，口苦咽干，小便黄赤；舌红苔黄腻，脉滑数。

治则：清热利湿，解毒杀虫。

方药：**萆薢渗湿汤**加苦参、防风。

四、宫颈炎症

（一）西医病因、病理

1. 病因　病原体感染如淋病奈瑟菌、沙眼衣原体、葡萄球菌、链球菌、大肠埃希菌、厌氧菌等。也可由机械性刺激或损伤并发感染而发病。

2. 病理　包括急性宫颈炎和慢性宫颈炎。后者有宫颈息肉、宫颈黏膜炎、宫颈肥大。

（二）诊断

1. 病史　常有分娩、流产、手术感染史，不洁性生活史、宫颈损伤或病原体感染等病史。

2. 症状　急性宫颈炎多无症状或有阴道分泌物增多呈脓性，可伴外阴瘙痒及灼热感。慢性宫颈炎多无症状，少数表现阴道分泌物增多，呈乳白色黏液状，有时呈淡黄色脓性，或性交后出血，伴腰腹坠痛。

3. 妇科检查　急性宫颈炎宫颈充血、水肿，黏液脓性分泌物从宫颈管流出。慢性宫颈炎可见宫颈有不同程度的糜烂、充血、肥大或质硬、息肉、裂伤。

4. 辅助检查　阴道分泌物查见白细胞增多可做初步诊断，可做病原体检测、宫颈刮片或TCT宫颈细胞学检查。必要时阴道镜检查或活检。

（三）西医治疗

1. 宫颈炎　针对病原体选用抗生素。临床常同时选用抗淋病奈瑟菌药物和抗衣原体药物。

2. 宫颈糜烂样改变　无症状的生理性柱状上皮异位，无须进行处理；糜烂样改变伴白带增多、乳头状增生、接触性出血，可局部物理治疗，临床常用有激光、冷冻、电熨、微波、LEEP术及红外线凝结等。

（四）中医辨证论治

1. 热毒蕴结证

证候：带下量多，色黄，质稠，小腹胀痛，腰骶酸楚，小便黄赤，或有阴部灼痛、瘙痒；舌红苔黄，脉滑数。

治法：清热解毒，燥湿止带。

方药：**止带方合五味消毒饮**。

2. 湿热下注证

证候：带下量多，色黄，质稠有臭味，或色白质黏，豆渣样，外阴瘙痒，口苦口腻，胸满纳呆，小便短赤；舌红苔黄腻，脉滑数。

治法：清热利湿，解毒杀虫。

方药：**止带方**。

3. 脾虚湿盛证

证候：带下量多，色白质稀，无臭，面色萎黄，四肢倦怠，纳少便溏；舌淡胖有齿痕，苔白或腻，脉细缓。

治法：健脾益气，升阳除湿。

方药：**完带汤**。

4. 肾阳虚损证

证候：带下量多，色白质清稀，腰酸，畏寒肢冷，大便溏或五更泄泻，小便清长，或夜尿多；舌淡，苔薄白，脉沉迟。

治法：温肾培元，固涩止带。

方药：**内补丸**。

五、盆腔炎性疾病

（一）急性盆腔炎

1. 西医病因、病理

（1）病因：经期、产后卫生不洁，病原体侵入宫腔；或宫腔手术操作不当；或下生殖道感染上行蔓延；或邻近器官感染直接蔓延；或盆腔炎性疾病再次感染。

（2）病理：①急性子宫内膜炎及子宫肌炎。②急性输卵管炎、输卵管积脓、输卵管卵巢脓肿。③急性盆腔结缔组织炎、盆腔腹膜炎或盆腔脓肿，造成急性弥漫性腹膜炎。④可发展为败血症、脓毒血症。⑤衣原体及淋病奈瑟菌感染可引起肝周围炎、肝包膜水肿。

2. 中医病因病机　常见病因病机有热毒炽盛、湿热瘀结。

3. 诊断

（1）病史：有近期妇产科手术史、盆腔炎史；或经期、产后卫生不洁史；不洁房事史。

（2）症状：下腹疼痛，发热甚则寒战高热，白带增多，脓性，臭秽。

（3）体征：急性病容，体温升高，心率增快，下腹部有压痛、反跳痛及肌紧张，甚则肠鸣音减弱或消失。妇科检查：阴道充血，见脓性臭味分泌物，阴道穹窿明显触痛。宫颈充血、水肿，宫颈举痛，宫体稍大，压痛，活动受限。附件区压痛，或扪及包块。

（4）辅助检查：①白细胞及中性粒细胞升高，红细胞沉降率、C反应蛋白升高。阴道后穹窿穿刺可吸出脓液。分泌物、穿刺液、血液培养可检测病原体。②超声提示盆腔内有积液或输卵管卵巢积水、积脓。

4. 西医治疗

（1）抗生素治疗：经验性、广谱、及时、个体化的原则，根据药敏试验选用抗生素。

（2）手术治疗：输卵管积脓或输卵管卵巢脓肿经药物治疗无效、持续存在或脓肿破裂时，可考虑手术治疗。原则以切除病灶为主。

5. 中医辨证论治

（1）热毒炽盛证

证候：高热寒战，下腹疼痛拒按，带下量多，色黄如脓，秽臭，口干口苦，恶心纳少，大便秘结，小便黄赤；舌红苔黄，脉洪数或滑数。

治法：清热解毒，凉血化瘀。

方药：**五味消毒饮**合**大黄牡丹皮汤**。

（2）湿热瘀结证

证候：下腹部疼痛拒按，低热起伏，寒热往来，带下量多、色黄质稠、味臭秽，或经量增多，淋漓不止，大便溏结不爽，小便短赤；舌红有瘀点苔黄，脉滑数。

治法：清热利湿，化瘀止痛。

方药：**仙方活命饮**加薏苡仁、冬瓜仁。

（二）盆腔炎性疾病后遗症

1. 西医病理　主要为组织破坏、广泛粘连、增生及瘢痕形成，导致：①输卵管增粗、阻塞；②输卵管卵巢肿块；③输卵管积水或输卵管卵巢囊肿；④宫骶韧带增粗、变厚。

2. 中医病因病机　常见病因病机有湿热瘀结、气滞血瘀、寒湿凝滞、气虚血瘀、肾虚血瘀。

3. 诊断

（1）病史：常因急性盆腔炎未能彻底治愈；或体质较差，病情迁延难愈。

（2）症状：全身症状不明显，可有下腹及腰骶坠胀疼痛，白带增多，月经量多，不孕。

（3）体征：子宫后位，活动受限或固定，可有压痛；附件区增粗、可有压痛；宫骶韧带增粗变硬，触痛。

（4）辅助检查：①超声可见盆腔内肿块。②子宫输卵管造影提示输卵管部分或完全阻塞或粘连上举。③腹腔镜检查可见盆腔明显粘连，或输卵管积水。

4. 中医辨证论治　以中医治疗为主，以活血消癥、化瘀止痛为基本治法。

（1）湿热瘀结证

证候：下腹隐痛或疼痛拒按，痛连腰骶，低热起伏，经行或劳累加重，带下量多，色黄，质稠，胸闷纳呆，口干不欲饮，大便溏或便结，小便黄赤。舌红苔黄腻，脉滑数。

治法：清热除湿，化瘀止痛。

方药：**银甲丸**加减。

（2）气滞血瘀证

证候：下腹胀痛或刺痛，经期或劳累后加重，经量多夹血块，块下痛减，带下量多，婚久不孕，情志抑郁，乳房胀痛。舌暗、有瘀点或瘀斑，脉弦涩。

治法：理气行滞，化瘀止痛。

方药：**膈下逐瘀汤**。

（3）寒湿瘀滞证

证候：下腹冷痛或坠胀疼痛，经行腹痛加重，得热痛缓，经期延后，量少色暗，带下淋漓，婚久不孕。舌暗苔白腻，脉沉迟。

治法：散寒除湿，化瘀止痛。

方药：**少腹逐瘀汤**。

（4）气虚血瘀证

证候：下腹部疼痛或结块，缠绵日久，痛连腰骶，经行加重，经量多有块，带下量多，精神不振，疲乏无力，食少纳呆。舌淡暗、有瘀点或瘀斑，苔白，脉沉涩无力。
治法：益气化瘀，散结止痛。
方药：**理冲汤**。
（5）肾虚血瘀证
证候：下腹坠痛或刺痛，腰骶酸痛，经行加重，带下量多，色白或黄，经血色暗有块，神疲乏力，面色晦暗。舌暗或有瘀点，脉沉涩。
治法：理气化瘀，补肾培元。
方药：**膈下逐瘀汤**加丹参、连翘、续断、桑寄生。

第十八单元　月经病

【复习指南】本部分历年必考，应作为重点复习。需掌握月经病的主要病因病机，治疗原则及治疗注意；月经不调的病因病机、诊断、中医辨证论治；崩漏的概念、诊断及鉴别诊断，治疗原则及中医辨证论治；闭经的概念、中医病因病机、西医治疗、中医辨证论治；痛经的概念、中医病因病机及辨证论治，多囊卵巢综合征的临床表现、诊断、西医治疗、中医辨证论治；绝经综合征的症状、内分泌变化、中医病因病机、西医治疗、中医辨证论治。熟悉月经不调的概念，西医病因病理，西医治疗原则；继发性闭经病因及分类，闭经的诊断；多囊卵巢综合征的内分泌特征、病理、中医病因病机；经前期综合征的病因病机，中医辨证论治；绝经综合征的概念、体征。

一、中医对月经病的认识

（一）概念

月经病是指月经的**周期、经期、经量**等发生改变，或伴随月经周期出现明显不适为特征的疾病。

（二）病因病机

主要病机是**脏腑功能失调、气血失和**，导致**冲任损伤**。其病因有外感邪气、七情内伤、房劳多产、饮食不节、体质因素等。

（三）治疗原则

治疗原则重在**治本调经**。治法有补肾、健脾、疏肝、调理气血等，常以**补肾健脾**为要。

（四）治疗注意

首辨经病、他病，如因他病致经不调者，当治他病，病去则经自调；若因经不调而生他病者，当予调经，经调则他病自愈。**次辨标本缓急**，急则治其标，缓则治其本，如痛经剧烈，应以止痛为先；若经崩暴下，当以止血为主，缓则审证求因治其本。**再辨月经周期**，经期血室正开，宜慎用大寒大热之剂；经前血海充盈，宜疏导而勿滥补；经后血海空虚，宜调补而勿强攻。不同年龄的妇女有不同的生理特点，治疗的侧重点不同。

二、异常子宫出血

（一）概念

异常子宫出血（AUB）指育龄期非妊娠妇女，与正常月经周期的频率、规律性、经期长度、经期出血量任何1项不符的、源自子宫腔的异常出血。临床分慢性和急性。

AUB包括9个类型，本节主要讨论排卵障碍性异常子宫出血。

排卵性异常子宫出血与中医学"月经先期""月经过多""经期延长""经间期出血"等病证相类似；无排卵性异常子宫出血与中医学"崩漏"相类似。

月经不调是月经周期、经期和经量发生异常的一组月经病的总称。**月经先期**是指月经周期提前7天以上，经期正常，连续2个月经周期以上者；**月经过多**是指月经量明显多于既往，经周期、经期正常者；**经期延长**是指经期超过7天以上，甚至淋沥2周方净，周期正常者；**经间期出血**指在两次月经之间，即氤氲之时，发生周期性出血者；**崩漏**指妇女在非行经期间阴道大量出血或淋沥不止，月经周期、经期、经量发生改变者，前者称"崩中"或"经崩"，后者称"漏下"或"经漏"。

（二）西医病因、病理

1. 病因　各种因素如精神、情绪变化、营养不良、代谢紊乱、酗酒及某些药物等，引起下丘脑-垂体-卵巢轴功能调节异常导致月经失调。

2. 子宫内膜病理改变

（1）无排卵性功血：①子宫内增生症。包括单纯型增生、复杂型增生和不典型增生。②增殖期子宫内膜。在月经周期后半期甚至月经期仍表现为正常月经周期中的增生期形态。③萎缩型子宫内膜。内膜萎缩菲薄，腺体少而小，腺上皮细胞为单层立方形或低柱状，腺腔狭小而直，间质少而致密，胶原纤维相对增多。

（2）排卵性月经失调：①排卵性月经过多。子宫内膜呈分泌反应，少数有高度分泌反应。②黄体功能不足。分泌期内膜腺体分泌不良，内膜活检显示分泌反应落后2d。③子宫内膜不规则脱落。黄体发育良好但萎缩过程延长。月经期第5~6天，仍能见呈分泌反应的子宫内膜，常表现为混合型子宫内膜。④排卵期出血。子宫内膜呈早期分泌反应，部分可能有晚期增生期变化。

（三）中医病因病机

主要病机是冲任受损，经血失于制约，胞宫蓄溢失常，故见月经先期、经期延长、月经过多、崩漏等，若在氤氲期因肾阴虚、脾虚、湿热、血瘀等引起阴阳转化失调，损及冲任胞络，则见经间期出血。常见病因病机有**肾虚、脾虚、血热、湿热和血瘀**。

（四）临床类型及表现

1. 症状　本病以子宫不规则出血为主要表现。

（1）无排卵性功血：常表现为月经周期紊乱，经期长短不一，经量时多时少。可继发贫血，伴有乏力、头晕等症状，甚至出现失血性休克。

（2）排卵性月经失调：①黄体功能不全。黄体期缩短，常伴不孕或妊娠早期流产。②子宫内膜不规规脱落。月经周期正常，但经期延长，可长达9~10d，或伴经量增多。③排卵性月经过多。月经量多、周期正常。④排卵期出血：月经中期或在基础体温开始上升时出现少量阴道出血。

2. 体征　有程度不等的贫血貌，妇科检查无明显异常。

（五）诊断与鉴别诊断

1. 诊断　根据病史、临床表现和以下实验室及其他检查以明确诊断。

（1）B超检查：了解子宫大小、形态、宫腔内有无赘生物，内膜厚度等。

(2)基础体温测定：单相型提示无排卵；黄体功能不足时虽呈双相型，但升高时间缩短为9~11d；子宫内膜不规则脱落呈双相型，但下降缓慢。

(3)激素测定：黄体中期测血孕酮值呈卵泡期水平，为无排卵。

(4)血常规及凝血功能测定：了解贫血程度和排除凝血功能异常等血液系统病变。

(5)诊断性刮宫：其作用是止血和明确子宫内膜病理诊断。为确定排卵和黄体功能，应在经前期或月经来潮6h内诊刮；若怀疑子宫内膜不规则脱落，应在月经第5天诊刮；不规则阴道出血或大出血者可随时诊刮。

(6)宫腔镜检查：可直视宫腔内情况，选择病变区域活检以诊断宫腔病变。

2.鉴别诊断 应与异常妊娠或妊娠并发症、生殖器官肿瘤、生殖器官感染及全身性疾病如血液病、内分泌失调等引起的阴道出血相鉴别。并注意有无放置宫内节育器、口服避孕药及服用性激素药物等。

(六)西医治疗原则

无排卵性功血青春期及生育期以**止血、调整周期，促排卵**为主；绝经过渡期者以**止血、调整周期、减少经量、防止子宫内膜病变**为原则。排卵性功血主要是促进黄体功能恢复。对已婚育龄期或绝经过渡期患者，可常规行诊断性刮宫，止血迅速，并可行内膜病检以除外恶性病变。药物治疗是功血的**一线治疗**。常采用性激止血和调整月经周期。出血期可辅用止血药物。

(七)中医治疗原则

崩漏的治疗，应根据病情的缓急轻重、出血的久暂，采用"急则治其标，缓则治其本"的原则，灵活运用"塞流""澄源""复旧"三法。

塞流：即止血。暴崩之际，急当止血防脱。**澄源**：即审证求因治本。血止或血势减缓应针对病因施治，使崩漏得到根本上的治疗。塞流、澄源两法常同步进行。**复旧**：即调理善后。是巩固崩漏治疗的重要阶段。临床多采用补肾、扶脾或疏肝之法。塞流需澄源，澄源当固本，复旧要求因。

(八)中医辨证论治

1.无排卵性功血（崩漏）

(1)肾虚证

1)肾阴虚证

证候：经乱无期，出血量少或多，淋沥不净，色鲜红，质稠，头晕耳鸣，腰膝酸软，手足心热；舌红苔少，脉细数。

治法：滋肾养阴，调经止血。

方药：**左归丸**去牛膝合**二至丸**。

2)肾阳虚证

证候：经来无期，出血量多，或淋沥不尽，色淡质清，腰痛如折，畏寒肢冷，面色晦暗，小便清长；舌淡苔白润，脉沉迟。

治法：温肾固冲，止血调经。

方药：**右归丸**去肉桂，加艾叶炭、补骨脂、黄芪。

（2）脾虚证

证候：经血非时暴下不止，或淋沥不断，色淡质稀，神倦懒言，面色㿠白，不欲饮食；舌淡胖，边有齿痕，苔薄白，脉缓无力。

治法：补气摄血，固冲调经。

方药：**固本止崩汤**。

（3）血热证

1）虚热证

证候：经乱无期，量少淋沥不净，色鲜红而质稠，口燥咽干，大便干结；舌红少苔，脉细数。

治法：滋阴清热，止血调经。

方药：**保阴煎**。

2）实热证

证候：经血非时暴下不止，或淋沥日久不断，色深红，质稠，心烦口渴，尿黄便结；舌红苔黄，脉滑数。

治法：清热凉血，止血调经。

方药：**清热固经汤**。

（4）血瘀证

证候：经乱无期，量多或少，时出时止，或淋沥不断，或经闭数月又忽然暴下继而淋沥，色紫暗有块，小腹疼痛拒按，块下痛减；舌暗或有瘀斑，苔薄白，脉涩。

治法：活血化瘀，止血调经。

方药：**逐瘀止崩汤**。

2. 排卵性月经失调

（1）排卵性月经过多（月经过多）

1）气虚证

证候：经行量多，色淡红，质稀，神疲肢倦，面色㿠白，小腹空坠；舌淡苔薄，脉缓弱。

治法：补气升提，固冲止血。

方药：**安冲汤**加升麻。

2）血热证

证候：经行量多，色深红或鲜红，质稠，心烦口渴，尿黄便结；舌红苔黄，脉滑数。

治法：清热凉血，固冲止血。

方药：**保阴煎**加炒地榆、槐花。

3）血瘀证

证候：经行量多，色暗，有血块，经行腹痛，块下痛减，或平时小腹胀痛；舌紫暗或有瘀点，脉涩有力。

治法：活血化瘀，固冲止血。

方药：**桃红四物汤**加三七、茜草、蒲黄。

（2）黄体功能不足（月经先期）

1）脾气虚弱证

证候：经期提前，或量多，色淡质稀，神疲肢倦，面色萎黄，气短懒言，小腹空坠，食少纳差；舌淡，脉缓弱。

治法：健脾益气，固冲调经。

方药：**补中益气汤**。

2）肾气不固证

证候：经期提前，量少，色淡暗，腰膝酸软，头晕耳鸣，夜尿频多；舌淡暗，苔薄白，脉沉细。

治法：补肾益气，固冲调经。

方药：**固阴煎**。

3）阳盛血热证

证候：经期提前，量多，色深红，心烦口渴，尿黄便结；舌红苔黄，脉滑数。

治法：清热降火，凉血调经。

方药：**清经散**。

4）肝郁血热证

证候：经期提前，量或多或少，色深红，质稠有块，乳房或少腹胀痛，胸胁胀满，口苦咽干；舌红，苔薄黄，脉弦数。

治法：疏肝解郁，清热调经。

方药：**丹栀逍遥散**。

5）阴虚血热证

证候：月经先期，量少，色红，手足心热，口燥咽干，潮热盗汗，心烦失眠；舌红少苔，脉细数。

治法：养阴清热，固冲调经。

方药：**两地汤**。

（3）子宫内膜不规则脱落（经期延长）

1）气虚证

证候：经行时间延长，量多，色淡质稀，神倦嗜卧，气短懒言，肢软无力，小腹空坠，面色㿠白；舌质淡，苔薄白，脉缓弱。

治法：补气摄血，固冲调经。

方药：**举元煎**。

2）虚热证

证候：经行时间延长，量少，色红，质稍稠，口燥咽干，手足心热，两颧潮红，大便燥结；舌红少苔，脉细数。

治法：养阴清热、凉血调经。

方药：**两地汤合二至丸**。

3）湿热蕴结证

证候：经行时间延长，量少、色深红，混杂黏液，质稠，平时带下量多、色黄臭秽，腰腹胀痛，小便短赤，大便黏滞；舌红，苔黄腻，脉滑数。

治法：清热利湿，止血调经。
方药：**固经丸**。
4）血瘀证
证候：经行时间延长，经量时多时少，色暗有块，小腹疼痛拒按；舌质紫暗，或有瘀斑，脉弦涩。
治法：活血化瘀，固冲调经。
方药：**桃红四物汤合失笑散**。
（4）排卵期出血（经间期出血）
1）肾阴虚证
证候：经间期少量出血，色红，质稠，腰膝酸软，头晕耳鸣，手足心热；舌红，少苔，脉细数。
治法：滋肾养阴，固冲止血。
方药：**加减一阴煎**。
2）湿热证
证候：经间期少量出血，色深红，质稠，平时带下量多，色黄，或赤白带下，或有臭气，小便短赤；舌红，苔黄腻，脉滑数。
治法：清热除湿，凉血止血。
方药：**清肝止淋汤**去阿胶、红枣，加茯苓、炒地榆。
3）脾气虚证
证候：经间期少量出血，色淡，质稀，神疲肢倦，食少腹胀；舌淡，苔薄，脉缓弱。
治法：健脾益气，固冲摄血。
方药：**归脾汤**。
4）血瘀证
证候：经间期少量出血，色紫暗，有块，小腹疼痛拒按；舌紫暗或有瘀点，脉涩有力。
治法：活血化瘀，理血归经。
方药：**逐瘀止血汤**。

三、闭经

（一）概念

有原发性闭经和继发性闭经两类。前者指年逾16岁，第二性征已发育、月经尚未来潮，或年龄超过14岁，第二性征未发育者。后者则指月经来潮后，停经时间超过6个月以上，或按自身原有月经周期计算停止3个周期以上者。

（二）继发性闭经病因及分类

1. 下丘脑性闭经　多由精神应激、营养不良或全身消耗性疾病、过量运动、节食、药物性闭经、颅咽管瘤等。属低促性腺激素性闭经。

2. 垂体性闭经　因垂体梗死、肿瘤，希恩综合征等，垂体促性腺激素分泌减少或垂体功能低下。

3. 卵巢性闭经　可因卵巢早衰、卵巢功能性肿瘤、卵巢切除或组织被破坏、多囊卵巢综合征等。

4. **子宫性闭经** 因产后或流产后过度刮宫引起子宫内膜基底层损伤和粘连、子宫内膜炎、子宫切除后或子宫腔内放射治疗后等。

5. **其他** 肾上腺、甲状腺、胰腺等内分泌功能异常。

(三) 中医病因病机

主要病机是**冲任气血失调**，有虚实两端。虚者多因精血亏虚，冲任不充，胞宫无血可下所致；实者多因邪气阻隔，冲任阻滞，经血不得下行所致。主要包括肾气亏损、肝肾阴虚、气血虚弱、阴虚血燥、痰湿阻滞、气滞血瘀和寒凝血瘀。

(四) 诊断

1. **病史** 有月经初潮迟及月经稀发史；或有产后出血、产后感染史等；营养不良；急慢性疾病史如贫血、糖尿病等；或有人工流产、刮宫或子宫、卵巢切除史；滥用避孕药等。

2. **临床表现** 原发或继发闭经。

3. **体格检查** 检查全身及第二性征发育是否正常，有无乳汁分泌及甲状腺肿大等。

4. **妇科检查** 注意内外生殖器发育状况，有无先天性缺陷、畸形，盆腔有无肿块等。

5. **实验室及其他检查**

(1) 实验室检查：①血甾体激素测定。血孕酮水平升高，提示排卵；雌激素水平低，提示卵巢功能不正常或衰竭；睾酮值高，提示可能有多囊卵巢综合征或卵巢男性化肿瘤或睾丸女性化。②催乳激素及垂体促性腺激素测定。PRL＞25μg/L 时称为高催乳激素血症。PRL 升高者测定 TSH，TSH 升高为甲状腺功能减退；TSH 正常，而 PRL＜100μg/L，应行头颅 MRI 或 CT 检查，除外垂体肿瘤。PRL 正常应测定垂体促性腺激素。若两次测定 FSH＞40U/L，提示卵巢功能衰竭；若 LH＞25U/L 或 LH/FSH＞3 时，高度怀疑多卵巢综合征；若 FSH、LH 均＜5U/L，提示垂体功能减退，病变可能在垂体或下丘脑。③药物撤退试验。孕激素试验阳性者，提示子宫内膜有一定雌激素水平影响，为Ⅰ度闭经。雌孕激素序贯试验，阳性者，提示闭经是由于体内缺乏雌激素所致，为Ⅱ度闭经。阴性者应重复试验，若仍无出血，可诊断为子宫性闭经。④垂体兴奋试验。通过静脉注射 GnRH，测定前后血 FSH 和 LH，了解垂体 FSH 和 LH 对 GnRH 的反应性。正常反应提示垂体功能正常，病变在下丘脑；若经多次重复试验 LH 值无升高或升高不显著，说明垂体功能减退，如希恩综合征。

(2) 辅助检查：①超声检查。观察盆腔有无子宫、子宫形态、大小、内膜厚度，卵巢大小、形态、卵泡数目等。② CT 或 MRI。用于盆腔及头部蝶鞍区检查，诊断卵巢肿瘤、下丘脑病变、垂体微腺瘤、空蝶鞍等。③宫腔镜检查。用以诊断宫腔粘连。④腹腔镜检查。观察卵巢形态、子宫大小，对诊断多囊卵巢综合征等有价值。⑤染色体检查。对诊断原发性闭经的病因及指导临床处理有重要意义。

(五) 西医治疗

1. **全身治疗** 治疗全身性疾病，合理饮食，保持标准体重，消除精神紧张和焦虑。

2. **病因治疗**

(1) 子宫性闭经：宫腔粘连者应分离粘连后放置节育器，并给予一定时间的雌、孕激素序贯治疗，预防再粘连。

(2) 卵巢性闭经：有肿瘤者应切除肿瘤。

(3) 垂体性闭经：垂体泌乳素肿瘤以溴隐亭治疗为首选，瘤体较大者可考虑手术治疗，术后服用溴隐亭。希恩综合征补充雌激素、孕激素、甲状腺素、肾上腺皮质激素。

（4）下丘脑性闭经：下丘脑肿瘤应手术治疗。调整心态，注意劳逸结合，加强营养，增加体重。因避孕药引起者应停药观察。

3. 性激素替代治疗

①雌激素替代疗法：适于无子宫者。口服结合雌激素21d，停药1周后重复给药。

②人工周期疗法：适用于有子宫者。雌激素连服21d，最后10d加服醋酸甲羟孕酮，连服3~6个周期。

③孕激素替代疗法：适用于体内有一定内源性雌激素水平的Ⅰ度闭经。常用黄体酮或醋酸甲羟孕酮。

4. 诱发排卵　适用于有生育要求的患者。

①氯米芬：为**最常用**药物，适用于有一定内源性雌激素水平者。月经第5天开始，每天50~100mg，连用5d。

②促性腺激素：适用于低促性腺激素闭经及氯米芬促排失败者。常用HMG或HCG联合用药促排卵法。

③促性腺激素释放激素（GnRH）：适用于下丘脑性闭经，用脉冲皮下注射或静脉给药。

5. 其他药物

①溴隐亭：适合于单纯高PRL血症者。

②肾上腺皮质激素：适用于先天性肾上腺皮质增生引起的闭经。

③甲状腺素：适用于甲状腺功能减退所致的闭经。

6. 手术治疗

①生殖器畸形：处女膜闭锁闭、阴道横隔或阴道闭锁，可手术切开或成形。

②Asherman综合征：在宫腔镜直视下分离粘连，随后加用大剂量雌激素并放置宫腔内支撑7~10d。

③肿瘤：卵巢肿瘤一经确诊应予手术治疗。催乳激素瘤常用药物治疗。

（六）中医辨证论治

1. 肾气亏损证

证候：年逾15周岁月经未来潮，或初潮较迟，时有月经停闭，或月经周期建立后，出现周期延后渐至闭经；伴第二性征发育不全，腰膝酸软，头晕耳鸣，倦怠乏力，夜尿频多；舌淡苔薄白，脉沉弱。

治法：补肾益气，养血调经。

方药：**加减苁蓉菟丝子丸**加淫羊藿、紫河车。

2. 肝肾阴虚证

证候：年满15周岁尚未行经，或初潮晚，月经量少，周期延后，渐致经闭，头晕耳鸣，腰腿酸软，两目干涩；舌红，苔少，脉沉细弱。

治法：滋补肝肾，养血调经。

方药：**育阴汤**去海螵蛸、牡蛎。加当归、菟丝子。

3. 气血虚弱证

证候：月经周期延后，量少，色淡质稀，渐致闭经，神疲肢倦，头晕眼花，心悸气短，面色萎黄；苔少或薄白，脉沉缓或细弱。

治法：益气健脾，养血调经。

方药：**人参养营汤**。

4. 阴虚血燥证

证候：月经周期推后、量少渐至闭经，两颧潮红，五心烦热，盗汗，口干咽燥；舌红苔少，脉细数。

治法：养阴清热，养血调经。

方药：**加减一阴煎**加丹参、女贞子、香附。

5. 气滞血瘀证

证候：月经停闭，胸胁、乳房胀痛，少腹胀痛拒按，精神抑郁，烦躁易怒，嗳气叹息；舌紫暗，或有瘀点，脉沉弦或沉涩。

治法：行气活血，祛瘀通经。

方药：**血府逐瘀汤**。

6. 痰湿阻滞证

证候：月经周期延后、量少色淡、质黏稠，渐至停闭，形体肥胖，胸闷呕恶，倦怠嗜睡，带下量多，色白质稠；舌苔白腻，脉沉缓或滑。

治法：燥湿化痰，活血通经。

方药：**丹溪治湿痰方**。

7. 寒凝血瘀证

证候：月经停闭，小腹冷痛拒按，得热痛减，形寒肢冷；舌紫暗，苔白，脉沉紧。

治法：温经散寒，活血通经。

方药：**温经汤**。

四、痛经

（一）概念

指妇女正值经期或经行前后出现周期性下腹部疼痛，或伴腰骶酸痛，影响正常工作及生活。

（二）中医病因病机

主要病机在于邪气内伏或精血素虚，经行前后冲任气血变化急骤，气血运行不畅，胞宫经血运行受阻，以致"不通则痛"；或冲任胞宫失于濡养，"不荣则痛"。常见病因病机有气滞血瘀、寒凝血瘀、湿热瘀阻、气血虚弱及肝肾亏损。

（三）辨证论治

1. 气滞血瘀证

证候：经前或经期小腹胀痛，拒按，经血量少，色暗有块，块下痛减，经前胸胁乳房胀痛；舌紫暗或边有瘀点，脉弦或弦滑。

治法：理气活血，逐瘀止痛。

方药：**膈下逐瘀汤**加蒲黄。

2. 寒凝血瘀证

证候：经前或经期小腹冷痛，拒按，得热痛减，经量少，色暗有块，畏寒肢冷；舌暗，苔白腻，脉沉紧。

治法：温经散寒，化瘀止痛。

方药：**少腹逐瘀汤**加苍术、茯苓、乌药。

3. 湿热瘀阻证

证候：经前或经期小腹疼痛，灼热感，或痛连腰骶，或平时小腹疼痛，经前加剧；经血量多或经期延长，色暗红，质稠或夹较多黏液，带下量多，色黄质黏有臭味，小便黄赤；舌红，苔黄腻，脉滑数。

治法：清热除湿，化瘀止痛。

方药：**清热调血汤**加蒲公英、薏苡仁。

4. 气血虚弱证

证候：经期或经后小腹隐痛，月经量少，色淡质稀，神疲乏力，面色无华；舌淡苔薄，脉细弱。

治法：补气养血，调经止痛。

方药：**黄芪建中汤**加党参、当归。

5. 肝肾亏损证

证候：经期或经后小腹隐痛，经色淡，量少，腰膝酸软，头晕耳鸣；舌质淡，脉沉细弱。

治法：滋肾养肝，调经止痛。

方药：**调肝汤**加桑寄生、肉苁蓉。

五、多囊卵巢综合征

(一) 内分泌特征与病理

1. 内分泌特征 以卵巢呈多囊性变化、排卵障碍、高雄激素血症和胰岛素抵抗为主要特征。内分泌代谢功能紊乱主要表现为雄激素及雌酮过多、LH/FSH 比值增大、胰岛素过多等特征。

2. 病理

(1) 卵巢变化：双侧卵巢较正常增大 2~5 倍，呈灰白色，包膜增厚、坚韧。

(2) 子宫内膜变化：呈现不同程度增殖性改变，如单纯型增生、复杂型增生、不典型增生，甚至有可能导致子宫内膜癌。

(二) 中医病因病机

常见有肾虚、痰湿阻滞、肝经湿热和气滞血瘀。

(三) 诊断及鉴别诊断

1. 诊断

(1) 症状：月经失调（多为月经稀发、经量过少），闭经，不孕，多毛，痤疮，腹部肥胖。

(2) 体征：①多毛、痤疮，毛发呈现男性分布。②黑棘皮征，在阴唇、颈背部、腋下和腹股沟等处的皮肤出现灰褐色色素沉着，呈对称性，皮肤增厚。③妇科检查。阴毛粗浓黑呈男性型分布，可扪及增大的卵巢。

(3) 实验室及其他检查：①激素测定。血 FSH 偏低，LH 升高，LH/FSH ≥ 2.5~3。②基础体温测定。多呈现单相型。③诊断性刮宫。经前或经潮 6h 内诊刮，子宫内膜呈增生期或增生过长，无分泌期变化。④B 超检查。一侧或双侧卵巢体积增大，每侧卵巢内可见 ≥ 12

个直径为 2~9mm 小卵泡，呈车轮状排列。

（4）诊断标准：①**稀发排卵或无排卵**。②**雄激素水平升高**的临床表现和（或）高雄激素血症。③卵巢**多囊性改变**。上述 3 条中符合 2 条，并排除其他致雄激素水平升高的病因，即可确诊。

2. 鉴别诊断　需与卵巢分泌雄激素肿瘤、肾上腺皮质增生或肿瘤、卵泡膜细胞增殖症、甲状腺功能亢进或减退、高泌乳素血症伴发 PCOS 相鉴别。

（四）西医治疗

1. 药物治疗

（1）调整月经周期：①短效避孕药。**首选**有抗雄激素作用的避孕药，复方醋酸环丙孕酮（达英 -35）。可重复使用 3~6 个月。能有效治疗多毛和痤疮。②孕激素：在月经周期后半期口服地屈孕酮 10d，或肌内注射黄体酮 3~7d。

（2）高雄激素血症的治疗：螺内酯（安体舒通），治疗多毛需 6~9 个月。

（3）胰岛素抵抗的治疗：二甲双胍适用于治疗肥胖或胰岛素抵抗，连用 3~6 个月。

（4）促排卵治疗：**一线促排卵药**是氯米芬或来曲唑，卵泡发育成熟时应用 HCG。

2. 手术治疗　腹腔镜下卵巢打孔术和卵巢楔形切除术以提高妊娠率。

（五）中医辨证论治

1. 肾虚证

（1）肾阴虚证

证候：月经初潮迟，或后期，量少，渐至停闭，或月经周期紊乱，经血淋沥不净，婚后日久不孕，形体瘦小，头晕耳鸣，腰膝酸软，手足心热，尿黄便结；舌红苔少，脉细数。

治法：滋阴补肾，调补冲任。

方药：**左归丸**。

（2）肾阳虚证

证候：月经后期，量少，色淡，质稀，渐至经闭，或月经周期紊乱，经量多或淋沥不净，婚久不孕，头晕耳鸣，腰膝酸软，形寒肢冷，小便清长，大便不实，多毛；舌淡，苔白，脉沉无力。

治法：温肾助阳，调补冲任。

方药：**右归丸**。

2. 痰湿阻滞证

证候：月经量少，周期延后，甚至停闭，婚久不孕，带下量多，头晕头重，胸闷泛恶，四肢倦怠，形体肥胖；舌体胖大，苔白腻，脉滑。

治法：燥湿除痰，通络调经。

方药：**苍附导痰丸**合**佛手散**。

3. 肝经湿热证

证候：月经紊乱，量多或淋沥不断，或月经延后，量少，婚久不孕，带下量多色黄，面部痤疮，经前胸胁乳房胀痛，或有溢乳，大便秘结；苔黄腻，脉弦数。

治法：清肝解郁，除湿调经。

方药：**龙胆泻肝汤**。

4. 气滞血瘀证

证候：月经推后，量少，经行腹痛拒按，甚或经闭，婚后不孕，精神抑郁，胸胁胀满，面额痤疮；舌紫暗，或边尖有瘀点，脉沉弦或沉涩。

治法：行气活血，祛瘀通经。

方药：**膈下逐瘀汤**。

六、经前期综合征

（一）中医对经前期综合征的认识

中医学无此专门病名，散在记载于"经行头痛""经行乳房胀痛""经行发热""经行身痛""经行泄泻"等范畴。《中医妇科学》将本病称为"月经前后诸证"。

妇女行经之前，阴血下注冲任，血海充盈，冲气旺盛而全身阴血相对不足，脏腑功能失调，气血失和，出现一系列证候。常见的病因病机有肝郁气滞、肝肾阴虚、脾肾阳虚、心肝火旺、气滞血瘀、痰火上扰等。

（二）临床表现

1. 病史　伴随月经周期而反复发作。常因精神紧张，或工作压力诱发，与精神心理因素密切相关，多见于25~45岁患者。

2. 症状　①躯体症状：头痛、乳房胀痛、肢体浮肿、身痛、潮热汗出等。②精神症状：易怒、焦虑、抑郁、睡眠、性欲改变等。③行为改变：注意力不集中、工作效率低等。

3. 体征　每随月经周期见颜面及下肢凹陷性水肿，体重增加，或乳房胀痛，且有触痛性结节，或口腔黏膜溃疡，或见荨麻疹、痤疮。

（三）中医辨证论治

1. 肝郁气滞证

证候：经前乳房、胸胁胀痛，精神抑郁，头晕目眩，烦躁易怒，或少腹胀痛；舌质红或紫暗，脉弦。

治法：疏肝解郁，理气止痛。

方药：**柴胡疏肝散**。

2. 肝肾阴虚证

证候：经前、经期头晕头痛，烦躁失眠，口干不欲饮，烘热汗出，腰酸腿软，肢体麻木，口舌糜烂；舌红少苔，脉细数。

治法：滋肾养肝，清热降火。

方药：**一贯煎**。

3. 脾肾阳虚证

证候：经前、经期面目、四肢浮肿，经行泄泻，腰腿酸软，身倦无力，形寒肢冷；舌淡，苔白滑，脉沉缓。

治则：健脾温肾。

方药：**右归丸**合**苓桂术甘汤**。

4. 心肝火旺证

证候：经前或经期急躁易怒，头痛头晕，口苦咽干，面红目赤，口舌生疮，尿黄便结，经行吐衄；舌红苔薄黄，脉弦滑数。

治则：疏肝解郁，清热调经。

方药：**丹栀逍遥散**加黄芩。

5. 气滞血瘀证

证候：经前或经期头痛，或经行发热，腹痛拒按，月经量少，色暗，或有血块；舌暗边尖有瘀点，脉弦涩。

治则：理气活血，化瘀调经。

方药：**血府逐瘀汤**。

6. 痰火上扰证

证候：经行烦躁，情绪不宁，胸闷，痰多不寐，面红目赤，大便干结；月经量多，色深红，质黏稠，平时带下量多，色黄质稠；舌红苔黄腻，脉弦滑数。

治则：清热化痰，宁心安神。

方药：**生铁落饮**加郁金、黄连。

七、绝经综合征

（一）概念

是指妇女绝经前后出现性激素波动或减少所致的一系列躯体及精神心理症状。临床以月经改变、血管舒缩症状、精神神经症状、泌尿生殖道症状、心血管疾病、骨质疏松为特征。属于中医学"绝经前后诸证"范畴。

（二）内分泌变化

1. 雌激素　整个绝经过渡期雌激素不呈逐渐下降趋势，而是在卵泡发育停止时，雌激素水平才下降。

2. 孕酮　在绝经过渡期卵泡期发育时间长，黄体功能不全，孕酮量减少。绝经后卵巢不再分泌孕酮，极少量孕酮可能来自肾上腺。

3. 雄激素　绝经后产生的雄激素是睾酮和雄烯二酮。

4. 促性腺激素　绝经后 FSH、LH 明显升高，FSH 升高更为显著，$FSH/LH>1$。

5. 促性腺激素释放激素　绝经后 GnRH 分泌增加，并与 LH 相平衡。

（三）中医病因病机

主要为绝经前后，天癸将绝，肾气渐虚，肾阴阳失调，易波及其他脏腑，而其他脏腑病变，久必及肾，故本病之**本在肾**，常累及心、肝、脾等多脏、多经，致使本病证候复杂。常见病因病是肝肾阴虚、肾虚肝郁、心肾不交和肾阴阳两虚。

（四）临床表现

1. 症状

（1）近期症状：①月经紊乱，多为最早的表现。②血管舒缩症状。主要是**潮热、汗出**，为雌激素降低的**特征性**症状。③自主神经失调症状，常出现心悸、眩晕、头痛、失眠、耳鸣等。④精神神经症状，表现为急躁易怒、焦虑不安或情绪低落等。

（2）远期症状：①泌尿生殖道症状，可见泌尿生殖道萎缩症状或尿路感染。②骨质疏松。③阿尔茨海默病。④心血管病变。

2. 体征　随着绝经年限的增长，妇科检查可见内外生殖器官不同程度萎缩，宫颈及阴道分泌物减少。

（五）西医治疗

1. 性激素补充疗法（HRT）

（1）适应证：①有血管舒缩功能不稳定及泌尿生殖道萎缩症状。②低骨量及绝经后骨质疏松症。③有精神神经症状者。

（2）禁忌证：①原因不明的阴道出血或子宫内膜增生。②已知或怀疑妊娠、乳腺癌及与性激素相关的恶性肿瘤。③6个月内有活动性血栓病。④严重肝肾功能障碍、血卟啉症、耳硬化症、系统性红斑狼疮。⑤与孕激素相关的脑膜瘤。

（3）方法：以雌激素为主，辅以孕激素。在卵巢功能开始减退及出现相关症状后即可应用。停止 HRT 治疗时，一般应缓慢减量或间歇用药，逐步停药。

①连续序贯法：以 28 日为一个治疗周期，雌激素不间断应用，孕激素于周期第 15~28 天应用。本方案适用于绝经 3~5 年妇女。②周期序贯法：以 28 天为一个治疗周期，第 1~21 天每天给予雌激素，第 11~21 天内给予孕激素，第 22~28 天停药。本方案适用于围绝经期及卵巢早衰的妇女。③连续联合治疗：每日给予雌激素和孕激素，发生撤退性出血的概率低。适用于绝经多年的妇女。④单一雌激素治疗：适用于子宫切除术后或先天性无子宫的卵巢功能低下妇女。⑤单一孕激素治疗：适用于绝经过渡期或绝经后症状严重且有雌激素禁忌证的妇女。

2. 非激素类药物　对有血管舒缩症状及精神神经症状者，可口服盐酸帕罗西汀；防治骨质疏松可选用钙剂和维生素 D、降钙素等。

（六）中医辨证论治

1. 肝肾阴虚证

证候：经断前后，阵发性潮热汗出，头晕目眩，腰膝酸软，口燥咽干，月经紊乱，月经先期，月经量时多时少，色鲜红，质稠，失眠多梦，健忘，阴部干涩，或皮肤干燥、瘙痒感觉异常，溲黄便秘；舌红，少苔，脉细数。

治法：滋养肝肾，育阴潜阳。

方药：**杞菊地黄丸**去泽泻。

2. 肾虚肝郁证

证候：经断前后，阵发性潮热汗出，腰膝酸软，烦躁易怒，情绪异常，头晕耳鸣，乳房胀痛，月经紊乱，或胸闷善叹息；舌淡红或偏暗，苔薄白，脉弦细。

治法：滋肾养阴，疏肝解郁。

方药：**一贯煎**。

3. 心肾不交证

证候：经断前后，心悸怔忡，心烦不宁，腰膝酸软，多梦易惊，烘热汗出，眩晕耳鸣，失眠健忘，月经紊乱，量少，色鲜红；舌质偏红，少苔，脉细数。

治法：滋阴降火，交通心肾。

方药：**天王补心丹**去人参、朱砂，加太子参、桑葚。

4. 肾阴阳两虚证

证候：经断前后，时而烘热汗出，时而畏寒肢冷，腰酸乏力，头晕耳鸣，浮肿便溏，月经紊乱，月经过多或过少，淋沥不断，或突然暴下如注，色淡或暗，舌淡或暗，苔薄，脉沉弱。

治法：滋阴补肾，调补冲任。
方药：**二仙汤**合**二至丸**。

第十九单元　女性生殖器官肿瘤

【复习指南】掌握宫颈癌的病因病理，临床表现，诊断；子宫肌瘤分类，变性，诊断，中医病因病机，中西医治疗；卵巢肿瘤的转移途径，临床表现，诊断及鉴别诊断，并发症；子宫内膜癌的病因病理，转移途径，诊断及鉴别诊断，西医治疗；预后及随访。卵巢肿瘤的分类，西医治疗原则。了解子宫颈癌、卵巢癌、子宫内膜癌的临床分期及预防；子宫肌瘤的病理。

一、子宫颈癌

（一）病因和病理

1. 病因

（1）病毒感染：**高危型 HPV 的持续感染**是主要危险因素。HPV16、18 型所致的宫颈癌约占全部宫颈癌的 70%。

（2）性行为及分娩次数：性活跃、初次性生活＜16 岁、早年分娩、多产等与宫颈癌发生密切相关。

（3）其他：吸烟可增加感染 HPV 效应。

2. 病理

（1）鳞状细胞浸润癌：占宫颈癌的 75%~80%。

（2）腺癌：占宫颈癌的 10%~25%。

（3）腺鳞癌：占宫颈癌的 3%~5%。

（二）转移途径、临床分期及临床表现

1. 转移途径　主要为**直接蔓延**（最常见）及淋巴转移，血行转移极少见。

2. 临床分期　采用国际妇产科联盟（FIGO）临床分期标准（2014 年）。Ⅰ期癌灶局限于宫颈（扩展至宫体可以不予考虑）；Ⅱ期癌灶已超出子宫，但未达盆壁，或未达阴道下 1/3；Ⅲ期癌灶侵及盆壁；和（或）侵及阴道下 1/3；和（或）引起肾积水或无功能肾；Ⅳ期癌灶超出真骨盆或（活检证实）侵犯膀胱或直肠黏膜。

3. 临床表现　无明显症状和体征。

（1）症状

阴道：部分患者表现为阴道流血（接触性出血）、阴道排液增多，伴或不伴有臭味。晚期根据癌灶累及范围出现不同的继发性症状，可有贫血、恶病质等全身衰竭症状。

（2）体征：微小浸润癌可无明显病灶。外生型宫颈可见息肉状、菜花状赘生物，质脆易出血；内生型宫颈肥大、质硬、宫颈管膨大；晚期癌组织坏死脱落，形成溃疡或空洞伴恶臭。阴道壁受累时，可见赘生物生长或阴道壁变硬；宫旁组织受累时，双合诊、三合诊检查可扪及宫颈旁组织增厚、结节状、质硬或形成冰冻盆腔。

（三）诊断与鉴别诊断

1. 诊断　根据病史、症状和妇科检查及宫颈活组织活检可以确诊。

（1）宫颈刮片细胞学检查：是宫颈癌筛查的**主要**方法。
（2）高危型HPV-DNA检测：与宫颈细胞学检查相结合，可提高宫颈癌及癌前病变的敏感性。
（3）阴道镜检查：巴氏Ⅲ级及以上，或TBS分类上皮细胞异常者，均应行阴道镜检查。
（4）宫颈活组织检查：为确诊宫颈癌及宫颈癌前病变的最可靠依据。
（5）宫颈锥切术：当宫颈细胞学检查多次阳性而宫颈活检阴性，或宫颈活检为原位癌需确诊者。

2. 鉴别诊断　主要依据宫颈活组织病理检查。

（四）西医治疗

1. 手术治疗　主要用早期子宫颈癌（ⅠA~ⅡA）。
2. 放射治疗　包括腔内照射及体外照射。适应证：①部分ⅠB2期和ⅡA2期及ⅡB~Ⅳ期患者。②全身状况不适合手术的早期患者。③宫颈大块病灶的术前放疗。④手术治疗后病理检查发现有高危因素的辅助治疗。
3. 化疗　适用于较晚期局部大病灶及复发患者的手术前和放疗前增敏治疗。

（五）预后及随访

1. 预后　5年生存率：Ⅰ期＞85%，Ⅱ期50%，Ⅲ期25%，Ⅳ期5%。
2. 随访　治疗后第1~2年，每隔3个月复查1次。第3~5年，每半年复查1次。第6年开始每年复查1次。随访内容包括临床检查、阴道残端脱落细胞学检查、高危HPV检查、胸片、血常规检查等。

（六）预防

1. 加强性知识教育，杜绝性混乱。
2. 重视高危因素及高危人群，有异常症状者及时就医。
3. 开展宫颈癌的筛查，做到早发现、早诊断、早治疗。

二、子宫肌瘤

（一）分类

1. 按肌瘤生长部位　分为宫体肌瘤（90%）、宫颈肌瘤（10%）。
2. 按肌瘤与子宫肌壁的关系　分为肌壁间肌瘤（60%~70%）、浆膜下肌瘤（20%）和黏膜下肌瘤（10%~15%）。各类形的肌瘤可并存于同一子宫，称为多发性子宫肌瘤。

（二）病因病理

1. 病因　确切病因尚不清楚，可能性激素相关。
2. 病理

（1）巨检：实质性球形包块，表面光滑，质地较子宫肌硬，压迫周围肌壁纤维形成假包膜；切面呈灰白色，可见旋涡状或编织状结构。
（2）镜检：主要由梭形平滑肌细胞和不等量纤维结缔组织构成。

3. 变性　指肌瘤失去原有典型结构。常见变性有：玻璃样变（最常见）、囊性变、红色样变（多见于妊娠期或产褥期）、肉瘤样变、钙化。

（三）中医病因病机

本病多因脏腑功能失调，气血失常，痰浊、瘀血、湿热蕴结等聚结胞宫，日久成癥。常见病因病机有：气滞血瘀、痰湿瘀阻、气虚血瘀、肾虚血瘀和湿热瘀阻。

（四）临床表现

1. 症状　与肌瘤大小、数目关系不大，而与肌瘤部位、有无变性相关。

（1）月经异常：多表现为经量增多、经期延长。

（2）下腹包块：当肌瘤增大≥3个月孕大时，于腹部可触及。巨大的黏膜下肌瘤可脱出于阴道外。

（3）压迫症状：子宫体下段前壁或宫颈肌瘤压迫膀胱可发生尿频、尿急、排尿困难、尿潴留。子宫后壁特别是子宫体下段肌瘤可压迫直肠引起便秘等。

（4）白带增多：肌壁间肌瘤可有白带增多，黏膜下肌瘤更为明显。

（5）其他：下腹坠胀，腰背酸痛，可伴不孕、继发性贫血等。浆膜下肌瘤蒂扭转时出现急腹痛。肌瘤红色变性时，腹痛剧烈且伴发热。

2. 体征　肌瘤大于3个月孕子宫大小时可在下腹部正中扪及实质性包块。妇检子宫增大，表面扪及不规则单个或多个结节突起，或触及单个球形肿块与子宫相连（浆膜下肌瘤），质硬；或宫颈口扩张，可见红色、实质、光滑包块位于宫颈管内，或脱出于宫颈口位于阴道内（黏膜下肌瘤），伴感染时可有坏死、出血及脓性分物。

（五）诊断

根据病史体征及妇科检查即可诊断。个别患者诊断困难时可借助B超检查、宫腔镜、腹腔镜、磁共振协助诊断。

（六）西医治疗原则

1. 随访观察　如肌瘤无症状尤其是近绝经期患者，可3~6个月复查一次。

2. 药物治疗　适用于症状轻、近绝经年龄或全身情况不宜手术者。

3. 手术治疗

（1）适应证：①月经过多致继发贫血、药物治疗无效。②肌瘤体积较大或有膀胱、直肠压迫症状。③能确定不孕或反复流产的唯一病因是肌瘤。④疑有肉瘤样变。

（2）手术方式：肌瘤切除术（希望保留生育要求者）或子宫切除术（不需保留生育功能）。

（七）中医辨证论治

活血化瘀、软坚散结为本病的治疗大法。

1. 气滞血瘀证

证候：小腹包块坚硬，胀痛拒按，月经量多，经行不畅，色紫暗有块，精神抑郁，经前乳房胀痛，胁胸胀闷，小腹胀痛或有刺痛；舌边有瘀点或瘀斑，苔薄白，脉弦涩。

治法：行气活血，化瘀消癥。

方药：**膈下逐瘀汤**。

2. 痰湿瘀阻证

证候：小腹有包块、胀满，月经后期，量少不畅，或量多有块，质黏稠，带下量多，色白质黏稠，脘痞多痰，形体肥胖，嗜睡肢倦；舌胖紫暗，苔白腻，脉沉滑。

治法：化痰除湿，活血消癥。

方药：**苍附导痰丸**加丹参、水蛭。

3. 气虚血瘀证

证候：小腹包块，小腹空坠，月经量多，经期延长，色淡有块，神疲乏力，气短懒言，纳少便溏，面色无华；舌淡暗，边尖有瘀点或瘀斑，脉细涩。

治法：益气养血，消癥散结。

方药：**理冲汤**加桂枝、山慈菇、煅龙骨、煅牡蛎。

4. 肾虚血瘀证

证候：小腹有包块，月经量多或少，色紫暗，有血块，腰膝酸软，头晕耳鸣，夜尿频多；舌淡暗，舌边有瘀点或瘀斑，脉沉涩。

治法：补肾活血，消癥散结。

方药：**金匮肾气丸**合**桂枝茯苓丸**。

5. 湿热瘀阻证

证候：小腹包块，疼痛拒按，经行量多，经期延长，色红有块，质黏稠，带下量多，色黄秽臭，腰骶酸痛，溲黄便结；舌暗红，边有瘀点、瘀斑，苔黄腻，脉滑数。

治法：清热利湿，活血消癥。

方药：**大黄牡丹汤**加红藤、败酱草、石见穿、赤芍。

三、卵巢肿瘤

（一）卵巢肿瘤组织学分类

1. 上皮性肿瘤　最常见。又有良性、交界性、恶性之分。
2. 性索间质肿瘤　包括颗粒细胞-间质细胞肿瘤、支持细胞-间质细胞肿瘤（睾丸母细胞瘤）、两性细胞瘤。
3. 生殖细胞肿瘤　包括无性细胞瘤、卵黄囊瘤、胚胎癌、多胚瘤、绒毛膜癌、畸胎瘤、混合型。
4. 转移性肿瘤

（二）转移途径及临床分期

1. 转移途径　以直接蔓延和腹腔种植为主，其次为淋巴转移，血行转移较少见。
2. 临床分期　采用FIGO（2014年）的标准：Ⅰ期，肿瘤局限于卵巢；Ⅱ期，肿瘤累及一侧或双侧卵巢，伴盆腔内扩散（骨入口平面以下）；Ⅲ期，一侧或双侧卵巢肿瘤，并有镜检证实的盆腔外腹膜转移或证实有腹膜后淋巴结转移；Ⅳ期，远处转移（胸腔积液中有细胞癌，肝实质转移）。

（三）临床表现

1. 卵巢良性肿瘤　早期肿瘤较小，多无症状。肿瘤增大时，可出现腹胀等不适感。妇科检查可触及子宫一侧或双侧球形肿块，多为囊性，表面光滑，活动，与子宫无粘连。若肿瘤大至占满盆、腹腔时，可出现压迫症状。

2. 卵巢恶性肿瘤　早期常无症状。晚期主要症状为腹胀、下腹肿块或腹水等。肿瘤若向周围组织浸润或压迫神经，可引起腹痛、腰痛或下肢疼痛；若压迫盆腔静脉，可出现下肢浮肿；功能性肿瘤可出现相应雌、雄激素过多的症状。晚期出现消瘦、贫血等恶病质征象。三合诊检查，在阴道后穹窿触及质硬的结节，肿块多为双侧实性或囊实性，表面凹凸不平，固定，常伴有腹水。有时在腹股沟区、腋下、锁骨上可触及肿大的淋巴结。

(四)良性卵巢肿瘤与恶性卵巢肿瘤的诊断与鉴别诊断

1. **诊断** 确诊仍需依赖病理组织学检查。辅助检查如下：

(1) B超检查：是常用且诊断率较高的辅助诊断方法。

(2) 影像学检查：腹部X线、CT、MRI、PET。

(3) 肿瘤标志物：① CA125。80%卵巢上皮性癌患者CA125水平升高。尤其对浆液性腺癌更具特异性，可用于病情监测。② AFP。对诊断卵黄囊瘤有特异性。可协助诊断未成熟畸胎瘤、混合性无性细胞瘤中含卵黄囊瘤成分者。③ HCG。对原发性卵巢绒癌有特异性。④ 性激素。颗粒细胞瘤、卵泡膜细胞瘤分泌较高。⑤ CA19-g.CEA。原发性黏液性卵巢癌及胃肠道卵巢转移癌可升高。

(4) 细胞学检查：对腹水或腹腔冲洗液、胸腔积液行细胞学检查。

(5) 腹腔镜检查：可直视肿块的外观及盆腔、腹腔、横膈等部位，取活检以明确诊断，正确估计病变范围，明确期别。

(6) 病理组织学检查。

2. **卵巢良性肿瘤与恶性肿瘤的鉴别诊断**

(1) 良性肿瘤：病程长，逐渐增大。单侧多发，活动，囊性，表面光滑，通常无腹水，一般情况良好。B型超声为液性暗区，可有间隔光带，边界清晰。

(2) 恶性肿瘤：病程短，迅速增大。双侧多，固定，实性或囊实性，表面不平结节状，常伴腹水，多为血性，可查到癌细胞。

(五)并发症

主要有蒂扭转、破裂、感染和恶变。

(六)西医治疗原则

若卵巢肿块直径<5cm，疑为卵巢瘤样癌变，可作短期观察。确诊为良性肿瘤或直径5cm以上者，**首选**手术治疗。恶性肿瘤以根治性手术为主，辅以化疗、放疗等综合治疗。

(七)预防

1. 开展卫生宣教，高危妇女宜服避孕药预防。

2. 30岁以上妇女每年行妇科检查，高危人群则应每半年行妇科检查，同时可行B型超声检查AFP及CA125检查；对于乳腺癌、胃肠瘤等患者治疗后，必须严密随访、定期复查，以监测有无卵巢转移。

四、子宫内膜癌

(一)西医病因病理

1. **病因** 子宫内膜可能有两种发病类型。Ⅰ型即雌激素依赖型，占多数，预后好。Ⅱ型为非雌激素依赖型，预后不良。

2. **病理** 巨检分为局灶型和弥散型。

(二)转移途径

主要转移途径为直接蔓延、淋巴转移，晚期可有血行转移。

(三)诊断及鉴别诊断

1. 诊断

(1) 病史：有月经紊乱史、绝经后阴道出血；或子宫内膜癌发病高危因素，如肥胖、不孕、绝经延迟等；或长期应用雌激素、他莫昔芬或雌激素增高疾病史，或有乳腺癌、子宫内膜癌家族史。

（2）临床表现：阴道出血、阴道排液、下腹疼痛及其他。

（3）辅助检查：①诊断性刮宫，是**确诊本病**的主要依据。刮出物分别送病理检查。②B超检查。③宫腔镜检查，可直接观察宫腔及宫颈管，对可疑部位取材活检。④其他，如MRI、CT及血清CA125测定。

2. 鉴别诊断　主要与异常子宫出血、萎缩性阴道炎、子宫黏膜下肌瘤或内膜息肉、宫颈管癌、子宫肉瘤及输卵管癌相鉴别。

（四）西医治疗原则

1. 手术治疗　为**首选**的治疗方法。

2. 放疗　方法有腔内及体外照射两种，包括术后放疗、术前放疗和单纯放疗。

3. 药物治疗

（1）激素治疗：不宜手术、放疗或治疗后复发的晚期患者的首选治疗。

（2）化学药物治疗。

（五）预防

普及防癌知识，定期体检，重视绝经后妇女阴道出血和生育期妇女月经紊乱的诊治，必要时诊刮以明确诊断；规范雌激素制剂应用；对有高危因素人群应密切随访及监测。

第二十单元　妊娠滋养细胞疾病

【复习指南】熟悉葡萄胎的病理、诊断、西医治疗及随访。妊娠滋养细胞肿瘤的病理、临床表现、实验室及其他检查、西医治疗及随访。

一、葡萄胎

（一）西医病因、病理

1. 病因　确切病因不清。年龄＞40岁者葡萄胎发生率比年轻妇女高10倍。

2. 病理　（1）大体观察：①完全性葡萄胎。子宫膨大，宫腔内被大小不等之水泡所充满，绒毛干梗将无数水泡相连成串，水泡间空隙充满血液及凝块。②部分性葡萄胎。除不等量的水泡外，可见正常的绒毛，常并见发育不良的胚胎或胎儿组织。

（2）组织学特点：①滋养细胞呈不同程度增生。②绒毛间质水肿，体积增大。③滋养细胞增生是葡萄胎最重要的组织学特征。

（3）卵巢黄素化囊肿：发生率为30%~50%，常为双侧，大小不等。由于滋养细胞显著增生，产生大量绒毛膜促性腺激素，刺激卵巢卵泡内膜细胞使之发生黄素化而致。

（二）诊断与鉴别诊断

1. 诊断

（1）病史：有停经史，停经时间多为2~4个月，平均为12周。

（2）临床表现：根据停经后有不规则阴道出血，较严重的妊娠呕吐，子宫异常增大变软，子宫在5个月妊娠大时触不到胎体，听不到胎心，无胎动，应疑诊为葡萄胎。诊断有疑问时需结合下述辅助检查以确诊。

（3）实验室及其他检查

1）血HCG测定：葡萄胎时血清中β-HCG浓度明显高于正常妊娠月份的相应值，且在停经后8~10周后仍持续上升。若葡萄胎因绒毛退化，β-HCG水平也可能低下，多见于部分性葡萄胎。

2）超声检查：为最常用而又比较准确的诊断方法。B超检查示子宫腔内呈"落雪状"影像，是完全性葡萄胎的典型表现。部分性葡萄胎在上述影像中还可见胎囊或胎儿。

2. 鉴别诊断　需与先兆流产、双胎妊娠和羊水过多相鉴别。

（三）西医治疗及随访

1. 西医治疗

（1）清宫：一般采用吸刮术。术前应做好输液、备血准备。子宫大于妊娠12周或术中感到一次难以刮净时，可在1周后再刮宫1次。

（2）子宫切除术：不作为常规处理。对于40岁以上、有高危因素、无生育要求者可行全子宫切除术，保留双侧卵巢，术后需定期随访。

（3）卵巢黄素化囊肿的处理：一般不必处理。

（4）预防性化疗：一般不作常规应用。对存在高危因素，即①年龄＞40岁。②子宫明显大于停经月份，HCG值异常升高。③养细胞高度增生或伴不典型增生。④清宫后HCG值不呈进行性下降或始终处于高值且排除葡萄胎残留。⑤有咳血，出现可疑转移灶和随访有困难的患者，宜在葡萄胎排空前或排空时开始行预防性化疗。

2. 随访　定期随访可早期发现滋养细胞肿瘤。随访包括：①HCG定量测定，于葡萄胎清宫后每周一次直至连续3次正常。随后3个月内仍每周复查一次，以后3个月每2周一次，然后每个月一次，持续半年。如第二年未怀妊娠，可每半年一次，共随访2年。②应注意月经是否规律，有无阴道异常出血、咳嗽、咯血及其他转移灶症状，并做妇科检查，定期或必要时作盆腔B超、X线胸片或CT检查。

葡萄胎随访期间必须严格避妊娠1年，推荐避妊娠套和口服避孕药，一般不用宫内节育器，以免穿孔或混淆子宫出血的原因。

二、妊娠滋养细胞肿瘤

（一）病理

侵蚀性葡萄胎巨检见子宫肌壁内有大小不等、深浅不一的水泡状组织，宫腔内可有或无原发病灶。当侵蚀病灶接近子宫浆膜层时，子宫表面可见紫蓝色结节。侵蚀较深时可穿透子宫浆膜层或阔韧带。镜下可见绒毛结构及滋养细胞增生和分化不良。少数绒毛结构退化，仅见绒毛阴影。绒毛膜癌绝大多数原发于子宫，极少数原发于输卵管、宫颈、阔韧带等部位。

（二）诊断与鉴别诊断

1. 诊断

（1）病史：有葡萄胎、流产、足月产或异位妊娠史。

（2）临床表现：产后或流产后，尤其在葡萄胎排空后，阴道不规则出血，或有腹痛，妇科检查生殖道变软、着色，或阴道内见到紫蓝色结节，子宫大而软，附件区或可触及包块。若发生转移，其临床表现视转移部位而异。

(3) 实验室及其他检查

1) β-hCG 连续测定：是滋养细胞肿瘤诊断的主要诊断依据。

葡萄胎后滋养细胞肿瘤的诊断应符合以下任何一项：4 次血 β-hCG 测定呈平台状态，并持续 3 周或以上，即 1 日、7 日、14 日、21 日；血 β-hCG 测定 3 次上升（＞10%），并至少持续 2 周或以上，即 1 日、7 日、14 日。

非葡萄胎后滋养细胞肿瘤的诊断标准：绒癌。流产、足月产、异位妊娠后 4 周以上，血 β-hCG 仍持续高水平，或曾经下降后又上升，已排除妊娠物残留或再次妊娠，可诊断。

2) B 超检查：子宫壁显示局灶性或弥漫性强光点或光团与暗区相间的蜂窝样病灶。但侵蚀性葡萄胎与绒癌难相鉴别。

3) 病理检查：子宫肌层或子宫外转移的切片中，见到绒毛结构或绒毛退变痕迹，应诊断为侵袭性葡萄胎。若原发病灶与转移病灶诊断不一致，只要任一标本中有绒毛结构即可诊断。若仅见成片滋养细胞浸润及坏死出血，未见绒毛结构，诊断为绒毛膜癌。

4) 影像学检查：转移最多见于肺，CT 或 X 线胸片检查或可见转移病灶，观察其动态变化对判断病情的发展变化意义重大。脑、肝和盆腔病灶的诊断宜选择磁共振成像。

2. 鉴别诊断　主要与葡萄胎残留、较大的卵巢黄素化囊肿尚未萎缩、转移病灶与原发疾病相鉴别。

(三) 西医治疗及随访

西医治疗　治疗原则以**化疗为主**，手术和放疗为辅。制定治疗方案前要作出正确的临床分期和预后评分。

(1) 化疗：①用药原则。低危病例常用单一药物治疗，高危病例宜用联合化疗，效果不佳时可选用 EMA-CO 方案。②疗效判定。在每一疗程结束后，每周测血 β-HCG，在每个疗程结束后 18d 内，血 β-HCG 下降至少 1 个对数称为有效。并结合妇科检查、B 超、胸片、CT 等检查。③停药指征。化疗需坚持到症状及体征消失,HCC 每周测定 1 次，连续 3 次正常，再巩固 2~3 个疗程方可停药。随访 5 年无复发者称为治愈。

(2) 手术：病变在子宫，化疗无效或病灶穿孔出血者可切除子宫。手术范围主张行全子宫或次广泛子宫切除术。有生育要求者，若血 HCG 水平不高，子宫外转移灶控制及耐药病灶为单个，可考虑行病灶剜出术；育龄妇女应考虑保留卵巢。

(3) 放疗：较少用，主要用于脑和肺等耐药病灶的治疗。

第二十一单元　子宫内膜异位症及子宫腺肌症

【复习指南】掌握子宫内膜异位症及子宫腺肌病的概念、病理、诊断、西医治疗及中医辨证论治，了解其病因。

一、子宫内膜异位症

具**有活性的**子宫内膜组织（**腺体和间质**）出现在**子宫腔被覆内膜及宫体肌层以外**部位时称为子宫内膜异位症。属于中医学"痛经""癥瘕""月经不调""不孕症"范畴。

(一) 西医病因病理

病因至今未明，异位种植学说是目前的主导学说。基本病理变化为异位内膜随卵巢激素的变化而发生周期性出血，使周围纤维组织增生和粘连，出现紫褐色斑点或小泡，最后发展为大小不等的紫蓝色结节或包块。

1. 巨检

（1）卵巢子宫内膜异位症：最多见，可形成卵巢巧克力囊肿，内含暗褐色黏糊状陈旧血，常与其邻近组织器官紧密粘连，使其固定不活动。

（2）腹膜子宫内膜异位症：盆腔腹膜和脏器表面的内异症病灶。

（3）深部浸润型子宫内膜异位症：常见于宫骶韧带、直肠子宫陷凹、阴道穹隆、直肠阴道隔等处于盆腔较低处或最低处，为内异症的好发部位。

（4）其他部位的子宫内膜异位症：可累及消化、泌尿、呼吸系统，形成瘢痕内异症等。

2. 镜检　典型的异位内膜组织可见到子宫内膜上皮、腺体、内膜间质、纤维素及出血等。

（二）诊断

1. 病史　重点询问月经、妊娠、流产、分娩、家族及手术等病史。

2. 临床表现　因个体及病变部位不同而不同。有**继发性、进行性加剧的痛经**，月经异常，不孕、性交痛，或慢性盆腔痛。疼痛程度与病灶大小不一定成正比。

3. 体征　典型体征为子宫多后倾固定，直肠子宫陷凹、宫骶韧带或子宫后壁下段扪及触痛性结节，一侧或双侧附件区扪及囊性不活动包块。

4. 实验室检查

（1）影像学检查：B超检查、盆腔CT、MRI。

（2）CA125值测定：血清CA125值可升高，但一般不超过100U/L。

（3）腹腔镜检查：是目前诊断内膜异位症的**金标准**。

（4）膀胱镜或直肠镜检：诊断可疑膀胱或肠道内异症。

（三）西医治疗

1. 期待疗法　对早期轻症的患者可进行定期随访。

2. 药物治疗　目的是抑制卵巢功能，减少内异症活性及粘连形成，阻止内异症发展。包括对症治疗和激素抑制疗法。

（1）避孕药：为假孕疗法，每天1片，连续服用6~9个月，适合轻度内异症患者。

（2）孕激素：通过抑制垂体促性腺激素分泌，并直接作用于子宫内膜和异位内膜，导致内膜萎缩和闭经。

（3）假绝经疗法：主要应用达那唑、孕三烯酮、促性腺激素释放激素激动剂（GNRH-a），月经第1天开始用药，连续使用6个月。

3. 手术治疗　目的是去除病灶，恢复解剖。适用于药物治疗后症状无缓解、病情加剧或生育功能未恢复者，以及较大的卵巢异位囊肿且迫切希望生育者。**首选**腹腔镜手术。分保守性手术和根治性手术。

4. 不孕的治疗　综合分析治疗。

（四）中医辨证论治

本病以瘀血阻滞冲任胞宫为基本病机，治疗以**活血化瘀**为主，瘀结成癥者需**散结消癥**。

1. 气滞血瘀证

证候：经前、经行小腹胀痛、拒按，甚或前后阴坠胀欲便；经血紫暗有块，块下痛减，经量或多或少，腹中积块，固定不移，胸闷乳胀，或不孕；舌紫暗或有瘀点、瘀斑，脉弦或涩。

治法：理气活血，祛瘀散结。

方药：**膈下逐瘀汤**。

2. 寒凝血瘀证

证候：经前或经行小腹冷痛、绞痛，拒按，得热痛减，经行量少，色紫暗，或经血淋沥不净，或月经延期，不孕，下腹结块，固定不移，形寒肢冷，面色青白；舌紫暗苔薄白，脉沉弦或紧。

治法：温经散寒，化瘀止痛。

方药：**少腹逐瘀汤**。

3. 瘀热互结证

证候：经前或经期小腹疼痛，有灼热感、拒按，遇热痛增，月经先期、量多、经色深红、质黏稠夹血块，心烦口干，溲黄便结，或不孕，性交疼痛，盆腔结节包块触痛明显；舌红或舌暗红、有瘀点，苔黄，脉弦数。

治法：清热凉血，活血祛瘀。

方药：**清热调血汤**加红藤、薏苡仁、败酱草。

4. 痰瘀互结证

证候：下腹结块，经前、经期小腹掣痛，拒按，婚久不孕，平时形体肥胖，头晕沉重，胸闷纳呆，呕恶痰多，带下量多，色白质黏，无味；舌淡胖而紫暗，或舌边尖有瘀斑、瘀点，苔白滑或白腻，脉细。

治法：理气化痰，活血逐瘀。

方药：**苍附导痰汤**合**桃红四物汤**。

5. 气虚血瘀证

证候：经行腹痛，喜按喜温，经量或多或少，色淡质稀，婚久不孕，面色少华，神疲乏力，纳差便溏，盆腔结节包块；舌淡暗，边有齿痕，苔薄白或白腻，脉细无力或细涩。

治法：益气活血化瘀。

方药：**理冲汤**。

6. 肾虚血瘀证

证候：经行腹痛，痛引腰骶，月经先后不定期，经量或多或少，色淡暗质稀，或有血块，不孕或易流产，头晕耳鸣，腰膝酸软，性欲减退，盆腔可及结节或包块；舌淡暗、有瘀点，苔薄白，脉沉细而涩。

治法：补肾益气，活血化瘀。

方药：**归肾丸**合**桃红四物汤**。

二、子宫腺肌病

子宫内膜腺体及间质侵入子宫肌层时，称子宫腺肌病。属中医"痛经""癥瘕""月经不调"等范畴。

（一）西医病因病理

至今不明，多认为子宫内膜基底层缺乏黏膜下层，基底层内膜细胞侵入子宫肌层所致。

（二）诊断

主要表现为经量增多、经期延长及进行性加剧的痛经。妇科检查时子宫呈均匀性增大或有局限性结节隆起，质硬有压痛，经期压痛尤著。

根据临床症状与体征可作出初步诊断，B型超声和MRI检查有一定帮助，确诊需行组织病理检查。

（三）西医治疗

1. 药物治疗　症状较轻可用非甾体抗炎药等对症治疗；对年轻、希望保留子宫患者可口服避孕药或上曼月乐环，症状重者GnRHa制剂3~6月，再使用曼月乐环。

2. 手术治疗　对年轻或希望生育者可试行病灶剜除术或子宫楔形切除。若症状严重，无生育要求，或药物治疗无效者应行全子宫切除术，痛经明显行子宫动脉栓塞术，无生育要求且月经量多行子宫内膜去除术。

（四）中医辨证论治

参考子宫内膜异位症。

第二十二单元　子宫脱垂

【复习指南】熟悉子宫脱垂的西医病因，中医病因病机，分度及表现，中医辨证论治。了解子宫脱垂的概念，西医治疗。

一、概念

子宫脱垂是指子宫从正常位置沿阴道下降，宫颈外口达坐骨棘水平以下，甚至子宫全部脱出于阴道口外。

二、病因病理

分娩损伤为**最主要**的病因。长期腹压增加，腹内压力增加（如慢性咳嗽、长期排便困难、腹部巨大肿瘤、大量腹水等）迫使子宫下移。盆底组织发育不良或退行性变也可发生。

中医病因病机

主要病因病机有中气下陷、肾气亏虚和湿热下注引起冲任不固，带脉失约，提摄无力。

三、临床表现及分度

（一）临床表现

1. 症状　常有不同程度的腰骶部疼痛或下坠感，劳累后更明显；重度者常伴有排尿排便异常，易并发膀胱炎。

2. 体征　宫颈及阴道黏膜多明显肥厚、宫颈肥大，或宫颈明显延长。

（二）分度

检查时嘱患者平卧并用力向下屏气。

Ⅰ度：轻型，宫颈外口距处女膜缘<4cm，但未达处女膜缘；重型，宫颈外口已达处女

膜缘，在阴道口可见到宫颈。

Ⅱ度：轻型，宫颈已脱出阴道口，但宫体仍在阴道内；重型，宫颈及部分宫体已脱出于阴道口。

Ⅲ度，宫颈及宫体全部脱出至阴道口外。

四、诊断

1. 病史　多有滞产、第二产程延长、难产、助产术等病史，以及长期腹压增加、体弱、营养不良、产后过早从事体力劳动等。

2. 临床表现　子宫脱垂，常伴有不同程度的腰骶部疼痛或下坠感。重度子宫脱垂者，常伴有排尿排便异常。

五、西医治疗

1. 非手术治疗　子宫托适用于子宫脱垂和阴道前后壁脱垂。重度子宫脱垂伴盆底肌明显萎缩、宫颈或阴道壁有炎症或溃疡者均不宜使用。

2. 手术疗法　①曼氏手术。②阴式子宫全切除及阴道前后壁修补术。③阴道封闭术。

六、中医辨证论治

以益气升提，补肾固脱为主要治法。

1. 中气下陷证

证候：阴中有物突出，劳则加剧，小腹下坠，神倦乏力，少气懒言，或面色无华；舌淡，苔薄，脉缓弱。

治法：补益中气，升阳举陷。

方药：**补中益气汤**加枳壳。

2. 肾气亏虚证

证候：阴中有物脱出，久脱不复，腰酸腿软，头晕耳鸣，小便频数或不利，小腹下坠；舌质淡，苔薄，脉沉弱。

治法：补肾固脱，益气升提。

方药：**大补元煎**加黄芪、升麻、枳壳。

3. 湿热下注证

证候：阴中有物脱出，表面红肿疼痛，甚或溃烂流液，色黄气秽；舌质红，苔腻黄，脉弦数。

治法：清热利湿。

方药：**龙胆泻肝汤**合**五味消毒饮**。

第二十三单元　不孕症

【复习指南】本节内容需要重点复习，掌握女性不孕症的概念，中医病因病机，相关辅助检查，西医治疗，中医辨证论治。熟悉其西医病因。

一、概念

女性不孕症是指妇女婚后未避孕、有正常性生活、夫妇同居1年而未孕；分为**原发性和**

继发性两类。既往未避孕、从未孕者称为原发性不孕，中医学又称"**全不产**"；既往有过妊娠史，而后未避孕连续1年未孕者称为继发性不孕，又称"**断续**"。

二、西医病因

女方因素占60%~70%，男方因素占10%~30%，不明原因约占20%。女性不孕因素以盆腔因素（输卵管异常、子宫内膜病变、生殖道发育畸形等）和排卵障碍居多，盆腔因素约占35%，排卵障碍占25%~35%。

三、中医病因病机

常见病因病机有**肾虚**（肾气虚、肾阳虚、肾阴虚）、**肝气郁结、痰湿壅阻、瘀滞胞宫，湿热内蕴**。

四、诊断

1. 病史　注意健康状况，性生活情况，月经史、避孕史，分娩史及流产史等。既往有无生殖器感染、结核史等特殊传染病史，自身免疫性疾病史，内分泌病史以及盆腹腔手术史。

2. 临床表现　原发或继发性不孕可伴有与病因相关的症状。

3. 检查

（1）卵巢功能检查：基础体温测定、宫颈黏液检查、阴道脱落细胞学检查、子宫内膜组织检查等。

（2）内分泌学检查：垂体促性腺激素、催乳激素、睾酮、雌二醇、孕酮及肾上腺皮质激素和甲状腺功能检查。

（3）输卵管通畅检查：子宫输卵管通液术、子宫输卵管造影、子宫输卵管超声造影术。

（4）超声检查：监测卵泡发育及排卵情况，诊断子宫、附件及盆腔占位病变。

（5）免疫试验：检测精子抗体、透明带抗体、子宫内膜抗体、封闭抗体和细胞毒抗体等。

（6）宫腔镜检查：了解宫腔及输卵管开口情况，观察是否有宫腔粘连、息肉、黏膜下肌瘤等。

（7）腹腔镜检查：直视子宫、附件及其盆腔情况，有无粘连、输卵管扭曲和子宫内膜异位症病灶。

（8）其他：包括染色体核型分析、CT或MRI检查等，对疑有垂体瘤时可行蝶鞍分层摄片及腹、盆腔情况检查。

五、西医治疗

1. 输卵管性因素不孕　对输卵管阻塞或粘连，可行腹腔镜下输卵管造口术、整形术等。治疗失败者可接受辅助生殖技术助孕。

2. 卵巢肿瘤　有内分泌功能的卵巢肿瘤会影响排卵，应切除；性质不明的卵巢肿瘤应行手术探查，根据病理诊断决定手术方式。

3. 子宫和宫颈性不孕的治疗　子宫肌瘤、内膜息肉、子宫中隔、宫腔粘连等可行宫腔镜手术。治疗宫颈炎；改善阴道和宫颈局部环境。

4. 免疫性不孕的治疗　避免抗原刺激；免疫抑制剂应用。

5. 诱发排卵
（1）氯米芬（CC）：为**首选**促排卵药，适于体内有一定雌激素水平者。
（2）尿促性素（HMG）：氯米芬抵抗和无效患者，可单独应用 HMG（或）和 CC 联合应用。
（3）卵泡刺激素：用于 HMG 治疗失败者。当最大卵泡直径达 18mm 时用 HCG 诱发排卵。
（4）促性腺激素释放激素（GnRH）。
（5）溴隐亭：适用于无排卵伴有高催乳激素血症者。

六、中医辨证论治

1. 肾虚证
（1）肾气虚弱证
证候：婚久不孕，月经不调或停闭，经量或多或少，色暗；头晕耳鸣，腰膝酸软，精神疲倦，小便清长；舌淡，苔薄，脉沉细尺弱。
治法：补肾益气，温养冲任。
方药：**毓麟珠**。

（2）肾阴虚证
证候：婚久不孕，月经先期，量少，色红无块，形体消瘦，腰酸，头目眩晕，耳鸣，五心烦热；舌红苔少，脉细数。
治法：滋阴养血，调冲益精。
方药：**养精种玉汤**合**清骨滋肾汤**。

（3）肾阳虚证
证候：婚久不孕，月经后期量少，色淡或见月经稀发甚则闭经。面色晦暗，腰酸腿软，性欲淡漠，大便不实，小便清长；舌淡，苔白，脉沉细。
治法：温肾益气，调补冲任。
方药：**温肾丸**。

2. 肝气郁结证
证候：婚久不孕，经前乳房、小腹胀痛，月经周期先后不定，经血夹块，情志抑郁或急躁易怒，胸胁胀满；舌质暗红，脉弦。
治法：疏肝解郁，养血理脾。
方药：**开郁种玉汤**。

3. 痰湿壅阻证
证候：婚久不孕，经行后期，量少或闭经，带下量多质稠，形体肥胖，头晕，心悸，胸闷呕恶；苔白腻，脉滑。
治法：燥湿化痰，调理冲任。
方药：**启宫丸**。

4. 瘀滞胞宫证
证候：婚久不孕，月经后期，经量多少不一，色紫夹块，经行不畅，小腹疼痛拒按，或腰骶疼痛；舌暗或紫，脉涩。
治法：活血化瘀，调理冲任。

方药：**少腹逐瘀汤**。

5. 湿热内蕴证

证候：继发不孕，月经先期，经期延长，淋沥不断，赤白带下，腰骶酸少腹坠痛，或低热起伏；舌红，苔黄腻，脉弦数。

治法：清热除湿，活血调经。

方药：**清热调血汤**加红藤、败酱草、车前子、薏苡仁。

第二十四单元　计划生育

【复习指南】掌握避孕的三个环节，放置宫内节育器的适应证、禁忌证、并发症；人工流产的概念，药物流产及手术流产的适应证、禁忌证；熟悉激素避孕的机制、禁忌证、不良反应，熟悉流产术后出血的中医辨证论治。了解放置宫内节育器后月经异常的中医辨证论治，输卵管节育术，计划生育措施的选择。

一、避孕

1. 概念　避孕是指采用科学方法使妇女暂时不受孕，主要有3个环节：①抑制精子、卵子产生。②阻止精子与卵子结合。③使子宫环境不利于精子获能、生存或受精卵着床发育。

2. 常用避孕方法　放置宫内节育器、激素避孕及其他避孕方法。

3. 放置宫内节育器的适应证、禁忌证

（1）适应证：育龄妇女自愿要求以IUD避孕而无禁忌证者。放置时间：①月经干净后5~7天，无性交。②人工流产后立即放置。③顺产后42天，恶露已净，会阴伤口愈合，子宫恢复正常。④剖宫产术后半年内。⑤含孕激素IUD可在月经第3天放置。⑥自然流产转经者，药物流产者2次正常月经后。⑦月经延期或哺乳期闭经者，排除早孕后。

（2）禁忌证：①生殖道急性炎症。②近3个月月经失调、阴道不规则出血、重度痛经等。③生殖器官肿瘤、畸形、宫腔过大或过小、重度子宫脱垂等。④宫颈过松、重度裂伤、重度狭窄等。⑤严重的全身急、慢性疾患，如心力衰竭、重度贫血、血液病及各种疾病的急性期等。⑥妊娠或可疑妊娠者。⑦有铜过敏史者。

（3）并发症：①节育器异位。②节育器嵌顿或断裂。③节育器下移或脱落。④带器妊娠。

二、人工流产

1. 概念　人工流产指妊娠3个月内采用药物或手术方法终止妊娠。

2. 药物流产　目前临床常用米非司酮配伍米索前列醇。米非司酮具有抗孕酮特性，同时释放内源性前列腺素，促进子宫收缩及宫颈软化。米索前列醇有明显的缩子宫作用。

（1）适应证：①正常宫内妊娠≤49d，自愿要求药物终止妊娠的健康妇女。②对手术流产有恐惧或顾虑心理者。③高危人流对象，如瘢痕子宫、多次人工流产及严重骨盆畸形等。

（2）禁忌证：①有使用米非司酮的禁忌证，如肾上腺疾患、糖尿病及其他内分泌疾病、肝肾功能异常、妊娠期皮肤瘙痒史、血液病和血栓性疾患、与甾体激素有关的肿瘤；②有使用米索前列醇的禁忌证，如心血管系统疾病、青光眼、胃肠功能紊乱、高血压、哮喘、癫痫、贫血；③其他，如过敏体质、带器妊娠、异位妊娠或可疑异位妊娠、妊娠剧吐、长期服用抗结核、抗癫痫、抗抑郁、抗前列腺素药物等。

3. 手术流产　指妊娠 3 个月内采用手术方法终止妊娠，包括负压吸引术与钳刮术。

（1）负压吸引术：①适应证。妊娠 10 周内要求终止妊娠而无禁忌证者；妊娠 10 周内因某种疾病而不宜继续妊娠者。②禁忌证。生殖器官急性炎症，各种疾病的急性期，或严重的全身性疾病不能耐受手术者，术前两次体温高于 37.5℃者。

（2）钳刮术：①适应证。妊娠 10~14 周要求终止妊娠无禁忌证者，或因某种疾病而不宜继续妊娠或其他流产方法失败者。②禁忌证。同负压吸引术。

三、流产术后出血的中医辨证论治

1. 瘀阻胞宫证

证候：阴道出血时多时少，或淋漓不净，色紫暗，有血块，小腹阵发性疼痛，腰骶酸胀，头晕乏力，恶心欲呕，食少，口渴不欲饮，大便秘结；舌紫暗，脉细涩。

治法：活血化瘀，固冲止血。

方药：**生化汤**加益母草、炒蒲黄。

2. 气血两虚证

证候：阴道出血量多，或淋漓不净，色淡红，小腹坠胀，或伴腰酸下坠，神疲乏力，食少，头晕心慌，汗出，眠差；舌淡红、边有齿痕，脉细无力。

治法：益气养血，固冲止血。

方药：**八珍汤**加炙黄芪、海螵蛸。

3. 湿热壅滞证

证候：阴道出血量时多时少，色紫暗如败酱，质黏腻，有臭气，小腹作痛，腰酸下坠，纳呆口腻，小便黄少；舌红苔黄腻，脉细数。

治法：清利湿热，化瘀止血。

方药：**固经丸**加马齿苋、薏苡仁、仙鹤草。

第八章 中西医结合儿科学

第一单元 儿科学基础

【复习指导】历年必考，应作为重点复习，其中小儿年龄分期、体格生长发育、生理病理特点、小儿诊法、液体平衡和液体疗法等具有儿童特点的内容，是考试的重点，应掌握。不同年龄期儿童保健，小儿生长发育规律，感觉、运动和语言发育，小儿喂养、诊法、治疗概要应熟悉。

一、小儿年龄分期与生长发育

1. 小儿年龄分期 小儿年龄分期划分比较详细的古代医籍是**《寿世保元》**，其中"夫小儿半周两岁为婴儿，三四岁为孩儿，五六岁为小儿，七八岁为龆龀，九岁为童子，十岁为稚子矣。"

儿童的生长发育是一个连续渐进的动态过程，根据其**解剖**、**生理**和心理特点的不同阶段性表现，一般将其分为7个时期。

（1）胎儿期：从受精卵形成至胎儿娩出前，4周为1个妊娠月，共**40周**，即"怀胎十月"。

（2）新生儿期：从胎儿娩出、脐带结扎至生后**28d**，此期发病率和死亡率高。

围生期即围产期：为胎龄满28周至出生后7d。

（3）婴儿期：从出生28d后至满1周岁。

（4）幼儿期：从1岁至满3周岁。

（5）学龄前期：从3岁至7岁入小学前。

（6）学龄期：从7岁至青春期前。

（7）青春期：从**第二性征出现**到**生殖功能基本发育成熟**、身高基本停止增长的时期称为青春期。一般女孩自11~12岁开始到17~18岁，男孩自13~14岁开始到18~20岁。

2. 各年龄期特点及与预防保健

（1）胎儿期：依靠母体而生存，**组织与器官的迅速生长、功能渐趋成熟**为其主要特征，妊娠早期是机体各器官形成的关键时期。如受到各种不利因素的影响，便可影响易造成**流产或畸形**。

（2）新生儿期：开始独立生活，**是适应外界环境的阶段**。由于生理调节和适应能力不成熟，受内、外环境的影响较大。故，该时期的**发病率高**，保健重点：**合理喂养、保暖及预防感染**等。

围生期：包括了**胎儿晚期、分娩过程和新生儿早期**三个时期，该时期小儿经历巨大变化、生命遭受最大危险。

（3）婴儿期：生长发育最迅速的时期，需要摄入的热量和营养素（蛋白质）特别高，但由于其消化和吸收功能尚不够完善，因此容**易发生消化功能紊乱和营养不良**等疾病；6个月以后，从母体获得的被动免疫力逐渐消失，此时自身免疫功能尚未成熟，故**易患感染性疾**

病，保健要点：提倡母乳喂养，做好**计划免疫**。

（4）幼儿期：生长速度稍减慢，但活动范围增大，接触周围事物增多，故智能发育突出，语言、思维和交往能力增强，但对危险的识别能力差，保健要点：注意防止**意外创伤和中毒**；断乳和添加辅食在幼儿早期完成，保健要点：**防止营养不良和消化功能紊乱**。

（5）学龄前期：生长速度减慢，智能发育更趋完善，好奇多问，求知欲旺，模仿性强，具有较大的可塑性，注意培养其良好的道德品质和生活习惯，为入学做好准备。该时期儿童易患**肾炎、风湿热**等疾病。

（6）学龄期：体格生长稳步增长，除生殖系统外其他器官的发育到本期末已接近成人水平。脑的形态发育基本完成，智能发育进一步成熟，是接受科学文化教育的重要时期。发病率较前有所降低，保健要点是预防近视和龋齿，端正坐、立、行的姿势，安排有规律的生活和学习，保证充足的营养和睡眠。

（7）青春期：**体格生长再度加速，出现第二个高峰，生殖系统发育渐趋成熟，性别差异显著**，女孩出现月经，男孩发生遗精。该时期出现**心理、行为和精神**方面的不稳定。常发生内分泌及自主神经系统的功能紊乱相关疾病，如甲状腺肿、贫血、月经不规则、痛经等。保健要点：足够的营养、加强教育和引导、树立正确的人生观。

3.体格生长发育常用指标

（1）体重：正常新生儿出生时的体重平均为**3kg**，1岁时婴儿体重约为出生时的**3倍**，3个月时体重约为出生时的**2倍**，12个月时体重约为出生时的3倍，是第一个生长高峰；2岁时婴儿体重约为出生时的4倍；≤6月龄婴儿体重：出生时体重（kg）+月龄×0.7（kg）；7~12月龄婴儿体重：6（kg）+月龄×0.25（kg）；2岁至青春前期体重估算公式：**体重（kg）=年龄×2（kg）+8（kg）**。

（2）身高（长）：<3岁的儿童立位测量不易准确，应仰卧位测量，称身长；3岁以后用站立测量为身高。正常新生儿出生时的身长平均约**50cm**；第1年内增长最快，约**25cm**；第2年增长稍慢，约10cm；2岁时身长约85cm。身高在进入青春早期时出现第二次增长高峰，速度达儿童期的2倍，持续2~3年。

2~12岁身高的估算公式：**身高（cm）=年龄×7（cm）+70（cm）**。

（3）头围：新生儿头围平均34cm，1岁时头围为46cm；2岁时头围48cm，15岁时接近成人约为54~58cm。头围测量在2岁前最有价值，头围过大常见于**脑积水**和**佝偻病后遗症**，头围过小提示脑发育不良。

（4）胸围：由乳头向后背绕肩胛角下缘绕胸一周的长度为胸围。新生儿出生时胸围平均为32cm，1周岁以前头围大于胸围，一周岁左右头围、胸围相等。1周岁以后胸围逐渐大于头围。

（5）颅骨发育：前囟约在1~1.5岁时闭合，后囟在出生时即已很小或已闭合，最迟于出生后6~8周闭合。早闭或过小见于**小头畸形**；迟闭、过大见于**佝偻病、先天性甲状腺功能减退症**等；前囟饱满常提示**颅内压增高**；凹陷则见于脱水或极度消瘦者。

（6）脊柱发育：3个月左右随着抬头动作的发育出现颈椎前凸；6个月后会坐时，出现向后凸的胸曲；1岁会走时出现腰椎前凸，至6~7岁时这3个脊柱自然弯曲才被韧带所固定。

（7）长骨发育：测骨龄，婴儿早期应摄膝部X线片，年长儿摄左手腕骨的正位片，腕部出生时无骨化中心，3个月左右有头状骨、钩骨；约1岁时出现下桡骨骺；2~2.5岁有三角骨；

3岁左右有月骨；3.5~5岁出现大、小多角骨；5~6岁时有舟骨；6~7岁有下尺骨骺；9~10岁时出现豆状骨。10岁时出全。故1~9岁腕部骨化中心的数目约为其年龄加1。

（8）牙齿的发育：**乳牙20个，恒牙32个**。约自6个月起（4~10个月）乳牙开始萌出，12个月尚未出牙者可视为异常，乳牙最晚2.5岁出齐。2岁以内乳牙的数目约为月龄减4(或6)。6~7岁乳牙开始脱落换恒牙。

4.各年龄段呼吸、脉搏、血压常数及计算方法见表8-1。

表8-1 各年龄小儿呼吸、脉搏

年龄分期	呼吸/（次/min）	脉搏/（次/min）	呼吸：脉搏
新生儿期	45~40	140~120	1:3
婴儿期	40~30	130~110	（1:3）~（1:4）
幼儿期	30~25	120~100	（1:3）~（1:4）
学龄前期	25~20	100~80	1:4
学龄期	20~18	90~70	1:4

测量血压的袖带应为上臂长度的1/2~2/3，袖带过宽时测得血压值较实际为低，过窄时则较实际为高。

公式：收缩压（mmHg）=80（mmHg）+2×年龄（岁）；舒张压（mmHg）=2/3×收缩压小儿年龄愈小血压愈低。

5.生长发育

人体各器官、系统生长发育的**速度**和**顺序**都遵循一定规律进行。具有以下4个特点。

（1）连续不断，各年龄阶段不等速，年龄越小增长越快，如体重、身长在生后最初6个月增长很快，后6个月逐渐减慢，儿童期趋于平缓，但至青春期生长速度又猛然加快。

（2）各系统器官发育不平衡：各系统、器官的发育顺序、生长速度有其阶段性。神经系统发育较早；淋巴系统在儿童期生长迅速，青春期前达到高峰；心、肝、肾和肌肉等增长基本与体格生长平行；生殖系统发育较晚。

（3）一般规律：**由上到下、由近到远、由粗到细、由简单到复杂、从低级到高级**。先抬头、后抬胸，再会坐、立、行；从臂到手、从腿到脚的活动；从全掌抓握到手指拾取；先画直线后画圆圈；先从看、听等感性认识发展到记忆、思维等理性认识。

（4）个体差异：小儿生长发育在一定范围内受遗传、营养、性别、疾病、教养、环境的影响而存在个体差异。

6.感觉、运动和语言发育

（1）感觉发育

1）视觉：新生儿已有视觉感应功能，但视觉不敏锐，只能短暂注视较近处缓慢移动的物体，可出现一时性斜视和眼球震颤，3~4周消失。1个月可凝视光源，开始有头眼协调；3~4个月看自己的手；4~5个月认识母亲面容，初步分辨颜色，喜欢红色；1~2岁喜看图画，能区别形状；6岁视深度已充分发育，视力达1.0。

2）听觉：出生时中耳鼓膜有羊水潴留，听力较差；3~7日后羊水逐渐吸收听觉已相当好；3~4个月时头可转向声源，听到悦耳声时会微笑；7~9个月时能确定声源，开始区别语言的意义；1岁时听懂自己的名字；2岁后能区别不同声音；4岁听觉发育完善。

（2）运动发育规律：自上而下、由近到远、由不协调到协调、先正向动作后反向动作。

1）平衡与大运动：3个月**抬头**较稳，4个月**翻身**，6个月时能**独坐**，8~9个月可用双上肢向**前爬**，1岁能**走**，2岁会**跳**，3岁才能快**跑**。（**三抬四翻六会坐，七滚八爬周会走**）

2）细动作：是指手指的精细动作。新生儿两手紧握拳，出生后3个月时能有意识地握物，3~4个月时能玩弄手中物体，6~7个月时出现换手、捏与敲等探索性动作，9~10个月能用拇指取细小物品，12~15个月时能用匙取食、乱涂画，2~3岁会用筷子，4岁能自己穿衣，绘画及书写。

（3）语言发育：小儿语言发育经过发音、理解和表达3个阶段。啼哭是语言的开始，6个月时能发出个别音节；1岁时能连说两个重音的字，会叫"妈妈"；4岁时能清楚表达自己的意思，能叙述简单事情。6岁时说话完全流利，句法基本正确。

二、小儿生理、病理特点

1. 生理特点　**脏腑娇嫩，形气未充**：脏腑，即五脏六腑；娇嫩，即娇气、嫩弱；形，指形体结构，即四肢百骸，筋肉骨骼，精血津液等；气，指生理功能活动，如肺气、脾气、肾气等；充，即充实、完善之意。

即小儿出生之后，五脏六腑都是娇柔嫩弱的，其形态结构、四肢百骸、筋骨肌肉、气血津液、气化功能都是不够成熟和相对不足的。

《灵枢·逆顺肥瘦》曰："婴儿者，其肉脆、血少、气弱。"《小儿药证直诀·变蒸》说："五脏六腑，成而未全……全而未壮"。这些都是对此特点的论述。虽然五脏六腑的形和气皆属不足，其中尤以**肺、脾、肾**三脏更为突出，故曰小儿"肺常不足""脾常不足"及"**肾常虚**"。

肺位在上，为娇脏，主一身之气，司呼吸，主宣发肃降，开窍于鼻，外合皮毛。小儿肺脏尤娇，肺常不足，表现为呼吸不匀，息数较促，容易感冒、咳嗽等。

脾胃为后天之本，脾主运化，升清降浊，为气血生化之源。小儿处于生长发育的时期，年龄越小，生长发育速度越快，对营养物质的需求相对成人较多，故脾胃功能相对不足，小儿脾常不足，表现为运化力弱。

小儿肾常虚，表现为肾气未盛，肾精未充，骨骼未坚，齿未长，或长而未坚。

小儿心、肝常有余，只是相对肺、脾、肾三脏不足而言，其实心、肝亦未充盛，功能亦不完善。心主血脉，主神明，小儿心气未充，思维及行为约束力差，心神怯弱，易受惊吓。肝主疏泄，主风，小儿肝气未实，好动、易发惊惕、抽搐等。

生机蓬勃，发育迅速：指小儿无论在机体的形态结构，还是各种生理功能，都在向着成熟完善的方面迅速发展。

古代医家把小儿生机蓬勃、发育迅速的特点概括为**"纯阳之体"**或**"体禀纯阳"**。如《颅囟经·脉法》说："凡孩子三岁以下，呼为纯阳，元气未散。"此处应注意，"纯阳"并不等于"盛阳""有阳无阴"或"阳亢阴亏"。

2. 病理特点　**发病容易、传变迅速、脏气清灵、易趋康复**

发病容易，传变迅速：小儿脏腑娇嫩，形气未充，对疾病的抵抗力较差，加之寒暖不能自调，乳食不能自节，**外易为六淫所侵，内易为饮食所伤**。

第八章 中西医结合儿科学

小儿易发疾病,与**"肺、脾、肾常不足"**的生理特点密切相关,故常见病、多发病为肺、脾、肾系疾病和传染病等方面。

小儿**"心、肝常有余"**。小儿心怯神弱、肝气未盛,外邪侵袭,易于入里,化毒化火,犯心生惊、犯肝生风,故易发生心肝病证。

小儿发病有**"易寒易热、易虚易实"**的特点。

小儿患病,邪气易实而正气易虚,实证可迅速转化为虚证,或转为虚实并见之证;虚证兼见实象,出现错综复杂的证候。

小儿具有"稚阴稚阳"的特点,寒证易于转化为热证,热证亦容易转化为寒证。

小儿病后有**"脏气清灵,易趋康复"**的特点。

小儿活力充沛,对药物的反应敏捷;病因单纯,忧思较少,精神乐观。只要诊断正确、辨证准确、治疗及时、处理得当、用药适宜,疾病就容易很快康复。

《小儿则》云:"其脏气清灵,随拨随应,但能确得其本而撮取之,则一药可愈。"

3. 稚阴稚阳学说 清代医家**吴鞠通**运用阴阳理论,将小儿的生理特点概括为"稚阳未充,稚阴未长"。这里的"阴",指机体的精、血、津液及脏腑、筋骨、脑髓、血脉、肌肤等**有形之质**;"阳"指**脏腑的各种生理功能**;"稚"指幼嫩而未臻成熟。

从阴阳学说方面进一步阐明了小儿时期的机体,无论是在形体方面还是在生理功能方面,都处于相对不足的状态,都需要随着年龄的不断增长而不断生长发育,才能逐步趋于完善和成熟。

三、小儿喂养与保健

1. 营养基础 小儿能量的需要分5个方面:**基础代谢、生长发育、食物的特殊动力作用、活动所需、排泄消耗**(比成人多了生长发育)。

机体的新陈代谢需要能量维持,能量由食物中的营养素(糖类、脂肪、蛋白质)供给。

1岁以内婴儿能量需要的总量为每日 460kJ/kg(110kcal/kg),每增加 3 岁减少 42kJ/kg(10kcal/kg)。每日约为 250kJ/kg(60kcal/kg)。

营养素包括蛋白质、脂肪、糖类、维生素、矿物质、水等。蛋白质所供热量 10%~15%。脂肪供给热量 25%~30%,糖类是人体热量的主要来源,占总热量的 50%~60%,维生素与无机盐不产生热量,但对维持生长发育与生理功能均不可缺。

正常婴儿需水量为每日 100~150mL/kg,1~3岁每日约需 110mL/kg,隔3年减少 25mL/(kg·d)。成人需水量为 50mL/(kg·d)。

2. 母乳喂养 出生后 6 个月内以母乳为主要食品者,称为母乳喂养。

(1)母乳营养丰富,蛋白质、脂肪、糖之比例为 1:3:6;母乳易于消化、吸收和利用;含有丰富的抗体和免疫活性物质,有抗感染和抗过敏的作用;温度适宜、经济、卫生;增进母子感情;可刺激子宫收缩。

(2)出生 30min 内开奶,满月前按需喂养,随着月龄增长逐渐定时喂养,每次哺乳不超过 20min。

(3)一般在 10~12 个月可完全断奶,最迟不超过 18 个月。

3. 人工喂养 母亲不能喂哺婴儿时,可选用牛、羊乳或其他代乳品喂养婴儿,称为人工喂养。人工喂养虽然不如母乳喂养好,但如能选用优质乳品或代乳品,调配恰当,供量充足，消毒卫生，也能满足小儿营养需要，使生长发育良好。

牛乳的缺点：**牛乳**所含蛋白质以**酪蛋白**为主，易在胃中形成较大的凝块，不易消化；另牛乳中含**不饱和脂肪酸少**；牛乳中乳糖含量低于人乳。

奶方的配制包括**稀释、加糖和消毒**三个步骤。**稀释度与小儿月龄有关**，年龄越小越需稀释。

4. 添加辅食的原则　添加辅食时应根据婴儿的**实际需要和消化系统的成熟程度**，遵照循序渐进的原则进行，从少到多、由稀到稠、由细到粗、由一种到多种。天气炎热或婴儿患病时，应暂缓添加新品种。

5. 保健的主要内容、传染病管理和计划免疫

（1）各年龄保健原则及重点

胎儿期及围生期胎儿的正常发育与孕母健康密切相关，母亲的遗传、营养、疾病、环境、生活、情绪等都可影响胎儿，故**胎儿期保健应以孕母保健为重点**。精神调摄，调摄饮食，勿乱服药，谨避六淫，预防各种感染，定期监测。

新生儿期　新生儿期发病率、死亡率都极高，故对新生儿在第1个月应访视2~3次，了解小儿出生后健康、喂养、疾病等情况，进行全面体格检查。

婴幼儿期　小儿易患呼吸系统、消化系统等感染性疾病及传染病，发病率及死亡率仍高，故保健要点：提倡**母乳喂养**，合理添加辅食；定期体格检查，进行生长发育监测；合理安排小儿生活，培养良好的生活习惯；完成基础计划免疫。

学龄前期　继续监测生长发育；重视早期教育，培养独立生活能力及良好的品德；加强体格锻炼，增强体质；防止意外事故，加强传染病防治。

学龄期及青春期：应保证营养，加强体格锻炼；培养良好的生活、卫生习惯；加强品德教育，培养良好的性情、脾气；重视青春期生理卫生和心理卫生。

（2）传染病管理

早诊断、早治疗、早隔离，管好传染源，减少交叉感染，控制播散。

（3）计划免疫：1岁内婴儿需完成卡介苗、百日咳、麻疹减毒疫苗、脊髓灰质炎三型混合疫苗、白喉、破伤风类毒素混合制剂及乙型肝炎病毒疫苗等预防接种。

四、小儿诊法概要

（一）望诊

望诊儿科四诊之首。包括：望神色、望形态、审苗窍、察指纹、辨斑疹、察二便6部分。

1. 整体望诊　神、色、形、态。

神：主要反映在目光、面色、表情、意识和体态上，是脏腑功能与气血津液的外在表现，也指意识、精神状态和思维活动。

色：主要指面部气色。常色为色微黄，透红润，显光泽。面**红**主热，**白**主寒证、虚证，**黄**主脾虚、湿盛，**青**主寒、痛、惊、瘀，**黑**主寒、肾虚、痛症、瘀、水饮内停。

形：头囟、躯干、毛发、指甲等部位。如：头方发少、囟门迟闭，见于**佝偻病**；头大颈缩、前囟宽大、头缝裂开、眼珠下垂，见于**解颅**。

态：动静姿态，可反映人体阴阳平衡状态。喜伏卧、睡卧不安，多为内伤乳食；喜蜷

卧，依偎母怀，多为内寒、腹痛；鼻翼气喘，多为肺炎喘嗽。

2. 局部望诊　**审苗窍、察指纹、辨斑疹、察二便**

（1）舌象：小儿舌体灵活柔软，淡红色。包括**舌质和舌苔**。舌质：正常舌质呈淡红而润，如淡白为气血亏虚。舌苔：正常小儿舌苔薄白，如苔白腻为寒湿或食积。

（2）察目：黑睛圆大、光亮灵活，为肝肾气血充沛之态；双眼无神、无光彩，为病态；两目凝视，多为肝风内动；瞳孔散大，对光反射迟钝，病情危重；瞳孔缩小，多见于中毒（有机磷、毒蕈或某些药物）。有无眼窝凹陷，眼睑浮肿、下垂、结膜充血、巩膜黄染等。

（3）望鼻：鼻塞、流清涕、打喷嚏，多为风寒感冒；鼻流黄浊涕，多为风热客肺；鼻流浊涕有腥臭味，反复难愈者，多为肺经郁热，常见于鼻渊等。

（4）望口：包括唇、口腔黏膜、齿龈及咽喉。口唇**干燥，颜色樱红**，多为暴泻伤阴；上下唇紧闭，多为风邪入络或肝风内动。口腔、舌部黏膜破溃糜烂，满口白屑，多见于**鹅口疮**；两颊黏膜有针尖大小的白色小点，周围红晕，是**麻疹黏膜斑**。牙龈红肿多属**胃火上炎**；扁桃体充血肿大，为外感风热或胃热之火上炎；咽部有**灰白色假膜**，轻拭不去，重擦出血，白膜复生，为白喉。

（5）察耳：以耳垂为中心的弥漫肿痛，多为"痄腮"，即**流行性腮腺炎**。

（6）望二阴：肛门瘙痒，入夜尤甚，多为蛲虫。

（7）辨斑疹：注意辨别出疹时间、部位、顺序、皮疹形态、按之有无退色、并发症状、发热与出疹的关系及恢复期表现。

（8）察二便：乳幼儿大便呈果酱色，伴阵发性的哭吵，常为**肠套叠**；大便呈灰白色或陶土色者，可见于**胆道闭锁**。

3. 查指纹　观察指纹适用于**3岁**以下小儿。指纹是指从虎口开始沿食指内侧（桡侧）所显现的脉络（浅表静脉）；"三关"指的是"风、气、命"三关，其中食指根的第一指节为风关，第二指节为气关，第三指节为命关。正常指纹为：**色泽淡紫、隐约可见，纹形伸直，不超过风关**。临床以**"浮沉分表里、红紫辨寒热、淡滞定虚实、三关测轻重"**作为辨证纲领。

具体：浮，为指纹显露；沉，为指纹深隐。浮为表，沉为里。红，为红色，即指纹显红色；紫，紫色，指纹显紫色。红色为寒证，紫色为热证。淡，为推之流畅；滞，为推之不流畅。指纹淡为虚证，指纹滞为实证。

根据指纹显现的部位判别疾病的轻重，轻者达风关，中者达气关，重者达命关，极重者达指甲。即"透关射甲"，意味着病情危笃。

4. 啼哭声、尿液、粪便气味　小儿由于饥饿思食、尿布浸湿等护理不当时常以啼哭表示不适，故啼哭是小儿的语言，并非一定生病了才会啼哭。小儿啼哭有泪，声音洪亮，属正常。啼哭声尖锐、忽然惊啼、哭声嘶哑、大哭大叫不止，或常啼无力，声慢而呻吟者，都为异常情况。

胎粪是指在新生儿生后3~4天内所解大便，呈黏稠糊状，褐色，无臭气，日行2~3次。纯母乳喂养之婴儿大便稠而不成形，呈卵黄色，稍有酸臭气，约日行3次。牛乳、羊乳喂养者，质较干硬，色淡黄，有臭气，日行1~2次。

大便干结，为内有实热或**阴虚内热**；大便稀薄有两种情况：夹有白色凝块为内伤乳食，色黄秽臭为肠腑湿热；若下利清谷，洞泄不止，为脾肾阳虚；若大便赤白黏冻，常见于湿热痢疾；若婴幼儿大便呈果酱色，伴阵发性哭闹，常为**肠套叠**；大便色泽灰白，或成陶土色，多系**胆道阻滞**。

小便清长为寒证；小便短赤为热证；尿色深黄为湿热内蕴；黄褐如浓茶，多为湿热黄疸。尿色红如洗肉水或镜检红细胞增多者为尿血，鲜红色为血热妄行，淡红色为气不摄血，有血块为瘀热内结，暗红色为阴虚内热。

（二）问诊

小儿问诊内容与成人不同的是要注意询问**个人史和预防接种史**。

1. 问个人史

（1）出生史包括胎次、产次、是否足月，母亲孕期健康状况，顺产或难产，接生技术，出生时有无窒息、出血、感染，出生时体重、身长和出生后评分等。

（2）喂养史包括喂养方式，代乳品种类，体重增长，添加辅食情况等。

（3）生长发育史身长、体重随年龄增长情况，动作发育、语言发育及社会适应能力。

2. 问预防接种史。

（三）脉象

3岁以下小儿一般以察指纹诊法代替切脉。3岁以上小儿用"**一指定三关**"的方法诊脉，也称"寸口一指脉"，正常小儿脉象平和，较成人细软而快。7岁以上儿童可采用成人的诊脉法。

小儿脉象有**浮、沉、迟、数、有力、无力**6种。

正常小儿脉象平和，较成人细软而快。浮沉分表里，迟数辨寒热，有力、无力定虚实。轻按能及为浮脉，多见于表证，浮而有力为表实，浮而无力为表虚；重按才能触及的为沉脉，多见于里证，沉而有力为里实，沉而无力为里虚；脉搏频速，一息六七次以上的数脉，多见于热证，数而有力为实热，数而无力为虚热。肝病、惊风可见弦脉；痰湿或食积、多有滑脉。

（四）按诊

按诊有按**皮肤、头颅、胸腹、四肢**4个方面。

1. 按皮肤　肤冷汗多为阳气不足，肤热汗出为热蒸于外，肤热无汗为热闭于内；皮肤干燥失去弹性为吐泻阴液耗脱之证。

2. 按头囟　按小儿囟门的大小、凹陷、闭合情况，头颅的坚硬度等。前囟早闭者多为**头小畸形**；颅骨按之不坚而有弹性感、前囟逾期不闭多为**佝偻病**；囟门凹陷多为脱水；囟门突起多为颅内高压。

3. 按胸腹　左侧前胸心尖搏动处古称"虚里"，是宗气汇聚之所。搏动太强，节律不匀，为宗气内虚外泄；若搏动过速，伴喘促，是宗气不继。

4. 按四肢　高热时四肢厥冷为热深厥甚；平时肢末不温为阳气虚弱；手足心发热多为阴虚内热。

五、儿科辨证的意义

儿科常用辨证为八纲辨证、脏腑辨证和卫气营血辨证。

《素问》已建立了五脏辨证的基础，《金匮要略》创立了以脏腑病机进行辨证的方法，**《小儿药证直诀》创立了系统的小儿脏腑辨证体系，脏腑辨证是儿科杂病辨证的基本方法**，被认为是儿科辨证最为重要的辨证方法之一。

卫气营血辨证是小儿温病病机辨证的基本方法为叶天士提出。卫分证是温热病邪侵袭肌表,卫气功能失常所表现的证候。气分证是温热病邪内传脏腑,邪实正盛,正邪剧争,阳热亢盛的里热证。营分证是温热病邪内陷营分,病位多涉及心与心包络。血分证是温热病由营分进一步发展至血分。

六、儿科治疗概要

1. 疾病治疗原则　整体治疗,合理护理;中西医有机结合,取长补短;治疗及时、中病即止;顾护脾胃。

2. 药物剂量计算常用方法　按体重、按体表面积(最精确)、按年龄、按成人剂量。

3. 小儿的中药用量　按成人的用药剂量折算,新生儿用成人量的1/6,婴儿用成人量的1/3,幼儿用成人量的1/2,学龄儿童用成人量的2/3或成人量。

4. 常用外治法

(1)推拿疗法:主要用于治疗小儿泄泻、腹痛、厌食、斜颈等病证。

(2)捏脊疗法:是通过对督脉和膀胱经的捏拿,达到调整阴阳、通理经络、调和气血、恢复脏腑功能为目的的一种疗法。常用治疳证、婴儿泄泻及脾胃虚弱的患儿。

(3)灸法:常适用于慢性虚弱性疾病及以风寒湿邪为患的病证;

(4)针刺:扣刺疗法也称皮肤针刺法(梅花针、七星针),主要用于治疗脑瘫后遗症。

刺四缝疗法,四缝位于示、中、环及小指四指中节横纹中点,是手三阴经所过之处,是经外奇穴。针刺四缝常用于治疗疳证、厌食。

七、小儿体液平衡的特点和液体疗法

1. 脱水程度(表8-2)

表8-2　脱水程度分度

程度	失水量	精神	眼泪	口渴	尿量	皮肤	黏膜	眼窝、前囟	四肢
轻度	3%~5%	稍差	有	轻度	稍减少	稍干燥	略干	稍凹陷	温
中度	5%~10%	萎靡或烦躁	少	明显	减少	干燥 弹性差	干燥	凹陷	稍凉
重度	≥10%	淡漠或昏迷	无	烦渴	极少或无	干燥 无弹性	极干	明显凹陷	厥冷

2. 代谢性酸中毒　①轻度酸中毒:症状不明显。②较重酸中毒:**呼吸深而有力,唇呈樱桃红色**,精神萎靡,嗜睡、恶心、频繁呕吐、心率加快,烦躁不安,甚则出现昏睡、昏迷、惊厥等。③严重酸中毒:**血浆 pH < 7.20**,心肌收缩无力,心率转慢,致低血压,心力衰竭和室颤。

6个月(半岁)以内小婴儿呼吸代偿功能差,酸中毒时其呼吸改变可不典型,往往仅有精神萎靡、面色苍白等。

3. 液体疗法

主要掌握"三量""三定"。

（1）补充累计损失量（三定）

1）**定量**：轻度脱水 30~50mL/kg；中度脱水 50~100mL/kg；重度脱水 100~120mL/kg。补液时先给总量的 2/3，学龄前期及学龄期小儿体液组成已接近成人，补液量应酌减 1/4~1/3。

2）**定性**：输液种类根据脱水性质决定补液的张力。原则先盐后糖。通常对低渗脱水应补给 2/3 张含钠液；等渗脱水补给 1/2 张含钠液；高渗脱水补给 1/5~1/3 张含钠液。若临床上判断脱水性质有困难时，可先按 1/2 张补充。

3）**定速**：补液速度取决于脱水程度。原则上先快后慢。重度脱水，尤其对于有明显血容量和组织灌注不足的患儿，应首先快速应用 2：1 含钠液，按 20mL/kg（总量不超过 300mL）于 30min 至 1h 内静脉输入，以迅速改善循环血量和肾功能；其余累积损失量于 8~12h 输完。高渗性脱水患儿的输注速度宜稍慢。

（2）补充继续损失量：造成脱水的原因大多持续存在，如腹泻、呕吐、胃肠引流等，以致体液继续丢失，如不予以补充又成为新的累积损失，应给予补充。故依原发病而异，根据实际损失量用类似的溶液补充。一般每日 10~40mL/kg，予以 1/3~1/2 张含钠液。

（3）补充生理需要量：尽量口服补充，如果不能饮食可静脉滴注 1/5~1/4 张含钠液，同时给予生理需要量的钾和蛋白质的补充。

第二单元　新生儿疾病

【复习指导】本部分内容有一定难度，历年必考，应作为重点复习。掌握新生儿黄疸中医病因病机、西医病因及发病机制、生理性黄疸与病理性黄疸的鉴别、西医治疗原则及主要治疗方法、中医辨证论治。熟悉光疗的指征及操作注意事项。

一、新生儿黄疸

新生儿黄疸是因胆红素在体内积聚而引起皮肤、巩膜及黏膜黄染的临床现象。

1. 西医病因及发病机制

（1）感染性：新生儿肝炎；新生儿败血症。

（2）非感染性：新生儿溶血病；胆管阻塞；母乳性黄疸等。

2. 中医病因病机

（1）病因：内因，**先天胎禀湿蕴**；外因，感受**湿邪或湿热毒邪**。

（2）病机：**湿热熏蒸、寒湿阻滞、瘀积发黄**。病机为湿邪或湿热之邪阻滞脾胃，肝失疏泄，胆汁外溢，而发为胎黄，病位在**脾、胃、肝、胆**。

3. 临床表现

（1）生理性黄疸：①一般情况良好。②足月 2~3d 出现，4~5d 达高峰，5~7d 消退，最迟不超过两周。③早产出生后 3~5d 出现，5~7d 达高峰，7~9d 达高峰，最迟可延长 3~4 周。

（2）病理性黄疸：①黄疸出现早（出生 24h 内），发展快。②胆红素达到相应日龄及危险因素光疗干预标准。③黄疸程度重。④持续不退：足月儿＞2 周，早产儿＞4 周，日渐加重。肝脾可见肿大，一般情况差。

（3）胆红素脑病。

4. 辅助检查　血常规，肝、肾功能检查等。

5. 诊断及鉴别诊断

（1）生理性黄疸

足月儿：出生后2~3 d出现黄疸，4~5 d达高峰，5~7 d消退，最迟不超过2周。

早产儿：出生后3~5 d出现黄疸，5~7 d达高峰，7~9 d消退，最长可延迟到3~4周。

血清胆红素：足月儿＜221μmmol/L（12.9mg/dl）；早产儿＜257μmmol/L（15mg/dL）或每日升高＜85.5μmmol/L（5mg/dL）。

（2）病理性黄疸：①在出生后24 h内出现黄疸。②黄疸持续时间，足月儿＞2周，早产儿＞4周。③血清胆红素：足月儿＞221μmmol/L（12.9mg/dL）；早产儿＞257μmmol/L（15mg/dL）或每日上升＞85μmmol/L（5mg/dL）。④黄疸退而复现。⑤血清结合胆红素＞34μmmol/L（2mg/dL）。

6. 西医治疗　光照疗法是降低血清未结合胆红素简单而有效的方法。

（1）指征：①血清总胆红素水平：足月儿＞205μmol/L（12mg/dL）；低出生体重儿（LBW）＞170μmol/L（10mg/dL）；极低出生体重儿（VLBW）＞102μmol/L（7mg/dL）；超低出生体重儿（ELBW）＞85μmol/L（5mg/dL）。②产前已诊断为新生儿溶血症者出现黄疸即血清胆红素＞85μmol/L（5mg/dL）。

（2）注意事项：①光照时，婴儿双眼用黑色眼罩保护，以免损伤视网膜，**照射时间以不超过3d为宜**。②光疗可出现发热、腹泻和皮疹，但多不严重，可继续光疗。③蓝光可分解体内核黄素，加重溶血，故光疗时应**补充核黄素**（光疗时每次5mg，每日3次；光疗后每日1次，连服3d）。④当血清结合胆红素＞68μmol/L（4mg/dL）时可使皮肤呈青铜色即青铜症，此时应停止光疗，青铜症可自行消退。此外，光疗时应适当补充水分及钙剂。

7. 中医辨证论治

（1）湿热熏蒸

证候：阳黄，面目皮肤发黄，颜色鲜明，精神疲倦或烦躁啼哭，小便短黄，舌质红，苔黄腻。

治法：清热利湿退黄。

方药：**茵陈蒿汤**。

（2）寒湿阻滞

证候：阴黄，面目皮肤发黄，颜色晦暗，精神倦怠，四肢欠温，小便短少，舌质偏淡，苔白腻。

治法：温中化湿退黄。

方药：**茵陈理中汤**。

（3）瘀积发黄

证候：面目皮肤发黄，颜色晦滞，日益加重，腹部胀满，右胁下痞块，大便不调或灰白，舌紫暗，有瘀点、瘀斑，舌苔黄或白。

治法：化瘀消积退黄

方药：**血府逐瘀汤**。

二、新生儿寒冷损伤综合征

新生儿寒冷损伤综合征是指由于寒冷和（或）多种疾病所致的以低体温和皮肤硬肿为主要表现的疾病，重症可发生多器官功能损害，是新生儿危重症之一。

1. 西医病因及发病机制
（1）寒冷和保温不当。
（2）某些疾病严重感染、缺氧、心力衰竭和休克等使能量增加。
（3）多器官损害低体温和皮肤硬肿，可使局部血液循环淤滞，导致皮肤毛细血管壁通透性增加，出现水肿。

2. 中医病因病机
（1）病因：①内因。初生小儿本为稚阴稚阳之体，**先天禀赋不足，阳气虚弱**。②外因。护理不当，感受寒冷，或患其他疾病所致。
（2）病机：**阳气虚衰，寒凝血涩**。

3. 临床表现　**低体温，皮肤硬肿，多器官功能损害**。

4. 辅助检查　血常规、血气分析、肝、肾功能、电解质、血糖、心电图、X线胸片等。

5. 诊断及鉴别诊断
（1）诊断：寒冷季节或保温不当，出现体温降低，皮肤硬肿即可诊断。
1）轻度：体温≥35℃，皮肤硬肿范围<20%。
2）中度：体温<35℃，皮肤硬肿范围20%~50%。
3）重度：体温<30℃，皮肤硬肿范围>50%。
（2）鉴别诊断：本病需与新生儿水肿，新生儿皮下坏疽相鉴别。

6. 西医治疗　复温，热量补充，控制感染，防治脏器功能损害。

7. 中医辨证论治　原则为温阳逐寒、活血化瘀。
（1）寒凝血滞
证候：全身**欠温**，肌肤发凉，硬肿部位局限，指纹沉滞不显。
治法：温经散寒，活血通络。
方药：**当归四逆汤加减**。

（2）阳气虚弱
证候：全身**冰冷**，僵卧少动，肌肤板硬而肿，范围波及全身，反应极差，气息微弱，尿少或无尿，舌质淡，指纹淡红或隐伏不显。
治法：益气温阳，通经活血。
方药：**参附汤加减**。

第三单元　呼吸系统疾病

【复习指导】本单元为必考内容，其中重点掌握小儿肺炎；急性呼吸道感染两种特殊类型及中医辨证应掌握，反复呼吸道感染掌握诊断及中医辨证。

一、急性上呼吸道感染

急性上呼吸道感染指各种病原体侵犯喉部以上呼吸道的急性感染，包括急性鼻咽炎、急性咽炎、急性扁桃体炎。

1. 西医病因 主要病原体**以病毒为主**，占原发上呼吸道感染的90%以上，细菌感染多为继发。

2. 中医病因病机

（1）中医病因：以**感受风邪**为主，小儿肺常不足，当机体抵抗力低下时，外邪易于乘虚而入而发病。病机关键为**肺卫失宣**。

（2）兼证病因病机：①夹痰。由于小儿肺脾不足，聚津成痰，痰阻肺络，则咳嗽加剧，喉间痰鸣，此为感冒夹痰。②夹滞。由于小儿脾常不足，脾失健运，食滞内停，则脘腹胀满、不思乳食，或伴呕吐、泄泻，此为感冒夹滞。③夹惊。由于小儿肝气未盛，热扰心神，引动肝风，易致心神不安，睡卧不宁，惊惕抽风，此为感冒夹惊。

3. 临床表现

（1）一般类型：①普通型上感。以鼻咽部症状为主，流涕、鼻塞、喷嚏、咳嗽、流泪、声嘶、咽部不适或咽痛。②流行型感冒。有明显的流行病史，全身症状突出，高热、四肢酸-痛、头痛等。

（2）特殊类型：①疱疹性咽峡炎：病原体为**柯萨奇A组病毒**。好发于夏秋季，起病急，表现为高热、咽痛、流涎、呕吐等。体格检查有咽部充血，在咽腭弓、软腭、悬雍垂的黏膜上可见数个2~4mm大小灰白色的疱疹，周围有红晕，1~2日后破溃形成小溃疡，疱疹也可发生于口腔的其他部位。病程为1周左右。②咽结合膜热：病原体为**腺病毒3、7型**，好发于春夏季，临床表现有高热、咽痛、眼部刺痛，有时伴消化道症状。体格检查可见咽部充血、有白色点块状分泌物，周边无红晕，易于剥离，病程1~2周。

4. 辅助检查：病毒感染者白细胞计数正常或偏低，中性粒细胞减少，淋巴细胞计数相对增高；细菌感染者白细胞计数可增高，中性粒细胞增高。

5. 诊断及鉴别诊断

（1）诊断：根据临床症状及体征即可诊断。

（2）鉴别诊断：过敏性鼻炎 某些患儿临床上表现流涕、打喷嚏持续超过2周或反复发作，而其他症状较轻，应考虑过敏性鼻炎的可能。

6. 西医治疗 一般治疗、病因治疗、对症治疗。

7. 中医辨证论治 以**疏风解表**为总原则，根据不同的证型分别采用辛温解表、辛凉解表、清暑解表、清热解毒等。治疗兼证，应在解表基础上，分别佐以化痰、消导、镇惊之法。

（1）常证

1）风寒感冒

证候：发热，恶寒，无汗，头痛，流清涕，打喷嚏，咳嗽，咽红不显；舌淡红，苔薄白，脉浮紧或指纹浮红。

治法：辛温解表。

方药：**荆防败毒散加减**。

2）风热感冒

证候：发热重，恶风，有汗或少汗，头痛，鼻塞，鼻流浊涕，喷嚏，咳嗽，痰稠色白或黄，咽红肿痛，口干渴；舌质红，苔薄黄，脉浮数或指纹浮紫。

治法：**辛凉解表**。

方药：**银翘散加减**。

3）暑邪感冒

证候：发热，无汗或汗出热不解，头晕，头痛，鼻塞，身重困倦，胸闷，泛恶，口渴心烦，食欲不振，或有呕吐、泄泻，小便短黄；舌质红，苔黄腻，脉数或指纹紫滞。

治法：**清暑解表**。

方药：**新加香薷饮加减**。

4）时邪感冒

证候：起病急骤，全身症状重。高热，恶寒，无汗或汗出热不解，头痛，心烦，目赤咽红，肌肉酸痛，腹痛，或有恶心、呕吐；舌质红，舌苔黄，脉数。

治法：**清热解毒**。

方药：**银翘散合普济消毒饮加减**。

（2）兼证

1）夹痰

证候：感冒兼见咳嗽较剧，痰多，喉间痰鸣。

治法：偏于风寒者，辛温解表，宣肺化痰，加用**三拗汤、二陈汤**加减。偏于风热者，辛凉解表，清肺化痰，风热夹痰证加用**桑菊饮**加减。

2）夹滞

证候：感冒兼见脘腹胀满，不思饮食，大便酸臭。

治法：解表兼以消食导滞，加用**保和丸**加减。

3）夹惊

证候：感冒兼见惊惕哭闹，睡卧不宁，甚至骤然抽风神昏。

治法：解表兼以清热镇惊，合用**镇惊丸**加减。

二、小儿肺炎

小儿肺炎系不同病原体或其他因素所致的肺部炎症，临床以**发热、咳嗽、气促、呼吸困难和肺部固定湿啰音**为主要临床表现。

1. 西医病因及发病机制　病原体，发达国家以病毒为主，发展中国家以细菌为主，其中**肺炎链球菌、金黄色葡萄球菌、流感嗜血杆菌**是重症肺炎的主要病因。儿童肺炎支原体感染、婴儿衣原体感染有增多的趋势。

2. 分类

（1）解剖部位分类**小叶性肺炎（支气管肺炎）**、大叶性肺炎、间质性肺炎、毛细支气管炎等。其中以支气管肺炎最为多见。

（2）病因分类：感染性，如细菌性肺炎、病毒性肺炎等，非感染性，如吸入性肺炎、坠积性肺炎等。

（3）病程分类：**急性＜1个月、迁延性1~3个月、慢性＞3个月**。

（4）病情分类：①轻症呼吸系统症状为主，无全身中毒症状。②重症除呼吸系统受累外，其他系统亦受累，且全身中毒症状明显。

第八章 中西医结合儿科学

3. 中医病因病机　外因责之于感受风邪，或由其他疾病传变而来；内因责之于小儿形气未充，肺脏娇嫩，卫外不固。其病机关键为肺气闭郁。

4. 四种肺炎的临床特点

（1）支气管肺炎：为小儿时期最常见的肺炎，发病急，一般有发热、咳嗽、呼吸困难，严重者可出现三凹征，背部脊柱两侧可听到中小水泡音及捻发音，婴儿重症肺炎，可出现循环、神经、消化系统功能障碍，可危及生命。

（2）合胞病毒肺炎：多见于2岁以内，尤以2~6个月婴儿多见。发热、咳嗽、喘憋为主要症状。约2/3的病例有发热，多为高热，最高可达41℃，高热时间大多为1~4d。咳嗽大多为干咳。中、重症病儿有喘憋，呼吸困难，出现呼吸增快、"三凹征"、鼻翼翕动及口唇发绀。肺部听诊可闻及喘鸣音、肺底部可闻及细湿啰音。毛细支气管炎在喘憋发作时，往往听不到湿啰音。

（3）腺病毒肺炎：多见于6个月至2岁的婴幼儿。发热、咳嗽、呼吸困难为主要症状。急骤发热，大多自第1~2日起即发生高热，体温可达39℃以上，至第3~4日多呈稽留热或不规则的高热。咳嗽较剧，频咳或阵咳。呼吸困难多开始于第3~6日。重症者可出现鼻翼翕动、"三凹征"、喘憋及口唇甲床发绀。肺部体征出现较晚，初期听诊仅有呼吸音粗糙或干啰音，发热4~5d后方可闻及湿啰音。

（4）支原体肺炎：多见于年长儿，婴幼儿感染率也可高达25%~69%。发热、咳嗽、咳痰为主要症状。刺激性剧烈咳嗽为突出表现。

5. 辅助检查　支气管肺炎可表现为点状或小斑片状肺实质浸润阴影，以两肺下野、心膈角区及中内带较多；也可见小斑片病灶部分融合在一起成为大片状浸润影，甚至可见类似节段或大叶肺炎的形态。

6. 诊断及鉴别诊断

（1）诊断原则：临床表现＋体征＋辅助检查。

（2）肺炎并发心力衰竭的诊断标准：①呼吸突然加快，＞60次/分。②心率突然＞180次/分。③极度烦躁不安，明显发绀，面色发灰，指（趾）甲微血管充盈时间延长。④心音低钝，奔马律，颈静脉怒张。⑤肝脏迅速增大。

（3）鉴别诊断：急性支气管炎以咳嗽为主，一般无发热或仅有低热，肺部听诊呼吸音粗糙或有不固定的干、湿啰音。

7. 西医治疗

（1）①根据病原菌选择敏感药物。②早期治疗。③联合用药。④选用渗入下呼吸道浓度高的药物。⑤足量、足疗程。⑥重症宜联合用药，经静脉给药。

（2）肺炎心力衰竭主要治疗方法：主要是镇静、给氧、增强心肌收缩力、减慢心率、增加心搏出量、减轻心脏负荷。

8. 中医辨证论治　清肺开闭，化痰平喘为基本法则，出现变证者，或温补心阳，或平肝息风，随证施治。疾病后期，正虚或邪恋，治疗以扶正为主，兼清解余热。

（1）常证

1）风寒闭肺

证候：恶寒发热，无汗，呛咳不爽，呼吸气急，痰白而稀，口不渴，咽不红；舌质不

· 701 ·

红，舌苔薄白或白腻，脉浮紧，指纹浮红。

治法：辛温宣肺，化痰止咳。

方药：**华盖散加减**。

2）风热闭肺

症状：初起证候稍轻，发热恶风，咳嗽气急，痰多，痰稠黏或黄，口渴咽红；舌红，苔薄白或黄，脉浮数。重证则见高热烦躁，咳嗽微喘，气急鼻煽，喉中痰鸣，面色红赤，便干尿黄，舌红苔黄，脉滑数，指纹紫滞。

治法：辛凉宣肺，清热化痰。

方药：**银翘散合麻杏石甘汤加减**。

3）痰热闭肺

证候：发热烦躁，咳嗽喘促，呼吸困难，气急鼻煽，喉间痰鸣，口唇紫绀，面赤口渴，胸闷胀满，泛吐痰涎，舌质红，舌苔黄腻，脉象弦滑。

治法：清热涤痰，开肺定喘。

方药：**五虎汤合葶苈大枣泻肺汤加减**。

4）毒热闭肺

证候：高热持续，咳嗽剧烈，气急鼻煽，甚至喘憋，涕泪俱无，鼻孔干燥如烟煤，面赤唇红，烦躁口渴，溲赤便秘，舌红而干，舌苔黄腻，脉滑数。

治法：清热解毒，泻肺开闭。

方药：**黄连解毒汤合麻杏石甘汤加减**。

5）阴虚肺热

证候：病程较长，低热盗汗，干咳无痰，面色潮红，舌红少津，舌苔花剥、苔少或无苔，脉细数。

治法：养阴清肺，润肺止咳。

方药：**沙参麦冬汤加减**。

6）肺脾气虚

证候：低热起伏不定，面白少华，动则汗出，咳嗽无力，纳差便溏，神疲乏力，舌质偏淡，舌苔薄白，脉细无力。

治法：补肺健脾，益气化痰。

方药：**人参五味子汤加减**。

（2）变证

1）心阳虚衰

证候：骤然面色苍白，口唇发绀，呼吸困难或呼吸浅促，额汗不温，四肢厥冷，虚烦不安或神萎淡漠，右胁下出现痞块并渐增大；舌质略紫，苔薄白，脉细弱而数，指纹青紫，可达命关。

治法：温补心阳，救逆固脱。

方药：**参附龙牡救逆汤加减**。

2）邪陷厥阴

证候：壮热烦躁，神昏谵语，四肢抽搐，口噤项强，双目上视；舌质红绛，指纹青紫，可达命关，或透关射甲。

治法：平肝息风，清心开窍。

方药：**羚角钩藤汤合牛黄清心丸加减**。

三、反复呼吸道感染

反复呼吸道感染是以上呼吸道感染、扁桃体炎、支气管炎及肺炎在一段时间内反复发生，经久不愈为主要临床特征的疾病。

1. 西医病因及发病机制 略。

2. 中医病因病机 小儿反复呼吸道感染多因小儿正气不足，卫外不固；正虚邪恋，经久不愈。其发病机理大致有禀赋不足，体质虚弱；喂养不当，调护失宜；少见风日，不耐风寒；用药不当，损伤正气；正虚邪伏，遇感乃发。

3. 诊断 0~2岁，上呼吸道感染每年7次，下呼吸道感染每年3次；年龄3~5岁，上呼吸道感染每年6次，下呼吸道感染每年2次；年龄6~12岁，上呼吸道感染每年5次，下呼吸道感染每年2次。

上呼吸道感染第2次距第1次至少要间隔7d以上。若上呼吸道感染次数不足，可加上、下呼吸道感染次数；反之则不成立，需观察1年。

4. 中医辨证论治 扶正固本为主，调整脏腑功能，提高抗病能力。

（1）肺脾两虚，气血不足

证候：面黄少华，常自汗，厌食，肌肉松弛，或大便溏薄，咳嗽多汗，唇口色淡，舌质淡红，脉数无力，指纹淡。

治法：健脾益气，补肺固表。

方药：**玉屏风散加减**。

（2）营卫失和，邪毒留恋

证候：反复感冒，恶寒怕热，不耐寒凉，平时汗多，舌淡红，苔薄白，或花剥，脉浮数无力，指纹紫滞。

治法：扶正固表，调和营卫。

方药：**黄芪桂枝五物汤加减**。

（3）肾虚骨弱，精血失充

证候：反复感冒，甚则咳喘，五心烦热，立、行、齿、发、语迟，或鸡胸龟背，舌苔薄白，脉数无力。

治法：温补肾阳，补脾益气。

方药：**金匮肾气丸合理中丸加减**。

第四单元 循环系统疾病

【复习指导】本部分内容有一定难度，历年考题较少，病毒性心肌炎的中西医病因病机、临床表现、西医治疗、辨证要点治法及常用方剂应熟悉掌握。

病毒性心肌炎

病毒性心肌炎是病毒侵犯心脏引起的一种心肌细胞坏死或变性为病理改变的疾病，部分患儿可伴有心包或心内膜炎症改变。

1. 西医病因及发病机制

(1) 主要病原体：**柯萨奇 B 病毒**。

(2) 发病机制：病毒性心肌炎的发病机制尚不完全清楚。急性期，病毒通过心肌细胞的相关受体侵入心肌细胞，在细胞内复制，直接损害心肌细胞，导致变性、坏死和溶解。而严重的慢性持久的心肌病变与病毒持续存在及病毒感染后介导的免疫损伤密切相关。一方面是病毒特异性细胞毒 T 淋巴细胞引起被感染的心肌溶解、破坏；另一方面是自身反应性 T 淋巴细胞破坏未感染的心肌细胞，引起心肌损伤。

2. 中医病因病机　内因：小儿素体**正气亏虚**；外因：**温热邪毒侵袭**。病部主要在心，常涉及肺、脾、肾。小儿肺脏娇嫩，卫外不固，脾常不足，易遭风热、湿热时邪所侵。外感风热邪毒多从鼻咽而入，先犯于肺卫；外感湿热邪毒多从口鼻而入，蕴郁于肠胃。继而邪毒由表入里，留而不去，内舍于心，导致心脉痹阻，血运行不畅，或热毒之邪灼伤营阴，可致心之气阴亏虚。心气不足，血行无力，血流不畅，可致气滞血瘀。心阴耗伤，心脉失养，阴不制阳，可致心悸不宁。心阳受损，阳失振奋，气化失职，可致怔忡不安。病情迁延，伤及肺脾，脾虚水湿停聚肺虚失于清肃，致痰浊内生，痰瘀互结，阻滞脉络。若原有素体阳气虚弱，病初即可出现心肾阳虚甚至心阳欲脱之危证。本病久延不愈者，常因医治不当如汗下太过，或疾病、药物损阴伤阳，气阴亏虚，心脉失养，出现以心悸为主的虚证，或者兼有瘀阻脉络的虚实夹杂证。总之，本病以**外感风热、湿热邪毒**为发病主因，**瘀血、痰浊**为病变过程中的病理产物，**耗气伤阴、血脉阻滞**为主要病理变化，病程中或邪实正虚，或以虚为主，或虚中夹实，病机演变多端，要随证辨识，特别要警惕心阳暴脱变证的发生。

3. 临床表现

(1) 心功能不全、心源性休克或心脑综合征。

(2) 心脏扩大（X 线、超声心动图检查具有表现之一）。

(3) 心电图改变，如 I、II、V$_5$、aVF 导联中 2 个或 2 个以上 ST-T 改变持续 4d 以上，及其他严重心律失常。

(4) CK-MB 升高或心肌肌钙蛋白（cTnI 或 cTnT）阳性。

4. 病原学诊断依据

(1) 确诊指标：自患儿心内膜、心肌、心包（活检、病理）或心包穿刺液检查，发现以下之一者可确诊：①分离到病毒；②用病毒核酸探针查到病毒核酸；③特异性病毒抗体阳性。

(2) 参考依据：①自患儿粪便、咽拭子或血液中分离到病毒，且恢复期血清同型抗体滴度较第一份血清升高或降低 4 倍以上。②病程早期患儿血中特异性 IgM 抗体阳性。③用病毒核酸探针自患儿血中查到病毒核酸。

5. 西医治疗

(1) 急性期需卧床休息。

(2) 辅酶 Q10（CoQ10）改善心肌代谢、维生素 C 疗程 1 个月。

(3) 肾上腺皮质激素主要用于心源性休克、致死性心律紊乱（三度房室传导阻滞、室性心动过速）等严重病例的抢救。

(4）控制心力衰竭常用药物有地高辛、西地兰等。

6. 中医辨证论治

（1）风热犯心

证候：发热，低热绵延，或不发热，鼻塞流涕，咽红肿痛，咳嗽有痰，肌痛肢楚，头晕乏力，心悸气短，胸闷胸痛；舌质红，舌苔薄，脉数或结代。

治法：清热解毒，宁心复脉。

方药：**银翘散加减**。

（2）湿热侵心

证候：寒热起伏，全身肌肉酸痛，恶心呕吐，腹痛泄泻，心悸胸闷，肢体乏力；舌质红，苔黄腻，脉濡数或结代。

治法：清热化湿，宁心复脉。

方药：**葛根黄芩黄连汤加减**。

（3）气阴亏虚

证候：心悸不宁，活动后尤甚，少气懒言，神疲倦怠，头晕目眩，烦热口渴，夜寐不安；舌光红少苔，脉细数或促或结代。

治法：益气养阴，宁心复脉。

方药：**炙甘草汤合生脉散加减**。

（4）心阳虚弱

证候：心悸怔忡，神疲乏力，畏寒肢冷，面色苍白，头晕多汗，甚则肢体浮肿，呼吸急促；舌质淡胖或淡紫，脉缓无力或结代。

治法：温振心阳，宁心复脉。

方药：**桂枝甘草龙骨牡蛎汤加减**。

（5）痰瘀阻络

证候：心悸不宁，胸闷憋气，心前区痛如针刺，脘闷呕恶，面色晦暗，唇甲青紫，舌体胖，舌质紫暗，或舌边尖见有瘀点；舌苔腻，脉滑或结代。

治法：豁痰化瘀，活血通络。

方药：**瓜蒌薤白半夏汤合失笑散加减**。

第五单元　消化系统疾病

【复习指导】本部分内容有一定难度，历年必考，应作为重点复习。其中小儿腹泻各要点都应重点掌握，鹅口疮、疱疹性口炎的临床表现及中医辨证论治要点、治法及常用方剂应熟练掌握。

一、鹅口疮

鹅口疮是白念珠菌感染所致的口腔疾病，以**口腔、舌上蔓生白屑**为主要临床特征。多见于营养不良、慢性腹泻、长期使用广谱抗生素或糖皮质激素的患儿。新生儿可因奶头、乳具污染而传播，也可在出生时经产道感染。因其状如鹅口，故称鹅口疮；因其色白如雪片，故又名"雪口"。

1. 西医病因及发病机制　病因为白念珠菌感染。
2. 中医病因病机　由胎热内蕴，口腔不洁，感受秽毒之邪所致。主要病变在心、脾。
3. 临床表现　主要为口腔黏膜上出现白色或灰白色乳凝块样白屑，可融合成片。初起时，呈点状和小片状，微凸起，白膜界线清楚，不易拭去。如强行剥落后，可见充血、糜烂创面，局部黏膜潮红粗糙，可有溢血，但不久又为新生白膜覆盖。偶可波及喉部、气管、肺或食管、肠管，甚至引起全身性真菌病，出现呕吐、吞咽困难、声音嘶哑或呼吸困难等。
4. 诊断及实验室检查
（1）多见于新生儿，及久病体弱的婴幼儿，或长期使用抗生素、激素患者。
（2）舌上、颊内、牙龈或上颚散布白屑，可融合成片。重者可向咽喉处蔓延，影响吸奶与呼吸，偶可累及食管、肠道、气管等。
（3）取白屑少许涂片，加10%氢氧化钠液，在显微镜下，可见白色念珠菌芽孢及菌丝。
5. 鉴别诊断　本病应当与残留乳块与白喉相鉴别。
6. 西医治疗　制霉菌素肝油或制霉菌素混悬液涂患处，每日2~3次。
7. 中医辨证论治
（1）心脾积热证
证候：口腔满布白屑，周围红较甚，面赤，唇红，或伴发热、烦躁、多啼，口干或渴，大便干结，小便黄赤；舌红，苔薄白，脉滑或指纹紫滞。
治法：清心泻脾。
方药：**清热泻脾散**。
（2）虚火上浮
证候：口腔内白屑散在，周围红晕不著，形体瘦弱，颧红，手足心热，口干不渴；舌红，苔少，脉细或指纹紫。
治法：滋阴降火。
方药：**知柏地黄丸**。

二、疱疹性口炎

疱疹性口炎是由**单纯疱疹病毒Ⅰ型**感染所致，临床以口腔黏膜出现单个或成簇小疱疹，迅速破溃后形成黄白色溃疡为主要特征；病损仅在口唇两侧者，称为燕口疮。若溃疡面积较大，弥漫全口，全身症状较重者，称为"口糜"。

1. 西医病因　感染单纯疱疹病毒Ⅰ型。
2. 中医病因病机　多由**外感风热乘脾，心脾积热，或虚火上炎**所致。外感风热之邪，内应于脾胃，风热挟毒上乘于口而发为口疮；或调护失宜，喂养不当，恣食肥甘煎炒之品，邪热内积心脾，心火上炎，外发为口疮。或素体虚弱，或久病久泻，气阴两虚，虚火上炎，熏灼口舌而生疮。
3. 中医辨证论治
（1）风热乘脾
证候：以口颊、上颚、齿龈、口角溃烂为主，甚则满口糜烂，周围黏膜色红，疼痛明显，拒食，烦躁不安，口臭，涎多，或伴发热，小便短赤，大便秘结；舌红，苔薄黄，脉浮数，指纹浮紫。

治法：疏风清热，泻火解毒。
方药：**凉膈散加减**。
（2）心火上炎
证候：以舌尖、舌边溃烂，色赤疼痛，烦躁多啼，小便短赤，舌尖红赤为特征。
治法：清心泻火解毒。
方药：**泻心导赤散加减**。
（3）虚火上炎
证候：以口腔溃疡较少，周围色不红或微红，反复发作或迁延不愈；舌红，苔少或花剥，脉细数为特征。
治法：滋阴降火，引火归元。
方药：**六味地黄丸加肉桂**。

三、小儿腹泻

小儿腹泻是一组由多病原、多因素引起的消化道疾病，临床以大便次数增多和大便性状改变为特点。

1. 西医病因　①渗透性：病毒性肠炎（蛋花样便）。②分泌性：肠毒素性肠炎（水样便）。③渗出性：侵袭性肠炎（菌痢样便）。④肠道功能异常：非感染性肠炎。

2. 中医病因病机及变证
（1）病因病机：①感受外邪。②伤于饮食。③脾胃虚弱。④脾肾阳虚。主要病变在脾胃。因胃主受纳腐熟水谷，脾主运化水湿和水谷精微，若脾胃受病，则饮食入胃之后，水谷不化，精微不布，清浊不分，合污而下，致成泄泻。
（2）变证：①重症泄泻→耗气伤阴→气阴两伤→阴伤及阳→阴竭阳脱。②久泻不止→脾胃虚弱→脾虚肝旺生风→慢惊风→气血生化乏源，不以荣养脏腑肌肤→疳证。

3. 腹泻的共同临床表现
（1）胃肠道症状：胃肠道症状大便次数增多，大便每日数次至数十次，多为黄色水样或蛋花样大便，含有少量黏液，少数患儿也可有少量血便。食欲低下，常有呕吐，严重者可吐咖啡色液体。
（2）重型腹泻除较重的胃肠道症状外，常有较明显的**脱水、电解质紊乱和全身中毒症状**。①脱水：患儿表现皮肤黏膜干燥，弹性下降，眼窝、囟门凹陷，尿少、泪少，甚则出现四肢发凉等末梢循环改变。由于腹泻患儿丧失的水和电解质的比例不尽相同，可造成等渗、低渗、高渗性脱水，以等渗、低渗多见。②代谢性酸中毒：患儿可出现精神不振、口唇樱红、呼吸深大等症状，但小婴儿症状常不典型。③低钾血症：患儿表现为精神不振、无力腹胀、心律不齐等。④低钙和低镁血症：腹泻患儿进食少，吸收不良，从大便丢失钙、镁，可使体内钙、镁减少，活动性佝偻病和营养不良患儿更多见，脱水、酸中毒纠正后易出现低钙症状（手足搐搦和惊厥）；极少数久泻和营养不良患儿输液后出现震颤、抽搐，用钙治疗无效时应考虑低镁血症的。

4. 诊断及鉴别诊断　根据发病季节、病史、临床表现和大便性状易于做出临床诊断。必须判定有无脱水（程度和性质）、电解质紊乱和酸碱失衡；注意寻找病因，肠道内感染的病原学诊断比较困难，从临床诊断和治疗需要考虑，可先根据大便常规有无白细胞将腹泻分为两组。

（1）大便无或偶见少量白细胞者　为**侵袭性细菌以外的病因**（如病毒、非侵袭性细菌、寄生虫等肠道内、外感染或喂养不当）引起的腹泻，多为水泻，有时伴脱水症状，应与下列疾病相鉴别。

生理性腹泻多见于6个月以内婴儿，外观虚胖，常有湿疹病史，出生后不久即出现腹泻，除大便次数增多外，无其他症状，食欲好，不影响生长发育。近年来发现此类腹泻可为乳糖不耐受的一种特殊类型，添加辅食后，大便即转为正常。

导致小肠消化吸收功能障碍的各种疾病，如乳糖酶缺乏、葡萄糖-半乳糖吸收不良、失氯性腹泻、原发性胆酸吸收不良、过敏性腹泻等。

（2）大便有较多白细胞者　由各种**侵袭性细菌感染所致**，仅凭临床表现难以区分，必要时应进行大便细菌培养、细菌血清型和毒性检测，尚需与下列疾病鉴别。

细菌性痢疾：常有流行病学接触史，便次多，量少，**脓血便伴里急后重**，大便镜检有较多脓细胞、红细胞和吞噬细胞，大便细菌培养有痢疾杆菌生长可确诊。

坏死性肠炎：中毒症状较严重，腹痛，腹胀，频繁呕吐，高热，**大便糊状呈暗红色**，渐出现典型的**赤豆汤样血便**，常伴休克，腹部X线摄片呈小肠局限性充气扩张，肠间隙增宽，肠壁积气等。

（3）水、电解质、酸碱平衡紊乱及脱水的分度：健康人的血浆pH为7.4（7.35~7.45）。pH＜7.35称为酸中毒，pH＞7.45称为碱中毒。

脱水程度反映患病后累积的体液丢失量，一般根据精神、神志、皮肤弹性、循环情况、前囟、眼窝、尿量及就诊时体重等综合分析判断。常将其分轻度、中度、重度3度。

5. 西医治疗

（1）饮食疗法：腹泻时应注意进行饮食调整，减轻胃肠道负担，但是由于肠黏膜的修复及蛋白丢失导致机体对蛋白质需求增加，故控制饮食应适当，以保证机体生理的需要量，补充疾病消耗，利于疾病的恢复。

（2）液体疗法：主要是纠正水、电解质紊乱及酸碱失衡。常用的液体疗法有口服补液和静脉补液法。

（3）药物治疗：①控制感染：病毒性及非侵袭性细菌所致，一般不用抗生素，应合理使用液体疗法，选用微生态制剂和肠黏膜保护剂。但对重症患儿、新生儿、小婴儿和免疫功能低下的患儿应选用抗生素。根据大便培养和药敏试验结果进行调整。黏液、脓血便患者多为侵袭性细菌感染，针对病原选用第三代头孢菌素类、氨基糖苷类抗生素。婴幼儿选用氨基糖苷类和其他有明显副作用的药物时应慎重。②微生态疗法：常用的有双歧杆菌、嗜乳酸杆菌、粪链球杆菌、需氧芽孢杆菌等菌制剂。③肠黏膜保护剂：可增强其屏障功能，同时能吸附病原体和毒素，维持肠细胞的吸收和分泌功能，如蒙脱石粉。

（4）重度脱水伴有休克的补液方法：重度脱水，尤其对于有明显血容量和组织灌注不足的患儿，应首选快速应用2:1含钠液，按 20mL/kg（总量不超过300mL）于30min至1h内静脉输入，以迅速改善循环血量和肾功能；其余累计损失量于8~12h输完。

6. 中医辨证论治　基本法则：**运脾化湿**。

（1）常证

1）湿热泻

证候：**大便水样，或如蛋花汤样，泻下急迫，量多次频，气味秽臭**，或见少许黏液，腹痛时作，食欲不振，或伴呕恶，神疲乏力，或发热烦躁，口渴，小便短黄；舌质红，苔黄腻，脉滑数，指纹紫。

治法：清肠解热，化湿止泻。

方药：**葛根黄芩黄连汤加减**。

2）风寒泻

证候：大便清稀，夹有泡沫，臭气不甚，肠鸣腹痛，或伴恶寒发热，鼻流清涕；咳嗽，舌质淡，苔薄白，脉浮紧，指纹淡红。

治法：疏风散寒，化湿和中。

方药：**藿香正气散加减**。

3）伤食泻

证候：大便稀溏，夹有乳凝块或食物残渣，气味酸臭，或如败卵，脘腹胀满，便前腹痛，泻后痛减，腹痛拒按，嗳气酸馊，或有呕吐，不思乳食；舌苔厚腻，或微黄，脉滑实，指纹滞。

治法：运脾和胃，消食化滞。

方药：**保和丸加减**。

4）脾虚泻

证候：大便稀溏，色淡不臭，多于食后作泻，时轻时重，面色萎黄，形体消瘦；神疲倦怠，舌淡苔白，脉缓弱，指纹淡。

治法：健脾益气，助运止泻。

方药：**参苓白术散加减**。

5）脾肾阳虚泻

证候：久泻不止，大便清稀，澄澈清冷，完谷不化，或见脱肛，形寒肢冷，面色㿠白；精神萎靡，舌淡苔白，脉细弱，指纹色淡。

治法：温补脾肾，固涩止泻。

方药：**附子理中汤合四神丸加减**。

（2）变证

1）气阴两伤

证候：泻下过度，质稀如水，精神萎软或心烦不安，目眶及囟门凹陷，皮肤干燥或枯瘪，啼哭无泪，口渴引饮，小便短少，甚至无尿；舌红少津，苔少或无苔，脉细数。

治法：健脾益气，酸甘敛阴。

方药：**人参乌梅汤加减**。

2）阴竭阳脱

证候：泻下不止，洞泄不禁、次频量多，精神萎靡，表情淡漠，面色青灰或苍白，气息低微，冷汗淋漓，四肢厥冷；舌淡无津，脉沉细欲绝。

治法：挽阴回阳，救逆固脱。

方药：**生脉散合参附龙牡救逆汤加减**。

第六单元　泌尿系统疾病

【复习指导】历年必考，应作为重点复习。急性肾小球肾炎和肾病综合征的西医发病机理、中医病因病机、临床表现、诊断与鉴别诊断、西医治疗原则、中医辨证论治均应重点掌握。西医治疗措施及用药、两种疾病的病理生理改变应熟悉。

一、急性肾小球肾炎

急性肾小球肾炎（AGN）简称肾炎，是指一组病因不一，临床表现为急性起病，多有前期感染，以血尿为主，伴不同程度的蛋白尿、水肿、高血压或肾功能不全为特点的肾小球疾患。

1. 西医病因及发病机制
（1）病因：A组乙型溶血性链球菌（最常见），草绿色链球菌，肺炎双球菌，金黄色葡萄球菌，某些病毒、真菌等。
（2）发病机制：细菌感染多数通过抗原-抗体免疫反应引起肾小球毛细血管炎症病变。
（3）病理生理改变的核心：弥漫性、渗出性和增生性肾小球炎症。

2. 中医病因病机
（1）病因：①内因：先天禀赋不足或素体虚弱。②外因：感受风邪、水湿或疮毒。
（2）病机：其标在肺、其制在脾、其本在肾，病位在肺、脾、肾。

3. 临床表现　前驱疾病之后急性起病，可见血尿（肉眼血尿或镜下血尿）、尿量减少甚至无尿、非凹陷性水肿、高血压、蛋白尿，时可有低热、疲倦乏力、食欲不振等，严重表现为严重循环缺血、高血压脑病、急性肾功能不全。

4. 辅助检查
①尿常规：尿蛋白多定性在（+ ～ ++），少数可达（+++）。隐血程度不等，尿浓缩功能受损可见尿比重降低。②血常规：白细胞计数正常或增高，红细胞和血红蛋白可稍降低。③血沉：增快，常提示肾炎病变活动，可在2~3个月恢复正常。④抗链球菌溶血素"O"可升高，常提示链球菌感染。⑤血清补体C_3：早期可下降，6~8周多恢复正常。⑥超声、血生化、肾穿刺活检等。

5. 诊断及鉴别诊断
（1）诊断：发病前1~3周多数患儿有扁桃体炎等溶血性链球菌感染病史，具有血尿、蛋白尿、水肿、少尿及高血压等临床表现，急性期ASO滴度升高，C_3浓度暂时降低。
（2）鉴别诊断：需与IgA肾病、慢性肾小球肾炎急性发作、原发性肾病综合征、继发性肾炎相鉴别。

6. 西医治疗
（1）一般治疗：患儿病初1~2周内应卧床休息，待血压正常、肉眼血尿及循环充血症状消失后，可逐步恢复活动。急性期应减轻肾脏负担，限制蛋白质摄入，有氮质血症者优质蛋白0.5g/kg，钠盐1~2g/d。
（2）防治感染：有链球菌感染灶者应用青霉素10~14d，以彻底清除体内病灶中残余细菌，减轻抗原抗体反应。
（3）利尿：水肿、尿少、高血压时可口服氢氯噻嗪，每日1~2mg/kg，分2次口服；明显循环充血患者可用呋塞米，每次 1~2mg/kg 静脉注射，每日 1~2 次。

（4）降压：血压＞140/90mmHg，且有明显自觉症状时，应给予降压。

（5）合并症的西医处理原则

高血压脑病：出现脑病征象应快速给予镇静、扩血管、降压等治疗。可选择：①降压效力强而迅速的药物：**硝普钠（首选）**，每次 5~10mg 加入 5% 葡萄糖溶液 100mL 中，开始以每分钟 1μg/kg 速度滴注，逐渐加量，最大剂量每分钟 8μg/kg，对伴肺水肿者尤宜，起效快，但维持时间短，停用后 5min 作用消失，须维持静滴。②肼苯哒嗪，肌肉或缓慢静脉注射，每次 0.1~0.25mg/kg，4~6h 可重复注射。

严重循环充血及肺水肿：积极利尿，使用**强利尿剂**（如呋塞米或利尿酸静脉注射）以减轻心脏前负荷。烦躁不安时给予度冷丁 1mg/kg、吗啡 0.1~0.2mg/kg 皮下注射。明显肺水肿者可给予硝普钠、酚妥拉明（0.1~0.2mg/kg 加入 10~20mL 葡萄糖中缓慢注射），可降低及减轻肺水肿。心衰难以纠正者，可酌情考虑洋地黄类药物。上述处理无效者，尽早进行透析治疗。

急性肾功能不全：是急性肾炎的主要死亡原因。尽量保持水、电解质及酸碱平衡，严格控制 24h 入液量，供给足够热量，防止并发症，促进肾功能的恢复。必要时选择持续性血液净化治疗。

7. 中医辨证论治

（1）急性期

1）常证

①风水相搏

证候：水肿自眼睑及颜面开始迅速波及全身，起病急，按之凹陷随手而起，尿少色赤，恶风寒或伴发热，咽红咽痛，骨节酸痛，鼻塞咳嗽；舌质淡，苔薄白或薄黄，脉浮。

治法：疏风宣肺，利水消肿。

方药：**麻黄连翘赤小豆汤合五苓散加减**。

②湿热内侵

证候：浮肿或轻或重，小便黄赤而少，甚者尿血，头身困重，常有近期疮毒史；舌质红，苔黄腻，脉滑数。

治法：清热利湿，凉血止血。

方药：**五味消毒饮合小蓟饮子加减**。

2）变证

①邪陷心肝

证候：肢体面部浮肿，头痛眩晕，视物模糊，甚至抽搐、昏迷，尿短赤，舌质红，苔黄糙，脉弦数。

治法：平肝泻火，清心利水。

方药：**龙胆泻肝汤合羚角钩藤汤加减**。

②水凌心肺

证候：全身明显浮肿，频咳气急，胸闷心悸，甚则唇指青紫，舌苔白腻，脉沉细无力。

治法：泻肺逐水，温阳扶正。

方药：**己椒苈黄丸合参附汤加减**。
③水毒内闭
证候：全身浮肿，尿少或尿闭，头晕头痛，恶心呕吐，嗜睡，甚则昏迷；舌质淡胖，苔垢腻，脉象滑数或沉细数。
治法：通腑泄浊，解毒利尿。
方药：**温胆汤合附子泻心汤加减**。
（2）恢复期
1）阴虚邪恋
证候：乏力头晕，手足心热，腰酸盗汗，或有反复咽红，镜下血尿持续不消；舌红苔少，脉细数。
治法：滋阴补肾，兼清余热。
方药：**知柏地黄丸合二至丸加减**。
2）气虚邪恋
证候：身倦乏力，面色萎黄，纳少便溏，自汗出，易于感冒；舌淡红，苔白，脉缓弱。
治法：健脾益气，兼化湿浊。
方药：**参苓白术散加减**。

二、肾病综合征

肾病综合征是一组由多种原因引起的肾小球滤过膜通透性增高，导致血浆内大量蛋白自尿中丢失的临床综合征。以大量蛋白尿、低蛋白尿、低蛋白血症、高脂血症和水肿为主要临床特点。

1. 西医病因及发病机制　病因及发病机制尚不明确。
病理分类：微小病变（小儿多见），局灶节段性肾小球硬化，膜性肾病，膜增生性肾小球肾炎，系膜增生肾小球肾炎等。

2. 中医病因病机
（1）病因：①内因。禀赋不足或久病体虚。②外因。感受外邪。
（2）病机：肺、脾、肾三脏功能虚弱，气化功能失常，封藏失职，精微外泄，水液停聚。

3. 临床表现
凹陷性水肿，重者可见胸腔积液、腹水等，男孩可有显著阴囊水肿。

4. 辅助检查　①尿液分析：尿蛋白明显增多，定性检查≥+++，24h 尿蛋白定量＞50mg/kg，少数患儿有血尿。②血浆蛋白　血浆白蛋白低于正常，白蛋白＜25g/L。③血脂　血清总胆固醇＞5.7mmol/L，其他脂类也可增高。④肾功能检查，血清补体，肾穿刺活检等。

5. 诊断　（1）诊断：[大量蛋白尿（尿蛋白+++ 一 ++++）]，24h 尿蛋白定量≥50mg/kg；血浆蛋白低于25g/L；血浆胆固醇高于5.7mmol/L；不同程度水肿；前两项为必要条件。
（2）鉴别诊断：需与 IgA 肾病、急性肾小球肾炎、继发性肾炎相鉴别。

6. 西医治疗
首选肾上腺糖皮质激素。

7. 中医辨证论治

（1）本证

1）肺脾气虚

证候：全身浮肿，面目为著，尿量减少，面白身重，气短乏力，纳呆便溏，自汗出，易感冒，或有上气喘息，咳嗽；舌淡胖，脉虚弱。

治法：益气健脾，宣肺利水。

方药：**防己黄芪汤合五苓散加减**。

2）脾肾阳虚

证候：全身明显浮肿，按之深陷难起，腰腹下肢尤甚，面白无华，畏寒肢冷，神疲蜷卧，小便短少不利，可伴有胸水、腹水，纳少便溏，恶心呕吐；舌质淡胖或有齿痕，苔白滑，脉沉细无力。

治法：温肾健脾，化气行水。

方药：**偏肾阳虚，真武汤合黄芪桂枝五物汤加减；偏脾阳虚，实脾饮加减**。

3）肝肾阴虚

证候：浮肿或重或轻，头痛头晕，心烦躁扰，手足心热或有面色潮红，目睛干涩或视物不清；舌红苔少，脉弦细数。

治法：滋阴补肾，平肝潜阳。

方药：**知柏地黄丸加减**。

4）气阴两虚

证候：面色无华，神疲乏力，汗出，易感冒或有浮肿，头晕耳鸣，口干咽燥或长期咽痛，咽部暗红，手足心热；舌质稍红，舌苔少，脉细弱。

治法：益气养阴，化湿清热。

方药：**六味地黄丸加黄芪**。

（2）标证

1）外感风邪

证候：发热，恶风，无汗或有汗，头身疼痛，流涕，咳嗽，或喘咳气急，或咽痛乳蛾肿痛；舌苔薄，脉浮。

治法：外感风寒，辛温宣肺祛风；外感风热，辛凉宣肺祛风。

方药：**外感风寒，麻黄汤加减。外感风热，银翘散加减**。

2）水湿

证候：全身浮肿，可伴见腹胀水臌，水聚肠间，辘辘有声，或见胸闷气短，心下痞满，甚有喘咳，小便短少，脉沉。

治法：一般从主证治法。伴水臌、悬饮者可短期采用补气健脾、逐水消肿法。持续性血液净化治疗。

方药：**防己黄芪汤合己椒苈黄丸加减**。

3）湿热

证候：皮肤脓疱疮、疖肿、疮疡、丹毒等，或口黏口苦、口干不欲饮、脘闷纳差等，或小便频数不爽、有灼热或刺痛感、色黄赤浑浊、小腹坠胀不适；舌质红，苔黄腻，脉滑数。

治法：上焦湿热，清热解毒；中焦湿热，清热解毒，化浊利湿；下焦湿热，清热利湿。

方药：**上焦湿热，五味消毒饮加减。中焦湿热，甘露消毒丹加减。下焦湿热，八正散加减**。

4）血瘀

证候：面色紫暗或晦暗，眼睑下青暗，皮肤不泽或肌肤甲错，有紫纹或血缕，唇舌紫暗；舌有瘀点或瘀斑，苔少，脉弦涩等。

治法：活血化瘀。

方药：**桃红四物汤加减**。

5）湿浊

证候：恶心呕吐，面色无华或精神萎靡，水肿加重，舌苔厚腻，血尿素氮、肌酐增高。

治法：利湿降浊。

方药：**温胆汤加减**。

第七单元　神经肌肉系统疾病

【复习指导】本单元为必考内容，其中化脓性脑膜炎应重点掌握，病毒性脑膜炎、与癫痫熟悉中西医病因、临床表现及中医辨证。

一、化脓性脑膜炎

是小儿时期较为常见的由多种化脓菌引起的以脑膜炎症为主的中枢神经系统感染性疾病。临床主要以发热、惊厥、意识障碍、颅内压增高、脑膜刺激征阳性及脑脊液脓性改变为特征。

1. 西医病因及发病机制

（1）病因：许多化脓菌都可以引起脑膜炎，在我国脑膜炎双球菌、肺炎链球菌和流感嗜血杆菌引起者占小儿化脓性脑膜炎的 2/3 以上。

（2）发病机制：主要由体内感染灶经血行播散至脑膜所致。

2. 中医病因病机　**邪毒侵袭为外因；机体正气不足为内因**。化脓性脑膜炎病位主要在脑。脑为奇恒之腑，与心肝关系密切。

3. 临床表现

（1）前驱症状：起病较急，发病前数日常有上呼吸道感染或胃肠道症状。

（2）患儿发热、头痛、呕吐、关节及肌肉酸痛，皮肤出血点、瘀斑或充血性皮疹。

（3）神经系统症状：①**脑膜刺激征**表现为颈项强直，Kerning 征和 Brudzinski 征阳性。②**颅内压增高**表现为头痛、呕吐，婴儿可表现前囟张力增高、前囟饱满、头围增大等。合并脑疝时，则有突然意识障碍加重、瞳孔不等大、呼吸不规则等体征。③**惊厥**表现为全身或部分性惊厥。B 型流感杆菌及肺炎双球菌脑膜炎常见。④**意识障碍**随着病情加重逐渐可从精神萎靡、嗜睡、昏睡、昏迷到深度昏迷。⑤局灶体征可出现Ⅱ、Ⅲ、Ⅳ、Ⅵ、Ⅶ、Ⅷ脑神经受累、肢体瘫痪和感觉异常等。

（4）常见并发症：①硬膜下积液。②脑室管膜炎。③脑性低钠血症。④脑积水。

4. 辅助检查

脑脊液检查：脑脊液检查是确诊本病的重要依据。常规检查脑脊液可见外观混浊，压力增高。镜检白细胞总数显著增多,≥$1000×10^6$/L,以中性粒细胞为主,脑脊液涂片革兰染色找菌是明确脑膜炎病因的重要方法,脑脊液细菌培养是确定病原菌最可靠的方法。

5. 诊断及鉴别诊断

(1) 诊断:根据临床表现、实验室检查、脑脊液检查即可诊断。

(2) 鉴别诊断:

1) 与结核性脑膜炎的鉴别诊断:结核性脑膜炎起病较缓,常有结核接触史和其他部位的结核病灶。典型结核性脑膜炎脑脊液外观呈毛玻璃状,细胞数<$500×10^6$/L 脑脊液涂片可找到抗酸杆菌。

2) 与病毒性脑膜脑炎的鉴别诊断:病毒性脑膜炎一般中毒症状较轻。白细胞数 0 至数百个 ×10^6/L,早期多核细胞稍增多,以后即以淋巴细胞为主,脑脊液中特异性抗体和病毒分离有助诊断。

6. 西医治疗 对于化脓性脑膜炎患儿应尽早使用抗生素,以静脉给药为主,首选三代头孢,选用对病原菌敏感、可穿透血脑屏障的抗生素,使其在脑脊液中达到杀菌水平。治疗用药量要足,疗程要适当;联合用药时要注意药物之间的相互作用,注意药物毒副作用。

颅内高压的处理:及时给予脱水药物,一般用脱水药 20% 甘露醇每次 0.5~1.0g/kg,于 20~30min 内快速静脉滴注,每 4~6h 1 次。对于颅内压增高严重者,可加大剂量(每次不超过 2g/kg)或加用利尿药物,以防脑疝的发生。

7. 中医治疗 中医以**清热解毒,消痈排脓**为治疗原则,病初邪在卫气,治以辛凉解表,清气泄热;疾病极期气营两燔,治以清热凉营,泻火解毒;若病情深重,脓毒积脑,治以泻火解毒,祛瘀开窍;后期邪恋正虚,治以益气养阴,托脓解毒。

(1) 邪在卫气

证候:发热恶寒,头痛项强,恶心呕吐,精神不振或烦躁嗜睡,口渴喜饮,舌质红,苔薄黄,脉数。

治法:辛凉解表,清气泄热。

方药:**银翘散合白虎汤加减**。

(2) 气营两燔

证候:高热不退,头痛剧烈,项强,反复呕吐,口渴唇干,或烦躁谵妄,前囟凸起,四肢抽搐,大便干结,小便黄赤;舌红或绛,苔黄或黄燥,脉弦数。

治法:清热凉营,泻火解毒。

方药:**清瘟败毒饮加减**。

(3) 脓毒积脑

证候:高热不退,或稍降复升,头痛不休,昏迷惊厥,颈项强直,囟门凸起,或有失明、耳聋、面瘫、肢体瘫痪等;舌紫绛,苔黄燥,脉滑数或脉微欲绝。

治法:泻火解毒,祛瘀开窍。

方药:**清瘟败毒饮合通窍活血汤加减**。

(4) 邪恋正虚

证候:低热绵延,或体温时高时低,或不发热,神萎嗜睡,面白,气短乏力,四肢欠温,口渴,自汗或盗汗;舌质红,苔薄白或少苔,脉细无力。

治法：益气养阴，托脓解毒。
方药：**托里透脓散加减**。

二、病毒性脑膜炎

病毒性脑膜炎是由多种病毒感染引起的脑实质的炎症。以发热、头痛、呕吐、意识障碍或精神异常为主要临床表现。

1. 西医病因 很多病毒可以引起脑膜炎、脑炎常见的病毒有**柯萨奇病毒**、埃可病毒等肠道病毒。

2. 中医病因病机 感受**温热邪毒（疫毒）**所致。病机为**热炽、痰浊**，本病感邪轻重不一，但总不离热、痰、风相互转化"**热极生风，风盛生痰，痰盛生惊**"，热为生风生痰的始动因素。病变脏腑：心、肝、脑窍。

3. 临床表现

（1）前驱症状：可有发热，头痛，上呼吸道感染症状，精神萎靡，恶心呕吐，腹痛，肌痛。

（2）后期神经系统症状：主要为颅内压增高、意识障碍、惊厥及病理征和脑膜刺激征阳性。①颅内压增高表现为头痛、呕吐、血压增高等。②意识障碍可表现有嗜睡、昏迷等，部分患儿表现为精神情绪异常，如躁狂、幻觉、记忆力障碍等。③惊厥主要表现为全部或局灶抽搐发作。④病理征和脑膜刺激征阳性。

（3）其他：因感染病毒不同，临床伴有症状各有特点，如肠道病毒性脑炎，可出现皮疹；单纯疱疹病毒性脑炎常有口唇或角膜疱疹；腮腺炎病毒性脑炎常有腮腺肿大。

4. 辅助检查

脑脊液检查，病原学检查，脑电图检查。

5. 诊断及鉴别诊断

（1）诊断：病毒性脑炎的诊断主要根据病毒感染的流行病史、临床表现、相应的脑脊液改变和病原学鉴定。应注意排除颅内其他非病毒感染、Reye综合征等急性脑部疾患。

（2）鉴别诊断：①颅内其他病原感染主要根据脑脊液外观、常规、生化和病原学检查，与化脓性、结核性、隐球性脑膜炎进行鉴别。②Reye综合征具有发热、昏迷、惊厥等急性进行性脑病。

6. 西医治疗 病毒脑炎尚无特效治疗，目前以对症处理和支持疗法为主。

（1）对症处理。

（2）病因治疗：①对于单纯性疱疹病毒可给予阿昔洛韦治疗，每次10mg/kg于1h内静脉滴注，每8h 1次，疗程1~2周。②对其他病毒感染可酌情选用干扰素、更昔洛韦、阿昔洛韦、免疫球蛋白、中药等。

（3）肾上腺皮质激素的应用：对重症、急性期的病例，应考虑用肾上腺皮质激素制剂如地塞米松，可减轻炎症、水肿，降低血管通透性。但不宜长期使用。

7. 中医辨证论治 本病病位在**心、肝、脑**窍，治疗以清热熄风、涤痰开窍、活血通络为主。

（1）**痰热壅盛**

证候：起病急骤，热势较高，恶心呕吐，神识不清，或谵语妄动，喉中痰鸣，唇干渴饮，或颈项强直，阵阵抽搐，大便秘结或泄泻、舌质红绛，舌苔黄腻，脉数或滑数。

治法：泻火涤痰。

方药：**清瘟败毒饮加减**。

（2）痰蒙清窍

证候：起病稍缓，表情淡漠，目光呆滞，喃喃自语，神志抑郁，或见肢体乏力，纳食不佳，小便自遗，舌苔白，脉弦滑。

治法：涤痰开窍。

方药：**涤痰汤加减**。

（3）痰瘀阻络

证候：神识不明，肢体不用，僵硬强直，或震颤抖动，肌肉萎软，或见面瘫、斜视；舌紫暗或有瘀点，苔薄白，脉弦滑。

治法：涤痰通络，活血化瘀。

方药：**指迷茯苓丸合桃红四物汤加减**。

三、癫痫

癫痫是由多种原因引起的脑部慢性疾病，临床表现以意识、运动、感觉、认知及自主神经功能等方面的障碍。

1. 西医病因

特发性癫痫、症状性癫痫、隐源性癫痫。

2. 中医病因病机

顽痰阻窍、暴受惊恐、惊后成痫、血滞心窍；病位在心、肝、脾、肾。痰、瘀为其主要病理因素；主要病理因素：痰、瘀。

3. 临床表现　主要表现为一过性意识丧失或意识改变，肢体肌肉强直或阵挛性抽搐，还可以出现行为，情感，知觉等方面的异常。根据其脑电图变化及发作时症状表现常分为部分性发作、全身性发作两大类型。

（1）部分性发作：又称局限性或局灶性发作，脑电图异常放电起源于大脑的局部区域，发作时无意识丧失。

（2）全身性发作：指发作一开始即两侧大脑半球受累，脑电图表现全脑性放电，发作时意识丧失。

4. 辅助检查

脑电图对癫痫的诊断和分型具有重要价值。

5. 诊断及鉴别诊断

（1）诊断：包括详细病史、体格检查、脑电图检查、神经影像学检查和相关实验室检查等。

（2）鉴别诊断：①晕厥：由于一过性脑缺血缺氧引起，多见于青春期。发作时有不安、头晕眼花、恶心呕吐、出汗、苍白、心率加快或血压短暂下降，继而意识丧失，持续数分钟，平卧即可改善，偶有抽搐。脑电图正常。发作后肢冷乏力。②屏气发作：又称为呼吸暂停症。好发于婴幼儿。常在情绪影响下剧哭，旋即呼吸暂停，青紫。严重者意识丧失，肢体抽动，角弓反张。1~3min缓解。首次发作多在3~15个月之间，5~6岁后发作消失。脑电图正常。

6. 西医治疗　宜采用以抗癫痫药物治疗为主的综合疗法，完全或大部分控制发作，去除病因。强调早期、长期规律服药、用药剂量个体化、定期复诊。

7. 中医辨证论治　本病治疗应分清标本，发作时宜先治其标，治疗原则为豁痰化瘀、镇惊息风为主。治疗原则为涤痰熄风、镇惊开窍。发作时视其证候轻重缓急，也可标本同治。

（1）惊痫

证候：起病前常有惊吓史，发作时惊叫、吐舌、急啼，神志恍惚，面色时红时白，惊惕不安，如人将捕之状，四肢抽搐，夜卧不宁；舌淡红，苔白，脉弦滑，乍大乍小，指纹色青。

治法：镇惊安神。

方药：**镇惊丸加减**。

（2）风痫

证候：发作前头痛眩晕，发作时昏仆倒地，人事不知，四肢抽动明显，颈项强直扭转，两目上视或斜视，牙关紧闭，面色红赤，脉象弦滑，苔白腻。

治法：息风定痫。

方药：**定痫丸加减**。

（3）痰痫

证候：发作时突然跌仆，神识不清，痰涎壅盛，喉间痰鸣，口吐痰沫，抽搐不甚，或精神恍惚而无抽搐，瞪目直视，呆木无知，苔白腻，脉弦滑。

治法：涤痰开窍。

方药：**涤痰汤加减**。

（4）瘀血痫

证候：多见于有外伤及产伤史者。发作时头晕眩仆，昏不知人，四肢抽搐，头部刺痛，痛处固定，面唇青紫，形体消瘦，大便干结，舌暗有瘀斑，脉细涩。

治法：活血化瘀，通窍息风。

方药：**通窍活血汤加减**。

（5）脾虚痰盛

证候：癫痫反复发作，次数较频，时作眩晕，面色萎黄，食欲不振，大便稀溏，体倦神疲，气短乏力，腹胀泛恶，胸腹痞闷，咯吐痰涎，舌淡苔白腻，脉细弱。

治法：健脾化痰。

方药：**六君子汤加味**。

（6）脾肾两虚

证候：病程日久，眩晕耳鸣，智力迟钝，腰膝酸软，四肢不温，食欲不振，大便稀溏，神疲乏力，舌淡红，苔白，脉沉细无力。

治法：补益脾肾。

方药：**河车八味丸加减**。

四、癫痫持续状态

1. 定义

癫痫持续状态是指癫痫发作**持续30分钟以上**；或反复发作达30分钟以上，其间意识不能恢复者。

2.西医治疗

（1）治疗原则：尽快控制发作；保持呼吸道通畅；保护脑和其他重要脏器功能，防治并发症；积极寻找病因，进行治疗；发作停止以后给予抗癫痫药物治疗，防止再发作。

（2）快速控制惊厥：**首选安定类药物**，如地西泮、劳拉西泮或氯硝西泮。

（3）维持生命功能，防治并发症　保持呼吸通畅，吸氧，积极防治高热、脑水肿、酸中毒等。

第八单元　小儿常见心理障碍

【复习指导】本部分内容历年出题较少，作为了解复习。其中多发性抽动症、注意力缺陷多动障碍的中医病因病机、临床表现及辨证要点、治法及常用方剂应熟悉了解。

一、多发性抽动症

多发性抽动症又称抽动障碍、抽动-秽语综合征，是起源于儿童和青少年时期，以不自主、反复、快速的一个或多部位肌肉（群）运动或者发声抽动，甚至猥秽语言为主要临床表现的慢性神经精神疾病。

1.西医病因及发病机制　本病的病因和发病机制比较复杂，目前尚不完全清楚，往往是遗传、生物、心理和环境等因素相互作用的结果。

2.中医病因病机

（1）病因：禀赋不足、饮食所伤、感受外邪、情志失调、疲劳过度。

（2）病机其基本病理改变为肝风、痰火胶结成疾。病位主要在肝，常涉及心、脾、肾三脏。

3.临床表现

（1）多发性抽动：可出现躯体多部位肌群的抽动。抽动呈突然、快速、多变、难以控制、反复发生、无节律等特点。

（2）发声抽动：症状可单独存在，也可与复杂运动性抽动同时发生。引起发声抽动最常见部位是喉部，抽动时呈爆破音、呼噜音、咳嗽、或洁喉动作声响。

（3）秽语症：其特点往往发生在最不适宜的地点和场合，以罕见的抑扬顿挫、无理方式，大声地表达淫秽字语。

（4）其他：约有半数的患儿会出现共鸣，最常见的形式是模仿他人的语言、习惯等。但患儿智力正常，体格及神经系统检查未见异常。

4.实验室检查及其他检查　目前尚无特异性辅助检查，脑电图、头颅CT或MRI等检查有助于排除脑部其他器质性病变。

5.诊断及鉴别诊断

诊断要点诊断标准根据DSM-Ⅳ诊断标准。

（1）具有多种运动抽动和一种或多种发声抽动，但不一定同时存在。所指的抽动为突然、快速、反复性、非节律性、刻板的动作或发声。

（2）1d内发作多次抽动（通常是一阵阵发作），病情持续或间歇发作超过1年，其无抽动间歇期连续不超过3个月。

（3）上述症状引起明显的不安，显著地影响社交、就业和其他重要领域的活动。

（4）发病于18岁前。

（5）上述症状不是直接由某些药物（如兴奋剂）或内科疾病（如亨廷顿舞蹈病或病毒感染后脑炎）引起。

6. 鉴别诊断　本病需与风湿性舞蹈病、习惯性抽搐、注意力缺陷多动障碍相鉴别。风湿性舞蹈病：6岁以后多见，女孩居多，是风湿热主要表现之一，表现为四肢较大幅度、无目的、不规则的舞蹈样动作，生活经常不能自理。肌张力减低，无发声抽动或秽语症状，抗风湿治疗有效。

7. 西医治疗

（1）药物治疗：①氟哌啶醇。该药为多巴胺受体强有力的阻滞剂。该药主要副作用为易出现锥体外系症状等。②泰必利。新合成的神经精神安定药，具有阻断中脑边缘系统多巴胺能受体作用。

（2）心理治疗：包括对患儿进行支持性心理治疗、行为治疗和对家长进行指导等。

8. 中医辨证论治　治疗原则：**平肝息风**。

（1）肝亢风动

证候：面红目赤，烦躁易怒，挤眉眨眼，噘嘴喊叫，摇头耸肩，发作频繁，抽动有力，大便秘结，小便短赤；舌红，苔黄，脉弦数。

治法：清肝泻火，息风镇惊。

方药：**千金龙胆汤加减**。

（2）痰火扰心

证候：头面、躯干、四肢肌肉抽动，频繁有力，喉中痰鸣，怪声不断，甚或骂人，烦躁口渴；舌质红，苔黄腻，脉滑数。

治法：泻火涤痰，清心安神。

方药：**礞石滚痰丸加减**。

（3）脾虚肝旺

证候：面色萎黄，精神疲惫，胸闷不适，食欲不振，睡卧露睛；喉中作声，肌肉抽动，时作时止，时轻时重，舌质淡，苔白或腻，脉沉弦无力。

治法：益气健脾，平肝息风。

方药：**醒脾散加减**。

（4）阴虚风动

证候：形体消瘦，两颧潮红，五心烦热，口出秽语，挤眉眨眼，耸肩摇头，肢体震颤，性情急躁，睡眠不安，大便干结；舌质红绛，舌苔光剥，脉细数无力。

治法：滋阴潜阳，柔肝息风。

方药：**大定风珠加减**。

二、注意力缺陷多动障碍

注意力缺陷多动障碍，是儿童时期最常见的一种神经行为障碍，又称儿童多动综合征，临床以与年龄不相称的注意力不集中，不分场合的动作过多，情绪冲动，可伴有认知障碍和学习困难，智力正常或基本正常为特征。男孩发病较多，男：女为（4～9）:1。

1. 西医病因及发病机制　本病的病因与发病机制比较复杂，目前尚无定论，研究指向遗传、脑损伤、神经解剖异常、免疫、环境及社会心理等多因素相互作用引起的行为障碍。

2. 中医病因病机

（1）病因：病因主要为先天禀赋不足，后天饮食失调，产伤外伤，病后及情志失调，生长发育影响等。

（2）主要发病机制：**阴阳平衡失调**，即阳动有余，阴静不足。

小儿心有余，心火易亢，心火炽盛，炼液成痰，痰热互结，扰及心神，而出现心神不宁、多动不安。

肾主生髓，髓通于脑，藏志。小儿脏腑柔弱，肾常虚。若禀赋不足或病后，肾精亏虚，髓海不充，则动作笨拙、健忘、遗尿等。

肝为刚脏而性动，主筋，藏魂，其志在怒，其气急，体阴而用阳，小儿肝常有余，若久病耗损致肝体之阴不足，肝用之阳偏亢，则注意力不集中，冲动任性，动作粗鲁，兴奋不安，性情执拗。

脾属土，藏意，在志为思。小儿脾常不足，若喂养不当或疾病所伤，运化失常，脾失濡养，则失静谧，而兴趣多变，做事有头无尾，言语冒失，健忘不能自制。

其病位常涉及心、肝、脾、肾四脏，**阴虚为本，阳亢、痰浊、瘀血为标**，属本虚标实之证。

3. 临床表现　本病的临床表现以**动作过多、易冲动和注意力不集中**为主。

（1）活动过多：患儿自幼可表现为睡眠不安、脾气不好、格外活泼、喂养困难等，至学龄前期和学龄期症状更趋明显。表现为：多动不宁，常惹人生气；课堂上小动作多，常干扰别人，不听劝阻。

（2）注意力不集中：患儿主动注意功能明显减弱，对无关的刺激却给予过分的注意。因此上课精力分散，听课、做作业易分神，做任何事情都不能善始善终。

（3）情绪不稳、冲动任性：患儿缺乏克制能力，易激惹，对愉快或不愉快的事情常出现过度兴奋或异常愤怒的反应，想要什么，非得立刻满足不可，做事不顾后果等。情绪不稳，常会无缘无故地叫喊或哄闹。

（4）学习困难：虽然本病患儿大多智力正常或接近正常，但因多动、注意力不集中而给学习带来一定的困难。

（5）其他：可出现某些共患病，如对立违抗障碍、品行障碍、焦虑障碍、心境障碍、特定的学习障碍等，部分患儿合并抽动症。

4. 实验室检查及其他检查　目前尚无特异性辅助检查，脑电图、头颅 CT 或 MRI 等检查有助于排除脑部其他器质性病变。

5. 鉴别诊断

（1）多发性抽动症：临床常表现为多组肌群抽动，如频繁眨眼、甩头及耸肩等运动性抽动和发声性抽动，属神经精神障碍性疾病。

（2）注意力缺陷多动障碍：临床主要表现为多动、情绪不稳易冲动和注意力不集中，没有抽动症状。但有部分多发性抽动症患儿可同时伴有注意力缺陷多动障碍。

6. 西医治疗　主要应用的是中枢兴奋药（如哌甲酯）、选择性 NE 再摄取抑制药（托莫西丁）。

7. 中医辨证论治

治疗原则：**调和阴阳**。

（1）肾虚肝亢

证候：多动难静，急躁易怒，冲动任性，神思涣散，动作笨拙，注意力不集中，五心烦热，睡眠不宁，或学习成绩低下，记忆力欠佳，或有遗尿，腰酸乏力；舌红，苔薄，脉弦细。

治法：滋水涵木，平肝潜阳。

方药：**杞菊地黄丸加减**。

（2）心脾两虚

证候：神思涣散，注意力不集中，多动不安，头晕健忘，思维缓慢，做事有头无尾，神疲肢倦，少寐多言，食少便溏，面色萎黄；舌淡，苔白，脉弱无力。

治法：健脾养心，益气安神。

方药：**归脾汤合甘麦大枣汤加减**。

（3）痰火内扰

证候：多动多语，烦躁不宁，冲动任性，难以制约，兴趣多变，注意力不集中，胸闷烦热，懊侬不眠，口苦食少，溲赤便结；舌红，苔黄腻，脉滑数。

治法：清热化痰，宁心安神。

方药：**黄连温胆汤加减**。

第九单元　造血系统疾病

【复习指导】历年必考，应作为重点复习。其中，营养性缺铁性贫血的中医病因病机、临床表现、实验室检查、诊断、鉴别诊断、补铁方法、中医辨证论治及的临床表现免疫性血小板减少症、实验室检查、诊断与鉴别诊断、常用治法方药应重点掌握。熟悉两种疾病的西医治疗措施。

一、营养性缺铁性贫血

营养性缺铁性贫血是因体内铁缺乏，血红蛋白合成减少导致的疾病，临床以小细胞低色素性贫血、血清铁蛋白减少和铁剂治疗有效为特点。

1. 西医病因及发病机制　①先天储铁不足。②铁摄入量不足。③生长发育迅速，对铁需要增加。④肠道吸收障碍。⑤铁丢失过多。

2. 中医病因病机

（1）病因：喂养不当，大病、久病，诸虫损伤等原因。

（2）病机：脾胃为气血生化之源，脾胃运化功能失常，气血津液不能化生，则导致气血虚弱而形成贫血。

3. 临床表现

（1）皮肤黏膜苍白，口唇和甲床颜色浅淡，易疲乏，不爱活动，年长儿可自诉头晕，眼前发黑，耳鸣等症状。

（2）食欲减退，少数有异食癖，或有呕吐、腹泻。

（3）烦躁不安或精神萎靡不振，注意力不集中，记忆力减退，严重者智力低于同龄儿。

(4) 明显贫血时心率增快，严重者心脏扩大。

(5) 肝、脾和淋巴结轻度肿大。

(6) 免疫功能降低，易发生感染。

4. 辅助检查

(1) 血象：外周血象示小细胞低色素性贫血；网织红细胞数正常或轻度减少；白细胞、血小板一般无改变。外周血涂片可见红细胞大小不等，以小细胞为多，中央淡染区扩大。[（MCHC）< 0.31，红细胞平均体积（MCV）< 80fl，平均血红蛋白（MCH）< 26pg。3个月至6岁血红蛋白< 110g/L，6岁以上血红蛋白< 120g/L。]

(2) 血清铁蛋白及血清铁降低，总铁结合力增高。

(3) 骨髓象：有核红细胞增生活跃，粒红比例正常或红系增多，红系以中幼红细胞增多明显，各期红细胞胞体均小，胞浆少，染色偏蓝，胞浆成熟程度落后于胞核。

5. 诊断及鉴别诊断

(1) 诊断：根据缺铁史及临床表现，结合实验室检查可确诊。

(2) 鉴别诊断：本病应与营养性巨幼细胞性贫血；再生障碍性贫血相鉴别。

6. 西医治疗　去除病因和补充铁剂，必要时可输红细胞。

(1) 口服铁剂：按元素铁每日 2～6mg/kg，分三次口服。一次量不应超过 1.5～2mg/kg。

(2) 注射铁剂：容易发生不良反应，甚至发生过敏性反应致死，应慎用。

7. 中医辨证论治

(1) 脾胃虚弱

证候：面黄少华，唇淡甲白，纳呆乏力，形体消瘦，大便不调；舌淡苔白，脉细无力，指纹淡红。

治法：健运脾胃，益气养血。

方药：**六君子汤加减**。

(2) 心脾两虚

证候：面色萎黄或苍白，唇甲淡白，食欲不振，发黄枯燥，容易脱落，心悸气短，夜寐欠安，精神萎靡，注意力不集中；舌淡红，苔薄白，脉细弱，指纹淡红。

治法：补脾养心，益气生血。

方药：**归脾汤加减**。

(3) 肝肾阴虚

证候：头晕目涩，面色苍白，肌肤不泽，毛发枯黄，两颧潮红，潮热盗汗；舌红，苔少或光剥，脉弦数或细数。

治法：滋养肝肾，益精生血。

方药：**左归丸加减**。

(4) 脾肾阳虚

证候：面色虚浮，唇舌爪甲苍白，毛发稀疏，精神萎靡，囟门迟闭，方颅，鸡胸，畏寒肢冷，纳谷不馨，或有大便溏泄；舌淡苔白，脉沉细无力，指纹淡。

治法：温补脾肾，益精养血。

方药：**右归丸加减**。

二、免疫性血小板减少症

免疫性血小板减少症是自身免疫功能异常导致血小板减少，以出血为主要表现的疾病。

1. 西医病因及发病机制　急性ITP大多与前驱病毒感染有关。慢性ITP多数病例病因不明。
2. 中医病因病机
（1）病因：①内因。脏腑气血虚损，邪热内伏。②外因。感受风、热、疫毒诸邪。
（2）病机：本病多为本虚标实之证，病位主要在心、肝、脾、肾四脏，其主要病机在于**热、虚、瘀**。
3. 临床表现
（1）急性型：起病急骤，发病前1~3周有病毒感染史，以自发性皮肤和/或黏膜出血为突出表现，瘀点、瘀斑呈针尖至米粒大，遍布全身，分布不均，而以四肢多见。常见鼻衄、牙龈出血、呕血、便血少见，偶见肉眼血尿。
（2）慢性型：病程超过6个月者为慢性型，约10%的患者由急性型转化而来。
4. 辅助检查
（1）血常规：血小板计数＜100×10⁹/L，出血轻重与血小板数量有关。
（2）骨髓象：临床表现不典型时，需骨髓检查排除其他疾病。
（3）血小板抗体测定：ITP患者可见PAIgG明显增高，但特异性不高。若同时测定PAIgA和PAIgM，以及测定结合在血小板表面的糖蛋白、血小板内抗GPIIb/IIIa的自身抗体可提高特异性。
（4）束臂试验阳性。
5. 诊断及鉴别诊断
（1）诊断：临床以出血为主要表现，血小板计数＜100×10⁹/L，排除其他引起血小板减少的疾病即可诊断。
（2）鉴别诊断：过敏性紫癜，再生障碍性贫血。
6. 西医治疗　糖皮质激素、免疫抑制剂或大剂量丙种球蛋白。
7. 中医辨证论治

治疗原则：**宁络止血**。

（1）血热伤络

证候：起病急骤，皮肤出现瘀斑瘀点，色红鲜明，伴有齿衄鼻衄，偶有尿血，便秘，舌红，苔黄，脉数。

治法：清热解毒，凉血止血。

方药：**犀角地黄汤加减**。

（2）气不摄血

证候：皮肤、黏膜瘀斑瘀点反复发作，颜色暗淡，伴鼻衄齿衄，神疲乏力，食欲不振，大便溏泄，头晕心悸，舌淡红，苔薄，脉细弱。

治法：益气健脾，摄血养血。

方药：**归脾汤加减**。

（3）阴虚火旺

证候：皮肤黏膜散在瘀点瘀斑，下肢尤甚，时发时止，颜色鲜红，伴齿衄、鼻衄或尿血，低热盗汗，手足心热，舌红少苔，脉细数。

治法：滋阴清热，凉血宁络。

方药：**大补阴丸合茜根散**。

（4）气滞血瘀

证候：病程缠绵，出血反复不止，皮肤紫癜色暗，面色晦暗，舌暗红或紫或边有紫斑，苔薄白，脉细涩。

治法：活血化瘀，理气止血。

方药：**桃红四物汤加减**。

第十单元　内分泌疾病

【复习指导】本部分内容为非必考内容，掌握中医辨证，了解西医诊断及分型。

性早熟

性早熟是指儿童青春期特征提前出现的生长发育异常的内分泌疾病，**女孩8岁以前、男孩9岁以前**，出现即第二性征发育定义为性早熟。

性征与真实性别一致者为**同性性早熟**，不一致者为**异性性早熟**。性早熟因引发原因不同而分为**中枢性（真性性早熟）**和**外周性（假性性早熟）性早熟**两种。

1. 西医病因

（1）真性性早熟（中枢性）：①特发性性早熟。大部分病因不明，故称为特发性性早熟。②继发性性早熟。肿瘤或占位性病变（下丘脑错构瘤、囊肿等）；中枢神经系统感染；获得性损伤（外伤、手术、放化疗等）；先天发育异常（脑积水、视中隔发育不全等）。③其他，原发性甲状腺功能减低症。

（2）假性性早熟（外周性）：①同性性早熟。女孩卵巢囊肿、肾上腺肿瘤、外源性雌激素摄入等；男孩先天性肾上腺皮质增生症、肾上腺皮质肿瘤等。②异性性早熟。女孩先天性肾上腺皮质增生症（男性特征）分泌雄激素的肾上腺皮质或卵巢肿瘤；男孩分泌雌激素额度肾上腺皮质、睾丸肿瘤等。

2. 中医病因病机　中医认为人体的生长发育和第二性征的成熟，与肝肾功能有关，病机为肾虚肝亢，阴虚火旺，相火妄动。病位在肝肾、以肾为主。

3. 临床表现

（1）中枢性性早熟的临床特征与正常青春发育程序相似，但临床变异较大，症状发展快慢不一，可造成终身身高落后。

（2）外周性性早熟临床表现可有第二性征出现，但非青春期发动，一般无性腺增大，可由于外源性激素的刺激作用导致，停止摄入后，上述症状会逐渐自行消失。

4. 辅助检查　骨龄超过生活年龄1年以上可视为骨龄超前，盆腔B型超声波检查子宫和卵巢形态学变化及卵泡大小变化，CT、激素等检查有一定的临床意义。

5. 诊断及鉴别诊断

（1）诊断：我国性早熟的年龄界限定义为：女孩8岁前、男孩9岁前出现性征发育，欧洲和日本的标准认为女孩9.5~10岁前出现月经初潮也应属于性早熟范畴。诊断程序应首先

· 725 ·

确定是否为性早熟；其次再鉴别性早熟是中枢性还是外周性。

根据性早熟的病机和病因，可为中枢性性早熟和外周性两种。二者均可有第二性征的明显提前。女孩可表现为乳房、大小阴唇及阴毛的发育，男孩可表现为睾丸、阴茎增大，并出现阴毛、痤疮、变声等。

真性性早熟第二性征发育的顺序与正常发育是一致的，并且由于过早发育引起患儿近期蹿长，骨骼生长加速，骨龄提前，骨骺可提前融合，故可造成终身身高落后。

假性性早熟可由于外源性激素的刺激作用导致第二性征提前出现，如误服避孕药及含性激素的食品或保健品出现性早熟表现，但停止摄入后，上述征象会逐渐自行消失。

（2）鉴别诊断：诊断真性性早熟和假性性早熟可以通过 GnRH 兴奋试验鉴别。GnRH 兴奋试验亦称黄体生成素释放激素（LHRH）兴奋试验。其原理是通过 GnRH 刺激垂体分泌黄体生成素（LH）和卵泡刺激素（FSH），从而评价垂体促性腺激素细胞储备功能，对鉴别真性和假性性早熟非常有价值。真性性早熟者静脉注射 LHRH 后 15~30min，FSH 及 LH 水平成倍增高。假性性早熟不增高。

6. 西医治疗 本病由于病因不同，治疗方法各不相同。对特发性真性性早熟重症或后期，单纯采用西医治疗，可控制和延缓性成熟速度，抑制性激素引起的骨骺提前成熟，防止骨骺过早融合；对部分性真性性早熟、外源性激素引起的假性性早熟以及特发性真性性早熟早期或轻症可以采用中医辨证治疗为主。

7. 中医辨证论治 小儿性早熟出现第二性征辨证主要应以"肾"为主，阴虚火旺为本，部分伴有肝经郁热证候，治疗可以疏肝泻火为主。

（1）阴虚火旺

证候：女孩乳房发育或伴其他性征及内外生殖器发育，甚者月经提前来潮；男孩睾丸容积增大（≥4mL），或伴喉结突出，变声，或有遗精。或伴有潮热、盗汗、五心烦热、便秘；舌红或舌尖红，少苔，脉细数。

治法：滋补肾阴，清泻相火。

方药：**知柏地黄丸**加减。

（2）肝经郁热

证候：女孩乳核增大、触之疼痛、阴道分泌物增多；男孩阴茎勃起，变声。伴胸闷不舒、心烦易怒、痤疮、便秘；舌红，苔黄或黄腻，脉弦数或弦细数。

治法：疏肝解郁，清利湿热。

方药：**丹栀逍遥散**加减。

（3）痰湿壅滞

证候：女孩乳核增大，阴道分泌物增多，阴唇发育，甚月经来潮；男孩提前出现睾丸增大，阴茎增粗，形体肥胖，胸闷叹息，肢体困重，舌质红，苔腻，脉滑数。

治法：健脾燥湿，化痰散结。

方药：**知柏地黄丸合二陈汤**加减。

第十一单元 变态反应、结缔组织病

【复习指导】历年必考，应作为重点复习。其中，支气管哮喘的概念、临床表现、诊断、鉴别诊断、特效性治疗，以及中医病病机、辨证论治为考试的重点，应掌握。风湿热的中、西医病机，临床表现及诊断应掌握，熟悉中医辨证论治。熟悉过敏性紫癜、川崎病的中西医病因病机，临床表现及中医辨证论治。

一、支气管哮喘

哮喘是一种反复发作的哮鸣气喘疾病。哮指声响言，喘指气息言，哮必兼喘，通称哮喘。临床以发作时喘促气急，喉间痰吼哮鸣，呼气延长，严重者不能平卧，呼吸困难，张口抬肩。本病包括了西医学的喘息性支气管炎、支气管炎哮喘。本病有明显的季节性，冬季及气候多变时易于发作。

1. 西医病因、病机及病理

（1）病因：遗传因素（特异质）、环境因素等。

（2）发病机制：**气道慢性（变应性）炎症**是哮喘的基本病变，由此引起的气流受限，气道高反应性是哮喘的基本特征。

（3）病理生理改变的核心：可变的气流受限（阻）。引起气流受阻的主要原因：①急性支气管痉挛。②气道壁炎性肿胀。③黏液栓形成。④气道重塑。

2. 中医病因病机

（1）病因：①内因。小儿因先天禀赋不足，或因后天调护失养，或病后体弱，导致肺、脾、肾三脏不足，水湿代谢异常，凝聚成痰，痰饮留伏于体内，这是发病的内在因素。②外因。感触外邪（异物、异味及嗜食咸酸等）。

（2）病机：①发作期。外邪引动伏痰，痰气搏结，阻塞气道。②缓解期。邪气已去，痰饮未动，以正虚为主。

哮喘发病主要是痰饮留久伏，遇到诱因，一触即发，痰随气升，气因痰阻，相互搏结，阻塞气道。气机升降不利以致呼吸困难，气息喘促。若痰气交阻气道加重，导致肺气闭郁阻，气滞血瘀、心血瘀阻，出现口唇肢端发绀，甚则面色苍白，头额冷汗，肢冷脉微等阳气欲脱危象。

哮喘反复发作，可以导致肺气耗散，寒痰伤及脾肾之阳，痰热耗上脾肾之阴，故在缓解期可出现肺、脾、肾三脏虚损之象。

3. 临床表现

（1）典型表现：反复喘息、咳嗽，常在夜间和（或）凌晨发作或加剧。

（2）咳嗽变异性哮喘：无喘息症状，仅表现为反复和慢性咳嗽。

4. 辅助检查　肺通气功能检测是诊断哮喘的重要手段，也是评估哮喘病情严重程度和控制水平的重要依据。过敏原检测、气道炎性指标检测。

5. 诊断　儿童哮喘的诊断标准（中华医学会儿科学会呼吸学组2016年修订）

（1）反复喘息、咳嗽、气促、胸闷，多与接触变应原、冷空气、物理、化学性刺激、呼吸道感染、运动以及过度通气（大笑和大哭）等有关，常在夜间或（和）凌晨发作或加剧。

（2）发作时双肺可闻及散在或弥漫性以呼气相为主的哮鸣音，呼气相延长。

（3）上述症状或体征经抗哮喘治疗有效或自行缓解。

（4）除外其他疾病引起的喘息、咳嗽、气促和胸闷。

（5）临床表现不典型者（如无明显喘息或哮鸣音），应至少具备以下1项：1）证实存在可逆性气流受限：①支气管舒张试验阳性：吸入速效 β_2 受体激动剂后 15 分钟第一秒用力呼气量（FEV1）增加≥12%；②抗炎治疗后肺通气功能改善：给予吸入糖皮质激素或抗白三烯药物治疗 4～8 周，FEV_1 增加≥12%。2）支气管激发试验阳性。3）最大呼气峰流量（PEF）日间变异率（连续监测 2 周）≥13%。

以上符合第 1～4 条或第 4、5 条者，可诊断为哮喘。

鉴别诊断：哮喘以咳嗽、哮鸣、气喘、呼气延长为主症，大都不发热，常反复发作，多有过敏史，两肺听诊以哮鸣音为主。肺炎喘嗽以发热、咳嗽、痰壅、气喘为主症，多数发热，两肺听诊以湿啰音为主。

咳嗽变异性哮喘（CVA） 的诊断标准（中华医学会儿科学会呼吸学组 2016 修订）

（1）持续咳嗽＞4 周，常在运动、夜间和（或）凌晨发作或加重，以干咳为主不伴有喘息。

（2）临床上无感染征象或经较长时间抗生素治疗无效。

（3）抗哮喘药物诊断性治疗有效。

（4）排除其他原因引起的慢性咳嗽。

（5）支气管激发试验阳性和（或）PEF 日间变异率≥13%（监测 2 周）。

（6）个人或一、二级亲属有过敏性疾病史，或变应原检测阳性。

以上第 1～4 项为诊断基本条件。

6. 西医治疗原则　长期、持续、规范和个体化。

（1）发作期：抗炎、平喘，以便快速缓解。

（2）缓解期：坚持长期控制症状、抗炎，降低气道高反应性，避免触发因素，自我保健。

（3）哮喘持续状态：哮喘严重发作经合理应用常规缓解药物治疗后，仍有严重或进行性呼吸困难，为哮喘危重状态。①吸氧：氧浓度 40%（4~5L/min）为宜；② β_2 受体激动药：首选吸入治疗；③静脉用药：全身应用糖皮质激素作为儿童危重哮喘治疗的一线用药。

7. 中医辨证论治　发作期以八纲辨证为主，缓解期以脏腑辨证为主；发作期以邪实为主，治疗时攻邪以治其标；缓解期以正虚为主，当扶正治其本。

发作期：

（1）寒哮

证候：咳嗽气促，喉间哮鸣，痰多白沫，面白肢冷，形寒无汗，口不渴，或渴喜热饮，小便清长，大便溏稀，舌淡红，舌苔白滑，脉浮滑或指纹红。

治法：温肺散寒，化痰定喘。

方药：**小青龙汤合三子养亲汤**。

（2）热哮

证候：咳嗽喘促，声高息涌，喉间痰吼哮鸣，痰稠色黄，发热面红，胸闷膈满，渴喜冷饮，小便黄赤，大便干燥或秘结；舌红，舌苔黄腻，脉象滑数，指纹紫。

治法：清热化痰，止咳定喘。

方药：**麻杏石甘汤加减，若表证不著可选定喘汤加减**。

（3）虚实夹杂（肺实肾虚）

证候：病程长，喘促迁延不愈，动则喘甚，面白少华，形寒肢冷，尿频或小便清长，伴见咳嗽痰多，喉间痰鸣；舌淡，苔白或腻，脉细弱。

治法：降气化痰，补肾纳气。

方药：偏于上盛者选苏子降气汤加减，偏于下虚者选**射干麻黄汤合都气丸**。

缓解期：

（4）肺气虚弱

证候：面白，气短懒言，咳嗽无力，语声低微，倦怠乏力，容易出汗，反复感冒；舌质淡，苔薄，脉细无力。

治法：补肺固表。

方药：**玉屏风散加减**。

（5）脾气虚弱

证候：面色虚浮少华，食少纳呆，大便不实或溏稀，倦怠乏力或嗜睡，痰多而咳；舌淡，苔白，脉沉缓无力。

治法：健脾化痰。

方药：**六君子汤加减**。

（6）肾虚不纳

证候：动则喘促，心悸气短，面色苍白，畏寒肢冷，腰膝酸软，或盗汗、消瘦、手足心热，遗尿或夜尿频多，小便澄澈清冷，舌淡，苔薄白，或舌红，苔花剥，脉沉细无力。

治法：补肾固本。

方药：偏于肾阳虚者选**金匮肾气丸加减**，偏于肾阴虚者选麦味地黄丸加减。

二、风湿热

风湿热是继发于 A 族 β 溶血性链球菌感染后的迟发免疫性炎症反应。属于中医学"痹病""历节""心痹"范畴。

1. 西医病因、病机及病理　A 组 β 型溶血性链球菌感染有关的**全身结缔组织的免疫炎性病**变。0.3%～3% 因该菌引起的咽峡炎患儿，于发病 1～4 周后发生风湿热。病变主要侵及心脏和关节，其次为脑、皮肤、浆膜及血管。反复发作可使患儿留下心瓣膜病。

2. 中医病因病机　内因主要为**体质虚弱，卫外不固**；外因责之于**风、寒、湿、热**之邪。

外感风寒湿邪，或邪气郁久化热，邪阻经络，气血瘀阻，经脉失养，而成痹证。本病的发生是正气虚，卫气不固，营气失守，风寒湿热之邪不断伤及人体，外侵皮腠，壅塞于筋骨关节之间，进而内舍于心，则心脉运行不畅，引发心悸、怔忡。

风为阳邪，善行而数变；湿为阴邪，停滞而留恋。故本病起病急，病情缠绵，且易复发。

3. 临床表现　本病主要表现为**心肌炎、关节炎、舞蹈症、皮下小节和环形红斑，发热和关节炎**是最常见的主诉，此处应注意发热不是风湿热的特征临床表现。

发病前 1～3 周可有咽炎、扁桃体炎、感冒等短期发热或猩红热病史。通常急性起病，而心肌炎和舞蹈病初发时多呈缓慢过程。病初多有发热，热型不规则，有面色苍白、多汗、疲倦、腹痛等症状。

（1）心肌炎：占 40%～50%，以心肌炎和心内膜炎最多见，也可发生全心炎。①心肌炎：心率加快，与体温升高不成比例。②心内膜炎主要表现为：二尖瓣最常受累，主动脉瓣次

· 729 ·

之。听诊可闻及杂音，恢复期可减轻或消失，反复发作可形成瓣膜永久性病变。③心包炎：重症患儿可见，多与心肌炎及心内膜炎同时存在，表现为心包积液，出现呼吸困难、奇脉、心包摩擦音等。

（2）关节炎：**游走性和多发性**为特点，主要累及膝、踝、肘、腕等大关节，不对称分布。表现为局部关节红、肿、热、痛，活动受限，一般不留畸形。

（3）舞蹈病：常在咽峡炎后1~6个月出现，女孩多见。

（4）皮肤病变：①皮下小结。常伴严重心脏病，表现为坚硬、无痛、圆形小结节，与皮肤无粘连，主要分布于肘、腕、膝、踝等关节的伸侧，或枕部、前额头皮以及胸、腰椎棘突。一般经2~4周自然消失。②环形红斑。较少见，多分布于躯干和四肢关节近端的屈侧面，呈一过性，或时隐时现呈迁延性，可持续数周。

4. 辅助检查 链球菌感染证据及风湿热活动期指标。

5. 诊断标准及鉴别诊断 参照1992年修订的Jones风湿热诊断标准。在确定有链球菌感染的前提下，有两项主要表现，或一项主要表现和两项次要表现，可诊断。

（1）主要表现：心肌炎、多关节炎、舞蹈症、皮下结节、环形红斑。

（2）次要表现：发热，关节痛，风湿热既往史，血沉增高，CRP阳性，P-R间期延长。

（3）链球菌感染的证据：咽拭子培养阳性、快速链球菌抗原试验阳性、抗链球菌抗体滴度升高、近期猩红热病史。

应与幼年特发性关节炎、感染性心内膜炎相鉴别：幼年特发性关节炎多于3岁以下起病，常侵犯指（趾）小关节，多无游走性，反复发作后遗留关节畸形。病程长者X线可见关节面破坏，关节间隙变窄和邻近骨骼骨质疏松。

感染性心内膜炎多表现贫血、脾大、皮肤瘀斑或其他栓塞症状，血培养阳性，超声心动图可看到心脏瓣膜或心内膜有赘生物。

6. 西医治疗

（1）一般治疗：急性期应卧床休息。

（2）控制链球菌感染：青霉素静脉滴注或肌注，10~14天。

（3）抗风湿治疗：心肌炎时宜早期使用糖皮质激素，关节炎患儿可使用水杨酸制剂。

（4）对症治疗。

7. 中医辨证论治 本病以八纲辨证、脏腑辨证为主，初期实证为多，根据感邪风、寒、湿、热，祛邪立法，久病耗伤气血损及肝肾，扶正为先。

（1）湿热阻络

证候：关节肿痛，局部灼热，发热恶风，汗出不解，口渴欲饮，可有鼻衄，皮肤红斑，小便黄赤，大便秘结；舌质红，苔黄厚腻，脉滑数。

治法：清热利湿，祛风通络。

方药：**宣痹汤加减**。

（2）寒湿阻络

证候：关节酸痛，局部不红、不热，遇寒加剧，得温痛减，气短乏力，心悸怔忡；舌质淡，苔白腻，脉濡缓。

治法：散寒除湿，养血祛风。

方药：**蠲痹汤合独活寄生汤加减**。
（3）风湿淫心
证候：发热不退，头重身困，心悸气短，疲乏纳呆，舌质淡，苔腻，脉濡滑。
治法：祛风除湿，通络宁心。
方药：**大秦艽汤加减**。
（4）心脾阳虚
证候：心悸怔忡，动则气短，难以平卧，面色无华，浮肿尿少，手足不温；舌质淡胖，苔薄白，脉结代。
治法：温阳利水。
方药：**真武汤合金匮肾气丸加减**。
（5）气虚血瘀
证候：病程日久，神疲乏力，心悸气短，动则尤甚，面色晦暗，唇甲发绀，形体瘦弱；舌质紫暗，苔薄，脉细弱或结代。
治法：养血活血，益气通脉。
方药：**补阳还五汤加减**。

三、过敏性紫癜

又称亨－舒综合征，是以小血管炎为主要病变的**全身血管炎**综合征。

1. 西医病因及发病机制
（1）西医病因：病因不明确，可能涉及的病因有感染、食物过敏等。
（2）发病机制：上述因素对特异性体质具有致敏作用，导致激发 B 细胞克隆活化，产生大量抗体（主要为 IgA），导致 IgA 介导的系统性免疫性血管炎。

2. 中医病因病机
（1）病因：**外感（风热）、饮食、虚损、瘀血阻滞**。
（2）病机：内有伏热外感时邪而发病，其病机主要为血热和血瘀。病位在心、肺、脾，也可涉及肝肾。

邪热入血，迫血妄行，血不循经，**热盛伤络**是其主要病理基础。

新病在表，但因风热湿毒之邪为患，易挟诸邪而犯胃肠，或侵肝肾，或着肢节，故其总趋势是入里。

3. 临床表现　起病较急，多以皮肤紫癜为首发症状，少数以腹痛、关节炎或肾脏症状首先出现。起病前 1~3 周常有上呼吸道感染史，也可伴有低热、乏力、食欲减退等全身症状。临床表现主要有皮肤紫癜、关节肿痛、腹痛、血尿、蛋白尿等，各种症状出现先后不一，也可相互组合出现。

（1）皮肤紫癜：反复出现，初起为红色斑丘疹逐渐变为紫色、棕褐色直至消退。尤其多见于双下肢，对称分布，伸侧居多，高出皮肤，压之不退色，无压痛，无痒或微痒，大小不一，分批出现，新旧并存，其他部位亦可出现。

（2）消化道症状：脐周或下腹部绞痛，可伴呕吐。
（3）关节症状：多发性膝、踝等大关节肿痛活动受限，消退后无关节畸形。
（4）肾脏症状：血尿、蛋白尿，肾脏病变轻重与预后关系密切。

（5）其他表现：神经系统是本病潜在危险之一。

4.诊断及鉴别诊断

诊断：典型的皮肤紫癜可合并荨麻疹及血管神经水肿，或同时伴腹痛、呕吐、便血、大关节肿痛等表现，或血尿、蛋白尿等。

鉴别诊断：免疫性血小板减少性紫癜全身各处均可出现皮肤紫癜，不高出皮面，辅助检查提示血小板计数减少，出血时间延长，骨髓中成熟巨核细胞减少。

5.西医治疗　支持和对症治疗为主：降低过敏反应、激素与免疫抑制剂、抗凝治疗。

6.中医辨证论治　首先分清**标本虚实**，初起热毒盛，应清热解毒凉血；久则耗伤阴津、虚热内生，故滋阴清热、益气健脾以进一步清除余邪、调和气血；若合并淤血则佐以活血化瘀。

（1）风热伤络

证候：初起皮疹颜色鲜红，呈丘疹或红斑，大小形态不一，可融合成片，或伴瘙痒，伴发热、咳嗽、微恶风寒、咽红等风热表证，舌质红，苔薄黄，脉浮数。

治法：祛风清热，凉血安络。

方药：**银翘散加减**。

（2）血热妄行

证候：起病急骤，面赤咽干，心烦，渴喜冷饮，皮肤瘀斑瘀点密集或成片，或有发热，或伴鼻衄、齿衄，大便干燥，小便黄赤；舌质红绛，苔黄燥，脉弦数。

治法：清热解毒，凉血化斑。

方药：**犀角地黄汤加减**。

（3）湿热痹阻

证候：皮肤紫癜多见于关节周围，尤以膝踝关节为主，关节肿胀灼痛，影响肢体活动，偶见腹痛、尿血；舌质红，苔黄腻，脉滑数或弦数。

治法：清热利湿，通络止痛。

方药：**四妙散加减**。

（4）胃肠积热

证候：瘀斑遍布，腹痛阵作，口臭纳呆，腹胀、便秘等胃肠道积热症状，或伴齿龈出血，便血；舌红苔黄，脉滑数。

治法：泻火解毒，清胃化斑。

方药：**葛根黄芩黄连汤合小承气汤加减**。

（5）肝肾阴虚

证候：起病缓慢，病程迁延，时发时隐，或紫癜已退，仍有腰背酸软，五心烦热，潮热盗汗，头晕耳鸣，尿血、便血等症状；舌质红，少苔，脉细数。

治法：滋阴补肾，活血化瘀。

方药：**茜根散加减**。

（6）气虚血瘀

证候：病程长，紫癜反复发作，斑疹颜色紫暗，腹痛绵绵，神疲倦怠，面色少华，纳少，舌淡边尖有瘀点瘀斑，苔薄白，脉细弱。

治法：益气活血，化瘀消斑。
方药：**黄芪桂枝五物汤加减**。

四、皮肤黏膜淋巴结综合征（川崎病）

是一种以**急性全身中、小动脉炎**为主要病理改变的**血管炎性**综合征。本病的主要危害是**冠状动脉扩张和冠状动脉瘤**。属于中医学"**温病**"范畴。

1. 西医病因、发病机制及病理　目前尚不清楚。

2. 中医病因病机　**外感温热毒邪，犯于肺卫，蕴于肌腠，侵犯营血**，病位在肺、胃。

温热毒邪从口鼻而入，初犯肺卫，蕴于肌腠，酿生发热；邪热上攻咽喉，可见咽红；热毒内迫营血，流注络脉，故手掌、足底潮红；毒入血分，充斥内外则出疹、球结膜充血；温毒之邪，易从火化，伤津耗液，故舌色深绛，状如杨梅，唇红皲裂；后期热盛伤津，气血耗损，肢末失养，可见指（趾）端脱皮，甚至脱甲。本病初起病位主要在肺胃，随着病情发展，可累及心、肝、肾诸脏。

3. 临床表现

（1）主要表现：①发热。持续性发热5d以上，体温多达39℃以上，呈稽留热或弛张热，持续7~14d或更久，抗生素治疗无效。②球结膜充血。非化脓性，热退消散。③唇、口腔充血。口唇潮红、草莓舌或杨梅舌。④多型性皮疹。发热2~3d出现弥漫性充血性斑丘疹、多形性红斑或猩红热样皮疹，多见于躯干部，约1周消退。⑤淋巴结肿大。非化脓性一过性颈淋巴结肿胀，多单侧出现，稍有压痛。⑥手足症状。手足硬性水肿和掌跖红斑，部分出现会阴部、肛周皮肤潮红和脱屑，并于卡介苗接种部位再现红斑或硬肿；恢复期指甲可见横沟纹。

（2）心脏表现：常于发病1~6周出现，也可迟至数月甚至数年发生，可出现心肌炎、心包炎、心内膜炎等。

（3）其他。

4. 辅助检查　①血常规：白细胞增高，以中性粒细胞为主，伴核左移，轻度贫血，血小板早期正常，第2~3周增多。②血沉增快。③CRP升高。④ALT、AST升高。⑤血清IgG、IgM、IgA、IgE和血循环免疫复合物升高。Th2类细胞因子如IL-6明显增高，血清总补体和C3正常或增高。⑥心电图改变：窦性心动过速；非特异性ST-T变化；心包炎时可有广泛ST段抬高和低电压；心肌梗死时相应导联有ST段明显抬高，T波倒置及异常Q波。⑦超声心动图：急性期可见心包积液，左室内径增大，二尖瓣关闭不全，冠状动脉扩张等。⑧尿液分析可见白细胞增多或蛋白。⑨脑脊液可见淋巴细胞增多。

5. 诊断及鉴别诊断

（1）诊断标准：①**发热**持续5d以上。②双侧眼**球结膜充血**。③口唇潮红，**杨梅舌**，口腔咽部黏膜弥漫性充血。④不定形**皮疹**。⑤急性期**手足硬性水肿，掌跖及指、趾端红斑**；恢复期**甲床皮肤移行处膜样脱皮**。⑥在急性期**非化脓性颈部淋巴结肿大**。

符合上述症状5项以上者即可诊断；4项符合，在病程中经二维超声心动图或心血管造影证实有冠状动脉瘤（包括动脉扩张），且不能被其他已知疾病所解释者亦可诊断。

（2）鉴别诊断：本病应与猩红热、传染性单核细胞增多症、幼年类风湿关节炎相鉴别。

①**猩红热**：发热、咽痛为初期症状，1~d天出现皮疹，为粟粒状弥漫性均匀皮疹，疹

间皮肤潮红，有口周苍白圈、帕氏线、杨梅舌等特殊体征，抗链球菌溶血素"O"明显增高，青霉素治疗有效。

②传染性单核细胞增多症：外周血白细胞分类以单核淋巴细胞为主，异常淋巴细胞达10%。可有发热、淋巴结肿大，无球结膜充血及口腔黏膜改变，四肢末端无硬肿及脱皮。

③幼年类风湿关节炎：可出现关节疼痛、类风湿因子可为阳性。无手指、足趾末端红肿，无掌跖潮红、球结膜充血、口唇潮红、口咽黏膜充血及杨梅舌，无冠脉损害等症状。

6. 西医治疗

（1）一般治疗：积极防治各种感染性疾病，补充足够水分，保持口腔清洁，适度卧床休息。

（2）药物治疗：主要是对症与支持疗法。①**阿司匹林**：首选用药。静脉用**丙种球蛋白（IVIG）**：宜于发病早期（10d以内应用）。糖皮质激素：一般建议只用于IVIG无反应性患儿的二线治疗。双嘧达莫（潘生丁）：血小板显著增多或有冠状动脉病变或血栓形成。

7. 中医辨证论治　本病以温病卫气营血辨证为主。初发多为卫气同病，呈现典型症状时则气营两燔，热退后为气阴两伤或正虚邪恋，以清热解毒凉血为治疗总原则，并注意活血化瘀。

（1）卫气同病

证候：病起急骤，持续发热，面部、躯干部初现皮疹，手掌足底潮红，目赤，口咽潮红，颈部瘰核肿大，不恶寒或微恶风，无汗，微咳，口渴喜饮，舌边尖红，苔薄白或薄黄，脉浮数。

治法：清热解毒，辛凉透表。

方药：**银翘散合白虎汤加减**。

（2）气营两燔

证候：壮热不已，汗出不畅，渴欲冷饮，目赤唇红，斑疹鲜红，偶有瘙痒，单侧或双侧颈部瘰核肿大，坚硬触痛，表面不红，不化脓，手足呈坚实性肿胀，掌跖及指趾端潮红，杨梅舌，指纹紫或脉细数。

治法：清气凉营，解毒化瘀。

方药：**清瘟败毒饮加减**。

（3）气阴两伤

证候：身热已退（或有低热留恋），疲乏少力，自汗盗汗，手足硬肿及红斑消退，指趾末端出现膜样脱皮，口渴喜饮，舌红少津，苔少，指纹紫，脉细数。

治法：益气养阴。

方药：**沙参麦冬汤合生脉散加减**。

第十二单元　营养性疾病

【复习指导】本部分内容为儿科重点内容，历年必考，重点掌握维生素D缺乏性佝偻病、手足抽搐症西医临床表现及诊断，蛋白质-能量营养不良属中医"疳证"范畴应掌握临床分型和中医辨治，熟悉小儿肥胖症。

一、小儿肥胖症

由于长期能量摄入超过人体消耗，使体内脂肪过度积聚，体重超过一定范围的一种慢性营养障碍性疾病。中医学称为"肥人"，分为膏、脂、肉三型。

1. 西医病因病机　营养摄入过多、活动量少、遗传因素、出生体重大于或小于胎龄等。

2. 中医病因病机

（1）病因：**饮食失调和脾肾两虚**：饮食不节，过食肥甘之物，则壅滞难化，损伤脾胃，脾虚则内湿不运，日久躯脂满溢；先天禀赋不足，脾肾虚弱，水湿不运，聚湿成痰，壅滞于体内，发生肥胖。

（2）病机：脾胃运化失常，痰湿、脂膏内停。病位主要在脾、胃，涉及肝、肺、肾，属本虚标实之证。痰湿、脂膏为其主要病理产物。

3. 诊断及鉴别诊断　常用的指标有两个：身高标准体重、体重指数（BMI）。

（1）体重大于参照人群（同年龄、同性别、同身高人群）体重的20%。

（2）有过度营养、运动不足、行为偏差的特征。

（3）除外某些内分泌、代谢、遗传、中枢神经系统疾病引起的继发性肥胖或药物引起的肥胖。

（4）脂肪分布均匀，以腹部、肩部、面颊部、乳房等处尤为明显。

凡具有上述4项者，可诊断为单纯性肥胖症。

4. 中医辨证论治　本病按脏腑辨证，重点区分痰、湿和脏腑虚损。

（1）脾虚痰阻

证候：肢体虚胖、困重，疲乏无力，少气懒言，纳差，腹满，小便少，舌质淡红，苔白腻，脉沉缓。

治法：运脾除湿。

方药：**胃苓汤加减**。

（2）胃热湿阻

证候：肥胖臃肿，消谷善饥，肢体困倦，头胀眩晕，懒言少动，或口渴喜饮，或大便秘结，舌苔黄腻，脉滑数。

治法：清胃泻热，兼以化湿。

方药：**泻黄散加减**。

（3）脾肾两虚

证候：肥胖虚浮，疲乏无力，腰膝酸软，甚者畏寒肢冷，懒言少动，舌质淡红，苔白，脉沉缓无力。

治法：补益脾肾，温阳化湿。

方药：**苓桂术甘汤合真武汤加减**。

二、蛋白质-能量营养不良

各种原因导致的能量和（或）蛋白质缺乏的一种营养缺乏症，常伴有各种器官功能紊乱和其他营养素缺乏。属于中医学"疳证"。

1. 西医病因及发病机制
（1）病因：分为原发性和继发性。
（2）发病机制：由于蛋白质和能量长期摄入不足，导致处于生长发育期的小儿新陈代谢失调、各系统组织器官功能低下、免疫功能抑制。
2. 中医病因病机 "疳者甘也"言病因：恣食**肥甘厚腻**损伤脾胃。"疳者干也"言病机、主证：**气液干涸、干瘪羸瘦**。
3. 临床表现 **消瘦型、水肿型、消瘦－水肿型**营养不良。
（1）消瘦型营养不良：最早出现的症状是体重不增，继则体重下降，皮下脂肪和肌肉逐渐减少或消失，久之可引起身长不增，智力发育落后。**皮下脂肪减少的顺序是：首先是腹部，其次为躯干、臀部、四肢，面颊部**，其中腹部皮下脂肪厚度可作为判断营养不良程度的重要指标之一。
（2）水肿型营养不良：外表似"**泥膏样**"，又称恶性营养不良病，多见于单纯糖类喂养的1~3岁幼儿。水肿出现较早，故体重下降并不明显，不能以体重来评估营养状况。
（3）消瘦－水肿型营养不良：介于上述两者之间。
4. 中医辨证论治 主要病变部位在脾胃，可涉及五脏，钱乙"疳皆脾胃病，亡津液之所作也。"故治疗应根据不同阶段，灵活运用攻、补之法，**疳气以和为主，疳积以消为主，疳干以补为要**。
（1）疳气
证候：形体略见消瘦，面色少华，毛发稀疏结穗，食欲不振，精神欠佳，性急易怒，大便干稀不调；舌质略淡，苔薄腻，脉细有力。
治法：和脾健运。
方药：**资生健脾丸加减**。
（2）疳积
证候：形体明显消瘦，肚腹胀大，甚则青筋暴露，面色萎黄，毛发稀疏结穗，食欲减退，精神烦躁，夜卧不宁；舌质偏淡，苔腻，脉沉细而滑。
治法：消积理脾。
方药：**肥儿丸加减**。
（3）疳干
证候：形体极度消瘦，皮肤干瘪起皱，大肉已脱，呈老人貌，毛发干枯，面色无华，精神萎靡，啼哭无泪，杳不思食；舌质淡嫩，苔少，脉细弱无力。
治法：补益气血。
方药：八珍汤加减。
（4）兼证
1）眼疳
证候：兼见两目干涩，畏光羞明，眼角赤烂，甚则黑睛浑浊，白睛生翳，或夜间视物不明等。
治法：养血柔肝，滋阴明目。
方药：石斛夜光丸加减。

2）口疮

证候：兼见口舌生疮，甚者糜烂，秽臭难闻，面红唇赤，五心烦热，夜卧不宁，小便短赤；舌质红，苔薄黄，脉细数。

治法：清心泻火，滋阴生津。

方药：泻心导赤散加减。

3）疳肿胀

证候：兼见足踝浮肿，甚则四肢、全身浮肿，面色无华，神疲乏力，四肢欠温，小便短少；舌质淡嫩，苔薄白，脉沉缓无力。

治法：健脾温阳，利水消肿。

方药：防己黄芪汤合五苓散加减。

三、维生素 D 缺乏性佝偻病

维生素 D 缺乏性佝偻病是小儿体内**维生素 D 不足**导致钙磷代谢紊乱产生的一种以骨骼病变为特征的全身慢性营养障碍性疾病，以正在生长的长骨干骺端软骨不能正常钙化而致骨骺病变为其特征。

1. 西医病因及发病机制　可以看成是机体为维持血钙水平而对骨骼造成的损害。

2. 中医病因病机

（1）病因：先天禀赋不足、后天调护失宜。

（2）病机：本病病机是**脾肾两虚**，病位主要在**脾肾**，常累及心肝肺。脾肾不足是本病发生的关键所在。

3. 临床表现　本病发病年龄常在3个月至2岁婴幼儿，临床表现主要为生长最快部位的骨骼改变、肌肉松弛和神经兴奋性改变。临床分为**4期**。

（1）初期：多见于6个月以内，尤其3个月以内的小婴儿。主要表现为**神经兴奋性增高**，如**激惹、烦躁、睡眠不安、易惊、夜啼、多汗**等症，并可致枕部脱发而见枕秃。血生化改变轻微，血清 25-(OH)D$_3$ 下降，血钙正常或略下降，血磷降低，碱性磷酸酶正常或稍高，骨骼 X 线摄片可无异常，或见临时钙化带稍模糊。

（2）激期：主要表现为骨骼变化和运动功能发育迟缓。①头部可见**颅骨软化、方颅、前囟门较大且闭合延迟、乳牙萌出迟**。②胸部可见**肋骨串珠、肋膈沟、鸡胸或漏斗胸**。③四肢可见**"手镯"、"脚镯"、下肢弯曲、膝内翻（"O"形）或膝外翻（"X"形）**，青枝骨折等。④脊柱可有脊柱后凸或侧弯畸形，严重者可伴有骨盆畸形。⑤由于低血磷所致肌肉中糖代谢障碍，引起全身肌肉松弛、乏力、肌张力降低、无力，坐、立、行等运动功能发育落后，腹部膨隆如蛙腹。⑥辅查改变：此期血生化及骨骼 X 线明显改变。血清 25-(OH)D$_3$ 更加下降，血钙正常或下降，血磷下降，碱性磷酸酶明显升高，X 线显示骨骺端钙化带消失，呈杯口状、毛刷状改变，骨骺软骨带增宽。

（3）恢复期：患儿经足量维生素 D 治疗后，临床症状和体征逐渐减轻、消失，血生化逐渐恢复正常，骨骼 X 线片出现不规则钙化线。

（4）后遗症期：临床症状消失，血生化和 X 线摄片正常。少数重症佝偻病可残留不同程度的骨骼畸形，多见于 2 岁以上儿童。

4.诊断与鉴别诊断

诊断要点：存在光照不足、维生素D摄入不足等可导致维生素D缺乏的病因，结合佝偻病的症状体征及血液检查、X线检查可诊断。早期主要表现为神经兴奋性增高，25-(OH)D$_3$减低。

本病可与家族性低磷血症、远端肾小管酸中毒、维生素D依赖性佝偻病、肾性佝偻病相鉴别。

5.西医治疗 维生素D制剂的用药方法分为口服法和突击疗法（肌内注射）。

（1）口服法：初期（轻度），维生素D每日1000~2000U；激期（中、重度），每日3000~6000U。

（2）突击疗法：对各种原因不能坚持每日服药，或重症佝偻病可一次肌肉注射维生素30万U，2~3个月后改为口服预防量。如临床表现、血生化检查和骨骼X线改变无恢复征象，应与其他类型佝偻病相鉴别。

6.中医辨证论治

（1）肺脾气虚

证候：多出现于初期，可有汗多、乏力、烦躁、睡眠不安、夜惊、发稀枕秃、囟门迟闭，或形体虚胖，肌肉松软，纳呆，大便不实，或反复感冒；舌质淡红，苔薄白，指纹偏淡。

治法：健脾益肺，调和营卫。

方药：**四君子汤合黄芪桂枝五物汤加减**。

（2）脾虚肝旺

证候：出现在激期，常见烦躁，夜啼不宁，惊惕不安，甚者抽搐；多汗，毛发稀疏，乏力，纳呆食少，囟门迟闭，出牙延迟，坐立行走无力；舌质淡，苔薄，指纹淡紫。

治法：健脾助运，平肝息风。

方药：**益脾镇惊散加减**。

（3）肾虚骨弱

证候：激期和后遗症期常见，有明显的骨骼改变，常见头颅方大畸形，肋骨串珠，手镯、足镯，甚至鸡胸、龟背，O形或X形腿，脊柱畸形等，并伴有面白虚烦，形瘦神疲，筋骨萎软，多汗，四肢乏力，舌淡苔少，指纹色淡。

治法：健脾补肾，填精补髓。

方药：**补肾地黄丸加减**。

四、维生素D缺乏性手足搐搦症

又称佝偻性低血钙惊厥，是由于维生素D缺乏而甲状旁腺不能代偿，以致血钙中钙离子降低，神经肌肉兴奋性增高，出现惊厥、手足抽搐和喉痉挛等症状。

1.西医病因及发病机制 病因与维生素D缺乏性佝偻病相同，血清钙离子降低为直接原因。

2.中医病因病机

（1）病因：小儿先天禀赋不足、后天调护失宜为本病的主要发病原因。

（2）病机：①先天禀赋不足。②后天调护失宜。

本病多属于虚证，病位主要在肝、脾、肾。脾肾不足为本，肝亢有余为标。

3. 临床表现

（1）临床表现主要为手足抽搐、喉痉挛和惊厥，患儿同时伴有不同程度的佝偻病表现。

（2）惊厥为最常见的发作形式。

（3）其他：①佛斯特征（面神经症）。②罗斯特征（腓反射）。③陶瑟征（人工手痉挛症）。

4. 辅助检查　血清钙测定：总血钙＜1.75mmol/L，或离子钙＜1.0mmol/L。

5. 诊断及鉴别诊断

（1）诊断：突发无热惊厥，手足抽搐或喉痉挛等症状，测得总血钙＜1.75mmol/L，或离子钙＜1.0mmol/L。

（2）鉴别诊断：维生素D缺乏性手足搐搦症应与下列无热惊厥性疾病相鉴别。

1）低血糖症：常发生于清晨空腹时，有进食不足或腹泻病史，一般口服或静脉注射葡萄糖液后抽搐立即停止，血糖常＜2.2mmol/L，血钙正常。

2）低镁血症：多见于新生儿，或＜3个月以下牛乳喂养的小婴儿，常同时合并低钙血症，可出现烦躁、惊跳、阵发性屏气，甚至惊厥，血清镁常＜0.58mmol/L（1.4mg/dL）。

3）原发性甲状旁腺功能减退症：表现为间歇性惊厥或手足搐搦，间隔几天或数周发作1次。血磷升高＞3.2mmol/L（10mg/dL），血钙降至1.75mmol/L（7mg/dL）以下，碱性磷酸酶正常或稍低；颅骨X线可见基底节钙化灶。

4）婴儿痉挛症：多于1岁以内起病，呈突然发作，头、躯干及上肢均屈曲，手握拳，下肢弯曲至腹部，伴点头状抽搐，意识障碍，发作数秒至数十秒后自停。智力多受影响，脑电图有高幅异常节律。

6. 西医治疗原则　治疗原则主要是止惊、吸氧、补充钙剂和维生素D剂治疗。

（1）止惊：可用10%的水合氯醛每次40~50mg/kg，保留灌肠；或地西泮肌内或静脉注射，每次0.1~0.3mg/kg；或配合中医针灸治疗。

（2）吸氧。

（3）通畅气道：喉痉挛者须立即将舌头拉出口外，保证呼吸道通畅，必要时气管插管。

（4）钙剂治疗：10%的葡萄糖酸钙1~2mL/kg，加入5%~10%葡萄糖液10~20mL，缓慢静脉注射（10min以上），以防血钙骤升导致心搏骤停。惊厥反复时，可6h后重复1次，直至惊厥停止后改为口服钙剂。

（5）维生素D治疗：症状控制后，补充维生素D可参照本章"三、维生素D缺乏性佝偻病"。

第十三单元　感染性疾病

【复习指导】本部分内容有一定难度，历年必考，应作为重点复习。其中风疹、麻疹、幼儿急疹、水痘、猩红热、流行性腮腺炎、中毒型细菌性痢疾、传染性单核细胞增多症、手足口病的概念、中西医病因病机、临床表现及鉴别诊断，中西医结合治疗思路及辨证要点、治法及选方均应熟练掌握，其中麻疹、水痘、猩红热应重点掌握。

一、麻疹

麻疹是小儿时期感染麻疹时邪（麻疹病毒）所致的常见的一种**急性呼吸道传染病**，临床以**发热、上呼吸道炎症、口腔麻疹黏膜斑及全身斑丘疹**为主要表现。多见于6个月以上5岁以下小儿，麻疹患者是唯一的传染源，传播方式主要为**空气飞沫传染**。

1. 西医病因及病理　感染麻疹病毒；广泛分布的**多核巨细胞**是麻疹的病理特征。
2. 中医病因病机
（1）病因：感受麻毒时邪。主要病变脏腑：**肺脾**。
（2）病机：麻疹时邪由口鼻而入，侵袭肺卫，郁阻于脾，正邪相争，祛邪外泄，邪毒出于肌表，皮疹按序布达于全身。疹透之后，毒随疹泄，麻疹渐次收没，热去津伤，趋于康复。此为麻疹之顺证。若感邪较重，或素体正气不足，或治疗不当，或调护失宜，均可导致正虚不能托邪外泄，邪毒内陷，病情凶险。如麻疹时邪内传，灼津成痰，痰热壅盛，肺气闭郁，则成肺炎喘嗽。若麻疹时邪热盛，夹痰上攻，痰热壅阻，咽喉不利，则成邪毒攻喉。若麻疹邪毒炽盛，正气不支，邪毒内陷厥阴，蒙蔽心包，引动肝风，则可形成邪陷心肝之变证。

麻疹顺证的病机演变规律：①疹前期：麻毒犯肺，肺卫失宣，故见发热、咳嗽、鼻塞、流涕等；②出疹期：麻毒由肺及脾，正邪抗争，驱邪外泄，皮疹透发全身，达于四末，出现红色斑丘疹；③恢复期：疹透之后，毒随疹泄，麻疹按出诊顺序逐渐收没，热去津伤。

3. 临床表现
（1）潜伏期：多为6~18d。
（2）前驱期：多为3~4d，发热为其首发症状。发热后2~3d，口腔两颊黏膜近臼齿处出现直径约0.5~1mm的灰白色斑点，周围红晕，称为"麻疹黏膜斑"。
（3）出疹期：多在发热后3~4d出现皮疹，<u>皮疹先见于耳后、发际、渐及头面、颈部，自上而下至躯干四肢，最后达手掌与足部</u>。
（4）恢复期：出疹3~4d透齐后，皮疹按出疹顺序逐渐消退，<u>皮肤可见糠麸样状脱屑</u>。

4. 并发症
（1）喉炎：多见于2~3岁以下小儿，临床表现为声音嘶哑、犬吠样咳嗽及吸气性呼吸困难。
（2）肺炎：为麻疹最常见的并发症，多见于5岁以下小儿，是麻疹死亡的主要原因之一。
（3）脑炎：发病率低，常发生于出疹后2~5d。多数可恢复，少数患儿留有运动、智力、精神障碍及癫痫等后遗症。
（4）心肌炎：症状轻者仅有心音低钝、心率增快、一过性心电图改变，重者可出现心力衰竭、心源性休克。

5. 实验室检查及其他检查
（1）血常规：白细胞总数减少，淋巴细胞相对增多。
（2）<u>多核巨细胞检查</u>：阳性率较高，可进行早期诊断。
（3）<u>血清学检查</u>：进行<u>麻疹病毒特异性IgM抗体检测</u>，敏感性和特异性均好，是诊断麻疹的标准检测方法。IgG抗体在恢复期较早期增高4倍以上也有临床意义。

（4）病原学检测：也可以用PCR法检测麻疹病毒RNA。

6. 西医治疗 对症治疗为主，高热者，予小剂量退热剂及物理降温退热；烦躁不安者可予以镇静剂；剧咳时用非麻醉镇咳剂。

7. 中医辨证论治 "麻为阳毒，以透为顺""麻喜清凉"，故以**清凉透疹**为基本原则。

（1）顺证

1）邪犯肺卫（初热期）

证候：发热，恶风寒咳嗽流涕，喷嚏，双目红赤，泪水汪汪，畏光羞明，咽喉肿痛，体倦食少，小便短黄，或大便稀溏，发热2~3d在口腔颊部近臼齿处出现麻疹黏膜斑，是麻疹早期诊断的依据。舌质偏红，舌苔薄白或微黄，脉浮数。

治法：辛凉透表，清宣肺卫。

方药：**宣毒发表汤**加减。

2）邪入肺胃（见形期）

证候：发热持续，起伏如潮，每潮一次，疹随外出，依序而现，疹点细小，由疏转密，稍觉凸起，触之碍手，疹色先红后暗红，伴烦渴嗜睡，目赤眵多，咳嗽加剧，大便秘结，小便短少，舌红苔黄，脉洪数。

治法：清热解毒，透疹达邪。

方药：**清解透表汤加减**。

3）阴津耗伤（收没期）

证候：疹点出齐后，发热渐退，咳嗽渐减，胃纳增加，精神好转，疹点依次渐回，皮肤呈糠麸状脱屑，留有色素沉着，舌红少津，苔薄，脉细数。

治法：养阴生津，清解余邪。

方药：沙参麦冬汤加减。

（2）逆证

1）邪毒闭肺

证候：高热不退，或疹点密集，疹色紫暗，或烦躁不宁，咳嗽气促，鼻翼翕动，唇周发绀，喉间痰鸣；舌红，苔黄，脉数。

治法：宣肺开闭，清热解毒。

方药：麻杏石甘汤加减。

2）麻毒攻喉

证候：身热不退，咽喉肿痛，声音嘶哑，咳声重浊，状如犬吠，喉间痰鸣，甚则吸气困难，胸高胁陷，面唇发绀；舌质红，苔黄腻，脉滑数。

治法：清热解毒，利咽消肿。

方药：清咽下痰汤加减。

3）邪陷心肝

证候：疹点密集成片，色泽紫暗，高热不退，烦躁谵妄，甚则神昏，抽搐，舌红绛，苔黄糙，脉数。

治法：清热解毒，息风开窍。

方药：羚角钩藤汤加减。

二、风疹

风疹是由感受风痧时邪（风疹病毒）引起的急性呼吸道传染病，临床以发热，皮疹及耳后、枕后、颈部淋巴结肿大和全身症状轻微为特征。主要经飞沫传播。

1. 西医病因 感染风疹病毒。

2. 中医病因病机

（1）病因：风疹时邪。

（2）病机：风疹邪毒与气血相搏，外泄肌肤而致病，主要病变部位肺卫。风疹时邪自口鼻而入，与气血相搏，正邪相争，外泄于肌肤而发为本病。本病邪轻病浅，病变部位主要在肺卫。邪犯肺卫，蕴于肌表，故见恶风、发热、咳嗽、流涕等症；邪毒外泄则皮疹泛发，分布均匀；邪毒阻滞少阳经络，则耳后、枕部及颈部臀核肿胀；少数患儿因邪毒炽盛，内犯气营、燔灼肺胃，则可见壮热、烦渴、便秘、尿赤、皮疹鲜红或深红，疹点密集。

3. 临床表现

（1）后天性风疹

1）潜伏期：一般14~21d。

2）前驱期：为1~2d，发热，咽痛、流涕，耳后、颈部及枕部淋巴结肿大，压痛。

3）发疹期：发热后1~2d出疹，先见面部，24h内波及全身。热退后，皮疹逐渐隐没，皮疹消退后，可有皮肤脱屑，但无色素沉着。

（2）先天性风疹综合征：宫内感染风疹病毒者，出生后可发生：①一过性新生儿期表现；②永久性器官畸形和组织损伤；③慢性或自身免疫引起的晚发疾病。

4. 诊断要点和实验室检查

（1）诊断根据：流行病学史，全身症状轻，出疹迅速，消退亦快，临床以耳后、枕后和颈部淋巴结肿大，有触痛为特点。可做病毒分离或血清学检测以确定诊断。

（2）先天性风疹综合征诊断标准是：①典型先天性缺陷。②实验室分离到病毒或检出风疹IgM抗体或血凝抑制抗体滴度持续增高等。

5. 西医治疗 早期可试用利巴韦林，干扰素等。

6. 中医辨证论治

（1）邪郁肺卫

证候：发热恶风，喷嚏流涕，轻微咳嗽，胃纳欠佳，精神倦怠，疹色淡红，稀疏细小，分布均匀，微有痒感，耳后、枕后及颈部淋巴结肿大；舌尖红，苔薄黄，脉浮数。

治法：疏风清热，解表透疹。

方药：**银翘散**加减。

（2）邪入气营

证候：壮热，烦躁不宁，疹色鲜红或紫暗，疹点较密成片，口渴，小便短赤，大便秘结，舌质红，苔黄糙，脉洪数。

治法：清热解毒，凉血透疹。

方药：**透疹凉解汤**加减。

三、幼儿急疹

幼儿急疹又称婴儿玫瑰疹，是人疱疹病毒6、7型导致的婴幼儿期常见的一种发疹性疾病，以持续高热3~5d，热退疹出为临床特点。多见于6~18月小儿。发病年龄以6个月至1岁最多，6个月以内和3岁以后少见。中医学称为"奶麻"。

1. 西医病因及发病机制　感染人疱疹病毒6、7型。
2. 中医病因病机　外因为感受幼儿急疹时邪，内因责之于正气不足。病变在**肺脾**两脏。
3. 临床表现　发热持续3~5d，体温多达39℃或更高，但全身症状较轻，热退后即出现红色血疹，迅速遍布躯干及面部，皮疹呈向心性分布，2~3d皮疹消失，无色素沉着及脱屑。
4. 实验室检查及其他检查
（1）血常规检查：白细胞总数偏低，分类以淋巴细胞为主。
（2）病毒分离是确诊方法：病毒抗体分离是目前最常用和最简便的方法。
5. 诊断及鉴别诊断　注意与肠道病毒感染进行鉴别。肠道病毒感染多见于夏季，皮疹呈多种表现，多数还伴有发热、流涕、咽痛、咽部疱疹等症。
6. 西医治疗　抗病毒治疗：干扰素、更昔洛韦等有抑制人类疱疹病毒复制的作用，必要时可选用。
7. 中医辨证论治　治疗原则：**解表清热**为主。
（1）邪郁肺卫

证候：突然高热，持续3~4d，但精神如常，稍有烦躁，纳差，尿黄，或见呕吐，腹痛，泄泻，咽红目赤，舌红，苔薄黄，指纹浮紫。

治法：辛凉解表，清宣肺卫。

方药：**银翘散加减**。

（2）邪蕴肌腠

证候：热退身凉，周身出现红色丘疹，针尖大小，从颈部延及全身，压之退色，一二日即消退，不留疤痕，舌红苔薄黄，指纹紫滞。

治法：疏风透疹，清热解毒。

方药：**化斑解毒汤加减**。

四、水痘

水痘是由**水痘-带状疱疹病毒**引起的传染性极强的儿童期出疹性疾病，常通过接触或飞沫传染，临床特征为发热，皮肤黏膜分批出现并同时存在的斑疹、丘疹、疱疹及结痂，伴明显瘙痒感。

1. 西医病因　感染水痘-带状疱疹病毒引起。人是其唯一自然宿主。
2. 中医病因病机　水痘是感受水痘时邪，经口鼻侵入人体，蕴郁于**肺脾**而发病。病变脏腑主要在肺脾二经。小儿因脏腑娇嫩，形气未充，卫外功能低下而易于罹患。肺主皮毛，若调护失宜，时行邪毒乘虚而入，由口鼻上犯于肺，肺卫失宣则发热，流涕，咳嗽；病邪深入，下郁于脾，脾失健运，水湿内停，与时邪相搏，蕴蒸肌表，发为水痘；若禀赋不足，素体虚弱，或感邪较重，邪盛正衰，热毒炽盛，内犯气营，外透肌表，则致壮热、烦躁，水痘密集、疹色暗紫、疱浆浑浊等，甚或出现邪毒闭肺、邪陷心肝之变证。
3. 临床表现

（1）典型水痘：临床上可分为前驱期和出疹期。①潜伏期：12~21d，平均14d。前驱期可无症状或仅有轻微症状，可见低热或中等程度发热、头痛、全身不适、乏力、食欲减退，咽痛、咳嗽等，持续1~2d。②出疹期：初为红斑疹，后变为深红色丘疹，再发展为疱疹。位置表浅，形似露珠水滴，椭圆形，3~5mm大小，壁薄易破，周围有红晕。皮疹呈向心分布，先出现于躯干和四肢近端，继为头面部、四肢远端，手掌、足底较少。水痘皮疹分批出现，同一时期常可见斑、丘、疱疹和结痂同时存在。

（2）重症水痘：表现为高热及全身中毒症状重，皮疹呈离心分布，多而密集，易融合成大疱型或呈出血性，继发感染者呈坏疽型。

4.诊断及实验室检查

（1）起病2~3周前有水痘接触史。

（2）起病较急，在同一时期出现以躯干部为主，红斑、丘疹、疱疹、结痂并见的皮疹。疱疹呈椭圆形，大小不一，内含水液，周围红晕，常伴有瘙痒，结痂后不留瘢痕。

（3）病情严重者，可见壮热烦躁、神志模糊、咳嗽气喘、鼻扇痰鸣、口唇发绀，甚至昏迷、抽搐等症。

5.实验室检查

（1）血常规：白细胞总数正常或稍高。

（2）病原学检查：取新鲜水疱基底物，用免疫荧光法检测病毒抗原，敏感性高，有助于病毒学诊断。用聚合酶链反应（PCR）检测患儿呼吸道上皮细胞和外周血白细胞中的特异性病毒DNA，是敏感、快速的早期诊断方法。

6.鉴别诊断

（1）脓疱疮：好发于炎热夏季，多见于头面部及肢体暴露部位，病初为疱疹，很快成为脓疱，疱液浑浊。疱液可培养出细菌。

（2）丘疹样荨麻疹：好发于婴儿，多有过敏史，多见于四肢，呈风团样丘疹，长大后其顶部略似疱疹，较硬，不易破损，数日后渐干或轻度结痂，瘙痒重，易反复出现。

7.西医治疗　水痘为自限性疾病，无合并症时以一般治疗和对症处理为主。

（1）对症治疗：皮肤瘙痒可局部使用炉甘石洗剂或5%碳酸氢钠溶液涂擦。

（2）抗病毒治疗：抗病毒药物首选**阿昔洛韦**，应尽早使用，一般应在皮疹出现的48h内开始。此外，早期使用α-干扰素能较快抑制皮疹发展，加速病情恢复。

（3）继发皮肤细菌感染时可加用抗生素。糖皮质激素可导致病毒播散，故不宜使用。

8.中医辨证论治　以**清热解毒利湿**为基本法则

（1）邪郁肺卫

证候：发热轻微，或无热，鼻塞流涕，喷嚏，咳嗽，起病后1~2d出皮疹，疹色红润，疱浆清亮，根盘红晕，皮疹瘙痒，分布稀疏，多见于躯干、颜面及头皮；舌质淡，苔薄白，脉浮数。

治法：疏风清热，解毒利湿。

方药：**银翘散**加减。

（2）毒炽气营

证候：壮热烦躁，口渴引饮，面赤唇红，口舌生疮，痘疹密布，疹色紫暗，疱浆混浊，甚至出现出血性皮疹，大便干结，小便黄赤；舌质红绛，舌苔黄糙而干，脉洪数。

治法：清气凉营，化湿解毒。

方药：**清营汤**加减。

五、猩红热

猩红热是感受痧毒时邪（**A组乙型溶血性链球菌**），后引起的急性发疹性呼吸道传染病，临床以**发热，咽峡炎，全身弥漫性猩红色皮疹**和疹退后皮肤**脱屑**为特征。主要通过呼吸道飞沫传播。

1. 西医病因及发病机制

（1）病因：感染A组乙型溶血性链球菌。

（2）发病机制：病原菌及其毒素引起毒血症及皮肤微血管弥漫性充血，形成片状或点状红色斑疹，并导致发热。

2. 中医病因病机 感受痧毒疫疠之邪，蕴于**肺胃**二经。当时令不正，寒暖不调之时，痧毒疫疠之邪从口鼻、皮肤侵入机体，疫毒之邪蕴结肺胃二经，化热化火，病初犯卫入营，正邪交争则见发热、头痛等肺卫之症；咽通于胃，喉通于肺，肺胃疫毒化火，蒸腾上熏咽喉，故见咽喉糜烂、红肿疼痛，甚则热毒灼伤肌膜，导致咽喉溃烂白腐。痧毒外泄肌表，则见肌肤透发痧疹，疹赤如丹。邪毒入里，内迫营血，则壮热烦渴，入夜尤甚，甚则痧疹密布，成片成斑。舌为心之苗，邪毒内灼，心火上炎，热耗阴津，故舌生芒刺，光红无苔，状如杨梅，称为"杨梅舌"。若邪毒炽盛，内陷心肝，则可出现神昏抽搐等变证。病之后期，疫毒伤阴耗气，肌肤失养，故见乏力、低热起伏、皮肤脱屑等肺胃阴伤证候。病程中如失治误治，邪热久稽，余毒留滞，可致变证。邪毒留心，伤耗气阴可致心悸；余毒流窜筋骨关节，可致关节不利和红肿热痛的痹病；余邪留滞三焦，水液通调失职，膀胱气化不利，导致水湿内停，外溢肌表即可酿成水肿。

火热之毒发散形成**邪侵肺卫**，**毒在气营**，**疹后伤阴**3个病理阶段。

3. 临床表现

（1）普通型

1）前驱期：起病急骤，发热，头痛，咽痛，全身不适，体温一般在38~39℃，重者可高达40℃。咽及扁桃体显著充血，扁桃体上出现点状或片状白色脓性分泌物，软腭处有细小红疹或出血点。病初舌苔白，舌尖和边缘红肿，突出的舌乳头也呈白色，称为"白草莓舌"。

2）出疹期：皮疹于发热第2天迅速出现，最初见于腋下、颈部与腹股沟，于1d内迅速蔓延至全身。在全身皮肤弥漫性充血潮红上，出现均匀、密集、针尖大小的猩红色小丘疹，呈鸡皮样，触之似粗砂纸样。疹间皮肤潮红，用手压可暂时苍白，去压后红疹又出现。

面颊部潮红无皮疹，而口鼻周围皮肤苍白，形成口周苍白圈。皮肤皱褶处，如腋窝、肘窝、腹股沟等处，皮疹密集，色深红，其间有针尖大小出血点，形成深红色横纹线，称"帕氏线"。起病4~5d时，白苔脱落，舌面光滑鲜红，舌乳头红肿凸起，称红草莓舌。颈前淋巴结肿大压痛。

3）恢复期：皮疹按出疹顺序消退，出现糠屑样脱皮，脱皮后无色素沉着，体温正常，情况好转。

（2）轻型：低热1~2d或不发热，皮疹极不典型，可仅限于腋下、腹股沟，疹稀少且色淡，1~2d即退，无草莓舌。发病1周后，发现轻微脱屑或脱皮，此时才考虑猩红热的诊断。

（3）并发症：少数患儿可发生急性肾小球肾炎、风湿性心脏病、风湿性关节炎等并发症。

4. 诊断及实验室检查　依据流行病史、发热、咽炎、杨梅舌及典型皮疹特征，结合外周血常规白细胞总数和中性粒细胞升高，即可诊断，病原学检查阳性者更可确诊。

5. 鉴别诊断（表8-3）

表8-3　常见出疹性传染病的鉴别

病名	麻疹	幼儿急疹	风疹	猩红热
病毒	麻疹病毒	人疱疹病毒	风疹病毒	乙型溶血性链球菌
前驱期	常3d	3~4d	0.5~15d	约1d
初期症状	发热，咳嗽，流涕，眼泪汪汪	突然高热，一般情况好	发热，咳嗽，流涕，枕部淋巴结肿大	发热，咽喉红肿化脓疼痛
出疹与发热关系	发热3~4d出疹，出疹时发热更高	发热3~4d出疹，热退疹出	发热0.5~1d出疹	发热数小时至1d出疹，出疹时高热
特殊体征	麻疹黏膜斑	无	无	环口苍白圈，草莓舌，贫血性皮肤划痕，帕氏线
皮疹特点	玫瑰色斑丘疹自耳后发际→额面、颈部→躯干→四肢，3d左右出齐。疹退后遗留棕色色素斑，糠麸样脱屑	玫瑰色斑疹或斑丘疹，较麻疹细小，发疹无一定顺序，疹出后1~2d消退。疹退后无色素沉着，无脱屑	玫瑰色细小斑丘疹自头面→躯干→四肢，24h布满全身，疹退后无色素沉着，无脱屑	细小红色丘疹，皮肤猩红，自颈、腋下、腹股沟处开始，2~3d遍布全身。疹退后无色素沉着，有大片脱皮
血常规	白细胞总数下降，淋巴细胞升高	白细胞总数下降，淋巴细胞升高	白细胞总数下降，淋巴细胞升高	白细胞总数升高，中性粒细胞升高

6. 西医治疗

目的是控制感染，消除症状，预防并发症。**青霉素**是治疗猩红热的首选药物。

7. 中医辨证论治

（1）邪侵肺卫

证候：发热骤起，头痛，恶寒，灼热无汗，咽部红肿疼痛，上腭有粟粒样红疹，皮肤潮红，丹疹隐隐，舌红，苔薄白或薄黄，脉浮数有力。

治法：辛凉宣透，清热利咽。

方药：**解肌透痧汤**加减。

（2）毒在气营

证候：壮热不解，面赤，烦躁，环口苍白，咽喉肿痛，伴糜烂白腐，皮疹密布，色红如丹，甚则色紫如斑。疹由颈、胸开始，继则弥漫全身，压之退色，见疹后的1~2d舌红起刺；苔黄燥，3~4d后舌光红起刺，苔剥脱，状如草莓，脉数有力。

治法：清气凉营，泻火解毒。

方药：凉营清气汤加减。

（3）疹后伤阴

证候：丹痧布齐后1~2d，痧疹消退，身热渐退，咽部糜烂疼痛减轻，见低热，唇口干燥，或伴有干咳，食欲不振，舌红少津，苔剥脱，脉细数。约2周后皮肤脱屑。

治法：养阴生津，清热润喉。

方药：沙参麦冬汤加味。

六、流行性腮腺炎

流行性腮腺炎是由感受风温时邪（**腮腺炎病毒**）壅阻于少阳经脉引起的一种急性呼吸道传染病。临床以发热、耳下腮腺肿胀疼痛为主要特征。

1. 西医病因及发病机制　感染腮腺炎病毒，该病毒系副黏病毒科的单股RNA病毒。人是该病毒的唯一宿主。

2. 中医病因病机　感受风温时邪，侵犯足**少阳胆经**。邪毒壅阻于足少阳经脉，与气血相搏，凝结于耳下腮部所致。足少阳胆经与足厥阴肝经互为表里，热毒炽盛，邪陷厥阴，蒙蔽心包，引动肝风，则致高热、神昏、抽搐等症，为邪陷心肝之变证；足厥阴肝经循少腹络阴器，热毒炽盛，则邪毒由少阳经脉传于厥阴经脉，引睾窜腹，引发睾丸肿痛，或少腹疼痛，为毒窜睾腹之变证。

3. 临床表现　潜伏期为2~3周。前驱期可无症状。初起发热，继而出现腮腺漫肿疼痛，通常先于一侧，2~4d又累及对侧。腮腺肿胀的特点：腮腺肿胀是以耳垂为中心，向前、后、下发展，边缘不清、触之有弹性感及触痛，表面皮肤不红，张口、咀嚼困难，当进食酸性食物促使唾液腺分泌时疼痛加剧。

4. 实验室检查及其他检查　血清淀粉酶和尿淀粉酶增高；血脂肪酶增高，有助于鉴别胰腺炎。

5. 诊断及鉴别诊断　根据流行病史、接触史，以耳垂为中心的腮部漫肿、疼痛，诊断一般不困难。

化脓性腮腺炎：多为一侧腮腺肿大，挤压腮腺时有脓液自腮腺管口流出。白细胞计数和中性粒细胞百分数明显增高。

6. 并发症　脑膜脑炎、睾丸炎或卵巢炎、胰腺炎、其他，如少数合并有心肌炎、肾炎、关节炎。

7. 西医治疗　对症治疗为主。

8. 中医辨证论治　中医治疗原则：**清热解毒，消肿散结**。

（1）温毒在表

证候：轻微发热，微恶风寒，一侧或双侧耳下腮部或颌下漫肿疼痛，边缘不清，触之痛甚，咀嚼不便。舌质红，舌苔薄白或薄黄，脉浮数。

治法：疏风清热，散结消肿。

方药：**柴胡葛根汤**加减。

（2）热毒蕴结

证候：高热不退，两侧腮部肿胀疼痛甚，坚硬拒按，张口、咀嚼困难，口渴引饮，烦躁不安，或伴头痛，咽红肿痛，食欲不振，呕吐，便秘溲赤；舌质红，舌苔黄，脉滑数。

治法：清热解毒，软坚散结。

方药：**普济消毒饮加减**。

变证

（1）邪陷心肝

证候：在腮部尚未肿大或腮肿后5~7d，壮热不退，烦躁不安，头痛项强，烦躁，呕吐剧烈，嗜睡，严重者昏迷、惊厥，抽搐；舌质绛，舌苔黄，脉数。

治法：清热解毒，息风开窍。

方药：**清瘟败毒饮**加减。

（2）毒窜睾腹

证候：腮部肿胀渐消，一侧或两侧睾丸肿胀疼痛，或少腹疼痛，痛时拒按，伴有发热不退、呕吐；舌质红，舌苔黄，脉数。

治法：清肝泻火，活血止痛。

方药：**龙胆泻肝汤**加减。

七、中毒型细菌性痢疾

中毒型细菌性痢疾是由感受湿热疫毒（痢疾杆菌）引起的急性细菌性痢疾的危重型，临床起病急骤，病情凶险，病死率高，以突发高热、反复惊厥、嗜睡、昏迷和休克等为主要特征，甚则迅速出现内闭外脱之症，而下痢脓血之症往往出现较晚。

1. 西医病因　本病系革兰阴性痢疾杆菌——肠杆菌的志贺氏菌属引起，具有一定传染性，主要传染源为患者本人或带菌者，其次为被污染的食物、水、衣物、玩具、用品等；传播途径为粪－口途径。

2. 中医病因病机　本病病变主要在肠腑，病因为感受湿热疫毒之邪，病机为毒聚肠中，化火内陷，蒸腐肠道。小儿脾常不足，肠胃脆薄，夏秋季节，湿热熏蒸，脾胃受困，误食不洁之物，疫毒秽邪随之入于胃肠。湿热疫毒，其性暴戾，毒聚肠中，正盛邪实，疫毒蕴结肠内不得下泄，未及外达则火化，出现高热；热盛动风，内窜厥阴营分则抽搐，风盛动痰，痰闭清窍则神昏；病之初热、痰、风相互交织，故出现高热、抽搐、神昏等邪实内闭证。若疫毒炽盛，正不胜邪，阳气外脱，则可见面色苍白、肢厥汗出、呼吸不匀、脉微欲绝等内闭外脱证。湿热疫毒蒸腐肠道，灼伤血络，则见便下脓血、腹痛、里急后重等症状。总之，本病病变主要在肠腑，病因为感受湿热疫毒之邪，病机为毒聚肠中，化火内陷，蒸腐肠道。疾病转归与小儿体质强弱、感邪轻重密切关联。

3. 临床表现　潜伏期较短，数小时至1~2d。起病急骤，全身中毒症状严重，高热可＞40℃或更高，出现反复惊厥、呼吸衰竭、休克或昏迷，脓血便，伴腥臭味，脓血便2~3d后开始发展为中毒型。

（1）皮肤内脏微循环障碍型（休克型）：以周围循环衰竭为主要表现。

（2）脑微循环障碍型（脑型）：以神志改变、反复惊厥为主要表现。

（3）肺微循环障碍型（肺型）：又称呼吸窘迫综合征。

（4）混合型：以上三型症状先后出现或同时存在。

4. 实验室检查及其他检查

（1）大便常规：肉眼见脓血黏液样便，镜检可见较多白细胞、红细胞及吞噬细胞。

（2）粪便细菌培养：尽量在用抗生素前取粪便脓血或黏液部分送检，可提高志贺菌属阳性检出率。

（3）血常规：白细胞总数增高至（10~20）×10⁹/L 以上，分类以中性粒细胞为主，并可见核左移，当有 DIC 存在时血小板明显减少。

5. 诊断和鉴别诊断　3~5 岁的健康儿童，夏、秋季节突然高热，伴反复惊厥、脑病和休克表现者，均应考虑本病。可用肛拭子或灌肠取便，若镜检发现大量脓细胞或红细胞可确定诊断。

本病应与高热惊厥、流行性乙型脑炎、急性出血性坏死性肠炎相鉴别。

6. 西医治疗　本病发病急剧，病情严重，治疗须分秒必争。主要是积极控制感染，并针对痢疾杆菌所致的循环衰竭和颅内压增高症综合治疗。

（1）抗感染治疗：选择有效、快速抗生素**联合**用药。一般用庆大霉素、丁胺卡那霉素静脉滴注，必要时加氨苄青霉素、第三代头孢菌素联合使用。

（2）治疗循环衰竭：扩充血容量，纠正酸中毒，改善微循环。早期应用血管活性药山莨菪碱，静脉滴注右旋糖酐，扩充血容量；使用碱性液以纠正酸中毒。

（3）颅内压增高症治疗：首选高渗脱水剂 20% 甘露醇或地塞米松，治疗脑水肿，防治呼吸衰竭。

7. 中医辨证论治　以**清热解毒、开闭救脱**为基本原则。

（1）毒邪内闭

证候：突然高热，烦躁萎靡，或恶心呕吐，反复惊厥，神志昏迷或见呼吸困难，节律不整，可有下痢脓血，或虽未见下痢脓血，但用棉签在肛门内检到黏液粪便，舌质红，苔黄厚或灰糙，脉数。

治法：清肠解毒，泄热开窍。

方药：**黄连解毒汤**加味。

（2）内闭外脱

证候：在高热、昏迷、抽搐等毒热内闭的同时，突然面色苍白或青灰，四肢厥冷，汗出不温，口唇紫绀，呼吸浅促，节律不匀，神志不清，脉细数无力或脉微欲绝。

治法：回阳救逆，益气固脱。

方药：**参附龙牡救逆**汤加味。

八、传染性单核细胞增多症

传染性单核细胞增多症是由 **EB 病毒**所致的急性传染性疾病。临床以**发热、咽喉痛、淋巴结及肝脾肿大、外周血液中性粒细胞增多并出现单核样异形淋巴细胞**为其特征。

1. 西医病因及发病机制　EB 病毒感染，属疱疹病毒属。

2. 中医病因病机　病因为感受温热时邪，温疫邪毒由口鼻而入，侵于肺卫，结于咽喉，并内传脏腑，瘀滞经络，伤及营血，发生本病。以卫气营血的规律进行传变，**热、毒**是主要病因，**痰、瘀**是主要病理产物。

3. 临床表现　传染性单核细胞增多症发病或急或缓，半数有不适、头痛、恶心、疲乏、腹痛等前驱症状，继之出现典型症状。

（1）发热：体温常在 38~39℃，重者可达 40℃以上，热型不一，一般持续 1~2 周，逐渐下降。虽高热，但中毒征象不明显。

（2）淋巴结肿大：全身淋巴结普遍受累，以两侧颈部淋巴结肿大最为常见。

（3）咽峡炎：咽痛是主要症状之一。咽峡部充血，扁桃体肿大、充血或小出血点，严重可覆有灰白色渗出物或假膜形成。

（4）肝脾大：50%患者出现脾肿大，多数在肋下2cm以内，质地软；约1/3病例有肝大，肝功能异常。

（5）皮疹：以风疹样红色斑丘疹最常见，亦可呈猩红热样皮疹、荨麻疹、多形红斑或出血性皮疹等，以躯干和前臂伸侧为主，为暂时性，约1周隐退，不留痕迹，亦不脱屑。

4. 实验室检查及其他检查

（1）血常规：白细胞总数在病初正常或偏低，继而轻度增多。淋巴细胞自第3~4病日开始增多，10d后可达50%以上，其中异常淋巴细胞占10%（或绝对值1000）以上。

（2）抗EB病毒IgM抗体出现，并在病程中效价增高者，可确诊。

5. 诊断及鉴别诊断　根据流行病学情况，典型临床表现（发热、咽痛、脾及淋巴结肿大），外周异型淋巴细胞＞10%（或绝对值1000）以上，异形凝集试验阳性和EBV特异性抗体（VCA-IgM、EA-IgG）检测，可作出临床诊断。

（1）巨细胞病毒感染、弓形虫病：该病血清嗜异性凝集试验阴性，特异性抗体及病毒分离可资鉴别。

（2）细菌性咽峡炎、扁桃体炎：其血象中中性粒细胞增多，咽拭子细菌培养可得阳性结果，且青霉素治疗有效。

（3）某些药物反应引起类似传染性单核细胞增多症：血中也可出现较高比例的异常淋巴细胞，但血清嗜异性凝集反应阴性或抗体效价很低，停用这些药物后病情迅速好转，异淋百分比很快下降。

6. 西医治疗　对症治疗为主。

7. 中医辨证论治　以清热解毒、化痰祛瘀为基本原则。

（1）痰热郁肺证

证候：发热，微恶风寒，微有汗，咳嗽鼻塞，流涕，头身痛；咽红疼痛，颈部瘰核肿大，舌边或舌尖稍红，苔薄黄或薄白而干，脉浮数。

治法：疏风清热，清肺利咽。

方药：银翘散加减。

（2）热毒炽盛

证候：壮热烦渴，咽喉红肿疼痛，乳蛾肿大，甚则溃烂，口疮口臭，面红唇赤，皮疹显露，颈、腋、腹股沟处浅表淋巴结肿大，胁下痞块，大便秘结、小便红赤；舌质红，苔黄腻，脉洪数。

治法：清热泻火，解毒利咽。

方药：普济消毒饮加减。

（3）热瘀肝胆

证候：发热，皮肤发黄，小便短黄，肝脾大明显，胸胁胀痛，恶心呕吐，食欲不振，大便或溏或干结；舌红，苔黄腻，脉弦数。

治法：清热解毒，利湿化瘀。

方药：茵陈蒿汤加减。

（4）正虚邪恋

证候：病程日久，发热渐退，或低热不退，精神软弱，疲乏气弱，口干唇红，大便或干或稀，小便短黄；咽部稍红，淋巴结、肝脾肿大逐渐缩小，舌红绛或淡红，苔少或剥苔，脉细弱。

治法：益气养阴，兼清余热，佐以通络化痰。

方药：气虚为主，宜**竹叶石膏汤**加减；阴虚为主，宜**青蒿鳖甲汤**加减。

九、手足口病

手足口病是由感受手足口病时邪（**柯萨奇病毒A组型**）引起的急性发疹性传染病，临床以发热和手、足、口腔部位的斑丘疹、疱疹为特征。

1. 西医病因　病原以**柯萨奇病毒A组，肠道病毒72型**多见。

2. 中医病因病机

（1）内因：小儿脏腑娇嫩，卫外不固。

（2）外因：感受手足口病时邪。

（3）病机关键：邪侵肺脾，外透肌表；病位：肺、脾。

3. 临床表现

（1）发病前有手足口病接触史。

（2）潜伏期2~7d，多数患儿突然起病，于发病前1~2d或发病的同时出现发热，多在38℃左右，可伴头痛、咳嗽、流涕、口痛、纳差、恶心、呕吐、泄泻等症状。一般体温越高，病程越长，则病情越重。

（3）主要表现为口腔及手足部发生疱疹。口腔疱疹多发生在硬腭、颊部、牙龈、唇内及舌部，破溃后形成小的溃疡，疼痛较剧，年幼儿常表现烦躁、哭闹、流涎、拒食等。

（4）血象检查：血白细胞计数正常，淋巴细胞和单核细胞比值相对增高。

以上表现总结如下：

（1）轻型：手、足、口腔、臀部斑丘疹或疱疹。

（2）重型：①神经系统。脑干脑炎——引起死亡常见并发症。②呼吸系统。神经源性肺水肿。③循环系统。暴发性心肌炎而出现严重心力衰竭、心源性休克。

4. 诊断要点

（1）病前1~2周有与手足口病患者接触史。

（2）起病较急，常见手掌、足跖、口腔、臀部疱疹及发热等症，部分病例可无发热。

（3）病情严重者，可见高热不退、头痛烦躁、嗜睡易惊、肢体抖动，甚至喘憋发绀、昏迷抽搐、汗出肢冷、脉微欲绝等症。

（4）病原学检查：取咽分泌物、疱疹液及粪便，进行肠道病毒（CoxA16、EV71等）特异性核酸检测阳性，或分离出相关肠道病毒。

（5）血清学检查：急性期与恢复期血清CoxA16、EV71等肠道病毒中和抗体有4倍以上的升高。

5. 鉴别诊断　水痘由感染水痘病毒所致。疱疹呈向心性分布，躯干、头面多，四肢少，疱壁薄，易破溃结痂，疱疹多呈椭圆形，且在同一时期、同一皮损区斑丘疹、疱疹、结痂并见为其特点。

6. 并发症　中枢神经系统感染、脊髓灰质炎样麻痹、神经源性肺水肿、循环障碍（暴发性心肌炎等）。

7. 西医治疗 对症治疗为主。
8. 中医辨证论治

（1）邪犯肺脾

证候：发热轻，或无发热，或流涕咳嗽、纳差恶心、呕吐泄泻，1~2d后或同时出现口腔内疱疹，破溃后形成小的溃疡，疼痛流涎，不欲进食。随病情进展，手掌、足跖部出现米粒至豌豆大斑丘疹，并迅速转为疱疹，分布稀疏；疹色红润，根盘红晕不著，疱液清亮，舌质红，苔薄黄腻，脉浮数。

治法：宣肺解表，清热化湿。

方药：**甘露消毒丹**加减。

（2）湿热蒸盛

证候：身热持续，烦躁口渴，痛痒剧烈，甚或拒食，小便黄赤，大便秘结，手、足、口部及四肢、臀部疱疹，疱疹色泽紫暗，分布稠密，或成簇出现，根盘红晕显著，疱液浑浊，舌质红绛，苔黄厚腻或黄燥，脉滑数。

治法：清热凉营，解毒祛湿。

方药：**清瘟败毒饮**加减。

第十四单元　寄生虫病

【复习指导】本部分内容比较简单，不作为重点复习，应掌握蛔虫病及蛲虫病的感染途径、临床表现及中医辨证论治。

一、蛔虫病

蛔虫病是由蛔虫寄生于人体内所致的疾病。

1. 西医病因及发病机制　蛔虫卵进入人体，发育为成虫，寄生于小肠、胆道或阑尾。
2. 中医病因病机　蛔虫虫卵；脾胃气机不利，疏泄失常。
3. 临床表现

（1）幼虫移行：蛔虫卵可移行至肺、脑、肝、脾、肾、甲状腺和眼，引起相应表现。

（2）成虫：与蛔虫数量及部位有关，常腹痛，位于脐周，不剧烈，喜按揉；部分患者烦躁易惊或磨牙。

（3）并发症：胆道蛔虫症、蛔虫性肠梗阻、肠穿孔及腹膜炎。

4. 辅助检查　粪便涂片可查到蛔虫虫卵。血常规可有嗜酸性粒细胞增多。
5. 诊断及鉴别诊断

（1）诊断：根据临床症状和体征，特别是有吐蛔虫或排蛔虫史，或粪便检查找到蛔虫虫卵可确诊。

（2）鉴别诊断：需与外科急腹症鉴别。

6. 西医驱虫治疗　①**甲苯达唑**：广谱驱虫药，对成虫、幼虫及虫卵均有作用。②**枸橼酸哌嗪**：阻断虫体神经肌接头冲动传递，使蛔虫不能吸附在肠壁上而随粪便排出。③阿苯达唑：为广谱驱虫药，可直接抑制虫体对葡萄糖的摄入，使虫体无法生存。

7. 中医辨证论治

原则：驱蛔杀虫，调理脾胃。

（1）蛔虫证

证候：脐周腹痛，时作时止，饮食不振，日见消瘦，大便不调，或恶心、呕吐，或吐蛔虫，或大便下虫。睡眠不安，寐中磨牙，甚则饮食异常；有的患儿面部出现淡色白斑，巩膜出现蓝色斑点，或下唇出现颗粒样大小白点。粪便镜检有蛔虫卵。

治法：驱蛔杀虫，调理脾胃。

方药：**使君子散**加减。

（2）蛔厥证

证候：具有蛔虫证的一般症状。突然右上腹阵发性绞痛，弯腰曲背，辗转不安，恶心、呕吐，肢冷汗出，常吐出蛔虫。重者腹痛持续，时轻时剧，畏寒发热，甚则出现黄疸。舌苔黄腻，脉弦数或滑数。

治法：安蛔定痛，继以驱虫。

方药：**乌梅丸**加减。

（3）虫瘕证

证候：蛔虫证一般症状，突发脐腹剧痛，频繁呕吐，或吐蛔虫，便秘腹胀，腹部条索或团状柔软包块，可移动。舌苔白或黄腻，脉滑数或弦数。

治法：通腑散结，驱蛔下虫。

方药：驱蛔承气汤加减。

二、蛲虫病

蛲虫病是由蛲虫寄生于人体所致的疾病。

1. 西医病因、病机及病理　蛲虫是本病主要病因。

2. 中医病因病机　脾胃失健，运化失司。

3. 临床表现　肛周及会阴部瘙痒。

4. 辅助检查　肛拭子涂片，于镜下可检查出蛲虫虫卵。

5. 诊断　有肛周、会阴瘙痒，同时见到成虫或检出虫卵。

6. 治疗　以杀虫止痒为主，可选恩波吡维铵、噻嘧啶、甲苯达唑等，本病重在防治。

第十五单元　小儿危重症的处理

【复习指导】本部分为考点较少，应注意与成人危重症的区别，熟悉儿童心搏、呼吸骤停的病因，掌握心搏呼吸骤停的诊断以及儿童心肺复苏中胸部按压、人工和呼吸与成人有区别的部分，掌握感染性休克的中医辨证论治。

一、心搏呼吸骤停与心肺复苏术

1. 病因病机

（1）呼吸骤停的病因：新生儿窒息、喉炎、喉痉挛、喉梗阻、气管异物、胃食管反流、哮喘等引起的气道梗阻；重症肺炎、肺透明膜病等肺组织疾病；脑水肿、脑疝、颅脑感染等中枢神经系统疾患；外周神经肌肉疾患；中毒等。

（2）心搏骤停的病因：心肌病、心肌炎、先天性心脏病、心力衰竭、严重心律失常等心脏疾患；循环系统状态不稳定，如失血性休克、严重低血压等；以及各种外伤及意外等。

（3）临床难以预料的易触发心搏呼吸骤停的高危因素：不适当胸部物理治疗、纤支镜检查、麻醉、气管插管、呼吸机的撤离等。

2. 心搏呼吸骤停临床表现及诊断

（1）突然昏迷：可在心搏停跳8~12s后出现，可有一过性抽搐。

（2）大动脉搏动消失：颈动脉、股动脉、肱动脉搏动消失，血压测不出。**突然昏迷、大动脉搏动消失**即可诊断心搏呼吸骤停。

（3）瞳孔扩大，瞳孔大小可反映脑细胞受损程度。

（4）心音消失或心跳过缓：心率＜60次/分，心音极微弱，亦需施行心脏按压。

（5）呼吸停止或严重呼吸困难。

（6）心电图表现：①心搏徐缓；②室性心动过速；③心室纤颤；④心室停搏。

3. 心肺复苏的步骤　争分夺秒，现场抢救，开始人工循环和呼吸，尽快恢复心跳，以迅速建立有效的血液循环和呼吸，保证全身，尤其是心、脑、等重要脏器的血流灌注及氧供应。

（1）胸部按压（C）：患儿仰卧置于硬板床上，对年长儿可用双掌法，即以双手掌根部重叠压住患儿胸骨中下1/3处，按压时双手肘关节伸直，有节奏地向脊柱方向压迫胸骨下段，对婴儿用双指法或拇指法，即两拇指放置于胸骨下1/3处，其余四指环绕胸廓，按压时仅拇指用力。按压频率至少为100次/分，按压幅度至少为胸廓前后径的1/3（婴儿约为4cm，儿童约为5cm）。心脏按压频率与人工通气频率之比为30∶2（单人施救），15∶2（两位医护人员施救）。

心脏按压有效的指征为：①可触及颈动脉或股动脉搏动。②扩大的瞳孔缩小，光反射恢复。③口唇及甲床颜色转红。④肌张力增强或有不自主运动；⑤出现自主呼吸。

（2）通畅气道（A）：①首先吸净口咽部分泌物、呕吐物或异物；②使头部后仰，使气道平直

（3）建立呼吸（B）：借助人工方法进行气体交换，需与心脏按压同时进行。①口对口人工呼吸 简单易行，操作时患儿平卧，头稍后仰，术者一手托住患儿下颌，另一手拇指与示指捏住患儿鼻孔。气体从患儿口腔吹入，然后放松鼻孔，让患儿肺内气体自动排出，吹气与排出时间为1∶2，吹气频率要求儿童为18~20次/分，婴儿为30~40次/分，数次吹气后应缓慢挤压患儿上腹部一次，以排除胃内气体。②简易复苏器人工呼吸。③气管插管人工呼吸是通气效果最佳的人工呼吸方法。

（4）药物治疗（D）：使用药物有助于促进自主呼吸与心搏的恢复，目的在于增加心、脑血流量，减轻酸中毒，提高室颤阈值，为除颤创造条件，减少脑再灌注损伤。常用药物有：①肾上腺素。为首选药物，适应于各种原因所致的心搏呼吸骤停。②碳酸氢钠。最初不宜使用，有效通气下，pH＜7.20，严重肺动脉高压、高血钾、肾上腺素给药效果不佳时使用。③阿托品。用于心脏复调后心动过缓。④葡萄糖。低血糖时给予。⑤钙剂。⑥利多卡因。心室颤动时使用。

二、感染性休克

1. 发病机制　微循环障碍、免疫炎性介质作用、神经-内分泌和其他体液因子作用。
2. 临床表现及诊断

（1）休克早期：脏器低灌注表现——烦躁面白肢冷，心率快，实验室检查高乳酸血症和低氧血症。

（2）休克中期：低血压和酸中毒——意识模糊，嗜睡，四肢厥冷，唇绀，血压下降，尿少无尿。

（3）休克晚期：血压明显下降，心音极度低钝，多脏器功能衰竭。

3. 西医治疗　原则：积极控制感染和抗休克。
4. 中医辨证论治

（1）热毒内闭

证候：高热，烦躁，或精神萎靡，甚则神志昏迷，强直抽搐，喉中痰鸣，胸腹灼热，面色苍白，手足厥冷，唇、指、趾发绀，口渴喜饮，小便短赤，大便秘结；舌红，苔黄燥，脉细数。

治法：清热解毒，通腑开窍。

方药：**清瘟败毒饮合小承气汤**加减。

（2）气阴亏竭证

证候：身热骤降，神志不清，面色苍白，呼吸浅促而弱，皮肤干燥，尿少口干，四肢厥冷，唇舌干绛；苔少而干，脉细数而无力。

治法：益气养阴，救逆固脱。

方药：**生脉散**加减。

（3）阴竭阳脱证

证候：神志不清，面色青灰，皮肤紫花或大片瘀斑，皮肤湿冷，四肢冰凉过肘膝，汗出如油，呼吸不整，体温不升，唇紫发青；舌淡苔白，脉微欲绝，或指纹淡隐。

治法：益气回阳，救逆固脱。

方药：**参附汤或参附龙牡救逆汤**加减。

第十六单元　中医相关病症

【复习指导】历年必考，本单元涉及疾病较多但考点不多，应掌握咳嗽、腹痛、积滞、厌食、急惊风、遗尿、汗证的中医病机及辨证论治。

一、咳嗽

咳嗽是指各种病原体侵犯喉部以上呼吸道的急性感染，包括急性鼻咽炎、急性咽炎、急性扁桃体炎。

（一）中医病因病机

以感受风邪为主，肺脾虚弱则是本病的主要内因。咳嗽的病变部位在肺，常涉及脾。病理机制为肺失宣肃。

外邪从口鼻或皮毛而入，邪侵于肺，肺气不宣，清肃失职，而发生咳嗽。小儿咳嗽亦常与脾相关。小儿脾常不足，脾虚生痰，上贮于肺，或咳嗽日久不愈，耗伤正气，可转为内伤咳嗽。

（二）中医辨证论治

本病治疗，总以宣降肺气为基本法则。应辨别病因、病位、病性、结合脏腑虚实特点、风痰食虚瘀病理因素辨证施治。此外应辨证与辨病结合进行治疗，以提高疗效。除内服汤药外，还可应用中成药、针灸、推拿等疗法。

1. 外感咳嗽

（1）风寒咳嗽

证候：咳嗽频作，咳声重浊，咽痒，痰白清稀，鼻塞流涕，恶寒无汗，发热头痛，全身酸痛；舌苔薄白，脉浮紧或指纹浮红。

治法：疏风散寒，宣肺止咳。

方药：**金沸草散**加减。

（2）风热咳嗽

证候：咳嗽不爽，痰黄黏稠，不易咯出，口渴咽痛，鼻流浊涕，伴发热恶风，头痛或微汗出；舌质红，苔薄黄，脉浮数或指纹浮紫。

治法：疏风解热，宣肺止咳。

方药：**桑菊饮**加减。

2. 内伤咳嗽

（1）痰热咳嗽

证候：咳嗽痰多，色黄黏稠，难以咯出，甚则喉间痰鸣，发热口渴，烦躁不宁或尿少色黄，大便干结；舌质红，苔黄腻，脉滑数或指纹紫。

治法：清肺化痰止咳。

方药：**清金化痰汤**加减。

（2）痰湿咳嗽

证候：咳嗽重浊，痰多壅盛，色白而稀，喉间痰声辘辘，胸闷，神乏困倦，纳呆；舌淡红，苔白腻，脉滑。

治法：燥湿化痰止咳。

方药：**三拗汤合二陈汤**加减。

（3）气虚咳嗽

证候：咳嗽反复不已，咳而无力，痰白清稀，面色苍白，气短懒言，语声低微，或自汗畏寒；舌淡嫩，边有齿痕，脉细无力。

治法：健脾补肺，益气化痰。

方药：六君子汤加减。

（4）阴虚咳嗽

证候：干咳无痰，或痰少而黏，或痰中带血，不易咯出，口渴咽干，喉痒，声音嘶哑，或午后潮热或手足心热；舌红，少苔，脉细数。

治法：养阴润肺。

方药：**沙参麦冬汤**加减。

二、腹痛

腹痛是指胃脘以下、脐周及耻骨以上部位发生的疼痛。

1. 中医病因病机　引起小儿腹痛的原因较多，主要是小儿脾胃薄弱，经脉未盛，易为各种病邪所干扰。六腑以通降为顺，经脉以流通为畅，感受寒邪、乳食积滞、脾胃虚寒、情志刺激、外伤损络，皆可使脾胃纳化失司，肠腑不通，皆可导致腹痛。

2. 辨病思路　腹痛的原因很多，辨病时首先要鉴别腹痛的原因是器质性病变，还是功能性病变。若腹部器官引起的腹痛，一定要与外科急腹症的鉴别。应详细询问患儿的年龄，腹痛起病的缓急、病程的长短及腹痛的性质、部位、发作诱因等。此外，还要注意，腹痛的伴随症状在鉴别诊断中也具有相当重要的意义。

（1）器质性疾病引起的腹痛：若疼痛持续不止，或逐渐加重，要考虑排除器质性疾病的腹痛。胃肠道感染、胃肠道梗阻、肠套叠、肝胆疾病、泌尿系统疾病、肝脾破裂等。

（2）功能性再发性腹痛：腹痛突然发作，持续时间不长，能自行缓解；腹痛以脐周为主，疼痛可轻可重，但腹部无明显特征；无伴随的病灶器官症状，如发热、呕吐、腹泻等；有反复发作的特点，每次发作时症状相似。

3. 中医辨证论治　腹痛的治疗以调理气机、疏通经脉为治疗原则，根据不同的证型分别治以温中散寒、消食导滞、通腑泻热、温中补虚、活血化瘀。

（1）腹部中寒

证候：腹部疼痛，阵阵发作，得温则舒，遇寒痛甚，肠鸣辘辘，面色苍白，痛甚者，额冷汗出，唇色紫暗，肢冷，或兼吐泻，小便清长；舌淡红，苔白滑，脉沉弦紧，或指纹红。

治法：温中散寒，理气止痛。

方药：**养脏散**加减。

（2）乳食积滞

证候：脘腹胀满，疼痛拒按，不思乳食，嗳腐吞酸，或时有呕吐，吐物酸馊，或腹痛欲泻，泻后痛减，矢气频作，粪便秽臭，夜卧不安，时时啼哭；舌淡红，苔厚腻，脉象沉滑，或指纹紫滞。

治法：消食导滞，行气止痛。

方药：**香砂平胃散**加减。

（3）胃肠结热

证候：腹部胀满，疼痛拒按，大便秘结，烦躁不安，烦热口渴，手足心热，唇舌鲜红；舌苔黄燥，脉滑数或沉实，或指纹紫滞。

治法：通腑泄热，行气止痛。

方药：大承气汤加减。

（4）脾胃虚寒

证候：腹痛绵绵，时作时止，痛处喜温喜按，面白少华，精神倦怠，手足不温，乳食减少，或食后腹胀，大便稀溏，唇舌淡白；脉沉缓，或指纹淡红。

治法：温中理脾，缓急止痛。

方药：小建中汤合理中丸加减。

（5）气滞血瘀

证候：腹痛经久不愈，痛有定处，痛如锥刺，或腹部癥块拒按，肚腹硬胀，青筋显露；舌紫暗或有瘀点，脉涩，或指纹紫滞。

治法：活血化瘀，行气止痛。

方药：**少腹逐瘀汤**加减。

三、积滞

积滞是指小儿内伤乳食，停聚中焦，积而不化，气滞不行所形成的一种脾胃病，以不思饮食，食而不化，脘腹胀满，嗳气酸腐，大便溏薄或秘结为临床特征。

1. 中医病因病机　积滞主要是因为喂养不当，乳食不节，伤及脾胃，致脾失健运，乳食停滞不化。其病位在脾胃，基本病理机制为**乳食停聚中脘**，积而不化，气滞不行。

（1）乳食内积。

（2）脾虚夹积。

若积久不消，迁延失治，则可进一步损伤脾胃，导致气血生化乏源，营养及生长发育障碍，形体日渐消瘦而转为疳证。

2. 诊断

（1）有伤乳、伤食史。

（2）以不思乳食，食而不化，脘腹胀满，嗳气酸腐，大便酸臭为特征。

（3）可伴有烦躁不安，夜间哭闹或呕吐等症。

（4）大便化验检查，可见不消化食物的残渣、脂肪滴。

3. 中医辨证论治　本病以**消食化积，理气行滞**为基本原则。实证以消食导滞为主，积滞化热者，佐以清解郁热；偏寒者，佐以温阳助运。积滞较重，或郁热结聚者，当通腑导滞，泻热攻下，但应中病即止，不可过用。虚实夹杂者，宜消补兼施。本病治疗，除内服药外，推拿及外治等也是常用疗法。该病在治疗时，一定要指导家长合理喂养。

（1）乳食内积

证候：不思乳食，嗳腐酸馊或呕吐食物、乳片，脘腹胀满，疼痛拒按，大便酸臭，或便秘，夜眠不安，苔白厚腻，脉象弦滑，或指纹紫滞。

治法：消乳化食，和中导滞。

方药：乳积者，**选消乳丸**加减。食积者，**选保和丸**加减。

（2）脾虚夹积

证候：面色萎黄，形体消瘦，神疲肢倦，不思乳食，食则饱胀，腹满喜按，大便稀溏酸腥，夹有乳片或不消化食物残渣，舌质淡，苔白腻，脉细滑，或指纹淡滞。

治法：健脾助运，消食化滞。

方药：**健脾丸**加减。

四、厌食

厌食是以较长时期食欲减退，厌恶进食，食量减少为临床特征的一种疾病。

1. 中医病因病机　本病多由喂养不当、他病伤脾、先天不足、情志失调引起，其病变脏腑主要在脾胃。胃司受纳，脾主运化，脾胃调和，则口能知五谷饮食之味，若**脾胃失健，纳化不和**，则造成厌食。

2. 中医辨证论治　治疗以**运脾开胃**为基本法则。宜以轻清之剂解脾胃之困，脾胃调和，脾运复健，则胃纳自开。脾运失健者，治以运脾开胃；脾胃气虚者，治以健脾益气；脾胃阴虚者，则治以滋养脾胃。在药物治疗的同时应注意饮食调养。

（1）脾失健运

证候：食欲不振，厌恶进食，食而乏味，食量减少，或伴胸脘痞闷，嗳气泛恶，大便干结不调，形体尚可，舌淡红，苔薄白或薄腻，脉尚有力。

治法：调和脾胃，运脾开胃。

方药：**不换金正气散**加减。

（2）脾胃气虚

证候：不思进食，食而不化，大便偏稀夹不消化食物，面色少华，形体偏瘦，肢倦乏力；舌质淡，苔薄白，脉缓无力。

治法：健脾益气，佐以助运。

方药：**异功散**加味。

（3）脾胃阴虚

证候：不思进食，食少饮多，皮肤失润，大便偏干，小便短黄，甚或烦躁少寐，手足心热；舌红少津，苔少或花剥，脉细数。

治法：滋脾养胃，佐以助运。

方药：**养胃增液汤**加减。

五、急惊风

急惊风发病急骤，临床以高热伴抽搐、昏迷为特征，多由外感时邪疫疠及暴受惊恐引起。四证八候。四证：**惊、风、痰、热**。八候：**搐、搦、掣、颤、反、引、窜、视**。

（一）中医病因病机

感受时邪、暴受惊恐。急惊风的产生主要是由于小儿感受时邪，化热化火，内陷心包，引动肝风，则惊风发作。其病变部位主要在**心、肝**二经，疾病性质以实为主。

（二）临床表现

1. 多见于3岁以下婴幼儿，5岁以上则逐渐减少。

2. 以发热、四肢抽搐、颈项强直、角弓反张、神志昏迷为主要临床表现。

3. 有明显的原发疾病，如感冒、肺炎喘嗽、疫毒痢、流行性腮腺炎、流行性乙型脑炎等。中枢神经系统感染者，神经系统检查病理反射阳性。

4. 通过血常规、血培养、大便常规、大便细菌培养、血培养、脑脊液等检查，以协助诊断疾病。

（三）中医辨证论治

本病以**痰、热、惊、风**四证为主要临床特点。痰有痰热、痰火和痰浊之分。风亦有外风和内风的不同。临床上常是痰、热、惊、风并俱，故以清热、豁痰、镇惊、息风为急惊风总的治疗原则。

1. 感受风邪

证候：发热，头痛，咳嗽，咽红，鼻塞流涕，烦躁不安，突然痉厥昏迷，抽搐，热退后抽痉自止；舌红，苔薄黄，脉浮数。

治法：疏风清热，息风定惊。

方药：**银翘散**加减。

2.温热疫毒

（1）邪陷心肝

证候：在原发温热疾病基础上，出现高热不退，头痛项强，恶心呕吐，以及突然肢体抽搐，双目上视，神志昏迷，面色发青，甚则肢冷脉伏，烦躁口渴；舌红，苔黄腻，脉数。

治法：平肝息风，清心开窍。

方药：**羚角钩藤汤合紫雪丹**加减。

（2）气营两燔

证候：病来急骤，高热，狂躁不安，剧烈头痛，神昏谵妄，抽痉，颈项强直，口渴，或见皮肤发斑出疹；舌质深红或红绛，苔黄燥，脉数。

治法：清气凉营，息风开窍。

方药：**清瘟败毒饮**加减。

（3）湿热疫毒

证候：持续高热，神志昏迷，谵妄烦躁，反复抽搐，腹痛拒按，呕吐，大便黏腻或夹脓血；舌红，苔黄腻，脉滑数。

治法：清热化湿，解毒息风。

方药：黄连解毒汤加减。

（4）暴受惊恐

证候：暴受惊恐后突然抽痉，惊惕不安，惊叫急啼，甚则神志不清，四肢厥冷，大便色青；苔薄白，脉乱不齐。

治法：镇惊安神，平肝息风。

方药：琥珀抱龙丸加减。

六、遗尿

遗尿又称尿床，是指5周岁以上的小儿睡中不自主排尿，醒后方知，每周2次以上，并持续3个月以上的一种病症。

1.中医病因病机　遗尿主要是膀胱不能约束所致，而造成膀胱失约的原因主要有：

（1）下元虚寒：小儿先天禀赋不足，后天病后失调，则肾气不固，下元虚寒，膀胱气化功能失调而致遗尿。

（2）肺脾气虚：患儿病后失调，致肺脾气虚，上虚不能制下，下虚不能上承，则水道制约无权而见遗尿。

（3）心肾失交：若因情志失调，导致心神不宁，水火不济，故夜梦纷纭，梦中遗尿，或欲醒而不能，小便自遗。

（4）肝经湿热：湿热之邪蕴郁肝经，致肝失疏泄，或湿热下注，移热于膀胱，致膀胱开合失司而遗尿。

2.中医辨证论治　遗尿的辨证重在辨清虚实寒热。遗尿日久，小便清长，量多次频，兼见形寒肢冷、乏力自汗者多为虚寒；遗尿初起，尿黄短涩，量少灼热，形体壮实，睡眠不宁，多为实热，本病以固涩止遗为总的治疗原则。

（1）下元虚寒

证候：睡中遗尿，醒后方觉，每晚1次以上，小便清长，面白虚浮，腰膝酸软，形寒肢冷，智力可较同龄儿稍差；舌淡，苔白，脉沉迟无力。

治法：温补肾阳，固涩止遗。

方药：**菟丝子散**加减。

（2）肺脾气虚

证候：睡中遗尿，尿频量多，面色无华，神疲乏力，少气懒言，食欲不振，大便溏薄，自汗出，易感冒；舌淡，苔薄白，脉缓弱。

治法：补肺健脾，固涩止遗。

方药：**补中益气汤合缩泉丸**加减。

（3）心肾失交

证候：梦中尿出，寐不安宁，易哭易惊，白天多动少静，记忆力差，或五心烦热，形体较瘦；舌红少苔，脉沉细而数。

治法：清心滋肾，安神固脬。

方药：**交泰丸合导赤散**加减。

（4）肝经湿热

证候：睡中遗尿，小便黄而少，性情急躁，夜梦纷纭，或夜间（齿介）齿；手足心热，面赤唇红，口渴多饮，甚或目睛红赤；舌红苔黄腻，脉滑数。

治法：清热利湿，缓急止遗。

方药：**龙胆泻肝汤**加减。

七、汗证

小儿在安静状态下，正常环境中，全身或局部出汗过多，甚则大汗淋漓的一种病证。多发生于5岁以内的小儿。

1. 中医病因病机

（1）肺卫不固：小儿脏腑娇嫩，形气未充，肺主皮毛，主腠理开阖，若肺气虚弱，或肺脾气虚，卫表不固，均可自汗或盗汗。

（2）营卫失调：营卫为水谷之气，营行脉中，卫行脉外，小儿营卫之气生成不足，或受疾病影响，或病后护理不当，营卫不和，致营气不能内守，卫气不能卫外而固密，则津液外泄，发为汗证。

（3）气阴亏虚：气属阳，血属阴，小儿血气嫩弱，大病久病之后，多气血亏损；或先天不足，后天失养的体弱小儿，气阴虚亏，气虚不能敛阴，阴亏虚火内盛，迫津外泄而为汗。

（4）湿热迫蒸：小儿脾常不足，或平素食甘肥厚腻，可致积滞内生，郁而生热。甘能助湿，肥能生热，蕴阻脾胃，湿热郁蒸，外泄肌表而致汗出。

2. 临床表现　小儿在安静状态下，正常环境中，全身或局部出汗过多，甚则大汗淋漓，尤以头颈、胸背部汗出明显。

3. 诊断

（1）小儿在安静状态下及正常环境中，全身或局部出汗过多，甚大汗淋漓。

（2）寐则汗出，醒时汗止者称为盗汗；不分寤寐而汗出过多者称为自汗。

（3）排除因环境、活动等客观因素及风湿热、结核病等疾病引起的出汗。

4. 中医辨证论治

（1）肺卫不固

证候：以自汗为主，或伴盗汗，以头颈、胸背部汗出明显，动则尤甚，神疲乏力，面色少华，平时易患感冒；舌质淡，苔薄白，脉细弱。

治法：益气固表。

方药：**玉屏风散合牡蛎散**加减。

（2）营卫失调

证候：以自汗为主，或伴盗汗，汗出遍身而抚之不温，畏寒恶风，不发热，或伴有低热，精神疲倦，胃纳不振；舌质淡红，苔薄白，脉缓。

治法：调和营卫。

方药：**黄芪桂枝五物汤**加减。

（3）气阴亏虚

证候：以盗汗为主，也常伴自汗，形体消瘦，汗出较多，神萎不振，心烦少寐，寐后汗多，或伴低热、口干、手足心灼热，哭声无力，口唇淡红；舌质淡，苔少或见剥苔，脉细弱或细数。

治法：益气养阴。

方药：生脉散加味。

（4）湿热迫蒸

证候：汗出过多，以额、心胸为甚，动则益甚，汗出肤热，汗渍色黄，口臭，口渴不欲饮，大便或秘或泻，臭秽，小便色黄；舌质红，苔黄腻，脉滑数。

治法：清热泻脾。

方药：**泻黄散**加减。

第九章 针灸学

第一单元 经络系统

【复习指导】本部分内容有一定难度，历年必考，应作为重点复习。其中经络概念、经络系统组成、十二经脉的名称及表里属络关系、分布和循行走向及交接规律是考试的重点，应熟练掌握；奇经八脉的概念、作用应熟悉；十五络脉、十二经筋的概念、分布应了解。

一、经络系统组成

（一）经络的概念

经络是**经脉**和**络脉**的总称，是人体内运行气血的通道。经脉贯通上下，沟通内外，是经络系统中的主干；络脉是经脉的分支，较经脉细小，纵横交错，遍布全身。

（二）经络系统的组成

经络系统是由经脉与络脉相互联系、彼此衔接而构成的体系。经脉包括**十二经脉、奇经八脉、十二经别、十二经筋、十二皮部**；络脉包括**十五络脉、浮络、孙络**等。

经络系统的组成见图9-1。

二、十二经脉

（一）概念

十二经脉是经络系统的主体，手三阴经、手三阳经、足三阳经、足三阴经的总称，又称之为"正经"。

（二）名称

十二经脉的名称由**手足、阴阳、脏腑**三部分命名。

手足表示经脉在上、下肢分布的不同，手经表示其外行路线分布于上肢，足经表示其外行路线分布于下肢。

脏腑表示经脉的脏腑属性，如膀胱经表示该经脉属膀胱。胆经表示该经属于胆。

阴阳表示经脉的阴阳属性及阴阳气的多寡。阴经包括太阴、少阴、厥阴；阳经包括阳明、太阳、少阳。

十二经脉分别为**手太阴肺经、手阳明大肠经、足阳明胃经、足太阴脾经、手少阴心经、手太阳小肠经、足太阳膀胱经、足少阴肾经、手厥阴心包经、手少阳三焦经、足少阳胆经**和**足厥阴肝经**。其中手太阴肺经、手厥阴心包经、手少阴心经为手三阴经；手阳明大肠经、手太阳小肠经、手少阳三焦经为手三阳经；足阳明胃经、足太阳膀胱经、足少阳胆经为足三阳经；足太阴脾经、足少阴肾经、足厥阴肝经为足三阴经（图9-2）。

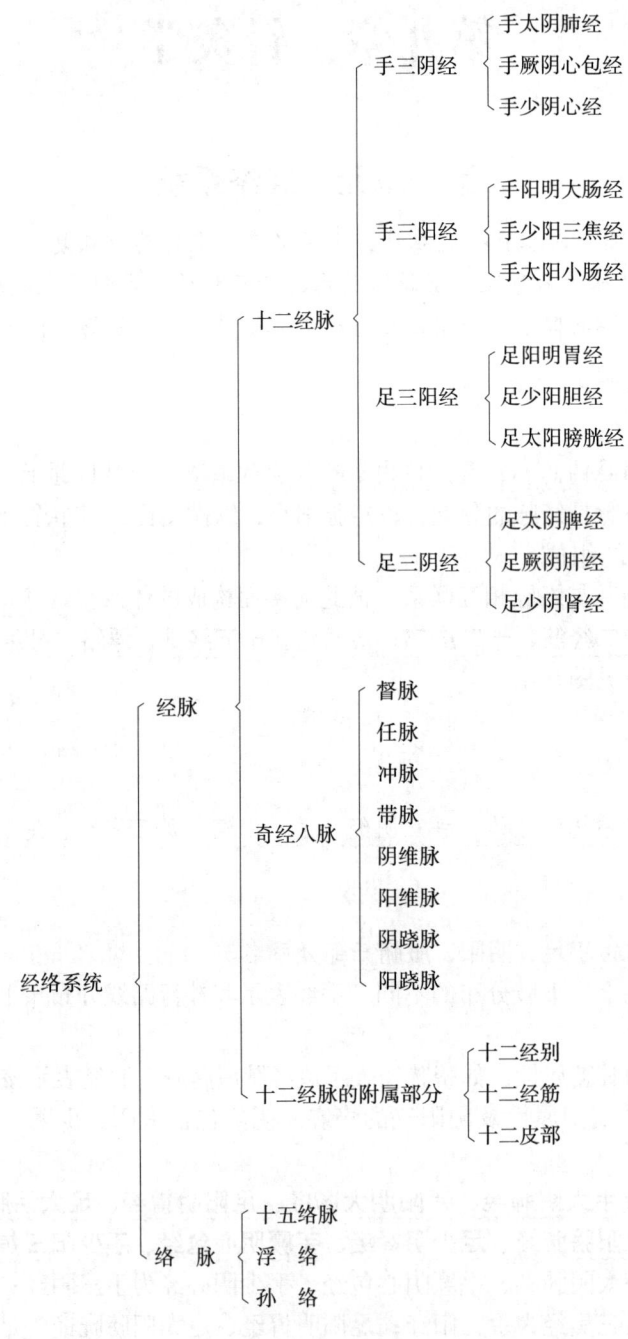

图9-1 经络系统的组成

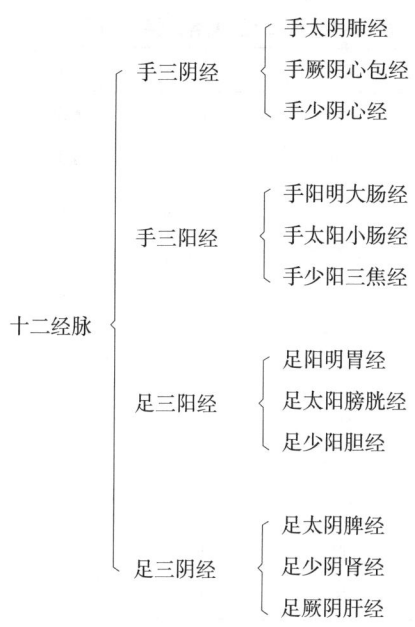

图 9-2 十二经脉名称

(三) 分布

十二经脉在体表左右对称地分布于头面、躯干和四肢，纵贯全身。以立正姿势，双上肢自然下垂，拇指向前的体位为标准。十二经脉中六条阴经分布于四肢内侧和胸腹，其中上肢的内侧是手三阴经，下肢内侧是足三阴经；六条阳经分布于四肢外侧和头面、躯干，其中上肢的外侧是手三阳经，下肢的外侧是足三阳经。

手、足三阳经在四肢的排列是**阳明在前，少阳在中，太阳在后**。手、足三阴经在四肢的排列基本是太阴在前、厥阴在中、少阴在后。但足三阴在小腿下半部及足背，其排列是厥阴在前、太阴在中、少阴在后，至内踝上 8 寸处足厥阴经同足太阴经交叉后，足厥阴循行在足太阴与足少阴之间，恢复太阴在前，厥阴在中，少阴在后的基本排列。

(四) 属络表里关系

十二经脉"内属于腑脏，外络于肢节"，在体内与脏腑有明确的属络关系。其中阴经属脏络腑主里，阳经属腑络脏主表（表 9-1）。

手太阴肺经属肺联络大肠，手阳明大肠经属大肠联络肺，足阳明胃经属胃联络脾，足太阴脾经属脾联络胃，手少阴心经属心联络小肠，手太阳小肠经属小肠联络心，足太阳膀胱经属膀胱联络肾，足少阴肾经属肾联络膀胱，手厥阴心包经属心包联络三焦，手少阳三焦经属三焦联络心包，足少阳胆经属胆联络肝，足厥阴肝经属肝联络胆。

十二经脉根据脏腑属络形成六对表里经。手太阴肺经与手阳明大肠经互为表里，足阳明胃经与足太阴脾经互为表里，手少阴心经与手太阳小肠经互为表里，足太阳膀胱经与足少阴肾经互为表里，手厥阴心包经与手少阳三焦经互为表里，足少阳胆经与足厥阴肝经互为表里。互为表里的经脉在生理上密切联系，病变时相互影响，治疗时相互为用。

· 765 ·

表 9-1 十二经脉属、络、表里关系

经脉	属	络	表里
手太阴肺经	肺	大肠	里
手阳明大肠经	大肠	肺	表
足阳明胃经	胃	脾	表
足太阴脾经	脾	胃	里
手少阴心经	心	小肠	里
手太阳小肠经	小肠	心	表
足太阳膀胱经	膀胱	肾	表
足少阴肾经	肾	膀胱	里
手厥阴心包经	心包	三焦	里
手少阳三焦经	三焦	心包	表
足少阳胆经	胆	肝	表
足厥阴肝经	肝	胆	里

（五）循行走向及交接规律

《灵枢·逆顺肥瘦》载："手之三阴，从藏走手；手之三阳，从手走头；足之三阳，从头走足；足之三阴，从足走腹。"十二经脉循行走向的基本规律是：**手三阴经从胸走手，手三阳经从手走头，足三阳经从头走足，足三阴经从足走腹（胸）**。

十二经脉的交接是：①相表里的阴经与阳经在**四肢末端**交接。如手太阴肺经在手食指与手阳明大肠经交接，手少阴心经在手小指与手太阳小肠经交接，手厥阴心包经在手无名指与手少阳三焦经交接，足阳明胃经在足大趾与足太阴脾经交接，足太阳膀胱经在足小趾与足少阴肾经交接，足少阳胆经从足跗上斜趋足大趾丛毛处与足厥阴肝经交接。②同名的阳经与阳经在**头面部**交接。如手阳明大肠经和足阳明胃经交接于鼻旁，手太阳小肠经与足太阳膀胱经在目内眦交接，手少阳三焦经与足少阳胆经在目外眦交接。③相互衔接的阴经与阴经在**胸中**交接。如足太阴脾经与手少阴心经交接于心中，足少阴肾经与手厥阴心包经交接于胸中，足厥阴肝经与手太阴肺经交接于肺中。

十二经脉循行走向与交接规律见图 9-3。

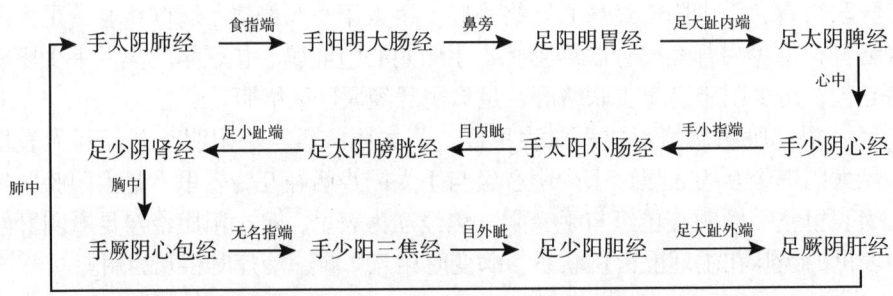

图 9-3 十二经脉循行走向与交接规律

三、奇经八脉

(一) 概念

奇经八脉包括**督脉、任脉、冲脉、带脉、阴维脉、阳维脉、阴跷脉、阳跷脉**八条经脉，是别道奇行的经脉。

奇经八脉与十二正经的区别包括：①不直属脏腑。虽然部分奇经循行经过脑、女子胞等奇恒之腑，但不属于相关脏腑。②除任脉、督脉外无专属穴位。任脉、督脉与十二正经均有本经腧穴，但冲脉、带脉、阴维脉、阳维脉、阴跷脉、阳跷脉均无本经腧穴。③奇经循行路线与正经明显不同，无首尾相接的特点。如带脉横行于腰部，督脉、任脉、冲脉均起于内生殖器。

(二) 作用

1. 沟通十二经脉之间的联系　督脉统领所有阳经，统摄全身阳气和真元，为"**阳脉之海**"。任脉妊养诸阴经，总摄全身阴气和精血，为"**阴脉之海**"。冲脉起于胞中，与督脉、任脉、足阳明经、足少阴经关系密切，故有"**十二经脉之海**"和"**血海**"之称，具有涵蓄十二经气血的作用。带脉约束了纵行躯干部的诸条经脉。阳维脉主一身之表，维系一身阴经，阴维脉主一身之里，维系一身阳经。阴、阳跷脉主肢体两侧的阴阳，调节下肢运动与寤寐。

2. 调节十二经脉气血　奇经八脉纵横交错循行于十二经脉之间，当十二经脉和脏腑之气旺盛时，奇经加以储蓄十二经脉及脏腑气血；当十二经脉生理功能需要时，奇经又能渗灌和供应十二经脉气血。

四、十五络脉

(一) 概念

十二经脉和任脉、督脉各自别出一络，加上脾之大络，总计15条，称为**十五络脉**，分别以其所别出处的腧穴（络穴）命名。

(二) 分布

1. 十二经脉的别络在四肢肘膝关节以下本经络穴分出后，均走向其相表里的经脉，阴经络脉走向阳经，阳经络脉走向阴经。

2. 任脉的别络，从胸骨剑突下鸠尾分出后，散布于腹部。

3. 督脉的别络，从尾骨下长强分出后，散布于头部，并走向背部两侧的足太阳经。

4. 脾的大络，出于腋下大包穴，散布于胸胁部。

五、十二经筋

(一) 概念

十二经筋是附属十二经脉的**肌肉系统**，是十二经脉之气**结聚散络**于筋肉关节的体系。

(二) 分布

十二经筋均从四肢末端走向头身，行于体表，不入内脏。

1. 循行分布过程中有结、聚、散、络的现象规律。结聚多在关节及肌肉丰厚处，并与邻近的他经相联结。逢骨节部位则结聚，遇胸腹壁或入胸腹腔则散布于该部而成片，但与脏腑无属络关系。

2. 阳经阳筋分布于项背和四肢外侧，阴经阴筋分布于胸腹和四肢内侧。

第二单元 经络的作用和经络学说的临床应用

【复习指导】经络的作用和经络学说的临床应用内容较为简单，历年考试时有涉及。其中经络的作用应掌握，经络学说的临床应用应熟悉。

一、经络的作用

经络可联系脏腑，沟通内外；运行气血，营养全身；抗御病邪，保卫机体。

（一）联系脏腑，沟通内外

十二经脉内属于脏腑，外络于肢节，经络具有联络脏腑和肢体的作用。人体的五脏六腑、四肢百骸、五官九窍、皮肉筋骨等组织器官依靠经络系统的联络沟通才能保持相对的协调与统一，完成正常的生理活动。十二经脉及其分支入里出表，纵横交错，通上达下联系了脏腑器官，奇经八脉沟通于十二经，经筋、皮部联结了肢体筋肉、皮肤，使人体的各脏腑组织器官成为有机的整体。

（二）运行气血，营养全身

经络是运行气血的通道，具有运行气血，协调阴阳和营养全身的作用。人体的各个脏腑、组织、器官有赖于气血的温养濡润，才能发挥正常作用。气血必须依赖经络的传注，才能输布全身，以濡润全身各脏腑组织器官，维持机体的正常功能。

（三）抗御病邪，保卫机体

营气行于脉中，卫气行于脉外，随经脉和络脉分布于周身，加强机体的防御能力，发挥抗御病邪、保卫机体的作用。

二、经络学说的临床应用

经络学说在临床上的应用，主要表现在诊断和治疗两个方面。

（一）诊断方面

1. 经络辨证 以经络学说为指导，对患者的症状、体征进行综合分析，判断病属何经，并确定病因、病性以及病机。如头痛一症，痛在前额部多与阳明经有关，痛在侧头部多与少阳经有关，痛在后头部多与太阳经有关，痛在巅顶部多与厥阴经有关。另外，临床上还可以根据所出现的证候进行辨证归经。如咳嗽、鼻流清涕、胸痛、上肢内侧前沿痛等，与手太阴肺经有关。

2. 经络望诊 中医临证可通过观察经络所过部位皮肤所发生的各种异常改变来诊断疾病。经络望诊要注意观察全身经络穴位的色泽、形态变化，如皮肤的皱缩、隆陷、松弛，以及颜色的变异、光泽的明晦、色素的沉着和斑疹的有无等。

3. 经络腧穴按诊 在经络腧穴部位上运用按压、触摸等方法来寻找异常变化，如压痛、麻木、硬结、条索状物、肿胀、凹陷等，借以诊断疾病。这一诊法常可为针灸临床治疗提供选穴的直接依据。经络按诊的部位多为背俞穴，其次是胸腹部的募穴以及四肢的原穴、郄穴、合穴或阿是穴等。切脉诊断，也是经络腧穴按诊的重要组成部分。目前临床常用的寸口诊脉即是在手太阴肺经寸口部切脉以判断病位、病性。

（二）治疗方面

1. **指导针灸治疗** 针灸治疗在明确辨证的基础上，除选用局部腧穴外，通常以循经取穴为主，即某一经络或脏腑有病，则选用该经或脏腑的所属经络或相应经脉的腧穴来治疗。例如上病下取，下病上取，中病旁取，左右交叉取以及前后对取等。如《四总穴歌》"肚腹三里留，腰背委中求，头项寻列缺，面口合谷收。"就是循经取穴的最好说明。

2. **指导药物归经** 药物按其主治性能可归入某经或某几经，因疾病可进行经脉辨证，主治某些病症的药物也就成为某经或某几经之药。徐灵胎《医学源流论》指出"如柴胡治寒热往来，能愈少阳之病；桂枝治畏寒发热，能愈太阳之病；葛根治肢体大热，能愈阳明之病。盖其止寒热、已畏寒、除大热，此乃柴胡、桂枝、葛根专长之事。因其能治何经之病，后人即指为何经之药。"均是经脉理论对药物归经的指导。

第三单元　腧穴的分类

【复习指导】本部分内容有一定难度，历年必考，应作为重点复习。其中十四经穴、经外奇穴、阿是穴的概念、经穴的特点是考试的重点，应熟练掌握。经穴的数量及奇穴、阿是穴的特点应熟悉。

腧穴分为十四经穴、经外奇穴、阿是穴。

一、十四经穴

（一）概念

归属于十二经脉和任脉、督脉的腧穴，亦即归属于十四经的穴位，总称**"十四经穴"**，简称**"经穴"**。

（二）特点

1. 有具体的穴名。
2. 有固定的位置。
3. 分布在十四经循行路线上。
4. 主治本经病证、相应脏腑病证。

（三）数量

1. 《黄帝内经》记载经穴约 160 个。
2. 清代《针灸逢源》记载经穴 361 个。
3. 2006年中华人民共和国国家标准《腧穴名称与定位》增加**印堂**为督脉经穴，记载经穴 **362 个**。

二、经外奇穴

（一）概念

凡未归入十四经穴范围，而有具体的位置和名称的经验效穴，统称**"经外奇穴"**，简称**"奇穴"**。奇穴是在"阿是穴"的基础上发展起来的。

（二）特点

1. 有具体的穴名。

2. 有固定的位置。
3. 主治范围单一，多数对某些病症有特殊疗效。

三、阿是穴

(一) 概念

阿是穴既不是经穴，也不是奇穴，而是根据按**压痛点**取穴。阿是穴常位于病变附近，也可位于距病变部位较远处。

(二) 特点

1. 无具体名称。
2. 无固定位置。
3. 有压痛或其他反应。
4. 主治局部病证。

第四单元 腧穴的主治特点和规律

【复习指导】本部分内容有一定难度。其中主治特点是考试的重点，应熟练掌握。主治规律应熟悉。

(一) 主治特点

腧穴的主治特点包括**近治作用、远治作用、特殊作用**。

1. **近治作用** 近治作用是指所有腧穴都能治疗其所在部位及邻近部位的病症，这是经穴、奇穴和阿是穴所共有的主治作用特点。即"腧穴所在，主治所在"。如膝关节附近的犊鼻、梁丘、血海、膝眼等穴，均能治膝关节疼痛；头部的百会、四神聪、太阳、头维、角孙诸穴，均能治疗头痛；上腹部的上脘、中脘、建里、梁门等穴，均能治疗胃病。

2. **远治作用** 十二经脉肘、膝关节以下的腧穴能治疗本经循行所到达的远隔部位的病症。这就是常说的"经络所过，主治所及"。《四总穴歌》"肚腹三里留，腰背委中求，头项寻列缺，面口合谷收。"充分体现了腧穴的远治作用。

3. **特殊作用** 部分腧穴具有双向调整、整体调整和相对的特异性治疗作用。如泄泻时针刺天枢能止泻，便秘时针刺则能通便；心动过速时针刺内关能减慢心率，心动过缓时针刺则可加快心率。有些穴位还能调治全身性的病症，这在手足阳明经穴和任督脉经穴中更为多见，如合谷、曲池、大椎可治外感发热；足三里、关元、膏肓俞具有增强人体防卫和免疫功能的作用。有些穴位的治疗作用还具有相对的特异性，如至阴穴可矫正胎位；阑尾穴可治阑尾炎等。

(二) 主治规律

腧穴的主治规律，可以归纳为分经主治规律和分部主治规律。

1. **分经主治规律** 分经主治规律是指某一经脉所属的经穴均可治疗该经循行部位及相应脏腑的病症。手三阴、手三阳、足三阴、足三阳、任脉和督脉经穴既具有各自的分经主治规律，同时在某些主治上有共同的特点。

(1) 手三阴经穴主治：**手太阴经、手厥阴经、手少阴经均可治疗胸部病；手厥阴经、手少阴经均可治疗神志病；手太阴经治疗肺病、喉病，手厥阴经治疗心病、胃病，手少阴经治疗心病。

（2）手三阳经穴主治：手阳明大肠经、手少阳三焦经、手太阳小肠经均可治疗眼病、咽喉病、热病；手少阳三焦经、手太阳小肠经均可治疗耳病；手阳明大肠经治疗前头部病证、鼻病、口齿病，手少阳三焦经治疗侧头部病、胁肋病，手太阳小肠经治疗后头部病、肩胛部病、神志病。

（3）足三阳经穴主治：足阳明胃经、足少阳胆经、足太阳膀胱经均可治疗神志病、热病；足少阳胆经、足太阳膀胱经均可治疗眼病；足阳明胃经治疗前头部病、口齿病、咽喉病、胃肠病，足少阳胆经治疗侧头部病、耳病、项部病、胁肋部病、胆病，足太阳膀胱经治疗后头部病、项部病、背腰病、肛肠病。

（4）足三阴经穴主治：足太阴脾经、足厥阴肝经、足少阴肾经均可治疗腹部病、妇科病；足厥阴肝经、足少阴肾经均可治疗前阴病；足太阴脾经治疗脾胃病，足厥阴肝经治疗肝病，足少阴肾经治疗肾脏病、肺病、咽喉病。

（5）任脉、督脉经穴主治：任脉、督脉均可治疗神志病、脏腑病、妇科病；任脉治疗中风脱证、虚寒证，督脉治疗中风昏迷、热病、头面病。

2. 分部主治规律　分部主治规律是指位于头面、颈项、胸腹、背腰部的经穴尽管所属经脉不同，但在治疗作用上具有节段性特点。

（1）头面、颈项部经穴主治规律：前头、侧头区经穴主治眼病、鼻病，后头区经穴主治神志病、头部病，项区经穴主治神志病、咽喉病、眼病、头项病，眼区经穴主治眼病，鼻区经穴主治鼻病，颈区经穴主治舌病、咽喉病、气管病、颈部病。

（2）胸腹背腰部经穴主治规律：胸膺部、上背部经穴主治肺、心上焦病，胁腹部、下背部经穴主治肝、胆、脾、胃中焦病，少腹部、腰尻部经穴主治前后阴、肾、肠、膀胱下焦病。

第五单元　特定穴

【复习指导】本部分内容难度较大，历年必考，应作为重点复习。其中五输穴、原穴、络穴、背俞穴、募穴、下合穴概念及临床应用是考试的重点，应熟练掌握；八脉交会穴、八会穴、郄穴的概念、运用应熟悉；交会穴的概念及临床应用应了解。

一、特定穴的概念及分类

（一）概念

十四经中具有特殊治疗作用，并按特定称号归类的腧穴，称为特定穴。

（二）分类

特定穴包括**五输穴、原穴、络穴、郄穴、八脉交会穴、下合穴、背俞穴、募穴、八会穴**以及交会穴等。

二、特定穴的分布特点、组成及临床应用

（一）五输穴

1. 概念

十二经脉在肘膝关节以下各有称为**井、荥、输、经、合**的五个腧穴，合称五输穴。有

关记载首见于《灵枢·九针十二原》:"所出为井、所溜为荥、所注为输、所行为经、所入为合"。这是按经气的由小到大,由浅入深所作的排列。

2. 分布特点与组成

五输穴按井、荥、输、经、合的顺序,从四肢末端向肘、膝方向排序。井穴多位于手足末端,荥穴多位于掌指关节或跖趾关节之前,输穴多位于掌指关节或跖趾关节之后,经穴多位于腕、踝关节附近,合穴位于肘膝关节附近。

每条经脉有5个穴位属于五输穴,人体一共有60个五输穴。五输穴配属五行的基本规律是**阴经井穴属木,阳经井穴属金**,并按井、荥、输、经、合五行相生顺序依次配合相应五输穴的五行属性。

十二经脉五输穴的穴名及其五行属性见表9-2、表9-3。

表9-2 阴经五输穴及五行属性

经脉名称	井(木)	荥(火)	输(土)	经(金)	合(水)
手太阴肺经	少商	鱼际	太渊	经渠	尺泽
手厥阴心包经	中冲	劳宫	大陵	间使	曲泽
手少阴心经	少冲	少府	神门	灵道	少海
足太阴脾经	隐白	大都	太白	商丘	阴陵泉
足少阴肾经	涌泉	然谷	太溪	复溜	阴谷
足厥阴肝经	大敦	行间	太冲	中封	曲泉

表9-3 阳经五输穴及五行属性

经脉名称	井(金)	荥(水)	输(木)	经(火)	合(土)
手阳明大肠经	商阳	二间	三间	阳溪	曲池
手少阳三焦经	关冲	液门	中渚	支沟	天井
手太阳小肠经	少泽	前谷	后溪	阳谷	小海
足阳明胃经	厉兑	内庭	陷谷	解溪	足三里
足少阳胆经	足窍阴	侠溪	足临泣	阳辅	阳陵泉
足太阳膀胱经	至阴	足通谷	束骨	昆仑	委中

3. 临床应用

(1)按五输穴主病特点选用:《难经·六十八难》云"井主心下满,荥主身热,输主体重节痛,经主喘咳寒热,合主逆气而泄。"现代临床运用中,井穴多用于急救,荥穴多用于热证,输穴多用于治疗关节疼痛,经穴治疗作用不典型,合穴治疗脏腑病证。

(2)按五行生克关系选用:根据《难经·六十九难》指出"虚者补其母,实者泻其子",将五输穴配属五行使用,按"生我者为母,我生者为子"的原则,虚证用母穴,实证用子穴，又称为"子母补泻取穴法"，也称为"补母泻子法"。

子母补泻取穴法分为**本经子母补泻**和**他经子母补泻**。例如，肺经病证，若为实证当"泻其子"，若为虚证当"补其母"。肺在五行属"金"，"土生金"，"土"为"金"之母；"金生水"，"水"为"金"之子。按本经选本经子母补泻，肺经实证当泻肺经子穴，五行属"水"的合穴尺泽；肺经虚证当补肺经母穴，五行属"土"的输穴太渊。按他经子母补泻，肾属"水"，脾属"土"，肾经为肺经的"子经"，脾经为肺经"母经"，肺经实证当泻肾经属"水"的合穴阴谷，肺经虚证当补脾经属"土"的输穴太白。各经子母补泻取穴法的具体取穴见表9-4。

表9-4 子母补泻取穴

		脏							腑					
		金	水	木	火	相火	土			金	水	木	火	相火	土
本经子母穴	经脉	肺经	肾经	肝经	心经	心包经	脾经	本经子母穴	经脉	大肠经	膀胱经	胆经	小肠经	三焦经	胃经
	母穴	太渊	复溜	曲泉	少冲	中冲	大都		母穴	曲池	至阴	侠溪	后溪	中渚	解溪
	子穴	尺泽	涌泉	行间	神门	大陵	商丘		子穴	二间	束骨	阳辅	小海	天井	厉兑
他经子母穴	母经	脾经	肺经	肾经	肝经	肝经	心经	他经子母穴	母经	胃经	大肠经	膀胱经	胆经	胆经	小肠经
	母穴	太白	经渠	阴谷	大敦	大敦	少府		母穴	足三里	商阳	足通谷	足临泣	足临泣	阳谷
	子经	肾经	肝经	心经	脾经	脾经	肺经		子经	膀胱经	胆经	小肠经	胃经	胃经	大肠经
	子穴	阴谷	大敦	少府	太白	太白	经渠		子穴	足通谷	足临泣	阳谷	足三里	足三里	商阳

（3）按时选用：经脉的气血运行与季节和每日时辰的不同有密切的关系。《难经·七十四难》云："春刺井，夏刺荥，季夏刺输，秋刺经，冬刺合。"提出季节顺序选穴。而子午流注针法根据一日之中十二经脉气血盛衰开合的时间，选用不同的五输穴。

（二）原穴、络穴

1. 概念 原穴是脏腑**原气**留止的部位，人体共有十二个原穴，故称为"十二原"。络穴是**络脉**由经脉分出之处的特定穴。十二经各有一络穴，加上任脉、督脉以及脾之大络的络穴，人体共有十五络穴。

2. 分布特点和组成 原穴分布在腕、踝关节附近的十二经上，阴经的原穴与五输穴中的输穴为同一穴，阳经原穴为专穴。十二经络穴都位于肘、膝关节以下，任脉之络穴鸠尾位于腹部，督脉络穴长强位于尾骨处，脾之大络大包位于侧胸。

具体原穴、络穴见表9-5。

表9-5 十二经脉原穴与络穴

经脉	原穴	络穴	经脉	原穴	络穴
手太阴肺经	太渊	列缺	手阳明大肠经	合谷	偏历
手厥阴心包经	大陵	内关	手少阳三焦经	阳池	外关
手少阴心经	神门	通里	手太阳小肠经	腕骨	支正
足太阴脾经	太白	公孙	足阳明胃经	冲阳	丰隆

· 773 ·

经脉	原穴	络穴	经脉	原穴	络穴
足少阴肾经	太溪	大钟	足少阳胆经	丘墟	光明
足厥阴肝经	太冲	蠡沟	足太阳膀胱经	京骨	飞扬

3. 临床应用 《灵枢·九针十二原》曰"五脏有疾也,应出十二原,而原各有所出,明知其原,睹其应,而知五脏之害矣。"原穴是脏腑原气经过、留止之处,发生脏腑病变时,就会反应到相应的原穴上。《灵枢·九针十二原》曰"凡此十二原者,主治五脏六腑之有疾者也。"原穴具有调治其脏腑经络虚实各证的功能。

十二经的络脉具有加强表里两经联系的作用,络穴能沟通表里两经,故有"一络通二经"之说。十二经的络穴既可治疗本经脉病证,又可治疗其表里经的病证。如肺经络穴列缺既能治疗肺经咳嗽、喘息,也能治疗大肠经的牙痛、头项痛等病证;肝经络穴蠡沟既能治疗肝经病证,又能治疗胆经病证。

原穴和络穴可以单独使用,也可相互配合使用。常把先病经脉的原穴和后病的相表里经脉的络穴相配合,称为"**原络配穴法**"和"**主客原络配穴法**"。如肺经先病,先取其原穴太渊,大肠后病,再取其络穴偏历。

(三) 俞穴、募穴

1. 概念 俞穴是脏腑之气输注于背腰部的腧穴。募穴是脏腑之气结聚于胸腹部的腧穴。

2. 分布特点和组成 俞穴分布于背腰部的膀胱经第一侧线上,大体依脏腑所处位置的高低而上下排列,六脏(包含心包)六腑各有一相应的俞穴,共12个,依据脏腑名称来命名。

募穴分布于胸腹部相关经脉上。六脏(包含心包)六腑各有一相应的募穴,共12个。募穴分布有在本经者,也有在他经者;有为双穴者,也有为单穴者。如肺的募穴中府分布于肺经,大肠募天枢分布于胃经。各脏腑俞穴、募穴见表9-6。

表9-6 脏腑俞穴与募穴

六脏	俞穴	募穴	六腑	俞穴	募穴
肺	肺俞	中府	大肠	大肠俞	天枢
心包	厥阴俞	膻中	三焦	三焦俞	石门
心	心俞	巨阙	小肠	小肠俞	关元
脾	脾俞	章门	胃	胃俞	中脘
肝	肝俞	期门	胆	胆俞	日月
肾	肾俞	京门	膀胱	膀胱俞	中极

3. 临床应用 俞穴和募穴都是脏腑之气输注和汇聚的部位,分布部位邻近对应的脏腑。①俞穴和募穴诊断脏腑病证。当相应脏腑发生疾病时,往往在俞穴或募穴上出现阳性反应,如压痛、敏感等。诊察按压俞穴、募穴,可结合其他辨证收集的资料,诊断脏腑的疾患;②俞穴和募穴主要用于治疗相关脏腑的病变。如:寒邪犯胃引起胃痛,可灸胃之募穴中脘;③俞穴和

募穴还可治疗与对应脏腑经络相联属的组织器官疾病，如心开窍于舌，主脉，故口舌生疮、脉症可选心俞。

（四）八脉交会穴

1. 概念 与奇经八脉相通的十二经脉在四肢部的八个腧穴。

2. 分布特点和组成 八脉交会穴均分布于肘、膝关节以下，包括**公孙、内关、后溪、申脉、足临泣、外关、列缺、照海**。

3. 临床应用 八脉交会穴可以单独应用，治疗各自相通的奇经病证，如督脉病变出现的腰脊强痛，选用督脉的后溪治疗，冲脉病变出现胸腹气逆，选用冲脉的公孙治疗。常把公孙和内关、后溪和申脉、足临泣和外关、列缺和照海相配，治疗两脉相合部位的疾病。如公孙配内关治疗心、胸、胃疾病，后溪配合申脉治疗目内眦、颈项、耳、肩部疾病，外关配足临泣治疗目锐眦、耳后、颊、颈、肩部疾病，列缺配照海治疗肺系、咽喉、胸膈疾病。具体见表9-7。

表9-7 八脉交会穴配伍及主治病证

穴名	主治	相配合主治
公孙	冲脉病证	心、胸、胃疾病
内关	阴维脉病证	
后溪	督脉病证	目内眦、颈项、耳、肩部疾病
申脉	阳跷脉病证	
足临泣	带脉病证	目锐眦、耳后、颊、颈、肩部疾病
外关	阳维脉病证	
列缺	任脉病证	肺系、咽喉、胸膈疾病
照海	阴跷脉病证	

（五）八会穴

1. 概念 八会穴指脏、腑、气、血、筋、脉、骨、髓的精气会聚的八个腧穴。

2. 分布特点和组成 八会穴于躯干部和四肢部，其中脏、腑、气、血、骨之会穴位于躯干部，筋、脉、髓之会穴位于四肢部。

八会穴包括**脏会章门，腑会中脘，气会膻中，血会膈俞，筋会阳陵泉，脉会太渊，骨会大杼，髓会悬钟**。

3. 临床应用 八会穴擅长治疗脏、腑、气、血、筋、脉、骨、髓有关的病证。如血证选膈俞，六腑病选中脘，气机阻滞、气机上逆取膻中。

（六）郄穴

1. 概念 郄穴是十二经脉、阴阳跷脉和阴阳维脉在四肢部经气深聚的部位。人体有十六个郄穴，称为"十六郄穴"。

2. 分布特点和组成 郄穴大多分布在四肢肘、膝关节以下。具体组成见表9-8。

表 9-8 十六郄穴

经脉	郄穴	经脉	郄穴
手太阴肺经	孔最	手阳明大肠经	温溜
手厥阴心包经	郄门	手少阳三焦经	会宗
手少阴心经	阴郄	手太阳小肠经	养老
足太阴脾经	地机	足阳明胃经	梁丘
足厥阴肝经	中都	足太阳膀胱经	外丘
足少阴肾经	水泉	足少阳胆经	金门
阴维脉	筑宾	阳维脉	阳交
阴跷脉	交信	阳跷脉	跗阳

3.临床应用　郄穴长于治疗本经循行部位及所属脏腑的急性病症。阳经郄穴多治疗急性痛证，阴经郄穴多治疗血症。如胃脘痛、乳房胀痛取梁丘，颈项痛取外丘，孔最治疗咯血，中都治疗崩漏。

（七）下合穴

1.概念　下合穴是六腑之气下合于足三阳经的六个腧穴。

2.分布特点和组成　下合穴全部分布在足三阳经膝关节及以下部位。大肠、小肠的下合穴属于胃经，三焦的下合穴属于膀胱经，胃、胆、膀胱的下合穴和本经五输穴中的合穴为同一穴位。

下合穴具体包括**胃的下合穴足三里**、**大肠的下合穴上巨虚**、**小肠的下合穴下巨虚**、**胆的下合穴阳陵泉**、**膀胱的下合穴委中**、**三焦的下合穴委阳**。

3.临床应用　根据《灵枢·邪气脏腑病形》指出"合治内腑"，下合穴治疗**六腑疾病**。如上巨虚治疗肠痈、痢疾，委中治小便不利、遗尿，委阳治疗腹满、腰部疼痛、腿足挛痛等。

（八）交会穴

1.概念　交会穴是指两经或数经相交会合的腧穴。

2.分布特点　多分布于头面、躯干部位。

3.临床应用　交会穴能治本经的疾病，也能兼治所交会经脉的疾病。如大椎是督脉的经穴，又与手足三阳相交会，可以治疗督脉和诸阳经的全身疾患。三阴交是足太阴脾经的经穴，又与足少阴肾经和足厥阴肝经相交会，可以治疗脾经、肝经和肾经的疾病。

第六单元　腧穴的定位方法

【复习指导】本部分内容有较大难度，历年必考，应作为重点复习。其中骨度分寸法是考试的重点，应熟练掌握。体表解剖标志定位法、手指同身寸定位法应熟悉。

定取腧穴的常用方法包括**骨度分寸定位法**、**体表解剖标志定位法**、**手指同身寸定位法**。

一、骨度分寸定位法

骨度分寸定位法，简称"骨度法"，是以骨节为主要标志测量周身各部的大小、长短，并依其尺寸按比例折算作为定穴的标准。不论男女老幼，肥瘦高矮，一概以此标准折量作为量取腧穴的依据。人体常用骨度分寸见表9-9。

表9-9　常用骨度分寸

部位	起止点	折量/寸	说明
头部	前发际正中至后发际正中 眉心至第7颈椎棘突下 眉心至前发际正中 第7颈椎棘突下至后发际正中	12 18 3 3	量取头部的直寸
	前额两发角之间 耳后两完骨（乳突）之间	9 9	量取头前部的横寸 量取头后部的横寸
胸腹部	胸剑结合中点至脐中 脐中至横骨上廉（耻骨联合上缘）	8 5	量取腹部的直寸
	两乳头之间（两锁骨中线之间）	8	量取胸腹部横寸，女性用锁骨中线代替
背腰部	两肩胛骨脊柱缘之间	6	量取背、腰部横寸
上肢部	腋前纹头（腋前皱襞）至肘横纹 腋后纹头（腋后皱襞）至肘尖 肘横纹至腕掌侧横纹 肘尖至腕背侧横纹	9 9 12 12	量取上臂直寸 量取前臂直寸
下肢部	横骨上廉至内辅骨上廉 内辅骨下廉至内踝尖 臀横纹至膝中	18 13 14	内辅骨上廉：股骨内侧髁上缘 内辅骨下廉：胫骨内侧髁下缘 内踝尖：内踝向内的凸起处
	髀枢至膝中 膝中至外踝尖 外踝尖至足底	19 16 3	膝中的水平线，前平膝盖下缘，后平腘横纹，屈膝时可平犊鼻穴

二、体表解剖标志定位法

以人体的各种体表标志为依据来确定腧穴部位的方法，又称自然标志定位法。体表标志，主要指分布于全身体表的骨性标志和肌性标志，可分为固定标志和活动标志两类。

（一）固定标志

固定标志定位法是利用五官、毛发、爪甲、乳头、脐窝和骨节凸起、凹陷及肌肉隆起等固定标志来取穴的方法。

如鼻尖取素髎；两眉中间取印堂；腓骨小头前下缘取阳陵泉；俯首显示最高的第7颈椎棘突下取大椎；两乳中间取膻中；胸骨下端与肋软骨分歧处取中庭等。背腰部的主要固定标志有：肩胛冈平第3胸椎棘突，肩胛骨下角平第7胸椎棘突，髂嵴最高点平第4腰椎棘突。

（二）活动标志

活动标志定位法是利用关节、肌肉、皮肤随活动而出现的孔隙、凹陷、皱纹等活动标志来取穴的方法。

外展上臂时肩峰前下方的凹陷中取肩髃；将拇指跷起，当拇长、短伸肌腱之间的凹陷中取阳溪；取穴时，正坐屈肘，掌心向胸，尺骨小头桡侧骨缝中取养老。

三、手指同身寸定位法

以患者本人的手指为尺寸折量标准来量取穴位的定位方法，又称手指比量法或指寸法。

（一）中指同身寸

以患者中指屈曲时中节桡侧两端纹头之间的距离为1寸。

（二）拇指同身寸

以患者拇指指间关节之宽度为1寸。

（三）横指同身寸

患者第2~5指并拢时中指近侧指间关节横纹水平的4指宽度为3寸。4横指为一夫，合三寸，故此法又称一夫法。

第七单元　手太阴肺经、腧穴

【复习指导】本部分内容有一定难度，历年必考，应作为重点复习。其中，肺经的经脉循行以及尺泽、列缺、太渊、鱼际、少商的定位、特定穴类别是考试的重点，应熟练掌握；常用腧穴主治应熟悉，复习时按照局部病证、远部脏腑病证、远部外经病证、特殊病证的顺序理解记忆；肺经主治概要应了解。

一、经脉循行

手太阴肺经共有2支。①主干：起始于中焦（胃），向下联络大肠，再返回沿胃上口（贲门）穿过横膈，进入胸腔属于肺。从肺系（气管、喉咙部）向外横行至腋窝下，沿上臂内侧下行，循行于手少阴与手厥阴经之前，向下至肘窝中，沿着前臂内侧桡骨尺侧缘下行，经寸口动脉搏动处，沿大鱼际桡侧缘直达拇指末端。②腕部支脉：从手腕后分出，沿着示指桡侧直达食指末端。

二、主治概要

1. 脏腑病证　咳嗽，气喘，少气不足以息，咯血，胸痛、胸部胀满，伤风等。
2. 外经病证　咽喉肿痛；肩背痛，肘臂挛痛，手腕痛等。

三、常用腧穴

（一）尺泽

1. 特定穴类别　合穴。
2. 定位　在肘区，肘横纹上，肱二头肌腱桡侧缘凹陷中。
3. 主治　①局部病证：肘臂挛痛。②远部脏腑病证：咳嗽，气喘，咯血，急性吐泻，中暑，小儿惊风。③远部外经病证：咽喉肿痛。

（二）列缺

1. 特定穴类别　络穴；八脉交会穴（通任脉）。
2. 定位　在前臂，腕掌侧远端横纹上1.5寸，拇短伸肌腱与拇长展肌腱之间，拇长展肌腱沟的凹陷中。
3. 主治　①局部病证：手腕痛；②远部脏腑病证：咳嗽，气喘；③远部外经病证：咽喉肿痛，牙痛，偏正头痛，项强，口眼㖞斜。

（三）太渊

1. 特定穴类别　输穴；原穴；八会穴之脉会。
2. 定位　在腕前区，桡骨茎突与舟状骨之间，拇长展肌腱尺侧凹陷中。
3. 主治　①局部病证：腕臂痛，无脉症。②远部脏腑病证：咳嗽，气喘。③远部外经病证：咽喉肿痛。

（四）鱼际

1. 特定穴类别　荥穴。
2. 定位　在手外侧，第1掌骨桡侧中点赤白肉际处。
3. 主治　①局部病证：掌中热。②远部脏腑病证：咳嗽，咯血，小儿疳积。③远部外经病证：咽干，咽喉肿痛，失声。

（五）少商

1. 特定穴类别　井穴。
2. 定位　在手指，拇指末节桡侧，指甲根角侧上方0.1寸。
3. 主治　①局部病证：手指肿痛，手指麻木。②远部脏腑病证：高热，昏迷，癫狂。③远部外经病证：咽喉肿痛，鼻衄。

第八单元　手阳明大肠经、腧穴

【复习指导】本部分内容有一定难度，历年必考，应作为重点复习。其中，大肠经的经脉循行以及商阳、合谷、手三里、曲池、肩髃、迎香的定位以及商阳、合谷、曲池的特定穴类别是考试的重点，应熟练掌握；常用腧穴主治应熟悉，复习时按照局部病证、远部脏腑病证、远部外经病证、特殊病证的顺序理解记忆；大肠经的主治概要应了解。

一、经脉循行

手阳明大肠经共有2支。①主干：起始于示指尖端，沿示指桡侧，经过第1、2掌骨之间，上行于腕后两筋之间，沿前臂外侧前缘、肘部外侧、上臂外侧前缘上行至肩部，经肩峰前，上行至背部，与诸阳经交会于大椎穴，向前进入缺盆，络于肺，下行穿过横膈，属于大肠。②缺盆部支脉：从缺盆上行至颈部，经面颊进入下齿之中，经口角到上唇，交会于人中，左右交叉，止于对侧鼻孔旁。

二、主治概要

1. 脏腑病证　腹胀，腹痛，肠鸣，泄泻；昏迷，眩晕，发热，癫狂。
2. 外经病证　咽喉肿痛，耳聋，齿痛，鼻衄；手臂酸痛、麻木，半身不遂，口眼㖞斜；瘾疹，痤疮，神经性皮炎。

三、常用腧穴

（一）商阳

1. 特定穴类型　井穴。
2. 定位　在手指，示指末节桡侧，指甲根角侧0.1寸。
3. 主治　①局部病证：手指麻木。②远部脏腑病证：热病，昏迷。③远部外经病证：齿痛，咽喉肿痛。

（二）合谷

1. 特定穴类别　原穴。
2. 定位　在手背，第2掌骨桡侧的中点处。
3. 主治　①局部病证：上肢疼痛，上肢不遂。②远部脏腑病证：发热恶寒，痛经，经闭，滞产。③远部外经病证：目赤肿痛，鼻衄，耳聋，牙痛，头痛，口眼㖞斜。④特殊病证：热病无汗或多汗、拔牙术、甲状腺手术等麻醉止痛。

（三）手三里

1. 定位　在前臂，阳溪穴与曲池穴连续上，肘横纹下2寸处。
2. 主治　①局部病证：肩臂痛麻、无力，上肢不遂。②远部脏腑病证：腹痛，腹泻。③远部外经病证：牙痛，颊肿。

（四）曲池

1. 特定穴类别　合穴。
2. 定位　在肘区，在尺泽与肱骨外上髁连线中点凹陷处。
3. 主治　①局部病证：手臂痹痛，上肢不遂。②远部脏腑病证：癫狂，热病，眩晕，腹痛，吐泻。③远部外经病证：咽喉肿痛，齿痛，目赤肿痛，瘾疹、湿疹、瘰疬。

（五）肩髃

1. 定位　在三角肌区，肩峰外侧缘前端与肱骨大结节两骨间凹陷中。
2. 主治　①局部病证：肩臂挛痛、上肢不遂。②远部外经病证：瘾疹，瘰疬。

（六）迎香

1. 定位　在面部，鼻翼外缘中点旁，鼻唇沟中。
2. 主治　①局部病证：鼻塞，鼻衄，口㖞，面痒。②特殊病证：胆道蛔虫症。

第九单元　足阳明胃经、腧穴

【复习指导】本部分内容有一定难度，历年必考，应作为重点复习。其中，胃经的经脉循行以及地仓、颊车、下关、头维、天枢、归来、足三里、上巨虚、丰隆、内庭的定位以及天枢、足三里、上巨虚、丰隆、内庭的特定穴类别是考试的重点，应熟练掌握；常用腧穴主治应熟悉，复习时按照局部病证、远部脏腑病证、远部官窍及经脉病证、特殊病证的顺序理解记忆；胃经主治概要应了解。

一、经脉循行

足阳明胃经共有6支。①起始支：起始于鼻旁，至鼻根，与足太阳经脉相汇合，沿鼻外侧下行，入上牙龈中，返回环绕口唇，入下唇交会于承浆穴。再向后沿下颌下缘，至大迎穴处，沿下颌角至颊车穴，上行到耳前，过足少阳经的上关穴处，沿发际至额颅部。②颈部支脉：从大迎前下走人迎穴，沿喉咙入缺盆，通过横膈，属于胃，联络于脾。③缺盆直行支脉：从缺盆沿胸部肌肉经过乳头下行，经脐旁到下腹部的气冲部。④胃下口支脉：从胃下口分出，沿腹内下行，至气冲部与缺盆直行支脉相汇合。由此经髀关下行，通过膝关节，再沿胫骨外侧前缘下行，经足背到第2足趾外侧端。⑤小腿支脉：从膝关节下三寸处分出，进入足中趾外侧。⑥足背支脉：从足背分出，沿足大趾内侧直行到末端。

二、主治概要

1. 脏腑病证　食欲不振，胃痛，呕吐，噎膈，腹胀，泄泻，痢疾，便秘；发热，癫狂。
2. 外经病证　目赤痛痒，目翳，眼睑瞤动；下肢痿痹，转筋；瘾疹，痤疮，神经性皮炎。

三、常用腧穴

（一）地仓
1. 定位　在面部，口角旁约0.4寸。
2. 主治　局部病证：流涎；口㖞，面痛。

（二）颊车
1. 定位　在面部，下颌角前上方一横指，闭口咬紧牙时咬肌隆起，放松时按之凹陷处。
2. 主治　局部病证：颊肿，齿痛，牙关不利，口角㖞斜。

（三）下关
1. 定位　在面部，颧弓下缘中央与下颌切迹之间凹陷中。
2. 主治　局部病证：牙关不利，面痛，齿痛，口眼㖞斜，耳聋，耳鸣，聤耳。

（四）头维
1. 定位　在头部，当额角发际直上0.5寸，头正中线旁开4.5寸。
2. 主治　局部病证；头痛，眩晕，目痛，迎风流泪。

（五）天枢
1. 特定穴类别　大肠之募穴。
2. 定位　在腹部，横平脐中，前正中线旁开2寸。
3. 主治　局部病证：腹痛，腹胀，便秘，腹泻，痢疾，月经不调，痛经。

（六）归来
1. 定位　在下腹部，脐中下4寸，前正中线旁开2寸。
2. 主治　局部病证：小腹痛，疝气，月经不调，带下，阴挺，闭经。

（七）足三里
1. 特定穴类别　合穴；胃之下合穴。
2. 定位　在小腿外侧，犊鼻下3寸，胫骨前嵴外1横指处，犊鼻与解溪连线上。
3. 主治　①局部病证：下肢痿痹。②远部脏腑病证：胃痛，呕吐，噎膈，腹胀，腹泻，痢疾，便秘，肠痈，心悸，眩晕，癫狂。③远部外经病证：乳痈。④特殊病证：虚劳诸证，强壮保健要穴。

（八）上巨虚
1. 特定穴类别　大肠之下合穴。
2. 定位　在小腿外侧，犊鼻下6寸，犊鼻与解溪连线上。
3. 主治　①局部病证：下肢痿痹。②远部脏腑病证：肠鸣，腹痛，腹泻，便秘，肠痈。

（九）丰隆
1. 特定穴类别　络穴。

2. 定位　在小腿外侧，外踝尖上8寸，胫骨前肌外缘；条口旁开1寸。
3. 主治　①局部病证：下肢痿痹。②远部脏腑病证：腹胀，便秘，头痛，眩晕，癫狂，咳嗽，痰多。

（十）内庭

1. 特定穴类别　荥穴。
2. 定位　在足背第2/3趾间，趾蹼缘后方赤白肉际处。
3. 主治　①局部病证：足背肿痛，跖趾关节痛。②远部脏腑病证：胃痛，吐酸，腹泻，痢疾，便秘。③远部外经病证：牙痛，咽喉肿痛，鼻衄。

第十单元　足太阴脾经、腧穴

【复习指导】本部分内容有一定难度，历年必考，应作为重点复习。脾经的经脉循行以及隐白、公孙、三阴交、阴陵泉、血海的定位以及隐白、公孙、阴陵泉的特定穴类别是考试的重点，应熟练掌握。常用腧穴主治应熟悉，复习时按照局部病证、远部脏腑病证、远部外经病证、特殊病证的顺序理解记忆；脾经主治概要应了解。

一、经脉循行

足太阴脾经共有2支：①主干：起始于足大趾末端，沿着大趾内侧赤白肉际，经过大趾本节后的第1跖趾关节后面，上行至内踝前面，再沿小腿内侧胫骨后缘上行，至内踝上8寸处交于足厥阴经之前，再沿膝股部内侧前缘上行，进入腹部，属脾，联络胃；再经过横膈上行，夹咽部两旁，系舌根，散舌下。②胃部支脉：从胃上膈，注心中。

二、主治概要

1. 脏腑病证　胃痛，呕吐，腹痛，泄泻，便秘；阴挺，不孕，月经过多，崩漏，遗精，阳痿。
2. 外经病证　下肢痿痹，胸胁痛。

三、常用腧穴

（一）隐白

1. 特定穴类别　井穴。
2. 定位　在足趾，大趾末节内侧，趾甲根角侧后方0.1寸。
3. 主治　远部脏腑病证：腹满，暴泻，**月经过多，崩漏，便血，尿血**，癫狂，多梦，惊风。

（二）公孙

1. 特定穴类别　络穴；八脉交会穴（通冲脉）。
2. 定位　在跖区，第1跖骨基底部的前下方赤白肉际处。
3. 主治　远部脏腑病证：胃痛，呕吐，腹痛，腹泻，痢疾，心烦失眠，**狂证，逆气里急，气上冲心**。

（三）三阴交

1. 定位　在小腿内侧，内踝尖上3寸，胫骨内侧缘后际。
2. 主治　①局部病证：下肢痿痹。②远部脏腑病证：肠鸣腹胀，腹泻，**月经不调，带下，阴挺，不孕，滞产，遗精，阳痿**，遗尿，心悸，**失眠**，眩晕。③外经病证：湿疹，荨麻疹。

（四）阴陵泉

1. 特定穴类别　**合穴**。
2. 定位　在小腿内侧，胫骨内侧髁下缘与胫骨内侧缘之间的凹陷中。
3. 主治　①局部病证：膝痛、下肢痿痹。②远部脏腑病证：**腹胀，腹泻，水肿，黄疸，小便不利，遗尿，尿失禁**，阴部痛，痛经，带下，遗精。

（五）血海

1. 定位　在股前区，髌骨内侧端上2寸，股内侧肌隆起处。
2. 主治　①局部病证：膝股内侧痛。②远部脏腑病证：**月经不调，痛经，经闭**。③外经病证：**瘾疹，湿疹，丹毒**。

第十一单元　手少阴心经、腧穴

【复习指导】本部分内容有一定难度，历年必考，应作为重点复习。其中，心经的经脉循行以及少海、通里、阴郄、神门、少冲的定位、特定穴类别是考试的重点，应熟练掌握。常用腧穴主治应熟悉，复习时按照局部病证、远部脏腑病证、远部外经病证、特殊病证的顺序理解记忆。心经经脉的主治概要应了解。

一、经脉循行

手少阴心经共有3支。①主干：起于**心中**，出属**心系**；经过横膈，联络小肠。②心系支脉：从心系向上，夹着**食道**上行，连于**目系**（眼球连接于脑的组织）。③心系直行支脉：从心系向上达**肺部**，向外下达腋窝部，再沿上臂内侧后缘，走行于手太阴经和手厥阴经的后面，到达肘窝；再沿前臂内侧后缘，至掌后豌豆骨部，进入掌内，止于**小指桡侧**末端。

二、主治概要

1. 脏腑病证　心痛，心悸，癫狂痫。
2. 外经病证　肩臂疼痛，胁肋疼痛，腕臂痛。

三、常用腧穴

（一）少海

1. 特定穴类别　**合穴**。
2. 定位　肘前区，横平肘横纹，肱骨内上髁前缘。
3. 主治　①局部病证：肘臂挛痛，臂麻手颤。②远部脏腑病证：**心痛，癔症**。③远部外经病证：头项痛，腋胁部痛，**瘰疬**。

（二）通里

1. 特定穴类别　**络穴**。
2. 定位　在前臂前区，腕掌侧远端横纹上1寸，尺侧腕屈肌腱的桡侧缘。
3. 主治　①局部病证：腕臂痛；②远部脏腑病证：心悸，怔忡，**舌强不语，暴喑**。

（三）阴郄

1. 特定穴类别　**郄穴**。
2. 定位　在前臂前区，腕掌侧远端横纹上0.5寸，尺侧腕屈肌腱的桡侧缘。

3. 主治　远部脏腑病证：心痛，惊悸，**骨蒸盗汗，吐血，衄血**。

（四）神门

1. 特定穴类别　**输穴；原穴**。
2. 定位　在腕前区，腕掌侧远端横纹尺侧端，尺侧腕屈肌腱的桡侧凹陷处。
3. 主治　远部脏腑病证：**心痛，心烦，惊悸，怔忡，健忘，失眠，痴呆，癫狂痫**，高血压，胸胁痛。

（五）少冲

1. 特定穴类别　**井穴**。
2. 定位　在手指，小指末节桡侧，指甲根角侧上方0.1寸。
3. 主治　远部脏腑病证：心悸，心痛，**癫狂，昏迷，热病**。

第十二单元　手太阳小肠经、腧穴

【复习指导】本部分内容有一定难度，历年必考，应作为重点复习。其中，小肠经的经脉循行以及少泽、后溪、养老、天宗、听宫的定位，少泽、后溪、养老的特定穴类别是考试的重点，应熟练掌握。常用腧穴主治应熟悉，复习时按照局部病证、远部脏腑病证、远部外经病证、特殊病证的顺序理解记忆。小肠经经脉的主治概要应了解。

一、经脉循行

手太阳小肠经共有3支。①主干：起于手**小指尺侧**端，沿着手背外侧至腕部，经尺骨茎突沿着前臂外侧后缘，经尺骨鹰嘴与肱骨内上髁之间，沿上臂外侧后缘，到达肩关节，绕行肩胛部，交会于大椎，向后进入缺盆部，**络心**，沿着**食管**，经过横膈，到达**胃**部，属于**小肠**。②缺盆部支脉：从缺盆分出，沿着颈部，上达面颊，到目外眦，向后进入**耳中**。③面颊部支脉：从颊部分出，上行目眶下，抵于鼻旁，至目内眦，斜行络于颧骨部。

二、主治概要

1. 脏腑病证　泄泻，疟疾，昏迷，发热。
2. 外经病证　目翳，咽喉肿痛，项背强痛，腰背痛，手指及肘臂挛痛。

三、常用腧穴

（一）少泽

1. 特定穴类别　**井穴**。
2. 定位　在手指，小指末节尺侧，指甲根角侧上方0.1寸。
3. 主治　①远部脏腑病证：**乳少，乳痈，昏迷，热病**。②远部外经病证：目翳，头痛，咽喉肿痛。

（二）后溪

1. 特定穴类别　**输穴；八脉交会穴（通督脉）**。
2. 定位　在手内侧，第5掌指关节尺侧近端赤白肉际凹陷中。
3. 主治　①局部病证：手指及肘臂挛痛。②远部脏腑病证：**癫狂痫，盗汗，疟疾**。③远部外经病证：耳聋，目赤。④特殊病证：头项强痛，腰背痛。

（三）养老
1. 特定穴类别 **郄穴**。
2. 定位 在前臂后区，腕背横纹上1寸，尺骨头桡侧凹陷中。
3. 主治 ①局部病证：肘、臂酸痛。②远部外经病证：**头痛，面痛，目视不明**，肩背酸痛，急性腰痛。

（四）天宗
1. 定位 在肩胛区，肩胛冈中点与肩胛冈下角连线上1/3与下2/3交点凹陷中。
2. 主治 ①局部病证：肩胛疼痛，肩背部损伤。②远部脏腑病证：**乳痈，气喘**。

（五）听宫
1. 定位 在面部，耳屏正中与下颌骨髁突之间的凹陷中。
2. 主治 ①局部病证：**耳鸣，耳聋，聤耳**，牙痛。②远部脏腑病证：癫狂痫。

第十三单元 足太阳膀胱经、腧穴

【复习指导】本部分内容有一定难度，历年必考，应作为重点复习。其中，膀胱经的经脉循行以及睛明、攒竹、天柱、肺俞、心俞、膈俞、肝俞、脾俞、肾俞、大肠俞、次髎、委中、承山、昆仑、申脉、至阴的定位，肺俞、心俞、膈俞、肝俞、脾俞、肾俞、大肠俞、委中、昆仑、申脉、至阴的特定穴类别是考试的重点，应熟练掌握。常用腧穴主治应熟悉，复习时按照局部病证、远部脏腑病证、远部外经病证、特殊病证的顺序理解记忆。膀胱经经脉的主治概要应了解。

一、经脉循行

足太阳膀胱经共有5支。①起始支：起于**内眦**，向上过额部，与督脉交会于头顶。②头顶支脉：从头顶分出到**耳上角**。③头顶直行支脉：从头顶入颅内**络脑**，再浅出沿枕项部下行，从肩胛内侧脊柱两旁下行到达腰部，进入脊旁肌肉，入**络肾**，**属膀胱**。④腰部支脉：从腰中分出，向下夹脊旁，通过臀部，进入腘窝中。⑤肩胛部支脉：从左右肩胛内侧分别下行，穿过脊旁肌肉，经过髋关节部，沿大腿外侧后缘下行，会合于腘窝内，向下通过腓肠肌，出外踝的后方，沿第5跖骨粗隆，至**小趾外侧**末端。

二、主治概要
1. 脏腑病证 尿频，尿潴留。
2. 外经病证 头痛、鼻塞、鼻衄、项、背、腰、下肢疼痛。

三、常用腧穴

（一）睛明
1. 定位 在面部，目内眦内上方眶内侧壁凹陷中。
2. 主治 ①局部病证：**目赤肿痛，流泪，视物不明，目眩，近视，夜盲，色盲**。②远部脏腑病证：心悸，怔忡。③远部外经病证：急性腰扭伤，坐骨神经痛。

（二）攒竹

1. 定位　在面部，眉头凹陷中，额切迹处。
2. 主治　①局部病证：头痛，眉棱骨痛，**眼睑瞤动，眼睑下垂，口眼㖞斜**，目视不明，流泪，目赤肿痛。②远部外经病证：**急性腰损伤**。③特殊病证：**呃逆**。

（三）天柱

1. 定位　在颈后区，横平第2颈椎棘突上际，斜方肌外缘凹陷中。
2. 主治　①局部病证：**后头痛，项强，肩背腰痛**。②远部脏腑病证：癫狂痫，热病。③远部外经病证：鼻塞，目赤肿痛，目视不明。

（四）肺俞

1. 特定穴类别　**肺之背俞穴**。
2. 定位　在脊柱区，第3胸椎棘突下，后正中线旁开1.5寸。
3. 主治　①脏腑病证：**咳嗽，气喘，咯血，骨蒸潮热，盗汗**。②远部外经病证：皮肤瘙痒，瘾疹。

（五）心俞

1. 特定穴类别　**心之背俞穴**。
2. 定位　在脊柱区，第5胸椎棘突下，后正中线旁开1.5寸。
3. 主治　脏腑病证：**心痛，惊悸，失眠，健忘，癫痫**；咳嗽，吐血。

（六）膈俞

1. 特定穴类别　**八会穴之血会**。
2. 定位　在脊柱区，第7胸椎棘突下，后正中线旁开1.5寸。
3. 主治　①局部病证：呕吐，呃逆，气喘。②血证：贫血，**吐血，便血**；皮肤瘙痒，瘾疹。③特殊病证：**潮热，盗汗**。

（七）肝俞

1. 特定穴类别　**肝之背俞穴**。
2. 定位　在脊柱区，第9胸椎棘突下，后正中线旁开1.5寸。
3. 主治　①局部病证：脊背痛。②脏腑病证：**黄疸，胸胁疼痛**；癫狂痫。③目病：目赤，目视不明，目眩，夜盲，迎风流泪。

（八）脾俞

1. 特定穴类别　**脾之背俞穴**。
2. 定位　在脊柱区，第11胸椎棘突下，后正中线旁开1.5寸。
3. 主治　①局部病证：背痛。②脏腑病证：**腹胀，纳呆，呕吐，腹泻，痢疾，便血，水肿**，多食易饥，身体消瘦。

（九）肾俞

1. 特定穴类别　**肾之背俞穴**。
2. 定位　在脊柱区，第2腰椎棘突下，后正中线旁开1.5寸。
3. 主治　①脏腑病证：**遗尿，遗精，阳痿，早泄，月经不调，带下，不孕不育，慢性腹泻，腰痛**，消渴，头晕。②耳病：耳鸣，耳聋。

（十）大肠俞

1. 特定穴类别　**大肠之背俞穴**。

2. 定位　在脊柱区，第4腰椎棘突下，后正中线旁开1.5寸。
3. 主治　①局部病证：腰腿痛。②脏腑病证：**腹胀，腹泻，便秘**。

（十一）次髎
1. 定位　在骶区，正对第2骶后孔中。
2. 主治　①局部病证：腰骶痛；**月经不调，痛经，带下，小便不利，遗精，疝气**。②远部外经病证：下肢痿痹。

（十二）委中
1. 特定穴类别　**合穴；膀胱之下合穴**。
2. 定位　在膝后区，腘横纹中点。
3. 主治　①局部病证：下肢痿痹。②远部脏腑病证：小便不利，遗尿，腹痛，急性吐泻。③外经病证：**腰背痛**。④特殊病证：**皮肤瘙痒，疔疮，丹毒**。

（十三）承山
1. 定位　小腿后区，腓肠肌两肌腹与肌腱交角处。
2. 主治　①局部病证：腰腿拘急、疼痛。②特殊病证：**痔疾，便秘 腹痛，疝气**。

（十四）昆仑
1. 特定穴类别　**经穴**。
2. 定位　在踝区，外踝尖与跟腱之间的凹陷中。
3. 主治　①局部病证：足踝肿痛。②远部脏腑病证；**癫痫**。③远部外经病证：腰骶疼痛，**后头痛，项强，目眩**。④**滞产**。

（十五）申脉
1. 特定穴类别　**八脉交会穴（通阳跷脉）**。
2. 定位　在踝区，外踝尖直下，外踝下缘与跟骨之间凹陷中。
3. 主治　①远部脏腑病证：**头痛，眩晕，癫狂痫**。②远部外经病证；腰腿酸痛。③特殊病证：**失眠**。

（十六）至阴
1. 特定穴类别　**井穴**。
2. 定位　在足趾，小趾末节外侧，趾甲根角侧后方0.1寸。
3. 主治　①远部外经病证：头痛，目痛，鼻塞，鼻衄。②特殊病证：**胎位不正，滞产**。

第十四单元　足少阴肾经、腧穴

【复习指导】本部分内容难度较大，历年必考，应作为重点复习。其中肾经的经脉循行以及涌泉、太溪、照海、复溜的定位、特定穴类别是考试的重点，应熟练掌握。常用腧穴主治应熟悉，复习时按局部病证、远部脏腑病证、远部外经病证、特殊病证的顺序理解记忆。肾经主治概要应了解。

一、经脉循行

足少阴肾经共有3支。①主干：起于**足小趾下**，斜走**足心**，行足舟骨粗隆下，经过内踝后方，向下进入**足跟**中，沿小腿内侧上行，经腘窝内侧，沿大腿内侧后缘上行，**贯脊柱**，属于**肾**，络于**膀胱**。②体内直行支脉：从肾脏依次向上经过**肝、膈**，入于**肺脏**，沿着**喉咙**，夹**舌根**旁。③肺部支脉：从肺分出后联络**心**，注于**胸中**。

二、主治概要

1. 脏腑病证　月经不调，遗精，阳痿；水肿，泄泻，小便频数；气喘，咯血；头痛等。
2. 外经病证　耳鸣，耳聋，咽喉肿痛，牙痛，目眩；股内后侧痛，下肢厥冷，足内踝肿痛等。

三、常用腧穴

（一）涌泉

1. 特定穴类别　**井穴**。
2. 定位　在足底，屈足卷趾时足心最凹陷中；约当足底第2、3趾蹼缘与足跟连线的前1/3与后2/3交点凹陷中。
3. 主治　①局部病证：足心热；②远部脏腑病证：**昏厥，中暑，小儿惊风**，癫狂痫；**头痛，头晕，目眩，失眠；奔豚气**；咯血，咽喉肿痛，喉痹，失声；大便难，小便不利。

（二）太溪

1. 特定穴类别　**输穴；原穴**。
2. 定位　在足踝区，内踝尖与跟腱之间凹陷中。
3. 主治　①局部病证：下肢厥冷，内踝肿痛。②远部脏腑病证：**头痛，目眩，失眠，健忘，遗精，阳痿，月经不调；消渴，小便频数，便秘；气喘，咳嗽**，咯血，胸痛。③远部外经病证：腰脊痛；**耳鸣，耳聋，咽喉肿痛，齿痛**。

（三）照海

1. 特定穴类别　**八脉交会穴（通阴跷脉）**
2. 定位　在踝区，内踝尖下1寸，内踝下缘边际凹陷中。
3. 主治　①局部病证：内踝肿痛。②远部脏腑病证：**失眠**，癫痫；月经不调，痛经，带下，阴挺；小便频数，癃闭。③远部外经病证：**咽喉干痛**，目赤肿痛。

（四）复溜

1. 特定穴类别　**经穴**。
2. 定位　在小腿内侧，内踝尖上2寸，跟腱前缘。
3. 主治　①局部病证：下肢痿痹。②远部脏腑病证：**水肿、汗证（无汗或多汗）**；腹胀，腹泻，肠鸣。③远部外经病证：腰脊强痛。

第十五单元　手厥阴心包经、腧穴

【复习指导】本部分内容难度较大，历年必考，应作为重点复习。其中心包经的经脉循行以及曲泽、郄门、内关、劳宫的定位、特定穴类别是考试的重点，应熟练掌握。常用腧穴主治应熟悉，复习时按局部病证、远部脏腑病证、远部外经病证、特殊病证的顺序理解记忆。心包经主治概要应了解。

一、经脉循行

手厥阴心包经共有2支。①主干：起于**胸中**，出属**心包络**，向下经横膈自胸至腹依次联络上、中、下三焦。②胸部支脉：从胸部向外侧循行，至腋下3寸再向上抵达腋部，沿上臂内侧向下循行于手太阴、手少阴经之间，进入肘中再向下至前臂，沿尺桡骨之间，向下进入掌中，循行至**中指末端**。

二、主治概要

1. 脏腑病证　心痛，心悸，心烦，胸闷，癫狂痫；胃痛，呕吐等。
2. 外经病证　上臂内侧痛，肘、臂、腕挛痛，掌中热等。

三、常用腧穴

（一）曲泽

1. 特定穴类别　**合穴**。
2. 定位　在肘前区，肘横纹上，肱二头肌腱尺侧缘凹陷中。
3. 主治　①局部病证：肘臂挛痛，上肢颤动。②远部脏腑病证：心痛，心悸，善惊；胃痛，呕血，呕吐；**暑热病**。

（二）郄门

1. 特定穴类别　**郄穴**。
2. 定位　在前臂前区，腕掌侧远端横纹上5寸，掌长肌腱与桡侧腕屈肌腱之间。
3. 主治　①远部脏腑病证：癫痫；急性心痛，心悸，心烦，胸痛，**咯血，呕血，衄血**。②特殊病证：**疔疮**。

（三）内关

1. 特定穴类别　**络穴；八脉交会穴（通阴维脉）**。
2. 定位　在前臂前区，腕掌侧远端横纹上2寸，掌长肌腱与桡侧腕屈肌腱之间。
3. 主治　①局部病证：肘、臂、腕拘急挛痛。②远部脏腑病证：**心痛，胸闷，心动过速或过缓；胃痛，呕吐，呃逆；失眠，郁证，癫狂痫；中风，眩晕**。③远部外经病证：**偏瘫，偏头痛**。

（四）劳宫

1. 特定穴类别　**荥穴**。
2. 定位　在掌区，横平第3掌指关节近端，第2、3掌骨之间偏于第3掌骨。
3. 主治　①局部病证：**鹅掌风**。②远部脏腑病证：心痛，烦闷，**癫狂痫；中风昏迷，中暑**。③远部外经病证：口疮，口臭。

第十六单元　手少阳三焦经、腧穴

【复习指导】本部分内容难度较大，历年必考，应作为重点复习。其中三焦经的经脉循行以及中渚、外关、支沟、肩髎、翳风、丝竹空的定位，中渚、外关、支沟的特定穴类别是考试的重点，应熟练掌握。常用腧穴主治应熟悉，复习时按局部病证、远部脏腑病证、远部外经病证、特殊病证的顺序理解记忆。三焦经主治概要应了解。

一、经脉循行

手少阳三焦经共有3支。①主干：起于**环指尺侧末端**，向上经小指与环指之间、手腕背侧，上达前臂外侧，沿桡骨和尺骨之间，过肘尖，沿上臂外侧上行至肩，交出足少阳经之后，入缺盆部，布于胸中，**散络于心包**，向下通过横膈，从胸部至腹部，依次**属于上、中、下三焦**。②胸部支脉：从膻中分出，向上出缺盆部，沿颈项上行，经耳后直上出于耳上方，再向下行至面颊，到达**眼眶下部**。③耳部支脉：从耳后分出，进入**耳**中，再出于耳前，经上关、面颊至**目外眦**。

二、主治概要

1. 脏腑病证　腹胀，水肿，遗尿小便不利，胸胁痛，热病汗出，头痛。
2. 外经病证　肩臂外侧痛，上肢挛急、麻木，不遂；目赤肿痛，耳鸣，耳聋。

三、常用腧穴

（一）中渚

1. 特定穴类别　**输穴**。
2. 定位　在手背，第4、5掌骨间，第4掌指关节近端凹陷中。
3. 主治　①局部病证：肘臂酸痛，手指不能屈伸。②远部脏腑病证：**热病**，疟疾。③远部外经病证：肩背酸痛；**头痛，目赤，耳鸣，耳聋，喉痹**等。

（二）外关

1. 特定穴类别　**络穴；八脉交会穴（通阳维脉）**。
2. 定位　在前臂后区，腕背侧远端横纹上2寸，尺骨与桡骨间隙中点。
3. 主治　①局部病证：上肢痿痹不遂。②远部脏腑病证：热病。③远部外经病证：**头痛，目赤肿痛，耳鸣，耳聋；胁肋痛；瘰疬**。

（三）支沟

1. 特定穴类别　经穴。
2. 定位　在前臂后区，腕背侧远端横纹上3寸，尺骨与桡骨间隙中点。
3. 主治　①远部脏腑病证：便秘；热病。②远部外经病证：耳鸣，耳聋，暴喑；**胁肋痛；瘰疬**。

（四）肩髎

1. 定位　在三角肌区，肩峰角与肱骨大结节两骨间凹陷中。
2. 主治　局部病证：**臂痛，肩重不能举**。

（五）翳风

1. 定位　在颈部，耳垂后方，乳突下端前方凹陷中。
2. 主治　局部病证：**耳鸣，耳聋；口眼㖞斜**，面痛颊肿，牙关紧闭；瘰疬。

（六）丝竹空

1. 定位　在面部，眉梢凹陷中（瞳子髎直上）。
2. 主治　局部病证：头痛，癫痫；**目眩，目赤肿痛，眼睑眴动**，牙痛。

第十七单元　足少阳胆经、腧穴

【复习指导】本部分内容难度较大，历年必考，应作为重点复习。其中胆经的经脉循行以及听会、阳白、风池、环跳、风市、阳陵泉、悬钟、丘墟、足临泣的定位，阳陵泉、悬钟、丘墟、足临泣的特定穴类别是考试的重点，应熟练掌握。常用腧穴主治应熟悉，复习时按局部病证、远部脏腑病证、远部外经病证、特殊病证的顺序理解记忆。胆经主治概要应了解。

一、经脉循行

足少阳胆经共有5支。①主干：起始于目外眦，上行额角部，下行至耳后，沿颈项下行至肩上，进入缺盆部。②耳部分支：从耳后进入耳中，出走耳前至目外眦后方。③外眦部支脉：从目外眦分出，向下经过大迎，与手少阳经会合，到达目眶下，行经颊车，由颈部下行，与手少阳经在缺盆部会合，再向下进入胸中，穿过横膈后**络肝，属胆**，沿胁肋部下行，从腹股沟动脉部浅出，环绕耻骨**阴毛部**，横行进入髋关节部。④直行经脉：从缺盆部向下，依次经过腋部、侧胸部、胁肋部，再下行与外眦部支脉会合于髋关节部，再沿着大腿外侧、膝部外缘下行，经腓骨前，至外踝前，沿足背循行，止于第4趾外侧端。⑤足背部支脉：从足背分出，沿第1、2跖骨间隙，出大趾端，穿过趾甲，出趾背毫毛部。

二、主治概要

1. 脏腑病证　黄疸，口苦，胁痛；发热，癫狂；头痛。
2. 外经病证　目，耳，咽喉病；胁肋痛，下肢痹痛，麻木不遂等。

三、常用腧穴

（一）听会
1. 定位　在面部，耳屏切迹与下颌骨髁突之间的凹陷中。
2. 主治　局部病证：**耳鸣，耳聋，聤耳**，牙痛，面痛，口眼㖞斜。

（二）阳白
1. 定位　在头部，眉上1寸，瞳孔直上。
2. 主治　局部病证：前头痛，**眼睑下垂，口眼㖞斜，眼睑瞤动**；目赤肿痛，视物模糊。

（三）风池
1. 定位　在颈后区，枕骨之下，胸锁乳突肌上端与斜方肌上端之间的凹陷中（项部枕骨下两侧，横平风府，胸锁乳突肌与斜方肌之间凹陷中）。
2. 主治　局部病证：**颈项强痛；中风，癫痫，头痛，眩晕；感冒**；耳鸣，耳聋；鼻塞，衄血，目赤肿痛，口眼㖞斜。

（四）环跳
1. 定位　在臀区，股骨大转子最凸点与骶管裂孔连线的外1/3与内2/3交点处。
2. 主治　局部病证：**腰胯疼痛，下肢痿痹，半身不遂**。

（五）风市
1. 定位　在股部，髌底上7寸；垂手直立，掌心贴于大腿时，中指指尖所指凹陷中，髂胫束后缘。
2. 主治　①局部病证：下肢痿痹，麻木，半身不遂。②特殊病证：**遍身瘙痒，脚气**。

（六）阳陵泉
1. 特定穴类别　合穴；胆之下合穴；八会穴之筋会。

2. 定位 在小腿外侧，腓骨头前下方凹陷中。

3. 主治 ①局部病证：膝肿痛，下肢痿痹麻木。②远部脏腑病证：黄疸，胁痛，口苦，呕吐，吞酸；小儿惊风。③远部外经病证：肩痛。

（七）悬钟

1. 特定穴类别 八会穴之髓会。

2. 定位 在小腿外侧，外踝尖上3寸，腓骨前缘。

3. 主治 ①局部病证：下肢痿痹。②远部脏腑病证：痴呆，中风；胸胁满痛。③远部外经病证：颈项强痛。

（八）丘墟

1. 特定穴类别 原穴。

2. 定位 在踝区，外踝的前下方，趾长伸肌腱的外侧凹陷中。

3. 主治 ①局部病证：外踝肿痛，足内翻，足下垂。②远部外经病证：目赤肿痛，目翳；颈项痛，腋下肿，胸胁痛。

（九）足临泣

1. 特定穴类别 输穴；八脉交会穴（通带脉）。

2. 定位 在足背，第4、5跖骨底结合部的前方，第5趾长伸肌腱外侧缘凹陷中。

3. 主治 ①局部病证：足跗疼痛。②远部脏腑病证：月经不调，乳少，乳痈；疟疾；瘰疬。③远部外经病证：偏头痛，目赤肿痛；胁肋疼痛。

第十八单元 足厥阴肝经、腧穴

【复习指导】本部分内容难度较大，历年必考，应作为重点复习。其中肝经的经脉循行以及大敦、行间、太冲、期门的定位、特定穴类别是考试的重点，应熟练掌握。常用腧穴主治应熟悉，复习时按局部病证、远部脏腑病证、远部外经病证、特殊病证的顺序理解记忆。肝经主治概要应了解。

一、经脉循行

足厥阴肝经共有2支。①主干：起始于足大趾背毫毛部，沿足背经内踝前方上行，至内踝尖上8寸处交于足太阴经之后，向上经腘窝内缘，沿大腿内侧，上入阴毛部，环绕阴器；再上行抵达小腹，夹胃，属于肝，络于胆；再向上通过横膈，分布于胁肋部；继续上行，经喉咙后，向上进入鼻咽部，连目系，向上浅出额部，与督脉交会于巅顶部。②面部支脉：从目系向下，循面颊，环绕唇内。③体内支脉：从肝部分出，向上穿过横膈，注于肺。

二、主治概要

1. 脏腑病证 黄疸，胸胁胀痛，呕逆；中风、头痛、眩晕、惊风；月经不调，痛经，崩漏，带下；遗尿，小便不利等。

2. 外经病证 下肢痹痛，麻木不遂等。

三、常用腧穴

（一）大敦

1. 特定穴类别 井穴。
2. 定位 在足趾，大趾末节外侧，趾甲根角侧后方0.1寸。
3. 主治 远部脏腑病证：月经不调，崩漏，阴挺；遗尿，癃闭，五淋，尿血；少腹痛；疝气；癫痫。

（二）行间

1. 特定穴类别 荥穴。
2. 定位 在足背，第1、2趾间，趾蹼缘后方赤白肉际处。
3. 主治 ①远部脏腑病证：中风，癫痫；胸胁满痛；月经不调，痛经，闭经，崩漏，带下；阴中痛，疝气；遗尿，癃闭，五淋；②远部外经病证：头痛，目眩，目赤肿痛，青盲，口㖞。

（三）太冲

1. 特定穴类别 输穴；原穴。
2. 定位 在足背，第1、2跖骨间，跖骨底结合部前方凹陷中，或触及动脉搏动。
3. 主治 ①局部病证：足跗肿痛，下肢痿痹。②远部脏腑病证：中风，癫狂痫，小儿惊风；月经不调，痛经，经闭，崩漏，带下，滞产；癃闭，遗尿；黄疸，胁痛，口苦，腹胀，呕逆。③远部外经病证：头痛，眩晕，耳鸣，目赤肿痛，口㖞，咽痛。

（四）期门

1. 特定穴类别 肝之募穴。
2. 定位 在胸部，第6肋间隙，前正中线旁开4寸。
3. 主治 局部病证：乳痈；郁病，奔豚气；呕吐，吞酸，呃逆，腹胀，腹泻，胸胁胀痛。

第十九单元 督脉、腧穴

【复习指导】本部分内容难度较大，历年必考，应作为重点复习。其中督脉的经脉循行以及腰阳关、大椎、哑门、百会、水沟、印堂的定位、主治是考试的重点，应熟练掌握。常用腧穴主治应熟悉，本经腧穴主要治疗腧穴所在局部病证。督脉的主治概要应了解。

一、经脉循行

起始于小腹内，下行至会阴部，从尾骨端上行于脊柱内部，上至项后风府，进入脑内，再上行至颠顶部，经前额沿鼻柱下行，止于上唇系带处。

二、主治概要

1. 脏腑病证 头痛，眩晕，失眠，健忘，癫痫，昏迷，发热，中暑，惊厥；五脏六腑相关疾病。
2. 外经病证 口、齿、鼻、目等疾患；头项、脊背、腰骶疼痛，下肢痿痹等。

三、常用腧穴

（一）腰阳关
1. 定位　在脊柱区，第4腰椎棘突下凹陷中，后正中线上。
2. 主治　腰骶疼痛，下肢痿痹；月经不调，赤白带下；遗精，阳痿，早泄。

（二）大椎
1. 定位　在脊柱区，第7颈椎棘突下凹陷中，后正中线上。
2. 主治　项强，脊痛；癫狂痫，小儿惊风；恶寒发热，咳嗽，气喘，疟疾；骨蒸潮热；风疹，痤疮。

（三）哑门
1. 定位　在颈后区，第2颈椎棘突上际凹陷中，后正中线。
2. 主治　头痛，颈项强痛；癫狂痫，癔症；暴喑，舌缓不语。

（四）百会
1. 定位　在头部，前发际正中直上5寸。
2. 主治　头痛，眩晕；痴呆，中风，失语，瘛疭，失眠，健忘，耳鸣，癫狂痫，癔症；脱肛，阴挺，胃下垂，肾下垂。

（五）水沟
1. 定位　在面部，人中沟的上1/3与中1/3交点处。
2. 主治　①脏腑病证：癔症，癫狂痫，急慢惊风；昏迷，晕厥，中风，中暑，休克，呼吸衰竭。②官窍病证：鼻塞，鼻衄，面肿，口㖞，牙关紧闭。③特殊病证：闪挫、腰痛。

（六）印堂
1. 定位　在头部，两眉毛内侧端中间的凹陷中。
2. 主治　头痛，眩晕，痴呆，癫痫，失眠，健忘，小儿惊风，产后血晕，子痫；鼻塞，鼻衄，鼻渊。

第二十单元　任脉、腧穴

【复习指导】本部分内容难度较大，历年必考，应作为重点复习。其中任脉的经脉循行以及中极、关元、气海、神阙、中脘、膻中、廉泉、承浆的定位，中极、关元、中脘、膻中的特定穴类别是考试的重点，应熟练掌握。常用腧穴主治应熟悉，本经腧穴主要治疗腧穴所在局部病证，神阙、关元、气海具有强壮作用。任脉的主治概要应了解。

一、经脉循行

起始于小腹内，达会阴部，向前上达阴毛部，腹胸部沿前正中线上行，经关元等穴上至咽喉，向上环绕口唇，经面部抵达目眶下，联系于目。

二、主治概要

1. 脏腑病证　癫痫，失眠，健忘；瘿气；腹部，胸部相关内脏病；月经不调，痛经，崩漏，带下，遗精，阳痿等。
2. 官窍病证　小便不利，遗尿；梅核气，咽喉肿痛，暴喑，口㖞，牙痛。

3. **虚证** 部分输穴有强壮作用，主治虚劳、虚脱等证。

三、常用腧穴

（一）中极

1. 特定穴类别　**膀胱之募穴。**
2. 定位　在下腹部，脐中下4寸，前正中线上。
3. 主治　遗精，阳痿；月经不调，崩漏，阴挺，阴痒，不孕不育，产后恶露不尽，带下；**遗尿，小便不利，癃闭。**

（二）关元

1. 特定穴类别　**小肠之募穴。**
2. 定位　在下腹部，脐中下3寸，前正中线上。
3. 主治　①脏腑病证：**中风脱证，虚劳冷惫，羸瘦无力等元气虚损病证；保健灸常用穴；**少腹疼痛，疝气；腹泻，痢疾，脱肛，便血等；早泄，白浊，遗精，阳痿；痛经，经闭，崩漏，月经不调，带下，阴挺，恶露不尽，胞衣不下。②官窍病证：五淋，尿血，尿闭，尿频。

（三）气海

1. 特定穴类别　**肓之原。**
2. 定位　在下腹部，脐中下1.5寸，前正中线上。
3. 主治　疝气，少腹痛；水谷不化，绕脐疼痛，腹泻，痢疾，便秘；遗精，阳痿；月经不调，痛经，经闭，崩漏，带下，阴挺，产后恶露不尽，胞衣不下；小便不利，遗尿；**虚脱，形体羸瘦，脏气衰惫，乏力等气虚病证；保健灸常用穴。**

（四）神阙

1. 定位　在脐区，脐中央。
2. 主治　腹痛，腹胀，腹泻，痢疾，便秘，脱肛；水肿，小便不利；**虚脱，中风脱证等元阳暴脱；保健灸常用穴。**

（五）中脘

1. 特定穴类别　**胃之募穴；八会穴之腑会。**
2. 定位　在上腹部，脐中上4寸，前正中线上。
3. 主治　**胃痛，腹胀，纳呆，呕吐，吞酸，呃逆，**小儿疳积；黄疸；癫狂，**脏躁。**

（六）膻中

1. 特定穴类别　**心包之募穴；八会穴之气会。**
2. 定位　在胸部，横平第4肋间隙，前正中线上。
3. 主治　**咳嗽，气喘，胸闷，**心痛，噎膈，**呃逆；**产后乳少，乳痈，乳癖。

（七）廉泉

1. 定位　在颈前区，喉结上方，舌骨上缘凹陷中，前正中线上。
2. 主治　中风失语，吞咽困难，舌缓流涎，舌下肿痛，口舌生疮，喉痹；**暴喑。**

（八）承浆

1. 定位　在面部，颏唇沟的正中凹陷处。
2. 主治　癫狂；口㖞，齿龈肿痛，流涎；暴喑。

第二十一单元 奇穴

【复习指导】本部分内容有一定难度，历年考试有所涉及，不可忽略。其中四神聪、太阳、夹脊、外劳宫、十宣、膝眼、胆囊、阑尾的定位、主治是考试的重点，应熟练掌握。

常用奇穴：

（一）四神聪
1. 定位　在头部，百会前后左右各旁开1寸，共4穴。
2. 主治　头痛，眩晕；失眠，健忘，癫痫；目疾。

（二）太阳
1. 定位　在头部，当眉梢与目外眦之间，向后约一横指的凹陷中。
2. 主治　头痛，目疾，面瘫。

（三）夹脊
1. 定位　在脊柱区，第1胸椎至第5腰椎棘突下两侧，后正中线旁开0.5寸，一侧17穴。
2. 主治　①胸1~胸6夹脊治疗心肺，上肢疾病。②胸7~胸12夹脊治疗脾胃，肝胆疾病。③腰1~腰5夹脊治疗肾病，腰腹及下肢疾病。

（四）外劳宫
1. 定位　在手背，第2、3掌骨间，掌指关节后0.5寸（指寸）凹陷中。
2. 主治　手臂肿痛；落枕；脐风。

（五）十宣
1. 定位　在手指，十指尖端，距指甲游离缘0.1寸（指寸），左右共10个穴。
2. 主治　手指麻木；昏迷；癫痫；高热，咽喉肿痛。

（六）膝眼
1. 定位　在膝部，髌韧带两侧凹陷处，在内侧的称为内膝眼，在外侧的称为外膝眼。
2. 主治　膝痛，腿痛；脚气。

（七）胆囊
1. 定位　在小腿外侧，腓骨小头直下2寸。
2. 主治　下肢痿痹；胆囊炎，胆石症，胆道蛔虫症，胆绞痛。

（八）阑尾
1. 定位　在小腿外侧，髌韧带外侧凹陷下5寸，胫骨前脊外1横指（中指）。
2. 主治　下肢痿痹；阑尾炎，消化不良。

第二十二单元 毫针刺法

【复习指导】本部分内容有一定难度，历年考试中均有涉及，应作为重点复习。其中进针方法、得气、行针及补泻手法是考试的重点，应熟练掌握。针刺体位、针刺异常情况、针刺注意事项应熟悉。消毒、针刺角度和深度应了解。

第九章 针灸学

一、针刺准备

（一）消毒

针刺前要注意做好消毒工作，包括针具消毒、医生手指消毒、针刺部位消毒和治疗室内消毒。

1. 针具的消毒 ①高压蒸汽灭菌法。②药液浸泡消毒法。③煮沸消毒法。④一次性无菌针灸针。
2. 医生手指的消毒。
3. 针刺部位的消毒 擦拭时应从腧穴部位的中心点向外绕圈消毒。
4. 治疗室内的消毒。

（二）体位

临床上针刺的常用体位包括卧位（仰卧位、侧卧位、俯卧位）和坐位（仰靠坐位、俯伏坐位、侧伏坐位）。

1. 仰卧位 适宜于取头、面、胸、腹部腧穴和上、下肢部分腧穴。
2. 侧卧位 适宜于取身体侧面少阳经腧穴和上、下肢部分腧穴。
3. 俯卧位 适宜于取头、项、背、腰骶部腧穴和下肢背侧及上肢部分腧穴。
4. 仰靠坐位 适宜于取前头、颜面和颈前等部位的腧穴。
5. 俯伏坐位 适宜于取后头和项、背部的腧穴。
6. 侧伏坐位 适宜于取头部的一侧、面颊及耳前后部位的腧穴。

对初诊、精神紧张或年老、体弱、病重的患者，应尽量采取卧位，以防患者感到疲劳或晕针；对患有严重心脏病和严重呼吸系统疾病的患者应慎用俯卧位。

二、进针方法

持针的手称为"刺手"，辅助针刺的手称为"押手"。进针方法有**单手进针、双手进针、管针进针**等方法。临床常用的双手进针法主要有以下几种。

（一）指切进针法

又称爪切进针法，用押手拇指或示指端切按在腧穴位置的旁边，刺手持针，紧靠手指甲面将针刺入腧穴。指切进针法适用于**短针**的进针。

（二）夹持进针法

或称骈指进针法，即用押手拇、示二指持捏无菌干棉球，夹住针身下端，将针尖固定在所刺腧穴的皮肤表面位置，刺手捻动针柄，将针刺入腧穴。夹持进针法适用于**长针**的进针。

（三）舒张进针法

用押手拇、示二指将欲针刺腧穴部位的皮肤向两侧撑开，使皮肤绷紧，刺手持针，使针从押手拇、示二指的中间刺入。舒张进针法用于**皮肤松弛**部位腧穴的进针。

（四）提捏进针法

用押手拇、示二指将欲针刺腧穴部位的皮肤提起，刺手持针，从捏起皮肤的上端将针刺入。提捏进针法用于**皮肉浅薄**部位腧穴的进针。

三、针刺的角度和深度

（一）针刺角度

根据针身与皮肤的夹角，针刺角度包括直刺、斜刺、平刺。

1. 直刺　针身与皮肤表面呈90°刺入。适用于人体大部分腧穴。
2. 斜刺　针身与皮肤表面约呈45°刺入。适用于皮薄肉少处或内有重要脏器，或不宜直刺、深刺的腧穴。
3. 平刺　针身与皮肤表面约呈15°或以更小的角度刺入。适用于皮薄肉少处的腧穴，如头部穴位。

（二）针刺深度

1. 年龄　年老体弱，气血衰退，小儿娇嫩，稚阴稚阳者，宜浅刺。中青年身强体壮者，可深刺。
2. 体质　对形瘦体弱者，宜浅刺；形盛体强者，宜深刺。
3. 病情　阳证、新病宜浅刺；阴证、久病宜深刺。
4. 部位　头面、胸腹及皮薄肉少处宜浅刺；四肢、臀、腹及肌肉丰满处可深刺。
5. 季节　春夏宜浅、秋冬宜深。

针刺的角度和深度相互关联，一般来说，**深刺多用直刺，浅刺多用斜刺、平刺**。

四、行针与得气

（一）行针基本手法

行针的基本手法包括**提插法**和**捻转法**。

1. 提插法　即将针刺入腧穴一定深度后，施以**上下提插**的操作方法。由浅层刺向深沉谓之插，反之谓之提，上下往复的过程即为提插法。操作时，指力要均匀一致，幅度不宜过大，一般以3~5分为宜，频率不宜过快，每分钟60次左右，保持针身垂直，不改变针刺角度、方向。一般认为行针时提插的幅度大，频率快，刺激量就大；反之，提插的幅度小，频率慢，刺激量就小。

2. 捻转法　即将针刺入腧穴一定深度后，施以**前后捻转**，使得针在腧穴内反复前后来回旋转的操作方法。操作时，指力要均匀，角度要适当，一般应掌握在180°~360°，不能单向捻针，否则针身易被肌纤维等缠绕，引起局部疼痛和导致滞针而使出针困难；频率快慢要一致；用力要均匀，勿时轻时重。一般认为捻转角度大，频率快，用力重，其刺激量就大；反之，刺激量就小。

（二）得气的概念及临床意义

1. 概念　得气又称为"气至""针感"。所谓得气是毫针刺入腧穴后，通过提插法或捻转法，使针刺部位获得"经气"感应。

是否得气可以从患者的感觉和医者手下的感觉两方面进行判断。

得气时，患者的针刺部位有**酸、麻、胀、重**等自觉反应，有时可出现局部**热、凉、痒、痛、蚁行**等感觉，或呈现沿着一定方向和部位的传导和扩散现象。少数患者还会出现循经性肌肤瞤动、震颤等反应，有的还可见到针刺腧穴部位的循经性皮疹带或红、白线状现象。

得气时，医者的刺手能体会到**针下沉紧、涩滞或针体颤动**等反应。

患者无任何特殊感觉或反应，医者刺手亦感觉到针下空松、虚滑说明针刺未得气。

2. 临床意义　得气是针刺发挥治疗作用的关键，是判断患者经气盛衰、取穴准确与否的依据，也是施行守气、行气和补泻手法的基础。是否得气以及得气的快慢，不仅关系到针刺的治疗效果，而且可以判断疾病的预后。

五、针刺补泻

针刺补泻手法是针刺治疗补虚泻实原则的具体实施，常用的针刺补泻手法包括**捻转补泻、提插补泻、平补平泻**。

（一）捻转补泻

1. 补法　得气后捻转**角度小，用力轻，频率慢**，操作**时间短**，结合**拇指向前、示指向后**（左转用力为主）。

2. 泻法　得气后捻转**角度大，用力重，频率快**，操作**时间长**，结合**拇指向后、示指向前**（右转用力为主）。

（二）提插补泻

1. 补法　得气后先浅后深，**重插轻提**，提插**幅度小，频率慢**，操作**时间短**。

2. 泻法　得气后先深后浅，**轻插重提**，提插**幅度大，频率快**，操作**时间长**。

（三）平补平泻

进针得气后，**均匀地捻转、提插**。

六、针刺异常情况

针刺的异常情况主要包括晕针、滞针、弯针、断针、血肿、气胸、刺伤内脏、刺伤脑与脊髓。

（一）晕针

晕针是在针刺过程中患者出现晕厥的现象。

1. 原因　患者体质虚弱，精神紧张，疲劳、饥饿、大汗、大泻、大出血之后或体位不当，或医者在针刺时手法过重等。

2. 表现　患者突然出现疲劳，饥饿，大汗，大泻；精神疲倦，头晕目眩，疲劳，饥饿，大汗，大泻，重者会出现神志昏迷，仆倒在地，唇甲青紫，二便失禁，血压迅速下降，脉微细欲绝。

3. 处理　①立即**停止针刺**，将针全部拔出。②让患者**仰卧**，头部放低，注意保暖。③饮**温开水或糖水**，轻者即可恢复。④重者在上述处理基础上，**艾灸神阙、关元、气海、百会，指掐或针刺水沟、素髎、内关、足三里**等穴，即可恢复。⑤仍不省人事，呼吸微弱，脉细无力，及时进行**西医急救**。

4. 预防　对初次接受针刺治疗或精神过度紧张，身体虚弱者，应先做好解释安抚，消除对针刺的顾虑和恐惧，同时选择舒适的体位，最好采用卧位，选穴宜少，手法要轻；若饥饿、疲劳、大渴时，应在进食、休息、饮水后再行针刺；医者在针刺治疗过程中，要集中注意力，注意观察患者的神色，询问其感觉，一旦有不适等晕针先兆，可及早采取处理措施，预防晕针。

（二）滞针

滞针是在行针或留针期间医者针下涩滞，行针困难而患者感觉明显疼痛的现象。

1. 原因　患者精神紧张，当针刺入腧穴后，患者局部肌肉强烈收缩，或行针手法不当，向单一方向捻针太过，以致肌肉组织缠绕针体而成滞针。若留针时间过长，有时也可出现滞针。

2. 表现　针在体内，捻转不动，提插、出针均感困难，若勉强捻转、提插时，患者痛不可忍。

3. 处理　若患者精神紧张、局部肌肉过度收缩，可稍延长留针时间，或于滞针腧穴附近，进行循按或叩弹针柄，或在附近再刺一针，以宣散气血，而缓解肌肉的紧张。若行针不当，或单向捻针而致者，可向相反方向将针捻回，并用刮柄、弹柄法，使缠绕的肌纤维回释，即可消除滞针。

4. 预防　对精神紧张者，应先做好解释工作，消除患者不必要的顾虑。注意行针的操作手法和避免单向捻转，若用搓法时，应注意与提插法的配合，则可避免肌纤维缠绕针身，防止滞针的发生。

（三）弯针

弯针是指进针时或将针刺入腧穴后，针身在体内形成弯曲。

1. 原因　医者进针手法不熟练，用力过猛、过速，以致针尖碰到坚硬组织器官或患者在针刺或留针时移动体位，或因针柄受到某种外力压迫、碰击等，均可造成弯针。

2. 现象　针柄改变了进针或刺入留针时的方向和角度，提插、捻转及出针均感困难，而患者感到疼痛。

3. 处理　如果出现弯针的情况，不能再继续施用提插和捻转等操作手法。如果仅仅是针柄有轻微的弯曲，应该慢慢地将针取出。如果弯曲的角度过大，应该顺着针弯曲的方向将针取出。如果是由患者改变体位导致，应该让患者再慢慢地恢复到原来的体位，使局部的肌肉放松之后，再将针慢慢取出，不能强行拔针使针体断在患者体内。

4. 预防　医者进针手法要熟练，指力要均匀，并要避免进针过速、过猛。选择适当体位，在留针过程中，嘱患者不要随意更动体位，注意保护针刺部位，针柄不得受外物硬碰和压迫。

（四）断针

断针又称为折针，是指针体折断在人体内的情况。

1. 原因　针具质量欠佳，针身或针根有损伤剥蚀。进针前失于检查，针刺时将针身全部刺入腧穴，行针时强力提插、捻转，肌肉猛烈收缩，留针时患者随意变更体位，或弯针、滞针未能进行及时正确的处理等，都可造成断针。

2. 现象　行针时或出针后发现针身折断，其断端部分针身尚露于皮肤外，或断端全部没入皮肤之下。

3. 处理　医者态度必须从容镇静，嘱患者切勿更动原有体位，以防断针向肌肉深部陷入。若残端部分针身显露于体外时，可用手指或镊子将针起出。若断端与皮肤相平或稍凹陷于体内者，可用左手拇、示二指垂直向下挤压针孔两旁，使断针暴露体外，右手持镊子将针取出。若断针完全深入皮下或肌肉深层时，应该用X线定位，行手术将断针取出。

4. 预防　为了防止折针，应认真仔细地检查针具，对认为不符合质量要求的针具，应剔出不用。避免过猛、过强的行针。在行针或留针时，应嘱患者不要随意更换体位。针刺时更不宜将针身全部刺入腧穴，应留部分针身在体外，以便于针根折断时取针。在进针行针过程中，如发现弯针时，应立即出针，切不可强行刺入、行针。对于滞针等亦应及时正确地处理，不可强行硬拔。

（五）血肿

血肿是指针刺部位出现的皮下出血而引起的肿胀疼痛。

1. **原因** 针尖弯曲带钩，使皮肉受损，或刺伤血管所致。

2. **表现** 针刺局部肿胀或感疼痛，继则皮肤可以呈现青紫色。

3. **处理** 如果皮下微量出血，局部青紫面小，一般情况下不需要处理，可以让其自行缓慢消退。如果肿胀明显、疼痛剧烈，局部青紫面大并且影响活动，先冷敷，待止血后再热敷，或者轻轻地揉按局部，促使针刺局部的瘀血慢慢消散、吸收。

4. **预防** 仔细检查针具，熟悉人体解剖部位，避开血管针刺，出针时立即用消毒干棉球揉按压迫针孔。

（六）气胸

气胸是针具刺穿了胸膜腔且伤及肺组织，气体积聚于胸膜腔。

1. **原因** 主要是针刺胸部、背部和锁骨附近的穴位过深，针具刺穿了胸膜腔且伤及肺组织，气体积聚于胸膜腔。

2. **现象** 患者突感胸闷、胸痛、气短、心悸，严重者呼吸困难、发绀、冷汗、烦躁、恐惧，到一定程度会发生血压下降、休克等危急现象。检查：患侧肋间隙变宽，胸廓饱满，叩诊鼓音，听诊肺呼吸音减弱或消失，气管可向健侧移位。如气窜至皮下，患侧胸部、颈部可出现握雪音，X线胸部透视可见肺组织被压缩现象。有些病情轻者，出针后并不出现症状，而是过一定时间才慢慢感到胸闷、疼痛、呼吸困难。

3. **处理** 一旦发生气胸，应立即出针，采取半卧位休息，要求患者心情平静，切勿因恐惧而反转体位。一般漏气量少者，可自然吸收。同时要密切观察，随时对症处理，如给予镇咳消炎药物，以防止肺组织因咳嗽扩大创孔，加重漏气和感染。对严重病例如发现呼吸困难、发绀、休克等现象需组织抢救，如胸腔排气、少量慢速输氧、抗休克等。

4. **预防** 针刺治疗时，采用**适当体位**，根据患者体型肥瘦，掌握**进针深度**，避免提插幅度过大。对于胸部、背部及缺盆部位的腧穴，严格把握**针刺角度**，一般避免直刺，最好平刺或斜刺，且不宜太深，**缩短留针时间**。如有四肢部位的同效穴尽量不用胸背部腧穴。更不可粗针深刺该部腧穴。

（七）刺伤内脏

刺伤内脏是指针刺内脏周围腧穴过深，针具刺入内脏引起内脏损伤，出现各种症状的现象。

1. **原因** 主要是针刺者缺乏解剖学和腧穴学知识，对腧穴和脏器的部位不熟悉，针刺过深所致。

2. **现象** 刺伤内脏主要症状是疼痛和出血。刺伤肝、脾时，可引起内出血，患者可感到肝区或脾区疼痛，有的可向背部放射。如出血不止，腹腔内积血过多，会出现腹痛、腹肌紧张，并有压痛及反跳痛等急腹症症状。刺伤心脏时，轻者可出现剧烈的刺痛；重者有剧烈的撕裂痛，引起心外射血，立即导致休克、死亡。刺伤肾脏时，可出现腰痛，肾区叩击痛，呈血尿，严重时血压下降、休克。刺伤胆囊、膀胱、胃、肠等空腔脏器时，可引起局部疼痛、腹膜刺激征或急腹症症状。

3. 处理　刺伤较轻者一般卧床休息后即可自愈。若损伤严重或出血明显则应密切观察，随时注意病情变化，要定时测量血压。若出现休克、腹膜刺激征则应立即采取相应的措施，必要时进行输血等急救或外科手术治疗。

4. 预防　要熟练掌握腧穴解剖结构，明确该部位脏器组织。针刺操作时凡有脏器组织、大的血管神经等都要调整针刺方向并避免深刺。对于存在肝、脾、胆囊肿大，心脏扩大的患者，不宜深刺胸、背、胁、腋的腧穴；对于尿潴留、肠粘连的患者，不宜深刺腹部的腧穴。

（八）刺伤脑与脊髓

刺伤脑与脊髓是指针刺颈项、背部腧穴过深，针具刺入脑、脊髓，引起头痛、恶心等现象。

1. 原因　针刺督脉经穴以及夹脊穴时，针刺过深或进针方向不当，均可伤及脑脊髓，造成严重后果。

2. 现象　如误伤延髓时，可出现头痛、恶心、呕吐、抽搐、呼吸困难、休克和神志昏迷等。如刺伤脊髓，可出现触电样感觉向肢端放射，引起暂时性瘫痪，有时可危及生命。

3. 处理　应立即出针。轻者，安静休息，经过一段时间可自行恢复；重则应配合有关科室如神经外科，进行及时的抢救。

4. 预防　凡针刺头项、背腰部腧穴应严格把握针刺方向和进针深度，行针时不宜进行大幅度的提插。

七、针刺注意事项

（一）特殊生理状态针刺时的注意事项

1. 过于饥饿、疲劳、大醉、大怒、精神过于紧张者不宜立即进行针刺。

2. 对年老体虚、年老体弱、针刺耐受程度差、初次针刺者，应使用卧位针刺，且不宜强刺激。

3. 妇女行经时，若非为了调经，**三阴交、合谷、昆仑、至阴**等一些通经活血的腧穴应慎刺。

（二）妇女、小儿针刺时的注意事项

1. 妊娠妇女**腹部、腰骶**部腧穴不宜针刺。**三阴交、合谷、昆仑、至阴**等腧穴，在怀孕期亦应予禁刺，此外，怀孕期需要针刺治疗者，除以上禁刺腧穴以外，取穴少，手法轻。习惯性流产的孕妇应慎用针刺。

2. 小儿囟门未合时，**头项**部的腧穴一般不宜针刺。对于不能合作的小儿，针刺时不留针。

（三）特殊部位腧穴的针刺注意事项

1. 颈项部腧穴　针刺**天突**穴，应注意针刺角度、方向和深度，避免刺伤气管、主动脉弓。针刺**人迎**穴要用押手拨开颈总动脉，缓慢进针。针刺**风府、哑门**等腧穴，要注意掌握针刺角度、方向和深度缓慢进针，不宜大幅度提插、捻转，以免刺伤延髓。

2. 眼区腧穴　针刺**睛明、承泣**等腧穴，避免大幅度提插、捻转手法，出针后按压针孔以防止或减少出血。

3. 胸胁、腰背部腧穴　对胸、胁、腰、背的腧穴，不宜直刺、深刺，避免刺伤内脏。

4.腹部腧穴　上腹部近胸部的腧穴不宜深刺或向上斜刺，以免刺伤脏腑。针刺下腹部腧穴时，应排空小便，如有尿潴留时要严格掌握针刺方向、角度、深度，避免刺伤膀胱。

（四）不宜针刺的疾病
1.凝血功能障碍者不宜针刺。
2.皮肤感染、溃疡、瘢痕或肿瘤部位不宜针刺。

第二十三单元　灸法

【复习指导】本部分内容有一定难度，历年考题时有涉及，应作为重点复习。其中灸法的种类和每种灸法的适宜病证是考试的重点，应熟练掌握。灸法的作用、注意事项应熟悉。

一、灸法的作用

灸法的作用包括温经散寒、扶阳固脱、消瘀散结、防病保健。

二、灸法的种类

灸法包括艾灸和其他灸法两大类。艾灸包括**艾炷灸、艾条灸、温针灸、温灸器灸**。艾炷灸包括**直接灸**和**间接灸**。其中直接灸又分为**瘢痕灸**和**无瘢痕灸**。间接灸又分为**隔姜灸、隔蒜灸、隔盐灸**以及**隔附子饼灸**等。艾条灸包括**悬起灸**和**实按灸**。悬起灸又分为**温和灸、雀啄灸**和**回旋灸**。实按灸有**太乙针灸**和**雷火针灸**。

（一）艾炷灸

艾炷灸是将制作好的艾炷置于施术部位点燃而达到治疗作用的方法。根据是否直接与皮肤接触可分为直接灸和间接灸。

1.直接灸　直接将大小适宜的艾炷放置在施术部位皮肤上点燃。若燃烧过程中不移除艾炷直至烧尽，使皮肤烧伤化脓（灸疮），愈后留下瘢痕者，称为瘢痕灸，或者化脓灸，常用于治疗哮喘、肺痨、瘰疬等慢性顽疾；艾炷燃剩 1/3 左右即移除，不使皮肤烧伤化脓，灸后不遗留瘢痕者，称为无瘢痕灸，或者非化脓灸，适用于虚寒性疾病，如哮喘、眩晕、慢性腹泻、风寒湿痹等。

2.间接灸　用药物或者其他材料放置与艾炷和施术部位皮肤之间隔开进行施灸的方法，又称为隔物灸或间隔灸。根据间隔物品的区别，常见的有以下几种。

（1）隔姜灸：有**温胃止呕、散寒止痛**的作用，常用于因寒而致的呕吐、腹痛以及风寒湿痹等。

（2）隔蒜灸：有**清热解毒、杀虫**等作用，多用于治疗瘰疬、肺痨及初起的肿疡等。

（3）隔盐灸：本法有**回阳、救逆、固脱**的作用，多用于治疗伤寒阴证或吐泻并作、中风脱证等病症。

（4）隔附子饼灸：本法有**温补肾阳**等作用。多用于治疗命门火衰而致的阳痿、早泄或疮疡久溃不敛等病证。

（二）艾条灸

艾条灸是将艾绒制作成艾条后进行施灸，可分为悬起灸和实按灸两种方式。

1. 悬起灸　施灸时将艾条悬置在与距离施术部位皮肤一定距离处进行熏烤，不使得艾条直接与皮肤接触的方法。根据不同的手法，可有以下几种操作方法。

（1）温和灸：施灸时将艾条的一端点燃，对准应灸的腧穴部位或患处，距离皮肤2~3cm左右，进行熏烤，使患者局部有温热感而无灼痛为宜，一般每处灸5~10min，至皮肤出现红晕为度。

（2）雀啄灸：施灸时将艾条点燃端对准施灸部位的皮肤，并不固定在一定的距离，而是像鸟雀啄食一样上下活动，同样至皮肤出现红晕为度。

（3）回旋灸：施灸时艾卷点燃端与施灸部位的皮肤虽然保持一定的距离，但不固定，而是向左右方向移动或反复旋转。

温和灸多用于慢性病，雀啄灸、回旋灸多用于急性病。

2. 实按灸　将艾条燃端隔布或隔绵纸数层实按在穴位上，使热气透入皮肉深部，等到火星熄灭、热量减弱后再重新点燃按灸的方法。根据艾条中药物处方的不同，常见的实按灸包括太乙针灸、雷火针灸。

太乙针灸的艾条中主要有艾绒、硫黄、乳香、没药、松香、桂枝、杜仲等中药，雷火针灸艾条中主要有蕲艾、沉香、木香、乳香、没药、硫黄、雄黄、川乌头、草乌头等，太乙针灸和雷火针灸主要用于治疗风寒湿痹、肢体顽麻、痿弱无力、半身不遂等病证。

（三）温针灸

温针灸是针刺与艾灸结合应用的一种方法，适用于既需要留针而又适宜用艾灸的病证。操作方法是将针刺入腧穴得气后并给予适当补泻手法而留针时，将纯净细软的艾绒捏紧包裹在针尾上，或用艾条一段长约2cm，插在针柄上，点燃施灸。待艾绒或艾条烧完后除去灰烬，取针。

三、灸法的注意事项

（一）施灸的禁忌

1. 实热证以及阴虚发热者不宜艾灸。
2. 颜面、五官和有大血管的部位以及关节活动部位，一般不采用瘢痕灸。
3. 孕妇的腹部和腰骶部均不宜施灸。
4. 空腹饥饿、饭后过饱、极度疲劳和对灸法恐惧者慎灸。
5. 对于体弱患者，使用直接灸时艾炷宜小，刺激量宜少，谨防晕灸。一旦发生晕灸，应立即停止施灸，具体处理同晕针的处理。

（二）灸后处理

1. 施灸后，局部皮肤出现微红灼热，属于正常现象，无须处理。
2. 避免烫伤、预防火灾。施灸时避免艾火引燃衣物，用后的艾条装入小口玻璃瓶或筒内，熄灭火星，以防复燃。除使用瘢痕灸外，施灸时避免烧伤皮肤。
3. 注意水疱、灸疮护理，避免感染。若局部出现小水疱，不要擦破，待其自然吸收。若水疱较大，可先用消毒的毫针刺破放出水液，或者用注射针将水液抽出，涂以烫伤油等再用纱布包敷。化脓灸者在灸疮化脓期间要注意保持化脓局部清洁卫生，并用敷料贴敷保护疮口防止感染；如果灸疮有黄绿色脓液或有渗血，可用玉红膏或消炎药膏涂敷。

第二十四单元 拔罐法

【复习指导】本部分内容较少，主要掌握拔罐方法和拔罐的作用，熟悉拔罐的适应范围和注意事项。

一、拔罐方法

临床常用的拔罐方法包括**留罐法、走罐法、闪罐法、刺血拔罐法**及**留针拔罐法**。

1. 留罐法　又称坐罐法，将罐具吸附在体表后留置，10min之后将罐起下。一般疾病均适用。

2. 走罐法　又称推罐法，指拔罐时先在操作部位的皮肤上涂一层润滑油或凡士林，将罐吸附在皮肤上后，用右手握住罐体沿上下或左右作往返推动，至皮肤出现红润、充血，甚或瘀血时将罐起下。本法适用于面积较大，肌肉丰厚的部位，如脊背部、腰臀部、大腿等处。

3. 闪罐法　指将罐吸附后立即取下，反复多次地迅速吸附取下，直至皮肤出现潮红、充血或瘀血。本法多用于疼痛、局部皮肤麻木或功能减退等病症，也用于不宜留罐的部位和儿童。

4. 刺络拔罐法　指将局部皮肤消毒后用三棱针、采血针点刺或皮肤针叩刺出血，再将罐吸拔在出血部位留置10～15min，以加强刺血疗效。本法多用于治疗实证、热证、瘀血证及某些皮肤病，如皮肤瘙痒、痤疮、丹毒、神经性皮炎等。

5. 留针拔罐法　指在针刺留针过程中将罐吸附在留针部位5～10min再起罐出针。

二、拔罐的作用和适应范围

拔罐法具有**通经活络、行气活血、消肿止痛、祛风散寒**等作用。适应范围较广泛，一般多用于风寒湿痹、扭伤、伤风感冒、头痛、咳嗽、哮喘、胃脘痛、呕吐、腹痛、痛经、中风偏瘫等。

三、拔罐的注意事项

1. 拔罐手法要轻、稳、快、准；棉球不可含有过多的酒精，以免滴落烫伤患者皮肤；留针拔罐时罐身避免碰触针柄；留罐过程中局部疼痛可适当减压放气或者立即起罐；起罐时为防止引起疼痛或损伤，不可生拉硬拽或者旋转罐具。

2. 要让患者选择适当体位并保持，避免因体位不当或姿势改变而使得罐具掉落；术者要在肌肉丰满的部位进行操作，避免毛发较多、骨骼凸凹不平的部位，并且要根据施术面积大小选择合适的罐具。

3. 因烫伤、吸附力过大或留罐时间过长，皮肤起水疱时，若水疱面积较小则无须特殊处理，敷以纱布防止擦破待其自然吸收即可。若水疱面积较大，用消毒针具刺破放出水液，涂以烫伤油并用消毒纱布贴敷，防止感染。

4. 凡有水肿、溃疡、皮肤过敏和大血管分布的部位均不宜拔罐；孕妇的腰腹部不宜拔罐；自发性出血患者、高热抽搐患者禁止拔罐。

第二十五单元　其他针法

【复习指导】本部分内容较少，需重点掌握电针中不同波形的治疗作用特点以及三棱针的操作方法。熟悉电针法的操作以及三棱针疗法的作用

一、电针法

电针法是将针刺入腧穴得气后，在针具上通以适量脉冲电流，利用针和电两种刺激相结合，以防治疾病的一种方法。

（一）电针常用输出波形和作用特点

常用的电针波形主要包括疏密波、断续波、连续波。

1. 疏密波　刺激作用大，以兴奋效应为主。能增加代谢，促进镇痛介质释放，促进血液循环，增强组织代谢，消除炎性水肿。常用于痛症、扭挫伤、筋膜劳损、关节周围炎、面瘫、局部冻伤、肌无力等，也用于针刺麻醉。

2. 断续波　机体不易对这种波形产生耐受，对神经肌肉组织的兴奋作用强，能很好地刺激收缩横纹肌。常用于治疗瘫痪、痿证等。

3. 连续波　分为密波和疏波，密波对感觉神经、运动神经有抑制作用，常用于缓解肌肉和血管痉挛、止痛、镇静等。短时运用疏波有兴奋作用，能促进恢复神经肌肉功能，长时使用则产生抑制作用。常用于治疗慢性疼痛、瘫痪和各种肌肉关节、肌腱、韧带的损伤。

（二）操作方法

1. 常规毫针刺，行针得气。
2. 将输出电位调至 0 的电针仪的一对电极分别接在两根毫针针柄上。注意将同一对电极接在身体的同侧，以免电流回路经过心脏，不可将 2 个电极跨接在身体两侧。
3. 打开开关，选择波形，根据患者耐受情况慢慢加大输出电流的强度。
4. 电针治疗时间一般在 20min 左右。
5. 设定时间到时，将输出电位退回"0"位，关闭开关，取下导线，按常规出针方法将针取出。

（三）适用范围

电针的适用范围基本同毫针刺法，有镇静、止痛、调整肌张力和改善血液循环等作用。常用于治疗痹证、癫狂和心、胃、肠、胆、膀胱、子宫等器官的功能失调疾患，以及肌肉、关节、韧带的损伤等，也可在针刺麻醉中运用。

二、三棱针法

用三棱针刺破人体的血络或某些腧穴以治疗疾病的方法称三棱针法。

（一）操作方法

三棱针的针刺方法一般分为点刺法、散刺法、刺络法、挑刺法。

1. 点刺法　点刺法是用三棱针点刺腧穴挤出少量液体或血液的方法。此法多用于指、趾末端和耳部、头面部的十宣、十二井穴、耳尖、攒竹、印堂、太阳等穴。

2. 散刺法　散刺法是连续点刺病变局部及其周围以治疗疾病的方法，又称豹纹刺。此法多用于治疗顽癣、血肿或水肿、瘀血等。

3. 刺络法　刺络法是将三棱针刺入浅表血络或静脉放出适量血液以治疗疾病的方法。多选委中、曲泽等穴，多用于治疗急性吐泻、发热、中暑等。

4. 挑刺法　挑刺法是用三棱针挑断穴位皮下纤维样组织以治疗疾病的方法，常在比较平坦、利于挑提牵拉的部位运用，比如背俞穴。此法多用于治疗颈椎综合征、肩周炎、失眠、胃痛、血管神经性头痛、支气管哮喘等顽固性疾病。

三棱针法操作注意严格消毒、预防感染。孕妇、有出血倾向的患者不宜使用。操作时要避开动脉，以免刺伤。

（二）适用范围

三棱针疗法具有**通经活络、开窍泻热、调和气血、消肿止痛**等作用。多用于治疗实证、热证、瘀血、疼痛等。如昏厥、高热、中暑、中风闭证、咽喉肿痛、目赤肿痛、顽癣、疔痈初起、扭挫伤、疳证、痔疮、顽痹、头痛、丹毒、指（趾）麻木等。

第二十六单元　治疗总论

【复习指导】本部分内容具有一定的难度，历年必考，应作为重点复习。其中针灸治疗作用、针灸处方的选穴原则是考试的重点，应熟练掌握。针灸处方的配穴方法应熟悉。

一、针灸治疗作用

针灸治疗作用包括**疏通经络、调和阴阳、扶正祛邪**。

（一）疏通经络

疏通经络作用是指通过针灸治疗，使瘀阻的经络通畅而发挥其正常生理功能，这是针灸**最基本**、**最直接**、**应用最广**的治疗作用。经络功能正常，气血运行通畅，内脏与体表得以沟通，机体可发挥其正常的生理功能。若经络功能失常，气血运行受阻，则会影响人体正常的生理功能，进而引发疾病。针灸疏通经络作用，主要是根据经络的循行与病变部位的联系，选择相应的腧穴和针灸操作，使经络通畅，气血运行正常而达到治疗疾病的目的。

（二）调和阴阳

调和阴阳是针灸治疗的**根本目的**，是指针灸可使机体从阴阳失衡状态向平衡状态转化。针灸调和阴阳主要是通过经络阴阳属性、腧穴配伍和不同的针灸操作方法来实现的。如治疗肝阳上亢引起的头痛眩晕，选取足少阴肾经的太溪穴以滋补肾阴，取足厥阴肝经的太冲穴以平泻肝阳，滋水涵木、使机体恢复阴阳平衡从而消除症状。

二、扶正祛邪

扶正祛邪作用是指针灸可扶助机体正气及祛除病邪。扶正祛邪既是疾病向愈的基本保证，又是针灸治疗疾病的作用途径。尽管针灸治疗作用不像中药药性和药理作用那样明显和可见，但在临床上针灸的扶正祛邪就是通过补虚泻实的实际作用来实现的。

三、针灸处方

（一）选穴原则

选穴原则是针灸临证选取穴位应该遵循的基本法则，针灸处方的选穴原则包括**近部选穴、远部选穴、辨证选穴**和**对症选穴**。近部选穴和远部选穴是主要针对病变部位而确定腧穴的选穴原则。辨证选穴和对症选穴是针对疾病表现出的证候或症状而选取穴位的原则。

1. 近部选穴　是在病变局部或临近部位选取穴位的方法，是腧穴近治作用的体现。
2. 远部选穴　是在病变部位发生联系的经络上，距病位较远的部位选取穴位的方法。体现了腧穴远治作用。
3. 辨证选穴　是根据疾病的证候特点，分析病因病机而选取穴位的方法。
4. 对症选穴　是根据疾病的个别特殊症状而选取穴位的方法，是腧穴特殊作用及临床经验在针灸处方中的具体运用，又称经验取穴。

（二）配穴方法

配穴方法包括按部位配穴、按经脉配穴。

1. 按部位配穴　是指治疾病时依据腧穴在身体上分布的部位进行穴位配伍，包括远近配穴法、上下配穴法、前后配穴法、左右配穴法。
2. 按经配穴　是以经脉循行和经脉相互联系为基础而进行穴位配伍的方法，主要包括本经配穴法、表里经配穴法、同名经配穴法和子母经配穴法。

（1）本经配穴法：是指某一脏腑、经脉发生病变时，选该脏腑、经脉的腧穴配成处方，所选腧穴属于同一条经脉。如后头痛，可取局部的脑户、天柱，远取该经的昆仑。

（2）表里经配穴法：是以脏腑、经脉的阴阳表里配合关系为依据的配穴方法。当某一脏腑、经脉发生疾病时，取该经和其相表里的经脉腧穴配合成方。如胃痛可选取足阳明胃经和足三里、足太阴脾经的公孙。

（3）同名经配穴法：是指选取手足同名经的腧穴相互配合的方法。如前额头痛属阳明经。经手阳明大肠经的合谷配足阳明胃经的内庭。

（4）子母经配穴：是根据脏腑、经脉的五行属性，基于"虚则补其母，实则泻其子"的理论而选取穴位的方法。如肺虚咳嗽，除肺经穴和肺俞等以外，可同时选用脾经的太白和胃经的足三里。

第二十七单元　内科病证的针灸治疗

【复习指导】本部分内容难度较大，历年必考，应作为重点复习。其中头痛、中风、眩晕、面瘫、不寐、感冒、哮喘、胃痛、呕吐、便秘、腰痛、痹证的辨证要点、针灸处方主穴、治疗操作是考试的重点，应熟练掌握。头痛、中风、眩晕、面瘫、不寐、感冒、哮喘、胃痛、呕吐、便秘、腰痛、痹证的治法、处方配穴：为熟悉内容。

一、头痛

头痛是以患者自觉头部疼痛为主症的病证，可见于临床各科急慢性疾病。头痛的发生常与外感风邪，饮食失调、七情内伤、体虚久病等。本病病位在头，与手、足三阳经和足厥阴肝经、督脉相关。基本病机是气血失和、经络阻塞或脑窍失养。

（一）头痛的辨证要点

1. 辨经络　临床常根据头痛的部位来确定，具体部位归经有以下几个。

（1）阳明头痛：疼痛部位以前额、眉棱骨、鼻根部为主。

（2）少阳头痛：疼痛部位在侧头部，多见于单侧。

（3）太阳头痛：疼痛部位在后枕部，或下连于项部。
（4）厥阴头痛：疼痛部位在巅顶部，或连于目系。

2. 辨外感内伤

（1）外感头痛

主症：发病较急，头痛连及项背，痛无休止，外感表证明显。

风寒头痛：头痛，恶风畏寒，口不渴，苔薄白，脉浮紧。

风热头痛：头痛而胀，发热，口渴欲饮，大便干，小便黄，苔黄，脉浮数。

风湿头痛：头痛如裹，肢体困重，苔白腻，脉濡。

（2）内伤头痛

主症：头痛发病较缓，多伴头晕，痛势绵绵，时止时休，遇劳或情志刺激而发作、加重。

肝阳上亢：头胀痛，目眩，心烦，易怒，面赤，耳鸣，口苦，舌红苔黄，脉弦弱。

肝肾阴虚：头痛，头晕，时轻时重，耳鸣，腰膝酸软，神疲乏力，遗精，舌红苔少，脉弦细。

气血亏虚：头部空痛，头晕，神疲乏力，面色不华，劳则加重，舌淡苔白，脉细弱。

痰浊上蒙：头痛昏蒙，胸闷脘胀，呕吐痰涎，苔白腻，脉滑。

瘀血阻络：头痛迁延日久，反复发作，或头部有外伤史，痛处固定不移，痛如锥刺，舌紫黯，或有瘀斑，苔薄，脉细涩。

（二）治法

外感头痛：祛风通络，止痛。取督脉及手太阴肺经、足少阳胆经腧穴。

内伤头痛：疏通经络，清利头窍。取督脉及足阳明胃经、足少阳胆经腧穴。

（三）处方

1. 外感头痛

主穴：**太阳、百会、风池、列缺、阿是穴**

配穴：太阳头痛者可在主穴基础上加天柱、后溪、昆仑、申脉；阳明头痛者可在主穴基础上加印堂、头维、合谷、内庭；少阳头痛者可在主穴基础上加外关、率谷、足临泣；厥阴头痛者可在主穴基础上加四神聪、内关、太冲；风湿头痛者可在主穴基础上加阴陵泉；风热头痛者可在主穴基础上加曲池、大椎；风寒头痛者可在主穴基础上加风门。

2. 内伤头痛

主穴：**百会、头维、风池、足三里**

配穴：肝阳上亢者在主穴基础上加侠溪、太冲、三阴交；痰浊头痛者在主穴基础上加阴陵泉、丰隆、中脘；瘀血头痛者在主穴基础上加阿是穴、血海、膈俞；血虚头痛者在主穴基础上加脾俞、肝俞；肾虚头痛者在主穴基础上加太溪、肾俞、三阴交。

（四）治疗操作

1. 外感头痛　针泻法。风寒头痛加灸。

2. 内伤头痛　风池用平补平泻法；头维平刺，用捻转补法。瘀血头痛在阿是穴点刺出血。头痛剧烈时，阿是穴可采用强刺激和长留针。其余穴位采用虚补实泻操作。

二、中风

中风是以突然晕倒、不省人事，伴口角㖞斜、语言不利、半身不遂，或不经昏仆仅以口歪、半身不遂为主症的病证。其发生多为饮食失宜、七情内伤、年老体衰等因素有关，风、火、痰、瘀为主要病因。病位在脑，涉及心、肝、脾、肾等脏。中风的基本病机是脏腑阴阳失调，气血逆乱，上扰清窍，窍闭神匿，神不导气。

（一）辨证要点

1. 中经络

主症：半身不遂，肌肤不仁，舌强言謇，口角㖞斜。

风痰阻络兼见肢体麻木，头晕目眩，苔白腻或黄腻，脉弦滑。

肝阳上亢兼见面红目赤，眩晕头痛，心烦易怒，口苦咽干，大便干，小便黄，舌红苔黄，脉弦有力。

气虚血瘀兼见肢体软弱，偏身麻木，手足肿胀，面色淡白，气短乏力，舌暗苔白，脉细涩。

2. 中脏腑

主症：突然昏仆、神志昏迷，并见半身不遂，舌强失语、口角㖞斜等。根据病因、病机可分为闭证和脱证。

闭证证见神志昏迷，牙关紧闭，两手紧握，面赤气粗，喉中痰鸣，二便不通，脉弦滑而数。

脱证证见目合口张，手撒，遗溺，鼻鼾息微，四肢逆冷，脉象细弱等。如见汗出如油，两颧淡红，脉微欲绝或浮大无根，为真阳外越之危候。

此外，年龄在40岁以上，经常出现头晕头痛、肢体麻木，偶有发作性语言不利、肢体痿软无力者，多为中风先兆。

（二）治法

1. 中经络

（1）半身不遂：治法，通经活络，滋养肝肾。取手足阳明经穴为主，辅以太阳、少阳经穴。

（2）口角㖞斜：治法，调理阴阳，通经活络。取手足阳明经穴为主。

2. 中脏腑

（1）闭证：治法，平肝息风，醒脑开窍。取督脉和十二井穴为主。

（2）脱证：治法，回阳固脱。取任脉经穴为主。

（三）处方

1. 中经络

（1）半身不遂

①主穴：上肢取**肩髃、曲池、手三里、外关、合谷**；下肢取**环跳、伏兔、阳陵泉、足三里、解溪、昆仑**。

②配穴：半身不遂可取患侧的井穴针刺出血；上肢还可取肩髎、阳池、后溪等穴，下肢取风市、阴市、悬钟等穴。病程日久，上肢可配大椎、肩外俞；下肢可配腰阳关、殷门等，如病侧经筋屈曲拘挛者，肘部配曲泽，腕部配大陵，膝部配曲泉，踝部配太溪。如言语謇涩，

加廉泉、通里、哑门。风痰阻络加丰隆；肝阳上亢加太冲、太溪；气虚血瘀加气海等。

（2）口角㖞斜：①主穴：**地仓、颊车、合谷、太冲**。②配穴：按病位酌取牵正、水沟、四白、下关等穴。

2. 中脏腑

（1）闭证：①主穴：**水沟、十二井、太冲、丰隆、劳宫**。②配穴：牙关紧闭配颊车、合谷；语言不利配哑门、廉泉、关冲。

（2）脱证：主穴：**关元、神阙**。

（四）治疗操作

1. 中经络

（1）半身不遂：中风早期，手法宜轻，以后随着疗程的延长，逐渐加重，也可先在健侧主要穴位行补法，再泻患侧穴位。肌肤不仁，可用皮肤针叩刺患部。

（2）口角㖞斜：地仓透颊车，泻对侧合谷，太冲用泻法。初起单刺病侧，病久可左右均刺。

2. 中脏腑

（1）闭证：水沟向上方斜刺，十二井点刺出血，手法要轻快，不宜过强而引起患者躁动，太冲、丰隆、劳宫用泻法。

（2）脱证：关元大艾炷隔姜灸，神阙穴隔盐灸至四肢转温。

三、眩晕

眩晕是以自觉头晕眼花或视物旋转动摇为主症的病证。轻者发作短暂，平卧或闭目片刻即安；重者如乘舟车，旋转起伏不定，以致难于站立，或伴恶心、呕吐、自汗，甚至昏倒。其发生常与忧郁恼怒、饮食不节、肾精不足、气血虚弱等因素有关。本病病位在脑，与肝、脾、肾相关。基本病机是风、火、痰、瘀扰乱清窍，或气血虚弱、髓海不足，清窍失养。

（一）辨证要点

1. 实证

主症：头晕目眩，视物旋转，泛泛欲吐，头胀耳鸣。

肝阳上亢：头目胀痛，耳鸣，口苦，急躁易怒，舌红苔黄，脉弦。

痰湿中阻：头重如裹，胸闷恶心，神疲困倦，呕吐痰涎；口黏纳差，舌胖苔白腻，脉濡滑。

2. 虚证

主症：头晕目眩，乏力不寐，健忘，甚则昏眩欲仆。

气血两虚：头晕目眩，神疲乏力，心悸不寐，面色㿠白；舌淡苔薄白，脉细。

肾精亏损：眩晕久发不已，耳鸣，腰膝酸软，乏力，遗精，健忘；舌淡苔薄，脉沉细。

（二）治法

1. 实证　平肝化痰，定眩。取足少阳胆经、督脉穴及手足厥阴经穴。

2. 虚证　益气养血，定眩。取足少阳胆经、督脉穴及相应背脏腑俞穴。

（三）处方

1. 实证

①主穴：**风池、百会、内关、太冲**。

②配穴：肝阳上亢者，加行间、侠溪、太溪；痰湿中阻者，加头维、丰隆、中脘、阴陵泉；高血压患者加曲池、足三里；耳源性眩晕者加合谷、太阳、曲池；颈性眩晕加风府、天柱、颈夹脊。

2. 虚证
①主穴：**风池　百会　肝俞　肾俞　足三里**。
②配穴：气血两虚者，加气海、脾俞、胃俞；肾精亏虚者，加太溪、悬钟、三阴交；贫血者加膏肓俞、膈俞；神经衰弱加神门、内关、三阴交。

（四）治疗操作
1. 实证　毫针泻法。
2. 虚证　风池用平补平泻法，肝俞、肾俞补法，足三里补法。

四、面瘫

面瘫是以口角向一侧歪斜、眼睑闭合不全为主症的病证，又称为"口眼㖞斜"。本病可发生于任何年龄，无明显的季节性，发病急，多见一侧面部发病。其发生常与劳作过度、正气不足、风寒或风热乘虚而入等因素有关。本病病位在面部，与少阳、阳明经筋相关。基本病机是经气痹阻，经筋功能失调。

（一）辨证要点
主症：本病常在睡眠醒来时，发现一侧面部肌肉板滞、麻木、瘫痪，额纹消失，眼裂变大，露睛流泪，鼻唇沟变浅，口角下垂歪向健侧，病侧不能皱眉、蹙额、闭目、露齿、鼓颊等动作；部分患者初起时有耳后疼痛，还可出现患侧舌前2/3味觉减退或消失、听觉过敏等症状。

风寒证：见于发病初期，面部有受凉史；舌淡，苔薄白，脉浮紧。
风热证：见于发病初期，多继发于感冒发热或其他头面炎症性、病毒性疾病，舌红，苔薄黄，脉浮数。
气血不足：见于恢复期，或病程较长的患者，兼见肢体倦怠无力，面色淡白，头晕等。

（二）治法
祛风通络，疏调经筋。多取局部穴位、以手足阳明和手足太阳经穴为主。

（三）处方
①主穴：**阳白、四白、颧髎、颊车、地仓、合谷、翳风、内庭**。
②配穴：风寒证可在主穴基础上加列缺、风池，风热证可在主穴基础上加曲池、外关；抬眉困难可在主穴基础上加攒竹、鱼腰，乳突部疼痛可在主穴基础上加翳风，颏唇沟㖞斜可在主穴基础上加水沟、口禾髎；鼻唇沟变浅可在主穴基础上加迎香；恢复期可在主穴基础上加足三里。

（四）治疗操作
面部腧穴均行平补平泻法。在急性期，面部取穴宜少，手法宜轻，针刺宜浅，肢体远端的腧穴行泻法且手法宜重；在恢复期，肢体远端的足三里施行补法，合谷行平补平泻法。余穴均用泻法。

五、不寐

不寐是以经常不能获得正常睡眠，或入睡困难，或睡眠不深，或睡眠时间不足，严重者甚至彻夜不眠为特征的病证，亦称"失眠""不得卧"。其发生常与饮食不节、情志失常、劳逸失调、病后体虚等因素有关。不寐的病位在心，与肝、脾、肾、胆、胃等脏腑密切相关。基本病机是心神失养或心神被扰，心神不宁，或阴、阳跷脉功能失衡，阳盛阴衰，阴阳失交。

（一）辨证要点

主症：经常不易入睡，或寐而易醒，甚则彻夜不眠。

心脾亏虚：多梦易醒，心悸健忘，头晕目眩，面色无华，神疲乏力，易汗出，纳差；舌淡苔白，脉细弱。

心胆气虚：心悸胆怯，多梦易醒，善惊多恐，多疑善虑，舌淡苔白，脉弦细。

心肾不交：心烦不寐，或时寐时醒，头晕耳鸣，心悸健忘，遗精盗汗；口干舌红，脉细数。

肝阳上扰：心烦，不能入寐，急躁易怒，头晕头痛，胸胁胀满，面红口苦；舌红苔黄，脉弦数。

脾胃不和：睡眠不安，脘闷噫气，嗳腐吞酸，心烦；口苦痰多，舌红苔厚腻，脉滑数。

（二）治法

宁心安神，清热除烦。取八脉交会穴、手少阴经及督脉穴为主。

（三）处方

①主穴：**神门、四神聪、安眠、照海、百会、申脉**。

②配穴：心脾两虚者可在主穴基础上加心俞、脾俞、三阴交、足三里；心胆气虚者可在主穴基础上加心俞、胆俞；心肾不交者可在主穴基础上加太溪、涌泉、心俞；肝火扰心者可在主穴基础上加行间、侠溪、太冲；痰热内扰者可在主穴基础上加丰隆、内庭；脾胃不和者可在主穴基础上加太白、公孙、足三里。神经衰弱者可在主穴基础上加足三里、关元、气海；失精者可在主穴基础上加关元、志室；梦多者可在主穴基础上加魄户、厉兑；头昏健忘者可在主穴基础上加印堂、风池。

（四）治疗操作

神门、内关、四神聪，用平补平泻法；重症不寐四神聪可长留针；照海用补法，申脉用泻法。余穴按虚补实泻法操作。

六、感冒

感冒是以鼻塞、咳嗽、头痛、恶寒发热、全身不适为主症的外感病证，又称伤风。其发生常与风邪或时行疫毒之邪、体虚等因素有关。本病病位在肺卫。基本病机是卫阳被遏，营卫失和，肺失宣肃。以风邪为主因，每与当令之气（寒、热、暑湿）或非时之气（时行疫毒）夹杂。

（一）辨证要点

主症：恶寒发热，头痛，鼻塞流涕，脉浮。

风寒证见恶寒重，发热轻或不发热，无汗，鼻塞，喷嚏，流清涕，咳嗽，咯痰清稀，肢体酸楚；苔薄白，脉浮紧。

风热证见微恶风寒，发热重，有汗，鼻塞，浊涕；咯痰稠或黄，咽喉肿痛，口渴，苔薄黄，脉浮数。

暑湿证：身热不扬，汗出不畅，肢体酸重，头痛如裹，胸闷纳呆，口渴不欲饮；苔白腻，脉濡。

（二）治法

治法：祛风解表。取手太阴、手阳明经及督脉穴为主。

（三）处方

①主穴：**列缺、合谷、大椎、太阳、风池、外关**。

②配穴：风寒感冒者，加风门、肺俞；风热感冒者，加曲池、尺泽、鱼际；夹湿者，加阴陵泉；夹暑者，加委中；体虚感冒者，加足三里。鼻塞流清涕者，加迎香；头痛不止者加太阳；咽喉疼痛者，加少商；全身酸楚者，加身柱。

（四）治疗操作

主穴：用毫针泻法。风寒感冒，大椎行灸法；风热感冒，大椎行刺络拔罐。配穴：足三里用补法或平补平泻法，少商、委中用点刺出血法，余穴用泻法。

七、哮喘

哮喘是以反复发作的呼吸急促，喉间哮鸣，甚则张口抬肩，不能平卧为主症的病证。哮以呼吸急促，喉间有哮鸣音为特征；喘以呼吸困难，甚则张口抬肩为特征。临床上哮必兼喘，喘未必兼哮。本病可发于任何年龄和季节，尤以寒冷季节和气候骤变时多发。其发生多为痰饮伏肺，由外邪侵袭、饮食不当、情志刺激、体虚劳倦等诱发。本病病位在肺，与肾、脾、心等密切相关。基本病机是痰饮阻塞气道，肺气宣降失常。发作期多表现为邪实证；缓解期多见虚象。

（一）辨证要点

1. 实证

主症：病程短，或当哮喘发作期，哮喘声高气粗，呼吸深长，呼出为快，体质较强，脉象有力。

风寒外袭：咳嗽喘息，遇寒触发，咯痰稀薄，形寒无汗，头痛，口不渴；苔白薄，脉浮紧。

痰热阻肺：咳喘，痰粘，咯痰不爽，胸中烦闷，咳引胸胁作痛，或见身热口渴，纳呆，便秘；舌红苔黄腻，脉滑数。

2. 虚证

主症：病程长，反复发作或当哮喘间歇期，哮喘声低气怯，气息短促，体质虚弱，脉弱无力。

肺气虚：喘促气短，动则加剧，喉中痰鸣，神疲，语言无力，痰液稀薄，动则汗出；舌质淡苔薄白，脉细数。

肾气虚：气息短促，呼多吸少，不得接续，动则喘甚，汗出肢冷，畏寒；舌淡苔薄白，脉沉细。

（二）治法

1. 实证　祛邪肃肺，化痰平喘。取手太阴经穴及相应背俞穴为主。
2. 虚证　补益肺肾，止哮平喘。取相应背俞穴及手太阴、足少阴经穴为主。

（三）处方

1. 实证　①主穴：**中府、列缺、尺泽、膻中、肺俞、定喘**。②配穴：风寒者，加风门；风热者，加大椎、曲池；痰热者，加丰隆；喘甚者，加天突。
2. 虚证　①主穴：**肺俞、膏肓俞、肾俞、定喘、太渊、太溪、足三里**。②配穴：肺气虚者，加气海；肾气虚者，加关元。

（四）治疗操作

1. 实证　毫针泻法。风寒者可合用灸法，定喘穴刺络拔罐。
2. 虚证　定喘用刺络拔罐，余穴用毫针补法加用灸法或拔火罐。

八、胃痛

胃痛是以上腹胃脘部发生疼痛为主症的病证，又称"胃脘痛"。由于疼痛部位近心窝处，古人又称"心痛""心下痛"等。其发生常与寒邪客胃、饮食伤胃、肝气犯胃和脾胃虚弱等因素有关。本病病位在胃，与肝、脾关系密切。基本病机是胃气失和、胃络不通或胃失温养。

（一）辨证要点

主症：实证上腹胃脘部暴痛，痛势较剧，痛处拒按，饥时痛减，纳后痛增。虚证上腹胃脘部疼痛隐隐，痛处喜按，空腹痛甚，纳后痛减。

寒邪犯胃：暴痛，得温痛减，遇寒痛增，口不渴，喜热饮，苔薄白，脉弦紧等。
饮食停滞：胀满疼痛，嗳腐吞酸，呕吐或矢气后痛减，大便不爽，苔厚腻，脉滑。
肝气犯胃：胀满，痛连胁，嗳气吞酸喜叹息，每因情志因素诱发；苔薄白，脉弦等。
气滞血瘀：胃痛拒按，痛有定处，食后痛甚；舌质紫暗或有瘀斑，脉细涩等。
脾胃虚寒：兼吐清水，便溏，神疲乏力，或手足不温；舌淡苔薄，脉虚弱或迟缓等。
胃阴不足：灼热隐痛，饥不欲食，咽干口燥，大便干结；舌红少津，脉弦细或细数。

（二）治法

和胃止痛。取足阳明、手厥阴经穴及相应募穴为主。

（三）处方

①主穴：**中脘、内关、足三里**。②配穴：寒邪犯胃可在主穴基础上加神阙、胃俞；饮食停滞可在主穴基础上加下脘、梁门；肝气犯胃可在主穴基础上加太冲；气滞血瘀可在主穴基础上加膈俞；脾胃虚寒可在主穴基础上加气海、关元、脾俞、胃俞；胃阴不足可在主穴基础上加三阴交、内庭。急性胃炎可在主穴基础上加梁丘；消化性溃疡可在主穴基础上加公孙。

（四）治疗操作

①主穴：足三里、内关用平补平泻法，中脘用泻法，疼痛发作时，均可在各穴连续刺激1~3min。②配穴：按虚补实泻法操作。寒气凝滞、脾胃虚寒者，可用灸法。梁丘用强刺激。

九、呕吐

呕吐是以胃中之物从口中吐出为主症的病证。既可单独为患，亦可见于多种疾病。古代文献以有声有物谓之呕，有物无声谓之吐，有声无物谓之干呕。因两者常同时出现，故称呕吐。其发生与外邪犯胃、饮食不节、情志失调、体虚劳倦等多种因素有关。本病病位在胃。基本病机是胃失和降，气逆于上。

（一）辨证要点

主症：实证一般发病急，呕吐量多，吐出物多酸臭味。虚证病程较长，发病较缓，时作时止，吐出物不多，腐臭味不甚。

寒邪客胃：呕吐清水或痰涎，食久乃吐，大便溏薄，头身疼痛，胸脘痞闷，喜暖畏寒；苔白，脉迟。

热邪内蕴：食入即吐，呕吐酸苦热臭，大便燥结，口干而渴，喜寒恶热；苔黄，脉数。

痰饮内阻：呕吐清水痰涎，脘闷纳差，头眩心悸；苔白腻，脉滑。

肝气犯胃：呕吐每因精神不畅时发作，频频嗳气，平时多烦善怒，吞酸；苔薄白，脉弦。

脾胃虚寒：饮食稍有不慎，呕吐即易发作，时作时止，呕而无力，纳差便溏，面色㿠白，倦怠乏力；舌淡苔薄，脉弱无力。

（二）治法

和胃降逆，理气止呕。取手厥阴、足阳明经穴及相应募穴为主。

（三）处方

①主穴：**胃俞、内关、足三里、中脘**。②配穴：寒吐者可在主穴基础上加上脘、胃俞；热吐者可在主穴基础上加合谷，并可用金津、玉液点刺出血；食滞者可在主穴基础上加梁门、天枢；痰饮者可在主穴基础上加膻中、丰隆；肝气犯胃者可在主穴基础上加阳陵泉、太冲；脾胃虚寒者可在主穴基础上加脾俞、胃俞；腹胀者可在主穴基础上加天枢；肠鸣者可在主穴基础上加脾俞、大肠俞；泛酸欲呕者可在主穴基础上加公孙。

（四）治疗操作

①足三里平补平泻法，内关、中脘用泻法。②配穴：按虚补实泻法操作；虚寒者，可加用艾灸。呕吐发作时，可在内关穴行强刺激并持续运针1~3min。

十、便秘

便秘是以大便秘结不通，便质干燥、坚硬，排便周期或时间延长，常常数日一行，或虽有便意但排便不畅为主症的病证。其发生常与饮食不节、情志失调和年老体虚等因素有关。本病病位在大肠，与脾、胃、肺、肝、肾等脏腑有关。基本病机是脏腑功能失调，肠腑壅塞不通或肠失滋润，大肠传导不利。

（一）辨证要点

主症：大便秘结不通，排便不畅。

便秘热邪壅盛证也叫热秘，证见大便干结，腹胀腹痛，面红身热，口干心烦，口臭，喜冷饮，小便短赤；舌红，苔黄或黄燥，脉滑数。

气秘：欲便不得，嗳气频作，腹中胀痛，遇情志不舒则便秘加重，纳食减少，胸胁痞满，口苦；舌苔薄腻，脉弦。

虚秘：气虚见大便秘结，临厕努挣，挣则汗出气短，便后疲乏，大便并不干硬，面色㿠白；神疲气怯，舌淡嫩，苔薄，脉虚细；血虚见面色无华，头晕心悸，唇舌色淡，脉细。

寒秘：大便艰涩，排出困难，小便清长，腹中冷痛，面色㿠白，四肢不温，畏寒喜暖；舌淡苔白，脉沉迟。

（二）治法

调理肠胃，行滞通便。多取以足阳明胃经、手少阳三焦经腧穴。

（三）处方

①主穴：**天枢 支沟 大横 丰隆**。②配穴：热秘者，加合谷、内庭；气秘者，加太冲、中脘；气虚者，加脾俞、气海；血虚者，加足三里、三阴交；寒秘者，加神阙、关元。

（四）治疗操作

①主穴用毫针泻法。②配穴按虚补实泻法操作；神阙、关元用灸法。

十一、腰痛

腰痛是以自觉腰部疼痛为主症的病证，又称"腰脊痛"。其发生常与感受外邪、跌仆损伤、年老体衰、劳欲过度等因素有关。腰为肾之府，肾经贯脊属肾，膀胱经夹脊络肾，督脉并于脊里，故本病与肾及足太阳膀胱经、督脉等关系密切。基本病机是经络气血阻滞，或精血亏虚，经络失于温煦、濡养。

（一）辨证要点

主症：腰部疼痛。

寒湿腰痛兼见腰部冷痛重着、酸麻，或痛连臀腿，或拘挛不可俯仰，往往有腰部受寒史，天气变化或阴雨风冷时加重。

瘀血腰痛兼见腰部两侧肌肉触之有僵硬感，痛处固定不移，往往腰部有劳伤或陈伤史，劳累、晨起、久坐加重。

肾虚腰痛兼见腰眼隐痛，或酸多痛少，乏力易倦，脉细，起病缓慢。

（二）治法

活血通经。取局部阿是穴、足太阳经穴为主。

（三）处方

①主穴：**阿是穴、夹脊穴、大肠俞、肾俞、委中**。②配穴：寒湿腰痛者可在主穴基础上配腰阳关；瘀血腰痛者可在主穴基础上配膈俞、昆仑；肾阳虚腰痛者可在主穴基础上配肾俞、命门；肾阴虚腰痛者可在主穴基础上配肾俞、志室。

（四）治疗操作

毫针刺，用泻法。寒湿证、肾阳虚加艾灸；瘀血证加刺络拔罐；肾阴虚证配穴用补法。

十二、痹证

痹证是以肢体关节及肌肉酸痛、麻木、重着、屈伸不利，甚或关节肿大灼热等为主症的病证。其发生与外感风、寒、湿、热等邪气及人体正气不足有关。外邪侵入机体，痹阻关节肌肉经络，导致气血运行不畅而发病。基本病机是经络不通，气血痹阻。

（一）辨证要点

主症：关节肌肉疼痛，屈伸不利。

行痹：疼痛游走，痛无定处，时见恶风发热；舌淡苔薄白，脉浮。

痛痹：疼痛较剧，痛有定处，遇寒痛增，得热痛减，局部无红肿热胀；苔薄白，脉弦紧。

着痹：肢体关节酸痛，重着不移，或肿胀，肌肤麻木不仁，阴雨天加重或发作；苔白腻，脉濡缓。

热痹：关节疼痛，局部灼热红肿，痛不可触，关节活动不利，可涉及单个关节或多个关节，并兼有发热恶风，口渴烦闷；苔黄燥，脉滑数等。

（二）治法

通痹止痛。取局部经穴和阿是穴为主，结合循经和辨证取穴。

（三）处方

①主穴：**阿是穴　局部经穴**。②配穴：行痹者，配膈俞、血海；痛痹者，配肾俞、关元；着痹者，配阴陵泉、足三里；热痹者，配大椎、曲池。另可根据部位循经配穴。

（四）治疗操作

毫针刺，用泻法或平补平泻法。痛痹、着痹可加灸法。痛甚加电针，着痹又可加用皮肤针扣刺，加拔火罐，热痹可疾刺疾出。大椎、曲池可点刺出血。局部穴位可加拔罐法。

第二十八单元　妇儿科病证的针灸治疗

【复习指导】本部分内容难度较大，历年必考，应重点复习。其中月经不调、痛经、崩漏、绝经前后诸证、遗尿的辨证要点、针灸处方主穴、治疗操作是考试的重点，应熟练掌握。月经不调、痛经、崩漏、绝经前后诸证、遗尿的治法、处方配穴：为熟悉内容。

一、月经不调

月经不调是以月经的周期及经期、经色、经质、经量异常为主症的病证。本病主要包括月经先期（经早）、月经后期（经迟）、月经先后无定期（经乱）。其发生常与感受寒邪、饮食伤脾或情志不畅等因素有关。病位在胞宫，与冲、任二脉及肾、脾、肝三脏关系密切。基本病机是冲任失调，脏腑功能失常，气血不和。

（一）辨证要点

1. 月经先期

主症：月经周期提前7d以上，甚至10余日一行。

实热证：兼见月经量多，色深红或紫，质黏稠，伴面红口干，心胸烦热，小便短赤；大便干燥，舌红苔黄，脉数。

虚热证：月经量少或量多，色红质稠，两颧潮红，手足心热；舌红苔少，脉细数。

气虚证：月经量多，色淡质稀，神疲肢倦，心悸气短，纳少便溏，舌淡，脉细弱。

2. 月经后期

主症：月经推迟7d以上，甚至40~50日一潮。

实寒证：月经量少色暗，有血块，小腹冷痛，得热则减，畏寒肢冷；苔薄白，脉沉紧。
虚寒证：月经周期延后，月经色淡而质稀，量少，小腹隐隐作痛，喜暖喜按；舌淡苔白，脉沉迟。

3. 月经先后无定期

主症：月经或提前或错后1~2周，连续3个月经周期以上，经期正常。

肝郁证：兼见月经量或多或少，经色紫暗，有块，经行不畅，胸胁乳房作胀，少腹胀痛，时叹息，嗳气不舒；苔薄白，脉弦。

肾虚证：经来先后不定，量少，色淡，腰骶酸痛，头晕耳鸣；舌淡苔白，脉沉弱。

（二）治法

1. 月经先期　清热调经。取任脉、足太阴经穴为主。
2. 月经后期　温经散寒，和血调经。取任脉及足太阴、足阳明经穴为主。
3. 月经先后无定期　疏肝益肾，养血调经。取任脉及足太阴经穴为主。

（三）处方

1. 月经先期　①主穴：**关元、血海、三阴交、地机**。②配穴：实热证者，配太冲或行间；虚热证者，配太溪；气虚证者，配足三里、脾俞、肾俞；月经过多者，配隐白；腰骶疼痛者，配肾俞、次髎；心烦者，配神门。
2. 月经后期　①主穴：**气海、三阴交、归来**。②配穴：实寒证者，配子宫、天枢、地机；虚寒证者，配命门、腰阳关、关元。
3. 月经先后无定期　主穴：**肝俞、关元、三阴交**

配穴：肝郁者可在主穴基础上加太冲、期门；肾虚者可在主穴基础上加太溪、肾俞；胸胁胀痛者可在主穴基础上配支沟、内关、阳陵泉；腰骶疼痛可在主穴基础上配次髎。

（四）治疗操作

1. 月经先期　关元、三阴交用平补平泻法，血海用泻法。配穴：按虚补实泻法操作。气虚者针后加灸或用温针灸。
2. 月经后期　气海、三阴交用毫针补法，合谷用泻法，可用灸法或温针灸。配穴：按虚补实泻法操作。
3. 月经先后无定期　肝俞用毫针泻法，其余主穴用补法。配穴：按虚补实泻法操作。

二、痛经

痛经是指妇女在经期或经期前后发生周期性小腹疼痛或痛引腰骶，甚至剧痛难忍，或伴有恶心呕吐的病证。痛经发病常与受寒饮冷、情志不调、起居不慎、先天禀赋、久病体虚等因素有关。病位在胞宫，与冲、任二脉及肝、肾关系密切。痛经的基本病机分为实证与虚证，实证是冲任瘀阻，气血运行不畅，胞宫经血流通受阻，不通则痛；虚证为冲任虚损，胞宫、经脉失却濡养，不荣则痛。

（一）辨证要点

1. 实证

主症：经行不畅，少腹疼痛拒按，多在经前或经期，疼痛剧烈。

气滞血瘀：小腹胀痛，经色紫红或紫黑，有血块，下血块后疼痛缓解，伴有乳房胀痛；舌有瘀斑，脉细弦。

寒邪凝滞：腹冷痛拒按，得热痛解，月经量少，色紫黑有块，畏寒肢冷。苔白腻，脉沉紧。

2. 虚证

主症：腹痛多在经后，小腹绵绵作痛，少腹柔软喜按，月经色淡、量少。

气血不足：面色苍白或萎黄，倦怠无力，头晕眼花，心悸；舌淡，舌体胖大边有齿痕，脉细弱。

肝肾不足：腰膝酸软，夜寐不宁，头晕耳鸣；舌淡苔少，脉细。

（二）治法

1. 实证　行气活血，散寒止痛。取足太阴经、任脉穴为主。

2. 虚证　调补气血，温养冲任。取任脉、足太阴、足阳明经穴为主。

（三）处方

1. 实证　①主穴：**三阴交、中极、次髎、地机**。②配穴：气滞血瘀者，配太冲、阳陵泉；寒邪凝滞者，配归来。

2. 虚证　①主穴：**关元、三阴交、足三里、气海**。②配穴：气血亏虚者，配脾俞、胃俞；肝肾不足者，配太溪、肝俞、肾俞。

（四）治疗操作

1. 实证　毫针刺，用泻法，寒邪甚者可用艾灸。

2. 虚证　毫针刺，用补法，可配合灸法。

三、崩漏

崩漏指妇女经血非时暴下不止或淋漓不尽。其中发病急骤，暴下如注，大量出血者为"崩"；病势缓，出血量少，淋漓不绝者为"漏"。崩与漏在发病过程中常互相转化，故临床多以崩漏并称。其发生常与素体阳盛或脾肾亏虚、房劳多产、七情内伤、饮食不节、劳倦思虑等因素有关。病位在胞宫，与冲、任二脉及脾、肾关系密切。基本病机为实证与虚证：实证是因热瘀阻滞冲任，血不归经；虚证是冲任不固，血失统摄。

（一）辨证要点

1. 实证

主症：经血非时而下，量多如崩，或淋漓不断，色红或有血块。

血热：血色深红，质黏稠，口干喜饮；舌红苔黄，脉滑数。

湿热：色紫红而黏腻，带下量多，色黄臭秽，阴痒；苔黄腻，脉濡数。

气郁：经血颜色正常，或带有血块，烦躁易怒，时欲叹息；苔薄白，脉弦。

血瘀：经血时多时少，色紫红而黑、有块，小腹疼痛拒按，下血后疼痛减轻；舌质紫暗有瘀点，脉沉涩。

2. 虚证

主症：崩漏日久，经色淡而质稀，淋漓不尽。

脾虚：面色萎黄，神疲肢倦，气短懒言，纳呆便溏；舌质淡而胖，苔白，脉沉细无力。

肾亏分肾阳虚证和肾阴虚证，肾阳虚兼见少腹冷痛，喜温喜按，形寒畏冷，大便溏薄，月经出血量多，淋漓不净，质稀，日久不止，色淡红，舌淡苔白，脉沉细而迟；肾阴虚兼见头晕耳鸣，心烦不寐，腰膝酸软，下血量少或多，色红质稠，舌红少苔，脉细数者。

(二）治法

1. 实证　清热利湿，凉血活血。取任脉、足太阴经穴为主。
2. 虚证　健脾益气，滋阴补肾，固冲止血。取任脉及足太阴、足阳明经穴为主。

（三）处方

1. 实证　①主穴：**关元　三阴交　隐白　公孙**。②配穴：血热者在主穴基础上加配血海；湿热者在主穴基础上加配阴陵泉；气郁者在主穴基础上加配太冲；血瘀者在主穴基础上配地机。
2. 虚证　①主穴：**气海　三阴交　足三里　肾俞**。②配穴：脾气虚者，配百会、脾俞；肾阳虚者，配腰阳关、命门，肾阴虚者，配然谷、太溪。

（四）治疗操作

1. 实证　毫针刺，关元用平补平泻法，其余穴位用泻法，隐白可用艾炷直接灸。
2. 虚证　毫针刺，用补法，背俞穴可施用灸法。

四、绝经前后诸症

绝经前后诸症是指女性50岁左右出现月经紊乱、头晕、心悸、烦躁、烘热汗出、情绪异常等一系列症状。绝经前后诸症多因妇女绝经前后，肾气亏虚，天癸将竭，精血不足，阴阳失衡，导致阴气不足，阳失潜藏；或肾阳虚衰，经脉失温，脏腑功能异常。基本病机为：肾虚不能滋养、温煦他脏。

（一）辨证要点

主症：月经紊乱，性欲减退，阵发性潮热，出汗，心悸，情绪不稳定。

肾阴虚：兼见头晕耳鸣，失眠多梦，心烦易怒，烘热汗出，五心烦热，腰膝酸软，或皮肤感觉异常，口干便结，尿少色黄；舌红，苔少，脉浮。

肾阳虚：兼见面色晦暗，精神萎靡，形寒肢冷，纳差腹胀，大便溏薄，面浮肿胀，尿意频数，甚或小便失禁；舌淡，苔薄，脉沉细无力。

肝阳上亢：兼见头晕目眩，心烦易怒，烘热汗出，腰膝酸软，经来量多，或淋漓漏下；舌质红，脉弦细而数。

痰气郁结：兼见形体肥胖，胸闷痰多，脘腹胀满，恶心呕吐，食少，浮肿便溏；苔腻，脉滑。

（二）治法

滋补肝肾，调理冲任。以任脉、足太阴脾经穴及相应背俞穴为主。

（三）处方

主穴：**气海、三阴交、肝俞、脾俞、肾俞**。

配穴：肾阴亏虚者在主穴基础上加太溪、照海；肾阳不足者在主穴基础上加关元、命门；肝阳上亢者在主穴基础上加百会、风池、太冲；痰气郁结者在主穴基础上加中脘、阴陵泉、丰隆；心神不宁者在主穴基础上加通里、神门、心俞。

（四）治疗操作

主穴用补法或平补平泻法。配穴按虚补实泻法操作。

五、遗尿

遗尿是指5周岁以上儿童，在睡中小便自遗，醒后方觉的一种病证。其发病常因禀赋不足、久病体虚、习惯不良等因素有关。病位在膀胱，与任脉及肾、肺、脾、肝关系密切。基本病机是膀胱和肾的气化功能失调，膀胱约束无权。肝经热郁化火，也可迫注膀胱而致遗尿。

（一）辨证要点

主症：年满3周岁以上在睡眠中小便自遗，醒后方觉。轻者几天一次，重者每夜1~2次或更多。

肾气不足证见小便清长而频数，神疲乏力，面色苍白，畏寒肢冷，腰膝酸软，甚则肢冷恶寒，舌淡，脉沉迟无力。

脾肺气虚证见睡中遗尿，白天小便频而量少，劳累后遗尿加重，面白无华，少气懒言，食欲不振，大便稀溏，舌淡苔白，脉细无力。

（二）治法

温肾固摄，健脾益肺。取任脉、足太阴脾经及相应背俞穴为主。

（三）处方

①**主穴：关元、中极、膀胱俞、三阴交**。②配穴：肾气不足者可在主穴基础上配肾俞、命门、太溪；脾肺气虚者可在主穴基础上配肺俞、气海、足三里。夜梦多者可在主穴基础上加百会、神门。

（四）治疗操作

毫针刺，用补法，可灸。

第二十九单元　皮外伤科病证的针灸治疗

【复习指导】本部分内容有一定难度，历年必考，应作为重点复习。其中瘾疹、蛇串疮、颈椎病、落枕、漏肩风、扭伤的辨证要点、针灸处方主穴、治疗操作是考试的重点，应熟练掌握。瘾疹、蛇串疮、颈椎病、落枕、漏肩风、扭伤的治法、处方配穴：为熟悉内容。

一、瘾疹

瘾疹是以皮肤上出现风团，伴有瘙痒为主症的病证，又称为"风疹""风疹块"。其发生常与体质素虚，腠理不固，风邪侵袭，或食用鱼虾荤腥食物等因素有关。本病病位在肌肤腠理。基本病机是营卫失和，邪郁腠理。

（一）辨证要点

主症：发病时在皮肤上突然出现大小不等、形状不一的风团，成块或成片，高起皮肤，边界清楚，色或红或白，瘙痒异常，发病迅速，消退亦快，此起彼伏，反复发作，消退后不留任何痕迹。

风邪袭表：发作与天气变化有明显关系，其疹块以露出部位如头面、手足为重，常兼有外感表证。

胃肠积热：发作与饮食因素有明显关系，伴有脘腹胀痛，大便秘结，小便黄赤，或恶心呕吐，肠鸣泄泻，舌质红赤，舌苔黄腻，脉滑数。

血虚风燥：病程日久，皮肤瘙痒午后或夜间加剧，伴心烦少寐、口干、手足心热，舌红，少苔，脉细数无力。

（二）治法

疏风清热，活血调营。取手阳明大肠经、足太阴脾经穴为主。

（三）处方

①主穴：**曲池　合谷　血海　三阴交　膈俞**。②配穴：外感风热者可在主穴基础上配大椎、鱼际、肩髃；肠胃积热者可在主穴基础上配足三里、天枢、内庭；血虚风燥者可在主穴基础上配足三里。

（四）治疗操作

针刺泻法。血虚风燥者配穴用补法。

二、蛇串疮

蛇串疮是指皮肤突发簇集状疱疹，呈带状分布，伴有剧痛。因其疱疹常累如串珠，分布于腰、胁部，状如蛇形，名"蛇串疮"，又称为"蛇丹""缠腰火丹"等。发病常因情志不畅、过食辛辣厚味、感受火热时毒等。病位在皮部，与肝、脾相关。基本病机是火毒湿热蕴蒸于肌肤经络。

（一）辨证要点

主症：初起时先觉发病部位皮肤灼热刺痛，皮色发红，继则出现簇集性粟粒大小丘状疱疹，多呈带状排列，多发生于身体一侧，以腰、胁部为最常见。疱疹消失后可遗留疼痛感。

肝胆火毒证兼见疱疹色鲜红，灼热疼痛，疱壁紧张，口苦，心烦，易怒，脉弦数。

脾胃湿热证见疱疹色淡红，起黄白水疱，疱壁易于穿破，渗水糜烂，身重腹胀，苔黄腻，脉滑数。疱疹消失后遗留疼痛，证属余邪留滞，血络不通。

（二）治法

清热燥湿，解毒止痛。取局部阿是穴及相应夹脊穴为主。

（三）处方

①主穴：**阿是穴、局部夹脊穴、合谷、曲池**。②配穴：肝胆火盛可在主穴基础上加配太冲、支沟；脾胃湿热可在主穴基础上加配血海、阴陵泉、三阴交。

（四）治疗操作

毫针刺，用泻法。疱疹局部阿是穴用围针法，即疱疹带的头、尾各刺一针，两旁则根据疱疹带的大小选取1~3点，向疱疹带中央沿皮平刺。或在疱疹皮损处刺血拔罐。

三、颈椎病

颈椎病是以头颈部疼痛，活动不利，甚至肩背疼痛，或肢体一侧或两侧麻木疼痛，或头晕目眩，或下肢无力，步态不稳，甚至肌肉萎缩等为主症的病证。本病归属中医学"痹证""痿证""项强""颈肩痛"范畴。其发生与年老体衰、长期劳损、感受外邪或跌仆损伤等因素有关。本病病位在颈项部，涉及督脉、足太阳膀胱经、手太阳和手阳明经经脉及其经筋。基本病机是颈部寒湿痹阻，气滞血瘀或肝肾不足，筋骨肌肉失养。

（一）辨证要点

主症：颈部麻木胀痛，僵硬转侧不利

外邪内侵证见兼有明显的感受风寒史，遇风寒痛增，得温痛减，畏风恶寒。
气滞血瘀证见颈部有外伤或劳作过度史，刺痛拒按。
肝肾不足证见肩部酸痛，劳累加重，或伴头晕目眩，四肢乏力。
太阳经证证见后项部疼痛。
少阳经证证见颈项侧后方疼痛。
阳明经证证见颈项侧方疼痛。
督脉病证证见后项正中疼痛。

（二）治法

通经止痛。取局部阿是穴和手三阳经腧穴为主。

（三）处方

主穴：**颈夹脊、天柱、风池、曲池、外关、阿是穴**。配穴：外邪内侵者可在主穴基础上配风府、合谷、列缺；气滞血瘀者可在主穴基础上配阴郄、膈俞、血海；肝肾不足者可在主穴基础上配肝俞、肾俞、气海。

（四）治疗操作

毫针刺，局部加灸。

四、落枕

落枕是以颈项突然发生疼痛、活动受限为主症的病证，又称"失枕""失颈"。其发生常与睡眠姿势不正、枕头高低不适、颈部负重过度、寒邪侵袭等因素有关。本病病位在颈项部经筋，与督脉、手足太阳和少阳经密切相关。基本病机是经筋受损，筋络拘急，气血阻滞不通。

（一）辨证要点

主症：颈项部强痛、活动受限。
督脉、太阳经证：项背强痛，低头痛剧，项背部压痛。
少阳经证：颈肩疼痛，压痛明显，头部歪向患侧。
风寒袭络：有感受风寒史，颈项疼痛重着，伴恶寒发热、头痛。
气滞血瘀：颈项刺痛，痛处固定，睡卧姿势不当，或颈项外伤史。

（二）治法

疏经活络，调和气血。取局部阿是穴和奇穴为主。

（三）处方

主穴：**阿是穴、落枕穴、后溪**。配穴：风寒袭络者可在主穴基础上配风池、合谷；气滞血瘀者可在主穴基础上配内关及局部阿是穴；肩痛可在主穴基础上配肩髃、外关；背痛可在主穴基础上配肩外俞、天宗。

（四）治疗操作

针刺泻法。先刺远端落枕穴和后溪，持续捻转，同时嘱患者在行针中向前、后、左、右活动颈项部，再针局部的腧穴，可加艾灸或点刺放血。

五、肩痹

肩痹是指肩部持续疼痛及活动受限，又称为"漏肩风""五十肩""肩凝症""冻结肩"

等。发病常因风寒侵袭肩部、劳损、体虚等。病位在肩部筋肉，与手三阳经、手太阴经有关。肩痹的基本病机为肩部经络阻滞不通，不通则痛；或筋肉失于濡养，不荣则痛。

（一）辨证要点

主症：肩周疼痛、酸重，夜间为甚，常因天气变化及劳累而诱发或加重，患者肩前、后及外侧均有压痛，主动和被动外展、后伸、上举等功能明显受限，后期可出现肌萎缩。

外邪内侵证见兼有明显的感受风寒史，遇风寒痛增，得温痛缓，畏风恶寒。

气滞血瘀证见肩部有外伤或劳作过度史，疼痛拒按，舌暗或有瘀斑，脉涩。

气血虚弱证见肩部酸痛，劳累加重，或伴见头晕目眩，四肢乏力；舌淡，苔薄白，脉细弱。

手阳明经证见肩前部压痛明显。

手少阳经证见肩外侧压痛明显。

手太阳经证见肩后部压痛明显。

（二）治法

通经止痛。取局部阿是穴及手阳明、手少阳、手太阳经穴为主。

（三）处方

主穴：**肩髃、肩髎、肩贞、肩前、阿是穴**。配穴：手阳明经证者可在主穴基础上加配合谷；手少阳经证者可在主穴基础上加配外关；手太阳经证者可在主穴基础上加配后溪；外邪内侵者可在主穴基础上加配合谷、风池；气滞血瘀者可在主穴基础上加配内关、膈俞；气血虚弱者可在主穴基础上加配足三里、气海。

（四）治疗操作

针刺泻法。先刺远端配穴，行针后鼓励患者运动肩关节，局部要求针感强烈，可加灸法。若肩痛发作期，局部腧穴宜轻刺。

六、扭伤

扭伤是因外伤而导致损伤部位疼痛肿胀和关节活动受限的病证。本病多由于剧烈运动或负重不当，或不慎跌仆、外伤、牵拉和过度扭转等原因，引起肌肉、肌腱、韧带、血管等软组织的痉挛、撕裂、瘀血、肿胀、疼痛，甚至关节活动受限。其基本病机是外伤导致气血瘀滞，不通则痛。

（一）辨证要点

主症：扭伤部位疼痛，关节活动不利，继则出现肿胀，伤处肌肤发红或青紫。

气血阻滞：伤处皮色发红，或青，或紫。

寒湿侵袭：陈伤每遇天气变化而疼痛反复发作。

此外，可根据扭伤部位归经选穴治疗，辨清扭伤属于何经。如急性腰扭伤，脊椎正中扭伤为伤在督脉，一侧或两侧腰部扭伤为伤在膀胱经。辨证归经同时应分清是新伤抑或陈伤。

（二）治法

祛瘀消肿，活血止痛。取受伤局部腧穴和阿是穴为主。

（三）处方

主穴：**阿是穴、局部经穴**。

腰部扭伤选<u>阿是穴、大肠俞、腰痛穴、委中</u>。
髋部扭伤选<u>阿是穴、环跳、秩边、居髎</u>。
膝部扭伤选<u>阿是穴、膝眼、膝阳关、梁丘</u>。
踝部扭伤选<u>阿是穴、昆仑、丘墟、解溪</u>。
肩部扭伤选<u>阿是穴、肩髃、肩髎、肩贞</u>。
肘部扭伤选<u>阿是穴、曲池、小海、天井</u>。
腕部扭伤选<u>阿是穴、阳溪、阳池、阳谷</u>。

配穴：可根据受伤部位辨证归经，循经选穴，如腰部正中扭伤病在督脉，可远取人中、后溪；也可在其上下循经邻近取穴，如膝内侧扭伤病在足太阴脾经者，可在扭伤部位其上取血海、其下取阴陵泉，以疏通脾经气血。

（四）治疗操作

针刺泻法。陈旧性损伤留针加灸，或用温针灸。

第三十单元 五官科病证的针灸治疗

【复习指导】本部分内容有一定难度，历年考试时有涉及，复习时不可忽略。其中目赤肿痛、耳鸣耳聋、牙痛、咽喉肿痛的辨证要点、针灸处方主穴、治疗操作应熟练掌握。目赤肿痛、耳鸣耳聋、牙痛、咽喉肿痛的治法、处方配穴：为熟悉内容。

一、目赤肿痛

目赤肿痛是以**目赤、目痛、羞明、多泪**为主症的病证。也称为"赤眼""风眼热""暴风客热""天行赤眼"等，俗称"红眼病"。常双眼同时发病，春夏两季多发。发病常因外感时疫热毒或风热时邪，侵袭目窍，郁而不宣；或因素体阳盛、肝胆积热，循经上扰，以致经脉闭阻，血壅气滞，倏然发生目赤肿痛。基本病机为邪热郁结目窍。

（一）辨证要点

主证：目赤肿痛，羞明，流泪，眵多。

外感风热：起病急骤，目睛赤热，痒痛皆作，眼眵黄黏；苔薄白或微黄，脉浮数。

肝胆火盛：起病缓慢，初起眼有异物感，视物不清，继而目赤肿痛，眼眵胶结，兼口苦咽干；苔黄，脉弦数。

（二）治法

疏风散热，消肿止痛。以近部取穴及手阳明大肠经、足厥阴肝经腧穴为主。

（三）处方

主穴：**睛明、太阳、风池、合谷、太冲**。配穴：外感风热可在主穴基础上配少商、外关；肝胆火盛可在主穴基础上配行间、侠溪。

（四）治疗操作

针刺泻法，太阳、少商点刺出血。

二、耳鸣耳聋

耳鸣是指自觉耳内鸣响，耳聋是指听力减退或听觉丧失。二者病因病机大致相同，实证多以风邪侵袭，肝胆火盛，痰火郁结上扰清窍；虚证则主要与肾精亏虚，脾胃虚弱而致气血不足，经脉空虚，耳窍失养。基本病机为风火阻滞、耳窍失养。

（一）辨证要点

主证：耳鸣、耳聋。

外感风邪兼见耳闷胀，畏寒，发热；舌红，苔薄，脉浮数。

肝胆火盛兼见头胀，面赤，咽干；脉弦者。

痰火郁结兼见耳内憋气感明显，胸闷痰多；苔黄腻，脉弦滑。

肾精亏损兼见头晕，遗精，带下，腰膝酸软；脉虚细。

脾胃虚弱兼见神疲乏力，食少腹胀，便溏；脉细弱。

（二）治法

1. 实证　疏风泻火，通络开窍。取局部穴及手足少阳经腧穴为主。

2. 虚证　补肾养窍。取局部穴及足少阴胆经腧穴为主。

（三）处方

1. 实证　主穴：**听会、翳风、中渚、侠溪**。配穴：外感风邪可在主穴基础上配外关、合谷；肝胆火盛可在主穴基础上配行间、丘墟；痰火郁结可在主穴基础上配丰隆、阴陵泉。

2. 虚证　主穴：**听宫、翳风、太溪、肾俞**。配穴：脾胃虚弱可在主穴基础上配气海、足三里。

（四）治疗操作

毫针刺，听会、听宫、翳风的针感宜向耳底或耳周传导为佳，实证泻法，虚证补法加灸。

三、牙痛

牙痛是牙齿、牙龈疼痛，遇冷、热、酸、甜等刺激发作或加重。常见病因有胃火、风火和肾阴不足。基本病机为火邪上犯牙龈或牙龈失养。

（一）辨证要点

主证：牙齿疼痛。

风火牙痛：起病急，牙痛甚，牙龈红肿，伴形寒身热，脉浮数。

胃火牙痛：牙痛剧烈，牙龈红肿或出脓血，口臭，口渴，便秘，舌红，苔黄燥，脉洪数。

虚火牙痛：起病较缓，牙痛隐隐，时作时止，牙龈微肿或萎缩，牙齿浮动，舌红，少苔，脉细数。

（二）治法

祛风泻火，通络止痛。取手、足阳明经腧穴为主。

（三）处方

主穴：**合谷、颊车、下关**。配穴：风火牙痛配外关、风池；胃火牙痛者可在主穴基础上配内庭、二间；虚火牙痛者可在主穴基础上配太溪、行间。

（四）治疗操作

针刺泻法，或平补平泻。合谷左右交叉刺，持续行针 1~3min。

四、咽喉肿痛

咽喉肿痛是以咽喉部红肿疼痛、吞咽不适为特征的病证。本病常因外感风热，邪留于肺，或肺胃二经郁热上壅，而导致咽喉肿痛；也可因肾阴亏虚，阴液不能上润咽喉，虚火上炎而致。基本病机为火热或虚火上犯咽喉。

（一）辨证要点

主症：咽喉红肿、疼痛、吞咽不适。

外感风热：伴发热，汗出，头痛，咳嗽；舌质红，苔薄白或微黄，脉浮数。

肺胃热盛：伴吞咽困难，高热，口渴喜饮，大便秘结，小便黄赤；舌红，苔黄，脉数有力。

阴虚火旺：伴咽干微肿，疼痛以午后或入夜尤甚，或咽部异物感，手足心热；舌红，少苔，脉细数。

（二）治法

实证：清热利咽，消肿止痛。取局部和手太阴、足阳明经穴为主。

虚证：滋养肾阴，清热降火。取足少阴、手太阴经穴为主。

（三）处方

1. 实证　①主穴：**廉泉、天突、尺泽、少商、内庭、关冲**。②配穴：外感风热配风池、外关；肺胃热盛配商阳、鱼际。

2. 虚证　①主穴：**太溪、照海、列缺、鱼际**。②配穴：入夜发热者配三阴交、复溜。

（四）治疗操作

实证用泻法，少商、关冲点刺出血；虚证用补法或平补平泻法，列缺、照海行针时可配合做吞咽动作。

第三十一单元　急症的针灸治疗

【复习指导】本部分内容较少，主要掌握晕厥、内脏绞痛的辨证要点、针灸处方主穴、治疗操作。熟悉晕厥、内脏绞痛的治法、处方配穴。

一、晕厥

晕厥是指突然发作的、短暂的意识和行动丧失。其特征为突感眩晕、行动无力，迅速失去知觉而昏倒，数秒至数分钟后恢复清醒。晕厥的发生与暴怒惊恐、跌扑损伤、气血不足等因素相关。基本病机为气机逆乱，神窍受扰，或气血不足，脑窍失养。

（一）辨证要点

主症：突然昏仆，不省人事，四肢厥冷。轻者昏厥时间较短，数秒至数分钟后恢复清醒；重者昏厥时间较长，苏醒后无明显后遗症。

虚证：兼面色苍白，四肢厥冷，舌淡，苔薄白，脉细缓无力。

实证：素体健壮，偶因外伤、恼怒等致突然昏仆，兼呼吸急促，牙关紧闭，舌淡，苔薄白，脉沉弦。

（二）治法

苏厥醒神。以督脉及手厥阴心包经腧穴为主。

（三）处方

①主穴：**内关　水沟　涌泉**。②配穴：虚证配气海、关元；实证配合谷、太冲。

（四）治疗操作

水沟、内关用泻法，涌泉用平补平泻。

二、内脏绞痛

内脏绞痛是泛指内脏不同部位出现的剧烈疼痛，其基本病机为气血阻滞，不通则痛。

（一）辨证要点

1. 心绞痛

主症：左侧胸部心前区突然发生的压榨性疼痛，伴心悸、胸闷、气短。

气滞血瘀兼见情志刺激诱发，胸闷及心区压榨性疼痛，烦躁不宁，脉弦紧。

寒邪凝滞兼见遇寒诱发，唇甲青紫，心痛如刺，心痛彻背；舌质紫暗，脉涩。

痰浊阻络兼见胸中痞闷而痛，痛彻肩背，喘不得卧，喉中痰鸣；舌胖，苔腻，脉滑。

阳气虚衰兼见面色苍白或表情淡漠，重者心痛彻背，大汗淋漓，气促息微，四肢厥冷，唇甲青紫或淡白；舌淡红，苔薄白，脉沉细微。

2. 胆绞痛

主症：右上腹胁肋区绞痛，阵发性加剧或痛无休止，疼痛常放射至右肩胛区。

肝胆湿热兼见兼恶心呕吐，黄疸；舌苔黄腻，脉滑数。

肝胆气滞兼见兼胁肋胀痛，走窜不定；脉弦。

蛔虫妄动兼见突发剧烈绞痛，有钻顶感，呈阵发性；脉紧。

3. 肾绞痛

主症：阵发性剧烈腰部或侧腹部绞痛，向腹部、同侧阴囊、大腿内侧放射。

下焦湿热兼见小便时有中断，尿血；舌红，苔黄腻，脉弦滑数。

肾气不足兼见排尿无力，小便断续；舌质淡，苔薄白，脉弦紧。

（二）治法

1. 心绞痛　行气，活血止痛。以取手厥阴心包经、手少阴心经腧穴为主。
2. 胆绞痛　利胆，行气止痛。以取胆的俞穴、募穴和下合穴为主。
3. 肾绞痛　湿热，通淋止痛。以取相应俞募穴及足太阴脾经腧穴为主。

（三）处方

1. 心绞痛　主穴：**内关、膻中、郄门、阴郄**。配穴：气滞血瘀可在主穴基础上配太冲、血海；寒邪凝滞可在主穴基础上配神阙、至阳；痰浊阻络可在主穴基础上配中脘、丰隆；阳气虚衰可在主穴基础上配心俞、至阳。

2. 胆绞痛　主穴：**胆囊、阳陵泉、胆俞、日月**。配穴：肝胆湿热可在主穴基础上配内庭、阴陵泉；肝胆气滞可在主穴基础上配太冲、丘墟；蛔虫妄动可在主穴基础上配迎香透四白；发热寒战可在主穴基础上配大椎；恶心呕吐可在主穴基础上配内关、足三里；黄疸配至阳。

3. 肾绞痛　主穴：**肾俞、京门、膀胱俞、中极、三阴交**。配穴：下焦湿热可在主穴基础上配委阳、阴陵泉；肾气虚弱可在主穴基础上配水分、关元；恶心呕吐可在主穴基础上配内关、足三里；尿中砂石可在主穴基础上配次髎、水道；尿血配地机、血海。

（四）治疗操作

毫针刺，泻法，寒证、虚证加灸。

第十章　诊断学基础

第一单元　症状学

【复习指导】掌握发热、咳嗽与咯痰、咯血、疼痛（胸痛、腹痛）、呼吸困难、呕血与黑粪、黄疸、抽搐、意识障碍的病因、临床表现及特点、伴随表现及问诊要点。熟悉疼痛（头痛）、水肿、恶心与呕吐、皮肤黏膜出血的病因、临床表现及特点、伴随表现及问诊要点。了解常见症状的发病机制及诊断思路。

一、发热

（一）病因

1.感染性发热　临床最多见，各种病原体所致的急、慢性感染均可引起。常见的病原体有细菌（伤寒、结核病、布氏杆菌病、细菌性心内膜炎、肺炎链球菌性肺炎、猩红热、急性细菌性痢疾、丹毒、流行性脑脊髓膜炎）、病毒（病毒性上呼吸道感染、病毒性肝炎、流行性乙型脑炎、脊髓灰质炎、麻疹、流行性感冒、流行性腮腺炎、水痘）、立克次体（斑疹伤寒、恙虫病）、支原体（肺炎支原体肺炎）、螺旋体（钩端螺旋体病、回归热）、真菌（放线菌病、念珠菌病）、寄生虫等。

2.非感染性发热

（1）无菌性坏死物质吸收：①如大面积烧伤、创伤、大手术后、内脏出血等。②如急性心肌梗死、肺梗死等。③如癌肿、白血病、淋巴瘤、溶血反应等。

（2）抗原–抗体反应：如风湿热、药物热、血清病、结缔组织病等。

（3）内分泌与代谢障碍：如甲亢、严重脱水等。

（4）体温调节中枢功能失调：如脑出血、脑外伤、中暑、催眠药中毒等直接可使体温调节中枢功能失常而引起发热。

（5）引起散热减少的疾病：如广泛性皮炎、慢性心力衰竭等。

（6）自主神经功能性紊乱：如夏季低热、神经性低热等。

（二）临床表现

1.发热的临床分度　①低热：37.3~38.0℃。②中等度热：38.1~39.0℃。③高热：39.1~41.0℃。④超高热：41.0℃以上。

2.发热的临床过程　发热过程的一般可分为3个阶段。

（1）体温上升期：临床表现为皮肤苍白、干燥、无汗、畏寒或寒战、肌肉酸痛、疲乏无力等。体温上升形式有两种。①骤升型：体温在数小时内达到39℃或以上，常伴有寒战，小儿易惊厥。见于肺炎链球菌肺炎、败血症、急性肾盂肾炎、疟疾、输液反应或某些药物反应等。②缓升型：体温逐渐上升，数天内才达高峰，多不伴寒战。见于伤寒、结核病等。

（2）高热持续期：临床表现为皮肤潮红灼热、干燥、呼吸加快加强、心率加快。如疟疾可持续数小时，肺炎链球菌肺炎、流行性感冒可持续数天，伤寒可长达数周。

（3）体温下降期：临床表现为皮肤潮湿、大量出汗、体温下降，严重者可出现脱水甚至休克。体温下降形式有两种。①骤降型：体温于数小时内迅速下降至正常，常伴有大汗。见于肺炎链球菌肺炎、急性肾盂肾炎、疟疾及输液反应等。②**缓降型**：体温于数天内逐渐降至正常。见于伤寒、风湿热等。

3. 热型及临床意义

（1）稽留热：体温持续在39~40℃以上，达数天或数周，24h内体温波动不超过1℃。常见于肺炎链球菌肺炎、伤寒及斑疹伤寒高热期。

（2）弛张热：体温持续在39℃以上，24h内体温波动在2℃以上，但都**高于正常体温**。见于败血症、风湿热、重症肺结核及化脓性炎症等。

（3）间歇热：高热期与无热期（间歇期）交替出现。体温波动幅度可达数度，无热期可持续1d至数天，反复发作。见于疟疾、急性肾盂肾炎等。

（4）回归热：高热期与无热期各持续若干天后规律性交替一次。即体温骤然上升至39℃或以上，持续数天后又骤然下降至正常水平。见于回归热、霍奇金病等。

（5）波状热：体温逐渐升高达39℃或以上，数天后逐渐下降至正常水平，持续数天后又逐渐升高，如此反复多次。见于布氏菌病等。

（6）不规则热：发热无一定规律。见于结核病、风湿热、支气管肺炎等。

（三）问诊要点

1. 发热特点　如起病的缓急、发热程度、发热时间的长短等。
2. 病史　服药史、预防接种史、过敏史、外伤手术史、流产或分娩史等。
3. 伴随症状　①伴寒战：常见于肺炎链球菌肺炎、败血症、急性肾盂肾炎、急性胆囊炎、流行性脑脊髓膜炎、疟疾、急性溶血或输血反应等。②伴皮疹：见于麻疹、水痘、伤寒、斑疹伤寒、猩红热、风湿热及药物热等。③皮肤黏膜出血：见于重症感染、某些急性传染病、血液病等。④伴结膜充血：见于流行性出血热、麻疹、斑疹伤寒、钩端螺旋体病等。⑤伴口唇单纯疱疹：见于肺炎链球菌肺炎、流行性脑脊髓膜炎、流行性感冒等。⑥伴淋巴结肿大：见于局灶化脓性感染、风疹、传染性单核细胞增多症、淋巴结结核、淋巴瘤、转移癌等。⑦伴肝脾大：见于病毒性肝炎、传染性单核细胞增多症、肝及胆道感染、白血病、结缔组织病等。⑧伴昏迷：常提示中枢神经系统疾患。⑨伴各系统症状：如伴咳嗽、咳痰见于呼吸系统炎症等；伴腹泻见于肠道感染；伴尿频、尿急、尿痛见于尿路感染等。

二、疼痛

（一）头痛

1. 病因

（1）颅内病变：见于脑膜炎、脑出血、蛛网膜下腔出血、脑肿瘤、颅脑损伤等。

（2）颅外病变：见于颈椎病、三叉神经痛、眼、耳、鼻及牙齿疾病所致的头痛等。

（3）全身性疾病：见于感染发热、高血压病、中毒、中暑、低血糖、月经期及绝经期头痛等。

（4）神经症：如神经衰弱及癔症性头痛等。

2. 问诊要点

（1）头痛的特点

1）病史：询问患者有无头颅外伤史、感染、发热、中毒、高血压、青光眼、鼻窦炎、偏头痛、脑炎、脑膜炎、颅脑肿瘤、使用药物史及精神疾病史等。

2）头痛的部位：蛛网膜下腔出血头痛常牵涉至颈部。颅内疾病如脑炎、脑膜炎、脑肿瘤等引起的头痛多向病灶同侧放射。颅外病变（眼、鼻、牙源性）位于刺激点或受累神经分布的区域内。

3）头痛的性质：血管性头痛为搏动性痛；舌咽神经痛的特点是咽后部发作性疼痛并向耳及枕部放射；三叉神经痛多呈颜面部电击样痛。

4）头痛发生的时间与规律：颅内占位性病变往往起床时明显。鼻窦炎有规律的清晨头痛。丛集性头痛常在夜间发生。药物引起的头痛一般出现在用药后15~30min，持续时间与药物半衰期有关。

（2）头痛的伴随症状及体征

1）伴发热：体温升高与头痛同时出现者，常为急性感染、中暑等；急性头痛后体温升高，可见于脑出血、颅脑损伤等。

2）伴剧烈呕吐：提示颅内压增高，如脑膜炎、脑炎、脑肿瘤等；头痛在呕吐后减轻者可见于偏头痛。

3）伴剧烈眩晕：见于小脑肿瘤、椎－基底动脉供血不足、基底型偏头痛等。

4）伴意识障碍：急性头痛伴意识障碍可见于颅内急性感染、蛛网膜下腔出血、一氧化碳中毒等；慢性头痛出现神志逐渐模糊，提示有发生脑疝的危险。

（二）胸痛

1.病因

（1）胸壁疾病：①皮肤及皮下组织病变。蜂窝织炎、乳腺炎等。②肌肉病变。外伤、劳损、肌炎等。③肋骨病变。肋软骨炎、肋骨骨折等。④肋间神经病变。肋间神经炎、带状疱疹等。

（2）心血管疾病：①心绞痛、心肌梗死等。②心包炎、肥厚型心肌病等。③血管病变。胸主动脉瘤、主动脉夹层等。④心脏神经症。

（3）呼吸系统疾病：①支气管及肺部病变。支气管肺癌、肺炎、肺结核累及胸膜。②胸膜病变。胸膜炎、自发性气胸、胸膜肿瘤等。

（4）其他原因：①食管疾病。食管炎、食管癌等。②纵隔疾病。纵隔气肿、纵隔肿瘤。③腹部疾病。肝脓肿、胆囊炎、胆石症、膈下脓肿等。

2.问诊要点

（1）发病年龄与病史：青壮年胸痛，应注意结核性胸膜炎、自发性气胸、心肌炎、心肌病；40岁以上者应多考虑心绞痛、心肌梗死与肺癌等。并问及既往有无心脏病、高血压病、动脉硬化病史、肺及胸膜疾病史和胸部手术史等。

（2）胸痛的部位：胸壁疾病所致的胸痛常固定于病变部位。带状疱疹是成簇的水疱沿一侧肋间神经分布伴胸痛，疱疹不超过体表正中线。非化脓性肋软骨炎多侵犯第1、2肋软骨。心绞痛与急性心肌梗死的疼痛常位于**胸骨后**或心前区，疼痛常**牵涉**至左肩背、左臂内侧。食管、膈和纵隔肿瘤的疼痛也位于胸骨后，常伴进食或吞咽时加重。自发性气胸、急性胸膜炎的胸痛，多位于患侧的腋前线及腋中线附近。

（3）胸痛的性质：带状疱疹呈阵发性的灼痛或刺痛；肌痛常呈酸痛；骨痛呈刺痛。食管炎常呈灼痛或灼热感。**心绞痛**常呈压榨样痛，可伴有窒息感；**心肌梗死**则疼痛更为剧烈并有恐惧、濒死感。干性胸膜炎常呈尖锐刺痛或撕裂痛，伴呼吸时加重，屏气时消失。原发性肺癌、纵隔肿瘤可有胸部闷痛。肺梗死为突然剧烈刺痛或绞痛，常伴有呼吸困难与发绀。

（4）胸痛持续时间：平滑肌痉挛或血管狭窄缺血所致疼痛为阵发性，如**心绞痛**发作时间短暂，而**心肌梗死**疼痛持续时间长且不易缓解。炎症、肿瘤、栓塞或梗死所致疼痛呈持续性。

（5）胸痛的诱因与缓解因素：**心绞痛**常因劳累、体力活动或精神紧张而诱发，含服硝酸甘油可迅速缓解，而对心肌梗死的胸痛则无效。心脏神经症的胸痛在体力活动后反而减轻。胸膜炎、自发性气胸的胸痛则可因深呼吸与咳嗽而加剧。胸壁疾病所致的胸痛常于局部压迫或因胸廓活动时加剧。食管疾病的胸骨后疼痛常于吞咽食物时出现或加剧。反流性食管炎在服用抗酸药后减轻或消失。

（6）伴随症状：①伴咳嗽、咯痰，见于气管、支气管、肺或胸膜疾病。②伴咯血，见于肺炎、肺脓肿、肺梗死或支气管肺癌。③伴呼吸困难，见于肺炎链球菌性肺炎、自发性气胸、渗出性胸膜炎、肺结核、心绞痛、心肌梗死、急性心包炎、主动脉夹层。④伴吞咽困难，见于食管癌。⑤伴面色苍白、大汗、血压下降或休克，多考虑急性心肌梗死、主动脉夹层或大块肺栓塞等严重病变。

（三）腹痛

1. 分类

（1）急性腹痛：发病急，病情重，变化快，内科、外科、妇产科与儿科疾病均可引起急性腹痛，其中属外科范围者，临床上习惯称为"**急腹症**"。

（2）慢性腹痛：起病缓慢而病程较长，或由急性起病后转变为迁延性。

2. 病因

（1）腹部疾病

1）腹膜炎：由胃、肠穿孔引起者最常见。伴有压痛、反跳痛与腹肌紧张，肠蠕动音减弱或消失。

2）腹腔脏器炎症：如急性或慢性胃炎、肠炎、胰腺炎、阑尾炎和盆腔炎等。一般腹痛部位与病变脏器的体表投影相符。

3）空腔脏器梗阻或扩张：如肠梗阻、胆石症、胆道蛔虫病、泌尿道结石梗阻等。

4）脏器扭转或破裂：如肠扭转、肠系膜或大网膜扭转，卵巢囊肿扭转，急性内脏破裂如肝脾破裂、异位妊娠破裂等。

5）腹腔或脏器包膜牵张：如手术后或炎症后腹膜粘连；实质性脏器因病变肿胀，导致包膜张力增加而发生腹痛如肝炎、肝淤血、肝癌等。常引起剧烈绞痛。

6）化学性刺激：消化性溃疡，可因胃酸作用而发生刺痛或灼痛。

7）肿瘤压迫与浸润：如胃癌、结肠癌、直肠癌。

（2）胸腔疾病的牵涉痛：如肺炎、心绞痛、急性心肌梗死、急性心包炎、肺梗死、胸膜炎、食管裂孔疝等，疼痛可牵涉腹部，类似急腹症。

（3）全身性疾病：如尿毒症时毒素刺激腹腔浆膜引起腹痛。少数糖尿病酮症酸中毒可引起腹痛，酷似急腹症。铅中毒时则引起肠绞痛。

3. 问诊要点

（1）年龄及既往史：儿童要多考虑肠道蛔虫症及肠套叠；壮年则以消化性溃疡、阑尾炎多见；中老年人则应警惕恶性肿瘤的可能。反复发作的节律性上腹痛病史有助于**消化性溃疡**的诊断；胆石症、泌尿道结石史，有助于胆绞痛、肾绞痛的诊断；结核性腹膜炎史与腹部手术史有利于腹膜粘连性腹痛的诊断。

（2）腹痛部位：如胃、十二指肠疾病、急性胰腺炎疼痛多在中上腹部；肝、胆疾患疼痛位于右上腹；小肠绞痛位于脐周；结肠疾病疼痛多位于下腹或左下腹；膀胱炎、盆腔炎症及异位妊娠破裂，疼痛在下腹部。空腔脏器穿孔后引起弥漫性腹膜炎则为全腹痛；**急性阑尾炎**早期疼痛在脐周或上腹部，数小时后转移至右下腹；小肠绞痛位于脐周；也有腹痛呈弥漫性与不定位性，如结核性腹膜炎、腹膜转移癌、腹膜粘连、结缔组织病等。

（3）腹痛的性质与程度：消化性溃疡常有慢性、周期性、节律性中上腹隐痛或灼痛，如突然呈剧烈的刀割样、烧灼样持续性疼痛，可能并发急性穿孔；并发幽门梗阻者为胀痛，于呕吐后减轻或缓解。胆石症、泌尿道结石及肠梗阻的绞痛相当剧烈。剑突下钻顶样痛是**胆道蛔虫梗阻**的特征。肝癌疼痛多呈进行性锐痛；慢性肝炎与淤血性肝肿大（如右心衰竭、缩窄性心包炎）多为持续性胀痛。肝、脾破裂、异位妊娠破裂可出现腹部剧烈绞痛或持续性疼痛。持续性、广泛性剧烈腹痛伴腹肌紧张或板状腹，提示为**急性弥漫性腹膜炎**。

（4）诱发、加重或缓解腹痛的因素：胆囊炎或胆石症发作前常有进食油腻食物史。急性胰腺炎发作前则常有暴饮暴食、酗酒史。服碱性药缓解者，见于十二指肠溃疡。**胃溃疡腹痛**发生在进食后半小时左右，至下一次进餐前缓解；反流性食管炎患者在躯体前屈时剑突下的烧灼痛明显，而直立时可减轻。肠炎引起的腹痛常于排便后减轻，而肠梗阻腹痛于呕吐或排气后缓解。

（5）腹痛的伴随症状：①伴寒战、高热，见于急性化脓性胆管炎、肝脓肿、腹腔脏器脓肿等。②**伴黄疸**，提示肝、胆、胰腺疾病，急性溶血等。③伴血尿，多见于尿路结石。④伴休克，常见于急性腹腔内出血、急性胃肠穿孔、急性心肌梗死、中毒性菌痢等。⑤伴呕吐、腹胀、停止排便排气，提示胃肠梗阻；伴腹胀、呕吐隔夜或隔日食物，见于幽门梗阻。⑥伴腹泻，提示为肠道炎症、吸收不良，亦见于慢性胰腺及肝脏疾病。⑦伴血便，急性者见于急性菌痢、肠套叠、绞窄性肠梗阻、急性出血性坏死性结肠炎、过敏性紫癜等；慢性者可见于慢性菌痢、肠结核、结肠癌等；柏油样便提示上消化道病变；鲜血便提示下消化道病变。⑧伴里急后重，提示直肠病变。

三、咳嗽与咳痰

（一）病因

1. 呼吸道疾病　咽、喉、气管、支气管黏膜受到刺激性气体、炎症、粉尘、出血、肿瘤、异物等刺激引起咳嗽。但肺泡内分泌物需排入小支气管时才能引起咳嗽。

2. 胸膜疾病　胸膜炎或胸膜受刺激（如自发性气胸、胸腔穿刺）。

3. 心血管疾病　二尖瓣狭窄或其他原因所致的肺淤血与肺水肿。

4. 中枢神经因素　大脑皮质冲动传至延髓咳嗽中枢引起咳嗽。

（二）问诊要点

1. 咳嗽的性质

（1）干性咳嗽：指咳嗽无痰或者痰量甚少。见于急性咽喉炎、急性支气管炎初期、胸膜炎、轻症肺结核、肺癌等。

（2）湿性咳嗽：指带痰液的咳嗽。见于慢性咽喉炎、慢性支气管炎、支气管扩张症、肺炎、肺脓肿、空洞型肺结核。

2. 咳嗽的时间与节律　①突发性咳嗽：吸入刺激性气体所致急性咽喉炎、气管与支气管异物。②阵发性咳嗽：见于支气管异物、支气管哮喘、支气管肺癌、百日咳等。③长期慢性咳嗽：见于慢性支气管炎、支气管扩张、慢性肺脓肿、空洞型肺结核等。④晨咳或夜间平卧时（即改变体位时）加剧并伴咯痰：常见于慢性支气管炎、支气管扩张和肺脓肿等病。⑤夜间咳嗽明显：左心衰竭、肺结核等。

3. 咳嗽的音色　①声音嘶哑：如声带炎、喉炎、喉癌，以及压迫喉返神经。②**犬吠样**：多见于喉头炎症水肿或气管受压。③无声（或无力）咳嗽：可见于极度衰弱或声带麻痹。④带有鸡鸣样吼声常见于**百日咳**。⑤**金属调**：纵隔肿瘤或支气管癌等直接压迫气管所致。

4. 痰的性质与量　痰的性质可分为黏液性、浆液性、脓性、黏液脓性、浆液血性、血性等。支气管扩张与肺脓肿患者痰量多时，痰可出现分层现象：上层为泡沫，中层为浆液或浆液脓性，下层为坏死性物质。痰有恶臭气味者，提示有厌氧菌感染。黄绿色痰提示铜绿假单胞菌感染。粉红色泡沫痰是肺水肿的特征。

5. 伴随症状　①伴发热：多见于呼吸道感染、胸膜炎、肺结核等。②伴胸痛：如肺炎、胸膜炎、支气管肺癌、自发性气胸等。③伴哮喘：可见于支气管哮喘、喘息型慢性支气管炎、心源性哮喘。④伴呼吸困难：见于喉头水肿、喉肿瘤、慢性阻塞性肺病、重症肺炎以及重症肺结核、大量胸腔积液、气胸、肺淤血、肺水肿等。⑤伴咯血：常见于肺结核、支气管扩张、肺脓肿、支气管肺癌及风湿性二尖瓣狭窄等。

四、咯血

（一）病因

1. 支气管疾病　常见于支气管扩张、支气管肺癌、支气管内膜结核和慢性支气管炎等。

2. 肺部疾病　如肺结核、肺炎链球菌性肺炎、肺脓肿等。肺结核为我国**最常见**的咯血原因。

3. 心血管疾病　如风湿性心脏病二尖瓣狭窄所致的咯血。

4. 其他　如血小板减少性紫癜、白血病、血友病、肺出血型钩端螺旋体病、肾病综合征出血热等。

（二）问诊要点

1. 既往史及年龄　有无心、肺、血液系统疾病，有无结核病接触史、吸烟史等；中年以上，咯血痰或小量咯血，特别是多年吸烟史的男性患者，除考虑慢性支气管炎外，尚须考虑支气管肺癌。

2. 咯血量　大量咯血常见于空洞型肺结核、支气管扩张、肺脓肿；中等量可见于二尖瓣狭窄；其他原因所致的咯血多为小量咯血，或仅为痰中带血；咯粉红色泡沫痰为急性左心衰竭的表现。咯血量大而骤然停止可见于支气管扩张症。痰中带血多见于浸润型肺结核。多次少量反复咯血要警惕支气管肺癌。

3. 伴随症状　①伴有发热、盗汗者多见于肺结核。②伴有胸痛者，多见于大叶性肺炎、肺结核、肺脓肿、肺梗死等。③伴有大量浓痰者，需考虑支气管扩张症、肺脓肿、空洞型肺结核并发感染。④伴有皮肤黏膜出血，需考虑钩端螺旋体病、肾综合征出血热等急性传染病。

（三）鉴别要点

咯血需与呕血（上消化道出血）相鉴别，见表10-1。

表10-1　咯血与呕血的鉴别

	咯血	呕血
病史	肺结核、支气管扩张、肺癌、心脏病等	消化性溃疡、肝硬化等
出血前症状	喉部痒感、胸闷、咳嗽等	上腹不适、恶心、呕吐等
出血方式	咯出	呕出，可为喷射状
出血颜色	鲜红	棕黑色或暗红色，有时鲜红色
血内混有物	泡沫和（或）痰	食物残渣、胃液
黑粪	无（如咽下血液时可有）	有，呕血停止后仍可持续数日
酸碱反应	碱性	酸性

五、呼吸困难

呼吸困难是指患者主观上感到空气不足，呼吸费力；客观上表现为呼吸频率、节律与深度的异常，严重时出现鼻翼翕动、发绀、端坐呼吸及辅助呼吸肌参与呼吸活动。

（一）病因

1. 呼吸系统疾病　①肺部疾病：如肺炎链球菌性肺炎、肺淤血、肺水肿、肺不张、肺栓塞、特发性肺间质纤维化、肺癌等。②呼吸道梗阻：如喉部炎症、水肿、肿瘤或异物，气管与支气管的炎症或肿瘤，双侧扁桃体肿大Ⅲ度等。③胸廓活动障碍：如胸廓外伤或畸形、肋骨骨折、气胸、胸腔积液及胸膜肥厚等。④肌肉疾病：常见的有重症肌无力、药物导致的呼吸肌麻痹等。

2. 心血管系统　急慢性左心衰竭、风湿性心脏病、二尖瓣狭窄、先天性心脏病、室间隔缺损、心脏压塞、原发性肺动脉高压等。

3. 中毒　如尿毒症、糖尿病酮症酸中毒、吗啡中毒、巴比妥类中毒、亚硝酸盐中毒、有机磷中毒和一氧化碳中毒等。

4. 血液病　如重度贫血、高铁血红蛋白血症等。

5. 神经精神因素　①中枢神经系统病变：如脑出血、脑肿瘤压迫、脑外伤、脑炎、脑膜脑炎以及二氧化碳潴留所致呼吸功能障碍。②周围神经疾病：如脊髓灰质炎累及颈部脊髓、急性感染性多发性神经炎等。③精神疾患：如癔症等。

（二）临床表现

1. 肺源性呼吸困难

（1）吸气性呼吸困难：胸骨上窝、锁骨上窝、肋间隙在吸气时明显凹陷，称为"三凹征",常伴有频繁干咳及高调的吸气性喘鸣音。见于急性喉炎、喉水肿、喉痉挛、白喉、喉癌、气管异物、支气管肿瘤、或气管受压等。

（2）呼气性呼气困难：呼气显著费力，呼气时间延长而缓慢，伴有广泛哮鸣音。常见于支气管哮喘、喘息性慢性支气管炎、慢性阻塞性肺气肿等。

（3）混合性呼吸困难：吸气与呼气均感费力，呼吸频率浅而快。见于重症肺炎、重症肺结核、大面积肺不张、大块肺梗死、大量胸腔积液和气胸等。

2. 心源性呼吸困难　主要由左心衰竭引起，临床上主要有3种表现形式。

（1）劳力性呼吸困难：在体力活动时出现或加重，休息时减轻或缓解称之为劳力性呼吸困难。

（2）端坐呼吸：常表现为平卧时加重，端坐位时减轻，故被迫采取端坐位或半卧位以减轻呼吸困难的程度。

（3）夜间阵发性呼吸困难：左心衰竭时，因急性肺淤血常出现阵发性呼吸困难，多在夜间入睡后感到气闷而被憋醒。发作时，患者被迫坐起喘气和咳嗽，重者表现为面色青紫、大汗、呼吸有哮鸣声、咳浆液性粉红色泡沫样痰，两肺底湿啰音，心率增快，可出现奔马律。此种呼吸又称为**心源性哮喘**。常见于高血压心脏病、冠状动脉粥样硬化性心脏病、风湿性心脏瓣膜病、心肌炎等引起的左心衰竭。

3. 中毒性呼吸困难

（1）代谢性酸中毒：出现深大而规则的呼吸，可伴有鼾声，称库斯莫尔（Kussmaul）呼吸。见于尿毒症、糖尿病酮症酸中毒。

（2）呼吸抑制药物：如吗啡、巴比妥类、有机磷农药中毒时致呼吸减慢，可呈潮式呼吸。

（3）某些毒物：如一氧化碳、氰化物中毒时，引起呼吸加快。

4. 中枢性呼吸困难　重症颅脑疾病（如脑出血、颅内压增高、颅脑损伤），呼吸变慢而深，并常伴有呼吸节律的异常。

5. 精神或心理因素性呼吸困难　特点是呼吸非常频速和表浅，并常因换气过度而发生呼吸性碱中毒，出现口周、肢体麻木和手足搐搦，经暗示疗法，可使呼吸困难减轻或消失。

（三）伴随症状

1. 伴发热、胸痛、咳嗽、咯痰或咯血者，多见于肺炎、肺脓肿、肺结核、胸膜炎、肺癌合并感染、肺栓塞、慢性支气管炎、肺脓肿等。

2. 伴午后低热、盗汗、乏力、食欲不振、消瘦者，多见于肺结核、结核性胸膜炎。

3. 伴有意识障碍者，多见于脑出血、脑外伤、脑炎、脑膜炎、尿毒症、肺性脑病、肝性脑病、糖尿病酮症酸中毒及各种中毒等。

六、水肿

（一）病因

1. 全身性水肿

（1）心性水肿：见于右心衰竭及慢性缩窄性心包炎。

（2）肝性水肿：见于肝硬化、重症肝炎。

（3）肾性水肿：见于各种肾炎和肾病综合征。

（4）营养不良性水肿：见于低蛋白血症或维生素 B_1 缺乏。

（5）内分泌性水肿：见于甲状腺功能减退症、垂体前叶功能减退症。

2. 局部水肿　见于各种组织炎症、静脉（如血栓性静脉炎、静脉血栓形成）和淋巴回流受阻（丝虫病、淋巴管炎、肿瘤压迫等）及管神经性水肿。

（二）临床表现

1. 全身性水肿

（1）心性水肿：水肿的特点是凹陷性、下垂性、对称性。临床上主要见于右心衰竭，常同时有颈静脉怒张、肝大、肝-颈静脉反流征阳性，严重者还可出现胸腔积液、腹水、心包积液及颜面浮肿。

（2）肝性水肿：主要表现为腹水，也可首先出现踝部水肿，逐渐向上蔓延。而头、面部及上肢常无水肿。临床上还有肝功能减退及门静脉高压的其他表现，可见肝掌、蜘蛛痣等。

（3）肾性水肿：早期**晨起**时有眼睑与颜面水肿，以后发展为全身水肿。临床上常伴有高血压、蛋白尿、管型尿、血尿等肾脏受损的表现。

（4）营养不良性水肿：患者往往有贫血、乏力、消瘦等营养不良的表现。

（5）内分泌性水肿：甲状腺功能减退症引起的水肿表现为**黏液性水肿**，特点是非凹陷性，颜面及下肢较明显，常伴有精神萎靡、食欲不振。

2. 局部水肿

（1）组织炎症：有疖、痈、丹毒等，常伴有红、热、压痛等。

（2）静脉和淋巴回流受阻：静脉回流受阻如血栓性静脉炎、静脉血栓形成等，水肿主要出现在病变局部或者病变侧肢体，可见局部肿胀明显，或有静脉曲张。丝虫病可引起淋巴液回流受阻，出现橡皮肿，以下肢常见。

（三）问诊要点

1. 水肿特点　水肿出现的时间、发展速度、蔓延情况。

2. 既往疾病史　有无心、肝、肾、内分泌及结缔组织病史，药物过敏史。有无使用肾上腺皮质激素、睾酮、雌激素等特殊用药史。

3. 伴随症状　①伴颈静脉怒张、肝大及压痛、肝-颈静脉回流征阳性，见于心源性水肿。②伴高血压、蛋白尿、血尿、管型尿，见于肾性水肿。③伴肝掌、蜘蛛痣、腹壁静脉曲张、脾肿大、肝功能损害，见于肝性水肿。④伴出汗减少、怕冷、动作缓慢、精神萎靡、智力减退、体重增加、表情呆板，见于甲状腺功能减退症。

七、恶心与呕吐

（一）病因

1. 反射性呕吐

（1）消化系统疾病

1）胃肠病变：急性或慢性胃炎、非溃疡性消化不良、急性食物中毒、消化性溃疡、急性胃扩张或幽门梗阻、胃肿瘤等引起的呕吐常与进食有关，常伴有恶心先兆，吐后感轻松。**肠源性呕吐**如急、慢性肠炎、急性阑尾炎、肠梗阻、腹型过敏性紫癜等。肠梗阻者常伴腹痛、肛门停止排气排便。

2）肝、胆、胰与腹膜病变：如急性或慢性肝炎、肝硬化、肝淤血；急性或慢性胆囊炎、胆石症、胆道蛔虫、急性胰腺炎、急性腹膜炎等。它们的共同特点是有恶心先兆，呕吐后不觉轻松。

（2）其他：如异味刺激、急慢性咽炎、肺炎、急性胸膜炎、肺梗死、急性心肌梗死、充血性心力衰竭、泌尿系统结石、尿毒症、急性肾盂肾炎、急性盆腔炎等。

2. 中枢性呕吐

（1）中枢神经系统疾病：①脑血管疾病，如脑出血、脑栓塞、脑血栓形成、高血压脑病、椎-基底动脉供血不足等。②感染，如脑炎、脑膜炎、脑脓肿、脑寄生虫等。③各种病因引起的颅内高压。颅内高压呕吐的特点是呈喷射状，常无恶心先兆，吐后不觉轻松。常伴剧烈头痛、血压升高、脉搏减慢、视盘水肿。④颅脑损伤、脑挫裂伤、颅内血肿、蛛网膜下腔出血等。

（2）全身性疾病：①感染。②内分泌与代谢障碍性疾病，如早孕反应、甲状腺危象、Addison病危象、糖尿病酮症酸中毒、水电解质及酸碱平衡紊乱等。③其他，如休克、缺氧、中暑、急性溶血。

（3）药物反应与中毒：如洋地黄、吗啡、雌激素、雄激素、环磷酰胺及乙醇、一氧化碳、有机磷农药中毒、鼠药、毒蕈中毒等。

3. 前庭障碍性呕吐

常见疾病有梅尼埃病、晕动病、迷路炎等。常伴听力障碍、眩晕、发作时常有皮肤苍白、血压下降、心动过缓等。

4. 神经性呕吐　常见于胃肠神经症、癔症等。

（二）问诊要点

1. 呕吐与进食的关系　餐后出现的呕吐多见于胃源性呕吐。餐后短时间内呕吐且集体发病多见于急性食物中毒。

2. 呕吐发生时间　育龄女性在晨间呕吐要考虑早孕反应。服药后出现恶心、呕吐应考虑药物反应。乘飞机、车、船发生呕吐常见于晕动病。进餐6h以后呕吐，且呕吐物有隔夜宿食，多见于幽门梗阻。

3. 呕吐特点　有恶心先兆，呕吐后感轻松者多见于胃源性呕吐。喷射状呕吐多见于**颅内高压**，常无恶心先兆，吐后不感轻松，常伴剧烈头痛、血压升高、脉搏减慢、视盘水肿。无恶心，呕吐不费力，全身状态较好者多见于神经性呕吐。

4. 呕吐物性质　呕吐物呈咖啡色，见于上消化道出血。呕吐隔餐或隔日食物，并含腐酵气味，见于幽门梗阻。呕吐物含胆汁者多见于十二指肠乳头以下的十二指肠或空肠梗阻。呕吐物有粪臭者提示**低位肠梗阻**。呕吐物中有蛔虫者见于胆道蛔虫、肠道蛔虫。

（三）伴随症状

1. 伴发热者见于全身或中枢神经系统感染、急性细菌性食物中毒。
2. 伴剧烈头痛者见于颅内高压、偏头痛、青光眼。
3. 伴眩晕及眼球震颤者见于前庭器官疾病。
4. 伴腹泻者见于急性胃肠炎、急性中毒、霍乱等。
5. 伴腹痛者见于急性胰腺炎、急性阑尾炎及空腔脏器梗阻等。
6. 伴黄疸者见于急性肝炎、胆道梗阻、急性溶血。

7. 伴贫血、水肿、蛋白尿者见于肾功能。

八、呕血与黑粪

呕血和黑粪是上消化道出血的主要表现，上消化道指屈氏韧带以上的消化道。而暗红或鲜红色的便血则多提示下消化道出血。但上消化道出血，若出血量大、速度快，可出现红色便；下消化道出血，若位置高如高位小肠出血，停留时间长，也可出现黑粪。

（一）病因

1. 食管疾病　食管曲张静脉破裂、食管炎、食管癌、食管贲门黏膜撕裂、食管异物、食管裂孔疝。大出血者常见于食管胃底曲张静脉破裂及食管异物刺穿主动脉，危及生命。

2. 胃及十二指肠疾病　最常见的原因是消化性溃疡，非甾体抗炎药及应激所致的胃黏膜病变出血也较常见。其他有急性及慢性胃炎、胃黏膜脱垂症、十二指肠炎、胃肿瘤等。

3. 肝、胆、胰疾病　肝硬化、门静脉高压引起的**食管胃底曲张静脉破裂**是引起上消化道出血的常见病因。胆道结石、胆道蛔虫、胆囊癌、胆管癌及壶腹癌出血均可引起大量血液流入十二指肠导致呕血。急慢性胰腺炎、胰腺癌也可引起上消化道出血，但均少见。

4. 全身性疾病　①血液疾病：再生障碍性贫血、血小板减少性紫癜、过敏性紫癜、弥散性血管内凝血（DIC）、白血病等。②感染性疾病：流行性出血热、钩端螺旋体病、急性重症肝炎等。③结缔组织病：系统性红斑狼疮、结节性多动脉炎等累及上消化道。④其他：尿毒症、肺源性心脏病、呼吸衰竭等。

引起上消化道出血的疾病很多，临床上前三位的病因分别是消化性溃疡、食管胃底曲张静脉破裂、急性胃黏膜病变。

（二）问诊要点

1. 确认是否为上消化道出血　呕血应与咯血及口、鼻、咽喉部位出血相鉴别。黑粪应与食动物血、铁剂、铋剂等造成的黑粪鉴别。

2. 估计出血量　出血量达5mL以上可出现**大便隐血试验阳性**。达60mL以上可出现**黑便**，胃内储积血量达300mL可出现**呕血**。出血量一次达400mL以上可出现头昏、眼花、口干乏力、皮肤苍白、心悸不安、出冷汗，甚至昏倒。出血量达800~1000mL以上可出现周围循环衰竭。评估出血量还应参考呕血及便血量、血压及脉搏情况、贫血程度等。

3. 诱因　如饮食不节、酗酒及服用某些药物、大面积烧伤、颅脑手术、脑血管疾病和严重外伤伴呕血者等，应考虑急性胃黏膜病变。

4. 既往病史　重点询问有无消化性溃疡、肝炎、肝硬化及长期服用某些损害消化道黏膜的药物史。

5. 伴随症状　①伴慢性、周期性、节律性上腹痛，见于消化性溃疡。②伴蜘蛛痣、肝掌、黄疸、腹壁静脉曲张、腹水、脾大，见于肝硬化门静脉高压。③伴皮肤黏膜出血者，见于血液疾病或急性传染病等。④伴右上腹痛、黄疸、寒战高热者，见于胆道疾病，如急性梗阻性化脓性胆管炎。

九、黄疸

黄疸是血清中胆红素浓度升高致皮肤、黏膜、巩膜黄染的症状。正常血清中总胆红素（TB）为1.7~17.1μmol/L。胆红素在17.1~34.2μmol/L时，虽然浓度升高，但无黄染出现，称为**隐性黄疸**；胆红素超过 34.2μmol/L 时，则可出现皮肤、黏膜、巩膜黄染，称为**显性黄疸**。

（一）胆红素的正常代谢

1. 非结合胆红素的来源与形成　体内的胆红素主要**来源于血红蛋白**。血液中衰老的红细胞降解为血红蛋白，分解成珠蛋白与血红素，血红素转变为胆绿素，胆绿素转变为**非结合胆红素**（UCB），这一部分占胆红素来源的 80%~85%。

2. 肝脏对胆红素的摄取、结合、排泄　随血液循环到达肝脏的非结合胆红素与葡萄糖醛酸结合，形成**结合胆红素（CB）**。结合胆红素系水溶性，可通过肾小球滤过，从尿中排出。

3. 胆红素的肠肝循环及排泄　结合胆红素从肝细胞的毛细胆管排出，随胆汁进入胆道，最后在十二指肠进入肠道，由肠道细菌脱氢还原为**尿胆原**。大部分尿胆原在肠道下段氧化为**粪胆素**，成为粪便中的色素，经粪便排出。小部分尿胆原（10%~20%）被肠道吸收，经门静脉回到肝脏，其中的大部分再转变为结合胆红素，又随胆汁经胆道排入肠内，即胆红素的肠肝循环。另外的小部分进入体循环到肾脏，随尿液排出体外，氧化为尿胆素，成为尿液主要色素。

（二）病因、临床表现及实验室检查

1. 溶血性黄疸

（1）病因

1）先天性溶血性贫血：如遗传性球形红细胞增多症、珠蛋白生成障碍性贫血、蚕豆病等。

2）后天获得性溶血性贫血：①自身免疫性溶血性贫血。②同种免疫性溶血性贫血，如误输异型血、新生儿溶血。③非免疫性溶血性贫血，如败血症、疟疾、毒蕈中毒、毒蛇咬伤、阵发性睡眠性血红蛋白尿等。

（2）临床表现：溶血性黄疸一般较轻，呈<u>浅柠檬色</u>，不伴皮肤瘙痒。<u>急性溶血时</u>，起病急骤，出现寒战、高热、头痛、腰痛、恶心、呕吐、血红蛋白尿（尿色呈酱油色或茶色）。严重者出现周围循环衰竭及急性肾功能衰竭。慢性溶血有贫血、黄疸、脾大三大特征。

（3）实验室检查：<u>血清总胆红素增多，以非结合胆红素为主，结合胆红素一般正常，尿中尿胆原增加，但胆红素阴性</u>；粪胆原随之增加，大便颜色加深。急性溶血性黄疸具有溶血性贫血的改变：尿隐血试验阳性、贫血、网织红细胞增多、骨髓红细胞系列增生旺盛等。

2. 肝细胞性黄疸

（1）病因：如病毒性肝炎、中毒性肝炎、肝硬化、肝癌、钩端螺旋体病、败血症、伤寒等。

（2）临床表现：**黄疸**呈浅黄至深黄，甚至橙黄色。有乏力、食欲缺乏、恶心、呕吐、右上腹痛、腹胀、腹水，严重可见出血倾向、腹水、昏迷等**肝功能受损**的症状或体征，可有**肝脾肿大的体征**。

（3）实验室检查：<u>血清总胆红素、结合及非结合胆红素均增多</u>。尿中尿胆原通常增多，尿胆红素阳性。大便颜色通常改变不明显。肝功能受损，转氨酶升高。

3. 胆汁淤积性黄疸

（1）病因：胆道机械性梗阻及胆汁排泄障碍均可致胆汁淤积性黄疸。

1）肝外梗阻性黄疸：常见于外科疾病，如胆总管结石、胆管狭窄、胆道炎症水肿、胆道蛔虫、胆管癌、胰头癌等引起的梗阻。

2）肝内胆汁淤积：胆汁排泄障碍所致，而无机械性梗阻，常见于内科疾病，如毛细胆管型病毒性肝炎、药物性胆汁淤积（氯丙嗪、甲睾酮及避孕药等）、原发性胆汁性肝硬化、妊娠期特发性黄疸等。

（2）临床表现：**黄疸**深而色泽暗，甚至呈黄绿色或褐绿色。胆酸盐反流入血，刺激皮肤可引起**瘙痒**，刺激迷走神经可引起**心动过缓**。寒战、发热、右上腹痛等**胆道梗阻**症状。

（3）实验室检查：血清**结合**胆红素明显增多；尿胆原减少或阴性，尿胆红素阳性；尿色加深，因肠肝循环途径被阻断，粪胆原减少或缺如，故**大便颜色变浅**甚至呈白陶土色。反映胆道梗阻的指标，如血清碱性磷酸酶及总胆固醇增高。

（三）问诊要点

1. 年龄　新生儿黄疸常见于生理性黄疸、新生儿溶血性黄疸、新生儿败血症及先天性胆道闭锁等。儿童与青少年时期出现的黄疸要考虑先天性与遗传性疾病。病毒性肝炎也多见于儿童及青年人。中年以后胆道结石、肝硬化、原发性肝癌常见。老年人应多考虑肿瘤。

2. 原因与诱因　输血后，早期出现黄疸见于误输异型血，多为溶血性黄疸。食鲜蚕豆及毒蕈史，服氯丙嗪、甲睾酮等药物及接触锑剂、氟烷等毒物史者，容易发生肝脏损害，出现肝细胞性黄疸。有胆石症、胆道蛔虫症、肝结石、胆道肿瘤等胆囊疾病患者，易于出现阻塞性黄疸。

3. 病程　黄疸持续时间短而且反复出现的要考虑胆石症、胆道蛔虫等；持续一段时间而后逐渐消退者，常见于**肝炎**；持续性进行性加重，常见于**肝癌**；黄疸病程长且持续不退者常见于胆汁淤积性肝硬化。

4. 伴随症状　①伴腹痛：右上腹阵发性绞痛，多见于**胆道结石**及胆道蛔虫病；右上腹剧痛、寒战、高热及黄疸为夏科（Charcot）三联征，提示急性化脓性胆管炎。②伴乏力、恶心呕吐、食欲下降，多见于传染性肝炎。③伴进行性消瘦，多见于肝癌、胆总管癌、胰头癌、壶腹癌。

十、皮肤黏膜出血

（一）病因

1. 血管壁结构与功能异常

（1）先天性：遗传性出血性毛细血管扩张症、血管性假性血友病、家族性单纯性紫癜等。

（2）获得性：过敏性**紫癜**、药物性紫癜、感染性紫癜、中毒性紫癜、单纯性紫癜、结缔组织疾病、维生素 C 缺乏症等。

2. 血小板数量与功能的异常

（1）血小板减少：①生成减少，如急性白血病、再生障碍性贫血、感染或放疗及化疗后的骨髓抑制等。②破坏增多，如特发性血小板减少性紫癜、**脾功能亢进**等。③消耗过多，如弥散性血管内凝血（DIC）、血栓性血小板减少性紫癜、溶血性尿毒综合征等。

（2）血小板增多：①原发性，原发性出血性血小板增多症。②继发性，继发于慢性粒细胞性白血病、脾切除后。

（3）血小板功能异常：①遗传性，血小板无力症、血小板病（主要为血小板第 3 因子异常）。②获得性，继发于感染、药物、尿毒症、肝病等。

3. 凝血功能障碍

（1）先天性：**血友病**、遗传性凝血酶原缺乏症、遗传性纤维蛋白原缺乏症等。

（2）继发性：**严重肝功能不全**、尿毒症、维生素 K 缺乏症等。

4. 抗凝及纤维蛋白溶解异常　如毒蛇咬伤、水蛭咬伤、灭鼠灵中毒、**肝素使用过量**、双香豆素过量、抗血小板药物、抗凝剂、溶栓药过量等。

（二）临床表现

出血性疾病除可表现为皮肤及黏膜出血点、紫癜、瘀斑及血肿外，还可出现牙龈出血、鼻出血、血尿、便血、月经过多等症状，严重的可发生内脏出血。

（三）问诊要点

1. 出血发生的年龄，患者的性别，有无家族史。
2. 有无药物过敏史、外伤史、感染及中毒史、肝肾疾病史。
3. 出血的部位、多少及特点，有无鼻出血、牙龈出血、关节腔出血、内脏出血。
4. 病程经过短暂或反复，还是终生经过。
5. 伴随症状　①四肢对称性、荨麻疹样或丘疹样紫癜伴关节痛、腹痛多见于过敏性紫癜。②伴广泛性出血如鼻出血、牙龈出血、血尿、便血者提示血小板异常引起的出血。③伴血肿、关节腔出血或关节畸形见于血友病。

十一、抽搐

（一）病因

1. 颅脑疾病

（1）感染性：如各种脑炎、脑膜炎、脑脓肿、脑寄生虫病等。

（2）非感染性：①外伤。产伤、脑挫伤、脑血肿等。②肿瘤。原发性肿瘤（如脑膜瘤、神经胶质瘤等）及转移性脑肿瘤。③血管性疾病。脑血管畸形、高血压脑病、脑出血、脑梗死等。④癫痫。

2. 全身性疾病

（1）感染性：如小儿高热惊厥、中毒性肺炎、中毒性菌痢、败血症、狂犬病、破伤风等。

（2）非感染性：①缺氧，如窒息、溺水等。②中毒，外源性中毒如药物（洛贝林、尼可刹米、阿托品、氨茶碱等）、化学物（苯、铅、砷、汞、乙醇、有机磷、有机氯）；内源性中毒如尿毒症、肝性脑病等。③代谢性疾病，如低血糖、低血钙等。④心血管疾病，如阿-斯综合征。⑤物理损伤，如中暑、触电等。⑥癔症性抽搐。

（二）问诊要点

1. 病史及发病年龄　有无产伤史、产后窒息史、癫痫史、颅脑疾病史、长期服药史以及心、肺、肝、肾及内分泌疾病史，有无家族史及反复发作史。
2. 发作情况　有无诱因及先兆、意识丧失及大小便失禁，发作时肢体抽动次序及分布。
3. 伴随症状　①伴高热：见于颅内与全身的感染性疾病、小儿高热惊厥等。注意抽搐本身可引起高热。②伴高血压：见于高血压脑病、高血压脑出血、妊娠高血压综合征等。

③伴脑膜刺激征：见于各种脑膜炎及蛛网膜下腔出血等。④伴瞳孔散大、**意识丧失**、大小便失禁：见于癫痫大发作。⑤**不伴意识丧失**：见于低钙抽搐、癔症性抽搐、破伤风、狂犬病。⑥伴肢体偏瘫者：见于脑血管疾病及颅内占位性病变。

十二、意识障碍

（一）病因

1. 全身性疾病

（1）感染性疾病：见于全身严重感染性疾病，如重症肝炎、中毒性菌痢、伤寒、钩端螺旋体病、肾综合征出血热、中毒性肺炎、败血症等。

（2）非感染性疾病：①心血管疾病，阿－斯综合征、重度休克等。②内分泌代谢系统疾病，甲状腺危象、糖尿病酮症酸中毒、低血糖、肾上腺皮质功能亢进或者减退等。③水、电解质平衡紊乱，如稀释性低钠血症等。④其他疾病所致昏迷，尿毒症性昏迷、肝性脑病、肺性脑病等。⑤外因性中毒，如一氧化碳中毒、严重的食物或者药物中毒、毒蛇咬伤等。⑥物理性损伤，如中暑、触电、淹溺等。

2. 颅内疾病

（1）颅内感染性疾病：如各种脑炎、脑膜炎、脑脓肿、脑寄生虫感染等。

（2）脑血管疾病：脑出血、蛛网膜下腔出血、脑栓塞、脑血栓形成、高血压脑病等。

（3）颅脑占位性疾病：如脑肿瘤、颅内血肿、囊肿等。

（4）颅脑损伤：如颅骨骨折、脑震荡、脑挫裂伤，颅内血肿等。

（5）癫痫。

（二）临床表现

1. 以觉醒度改变为主的意识障碍

（1）嗜睡：是**最轻**的意识障碍，是一种病理性持续睡眠状态。患者可被轻刺激唤醒，醒后定向力基本完整，能配合检查及回答简单问题，停止刺激后很快继续入睡。

（2）昏睡：患者不省人事，处于沉睡状态，不易唤醒，强烈疼痛刺激（如压迫眶上神经）方可唤醒，但不能回答问题或者答非所问，很快又陷入熟睡状态。

（3）昏迷：最严重的意识障碍。患者意识完全丧失，各种强刺激不能使其觉醒。临床上按严重程度不同可将**昏迷**分为3级。①浅昏迷：患者意识完全丧失，对周围事物及声、光刺激全无反应，对强烈刺激如疼痛刺激可有痛苦表情和回避动作，但不能觉醒。脑干反射（角膜反射、瞳孔对光反射、吞咽反射、咳嗽反射等）基本保留。②中度昏迷：对外界的正常刺激均无反应。对强刺激的防御反射、角膜反射减弱，瞳孔对光反射迟钝。眼球活动消失。③深昏迷：对任何刺激全无反应，全身肌肉松弛，眼球固定，瞳孔对光反射、角膜反射等消失，可出现病理反射。

2. 以意识内容改变为主的意识障碍

（1）意识模糊：表现为注意力减退，情感反应淡漠，定向力障碍、活动减少，语言缺乏连贯性，对声、光、疼痛等外界刺激有反应，但低于正常水平。

（2）谵妄：是一种以**兴奋性增高**为主的急性高级中枢活动失调状态。患者意识模糊，定向力障碍，伴错觉、幻觉、躁动不安、谵语等。谵妄常见于急性感染的高热期，也可见于中毒（酒精或者药物）、代谢障碍（如肝性脑病）等。

(三)伴随症状

1. 伴发热　先发热然后有意识障碍,可见于重症感染性疾病;先有意识障碍然后有发热,则见于脑出血、蛛网膜下腔出血、巴比妥类药物中毒等。
2. 伴呼吸缓慢　是呼吸中枢受抑制的表现,可见于吗啡、巴比妥类、有机磷农药等中毒,银环蛇咬伤等。
3. 伴瞳孔散大　可见于颠茄类、酒精、氰化物等中毒,以及癫痫、低血糖状态等。
4. 伴瞳孔缩小　可见于吗啡类、巴比妥类、有机磷农药等中毒。
5. 伴心动过缓　可见于颅内高压症、房室传导阻滞及吗啡类、毒蕈等中毒。
6. 伴高血压　可见于高血压脑病、脑血管意外、肾炎尿毒症等。
7. 伴脑膜刺激征　可见于脑膜炎、蛛网膜下腔出血等。

第二单元　问诊

【复习指导】掌握问诊内容和顺序。熟悉问诊的重要性、问诊方法、技巧及注意事项。

问诊内容

(一)一般项目

包括姓名、性别、年龄、籍贯、民族、婚姻、住址、工作单位、职业、入院日期、记录日期、病史陈述者及其可靠性。若病史陈述者不是患者本人,则应注明陈述者与患者的关系。

(二)主诉

主诉是患者感觉最明显、最痛苦的症状或体征及持续时间,也是本次就诊的最主要原因。主诉要有显著的意向性,确切的主诉常可提供对某系统疾病的诊断线索。尽可能用患者自己的言辞,不用医师的诊断用语。如"反复上腹痛8年,解黑大便2d","活动后心慌、气短2年,下肢水肿1周","进行性吞咽困难1个月余"等主诉,基本上都符合上述要求。病情简单、病程短者,主诉容易确定。病情复杂、病程长、症状体征变化多者,提取主诉则比较难,医师应当一面问诊,一面分析众多症状中哪个是主诉。患者诉说的主要症状可能不是患者所患疾病的主要表现,此时需要结合病史分析,选择出更贴切的主诉。对当前无症状表现,诊断资料和入院目的又十分明确的患者,也可用以下方式记录主诉。如"血糖升高2个月,入院进一步检查","发现胆囊结石1个月,入院接受手术治疗"。

(三)现病史

1. 起病情况与患病时间　起病缓急、有无病因或诱因等。
2. 主要症状的特点　包括症状的部位、性质、持续时间、程度、缓解和加剧的因素。
3. 病因和诱因　发病的病因(如外伤、中毒、感染、遗传、变态反应等)和诱因(如气候变化、环境改变、情绪激动或抑郁、饮食起居失调等)。
4. 病情的发展与演变　主要症状的变化、新症状的出现等,都是病情的发展与演变。
5. 伴随症状　是鉴别诊断的依据,明确诊断的重要线索。
6. 诊治经过　制定诊断治疗方案时参考。
7. 病程中的一般情况　病后的各种变化情况。

（四）既往史

既往史包括患者既往的健康状况和过去曾经患过的疾病、外伤手术、预防接种、过敏史等，尤其是与现病有密切关系的疾病的历史。记录时，按发病年月的先后顺序排列。

（五）系统回顾

系统回顾是指对各系统进行详细询问可能发生的疾病。

（六）个人史

①社会经历：出生地、居住地区和居留时间（尤其是传染病疫源地和地方病流行区）、受教育程度、经济生活和业余爱好。②职业和工作条件：工种、劳动环境、对工业毒物的接触情况及时间。③习惯与嗜好：起居与卫生习惯、饮食的规律与质量、烟酒嗜好与摄入量，以及异嗜癖和麻醉毒品等。④冶游史：有无不洁性交，是否患过淋病性尿道炎、尖锐湿疣、下疳等。

（七）婚姻史

婚姻史包括未婚或已婚，结婚年龄，配偶健康状况，性生活情况，夫妻关系等。

（八）月经史及生育史

1.月经史　包括月经初潮年龄，月经周期和经期天数，经血的量和颜色，经期症状，有无痛经与白带，末次月经日期，闭经日期，绝经年龄。**记录格式如下：**

初潮年龄　$\dfrac{\text{行经期（天）}}{\text{月经周期（天）}}$　末次月经时间（或绝经年龄）

例如：13　$\dfrac{5\sim7d}{28\sim30d}$　2015.4.11.（或51岁）

2.生育史　包括妊娠与生育次数和年龄，人工或自然流产的次数，有无死产、手术产、产褥热及计划生育状况等。对男性患者也应询问有无生殖系统疾病。

（九）家族史

家族史包括询问血友病、糖尿病、高血压病、卒中、癫痫、恶性肿瘤、哮喘、白化病等。

第三单元　检体诊断

【复习指导】掌握视诊、触诊、叩诊、听诊和嗅诊5种基本体格检查法；掌握5种基本叩诊音的特征及临床意义。熟悉常见异常气味的临床意义。了解视诊、触诊、叩诊和听诊的注意事项。

一、基本检查法

（一）视诊

视诊是医师用眼睛来观察患者全身或局部表现的诊断方法。

1.视诊的内容　全身的一般状态，如发育、营养、意识状态、面容与表情、体位、步态等；局部的变化，如皮肤、黏膜、毛发、五官、头颈、胸部、腹部、脊柱、四肢、肌肉、骨骼关节等的改变。特殊部位的视诊如鼓膜、眼底、支气管等需要用检耳镜、检眼镜、内镜等仪器协助检查。

2. 视诊的注意事项　光线适宜、温度适宜、方法正确。

（二）触诊

触诊的方法　手的感觉以指腹和掌指关节掌面的皮肤较为敏感，**指腹皮肤**最为敏感，因此触诊多用这两个部位。根据检查目的不同，触诊分为浅部触诊和深部触诊。

（1）浅部触诊：主要用于检查体表浅在病变、关节、软组织、表浅淋巴结、浅部的血管、神经、阴囊和精索等。

（2）深部触诊：主要用于腹腔内病变和脏器的检查。

1）深部滑行触诊：主要适用于腹腔深部包块和胃肠病变的检查。

2）双手触诊：适用于肝、脾、肾、子宫及腹腔肿物的检查。

3）深压触诊：用以探测腹部**深在**病变部位或确定腹腔压痛点，如阑尾压痛点、胆囊压痛点等。检查反跳痛时，在深压的基础上迅速将手抬起，并询问患者疼痛感觉是否加重或观察患者面部是否有痛苦表情。

4）冲击触诊：又称浮沉触诊法，适用于大量腹水而肝脾难以触及时。

（三）叩诊

1. 叩诊方法

（1）间接叩诊法：叩诊时**左手中指第二指节**紧贴于叩诊部位，其余手指稍微抬起，勿与体表接触；右手各指自然弯曲，以右手中指指端叩击左手中指第二指节的前端。叩击方向应与叩诊部位的体表垂直，主要以活动腕关节与掌指关节进行叩诊，避免肘关节及肩关节参加活动。叩击动作要灵活、短促、富有弹性。叩击后右手中指应立即抬起，以免影响音响的振幅与频率。在一个部位每次只需连续叩击2~3下，如印象不深，可再连续叩击2~3下，不间断地连续叩击反而不利于对叩诊音的分辨。叩击用力要均匀适中，使产生的音响一致，才能正确判断叩诊音的变化。叩击力量的轻重，应根据不同的检查部位、病变组织的性质、范围大小、位置深浅等具体情况而定。

（2）直接叩诊法：适用于胸部或腹部面积较广泛的病变，如胸膜粘连或增厚、大片肺实变、气胸、大量胸腔积液或腹水等。

2. 叩诊音

（1）清音：清音是一种频率为100~128Hz，振动持续时间较长的音响，为不甚一致的非乐音性叩诊音。**清音**是正常肺部的叩诊音，提示肺组织的弹性、含气量和致密度正常。

（2）浊音：**浊音**是一种音调较高、音响较弱、振动持续时间较短的非乐音性叩诊音。正常情况下，当叩击被少量含气组织覆盖的实质脏器时产生，如叩击被肺的边缘所覆盖的心脏或肝脏部分，即心脏或肝脏**相对**浊音区。病理状态下，如肺炎因肺组织含气量减少，叩诊时常表现为浊音。

（3）实音：**实音**亦称重浊音或绝对浊音，音调较浊音更高、音响更弱、振动时间更短的非乐音性叩诊音。生理情况下见于叩击不含气的实质脏器，如心脏、肝脏；病理状态下见于大量胸腔积液或肺实变。

（4）鼓音：**鼓音**是一种和谐的乐音，如同击鼓声。与清音相比音响更强、振动持续时间也较长，在叩击含有大量气体的空腔器官时出现。正常情况下，见于左胸下部的胃泡区及腹部；病理情况下，见于肺空洞、气胸或气腹等。

（5）过清音：属于鼓音范畴的一种变音，介于鼓音与清音之间，音调较清音低，音响较清音强，为一种类乐音。过清音的出现提示肺组织含气量增多、弹性减弱，临床常见于肺气肿及部分老年人。

（四）听诊

听诊是指医师直接用耳或借助听诊器听取被检查者体内各部分活动时发出的声音，以判断人体组织器官是否处于正常状态的一种检查方法。广义的听诊包括听取患者身体各部分所发出的声音，包括语声、呼吸声、咳嗽声和呃逆、嗳气、呻吟、啼哭、呼（尖）叫发出的声音以及关节活动音和骨擦音等。听诊对心、肺疾病的诊断尤为重要。

1. 听诊的方法

（1）直接听诊法：是医师将耳郭直接贴附在被检查者的体表进行听诊的一种检查法。由于这种方法所能听到的体内声音很微弱，只有在某些特殊或紧急情况下才采用。是听诊器发明以前的常用的听诊方法。

（2）间接听诊法：是借助听诊器进行听诊的一种检查方法。这种方法不受被检查者体位的影响，而且对器官运动的声音还能起放大作用，使用范围很广，除用于听诊心、肺、腹部外，还可听取身体其他部分的声音如血管杂音、皮下捻发音、肌束颤动音、关节活动音、骨折面摩擦音等。

2. 听诊的注意事项　环境要安静，温度要适宜，患者要放松。患者体位要适当，一般取坐位或卧位，必要时需更换体位。选择合适的听诊器，被检查部位要充分暴露，为避免缝隙或摩擦产生附加音，听诊时听诊器体件应直接置于检查部位的皮肤表面以获取准确的听诊结果。听诊时要细致、耐心，并要把注意力集中于被检查部位和器官所发出的声音。

（五）嗅诊

1. 痰液味　如嗅到血腥味见于大咯血的患者，恶臭味提示支气管扩张症或肺脓肿。
2. 脓液味　脓液呈恶臭味应考虑气性坏疽的可能。
3. 呕吐物味　胃内容物略带酸味，呕吐物出现粪臭味见于肠梗阻，烂苹果味并混有脓液见于胃坏疽，浓烈的酸味见于幽门梗阻或狭窄等。
4. 呼气味　浓烈的酒味见于酒后或醉酒，刺激性蒜味见于有机磷农村中毒，烂苹果味见于糖尿病酮症酸中毒，氨味见于尿毒症，肝臭味见于肝性脑病。

二、全身状态检查

【复习指导】掌握体温的测量方法、各测量法的正常值；掌握血压的测量方法及注意事项、正常值、高血压的定义；掌握常见典型面容的特点及临床意义；掌握常见异常步态的特点及临床意义。熟悉体温各测量方法的优缺点、体温异常的临床意义；脉搏的检查法；血压异常的临床意义；被动体位、强迫体位的判断及临床意义。了解意识状态的检查法；发育与体型的检查法及异常的临床意义；营养状况的确定、营养不良及肥胖的常见原因。

（一）体温

1. 腋下温度　擦干腋窝汗液（有汗会使腋温偏低），将腋窝温度计（简称腋表）的水银柱甩到35℃以下，温度计的水银端放在患者腋窝深处，嘱患者用上臂将温度计夹紧，放置10min后读数。**正常值**为36~37℃。腋测法较安全、方便，不易发生交叉感染。

2.口腔温度 将消毒过的口腔温度计（简称口表）的水银柱甩到35℃以下，水银端置于舌下，紧闭口唇，不用口腔呼吸，以免冷空气进入口腔，影响口腔内的体温，测量5分钟后读数。正常值为36.3~37.2℃。此方法准确且方便，但婴幼儿及意识障碍者不宜使用。

3.肛门温度 患者取侧卧位，将直肠温度计（简称肛表）的水银柱甩到35℃以下，肛表水银端涂以润滑剂，徐徐插入肛门，深达肛表的一半为止，放置5min后读数。正常值为36.5~37.7℃。肛门温度一般较口腔温度高0.3~0.5℃。适用于小儿及神志不清的患者。

正常人24h内体温略有波动，相差不超过1℃。生理状态下，运动、进餐后及妇女月经期前或妊娠期体温均可略高，老年人体温略低。

（二）脉搏

临床上常用如桡动脉、肱动脉、颞动脉、颈动脉、腘动脉、足背动脉等，最常选择的是**桡动脉**。将一手示指、中指、环指并拢，指腹平放于桡动脉近手腕处，触摸桡动脉搏动。

1.脉率 正常成人在安静状态下频率为60~100次/分，儿童较快，婴幼儿可达130次/分。

2.病理状态下，发热、疼痛、贫血、甲亢、心力衰竭、休克、心肌炎等，脉率增快；颅内高压、病态窦房结综合征、二度以上窦房或房室传导阻滞，或服用强心苷、钙拮抗药、β阻滞药等药时，脉率减慢。临床上除注意脉率增快或减慢之外，还应注意脉率与心率是否一致。心房颤动时计数脉率和心率，脉率少于心率，这种现象称为**脉搏短绌**。

（三）血压

1.测量方法

（1）直接测量法：用特制的导管经穿刺周围动脉，送入主动脉，导管末端经换能器外接床旁监护仪，自动显示血压。此法技术要求高，且属有创，必要时用于危重患者。

（2）间接测量法：即广泛应用的袖带加压法。此法常用的血压计有汞柱式、弹簧式和电子血压计，临床常用汞柱式。临床上通常采用间接方法在上臂肱动脉部位测取血压值。被检查者安静休息至少5min，在测量前30min内禁止吸烟和饮咖啡，排空膀胱。裸露右上臂，肘部置于与右心房同一水平（坐位平第4肋软骨，仰卧位平腋中线）。首次就诊者左、右臂的血压应同时测量，并予记录。让受检者脱下该侧衣袖，露出手臂并外展45°。将袖带平展地缚于上臂，袖带下缘距肘窝横纹2~3cm，松紧适宜。检查者先于肘窝处触知肱动脉搏动，再将听诊器体件置于肱动脉上（体件**不应**塞于袖带与上臂之间），轻压听诊器体件。旋紧与气囊相连的气球充气旋钮，然后用橡皮球将空气打入袖带。待动脉音消失，再将汞柱升高20~30mmHg后，松开气球上的充气旋钮使气囊缓慢（2~6mmHg/s）放气，心率较慢时放气速率也较慢，获取舒张压读数后快速放气至零。测压时双眼平视汞柱凸面水平，根据听诊结果读出血压值。按照Korotkoff的5期法，当听到第一个声音时所示的压力值是**收缩压**；最终声音消失时血压计上所示的压力值是**舒张压**（个别声音不消失者，可采用变音值作为舒张压并加以注明）。正常成人两上肢血压可有5~10mmHg的差别，下肢血压较上肢高20~40mmHg，但在动脉穿刺或插管直接测量时则无显著差异。

2.血压水平的定义和分类 血压分类，根据《中国高血压防治指南》（2012年修订版），采用下述标准（表10-2）。

表 10-2　血压水平的定义和分类

类别	收缩压（mmHg）		舒张压（mmHg）
正常血压	< 120	和	< 80
正常高值血压	120~139	和（或）	80~89
高血压	≥ 140	和（或）	≥ 90
1级高血压	140~159	和（或）	90~99
2级高血压	160~179	和（或）	100~109
3级高血压	≥ 180	和（或）	≥ 110
单纯收缩期高血压	≥ 140	和	< 90

注：收缩压与舒张压分属于不同级别时，以较高的分级为准。

3. 血压变异的临床意义

（1）高血压：未用药情况下，非同日三次测血压，收缩压≥140mmHg和（或）舒张压≥90mmHg，即为高血压。如果只有收缩压达到高血压标准，则称为**收缩期高血压**。高血压绝大多数见于高血压病（亦称原发性高血压）；继发性高血压见于肾脏疾病、肾上腺皮质或髓质肿瘤、肢端肥大症、甲亢、颅内高压、妊娠高血压综合征等所致的血压增高。

（2）低血压：血压低于90/60mmHg时，称为**低血压**。常见于各种原因所致的休克、急性心肌梗死、心力衰竭、心脏压塞、肾上腺皮质功能减退等，也可见于营养不良、极度衰弱的患者。

（3）脉压增大和减小：脉压＞40mmHg称为**脉压增大**，见于主动脉瓣关闭不全、动脉导管未闭、动静脉瘘、高热、甲亢症、严重贫血、老年主动脉硬化等。脉压＜30mmHg称为**脉压减小**，见于主动脉瓣狭窄、心力衰竭、低血压、休克、心包积液、缩窄性心包炎等。

（四）发育与体型

发育的正常与否，通常以年龄与体格成长状态（身高、体重）、智力、性征（第一、第二性征）之间的关系来判断。发育正常时，年龄与体格、智力和性征的成长状态是相应的。正常发育与种族遗传、内分泌、营养代谢、生活条件、体育锻炼等内外因素有密切关系。一般判断成人体格发育正常的指标为：头部的长度为身高的1/8~1/7，胸围等于身高的一半，两上肢展开的长度（指距）约等于身高，身体上部长度（头顶至耻骨联合上缘的距离）与下部长度（耻骨联合上缘至足底的距离）也大致相等。

临床上把正常成人的体型分为3种。①正力型又称均称型：身体各部结构匀称适中，腹上角90°左右。正常人多为此型。②超力型又称矮胖型：按身高计，体重偏重，指距稍小，上身稍长。外形矮胖，体格粗壮，颈粗短、肩平，胸部宽阔，腹上角＞90°。高血压病患者中，矮胖型多见。③无力型又称瘦长型：与矮胖型相反，体高肌瘦，颈细长、肩垂、胸廓扁平，腹上角＜90°。肺结核等慢性消耗性疾病，瘦长型较常见。

临床上，病态发育与内分泌疾病的关系尤为密切。如在发育成熟前脑垂体前叶功能亢进时，体格异常高大，称为**巨人症**；反之，脑垂体功能减退时，体格异常矮小，称**侏儒症**。甲状腺对体格发育具有促进作用，如小儿患甲亢时，代谢增强、食欲亢进，使体格发育超过正常；如小儿患甲状腺功能减低，则体格矮小，**智力低下**，为**呆小症**。性腺分泌对体格发育也具有一定影响，如性早熟儿童，患病初期可较同龄儿童体格发育快，但可造成骨骺早期愈合以致后期体格发育受到限制。同时性腺分泌与第二性征发育关系较为密切，某些疾病（如结核病、肿瘤）破坏了性腺分泌机能，则可发生性腺功能低下所致的第二性征改变，如男性患者出现"阉人"征：上、下肢过长，骨盆宽大，无须、毛发稀少，皮下脂肪丰满，外生殖器发育不良，发音女声；女性患者则出现乳房发育不良、闭经、体格男性化、多毛、皮下脂肪减少、发音男声。幼年时营养不良可影响正常发育，如维生素D缺乏时可致佝偻病。

（五）营养状态

营养状态与食物的摄入、消化、吸收和代谢等因素有关。营养状态的好坏，一般可作为评定健康与疾病程度的标准之一。检查营养状态最简便而迅速的方法是看皮下脂肪充实的程度，最适宜的**检查部位**是上臂背侧下1/3。

1. 营养状态分级

（1）良好：皮肤黏膜红润、弹性良好，皮下脂肪丰满，肌肉结实，指甲、毛发润泽，肋间隙及锁骨上窝平坦，肩胛部和股部肌肉丰满。

（2）不良：皮肤黏膜干燥、弹性减低，皮下脂肪菲薄，肌肉松弛无力，指甲粗糙无光泽，毛发稀疏，肋间隙、锁骨上窝凹陷，肩胛骨和髂骨嶙峋突出。

（3）中等：介于良好与不良两者之间。

2. 常见的营养异常

（1）营养不良：常见原因如下。①摄食障碍：多见于食管、胃肠道的病变，神经系统及肝、肾等内脏病变引起严重的恶心、呕吐等。②消化障碍：由胃、肠、胰腺、肝、胆疾患，引起消化液或酶的生成减少，影响消化和吸收所致。③消耗增多：由于精神神经因素的影响，或活动性结核、恶性肿瘤、代谢疾病（如糖尿病）和某些内分泌疾病（如甲状腺功能亢进症）等所致的热量、脂肪和蛋白质消耗过多。长期消耗增多、体重减轻到不足标准体重的90%或体重指数<18.5时，称为**消瘦**。极度消瘦者称**恶病质**。

（2）肥胖：实际体重超过理想体重的20%的病理状态。其原因主要由于摄食过多。内分泌、家族遗传、生活方式与运动、精神因素等皆有影响。肥胖一般分为两种。单纯性肥胖：全身脂肪分布均匀，无异常表现，常有一定的遗传倾向。继发性肥胖：一般由内分泌疾病引起，如肾上腺皮质功能亢进症。

（六）意识状态

检查者可通过与患者交谈来了解其思维、反应、情感活动、计算、记忆力、注意力、定向力（即对时间、人物、地点，以及对自己本身状态的认识能力）等方面的情况。对较为严重者应同时做**痛觉试验**（如重压患者眶上缘）、瞳孔对光反射、角膜反射、腱反射等，以判断有无意识障碍及其程度。对昏迷患者，重点注意生命体征尤其是呼吸的频率和节律、瞳孔大小、眼底有无视盘水肿、出血，有无偏瘫、锥体束征、脑膜刺激征等。

（七）面容与表情

1. **急性（热）病容** 面色潮红，兴奋不安，口唇干燥，呼吸急促，表情痛苦，有时鼻翼翕动、口唇疱疹。常见于急性感染性疾病，如肺炎链球菌肺炎、流行性脑脊髓膜炎等。

2. **慢性病容** 面容憔悴，面色晦暗或苍白无华，双目无神，表情淡漠等。多见于慢性消耗性疾病，如肝硬化、慢性肾炎等。

3. **贫血面容** 面色苍白无华，唇舌色淡，表情疲惫。见于各种原因所致的贫血。

4. **肝病面容** 面颊瘦削，面色灰褐，额部、鼻背、双颊有褐色色素沉着，有时可见蜘蛛痣。见于慢性肝病。

5. 肾病面容 面色苍白，眼睑、颜面浮肿，舌质淡，边缘有齿痕。见于慢性肾脏疾病。

6. **甲亢面容** 眼裂增大，眼球突出，目光闪烁，呈惊恐貌，兴奋不安，烦躁易怒。见于甲亢。

7. 黏液性水肿面容 面色苍白，脸厚面宽，颜面浮肿，目光呆滞，反应迟钝，眉毛、头发稀疏，舌色淡、胖大。见于甲状腺功能减退症。

8. **二尖瓣面容** 面色晦暗，双颊紫红，口唇轻度发绀。见于风湿性心瓣膜病二尖瓣狭窄。

9. 伤寒面容 表情淡漠，反应迟钝，呈无欲状态。见于伤寒、脑脊髓膜炎、脑炎等。

10. **苦笑面容** 发作时牙关紧闭，面肌痉挛，呈苦笑状，见于**破伤风**。

11. 满月面容 面圆如满月，皮肤发红，常伴痤疮和小须。见于库欣综合征及长期应用肾上腺皮质激素的患者。

12. 肢端肥大症面容 头颅增大，脸面变长，下颌增大、向前突出，眉弓及两颧隆起，唇舌肥厚，耳鼻增大。见于肢端肥大症。

13. 面具面容 面肌运动减少，面部呆板、无表情，不眨眼，双目凝视，似面具样。常见于帕金森病，也可见于脑炎等。

（八）体位

体位指休息状态时身体所处的位置。患者因病情不同采取不同的体位。常见体位如下。

1. 自动体位 患者活动自如，不受限制。见于轻病或疾病早期。

2. 被动体位 患者不能随意调整或变换体位，需别人帮助才能改变体位。见于极度衰弱或意识丧失的患者。

3. 强迫体位 患者为了减轻疾病所致的痛苦，被迫采取的某些特殊体位。常见者有以下几种。

（1）强迫仰卧位：仰卧，双腿蜷曲，借以减轻腹部肌肉紧张，见于急性腹膜炎等。

（2）强迫俯卧位：俯卧位可减轻脊背肌肉的紧张程度，常见于脊柱疾病。

（3）强迫侧卧位：侧卧于患侧，以减轻疼痛，且有利于健侧代偿呼吸以减轻呼吸困难，见于一侧胸膜炎及大量胸腔积液。

（4）强迫坐位：又称端坐呼吸，患者坐于床沿上，以两手置于膝盖上或扶持床边，见于心、肺功能不全的患者。

（5）强迫蹲位：患者往往在步行或其他活动的进程中，由于感到呼吸困难和心悸，而采取蹲踞体位或膝胸位以缓解症状，见于发绀型先天性心脏病。

（6）辗转体位：患者坐卧不安，辗转反侧，见于胆绞痛、肾绞痛、肠绞痛等。

（7）角弓反张位：患者颈及脊背肌肉强直，以致头向后仰，胸腹前凸，背过伸，躯干呈反弓形，见于破伤风、小儿脑膜炎。

（九）步态

步态即走路时的姿态。正常时，儿童常跳跃小跑，青壮年矫健快速，老年人小步慢行。某些疾病可使步态发生变化，并具有一定的特征性。常见典型异常步态如下。

1. **痉挛性偏瘫步态** 瘫痪侧上肢呈内收、旋前，指、肘、腕关节屈曲，无正常摆动；下肢伸直并外旋，举步时将患侧骨盆抬高以提起瘫痪侧下肢，然后以髋关节为中心，脚尖拖地，向外划半个圆圈跨前一步，故又称划圈样步态，多见于急性脑血管疾病的后遗症。

2. **剪刀步态** 双下肢肌张力增高，步行时双下肢形如剪刀，见于脑瘫或截瘫患者等。

3. **醉酒步态** 行路时躯干重心不稳，步态蹒跚、摇晃、前后倾斜，似乎随时都会失去平衡而跌到，如醉酒状，见于酒精中毒或巴比妥类药物中毒。

4. **小脑共济失调步态** 小脑共济失调患者，行走时双腿分开较宽，呈阔基底步态。步态不规则，笨拙，左右摇晃，常向侧方倾斜，走直线困难，常见于多发性硬化、小脑肿瘤、脑卒中及某些遗传性小脑疾病。

5. **慌张步态** 步行时头及躯干前倾，步距较小，起步动作慢，但行走后越走越快，有难以止步之势，向前追赶身体而防止失去重心，双上肢缺乏摆动动作，见于帕金森病，又称震颤麻痹。

6. **跨阈步态** 由于踝部肌腱、肌肉弛缓，患足下垂，走路时足尖离地前，先将膝关节、髋关节屈曲，使患肢抬得很高才能起步，如跨越门槛之势，见于腓总神经麻痹出现的足下垂患者。

7. **蹒跚步态** 又称鸭步。走路时身体左右摇摆似鸭行。见于佝偻病、大骨节病、进行性肌营养不良或先天性双髋关节脱位等。

8. **间歇性跛行** 休息时无症状，行走稍久后发生缺血，以致下肢麻木、无力、酸痛，难以继续行走，被迫停止行进，经休息症状好转后重新起步行走，走走歇歇，故名。见于闭塞性动脉硬化、高血压动脉硬化等。

三、皮肤检查

【复习指导】掌握蜘蛛痣、肝掌、水肿的检查法及临床意义；熟悉皮肤弹性、颜色、湿度异常的临床意义，皮疹、紫癜、皮下结节的检查法及临床意义，毛发分布异常的临床意义。

（一）皮肤弹性

与年龄、营养状态、皮下脂肪及组织间隙所含液量有关。检查时，常取手背或前臂内侧部位，用拇指和示指将皮肤捏起，正常人于松手后皮肤皱褶迅速平复。弹性减弱时皱褶平复缓慢，见于长期消耗性疾病或严重脱水的患者。发热时血液循环加速，周围血管充盈，皮肤弹性可增加。

（二）皮肤颜色

1. **发红** 皮肤发红是由毛细血管扩张充血、血流加速及红细胞数量增多所致。生理情况下，见于饮酒、日晒、运动、情绪激动等。病理情况下见于发热性疾病，如肺炎链球菌肺炎、肺结核、猩红热、阿托品及一氧化碳中毒等。一氧化碳中毒患者的皮肤黏膜呈樱桃红色。皮肤持久性发红可见于库欣综合征及真性红细胞增多症。

2. **苍白** 皮肤黏膜苍白可由贫血、末梢毛细血管痉挛或充盈不足引起，常见于贫血、寒冷、惊恐、休克、虚脱以及主动脉瓣关闭不全等。只有肢端苍白者，可能与肢体血管痉挛或阻塞有关，如雷诺病、血栓闭塞性脉管炎。

3. **黄染** 皮肤黏膜呈不正常的黄色，称为黄染。主要见于因胆红素浓度增高引起的黄疸。黄疸早期或轻微时见于巩膜及软腭黏膜，较明显时才见于皮肤。黄疸见于肝细胞损害、胆道阻塞或溶血性疾病。

过多食用胡萝卜、南瓜、橘子等，使胡萝卜素在血中的含量增加，可使皮肤**黄染**，但发黄的部位多在手掌、足底皮肤，一般不发生于巩膜和口腔黏膜。长期服用带有黄颜色的药物，如米帕林、呋喃类等也可使皮肤发黄，严重者可表现巩膜黄染，但这种巩膜黄染以角膜缘周围最明显，离角膜缘越远、黄染越浅，这是与黄疸鉴别的重要特征。

4. 发绀　是指皮肤黏膜呈青紫色。主要因单位容积血液中还原血红蛋白增多（＞50g/L）所致。发绀的常见部位为舌、唇、耳郭、面颊和指端。

5. 色素沉着　由于表皮基底层的黑色素增多，以致部分或全身皮肤色泽加深，称为色素沉着。全身性色素沉着多见于**慢性肾上腺皮质功能减退**、肝硬化、肝癌晚期等。妇女在妊娠期，面部、额部可发生棕褐色对称性色素斑片，称为妊娠斑；老年人全身或面部也可发生散在的斑片，称老年斑。

6. 色素脱失　指皮肤色素局限性或全身性减少或缺失。常见于白癜风、黏膜白斑、白化症。

（三）湿度与出汗

出汗增多，如风湿热、结核病、甲亢症、佝偻病、布氏杆菌病等。盗汗（夜间睡后出汗）见于肺结核活动期。冷汗（手脚皮肤发凉、大汗淋漓）见于休克与虚脱。无汗见于维生素A缺乏症、黏液性水肿、硬皮病和脱水等。

（四）皮疹

常见于传染病、皮肤病、药物及其他一些物质的过敏反应，多为全身性疾病的表现之一，是临床诊断某些疾病的重要依据。检查时应注意皮疹出现与消失的时间、发展顺序、分布部位、形状及大小、颜色、压之是否褪色、平坦或隆起、有无瘙痒和脱屑等。常见皮疹如下：

1. 斑疹　只是局部皮肤发红，一般不高出皮肤。见于麻疹初起、斑疹伤寒、丹毒、风湿性多形性红斑等。

2. 玫瑰疹　是一种鲜红色的圆形斑疹，直径2~3mm，由病灶周围的血管扩张所形成，压之褪色，松开时又复现。多出现于胸腹部。对伤寒或副伤寒具有诊断意义。

3. 丘疹　直径＜1cm，除局部颜色改变外还隆起皮面，为局限、充实的浅表损害。见于药物疹、麻疹、猩红热及湿疹等。

4. 斑丘疹　在丘疹周围合并皮肤发红的底盘，称为斑丘疹。见于风疹、猩红热、湿疹及药物疹等。

5. 荨麻疹　又称风团块，是由于皮肤、黏膜的小血管反应性扩张及渗透性增加而产生的一种局限性暂时性水肿。主要表现为边缘清楚的红色或苍白色瘙痒性皮肤损害。出现得快，消退也快，消退后不留痕迹。见于各种异性蛋白性食物或药物过敏。

（五）皮下出血

皮肤或黏膜下出血，出血面的直径＜2mm者，称为**瘀点**；皮下出血直径在3~5mm者，称为**紫癜**；皮下出血直径＞5mm者，称为**瘀斑**；片状出血并伴有皮肤显著隆起者，称为**血肿**。小的出血点容易和小红色皮疹或小红痣相混淆，但皮疹压之褪色，出血点压之不褪色，小红痣加压虽不褪色，但触诊时可稍高出平面，并且表面发亮。皮肤黏膜出血常见于造血系统疾病、重症感染、某些血管损害的疾病，以及某些毒物或药物中毒等。

（六）蜘蛛痣

蜘蛛痣是皮肤小动脉末端分枝性扩张所形成的血管痣，因形似蜘蛛而得名。蜘蛛痣出现部位多在上腔静脉分布区，如面、颈、手背、上臂、前胸和肩部等处。检查时除观察其形态外，可用铅笔尖或火柴杆等压迫蜘蛛痣的中心，如周围辐射状的小血管随之消退、解除压迫后又复出现，则证明为蜘蛛痣。蜘蛛痣的发生一般认为与雌激素增多有关。肝功能障碍使体内雌激素灭活能力减退，常见于慢性肝炎、肝硬化时。健康妇女在妊娠期间、月经前或月经期偶尔也可出现蜘蛛痣。慢性肝病患者手掌大、小鱼际处常发红，加压后褪色，称为肝掌。肝掌的发生机制与蜘蛛痣相同。

（七）皮下结节

皮下结节为直径 2~3mm 的原形或椭圆形小节，无压痛，推之活动，多出现在关节附近或长骨隆起部位及肌腱上。常见的有风湿小结、猪带绦虫囊尾蚴结节、结节性多动脉炎、亚急性感染性心内膜炎、并殖吸虫病、肿瘤所致的皮下转移。

（八）水肿

皮下组织的细胞内及组织间隙液体积聚过多，称为水肿。轻度水肿单靠视诊不易发现，一般体重增加 5kg 后方可发现。手指按压后凹陷不能很快恢复者，称为**凹陷性水肿**。黏液性水肿及象皮肿指压后无组织凹陷，称**非凹陷性水肿**。黏液性水肿见于甲状腺功能减退症。象皮肿见于丝虫病。水肿根据其程度，可分为轻、中、重 3 度。

（1）轻度水肿：见于皮下组织疏松部或下垂部位，如眼睑、眶下软组织、胫骨前、踝部皮下组织，指压后可见组织轻度下陷，平复较快。

（2）中度水肿：全身组织均见明显水肿，指压后可出现明显或较深的凹陷，平复缓慢。

（3）重度水肿：全身组织严重水肿，身体低位皮肤紧张发亮，甚至有液体渗出。此外，胸腔、腹腔等浆膜腔内可见积液，外阴部亦可见严重水肿。

全身性水肿常见于肾炎和肾病综合征、心力衰竭（尤其是右心衰竭）、失代偿期肝硬化和营养不良等；**局限性水肿**可见于局部炎症、外伤、过敏、血栓形成所致的毛细血管通透性增加，静脉或淋巴回流受阻。

（九）毛发

病理性毛发稀少常见的原因有：①头部皮肤疾病，如脂溢性皮炎。②神经营养障碍，如斑秃。③某些发热性疾病后，如伤寒可致弥漫性脱发。④某些内分泌疾患，如甲状腺功能减退症、垂体前叶功能减退等。⑤理化因素性脱发，如过量的放射线，某些抗癌药物（如环磷酰胺等）的使用。某些疾病也可使毛发增多，如库欣综合征或长期使用肾上腺皮质激素者，女性患者除一般体毛增多外，还可呈男性体毛分布，生长胡须。

四、淋巴结检查

【复习指导】掌握浅表淋巴结的检查顺序、检查方法及局部和全身浅表淋巴结肿大的临床意义。

一般体格检查只能检查身体各部的表浅淋巴结。正常情况下，这些淋巴结很小，直径多为 0.2~0.5cm，质地柔软，表面光滑，与邻近组织无粘连，不易触及，亦无压痛。

（一）检查方法

检查淋巴结的方法是视诊和触诊。触诊是检查淋巴结的主要方法。检查者将示、中、环三指并拢，其指腹平放于被检查部位的皮肤上进行滑动触诊。

淋巴结的检查应用规范手法按一定顺序进行检查，避免遗漏。检查表浅淋巴结的顺序依次为：耳前、耳后、乳突区、枕骨下区、颌下、颏下、颈后三角、颈前三角、锁骨上窝、腋窝、滑车上、腹股沟、腘窝等。发现有肿大的淋巴结时，应注意部位、大小、数目、质地、移动度、表面是否光滑，有无粘连，局部皮肤有无红肿、压痛和波动、疤痕、瘘管等。同时注意寻找引起淋巴结肿大的原发病灶。

检查左颌下淋巴结时，使头微向左前倾斜。右侧同理。检查颈部淋巴结时，让患者的头向前倾，并稍向检查的一侧倾斜，让皮肤、肌肉松弛，有利于触诊。检查锁骨上窝淋巴结时，检查者面对患者，用右手检查患者的左锁骨上窝，用左手检查其右锁骨上窝。在锁骨上窝进行触诊，并深入锁骨后深部。检查腋窝淋巴结时，医生以右手检查左侧，左手检查右侧。医生掌面贴近胸壁向上逐渐达腋窝顶部，依次触诊前壁、内侧壁、腋窝后壁、腋窝外侧壁。检查右侧滑车上淋巴结时，右手扶托患者左腕部，屈肘90°，以小指抵在肱骨内上髁上，左手的示、中、环指并拢在肱二头肌与肱三头肌间沟中纵行、横行滑动触摸。检查腹股沟淋巴结时，被检查者仰卧，检查者用手指在腹股沟平行处进行触诊。

（二）浅表淋巴结肿大的临床意义

淋巴结肿大分为全身性与局限性。全身性淋巴结肿大指颈、腋窝及腹股沟等多数区域中，有两组以上的淋巴结同时肿大。局限性淋巴结肿大指局限于某一组的淋巴结肿大。

1. 局限性淋巴结肿大

（1）非特异性淋巴结炎：**一般炎症所致**的淋巴结肿大多**有触痛**、表面光滑、无粘连、质不硬。急性淋巴结炎质地柔软、有压痛、表面光滑无粘连；慢性则质地较硬、疼痛轻微。颌下淋巴结肿大常由口腔内炎症所致；颈部淋巴结肿大常由化脓性扁桃体炎、齿龈炎等急、慢性炎症所致；腋淋巴结肿大常由上肢、胸壁、乳腺等部位的炎症常引起；腹股沟淋巴结肿大常由下肢、会阴、臀部等部位的炎症引起。

（2）淋巴结结核：肿大淋巴结常发生在**颈部**血管周围，多发性，质地较硬，大小不等，可互相粘连或与邻近组织、皮肤粘连，移动性稍差。如组织发生干酪性坏死，则可触到波动感。晚期破溃后形成瘘管，愈合后可形成不规则瘢痕。

（3）转移性淋巴肿结大：**恶性肿瘤转移**所致的淋巴结肿大，质硬或有橡皮样感，一般**无压痛**，表面光滑或有突起，与周围组织粘连而不易推动。左锁骨上窝淋巴结肿大，多为腹腔脏器癌肿（胃癌、肝癌、结肠癌等）转移；右锁骨上窝淋巴结肿大，多为胸腔脏器癌肿（肺癌、食管癌等）转移。鼻咽癌易转移到颈部淋巴结；乳腺癌最早引起同侧腋下淋巴结肿大。

2. 全身性淋巴结肿大　可遍及全身表浅的淋巴结，大小不等，无粘连。常见于传染性单核细胞增多症、淋巴细胞性白血病、淋巴瘤和系统性红斑狼疮。

五、头部检查

【复习指导】掌握瞳孔大小及形态改变的临床意义；掌握瞳孔对光反射及调节反射的检查方法；掌握麻疹黏膜斑、铅线的识别；掌握扁桃体及腮腺的检查方法及异常的临床意义。熟悉头颅畸形的临床意义；熟悉眼、耳、鼻、口腔检查的主要内容及异常改变的临床意义。

第十章 诊断学基础

了解眼功能及听力检查。

（一）头颅

头颅视诊应注意大小、外形变化和有无异常活动。头颅的大小通常以**头围**来表示。

1. 小颅 婴幼儿前囟过早闭合可引起小头畸形，同时伴有智力发育障碍（痴呆症）。

2. 方颅 前额左右突出，头顶平坦，呈方颅畸形。见于小儿佝偻病、先天性梅毒。

3. 巨颅 额、头顶、颞和枕部膨大呈圆形，颜面部相对很小，伴颈部静脉充盈。因颅内高压，压迫眼球，形成双目下视、巩膜外露的特殊面容，称为**落日现象**，见于脑积水。

（二）头部器官

1. 眼

（1）眼睑：检查时注意观察有无红肿、水肿，睑缘有无内翻或外翻，睫毛生长方向及排列是否整齐，两侧眼睑是否对称，上睑提起及闭合功能是否正常。

1）上睑下垂：**双侧上睑下垂**见于重症肌无力、先天性上眼睑下垂。**单侧上睑下垂**，常见于引起动眼神经麻痹的疾病，如脑炎、脑脓肿、蛛网膜下腔出血、白喉、外伤等。

2）眼睑水肿：眼睑组织疏松，初发或轻度水肿常先出现在眼睑。眼睑水肿多见于肾炎、肝炎、贫血、营养不良、血管神经性水肿等。

3）眼睑闭合不全：**双侧眼睑闭合不全**，常见于甲状腺功能亢进症；**单侧眼睑闭合不全**，常见于面神经麻痹。

（2）结膜：分为**睑结膜**、**穹窿结膜**和**球结膜**三部分。检查时应注意有无充血、水肿、乳头增生、结膜下出血、滤泡和异物等。结膜发红、水肿、血管充盈为充血，见于结膜炎、角膜炎、沙眼早期。结膜苍白见于贫血。结膜发黄见于黄疸。睑结膜有滤泡或乳头见于**沙眼**。结膜有散在出血点，可见于**感染性心内膜炎**。结膜下片状出血，见于外伤及出血性疾病，亦可见于高血压、动脉硬化。球结膜透明而隆起为**球结膜下水肿**，见于脑水肿或输液过多。

（3）巩膜：患者有显性黄疸时，多先在巩膜出现均匀的黄染。观察巩膜有无黄染，应在自然光线下进行。仅在角膜周围出现黄染，见于血液中其他黄色色素增多，如胡萝卜素和阿的平等。

（4）角膜：包括透明度和敏感性检查。检查时应注意有无白斑、云翳、溃疡、角膜软化和血管增生等。角膜边缘出现黄色或棕褐色环，环外缘较清晰，内缘较模糊，是**铜代谢障碍**的结果，称为K-F环（角膜色素环），见于肝豆状核变性。

（5）瞳孔：正常瞳孔**直径2~5mm**，双侧**等大等圆**。检查瞳孔时，应注意其大小、形态及双侧是否相同，对光反射和调节反射是否正常。

1）缩小与扩大 病理情况下，**瞳孔缩小（<2mm）**常见于虹膜炎、中毒（有机磷农药及毒蕈）、药物影响（吗啡、氯丙嗪、毛果芸香碱）等；**瞳孔扩大（>5mm）**见于**外伤、青光眼绝对期、视神经萎缩、完全失明、濒死状态、颈交感神经刺激、药物影响（阿托品、可卡因）**等。

2）大小不等：双侧瞳孔大小不等，常见于**脑外伤、脑肿瘤、脑疝及中枢神经梅毒**等颅内病变。

3）**对光反射**：①直接对光反射。即光线直接照射侧瞳孔立即缩小，移开光源后瞳孔迅速复原。②间接对光反射。用手隔开双眼，光线照射一侧瞳孔时，另一侧瞳孔也立即缩小，移开光源瞳孔迅速复原。瞳孔对光反射**迟钝或消失**，见于**昏迷**患者。

4）近反射：嘱被检查者注视1m以外的目标（通常为检查者的示指指尖），然后逐渐将目标移至距被检查者眼球约10cm处，这时观察双眼瞳孔变化情况。由看远逐渐变为看近，即由不调节状态到调节状态时，正常反应是双侧瞳孔逐渐缩小，称为调节反射；双眼球向内聚合，称为聚合反射。当动眼神经受损害时，调节和聚合（辐辏）反射消失。

（6）眼球：检查时，注意眼球的外形和运动。

1）眼球突出：单侧眼球突出，多见于局部炎症或框内占位性病变，偶见于颅内病变。**双侧眼球突出**，见于甲状腺功能亢进症。

2）眼球凹陷：单侧眼球凹陷，见于Horner综合征和眶尖骨折。双侧眼球凹陷，见于重度脱水及恶病质，老年人由于眶内脂肪萎缩而有双侧眼球后缩。

3）眼球运动：医师左手置于受检者头顶以固定头部，使其不能随眼球转动，右手指尖放在受检者眼前30~40cm处，嘱受检者两眼随医师右手指尖移动方向运动。一般按受检者的左侧→左上→左下，右侧→右上→右下，共6个方向进行。注意眼球运动幅度、灵活性、持久性、两眼是否同步，并询问受检者有无复视出现。

眼球运动受**动眼神经（Ⅲ）**、**滑车神经（Ⅳ）**和**展神经（Ⅵ）**支配，这些神经麻痹时，会引起眼球运动障碍，并伴有复视。

嘱受检者眼球随医师手指所示方向（水平或垂直）运动数次，观察是否出现一系列有规律的往返运动。**双侧眼球出现一系列有规律的快速往返运动，称为眼球震颤**。运动方向以水平方向多见，垂直和旋转方向很少见。自发的眼球震颤见于耳源性眩晕及小脑病变等。

4）眼压：可采用指压触诊法或眼压计来检查。眼压减低时，指压法张力减弱，双眼球凹陷，见于眼球萎缩或脱水。眼压增高见于**青光眼**。

2. 耳

（1）外耳

1）耳郭：注意耳郭的外形、大小、位置和对称性，有无畸形、瘘口、结节等。耳郭上有**触痛**小结节，多为尿酸盐沉积形成的**痛风结节**；耳郭红肿热痛，多为局部感染；牵拉和触诊耳郭引起疼痛，提示**炎症**。

2）外耳道　有黄色液体流出伴痒痛者，为外耳道炎；外耳道有局限性红肿，触痛明显，牵拉耳郭或压迫耳屏时疼痛加剧，见于外耳道疖肿；外耳道有脓性分泌物、耳痛伴全身症状，见于中耳炎；**外耳道**有血液或脑脊液流出，多为**颅底骨折**。

（2）中耳：注意观察鼓膜有无穿孔、穿孔的位置。胆脂瘤时，可见溢脓并伴有恶臭。

（3）乳突：乳突内腔与中耳道相通。化脓性中耳炎引流不畅时可蔓延到乳突而成乳突炎，表现为耳郭后皮肤红肿，乳突压痛，有时可见瘘管或瘢痕，严重时可导致耳源性脑脓肿或脑膜炎。

3. 鼻

（1）鼻的外形：鼻梁部皮肤出现红色斑块，病损处高出皮面且向两侧面颊扩展为**蝶形红斑**，见于**红斑狼疮**。鼻尖及鼻翼皮肤发红，并有毛细血管扩张、组织肥厚，见于酒糟鼻。鼻梁塌陷而致鼻外形似马鞍状，称为鞍鼻，见于鼻骨骨折、鼻骨发育不全和先天性梅毒。鼻腔完全阻塞、鼻梁宽平如蛙状，为蛙状鼻，见于肥大鼻息肉患者。

（2）鼻翼翕动：吸气时鼻孔开大，呼气时鼻孔回缩，是高度呼吸困难的表现。常见于大叶性肺炎、支气管哮喘、心源性哮喘等。

（3）鼻中隔：正常人的鼻中隔稍向一侧偏移，很少能恰在正中。如有明显的偏曲，并引起鼻腔功能障碍时，称为鼻中隔偏曲。鼻中隔穿孔多由鼻腔慢性炎症、外伤等引起。急性鼻黏膜肿胀多见于急性鼻炎，常伴有鼻塞、流涕。慢性鼻黏膜肿胀多为黏膜组织肥厚，见于慢性鼻炎。鼻黏膜萎缩，鼻甲缩小，鼻腔干燥、宽大，嗅觉减退或消失，为慢性萎缩性鼻炎。在各种刺激下，鼻黏膜会产生过多分泌物。清稀无色的分泌物为卡他性炎症，发黄或发绿的黏稠分泌物为**鼻或鼻窦的化脓性炎症**所致。长期单侧鼻腔通气不畅，应警惕息肉或肿瘤。

（4）鼻出血：**单侧鼻出血**多见于局部病变导致的血管损伤，如鼻和鼻窦外伤、鼻腔感染、鼻咽癌及鼻中隔偏曲。**双侧鼻出血**多由全身性病变引起，如：①感染性疾病的高热期、肾综合征出血热等。②血小板减少性紫癜、再生障碍性贫血、白血病、血友病等血液病。③高血压等血管病变。④维生素C、维生素K等缺乏。⑤慢性肾衰竭、慢性肝脏疾病、风湿热。⑥女性如发生周期性鼻出血，则应考虑子宫内膜异位症的可能。

（5）鼻窦　鼻窦是鼻腔周围含气的骨质空腔，共4对，依其所在颅骨而命名，各有**窦口与鼻腔相通，压痛多为鼻窦炎**，患者常可表现出慢性鼻塞、流涕和头痛。检查方法如下。

1）**额窦**：一手扶住受检者枕部，另一手拇指或示指置于**眼眶上缘内侧**，用力向后上方按压，或以两手固定头部，双手拇指置于眼眶上缘内侧后方、向上按压。

2）**上颌窦**：双手拇指置于受检者**颧部**向后按压，其余手指分别置于受检者的两侧耳后。

3）**筛窦**：双手扶住受检者两侧耳后，双手拇指分别置于鼻根部与眼内眦之间向后按压。

4）蝶窦：蝶窦因解剖位置较深，**不能在体表检查**。

4. 口腔

（1）口唇：正常人的口唇红润而光泽。口唇苍白见于贫血、主动脉瓣关闭不全或虚脱。唇色深红见于急性发热性疾病。口唇单纯疱疹病毒感染，常伴发于肺炎链球菌肺炎、感冒、流行性脑脊髓膜炎、疟疾、使用某种药物后（如磺胺）等。口唇干燥并有皲裂，见于重度脱水患者。口角糜烂见于核黄素缺乏。**口唇发绀**见于：①心脏内外有异常动、静脉分流通道，如法洛四联症、先天性肺动静脉瘘。②慢性阻塞性肺气肿、肺动脉栓塞。③心力衰竭、休克及暴露在寒冷环境。④真性红细胞增多症。

（2）口腔黏膜：正常人的口腔黏膜光洁呈粉红色。出现蓝黑色的色素沉着多见于原发性肾上腺皮质功能减退症。在相当于**第二磨牙处**颊黏膜出现直径约1mm的**灰白色小点**，外有红色晕圈，为**麻疹黏膜斑**，是麻疹的**早期**（发疹前24~48h）特征。在黏膜下出现大小不等的出血点或瘀斑，见于各种出血性疾病或维生素C缺乏。口腔黏膜溃疡，见于慢性复发性口疮。无痛性黏膜溃疡可见于系统性红斑狼疮。乳白色薄膜覆盖于口腔黏膜、口角等处，为鹅口疮（白念珠菌感染），多见于体弱重症的病儿或老年患者，或长期使用广谱抗生素的患者。

（3）牙齿及牙龈：检查牙齿时，要注意牙齿的颜色、形状，有无龋齿、缺齿、义齿、残根。牙齿呈黄褐色，为**斑釉牙**，见于长期饮用含氟量高的水或服用四环素等药物后。中切牙切缘凹陷呈月牙形伴牙间隙过宽，见于**先天性梅毒**。单纯性牙间隙过宽，可见于肢端肥大症。

正常人的牙龈呈粉红色，质坚韧且与牙颈部紧密贴合，检查时经压迫无出血与溢脓。牙

· 859 ·

龈水肿见于慢性牙周炎；挤压后牙龈溢脓，见于慢性牙周炎和牙龈瘘管；牙龈萎缩，见于萎缩性牙周病。牙龈出血可见于牙石、牙周炎等牙龈局部病变和全身性出血性疾病。齿龈的游离缘出现灰黑色点线为**铅线**，见于**慢性铅中毒**。在铋、汞、砷中毒时，也可出现类似黑褐色点线状的色素沉着。

（4）舌：正常舌呈粉红色，大小厚薄适中，活动自如，舌面湿润并覆盖着一层薄白苔。

1）**草莓舌**：舌乳头肿胀、发红如同草莓，见于**猩红热**或长期发热的患者。

2）**牛肉舌**：舌面绛红如同生牛肉，见于**糙皮病**（烟酸缺乏）。

3）**镜面舌**：亦称光滑舌，舌体小，舌面光滑，呈粉红色或红色，无苔，见于恶性**贫血**（内因子缺乏）、缺铁性贫血或慢性萎缩性胃炎。

4）运动异常：舌体不自主偏斜，见于舌下神经麻痹；舌体震颤，常见于甲状腺功能亢进症。

5）其他：舌色淡，见于营养不良或贫血；舌色深红，见于急性感染性疾病；舌色紫红，见于心、肺功能不全。

（5）咽部及扁桃体：咽部分为**鼻咽**、**口咽**和**喉咽**3个部分。

1）鼻咽：位于软腭平面以上，鼻腔之后。儿童时期这里的淋巴组织丰富，称为腺状体，青春期前后逐渐萎缩。腺状体过度肥大时，可引起鼻塞、张口呼吸及语音单调。鼻咽部出现血性分泌物，单侧持续性鼻塞，伴耳鸣、耳聋、单侧颈部包块等，见于早期鼻咽癌。

2）口咽及扁桃体：口咽位于软腭平面之下、会厌上缘之上，前方与口腔相通。软腭向下延伸形成两层弓状黏膜皱襞，前外侧的称**舌腭弓**，后内侧的称**咽腭弓**，后方是咽后壁。正常情况下，扁桃体位于舌腭弓和咽腭弓之间的**扁桃体窝**中而不能被查见。

咽部充血红肿，分泌物增多，多见于急性咽炎；咽部充血，表面粗糙，并有**淋巴滤泡**呈簇状增生，见于慢性咽炎；扁桃体红肿增大，或伴有黄白色分泌物或苔片状易剥离假膜，是扁桃体炎。**扁桃体肿大分为3度**：Ⅰ度肿大时扁桃体**不超过咽腭弓**；Ⅱ度肿大时扁桃体**超过咽腭弓**；Ⅲ度肿大时扁桃体达到或超过**咽后壁中线**。扁桃体充血红肿，并有不易剥离的假膜（强行剥离时出血），见于白喉。

3）喉咽：位于口咽和喉腔之间。它的前方与喉腔相通，后方与食管相通。喉咽及其下方的喉部需用喉镜进行检查。急性失音多见于急性炎症，慢性失音可见于喉结核或喉癌。**喉返神经**受损时，可出现声音嘶哑或失音。

5. 腮腺　腮腺位于耳屏、下颌角与颧弓所构成的三角区内。**腮腺导管开口**在与上颌**第二磨牙牙冠**相对的颊黏膜上。正常的腮腺腺体软薄，不能触清其轮廓。一侧或双侧腮腺肿大，触诊边缘不清，有轻压痛，腮腺导管开口处红肿，见于**流行性腮腺炎**。单侧腮腺肿大，腮腺导管开口处加压后有脓性分泌物流出，见于**化脓性腮腺炎**。腮腺肿大，触诊质韧、呈结节状，边界清楚，可以移动，见于**腮腺混合瘤**。腮腺触诊质硬、固定，有痛感，可伴有面瘫，见于**腮腺恶性肿瘤**。

六、颈部检查

【复习指导】掌握颈部姿势、运动及血管异常的临床意义；掌握甲状腺、气管检查的方法及异常改变的临床意义。熟悉颈部外形与分区及颈部包块的临床意义。

检查颈部时，受检者最好取坐位，暴露颈部和肩部。检查手法应轻柔，对可能患有颈椎疾病者更应注意。

（一）颈部外形与分区

正常人颈部直立，左右对称。矮胖者颈部较粗短，瘦长者则较细长。男性的甲状软骨比较突出，女性的则不明显。正常人安静坐位时颈部血管不显露。

颈部每侧可分为两个三角区。①颈前三角：为胸锁乳突肌内缘、下颌骨下缘和前正中线之间的区域。②颈后三角：为胸锁乳突肌后缘、锁骨上缘和斜方肌前缘之间的区域。

（二）颈部姿势与运动

正常人颈部伸屈、转动自如。检查时应注意颈部静态与运动时的改变。如头部固定向一侧偏斜，称为**斜颈**，常见于先天性颈肌挛缩、颈肌外伤、瘢痕挛缩。头部不能抬起，见于严重消耗性疾病的晚期、重症肌无力、脊髓前角细胞炎、进行性肌萎缩等。颈部活动受限伴疼痛，常见于软组织炎症、颈肌扭伤、颈椎骨质增生、颈椎结核或肿瘤等。**颈部强直**是**脑膜刺激征**的表现之一，见于各种脑膜炎、蛛网膜下腔出血等。

（三）颈部包块

检查时应根据包块出现的部位、数目、大小、质地、活动性、有无压痛、发生与增长的特点及全身情况加以鉴别。

如为淋巴结肿大，常见于急慢性淋巴结炎、淋巴结结核及恶性肿瘤的淋巴结转移、淋巴瘤等。淋巴结肿大时，质地不硬，有轻度压痛，可能为非特异性淋巴结炎；如质地较硬，且伴有纵隔、胸腔或腹腔病变的症状或体征，则应考虑恶性肿瘤的淋巴结转移；如为全身性、无痛性淋巴结肿大，则多见于血液系统疾病。

（四）颈部血管

正常人安静坐位或立位时，颈外静脉塌陷而不显露。平卧时颈外静脉可见充盈，充盈水平仅限于锁骨上缘至下颌角距离的下 2/3 以内。静脉压异常增高时，坐位或半卧位时可见明显的颈静脉充盈，称为**颈静脉怒张**。颈静脉怒张提示体循环静脉血液回流受阻或上腔静脉压增高，常见于右心功能不全、缩窄性心包炎、心包积液、上腔静脉阻塞综合征。

安静状态下出现**颈动脉搏动**，提示心排血量增加或脉压增大，常见于主动脉瓣关闭不全、甲状腺功能亢进症、高血压及严重贫血等。**颈静脉搏动**，见于三尖瓣关闭不全。

坐位或立位时，正常人颈静脉处可闻及柔和、低调、连续性静脉哼鸣，右锁骨上窝处最明显，为生理性静脉血管音，在平卧位或用手指压迫颈静脉时消失。在颈部大血管区如听到**收缩期杂音**，应考虑颈动脉或椎动脉**狭窄**。如在锁骨上窝处听到杂音，提示锁骨下动脉狭窄。

（五）甲状腺

位于甲状软骨下方，紧贴在气管两侧，表面光滑，薄而柔软，重量 15~25g。

1. 检查方法

（1）视诊：正常人甲状腺外观不明显。检查时嘱受检者双手放于枕后，头向后仰，观察甲状腺的大小和对称性。嘱受检者做**吞咽**动作，可见甲状腺**随吞咽动作向上移动**，常可据此与颈前的其他包块相鉴别。

（2）触诊：可进一步明确甲状腺的大小、轮廓和性质。

1) 从前面触诊甲状腺：受检者取坐位，医师站在受检者对面。触摸甲状腺侧叶时，一手的拇指施压于一侧甲状软骨，将气管推向对侧，另一手的示指、中指在对侧胸锁乳头肌后缘向前推挤甲状腺侧叶，拇指在胸锁乳突肌前缘触诊。

2）从后面触诊甲状腺：医师站在受检者身后触摸甲状腺侧叶，将双手的拇指放在其颈后，其余四指触摸甲状软骨下方两侧，一手的示指、中指施压于一叶甲状软骨，将气管推向对侧，另一手的拇指在对侧胸锁乳突肌后缘向前推挤甲状腺，示指、中指在其前缘触诊甲状腺。

（3）听诊：当触到甲状腺肿大时，将**听诊器钟形体件**直接放在肿大的甲状腺上，如听到**收缩期**吹风样或连续性的收缩期加强的血管杂音，称为**甲状腺杂音**。

甲状腺肿大分为3度：不能看出肿大但**能触及**者为Ⅰ度；既**可看出**肿大又能触及，但在胸锁乳突肌以内者为Ⅱ度；肿大**超出**胸锁乳突肌外缘者为Ⅲ度。

注意肿大甲状腺的大小、是否对称、硬度，有无压痛，表面是否光滑，有无结节、震颤和血管杂音。

2. 甲状腺肿大的临床意义　生理性甲状腺肿大见于女性青春期、妊娠或哺乳期。病理性甲状腺肿大常见于：

（1）甲状腺功能亢进症：甲状腺呈对称性或非对称性肿大，质地多柔软。可听到连续性血管杂音并触及震颤。

（2）慢性淋巴细胞性甲状腺炎（桥本甲状腺炎）：多为对称性、弥漫性肿大，也可呈结节性肿大，与四周无粘连而边界清楚，表面光滑，质地坚韧，有时可出现质地较硬的结节。肿大的腺体向后挤压颈总动脉时，可在腺体后缘**触及**颈总动脉搏动；**甲状腺癌**常将颈总动脉包绕在癌组织内，腺体后缘**不能触及**颈总动脉搏动，有助于两者的**鉴别**。

（3）单纯性甲状腺肿：甲状腺肿大显著，质地柔软，多为弥漫性，也可为结节性，不伴有甲状腺功能亢进症的表现。

（4）甲状腺癌：常呈**不规则结节**，质硬而固定，易与周围组织粘连。波及喉返神经、颈交感神经时，可引起**声音嘶哑**及 Horner 综合征。因大部分甲状腺癌发展较慢，体积较小时易与甲状腺腺瘤和颈前淋巴结肿大等相混淆。

（六）气管

正常人的气管位于颈前正中部。检查时让受检者取坐位或仰卧位，颈部自然伸直，头部保持正中位置，医师分别将示指和环指置于两侧**胸锁关节**上，中指在胸骨上切迹部位，置于气管正中，观察中指是否在示指和环指中间。如两侧距离不等，则表示有气管移位。也可将中指置于气管与两侧胸锁乳头肌之间的间隙，根据两侧间隙是否相等来判断气管有无移位。

大量胸腔积液、**气胸**、**纵隔肿瘤**及**单侧甲状腺肿大**等，可将气管**推**向健侧；**肺不张**、**肺纤维化**、**胸膜粘连**等，可将气管拉向患侧。

主动脉弓动脉瘤时，由于心脏收缩时瘤体膨大将气管压向后下，因而每随心脏搏动可以触到气管向下拽动，称为**气管牵拽**（Oliver 征）。

七、胸部检查

【复习指导】掌握乳房视诊和触诊的方法，急性乳腺炎、乳腺癌的体格检查特点；异常胸廓的类型、特点及临床意义；触觉语颤的检查方法、发生机制，触觉语颤增强、减弱或消失的临床意义；胸部叩诊方法，正常胸部叩诊音及胸部异常叩诊音的发生机制和临床意义；3种呼吸音（支气管呼吸音、肺泡呼吸音、支气管肺泡呼吸音）的发生机制、听诊特点及部位；异常肺泡呼吸音、支气管呼吸音、支气管肺泡呼吸音的发生机制和临床意义；干啰音、湿啰音、捻发音和胸膜摩擦音的发生机制、听诊特点及临床意义；听觉语音的检查法、发生机制及其异常的临床意义；肺与胸膜常见病变的体征。掌握正常心尖搏动及其改变的临床意义；震颤的产生机制及临床意义；心界叩诊方法，正常心浊音界及改变的临床意义；心脏瓣膜听诊区；正常心率、心律及异常改变的临床意义；第一、第二心音的产生机制、听诊特点及第一、第二心音的鉴别；舒张早期奔马律、开瓣音的临床意义；心脏杂音的产生机制、特性及各瓣膜区杂音的临床意义；生理性与器质性收缩期杂音的鉴别；心包摩擦音的发生机制、听诊特点及临床意义；周围血管征；二尖瓣、主动脉瓣狭窄及关闭不全的体征。

熟悉胸部骨骼标志、人工划定的垂直线及分区；胸壁检查的临床意义；呼吸类型、频率、节律、深度及呼吸运动异常改变的临床意义；肺下界、肺下界移动度的检查方法及其异常的临床意义。熟悉心前区隆起；心浊音界各部组成；第三、第四心音的产生机制、听诊特点；心音的改变及临床意义（心音强度改变、心音性质改变、心音分裂）；舒张晚期奔马律的临床意义；异常脉搏（水冲脉、交替脉、重搏脉、奇脉、无脉）的临床意义；心包积液及心力衰竭的体征。

了解胸膜摩擦感、肺上界的检查方法及临床意义；心包摩擦感的特点及临床意义；收缩期额外心音、心包叩击音、肿瘤扑落音的临床意义等。

（一）胸部体表标志及分区

1. 骨骼标志

（1）**胸骨角**：胸骨角两侧分别与左、右第 2 肋软骨相连接，通常以此作为标记来计数前胸壁上的肋骨和肋间隙。气管分叉、上下纵隔交界部，均位于**胸骨角**的水平。

（2）**脊柱棘突**：**第 7 颈椎棘突**最为突出，为背部颈、胸交界部的骨性标志，其下即为第 1 胸椎棘突。

（3）**肩胛下角**：被检查者取直立位、两手自然下垂时，肩胛下角**平第 7 肋骨**或第 7 肋间隙，或相当于**第 8 胸椎**水平。

2. 胸部体表标志线

（1）前正中线、后正中线。

（2）**锁骨中线** 通过**锁骨胸骨端**与**锁骨肩峰端**的中点所引的垂直线。成年男性和儿童，此线一般通过乳头，左右各一。

（3）腋前线、腋中线、腋后线、肩胛线，以上左右各一。

3. 胸部分区

（1）腋窝：左右各一。

（2）胸骨上窝。

（3）锁骨上窝、锁骨下窝，左右各一。

（4）肩胛上区、肩胛下区、肩胛区、肩胛间区，左右各一。

（二）胸廓检查

1. **桶状胸** 胸廓的前后径增大，以致与横径几乎相等，甚至超过横径，胸廓呈圆桶形。肋间隙增宽，锁骨上、下窝展平或突出，颈短肩高，腹上角增大呈钝角，胸椎后凸。桶状胸常见于**慢性阻塞性肺气肿**及支气管哮喘发作时，亦可见于一部分老年人。

2. 扁平胸　胸廓扁平，前后径常不到横径的一半，腹上角呈锐角。颈部细长，锁骨突出，锁骨上、下窝凹陷。见于瘦长体型者，也可见于慢性消耗性疾病，如肺结核等。

3. 鸡胸　为**佝偻病**所致的胸部病变，多见于儿童。胸骨特别是胸骨下部显著前凸，两侧肋骨凹陷，胸廓前后径增大而横径缩小，胸廓上、下径较短，形似鸡胸。有时肋骨与肋软骨交接处增厚隆起呈圆珠状，在胸骨两侧排列成串珠状，称为佝偻病串珠。前胸下部膈肌附着处，因肋骨质软，长期受膈肌牵拉可向内凹陷，而下部肋缘则外翻，形成一水平状深沟，称肋膈沟。胸骨下端剑突处内陷，有时连同依附的肋软骨一起内陷而形似漏斗，称为漏斗胸。

4. 胸廓一侧或局限性变形

（1）胸廓膨隆：一侧胸廓膨隆见于一侧大量胸腔积液、气胸、液气胸、胸内巨大肿物。局限性胸壁隆起，见于心脏肥大、大量心包积液、胸内或胸壁肿瘤等。

（2）胸廓凹陷：一侧或局限性胸廓凹陷多见于肺不张、肺纤维化、胸膜增厚粘连等。

5. 脊柱畸形所引起的胸廓变形　脊柱后凸畸形（驼背）多发生在胸椎，常见于胸椎结核、强直性脊柱炎、老年人、骨质软化症。脊椎侧凸畸形时，见于胸椎疾患、长期姿势不正或发育畸形。上述各种情况均可导致胸腔内器官移位，严重者可引起呼吸、循环功能障碍。

（三）胸壁检查

1. 胸壁静脉　正常胸壁无明显静脉可见。上腔静脉或下腔静脉回流受阻建立侧支循环时，胸壁静脉可充盈或曲张。

2. 胸壁压痛　用手指轻压或轻叩胸壁，正常人无疼痛感觉。胸壁炎症、肿瘤浸润、肋软骨炎、肋间神经痛、带状疱疹、肋骨骨折等，可有局部压痛。骨髓异常增生时，常有胸骨压痛或叩击痛，见于白血病患者。

（四）乳房检查

检查时光线应充足，前胸充分暴露，被检查者取坐位或仰卧位，必要时取前倾位。除检查乳房外还应包括引流乳房部位的淋巴结。先视诊后触诊。

1. 视诊　注意两侧乳房的大小、对称性、外表、乳头状态、有无溢液等。

（1）外表：乳房外表发红、肿胀并伴疼痛、发热者，见于急性乳腺炎。乳房皮肤表皮水肿隆起，毛囊及毛囊孔明显下陷，皮肤呈"橘皮样"，多为浅表淋巴管被乳癌堵塞后局部皮肤出现淋巴性水肿所致。乳房溃疡和瘘管见于乳腺炎、结核或脓肿。单侧乳房表浅静脉扩张常是晚期乳癌或肉瘤的征象；妊娠、哺乳也可引起乳房表浅静脉扩张，但常是双侧性的。

（2）乳头状态：近期发生的乳头内陷或位置偏移，可能为癌变或炎症。乳头出现血性分泌物见于乳管内乳头状瘤、乳腺癌。

2. 触诊　被检查者采取坐位，先两臂下垂，然后双臂高举超过头部或双手叉腰再进行检查。先触诊检查健侧乳房，再检查患侧。检查者以并拢的手指掌面平置于乳房上，以旋转或来回滑动的方式进行触诊，切忌用手指将乳房提起来触摸。按外上、外下、内下、内上、中央（乳头、乳晕）各区的顺序由浅入深进行滑动触诊，然后检查淋巴引流部位——腋窝，锁骨上、下窝等处淋巴结。

如乳房变为较坚实而无弹性，提示皮下组织受肿瘤或炎症浸润。乳房压痛多系炎症所致，恶性病变一般无压痛。触及乳房包块时，应注意其部位、大小、外形、硬度、压痛及活动度。

乳房肿块见于乳腺癌、乳房纤维腺瘤、乳管内乳头状瘤、乳房肉瘤、乳房囊性增生病等。**良性肿块**一般较小、形状规则、表面光滑、边界清楚、质不硬、无粘连而活动度大。**恶性肿瘤**以乳腺癌最常见，多见于中年以上的妇女，肿块形状不规则、表面凹凸不平、边界不清、压痛不明显、质坚硬，早期恶性肿瘤可活动，但晚期可与皮肤及深部组织粘连而固定，易向腋窝等处淋巴结转移，尚可有"橘皮样"、乳头内陷及血性分泌物。

急性乳腺炎时乳房红、肿、热、痛，常局限于一侧乳房的某一象限。触诊有明显压痛的硬块，患侧腋淋巴结肿大并有压痛，伴寒战、发热及出汗等全身中毒症状，周围白细胞计数明显增高。

（五）肺和胸膜检查

1. 视诊

（1）呼吸类型：以胸廓（肋间外肌）运动为主的呼吸，称为**胸式呼吸**；以腹部（膈肌）运动为主的呼吸，称为**腹式呼吸**。一般说来，成年女性以胸式呼吸为主，儿童及成年男性以腹式呼吸为主。肺炎、重症肺结核、胸膜炎、肋骨骨折、肋间肌麻痹等胸部疾患时，因肋间外肌运动受限可使胸式呼吸减弱，即胸式呼吸变为腹式呼吸。腹膜炎、腹水、巨大卵巢囊肿、肝脾极度肿大、胃肠胀气等腹部疾病及妊娠晚期，因膈肌向下运动受限可使腹式呼吸减弱而胸式呼吸增强，即腹式呼吸变为胸式呼吸。

（2）呼吸频率：正常成人**呼吸频率**为12~20次/分。成人呼吸频率超过20次/分，称为**呼吸过速**；见于剧烈体力活动、发热、疼痛、贫血、甲亢、呼吸功能障碍、心力衰竭、肺炎、胸膜炎、精神紧张等。成人呼吸频率低于12次/分，称为**呼吸过缓**；见于深睡、颅内高压、黏液性水肿、吗啡及巴比妥类药物中毒等。

（3）呼吸深度：严重代谢性酸中毒时，患者可以出现节律匀齐、呼吸深而大（吸气慢而深、呼气短促），患者不感呼吸困难的呼吸，称为**库斯莫尔呼吸**，又称**酸中毒大呼吸**，见于尿毒症、糖尿病酮症酸中毒等。呼吸浅快可见于肺气肿、胸膜炎、胸腔积液、气胸、呼吸肌麻痹、大量腹水、肥胖、鼓肠等。

（4）呼吸节律变化：呼吸呈周期性暂停者，有潮式呼吸及间停呼吸。①**潮式呼吸**：特点是呼吸由浅慢逐渐变为深快，再由深快逐渐变为浅慢，直至呼吸停止片刻（5~30s），再开始上述周期性呼吸，形成如潮水涨落的节律，故称为潮式呼吸。多见于脑炎、脑膜炎、颅内压增高、脑干损伤等。②**间停呼吸**：表现为有规律的**深度相等**的呼吸几次之后，突然停止呼吸，间隔一个短时间后又开始深度相同的呼吸，如此周而复始。间停呼吸的发生机制与潮式呼吸大致相同，但其呼吸中枢的抑制程度较潮式呼吸更重，常为临终前的危急征象。

2. 触诊

（1）触觉语颤

1）检查方法：检查者将两手掌平贴于患者胸壁两侧对称部位，让患者用低音调拉长发音，所感觉到的震动，称为**触觉语颤**。自上而下，先前胸后背部，左右对比。

2）产生机制：触觉语颤是声波沿气管、支气管及肺泡传导到胸壁，引起胸壁震动而使检查者感觉到。语颤传导有两个主要条件：①气管、支气管必须畅通。②胸膜的脏层及壁层必须接近。语颤的强弱与发音强弱、音调高低、胸壁厚薄等因素密切相关。一般情况下，前胸上部较下部强，后背下部较上部强，右上胸较左上胸强，男性较女性强，成人较儿童强，瘦者强于胖者。

3）临床意义：语颤增强常见于以下病变。①肺实变：见于大叶性肺炎实变期、肺梗死、肺结核、肺脓肿及肺癌等。②压迫性肺不张：见于胸腔积液上方受压而萎瘪的肺组织及受肿瘤压迫的肺组织。③较浅而大的肺空洞：见于肺结核、肺脓肿、肺肿瘤所致的空洞。语颤减弱或消失主要见于：①肺泡内含气量增多：如肺气肿及支气管哮喘发作时。②支气管阻塞：如阻塞性肺不张、气管内分泌物增多。③胸壁距肺组织距离加大：如胸腔积液、气胸、胸膜高度增厚及粘连、胸壁水肿或高度肥厚、胸壁皮下气肿。④体质衰弱：因发音较弱而语颤减弱。大量胸腔积液、严重气胸时，语颤可消失。

（2）胸膜摩擦感：胸膜有炎症时，两层胸膜因有纤维蛋白沉着而变得粗糙，呼吸时壁胸膜和脏胸膜相互摩擦而产生震动引起。触诊时，检查者用手掌轻贴胸壁，令患者做深慢呼吸运动，此时若有皮革相互摩擦的感觉，即为**胸膜摩擦感**。胸膜的任何部位均可出现胸膜摩擦感，但以**腋中线第5~7肋间隙**最易感觉到，临床意义同胸膜摩擦音。

3. 叩诊　正常肺部叩诊音呈清音。

（1）肺部定界叩诊

1）**肺下界**：平静呼吸时，右肺下界在右侧锁骨中线、腋中线、肩胛线分别为**第6、第8、第10肋间隙**。左肺下界除在左锁骨中线上变动较大（因有胃泡鼓音区）外，其余与右侧大致相同。

矮胖体型或妊娠时肺下界可上移一肋；消瘦体型者肺下界可下移一肋。卧位时肺下界可比直立时升高一肋。病理情况下，**肺下界下移**见于肺气肿、腹腔内脏下垂；**肺下界上移**见于阻塞性肺不张、肺萎缩、胸腔积液、气胸，以及腹压增高所致的膈肌上抬如腹水、鼓肠、肝脾大、腹腔肿瘤、膈肌麻痹。下叶肺实变、胸膜增厚时，肺下界不易叩出。

2）肺下界移动度：嘱患者深吸气后屏住呼吸，重新叩出肺下界，用笔标记之；再嘱患者深呼气后屏住呼吸，叩出肺下界，用笔标记之，两个标记之间的距离即为**肺下界移动度**。正常人，两侧肺下界移动度为6~8cm。若肺组织弹性减退、胸膜粘连或膈肌移动受限，则肺下界移动度减小；见于阻塞性肺气肿、胸腔积液、肺不张、胸膜粘连、肺炎及各种原因所致的腹压增高。当胸腔大量积液、积气或广泛胸膜增厚粘连时，肺下界移动度难以叩出。

（2）胸部病理性叩诊音

1）浊音或实音：①肺部大面积含气量减少或消失，如肺炎、肺结核、肺梗死、肺不张、肺水肿、肺硬化等。②肺内不含气的占位病变，如肺肿瘤、肺包虫或囊虫病、未穿破的肺脓肿等。③胸膜腔病变，如胸腔积液、胸膜增厚粘连等。④胸壁疾病，如胸壁水肿、肿瘤等。

2）鼓音：产生鼓音的原因是肺部有大的含气腔，见于气胸及直径大于3~4cm的浅表肺空洞，如空洞型肺结核、液化破溃的肺脓肿或肺肿瘤等。

3）**过清音**：是介于鼓音和清音之间的音响，见于肺内含气量增加且肺泡弹性减退者，如**肺气肿**、支气管哮喘发作时。

4. 听诊

（1）正常呼吸音

1）**支气管呼吸音**：正常人在喉部、胸骨上窝、背部第6颈椎到第2胸椎附近都可以听到。如在肺部其他部位听到支气管呼吸音则提示有病变存在。

2）肺泡呼吸音：正常人，除了上述支气管呼吸音的部位和下述的支气管肺泡呼吸音的部位外，其余肺部都可听到肺泡呼吸音。

3）**支气管肺泡呼吸音**：正常人在胸骨角附近、肩胛间区的第3、4胸椎水平及右肺尖可以听到支气管肺泡呼吸音。

（2）病理性呼吸音

1）病理性肺泡呼吸音：双侧、单侧或局部的肺泡呼吸音减弱或消失常由进入肺泡内的空气量减少、气流速度减慢或声音传导障碍引起。常见原因包括：①胸廓活动受限，如全身衰弱、胸膜炎、呼吸肌瘫痪、腹压过高、肋间神经痛、肋骨骨折等。②**支气管阻塞**，如支气管炎、**支气管哮喘**、喉或大支气管肿瘤等。③肺顺应性降低：如肺气肿、肺间质炎症、肺淤血等。④胸腔内肿块，如肺癌、肺囊肿等。⑤胸膜疾患，如**胸腔积液**、气胸、胸膜肥厚及粘连等。而肺泡呼吸音增强一般与呼吸运动及通气功能增强，进入肺泡的空气流量增多或流速加快有关。见于：①双侧呼吸音增强，如运动、发热或代谢亢进等。②肺脏或胸腔病变使一侧或一部分肺的呼吸功能减弱或丧失，健侧或无病变部分的肺泡呼吸音出现代偿性增强。

2）**病理性支气管呼吸音**：①肺组织实变，如**大叶性肺炎实变期**。②肺内大空洞，空洞型肺结核、肺脓肿、肺癌形成空洞时。③压迫性肺不张，中等量胸腔积液的上方及肺肿块的周围。

3）病理性支气管肺泡呼吸音：常见于肺实变区域较小且与正常肺组织掺杂存在，或肺实变部位较深并被正常肺组织所遮盖。

（3）干啰音：由气流通过狭窄的支气管时发生旋涡，或气流通过有黏稠分泌物的管腔时冲击黏稠分泌物引起的震动所致。

1）听诊特点：①吸气和呼气均可听到，但以**呼气**时更加明显。②**强度和性质易改变且部位变换不定**，如咳嗽后可以增多、减少、消失或出现，多为黏稠分泌物移动所致。③音调较高，每个音响持续时间较长。④几种不同性质的干啰音可同时存在。⑤发生于主支气管以上的干啰音，有时不用听诊器即可听到，称为喘鸣。

2）分类：①**鼾音**。为一种粗糙的、音调较低的、类似熟睡时的鼾声，由气流通过有黏稠分泌物的较大支气管或气管时发生的震动和移动所产生。②**哨笛音**。为一种高音调的干啰音，由于气流通过狭窄或痉挛的小支气管而产生。有的似吹口哨或吹笛声，称为哨笛音；有的呈丝丝声，称为飞箭音。

3）临床意义：干啰音是支气管有病变的表现。如两肺均出现干啰音，可见于急性或慢性支气管炎、支气管肺炎、支气管哮喘、心源性哮喘等。局限性干啰音常由于局部支气管狭窄所致，常见于支气管局部结核、肿瘤、异物或黏稠分泌物附着。局部而持久的干啰音见于肺癌早期或支气管内膜结核。

（4）湿啰音：由于气道或空洞内有较稀薄的液体（渗出物、黏液、血液、漏出液、分泌液），呼吸时气流通过液体形成水泡并立即破裂时所产生的声音，很像用小管插入水中吹气时所产生的水泡破裂音，故也称水泡音。

1）听诊特点：①吸气和呼气都可听到，以**吸气终末时**多而清楚，因吸气时气流速度较快且较强，吸气末气泡大、容易破裂。②常有数个水泡音成串或断续发生。③部位较恒定，性质不易改变。④大、中、小湿啰音可同时存在。⑤咳嗽后湿啰音可增多、减少或消失。

2）临床意义：湿啰音是肺与支气管有病变的表现。湿啰音散在分布于两肺，常见于支气管炎、支气管肺炎、血行播散型肺结核、肺水肿；分布于**两肺底**，多见于**肺淤血**、**肺水肿**及支气管肺炎；一侧或**局限性分布**，常见于肺炎、肺结核、**支气管扩张症**、肺脓肿、肺癌及肺出血等。

（5）**听觉语音**：是指当被检查者按平时说话的音调数"一、二、三"时，在胸壁上可用听诊器听到柔和而模糊的声音。当过度衰弱、支气管阻塞、肺气肿、胸腔积液、气胸、胸膜增厚或水肿时可使听觉语音减弱。当肺实变、肺空洞及压迫性肺不张时可使听觉语音增强。在病理情况下，听觉语音增强、响亮，且字音清楚，称为**支气管语音**；见于肺组织实变，此时常伴有触觉语颤增强、病理性支气管呼吸音等肺实变的体征，但以支气管语音出现最早。

被检查者用耳语声调发"一、二、三"音，将听诊器放在胸壁上听取，正常能听到肺泡呼吸音的部位只能听到极微弱的声音，此即耳语音。肺实变、肺空洞及压迫性肺不张时可使耳语音增强。耳语音增强且字音清晰者，为胸耳语音，是肺实变较广泛的征象。

（6）**胸膜摩擦音**：在吸气和呼气时皆可听到，一般以**吸气末**或呼气开始时较为明显。屏住呼吸时胸膜摩擦音消失，可借此与心包摩擦音**区别**。深呼吸或在听诊器体件上加压时胸膜摩擦音常更清楚。胸膜摩擦音可发生于胸膜的任何部位，但最常见于脏胸膜与壁胸膜发生位置改变最大的部位——胸廓下侧沿**腋中线**处。

胸膜摩擦音是**干性胸膜炎**的重要体征，主要见于：①胸膜炎症，如结核性胸膜炎、化脓性胸膜炎以及其他原因引起的胸膜炎症；②肺部病变累及胸膜，如肺炎、肺梗死等；③原发性或继发性胸膜肿瘤；④胸膜高度干燥，如严重脱水等；⑤其他：如尿毒症等。

5.常见呼吸系统病变的体征

（1）**肺实变**

视诊：两侧胸廓对称，但呼吸动度可呈局限性减弱或消失。

触诊：气管居中，语颤增强。

叩诊：患侧呈实音。

听诊：肺泡呼吸音消失，可听到病理性支气管呼吸音、支气管语音增强。

（2）**阻塞性肺不张**

视诊：患侧胸廓下陷，肋间隙变窄，呼吸动度减弱或消失。

触诊：气管被迫移向患侧，语颤减弱或消失。

叩诊：呈浊音或实音。

听诊：呼吸音消失，听觉语音减弱或消失。

（3）**肺气肿**

视诊：胸廓呈桶状，呼吸动度减弱。

触诊：气管居中，语颤减弱。

叩诊：双肺呈过清音，心脏浊音界减小或者消失，肺下界下移，并且肺下界移动度减小。

听诊：肺泡呼吸音普遍减弱，呼气相延长，听觉语音减弱，心音遥远。

（4）**气胸**

视诊：患侧胸廓饱满，肋间隙增宽，呼吸动度减弱或消失。

触诊：气管被推向健侧，触觉语颤减弱或消失。

叩诊：患侧呈鼓音，右侧气胸时肝浊音界下降，左侧气胸时心浊音界叩不出。

听诊：患侧呼吸音减弱或消失。

（5）**胸腔积液**

视诊：肋间隙饱满，呼吸动度减弱或消失。

触诊：气管向健侧移位，患侧语颤减弱或消失。

叩诊：积液区叩诊呈浊音或实音。

听诊：积液区呼吸音减弱或消失；液面上区域可听到病理性支气管呼吸音。

八、心脏血管检查

（一）视诊

1. **心前区隆起** ①多见于先天性心脏病如法洛四联症、肺动脉瓣狭窄等。②儿童期风湿性心瓣膜病二尖瓣狭窄所致的右心室肥大。

2. **心尖搏动** 正常成人心尖搏动位于左侧第5肋间锁骨中线内侧0.5~1.0cm处，搏动范围直径2.0~2.5cm。

（1）心尖搏动移位：①生理性因素。正常仰卧时心尖搏动略上移；左侧卧位时，心尖搏动向左移2.0~3.0cm；右侧卧位可向右移1.0~2.5cm。肥胖体型者、小儿及妊娠时，横膈位置较高，使心脏呈横位，心尖搏动向上外移；瘦长体型横膈可下移，心脏呈垂直位，心尖搏动移向内下方，可达第6肋间。②病理性因素。左心室肥大，向**左下移位**；右心室肥大，向**左侧移位**；一侧胸膜增厚、肺不张，心尖搏动向**患侧移位**；一侧胸腔积液、气胸，心尖搏动向**健侧移位**；大量腹水、气腹等，心尖搏动向左侧移位。

（2）心尖搏动强度与范围的改变：心尖搏动增强，见于高热、严重贫血、甲亢及左心室肥大；心尖搏动减弱，见于心包积液、肺气肿、左侧胸腔积液或气胸等。**负性心尖搏动**见于粘连性心包炎。

3. **心前区搏动** 剑突下搏动多由肺源性心脏病的右心室肥大时搏动引起，患者深吸气后，右心室回心血量增加和膈肌下降，剑突下搏动会增强。

（二）触诊

心脏触诊时，检查者先用右手全手掌轻触于心前区，然后用手掌尺侧或指腹进行局部触诊。

1. **心尖搏动异常** 如心尖区抬举性搏动是左心室肥厚的体征。

2. **震颤** 又称为猫喘，凡能触及震颤，可以确定有器质性心脏病变。心前区震颤的临床意义，见表10-3。

表 10-3 心前区震颤的临床意义

部位	时相	临床意义
胸骨右缘第 2 肋间	收缩期	主动脉瓣狭窄
胸骨左缘第 2 肋间	收缩期	肺动脉瓣狭窄
胸骨左缘第 3、4 肋间	收缩期	室间隔缺损
胸骨左缘第 2 肋间	连续性	动脉导管未闭
心尖区	舒张期	二尖瓣狭窄
心尖区	收缩期	重度二尖瓣关闭不全

3.心包摩擦感 急性心包炎早期的体征，见于结核性、化脓性心包炎，也可见于风湿热、急性心肌梗死、尿毒症、系统性红斑狼疮等引起的心包炎。多位于心前区或胸骨左缘第3、4肋间，多呈收缩期和舒张期双相的粗糙摩擦感，以收缩期、前倾体位和呼气末更明显。

（三）叩诊

1.叩诊方法

（1）体位与叩法：心脏叩诊采用间接叩诊法。

（2）叩诊顺序及心界判定：先左后右，先下后上，先外后内。左侧心界由心尖搏动外2~3cm处开始，由外向内，逐个肋间向上，直至第2肋间；右侧先叩出肝上界，于肝上界上一肋间开始（多为第4肋间），由外向内逐一肋间向上叩诊，直至第2肋间。每一肋间叩诊时，由外向内叩诊音由清音变为浊音时，为心脏相对浊音界，继续向内叩诊，叩诊音由浊音变为实音时，为心脏绝对浊音界。

2.正常心浊音界 正常成人心脏左右相对浊音界与前正中线的平均距离见表10-4。

表 10-4 正常成人心脏相对浊音界

右心界（cm）	肋间	左心界（cm）
2~3	2	2~3
2~3	3	3.5~4.5
3~4	4	5~6
	5	7~9

注：左锁骨中线距胸骨中线为 8~10cm。

3.心浊音界改变及其临床意义 心浊音界的改变受心脏本身病变和心脏以外因素的影响。

（1）心浊音界增大

1）心浊音界向左下扩大：左心室肥厚或扩大时，引起心界向左下扩大，心腰加深，心界似靴形，常见于主动脉瓣关闭不全、高血压性心脏病。

2）心浊音界向左扩大：右心室肥厚或扩大时，心右浊音界可增大，同时左侧心浊音界向左侧扩大更为显著，常见于慢性肺心病、二尖瓣狭窄、先天性心脏病房间隔缺损等。

3）心腰部浊音界向左扩大：当左心房增大伴有肺动脉高压肺动脉扩张时，心腰部饱满或膨出，心界如梨形，称为**梨形心**，多见于**二尖瓣狭窄**。

4）心界向两侧扩大：大量心包积液时，心界向两侧扩大，心底部增宽，心界外观呈球形，称为球形心，坐位时心界呈**三角形烧瓶样**。左、右心室肥厚或扩大时，心浊音界向两侧扩大，且左心界向左下增大，称为**普大心**，常见于全心衰竭、心肌炎、扩张型心肌病等。

（2）心浊音界缩小或消失：心浊音界缩小多为相对性缩小，常因心脏被周围组织或病变覆盖所致，见于阻塞性肺气肿、心包积气、左侧气胸等。

（3）心浊音界位置异常：心脏位置变化可引起心浊音界变化，原因与引起心尖搏动移位的原因基本相同。①心浊音界向病侧移位：见于肺不张、肺组织纤维化、胸膜粘连增厚及一侧肺叶切除术后等。②心浊音界向健侧移位：见于一侧胸腔积液、气胸等。③心浊音界向左上移位：当腹腔内压力升高时，因横膈位置抬高可将心脏推向左上方，常见于大量腹水、腹腔内巨大肿瘤等。生理情况下见于妊娠中晚期。

（四）听诊

1. 心脏瓣膜听诊区　二尖瓣区位于心尖搏动最强处，又称心尖区；肺动脉瓣区位于胸骨左缘第2肋间；主动脉瓣区位于胸骨右缘第2肋间；主动脉瓣第二听诊区位于胸骨左缘第3肋间；三尖瓣区位于胸骨下端左缘。

2. 心率　正常成人心率为60~100次/分。成人心率超过100次/分称为**心动过速**。窦性心动过速见于心力衰竭、发热、缺氧、贫血、甲状腺功能亢进症等疾病和应用肾上腺素受体激动药、抗胆碱能药物之后。阵发性心动过速见于阵发性室上性心动过速及室性心动过速患者。心率＜60次/分，称为**心动过缓**。窦性心动过缓见于熟睡时、长期从事重体力劳动的健康人及从事高强度运动项目的运动员；病理情况下，见于病态窦房结综合征、胆汁淤积性黄疸、颅内压升高等。也可见于应用某些药物后如洋地黄、奎尼丁、β受体阻滞药过量或者中毒等。

3. 心律

正常人心律基本规则，常见以下3种心律失常。

（1）窦性心律不齐　部分青少年心律随呼吸改变，吸气时心率增快，呼气时减慢。

（2）**过早搏动**　简称早搏，亦称为期前收缩，听诊时在规则的心律中提前出现一次心搏，其后有一较长间歇，过早搏动的第一心音明显增强，第二心音减弱或消失。根据异位起搏点的位置不同，早搏分为房性、房室交界性、室性，多见于器质性心脏病如冠心病、心肌炎、心脏瓣膜病等，亦见于缺氧、酸中毒、电解质紊乱等，可见于正常人情绪激动、劳累、饱食、饮酒时等，可自行消失。每一次窦性搏动后出现1次早搏，称为**二联律**；每两次窦性搏动后出现1次早搏或1个窦性心搏后出现2次早搏，称为**三联律**，较常见于洋地黄中毒及心肌病患者。

（3）**心房颤动**：简称**房颤**，其听诊特点是**心律绝对不规则**、**第一心音强弱不等**和**脉搏短绌**。心房颤动多见于心脏瓣膜病、高血压性心脏病、心力衰竭、冠心病、甲状腺功能亢进症等。

4. 心音

（1）正常心音：每个心动周期有4个心音，按其出现的先后顺序，依次命名为第一心音、第二心音、第三心音和第四心音。通常情况下借助于听诊器只能听到S_1、S_2，S_3可在部分青少年中闻及，S_4 一般听不到，如听到 S_4，多属病理性。S_1 代表**心室收缩期**的开始，二尖瓣关闭及三尖瓣关闭产生的声音；S_2 代表**心室舒张期**的开始，主动脉瓣、肺动脉瓣**关闭振动**产生。

第一心音和第二心音主要区分点是：①S_1 音调较 S_2 低，时限较长，在心尖区最响；S_2 时限较短，音调较高，**在心底部**较响。②S_1 至 S_2 的距离较 S_2 至下一心搏 S_1 的距离短。

（2）心音改变及其临床意义

1）心音强度改变：①第一心音强度的改变：S_1 增强见于高热、贫血、甲状腺功能亢进症等；S_1 减弱见于心肌梗死、心力衰竭、心肌炎及心肌病等；S_1 强弱不等见于房颤、早搏、Ⅱ度房室传导阻滞；完全性房室传导阻滞时，S_1 增强，称为"**大炮音**"。②第二心音强度的改变：S_2 有两个部分即主动脉瓣部分（A_2）和肺动脉瓣部分（P_2）。一般情况下，青少年 $P_2 > A_2$，成年人 $P_2 = A_2$，而老年人 $P_2 < A_2$。A_2 增强见于高血压、动脉粥样硬化；P_2 亢进见于肺源性心脏病、左向右分流的先天性心脏病（如房间隔缺损、室间隔缺损、动脉导管未闭等）、二尖瓣狭窄伴肺动脉高压等；A_2 减弱见于低血压、休克、主动脉瓣狭窄或关闭不全等；P_2 减弱见于肺动脉瓣狭窄或关闭不全。

2）心音性质改变：心肌严重病变时，S_1 失去原有性质且明显减弱，S_1、S_2 的音调变得很相似，收缩期与舒张期时限几乎相等时，听诊似钟摆声，称为"**钟摆律**"；如心率 > 120次/分时，听诊似胎心音，称为"**胎心律**"，见于大面积急性心肌梗死、重症心肌炎等，提示病情严重。

3）心音分裂：生理情况下，心室收缩与舒张时左右两个房室瓣与两个半月瓣的关闭不是绝对同步，三尖瓣关闭迟于二尖瓣，肺动脉瓣关闭迟于主动脉瓣，因不能被人耳分辨，听诊仍为一个声音。当 S_1 或 S_2 的两个主要成分之间的间距延长时，听诊可闻及原有的一个心音分裂为两个声音的现象，称为心音分裂。

S_2 分裂较 S_1 分裂常见，以肺动脉瓣区明显。右室排血时间延长，肺动脉瓣关闭延迟引起的 S_2 分裂，见于肺动脉瓣狭窄、完全性右束支传导阻滞等；由于左室射血时间缩短，主动脉瓣关闭时间提前引起的 S_2 分裂，见于二尖瓣关闭不全、室间隔缺损等。

（3）额外心音：在正常 S_1、S_2 之外听到的附加心音，称为**额外心音**。

1）舒张期额外心音：①**舒张早期奔马律**。是病理性 S_3，又称为第三心音奔马律或室性奔马律。在心尖区稍内侧明显，提示有严重器质性心脏病，常见于**心力衰竭**。②**开瓣音**。又称为二尖瓣开放拍击音。二尖瓣狭窄时，舒张早期血液自高压力的左房迅速流入左室，血流冲击狭窄的瓣叶所致。在心尖区内侧较清楚。见于二尖瓣狭窄且瓣膜尚有一定弹性时。开瓣音的存在常作为二尖瓣瓣叶弹性及活动**尚好**的间接证据，是二尖瓣分离术适应证的重要参考指标。

2）收缩期额外心音：收缩期出现的额外心音，可发生于收缩早期及中、晚期。①收缩早期喷射音在心底部最清楚，肺动脉收缩期喷射音见于肺动脉高压、轻中度肺动脉瓣狭窄、房间隔缺损及室间隔缺损等；主动脉收缩期喷射音见于高血压、主动脉瘤、主动脉瓣狭窄、主动脉瓣关闭不全等。当瓣膜钙化或活动明显减弱时，此喷射音可消失。②收缩中、晚期喀喇在心尖区及其稍内侧最清楚，多于二尖瓣脱垂。

5. 心脏杂音

（1）心脏杂音的产生机制：①**血流加速**，见于剧烈运动、高热、严重贫血、甲状腺功能亢进症等。②**瓣膜口狭窄**，见于二尖瓣狭窄、主动脉瓣狭窄、肺动脉瓣狭窄、梗阻性肥厚型心肌病等。③**瓣膜关闭不全**，如二尖瓣或主动脉瓣关闭不全、扩张型心肌病、二尖瓣脱垂、主动脉硬化等。④**异常血流通道**。间隔缺损、动脉导管未闭及动静脉瘘等。⑤**心腔内漂浮物**，如心内膜炎时的瓣叶赘生物产生的杂音。⑥**大血管瘤样扩张**，如动脉瘤。

（2）心脏杂音的特性与听诊要点

1）最响的部位：某瓣膜听诊区**最响**的杂音一般提示该瓣膜的病变。例如，杂音在心尖部最响，提示病变在二尖瓣；杂音在胸骨左缘第2肋间最响，则提示病变在肺动脉瓣；胸骨右缘第2肋间处的收缩期杂音常提示主动脉瓣狭窄；胸骨左缘第3、4肋间听到响亮粗糙的收缩期杂音则可能为**室间隔缺损**。

2）出现的时期：根据杂音出现的不同时期，可分为收缩期杂音、舒张期杂音、连续性杂音、双期杂音。舒张期杂音和连续性杂音均为**病理性**，而收缩期杂音则有很多是**功能性**的。二尖瓣关闭不全的收缩期杂音可占据整个收缩期，并可遮盖S_1甚至S_2，称全收缩期杂音；二尖瓣狭窄的舒张期杂音常出现在舒张中晚期；主动脉瓣关闭不全的舒张期杂音则出现在舒张早期，也可为舒张早中期或全期；肺动脉瓣狭窄的收缩期杂音常为收缩中期杂音；动脉导管未闭可出现连续性杂音。

3）性质：杂音分为吹风样、隆隆样（或雷鸣样）、叹气样、机器声样及乐音样等；器质性杂音多是粗糙的，功能性杂音则较柔和。如心尖区粗糙的**吹风样**全收缩期杂音，常提示器质性二尖瓣关闭不全；心尖区舒张中晚期**隆隆样**杂音是二尖瓣狭窄的特征性杂音；主动脉瓣第二听诊区舒张期叹气样杂音，见于主动脉瓣关闭不全；胸骨左缘第2肋间及其附近连续性**机器声样**杂音，见于动脉导管未闭；乐音样杂音听诊时其音色如**海鸥鸣**或鸽鸣样，常见于感染性心内膜炎及梅毒性主动脉瓣关闭不全。

4）强度与形态：杂音的强度（响度）与下列因素有关。①狭窄程度：一般而言，狭窄越重则杂音越强。但当极度狭窄以致通过的血流极少时，杂音反而减弱或消失。②血流速度：血流速度越快，杂音越强。③狭窄口两侧压力差：压力差越大，杂音越强。如风湿性二尖瓣狭窄伴心衰时，心肌收缩力减弱、狭窄口两侧压力差减小、血流速度减慢，杂音减弱甚至消失，当心功能改善后则两侧压力差增大、血液加快，杂音复又增强。

收缩期杂音的强度一般采用Levine 6级**分级法**。

1/6级：很轻很弱，占时很短，须仔细听诊才能听到。

2/6级：较易听到的弱杂音，初听时即可察觉。

3/6级：中等响亮，不太注意听时也可听到。

4/6级：较响亮，常**伴有震颤**。

5/6级：很响亮，震耳，但听诊器稍离胸壁则听不到，伴明显震颤。

6/6级：极响亮，即使听诊器稍离胸壁也能听到，有强烈的震颤。

一般而言，3/6级及其以上的收缩期杂音多为**器质性**的。但应注意，杂音的强度不一定与病变的严重程度成正比。病变较重时，杂音可能较弱，病变较轻时也可能听到较强的杂音。

5）传导方向：杂音可沿着产生该杂音的血流方向传导。二尖瓣关闭不全的收缩期杂音在**心尖部最响**，可向左腋下及左肩胛下角处传导；主动脉瓣关闭不全的舒张期杂音在主动脉瓣第二听诊区最响，向胸骨下端或心尖部传导；主动脉瓣狭窄的收缩期杂音以主动脉瓣区最响，可向上传至颈部及胸骨上窝。也有杂音比较局限，如二尖瓣狭窄的舒张期杂音常局限于心尖部；肺动脉瓣狭窄的收缩期杂音常局限于胸骨左缘第2肋间；室间隔缺损的收缩期杂音常局限于胸骨左缘第3、4肋间。

6）体位的影响：采取某一特定的体位或体位改变可使某些杂音减弱或增强，有助于病变部位的诊断。例如，左侧卧位可使二尖瓣狭窄的舒张中晚期隆隆样杂音更明显；前倾坐位时主动脉瓣关闭不全的舒张期叹气样杂音更易于听到。

7）呼吸的影响：深吸气时右心相关瓣膜（三尖瓣、肺动脉瓣）的杂音增强。深呼气时左心相关瓣膜（二尖瓣、主动脉瓣）的杂音增强。深吸气后紧闭声门，用力做呼气动作（Valsalva动作）时，梗阻性肥厚型心肌病的杂音增强。

8）运动的影响：运动后心率加快，增加循环血流量及流速，在一定范围内可使杂音增强。例如，运动可使二尖瓣狭窄的舒张中晚期杂音增强。

（3）杂音的临床意义

1）收缩期杂音：临床最常见的杂音，以功能性的多见，病理性杂音则有相对性和器质性之分。功能性与器质性收缩期杂音的鉴别见表10-5。①二尖瓣区：临床上以功能性杂音多见。器质性常见于二尖瓣关闭不全、冠心病乳头肌功能不全、二尖瓣脱垂等，杂音为粗糙吹风样，响亮、高调，多在3/6级以上，往往占据全收缩期；相对性主要见于左心室扩张引起的二尖瓣相对性关闭不全，如高血压性心脏病、急性风湿热、扩张型心肌病及贫血性心脏病等，杂音为3/6级以下柔和的吹风样收缩期杂音，传导不明显；功能性见于运动、发热、贫血、妊娠、甲状腺功能亢进症等，一般为2/6级或以下柔和的吹风样收缩期杂音，病因去除后杂音消失。②主动脉瓣区：器质性多见于各种病因的主动脉瓣狭窄，杂音为喷射性，响亮而粗糙，呈递增-递减型，沿大血管向颈部传导，常伴有收缩期震颤；相对性见于主动脉粥样硬化、高血压性心脏病等引起的主动脉扩张，杂音柔和或粗糙，常有A2增强。③肺动脉瓣区：以生理性杂音多见。器质性多见于先天性肺动脉瓣狭窄，杂音呈喷射性、粗糙，强度在3/6级以上，常伴收缩期震颤；相对性见于二尖瓣狭窄、房间隔缺损等，杂音时限较短，较柔和，伴P_2增强。④三尖瓣区：器质性极少见；相对性见于右心室扩大导致的相对性三尖瓣关闭不全，如二尖瓣狭窄、肺心病等，杂音柔和，一般在3/6级以下。⑤其他部位收缩期杂音：见于室间隔缺损和梗阻性肥厚型心肌病，胸骨左缘第3、4肋间响亮而粗糙的全收缩期杂音，或伴震颤，不向左腋下传导。

2）舒张期杂音：都是病理性的，故只有器质性和相对性的杂音。①二尖瓣区：器质性主要见于二尖瓣狭窄时，杂音为舒张中晚期隆隆样，呈递增型，音调较低而局限，左侧卧位呼气末时较清楚，常伴有S_1亢进、开瓣音、P_2亢进伴分裂以及心尖部舒张期震颤；相对性主要见于主动脉瓣关闭不全所致相对性二尖瓣狭窄，此心尖部舒张期杂音称为奥斯汀-弗林特（Austin Flint）杂音，多为柔和的舒张中期杂音，不伴有S_1亢进、开瓣音和舒张期震颤。②主动脉瓣区：器质性常见于风湿性或先天性主动脉瓣关闭不全、梅毒所致的主动脉瓣关闭不全，杂音为叹气样、递减型，主动脉瓣第二听诊区最强，可传至胸骨下端左侧或心尖部，深呼气末最易听到，伴A_2减弱及周围血管征。③肺动脉瓣区：器质性肺动脉瓣关闭不全极少，多由相对性肺动脉瓣关闭不全所引起，常见于二尖瓣狭窄、肺心病等，伴明显肺动脉高

· 874 ·

压。杂音呈叹气样、柔和、递减型，卧位吸气末增强，常伴P2亢进，称为**格-斯（Graham Steell）杂音**。

3）连续性杂音：见于先天性心脏病动脉导管未闭，杂音呈连续、粗糙的类似机器转动的声音，在**胸骨左缘第2肋间隙**及其附近听到。

表10-5 器质性与功能性收缩期杂音的鉴别

区别	器质性	功能性
部位	任何瓣膜听诊区	肺动脉瓣区和（或）心尖部
持续时间	长，常占全收缩期，可遮盖S_1	短，不遮盖S_1
性质	吹风样，粗糙	吹风样，柔和
传导	较广而远	比较局限
强度	常在3/6级或以上	一般在2/6级或以下
心脏大小	有心房和（或）心室增大	正常

6. 心包摩擦音　心包炎时，心包脏层与壁层粗糙，以致在心脏搏动过程中互相摩擦，听诊检查到的即为心包摩擦音。见于风湿性、结核性、化脓性心包炎，也可见于急性心肌梗死、尿毒症。心包摩擦音与心搏一致，音质粗糙，类似指腹摩擦耳郭声，近在耳边，于心脏收缩期及舒张期均可听到，而以收缩期较明显，通常在**胸骨左缘3、4肋间隙**处较易听到。心包摩擦音与胸膜摩擦音的区别是：屏住呼吸时胸膜摩擦音消失，而心包摩擦音仍然存在。

（五）血管检查

1. 视诊

（1）肝颈静脉返流征：令患者半卧位（上身抬高45°），观察平静呼吸时的颈静脉充盈度，然后用右手掌以固定的压力按压患者腹部脐周部位，如见患者颈静脉充盈度增加，称为肝颈静脉返流征阳性。提示肝脏淤血，是**右心衰竭**的重要早期征象之一，亦可见于渗出性或缩窄性心包炎。

（2）毛细血管搏动征：用手指轻压患者指甲床末端，或以干净玻片轻压患者口唇，如见到红白交替的、与患者心搏一致的节律性微血管搏动现象，称为**毛细血管搏动征阳性**。主动脉瓣关闭不全时可见这一现象，其他脉压增大的疾病，如严重贫血、甲状腺功能亢进症等，亦可出现。

2. 触诊

（1）**水冲脉**：脉搏骤起骤降，急促而有力。检查者用手紧握患者手腕掌面，使自己掌指关节的掌面部位紧贴患者桡动脉，将患者的上肢高举过头，则水冲脉更易触知。

（2）**交替脉**：为一种节律正常而强弱交替的脉搏。为**左心室衰竭**的重要体征，常见于急性心肌梗死、高血压心脏病、主动脉瓣关闭不全等。

（3）重搏脉：见于败血症、严重心力衰竭、低血容量性休克。

（4）**奇脉**：指吸气时脉搏明显减弱或消失的现象。常见于心包积液和缩窄性心包炎时，是心脏压塞的重要体征之一，又称"**吸停脉**"。

（5）无脉：即脉搏消失。见于严重休克及多发性大动脉炎。

3. 听诊

（1）枪击音与杜氏双重杂音：主动脉瓣关闭不全时，将听诊器体件放在肱动脉或股动脉处，可听到与心跳一致短促如射枪的"嗒——、嗒——"音，称为**枪击音**。如再稍加压力，可听到收缩期与舒张期双期吹风样杂音，称为**杜氏双重杂音**。见于甲状腺功能亢进症、高热、贫血所致**脉压增大**的患者。

（2）其他血管杂音：①甲状腺功能亢进症。在肿大的甲状腺部位可听到病理性动脉杂音，常为连续性，但收缩期较强。②主动脉瘤。在相应部位可听到收缩期杂音。③**动静脉瘘**。在病变部位可听到连续性杂音。④肾动脉狭窄。可在腰背部及上腹部听到收缩期杂音。

4. 周围血管征　由脉压增大所致，包括：①头部随脉搏呈节律性点头运动。②颈动脉搏动明显。③毛细血管搏动征。④水冲脉。⑤枪击音。⑥杜氏双重杂音。常见于主动脉瓣关闭不全、高热、贫血及甲状腺功能亢进症等。

（六）常见循环系统病变体征（表10-6）

表10-6　常见循环系统病变体征

病变	视诊	触诊	叩诊	听诊
二尖瓣狭窄	二尖瓣面容，心尖搏动略向左移，中心性发绀	心尖搏动向左移，心尖部可触及舒张期震颤	心浊音界早期稍向左，以后向右扩大，心腰部膨出，呈梨形心	心尖部较局限的隆隆样舒张中晚期杂音，伴S_1亢进、开瓣音，P_2亢进伴分裂，肺动脉瓣区Graham Steell杂音，三尖瓣区收缩期杂音
二尖瓣关闭不全	心尖搏动向左下移位	心尖搏动向左下移位，常呈抬举性	心浊音界向左下扩大，后期亦可向右扩大	心尖部3/6级或以上较粗糙的吹风样全收缩期杂音、范围广泛，常向左腋下及左肩胛下角传导，心尖部S_1减弱，P_2亢进伴分裂，心尖部可有S_3
主动脉瓣狭窄	心尖搏动向左下移位	心尖搏动向左下移位，呈抬举性，主动脉瓣区收缩期震颤	心浊音界向左下扩大	主动脉瓣区粗糙、响亮的3/6级以上收缩喷射性杂音，向右颈部传导，心尖部S_1减弱，A_2减弱或消失，可有S_2逆分裂
主动脉瓣关闭不全	颜面较苍白，颈动脉搏动明显，心尖搏动向左下移位，可见点头运动及毛细血管搏动	心尖搏动向左下移位并呈抬举性，有水冲脉	心浊音界向左下扩大，靴形心	心尖部S_1减弱，A_2减弱或消失，主动脉瓣第二听诊区叹气样递减型舒张期杂音，可向心尖部传导，心尖部可有柔和的吹风样收缩期杂音，也可有Austin Flint杂音。可有动脉枪击音及杜氏双重杂音。
心包积液	呼吸困难，前倾坐位，颈静脉怒张，心尖搏动减弱或消失	心尖搏动减弱或消失，脉搏快而小，奇脉，肝-颈静脉返流征阳性，少量积液有心包摩擦感	心浊音界随体位改变，坐位时呈三角烧瓶样，卧位时心底部浊音界增宽，相对与绝对心浊音界几乎一致	心音遥远，心率快，少量积液时可听到心包摩擦音
心力衰竭 左心衰竭	不同程度的呼吸急促，发绀，高枕卧位或端坐位，心尖搏动向左下移位	心尖搏动向左下移位（除外单纯性二尖瓣狭窄），严重者有交替脉	心浊音区可向左下扩大，单纯二尖瓣狭窄则表现为梨形心	心率增快，心尖部S_1减弱，可闻及舒张期奔马律，P_2亢进伴分裂。双侧肺底部可听到细湿啰音（范围随心力衰竭程度加重而扩大），可间有少量哮鸣音。急性肺水肿时，全肺可满布湿啰音
心力衰竭 右心衰竭	发绀，颈静脉怒张，下垂性水肿，淤血性肝硬化者可有巩膜、皮肤黄染。心尖搏动可向左移	肝肿大并压痛，肝-颈静脉反流征阳性，下垂性凹陷性水肿甚或全身水肿	心浊音界向左、也可向右扩大，可有胸腔积液（右侧为多）及腹水体征	心率快，胸骨左缘第3、4、5肋间隙或剑突下闻及右室舒张期奔马律及吹风样收缩期杂音（相对性三尖瓣关闭不全）

九、腹部检查

【复习指导】掌握腹部外形、腹壁静脉曲张检查的临床意义；腹壁紧张度、压痛及反跳痛的检查方法及临床意义；肝脏、胆囊、脾脏及肾脏的触诊方法及临床意义；腹部肿块触诊的要点及临床意义；肝脏叩诊的方法、正常浊音界及临床意义；移动性浊音的检查方法及临床意义；肠鸣音的检查方法及临床意义；肝硬化、急性腹膜炎腹部检查的主要体征。熟悉正常腹部可触及的脏器或组织；脾脏、胃泡鼓音区、肾脏、膀胱叩诊的方法及临床意义；幽门梗阻、急性阑尾炎、急性胆囊炎、急性胰腺炎、肠梗阻腹部检查的主要体征。了解腹部体表标志与分区；腹部呼吸运动、蠕动波、腹部皮肤、脐与疝及上腹部搏动检查的临床意义；膀胱、胰腺触诊的方法及临床意义；腹部叩诊音；振水音的检查方法及临床意义；血管杂音及摩擦音。

（一）视诊

1. 腹部外形　正常成人腹部平坦。

（1）腹部膨隆

1）全腹膨隆：①腹内积气。多为**胃肠道内**积气，腹部呈**球形**，变换体位时其形状无明显改变，见于各种原因所致的肠梗阻或肠麻痹；**积气在肠道外**腹腔内者，称为**气腹**；见于胃肠穿孔或治疗性人工气腹。②腹水。腹腔内**大量积液**的患者，仰卧位时液体因重力作用下沉于腹腔两侧，使腹部外形呈宽而扁状，称为**蛙腹**；常见于肝硬化门静脉高压症、重度右心衰竭、缩窄性心包炎、肾病综合征、结核性腹膜炎、腹膜转移癌等；结核性腹膜炎或肿瘤浸润时腹部膨隆则常呈尖凸状，称为**尖腹**。③腹腔巨大肿块。以巨大卵巢囊肿最常见，腹部呈球形膨隆而以囊肿部位较明显。

2）局部膨隆：常因腹内炎性包块、胃肠胀气、脏器肿大、肿瘤和疝等所致。左上腹膨隆见于脾大、巨结肠或结肠脾曲肿瘤等；上腹部膨隆见于肝左叶肿大、胃扩张、胃癌、胰腺囊肿或肿瘤等；右上腹膨隆见于肝大、肝淤血、肝脓肿、肝肿瘤、胆囊肿大及结肠肝曲肿瘤等；侧腹部膨出见于患侧肾盂大量积水或积脓、多囊肾、巨大肾上腺肿瘤等；左下腹部膨隆见于降结肠肿瘤、干结粪块；下腹部膨隆多见于妊娠、子宫肌瘤等所致的子宫增大、卵巢囊肿、尿潴留等；右下腹部膨隆见于阑尾周围脓肿、回盲部结核或肿瘤等。

（2）腹部凹陷：全腹凹陷常见于严重脱水、明显消瘦及恶病质等。严重者呈舟状腹。见于恶性肿瘤、结核、糖尿病、甲状腺功能亢进症等慢性消耗性疾病的晚期。

2. 呼吸运动　正常情况下，儿童和成年男性以腹式呼吸为主，而成年女性则以胸式呼吸为主。腹式呼吸减弱见于急性腹痛、腹膜炎、腹水、腹内巨大肿块或妊娠；腹式呼吸消失见于急性腹膜炎或膈肌麻痹等。

3. 腹壁　正常时腹壁静脉一般不显露。当门静脉循环障碍或上、下腔静脉回流受阻导致侧支循环形成时，腹壁静脉扩张迂曲，称为**腹壁静脉曲张**。

门静脉阻塞有门静脉高压，血流从脐静脉进入腹壁浅静脉流向四方，曲张的腹壁静脉以脐中心向四周伸展；**上腔静脉阻塞**时，上腹壁或胸壁曲张的浅静脉，血流转向下方由下腔静脉回流，曲张的胸腹壁静脉自上向下；**下腔静脉阻塞**时，脐以下的腹壁浅静脉血流方向转向上方进入上腔静脉。

（二）触诊

1. 触诊方法及注意事项　患者一般取仰卧位，双手自然平放于躯干两侧，双腿屈曲并稍分开，使腹肌松弛，嘱患者张口缓慢做腹式呼吸。医师位于患者右侧，面对患者，前臂应与腹部表面在同一水平。指甲剪短，手要温暖，动作轻柔，由浅入深，先从健康部位开始，逐渐移向病痛区。一般自左下腹部开始逆时针方向进行触诊，边触诊边观察患者的反应与表情。对精神紧张或有痛苦者，可采取边触诊边与患者交谈的方式，转移其注意力以减少腹肌紧张。

2. 触诊内容

（1）腹壁紧张度：正常腹壁触之柔软。某些病理情况可使全腹或局部腹壁紧张度增加或减弱。

1）腹壁紧张度增加：①急性胃肠穿孔或实质脏器破裂所致急性弥漫性腹膜炎，因炎症刺激腹膜引起腹肌反射性痉挛，腹壁常有明显紧张，甚至强直硬如木板，称为**板状腹**。②**结核性腹膜炎**时，因炎症发展缓慢，对腹膜刺激不强，且有腹膜增厚、肠管和肠系膜粘连，故全腹紧张，触之犹如揉面的柔韧之感，不易压陷，称为**揉面感**，此征还见于**癌性腹膜炎**。③局部腹壁紧张见于该处脏器的炎症累及腹膜所致，如急性胰腺炎出现上腹或左上腹壁紧张，急性胆囊炎可出现右上腹壁紧张，急性阑尾炎常出现右下腹壁紧张。

2）腹壁紧张度减低：触诊腹壁松软无力，失去弹性，为腹壁紧张度降低。全腹紧张度减低见于经产妇、体弱的老年人、慢性消耗性疾病及大量腹水放出后的患者。全腹紧张度消失见于重症肌无力和脊髓损伤所致腹肌瘫痪。

（2）压痛及反跳痛：反跳痛的出现，提示炎症已累及到壁腹膜，当突然松手时壁腹膜被牵拉引起疼痛。腹壁紧张，同时伴有压痛和反跳痛，称为**腹膜刺激征**，是急性腹膜炎的重要体征。

压痛多由腹壁或腹腔内病变所致。广泛性压痛见于弥漫性腹膜炎。某些疾病常有位置较固定的压痛点，如①**胆囊点**，位于右侧腹直肌外缘与肋弓交界处，胆囊病变时此处有明显压痛。②**阑尾点**，又称麦氏点，位于右髂前上棘与脐连线外1/3与中1/3交界处，阑尾病变时此处有压痛。

3. 腹内器官触诊

（1）肝脏触诊：检查时嘱患者取仰卧位，双腿稍屈曲，使腹壁松弛。医师位于患者右侧，在右侧腹直肌外缘上，自髂前上棘连线水平开始自下而上，单手或双手触诊肝右叶。还应在腹中线上由脐平面到剑突区域进行触诊肝左叶。

正常成人的肝脏在右肋弓下缘一般触不到，但腹壁松弛的瘦者于深吸气时可触及肝下缘，多在肋弓下1cm以内。剑突下如能触及肝左叶，多在3cm以内。2岁以下小儿的肝脏相对较大，易触及。正常肝脏质地柔软、边缘较薄、表面光滑、无压痛和叩击痛。触及肝脏后，应详细描述大小、质地、表面光滑度及边缘情况、有无压痛和叩击痛。

1）大小：弥漫性肝脏肿大见于肝炎、脂肪肝、肝淤血、早期肝硬化、白血病、血吸虫病等；局限性肝大见于肝脓肿、肝囊肿（包括肝包虫病）、肝肿瘤等。肝脏缩小见于急性和亚急性重型肝炎、晚期肝硬化。

2）质地：肝脏质地一般分为**质软、质韧和质硬**3级。正常肝脏质地柔软，**如触口唇**；

急性肝炎及脂肪肝时质地稍韧；慢性肝炎质韧，**如触鼻尖**；肝硬化质硬，肝癌质地最硬，**如触前额**；肝脓肿或囊肿有积液时呈囊性感。

3）肝脏常见疾病临床表现：①急性肝炎时，肝脏可轻度肿大，质稍韧、表面光滑、边缘钝、有压痛。②慢性肝炎时，肝大较明显，质韧或稍硬、压痛较轻。③肝硬化早期肝常肿大，晚期则缩小变硬，表面呈结节状、边缘较薄、无压痛。④肝癌时，肝脏进行性肿大，质坚硬如石，表面呈大小不等的结节状或巨块状、高低不平、边缘不整、压痛明显。⑤脂肪肝所致肝大，质软或稍韧、表面光滑、无压痛。⑥肝淤血时，肝脏可明显肿大，质韧、表面光滑、边缘圆钝、有压痛，右心功能不全引起的肝淤血肿大时，以肝-颈静脉反流征阳性为其特征。

（2）胆囊触诊：正常胆囊不能触及。①急性胆囊炎时，胆囊渗出物潴留引起胆囊肿大，呈囊性感，压痛明显，并常有墨菲征阳性。医师将左手掌平放于患者右胸下部，先以左手拇指用适度压力勾压右肋下部胆囊点处（右侧腹直肌外缘与肋弓交界处即为**胆囊点**；患者感到疼痛，为胆囊触痛征阳性），同时嘱患者缓慢深吸气，胆囊下移时碰到用力按压的拇指引起疼痛而使患者突然屏气，即**墨菲征阳性**。②在胰头癌压迫胆总管导致阻塞，出现黄疸进行性加深，胆囊显著肿大，但无压痛，称为**库瓦西耶征阳性**。③胆囊内有大量结石或胆囊癌所致的胆囊肿大有实体感。

（3）脾脏触诊：正常脾脏不能触及。内脏下垂、左侧大量胸腔积液或积气时，膈肌下降，使脾向下移而可触及，除此之外能触及脾脏则提示脾大。

1）检查方法：患者取仰卧位，双腿稍屈曲。脾脏轻度肿大而仰卧位不易触及时，可嘱患者改换右侧卧位，患者右下肢伸直，左下肢屈髋、屈膝，用双手触诊较易触及。触及脾脏后应注意其大小、质地、表面形态、有无压痛及摩擦感等。

2）检查方法：临床上常将脾大分为3度：深吸气时脾脏在肋下不超过3cm者，为轻度肿大；超过3cm至脐水平线以上，为中度肿大；超过脐水平线或前正中线，为高度肿大，又称巨脾。中度以上脾肿大时，其右缘常可触及**脾切迹**，这一特征可与左肋下其他包块相区别。

3）脾大的测量方法：当轻度脾大时只作甲乙线测量，即左锁骨中线与左肋缘交点至脾下缘的垂直距离，以厘米表示（下同）。脾脏明显肿大时，应加测甲丙线和丁戊线。甲丙线为左锁骨中线与左肋缘交点至最远脾尖之间的距离。丁戊线为脾右缘到前正中线的距离，如脾大向右未超过前正中线，测量脾右缘至前正中线的最短距离，以"－"表示；超过前正中线，则测量脾右缘至前正中线的最大距离，以"＋"表示。

4）脾肿大的临床意义：轻度脾大常见于慢性肝炎、粟粒型肺结核、伤寒、感染性心内膜炎、败血症等，一般质地较柔软；中度脾大见于肝硬化、慢性溶血性黄疸、慢性淋巴细胞性白血病、系统性红斑狼疮、淋巴瘤等，一般质地较硬；重度脾大，表面光滑者见于慢性粒细胞性白血病、慢性疟疾等，表面不平而有结节者见于淋巴瘤等。脾脓肿、脾梗死和脾周围炎时，可触到摩擦感且压痛明显。

（4）肾脏触诊

1）触诊方法：常用双手触诊法。患者可取仰卧位或立位。仰卧位触诊右肾时，患者双腿屈曲并做较深的腹式呼吸。医师位于患者右侧，将左手掌放在患者右后腰部向上托（触诊左肾时，左手绕过患者前方托住左后腰部），右手掌平放于被检侧季肋部，以微弯的手指前端桡侧指腹放在肋弓下方，随患者呼气，右手逐渐深压向后腹壁，与在后腰部向上托起的左手试图接近，双手夹触肾脏。如未触及肾脏，应让患者深吸气，此时随吸气下移的肾脏可能滑入双手之间被触知。如能触及肾脏大部分，则可将其在两手间夹住，同时患者常有类似恶心或酸痛的不适感。有时只能触及光滑、圆钝的肾下极，它常从触诊的手中滑出。

如仰卧位未触及肾，还可嘱患者取坐位或立位，腹肌放松，医师位于患者侧面，双手前后配合触诊肾脏。在肾下垂或游走肾时，立位较易触到。

2）注意事项：触及肾脏时，应注意其大小、形状、质地、表面状态、敏感性和移动度等。正常肾脏表面光滑而圆钝、质地结实而富有弹性，有浮沉感。正常人肾脏一般不能触及，身材瘦长者有时可触及右肾下极。肾脏代偿性增大、肾下垂及游走肾常被触及。

3）临床意义：肾脏肿大见于肾盂积水或积脓、肾肿瘤及多囊肾等。肾盂积水或积脓时，质地柔软，富有弹性，有波动感；肾肿瘤则质地坚硬，表面凹凸不平；多囊肾时，不规则增大的肾脏有囊性感。

当肾脏和尿路疾病，尤其是炎性疾病时，可在一些部位出现压痛点。①**季肋点**：在第10肋骨前端。②**上输尿管点**：在脐水平线上腹直肌外缘。③**中输尿管点**：在两侧髂前上棘水平腹直肌外缘，相当于输尿管第二狭窄处（入骨盆腔处）。④**肋脊点**：在背部脊柱与第12肋所成的夹角顶点，又称肋脊角。⑤**肋腰点**：在第12肋与腰肌外缘的夹角顶点，又称肋腰角。

季肋点压痛可提示肾脏病变。输尿管有结石、化脓性或结核性炎症时，在上或中输尿管点出现压痛。肋脊点和肋腰点是肾脏炎症性疾病如肾盂肾炎、肾结核或肾脓肿等常出现压痛的部位。如炎症深隐于肾实质内，可无压痛而仅有叩击痛。

（5）膀胱触诊：触诊膀胱应在排尿后进行，嘱患者仰卧屈膝，医师位于患者左侧，用单手滑行触诊法，以右手自脐开始向耻骨方向触摸。正常膀胱空虚时隐于骨盆内，不易触到。当膀胱充盈胀大时，超出耻骨上缘，可在下腹部触及圆形具有压痛的弹性器官。膀胱胀大常见于尿道梗阻、脊髓病变所致的尿潴留，也见于昏迷、腰椎或骶椎麻醉后、手术后局部疼痛的患者。因膀胱胀大多由积尿所致，呈扁圆形或圆形，触之有囊性感，不能被推移，按压并有尿意，排尿或导尿后缩小或消失。以此可与妊娠子宫、卵巢囊肿、直肠肿块等常见耻骨上区包块相鉴别。

（6）正常腹部可触到的结构：正常时，除瘦弱者和多产妇可触及右肾下缘，儿童可触及肝下缘，尚可触及腹直肌肌腹与腱划、腹主动脉、腰椎椎体与骶骨岬、横结肠、乙状结肠、盲肠等。

（7）腹部包块：腹部触到上述内容以外的包块，应视为异常，多有病理意义。当触及这些包块时需注意部位、大小、形态、质地、压痛、搏动、移动度及其与邻近器官的关系等。

（三）叩诊

1. 腹部叩诊音　腹部叩诊大部分区域均为鼓音，肝、脾、充盈的膀胱、增大的子宫叩诊为浊音。

2. 肝脏及胆囊叩诊　体型匀称者肝脏通常在右锁骨中线，其上界在第5肋间，下界位于右季肋下缘。二者之间的距离为肝上下径，为9~11cm；在右腋中线上，其上界为第7肋间，下界相当于第 10 肋骨水平；在右肩胛线上，其上界为第 10 肋间，下界不易叩出。体型矮胖者肝上下界均可高一个肋间，体型瘦长者则可低一个肋间。

肝浊音界扩大见于肝炎、肝癌、肝脓肿、肝淤血和多囊肝等。肝浊音界缩小见于肝硬化、急性重型肝炎和胃肠胀气等。肝浊音界消失代之以鼓音者，多由于肝表面覆有气体所致，是**急性胃肠穿孔**的一个重要征象。肝浊音界向上移位见于右肺纤维化、右下肺不张及气腹、肠胀气等。肝浊音界向下移位见于肺气肿、右侧张力性气胸等。肝区叩击痛对于诊断肝炎、肝脓肿有一定的诊断意义。

3. 胃泡鼓音区 位于左前胸下部肋缘以上，约呈半圆形，由胃底穹窿部含气而形成。其上界为横膈及肺下缘，下界为肋弓，左界为脾脏，右界为肝左缘。此区明显扩大见于幽门梗阻等，此区明显缩小或消失可见于中重度脾肿大、左侧胸腔积液、心包积液、肝左叶肿大（不会使鼓音区完全消失），也见于急性胃扩张或溺水患者。

4. 脾脏叩诊 脾浊音区宜采用轻叩法，在左腋中线自上而下进行。正常脾浊音区位于该线上第 9~11 肋间，宽 4~7cm，前方不超过腋前线。脾浊音区扩大见于脾大，脾浊音区缩小或消失见于左侧气胸、胃扩张及肠胀气等。

5. 肾脏叩诊 主要检查肾脏有无叩击痛，当有肾炎、肾盂肾炎、肾结石、肾结核及肾周围炎时，肾区有不同程度的叩击痛。

6. 膀胱叩诊 膀胱空虚时，因耻骨上方有肠管存在，叩诊呈鼓音，叩不出膀胱的轮廓。当膀胱充盈时，耻骨上方叩诊呈圆形浊音区。妊娠期增大的子宫、子宫肌瘤或卵巢囊肿时，该区叩诊也呈浊音，应予以鉴别。腹水时，耻骨上方叩诊也可有浊音区，但此区的弧形上缘凹向脐部，而膀胱肿大时浊音区的弧形上缘凸向脐部。排尿或导尿后复查，如浊音区转为鼓音，即为尿潴留所致。

7. 腹水叩诊 当腹腔内游离腹水在 1000mL 以上时，即可查出**移动性浊音阳性**。如患者仰卧位，腹中部由于含气的肠管在液面浮起，叩诊呈鼓音，两侧腹部因腹水积聚叩诊呈浊音。检查者自腹中部脐水平面开始向患者左侧叩诊，发现浊音时，板指固定不动，嘱患者右侧卧，再度叩诊，如呈鼓音，表明浊音移动。这种因体位不同而出现浊音区变动的现象，称移动性浊音。见于肝硬化门静脉高压、右心衰竭、肾病综合征、严重营养不良以及渗出性腹膜炎等引起的腹水。

（四）听诊

1. 肠鸣音 正常情况下，肠鸣音每分钟 4~5 次。肠蠕动增强时，肠鸣音达每分钟 10 次以上，但音调不特别高亢，称**肠鸣音活跃**，见于急性胃肠炎、服泻药后或胃肠道大出血时。如肠鸣音次数多且响亮、高亢、甚至呈叮当声或金属音，称**肠鸣音亢进**，见于机械性肠梗阻。如肠梗阻持续存在，肠壁肌肉劳损，蠕动减弱时，肠鸣音亦减弱或数分钟才听到一次，为**肠鸣音减弱**，见于老年性便秘、腹膜炎、电解质紊乱（低血钾）及胃肠动力低下等。如持续听诊 3~5min 未听到肠鸣音，称为**肠鸣音消失**，见于急性腹膜炎或麻痹性肠梗阻。

2. 振水音 患者仰卧，医师用耳凑近患者上腹部或将听诊器体件放于此处，然后用稍弯曲的手指连续迅速冲击患者上腹部，如听到胃内液体与气体相撞击的声音，称为**振水音**。正常人餐后或饮入多量液体时，上腹部可出现振水音。但若在清晨空腹或餐后 6~8h 以上仍有此音，则提示胃内有液、气潴留，见于胃扩张、幽门梗阻及胃液分泌过多等。

3.血管杂音　在腹中部的收缩期血管杂音常提示腹主动脉瘤或腹主动脉狭窄。左、右上腹听到收缩期血管杂音，常提示肾动脉狭窄，如该杂音在下腹两侧，应考虑髂动脉狭窄。当左叶肝癌压迫肝动脉或腹主动脉时，可在肿块体表部位听到吹风样杂音。

（五）腹部常见病变的体征

1.肝硬化

视诊：面色萎黄、蜘蛛痣、肝掌。晚期皮肤、巩膜多有黄染，大量腹水时腹部膨隆呈蛙状腹，腹部可见静脉曲张。

触诊：早期肝大，质地偏硬。晚期肝脏缩小、脾大、腹水。

叩诊：早期肝浊音区轻度扩大，晚期肝浊音区缩小，移动性浊音阳性。

听诊：肠鸣音可减弱，脐周腹壁静脉曲张处可听到静脉连续性潺潺声。

2.急性腹膜炎

视诊：呈急性危重病容，表情痛苦，强迫体位，腹式呼吸明显减弱或消失，当肠管发生麻痹时，可见腹部膨隆。

触诊：出现典型腹膜刺激征——腹壁紧张、压痛及反跳痛。急性弥漫性腹膜炎呈板状腹。

叩诊：鼓肠或有气腹时，肝浊音区缩小或消失；移动性浊音阳性。

听诊：肠鸣音减弱或消失。

3.肠梗阻

视诊：呈痛苦重病面容，眼窝凹陷呈脱水貌，呼吸急促，腹部膨隆，肠型和蠕动波。

触诊：腹部有压痛，绞窄性肠梗阻患者腹肌紧张且伴压痛，可出现反跳痛。

叩诊：当腹腔有渗液时，出现移动性浊音。

听诊：机械性肠梗阻患者可听到肠鸣音明显亢进，呈金属音调。麻痹性肠梗阻患者肠鸣音减弱或消失。

十、肛门、直肠检查

【复习指导】掌握肛周脓肿、肛裂、痔及脱肛的视诊所见；掌握肛门、直肠指诊的临床意义。熟悉肛门、直肠指诊的方法。

肛门和直肠检查

1.体位　肛门与直肠检查的体位包括膝胸位（肘膝位）、左侧卧位、截石位、蹲位、弯腰前俯位。肛门与直肠检查所见异常应按时针方向进行记录，并注明检查时患者的体位。

2.视诊　检查者用手分开患者臀部，观察肛门皱褶及其周围皮肤情况。皱褶自肛门向外周呈放射状，正常肛周皮肤颜色较深。让患者收缩肛门时皱褶更明显，作排便动作时皱褶变浅。视诊还应观察肛门周围有无脓血、黏液、肛裂、外痔、瘘管口或脓肿等。肛门视诊主要有：①肛门闭锁与狭窄。②肛门外伤与感染。③肛门裂简称肛裂。④内痔（在齿状线以上可见柔软的紫红色包块，表面覆盖直肠黏膜，主要表现排便时出血和痔核脱出）、外痔（在齿状线以下可见柔软紫红色包块，表面覆盖肛管皮肤，主要表现肛门不适或疼痛）和混合痔；⑤肛门直肠瘘简称肛瘘。⑥直肠脱垂。

3.触诊　肛门或直肠触诊方法简便，具有重要的诊断价值。指诊若有剧烈触痛，见于肛裂及感染；触痛伴波动感，提示肛门、直肠周围脓肿；触及柔软光滑、有弹性的包块常为直肠息肉；触及坚硬、凹凸不平的包块，应考虑直肠癌。指诊后指套带有黏液、脓液或血液时，说明存在炎症并有组织破坏。

十一、脊柱与四肢检查

【复习指导】掌握脊柱弯曲度、活动度、压痛与叩击痛的检查法及临床意义。熟悉四肢与关节检查及形态异常的临床意义。了解肢体运动障碍的检查法及临床意义。

（一）脊柱弯曲度

1. 检查方法　受检者取坐位或站立位，先从侧面观察4个生理弯曲是否存在、脊柱有无过度的前凸与后凸。观察脊柱有无侧弯时，医师用右手拇指沿脊柱棘突以适当的压力自上而下划压，划压后皮肤出现一条红色充血痕，以此痕为标准。

2. 病理性弯曲

（1）脊柱前凸：多发生于腰椎，多见于妊娠晚期、腹腔巨大肿瘤、大量腹水、髋关节结核及先天性髋关节后脱位等。

（2）脊柱后凸：多发生于胸段，常见佝偻病、脊柱结核、强直性脊柱炎、脊柱退行性变。

（3）脊柱侧弯：脊柱离开后正中线向左或向右偏曲称为脊柱侧弯。

1）姿势性侧弯：无脊柱结构异常，改变体位（如平卧位或向前弯腰）可使侧弯得以纠正。常见于儿童发育期坐立姿势不良、下肢长短不一、椎间盘突出、脊髓灰质炎后遗症等。

2）器质性侧弯：改变体位不能纠正侧弯。如佝偻病、胸膜肥厚、脊椎损伤等。

（二）脊柱活动度

1. 检查方法　检查颈段活动度时，受检者保持直立位，医师用手固定受检者的双肩；检查腰段活动度时，受检者取立位，髋、膝关节伸直，医师双手固定受检者骨盆。注意：若患者有外伤史，有脊柱骨折或关节脱位可能时，应避免脊柱活动，以防止损伤脊髓。

2. 脊柱活动受限的常见原因　肌肉、软组织炎症、损伤、脊柱骨折或关节脱位、骨质增生、骨质破坏、椎间盘突出。

（三）脊柱压痛

1. 检查方法　受检者端坐位，身体稍向前倾，医师以右手拇指从枕骨粗隆开始自上而下逐个按压受检者脊椎棘突及椎旁肌肉。

2. 临床意义　正常人脊柱棘突及椎旁肌肉均无压痛。压痛出现，提示该处可能有病变，如脊柱外伤、脊柱骨折、脊柱结核、椎间盘突出、肌肉炎症及劳损等。

（四）脊柱叩击痛

1. 检查方法

（1）直接叩击法：受检者取坐位，医师用右手手指或叩诊锤直接叩击各椎体棘突，了解受检者有无疼痛。

（2）间接叩击法：受检者取坐位，头部直立，医师将左手掌置于受检者头顶，掌面向下，右手半握拳，以小鱼际肌部叩击左手手背，了解受检者有无疼痛。

2. 临床意义　正常人脊柱无叩击痛。脊柱叩击痛常见于脊柱结核、脊椎骨折、椎间盘突出等。颈椎病或颈椎间盘脱出症患者，间接叩击法检查时还可出现上肢的放射性疼痛。

（五）上肢

1. 杵状指（趾）　常见于呼吸系统疾病（如慢性肺脓肿、支气管扩张、支气管肺癌等）；某些心血管疾病（如发绀型先天性心脏病、亚急性感染性心内膜炎等）；营养障碍性疾病

（如肝硬化、Crohn 病、溃疡性结肠炎等）。

2. 匙状甲　多见于缺铁性贫血，偶见于风湿热及甲癣。

3. 指关节变形　梭形关节多见于类风湿关节炎。

（六）下肢

1. 下肢静脉曲张　多见于小腿，表现为下肢浅静脉明显显露，如蚯蚓状怒张、弯曲，立位加重、卧位或抬高下肢可减轻，严重者伴小腿肿胀，局部皮肤呈暗紫色或有色素沉着，甚至形成溃疡，经久不愈。其形成原因多为下肢浅静脉瓣膜功能不全或下肢浅静脉血液回流受阻。常见于长期从事站立性工作者或血栓性静脉炎患者。

2. 膝关节　膝外翻又称 X 形腿；膝内翻又称 O 形腿，见于佝偻病。膝关节变形，常见于膝关节结核、风湿性关节炎活动期。

3. 踝关节与足

（1）足内翻、足外翻：常见于先天畸形、小儿麻痹后遗症等。

（2）压痛及运动功能障碍：骨折、关节脱位、软组织损伤、炎症时，病变相应部位出现。

（3）痛风石：慢性痛风性关节炎时，关节僵硬、肥大或畸形，也可在关节周围形成结节样痛风石，甚至局部破溃有白色豆腐渣样物排出形成瘘管，经久不愈。

4. 肢端肥大症　见于腺垂体功能亢进、生长激素分泌过多引起的肢端肥大症。

十二、神经系统检查

【复习指导】掌握浅反射、深反射、病理反射、脑膜刺激征的检查方法及临床意义；掌握中枢性与周围性面瘫的鉴别；掌握脑神经检查的要点及临床意义；掌握肌力分级。熟悉感觉障碍的类型及主要特点。熟悉中枢性瘫痪的类型及主要特点；熟悉震颤、舞蹈症、手足搐搦症的临床意义。了解感觉功能及运动功能检查法；了解共济运动检查法及临床意义；了解自主神经功能检查。

（一）面神经麻痹

1. 中枢性面瘫

（1）病位：面神经核以上，包括皮质、皮质脑干束、内囊或脑桥等受损。

（2）临床表现：病变对侧颜面下部表情肌麻痹，如病变对侧鼻唇沟变浅、口角下垂；露齿时口角引向病变侧；不能吹口哨及鼓腮。

（3）病因：脑血管病、肿瘤或炎症等。

2. 周围性面瘫

（1）病位：面神经核或面神经受损。

（2）临床表现：病变侧全部面部表情肌麻痹，从上到下不能皱额、皱眉、闭目、角膜反射消失，鼻唇沟变浅、口角下垂；不能露齿（口角引向健侧）、鼓腮、吹口哨；还可有舌前 2/3 味觉丧失。

（3）病因：受寒、耳部或脑膜感染等引起的周围性面神经麻痹。

（二）感觉功能检查

1. 检查法

（1）浅感觉：触觉、痛觉和温度觉。

（2）深感觉：运动觉、位置觉和振动觉。
（3）复合感觉：又称皮质感觉。皮肤定位觉、实体辨别觉、两点辨别觉、体表图形觉。
2. 临床意义
（1）感觉障碍：分为疼痛、感觉减退、感觉异常、感觉过敏、感觉分离、感觉倒错。
（2）感觉障碍的类型
1）末梢型：感觉障碍区对称性出现在四肢远端，呈手套状、袜状分布，各种感觉皆减退或缺失，可伴有相应部位的运动及自主神经功能障碍。常见于多发性神经病。
2）周围神经型：感觉障碍与某一周围神经支配分布一致，如桡神经、尺神经、腓总神经、股外侧皮神经等受损，呈节段状或带状，在躯干呈横轴走向，在四肢呈纵轴走向。疼痛较剧烈，常伴有放射痛和麻木感，是脊神经后根损伤所致，见于腰椎间盘突出、颈椎病和神经根炎等。
3）脊髓型：是脊髓某段发生病变所致，根据脊髓受损程度分为横贯型和半横贯型。①脊髓横贯型：脊髓完全被横断，引起损伤平面以下各种感觉缺失，并伴有四肢瘫或截瘫。常见于脊髓外伤、急性脊髓炎等。②脊髓半横贯型：又称为布朗塞卡尔综合征，仅脊髓一半被横断，引起病变同侧损伤平面以下深感觉障碍、痉挛性瘫痪，对侧躯体痛觉、温度觉障碍。见于髓外肿瘤、脊髓外伤等。
4）内囊型：因感觉、运动传导通路都经过内囊，内囊病变时出现对侧偏身感觉障碍，并常伴对侧偏瘫和同向偏盲。常见于脑血管疾病。
5）脑干型：表现为病变同侧面部感觉障碍，对侧躯体痛觉、温度觉障碍。常见于脑血管疾病、炎症和肿瘤等。
6）皮质型：上肢或下肢单肢体感觉障碍、复合感觉。
（三）运动功能检查
1. 肌力　指肢体随意运动时肌肉收缩的力量。
（1）肌力分级：分为6级。0级，完全瘫痪，肌力完全丧失；1级，仅见肌肉收缩，但无肢体运动；2级，肢体可做水平移动，但不能抬起；3级，肢体能抬离床面，但不能克服阻力；4级，能做克服阻力的运动，但较正常偏弱；5级，正常肌力。
（2）临床意义：运动神经元和周围神经的病变造成骨骼肌随意运动功能障碍，称为瘫痪。瘫痪的分类见表10-7。

表10-7　瘫痪的分类

分类依据	分类
按瘫痪的病因	神经源性、神经肌肉接头性、肌源性
按瘫痪的程度	完全性瘫痪（肌力为0级）、不完全性瘫痪（肌力为1~4级）
按瘫痪的肌张力状态	痉挛性瘫痪（肌张力过高）、松弛性瘫痪（肌张力过低）
按瘫痪的分布	单瘫、偏瘫、截瘫、四肢瘫、交叉瘫
按病变所在运动传导通路部位	中枢性瘫痪（上运动神经元性瘫痪）、周围性瘫痪（下运动神经元性瘫痪）

单瘫是单一肢体瘫痪，多见于脊髓灰质炎；偏瘫多见于颅内病变或脑卒中，表现为病灶对侧肢体（上、下肢）中枢性瘫痪，常伴有脑神经损害；交叉性偏瘫的病变部位在脑干，表

现为病变对侧中枢性偏瘫及同侧脑神经损害；截瘫是脊髓横贯性损伤的结果，表现为病变部位以下肢体的瘫痪，见于脊髓外伤、炎症等；如果脊髓横贯性损伤发生在颈膨大处，则会出现两上肢的周围性瘫痪和两下肢的中枢性瘫痪，称为四肢瘫或高位截瘫；若脊髓横贯性损伤发生在腰膨大处，则可表现为两下肢周围性瘫痪，称为截瘫。

1）中枢性瘫痪：病变部位在上运动神经元，包括中央前回、皮质脑干束和皮质脊髓束的受损。表现特点为：①肌张力增强。②深反射增强或亢进。③病理反射阳性。

2）周围性瘫痪：病变部位在下运动神经元，包括脊髓前角细胞及周围神经受损，在脑干为各脑神经核及神经纤维受损。表现特点为：①肌张力降低。②深反射减弱或消失。③病理反射阴性。④有明显肌萎缩。

中枢性瘫痪与周围性瘫痪的鉴别见表10-8。

表10-8 中枢性瘫痪与周围性瘫痪的鉴别

鉴别点	中枢性瘫痪	周围性瘫痪
瘫痪分布	范围较广，单瘫、偏瘫、截瘫	范围较局限，以肌群为主
肌张力	增强	降低
肌萎缩	不明显	明显
腱反射	增强或亢进	减弱或消失
病理反射	阳性	阴性
肌束颤动	无	可有

2. 不随意运动 患者意识清楚时由随意肌不自主收缩而产生的一些不能自行控制的异常动作，多见于锥体外系的损害。

（1）震颤：躯体某部分有节律、不自主的抖动。①静止性震颤：见于帕金森病。②动作性震颤：见于小脑疾病。③姿势性震颤：常见于甲亢、焦虑状态等。④扑翼样震颤：患者两臂向前平伸，使其手和腕部悬空，可出现两手快落慢抬的震颤动作，与飞鸟扑翼相似。常见于全身性代谢障碍，如肝性脑病、尿毒症和肺性脑病等。

（2）舞蹈症：为肢体及头面部的不规则、快速、无目的、不对称、运动幅度大小不等的舞蹈样不自主运动。可因情绪激动或做自主运动而加剧，安静时减轻，睡眠时消失。常见于儿童脑风湿病变。

（3）手足搐搦症：因缺钙而引起的阵发性手足肌肉的紧张性痉挛。手搐搦表现为腕关节向掌侧屈曲、拇指对掌、指掌关节屈曲、指间关节过伸，似助产士手。足搐搦表现为跖趾关节跖屈，似芭蕾舞样足。见于低钙血症和碱中毒。

3. 肌张力 指肌肉松弛状态的紧张度和被动运动时遇到的阻力。

（1）检查方法：持住被检查者完全放松的肢体，以不同的速度和幅度做各个关节的被动运动，注意所感受到的阻力，并注意两侧对比。

（2）临床意义

1）肌张力降低或缺失：见于周围神经疾病、脊髓灰质炎和小脑疾病等。

2）肌张力增强：①"折刀样"肌张力增强，见于锥体束损害。②"铅管样"肌张力增强及"齿轮样"肌张力增强，见于锥体外系损害（如帕金森病等）。

4. **共济运动** 指机体完成任一动作时所依赖的某组肌群协调一致的运动。正常运动的完成有小脑、锥体外系、前庭神经、视神经及深感觉参与,以保证动作平稳、协调。如协调运动有障碍时称为**共济失调**。

(1) 检查方法:指鼻试验、对指试验、轮替动作、跟膝胫试验、闭目难立征。

(2) 临床意义:正常人上述试验动作协调、稳准,如动作笨拙和不协调称为共济失调。感觉性、小脑性及前庭性共济失调。

(四) 神经反射检查

神经反射是神经系统对内、外界环境的刺激所做出的非自主性反应,是神经系统活动的一种基本形式。神经反射是通过**反射弧**来完成的,反射弧由5个基本部分组成:感受器→传入神经→反射中枢→传出神经→效应器。反射弧中任何一个环节发生损害,都能使反射减弱或消失。根据感受器部位的不同,将反射分为浅反射和深反射。反射活动受高级中枢控制,如锥体束有病变,反射活动失去抑制,而出现深反射亢进。正常人可引出的浅反射、深反射称为**生理反射**。某些神经系统疾病时引出一些正常人不能出现的反射称为**病理反射**。检查反射时应注意两侧对比,两侧反射不对称是神经系统损害的重要定位体征。

1. **浅反射** 指刺激皮肤、黏膜或角膜引起的反射,健康人存在,属生理反射。临床常用的有下列三种。

(1) **角膜反射**

1) 检查方法:嘱被检查者睁眼,眼睛向内上方注视。检查者用细棉絮从外到内轻触角膜外缘。正常反应为被刺激侧眼睑迅速闭合,称为**直接角膜反射**;刺激后对侧眼睑也闭合,称为**间接角膜反射**。

2) 反射弧:反射由三叉神经和面神经共同完成。刺激角膜(感受器)→三叉神经眼支(传入神经)→脑桥(反射中枢)→两侧面神经(传出神经)→两侧眼轮匝肌(效应器),引起眼睑闭合。

3) 临床意义:①直接与间接角膜反射皆消失,见于受刺激侧三叉神经损害(传入障碍)。②直接角膜反射消失,间接角膜反射存在,见于受刺激侧面神经损害(传出障碍)。③直接角膜反射存在,间接角膜反射消失,见于受刺激对侧面神经损害(传出障碍)。④深昏迷患者角膜反射消失。

(2) **腹壁反射**

1) 检查方法:嘱被检查者仰卧位,两下肢稍屈曲使腹壁松弛,然后用钝尖物迅速由外向内分别轻划两侧上(季肋部)、中(脐平面)、下(髂部)腹部皮肤。正常时受刺激部位腹肌收缩。

2) 反射弧:刺激腹壁皮肤(感受器),冲动经肋间神经和肋下神经(传入神经)传至胸髓7~12节,通过脊髓传入大脑皮质,大脑皮质为中枢,再由锥体束传出,通过脊髓经肋间神经和肋下神经(传出神经)传至腹肌(效应器)而引起收缩。上、中、下腹壁反射分别通过胸髓7~8节、9~10节、11~12节。

3) 临床意义:①一侧上、中、下腹壁反射全消失,见于锥体束损害。②上、中、下某一水平腹壁反射消失,见于同侧相应胸髓和脊神经的损害。③双侧上、中、下腹壁反射消失,见于昏迷和急性腹膜炎患者。④肥胖、老年人、腹壁松弛的经产妇及明显腹胀等,可出现腹壁反射减弱或消失。

（3）提睾反射

1）检查方法：嘱被检查者仰卧位，双下肢伸直，检查者用钝尖物从下向上轻划男性大腿内侧上方皮肤。正常时可引起同侧提睾肌收缩，使睾丸上提。

2）反射弧：刺激大腿内侧皮肤（感受器），冲动传至腰髓1~2节（反射中枢），再传至提睾肌（效应器）而引起睾丸上提。

3）临床意义：①一侧提睾反射消失，见于锥体束损害。②双侧提睾反射消失，见于腰髓1~2节和脊神经的损害。③局部病变引不出反射，见于腹股沟疝、阴囊水肿、睾丸炎、附睾炎等。

2. 深反射　刺激骨膜、肌腱，通过深部感受器引起的反射，又称**腱反射**。

（1）检查方法

1）肱二头肌反射：检查者以左手托扶被检查者屈曲的肘部，将左手拇指置于肱二头肌肌腱上，右手拿叩诊锤叩击左手拇指指甲。正常反应为肱二头肌收缩，前臂快速屈曲。反射中枢在颈髓5~6节。

2）肱三头肌反射：检查者以左手托扶被检查者屈曲的肘部，右手拿叩诊锤直接叩击尺骨鹰嘴突上方的肱三头肌肌腱。正常反应为肱三头肌收缩，前臂伸展。反射中枢在颈髓6~7节。

3）桡骨膜反射：检查者以左手托扶被检查者腕部，并使腕关节自然下垂，右手拿叩诊锤轻叩桡骨茎突。正常反应为肱桡肌收缩，前臂旋前、屈肘。反射中枢在颈髓第5~6节。

4）膝反射：坐位检查时，被检查者小腿完全松弛、下垂；卧位检查时检查者用左手在其腘窝处托起下肢，使髋、膝关节稍屈曲，右手拿叩诊锤叩击髌骨下方的股四头肌肌腱。正常反应为股四头肌收缩，小腿伸展。反射中枢在腰髓第2~4节。

5）跟腱反射：被检查者仰卧位，髋、膝关节稍**屈曲**，下肢**外展、外旋位**；检查者用左手托其足掌，使足呈过伸位；或让被检查者跪于椅上或床上，下肢膝关节呈直角屈曲；检查者右手拿叩诊锤叩击跟腱，正常反应为腓肠肌收缩，足向跖面屈曲。反射中枢在骶髓第1~2节。

（2）临床意义：深反射由初级脊髓反射弧完成，受锥体束控制。

1）深反射减弱或消失：见于下运动神经元病变，如末梢神经炎、脊髓灰质炎、神经根炎等所致的反射弧损害；当脑、脊髓有急性病变时，可致脑或脊髓处于休克状态，由于损伤病灶的超限抑制，致使低级反射弧受到抑制，引起深反射减弱或消失，见于脑血管病、急性脊髓炎等急性期。深反射易受精神紧张所影响，如出现可疑减弱或消失，因转移患者注意力后重新检查。

2）深反射增强或亢进：见于上运动神经元病变（锥体束损害），如急性脑血管病、急性脊髓炎休克期（3周左右）过后等，也可见神经症患者。

3. 病理反射

（1）检查方法

1）巴宾斯基征：被检查者仰卧位，下肢伸直。检查者以左手持住其踝部，右手用钝尖物由后向前划足底外侧至小趾跟部，再转向趾侧。正常表现为足趾向跖面屈曲，称为正常跖反射，即巴宾斯基征阴性。如表现为趾背屈，其余四趾呈扇形展开，则称**巴宾斯基征**

阳性。

2）奥本海姆征：检查者用拇指及示指沿被检查者的胫骨前缘用力由上向下滑压，阳性表现同巴宾斯基征。

3）戈登征：检查者用拇指和其他四指分置于腓肠肌两侧，握捏腓肠肌，阳性表现同巴宾斯基征。

4）查多克征：检查者用钝尖物由后向前划足背外侧至小趾跟部，阳性表现同巴宾斯基征。

5）霍夫曼征：检查者用左手握住被检查者腕部，右手示指和中指夹持其中指，并向上提拉，使腕部处于轻度过伸位，再用拇指的指甲急速弹刮被检查者中指的指甲。如有拇指屈曲内收，其余四指轻微掌曲反应，为阳性。

6）阵挛：①髌阵挛。被检查者仰卧位，下肢伸直；用拇指与示指持住髌骨上缘，用力向下快速推动数次，然后保持适度的推力；如股四头肌节律性收缩致使髌骨上下运动，称为**髌阵挛**。②踝阵挛。被检查者仰卧位，检查者一手托住其腘窝部，使髋、膝关节稍屈曲，另一手持其足掌前端，迅速用力将足推向背屈，并保持适度的推力，如腓肠肌与比目鱼肌发生连续性、节律性收缩而使足呈现交替性伸屈运动，称为**踝阵挛**。

（2）临床意义：以上病理反射的临床意义相同，均为**锥体束损害**。巴宾斯基征较易引出，意义也最大；霍夫曼征多见于颈髓病变；阵挛与锥体束征同时存在，持续且出现于单侧，才有病理意义；中枢神经系统兴奋亢进和神经症也可出现阵挛，但短暂且为双侧。1.5岁以内的婴幼儿由于锥体束尚未发育完善，可以出现上述反射现象。

4. 脑膜刺激征

（1）检查方法

1）颈强直：嘱被检查者仰卧位，下肢伸直，检查者用手托其枕部，做被动屈颈动作以测试其颈肌抵抗力。正常时下颏可接近前胸，颈强直表现为被动屈颈时抵抗力增强，下颏不能贴近前胸，患者感颈后疼痛。

2）凯尔尼格征：嘱被检查者仰卧位，先将一腿的髋、膝关节屈成直角，然后检查者将其小腿抬高伸膝，正常人膝关节可伸达135°以上；如伸膝受限，达不到135°，并伴有疼痛及屈肌痉挛，为阳性。

3）布鲁津斯基征：嘱被检查者仰卧位，双下肢自然伸直。检查者右手置于其胸前，左手托其枕部被动向前屈颈。如有双侧髋关节、膝关节反射性屈曲，为阳性。

（2）临床意义：常见于脑膜炎、蛛网膜下腔出血、脑脊液压力增高等。颈强直也可见于颈部疾病，如颈椎病、颈椎结核、骨折、脱位、肌肉损伤等。凯尔尼格征也可见于坐骨神经痛、腰骶神经根炎等。

5. 拉塞格征　为坐骨神经根受刺激的表现，又称为**坐骨神经受刺激征**。

（1）检查方法：嘱被检查者仰卧位，双下肢伸直。检查者一手压于其膝关节上，使其下肢保持伸直，另一手托其足跟将下肢于伸直位抬起，正常下肢可抬离床面70°以上。如下肢抬离床面不足30°即出现由上而下的放射性疼痛，为阳性。

（2）临床意义：见于**腰椎间盘突出症**、坐骨神经痛、腰骶神经根炎等。

第四单元 实验诊断

【复习指导】本单元属于重点内容，尤其是血液、尿液、粪便、肝肾功能的检查。掌握红细胞计数、血红蛋白、白细胞计数和白细胞分类计数、中性粒细胞增多、减少的临床意义。掌握中性粒细胞核左移、红细胞沉降率增快、骨髓细胞学检测的临床意义。掌握尿液、粪便检查目的、一般性状检查、化学检查、显微镜检查的临床意义。掌握漏出液与渗出液的鉴别。掌握血清蛋白、胆红素代谢、ALT、AST 及其同工酶检测的临床意义。掌握病毒性肝炎病毒标志物检测的临床意义。掌握内生肌酐清除率、血肌酐、胱抑素 C、二氧化碳结合力检测的临床意义。掌握空腹血糖、糖化血红蛋白检测的参考值及临床意义；掌握口服葡萄糖耐量试验临床意义。掌握血清脂质、脂蛋白、心肌坏死标志物检测的临床意义。掌握感染免疫检查的临床意义。熟悉核右移、网织红细胞计数、血管壁、血小板、凝血因子、纤溶活性检测的临床意义。熟悉常见血液病的细胞学特点、骨髓增生临床意义。熟悉尿液、粪便标本采集方法。熟悉痰液、脑脊液异常改变的临床意义。熟悉血清蛋白质电泳、ALP 及其同工酶、γ-GT、LDH 及其同工酶检测的临床意义。熟悉肾小球滤过率、尿素氮、浓缩稀释试验、血尿酸的临床意义。熟悉血浆胰岛素、C-肽、淀粉酶检测的临床意义。熟悉体液免疫检查、细胞免疫检查、肿瘤标志物检测、自身抗体检查的临床意义。了解红细胞、白细胞形态改变的临床意义，了解尿液其他检查的临床意义，了解肝纤维化常用标志物，了解 β_2-微球蛋白、无机离子、血清铁及代谢产物、心力衰竭标志物（B 型利钠肽）、脂肪酶、胆碱酯酶检测的临床意义。

实验诊断是指运用物理学、化学和生物学等实验技术，对患者的血液、体液、分泌物、排泄物及组织细胞等进行检验，以获得病原体、病理变化及脏器功能状态等资料，从而协助临床进行诊断、观察病情、制定防治措施和判断预后的常用诊断方法。

一、血液一般检查

（一）红细胞检测

1. 血红蛋白测定和红细胞计数

【参考值】血红蛋白，男：120~160g/L；女：110~150g/L。红细胞计数，男：（4.0~5.5）× 10^{12}/L；女：（3.5~5.0）× 10^{12}/L。

【临床意义】血红蛋白与红细胞计数临床意义基本相同。

（1）红细胞和血红蛋白减少

1）生理性：妊娠中后期、6 个月至 2 岁婴幼儿、老年人。

2）病理性：①红细胞生成减少，如缺铁性贫血、巨幼细胞贫血、再生障碍性贫血、白血病、慢性系统性疾病。②红细胞破坏过多，如异常血红蛋白病、珠蛋白生成障碍性贫血、阵发性睡眠性血红蛋白尿、葡萄糖-6-磷酸脱氢酶缺乏症、免疫性溶血性贫血和脾功能亢进等。③失血。

（2）红细胞和血红蛋白增多

1）相对性红细胞增多：大量出汗、连续呕吐、反复腹泻、大面积烧伤、糖尿病酮症酸中毒、尿崩症等。

2）绝对性红细胞增多：①继发性。生理性增多见于新生儿、高山居民、登山运动员和重体力劳动者；病理性增多见于阻塞性肺气肿、肺源性心脏病、发绀型先天性心脏病、异常血红蛋白病及某些肿瘤如肝细胞癌、卵巢癌、肾癌、肾胚胎瘤等。②原发性。真性红细胞增多症。

2. 红细胞的异常形态检查

（1）红细胞大小改变：**小红细胞**见于小细胞低色素性贫血、遗传性球性红细胞增多症；大红细胞见于溶血性贫血、急性失血性贫血及巨幼细胞贫血；**巨红细胞、超巨红细胞**常见于巨幼细胞贫血；**红细胞大小不均**见于增生性贫血（溶血性贫血、失血性贫血）、巨幼细胞贫血。

（2）红细胞形态改变：**球形红细胞**主要见于遗传性球形红细胞增多症；**椭圆形红细胞**主要见于遗传性椭圆形红细胞增多症；**靶形红细胞**常见于珠蛋白生成障碍性贫血等血红蛋白病，也见于缺铁性贫血；**口形红细胞**主要见于遗传性口形红细胞增多症，也见于DIC及酒精中毒；**镰形细胞**见于血红蛋白S病；**泪滴形细胞**为骨髓纤维化的特点；**红细胞形态不整**常见于微血管病性溶血性贫血如DIC、血栓性血小板减少性紫癜、恶性高血压等，严重烧伤患者亦可见。

（二）白细胞计数及白细胞分类计数

【参考值】

白细胞总数，成人：$(4.0\sim10.0)\times10^9/L$。

分类计数，中性杆状核 $(0.01\sim0.05)\times10^9/L$；中性分叶核 $(0.40\sim0.70)\times10^9/L$；嗜酸性粒细胞 $(0.004\sim0.08)\times10^9/L$；嗜碱粒细胞 $(0\sim0.01)\times10^9/L$；淋巴细胞 $(0.20\sim0.50)\times10^9/L$；单核细胞 $(0.03\sim0.10)\times10^9/L$。

【临床意义】成人白细胞数 $>10.0\times10^9/L$ 称**白细胞增多**，$<4.0\times10^9/L$ 称**白细胞减少**。

1. 中性粒细胞

（1）中性粒细胞增多：中性粒细胞生理性增多见于新生儿，妊娠末期、分娩时，剧烈运动、劳动后，饱餐、沐浴后及寒冷等。**中性粒细胞反应性增多**见于：①感染。化脓性感染如流行性脑脊髓膜炎、肺炎、阑尾炎等；某些病毒感染如乙型脑炎、狂犬病等；某些寄生虫感染，如急性血吸虫病、肺吸虫病等。②严重组织损伤如较大手术后、急性心肌梗死后。③急性大出血、溶血如脾破裂、异位妊娠输卵管破裂后等。④中毒如糖尿病酮症酸中毒，安眠药、有机磷农药中毒、毒蕈中毒等。⑤恶性肿瘤如胃癌、肝癌。⑥其他，如类风湿关节炎等某些自身免疫性疾病、痛风、严重缺氧及应用糖皮质激素等。**中性粒细胞异常增生性增多**见于急、慢性粒细胞性白血病，真性红细胞增多症、原发性血小板增多症和骨髓纤维化等。

（2）中性粒细胞减少：①某些感染，病毒感染如流行性感冒、麻疹、病毒性肝炎、水痘、风疹等；也见于革兰阴性杆菌感染和原虫感染，如伤寒、疟疾、黑热病等。②某些血液病，如再生障碍性贫血、粒细胞缺乏症、骨髓纤维化、白细胞不增多性白血病及恶性组织细胞病等。③药物及理化因素的作用，如氯霉素、抗肿瘤药物（噻替哌、环磷酰胺）、抗结核药物（利福平、氨硫脲）、抗甲状腺药物（甲巯咪唑、卡比马唑）、解热镇痛药、抗糖尿病药、磺胺药、X线、放射性核素及化学物质如苯、铅、汞等。④自身免疫性疾患，如系统性红斑狼疮等。⑤单核-吞噬细胞系统功能亢进，如肝硬化、班替综合征、淋巴瘤等引起的脾功能亢进。

（3）中性粒细胞的核象变化：**核左移**。周围血白细胞分类中性粒细胞杆状核＞5%或出现杆状核以前阶段的幼稚粒细胞，称为核左移。常见于各种病原体所致的感染、大出血、大面积烧伤、大手术、恶性肿瘤晚期等，特别是急性化脓性感染。核左移伴白细胞总数增高者，称为**再生性左移**。核左移程度与感染轻重及机体抗感染反应能力密切相关。仅有杆状核粒细胞增多（0.05~0.10）称轻度核左移，表示感染轻，机体抵抗力较强；如杆状核粒细胞在0.10~0.25，并伴有少数晚幼粒细胞甚至中幼粒细胞时，称为中度核左移，表示感染严重；如杆状核粒细胞＞0.25并出现更幼稚的粒细胞（早幼粒、原粒）时，称为**重度核左移或类白血病反应**，表示感染更为严重。

核左移而白细胞总数不增高，甚至减少，称为**退行性左移**。再生障碍性贫血、粒细胞缺乏症出现这一情况提示骨髓造血功能减低，粒细胞生成和成熟受阻。严重感染出现退行性左移，表示机体反应性低下，病情极为严重。

核右移：正常人血中的中性粒细胞以3叶者为主，若中性粒细胞核出现5叶或更多分叶，其百分率超过3%者称为**核右移**。核右移常伴白细胞总数减少，为骨髓造血功能减退或缺乏造血物质所致。常见于巨幼细胞贫血、恶性贫血，也可见于应用抗代谢药物（阿糖胞苷、6-巯基嘌呤）之后。在炎症恢复期出现一过性核右移是正常现象；若在疾病进行期突然发现核右移，表示预后不良。

2. 嗜酸性粒细胞

（1）嗜酸性粒细胞增多见于：①**变态反应性疾病**，如支气管哮喘、药物过敏反应、食物过敏、过敏性间质性肾炎、热带嗜酸粒细胞增多症以及某些皮肤病如荨麻疹、血管神经性水肿、剥脱性皮炎、湿疹、天疱疮、银屑病等。②**寄生虫病**，如钩虫病、蛔虫病、肺吸虫病、血吸虫病、丝虫病等。③某些血液病，如慢性粒细胞白血病、嗜酸粒细胞白血病、霍奇金病等。④其他：某些恶性肿瘤、传染病恢复期、肾上腺皮质功能减退症及高嗜酸性粒细胞综合征等。

（2）嗜酸粒细胞减少：见于伤寒、副伤寒、应激状态（如严重烧伤、急性传染病的极期）、休克、库欣综合征或长期应用肾上腺皮质激素后等。

3. 嗜碱性粒细胞　嗜碱性粒细胞增多可见于过敏性疾病、慢性粒细胞白血病、嗜碱粒细胞白血病、转移癌、骨髓纤维化、慢性溶血、糖尿病、传染病等。其减少一般无临床意义。

4. 淋巴细胞

（1）淋巴细胞增多见于：①感染性疾病，主要为病毒感染，如麻疹、风疹、水痘、流行性腮腺炎、传染性单核细胞增多症、病毒性肝炎、肾综合征出血热等。也可见于某些杆菌感染，如结核病、百日咳、布氏杆菌病。②某些血液病，如急性和慢性淋巴细胞白血病、淋巴瘤等。③急性传染病的恢复期。④移植排斥反应。⑤再生障碍性贫血、粒细胞缺乏症时，淋巴细胞比例相对增高。

（2）淋巴细胞减少见于：应用糖皮质激素、烷化剂，接触放射线，免疫缺陷性疾病及抗淋巴细胞球蛋白的治疗等。

5. 单核细胞　单核细胞增多见于：①某些感染，如感染性心内膜炎、活动性结核病、疟疾及急性感染的恢复期。②某些血液病，如单核细胞白血病、粒细胞缺乏症恢复期。单核细胞减少一般无临床意义。

（三）网织红细胞计数

【参考值】成人 0.005~0.015（0.5%~1.5%），绝对值（24~84）× 10^9/L。

【临床意义】

1. 反映骨髓造血功能状态　网织红细胞增多表示骨髓红细胞系增生旺盛。溶血性贫血、急性失血性贫血时网织红细胞显著增多；缺铁性贫血及巨幼细胞贫血时网织红细胞轻度增多。网织红细胞减少表示骨髓造血功能减低，见于再生障碍性贫血、骨髓病性贫血（如白血病）。

2. 贫血疗效观察　贫血患者，给予有关抗贫血药物后，网织红细胞增高说明治疗有效；反之，说明治疗无效。

3. 观察病情变化　溶血性贫血及失血性贫血患者病程中，网织红细胞逐渐降低，表示溶血或出血已得到控制；反之，持续不减低，甚至增高者，表示病情未得到控制。

（四）红细胞沉降率测定

红细胞沉降率测定是指在一定条件下红细胞沉降的速度。

【参考值】成年男性 0~15mm/h；成年女性 0~20mm/h。

【临床意义】

1. 生理性增快　妇女月经期、妊娠3个月以上直到分娩后3周内、60岁以上的高龄者。

2. 病理性增快　①各种炎症：如细菌性急性炎症、风湿热和结核病活动期。②损伤及坏死：如较大的手术创伤、心肌梗死。③恶性肿瘤：恶性肿瘤红细胞沉降率常增快，良性肿瘤血沉多正常。④高球蛋白血症：多发性骨髓瘤、感染性心内膜炎、系统性红斑狼疮、肾炎、肝硬化等。⑤贫血。

二、血栓与止血检查

出血、血栓性疾患的发病机制可概括为：①血管壁的结构或功能异常。②血小板数量或功能的异常。③凝血因子异常。④病理性抗凝物质增多或抗凝系统减弱。⑤纤溶活性亢进或减弱。

（一）血管壁检测

1. 出血时间（BT）测定　出血时间延长见于：①血小板显著减少：如原发性及继发性血小板减少性紫癜。②血小板功能不良：如血小板无力症、巨大血小板综合征。③毛细血管壁异常：如维生素C缺乏症、遗传性出血性毛细血管扩张症。④某些凝血因子严重缺乏，如血管性血友病、DIC。⑤药物影响：阿司匹林、肝素或溶栓药。

2. 毛细血管抵抗力试验（束臂试验）脆性增加见于：①毛细血管壁异常，如遗传性出血性毛细血管扩张症、过敏性紫癜、单纯性紫癜及维生素C缺乏症；中毒性损害，如败血症、感染性心内膜炎、尿毒症、砷中毒。②血小板量与质异常，如血小板减少性紫癜、血小板无力症。③血管性血友病等。

（二）血小板检测

1. 血小板计数

【参考值】（100~300）× 10^9/L。

【临床意义】血小板计数减少见于：①**生成障碍**，如再生障碍性贫血、急性白血病、急性放射病、骨髓纤维化晚期。②**破坏或消耗增多**，如原发性血小板减少性紫癜、SLE、淋巴瘤、脾功能亢进、进行体外循环时、DIC、血栓性血小板减少性紫癜。③**分布异常**，如脾大（肝硬化、班替综合征）、血液被稀释（输入大量库存血或血浆）等。

血小板增多见于脾摘除术后、急性溶血及大失血之后、真性红细胞增多症、原发性血小板增多症、慢性粒细胞白血病、骨髓纤维化早期等。

2. 血小板聚集试验　增高：见于血栓前状态和血栓性疾病，如心肌梗死、心绞痛、糖尿病、脑血管病变、高脂血症等。减低：见于血小板无力症、血管性血友病、尿毒症、骨髓增生性疾病、急性白血病和原发性血小板减少性紫癜以及抗血小板药物治疗等。

3. 血小板相关免疫球蛋白测定　PAIg增高是**免疫性血小板减少**的共同特征。见于原发性血小板减少性紫癜、输血后紫癜、新生儿免疫性血小板减少症、药物免疫性血小板减少性紫癜及SLE、淋巴瘤、慢性活动性肝炎等。原发性血小板减少性紫癜经有效治疗后PAIg水平下降，复发后，则又可升高。

（三）凝血因子检测

1. 活化部分凝血活酶时间测定（APTT）　主要反映**内源性凝血系统**情况。① APTT延长：见于因子Ⅷ、Ⅸ、Ⅺ、Ⅹ、Ⅴ、Ⅱ、PK（激肽释放酶原）、HMwK（高分子量激肽原）、纤维蛋白原缺乏以及DIC后期继发纤溶亢进，尤其是Ⅷ、Ⅸ、Ⅺ因子缺乏（A、B型血友病，遗传性因子Ⅺ缺乏症）以及它们的抑制物增多。APTT也常用于监测普通肝素治疗和判断是否存在狼疮抗凝物质、凝血因子抗体等凝血因子抑制物。② APTT缩短：见于血栓性疾病和血栓前状态，如DIC早期、脑血栓形成或心肌梗死等。

2. 血浆凝血酶原时间（PT）测定　是**外源性凝血系统**较为灵敏和最为常用的筛选试验。① PT延长见于：先天性凝血因子及获得性凝血因子异常，如因子Ⅱ、Ⅴ、Ⅶ、Ⅹ减少及纤维蛋白原减少、严重肝病、维生素K缺乏（阻塞性黄疸）、DIC后期及使用双香豆素抗凝等。② PT缩短：见于血液高凝状态。③ INR是监测口服抗凝剂的首选指标。

3. 血浆纤维蛋白原（Fg）测定　增高见于急性心肌梗死、SLE、急性感染、急性肾炎、糖尿病、多发性骨髓瘤、休克、大手术后、妊娠高血压综合征、恶性肿瘤和血栓前状态等。减低见于DIC、重症肝炎和肝硬化等。

（四）纤溶活性检测

1. D-二聚体定性试验　**继发性纤溶症**为阳性或增高；而**原发性纤溶症**为阴性或不升高，本试验为鉴别原发与继发纤溶症的重要指标。

2. 血浆纤维蛋白（原）降解产物（FDP）测定　FDP增高是体内纤溶亢进的标志，但不能鉴别原发和继发性。其增高见于原发性纤溶症及DIC、恶性肿瘤、急性非淋巴细胞白血病M_3、各种栓塞、器官移植的排斥反应、心肝肾疾病、溶栓治疗等所致的继发性纤溶亢进。

3. 血浆硫酸鱼精蛋白副凝（3P）试验　阳性见于DIC的早、中期，假阳性见于恶性肿瘤、大出血、败血症、创伤、大手术等。阴性见于正常人、晚期DIC和原发性纤溶症。

（五）口服抗凝血药物治疗监测

国际标准化比值（INR）是口服抗凝血药治疗监测的首选指标。临床常用的口服抗凝血药在用量上个体之间差异很大，要求用药必须个体化，既要达到一定的抗凝血效果，又要防止出血。INR是患者凝血酶原时间与正常对照凝血酶原时间之比的ISI次方（ISI：国际敏感度指数，试剂出厂时由厂家确定的）。对接受口服抗凝治疗的患者，只有INR排除了因试剂来源不同对结果所带来的差界。

【参考值】0.8~1.5。

【临床意义】WHO 规定应用口服抗凝血药治疗最佳抗凝强度时 INR 的允许范围：①术前 2 周或术中口服抗凝药，INR 为 1.5~3.0。②原发或继发静脉血栓的预防，INR 为 2.0~3.0。③活动性静脉血栓、肺梗死、复发性静脉血栓的预防，INR 为 2.0~4.0。④动脉血栓栓塞的预防、心脏换瓣术后，INR 为 3.0~4.5。

三、骨髓细胞学检查

（一）骨髓细胞学检查的临床价值

1. **诊断或协助诊断造血系统疾病** 可以确诊各型白血病、恶性组织细胞病、巨幼细胞贫血、再生障碍性贫血、多发性骨髓瘤、典型的缺铁性贫血等；可协助诊断增生性贫血如溶血性贫血、原发性血小板减少性紫癜、粒细胞缺乏症、骨髓增生异常综合征、骨髓增殖性疾病、类白血病反应等。

2. **协助诊断其他非造血系统疾病** 如黑热病、感染性心内膜炎、伤寒；戈谢病、尼曼-匹克病，某些骨髓转移癌（瘤）等。

3. **鉴别诊断的应用** 有助于鉴别原因不明的发热、恶病质、肝脾淋巴结肿大、骨痛、关节痛、周围血细胞异常是否由造血系统疾病引起。

（二）骨髓增生程度

骨髓内有核细胞的多少，反映了骨髓的增生情况，增生程度一般可依据成熟红细胞和有核细胞的比例判定。骨髓增生程度分级见表10-9。

表 10-9 骨髓增生程度的分级

增生程度	成熟红细胞：有核细胞（平均比值）	有核细胞占全部细胞百分率	常见病因
极度活跃	1：1	50% 以上	各型白血病，特别是慢性粒细胞白血病
明显活跃	10：1	10%~50%	增生性贫血、白血病、骨髓增殖性疾病
活跃	20：1	1%~10%	正常骨髓、某些贫血
减低	50：1	0.5%~1%	非重型再障、粒细胞减少或缺乏症
极度减低	200：1	0.5% 以下	重型再障、骨髓坏死

四、肝脏病常用实验室检查

肝功能检查临床意义：①判断有无肝脏损害及其严重程度。②判断肝功能状态并可对其进行动态观察。③黄疸的诊断与鉴别诊断。④肝脏疾患的病因诊断，如病毒性肝炎、肝癌的诊断等。⑤指导安全用药及大手术前的健康评估等。

（一）蛋白质代谢功能的检查

1. 血清蛋白测定

【参考值】血清总蛋白：60~80g/L；白蛋白：40~55g/L；球蛋白：20~30g/L；A/G：（1.5~2.5）：1。

【临床意义】常用于检测慢性肝损伤及其病情程度。

（1）血清总蛋白及白蛋白降低

1）肝细胞损害：急性重型肝炎中后期、亚急性重型肝炎、慢性重型肝炎、慢性肝炎中度及重度、肝硬化、肝癌等，以及其他原因导致的肝损伤如药物或中毒性肝损伤、缺血性肝损伤等。人血白蛋白的降低常伴有球蛋白增加。白蛋白的多少与正常肝细胞的数量成正比；如果白蛋白进行性降低，提示肝组织严重坏死且病情进展，预后不良；治疗后白蛋白上升，提示肝细胞再生，预后趋良。

2）肝外疾病：①蛋白丢失过多，如肾病综合征、蛋白丢失性肠病、严重烧伤、急性大失血等。②营养不良，蛋白质摄入不足或消化吸收不良者。③消耗或分解增加，如晚期恶性肿瘤、甲状腺功能亢进、皮质醇增多症、重症结核病、获得性免疫缺陷综合征等。④血液稀释，如静脉输液过多、水钠潴留等。

（2）血清总蛋白及球蛋白增高：血清总蛋白＞80g/L和（或）球蛋白＞35g/L称为**高蛋白血症**或**高球蛋白血症**。总蛋白增加主要由球蛋白增加引起，尤其是γ球蛋白增高为主。常见于：①慢性肝病，如慢性病毒性肝炎、慢性酒精性肝病、肝硬化、自身免疫性肝炎、原发性胆汁性肝硬化等。②M球蛋白血症，主要见于多发性骨髓瘤、淋巴瘤、原发性巨球蛋白血症等。③自身免疫性疾病，如类风湿关节炎、系统性红斑狼疮、风湿热等。④慢性感染性疾病：如结核病、疟疾、黑热病、麻风、AIDS等。

（3）A/G倒置：主要见于肝功能损伤严重的疾病，如慢性肝炎中度及重度、肝硬化、肝细胞癌等；也可见于其他能够引起球蛋白明显增加的疾病，如多发性骨髓瘤、淋巴瘤、原发性巨球蛋白血症等。

2. 血清蛋白电泳

（1）肝脏疾病：人血白蛋白及 α_1、α_2、β球蛋白减少，γ球蛋白增加，是肝病患者血清蛋白电泳的共同特征。急性肝炎发病两周后或病情加重可出现白蛋白、α及β球蛋白减少，γ球蛋白增加。肝硬化白蛋白中度或重度减少，α_1、α_2及β球蛋白也有降低倾向，而γ球蛋白则显著增加。肝癌蛋白电泳结果与肝硬化相似，在白蛋白与 α_1 球蛋白之间出现一条甲胎蛋白区带。

（2）肾病综合征、糖尿病肾病：白蛋白降低，α_2 及β球蛋白等脂蛋白增高；γ球蛋白正常或相对较低。

（3）其他：浆细胞病（如多发性骨髓瘤、原发性巨球蛋白血症等）及结缔组织病等γ球蛋白常明显增高；先天性丙种球蛋白缺乏症γ球蛋白降低。

3. 血氨测定　血氨升高是诊断**肝性脑病**的依据之一。升高见于：①严重肝脏损害，如重型肝炎、失代偿期肝硬化、晚期肝癌等。②肝外因素，如上消化道大出血、休克、尿毒症、高蛋白饮食或剧烈运动后。

（二）胆红素代谢检查

1. 血清总胆红素、结合胆红素及非结合胆红素测定

（1）诊断黄疸及反映黄疸的程度：总胆红素17.1~34.2μmol/L为隐性黄疸；34.2~171μmol/L为轻度黄疸；171~342μmol/L为中度黄疸；＞342μmol/L为重度黄疸。

（2）鉴别黄疸的类型：①非结合胆红素增高、总胆红素升高，见于溶血性黄疸。②结合胆红素、非结合胆红素、总胆红素均增高，见于肝细胞性黄疸。③结合胆红素增高、总胆红

素升高，见于胆汁淤积性黄疸。

依照结合胆红素与总胆红素比值进行黄疸的鉴别：①比值＜20%时，提示为溶血性黄疸；②比值＞50%时，提示为胆汁淤积性黄疸；③比值在20%~50%，提示为肝细胞性黄疸。

2. 尿胆红素试验　尿胆红素阳性表明血**结合胆红素**增高。肝细胞性黄疸时，尿内胆红素轻中度增加；阻塞性黄疸时，明显增加；溶血性黄疸时，为阴性。

3. 尿中尿胆原检查

（1）尿胆原增高：①溶血性黄疸时明显升高；②肝细胞性黄疸时增加；③其他：如高热、心功能不全、顽固性便秘或肠梗阻等。

（2）尿胆原减少：①胆汁淤积性黄疸时，尿中尿胆原减少或消失；②新生儿及长期应用广谱抗生素时。

健康人及3种黄疸实验室检查鉴别见表10-10。

表10-10　健康人及3种黄疸实验室检查鉴别表

	血清胆红素定性（μmol/L）			尿液		粪便	
	总胆红素	非结合胆红素	结合胆红素	尿胆原	尿胆红素	颜色	粪胆原
健康人	3.4~17.1	1.7~10.2	0~6.8	1：20（-）	（-）	黄褐色	正常
溶血性黄疸	↑↑	↑↑	轻度↑或正常	强（+）	（-）	加深	增加
阻塞性黄疸	↑↑	轻度↑或正常	↑↑	（-）	（+）	变浅或灰白色	↓或消失
肝细胞性黄疸	↑↑	↑	↑	（+）或（-）	（+）	变浅或正常	↓或正常

（三）肝脏疾病常用的血清酶检测

1. 血清氨基转移酶及其同工酶测定

【参考值】连续监测法（37℃）：ALT 5~40 U/L；AST 8~40 U/L；AST/ALT ≤ 1。

【临床意义】

（1）肝脏疾病：急性病毒性肝炎时，ALT与AST升高显著，可达正常上限的20~50倍，甚至100倍，以ALT升高更为明显。值得注意的是，转氨酶的升高程度与肝脏损伤的严重程度并非完全一致。慢性病毒性肝炎时，ALT和AST正常或轻度升高，AST/ALT＜1。如在慢性病程中AST显著升高，AST/ALT＞1，提示慢性肝炎病情活动或恶化。重型肝炎ALT与AST均升高，但AST升高更为显著。若病情进展，黄疸进行性加深，而酶活性升高不明显，称为"**酶-胆分离**"，提示肝组织坏死严重，预后不佳。肝炎肝硬化时，血清转氨酶活性与肝细胞变性、坏死的程度有关，转氨酶活性越高，提示肝组织损伤程度越重。

（2）急性心肌梗死：在急性心肌梗死6~8h后AST开始升高，18~24h达高峰，此时血清AST水平可达正常上限的4~10倍，且与心肌梗死的范围和病变程度呈正相关，4~5d可恢复正常。如再次升高，则提示梗死范围扩大或出现了新的梗死。

（3）其他疾病：骨骼肌疾病、肺梗死、肾梗死、胰梗死、休克及传染性单核细胞增多症等，转氨酶轻度升高。

（4）AST同工酶变化：①急性病毒性肝炎，轻、中度急性肝炎，血清AST轻度升高，且以ASTs升高为主，ASTm正常。②重型肝炎，血清ASTm升高。③其他肝病，中毒性肝炎、妊娠脂肪肝、肝动脉栓塞术后及急性心肌梗死等，血清ASTm升高。

· 897 ·

2.碱性磷酸酶及其同工酶测定

（1）胆道阻塞：各种肝内、外胆管阻塞性疾病，如原发性胆汁性肝硬化、胰头癌、结石等引起的胆管阻塞，血清 ALP 活性显著升高，以 ALP_1 为主。

（2）肝脏疾病：急性肝炎时，ALP_2 明显升高，ALP_1 轻度升高，$ALP_1 < ALP_2$；肝硬化患者 80% 以上 ALP_5 明显升高。

（3）黄疸的鉴别诊断：①胆汁淤积性黄疸。血清 ALP 和胆红素水平明显升高，转氨酶升高不明显。②肝细胞性黄疸。ALP 活性可正常或稍高，血清胆红素中等程度升高，转氨酶活性显著升高。③肝内局限性胆道阻塞。ALP 活性明显升高，血清胆红素大多正常，转氨酶活性无明显升高。

（4）其他：骨骼疾病、慢性肾衰竭、充血性心力衰竭等亦可升高。

3.γ-谷氨酰转移酶及同工酶测定　血清中 γ-GT 主要来自肝胆系统，在肝内合成功能亢进或胆汁排出受阻时，血清 γ-GT 活性均可升高。

（1）肝脏疾病：急性肝炎中度升高；慢性肝炎、肝硬化的非活动期，γ-GT 活性多正常，如持续升高，则表明病变活动或病情恶化；原发性肝癌时，可达参考值上限的 10 倍以上，结合 AFP 检测可提高肝癌诊断正确率；急、慢性酒精性肝炎、药物性肝炎时，中度以上升高；脂肪肝时轻度升高。

（2）胆道疾病：胆道阻塞性疾病，γ-GT 可升高至参考值上限的 5~30 倍。

4.乳酸脱氢酶（LDH）及其同工酶测定　乳酸脱氢酶广泛存在于人体各组织中，以心肌、骨骼肌、肾脏最多。

（1）肝脏疾病：乳酸脱氢酶活性升高见于急性肝炎和慢性活动性肝炎、肝癌等。LDH5 增高且 LDH5 > LDH4，是诊断肝细胞坏死的敏感指标。

（2）急性心肌梗死：LDH1 和 LDH2 均增高，且 LDH1 > LDH2。

（3）其他疾病：溶血性疾病、恶性肿瘤、白血病等。

（四）肝纤维化常用标志物检测

反映肝纤维化的标志物有单胺氧化酶、脯氨酰羟化酶、Ⅲ型前胶原氨基末端肽、Ⅳ型胶原及其分解片段（7S 片段和 NCl 片段）等。

（五）肝炎病毒相关检测

1.甲型肝炎病毒相关检测　抗-HAV IgM 提示近期感染，早期诊断甲型肝炎的特异性血清标志物。抗-HAV IgG 保护性抗体。HAVAg HAV 急性感染的直接证据。HAV-RNA 特异性强，对早期诊断甲型肝炎有意义。

2.乙型肝炎病毒相关检测

（1）HBsAg 及抗-HBs 测定：HBsAg 是 HBV 感染后最早出现的血清标志物，其阳性是 HBV 现症感染的标志，见于乙型肝炎潜伏期和急性期、慢性乙型肝炎以及与 HBV 感染相关的肝硬化和肝癌、慢性携带者。抗-HBs 是保护性抗体，阳性表示机体对 HBV 有免疫力，见于急性 HBV 感染的恢复期、HBV 既往感染者、乙型肝炎疫苗有效接种后。

（2）HBcAg 及抗-HBc 测定：HBcAg 阳性提示患者血清中存在 HBV，见于 HBV 现症感染，且病毒复制活跃，传染性强。抗-HBc 为非保护性抗体，是反映肝细胞受到 HBV 侵害的可靠指标，阳性提示为 HBV 感染者，包括既往感染和现症感染。抗-HBc IgM 阳性表示 HBV 现症感染，且复制活跃，传染性强。

（3）HBeAg 及抗-HBe 测定：HBeAg 阳性常有 HBcAg 阳性，表示 HBV 在复制，传染性强。HBeAg 持续阳性，表明肝细胞损害严重，且可转化为慢性乙型肝炎或肝硬化。如果 HBeAg 转阴而抗 HBe 阳转，称为 HBeAg 血清学转换，说明 HBV 被清除或抑制，复制减少，传染性降低。

（4）HBV-DNA 测定：HBV-DNA 阳性是 HBV 现症感染的直接证据，较血清免疫学检查更敏感、更特异，且可反映 HBV 的复制水平及传染性；也是抗病毒治疗及疗效观察的指标。

（5）前 S_1 蛋白（Pre-S_1）和前 S_1 抗体（抗-Pre-S_1）测定：Pre-S_1 和或 Pre-S_2 阳性提示 HBV 现症感染，病毒复制活跃，传染性强。抗-Pre-S_1 和（或）抗 Pre-S_2 阳性常表示 HBV 正在或已经被清除，预后良好。

3. 丙型肝炎病毒相关检测

（1）HCV-RNA：阳性提示 HCV 现症感染，病毒复制活跃，传染性强。

（2）抗-HCV IgM 和抗-HCV IgG：①抗-HCV IgMHCV 现症感染的指标，阳性常见于急性丙型肝炎。②抗-HCV IgG 阳性提示为现症感染或既往感染。

4. 丁型肝炎病毒相关检测　HDV 属缺陷病毒，须借助 HBV 外壳才能复制和感染。

（1）HDAg 阳性提示 HDV 现症感染，常与 HBsAg 阳性同时存在，表示 HBV 与 HDV 同时感染或重叠感染，易加重病情或进展为重型肝炎。

（2）抗-HDV IgM 阳性提示 HDV 现症感染，抗-HDV IgG 阳性提示既往感染或现症感染。

（3）HDV-RNA 阳性提示丁型肝炎现症感染。

5. 戊型肝炎病毒相关检测　抗-HEVIgM 阳性提示 HEV 急性感染，是早期诊断戊肝的特异性血清标志物。抗-HEV IgG 阳性提示 HEV 现症或既往感染，常用于流行病学调查。HEV-RNA 是早期诊断 HEV 感染最敏感的检测指标。

五、肾功能检查

（一）肾小球功能检测

1. 肾小球滤过率测定

【参考值】男性：（125±15）mL/min，女性约比男性的低 10%。

【临床意义】是反映肾功能最灵敏、最准确的指标。肾小球滤过率降低见于各种原发性、继发性肾脏疾病。慢性肾脏病（CKD）1 期（肾功能正常）≥ 90mL/min；2 期（轻度损害）60~89 mL/min；3 期（中度损害）30~59 mL/min；4 期（重度损害）15~29 mL/min；5 期（终末期）＜15 mL/min。

2. 内生肌酐清除率试验

【参考值】成人：80~120mL/min。

【临床意义】

（1）判断肾小球功能损害的敏感指标。

（2）评价肾功能损害程度：51~80mL/min 为肾功能不全代偿期；20~50mL/min 为肾功能不全失代偿期（氮质血症期）；10~19mL/min 为肾衰竭期（尿毒症早期）；＜10mL/min 为终末期肾衰竭（尿毒症晚期）。

3. 血清肌酐测定

【参考值】男性：44~132μmol/L；女性：70~106μmol/L。

【临床意义】

（1）反映肾功能下降后毒素产物潴留。

（2）评估肾功能损害的程度：Cr升高的程度与肾功能受损程度呈正相关。肾功能不全代偿期，Cr < 133μmol/L；肾功能不全失代偿期，Cr 133~221μmol/L；肾衰竭期，Cr升到221~442μmol/L；肾衰竭终末期，Cr > 442μmol/L。

4.血清尿素氮测定

【参考值】成人：3.2~7.1mmol/L；儿童：1.8~6.5mmol/L。

【临床意义】

（1）肾性：各种原因引起的器质性肾功能损害。见于：①原发性肾小球疾病，如肾小球肾炎、肾病综合征。②继发性肾小球疾病，如狼疮性肾炎、紫癜性肾炎、中毒性肾病等。

（2）肾前性：充血性心力衰竭、肾动脉狭窄、急性失血、休克、脱水、烧伤、高热、上消化道大出血、高蛋白饮食等。

（3）肾后性：尿路结石、前列腺增生症、膀胱肿瘤等。

（4）BUN/Cr的意义：有助于鉴别肾前性和肾实质性少尿。肾前性 BUN/Cr 常 > 10∶1；而肾实质性，BUN/Cr 常 ≤ 10∶1。

5.血 α_1-微球蛋白、β_2-微球蛋白测定

【参考值】成人血清游离 α_1-MG：10~30mg/L；β_2-MG：1~2mg/L。

【临床意义】

（1）判断肾小球滤过功能较灵敏的指标。

（2）血清 α_1-MG 降低见于重症肝炎、肝坏死等。

6.血清胱抑素C测定

【参考值】 0.6~2.5mg/L。

【临床意义】

（1）诊断肾脏损伤的敏感、特异指标 CysC比Cr、BUN敏感性、特异性高。

（2）继发性肾病的风险性预测和病情观察：如糖尿病肾病、高血压病肾损害等。

（二）肾小管功能试验

1.近端肾小管功能检测

（1）尿 β_2-微球蛋白测定

【参考值】< 0.3mg/L。

【临床意义】

①判断近端肾小管重吸收功能受损的敏感指标：尿 β_2-MG 升高见于肾小管-间质性疾病。

②鉴别上、下尿路感染。

（2）尿 α_1-微球蛋白测定

【参考值】成人尿：< 15mg/24h 尿。

【临床意义】评价近端肾小管功能。尿 α_1-MG 升高，是判断早期近端肾小管功能损伤的特异性、敏感性指标。

2. 远端肾小管功能检测

（1）昼夜尿比密试验

【参考值】成人尿量 1000~2000mL/24h，夜尿量 < 750mL，昼尿量/夜尿量（3:1）~（4:1）；昼夜尿中至少 1 次尿比密 > 1.018，最高与最低尿比密差 > 0.009。

【临床意义】

①多尿、尿比密低、夜尿增多，提示肾小管浓缩功能障碍。各次尿比密最高不超过 1.018，最高与最低尿比密差 < 0.009，提示肾小管浓缩与稀释功能严重受损。

②尿量明显增多伴尿比密均 < 1.006，为尿崩症的典型表现。尿比密固定在 1.010 左右，称为**等张尿**，表明肾小管稀释和浓缩功能完全丧失。

（2）尿渗量、尿/血浆渗量比值测定

【参考值】禁饮后尿渗量：600~1000mOsm/kgH$_2$O，平均 800mOsm/kgH$_2$O；血浆渗量：275~305mOsm/kgH$_2$O，平均 300mOsm/kgH$_2$O；尿/血浆渗量比值为（3:1）~（4.5:1）。

【临床意义】

①判断肾小管浓缩功能：尿渗量 < 600mOsm/kgH$_2$O，且尿/血浆渗量比值等于或小于 1，表明肾小管浓缩功能障碍。尿渗量在 300mOsm/kgH$_2$O 左右时，即与血浆渗量相等，此为等渗尿，表示肾小管浓缩功能严重障碍。若尿渗量 < 300mOsm/kgH$_2$O，称**低渗尿**，伴尿量显著增多，见于尿崩症等。

②鉴别肾前性或肾性少尿：肾前性尿渗量常 > 450mOsm/kgH$_2$O；肾小管坏死尿渗量常 < 350mOsm/kgH$_2$O。

3. 其他检查

（1）血尿酸测定

【参考值】成人酶法血清（浆）尿酸浓度：男性 150~416μmol/L；女性 89~357μmol/L。

【临床意义】增高见于：①UA 排泄障碍：如急慢性肾炎、肾结石、尿道阻塞、中毒性肾病等。②生成增加：慢性白血病、多发性骨髓瘤、真性红细胞增多症等多种血液病及恶性肿瘤等。③进食高嘌呤食物过多。④药物影响：如长期使用抗结核药物吡嗪酰胺。5%~15% 高尿酸血症患者发展为痛风，原发性痛风常有阳性家族史，属多基因遗传缺陷。

（2）二氧化碳结合力测定

【参考值】22~31mmol/L。

【临床意义】

① CO_2CP 降低：提示体内碱储备不足，见于代谢性酸中毒或呼吸性碱中毒。代谢性酸中毒：急、慢性肾衰竭，乳酸性酸中毒，严重腹泻、肠瘘等。呼吸性碱中毒：轻度支气管哮喘、脑炎、癔症等。

② CO_2CP 增高：提示体内碱储备增加，见于呼吸性酸中毒及代谢性碱中毒。呼吸性酸中毒：慢性阻塞性肺气肿、慢性肺源性心脏病、重症肺结核、肺纤维化等。代谢性碱中毒：幽门梗阻、剧烈呕吐、服过量碱性药物及大剂量使用排钾利尿药等。

六、临床常用生化检查

（一）血糖及其代谢产物相关检测

1. 空腹血糖测定　空腹血浆葡萄糖（FPG）反映基础胰岛素的分泌功能，是目前诊断糖尿病（DM）和判断糖尿病病情及控制程度的主要指标之一。成人空腹血浆葡萄糖（酶法）：3.9~6.1mmol/L。

FPG 增高，但 < 7.0 mmol/L 为**空腹血糖受损**（IFG）；FPG ≥ 7.0mmol/L 为高血糖症，见于糖尿病以及甲状腺功能亢进症、嗜铬细胞瘤、应激性高血糖、肝源性及胃肠性高血糖等。

2. 口服葡萄糖耐量试验　OGTT 属于葡萄糖负荷试验，用此方法可以了解机体对葡萄糖代谢的调节能力，是诊断糖尿病和低糖血症的重要试验。

FPG ≥ 7.0mmol/L、OGTT 2hPG ≥ 11.1mmol/L，具有临床症状、随机血糖 ≥ 11.1mmol/L、且伴有尿糖阳性者，即可诊断糖尿病。

3. 血清胰岛素测定及胰岛素释放试验　1 型糖尿病空腹胰岛素明显降低，口服葡萄糖后释放曲线低平；2 型糖尿病空腹胰岛素可正常、稍高或减低，典型 2 型糖尿病口服葡萄糖后胰岛素高峰于 2h 或 3h 出现，呈延迟释放反应。

4. 血清 C- 肽测定及 C- 肽释放试验　胰岛素原裂解成等分子的胰岛素和 C- 肽。C- 肽不被肝脏酶灭活，其半衰期为 10~11min，其在血中浓度可更好地反映胰岛 B 细胞储备功能。

空腹血清 C- 肽降低，见于糖尿病。服葡萄糖后 1h 血清 C- 肽水平降低，反映胰岛 B 细胞储备功能不足；肝硬化时血清 C- 肽增高，且 C- 肽 / 胰岛素比值降低。

5. 血中糖化血红蛋白（GHb）检测　糖化血红蛋白反映测定前 2~3 个月的血糖水平，是糖尿病诊断和监控的重要指标。GHbA1c 增高，提示近 2~3 个月的糖尿病控制不良，可作为糖尿病长期控制的良好观测指标。GHbA1c ≥ 7% 是启动临床治疗或需要调整治疗方案的重要判断标准；≥ 10% 预测血管并发症严重。并可鉴别糖尿病与应激性高血糖。

（二）血清脂质和脂蛋白检测

1. 血清总胆固醇（TC）测定　TC 检测主要用于动脉粥样硬化的早期诊断和使用降脂药物治疗过程的监测。TC 增高是冠心病的危险因素之一。TC 升高还见于甲状腺功能减退症、糖尿病、肾病综合征等。TC 降低见于肝细胞受损、胆固醇酯化障碍、甲亢等。

2. 血清三酰甘油（TG）测定　TG 是动脉粥样硬化的独立危险因素和形成脂肪肝的主要原因。TG 增高见于原发性或继发性高脂蛋白血症、冠心病、糖尿病、动脉硬化症、阻塞性黄疸、肾病综合征、甲状腺功能减退症等。

3. 血清脂蛋白及载脂蛋白测定

（1）血清高密度脂蛋白 - 胆固醇（HDL-C）测定：HDL-C 具有抗动脉粥样硬化作用，与 TG 呈负相关，也与冠心病发病呈负相关。HDL-C 明显降低多见于心脑血管病、糖尿病、肝炎、肝硬化等。

（2）血清低密度脂蛋白 - 胆固醇（LDL-C）测定：LDL-C 与冠心病发病呈正相关，是动脉粥样硬化的潜在危险因素。

（3）血清载脂蛋白 AI（Apo-AI）测定：血清 Apo-AI 是诊断冠心病的敏感指标之一，其血清水平与冠心病发病率呈负相关。Apo-AI 减低见于急性心肌梗死、糖尿病、慢性肝病、肾病综合征和脑血管病等。

（4）血清载脂蛋白 B（Apo-B）测定：血清 Apo-B 水平与动脉粥样硬化、冠心病发病呈正相关，Apo-B ≥ 1.20g/L 是冠心病的危险因素。

（5）载脂蛋白 AI/B（Apo- AI/B）比值：比值随年龄增长而降低。动脉粥样硬化、冠心病、糖尿病、高脂血症等可明显减低。

（6）血清脂蛋白（a）测定：Lp（a）是动脉粥样硬化的独立危险因素，升高见于动脉粥样硬化性心脑血管病、急性心肌梗死、家族性高胆醇血症、糖尿病等。

（7）小而密低密度脂蛋白（sdLDL）测定：sLDL 在动脉粥样硬化的发生中起重要作用，是冠心病的危险因子。临床上将高 TG、低 HDL 以及高 sLDL 合称为致动脉粥样硬化**脂质三联症**。

（三）无机离子检测

1. 血清钾测定　高血钾见于急慢性肾衰竭、肾上腺皮质功能减退症，螺内酯等保钾利尿药的长期使用，严重溶血或组织损伤致钾大量释放入细胞外液等。低钾血症见于严重呕吐、腹泻或胃肠减压，应用排钾利尿药及肾上腺皮质激素，肾上腺皮质功能亢进或醛固酮增多症等。

2. 血清钠测定　低钠血症见于幽门梗阻、呕吐、腹泻，严重肾盂肾炎、利尿药治疗等尿钠排出增多等。

3. 血清氯化物测定　低氯血症见于长期应用利尿药、大量出汗、呕吐、腹泻、胃肠引流等。

4. 血清钙测定　低血钙症常见佝偻病、重型急性胰腺炎、原发性及继发性甲状旁腺功能减退等。高血钙症见于溶骨增强，如甲状旁腺功能亢进症、多发性骨髓瘤、骨转移癌等。

5. 血清无机磷测定　正常血磷与血钙乘积为 36~40。血清无机磷降低见于长期腹泻、长期静脉营养、极化液治疗，佝偻病、骨质软化症，甲状旁腺功能亢进症，血液透析、肾小管酸中毒及应用噻嗪类利尿药等。血清无机磷增高见于肾衰竭及甲状旁腺功能减退症、多发性骨髓瘤等。

6. 血清镁测定　低镁血症见于严重的呕吐、腹泻、小肠切除，大量使用利尿药，血液透析及腹膜透析，急性胰腺炎等。低镁可导致低血钾。

（四）血清铁及代谢产物测定

1. 血清铁测定　血清铁增高见于铁利用障碍的再生障碍性贫血，铅中毒，维生素 B_6 缺乏等；降低见于胃次全切除、长期腹泻等铁的摄入和吸收障碍等。

2. 血清转铁蛋白（TF）检测　TF 增高主要见于缺铁性贫血，还可见于妊娠和慢性失血等。降低见于遗传性转铁蛋白缺乏血症、炎症、感染、恶性肿瘤、营养不良、肾病综合征、肝病等。血清铁饱和度<15%，结合病史可诊断缺铁，其准确性仅次于铁蛋白，比铁结合力和血清铁敏感。

3. 血清总铁结合力（TIBC）检测　TIBC 增高见于慢性缺铁的早期，缺铁性贫血、妊娠后期，急性肝炎、肝细胞坏死等。降低见于肝硬化，肾病综合征、脓毒血症、肿瘤、慢性感染等。

4. 血清铁蛋白（SF）检测　SF 增高见于炎症、恶性肿瘤、甲状腺功能亢进等铁蛋白合成增加；降低见于缺铁性贫血、妊娠、维生素 C 缺乏等。**血清铁蛋白**是反映贮存铁缺乏的重要指标，可用于早期诊断和人群铁缺乏症的筛选。

5. 血清转铁蛋白饱和度（Tfs）测定　Tfs 降低见于缺铁性贫血、炎症等；增高见于铁利用障碍，如铁粒幼细胞贫血、再障等。

6. 红细胞内游离原卟啉（FEP）测定　FEP增高见于缺铁性贫血、铁粒幼红细胞性贫血、阵发性睡眠性血红蛋白尿以及铅中毒所致贫血等。

七、酶学检测

（一）心肌损伤常用酶检测

1. 血清肌酸激酶及其同工酶测定　血清肌酸激酶（CK）是早期诊断急性心肌梗死（AMI）的灵敏指标之一。AMI发病后3~8h即明显增高，10~36h达高峰（峰值高达正常人10~12倍），72~96h后恢复正常。

肌酸激酶同工酶CK-MB对AMI的诊断特异性和敏感性均很高，病后3~8h即升高，9~30h达到高峰，48~72h恢复正常。特异性92%~100%，是传统诊断AMI的"金标准"；CK-MM是检测骨骼肌损伤的特异指标；CK-BB活性升高见于缺氧性神经系统疾病。

2. 血清乳酸脱氢酶及其同工酶测定　LD在诊断组织损伤时具有较高的灵敏度，但特异性较差。LD活性升高见于AMI、肝脏疾病、骨骼肌损伤、贫血、白血病等。

乳酸脱氢酶同工酶增高见于心肌损害（以LD_1为主）、肝脏疾病（LD_5和LD_4均升高，且$LD_5 > LD_4$）、恶性肿瘤等。

（二）心肌蛋白检测

肌钙蛋白（cTn）是由3个亚单位，即肌钙蛋白C、肌钙蛋白I及肌钙蛋白T组成的复合物。cTn是目前用于**急性冠脉综合征（ACS）诊断最特异的生化标记物**，最早可在症状发作后2h出现。具有较宽的诊断窗：cTnT（5~14d），cTnI（4~10d）。在诊断窗中，cTn增高的幅度要比CK-MB高5~10倍。由于在无心肌损伤时cTn在血液中含量很低，因此也可用于微小心肌损伤（MMD）的诊断。cTn还具有判断预后的价值，对冠状动脉疾患患者，只要cTn增高，应视为具有高危险性。正逐步取代CK-MB成为AMI的诊断"金标准"。

1. 心肌肌钙蛋白T（cTnT）测定　cTnT是诊断AMI的确定性标志物。>0.2μg/L为临界值，>0.5μg/L可以诊断急性心肌梗死。AMI发病后3~6h cTnT即升高，10~24h达峰值。诊断灵敏度为50%~59%，特异性为74%~96%，明显优于CK-MB和LD。对非Q波性、亚急性心肌梗死或CK-MB无法诊断的患者更有价值。

2. 心肌肌钙蛋白I（cTnI）测定　cTnI对诊断AMI与cTnT无显著性差异。>1.5μg/L为临界值。AMI发病后3~6h，cTnI即升高，14~20h达到峰值，5~7d恢复正常。其诊断AMI的灵敏度为6%~44%，特异性为93%~99%。

3. 血清肌红蛋白（Mb）测定　Mb因分子量小，在心肌损伤后即释放入血。是早期诊断AMI的指标。在AMI发病后30min~2h升高，5~12h达到高峰，18~30h恢复正常。灵敏度为50%~59%，特异性为77%~95%。Mb阴性，基本可以排除AMI。

（三）心力衰竭标志物（B型心钠素）测定

BNP的释放与心衰程度密切相关。用于心衰的诊断、分级和预后的判断，升高水平与心衰成正比。临床上，NT-pro-BNP < 400pg/mL可以排除心衰；NT-pro-BNP > 2000pg/mL可以确定心衰。

（四）淀粉酶（AMS）、脂肪酶（LPS）测定

1. 血、尿淀粉酶（AMS）测定

【参考值】血清：800~1800U/L；尿液：1000~12000U/L。

【临床意义】AMS 活性增高主要见于**急性胰腺炎**。发病后 2~3h 血清 AMS 开始升高，12~24h 达高峰，2~5d 后恢复正常。达 3500U/L 应怀疑此病，超过 **5000U/L** 即有诊断价值。尿 AMS 于起病后 12~24h 开始升高，尿中 AMS 活性可高于血清中的一倍以上。

2. 血清脂肪酶（LPS）测定　LPS 主要用于急性胰腺炎的诊断和急腹症的鉴别诊断。急性胰腺炎时增高，非胰腺炎的急腹症患者，其血清 AMS 升高而 LPS 正常。与 AMS 比较，升高持续时间长，故对急性胰腺炎后期诊断意义更大。特异性优于淀粉酶。

八、临床常用免疫学检查

（一）血清免疫球蛋白及补体检测

1. 血清免疫球蛋白（Ig）测定

（1）Ig 增高

1）**单克隆性增高**：表现为 5 种 Ig 中，仅有某一种 Ig 增高而其他 Ig 不增高或可降低，主要见于免疫增殖性疾病。①原发性巨球蛋白血症时，表现为 IgM 单独明显增高；②多发性骨髓瘤时可分别见到 IgG、IgA、IgD、IgE 增高，并据此分为 IgG 型、IgA 型、IgD 型和 IgE 型多发性骨髓瘤；③过敏性皮炎、外源性哮喘及某些寄生虫感染可表现为 IgE 增高。

2）**多克隆性增高**，IgG、IgA、IgM 均增高。见于各种慢性感染、慢性肝病、肝癌、淋巴瘤、类风湿性关节炎（IgM 增高为主），IgG、IgA 或 IgG、IgM 同时升高，见于系统性红斑狼疮。

（2）Ig 降低：IgA 降低常见于反复呼吸道感染，5 种 Ig 均有降低见于体液免疫缺陷、联合免疫缺陷，长期使用免疫抑制剂的患者。

2. 血清补体的检查

（1）总补体溶血活性（CH50）测定：总补体溶血活性主要反映补体经典激活途径的活化程度。CH50 增高见于各种急性炎症、组织损伤和肿瘤、妊娠；CH50 降低首先见于补体成分大量消耗和合成减少，如血清病、链球菌感染后肾小球肾炎、系统性红斑狼疮、自身免疫性溶血性贫血、类风湿关节炎及同种异体移植排斥反应等；其次见于补体大量丢失（如外伤、手术和大失血）。

（2）血清 C3 测定：C3 作为急性时相反应蛋白，其增高见于急性炎症、传染病早期、某些恶性肿瘤、排异反应；C3 减低见于补体合成减少（如慢性肝病、肝硬化等）、补体消耗或丢失过多（如 SLE 活动期、大失血等）、先天性补体缺乏。

（二）感染免疫检测

1. 抗链球菌溶血素"O"（ASO）测定　ASO 升高常见于 A 群溶血性链球菌感染及感染后免疫反应所致的疾病，如感染性心内膜炎及扁桃腺炎，风湿热、链球菌感染后急性肾小球肾炎等；也见于高胆固醇血症、巨球蛋白血症及多发性骨髓瘤。ASO 假阴性见于机体免疫反应低或免疫抑制。

ASO 在溶血性链球菌感染 1 周后开始升高，4~6 周达高峰，并可持续至病愈后数月到数年。故 ASO 增高，提示曾有溶血性链球菌感染，不一定是近期感染的指标。链球菌感染后 ASO 动态升高，且 C 反应蛋白（C-RP）、血沉阳性，有利于风湿热的诊断。

2. 伤寒与副伤寒的血清学检查

（1）肥达反应（WR）："O""H" 抗体均升高提示伤寒杆菌感染；"H" 升高而 "O" 不升提示预防接种或非特异性 "回忆反应"；"O" 升高而 "H" 不升高提示伤寒类感染的早期。

"O"和"A"抗体增高提示副伤寒甲感染;"O"和"B"抗体增高提示副伤寒乙感染;"C"抗体增高提示副伤寒丙感染。发病早期大量应用有效抗菌药物,或应用皮质激素类免疫抑制剂,或体液免疫功能不足等,可致假阴性。

(2)酶联免疫吸附试验(ELISA):IgM 型抗体对伤寒有早期诊断价值;Vi 抗体滴度>1:20 为伤寒慢性带菌者。

(3)胶乳凝集试验(LAT):适用于诊断未能产生抗体的伤寒患者;伤寒早期,尿液胶乳凝集试验阳性。

3.TORCH 感染免疫检测　**TORCH 感染**是指在妊娠期以病毒为主的微生物,包括弓形虫(toxoplasm)、其他微生物(others,包括 EB 病毒、水痘-带状疱疹病毒、HIV 等)、风疹病毒(rubella virus)、巨细胞病毒(cytomegaoviyns)、单纯疱疹病毒(herpes simplex virus)。通过胎盘或产道引起的宫内感染,直接影响胚胎、胎儿的发育,严重危害优生优育。

4.其他　流行性脑脊髓膜炎抗体、结核分支杆菌抗体、幽门螺杆菌抗体(Hp-Ab)、汉坦病毒(HTV)抗体 IgM、流行性乙型脑炎病毒抗体 IgM、柯萨奇病毒抗体、轮状病毒抗体、麻疹病毒抗体、脊髓灰质炎病毒抗体、严重急性呼吸综合征病毒抗体、日本血吸虫抗体、囊虫抗体及梅毒血清学、淋球菌血清学、艾滋病(AIDS)病毒抗体测定等,有助于相关病原微生物的诊断,注意非特异性与特异性、筛选试验与确诊试验的问题。

(三)肿瘤标志物检测

1.血清甲胎蛋白(AFP)测定　AFP 的生成量与胎儿肝脏或出生后的肝脏再生时分裂细胞数呈正相关,是诊断肝细胞癌的重要指标。AFP 增高见于原发性肝癌(血清中 **AFP > 300μg/L**);病毒性肝炎、肝硬化(AFP < 200μg/L),重型肝炎时,若见 AFP 增高,则提示肝细胞再生,反之提示肝细胞大量坏死,预后不良;妊娠亦可升高。

2.癌胚抗原(CEA)测定　CEA 含量异常升高见于:①消化器官癌症。②鉴别原发性和转移性肝癌,转移性肝癌 CEA 阳性率高达 90%。③其他如肺癌、乳腺癌、膀胱癌、尿道癌、前列腺癌、溃疡性结肠炎、肝硬化、阻塞性黄疸及吸烟者和老年人等。

3.癌抗原 125(CA125)测定　卵巢癌的相关抗原。血清 CA125 水平升高可见于卵巢癌(阳性率 97%,可判断疗效和复发)、宫颈癌、乳腺癌、胰腺癌、胆道癌、肝癌、胃癌、大肠癌、肺癌。

4.前列腺特异抗原(PSA)及游离前列腺特异抗原(f-PSA)测定　f-PSA/t-PSA 比值>25% 提示前列腺增生,f-PSA/t-PSA 比值<10% 提示前列腺癌,术后 t-PSA 再次升高,考虑肿瘤的复发与转移;t-PSA 和 PAP 同时测定,可提高前列腺癌诊断的准确性;t-PSA 升高也可见于肾癌、膀胱癌、肾上腺癌、乳腺癌、导尿或前列腺按摩等。

5.癌抗原 19-9(CA19-9)测定　CA19-9 对**胰腺癌**有较高的敏感度及特异性,连续监测对病情进展、手术疗效、预后估价及复发有重要价值;CA19-9 可以鉴别诊断消化道良恶性疾病如胰腺癌与胰腺炎、胃癌与胃溃疡。

肿瘤标志物检查项目的选择见表 10-11。

(四)自身抗体检查

1.类风湿因子检查

【参考值】LAT 法:阴性;血清稀释度<1:10。

第十章 诊断学基础

表 10-11 肿瘤标志物检查项目的选择

肿瘤标志物	非小细胞肺癌	胃癌	食管癌	结肠癌	胰腺癌	胆道癌	宫颈癌	耳鼻喉肿瘤
首选指标		CA72-4		CEA	CA19-9	CA19-9		
补充指标	CEA	CEA		CA19-9	CA50、CA242	CA50	SCC	SCC
次补充指标	SCC	CA19-9	CEA、SCC	CA242	CEA		CEA	CEA
肿瘤标志物	绒毛膜上皮细胞癌	前列腺癌	干细胞肿瘤	卵巢癌	乳腺癌	膀胱癌	小细胞肺癌	原发性肝癌
首选指标	HCG	PSA、PAP	AFP、HCG	CA125	CA15-3		NSE	AFP、AFU
补充指标				CA72-4	CEA	TPA		

【临床意义】

（1）类风湿关节炎时，RF 阳性率约为 70%。高滴度 IgM 与关节病变、关节外损害程度相关，RF 可作为病变活动期及药物治疗后疗效的评价。但 RF 阴性也不能排除类风湿关节炎。

（2）其他风湿性疾病 RF 也可增高，如 SLE、硬皮病、干燥综合征、皮肌炎、结节性多动脉炎等。

（3）某些感染性疾病 RF 也可增高，如结核、传染性单核细胞增多症、感染性心内膜炎等。

（4）1%~4% 的正常人 RF 呈弱阳性反应，尤其多见于 70 岁以上老年人。

2. 抗核抗体的检查

【参考值】免疫荧光测定：阴性；血清滴度＜1∶40。

【临床意义】

（1）ANA 对很多自身免疫性疾病有诊断价值。阳性多见于未经治疗的 SLE，ANA 阳性率可达 95% 以上，但特异性较差。药物性狼疮、混合性结缔组织病、原发性胆汁性肝硬化、全身性硬皮病、多发性肌炎患者阳性率也较高。

（2）其他自身免疫性疾病如类风湿关节炎、桥本甲状腺炎、慢性活动性肝炎、溃疡性结肠炎等也可呈阳性。

3. 抗双链 DNA 抗体测定

【参考值】免疫荧光法、间接酶标抗体检测法、滴金免疫试验：阴性。

【临床意义】

（1）高滴度抗 dsDNA 抗体提示 SLE 处于活动期，阳性率达 70%~90%，对诊断 SLE 有较大的特异性。

（2）其他疾病如类风湿关节炎、慢性肝炎、干燥综合征等亦可出现阳性。

4. 可提取性核抗原多肽抗体谱测定　可提取性核抗原多肽（extractable nuclear antigen，ENA）抗体是针对细胞核中可提取性核抗原的自身抗体，有十余种，主要为抗核糖核蛋白（RNP）抗体和抗酸性核蛋白（Sm）抗体。临床采用免疫印迹试验对这些自身抗体进行检测，可用于自身免疫性疾病的诊断和鉴别诊断。

【参考值】免疫印迹试验（IBT）法：阴性。

【临床意义】
（1）抗Sm抗体阳性：主要见于SLE，其阳性率为25%~40%，但特异性达99%，是SLE的血清标记抗体。抗Sm抗体与SLE活动性无关，不能作为判断SLE活动、好转和疗效的依据。
（2）抗RNP抗体阳性：主要见于混合性结缔组织病，亦见于SLE、进行性系统性硬化症、皮肌炎等。抗RNP抗体阳性的SLE患者肾脏损害较轻。

5. 抗甲状腺球蛋白抗体测定
【参考值】间接血凝法滴度≤1：32；ELISA法和RIA法：阴性。
【临床意义】
（1）ATG阳性多见于自身免疫性甲状腺病：桥本甲状腺炎、甲亢及甲状腺癌。
（2）其他：糖尿病、重症肌无力、肝脏疾病、风湿性血管病等也可出现阳性。
（3）部分40岁以上的妇女亦可见ATG阳性。

6. 抗过氧化物酶抗体测定
【参考值】间接血凝法：阴性；ELISA法和RIA法：阴性。
【临床意义】
（1）抗TM抗体阳性见于桥本甲状腺炎、甲状腺功能减低症、甲亢、甲状腺肿瘤、单纯性甲状腺肿、亚急性甲状腺炎等。
（2）SLE及其他风湿性疾病、正常人也可呈阳性。
（3）抗TM抗体具有辅助诊断及疗效判断意义，与抗TG抗体同时检测，可提高甲状腺疾病诊断的准确性。

常用自身抗体及主要临床意义见表10-12。

表10-12 常用自身抗体及主要临床意义

自身抗体类型	主要临床意义	自身抗体类型	主要临床意义
抗核抗体	SLE阳性率高	抗Jo-1抗体	多发性肌炎、肺间质纤维化，特异性高
抗双链DNA抗体	SLE特异性、活动期	抗肾小球基底膜抗体	肾小球肾炎
抗Sm抗体	SLE特异性最高	抗胃壁细胞抗体	慢性萎缩性肾炎、恶性贫血
抗组蛋白抗体	SLE、药物性狼疮	抗甲状腺球蛋白抗体	桥本甲状腺炎、甲亢
抗核糖核蛋白抗体	混合型结缔组织病	抗甲状腺过氧化物酶抗体	甲亢、桥本甲状腺炎
抗SSA/Ro抗体	干燥综合征、狼疮	抗胰岛素抗体	1型糖尿病
抗SSB抗体	干燥综合征、狼疮	抗精子抗体	免疫性不孕
抗核点抗体	干燥综合征、系统性硬化症	抗心肌抗体	心肌炎
抗核膜抗体	免疫性肝炎、血细胞减少	类风湿因子	类风湿关节炎，特异性低
抗Scl-70抗体	系统性硬化症特异性高	抗瓜氨酸肽抗体	类风湿关节炎，特异性高
抗着丝点抗体	局限型硬化症	抗中性粒细胞质抗体	血管炎
抗线粒体抗体	自身免疫性肝病	抗心磷脂抗体	SLE、类风湿关节炎
抗肌动球蛋白抗体	自身免疫性肝炎、重症肌无力	抗乙酰胆碱受体抗体	重症肌无力，特异性、敏感性高

（五）C反应蛋白（CRP）测定
CRP阳性无器官特异性，见于各种急性化脓性感染、组织坏死、恶性肿瘤、结缔组织疾病、器官移植急性排斥等。病毒感染CRP正常。风湿热活动期、器质性疾患CRP不同程度

升高。CRP比血沉更敏感、更有利于早期诊断和动态观察，且不受贫血、妊娠、高球蛋白血症等的干扰；也不受放疗、化疗、糖皮质激素治疗的影响。

九、尿液检查

尿液检查的临床意义：①诊断泌尿系统疾病及疗效观察判断的首选项目；②其他系统疾病，如糖尿病、急性胰腺炎、黄疸鉴别诊断、多发性骨髓瘤的辅助诊断；③用药监护，如氨基糖苷类抗生素、多黏菌素B、磺胺类药物等。

（一）尿液一般性状

1. 尿量　正常人尿量：1000~2000mL/24h。多尿：尿量超过2500mL/24h。少尿：尿量少于400mL/24h或17mL/h。无尿：尿量少于100mL/24h。

（1）病理性多尿：见于内分泌疾病如糖尿病、尿崩症，慢性肾盂肾炎、慢性肾间质肾炎、急性肾衰竭多尿期等。

（2）少尿或无尿：①肾前性。肾灌注不足，如休克、心力衰竭、脱水等。②肾性。肾实质损伤，如急性肾小球肾炎、急性肾衰竭少尿期、慢性肾衰竭等。③肾后性。尿路梗阻或排尿功能障碍，如结石、尿路狭窄、肿瘤等。

2. 颜色与透明度

（1）血尿：见于泌尿系统炎症、结石、结核、肿瘤、外伤及出血性疾病，如血友病、血小板减少性紫癜。

（2）血红蛋白尿：见于血管内溶血，如蚕豆病、血型不合的输血反应、阵发性睡眠性血红蛋白尿等。

（3）脓尿和菌尿：见于泌尿系统感染，如膀胱炎、肾盂肾炎等。

（4）乳糜尿及乳糜血尿：因淋巴通路阻塞、从肠道吸收的乳糜液逆流入尿液，见于丝虫病及肾周围淋巴管梗阻。

（5）脂肪尿：见于脂肪挤压损伤、骨折和肾病综合征等。

（6）胆红素尿和尿胆原尿：**胆红素尿**见于阻塞性黄疸和肝细胞性黄疸。**尿胆原尿**见于溶血性黄疸和肝细胞性黄疸。

3. 气味　尿液新鲜排出就有氨味，提示膀胱炎及慢性尿潴留。尿液有烂苹果气味，应怀疑糖尿病酮症酸中毒。

4. 酸碱性

（1）正常人尿液呈弱酸性，pH5.0~7.0，平均6.5。

（2）尿pH降低见于蛋白质摄入量多、代谢性酸中毒、高热、痛风及口服维生素C等酸性药物。

（3）尿pH增高见于代谢性碱中毒、肾小管性酸中毒、应用碳酸氢钠碱性药物、剧烈呕吐等。

5. 尿比密

（1）正常人尿比密1.015~1.025，范围可达1.003~1.030。

（2）尿比密增高见于急性肾小球肾炎、肾病综合征、糖尿病、血容量不足等。

（3）尿比密降低见于尿崩症（常小于1.003）、慢性肾炎、肾小管间质疾病、急性肾衰竭、慢性肾衰竭等。尿比密固定于1.010左右，称为**等张尿**，见于肾实质严重损害的终末期。

（二）化学检查

1. **尿蛋白** 用常规定性方法检查尿蛋白持续呈阳性，定量检查持续超过150mg/24h，或尿蛋白/肌酐比率＞200mg/g，称为蛋白尿。病理性蛋白尿见于以下情况。

（1）肾小球性蛋白尿：为炎症等原因导致肾小球滤过膜通透性增加或电荷屏障受损，血浆蛋白大量滤出超过肾小管重吸收能力所致。见于原发性肾小球疾病及某些继发性肾小球疾病如糖尿病肾病及系统性红斑狼疮肾病等。①**选择性蛋白尿**：肾小球滤过膜损害较轻，常见于微小病变型肾病。②**非选择性蛋白尿**：肾小球滤过膜损害较重，见于各类原发或继发性肾小球疾病。

（2）肾小管性蛋白尿：肾小球滤过功能正常，肾近曲小管对低分子量蛋白质重吸收功能减退产生蛋白尿。见于肾盂肾炎、间质性肾炎、中毒性肾病、肾移植术后等。

（3）混合性蛋白尿：肾脏疾病同时累及肾小球和肾小管而产生的蛋白尿。见于慢性肾小球肾炎后期累及肾小管、间质性肾炎后期累及肾小球、同时累及肾小球和肾小管的全身性疾病（如糖尿病、系统性红斑狼疮等）。

（4）溢出性蛋白尿：由于血浆中出现异常增多的低分子量蛋白质，超过肾小管重吸收能力，出现的蛋白尿。见于多发性骨髓瘤引起的轻链尿、血管内溶血引起的血红蛋白尿、大面积心肌梗死及挤压综合征引起的肌红蛋白尿。

（5）组织性蛋白尿：见于肾盂肾炎、尿路肿瘤等。

（6）假性蛋白尿：肾以外泌尿系统疾病（膀胱炎、尿道炎或尿道出血等）产生的脓、血、黏液等成分或阴道分泌物混入导致尿蛋白定性试验阳性。

2. **尿糖** 当肾糖阈降低或血糖升高超过肾糖阈（8.89mmol/L）时，尿糖定性试验为阳性，称为糖尿。

（1）血糖增高性糖尿：常见于糖尿病，也可见于库欣综合征、甲亢、胰腺炎及嗜铬细胞瘤等。

（2）血糖正常性糖尿：常见于慢性肾炎、间质性肾炎和肾病综合征等。

（3）暂时性糖尿：见于生理性糖尿及应激性糖尿（脑出血、颅脑损伤、急性心肌梗死等应激情况）。

（4）其他糖尿：如肝硬化、进食糖过多及哺乳期。

（5）假性糖尿：尿中具有还原性物质，如维生素C、尿酸、葡萄糖醛酸，或一些随尿液排出的药物如链霉素、异烟肼、阿司匹林、黄连、大黄等。

3. **酮体** 糖尿病酮症酸中毒时常呈强阳性；肝硬化、酒精性肝炎、妊娠剧吐、高热、过度节食等均可呈阳性。

4. **尿胆红素与尿胆原** 尿胆红素增高见于肝细胞性黄疸及阻塞性黄疸；尿胆原明显增高见于溶血性黄疸。

5. **尿亚硝酸盐** 泌尿系统感染了含有硝酸盐还原酶的细菌（肠杆菌科细菌）时，此试验为阳性，提示尿路细菌感染。

（三）显微镜检查

1. 细胞

（1）红细胞：红细胞离心尿沉渣有1~2/HP为异常；若红细胞≥3/HP，尿外观无血色，称镜下血尿;尿含血量较多,外观呈淡红色,称肉眼血尿。血尿常见于肾小球肾炎、尿路感染、肾结核、肾结石、狼疮性肾炎、紫癜性肾炎、血友病及泌尿系统肿瘤等。

(2)白细胞和脓细胞:成人离心尿沉渣白细胞>5/HP,为白细胞或脓细胞增多,多见于泌尿系统感染,如肾盂肾炎、肾结核、膀胱炎或尿道炎等。

(3)上皮细胞:肾小管上皮细胞(小圆上皮)见于急性肾小管坏死、急性间质性肾炎、肾移植急性排异反应;移行上皮细胞增多见于泌尿系统炎症如膀胱炎、肾盂肾炎、输尿管炎等;扁平上皮细胞增多成年女性尿中多见,一般临床意义不大,如果与白细胞增多同时存在,多为泌尿系统炎症,有临床意义。

2. 管型　管型是蛋白质、细胞或碎片在肾小管、集合管中凝固而成的圆柱形蛋白聚体,管型内1/3以上存在细胞则定义为细胞管型。

(1)透明管型:健康人偶见;在运动、重体力劳动、心力衰竭、发热时可见少量;在肾病综合征、慢性肾炎时增多。

(2)颗粒管型:分为粗颗粒管型和细颗粒管型,粗颗粒管型见于慢性肾炎、肾盂肾炎或药物中毒等,正常人偶见细颗粒管型,大量出现见于急性肾小球肾炎后期、慢性肾炎等。

(3)细胞管型:常提示肾实质损害活跃期。**肾小管上皮细胞管型**见于急性肾小管坏死、急性间质性肾炎、肾病综合征、慢性肾小球肾炎及重金属中毒等;**红细胞管型**常见于肾小球疾病如急性或慢性肾小球肾炎、狼疮性肾炎等;**白细胞管型**见于肾盂肾炎、间质性肾炎等。

(4)脂肪管型:见于肾病综合征、慢性肾小球肾炎急性发作及中毒性肾病。

(5)蜡样管型:多提示有严重的肾小管变性坏死,见于慢性肾衰竭、慢性肾小球肾炎晚期等。

(6)肾衰竭管型:见于急性肾衰竭多尿期,慢性肾衰竭时大量出现,提示预后不良。

3. 结晶体　尿液较浓缩偏酸性,低温下出现盐类结晶无临床意义。结晶体频繁出现伴有红细胞应怀疑肾结石的可能。服用磺胺类药物后尿中出现磺胺结晶伴有红细胞或管型时,提示发生泌尿系统结石和急性肾衰竭的可能。

4. 病原体　无菌条件直接涂片染色镜检,每个油镜视野见到1个以上细菌为阳性,提示泌尿系统感染的可能;找到抗酸杆菌有助于肾结核的诊断;清洁中段尿细菌培养≥10^5/mL为阳性,<10^4/mL为污染,10^4~10^5/mL需复查并结合临床判断。

(四)尿液的其他检查

1. 尿红细胞形态　分辨肾小球源性血尿(非均一性血尿)与非肾小球源性血尿(均一性血尿)。多形性红细胞>80%,提示肾小球源性血尿,见于各类肾小球疾病;多形性红细胞<50%时,提示非肾小球源性血尿,见于肾盂肾炎、膀胱炎、结石及肿瘤。

2. 1h细胞排泄率　红细胞增加常见于急慢性肾炎;白细胞增加见于泌尿系统感染,如急慢性肾盂肾炎及急性膀胱炎。

3. 尿微量白蛋白测定　了解尿中白蛋白早期微量变化,是糖尿病、高血压、系统性红斑狼疮、原发性肾小球疾病早期肾损害的敏感指标。

4. 尿特种蛋白　尿特种蛋白组分检测,用于蛋白尿选择性和非选择性分析,判断病情轻重、治疗效果及预后。

5. 尿纤维蛋白降解产物（FDP） 原发性肾小球疾病尿内出现FDP并有进行性升高，说明肾脏病变在进展，预后较差；同时提示肾小球内有局部凝血等变化。尿FDP阳性还见于DIC、原发性纤溶性疾病、肾肿瘤、泌尿系统感染、肾移植排斥反应。

6. 尿溶菌酶 是肾小管重吸收功能的指标：炎症、中毒时升高，也是肾小管与肾小球病变的鉴别指标。预后判断：急性肾小管坏死、慢性肾小球肾炎、肾衰竭时升高，预后差。

十、粪便检查

粪便检查的目的：①了解消化道有无炎症、出血、寄生虫感染、恶性肿瘤等；②判断胃肠、胰腺、肝胆的功能情况；③检查粪便中有无致病菌。

（一）标本采集

（1）粪便标本应新鲜，盛器要洁净、干燥，不可混入尿液、消毒液或其他杂物，做细菌学检查时应将标本盛于加盖无菌容器内立即送检。

（2）一般检查留取指头大小粪便即可，如孵化血吸虫毛蚴最好留取全份粪便。粪便标本有黏液、脓血时，应选取有黏液、脓血的部分涂片检查。

（3）检查痢疾阿米巴滋养体时，应于排便后立即（30min内）取材送检，寒冷季节标本注意保温。

（4）对某些寄生虫及虫卵的初筛检测，应"三送""三检"，以提高检出率，因许多肠道寄生虫和某些蠕虫卵都有周期性排出现象。检查蛲虫卵需用透明胶纸拭子，于清晨排便前自肛周皱襞处拭取标本镜检。

（5）大便隐血检测，患者应素食3d，并禁止服用铁剂及维生素C，否则易出现假阳性。

（6）无粪便而又必须检查时，可经肛门指诊或采便管获取粪便。

（二）一般性状检查

1. 量 健康成人大多每日排便1次，其量为100~300g。当胃肠、胰腺有病变或其功能紊乱时，则粪便次数及便量可增多，也可减少。

2. 颜色及性状 正常成人的粪便为黄褐色圆柱状软便，婴儿粪便呈金黄色。**水样或粥样稀便**见于各种感染性或非感染性腹泻；**大量黄绿色稀汁样便**，并含有膜状物时见于伪膜性肠炎；**米泔样便**见于霍乱患者；**黏液脓样或黏液脓血便**常见于痢疾、溃疡性结肠炎、直肠癌等；**胶冻状便**见于肠易激综合征、某些慢性菌痢患者；**鲜血便**多见于肠道下段出血；**柏油样便**见于各种原因所致的上消化道出血；**灰白色便**见于阻塞性黄疸；**细条状便**多见于直肠癌；**绿色粪便**提示消化不良。

3. 气味 肉食者味浓，素食者味淡。慢性肠炎、胰腺疾病，尤以直肠癌溃烂继发感染时有恶臭，阿米巴痢疾时有特殊的腥臭。脂肪和糖类消化或吸收不良时粪便呈酸臭味。

4. 寄生虫体 蛔虫、蛲虫、绦虫节片、钩虫体等。

5. 结石 胆石、胰石、胃石、粪石等。

（三）显微镜检查

1. 细胞 肠道发生炎症时白细胞增多，数量多少与炎症轻重程度有关，见于急性菌痢、溃疡性结肠炎等。过敏性结肠炎、肠道寄生虫时，可见较多的嗜酸性粒细胞。红细胞提示肠道下段炎症或出血，如痢疾、溃疡性结肠炎、结肠癌、痔出血、直肠息肉等。巨噬细胞见于细菌性痢疾和直肠炎症。肠黏膜上皮细胞见于结肠炎、伪膜性肠炎。乙状结肠癌、直肠癌时，可见红细胞和肿瘤细胞。

2. 食物残渣　肠蠕动亢进、腹泻、慢性胰腺炎、胰头癌时，粪便中可见淀粉颗粒、脂肪小滴。消化吸收不良综合征时，脂肪小滴的量更多且可见较多的脂肪酸结晶。蛋白质消化不良时，出现肌肉纤维残渣。

3. 寄生虫　主要靠镜检查找虫卵、原虫滋养体及其包囊。

（四）化学检查

1. 隐血试验　阳性常见于消化性溃疡的活动期、胃癌、钩虫病及消化道炎症、出血性疾病等；消化性溃疡呈间断阳性，消化道癌症呈持续性阳性。抗人血红蛋白抗体，可检出消化道任何部位的出血；抗人红细胞基质抗体，可检出下消化道的出血。

2. 胆色素试验　正常人粪中无胆色素而有粪（尿）胆原及粪（尿）胆素。乳幼儿或成人于应用大量抗生素后，胆红素定性试验阳性。在阻塞性黄疸，粪胆原和粪胆素含量明显减少或缺如。溶血性疾病患者的粪便粪胆原、粪胆素含量增多。

（五）细菌学检查

主要靠培养分离与鉴定。粗筛霍乱弧菌可做粪便悬滴和涂片染色检查。伪膜性肠炎时，涂片可发现葡萄球菌、白色念珠菌及厌氧性难辨芽孢梭菌等。怀疑肠结核时行耐酸染色后查找其分枝杆菌。粪便培养有助于确诊和菌种鉴定。

十一、痰液检查

（一）痰液检查意义

（1）诊断某些呼吸系统疾病，如肺结核、肺癌、肺吸虫病等。

（2）辅助诊断某些呼吸系统疾病，如慢性支气管炎、支气管哮喘、支气管扩张症等。

（3）根据痰液一般性状变化，观察疾病的疗效和预后。

（二）一般性状检查

1. 痰液标本留取　以清晨第一口痰为宜。患者漱口后，用力咯出气管深部的痰液。

2. 痰量、痰色与疾病　肺脓肿、慢性支气管炎、支气管扩张、肺结核等痰量增多；痰量突然增加呈脓性，提示肺脓肿向支气管破裂；**粉红色泡沫样痰**为急性肺水肿；**铁锈色痰**见于肺炎链球菌肺炎；血痰见于肺癌、肺结核、支气管扩张等；黄痰见于呼吸道化脓性感染，如肺炎、支气管扩张症、肺脓肿等；**黄绿色痰**见于铜绿假单胞菌感染或干酪性肺炎；**咖啡色痰**见于阿米巴肺脓肿；灰黑色痰见于煤矿工人或长期吸烟者。

黏液性痰见于肺炎早期、支气管炎和支气管哮喘等；浆液性痰见于肺淤血、肺水肿；脓性痰见于呼吸系统化脓性感染，如支气管扩张症、肺脓肿及脓胸向肺组织破溃等。

痰中**支气管管型**见于支气管炎、肺炎等。

（三）痰液显微镜检查及痰培养

1. 细胞　较多红细胞见于呼吸系统出血性疾病、肿瘤及结核等，大量脓细胞提示呼吸系统化脓性感染；鳞状上皮细胞增多见于急性喉炎、咽炎；柱状上皮细胞见于支气管炎、支气管哮喘；吞噬含铁血黄素的巨噬细胞为**心力衰竭细胞**，见于左心衰竭所致的肺淤血。

2. 夏科雷登结晶　常见于支气管哮喘及肺吸虫病。

3. 痰涂片　临床疑似肺癌，可行巴氏染色连续多次找癌细胞；疑为细菌感染应行革兰染色；查结核杆菌则行抗酸染色。

4. 病原体检查　呼吸道感染应做痰细菌培养、真菌培养及支原体培养。

十二、浆膜腔积液检查

人体的胸腔、腹腔、心包腔，统称为浆膜腔。病理情况下，腔内液体增多而积聚称为**浆膜腔积液**。根据浆膜腔积液的形成原因及性质不同，可分为**漏出液**和**渗出液**。

1. 漏出液　属非炎症性，与压力因素密切相关。漏出液常为多浆膜腔积液，并伴水肿。形成的主要原因为：①血浆胶体渗透压降低：当血浆白蛋白低于25g/L时，血管与组织间渗透压平衡失调，液体进入浆膜腔形成积液。如肝硬化晚期、肾病综合征、重度营养不良等。②毛细血管内流体静脉压升高：因过多的液体滤出，超出代偿极限，导致积液发生。如慢性充血性心力衰竭、静脉栓塞等。③淋巴管阻塞：常见于肿瘤压迫或丝虫病引起的淋巴回流受阻，积液可呈乳糜样改变。

2. 渗出液　为炎性积液。常见原因为：①感染，如胸膜炎、腹膜炎、心包炎等。②化学因素，如血液、胆汁、胃液、胰液等化学性刺激。③恶性肿瘤，因瘤细胞产生血管活性物质及浸润性阻塞等，也常引起渗出性积液。④风湿性疾病及外伤等。以上因素均可导致血管通透性增加，致血液中大分子物质（白蛋白、球蛋白、纤维蛋白原及各种细胞成分等）渗出而形成积液。渗出液常表现为单一浆膜腔积液，如结核性胸膜炎常为一侧胸膜腔积液。

渗出液与漏出液鉴别见表10-13。

表10-13　漏出液与渗出液的鉴别要点

项目	漏出液	渗出液
病因	非炎症所致	炎症、肿瘤或理化刺激
外观	淡黄、浆液性	不定、黄色、脓性、血性、乳糜性等
透明度	透明或微浑浊	多浑浊
比重	<1.015	>1.018
凝固	不自凝	能自凝
黏蛋白定性	阴性	阳性
蛋白定量（g/L）	<25	>30
葡萄糖定量	与血糖相近	常低于血糖水平
积液/血清LDH比值	<0.6	>0.6
LDH（U/L）	<200	>200
pH	>7.4	<7.2
细菌学检查	阴性	可找到致病菌
细胞学检查	少量，并以淋巴细胞、间皮细胞为主	细胞数相对多，病因不同细胞种类不同
常见疾病	充血性心力衰竭、肝硬化、肾炎伴低蛋白血症	细菌感染、原发性或转移性肿瘤等

十三、脑脊液检查

生理状态下，血液和脑脊液之间的血脑屏障，可维持中枢神经系统内环境的相对稳定，中枢神经系统任何部位的病变，如感染、外伤、出血和肿瘤等都可引起脑脊液性状和成分的改变，因而脑脊液检测对神经系统疾病诊断、疗效观察、指导用药等方面具有重要意义。

1. 适应证　①脑膜刺激征阳性需要明确诊断者；②疑有颅内出血者；③疑有中枢神经系

统恶性肿瘤者；④有剧烈头痛、抽搐、瘫痪、昏迷等表现而原因不明等；⑤中枢神经系统疾病手术前的常规检查；⑥中枢神经系统疾病需椎管内给药者。

2. 禁忌证 ①颅内压明显增高或伴显著视神经盘水肿；②有脑疝先兆者；③局部皮肤有炎症者；④颅后窝有占位性病变者；⑤处于休克、衰竭或濒危状态者。

常见中枢神经系统疾病的脑脊液特点见表10-14。

表10-14 常见中枢神经系统疾病的脑脊液特点

疾病	压力（mmH$_2$O）	外观	蛋白质定性	蛋白质定量（g/L）	细胞数及分类（×10^6/L）	葡萄糖（mmol/L）	氯化物（mmol/L）	细菌
正常	侧卧位 80~180	无色透明	-	0.15~0.45	0~8，多为淋巴细胞	2.5~4.5	120~130	-
化脓性脑膜炎	显著升高	浑浊，脓性，静置后可有凝块	++~++++	显著增加	显著增加，中性粒细胞为主	明显减少	稍低	+
结核性脑膜炎	升高	微浑浊，毛玻璃样，置后有薄膜形成	++	增加	增加，早期以中性粒细胞为主，后期以淋巴细胞为主	减少	明显减少	抗酸染色可找到抗酸杆菌
病毒性脑炎或脑膜炎	稍升高	清晰或微浑浊	+	轻度增加	增加，早期中性粒细胞增多，后期以淋巴细胞为主	正常	正常	-
脑脓肿（未破裂）	升高	无色或黄色微浑浊	+	轻度增加	稍增加，淋巴细胞为主	正常	正常	-~+
脑肿瘤	升高	无色或黄色	±~+	轻度增加	正常，或稍增加，以淋巴细胞为主	正常	正常	-
蛛网膜下腔出血	稍高	血性为主	+~++	轻度增加	增加，以红细胞为主	正常	正常	-

第五单元 心电图诊断

【复习指导】本单元属于难点内容，部分为重点，总体而言并非重点内容。掌握心电图各波段的组成及意义，掌握心电图各波段的正常范围及其变化的意义，掌握常见异常心电图（心房异常和心室肥大、心肌缺血与心肌梗死、常见心律失常等）的心电图特征。熟悉常用心电图导联、心率计算及心电图各波段的测量、QRS心电轴的测量及其临床意义。

一、心电图基本知识

（一）常用心电图导联

1. 标准肢体导联

Ⅰ导联：心电图机正极接左上肢，负极接右上肢。

Ⅱ导联：心电图机正极接左下肢，负极接右上肢。

Ⅲ导联：心电图机正极接左下肢，负极接左上肢。

2. 加压肢体导联

aVR（加压右上肢导联）：探查电极置于右上肢并与心电图机正极相连，左上、下肢连接构成无关电极并与心电图机负极相连。

aVL（加压左上肢导联）：探查电极置于左上肢并与心电图机正极相连，右上肢与左下肢连接构成无关电极并与心电图机负极相连。

aVF（加压左下肢导联）：探查电极置于左下肢并与心电图机正极相连，左、右上肢连接构成无关电极并与心电图机负极相连。

3. 胸导联 胸导联也属单极导联，心电图机的负极与中心电端（左、右上肢及左下肢连接构成）连接，正极与放置在胸壁一定位置的探查电极相连。

V_1导联：胸骨右缘第4肋间。

V_2导联：胸骨左缘第4肋间。

V_3导联：V_2与V_4连线的中点。

V_4导联：左锁骨中线与第5肋间相交处。

V_5导联：左腋前线V_4水平处。

V_6导联：左腋中线V_4水平处。

aVR、V_1、V_2导联反映右心室的电位变化。V_3、V_4导联反映室间隔及其附近的左、右心室的电位变化。其余7个导联均反映左心室的电位变化。

诊断右心病变，常需选用$V_{3R} \sim V_{6R}$导联，探查电极置于右胸部与$V_3 \sim V_6$对称处。

诊断后壁心肌梗死，常选用V_7（左腋后线V_4水平处）、V_8（左肩胛线V_4水平处）和V_9（左脊旁线V_4水平处）导联。

4. 心电图机导联线连接惯例 红色者接右上肢，黄色者接左上肢，绿（或蓝）色者接左下肢，黑色者接右下肢，连接胸壁各点的电极从$V_1 \sim V_6$分别为红、黄、绿、棕、黑、紫色。

（二）心电图各波段的组成及意义

四个波（P波、QRS波群、T波、U波）、三个段（PR段、ST段、TP段）、两个间期（P-R间期、Q-T间期）和J点（QRS波群与ST段的交点）。

P波：左、右心房去极化过程。

PR段：房室交界区产生的微弱电位变化。

PR间期：反映激动通过整个传导系统所需要的时间，也反映自心房去极化开始至心室去极开始的时间。

QRS波群：左、右心室去极化过程。

ST段：左、右心室早期缓慢复极化。

T波：左、右心室晚期快速复极化。

QT间期：左、右心室去极化与复极化全过程的时间。

U波：心室肌的后继电位，或与心室中浦肯野纤维的复极有关。

二、心电图测量

心电图记录纸是由纵线和横线交织而成的正方形小格（边长为1mm）组成。横向距离代表时间，纵向距离代表电压。

（一）心率计算

测量 PP 间距或 RR 间距，以秒（s）为单位，除 60，即可求出心率。若有心律不齐者，则需连续测量 5~10 个 RR 或 PP 间距，取其平均值，然后算出心率，即：心率（次/分）= 60/RR（或 PP）间距平均值（s）。

（二）心电图各波段的测量

1. **各波振幅（电压）的测量** 测量向上的波应自等电位线（基线）的上缘垂直量到波的顶点，测量向下的波应自等电位线的下缘垂直量到波的底端。若为双向 P 波，上下振幅的绝对值之和为其电压数值。

2. **各波时间的测量** 选择波形比较清晰的导联，从波的起始部的内缘量到终末部的内缘。若为双向 P 波，应测量该波两个方向总的时间。

3. **R 峰时间的测量** 从 QRS 波群的起点量到 R 波顶点与等电位线的垂直线之间的距离。如 R 波有 R′波或切迹，则以最后的 R′波或第二峰的顶点为准。一般只测 V_1 和 V_5 导联。R 峰时间代表心室肌除极时，激动自电极下局部心内膜面到达心外膜面所需的时间。

4. **各间期的测量**
P-R 间期：选择有明显 P 波和 R 波的导联（一般多选 II 导联），自 P 波起点量至 QRS 波群的起点。
Q-T 间期：选择 T 波较清晰、Q-T 间期最长的导联，从 QRS 波群的起点量到 T 波的终点，通常在 V_2、V_3 导联测量。若心律不规则时，取 3~4 个 Q-T 间期的平均值。

5. **ST 段偏移的测量** 测量 ST 段抬高的程度，应自等电位线上缘垂直量至 ST 段上缘；测量 ST 段压低的程度，应自等电位线的下缘垂直量至 ST 段的下缘。测量时应选择基线较平直的导联，一般应与 TP 段相比较，如因心动过速等原因 TP 段不明显时，可与 PR 段相比较。斜行向上的 ST 段，以 J 点作为判断 ST 移位的依据；斜行向下的 ST 段，则应在 J 点后 0.06~0.08s 处进行测量。

（三）心电轴的测定

心室除极过程中全部瞬间综合向量进一步综合而成的总向量（平均心电向量），称为平均 QRS 心电轴，简称**心电轴**。临床心电图学所说的心电轴通常指 QRS 环投影在额面上的心电轴，用额面平均心电轴与 I 导联轴正侧段（规定为 0°）所构成的夹角的度数，来标记心电轴的方向。

1. **测定方法**

（1）目测法：根据 I 与 III 导联 QRS 波群的主波方向，估测心电轴的大致方位。I、III 导联 QRS 主波均向上，为**心电轴不偏**；I 导联的主波向上，III 导联的主波向下，为**电轴左偏**；I 导联的主波向下，III 导联的主波向上，则为**电轴右偏**；I、III 导联 QRS 主波均向下，则为**不确定电轴**。

（2）查表法：根据计算出来的 I、III 导联 QRS 振幅的代数和直接查表，即得出心电轴的度数。

（3）振幅法：分别测算出 I、III 导联 QRS 波群振幅的代数和（R 波为正，Q 与 S 波为负），然后将其标记于六轴系统中 I、III 导联轴的相应位置，并由此分别做出 I、III 导联轴的垂直线，两垂直线相交点与 0 点的连线即为平均心电轴。测出此线与 I 导联轴正侧段的夹角即为心电轴的度数。

2. 临床意义 心电轴的偏移，一般与心脏在胸腔内的解剖位置、两侧心室的重量比、激动在心室内的传导状态以及年龄、体型等因素有关。心电轴＋30°～＋90°为电轴不偏；0°～＋30°为电轴轻度左偏，0°～－30°为中度左偏，－30°～－90°为显著左偏；＋90°～＋120°为轻度或中度右偏，＋120°～＋180°为显著右偏，＋180°～＋270°为不确定电轴。正常心电轴一般在0°～＋90°。

心电轴轻度或中度右偏，可见于正常婴幼儿、垂位心，也可见于肺气肿和轻度右心室肥大。心电轴显著右偏，多见于右心室肥大、左后分支阻滞、左室源性的室速及广泛心肌梗死等。心电轴轻度或中度左偏，可见于妊娠、肥胖、腹水、横位心，也可见于轻度左心室肥大。心电轴显著左偏多见于左心室肥大、左前分支阻滞、右室源性的室速等。

三、心电图各波段的正常范围及其变化的意义

1. P波 正常P波在多数导联呈钝圆形，可有轻微切迹，但双峰间距＜0.04s。**窦性P波**在aVR导联倒置，Ⅰ、Ⅱ、aVF和V_4~V_6导联直立，其余导联可以直立、低平、双向或倒置。若P波在aVR导联直立，Ⅱ、Ⅲ、aVF导联倒置，称为**逆行P波**，表示激动起源于房室交界区或心房下部。正常P波≤0.11s。P波时间＞0.11s，且切迹双峰间距≥0.04s，表示左心房异常。肢体导联＜0.25mV，胸导联＜0.20mV。右心房异常时可见P波电压增高、形态高尖。P波低平一般无病理意义。

2. P-R间期 成人心率在正常范围时，P-R间期为0.12~0.20s。P-R间期随心率及年龄而异，年龄小或心动过速时P-R间期较短，老年人或心动过缓时较长，但最长不超过0.22s。P-R间期超过正常最高值，称为P-R间期延长，见于一度房室传导阻滞。P-R间期＜0.12s，称为P-R间期缩短，见于房室交界性心律或心室预激。

3. QRS波群

（1）时限：正常成人QRS波群时限为0.06~0.10s，正常R峰时间在V_1、V_2导联一般不超过0.04s，在V_5、V_6导联一般不超过0.05s。R峰时间延长对于心室肥大及室内传导阻滞的诊断有重要意义。

（2）形态与振幅：V_1、V_2导联多呈rS型，R/S＜1，R_{V_1}＜1.0mV，右心室肥大时R_{V_1}增高；V_5、V_6导联以R波为主（可呈qR、Rs、qRs或R型），R/S＞1，R_{V_5}＜2.5mV，左心室肥大时$R_{V_5\text{-}V_6}$增高。V_3、V_4导联呈RS型，R/S接近于1，称为过渡区波形。正常成人胸导联自V_1至V_5，R波逐渐增大，而S波逐渐变小。aVR导联的QRS波群主波向下，可呈Qr、rS、rSr′或QS型，R_{aVR}＜0.5mV，超过此值常提示右心室肥大。aVL和aVF导联QRS波群形态多变，可呈qR、qRs或Rs型，也可呈rS型，R_{aVL}＜1.2mV、R_{aVF}＜2.0mV，如超过此值，提示左心室肥大。Ⅱ导联常表现为QRS波群主波向上，Ⅰ、Ⅲ导联上QRS波群形态则随QRS平均电轴而变化。

若六个肢体导联中，每个QRS波群正向波与负向波电压的绝对值之和均小于0.5mV，和（或）每个胸导联的QRS波群正负向电压的绝对值之和均小于1.0mV，称为**低电压**。常见于肺气肿、心包积液、全身水肿、心肌梗死、心肌炎、心肌病等，也可见于少数正常人。

（3）Q波：正常时，aVR导联可呈Qr或QS型，V_1、V_2导联不应有q波，但可呈QS型，V_5、V_6导联常可见正常范围内的q波。其余导联Q波的时间≤0.03s，深度≤同导联R波振

幅的1/4。加深加宽超过正常范围的Q波，称为**异常Q波**，见于心肌梗死、心肌炎、心肌病、急性肺动脉栓塞等。

4. ST段　正常ST段多为一等电位线，可有轻度偏移。但任何导联ST段下移应<0.05mV，ST段在V_1~V_3导联可有非弓背向上的抬高0.1~0.3mV，其他导联均不应>0.1mV。ST水平型压低及下斜型压低对诊断心肌缺血有较大的临床意义。ST段压低也可见于低血钾、洋地黄作用、预激综合征、心室肥大及室内传导阻滞等。ST段弓背向上型的抬高并呈动态改变对急性心肌梗死诊断意义较大。

5. T波　正常T波是一个不对称的宽大而光滑的波，前支较长，后支较短。正常情况下，T波的方向与QRS波群主波的方向一致。aVR导联T波倒置，Ⅰ、Ⅱ、V_4~V_6导联T波直立，其余导联T波可直立、双向、低平或倒置。但若V_1导联T波直立，则V_2、V_3导联T波就不应倒置。在幼儿，V_4导联T波仍可能倒置，但V_5等左胸导联中，不论年龄，一概不应有倒置的T波。在以R波为主的导联中，T波不应低于同导联R波的1/10。胸导联的T波有时可高达1.2~1.5mV（V_2~V_4），但V_1导联的T波一般不应>0.4mV。若胸导联上T波均直立，V_5导联的T波不应低于V_1导联的T波。

在以R波为主的导联中，T波低平、双向或倒置，见于心肌缺血、心肌损害、低血钾、洋地黄作用、心室肥大、支传导阻滞及预激综合征等。两肢对称的深倒的T波，称为"冠状T"，是心肌缺血的特征。T波轻度增高无临床重要性，若显著增高，则见于急性心肌梗死早期（超急期）与高血钾等。

心室去极化程序正常而ST-T异常者，称为**原发性ST-T改变**，多提示心肌损害；心室去极化程序异常而ST-T随之发生相应改变者，称为**继发性ST-T改变**，不一定有心肌的损害，如室性QRS波群、束支传导阻滞、心室预激等。

6. Q-T间期　心率60~100次/分时，Q-T间期的正常范围在0.32~0.44s。临床常用校正的Q-T间期（Q-Tc间期）。Q-T间期延长的判断标准：女性Q-Tc间期≥0.46s，男性Q-Tc间期≥0.45s；Q-Tc间期缩短的判断标准：男性或女性均为≤0.39s。Q-T间期延长常见于心肌缺血、心肌损害、心室肥大、心室内传导阻滞、低血钙、低血钾及胺碘酮、奎尼丁等药物影响。T间期显著延长伴T波异常可出现严重心律失常。Q-T间期缩短，见于高血钙和洋地黄效应等。

7. U波　是T波后0.02~0.04s时出现的一个振幅很小的波，U波方向与T波方向一致，电压低于同导联的T波。一般以胸导联（尤其V_3）较清楚。U波明显升高（>T波的1/2），见于血钾过低，也可见于用奎尼丁、洋地黄、肾上腺素等药物之后。U波倒置（V_2~V_5）见于急性心肌缺血、高血压等。

四、常见异常心电图

（一）心房异常和心室肥大

1. 心房异常

（1）右心房异常：P波电压增高：肢体导联上电压≥0.25mV，在Ⅱ、Ⅲ、aVF导联明显；在胸前导联V_1、V_2上P波电压≥0.15mV，如P波呈双向时，其振幅的算术和≥0.20mV或IPI>0.03 mm·s。常见于肺源性心脏病、肺动脉狭窄，也可见于法洛四联症、房间隔缺损等先天性心脏病，或三尖瓣病变。

（2）左心房异常：P波增宽，时限≥0.12s，呈前低后高双峰型，峰间距≥0.04s，以Ⅰ、Ⅱ、aVL、V_4~V_6导联明显。V_1导联上Ptf_{V_1}≤−0.04mm·s，即P波终末部的负向波变深、变宽。左心房扩大是常见的左心房异常的原因。P波异常如出现在左心疾患的患者则往往提示左房负荷增加，左室舒张末压增加和左心功能不全。

（3）双侧心房异常：P波增宽呈双峰型，电压增高。P波增宽，时限≥0.12s，电压≥0.25mV，双峰间距≥0.04s。V_1导联P波呈双向，前部向上高尖，后部向下宽钝，IPI、Ptf_{V_1}超过正常范围。双侧心房异常见于严重器质性心脏病、风心病联合瓣膜病变、左至右分流的先天性心脏病和扩张型心肌病等。

2. 心室肥大

（1）左心室肥大：①QRS波群电压增高：RV_5＞2.5mV，SV_1或SV_2＞2.9mV，RV_5＋SV_1＞3.5mV（女）或4.0mV（男）；$R_Ⅰ$＞1.5mV，$R_Ⅱ$＞2.5mV，Ra_{VL}≥1.2mV，Ra_{VF}＞2.0mV。②QRS电轴左偏，一般不超过−30°。③QRS波群时限延长，一般不超过0.11s，V_5或V_6导联R峰时间延长≥0.05s。④ST-T异常：在R波为主的导联（如V_5或V_6），ST段下斜型压低≥0.05mV，T波低平、双向或倒置。

（2）右心室肥大：①QRS波群电压增高、形态改变。RV_1或R_{V3R}＞1.0mV，Ra_{VR}＞0.5mV，RV_1＋SV_5＞1.05mV（重症＞1.2mV）；V_1导联R波振幅增大，R/S＞1，呈R型或Rs型，重度右室肥大可使V_1导联呈qR型（除外心肌梗死），V_5导联R/S＜1或S波加深。aVR导联以R波为主，R/q或R/S＞1，V_1或V_{3R}导联呈RS、rSR'、R或qR型。②心电轴右偏≥＋90°，重症可＞110°。③继发性ST-T改变。V_1、V_2或V_{3R}导联ST段压低＞0.05mV，T波低平、双向或T波倒置。④V_1导联的R峰时间＞0.035s，但QRS波群时间并不延长。

（3）双侧心室肥大：表现大致正常心电图、单侧心室肥大心电图，同时显示左、右心室肥大的证据时，心电图才可诊断。在诊断左心室肥大基础上具备以下条件之一：①V_5或V_6导联R/S＜1；②QRS心电轴右偏；③几个导联出现高振幅的RS图形；④合并右心房异常。或在诊断右室肥大的基础上，V_2~V_4导联出现高R波及深S波，且R+S＞6.0mV，提示左心室肥大存在。

（二）心肌梗死与心肌缺血

心肌的血供来源于冠状动脉。冠状动脉粥样硬化导致的冠状动脉管腔狭窄或阻塞，和（或）冠状动脉痉挛是造成心肌缺血和心肌梗死的主要原因。心电图是临床诊断心肌缺血和梗死常用检查。

1. 基本图形

（1）缺血型T波改变：缺血出现在心内膜下时，面对缺血区的导联出现双支对称的"高耸T波"。缺血发生心外膜下（或透壁性），面对缺血区的导联出现"T波倒置"。倒置T波尖深，双支对称，称"冠状T波"。

（2）损伤型ST段移位：损伤型ST段移位可表现为ST段抬高或ST段压低两种类型。心内膜下心肌损伤时，ST段呈下斜型或水平型下降；心外膜下心肌损伤时（包括透壁性心肌缺血），ST段呈损伤型抬高。

（3）坏死型Q波：主要表现为面向坏死区的导联出现病理性Q波（时间≥0.03s，振幅≥1/4R）或QS型。

2. 心肌梗死的图形演变及分期　急性心肌梗死根据 ST 段是否抬高分为 **ST 段抬高心肌梗死和非 ST 段抬高心肌梗死**。ST 段抬高型心肌梗死指 2 个或 2 个以上相邻导联出现 ST 段抬高；非 ST 段抬高心肌梗死指心电图上只有 ST 段压低和（或）T 波倒置或无 ST-T 异常。

（1）进展期：见于急性心肌梗死发生后数分钟或数小时内。心电图可见：①T 波高耸。②ST 段斜行上升。③尚未出现坏死性 Q 波。④有时可见急性损伤性阻滞：R 峰时间 ≥ 0.045s，R 波升支可有切迹。

（2）急性期：此期开始于梗死后数小时或数日，可持续 6h 至 7d。心电图可见：①病理性 Q 波或 QS 波。②ST 段逐渐升高呈弓背型，并可与 T 波融合成单向曲线，继而 ST 段向等电位线逐渐下降。③T 波由直立逐渐演变为对称性倒置。

（3）愈合期：发生于梗死后 7~28d，主要是坏死（Q 波）及缺血（T 波）图形。心电图特点为：①抬高的 ST 段基本恢复至基线。②T 波的动态变化。③坏死型 Q 波持续存在。

（4）陈旧期：梗死发后数月或数年，主要是坏死的图形。表现为：①恒定的 Q 波或 QS 波。②ST 段与 T 波恢复正常或 T 波倒置（或低平）不再变化。

由于近年来临床溶栓及冠脉介入手术的开展，闭塞的冠状动脉及时再通，大大缩短了各期的进程，并可使其心电图表现不再呈现上述典型演变过程。

3. 心肌梗死的定位诊断　冠状动脉对心肌的血液供应呈区域性分布，某一冠状动脉闭塞引起其所供应的某部分心肌发生坏死，故其心电图改变呈节段性。

前间隔—V_1、V_2、（V_3）

前壁—（V_2）、V_3、V_4、（V_5）

广泛前壁—V_1、V_2、V_3、V_4、V_5、V_6

侧壁—Ⅰ、aVL、V_5、V_6

正后壁—V_7、V_8、V_9

下壁—Ⅱ、Ⅲ、aVF

右室—（V_1）、V_3R、V_4R、V_5R

右心室梗死往往合并左室下、后壁梗死。对急性下壁或下后壁心肌梗死的患者应常规加做 V_3R~V_6R 导联检查，其中任一导联 ST 段抬高 > 0.1mV 均提示右心室梗死，尤以 V_4R 导联更有价值。如果 V_1 导联 ST 段抬高而 V_2 导联 ST 段不抬高或压低，也提示右心室梗死。

4. 心肌缺血

（1）稳定型心绞痛：伴随心绞痛的症状，心电图可出现：面对缺血区的导联上出现 ST 段下移，可呈水平型或下斜型压低 ≥ 0.1mV，或在原有的基础上进一步下移达 0.1mV 以上。发作为一过性（持续时间常在 1min 以上，多在 3~5min，一般不超过 20min），随着缺血缓解心电图恢复正常或缺血发作前状态。

（2）变异型心绞痛：①ST 段抬高的同时往往伴有对应导联 ST 段压低的改变，ST 段抬高有时呈单向曲线，但发作后可恢复正常。②T 波增高。

（3）慢性冠状动脉供血不足：心电图约有 2/3 呈现 ST-T 异常改变：ST 呈缺血型（水平型或下垂型）压低 ≥ 0.05mV，或近似缺血型压低 > 0.075mV，以缺血型压低较有诊断意义。T 波主要表现为低平（在以 R 波为主的导联上，T 波振幅 < 1/10 同导联 R 波振幅）、双向（尤其是先负后正）或倒置而呈现"冠状 T 波"。

五、心律失常

心脏激动的起源部位、频率、节律，激动传导的顺序、路径、速度、方向，其中任意一项发生异常，都称为**心律失常**。按心律失常的发生原理，可分为激动起源异常和传导异常两大类。

（一）窦性心律与窦性心律失常

1. 窦性心律 ①激动起源于窦房结，P 波在 Ⅰ、Ⅱ、aVF、V_3~V_6 导联直立，aVR 导联倒置。②窦性 P 波规律发生，P-P 间期基本匀齐，静息状态下频率为 60~100 次/分。③P 波与 QRS 波群顺序发生，P-R 间期 0.12~0.20s。④QRS 时限 0.06~0.10s。

2. 窦性心动过速 ①窦性 P 波在 Ⅰ、Ⅱ、aVF、V_4~V_6 导联直立，aVR 导联倒置。②窦性 P 波规律发生，P 波频率多在 100~160 次/分之间（P-P 或 R-R 间期＜0.60s）。

3. 窦性心动过缓 ①窦性 P 波在 Ⅰ、Ⅱ、aVF、V_4~V_6 导联直立，aVR 导联倒置。②窦性 P 波规律发生，频率在 60 次/分以下（P-P 或 R-R 间期＞1s），通常不低于 40 次/分。

4. 窦性心律不齐 ①窦性 P 波在 Ⅰ、Ⅱ、aVF、V_4~V_6 导联直立，aVR 导联倒置。②在一次心电图记录中，最长的 P-P 间距与最短的 P-P 间距之差＞0.12s。

5. 窦性停搏 窦房结在一段时间内暂时停止发放冲动，导致心房和心室活动相应停止的现象，称为窦性停搏，亦称窦性静止。①在 P-P 间距规则的心电图记录中，突然出现一个或多个显著延长的 P-P 间距。②长 P-P 间距与基本的窦性 P-P 间距之间无整倍数关系。③较长时间的窦性停搏后可出现窦性心律，也可出现房室交界性逸搏或室性逸搏。

6. 病态窦房结综合征 窦房结及其周围组织病变导致其功能减退，产生多种心律失常，并引起头晕、黑蒙、晕厥等临床表现，称为**病态窦房结综合征**。主要表现如下。

（1）持续而显著的窦性心动过缓：心率＜50 次/分，且不易用阿托品等药物纠正。常伴有窦性停搏或窦房传导阻滞。

（2）心动过缓-心动过速综合征：在显著窦性心动过缓基础上，常出现室上性快速心律失常（房速、房扑、房颤等）。由于房性快速性心律失常均发生在缓慢性心律失常的基础上，又称为"慢快综合征"。

（3）双结病变：若病变同时累及房室交界区，可出现窦房传导阻滞与房室阻滞并存，或发生窦性停搏时长时间不出现交界性逸搏，称为双结病变。

（二）过早搏动

过早搏动是指起源于窦房结以外的异位起搏点提前发出的激动所引起的一次（或两次）心脏搏动，又称**期前收缩**，是临床最常见的心律失常。

1. 室性过早搏动 ①提前出现的、宽大畸形的 QRS 波群，时限通常≥0.12s，其前无相关 P 或 P′波。②T 波方向与 QRS 波群的主波方向相反。③有完全性代偿间歇。即过早搏动前后的两个窦性 P 波间距等于正常 PP 间距的两倍。

2. 房性过早搏动 ①提前出现的异位 P′波，其形态与窦性 P 波不同。②房性过早搏动可呈现三种房室传导方式：a. 正常下传，表现为房性 P′波后随室上性 QRS 波群；b. 房性期前收缩未下传：房性 P′波后没有 QRS 波群；c. 伴心室内差异传导：QRS 形态异常增宽而呈现束支阻滞图形。③代偿间歇多不完全。即过早搏动前后两个窦性 P 波的间距小于正常 PP 间距的 2 倍。

在同一导联中，如果房性早搏的 P′ 波形态不一，联律间期不等，则称为多源性房性早搏，往往是心房颤动的先兆。

3. 交界性过早搏动　①提早出现的室上性 QRS 波群。②提早出现的 QRS 波群之前或之后可有逆行 P 波（P′），也可见不到 P′ 波。激动先上传至心房，则 P′ 在 QRS 波群之前，P′-R 间期 < 0.12s；激动先下传至心室，则 P′ 在 QRS 波群之后，R-P′ 间期 < 0.20s；激动同时传至心房与心室，则 P′ 可被 QRS 波群掩盖。③大多为完全性代偿间歇。

（三）异位性心动过速

1. 室上性心动过速　①心动过速发作时 QRS 波频率大多数为 150~250 次/分。②节律一般绝对规则。③QRS 波群形态基本正常（伴心室内差异性传导或原有束支阻滞时 QRS 波群增宽）。④ST-T 可无变化，或呈继发性 ST 段下移和 T 波倒置。

2. 室性心动过速　①相当于一系列连续的室性过早搏动（连续 3 次或 3 次以上），频率多在 100~250 次/分，R-R 间期大致相等，节律可略有不齐。②QRS 波群畸形、增宽，时间 ≥ 0.12s，T 波方向与 QRS 主波方向相反。③有时可见房室分离。④偶可发生心室夺获或室性融合波。出现心室夺获或室性融合波，是判断室性心动过速可靠的依据。

（四）颤动

1. 心房颤动　①P 波消失，代之以一系列大小不等、间距不均、形态各异的心房颤动波（f 波），其频率为 350~600 次/分，通常在 V_1 导联最清楚，其次为 Ⅱ、Ⅲ、aVF 导联。②RR 间距绝对不匀齐，即心室律完全不规则。③QRS 形态正常或因室内差异传导而增宽畸形。

2. 心室颤动　QRS-T 波群完全消失，代之以形状不一、大小不等、极不规则的低小波，频率为 250~500 次/分。最初的颤动波常较粗大，以后逐渐变小，如抢救无效最终将变为等电位线，提示心脏电活动停止。

（五）房室传导阻滞

心脏任何部位的心肌不应期延长所引起的激动传导延缓或阻断，统称为心脏阻滞。根据其发生部位的不同，分为窦房传导阻滞、房内阻滞、房室阻滞和室内阻滞；按阻滞程度可分为一度（传导延缓）、二度（部分激动传导发生中断）和三度（传导完全中断）。

1. 一度房室阻滞　①窦性 P 波规则出现，每个窦性 P 波后都有 QRS 波。②P-R 间期延长：PR 间期 ≥ 0.21s（老年人 > 0.22s）。

2. 二度Ⅰ型房室阻滞　①窦性 P 波规则出现。②PR 间期呈进行性延长（但 P-R 间期的增量逐渐减少），直至出现一次心室漏搏，其后 P-R 间期又恢复为最短，再逐渐延长，直至再次出现心室漏搏。此现象周而复始形成文氏周期。③RR 间距渐短突长。④心室漏搏所致的最长 R-R 间歇，短于任何两个最短的 RR 间距之和。

3. 二度Ⅱ型房室阻滞　①窦性 P 波规则出现。②P-R 间期恒定（正常范围或延长）。③QRS 波群呈周期性或不定期地成比例地脱漏。

固定的 2∶1 房室阻滞是二度房室阻滞的一个特殊类型，无法根据 P-R 间期的变化来区分Ⅰ型或Ⅱ型。房室传导比例呈 3∶1 或 3∶1 以上（连续 2 个或 2 个以上 P 波后面无 QRS 波群）者，又称为高度房室阻滞。

4. 三度房室阻滞　①房室分离：P 波与 QRS 波群各自独立，互不相关，呈现完全性房室分离。②逸搏心律：QRS 波群的形态和时间主要取决于逸搏部位。如阻滞部位以下的潜在起搏点位于希氏束附近，则心室率一般为40~60次/分，QRS波群正常，称为**交界性逸搏**；如位于传导系统的远端，则心室率一般为20~40次/分，QRS波群宽大畸形，此系**室性逸搏**。

（六）心室预激

预激是指冲动经正常房室传导系统以外的先天性房室附加通道（简称旁路）下传的一种异常房室间传导现象。

（1）WPW综合征：①P-R间期缩短，<0.12s。有时窦性P波常与预激波融合，以致P-R段消失。②QRS增宽，>0.12s。QRS起始部粗钝，有**预激波（δ波，delta波）**，终末部分正常；QRS波宽度及δ波的大小与预激成分的多少有关，少数QRS波的宽度可<0.12s。③常有继发性ST-T改变。

（2）LGL综合征：①P-R间期少于0.12s。②QRS波群正常，无预激波。

（3）Mahaim型预激：①P-R间期≥0.12s。②QRS综合波起始波有δ波，但δ波小。③QRS时间≥0.12s，但增宽轻微。Mahaim可以引发宽QRS波心动过速，并呈左束支图形。

六、心电图的主要应用范围和价值

1. 心电图是检查心律失常最常用的方法，不但可确诊体格检查中所发现者，且可确诊体格检查无法发现者。

2. 诊断心肌梗死及急性冠状动脉供血不足，并能估计梗死部位、范围及相关动脉，观察其演变过程、分期及预后，心肌缺血的有无、部位及持续时间。

3. 判定有无心房异常、心室肥大，从而协助某些心脏病的诊断，如瓣膜心脏病、肺源性心脏病、高血压心脏病及先天性心脏病等。

4. 协助诊断心肌损伤、心肌炎及心肌病。

5. 协助诊断心包疾病，包括急性及慢性心包炎。

6. 协助诊断电解质紊乱，如血钾、血钙及血镁的过高或过低。

7. 观察某些药物对心脏的影响，包括治疗心血管疾病的药物如洋地黄、抗心律失常药物，及对心肌有损害的药物如抗肿瘤药物等。

8. 心电图已广泛应用于心脏外科手术、心导管检查、人工心脏起搏、电击复律、心脏复苏及其他危重病症的监护，以便及时发现心率及心律的变化、心肌缺血情况，从而做出相应处理。

但心电图检查也存在其局限性。对于某些心血管疾病，心电图改变并无特异性；对于某些心血管疾病，心电图则并不敏感，可以表现为正常。心电图对许多心脏病的病因不能作出诊断，也不能反映心脏的贮备功能。

第六单元　影像诊断

【复习指导】本单元掌握大叶性肺炎、肺结核、胸腔积液、气胸、风湿性心脏病、胃肠道穿孔、肠梗阻、长骨骨折的影像学表现及血清促甲状腺激素（TSH）测定。熟悉支气管扩张症、小叶性肺炎、间质性肺炎、肺脓肿、原发性支气管肺癌、高血压心脏病、慢性肺源性心脏病、心包积液、食管静脉曲张、食管癌、消化性溃疡、泌尿系结石、化脓性骨髓炎、

第十章 诊断学基础

骨肿瘤、脑血管病的影像学表现及甲状腺素测定。了解超声诊断的临床应用；二尖瓣狭窄、扩张型心肌病、胆道结石、泌尿系结石、脂肪肝、肝硬化的异常声像图；X 线的特性、成像原理、检查方法；CT、磁共振（MRI）的临床应用；慢性支气管炎、转移性肺肿瘤、胸膜肥厚、粘连、钙化的影像学表现；消化系统疾病影像学检查方法、胃癌、溃疡性结肠炎、结肠癌、原发性肝癌、肾癌、脊柱骨折、椎间盘突出、骨关节结核、颈椎病、类风湿性关节炎、退行性骨关节病、脑肿瘤、颅脑损伤的影像学表现；脏器放射性核素显像检查、C 肽及胰岛素测定。

一、超声诊断

（一）超声诊断的临床应用

1. 检测实质性脏器（如肝、肾、脾、胰腺、子宫及卵巢等）的大小、形态、边界及脏器内部回声等，帮助判断有无病变及病变情况。

2. 检测某些囊性器官（如胆囊、膀胱等）的形态、走向及功能状态。

3. 检测心脏、大血管和外周血管的结构、功能及血流动力学状态，包括对各种先天性和后天性心脏病、血管畸形及闭塞性血管病等的诊断。

4. 鉴别脏器内局灶性病变的性质，是实质性还是囊性，还可以鉴别部分病例的良、恶性。

5. 检测积液（如胸腔积液、腹水、心包积液、肾盂积液及脓肿等）的存在与否，对积液量的多少作出初步估计。

6. 一些疾病治疗后的动态随访，如急性胰腺炎、甲状腺肿块、子宫肌瘤、肝硬化等。

7. 介入性诊断及治疗：如超声引导下进行穿刺、或进行某些引流及药物注入治疗或消融等。

（二）二尖瓣狭窄的异常声像图

1. 二维超声心动图表现　①二尖瓣瓣叶增厚，回声增强，以瓣尖为主，有时可见赘生物形成的强回声团。②二尖瓣活动僵硬，运动幅度减小，前叶舒张期呈圆拱样（气球样）向左心室流出道突出。③二尖瓣口面积缩小，正常为 4~6cm^2；轻度狭窄时 1.5~2.0cm^2，中度狭窄时 1.0~1.5cm^2，重度狭窄时 < 1.0cm^2。④腱索增粗缩短，乳头肌肥大。⑤左心房明显增大，肺动脉高压时则右心室增大，肺动脉增宽。

2. M 型超声心动图表现　①二尖瓣曲线增粗，回声增强。②二尖瓣前叶曲线双峰消失，呈城墙样改变，EF 斜率减低。③二尖瓣前、后叶呈同向运动，后叶曲线套入前叶。④左心房增大。

3. 多普勒超声心动图表现　① CDFI：二尖瓣口见五彩镶嵌的湍流信号。②频谱多普勒：二尖瓣峰值血流速度 > 1.5m/s，可达 6~8m/s。

（三）扩张型心肌病的异常声像图

1. 二维超声心动图表现　①全心扩大呈球形，以左心为主。②各瓣膜形态正常，开放幅度变小，二尖瓣口与左心室形成"小瓣口大心腔"的特征性表现。

2. M 型超声心动图表现　二尖瓣曲线呈低矮菱形的"钻石样"改变，E 峰与室间隔距离增大，常 > 15mm。室间隔与左心室后壁运动幅度明显减低。

3. 频谱多普勒超声表现　各瓣膜口血流峰值速度减低，可见反流信号。

（四）胆囊结石的异常声像图

典型胆囊结石声像图表现：①胆囊内见一个或数个强回声团，后方伴声影。②强回声团可随体位改变而依重力方向移动。两种情况除外，一是结石嵌顿在胆囊颈部，二是结石炎性粘连在胆囊壁中，多为泥沙样小结石，又称壁间结石。不典型者如充填型胆结石，胆囊内充满大小不等结石，声像图上看不到胆囊的胆汁暗区，仅在胆囊床区见一条弧形强回声带，后方伴宽大声影。

（五）泌尿系结石的异常声像图

超声见强回声团，后伴声影。出现在肾内为肾结石，出现在输尿管内为输尿管结石，出现在膀胱内为膀胱结石，均可伴有不同程度肾积水。检出率：膀胱结石最高，肾结石次之，输尿管结石因腹腔内肠管胀气干扰而较差。

（六）脂肪肝的异常声像图

1. 弥漫性脂肪肝的声像图　肝脏均匀性增大，表面圆钝，边缘角增大；肝内回声增多增强，前半细而密，呈一片云雾状改变；彩色多普勒超声显示肝内血流的灵敏度降低，尤其对于较深部位的血管，血流信号较正常减少。

2. 局限性脂肪肝的声像图　部分肝叶或肝段受累，超声表现为脂肪浸润区高回声与正常肝组织的相对低回声，两者分界较清，呈花斑状或不规则的片状；彩色多普勒超声显示不均匀回声区内无明显彩色血流，或正常肝内血管穿入其中。

（七）肝硬化的异常声像图

晚期肝硬化的典型声像图表现：①肝体积缩小，逐步向右上移行。部分患者肝左叶早期可代偿性增大。②肝包膜回声增强，呈锯齿样改变。肝实质回声增粗增强、分布紊乱。③门脉主干内径增宽，大于1.3cm，门脉血流信号减弱，血流速度减低，可出现脐静脉重新开放。④脾肿大，脾门处脾静脉增宽，大于0.8cm。⑤胆囊壁增厚毛糙，有腹水时可呈双边。⑥可见腹水的无回声暗区。⑦癌变时在肝硬化基础上出现肝癌声像图特征，以弥漫型为多见。

二、放射诊断

（一）X线的特性

1. 穿透性　X线波长很短，具有很强的穿透力，能穿透一般可见光不能穿透的各种不同密度的物质。X线的穿透力与X线管电压密切相关，电压越高，所产生的X线的波长越短，穿透力就越强；反之，电压低，所产生的X线波长长，其穿透力就较弱。另外，X线的穿透力还与被照物体的密度和厚度相关。密度高、厚度大的物体吸收的X线多，通过的X线少。X线穿透性是X线成像的基础。

2. 荧光效应　X线能激发荧光物质（如钨酸钙），使波长短的X线转换成波长较长的荧光，这种转换叫作荧光效应。荧光效应是进行透视检查的基础。

3. 感光效应　涂有溴化银的胶片，经X线照射后，可以感光，产生潜影。经显影、定影处理，感光的溴化银中的银离子（Ag^+），被还原成金属银（Ag），并沉淀于胶片的胶膜内。金属银的微粒在胶片上呈黑色。而未感光的溴化银，在定影及冲洗过程中，从X线胶片上被洗掉，因而显出胶片片基的透明本色。依金属银沉淀的多少，便产生了黑、白影像。所以，感光效应是X线摄影的基础。

4. 电离效应 X线通过任何物质都可产生电离效应。X线进入人体，也产生电离作用，使人体产生生物学方面的改变，即生物效应。它是放射防护学和放射治疗学的基础。

（二）X线的成像原理

基于X线的穿透性、荧光效应、感光效应及人体组织间密度和厚度的差别。

（三）X线检测方法

1. 普通检查 包括透视和摄影。

（1）透视：除了观察内脏的解剖形态和病理改变外，还可以观察人体器官的动态，如膈肌的呼吸运动、心脏大血管的搏动、胃肠道的蠕动和排空功能等。透视的缺点为不能显示微细病变，不能留下永久记录，不便于复查对比。

（2）X线摄影：又称平片，是X线检查的主要方法。优点是影像清晰，对比度及清晰度均较好，可使密度与厚度较大或密度差异较小的部位的病变显影，并可留作客观记录，便于复查对比；其缺点为不能观察人体器官的动态功能改变。

2. 特殊检查

（1）软X线摄影：用钼作靶面的X线球管所产生的X线波长较长，穿透力较弱，称为软X线，这种能发射软X线的钼靶球管用以检查软组织（如乳腺）。

（2）其他特殊检查：如放大摄影是采用微焦点和增大人体与靶片距离以显示较细微的病变；荧光摄影是在荧光成像基础上进行缩微摄片，主要用于集体检查。

3. 造影检查 将密度高于或低于该器官的物质引入需要检查的体内器官，使之产生对比以显示其形态与功能的办法。引入的物质称为对比剂或造影剂，分高密度造影剂和低密度造影剂。①高密度造影剂：常用的为钡剂和碘剂，钡剂为医用硫酸钡混悬液，主要用于食管和胃肠造影；碘剂分离子型和非离子型造影剂，非离子型造影剂性能稳定、毒性低，适用于血管造影、CT增强；离子型如泛影葡胺用于肾盂及尿路造影。②低密度造影剂：如空气、二氧化碳、氧等，常用于关节囊、腹腔造影等。

（四）CT的临床应用

随着CT成像技术的不断改进，其影像学效果越来越好，许多过去靠普通X线检查难以发现的疾病，目前通过CT检查多可以明确诊断，尤其是癌症及微小病变的早期发现和诊断，因此，在临床上被广泛运用。CT对纵隔、肺脏、肝、胆、胰、肾与肾上腺及盆部器官的疾病诊断都有良好的运用价值。双源CT下的冠脉造影，可以帮助诊断冠状动脉有无狭窄及狭窄程度，指导临床治疗。CT对中枢神经系统疾病的诊断价值高，对颅内肿瘤、脓肿与肉芽肿、寄生虫病、外伤性血肿与脑损伤、脑梗死与脑出血、椎管内肿瘤等疾病诊断效果好，结果可靠；对脊椎病变及椎间盘脱出也有良好的诊断价值。对眶内占位病变、鼻窦早期癌、中耳小的胆脂瘤、听骨破坏与脱位、内耳骨迷路的轻微破坏以及早期鼻咽癌的发现都有帮助；对肺癌、纵隔肿瘤及腹部及盆腔器官肿瘤的早期发现也有重要意义。

（五）磁共振（MRI）诊断的临床应用

与CT相比，MRI检查无辐射、无痛苦、无骨性伪影，适用于多次随访。MRI高度的软组织分辨能力，不用对比剂就能清楚地显示心脏、血管、体内腔道、肌肉、韧带及脏器之间的关系等，可作为颅脑、体内脏器、脊髓、骨与关节软骨、肌肉、滑膜、韧带等部位病变的首选检查方法。

但 MRI 对钙化与颅骨病变的诊断能力较差,难以发现新鲜出血,不能显示外伤性蛛网膜下腔出血;MRI 检查时间长,容易产生运动伪影;体内有金属植入物或金属异物者(如安装有心脏起搏器的患者),以及身体带有监护仪的病人不能做 MRI 检查。

(六)呼吸系统常见病的影像学表现

1. **慢性支气管炎** 依病情轻重和病程长短而异。早期病情较轻,X 线可无异常发现。病情较重病程较长者,X 线可见肺纹理增多、增粗、扭曲、肺纹理伸展至肺野外带。

2. **支气管扩张症** 分为柱状、囊状和混合型 3 种,目前高分辨力 CT 可确诊支气管扩张。柱状扩张时,呈"双轨"征;囊状支气管扩张时则见支气管远端呈囊状膨大,成簇的囊状扩张可形成葡萄串状阴影,合并感染时囊内可出现液平及囊壁增厚。

3. **大叶性肺炎** 充血期 X 线检查无明显变化,或仅可见到局限性的肺纹理增粗、增深;实变期 X 线检查可发现肺野出现均匀性密度增高的片状阴影,病变范围呈肺段性或大叶性分布,在大片密实阴影中常可见到透亮的含气支气管影,即支气管充气征;消散期 X 线可见实变阴影逐渐减退,由均匀性变为不均匀性,并出现散在性的斑片状影,大小不等,继而可见到增粗的肺纹理,最后可完全恢复正常。CT 密度分辨力高,在充血期即可发现病变区呈磨玻璃样阴影,边缘模糊。实变期可见肺段性或大叶性分布的致密阴影,支气管充气征较 X 线检查更为清楚。

4. **支气管肺炎(小叶性肺炎)** 病变常见于两肺中下野的中、内带,表现为沿增粗的肺纹理分布的散在密度不均匀的、边界模糊的小斑片状阴影。CT 见两肺中下部支气管血管束增粗,可见大小不同的结节状及片状阴影,边缘模糊,多个小片状阴影之间掺杂有含气的肺组织。

5. **间质性肺炎** 常同时累及两肺,以中下肺野显著。表现为肺纹理增粗、模糊,可交织成网状,并伴有小点状影。CT 可见两侧支气管血管增粗、不规则,伴有磨玻璃样阴影,较重者表现为小斑片状阴影,肺门、纵隔淋巴结增大。

6. **肺脓肿** 早期 X 线表现呈一较大的片状致密影,中心密度较浓,愈向外愈淡,边缘模糊;当病变中心肺组织坏死、液化及部分咳出后,则在致密的实变中出现含有液平的空洞。慢性肺脓肿时可见空洞壁变薄,周围有较多紊乱的纤维条索状阴影;多房性空洞则显示为多个大小不等的透亮区。CT 较平片能更早、更清楚地显示肺脓肿,有利于早期诊断和指导治疗。

7. **肺结核**

(1)原发型肺结核:①**原发综合征**。肺内原发病灶、淋巴管炎及肺门淋巴结炎三者组成哑铃状双极现象。②胸内淋巴结结核。表现为肺门和(或)纵隔淋巴结肿大。

(2)血行播散型肺结核:①急性粟粒型肺结核。X 线可见两肺大小、密度、分布都均匀一致的粟粒样阴影,边界清楚,广泛而均匀地遍布两侧肺野。②亚急性与慢性血行播散型肺结核。X 线可见以两上、中肺野为主的大小不一、密度不同、分布不均的多种性质(渗出、增殖、钙化、纤维化、空洞等)病灶。

(3)继发性肺结核:包括**浸润性肺结核(成人最常见)、慢性纤维空洞型肺结核**。病变大多在肺尖或锁骨下区开始,慢性纤维空洞型肺结核 X 线主要表现为两肺上部多发厚壁的慢性纤维病变及空洞,周围有广泛的纤维条索影及散在的新老病灶,常伴有明显的胸膜肥厚,病变的肺因纤维化而萎缩，出现肺不张征象，上叶萎缩使肺门影向上移位，下肺野血管纹理牵引向上及下肺叶的代偿性肺气肿，使膈肌下降、平坦，肺纹理被拉长呈垂柳状。

（4）**结核性胸膜炎**：多见于儿童与青少年，可与肺部结核同时出现，也可单独发生，分为干性及渗出性结核性胸膜炎两种。①结核性干性胸膜炎：多数可自然愈合或遗留肋膈角粘连，X线检查无异常表现或有膈肌运动受限。②渗出性结核性胸膜炎：多为一侧，X线所见随积液量、部位以及胸膜粘连增厚情况而有不同变化。

8. **肺肿瘤** 分原发性与转移性两类，原发性肿瘤中良性少见，恶性中98%为原发性支气管肺癌，少数为肺肉瘤。

（1）**原发性支气管肺癌**：分为中心型、周围型和细支气管肺泡癌（弥漫性肺癌）3型。①中心型肺癌：早期局限于黏膜内，X线可无异常改变。病变发展出现管腔狭窄时可出现阻塞性肺气肿、阻塞性肺炎、阻塞性肺不张3种间接征象；肿瘤同时向腔外生长或（和）伴有肺门淋巴结转移时则可在肺门形成肿块。发生于右上叶的支气管肺癌，和肺门部肿块、右肺上叶不张连在一起可形成横行"S"状的下缘。有时肺癌发展迅速，中心可发生坏死而形成内壁不规则的偏心性空洞；CT可见支气管壁不规则增厚，管腔狭窄，分叶状或不规则的肺门肿块，可同时伴有阻塞性肺炎、肺不张，肺门及纵隔淋巴结肿大等；MRI更有利于明确肿瘤与支气管、纵隔血管的关系，以及肺门、纵隔淋巴结有无转移等。②周围型肺癌：X线表现为密度增高，轮廓模糊的结节状或球形病灶，逐渐发展可形成分叶状肿块，发生于肺尖的癌称为肺沟癌；CT有利于显示结节或肿块的形态、边缘、周围状况以及内部结构等，可见分叶征、毛刺征、胸膜凹陷征、空泡征或支气管充气征，同时发现肺门或纵隔淋巴结肿大更有助于肺癌的诊断。增强CT能更早发现肺门、纵隔淋巴结转移。③细支气管肺泡癌（弥漫性肺癌）：X线表现为两肺广泛的细小结节，边界不清，分布不对称，进一步发展可融合成大片肿块，形成癌性突变；CT可见两肺不规则分布的1cm以下结节，边缘模糊，常伴有肺门、纵隔淋巴结转移，融合后的大片实变影中靠近肺门处可见支气管充气征，实变区密度较低呈毛玻璃样，其中可见高密度的隐约血管影是其重要特征。

（2）**转移性肺肿瘤**：血行转移至肺的肿瘤X线表现为单个或多个棉球状阴影或广泛粟粒状阴影，轮廓光滑、密度均匀、大小不一、多出现在中下肺野；淋巴转移至肺的肿瘤X线表现为肺门和（或）纵隔淋巴结肿大；CT扫描对发现肺部转移灶较X线胸片敏感；高分辨力CT对淋巴道转移的诊断有其独特的效果，可表现为肺门及纵隔淋巴结增大、支气管血管束增粗、小叶间隔增厚以及沿两者分布的细小结节影。

9. **胸膜病变**

（1）**胸腔积液**：当积液达250mL左右时，站立位X线检查可见外侧肋膈角变钝；中等量积液时，患侧胸中、下部呈均匀性致密影，其上缘形成自外上斜向内下的凹面弧形；大量积液时，除肺尖外，患侧全胸呈均匀的致密增高阴影，与纵隔连成一片，患侧肋间隙增宽，膈肌下降，气管纵隔移向健侧。当胸腔积液因胸膜粘连而局限在胸腔某一处时，称为包裹性积液，X线表现为圆形或半圆形密度均匀影，边缘清晰；包裹性积液局限在叶间裂时称为叶间积液。

（2）**气胸**或液气胸：气胸时X线显示胸腔顶部和外侧高度透亮，其中无肺纹理，透亮带内侧可见被压缩的肺边缘。液气胸时，立位检查可见上方为透亮的气体影，下方为密度增高的液体影,且随体位改变而流动。

(3)胸膜增厚、粘连、钙化:胸膜轻度增厚时,X线表现为肋膈角变钝或消失;广泛胸膜增厚则呈大片不均匀性密度增高影,纵隔移向患侧,患侧胸廓塌陷,膈肌升高,胸椎向健侧凸起;胸膜钙化的X线表现为斑块状、条状或片状高密度钙化影。

(七)循环系统常见病的影像学表现

1. 风湿性心脏病

(1)**单纯性二尖瓣狭窄**:X线表现心影增大呈梨形,左心房及右心室增大,左心耳部凸出,肺动脉段突出,主动脉结及左心室变小,二尖瓣瓣膜偶见钙化。肺内为肺静脉高压或伴有肺动脉高压表现。

(2)二尖瓣关闭不全:X线表现与二尖瓣反流程度有关。如反流较轻,心影位置、形态、大小可无明显改变,仅见左心房和左心室轻度增大。如反流在中度以上,则左心房和左心室明显增大。

(3)主动脉瓣狭窄:X线可见左心室增大,或伴左心房增大,升主动脉中段局限性扩张,主动脉瓣区可见钙化。

(4)**主动脉瓣关闭不全**:左心室明显增大,升主动脉、主动脉弓普遍扩张,心脏呈靴形。

2. 高血压心脏病 X线表现为左心室扩大,主动脉增宽、延长、迂曲,心脏呈靴形。

3. 慢性肺源性心脏病 X线表现为右下肺动脉增宽≥15mm,右心室增大。

4. 心包积液 300mL以下者,X线很难发现。中等量积液时,后前位可见心脏形态呈烧瓶形,上腔静脉增宽,心缘搏动减弱或消失等。

(八)消化系统疾病影像学检查及常见疾病的影像学表现

1. 消化系统疾病影像学检查方法

(1)普通X线检查:包括透视和腹部平片,常见于诊断急腹症。

(2)造影:①食管吞钡检查:观察食管黏膜、轮廓、蠕动和食道扩张度及通畅性。②上消化道钡剂检查(气钡双重造影):包括食管、胃、十二指肠和上段空肠。③小肠系钡剂造影:主要了解小肠排空情况、黏膜病变和占位病变。④结肠造影:常以钡剂灌肠方式造影,可发现结肠黏膜溃疡、息肉和恶性占位性病变。

(3)肝、胆、胰的影像学检查方法

1)肝脏:①X线。透视和平片只能大致了解肝的轮廓、大小、钙化和积气,诊断价值有限。②CT。包括平扫和增强扫描,增强扫描可增加正常肝组织与病灶之间的密度差,显示平扫不能发现的或可疑的病灶,帮助鉴别病灶的性质。③MRI。包括平扫和增强扫描,增强的目的基本上与CT相同。动态增强MRI血管造影可获得清晰的肝动脉、肝静脉和门静脉全貌,此法主要用于判断肝癌对血管的侵犯情况,如肝动脉-门静脉瘘、门静脉癌栓形成等。

2)胆道系统:①X线。可观察有无不透X线的结石、胆囊壁钙化或异常的气体影。②造影检查。包括口服胆囊造影、静脉胆道造影、术后T管造影、内镜逆行性胆胰管造影(ERCP)、经皮肝穿刺胆管造影等。③CT检查。④MRI检查。

3)胰腺:①X线。可了解胰腺有无钙化、结石。②CT。可显示胰腺的大小、形态、密度和结构,区分病变属囊性或实性,是胰腺疾病最重要的影像学检查方法。③ MRI 检查。

2. 消化系统常见病的影像学表现

(1) 食管静脉曲张:X 线钡剂造影可见食管中下段的黏膜皱襞明显增宽、迂曲,呈蚯蚓状或串珠状充盈缺损,管壁边缘呈锯齿状。

(2) 食管癌:①黏膜皱襞改变:由于肿瘤破坏黏膜层,使正常皱襞消失、中断、破坏,形成表面杂乱不规则影像。②管腔狭窄。③腔内充盈缺损。④不规则的龛影,早期较浅小,较大者表现为长径与食管纵轴一致的长形龛影。⑤受累食管呈局限性僵硬。

(3) 消化性溃疡

1) 胃溃疡:上消化道钡剂造影检查的直接征象是龛影,多见于胃小弯,龛影口部常有一圈黏膜水肿造成的透明带,属良性溃疡的特征性表现。胃溃疡引起的功能性改变包括:①痉挛性改变。②分泌增加。③胃蠕动增强或减弱。

2) 十二指肠溃疡:绝大部分发生在球部,占 90% 以上。由于瘢痕收缩、黏膜水肿和痉挛可致球部变形,球部龛影或球部变形是十二指肠溃疡的直接征象。间接征象有:①激惹征。②幽门痉挛,开放延迟。③胃分泌增多和胃张力及蠕动方面的改变。④球部固定压痛。

(4) 胃癌:可发生在胃的任何部位,但以胃窦、小弯和贲门区常见。上消化道钡剂造影检查可见:①形状不规则的充盈缺损,多见于蕈伞型癌。②胃腔狭窄,胃壁僵硬,主要由浸润型癌引起,全胃受累时形成"革袋状胃"。③形状不规则、位于胃轮廓之内的龛影,多见于溃疡型癌,龛影周围可绕以宽窄不等的透明带,即环堤。④黏膜皱襞破坏、消失或中断。⑤癌瘤区蠕动消失。CT 或 MRI 检查的重要价值在于直接观察肿瘤侵犯胃壁、周围浸润及远处转移的情况。如果胃周围脂肪线消失提示肿瘤已突破胃壁。

(5) 溃疡性结肠炎:钡剂灌肠检查在充盈像上见病变肠管痉挛,向心性狭窄,钡剂通过狭窄段后,迅速充盈整个结肠,病变肠管结肠袋变浅、消失,黏膜皱襞多紊乱,粗细不一,其中可见溃疡龛影。慢性晚期病例 X 线表现为肠管从下向上呈连续性的向心性狭窄,边缘僵直,同时肠管明显缩短,肠腔舒张或收缩受限,形如硬管状。

(6) 结肠癌:结肠气钡双重对比造影表现如下。①肠腔内肿块,轮廓不规则,黏膜皱襞消失,病变处肠壁僵硬平直、结肠袋消失。②肠管狭窄,常累及一小段肠管,可偏于一侧或形成环状狭窄,轮廓可以光滑整齐或不规则;肠壁僵直,黏膜破坏消失,病变界限清楚,此型肿瘤易造成梗阻,甚至钡剂止于肿瘤的下界,完全不能通过。狭窄区可扪到肿块。③较大的龛影,形状多不规则,边缘多不整齐,具有一些尖角,龛影周围常有不同程度的充盈缺损和狭窄,肠壁僵硬,结肠袋消失。

(7) 胃肠道穿孔:以胃或十二指肠穿孔最为常见,腹部透视及腹部平片仍是诊断胃肠道穿孔最简单、最有效的方法。主要 X 线征象为膈下线条状或新月状游离气体。

(8) 肠梗阻:典型 X 线表现为梗阻上段肠管扩张、积气、积液。立位或侧卧位水平位摄片,可见肠管扩张,肠内有多数含气液平面,长短不一,高低不等,如阶梯状;仰卧位可见膨胀充气、盘曲排列的肠管。阻塞以下的肠管闭合,无气或仅有少量气体。CT 适用于一些危重患者、不能配合检查者及肥胖者,有助于发现腹腔包裹性或游离性气体、液体及肠坏死,帮助判断梗阻部位及病因。

(9) 原发性肝癌:CT 检查可见肝内单发或多发、圆形或类圆形较低密度肿块影,边界清楚或模糊，周围可见低密度的透亮带，巨块型肝癌中心坏死时可出现更低密度区，对比增强造影全过程呈"快显快出"现象；MRI检查主要用于小肝癌的鉴别诊断，作用优于CT；肝动脉造影可见肿瘤供血的肝动脉扩张，肿瘤内显示病理血管，肝血管受压移位或被肿瘤包绕，可见动静脉瘘等。

（九）泌尿系统常见病的影像学表现

1. 泌尿系结石 约90%结石可由X线平片显示，称为阳性结石；少数结石如尿酸盐结石难在平片显影，称为阴性结石。

（1）肾结石：平片检查，肾结石可为单侧或双侧性，位于肾窦部位，表现为圆形、卵圆形、桑葚状或鹿角状高密度影，可均匀一致，也可浓淡不均或分居。桑葚、鹿角状和分层均为结石典型表现。侧位片上，肾结石与脊柱影重叠，以此与胆囊结石、淋巴结钙化及腹内容物鉴别。阴性结石平片不能显影，造影可见肾盂内圆形或卵圆形密度减低影或充盈缺损。CT检查能确切发现位于肾盏和肾盂内的高密度结石。

（2）输尿管结石：多为肾结石脱入所致，易停留在生理性狭窄处。X线平片和平扫CT检查均表现为输尿管走行区内米粒大小的高密度影，CT还可发现结石上方的输尿管和肾盂扩张。

（3）膀胱结石：多为阳性结石，X线表现为耻骨联合上方圆形或椭圆形致密影，边缘光滑或毛糙，密度均匀、不均或分层。可随体位而改变位置。阴性结石排泄性尿路造影可见充盈缺损影。CT检查结石为膀胱腔内致密影，即使阴性结石，密度也显著高于其他病变。MRI检查，结石呈很低的信号。

2. 肾癌 较大肾癌平片上可见肾轮廓局限性外突，偶可发现其内细点状或弧线状致密钙化影。尿路造影检查，可见肾盏伸长、狭窄和受压变形，或肾盏封闭、扩张；CT平扫可见肾实质内肿块，呈类圆形或分叶状，大的肿瘤明显突向肾外，肿块密度不均，增强检查早期，肿瘤多有明显不均一强化，之后表现为相对低密度。MRI表现类似CT检查所见。

（十）骨与关节常见病的影像学表现

1. 长骨骨折 X线检查是诊断骨折最常用、最基本的方法，可见骨皮质的连续性中断、骨小梁断裂和歪曲，在骨断裂处可见到边缘光滑锐利的线状透亮阴影，称为骨折线。根据骨折程度可分为完全性骨折和不完全性骨折。完全性骨折时，骨折线贯穿骨全径，不完全性骨折时骨折线不贯穿骨全径。根据骨折线的形状和走行，将骨折线分为横行、斜行和螺旋形骨折。CT不是诊断骨折的常规检查方法，但对解剖结构比较复杂的部位（如骨盆、髋关节、肩关节、脊柱、面部等）的骨折诊断、诊断骨折碎片数目等较普通X线有优势。MRI在显示骨折线方面不及CT，但可清晰显示骨折断端及周围出血、水肿和软组织损伤情况，以及邻近组织的脏器损伤情况。

2. 脊柱骨折 多由于暴力突然使脊柱过度弯曲，由于外力与支重的关系而形成椎体压缩性骨折，易发生于脊柱活动较大的胸椎下段和腰椎上段，以单个椎体多见。X线可见骨折椎体压缩呈楔形，前缘骨皮质嵌压。由于断端嵌入，所以不仅不见骨折线，反而可见横行不锐利、不规则的线状致密影。有时，椎体前上方可见分离的骨碎片，上、下椎间隙保持正常。严重时常并发脊椎后突成角、侧移，甚至发生椎体错位，压迫脊髓引起截瘫。常并发棘突间韧带撕裂，使棘突间隙增宽，甚至并发棘突撕脱骨折，也可发生横突骨折。CT可以充分显示脊椎骨折、骨折类型、骨折片移位程度、椎管变形和狭窄以及椎管内骨碎片或椎管内血肿等。MRI对脊椎骨折及有无椎间盘突出、韧带撕裂等有较高的诊断价值。

3. 椎间盘突出 可发生于脊柱的任何部位，多见于活动度较大的部位，其中腰椎间盘突出最多见（约占90%），其次为颈椎间盘，胸椎间盘突出少见。

（1）X线：多无特异性，有些征象可提示诊断。①椎间隙变窄或前窄后宽。②椎体后缘唇样肥大增生、骨桥形成或游离骨块。③脊柱生理曲度变直或侧弯。Schmorl结节表现为椎体上或下面的圆形或半圆形凹陷，其边缘有硬化线，常对称见于相邻椎体的上、下面且多累及数个椎体。

（2）CT：直接征象是椎间盘后缘变形，有局限性突出，其内可有钙化。间接征象有：①硬膜外脂肪层受压、变形甚至消失，两侧硬膜外间隙不对称。②硬膜囊受压变形和移位。③一侧神经根鞘受压。

（3）MRI：诊断椎间盘突出的最好方法。在矢状面可见突出的椎间盘向后方或侧后方伸出；横断面上突出的椎间盘局限突出于椎体后缘；可见硬膜外脂肪层受压、变形甚至消失和神经根鞘受压图像。

4. 急性化脓性骨髓炎

（1）X线：发病2周内骨质改变常不明显，主要为软组织充血、水肿，表现为肌肉间隙模糊或消失，皮下组织与肌肉间的分界不清。发病2周后可见骨改变，开始在干骺端骨松质中出现骨质疏松，进一步出现骨质破坏，破坏区边缘模糊，后骨质破坏逐渐向骨干发展，范围扩大，可达骨干大部或全部。骨破坏的同时，骨皮质周围出现骨膜增生，表现为一层密度不高的新生骨，新生骨广泛时可形成包壳；骨皮质供血障碍时可发生骨坏死，出现沿骨长轴形成的长条形死骨，有时可引起病理性骨折。

（2）CT：能很好地显示软组织感染、骨膜下脓肿、骨髓内的炎症、骨质破坏和死骨，尤其有助于发现平片难于显示的小的骨破坏区、死骨及软组织改变。

（3）MRI：在确定髓腔侵犯和软组织感染的范围方面，MRI明显优于X线和CT。

5. 慢性化脓性骨髓炎

（1）X线：可见明显的修复，即在骨破坏周围有骨质增生硬化现象；骨膜的新生骨增厚，并同骨皮质融合，呈分层状，外缘呈花边状；骨干增粗，轮廓不整，骨密度增高，甚至骨髓腔发生闭塞，可见骨质破坏和死骨。

（2）CT：与X线表现相似，骨皮质明显增厚、髓腔变窄甚至闭塞、骨质密度增高，并容易发现X线不能显示的死骨。

6. 骨关节结核 以骨质破坏和骨质疏松为主的常见慢性病，多发于儿童和青年，一般继发于肺结核。椎体、骨骺和干骺部或关节滑膜好发，其次是髋关节和膝关节，部分可出现冷脓肿。

（1）长骨结核：多见于干骺端及骨骺。①X线早期可见骨质疏松；在骨松质中可见局限性、边缘尚清楚的类圆形骨质破坏区，其周围无骨质增生现象，偶在其中可见碎屑状死骨，密度不高，边缘模糊，称为"泥沙"状死骨；骨膜反应轻微；病变发展易破坏骺而侵入关节，发展成关节结核，但很少向骨干发展。②CT可显示低密度的骨质破坏区，其内常见小斑片状高密度影为死骨，病骨周围软组织肿胀，结核性脓肿密度低于肌肉。

（2）关节结核：分为继发于骨骺、干骺端结核的骨型关节结核和结核菌经血行累及关节滑膜的滑膜型关节结核两种。①骨型关节结核的骨质破坏较明显，X线表现在原有病变征象的基础上，出现关节周围软组织肿胀、关节间隙不对称性狭窄或关节骨质破坏等。滑膜型关节结核以髋关节和膝关节较为常见，早期X线表现为关节囊和关节软组织肿胀，密度增高，关节间隙正常或稍增宽，周围骨骼骨质疏松；病变进展侵入关节软骨及软骨下骨质时，X线可见关节面及临近骨质模糊及有虫蚀样不规则破坏，这种破坏多在关节边缘，而且上下两端相对应存在；再继续发展，关节间隙可变窄，甚至消失，关节强直。②CT可见肿胀增厚的关节囊和关节周围软组织以及关节囊内积液，骨性关节面毛糙、虫蚀样骨质缺损。关节周围的冷性脓肿表现为略低密度影，注射对比剂后其边缘可出现强化。③MRI检查滑膜型结核早期可见关节周围软组织肿胀，肌间隙模糊。

（3）脊椎结核：以腰椎最多。①X线：椎体骨松质破坏，发生塌陷变形或呈楔形变、椎间隙变窄或消失，严重时椎体互相嵌入融合而难以分辨；病变椎体旁因大量坏死物质流入而形成冷脓肿，表现为病变椎体旁软组织梭形肿胀，边缘清楚；病变部位脊柱后突畸形。②CT：显示椎体及附件的骨质破坏、死骨和椎旁脓肿优于平片。③MRI：对病变部位、大小、形态和椎管内病变的显示优于平片和CT。

7. 骨肿瘤　分为原发性和转移性两种。原发性骨肿瘤又分为良性和恶性。一般原发性骨肿瘤好发于长骨，转移性骨肿瘤好发于躯干骨与四肢骨近侧的近端。原发性骨肿瘤多为单发，转移性骨肿瘤常为多发。良性骨肿瘤多无骨膜增生，恶性骨肿瘤常有骨膜增生，并且骨膜新生骨可被肿瘤破坏，形成恶性骨肿瘤的特征性X线表现——Codman三角。X线检查对骨肿瘤的诊断有重要意义，不仅可以早期发现骨肿瘤的存在，并多数能帮助鉴别良恶性及原发或转移。

（1）骨巨细胞瘤：又称破骨细胞瘤，多见于20~40岁青年，好发于长骨的骨端，如股骨下端、胫骨上端及桡骨远端，良性多见。①X线：在长骨干骺端可见到偏侧性的膨胀性骨质破坏透亮区，边界清楚。多数病例破坏区内可见数量不等的骨嵴，将破坏区分隔成大小不一的小房征，称为分房型；少数破坏区无骨嵴，称为溶骨型。当肿瘤边缘出现筛孔状或虫蚀状骨破坏，骨嵴残缺紊乱，环绕骨干出现软组织肿块影时，提示恶性骨巨细胞瘤。②CT：与X线所见相同，增强扫描肿瘤组织有较明显的强化，而坏死囊变区无强化。

（2）骨肉瘤：多见于青年，男性较多。好发于长骨干骺端，以股骨下端、胫骨上端及肱骨上端多见。①X线：骨肉瘤X线表现分溶骨型、成骨型和混合型3种类型，混合型最多见。溶骨型骨肉瘤以骨质破坏为主要表现，破坏偏于一侧，呈不规则斑片或大片状溶骨性骨质破坏，边界不清，可见骨膜增生被破坏形成的骨膜三角。成骨型骨肉瘤以肿瘤骨形成为主要的X线表现，可见大片致密的骨质硬化改变，称为象牙质变，骨膜增生明显，软组织肿块中多有肿瘤骨形成。肿瘤骨存在是诊断骨肉瘤的重要依据。混合型骨肉瘤兼有以上两者的骨质改变。②CT：与X线所见相同，但CT发现肿瘤骨较平片敏感，CT能更好显示肿瘤与邻近结构的关系，血管神经等结构受侵表现为肿瘤组织直接与这些结构相贴或包绕它们，两者之间无脂肪层相隔。增强扫描的肿瘤实质部分（非骨化的部分）可有较明显的强化，使肿瘤与周围组织的区分变得较为清楚。③MRI：能清楚地显示骨肿瘤与周围正常组织的关系，以及肿瘤在髓腔内的情况等，但对细小、淡薄的骨化或钙化的显示不如CT。一般典型骨肉瘤平片即可诊断，而判断骨髓病变 MRI 更好。

（3）转移性骨肿瘤：原发肿瘤多为乳癌、甲状腺癌、前列腺癌、肾癌、肺癌及鼻咽癌等，消化道癌少见。常发生于胸椎、腰椎、肋骨和股骨上段，其次为髂骨、颅骨和肱骨，膝关节和肘关节以下的骨骼很少累及。① X 线：可分为溶骨型、成骨型及混合型 3 种表现，以溶骨型占大多数。② CT：显示骨转移瘤远较 X 线平片敏感，还能清楚显示骨外局部软组织肿块的范围、大小以及邻近脏器的关系。③ MRI：对含脂肪的骨髓组织中的肿瘤组织及周围水肿非常敏感，因此能检出 X 线平片、CT 甚至核素骨显像不易发现的转移灶，能发现尚未引起明显骨质破坏的骨转移瘤，明确转移瘤的数目、大小、分布和邻近组织是否受累，为临床及时诊断和评估预后提供可靠的信息。

8. 颈椎病　X 线表现为颈椎生理曲度变直或向后反向成角，椎体前缘唇样骨质增生或后缘骨质增生、后翘，相对关节面致密，椎间隙变窄，椎间孔变小，钩突关节增生、肥大、变尖，前、后纵韧带及项韧带钙化。CT、MRI 对颈椎病的诊断优于 X 线平片，尤其对平片不能确诊的颈椎病，MRI 诊断更具有优势。

9. 类风湿性关节炎　早期 X 线表现为手、足小关节多发对称性梭形软组织肿胀，关节间隙可因积液而增宽，进而关节间隙变窄。骨侵蚀起始于关节边缘，即边缘性侵蚀，为重要的早期征象。进一步发展可见骨性关节面模糊、中断，常有软骨下囊性病灶，呈多发、边缘不清楚的小透亮区，是血管翳侵入所致。骨质疏松早期发生在受累关节周围，以后可累及全身骨骼，晚期可见四肢肌肉萎缩，关节半脱位或脱位，指间、掌指间关节半脱位明显，常造成手指向尺侧偏斜、畸形。

10. 退行性骨关节病　依靠普通 X 线平片就可诊断。

（1）四肢关节（髋与膝关节）退行性骨关节病的 X 线表现：由于关节软骨破坏，而使关节间隙变窄，关节面变平，边缘锐利或有骨赘突出，软骨下骨质致密，关节面下方骨内出现圆形或不规整形透明区。晚期还可见关节半脱位和关节内游离骨体，但多不造成关节强直。

（2）脊椎关节病（脊椎小关节和椎间盘退行性）的 X 线表现：脊椎小关节改变包括上下关节突变尖、关节面骨质硬化和关节间隙变窄。椎间盘退行性变表现为椎体边缘出现骨赘，相对之骨赘可连成骨桥；椎间隙前方可见小骨片，但不与椎体相连，为纤维环及邻近软组织骨化后形成；髓核退行性变则出现椎间隙变窄，椎体上下骨缘硬化。

（十一）常见中枢神经系统疾病的影像学表现

1. 脑血管病

（1）脑出血：多继发于高血压、动脉瘤、血管畸形、血液病和脑肿瘤等，以高血压性脑出血常见，出血好发于基底节、丘脑、脑桥和小脑，且易破入脑室。根据血肿演变分为急性期、吸收期和囊变期。CT、MRI 可以确诊。① CT：急性期血肿呈边界清楚、密度均匀增高的圆形、椭圆形或不规则形团块影，周围有环形密度减低影（水肿带），局部脑室受压移位，血液进入脑室或蛛网膜下腔时，可见脑室或蛛网膜下腔内有积血影；吸收期（发病后 3~7d）可见血肿缩小、密度降低，小的血肿可以完全吸收，血肿周围变模糊，水肿带增宽；发病 2 个月后进入囊变期，较大的血肿吸收后常留下大小不等的囊腔，同时伴有不同程度的脑萎缩。② MRI 表现：急性期血肿显示不如 CT 清楚；吸收期和囊变期 MRI 检查比 CT 敏感。

（2）蛛网膜下腔出血：CT 表现为脑沟、脑池、脑裂内密度增高影，脑沟、脑池、脑裂增大，少数严重病例周围脑组织受压移位。出血一般 7 天左右吸收，此时 CT 检查无异常发现，但 MRI 仍可见高信号出血灶痕迹。

（3）脑梗死：病理上分为缺血性、出血性、腔隙性脑梗死。①缺血性脑梗死：发病 12~24h CT 无异常所见，少数病例在血管闭塞 6h 即可显示大范围低密度区，其部位、范围与闭塞血管供血区一致，皮质与髓质同时受累，多呈三角形或扇形，边界不清，密度不均，在等密度区内散在较高密度的斑点影代表梗死区内脑质的相对无损害区；2~3 周后，病变处密度越来越低，最后变为等密度而不可见；1~2 个月后可见边界清楚的低密度囊腔。②出血性脑梗死：在低密度脑梗死灶内，出现不规则斑点状、片状高密度出血灶，占位效应较明显；2~3 周后，病变处密度逐渐变低。③腔隙性梗死：发病 12~24h，CT 无异常所见，典型者可见小片状密度减低影，边缘模糊，无占位效应。④MRI：对脑梗死灶发现早、敏感性高，发病后 1h 即可见局部脑回肿胀，脑沟变浅。

2. 脑肿瘤　影像检查的目的在于确定肿瘤的有无，并对其作出定位、定量乃至定性诊断。X 线平片的诊断价值有限，CT、MRI 是主要的诊断手段。

3. 颅脑损伤　①脑挫裂伤：CT 可见低密度脑水肿区内散在斑点状高密度出血灶，伴有占位效应。有的表现为广泛性脑水肿或脑内血肿。②颅内出血：包括硬膜外、硬膜下、脑内、脑室和蛛网膜下腔出血等。CT 可见相应部位的高密度影。

三、放射性核素诊断

（一）脏器显像检查

1. 甲状腺显像

（1）甲状腺显像检查原理：正常甲状腺组织具有特异性摄取 ^{131}I 和吸附 ^{99m}Tc 的能力，将 ^{131}I 或 ^{99m}Tc 引入体内后，即可被有功能的甲状腺组织摄取，获得甲状腺形态、大小及放射性分布的图像。当甲状腺发生病变时，病变部位对 ^{131}I 和 ^{99m}Tc 的代谢功能发生变化，表现为对核素摄取功能的增强或降低，在显像图的相应部位出现放射性浓聚或稀疏区，从而对甲状腺疾病的类型及病变部位的功能状态做出正确的判断。

（2）甲状腺显像检查适应证：①对异位甲状腺的定位诊断。②甲状腺结节功能的判定。③甲状腺结节良、恶性鉴别。④颈部包块的鉴别诊断。⑤甲状腺癌转移灶的探测。⑥甲状腺重量的估计。

2. 心肌灌注显像检查

（1）心肌灌注显像检查原理：静脉注射心肌显像剂 ^{201}Tl、^{99m}Tc-MiBi 后能够被有功能的心肌细胞选择性地摄取，摄取量主要取决于心肌血流量与心肌细胞活性。利用 γ 照相机或 SPECT 在体外进行心肌灌注显像，使正常心肌显像而缺血或坏死心肌不显影，了解心肌的供血情况，达到诊断有无心肌梗死或缺血的目的，也可反映心肌细胞的存活与否。

（2）心肌灌注显像检查适应证：①冠心病心肌缺血的早期诊断。②心肌梗死的诊断。③心肌细胞活力的判断。④冠脉支架术后、冠脉搭桥术后疗效评估。⑤溶栓疗法的监测。⑥左心室室壁瘤的应用。

（二）体外竞争放射分析

1. 甲状腺素测定

（1）原理：主要是测定血液中有活性的四碘甲状腺原氨酸（T_4）和三碘甲状腺原氨酸

（T_3）。正常情况下，血液循环中的 T_4 绝大部分与蛋白相结合，只有 0.04% 呈游离状态，称为游离 T_4（FT_4），血液中总的 T_4 含量称为总 T_4（TT_4）。血液中的 T_4 均由甲状腺分泌而来，其浓度比 T_3 大 60~80 倍，但生物活性较 T_3 低。血液中的 T_3 只有 20% 是甲状腺分泌的，其余 80% 由 T_4 转化而来。与 T_4 一样，血液循环中绝大部分的 T_3 与蛋白结合，只有 0.3%~0.5% 呈游离状态，称为游离 T_3（FT_3）。血液中总的 T_3 含量称为总 T_3（TT_3）。只有游离的甲状腺素才能在靶细胞中发挥生物效应。因此，测定 FT_3、FT_4 能更准确地反映甲状腺功能。

（2）临床意义：FT_3 和 FT_4 是诊断甲状腺功能的灵敏指标，早期或复发先兆甲状腺功能亢进症时，FT_3 升高早于 FT_4；但 FT_3 对甲状腺功能减退症的诊断价值不及 FT_4。

2. 血清促甲状腺激素（TSH）测定

（1）原理：TSH 是垂体前叶腺细胞分泌的一种糖蛋白激素，它一方面受下丘脑分泌的促甲状腺激素释放激素（TRH）地促进性影响，另一方面又受到 T_3、T_4 反馈性地抑制性影响，二者互相拮抗，构成下丘脑 - 腺垂体 - 甲状腺轴轴。正常情况下，下丘脑分泌的 TRH 量，决定腺垂体甲状腺轴反馈调节的水平。TRH 分泌多，则血中 T_3、T_4 水平的调定点高；当血中 T_3、T_4 超过此调定水平时，则反馈性抑制腺垂体分泌 TSH，并降低腺垂体对 TRH 的敏感性，从而使血中 T_3、T_4 水平保持相对恒定。TSH 分泌有昼夜节律性，清晨 2~4 时最高，以后逐降，至下午 6~8 时最低。

（2）临床意义：TSH 测定是甲状腺功能体外试验的首选项目。甲状腺功能亢进症时 TSH 降低，甲状腺功能减退症时 TSH 增高。如 TSH 升高而 T_3、T_4 正常可能为亚临床甲减，TSH 降低而 T_3、T_4 正常可能为亚临床甲亢。

3. C 肽测定

（1）原理：C 肽是和胰岛素一起由胰岛 B 细胞呈等分子释放的激素，凡是能刺激或抑制胰岛素分泌的物质，也同样能刺激或抑制 C 肽的分泌。因此 C 肽测定是了解胰岛 B 细胞功能的重要方法。但 C 肽又有许多与胰岛素不同的生化及生理特点，使 C 肽测定在某些情况下，如对正在用外源性胰岛素治疗的患者，比胰岛素测定更能说明问题。

（2）临床意义：①帮助糖尿病分型，了解糖尿病患者胰岛 B 细胞的功能。②鉴别糖尿病患者发生低血糖的原因：胰岛素使用过量，还是进食不足。③了解移植后胰岛 B 细胞的分泌功能。④了解肝肾功能：肝炎或肝硬化时，肝脏对胰岛素摄取减少，血中胰岛素水平有升高趋势，而 C 肽受其影响小，血中 C 肽与胰岛素比值降低；发生肾病时，C 肽降解减慢，血中 C 肽水平升高，C 肽与胰岛素比值明显高于正常。⑤胰岛素瘤的诊断及手术的效果评定：若术后血中 C 肽水平仍很高，说明胰岛素组织有残留。若在随访中，C 肽水平不断上升，提示肿瘤复发或转移的可能性大。

4. 胰岛素测定

（1）原理：血清胰岛素是由胰岛 B 细胞分泌的一种可以降低血糖的激素，其生理功能就是与生长激素、胰高血糖素一起调控血糖的浓度。因此，测定血清胰岛素有助于了解血糖升高与降低的原因，帮助糖尿病的诊断与鉴别诊断等。

（2）临床意义：①血清胰岛素水平降低，见于 1 型糖尿病患者，空腹胰岛素水平低于参考值，口服葡萄糖后无高峰出现。②血清胰岛素水平正常或稍高，见于 2 型糖尿病患者，口服葡萄糖后高峰延迟至 2~3h 出现。

第七单元　病历与诊断方法

【复习指导】病历是临床医师在诊疗工作中的全面记录和总结，它反映了疾病的全过程，是确定诊断、制定治疗和预防措施的依据，也是临床、教学、科学研究的真实可靠的素材，更是重要的法律依据。因此病历书写是医师必须掌握的一项基本技能，诊断步骤和临床思维方法则需要反复临床实践、摸索体会，这部分内容考试所占比重较少，重点掌握病历书写的内容及不同内容的完成时间要求，熟悉正确诊断的原则及诊断的内容。

（一）病历书写的格式与内容

1. 门诊病历

（1）门诊病历记录应简明扼要，重点突出。病历中要注明科别、就诊日期或时间，其内容包括病史、体征、实验室检查结果、初步诊断及处理意见等。所有门诊病历必须在接诊时完成。

（2）门诊复诊病历重点记录病情变化和治疗效果，并对初步诊断和处理提出进一步的意见。

（3）危、急、重患者就诊时，必须记录就诊日期和时间。除简要病史和重要体征外，应记录诊断及救治措施等。门诊抢救无效而死亡的病例，应记录抢救经过、死亡时间和死亡原因。

（4）每次记录医师均需签署全名。

2. 住院病历

（1）完整住院病历格式与内容：①一般项目。姓名、性别、年龄、婚姻、民族、职业、籍贯、住址、工作单位、入院日期、记录日期、病史叙述者以及可靠程度。②病史。主诉、现病史、既往史、个人史、婚姻史、月经及生育史、家族史。③体格检查：**生命征**（体温、脉搏、呼吸、血压）、一般状况、皮肤、黏膜、淋巴结、头部及其器官、颈部、胸部、腹部、肛门、直肠、外生殖器、脊柱、四肢、神经反射、专科情况。④实验室及其他检查。三大常规（血液、尿液、粪便）、其他检查（如心电图、X线、超声、肺功能、CT及特殊的实验室检查等）。⑤摘要。把病史、体格检查、实验室及其他检查等主要资料摘要综合，揭示诊断的依据，使其他医师或会诊医师通过摘要内容能了解基本病情。⑥初步诊断。列出已确定的诊断或可能诊断的病名。⑦记录者签名。

（2）入院记录：内容同住院病历，但重点更突出、更简要。入院记录不逐项列标题，以叙述方式按主诉、现病史……住院病历标题的顺序分段书写，最后写初步诊断，病名可按主次顺序排列，不冠数码。

（3）病程记录：要求真实、客观地记录患者住院期间的全部病情经过，包括下列内容：①首次病程记录，必须于入院8h内完成，简要综述、分析入院时所采集的有关病史、体征和其他检查资料，提出初步诊断及依据，并拟定近期的诊疗计划。②患者自觉症状、精神状态、情志、饮食及睡眠情况的变化、新出现的症状与体征的改变，并发症的发生等。③特殊检查的结果及其分析、判断，治疗操作的经过情况，疗效及其反应，重要医嘱的更改及理由。④病情分析及今后诊疗意见和计划。⑤本科各级医师对诊断及治疗的意见。⑥他科会诊的意见。⑦病情告知及与家属或有关人员的谈话记录。⑧原诊断的修改、补充以及新诊断的确定，并说明其根据。⑨对住院时间较长的患者，应定期作出阶段小结。

（4）会诊记录：患者住院期间出现他科情况，经有关科室会诊后，应由会诊医师书写会诊记录，内容包括会诊医师对患者病史、体征的补充，对诊断、进一步检查及诊疗的意见。

（5）转科记录：患者在住院期间出现其他科情况，经有关科会诊同意转科后，应书写转科记录，内容包括主要病情、诊治经过、转出理由、本科诊断、目前情况及治疗措施，以供转入科室参考。当患者由其他科转入时，应书写入科记录，将患者转科原因、转科前的病情及转入时的问诊及检查结果作摘要记录，重点写明转入本科诊治的疾病情况。

（6）出院记录：即住院小结。包括入、出院日期，入院时情况，诊疗经过，出院时情况，出院诊断，出院后注意事项。

（7）死亡记录：如患者在住院期间，因病情严重，救治无效而死亡，应立即书写死亡记录。内容包括病历摘要、住院情况、病情转危过程、抢救经过、死亡时间、死亡原因和最后诊断。

（二）确立诊断的步骤及原则

确定诊断的过程，实质上是透过疾病的临床表现去探求疾病的本质，从感性认识上升到理性认识，再由理性认识回到医疗实践中去反复验证的过程。一般要经历"调查研究、搜集资料，综合分析、初步诊断，反复实践、验证诊断"3个步骤。

1. 调查研究，搜集临床资料

（1）病史：完整而详尽的病史可以解决不少诊断问题，甚至有些疾病单凭问诊就能确立，如慢性支气管炎、消化性溃疡、癫痫、支气管哮喘等。

（2）体格检查：全面系统又重点深入的体格检查，不仅可进一步验证在询问病史中已形成的初步印象正确与否，还能补充问诊的不足，搜集到只能通过检体才能获取的重要资料，从而为确立正确诊断和进行鉴别诊断提供客观依据。体格检查时不仅要留意那些支持诊断的阳性体征，还要重视对诊断或鉴别诊断有重要意义的阴性体征。

（3）实验室及其他检查：根据问诊和检体结果所提示的线索选择必要的实验室检查及其他辅助检查，可进一步获取疾病的诊断依据，使临床诊断更为及时而准确。各种检查的选择要切合病情和诊断需要，切忌撒网式的检查，更要避免单凭实验室检查结果来诊断疾病，而忽视了病史的采集和体征的获取。

2. 分析整理，得出初步诊断　尽管在搜集资料的时候已经注意到了**真实性、全面性和系统性**，但作为诊断依据，还需要进行归纳整理，综合、分析资料，逐一进行鉴别，最后作出初步诊断。在此过程中需要注意：

（1）现象与本质：患者的症状、体征及各项检查结果都是疾病的临床表现，一定的临床表现具有一定的临床意义，这就是现象与本质的关系。如何透过临床表现去认识疾病的本质，这要求我们必须掌握各种症状、体征及各项检查结果与疾病本质的联系，这是认识疾病的基础。尤其是当现象和本质不符合时，或者临床表现不能用已知疾病所解释时，则往往提示尚存在着另一种未知的情况或疾病。

（2）主要表现与次要表现：疾病的临床表现和过程往往比较复杂，常常包括许多症状、体征和各种异常检查结果。必须在复杂的表现中，分清主次，找出主要表现，进而抓住疾病的本质，做出正确的诊断。

（3）共性与个性：不同疾病可出现相同表现，即这些疾病的共性；而同一表现在不同的疾病中又各有其临床特点，即该病的个性。在分析临床资料时，考虑一项临床表现可能为哪几种疾病的共性，有助于全面分析产生该项临床表现的各种可能原因；而抓住其个性有则利于鉴别诊断，减少误诊。

（4）典型与不典型：临床上所谓"典型"病例只占少数，大多数患者的临床表现并不典型。疾病的典型临床表现为人们所熟知，故对于具有典型临床表现的病例不难做出正确诊断。不典型病例给人以许多模糊的假象。临床症状如此多变，体征和实验室检查结果也可因病情不同而异乎寻常，如果考虑不周全，很可能造成误诊或漏诊。因而我们除了要掌握疾病的典型表现外，也要熟悉它们的不典型表现。

3. 反复实践、验证诊断　初步诊断是否正确，还需在临床实践中反复验证，即需要经过"实践—认识—再实践—再认识"的过程，才能最后确定诊断，这就是验证或修正诊断的过程。

4. 正确诊断的基本原则

（1）实事求是的原则：尊重事实，认真观察，深入分析，全面综合，实事求是地对待客观临床资料。

（2）"一元论"的原则：即单一病理学原则。最好能用一个主要疾病来解释患者的多种临床现象。如经证实确有两种或几种疾病同时存在，则不应受此原则限制，但在下诊断时应将疾病分清主次、先后排列。

（3）优先考虑常见病、多发病的原则：当几种疾病同时存在的情况下，要首先考虑常见病、多发病，其次考虑罕见病的诊断。这种选择原则符合概率分布的基本原则，可以减少误诊的机会。

（4）首先考虑器质性疾病的原则：在没有充分根据可以排除器质性疾病以前，不要轻易下神经症的诊断，以免失去及时治疗器质性疾病的机会，给患者带来不可弥补的损失。

（5）首先考虑可治性疾病的原则：当患者病情不典型，疑有不可治愈性疾病和可治愈性疾病的诊断均可能存在时，应首先考虑可治性疾病，以便早期、及时地给予恰当的处理。

（6）简化思维程序的原则：医师在感知疾病现象后，应首先参照疾病的多种表现逐一对照，逐一排除，抓住关键和特征，把多种诊断倾向归纳到一个最小范围中去，以选择最大可能的诊断。

（三）诊断内容及书写

完整诊断应能反映患者所患疾病的全部状况，其内容包括病因诊断、病理解剖诊断和病理生理诊断等。如同时患多种疾病，则应分清主次，顺序排列。主要疾病在前面，次要疾病则根据其重要性依序后排。本次就诊的疾病和影响患者健康最大或威胁患者生命的疾病是主要疾病，应排在最前；在发病机制上与主要疾病有密切关系的疾病，称为并发病，列于主要疾病之后；与主要疾病无关而同时存在的疾病，称为伴发病，应依序后排。此外，本科疾病在前，他科疾病在后。但如为一组有直接因果关系的疾病，则按其发展顺序来写。

1. 诊断内容

（1）病因诊断：指明致病原因及疾病的本质。病因诊断对疾病的发展、转归、治疗和预防有重要的指导意义，是最重要、也是最理想的临床诊断内容。例如，风湿性心脏炎、结核性胸膜炎、先天性心脏病、病毒性肝炎等。

（2）**病理解剖**诊断：指出病变部位、范围、性质以及组织结构的改变，列为第二位。如二尖瓣狭窄、肝硬化、胸膜炎、慢性肾小球肾炎等。

（3）**病理生理**诊断：表明疾病引起的机体功能改变，列为第三位。如心力衰竭及心功能分级、休克、心绞痛、高动力循环状态、心脏神经症、心律失常等。

（4）**并发症**诊断：指原发疾病的发展，导致机体、脏器进一步损害，虽然与主要疾病性质不同，但在发病机制上密切关系，如胃溃疡并发上消化道出血、急性心肌梗死并发心室壁破裂、风湿性心瓣膜病并发感染性心内膜炎等。

（5）**伴发疾病**诊断：指与主要诊断的疾病同时存在的、又不相关的疾病，伴发病对机体和主要疾病可能发生影响。

2. 病历书写的基本要求

（1）**严肃认真，客观如实**：病历编写必须态度认真，实事求是地反映病情和诊治经过，不能有丝毫的臆断和虚构。

（2）**系统完整，条理清楚**：病历记录要避免记流水账，应该将患者的诉说和其他搜集到的资料进行综合分析后，系统完整地记录。各项、各次记录要注明记录日期，危、急、重患者的病历还应注明记录时间。

（3）**语言规范，描述准确**：病历记录中要使用通用的医学词汇和术语，描述力求精练、准确，并要运用规范的汉语和汉字书写，避免使用俗语或俚语，更不能用不规范字。

（4）**字迹清晰，切忌涂改**：病历记录一定要做到字迹清晰，不可潦草或涂改。记录结束时须签全名并易于辨认。凡修改和补充之处，应用红色墨水书写并签全名。

第十一章 药理学

第一单元 药物作用的基本原理

【复习指导】本部分内容涵盖了药物效应动力学（药效学）和药物代谢动力学（药动学）的主要知识点。应掌握基本概念和理论：如选择性、最小有效量、最小中毒量、极量的概念；量反应、质反应的概念和特点；效能、效价强度、半数有效量、半数致死量等概念；各种常见不良反应的定义、特点、出现的原因以及常见实例。掌握吸收、分布、代谢、排泄的概念和影响因素，掌握肝肠循环、首关消除、半衰期、药酶诱导剂和药酶抑制剂的概念。熟悉常见的影响药物效应的因素，包括药效学因素和药动学因素。

一、药物对机体的作用

（一）药物作用的基本规律（选择性、量-效关系）

药物作用是药物与机体细胞靶位结合时的初始反应，是动因。药理效应是药物作用的结果，是机体反应的表现。如普萘洛尔可引起心率减慢，其药物作用是结合并阻断 $β_1$ 受体，从而导致心脏抑制、心率下降的药理效应。

1. 药物作用的选择性

药物作用的选择性是指药物引起机体产生效应的范围的专一或广泛程度。药物选择性高，作用范围窄，能相对专一地影响机体局部或少数组织器官的功能，如强心苷选择性地作用于心肌细胞；药物选择性低，作用范围广，能影响机体全身或多个组织器官的功能，如阿托品对腺体、眼睛、平滑肌、心脏、血管和中枢神经都有作用。

2. 药物作用的量-效关系

药物作用的量-效关系是指**在一定范围内**，药物药理效应的强弱与剂量大小和浓度高低呈正相关。

（1）剂量一般指药物每天的用量，可根据需要分次使用。包括：①无效量。尚未出现药理效应的剂量。②最小有效量。又称阈剂量，为刚引起药理效应的剂量。③最小中毒量。刚引起中毒反应的剂量。④极量。为保证临床用药安全有效，我国药典对**剧毒药品**都明确规定了药物发挥最大疗效又不致引起中毒反应的最大剂量。⑤治疗量。介于阈剂量与极量之间的剂量范围，是对临床大多数患者安全又有效的剂量，又称常用量。⑥致死量。引起死亡的剂量。

（2）量反应与质反应：①量反应。随着剂量的改变，药理效应变化可用**连续性数量值**表示，如心率、血压、血糖、呼吸频率、尿量等。②质反应。药物效应不能计量，只能用"阳性"或"阴性""全"或"无"区分，如存活与死亡、麻醉与苏醒、有效或无效等，一般可转化为**常用阳性反应率表示**。

量效曲线：以药物剂量或浓度为横坐标，药物效应强度为纵坐标，得到的曲线即量效曲线，分为量反应量效曲线和质反应量效曲线。

量反应的量效曲线有以下特征性的变量。①效价强度：指药物达到同等效应时所需的剂量，等效剂量大者效价强度小，等效剂量小者效价强度大，效价强度能反映药物与作用靶点的**亲和力**。②效能：随着药物剂量或浓度的增加，药物所能产生的最大效应，此时再增加剂量，药物的效应亦不再增加，效能反映药物的**内在活性**。③斜率：量效曲线中段的曲线坡度，反映在一定范围内量-效变化的速度。斜率越大，药物剂量的微小变化即可引起效应的明显改变，提示药效较剧烈；斜率越小，提示药效相对较温和。

质反应的量效曲线的特征性的位点有：半数效应量，即曲线上效应达到50%时的对应剂量。能引起50%的实验对象出现阳性反应的剂量，称为半数有效量，简称为ED_{50}。能引起50%的实验动物中毒的剂量则称半数中毒量（TD_{50}）。能引起50%的实验对象死亡的剂量称半数致死量（LD_{50}）。

治疗指数$TI=LD_{50}/ED_{50}$，是药物的安全性指标。一般认为，TI越大，药物的安全程度越高。TI是一个理论的参数，不能完全反映药物的治疗价值和不良反应。因此，衡量药物的安全性，我们还可参考安全范围。安全范围是指最小有效量和最小中毒量之间的距离，安全范围越大，药物的安全性相对较高。如苯二氮䓬类药物相较于巴比妥类药物，安全范围更大，故临床选择苯二氮䓬类药物取代传统的巴比妥类药物，用于失眠症的治疗。

（二）药物的不良反应

药物的不良反应是指药物应用过程中出现的不符合用药目的并给患者带来不适或痛苦的反应。药源性疾病是指由药物的不良反应造成机体器官、组织等出现功能或结构的损害而产生的疾病，如庆大霉素造成药源性耳聋等。药物的不良反应主要有以下几类。

1. **副作用** 指**治疗剂量时**药物发生的与治疗目的无关的作用，是由于药物**选择性低**造成的。如阿托品治疗胃肠绞痛时，可由于减少腺体分泌而引起口干，松弛平滑肌而引起便秘、尿潴留等副作用。副作用的特点是：①一般表现较轻微，多可自行恢复。②可以预知，一般难以避免。③副作用可以随治疗目的的不同而改变，将药物的某一作用作为治疗作用时，其他作用则成为副作用。如阿托品用于胃肠绞痛时，松弛平滑肌是治疗作用，抑制腺体分泌引起口干是副作用；用于麻醉前给药需减少呼吸道腺体分泌时，抑制腺体分泌是治疗作用，患者由于平滑肌松弛出现腹气胀或尿潴留则成了副作用。

2. **毒性反应** 是指药物**剂量过大**或**用药时间过长**而引起的机体**损害性反应**。如长期大剂量使用对乙酰氨基酚可造成肝脏损害。一般比较严重，但可以预知。毒性反应包括急性毒性、慢性毒性和特殊毒性反应。①急性毒性：可因剂量过大而立即发生，多损害循环、呼吸和中枢神经系统。②慢性毒性：是指长期用药导致药物在体内蓄积，多损害肝脏、肾脏、骨髓、血液和内分泌系统。③特殊毒性：包括**致畸、致癌和致突变**，通称为"三致反应"。

3. **变态反应** 是指少数人对某些药物产生的病理性免疫反应，又称过敏反应。临床可表现为药热、皮疹、哮喘、溶血性贫血、血管神经性水肿等，严重时可发为休克。这种反应只发生于少数过敏体质的患者，反应性质与原药的药理作用无关，故**不易预知**、且应用**拮抗剂解救无效**。反应的发生和严重程度与使用剂量及疗程无关，甚至在远低于治疗量时也可出现严重后果。如青霉素可引起变态反应可见皮疹、药热，甚至出现血管神经性水肿，严重者可导致过敏性休克甚至死亡，故一般要求使用前须作皮试，并须警惕极个别患者皮试即出现严重的过敏反应。

4. **后遗效应** 是指停药后，血药浓度已降至**有效浓度以下**，仍可表现出残存的药理效应。如服用巴比妥类镇静催眠药后，次晨仍有困倦、头晕、乏力等反应。

5. 继发反应 又称治疗矛盾。如**长期服用广谱**抗生素（如四环素、氯霉素等）后，破坏了肠道正常菌群平衡，导致敏感菌株被抑制或杀灭，不敏感菌株如真菌等趁机大量繁殖，出现菌群交替症，引发**二重感染**。

6. 特异质反应 是指少数患者对某些药物特别敏感，但与过敏反应不同，其反应性质与药物的固有药理作用相关，且严重程度与剂量成正比。一般认为这是一类先天性遗传异常所致的反应。如先天性血浆胆碱酯酶缺乏者在使用骨骼肌松弛药时可产生呼吸肌麻痹、严重窒息的后果。

7. 药物依赖性 是指某些患者**连续使用**某些药物以后，产生一种无法停用的渴求现象，可分为生理依赖性和心理依赖性。

（1）生理依赖性：也称躯体依赖性或成瘾性。是指反复使用某些药物后造成的一种身体适应状态，一旦中断用药，即可出现强烈的**戒断症状**，如剧烈疼痛、严重失眠等，出现"强迫性觅药行为"，给个人、家庭和社会带来严重危害。

（2）心理依赖性：也称精神依赖性或习惯性。是指使用某些药物以后可产生愉悦的感觉，并形成周期性不间断使用的欲望。一旦中断使用无明显的戒断症状，或可出现能够自制的身体不适。

二、机体对药物的作用

（一）药物的吸收、分布、转化、排泄及其影响因素

1. 吸收 是指药物由给药部位进入血液循环的过程。静脉给药没有吸收过程。不同给药途径吸收快慢顺序依次为：吸入＞舌下＞肌内注射＞皮下注射＞口服＞直肠给药＞皮肤给药。常见的吸收途径有。

（1）口服给药：是最常用的给药途径，主要吸收部位在小肠。药物自身的理化性质（脂溶性、解离度等）、剂型（包括药物粒径的大小、赋形剂种类等）可影响口服吸收的速度和程度。机体自身因素也可影响药物的口服吸收。如：①胃排空速度和肠蠕动可影响吸收速度和程度。②改变胃肠道pH可以改变药物从胃肠道吸收的水平，如弱酸性药物易在胃吸收，绝大多数弱酸性和弱碱性药物都可以从小肠吸收。③胃肠内容物的多少可影响药物的吸收。**④首关效应**：又称首过消除，是指某些药物首次通过肠壁或肝脏时被其中的酶所代谢，进入体循环的药量减少的一种现象。首关效应明显的药物不宜口服给药，如硝酸甘油、异丙肾上腺素，一般都采用舌下含服。

（2）舌下给药：舌下血流丰富，药物经舌下静脉吸收较快，且不经肝脏而直接进入体循环，可避免**首关效应**，减少破坏。舌下给药适合经胃肠吸收时易于被破坏或首关效应明显的药物。

（3）直肠给药：直肠内给药的优点如下。①防止药物对上消化道的刺激性。②部分药物可避开肝脏的首过消除，提高生物利用度。但直肠给药吸收不如口服给药迅速和规则。

（4）注射给药：①肌内注射或皮下注射。药物先沿结缔组织扩散，再经毛细血管和淋巴内皮细胞进入血液循环。吸收速度比胃肠道黏膜快。油剂、混悬剂或胶体制剂比水溶液吸收慢。肌内注射的吸收速度较皮下注射快。②静脉注射没有吸收过程。③除关节腔内注射及局部麻醉药外，注射给药一般产生全身作用。

（5）吸入给药：一些气体和挥发性药物经呼吸道直接由肺泡表面吸收的给药方式。肺泡

表面积很大，肺血流量丰富，吸入给药能迅速吸收直接进入血液循环，避免首过效应。吸入给药能产生局部或全身治疗作用。气态麻醉药和其他一些治疗性气体可直接进入肺泡吸收；液体和固体药物经由雾化，颗粒直径小于 2μm 可进入肺泡，颗粒直径 3~5μm 可到达细支气管，较大颗粒只能用于鼻咽部或气管的局部治疗。

（6）经皮给药：皮肤用药一般发挥局部作用。通过剂型改造，药物可通过皮肤吸收进入血液发挥全身治疗作用，如硝酸甘油制成缓释贴皮剂预防心绞痛发作。

2. 分布　是指药物吸收后随血液循环到各组织器官的过程。药物的分布速率主要取决于药物的理化性质、器官血流量以及膜的通透性。药物分布与药物治疗效果和不良反应关系密切。影响药物分布因素如下。

（1）血浆蛋白结合率：药物吸收入血后都可不同程度地与血浆蛋白结合。①药物与血浆蛋白结合通常是可逆的，游离型药物与结合型药物经常处在平衡状态之中。②游离型药物能通过细胞膜分布至体内组织，具有药理活性。结合型药物不能通过细胞膜，暂时失去药理活性。③当一个药物结合达到饱和以后，再继续增加药物剂量，游离型药物可迅速增加，导致药物治疗作用增强或不良反应发生。④药物之间在血浆蛋白结合部位可能发生相互竞争，使其中某些药物游离型增加。如口服抗凝药双香豆素（与血浆蛋白的结合率为 99%）与解热镇痛药保泰松（与血浆蛋白的结合率为 98%）合用时，前者被后者置换，导致游离型双香豆素增加，抗凝过度，发生出血倾向。⑤药物尚可与内源性代谢产物相互竞争血浆蛋白结合位点，如磺胺类药物会竞争性的置换出胆红素，导致新生儿黄疸，故新生儿禁用磺胺类药物。⑥当血液中血浆蛋白含量明显下降，如慢性肾炎、肝硬化、尿毒症时，可导致游离型药物增加，造成药物药理作用增强，甚至出现中毒。

（2）体内屏障：①血脑屏障，包括血液与脑组织、血液与脑脊液、脑脊液与脑组织三种屏障。只有**脂溶性高**的药物才能以**简单扩散**的方式通过血脑屏障。②胎盘屏障，是指胎盘绒毛与子宫血窦间的屏障。胎盘对药物的转运没有确切的屏障作用，几乎所有药物均能通过胎盘进入胎儿体内，故妊娠期妇女用药需特别谨慎，以免造成畸胎或引起其他胎儿毒性反应。

（3）器官血流量：血流量丰富的器官如肝、肾、脑、肺等，药物分布快且含量较多；低血流量器官如皮肤、肌肉等，药物分布慢且含量较少。静注硫喷妥钠后，先在血流量丰富的脑中迅速发挥麻醉效应，然后迅速向血流较少的脂肪组织转移，故其麻醉作用可在数分钟内迅速消失，此现象被称为**药物的再分布**。

（4）体液的 pH：生理情况下，细胞内液 pH 为 7.0，细胞外液 pH 为 7.4，由于弱酸性药物在弱碱性环境下解离型多，故细胞外液的弱酸性药物不易进入细胞内，弱酸性药物在细胞外液浓度高于细胞内。弱碱性药物则相反。改变血液的 pH，可相应改变其原有的分布特点。如口服**碳酸氢钠碱化血液**可促进水杨酸类药物从脑细胞向血浆转运，并减少其在肾小管的重吸收，是临床解救水杨酸中毒的重要措施之一。

3. 生物转化　是指药物在体内发生化学结构或生物活性的改变。也称为药物代谢。

（1）生物转化的方式与步骤：生物转化过程一般分为两个时相进行：第 I 相反应是氧化、还原、水解的过程；第 II 相反应为结合过程。通过两个时相的变化，药物逐步生成**易溶于水**且**极性高**的代谢物，以利迅速排出体外。

（2）生物转化的部位及其催化酶：生物转化的主要部位是肝，肝外组织如胃肠道、肾、肺、皮肤、脑、肾上腺、睾丸、卵巢等也能不同程度地参与某些药物的代谢。药物在体内的生物转化的催化酶分为两类。①专一性酶：只能转化一些特定的药物或物质，如胆碱酯酶转化乙酰胆碱、单胺氧化酶转化单胺类物质等。②非专一性酶：主要存在于肝细胞内质网中，故又称为肝药酶。主要分为血红蛋白类（包括细胞色素 P_{450}、细胞色素 b_5）、黄素蛋白类（包括还原型辅酶Ⅱ-细胞色素 P_{450} 还原酶、还原型辅酶Ⅰ-细胞色素 b_5 还原酶）和磷脂类（主要是磷脂酰胆碱）。其中最关键的酶为细胞色素 P_{450}，它们能在体内转化约 200 种化合物。

（3）生物转化的意义：①绝大多数药物经过生物转化后，药理活性都减弱或消失，称为**灭活**。②极少数药物被转化后才出现药理活性，称为**活化**，如阿司匹林转化为水杨酸钠才具有药理活性。③有些药物经过转化后生成的代谢产物具有**毒性**，如非那西丁在体内可被转化为乙酰氨基苯酚（引起肝和肾的坏死）和 P-乙氧基苯胺（致癌和致突变等），因而代谢过程并不等于解毒过程。

（4）药物代谢酶的诱导和抑制：肝药酶系统有如下特点。①选择性低，能同时催化多种药物。②变异性较大，常在遗传、年龄、营养、疾病等不同状态而出现明显的个体差异。③药酶活性易受药物的影响：凡能够增强药酶活性的药物称为**药酶诱导药**；而能够降低药酶活性的药物称为**药酶抑制药**。药酶诱导药和药酶抑制药可增强或减弱药物自身或与之合用的药物的转化，导致药物效应的增强或减弱。

4. 排泄　药物及其代谢物通过排泄器官被排出体外的过程称排泄，是药物最后彻底消除的过程。肾脏是最主要的排泄器官，气体及挥发性药物则主要由肺随呼气排出，某些药物还可从胆汁、乳腺、汗腺、唾液腺及泪腺等排出体外。

（1）肾排泄：主要有 3 种方式：①肾小球滤过。肾小球毛细血管的基底膜通透性较大，绝大多数游离型药物及其代谢产物可经由滤过进入到肾小管管腔内。肾小球滤过率降低（如肾病、新生儿、老年人等），药物从肾小球滤过的药量也随之减少。②脂溶性高、非解离型的药物和代谢产物经由肾小管重吸收入血。酸化尿液，碱性药物在肾小管中解离增多，重吸收少，排泄增加。碱化尿液，酸性药物在肾小管中解离增多，重吸收少，排泄增加。故临床上**改变尿液 pH** 是解救药物中毒的有效措施。如巴比妥类、水杨酸类等弱酸性药物中毒时，使用碳酸氢钠碱化尿液可使药物的重吸收减少，排泄增加而解毒。③肾小管主动分泌，肾小管主动分泌分为有机酸分泌系统与有机碱分泌系统，分别排泄有机酸类药物与有机碱类药物，并存在竞争性抑制。如丙磺舒可抑制青霉素通过有机酸分泌系统排泄，呋塞米可抑制尿酸通过有机酸分泌系统排泄等。

（2）胆汁排泄：某些药物经肝脏转化为极性较强的水溶性代谢产物，也可自胆汁排泄，经由肠道从粪便排出。有的药物再经肠黏膜上皮细胞吸收，经门静脉、肝脏重新进体循环的反复循环过程称**肝肠循环**。肝肠循环能延迟药物的排泄，使药物药理作用时间延长，也可导致药物蓄积后难以尽快排出引起中毒，如洋地黄毒苷。

（3）其他途径：许多药物还可通过唾液、乳汁、汗液、泪液等排泄。乳汁富含脂质且呈弱酸性，**弱碱性药物**易于通过乳汁排泄，如吗啡、阿托品，故哺乳期妇女用药应注意；胃液中酸度高，某些生物碱（如吗啡等）容易向胃液血液扩散，洗胃是该类药物中毒的重要治疗措施；某些药物可自唾液排泄，临床上常以唾液进行血药浓度的监测。

第十一章 药理学

(二) 半衰期和连续多次给药的药-时曲线

1. 半衰期 血药浓度下降一半所需要的时间,其长短反应药物在体内的消除速度。半衰期的临床意义如下:①确定给药间隔:临床一般习惯于每隔一个半衰期给药一次。②药物分类标准:根据药物半衰期长短,可将药物分为超短效(半衰期<1h)、短效(半衰期为1~4h)、中效(半衰期4~8h)、长效(半衰期8~24h)和超长效(半衰期>24h)。③预测一次给药后药物消除的时间:一般认为单次给药后,经过4~5个半衰期,药物基本被消除。④预测多次给药达到稳态血药浓度的时间:一般认为连续多次给药,经过4~5个半衰期,可到稳态血药浓度,又称坪值。肝肾功能不全的患者,血浆半衰期有所延长,需注意调整用药剂量和给药间隔。

2. 连续多次给药的药时曲线 临床上连续多次每隔一个半衰期给药一次,经过4~5个半衰期后体内药物总量可达稳态水平的93.5%~98.4%。这个相对稳定的血药浓度水平称为稳态血药浓度或坪值。如采用首剂加倍的给药方法,可迅速达到稳态血药浓度。

三、影响药物效应的因素

药物的相互作用——药动学因素、药效学因素和配伍禁忌。

药物相互作用是指同一时间或间隔一定时间两种或两种以上药物合用,药物与药物之间或药物与机体之间产生的相互影响。广义上讲,药物相互作用应包括发生在体外的药剂学上的配伍禁忌和发生在体内的药理学上的疗效及毒性的增强或减弱。一般而言,用药种数越多,不良反应发生率也越高。

药物配伍禁忌指两种或两种以上药物调配在一起时,导致浑浊、沉淀、变色、减效、失效或产生有害物质。例如,肾上腺素在碱性溶液中易氧化而失效;生物碱水溶液遇酸易发生沉淀。

(一) 药动学方面

1. 妨碍吸收

(1) 改变胃肠道pH:如抗酸药可增加弱酸性药物如磺胺类、氨卡西林的解离度,因而吸收减少,但可促进某些弱碱性药物的吸收。

(2) 吸附、络合或结合:①氢氧化铝凝胶可吸附氯丙嗪。②考来烯胺能与洋地黄结合。③喹诺酮类药物与铁、镁或铝等阳离子发生螯合影响其吸收。④浓茶中的鞣酸与铁制剂发生沉淀,阻碍吸收。

(3) 影响胃排空和肠蠕动:多数药物主要在小肠上段吸收,抗胆碱药能延缓胃排空,减慢肠蠕动,导致部分药物吸收速度减慢或吸收量减少。

(4) 改变肠壁功能:细胞毒类药物可损伤肠黏膜,减少其他药的吸收。

2. 竞争血浆蛋白

药物能与血浆蛋白可逆性结合,药物之间会出现竞争和置换。如保泰松可将抗凝血药双香豆素类从血浆蛋白结合部位置换出来,加重出血倾向。早产儿或新生儿服用磺胺类,可将胆红素从血浆蛋白置换出来,造成新生儿核黄疸。

3. 影响代谢

(1) 影响肝药酶:肝药酶诱导剂或肝药酶抑制剂会影响其他药物在体内的代谢,使其半衰期发生改变,导致药物治疗效果和不良反应发生改变。如肝药酶抑制剂异烟肼可使同时合用的甲苯磺丁脲的治疗效果和毒性增加；别嘌呤醇能抑制黄嘌呤氧化酶，使 6-巯基嘌呤及硫嘌呤的代谢减慢、毒性增加。

（2）影响专一性酶：抗抑郁药吗氯贝胺可抑制单胺氧化酶，延缓单胺类药物代谢，使这些药物的升压作用和毒性反应增加。如吗氯贝胺不可与抑制 5-HT 再摄取的抗抑郁药氟西汀合用，因可引起 5-HT 蓄积，甚至危及生命。

4.影响药物排泄

（1）影响尿液 pH：药物通过改变尿液的 pH，影响药物的解离度，使重吸收增加或减少。如磺胺类容易在酸性或中性尿液中析出结晶损伤肾小管，故应同服等量的碳酸氢钠碱化尿液，有利于增加磺胺类药物从尿液中排出，减少磺胺类药物对肾脏的损伤。同理，尿液呈酸性时可使弱碱性药解离增多，排出增加。

（2）竞争转运载体：弱酸性药物及其代谢产物可从肾小管有机酸主动转运系统分泌，如青霉素和丙磺舒合用，可使青霉素排出减慢，延长青霉素在体内的作用时间；呋塞米则可竞争性抑制尿酸的排出，造成高尿酸血症。

（二）药效学方面

1.协同作用　指药物合用效应增强，包括治疗作用和不良反应。

（1）相加作用：两药合用的作用效果是两药分别作用的代数和，如布洛芬与对乙酰氨基酚合用时，解热镇痛作用相加；庆大霉素和万古霉素联合用药时，耳毒性和肾毒性的不良反应相加。

（2）增强作用：两药合用后的作用大于它们分别作用的代数和，如磺胺甲噁唑与甲氧苄啶合用，可使抑菌作用增加数倍至数十倍，甚至出现杀菌作用。

（3）增敏作用：指一药可使组织或受体对另一药的敏感性增强，如可卡因可抑制交感神经末梢对去甲肾上腺素的再摄取，使去甲肾上腺素或肾上腺素作用增强。

2.拮抗作用　指药物合用后原有效应减弱。可分为以下 4 种情况。

（1）药理性拮抗：是指一种药物与特异性受体结合，阻止激动药与此种受体结合。如氟马西尼可拮抗地西泮的作用，阿托品可拮抗毛果芸香碱的作用。

（2）生理性拮抗：是指两个激动药分别作用于生理作用相反的两个特异性受体。如组胺可作用于 H_1 受体，引起支气管平滑肌收缩；沙丁胺醇可作用于 β 受体，使支气管平滑肌松弛。

（3）化学性拮抗：如重金属可与二巯丙醇结合成络合物而排泄，中毒时可用其解救；抗凝药肝素带有强大负电荷，可静脉注射带有强正电荷的鱼精蛋白，形成稳定的复合物，解救肝素过量引起的出血。

（4）生化性拮抗：即拮抗作用通过生化反应而产生，如苯巴比妥能诱导肝药酶，使苯妥英钠等药的代谢加速，作用减弱。

3.无关作用　指联用后的效果未超过其中作用较强者，或各自发挥相应作用，互不干扰。

第二单元　拟胆碱药

【复习指导】本单元知识涵盖胆碱受体激动药和胆碱酯酶抑制剂两类药物。应在熟练记忆 M 受体和 N 受体激动时的效应的基础上，掌握毛果芸香碱和新斯的明的作用、应用、不良反应及其应对方法。

拟胆碱药是一类作用与乙酰胆碱相似或与胆碱能神经兴奋效应相似的药物。

一、M 受体激动药——毛果芸香碱

本类药物主要激动 M 受体，产生 M 样作用，代表药物为毛果芸香碱。毛果芸香碱（匹鲁卡品）是从美洲毛果芸香属植物叶中提取出的生物碱，现已能人工合成。

（一）药理作用

激动 M 受体，对**眼睛**和**腺体**选择性高。

1. 缩瞳、降低眼内压和调节痉挛

（1）缩瞳：虹膜内的瞳孔括约肌受胆碱能神经支配，兴奋时瞳孔括约肌收缩，瞳孔缩小；另有瞳孔扩大肌，受肾上腺素能神经支配，兴奋时瞳孔扩大肌向外周收缩，瞳孔扩大。毛果芸香碱可**激动瞳孔括约肌的 M 胆碱受体**，使瞳孔括约肌收缩，瞳孔缩小。

（2）降低眼内压：房水使眼球内具有一定压力。房水由睫状体上皮细胞分泌及血管渗出产生后，经由眼后房经瞳孔流入前房，到达**前房角间隙**，经由小梁网（滤帘）流入巩膜静脉窦而进入血液循环。房水回流障碍可使眼内压升高，导致青光眼。毛果芸香碱通过缩瞳作用可使虹膜向眼球中心拉紧，虹膜根部变薄，前房角间隙变大，房水易于经滤帘进入巩膜静脉窦，从而降低眼内压。

（3）调节痉挛：晶状体的曲度变化是眼睛的聚焦调节的主要调控因素。晶状体由悬韧带牵拉而维持于比较扁平的状态，悬韧带则受睫状肌控制。睫状肌由环状和辐射状两种平滑肌纤维组成，其中以胆碱能神经（动眼神经）支配的环状肌纤维为主。毛果芸香碱激动睫状肌 M 受体使环状肌纤维**向瞳孔中心方向收缩**，悬韧带放松，晶状体变凸，屈光度增加，此时视近物清楚，难以看清远物。毛果芸香碱的这种作用称为**调节痉挛**。

2. 促进腺体分泌　毛果芸香碱可明显增加汗腺、唾液腺的分泌。泪腺、胃腺、胰腺、小肠腺体和呼吸道腺体分泌亦增加。

3. 兴奋平滑肌　毛果芸香碱吸收进入全身循环后，可兴奋肠道平滑肌、支气管平滑肌、子宫、膀胱及胆道平滑肌。

（二）临床应用

1. 青光眼　青光眼是临床常见的致盲性眼病，是由眼压升高而引起头痛、视力减退甚至失明，分为闭角型和开角型两种。闭角型表现为前房角狭窄，房水回流受阻而使眼内压升高，毛果芸香碱能使前房角间隙扩大，房水回流通畅，眼压迅速降低，因而主要用于治疗**闭角型青光眼**。开角型青光眼主要是因小梁网本身及巩膜静脉窦发生变性或硬化，阻碍了房水循环，引起眼内压升高，毛果芸香碱可通过扩张巩膜静脉窦周围的小血管及收缩睫状肌，使小梁网结构发生改变而使眼压下降，故也适用于开角型青光眼。

2. 虹膜睫状体炎　毛果芸香碱与扩瞳药**交替使用**，防止虹膜与晶状体粘连。

3. 其他　口服可用于缓解放疗后的口腔干燥。全身给药用于阿托品中毒的抢救。

（三）不良反应

毛果芸香碱作用温和而迅速。但使用过量或吸收较多，可引起全身性反应，如流涎、出汗、恶心、呕吐等，可用**阿托品**拮抗。滴眼时应**压迫内眦**，以防药液流入鼻腔吸收。

二、抗胆碱酯酶药

抗胆碱酯酶药通过**抑制胆碱酯酶**，减少乙酰胆碱在突触间隙的水解，使胆碱能神经末梢释放的 **Ach 大量堆积**，激动 M 受体及 N 受体，从而表现出 M 及 N 样作用。抗胆碱酯酶药根据与胆碱酯酶结合形成复合物后水解速度的快慢，可分为易逆性抗胆碱酯酶药（如新斯的明等）和难逆性抗胆碱酯酶药（如有机磷酸酯类）。

新斯的明脂溶性低，口服吸收少且不规则，一般口服剂量为皮下注射量的 10 倍以上。不易透过血脑屏障，无明显的中枢作用。不易透过角膜进入前房，对眼的作用较弱。

（一）药理作用

1. 兴奋骨骼肌　作用很强。作用机制为：①抑制**胆碱酯酶**。②直接激动骨骼肌运动终板上的 N_2 **胆碱受体**。③促进**运动神经末梢释放 Ach**。
2. 兴奋平滑肌　对胃肠道和膀胱平滑肌有较强收缩作用。亦可收缩支气管。
3. 其他作用　对心血管有抑制作用，能促进腺体分泌。

（二）临床应用

1. 重症肌无力　可做对症处理，无法根治。需经常、反复给药。除紧急情况需注射外，一般口服给药。皮下或肌内注射新斯的明后，15min 即可使症状减轻，作用维持 2~4h。应掌握好剂量，以免引起"胆碱能危象"，反使肌无力症状加重。
2. 手术后腹气胀及尿潴留　能增加胃肠蠕动和膀胱张力，促进术后排气、排尿。
3. 阵发性室上性心动过速　兴奋迷走神经措施无效时，可用新斯的明减慢心率。
4. 肌松药过量的解救　用于非去极化型骨骼肌松弛药（如**筒箭毒碱**）过量时的解救，不可用于**琥珀胆碱**的中毒解救。

（三）不良反应

治疗量时副作用较小，过量时可引起"胆碱能危象"，产生恶心、呕吐、腹痛、心动过缓、肌肉震颤和肌无力加重等，甚至呼吸衰竭死亡。其中 M 样症状可用**阿托品**对抗。禁用于机械性肠梗阻、尿路梗阻和支气管哮喘患者。

第三单元　有机磷酸酯类中毒与解救

【复习指导】本部分内容有一定难度，历年均有涉及。可在熟练掌握 M 样作用和 N 样作用的基础上，尝试推导有机磷酸酯类中毒可能出现的症状：轻度中毒以 M 样症状为主；中度中毒除 M 样症状加重外，还出现 N 样症状；重度中毒者除 M 样和 N 样症状外，还出现中枢神经系统症状。掌握有机磷酸酯类中毒的预防和处置办法，掌握特效解救药阿托品和氯解磷定的作用特点和使用注意事项。

有机磷酸酯类为农业生产及环境卫生工作中常用的杀虫剂，工业生产中作为树脂类的增塑剂，常用的有敌百虫、乐果、敌敌畏、对硫磷、内吸磷、马拉硫磷等。有些剧毒类如沙林、塔崩和梭曼等还可被用作战争毒气。本类药物对人、畜均有极大毒性，基本无临床治疗价值。掌握有机磷酸酯类的中毒机制、中毒症状和解救措施，对工农业生产和国防事业都有重要意义。

有机磷酸酯类药物为难逆性抗胆碱酯酶药，能与胆碱酯酶（AchE）牢固持久地结合，使其失去水解乙酰胆碱（Ach）的能力，造成体内 Ach 大量堆积，引起严重中毒。若不及时

第十一章 药理学

抢救，AchE 在几分钟或几小时内会出现"老化"，此时即使用胆碱酯酶复活药也难以恢复酶的活性，必须等待新生的胆碱酯酶出现，才有水解 Ach 的能力，此恢复过程常需要几周。因此一旦中毒必须立即抢救，及时使用胆碱酯酶复活药，使胆碱酯酶在"老化"前复活。

本类药物脂溶性高，具有易挥发性，可经呼吸道、消化道，甚至完整皮肤吸收而中毒。职业性中毒最常见途径为经皮肤吸收或呼吸道吸入，非职业性中毒则大多由口摄入。

一、中毒解救原则

（一）急性中毒

轻度中毒以 M 样症状为主；中度中毒除 M 样症状加重外，还出现 N 样症状；重度中毒者除 M 样和 N 样症状外，还出现中枢神经系统症状。死亡原因主要是呼吸衰竭及继发性循环衰竭。

除按一般的急性中毒解救原则处理外，要**及早、足量、反复**地使用**阿托品**及**氯解磷定**等特殊解毒药。

1. 清除毒物　①将患者移出毒物现场，去除污染的衣物。②经口中毒者，先抽出胃液和毒物，再用微温的 1% 盐水、2% 碳酸氢钠反复洗胃，直至洗出液中不再有有机磷酸酯类特有的气味，再用硫酸镁导泻。经皮肤吸收中毒者，应立即使用温水或肥皂水清洗皮肤。③敌百虫中毒时，不可用肥皂及碱性溶液洗胃，以免转化生成毒性更强的敌敌畏。

2. 对症治疗　吸氧、人工呼吸、升压药及抗惊厥等。

3. 使用解毒药物

（1）阿托品：能迅速对抗体内 Ach 的 M 样作用，为治疗急性有机磷酸酯类中毒的特异性、高效能解毒药物，大剂量可解除部分中枢症状。应**尽早、足量**地给予**阿托品**，并采用**较大剂量**，第一天用量常超过 200mg，直至 M 样症状消失或出现阿托品轻度中毒症状——"**阿托品化**"，并维持 48h。

（2）胆碱酯酶复活药：一类能使胆碱酯酶恢复活性的药物，常用药物有碘解磷定、**氯解磷定**和双复磷。中度及重度中毒时，常与阿托品合用，以彻底消除病因与症状。但胆碱酯酶复活后，机体可恢复对阿托品的敏感性，易发生阿托品过量中毒，因此应适当减少阿托品的剂量。

（二）慢性中毒

多发生于长期接触农药的人员，表现为血中胆碱酯酶活性显著而持久地下降，临床出现头痛、头晕、失眠、乏力等神经衰弱症候群和腹胀、多汗，偶有肌束颤动及瞳孔缩小。目前尚缺乏有效的治疗措施，须定期测定血中胆碱酯酶活性，如下降达 50%，应暂时避免与有机磷酸酯类接触，加强防护，对症治疗。

二、胆碱酯酶复活药

胆碱酯酶复活药是一类能使已被有机磷酸酯类抑制的 AchE 恢复活性的药物。其中，**氯解磷定**溶液较稳定，无刺激性，可以肌内注射或静脉注射，不良反应少，价格低廉，为临床使用的首选药。

（一）药理作用

1. 解毒机制　①与体内游离的有机磷酸酯类直接结合，形成磷酰化氯解磷定从尿中排出，阻止游离的毒物继续抑制胆碱酯酶活性。②与磷酰化胆碱酯酶结合形成复合物，再裂解成为无毒的磷酰化氯解磷定从尿中排出，同时使胆碱酯酶游离出来，恢复水解 Ach 的活性。

2. 药物特点　①解毒作用主要表现在**骨骼肌神经肌肉接头处**，可显著减轻肌束颤动。②不易透过血脑屏障，故需较大剂量才对中枢中毒症状有一定疗效。③不能直接对抗体内已积聚的 Ach，必须**与阿托品合用**才能有效解除 M 样症状。④对中毒过久"老化"的磷酰化胆碱酯酶解毒效果差，故应**及早、反复用药**。

（二）临床应用

主要用于中、重度有机磷酸酯类中毒的解救。对内吸磷、马拉硫磷和对硫磷中毒的疗效较好；对敌百虫、敌敌畏中毒的疗效稍差；对乐果中毒无效，因乐果中毒所形成的磷酰化胆碱酯酶比较稳定，酶活性不易恢复，加之乐果乳剂还含有苯，可能同时有苯中毒。

（三）不良反应

少见，偶有轻度头痛、眩晕、恶心、呕吐等。剂量过大，可直接与胆碱酯酶结合而抑制其活性，加剧中毒程度。

第四单元　抗胆碱药

【复习指导】本部分内容为历年必考，应作为重点复习。可在熟练掌握 M 样作用的基础上，尝试推导阿托品的药理作用，须注意阿托品的扩血管作用于 M 受体阻断效应无关。在掌握阿托品的药理作用的基础上，可尝试推导药物的临床应用、不良反应和禁忌证。掌握东莨菪碱、山莨菪碱和常用人工合成品的临床应用。

抗胆碱药是一类能与胆碱受体结合而不产生或较少产生拟胆碱作用，但可阻碍胆碱能神经递质或拟胆碱药与受体结合，从而产生抗胆碱作用的药物，又称胆碱受体阻断药。

一、阿托品类生物碱

阿托品类生物碱均可由茄科植物中提取，包括阿托品、山莨菪碱、东莨菪碱等，能选择性地阻断胆碱能神经所支配的效应器上的 M 受体，产生抗 M 样作用。

（一）阿托品的作用、应用、不良反应和禁忌证

1. 药理作用　竞争性**阻断 M 受体**，**选择性低**，作用广泛。**随着剂量增加依次出现以下**作用。

（1）抑制腺体分泌：小剂量（0.3~0.5mg）阿托品即能对唾液腺和汗腺产生明显的抑制作用，引起口干和皮肤干燥，同时也引起泪腺及呼吸道分泌减少。较大剂量抑制胃液分泌，对胃酸分泌影响较小，因为胃酸分泌主要受胃泌素等调节。

（2）对眼睛的作用：①扩瞳。阻断瞳孔括约肌上的 M 受体，使环状肌松弛，退向四周边缘，瞳孔扩大。②升高眼压。瞳孔扩大导致虹膜向周围边缘堆积，前房角间隙变窄，房水回流受阻，引起眼内压升高，故而**青光眼患者禁用**。③调节麻痹。睫状肌松弛，悬韧带拉紧，晶状体变扁，屈光度降低，近距离物体不能清晰地成像于视网膜上，看近物模糊不清，只适于看远物，这种作用称**调节麻痹**。

（3）松弛平滑肌：阿托品能松弛多种内脏平滑肌，尤其对过度活动或痉挛的平滑肌作用更为显著。能解除胃肠道平滑肌痉挛，对膀胱逼尿肌也有解痉作用，对胆管、输尿管和支气

管平滑肌的作用较弱，对子宫平滑肌影响较小。

（4）兴奋心脏：治疗量（0.4~0.6 mg）阿托品可使部分患者心率**短暂性轻度减慢**，但较大剂量（1~2 mg）时，通过阻断窦房结 M_2 胆碱受体而解除了迷走神经对心脏的抑制，引起**心率加快**。迷走神经张力高的青壮年，心率加快较明显。

（5）扩张小血管：多数血管缺乏胆碱能神经支配，因此治疗量阿托品对血管无明显影响。**较大剂量时**可解除外周及内脏小血管的痉挛，改善微循环，增加组织的血流灌注量。尤以皮肤血管的扩张最显著，可引起皮肤潮红、温热等症状。**此作用机制与抗胆碱作用无关**。

（6）兴奋中枢神经系统：①较大剂量（1~2 mg）可轻度兴奋大脑和延髓。②更大剂量（2~5 mg）中枢兴奋明显加强，出现烦躁不安、谵语等症状。③中毒剂量（10 mg以上）可引起明显中枢中毒症状，产生幻觉、定向障碍甚至惊厥。④严重中毒则由兴奋转入抑制，出现昏迷及呼吸麻痹而死亡。

2. 临床应用

（1）内脏绞痛：能解除平滑肌痉挛，迅速缓解胃肠绞痛，对膀胱刺激症状如尿急、尿频也有较好疗效，对胆绞痛及肾绞痛疗效较差，常需加用阿片类镇痛药如**哌替啶**。

（2）腺体分泌过多：①用于严重的盗汗和流涎症。②用于全身麻醉前给药，可减少呼吸道腺体及唾液腺的分泌，防止分泌物阻塞呼吸道而引起窒息或吸入性肺炎。

（3）眼科：①虹膜睫状体炎：0.5%~1% 阿托品溶液滴眼可松弛瞳孔括约肌及睫状肌，使之充分休息，有助于炎症的消退。**与缩瞳药交替使用**，可预防虹膜与晶状体粘连。②眼底检查：阿托品滴眼扩瞳作用和调节麻痹作用维持时间较长，视力恢复较慢，现已被持续时间较短的后马托品等药物替代。③验光配镜：阿托品的调节麻痹作用可使晶状体固定，以测定出准确的屈光度。由于视力恢复较慢，现已少用，只有儿童验光时仍用阿托品，因儿童的睫状肌调节功能较强。

（4）缓慢性心律失常：用于迷走神经过度兴奋所致窦房传导阻滞、房室阻滞，也用于窦房结功能低下而出现的室性异位节律。

（5）抗休克：大剂量阿托品解除血管痉挛，改善微循环，用于治疗暴发型流行性脑脊髓膜炎、中毒性菌痢、中毒性肺炎等所致的感染性休克。但当休克伴有心率过快或高热时，不用阿托品。应用时需注意补充血容量。

（6）有机磷酸酯类中毒：见第三单元。

3. 不良反应　阿托品选择性低，药理作用广泛，副作用较多。常见不良反应包括口干、视力模糊、眩晕、心悸、便秘、皮肤潮红、体温升高。剂量过大或误服颠茄果、曼陀罗果、洋金花及莨菪的根茎时可表现为烦躁不安、谵妄、幻觉及惊厥等中枢兴奋症状。严重中毒可由兴奋转入抑制而出现昏迷、呼吸麻痹而死亡。阿托品中毒可用镇静药或抗惊厥药对抗中枢兴奋症状，用毛果芸香碱、毒扁豆碱对抗其外周作用，如果呼吸已转入抑制，则需配合人工呼吸和吸氧。

4. 禁忌证　青光眼及前列腺肥大者禁用阿托品。

（二）东莨菪碱的药理作用和临床应用

东莨菪碱是植物洋金花的主要成分，**中枢抑制作用强**，小剂量即可出现明显的镇静作用，较大剂量则可催眠。有欣快作用，易造成药物滥用。①镇静和抑制腺体分泌作用强于阿托品，更适用于麻醉前给药。②有防晕止吐作用，与苯海拉明合用能增强效果，可用于晕车晕船。③有中枢抗胆碱作用，用于帕金森病，可缓解流涎、震颤和肌肉强直等症状。

（三）山莨菪碱的药理作用和临床应用

山莨菪碱（654-2）是唐古特莨菪中分离出的一种生物碱，现已可人工合成。①具有明显的**外周抗胆碱作用**，选择性高，毒副作用较低，现已代替阿托品用于胃肠绞痛。②解除小血管痉挛，改善微循环，用于各种感染中毒性休克。③抑制唾液分泌、扩瞳作用较阿托品弱，不易透过血脑屏障。

二、阿托品的人工合成代用品

阿托品滴眼后作用持久，视力恢复缓慢，用作解痉药时副作用较多。经化学结构改造，合成了许多选择性较高的代用品。

（一）眼科常用药

后马托品、尤卡托品、托吡卡胺等作用迅速而短暂，适用于散瞳检查眼底和验光。不良反应轻。

（二）解痉常用药

1. 溴丙胺太林（普鲁本辛） 胃肠解痉作用强而持久，主要用于胃十二指肠溃疡、胃肠痉挛、泌尿道痉挛、妊娠呕吐及遗尿症。

2. 贝那替秦（胃复康） 具有胃肠道解痉作用，还可抑制胃酸分泌，并具有中枢安定作用。适用于伴有焦虑症的溃疡病患者。

第五单元　拟肾上腺素药

【复习指导】本部分内容有一定难度，历年必考，应作为重点复习。应在熟练记忆 α 受体样作用和 β 受体样作用的基础上，掌握肾上腺素、去甲肾上腺素、异丙肾上腺素、多巴胺的药理作用和临床应用，注意不同药物对血压和心脏作用的区别。掌握肾上腺素升压作用的翻转，掌握去甲肾上腺素不良反应的处置办法，掌握多巴胺临床应用的特点。

拟肾上腺素药通过激动肾上腺素受体或促进肾上腺素能神经末梢释放递质，从而发挥与肾上腺素能神经兴奋相似的作用。

一、去甲肾上腺素和间羟胺

（一）去甲肾上腺素的药理作用、临床应用和不良反应

去甲肾上腺素是去甲肾上腺素能神经末梢释放的主要递质。药用人工合成品，化学性质不稳定，应避光、阴凉处保存。在酸性溶液中较稳定，常用其重酒石酸盐。

1. 药理作用　对 **α 受体有强大的激动作用**，对 $β_1$ 受体作用较弱，对 $β_2$ 受体几乎无作用。

（1）收缩血管：激动血管的 $α_1$ 受体，**使皮肤、黏膜血管收缩最明显，其次是肾脏血管**。脑、肝、肠系膜甚至骨骼肌的血管也都呈收缩反应。**冠状血管**因心脏兴奋所释放的扩血管代谢产物而呈现**舒张**效应。

（2）兴奋心脏：兴奋心脏 β₁ 受体，作用较弱。在整体情况下，由于血压升高，可使心率反射性减慢。由于血管收缩，外周阻力增加，心排血量不变或稍降。过大剂量可提高自律性，但引起心律失常的情况较肾上腺素少见。

（3）升高血压：作用强。**小剂量 β₁ 受体占优势**，心脏兴奋，收缩压升高，但血管收缩不甚剧烈，舒张压升高不明显，脉压加大。**较大剂量时 α₁ 受体占优势**，血管剧烈收缩，舒张压明显升高，脉压变小。

（4）其他：中枢作用弱。较大剂量时出现血糖升高。可增加孕妇子宫收缩频率。

2. 临床应用

（1）休克：休克的关键是微循环障碍和重要脏器灌流不足，故休克的治疗主要在于补足血容量，保证重要脏器的血供，改善微循环。去甲肾上腺素收缩外周血管作用强烈，外周阻力显著增高，目前在休克治疗中已不占重要地位，但仍可用于各种休克早期**血压骤降**时，小剂量短时间静脉滴注以保证心、脑等主要器官的血液供应。

（2）药物中毒性低血压：可用去甲肾上腺素静脉滴注，可使血压回升，维持正常水平。特别是 α 受体阻滞药导致低血压中毒时应选用**去甲肾上腺素**，而**不可选用肾上腺素**。

（3）上消化道出血：可通过收缩局部黏膜血管发挥止血作用，用于食道静脉曲张破裂出血或胃出血，需稀释后口服。

3. 不良反应

（1）局部组织缺血坏死：静脉滴注时，时间过长、浓度过高或渗漏出血管外，可引起注射局部皮肤苍白，甚至缺血坏死。应立即停止注射或更换注射部位，局部热敷。可使用**普鲁卡因**局部封闭，或皮下浸润注射 α 受体阻断药**酚妥拉明**以对抗其收缩血管作用。

（2）急性肾衰竭：滴注时间过长或剂量过大，可使肾脏血管强烈收缩，产生少尿、无尿和肾实质损伤，故用药期间尿量至少保持在**每小时** 25 mL 以上。

（3）停药后的血压下降：长期静脉滴注突然停药，可引起血压骤降，是由于外周血管长期收缩，停药后血管迅速扩张，有效循环量减少所致，应逐渐减少滴注剂量后再停药。

（二）间羟胺的药理作用、临床应用和不良反应

间羟胺（又名阿拉明），性质较稳定，临床上可代替 NA 用于各种休克早期及手术后或脊椎麻醉后的休克。

作用特点：①直接兴奋 α 受体，对 β₁ 受体作用较弱；可促进去甲肾上腺素释放。②作用较持久和缓。③对肾血管收缩作用温和，较少引起心律失常及少尿等不良反应。④**可肌内注射**。

二、肾上腺素的药理作用、临床应用和不良反应

肾上腺素是肾上腺髓质的主要递质，药用肾上腺素可从家畜肾上腺提取或人工合成。口服吸收很少，一般可采用皮下注射或肌内注射。

1. 药理作用 对 α **受体**和 β **受体**都有强大的激动作用，药理效应广泛复杂。

（1）心脏：**为快速而强效的心脏兴奋剂**。①作用于心脏 β₁ 受体，增强心肌收缩力、加快传导、提高心率、增加心排血量。②作用于 β₂ 受体，舒张冠状血管，改善心肌的血液供应。缺点：增加心肌耗氧量增加，提高心肌兴奋性，剂量大或静脉注射过快可引起心律失常，出现期前收缩，甚至心室颤动。

（2）血管：激动血管上的α和β₂受体，分别产生缩血管或扩血管作用。肾上腺素小剂量应用时β₂受体更敏感，骨骼肌血管、肝脏血管和冠状动脉舒张。剂量较大时，皮肤、黏膜和肾脏血管上的α受体占优势，这些部位的血管显著收缩。

（3）血压：①肾上腺素对血压的影响因剂量和给药途径而异。治疗量或慢速静脉滴注时，心脏兴奋，心排血量增加，收缩压升高。由于β₂受体比α受体对低浓度肾上腺素更敏感，骨骼肌血管的扩张抵消或超过皮肤黏膜血管的收缩作用，外周总阻力不变或降低，舒张压不变或下降，脉压加大，身体各部位的血液重新分配，有利于满足紧急状态下机体能量供应的需要。大剂量或快速静脉滴注时，因α受体的作用占优势，皮肤、黏膜、内脏血管强烈收缩，超过了对骨骼肌血管的扩张作用，外周总阻力明显升高，同时心脏强烈兴奋，收缩压和舒张压均升高。②单次给药的血压双向反应。肾上腺素单次静脉注射的典型血压变化是给药后迅速出现明显的升压作用，而后出现微弱的降压作用，后者作用持续时间较长。③肾上腺素升压作用的翻转。如事先给予α受体阻滞药，由于α受体的作用被阻断，β₂受体作用占优势，肾上腺素的升压作用可被翻转，呈现明显的降压反应。故α受体阻断药过量出现低血压中毒不可用肾上腺素解救，需使用去甲肾上腺素。

（4）舒张平滑肌：①激动支气管平滑肌的β₂受体而使支气管平滑肌舒张。②作用于支气管黏膜肥大细胞的β₂受体，抑制肥大细胞释放组胺和其他过敏介质。③激动支气管黏膜血管的α受体，收缩毛细血管，降低通透性，有利于消除支气管黏膜水肿。此处可与异丙肾上腺素区别。

（5）促进代谢：①治疗剂量时升高耗氧量。②升高血糖作用较去甲肾上腺素显著。③加速脂肪分解，使血液中游离脂肪酸升高。

2. 临床应用

（1）心搏骤停：用于溺水、麻醉和手术意外、药物中毒、传染病和心脏传导阻滞等引起的心搏骤停。可采用肾上腺素做心室内注射，并配合心脏按压、人工呼吸等措施。对电击引起的心搏骤停，应配合使用除颤器及利多卡因等抗心律失常药物。

（2）过敏性休克：过敏性休克的表现：①心肌收缩力减弱。②小血管扩张和毛细血管通透性增强，循环血量降低，血压下降。③伴有支气管痉挛及黏膜水肿，呼吸困难。肾上腺素的作用。①激动β₁受体，增强心肌收缩力。②激动α受体，收缩小动脉和毛细血管，消除黏膜水肿。③激动β₂受体，缓解支气管痉挛，减少过敏介质释放。因此肾上腺素可迅速缓解过敏性休克的临床症状，是治疗过敏性休克的首选药。一般采用皮下或肌内注射给药，严重病例可稀释后缓慢静脉注射，但需注意速度和用量，以免发生血压剧升和心律失常等危险。

（3）支气管哮喘：能解除支气管平滑肌痉挛，抑制过敏介质释放，收缩支气管黏膜血管，减轻支气管水肿和渗出，缓解支气管哮喘急性发作。皮下或肌内注射后数分钟内奏效。因本品不良反应严重，仅用于急性发作者。

（4）与局麻药配伍及局部止血：微量肾上腺素加入局麻药注射液中可延缓局麻药的吸收，延长局麻药作用时间，降低中毒可能。稀释后用纱布填塞鼻黏膜或牙龈处可快速止血。

3. 不良反应　可导致心悸，甚至心室颤动，肺水肿。可见烦躁、头痛和血压升高等，有诱发脑出血的危险。

三、多巴胺的药理作用和临床应用

多巴胺是去甲肾上腺素生物合成的前体，药用的是人工合成品。不易透过血脑屏障，几乎无中枢作用。

1. 药理作用　主要激动 α、β 受体及**外周多巴胺受体**。

（1）兴奋心脏：多巴胺可激动心脏 $β_1$ 受体，还可促进去甲肾上腺素递质的释放，使心肌收缩力加强，心排血量增加；一般剂量对心率影响不大，大剂量加快心率。

（2）影响血管：小剂量激动 $β_1$ 受体，心排血量增加，收缩压升高；激动肾脏、肠系膜、冠脉的多巴胺受体，血管舒张，其他血管阻力略升，舒张压变化不大。大剂量时激动血管 α 受体，血管收缩，外周阻力加大，血压升高。

（3）影响肾脏：激动 D_1 受体，扩张肾血管，肾血流量和肾小球滤过率增加，出现利尿作用。大剂量时激动肾血管的 α 受体，可使肾血管明显收缩，肾血流量减少。

2. 临床应用　①治疗各种休克，**尤其适用于伴有心肌收缩力减弱、尿量减少而血容量已补足的休克**。②与利尿药等合用治疗急性肾衰竭。

四、异丙肾上腺素的药理作用和临床应用

异丙肾上腺素是人工合成品，为经典的 $β_1$、$β_2$ 受体激动药。口服无效，气雾剂吸入、舌下或注射给药，均易吸收。

1. 药理作用　对 **β 受体**有很强的激动作用，对 α 受体几乎无作用。

（1）兴奋心脏：具有强大的 $β_1$ 受体激动作用，表现为心肌收缩力增强，心率加快。对正位起搏点的作用比异位强，相较肾上腺素，不易引起心律失常。

（2）影响血压：激动血管平滑肌的 $β_2$ 受体，骨骼肌血管、冠状血管、肾和肠系膜血管不同程度扩张，舒张压下降；收缩压升高由于心脏兴奋而增高，脉压明显加大，器官的血液灌注量增加。大剂量静脉注射也使静脉强烈扩张，有效血容量下降，心排血量减少，此时收缩压与舒张压均降低。

（3）舒张支气管：激动 $β_2$ 受体，舒张支气管平滑肌效果显著，并能抑制过敏性介质释放。但对支气管黏膜血管无收缩作用，消除黏膜水肿作用不如肾上腺素。久用可产生耐受性。

（4）促进代谢：激动 β 受体，促进糖和脂肪的分解，增加组织耗氧量。

2. 临床应用

（1）支气管哮喘：**舌下或喷雾给药**，用于支气管哮喘**急性发作**。

（2）房室传导阻滞：治疗Ⅱ、Ⅲ度房室传导阻滞，可采用舌下含服或静脉滴注给药。

（3）心搏骤停：适用于心室自身节律缓慢、高度房室传导阻滞或窦房结功能衰竭而导致的心搏骤停，常与去甲肾上腺素或间羟胺合用作心室内注射。

3. 不良反应　常见心悸、头晕、皮肤潮红。支气管哮喘患者由于呼吸困难，已经处于缺氧状态，药物用量过大可明显增加心肌耗氧量，诱发心律失常，甚则引起室性心动过速及室颤而死亡。禁用于冠心病、心肌炎和甲状腺功能亢进患者。

第六单元 抗肾上腺素药

【复习指导】本部分内容历年必考，应作为重点复习。应在熟练记忆 α 样作用和 β 样作用的基础上，熟悉 α 受体阻滞药酚妥拉明的药理作用和临床应用。β 受体阻滞药在心律失常、心绞痛、慢性心功能不全、高血压和甲亢等后续多个单元均有涉及，应掌握其药理作用、临床应用和不良反应。

抗肾上腺素药又称肾上腺素受体阻断药。本类药物与肾上腺素受体有较强的亲和力，但缺乏或仅有微弱的内在活性，与肾上腺素受体结合后，能妨碍神经递质或拟肾上腺素药与受体结合，从而产生拮抗神经递质或拟肾上腺素药的作用。根据药物对 α 和 β 受体选择性的不同，可分为 α 受体阻滞药和 β 受体阻滞药两大类。

一、α 肾上腺素受体阻滞药

α 受体阻滞药能选择性地阻断神经递质或拟肾上腺素药与 α 受体的结合，从而产生抗肾上腺素作用。可使肾上腺素的升压作用变为降压，称为"肾上腺素升压作用的翻转"。对主要作用于 α 受体的去甲肾上腺素无翻转作用。以酚妥拉明为例。

酚妥拉明又名立其丁，为人工合成品。口服生物利用度低，常作肌内或静脉注射。

1. 药理作用

（1）舒张血管：阻断 α 受体，血管扩张，血压下降。

（2）兴奋心脏：心脏兴奋，心率加快，心排血量增加。机制：①血管舒张，可反射性兴奋交感神经。②阻断突触前膜 $α_2$ 受体，负反馈抑制减弱，去甲肾上腺素释放增加。

（3）其他：有拟组胺样作用，使胃酸分泌增加，皮肤潮红；具有拟胆碱作用，使胃肠平滑肌张力增加。

2. 临床应用

（1）外周血管痉挛性疾病：如血栓闭塞性脉管炎及肢端动脉痉挛性疾病。

（2）去甲肾上腺素静滴时药液外漏：局部浸润注射酚妥拉明，防止血管强烈收缩导致的组织缺血坏死。

（3）急性心肌梗死和顽固性充血性心力衰竭：能降低左室舒张末期压力，增加冠脉血流供应，改善心肌供血。能解除心功能不全时小动脉和小静脉的反射性收缩，降低心脏前、后负荷，增加心排血量。

（4）休克：①扩张血管，降低外周阻力，增加心排血量，改善休克时重要脏器的灌流，解除微循环障碍。②降低肺循环阻力，防止肺水肿。目前主张与去甲肾上腺素合用。

（5）肾上腺嗜铬细胞瘤：用于骤发高血压危象的治疗以及手术前的准备。做鉴别诊断试验时有致死报道，应慎用。

二、β 受体阻滞药

β 受体阻滞药是一类能选择性地阻断 β 受体，竞争性抑制交感神经递质或拟肾上腺素药物 β 受体效应的药物。可分为非选择性 β 受体阻滞药和选择性 $β_1$ 受体阻滞药两类。有的药物还具有内在拟交感活性。

1. 药理作用

（1）β 受体阻断作用：①抑制心脏：阻断心脏 $β_1$ 受体，降低心率、减慢心脏传导，减弱心肌收缩力，减少心排血量，降低心肌耗氧量，降低血压。阻断血管 β₂ 受体，肝、肾和骨骼肌等血管收缩，血流量减少。②收缩支气管：阻断支气管 β₂ 受体，收缩支气管平滑肌。对正常人影响小，对**支气管哮喘的患者**可诱发或加重哮喘的急性发作。③抑制肾素释放：阻断肾小球球旁器细胞的 β₁ 受体，抑制肾素的释放，降低血压。④减慢代谢：抑制脂肪分解，减少组织耗氧量。延缓使用胰岛素后血糖水平的恢复，并掩盖低血糖心悸等症状，延误低血糖不良反应的察觉。

（2）内在拟交感活性：有些 β 受体阻滞药与 β 受体结合后，除能阻断受体外，还对 β 受体具有部分激动作用，称为内在拟交感活性（ISA）。这种作用较弱，常被 β 受体阻断作用掩盖。如预先给予利血平以耗竭体内儿茶酚胺，再用 β 受体阻滞药，可致心率加快，心排血量增加，原因是其激动受体的作用表现了出来。ISA 较强的药物其抑制心肌收缩力、减慢心率和收缩支气管作用一般较不具有 ISA 的药物弱。

（3）膜稳定作用：有些 β 受体阻滞药具有局部麻醉作用和奎尼丁样作用，这两种作用都与其降低细胞膜对离子的通透性有关，故称为膜稳定作用，但这一作用在常用量时与其治疗作用的关系不大。

2.临床应用

（1）**快速性**心律失常：如窦性心动过速等。

（2）心绞痛和心肌梗死：对心绞痛有良好的疗效，长期应用可降低心肌梗死复发率和猝死率。

（3）高血压：β 受体阻滞药是治疗高血压的常用药物。

（4）其他：用于甲亢的辅助治疗、偏头痛、嗜铬细胞瘤和肥厚性心肌病等。噻吗洛尔可用于青光眼。

3.不良反应

（1）严重的不良反应：诱发心功能不全或加重支气管哮喘。选择性 β₁ 受体阻断药及具有内在拟交感活性的药物上述不良反应较轻，但哮喘患者仍应慎用。

（2）停药反跳：长期应用 β 受体阻滞药如突然停药，可出现**反跳现象**，应逐渐减量直至停药。

（3）可出现外周血管的痉挛和间歇性跛行。偶见眼-皮肤黏膜综合征及幻觉、失眠和抑郁等症状。

第七单元　镇静催眠药

【复习指导】镇静催眠药物分为苯二氮䓬类和巴比妥类等，属于中枢抑制药物，临床较为常用，为常考考点。应掌握苯二氮䓬类药物随剂量推进出现的药理作用的变化，并与巴比妥类药物区别。掌握代表药物地西泮的药理作用、临床应用和不良反应。

苯二氮䓬类药物根据药物作用时间的长短，分为长效类（地西泮、氟西泮等）、中效类（艾司唑仑、硝西泮等）和短效类（三唑仑、奥沙西泮等）。**本类药物随着剂量增加，依次出现**抗焦虑、镇静、催眠、抗惊厥和抗癫痫等中枢抑制作用。药物**安全范围大**，加大剂量**不会出现麻醉作用**，一般不引起死亡。应与巴比妥类镇静催眠药区别。巴比妥类药物没有抗焦虑作用，随着剂量增加，依次出现镇静、催眠、抗惊厥和抗癫痫作用，加大剂量可出现麻醉效应，安全范围较窄，剂量过大可致麻痹，甚至死亡。以地西泮为例给予介绍。

1. **药理作用** 苯二氮䓬类的中枢抑制作用与促进中枢抑制性递质 GABA 的突触传递功能有关，随着剂量增加，这种抑制作用愈加明显。

（1）抗焦虑：小剂量即可产生良好的抗焦虑作用，可能与选择性抑制边缘系统有关。能明显改善焦虑患者的精神紧张、恐惧、忧虑、失眠等症状。

（2）镇静、催眠：随着剂量增加，地西泮可依次出现镇静及催眠作用，可缩短入睡时间，延长睡眠持续时间，减少觉醒次数。特点如下：①主要缩短 NREMS，减少发生于此期的夜惊和夜游症。②对 REMS 影响小，停药后反跳现象较轻。③安全范围大，进一步增加剂量不会引起麻醉作用。④无肝药酶诱导作用，不干扰其他药物的代谢。⑤成瘾性和戒断症状较轻，后遗效应不明显。

（3）抗惊厥和抗癫痫：较大剂量出现抗惊厥、抗癫痫作用。

（4）中枢性肌松作用：**与中枢抑制作用无关**，可能与抑制脊髓多突触反射有关。

2. **临床应用**

（1）焦虑症：地西泮用于持续性焦虑状态。

（2）失眠症：长效药物地西泮适用于**睡眠持续障碍者**。对入睡困难者宜选用短效类药物，如奥沙西泮等。

（3）麻醉前给药：①减轻患者术前的焦虑和紧张情绪。②减少麻醉药用量，加强麻醉药的作用。③产生暂时性记忆缺失，消除对不良刺激的记忆。

（4）惊厥和癫痫：①用于小儿高热、破伤风、子痫和药物中毒所致的惊厥。②静脉注射地西泮为**癫痫持续状态**的首选药物。

（5）缓解肌痉挛：缓解中枢神经系统病或局部病变引起的肌张力增高，也可用于内窥镜检查。

3. **不良反应** ①常见不良反应，次晨可见头昏、嗜睡、乏力等"宿醉"现象。②剂量过大，偶致共济失调。③静脉注射速度过快，导致呼吸和循环抑制，严重者可致呼吸和心跳停止，特效解救药为**氟马西尼**。④长期使用，可产生耐受性，可导致成瘾，突然停药可出现反跳和戒断症状。⑤本类药物与其他中枢抑制药（特别是酒精）合用，可能会引起严重的呼吸抑制，甚至危及生命。

第八单元　抗癫痫药

【复习指导】癫痫为临床常见疾病，药物种类丰富，针对不同类型癫痫所选用药物不同，故本单元有一定难度，为常考考点。应掌握不同类型癫痫发作的首选药物。掌握代表药物苯妥英钠的药理作用和临床应用。

一、苯妥英钠的药理作用和临床应用

1. **药理作用** 苯妥英钠不能抑制癫痫病灶的高频放电，但可阻止高频放电向病灶周围的正常脑组织扩散。还具有镇痛和抗心律失常作用。

2. **临床应用**

（1）癫痫：苯妥英钠是治疗**癫痫大发作**和**局限性发作**的首选药。

（2）神经痛：三叉神经痛、舌咽神经痛和坐骨神经痛等。
（3）心律失常：**对强心苷中毒引起的室性心律失常效果好。**

二、常见抗癫痫药物的应用

1. 苯巴比妥　对失神性发作以外的各种癫痫都有效。镇静催眠作用明显，一般不做首选。

2. 卡马西平　卡马西平系广谱抗癫痫药，对精神运动性发作疗效较好，对强直－阵挛性发作也有效，对失神性发作效果差。对三叉神经痛疗效较好。

3. 乙琥胺　可作为**失神性发作的首选药**。

4. 丙戊酸钠　为广谱抗癫痫药。因其肝脏毒性大，一般不作首选。

5. 苯二氮䓬类　①地西泮：**癫痫持续状态的首选药**，静脉注射显效快，安全范围大。②硝西泮：主要用于癫痫小发作，特别是肌阵挛性发作及婴儿痉挛等。③氯硝西泮：抗癫痫谱较广。

癫痫首选用药总结：①癫痫大发作（强直－阵挛性发作）和单纯部分性发作。苯妥英钠和卡马西平；5岁以下儿童首选苯巴比妥。②复杂纯部分性发作。卡马西平。③失神性发作（小发作）。乙琥胺。④肌阵挛性发作。丙戊酸钠是治疗幼儿肌阵挛性发作的首选药。⑤癫痫持续状态。静脉注射地西泮。

第九单元　抗精神失常药

【复习指导】精神失常临床多见精神分裂症、抑郁症、躁狂症和焦虑症等，故药物一般有抗精神分裂症、抗抑郁药、抗躁狂药和抗焦虑药等。本单元有一定难度，为常考考点。掌握精神分裂症的经典用药氯丙嗪的药理作用、临床应用和不良反应，应重点掌握其锥体外系不良反应。掌握抑郁症常用药物氟西汀、丙米嗪的作用特点。

一、抗精神分裂症药

（一）药物分类和代表

按照化学结构可将抗精神分裂症的药物分为：①吩噻嗪类，氯丙嗪、硫利达嗪等。②硫杂蒽类，氯普噻吨、氟哌噻吨等。③丁酰苯类，氟哌啶醇、氟哌利多等。④其他药物。

（二）氯丙嗪的药理作用、临床应用和不良反应

1. 药理作用

（1）中枢神经系统：①抗精神病作用。正常人口服可出现安定、镇静、淡漠，在安静环境中易诱导入睡，但易觉醒。精神分裂症患者服药后，能迅速控制兴奋躁动症状，连续服药可逐渐消除幻觉和妄想，恢复理智，生活自理。长期连续用药可获显效，无耐受。氯丙嗪主要通过**阻断中脑－边缘系统和中脑－皮质系统多巴胺通路的D_2样受体**而发挥抗精神病作用。由于选择性不高，可因阻断其他多巴胺通路，产生锥体外系反应等不良反应。②镇吐。通过阻断催吐化学感受区D_2受体或直接抑制呕吐中枢，产生较强的镇吐作用；另可抑制呃逆调节中枢。③影响体温调节。抑制下丘脑体温调节中枢，干扰恒温

调控功能，让体温随外界环境温度变化而升降。配合**物理降温**，能让**体温降低**甚至**降至正常以下**，环境温度越低其降温作用越明显。④加强中枢抑制药的作用。与全身麻醉药、镇静催眠药、镇痛药等中枢抑制药合用时应注意适当减少用量，以免过度抑制中枢神经系统。

（2）自主神经系统：①阻断α受体。使血管扩张，血压下降，**氯丙嗪过量**导致中毒性低血压**不可用肾上腺素**解救，因其会使肾上腺素的升压作用翻转为降压。②阻断M受体，导致口干、视物模糊、尿潴留及便秘等。

（3）内分泌系统：阻断结节-漏斗DA通路的D_2样受体，干扰下丘脑多种激素的释放。①抑制催乳素释放抑制因子：增加催乳素的分泌，引起乳房肿大及泌乳。②抑制尿促卵泡素释放因子和黄体生成素释放因子等：使排卵周期紊乱，性功能下降。③抑制ACTH的分泌：糖皮质激素的分泌减少，应激能力下降。④抑制垂体生长激素的分泌。

2. 临床应用

（1）精神分裂症：主要用于以精神运动性兴奋和幻觉妄想为主要表现的**Ⅰ型精神分裂症**的治疗，对以淡漠、抑郁为主要表现的Ⅱ型精神分裂症患者无效，甚至加重病情。不能根治，需长期用药。

（2）呕吐：可用于多种呕吐的治疗，但对刺激前庭或胃肠道所引起的**晕动性呕吐无效**。可用于顽固性呃逆。

（3）低温麻醉及和人工冬眠：配合物理降温（如冰浴等）措施，用于低温麻醉，以利于某些手术的实施。**氯丙嗪**与**异丙嗪**、**哌替啶**合用，组成"**冬眠合剂**"用于人工冬眠疗法，使患者体温、代谢及组织耗氧量均降低，增强患者对缺氧的耐受力，减弱患者对病理性伤害的应激反应，有利于机体度过严重创伤、感染、高热惊厥、甲状腺危象、妊娠中毒及休克等危险阶段。

3. 不良反应

（1）一般不良反应：①中枢抑制。嗜睡、困倦、乏力等。②阻断M受体。视物模糊、口干、便秘及尿潴留等。③阻断α受体。鼻塞、体位性低血压、心悸等。用药后应卧床1~2h，起立时应缓慢，避免出现体位性低血压。

（2）锥体外系反应：是长期大量应用时出现的最常见的副作用。主要表现为：①**帕金森综合征**；②**急性肌张力障碍**；③**静坐不能**。这三种情况是由于氯丙嗪阻断了黑质-纹状体DA通路的D_2样受体，使胆碱能神经元功能相对亢进而产生的，故可用中枢抗胆碱药**苯海索**来治疗。④**迟发性运动障碍**：与长期阻断DA受体后，受体上调与增敏有关，常在减量或停用氯丙嗪时出现，中枢抗胆碱药不仅无效，反而会加重症状。

（3）其他：诱发惊厥与癫痫。出现过敏反应，血液系统损害和肝损害。

（4）内分泌紊乱：体重增加，乳房肿大及泌乳、排卵延迟、闭经等。

二、抗抑郁症药

抑郁症主要表现为情感淡漠、悲观、自卑和少动、少语、对周围事物缺乏反应等。脑内单胺能神经（包括5-HT能神经和去甲肾上腺素能神经）功能低下可能是导致抑郁的主要原因。临床应用的抗抑郁症药主要通过减少5-HT和去甲肾上腺素的再摄取发挥作用，故药物分类有单胺再摄取抑制药、单胺氧化酶抑制药及其他抗抑郁药。

（一）丙咪嗪

为三环类抗抑郁药，主要通过抑制脑内神经元对 NA 和 5- 羟色胺的再摄取而发挥抗抑郁作用。起效缓慢，抑郁症患者连续服药 2~3 周后，可出现情绪提高、精神振奋，抑郁症状明显改善。临床用于内源性抑郁症、更年期抑郁症等，也可用于酒精依赖症、慢性疼痛、小儿遗尿症等，但对精神分裂症的抑郁状态疗效较差。某些患者用药后可由抑郁状态转为躁狂，剂量过大时尤易发生，应予以注意。

（二）氟西汀

又名百忧解，通过抑制中枢神经元对 5- 羟色胺的再摄取，提高突触间隙 5- 羟色胺的浓度而发挥抗抑郁作用，临床使用较广泛，用于各种抑郁性精神障碍，能明显改善抑郁心情及伴随的焦虑症状。也可用于强迫症和神经性贪食症。常见恶心、头痛、口干、出汗、视物模糊等不良反应。禁与单胺氧化酶抑制剂如吗氯贝胺等同时服用，因可能导致"5- 羟色胺综合征"的发生，严重者可致死。

第十单元　抗帕金森病药

【复习指导】帕金森病的发病目前认为与脑内多巴胺能功能低下而胆碱能相对亢进有关，故选用药物以增强中枢多巴胺功能，抑制胆碱能为主要作用机制。本单元有一定难度，为常考考点。应掌握左旋多巴、卡比多巴和苯海索的药理作用、临床应用。

一、左旋多巴的药理作用和临床应用

左旋多巴是体内合成多巴胺的前体物质，直接补充不能吸收，需同时服用外周左旋芳香族氨基酸脱羧酶抑制剂如卡比多巴或苄丝肼，使进入脑内的左旋多巴增加，再转化为 DA，以补充黑质 - 纹状体 DA 不足，产生抗帕金森病作用。

用于帕金森病可获得良好疗效，其特点为：①对轻症及年轻患者疗效较好，而对重症及年老患者疗效较差。②对肌肉强直患者疗效较好，对肌肉震颤患者疗效较差，这可能与肌肉震颤患者同时伴有 5- 羟色胺能神经功能紊乱有关。③起效慢，用药 1~6 个月后可获得最大疗效。④对吩噻嗪类等抗精神病药引起的锥体外系不良反应无效。本药还可用于肝昏迷的辅助治疗，使患者转为苏醒。

二、卡比多巴

卡比多巴单独应用无治疗作用，与左旋多巴合用时，可减少左旋多巴在外周被 AADC 脱羧转化为 DA 的数量，使较多的左旋多巴进入中枢再转化为 DA 而发挥作用，是左旋多巴治疗帕金森病的重要辅助药，常与左旋多巴按剂量比 1∶10 组成复方多巴制剂。

三、苯海索

苯海索又称安坦，为中枢胆碱受体阻断药。①对帕金森病早期轻症患者疗效较好，而晚期重症疗效差。②可作左旋多巴辅助药，或用于不能耐受左旋多巴者。③可对抗氯丙嗪等引起的锥体外系不良反应。闭角型青光眼及前列腺肥大患者禁用本药。

第十一单元 镇痛药

【复习指导】本单元为中枢神经系统重点章节之一，有一定难度，为必考考点。掌握中枢性镇痛药的经典药物吗啡的药理作用（尤其是中枢神经系统的药理作用）、临床应用、不良反应及其处置办法，掌握常见人工合成镇痛药如哌替啶、美沙酮等的临床应用和作用特点。

一、吗啡的药理作用、临床应用、不良反应和禁忌证

吗啡是罂粟科植物罂粟未成熟的蒴果浆汁的干燥物阿片中最主要的生物碱，镇痛效果确切。

（一）药理作用

1. 中枢作用

（1）镇痛、镇静：吗啡镇痛**作用强大**，皮下注射或口服即能明显减轻或消除疼痛，且不影响意识和其他感觉。同时具有明显**镇静**作用，能消除由疼痛所引起的焦虑、紧张、恐惧等情绪反应。并伴有明显的**欣快感**，为出现药物依赖的重要原因。

（2）抑制呼吸：治疗剂量的吗啡能明显**降低呼吸中枢对 CO_2 的敏感性**，使呼吸频率减慢，潮气量减小。呼吸抑制是吗啡急性中毒致死的主要原因。

（3）镇咳：吗啡直接抑制咳嗽中枢，使咳嗽反射减轻或消失，作用强，但易成瘾，临床上治疗咳嗽多以**可待因**替代。

（4）其他：①兴奋延髓催吐化学感受区（CTZ）而引起恶心和呕吐。②缩瞳，中毒时瞳孔可**缩小至针尖样**，为吗啡中毒的特征性表现之一。③抑制下丘脑释放促性腺激素释放激素、促肾上腺皮质激素释放激素的释放。

2. 外周作用

（1）平滑肌：①兴奋胃肠平滑肌，张力增加，推进性蠕动减弱，造成便秘。②兴奋胆道奥狄氏括约肌，增加胆道和胆囊内压，**诱发或加重胆绞痛**，可用**阿托品**缓解。③提高膀胱括约肌张力和膀胱容积，导致排尿困难。④对支气管平滑肌有收缩作用，支气管哮喘患者须慎用。⑤降低分娩子宫张力、收缩频率和幅度，延长产程，**不可用于分娩镇痛**。

（2）心血管系统：扩张外周血管，可引起直立性低血压。扩张脑血管，导致颅内压升高。

3. 免疫系统　抑制细胞免疫和体液免疫，使机体易患感染性疾病。抑制人类免疫缺陷病毒（HIV）蛋白诱导的免疫反应，这可能是吗啡吸食者易感 HIV 病毒的主要原因。

（二）临床应用

1. 疼痛　吗啡镇痛作用强大，但易成瘾，一般用于其他镇痛药无效的剧痛。包括：①骨折、严重创伤、烧伤、手术后疼痛。②晚期恶性肿瘤疼痛。③心肌梗死的剧痛。④胆绞痛和肾绞痛不可单用吗啡类镇痛药物，需加用解痉剂如**阿托品**等。对神经压迫性疼痛疗效较差。

2. 心源性哮喘　因急性左心衰竭，引起肺水肿而导致的呼吸困难、气促和窒息感。临床常采用强心、利尿、扩张血管等综合治疗措施。静脉注射吗啡辅助治疗心源性哮喘的原理为：①其**镇静作用**可消除患者的紧张和恐惧情绪。②**呼吸抑制作用**可使呼吸由浅

快变得深慢,提高换气效率。③**扩张外周血管**,降低心脏前、后负荷,有利于肺水肿的消除。

3.腹泻 吗啡可用于急、慢性消耗性腹泻。如有细菌感染,应同时使用足量有效的抗菌药。

(三)不良反应

1.一般反应 恶心、呕吐、呼吸抑制、嗜睡、眩晕、便秘、尿潴留、体位性低血压和免疫功能下降等。

2.耐受性 阿片类药物长期反复使用后,其药效逐渐减弱,需增加剂量和缩短给药间隔才可获得原来的作用。

3.依赖性 可出现躯体依赖性和精神依赖性。躯体依赖性表现为机体对药物产生适应性改变,一旦停药则可出现兴奋、失眠、流泪、流涕、出汗、震颤、呕吐、腹泻,甚至虚脱、意识丧失等**戒断症状**。精神依赖性则使患者产生一种继续需求药物的病态心理。成瘾者可出现"强迫性觅药行为",对个人、家庭和社会造成极大危害。

成瘾的治疗:①使用依赖性较低、作用维持时间长的阿片类药来代替,常用**美沙酮**。②可用地西泮、东莨菪碱和可乐定治疗戒断症状。

4.急性中毒 主要表现为昏迷、瞳孔针尖样缩小、严重呼吸抑制、血压降低,甚至休克。呼吸麻痹是主要的致死原因,阿片受体阻断药**纳洛酮**为特异性的解救药,并对症配合人工呼吸、适量吸氧。

(四)禁忌证

禁用于分娩止痛、哺乳期妇女止痛、支气管哮喘、肺心病患者、颅内压增高患者、肝功能严重减退患者等。

二、人工合成镇痛药

(一)哌替啶

哌替啶又名度冷丁,药理作用与吗啡相似,具有镇痛、镇静、欣快、呼吸抑制、扩张血管和免疫抑制作用,无明显镇咳作用。临床可替代吗啡用于各种剧痛和心源性哮喘,还可用于麻醉前给药和**人工冬眠**。不延长产程,**可用于分娩止痛**,但临产前2~4h内不宜使用,以免抑制新生儿呼吸。

(二)其他常用镇痛药作用特点

1.美沙酮 镇痛作用强度与吗啡相当,耐受性与成瘾性发生较慢,戒断症状略轻。临床用于各种剧痛,也用于吗啡和海洛因的**脱毒治疗**,是目前常用的阿片类的替代治疗药物。

2.芬太尼 起效快,维持时间短,镇痛效价高,可产生明显的欣快、呼吸抑制和成瘾性。用于各种剧痛,与氟哌利多合用于神经阻滞术。

3.喷他佐辛 又名镇痛新,无明显欣快感和成瘾性。临床主要用于轻、中度疼痛的短期止痛。药政管理已不列为麻醉性镇痛药。

4.曲马朵 镇痛效力与喷他佐辛相当,适用于中度以上的急、慢性疼痛,如手术、创伤、分娩及晚期肿瘤疼痛等。

第十二单元 解热镇痛抗炎药

【复习指导】本单元为中枢神经系统重点章节之一，为必考考点。应掌握解热镇痛抗炎药的经典药物阿司匹林的药理作用，并能阐述本类药物的作用机制。掌握阿司匹林的临床应用、不良反应及其应对办法。掌握对乙酰氨基酚、布洛芬等常用药物的临床应用和作用特点。

本类药物又称为非甾体抗炎药（NSAID），共同的作用机制是抑制了花生四烯酸代谢过程中**环氧合酶COX**的活性，减少了**前列腺素（PG）**的生物合成，从而发挥解热、镇痛、抗炎的作用。

一、阿司匹林的作用、应用和不良反应

阿司匹林又称乙酰水杨酸，是历史悠久的非甾体抗炎药，至今仍是最常用的药物之一。

（一）药理作用

1. 解热　有较强的解热作用，能让发热者体温降至正常，而无法让体温降至正常以下。
2. 镇痛　具有中等强度的镇痛作用。
3. 抗炎抗风湿　作用强度随剂量增大而增强。
4. 影响血小板功能　**小剂量**阿司匹林抑制**血小板**COX活性，减少了血小板血栓素TXA_2的合成，因而可抑制血小板聚集，防止血栓形成。过量则可引起凝血障碍，延长出血时间。**较大剂量**的阿司匹林可抑制**血管内皮细胞**中COX活性，减少前列腺素PGI_2的合成。PGI_2是TXA_2的生理拮抗剂，它的合成减少可能促进血栓形成。

（二）临床应用

1. 钝痛　常用于头痛、短暂肌肉骨骼痛、牙痛、关节痛、神经痛、痛经等，对伴有炎症者效果较好。
2. 发热　适用于感冒、组织炎症、肿瘤等发热，让体温**恢复正常**。
3. 风湿性、类风湿关节炎　迅速缓解急性风湿热患者关节红、肿、热、痛的症状，可用于鉴别诊断。对类风湿关节炎也可迅速镇痛，消退关节炎症，减轻及延缓关节损伤的进展。剂量越大疗效越明显，临床可用至最大耐受剂量。成人每日3~5 g，分4次于饭后服，需防止蓄积中毒。
4. 防止血栓形成　**小剂量**阿司匹林用于预防冠状动脉及脑血管血栓形成。

（三）不良反应

短期服用副作用少，长期大剂量用于抗风湿时不良反应较多。

1. 胃肠道反应　最为常见。可致恶心、呕吐；加重和诱发溃疡，引起胃出血。原因：①阿司匹林对胃黏膜的直接刺激作用。②削弱了前列腺素的胃黏膜屏障。可通过**饭后服用**、**改用肠溶制剂**、**同服抗酸药**、同服**米索前列醇**等方式，减轻胃肠不良反应，胃溃疡患者禁用。
2. 凝血障碍　小剂量能抑制血小板聚集，大剂量或长期服用，还能抑制凝血酶原形成，引起自发性出血，可用**维生素K**预防。严重肝损害、低凝血酶原血症、维生素K缺乏等均应避免服用，手术前1周也应停用。
3. 水杨酸反应　剂量过大（5g/d以上）可出现头痛、眩晕、恶心、呕吐、耳鸣以及视、

听力减退等水杨酸类中毒的表现，称为水杨酸反应。严重者可出现高热、过度呼吸、酸碱平衡失调，甚至精神错乱，一旦出现，应立即停药，静脉滴入**碳酸氢钠溶液碱化尿液**，加速水杨酸盐自尿排泄。

4. 过敏反应　某些哮喘患者服阿司匹林或其他解热镇痛药后可诱发"阿司匹林哮喘"。**肾上腺素**对阿司匹林哮喘作用不佳。少数患者尚可出现荨麻疹、血管神经性水肿、过敏性休克等。可用糖皮质激素和抗组胺药治疗。哮喘、鼻息肉及荨麻疹患者禁用。

5. 瑞夷综合征　**病毒感染**性疾病伴有发热的儿童和青少年服用阿司匹林后，偶致肝损害和脑病，发生率低而致死率高，称为瑞夷综合征。可用**对乙酰氨基酚**代替阿司匹林。

二、其他解热镇痛抗炎药

（一）对乙酰氨基酚

具有明显的解热镇痛作用，**几无抗炎作用**。常用于感冒发热、头痛、牙痛、神经痛、肌肉痛、关节痛、痛经等。过量（成人10~15g）急性中毒可致肝坏死，久用可致肾损害。

（二）布洛芬

抗炎镇痛作用强，常用于发热和风湿性及类风湿关节炎，胃肠道反应少，偶见血小板减少症、视力模糊。

（三）塞来昔布

COX-2选择性的抑制药。主要用于风湿性、类风湿性关节炎和骨关节炎，也用于手术后疼痛、牙痛、痛经等。不良反应发生率远较其他非选择性COX抑制药低，但可致肾损害，对有血栓形成倾向的患者需慎用，磺胺类过敏患者禁用。

（四）双氯芬酸

新型的强效消炎镇痛药。常用于骨关节疼痛、神经痛、癌症疼痛、创伤后疼痛及各种炎症所致发热。可见胃肠道反应，肝、肾功能损伤，有导致骨髓抑制的可能。

第十三单元　抗组胺药

【复习指导】本部分主要需掌握H_1、H_2受体阻滞剂的分类、代表药物及药物的药理学作用特点。目前的抗组胺药，根据药物对受体选择性的不同，分成H_1受体阻滞药、H_2受体阻滞药和H_3受体阻滞药。H_1、H_2型受体阻滞药是临床常用药。H_3型受体阻滞药尚待开发。H_1受体阻滞药根据应用的先后顺序以及有无镇静和抗胆碱作用，分成两代。第一代常用药物包括氯苯那敏、赛庚啶、苯海拉明、酮替芬等。一代药物由于中枢抑制作用强和抗胆碱作用，易引起嗜睡、乏力的症状，临床使用受限。第二代H_1受体阻滞药多数作用持久，而且因不易通过血脑屏障，因而中枢作用和抗胆碱作用较弱或无，代表药物包括氯雷他定、阿司咪唑、阿伐斯汀、特非拉丁、西替利嗪等。H_2受体阻滞药仅影响H_2受体，对H_1受体无作用，目前临床主要用于治疗消化性溃疡，代表药物有西咪替丁、雷尼替丁、法莫替丁、尼扎替丁。

一、H_1型受体阻滞药

1. 药理作用

（1）阻断H_1受体：H_1受体阻滞药能完全对抗组胺引起的支气管、胃肠道平滑肌收缩；

能显著对抗组胺引起的毛细血管扩张和通透性增加；若合用 H_2 受体阻滞药，能完全对抗组胺引起的血管扩张和血压下降。

（2）中枢抑制作用：该类药物多数**可通过血脑屏障**，通过阻断中枢的 H_1 受体，拮抗了组胺介导的觉醒反应。因此表现出不同程度的中枢抑制作用，如镇静、嗜睡等，其中，苯海拉明和异丙嗪最强。第二代 H_1 型受体阻滞药如阿司咪唑等则**无中枢抑制作用**。该类药物中的苯海拉明、异丙嗪、布克利嗪和美克洛嗪还兼有止吐和抗晕作用，这可能与中枢抗胆碱作用有关。

（3）其他作用：该类药物的部分药物具有抗胆碱作用，表现为较弱的阿托品样反应；还有部分药物具有较弱的局部麻醉和对心脏的奎尼丁样作用。

2. 临床应用

（1）皮肤、黏膜变态反应性疾病：首选用于荨麻疹、花粉症，现多用第二代药物。对昆虫咬伤所致的皮肤瘙痒和水肿疗效显著；对血清病、过敏性鼻炎、药疹和接触性皮炎也有一定疗效；对支气管哮喘效果差，但酮替芬能抑制肥大细胞和嗜碱性粒细胞释放组胺和白三烯，适用于预防性治疗支气管哮喘。本类药物对**过敏性休克无效**。

（2）防晕止吐：预防晕动病和其他原因引起的恶心特别是迷路紊乱，常用茶苯海明、苯海拉明和异丙嗪等。

（3）镇静：苯海拉明、异丙嗪可用于紧张不安、失眠等。

二、H_2 型受体阻滞药

1. 药理作用

（1）抑制胃酸分泌：H_2 受体阻滞药能选择性阻断胃壁细胞 H_2 受体，拮抗组胺引起的胃酸分泌。不仅能抑制基础胃酸分泌，对促胃液素、咖啡因、进食和刺激迷走神经等引起的胃酸分泌均有抑制作用。

（2）免疫调节作用：H_2 受体阻滞药能拮抗组胺引起的免疫抑制。主要是通过阻断 T 细胞上的 H_2 受体，减少 HSF 生成，使淋巴细胞增殖，促进淋巴因子如白细胞介素 -2、γ - 干扰素和抗体生成。

（3）其他作用：该类药物具有部分对抗组胺的扩血管和降血压作用。

2. 临床应用

（1）消化性溃疡：消化性溃疡、胃肠道出血、胃酸分泌过多症（卓－艾综合征）和食管炎等。

（2）提高免疫力：可用于各种原因引起的免疫功能低下和肿瘤辅助治疗。

第十四单元 利尿药和脱水药

【复习指导】利尿药和脱水药作用机制完全不同，但是两者均可通过大幅度提高排尿量，促进水、电解质的排出。其中利尿药是一类直接作用于肾脏，促进电解质和水的排出，增加尿量的药物。该类药物主要用于各种原因引起的水肿，亦用于某些非水肿性疾病，如高血压、肾结石等，并因为可加速毒物排泄，常常用于中毒解救的辅助治疗。利尿药根据利尿的强度分成高效利尿药、中效利尿药和低效利尿药。其中应重点掌握不同强度利尿药的作用靶位和机制，以及代表药。脱水药又称渗透性利尿药，能通过提高血浆渗透压而使组织脱水，提高血容量，增加肾小球滤过率，提高尿量。脱水药的共同特点是：①静脉注射后不易透过毛细血管，迅速提高血浆渗透压。②易经肾小球滤过，但不易被肾小管重吸收。③在体内不易被代谢。④无明显的其他药理作用。⑤对机体无毒性作用和过敏反应。其中重点掌握脱水药的作用机制，代表药物及作用特点。应注意区分利尿药和脱水药的作用机制差异和临床使用注意。

一、利尿药

利尿药的分类、代表药物及作用机制

1. 利尿药的分类及作用机制

（1）高效利尿药：通过影响肾小管髓袢升支粗段 $Na^+-K^+-2Cl^-$ 的同向等电荷交换，减少 Na^+ 和 K^+ 的重新吸收，进而减少水的重新吸收，影响肾脏的稀释、浓缩功能，发挥强大的利尿作用。代表药物呋塞米、依他尼酸、布美他尼、托拉塞米等。属于排钾利尿药。

（2）中效利尿药：该类药物通过影响远曲小管近端 Na^+-Cl^- 的同向等电荷交换，减少 Na^+ 和 Cl^- 的重新吸收，影响肾脏的稀释功能，发挥中等强度的利尿作用。代表药物为氢氯噻嗪、氢氟噻嗪等。属于排钾利尿药。

（3）低效利尿药：主要包括乙酰唑胺、螺内酯和氨苯蝶啶等。前者属于碳酸酐酶抑制药，通过抑制近曲小管壁细胞中碳酸酐酶活性，抑制 H^+-Na^+ 交换，发挥利尿作用；后两者作用在集合管。属于保钾利尿药。

2. 呋塞米（速尿）的作用、临床应用和不良反应　速尿可以口服也可注射给药。该药口服吸收迅速，约30min起效，作用时间维持6~8h；静脉直射给药，5~10min起效，作用维持4~6h。

（1）作用：①利尿。速尿作用**强大、迅速而短暂**。用药后可排出大量等渗尿液。②扩张肾血管。增加肾脏血流量，增加原尿量。

（2）应用：①消除水肿：主要用于其他药物使用无效的严重水肿和顽固性水肿。②急性脑水肿和肺水肿：强大的利尿作用可降低血容量，减少回心血量，减轻左心室前负荷；扩张血管，降低心脏后负荷。利尿后血液浓缩，血浆渗透压增高，有利于脑水肿的消除。③急慢性肾功能不全：可用于急性肾衰竭早期的防治，大剂量使慢性肾衰竭患者尿量增加。其机理为：扩张肾血管，增加肾血流量，改善急性肾衰竭早期的少尿及肾缺血；强大的利尿作用可防止有毒、有害物质在肾小管结晶致其萎缩和坏死。④排出毒物：通过利尿可加速毒物排泄，主要用于以原形从肾排出的药物或毒物中毒。⑤高血钾和高血钙症：可增加 K^+ 排出，抑制 Ca^{2+} 重吸收，降低血钾和血钙浓度。

（3）不良反应：①水和电解质紊乱：主要表现为低血钠、低血钾、低氯性碱中毒、低血镁及低血容量（"五低"）。**低血钾**最为常见，严重时可引起心肌、骨骼肌及肾小管的器质性损害及肝昏迷，应注意酌情补钾。②耳毒性：呈剂量依赖性。可导致内耳淋巴液电解质紊乱、损伤耳蜗管基底绒毛细胞，表现为眩晕、耳鸣、听力下降、暂时性耳聋。应避免与有耳毒性的氨基糖苷类抗生素合用。③高尿酸血症：速尿竞争性地抑制尿酸经肾脏有机酸转运系统的排泄，长期用药可因尿酸排泄减少而致高尿酸血症，但临床痛风的发生率较低。④胃肠道反应：口服或静脉注射时可致恶心、呕吐、上腹不适及腹泻，大剂量可致胃肠道出血。

⑤其他：表现为皮疹、嗜酸性细胞增多、间质性肾炎等过敏反应。偶致骨髓抑制。严重肝肾功能不全、糖尿病、痛风及小儿慎用，高氮质血症及孕妇忌用。

3. 氢氯噻嗪的作用、临床应用和不良反应

（1）作用：①利尿。**作用温和而持久**。用药后尿量及尿中 Na^+、Cl^-、K^+ 均增加，还可使 Mg^{2+} 及 HCO_3^- 排出增多。此外，能增强远曲小管对钙的重吸收，可使 Ca^{2+} 从肾排出减少，还可以减少尿酸排泄。②抗尿崩症。氢氯噻嗪能明显减少尿崩症患者的尿量。③降压：用药初期通过利尿作用减少血容量而降压，后期因排钠较多，降低血管平滑肌对儿茶酚胺等加压物质的敏感性而降压。

（2）应用：①轻、中度水肿。是轻、中度心源性水肿的**首选药**。对肾性水肿的疗效与肾功能有关，肾功能不良者疗效差。对肝性水肿与螺内酯合用疗效增加，可避免血钾过低诱发肝昏迷。但本药由于轻度抑制碳酸酐酶，减少 H^+ 分泌，减少 NH_3 排出，因此血氨升高，具有加重肝昏迷的风险，应慎用。②高血压。轻、中度高血压可单用或与其他利尿药合用。③尿崩症。用于肾性尿崩症及加压素无效的垂体性尿崩症。轻症效果好，重症疗效差。④特发性高钙尿症和肾结石。治疗量氢氯噻嗪可用于防止肾钙结石的形成。

（3）不良反应：①电解质紊乱。长期用药可引起低血钾、低血镁、低氯性碱中毒及低血钠症（作用弱于速尿，"四低"）。低血钾症较多见，合用留钾利尿药可防治。②代谢异常。可见高脂血症，升高 TG、TC 和 LDL，降低 HDL。因其抑制胰岛素的分泌，减少组织利用葡萄糖，可导致剂量相关的血糖升高，一般在用药 2～3 个月后出现，停药后能自行恢复。**糖尿病患者和高脂血症者慎用**。③高尿酸血症。竞争性抑制尿酸从肾小管分泌，痛风者慎用。④加重肾功能不良。可使肾小球滤过率下降，血尿素氮增高，肾功能不良者慎用。⑤过敏。偶有过敏性皮炎、粒细胞减少、血小板减少等过敏反应。

4. 螺内酯的作用、临床应用和不良反应

（1）作用：螺内酯及其代谢产物的结构均与醛固酮相似，能与远曲小管远端和集合管细胞浆内的醛固酮受体相结合，竞争性**拮抗醛固酮**的作用，使远曲小管和集合管的 K^+-Na^+ 交换减少，具有排 Na^+ 留 K^+ 的利尿作用。作用特点为：①作用弱，起效慢，维持时间长。②作用的发挥**依赖于体内醛固酮的存在**，对切除肾上腺的动物无利尿作用。

（2）应用：配伍中高效利尿药，治疗伴有**醛固酮升高**的顽固性水肿，如肝硬化腹水、充血性心衰、肾病综合征。

（3）不良反应：毒性较低，少数患者可出现消化道反应及头痛、困倦、精神错乱。久用**可致高血钾**，肾功能不全及血钾过高者禁用。因螺内酯具有类固醇结构，可产生性激素样副作用，如男性乳房发育、性功能障碍、女性多毛、声音变粗、月经不调等，停药后可消失。

5. 氨苯蝶啶的作用、临床应用和不良反应

（1）作用：具有排 Na^+ 留 K^+ 的利尿作用。氨苯蝶啶通过抑制远曲小管远端和集合管的 Na^+ 通道，其保钾利尿作用**不受醛固酮水平影响**，对肾上腺切除的动物仍有作用。

（2）应用：配伍排钾利尿药治疗顽固性水肿。

（3）不良反应：氨苯蝶啶因抑制二氢叶酸还原酶，引起叶酸缺乏，肝硬化者可发生巨幼红细胞性贫血，久用可致高血钾，肝肾功能不全及血钾过高者禁用。与吲哚美辛合用可能引起急性肾衰。

二、脱水药

脱水药又称渗透性利尿药，通过提高血浆渗透压使组织脱水，提高原尿产生量，从而排出大量尿液的药物。该类药物的作用靶点不在肾脏。

脱水药的特点及常用药

脱水药的共性：①静脉注射后不易透过毛细血管，迅速提高血浆渗透压。②易经肾小球滤过，但不易被肾小管重吸收。③在体内不易被代谢。④无明显的其他药理作用。⑤对机体无毒性作用和过敏反应。本类药物包括甘露醇、山梨醇、高渗葡萄糖等。

甘露醇的作用、临床应用和不良反应

（1）药理作用：甘露醇口服不吸收，仅发挥导泻作用。①脱水：20%高渗甘露醇溶液静脉注射，不易从毛细血管渗入组织，能迅速提高血浆渗透压产生组织脱水作用，降低颅内压和眼内压。②利尿：甘露醇通过脱水作用使循环血量增加，提高肾小球滤过率；在肾小管内几乎不被吸收，能升高原尿渗透压，减少肾小管对水的重吸收；可间接抑制 $Na^+-K^+-2Cl^-$ 同向转运体，使 Na^+、Cl^- 等重吸收减少而增加尿量。

（2）临床应用：①脑水肿及青光眼。该药是目前降低颅内压安全有效的**首选药**。该药静脉滴入后对脑组织或眼前房发生脱水作用，适用于多种原因如脑瘤、颅脑外伤或组织缺氧等引起的脑水肿，以及青光眼患者手术前降低眼内压。②预防急性肾衰竭。在急性肾衰竭时，及时用甘露醇，使肾小管液中发生渗透效应，阻止水分重吸收，维持足够尿流量，使肾小管内有害物质稀释，防止肾小管萎缩坏死；同时由于使血浆高渗，可减轻肾间质水肿，血容量增加，可改善肾血流，而达到预防急性肾衰竭的目的。

（3）不良反应：静脉注射过快可引起一过性头痛、眩晕和视物模糊及注射部位疼痛。

第十五单元 抗高血压药

【复习指导】高血压是以体循环动脉血压增高为主要表现的一种临床综合征，按血压升高程度高血压可分为：Ⅰ期、Ⅱ期、Ⅲ期高血压或轻、中、重度高血压。抗高血压药又称为降压药，是一类能降低血压、减轻靶器官损害、防止并发症出现的药物。影响动脉血压的基本因素包括：外周血管阻力、心脏功能及循环血量。目前已知高血压的发生、发展与多个系统神经 - 体液调节机制紊乱有关，如交感神经 - 肾上腺素系统、肾素 - 血管紧张素系统（RAS）、血管内皮松弛 - 收缩因子系统等。抗高血压药可通过不同的方式直接或间接影响这些环节而发挥降压作用。本章应重点掌握临床抗高血压的药物分类及代表药物；掌握以下药物的降压机制：氢氯噻嗪、卡托普利、普萘洛尔、氯沙坦、硝苯地平、哌唑嗪等；ACEI的降压特点及不良反应。

一、抗高血压药的分类

1. 利尿药　氢氯噻嗪等。
2. ACEI及 AT_1 阻滞药　卡托普利、氯沙坦等。
3. β - 肾上腺素受体阻断药　普萘洛尔、美托洛尔等。
4. 钙拮抗药　硝苯地平、氨氯地平等。

5. 交感神经抑制药
（1）中枢性抗高血压药：可乐定等。
（2）神经节阻滞药：美卡拉明等。
（3）去甲肾上腺素能神经末梢抑制药：利舍平、胍乙啶等。
（4）肾上腺素受体阻滞药：α_1受体阻断药哌唑嗪、乌拉地尔等；α、β受体阻滞药：拉贝洛尔。

6. 扩张血管药
（1）直接舒张血管药：肼屈嗪、硝普钠。
（2）钾通道开放药：吡那地尔等。
（3）其他：吲达帕胺等。

二、重点药物

（一）利尿药

利尿药是治疗高血压的基础药物，各类利尿药单用即有降压作用，并可增加其他降压药的作用。临床常用于抗高血压以噻嗪类利尿药为主，其中以氢氯噻嗪最为常用。

1. **药理作用** 氢氯噻嗪降压作用温和、缓慢、持久，对卧、立位血压均有降低作用，可使收缩压与舒张压成比例地下降，降压过程平稳，大多数患者用药2~4周就可以达到最大疗效。长期用药无明显耐受性，一般不引起体位性低血压。单用降压作用较弱，与血管扩张药及某些交感神经抑制药合用，可产生协同或相加作用。

该类降压药临床为抗高血压的一线药，其降压机制在用药初期机制，主要是通过排钠排水，使细胞外液和血容量减少而降压。长期用药机制为：①排钠使血管壁细胞内钠量减少，通过钠-钙交换，使胞内钙含量减少，血管平滑肌舒张而降压；②胞内钙减少可使血管平滑肌对收缩血管物质的反应性降低；③可诱导动脉壁产生激肽、前列腺素等扩张血管物质。

2. **临床应用** 氢氯噻嗪**单用**适用于轻、中度高血压，与其他抗高血压药联合，可用于治疗中、重度高血压，尤其适用于伴有心力衰竭的高血压患者。临床实验表明，长期小剂量应用噻嗪类利尿药能较好地控制老年高血压患者血压，也能降低心力衰竭和脑卒中的发病率与死亡率。

3. **不良反应** 该类降压药物小剂量应用无明显不良反应，但长期大剂量应用可导致电解质紊乱，如低血钠、低血钾、高血钙，用药时应适度限钠、注意补钾或与留钾利尿药合用；对糖代谢及脂质代谢可能出现不良影响，如高血糖、高血脂，故高血压患者**合并有糖尿病或高脂血症者慎用**；可使血浆肾素活性增高，激活RAS而不利于降压，可与β受体阻滞药等降低肾素活性的药物合用；还可以导致高尿酸血症、高氮质血症，故痛风患者和肾功能减退者等慎用。

（二）肾素-血管紧张素系统抑制药

肾素-血管紧张素系统（RAS）抑制药主要包括血管紧张素Ⅰ转化酶抑制药（ACEI）卡托普利、依那普利、赖诺普利、喹那普利等，及血管紧张素Ⅱ受体（AT_1）阻滞药（ARB）氯沙坦、缬沙坦、厄贝沙坦等。

1. **药理作用** 降压同时，不伴有反射性心率加快，对心排血量亦无明显影响；能防止和逆转高血压患者心肌和血管壁的重构；能增加肾血流量，保护肾脏，能改善胰岛素抵抗，不易引起脂质代谢紊乱和电解质紊乱；久用无耐受性。

2.重点药物——卡托普利

（1）作用特点：①具有轻、中等强度的降压作用，起效快，通过抑制 ACE，使 Ang I 生成 Ang II 减少，从而扩张血管，使血压下降。②可抑制肾脏组织中醛固酮的生成，减轻水钠潴留而降低血压。③能抑制缓激肽水解，缓激肽是血管内皮 -L- 精氨酸 -NO 途径的重要激活剂，可发挥强大的扩张血管作用，缓激肽还可刺激前列腺素合成，增强扩张血管效应。④抑制 Ang II 对血管和心肌的细胞生长因子的促进作用，减轻或逆转心肌及血管壁重构。用于高血压、慢性心功能不全。

（2）不良反应：①可导致**高血钾**、低血压，故宜从小剂量开始用药。②长期用药可致血锌降低，引起嗅觉缺损、脱发、嗜酸细胞增多等，宜**补锌**克服。③出现**刺激性干咳**、血管神经性水肿，一般停药后可自行消失。④持续应用，可引起胎儿颅盖骨发育不全，生长迟缓，甚至胎儿死亡，故**妊娠初期禁用**。⑤卡托普利因减少醛固酮分泌而升高血钾，故肾功能不良者慎用。高血钾者禁用。

（三）β 受体阻滞药

1.药理作用　β 受体阻滞药能对抗心绞痛、抗心律失常，同时还有良好的抗高血压作用。

2.重点药物——普萘洛尔

（1）作用特点：普萘洛尔具有中等程度的降压作用，口服给药起效缓慢，通常给药 2~3 周后才出现降压作用，降压作用持久。长期用药不引起体位性低血压，不易产生耐受性，无水钠潴留。降压机制与阻断 β 受体有关：①通过阻断心脏 $β_1$ 受体，使心肌收缩力减弱，心排血量减少。②阻断肾小球旁细胞上的 $β_1$ 受体，使肾素分泌减少，Ang II 生成减少。③阻断血管的去甲肾上腺素能神经突触前膜上的 $β_2$ 受体，抑制其正反馈作用，减少 NA 的释放。④抑制下丘脑、延髓等部位的 β 受体，抑制兴奋性神经元，降低交感神经中枢的张力。⑤降低血管壁上压力感受器的敏感性。⑥增加前列环素的合成，扩张血管。

（2）临床应用：单独应用适用于轻、中度高血压，尤对**高血压伴有心排血量偏高或血浆肾素水平偏高**的患者疗效较好，与利尿药合用降压作用增强。对伴有心动过速、心绞痛、心律失常、脑血管病变的高血压患者也有显著效果。

（3）不良反应：可因低血压导致头晕，出现心动过缓，偶见支气管痉挛及呼吸困难、充血性心衰。该药长期使用不能突然停药，突然停药可因反跳出现**"停药综合征"**，**应逐渐减量至停药**，以免诱发或加重高血压、心绞痛等。

（四）钙通道阻滞药

1.药理作用　该类药物选择性阻滞电压依赖性钙通道，抑制细胞外 Ca^{2+} 内流，使血管平滑肌细胞缺乏足够的 Ca^{2+}，导致血管平滑肌松弛，血管扩张，血压下降。本类药物在降压时具有以下特点：①降压的同时可改善心、脑、肾等重要器官的血流量；②可改善或逆转高血压所致的心肌肥厚和血管肥厚，对缺血心肌有保护作用；③有排钠利尿作用，一般不引起水钠潴留；④不会明显影响糖、脂质代谢；⑤激活交感神经活性，降压同时可反射性增加心率。

2.重点药物——硝苯地平

（1）作用特点：硝苯地平对血管有较高的选择性，能抑制细胞外 Ca^{2+} 的内流，使血管平滑肌细胞内缺 Ca^{2+}，导致小动脉平滑肌松弛，动脉血管扩张，外周阻力下降，血压降低。但对正常血压者影响不明显。可用于轻、中、重各型高血压，对高血压伴有心绞痛、糖尿病、脑血管病、肾功能不良等并发症疗效好，可单用。因降压时能反射性使交感神经活动增高，引起心率增快、心排出量增加、血浆肾素活性增高，故常与利尿药、β 受体阻断药、ACEI 合用。目前**多用其控释与缓释制剂**。

（2）不良反应：较轻。常见有面部潮红、头痛、头晕、心悸、低血压、踝部水肿等；少数患者因血压降低而反射性引起心率加快，加重心肌缺血，诱发心绞痛和心肌梗死等。低血压患者禁用，肝肾功能不良者应减量。

（五）α₁ 受体阻滞药

哌唑嗪可选择性阻断 α₁ 受体，使小动脉和小静脉血管扩张，从而降低外周阻力，发挥**中等偏强**的降压作用。可用于各型轻、中、重度高血压，亦可用于**合并前列腺肥大**的高血压患者。用于重度高血压，需与利尿药或 β 受体阻滞药合用。哌唑嗪可扩张动、静脉血管，降低心脏前后负荷，从而可改善慢性心功能不全患者的临床症状，可用于慢性心功能不全。

主要不良反应为**"首剂现象"**，患者首次用药的 90min 内出现直立性低血压，表现为心悸、晕厥、意识消失，约有 50% 的患者会发生。**首次剂量减半**，并在**临睡前服用**，可避免首剂现象的发生。在服用哌唑嗪前一天停止使用利尿药，也可减轻首剂现象。另有眩晕、疲乏、鼻塞、口干、尿频、头痛、嗜睡及胃肠道反应等不良反应。严重心脏病、精神病患者慎用，过敏者忌用。

第十六单元 抗心律失常药

【复习指导】心律失常是指心脏搏动的频率和（或）节律异常。心律失常的治疗方式有药物治疗和非药物治疗（起搏器、电复律、导管消融和手术等）两种。药物治疗在抗心律失常方面发挥着重要作用，但抗心律失常药又存在致心律失常的副作用。抗心律失常药主要通过选择性作用于心肌细胞的离子通道，影响离子流，改变细胞的电生理特性，从而减少异位起搏活动、调节折返环路的传导性或有效不应期以消除折返，发挥抗快速型心律失常的作用。能够达到以上目的而治疗心律失常的机制有：①阻滞钠通道；②拮抗心脏的交感效应；③调节钾通道，适度延长有效不应期；④阻滞钙通道。本章节应重点掌握抗心律失常药的分类及常用药，包括奎尼丁、利多卡因、苯妥英钠的作用、临床应用及不良反应。

一、抗心律失常药的分类及常用药

依据药物对心肌电生理的影响，抗心律失常药分为四大类。

Ⅰ类：钠通道阻滞药，包括：适度阻滞钠通道药奎尼丁、普鲁卡因胺等；轻度阻滞钠通道药利多卡因、苯妥英钠等；重度阻滞钠通道药普罗帕酮等。

Ⅱ类：β 肾上腺素受体阻滞药，如普萘洛尔等。

Ⅲ类：延长动作电位时程药，如胺碘酮、溴苄铵等。

Ⅳ类：钙通道阻滞药，如维拉帕米等。

二、重点药物

1. 奎尼丁的作用、应用及不良反应

(1) 作用：抗心律失常，与心肌细胞膜的钠通道蛋白结合而阻滞钠通道，**适度**抑制 Na^+ **内流**，对 K^+ 外流和 Ca^{2+} 内流也有抑制作用。

该药物可降低心肌自律性，减慢传导速率，延长有效不应期。除此以外，还可竞争性地阻断 M 受体，具有抗胆碱作用，对抗其抑制房室传导的作用；阻断 α 受体，扩张血管，降低血压；对心房肌、心室肌有负性肌力作用。

(2) 应用：**心房颤动、心房扑动、室上性及室性早搏和心动过速**。在治疗心房颤动、心房扑动时，应先用强心苷抑制房室传导，以控制心室率。

(3) 不良反应　①胃肠道反应。如恶心、呕吐、腹泻等。②心血管反应。包括低血压、心律失常，过量引起房室和心室内传导阻滞、尖端扭转型室性心动过速；偶见奎尼丁晕厥，或心室颤动而致猝死；当窦房结功能低下时，可引起心动过缓或停搏。③**金鸡纳反应**。久用可出现轻者耳鸣、头痛、视物模糊，重者谵妄、精神失常。心房有微血栓者慎用。禁用于严重心肌损害、心功能不全、重度房室传导阻滞、低血压、强心苷中毒及对奎尼丁过敏者。

2. 利多卡因的作用和应用　该药物可抗心律失常，通过降低自律性，相对延长有效不应期，对多种原因引起的心律失常有效。临床常用于**室性心律失常**，特别适用于危急病例，是治疗急性心肌梗死引起的室性心律失常的**首选药**，对强心苷中毒所致者也有效。剂量过大时，出现嗜睡、头痛、视力模糊、惊厥甚至呼吸抑制等中枢反应以及窦性心动过缓、窦性停搏、房室传导阻滞、血压下降等。禁用于严重房室传导阻滞者。

3. 苯妥英钠的作用和应用　该药物抗心律失常作用与利多卡因相似。常用于室性心律失常，对**强心苷中毒**所致室性心律失常疗效显著；是治疗癫痫大发作和局限性发作的**首选药**；还用于周围神经痛。但静脉注射过快可引起心律失常，如窦性心动过缓、窦性停搏、心室颤动等。还可出现血压降低和呼吸抑制。窦性心动过缓、心功能不全及Ⅱ、Ⅲ度房室传导阻滞者禁用。

第十七单元　抗慢性心功能不全药

【复习指导】慢性心功能不全（CHF）是多种心脏病的终末阶段，是指在适当的静脉回流下，心脏输出量绝对或相对减少，不能满足全身组织器官代谢需要的一种病理状态，同时又是一种"超负荷心肌病"。临床上 CHF 的药物治疗以往多限于缓解症状，改善血流动力学变化。本章重点掌握目前临床用于治疗慢性心功能不全药物的分类。应掌握强心苷类的常用药物、作用机制、临床应用、不良反应及其防治办法。

一、抗慢性心功能不全药的分类

1. 强心苷类　地高辛等。
2. 利尿药　氢氯噻嗪、呋塞米。

3. 血管紧张素转化酶抑制药　卡托普利、依那普利等。
4. 血管紧张素Ⅱ（AT1）受体拮抗药　氯沙坦等。
5. 血管扩张药　硝酸异山梨酯、肼屈嗪等。
6. β受体阻滞药　普萘洛尔、美托洛尔、卡维地洛等。
7. 钙拮抗药　氨氯地平等。
8. 非强心苷类正性肌力药　米力农、维司力农等（磷酸二酯酶抑制药）。

二、重点药物

（一）强心苷类的常用药物、作用、应用、不良反应及其防治

强心苷是一类主要作用于心脏，能增强心肌收缩力的苷类药物，用于治疗慢性心功能不全及某些心律失常，又称洋地黄类药物。常用药物有洋地黄毒苷、地高辛、毛花苷C（西地兰）、毒毛花苷K等，临床上以地高辛最为常用。

1. 常用药物　强心苷由于体内过程有别，因此表现出起效快慢和作用时间长短的差异。

（1）慢效类：洋地黄毒苷。脂溶性高，口服生物利用度90%~100%，血浆蛋白结合率达97%；作用慢、持久，有蓄积性；主要在肝脏代谢，存在肝肠循环；适用于慢性心力衰竭。

（2）中效类：地高辛。口服吸收率60%~80%，吸收率的个体差异大；口服1~2h起效，亦可静脉注射；排泄快，蓄积性较小；适用于急、慢性心力衰竭。

（3）速效类：毒毛花苷K口服吸收率低，宜静脉注射，血浆蛋白结合率低、蓄积性更小、起效快，常用于危急患者。毛花苷C（西地兰）宜静注用于危急患者，待控制病情后改用其他强心苷维持。

2. 药理作用

（1）心脏作用：①正性肌力作用。强心苷增强心肌收缩力的机制与增加心肌细胞内Ca^{2+}量有关。强心苷可与心肌细胞膜上的Na^+-K^+-ATP酶结合，抑制酶的活性使Na^+-K^+交换减少，细胞内Na^+增多，进而通过Na^+-Ca^{2+}交换而使细胞内Ca^{2+}量增加，从而使心肌收缩力增强。同时，导致心肌细胞内K^+量减少，若剂量过大，则使心肌细胞的自律性提高，此为强心苷中毒时发生心律失常的机制之一。②负性频率作用。强心苷还可减慢心率，减慢房室传导速率。③对心肌电生理特性的影响。降低窦房结自律性，提高浦肯野纤维的自律性，减慢房室传导速度，缩短心房有效不应期。④影响心电图。

（2）其他作用：①影响神经系统。兴奋迷走神经、影响交感神经系统的兴奋性、兴奋中枢神经系统。②抑制肾素-血管紧张素-醛固酮系统（RAS）。降低血浆肾素活性，减少血管紧张素Ⅱ的生成及醛固酮的分泌，扩张外周血管，降低心脏后负荷，从而产生对心脏的保护作用。③利尿。强心苷通过正性肌力作用，增加心排血量，使肾血流量、肾小球滤过率增加；还通过抑制肾小管上皮细胞膜Na^+-K^+-ATP酶而抑制肾小管对Na^+的重吸收，产生排Na^+利尿作用。

3. 临床应用

（1）慢性心功能不全：强心苷可增强心肌收缩力、增加心排血量、改善动脉系统供血及缓解静脉系统淤血，对不同原因所致CHF的疗效不同。对高血压、心脏瓣膜病、先天性心脏病者疗效好，对心房颤动伴心室率过快者疗效更好；对继发于甲状腺功能亢进、重度贫血等疾病者，由于心肌能量代谢障碍而疗效较差；对肺源性心脏病、活动性心肌

炎等有心肌缺氧和损害者，不仅疗效差，且易发生强心苷中毒，引起心律失常；对机械因素所致者，如缩窄性心包炎、严重二尖瓣狭窄等，因心室舒张和充盈受限而疗效很差或无效。

（2）**心律失常**：包括**心房颤动**、**心房扑动**和**阵发性室上性心动过速**。

4. 不良反应 强心苷**安全范围小**，患者对强心苷的敏感性和耐受性个体差异大，**如低血钾、低血镁、高血钙、心肌缺血缺氧、肾功能不全**等多种因素可诱发强心苷中毒，故中毒发生率高。常出现的不良反应包括：

（1）**胃肠道反应**：较常见，亦是中毒时的早期反应，可见厌食、恶心、呕吐、腹泻、腹痛等。应注意与强心苷用量不足、心衰未被控制、仍有胃肠道静脉淤血所引起的症状相区别。

（2）**中枢反应**：①眩晕、头痛、疲倦、失眠、幻觉等，偶见惊厥。②视觉障碍。可见**色视**，表现为黄视、绿视及视物模糊，此为强心苷中毒的特征。

（3）**心脏反应**：是强心苷中毒**最严重**的反应，可出现如室性早搏、室性或室上性心动过速、房室传导阻滞、窦性心动过缓等各种心律失常。其中室性早搏最多见且早见；室性心动过速最为严重，应及时救治，以免发展为致命的室颤。

5. 中毒的预防 ①避免诱因：如低血钾、高血钙、低血镁、肝肾功能不全、肺心病、心肌缺氧、甲状腺功能低下、糖尿病酸中毒等；用药期间，酌情补钾。②学会识别中毒的先兆症状：一定次数的室性早搏、窦性心动过缓（低于60次/分）、色视障碍等。③一旦出现中毒先兆，应停药或减量，并停用排钾利尿药。

6. 中毒的治疗 ①停用强心苷及排钾利尿药。②酌情**补钾**，但对部分传导阻滞或肾功能衰竭者，视血钾情况慎用或不用钾盐，因钾离子能抑制房室传导。③快速型心律失常：除补钾外，尚可选用**苯妥英钠**、**利多卡因**。④传导阻滞或心动过缓：可选用**阿托品**。

7. 给药方法 ①全效量法：强心苷出现最大疗效的最小剂量称为全效量，或"**洋地黄化量**"。若患者病情较急，且在二周内未使用过强心苷，可在24h内（速给法）或3~4d（缓给法）给足全效量，之后每日给予维持量。速给法适用于急性CHF患者，多采用速效强心苷如毛花苷C等静脉注射；缓给法适用于病情较缓和的患者，一般使用口服制剂，如首次口服地高辛0.25~0.5 mg，以后每6~8h口服0.25 mg，直至总药量达1.25~2.5 mg（全效量），之后每日给予0.125~0.5 mg（维持量）。由于个体间对强心苷的敏感性存在较大差异，此种给药方式必须做到剂量个体化，并根据患者个体的并发症及毒性反应随时调整给药剂量。②维持量法：为减少强心苷的毒性反应，对于非急症患者，可按照一级消除动力学的规律，按照恒定的时间间隔给予恒定剂量的药物，4~5个半衰期后血中的药物浓度便达稳态而发挥恒定疗效。如地高辛 $t_{1/2}$ 为33~36h，每日给予维持量0.25 mg，6~7d后即可获得疗效，而不良反应明显减少。

（二）其他药物

1. 利尿药 CHF患者体内多有水钠潴留，血容量增加，加重了心脏前负荷；血管壁平滑肌细胞内 Na^+ 含量增加，通过 Na^+-Ca^{2+} 交换，增加了细胞内 Ca^{2+} 含量，使血管平滑肌张力升高，外周阻力加大，加重了心脏的后负荷。利尿药的特点是可促进 Na^+ 和水的排出，从而减轻心脏的负荷，改善CHF患者的心脏功能。常用药物首选**噻嗪类**药物，如氢氯噻嗪等，必要时选用强效髓袢利尿药**呋塞米**等。注意**补钾**或与**保钾利尿药**合用。

2. 血管扩张药　能扩张小静脉或小动脉，减轻心脏前负荷或后负荷，改善心脏功能。各种血管扩张药对血管作用有所不同，根据患者血流动力学变化选用，应用于正性肌力药和利尿药无效的难治病例。常用药物有**硝酸甘油**、**肼屈嗪**、**硝普钠**、**哌唑嗪**等。硝酸甘油扩张静脉，适用于前负荷加重为主，肺淤血明显者；肼屈嗪扩张动脉，适用于后负荷加重为主，心排血量明显减少者，长期单独应用难以持续生效；硝普钠扩张静脉、动脉，适用于前后负荷均加重者，常用于急性心肌梗死及高血压时的 CHF；哌唑嗪扩张静脉、动脉，适用于前后负荷均加重者，因有快速耐受现象而难以长期有效。

3. ACEI 和 ARB　通过抑制循环及局部组织中的 ACE，降低代偿性升高的肾素-血管紧张素系统的活性，扩张血管以减轻心脏负荷；抑制 CHF 时的心肌重构，逆转心室肥厚，改善心肌的顺应性和舒张功能。临床疗效表现为缓解或消除症状、提高患者运动耐力、改进生活质量、显著降低病死率。目前是治疗 CHF 的**一线药物**，常用药物有**卡托普利**、**氯沙坦**等。

4. β受体阻滞药治疗 CHF 的机制如下　①可恢复β受体对正性肌力药的敏感性。②抑制 RAS 和血管升压素的作用，减轻心脏的前、后负荷。③减慢心率，从而降低心肌耗氧量，改善心肌供血，并有利于心室充盈。④减少 CHF 时心律失常的出现等。可用于心功能比较稳定的 Ⅱ～Ⅲ级的 CHF 患者，尤为适用于**扩张型或肥厚型心肌病**患者。常用药物有**美托洛尔**、**卡维地洛**等。

第十八单元　抗心绞痛药

【复习指导】心绞痛是由冠状动脉供血不足引起的心肌急剧的、暂时性缺血和缺氧的临床综合征。冠状动脉粥样硬化是引起心绞痛的最常见病因之一。抗心绞痛药主要通过改善心肌灌注和/或降低其代谢需求而改善心肌氧的供需失衡。目前临床用于治疗心绞痛的药物主要有三类：有机硝酸酯类、钙通道阻滞药和β受体阻滞药。前两类药物主要通过舒张血管产生上述两种作用。β受体阻滞药可以减慢心率，从而降低代谢需求。临床上，心绞痛分为稳定型、不稳定型和变异型稳定型心绞痛三类。稳定型心绞痛可以应用有机硝酸酯类、β受体阻断药和（或）钙通道阻滞药，同时应对潜在的动脉粥样硬化疾病进行治疗，通常使用他汀类，并运用抗血小板药以预防血栓形成，常用的是阿司匹林；不稳定型心绞痛可采用阿司匹林，使心肌梗死发生的危险降低；变异型心绞痛应用冠状动脉血管扩张药（如有机硝酸酯类、钙通道阻滞药）进行治疗。本章节应熟悉抗心绞痛药物的分类，重点掌握临床常用抗心绞痛药物的作用机制、临床应用、不良反应及其防治。

一、抗心绞痛药的分类

1. 硝酸酯类　硝酸甘油、单硝酸异山梨酯。
2. β受体阻滞药　普萘洛尔、美托洛尔。
3. 钙拮抗药　维拉帕米、地尔硫䓬、硝苯地平。
4. 抗血栓、抗血小板药　阿司匹林。

二、重点药物

硝酸酯类

硝酸酯类常用药物包括硝酸甘油、硝酸异山梨酯、单硝酸异山梨酯、戊四硝酯等。该类药物作用相似，显效快慢和维持时间有所不同，其中以**硝酸甘油**最为常用。此类药物舌下含服较口服吸收好，生物利用度高，起效快且用量小。

1. 硝酸甘油的作用、应用、不良反应

（1）作用：扩张血管，抗心绞痛。①降低心肌耗氧量：**扩张静脉**，使回心血量减少（即**降低心脏后负荷**），降低心室壁张力，减少心肌耗氧量；**扩张动脉**，降低心脏射血阻力（即**降低心脏前负荷**），减少心脏做功而降低心肌耗氧量。扩张血管后血压降低所致的反射性心率加快和心肌收缩力增加，可增加心肌耗氧量，心率加快所致的心脏舒张期冠脉灌流时间缩短不利于心绞痛治疗，**合用β受体阻滞药**可对抗之。②改善缺血区心肌供血：增加**心内膜下的血液供应**；开放侧支循环；选择性扩张心外膜较大的输送血管；**增加对缺血区的血液灌注**（因心肌缺血区小动脉受缺氧代谢产物腺苷等影响而高度扩张，而非缺血区血管阻力相对较高，有利于血液向缺血分布）。③抑制血小板聚集和黏附：具有抗血栓形成的作用，有利于心绞痛的治疗。

（2）临床应用：本类药物与β受体阻滞药比较，无加重心力衰竭和诱发哮喘的危险；与钙通道阻滞药比较，无心脏抑制作用。适用于：①心绞痛。为稳定性心绞痛的**首选药**。预防发作，宜选用硝酸异山梨酯或单硝酸异山梨酯口服，也可选用硝酸甘油贴剂；控制急性发作，应**舌下含服**或**气雾吸入**，发作频繁的重症心绞痛患者，首选硝酸甘油静脉滴注，症状减轻后改为口服给药。②急性心肌梗死。急性心肌梗死早期应用可缩小心室容积，降低前壁心肌梗死的病死率，减少并发症。③心功能不全：急性左心衰竭时采用静脉给药，慢性心功能不全可采用长效制剂，需与强心药物合用。

（3）不良反应：常见由血管扩张所继发的搏动性头痛、皮肤潮红、眼压升高和颅内压增高。颅脑外伤、颅内出血者禁用，青光眼患者慎用。大剂量可见直立性低血压，低血容量者禁用。剂量过大使血压过度下降，可引起冠脉灌注压过低，且可反射性兴奋交感神经，使心率加快，心肌收缩力增加而增加心肌耗氧量，导致心绞痛加重。超剂量可引起高铁血红蛋白症。长期应用可出现耐受性。

2. β受体阻滞药的作用、应用、常用药物　β受体阻滞药可以通过降低心肌耗氧量，抑制心肌收缩力，减少心脏做功而发挥抗心绞痛作用。但心肌收缩力减弱，使射血时间延长，心排血不完全，左心室舒张末压升高，心室容积扩大又可增加心肌耗氧量，可与硝酸酯类药物合用可提高疗效，减少不良反应。

（1）药理作用：①改善心肌代谢。心肌缺血时，肾上腺素分泌增加，使游离脂肪酸（FFA）增多。β受体的阻断作用可使**FFA的水平下降**，减少心肌对其摄取，通过**加强糖代谢**，使心肌耗氧量降低。②改善缺血区心肌供血。增加缺血区血液供应，可使非缺血区的血管阻力增高，而缺血区的血管则由于缺氧呈现代偿性扩张状态，**促使血液更多地流向缺血区**；减慢心率而**延长心脏的舒张期**，增加冠脉的灌注时间，有利于血液向缺血区流动；**促进氧合血红蛋白解离**，也可增加全身组织包括心脏的供氧。

（2）临床应用：用于稳定型心绞痛和不稳定型心绞痛，可减少发作次数，**对伴有高血压**

和快速性心律失常者效果更好。对变异型心绞痛不宜应用，因本类药物阻断 β 受体后，使 α 受体作用占优势，易致冠脉痉挛，从而加重心肌缺血症状。心动过缓、低血压、严重心功能不全、哮喘或慢性阻塞性肺疾病患者禁用。常用药物包括普萘洛尔、美托洛尔、阿替洛尔等。

3. 钙通道阻滞药的作用、应用、常用药物　心肌缺血或再灌注时细胞内"钙超载"，可造成或加重心肌细胞损伤。钙通道阻滞药通过阻滞 Ca^{2+} 通道，抑制 Ca^{2+} 内流，减少胞内钙离子含量，起到保护心肌细胞的作用。又可降低血管平滑肌细胞内 Ca^{2+} 浓度，舒张血管平滑肌。因此可以降低心肌耗氧量，增加心肌供血，保护缺血心肌。常用药物有硝苯地平、维拉帕米、地尔硫䓬等。

第十九单元　血液系统药

【复习指导】本部分包括抗贫血药、止血药、抗凝血药、纤维蛋白溶解药和抗血小板药。循环血液中红细胞数量或血红蛋白含量低于正常称为贫血。对贫血的治疗采用对因及补充疗法，缺铁性贫血可补充铁剂；巨幼细胞贫血可用叶酸和维生素 B_{12}，再生障碍性贫血目前药物治疗尚不理想。止血药是指可以发挥止血作用，用于治疗凝血因子缺乏、纤溶功能过强或血小板减少等原因所致凝血功能障碍的一类药物，又称促凝血药。按其作用机制可分为促进凝血因子活性的药物、凝血因子制剂和抗纤维蛋白溶解药等。抗凝血药是指能通过干扰机体生理性凝血过程的某些环节而阻止血液凝固的药物，临床主要用于防止血栓的形成和阻止血栓的进一步发展。纤维蛋白溶解药可直接或间接激活纤溶酶原成为纤溶酶，促进纤维蛋白溶解，故又称为溶栓药。此类药物对血浆和血栓中纤溶酶原选择性低，作用时间短，临床主要用于血栓栓塞性疾病，如急性心肌梗死、脑栓塞、肺栓塞、深静脉血栓、眼底血栓等。抗血小板药物能抗血小板黏附性和聚集性，防止血栓形成，有助于防止动脉粥样硬化和心肌梗死。常用药物有阿司匹林、氯吡格雷、双嘧达莫、依前列醇等。本章重点掌握抗贫血药、止血药、抗凝血药的重点药物及其作用机制和特点。

一、抗贫血药

循环血液中红细胞数量或血红蛋白含量低于正常称为贫血。临床常见的贫血可分为由铁缺乏所致的缺铁性贫血，由叶酸或维生素 B_{12} 缺乏所致的巨幼红细胞性贫血，以及骨髓造血功能低下所致的再生障碍性贫血。对贫血的治疗采用对因及补充疗法，缺铁性贫血可补充铁剂；巨幼红细胞性贫血可用叶酸和维生素 B_{12}，再生障碍性贫血目前药物治疗尚不理想。

（一）铁制剂的应用、不良反应

1. 临床应用　预防和治疗缺铁性贫血，尤其对营养不良、妊娠、儿童发育期等需求增加和月经过多、痔疮出血和子宫肌瘤等慢性失血而引起的贫血有确切疗效。用药后一般症状及食欲迅速改善，网织红细胞数于治疗后 10~14d 达高峰，血红蛋白 4~8 周恢复正常。待血红蛋白正常后，尚需减半量继续服药 2~3 个月以使体内铁贮存恢复正常。

2. 不良反应　口服铁剂常见胃肠道刺激症状如恶心、呕吐、腹痛、腹泻等，饭后服用可减轻。也可因铁与肠腔中硫化氢的结合减少了硫化氢对肠壁的刺激作用而引起便秘。小儿误服铁剂 1g 以上可引起急性循环衰竭、休克和胃黏膜凝固性坏死。急救时可用 1%~2% **碳酸氢钠**洗胃，并应用特殊解毒剂**去铁胺**灌胃或肌内注射以结合残存的铁。

（二）叶酸、维生素 B_{12} 的作用、应用

1. 叶酸　叶酸属水溶性 B 族维生素，广泛存在于动、植物食品中。动物细胞自身不能合成叶酸，故人体所需叶酸只能从食物中获得。

（1）药理作用：食物中的叶酸进入体内后，在二氢叶酸还原酶作用下形成具有活性的四氢叶酸，作为甲基（—CH_3）、甲酰基（—CHO）等一碳基团的传递体，参与嘌呤、嘧啶等物质的合成。当叶酸缺乏时，一碳基团缺乏，影响了核苷酸的合成，其中最为明显的是胸腺嘧啶核苷酸的合成受阻，导致 DNA 合成减少，细胞分裂与增殖受抑制。由于对 RNA 和蛋白质合成影响较少，使细胞的 DNA/RNA 比值降低，出现细胞增大、胞质丰富、细胞核中染色质疏松分散。红细胞最为明显，表现为巨幼细胞贫血。消化道上皮增殖受抑制，出现舌炎、腹泻。

（2）临床应用：治疗各种原因所致的巨幼细胞贫血。①对营养性巨幼细胞贫血、妊娠期和婴儿期巨幼细胞贫血等，以**叶酸治疗为主**，辅以维生素 B_{12}，效果良好。②对恶性贫血、维生素 B_{12} 缺乏所致的巨幼红细胞性贫血，叶酸可纠正血象，但不能改善神经损害症状，故治疗时以**维生素 B_{12} 为主**，叶酸为辅。③对叶酸拮抗剂甲氨蝶呤、乙氨嘧啶、甲氧苄啶等所致的巨幼细胞贫血，因二氢叶酸还原酶受抑制，四氢叶酸生成障碍，应用一般叶酸制剂无效，需直接选用**亚叶酸钙**治疗。④单用或与维生素 B_{12} 联合使用治疗高同型半胱氨酸血症。

2. 维生素 B_{12}　维生素 B_{12} 是一类含钴的水溶性 B 族维生素，广泛存在于动物内脏、牛奶、蛋黄中，人体所需维生素 B_{12} 必须从外界摄取。维生素 B_{12} 为细胞分裂和维持神经组织髓鞘完整所必需。体内具有辅酶活性的维生素 B_{12} 为甲钴胺和 $5'$-脱氧腺苷钴胺。药用的维生素 B_{12} 为性质稳定的氰钴胺和羟钴胺。

（1）药理作用：体内维生素 B_{12} 主要参与下列两种代谢过程：①同型半胱氨酸甲基化生成蛋氨酸反应：催化这一反应的蛋氨酸合成酶（或称甲基转移酶）的辅基为维生素 B_{12}，它参与甲基的转移。维生素 B_{12} 缺乏时，N_5-甲基四氢叶酸上的甲基不能转移，导致蛋氨酸生成受阻，一方面影响四氢叶酸的再循环，使得叶酸代谢循环受阻，导致叶酸缺乏症；另一方面导致同型半胱氨酸堆积，产生高同型半胱氨酸血症。② $5'$-脱氧腺苷钴胺是甲基丙二酰 CoA 变位酶的辅酶，能催化甲基丙二酰 CoA 转变为琥珀酰 CoA，后者可进入三羧酸循环。当维生素 B_{12} 缺乏时，甲基丙二酰 CoA 大量堆积，后者结构与脂肪酸合成的中间产物丙二酰 CoA 相似，结果合成了异常脂肪酸，并进入中枢神经系统，从而影响正常神经鞘磷脂合成而出现神经损害症状。

（2）临床应用：主要用于恶性贫血及巨幼细胞贫血。也可作为神经系统疾病（如神经炎、神经萎缩等）、肝脏疾病等的辅助治疗，或与叶酸联合使用治疗高同型半胱氨酸血症。

二、止血药

止血药包括缩血管药和促凝血药，主要是用于治疗凝血因子缺乏、纤溶功能过强或血小板减少等原因所致凝血功能障碍的一类药物，按其作用机制可分为促进凝血因子活性的药物、凝血因子制剂和抗纤维蛋白溶解药等。

维生素 K

维生素 K 是一族具有甲萘醌基本结构的物质，其中 K_1 存在于绿色植物中，K_2 来自肠道细菌或腐败鱼粉，二者均为脂溶性维生素，需胆汁协助吸收；K_3、K_4 系人工合成品，为水溶性维生素，不需胆汁协助直接可以吸收。

1. 药理作用　维生素 K 可参与体内凝血因子 Ⅱ、Ⅶ、Ⅸ、Ⅹ 前体的功能性活化过程，纠正因维生素 K 缺乏引起的凝血因子合成受阻而发生的凝血障碍。

维生素 K 是肝脏中羧化酶的辅酶。在肝脏合成的凝血因子 Ⅱ、Ⅶ、Ⅸ、Ⅹ 和蛋白质 C 等的前体物质，在氢醌型维生素 K 存在条件下，羧化酶使这些凝血因子前体物氨基末端谷氨酸残基 γ 羧化，成为凝血因子，与 Ca^{2+} 结合而具有凝血活性。氢醌型维生素 K 转变为环氧型维生素 K，后者又可经环氧还原酶（香豆素类可抑制此酶）的作用还原为氢醌型，继续参与羧化反应。

2. 临床应用

（1）维生素 K 缺乏引起的出血：如梗阻性黄疸、胆瘘、慢性腹泻和广泛肠段切除后因吸收不良所致的低凝血酶原血症，口服抗凝血药（如香豆素类、阿司匹林等）过量，长期应用广谱抗生素，以及早产儿、新生儿因维生素 K 产生不足所致出血。

（2）其他：维生素 K_1 或 K_3 肌注有解痉止痛作用，可用于胆道蛔虫所致的胆绞痛。大剂量维生素 K_1 可用于抗凝血类灭鼠药中毒的解救。

三、抗凝血药

抗凝血药是指能通过干扰机体生理性凝血过程的某些环节而阻止血液凝固的药物，临床主要用于防止血栓的形成和阻止血栓的进一步发展。

（一）肝素的作用、应用、不良反应

肝素因首先源于动物肝脏而得名，现药用肝素多自猪肠黏膜或牛肺脏中提取。肝素是一种带负电荷的硫酸化糖胺聚糖，因与硫酸和羧酸共价结合而具有酸性。普通肝素的分子量为 3~30 kDa，平均分子量 15 kDa。

1. 药理作用

（1）抗凝：**体内、体外**均具有强大的抗凝作用，起效迅速，能延长凝血酶原时间。带负电荷的肝素可与带正电荷的 AT Ⅲ 的赖氨酸残基形成可逆性复合物，使 AT Ⅲ 发生构型的改变，更充分地暴露出其活性中心，AT Ⅲ 则以精氨酸残基迅速与丝氨酸蛋白酶活性中心的丝氨酸残基结合，从而加速 AT Ⅲ 对凝血因子 Ⅱa、Ⅸa、Ⅹa、Ⅺa 和Ⅻa 等的灭活。肝素可加速此过程达 1000 倍以上。

（2）其他：肝素还具有抗血小板聚集的作用，能抑制由凝血酶诱导的血小板聚集。此外，肝素可通过调血脂、保护动脉内皮和抗血管平滑肌细胞增殖等作用而产生抗动脉粥样硬化作用。

2. 临床应用

（1）血栓栓塞性疾病：尤其适用于快速抗凝治疗，防止血栓的形成和扩大。如深部静脉血栓、肺栓塞、脑栓塞、心肌梗死和外周动脉血栓形成等，以及心血管手术及外周静脉术后血栓形成。

（2）弥散性血管内凝血（DIC）：用于各种原因如脓毒血症、胎盘早剥、恶性肿瘤溶解等所致的DIC。早期应用，可防止因纤维蛋白原和其他凝血因子耗竭所致的出血。

（3）体外抗凝：如体外循环、血液透析和心导管检查等。

3. 不良反应

（1）自发性出血：肝素的主要不良反应，表现为皮肤瘀点或瘀斑、血肿、咯血、血尿、呕血、便血及颅内出血等。轻度出血停药即可，<u>严重出血需缓慢静脉注射**硫酸鱼精蛋白**解救</u>，1 mg 硫酸鱼精蛋白约中和 1 mg 的肝素，每次用量不能超过 50 mg。用药期间应监测凝血时间或部分凝血酶时间（PTT），将 PTT 维持在正常值（50~80秒）的 1.5~2.5 倍，可减少出血的危险。

（2）血小板减少症：发生率可达 5%~6%。一般认为是肝素引起一过性的血小板聚集作用所致，多数发生在给药后 7~10d，与免疫反应有关。停药后约 4d 可恢复。

（3）其他：可引起皮疹、药热等过敏反应，孕妇使用可引起早产和胎儿死亡，长期应用可引起脱发、骨质疏松和自发性骨折等。

（二）香豆素类药物的作用、应用、不良反应

香豆素类是一类含有 4-羟基香豆素基本结构的口服抗凝血药，包括华法林、双香豆素和醋硝香豆素等，其药理作用与临床应用基本相同。

1. 药理作用　维生素 K 是肝脏中羧化酶的辅酶。肝脏合成含谷氨酸残基的凝血因子Ⅱ、Ⅶ、Ⅸ、Ⅹ的前体物质，必须在氢醌型维生素 K 存在的条件下，经羧化酶作用，才能使谷氨酸的残基 γ 羧化而活化上述凝血因子。经过羧化反应，氢醌型维生素 K 转变为环氧型维生素 K，后者可经环氧还原酶作用还原为氢醌型，继续参与羧化反应。

本类药物为<u>维生素 K 的拮抗剂</u>，能抑制肝脏的<u>维生素 K 环氧还原酶</u>，阻止维生素 K 的环氧型向氢醌型的转变，从而阻碍维生素 K 的再利用，影响凝血因子Ⅱ、Ⅶ、Ⅸ、Ⅹ的 γ 羧化，阻止了其活化，产生抗凝作用。肝脏存在两种维生素 K 的环氧还原酶，而香豆素类只能抑制其中一种，故给予大剂量维生素 K，可使维生素 K 的转化继续进行，逆转香豆素类药物的作用。此外，<u>本类药物还具有抑制凝血酶诱导的血小板聚集作用</u>。由于以上原因，<u>香豆素类**体外无抗凝作用**</u>；只能抑制凝血因子的合成，<u>对已经形成的凝血因子无抑制作用</u>，需待凝血因子耗竭后才出现疗效，故起效缓慢，用药后 1~3d 作用达高峰；停药后凝血因子恢复正常水平尚需一定时间，故作用维持时间长，停药后作用可维持 2~5d；维生素 K 可逆转其作用。

2. 临床应用　①血栓栓塞性疾病：如静脉血栓栓塞、外周动脉血栓栓塞、心房纤颤动伴有附壁血栓、肺栓塞、心脏外科手术和冠状动脉闭塞等。②心肌梗死的辅助用药。③风湿性心脏病、髋关节固定术、人工置换心脏瓣膜手术后防止静脉血栓的发生。由于该药起效慢，<u>对需快速抗凝者应先选用肝素，再应用香豆素类进行长期抗凝</u>。

3. 不良反应　过量可发生自发性出血，可给予维生素 K、输注新鲜血、血浆或凝血酶原复合物治疗。调整药物剂量，使凝血酶原时间控制在 18~24s（正常值 12s）可预防出血。亦有皮肤和软组织坏死、胃肠道反应、粒细胞增多等。华法林可能引起<u>肝脏损害</u>，并有<u>致畸</u>作用。

四、纤维蛋白溶解药

纤维蛋白溶解药可直接或间接激活纤溶酶原成为纤溶酶，促进纤维蛋白溶解，故又称为溶栓药。此类药物具有以下特点：①对血浆和血栓中纤溶酶原选择性低，溶解血栓同时可呈现全身纤溶状态而易引起出血。其中组织型纤溶酶原激活药（t-PA）、阿尼普酶和葡激酶对血栓中的纤溶酶原选择性比链激酶和尿激酶相对要强，但大剂量亦可引起出血。②作用时间短：$t_{1/2}$多在25min以下，但阿尼普酶因在体内缓慢脱酰基生效，故作用时间较长，$t_{1/2}$为90~105min。③临床主要用于血栓栓塞性疾病，如急性心肌梗死、脑栓塞、肺栓塞、深静脉血栓、眼底血栓等。其中尿激酶价格昂贵，仅用于对链激酶过敏或耐受者。④对新形成的血栓疗效好，对陈旧性血栓溶解作用差。

常用纤维蛋白溶解药的作用、应用

常用纤维蛋白溶解药有链激酶、尿激酶、组织型纤溶酶原激活剂、阿尼普酶、葡萄球菌激酶等。

1. 链激酶 从C组β溶血性链球菌培养液分离或基因重组技术制备。与纤溶酶原结合形成SK-纤溶酶原复合物，促进纤溶酶原转变为纤溶酶。

（1）药理作用：具有促进体内纤维蛋白溶解系统活性作用。能使纤维蛋白溶酶原激活因子前体物转变为激活因子，后者再使纤维蛋白原转变为有活性的纤维蛋白溶酶，使血栓溶解。

（2）临床应用：用于治疗血栓栓塞性疾病，如深静脉栓塞、周围动脉栓塞、急性肺栓塞、血管外科手术后的血栓形成、导管给药所致血栓形成等。

2. 尿激酶 从胚胎肾细胞培养液分离或基因重组技术制备，使纤溶酶原从Arg560-Val561处断裂成纤溶酶。

（1）药理作用：可直接使纤维蛋白溶酶原转变为纤维蛋白溶酶，因而可溶解血栓。

（2）临床应用：用于急性心肌梗死、肺栓塞、脑血管栓塞、周围动脉或静脉栓塞等。也可用于眼部炎症、外伤性组织水肿、血肿等。

3. 组织型纤溶酶原激活剂（t-PA） 人胎盘中提取纯化或基因重组技术制备。使血栓中纤维蛋白发生构型改变，易于与纤溶酶原结合，激活纤溶酶原为纤溶酶。

（1）药理作用：使血栓中纤维蛋白发生构型改变，易于与纤溶酶原结合，激活纤溶酶原成为纤溶酶，促使纤维蛋白血块溶解。

（2）临床应用：主要用于心肌梗死、肺栓塞。

五、抗血小板药

常用抗血小板药的作用、应用

抗血小板药物能抗血小板黏附性和聚集性，防止血栓形成，有助于防止动脉粥样硬化和心肌梗死。常用药物有阿司匹林、氯吡格雷、双嘧达莫、依前列醇等。

1. 阿司匹林

（1）药理作用：抑制环氧酶，减少TXA_2生成，抑制血小板聚集而防止血栓形成。

（2）临床应用：小剂量用于防治心脑血栓形成、心绞痛、心肌梗死、一过性脑缺血发作等。

2. 氯吡格雷

（1）药理作用：作用血小板聚集抑制剂。与血小板膜表面 ADP 受体结合，使纤维蛋白原无法与糖蛋白 GpⅡb/Ⅲa 受体结合，从而抑制血小板相互聚集。

（2）临床应用：用于防治心肌梗死、缺血性脑血栓、闭塞性脉管炎和动脉粥样硬化及血栓栓塞引起的并发症。

3. 双嘧达莫（潘生丁）

（1）药理作用：具有抗血栓形成及扩张冠脉作用。抑制磷酸二酯酶，抑制腺苷摄取而激活腺苷酸环化酶，使血小板内 cAMP 升高，防止血小板黏附于血管壁损伤部位。

（2）临床应用：与口服抗凝药合用治疗血栓栓塞性疾病，如急性心肌梗死，防止心瓣膜置换术血栓形成。

4. 依前列醇

（1）药理作用：抗血小板、舒张血管。为 PGI_2 的制剂，激活腺苷酸环化酶，使血小板内 cAMP 升高，防止血小板聚集，舒张血管作用明显。

（2）临床应用：用于治疗某些心血管疾病以防高凝状态，防止血栓形成。也用于严重外周血管性疾病、缺血性心脏病、原发性肺动脉高压、血小板消耗性疾病等。

第二十单元　消化系统药

【复习指导】作用于消化系统的药物包括助消化药、抗消化性溃疡药、止吐药、泻药、止泻药、利胆药及胆石溶解药和治疗肝昏迷药等。本章重点掌握抗消化性溃疡药和止吐药。抗消化性溃疡药包括抗酸药、抑制胃酸分泌药、黏膜保护药和抗幽门螺杆菌药，临床上治疗消化性溃疡常常多药联合使用。止吐药部分需要重点掌握药物的分类及代表药物。

一、抗消化性溃疡药

消化性溃疡主要发生在胃和十二指肠，是全球性的慢性消化系统疾病，发病率约 10%，具有自然缓解和反复发作的特点。病理学认为可能是损伤胃肠黏膜的攻击因子（胃酸、胃蛋白酶、幽门螺杆菌、促胃液素、酒精和非类固醇抗炎药等）增强或防御因子（胃黏液与胃黏膜屏障、黏膜修复和前列腺素等）减弱所致。抗消化性溃疡药可通过减弱攻击因子的影响、增强防御因子的作用而促进溃疡愈合。常用的抗消化性溃疡药有：抗酸药、抑制胃酸分泌药、黏膜保护药和抗幽门螺杆菌药。

（一）抗酸药种类及常用药物

抗酸药是一类无机弱碱性物质。口服后能中和胃酸，抑制胃蛋白酶活性，降低或消除胃酸、胃蛋白酶对胃、十二指肠黏膜的侵蚀和对溃疡面的刺激，缓解疼痛和促进溃疡面愈合。餐后服药可延长药物作用时间，合理用药应在餐后 1~1.5h 及临睡前各服一次，一天 7 次。本类药物品种较多，作用基本相同，不良反应少。

常用的抗酸药物有氢氧化镁、三硅酸镁、氧化镁、氢氧化铝、碳酸钙、碳酸氢钠等，与 H_2 受体阻滞药合用有增效作用，其特点见表 11-1。

表 11-1 抗酸药作用特点

药物	抗酸强度	显效时间	持续时间	收敛作用	产生CO_2	碱血症	保护溃疡	影响排便
氢氧化镁	强	较快	持久	-	-	-	-	轻泻
三硅酸镁	较弱	慢	持久	-	-	-	+	轻泻
氧化镁	强	慢	持久	-	-	-	-	轻泻
氢氧化铝	较强	慢	持久	+	-	-	+	便秘
碳酸钙	强	较快	持久	+	+	-	-	便秘
碳酸氢钠	弱	快	短	-	+	+	-	-

（二）H_2 受体阻滞药的作用、应用

H_2 受体阻滞药的药理作用、应用相似，常用药物有西咪替丁、雷尼替丁、法莫替丁、尼扎替丁和罗沙替丁等。

1. 药理作用

（1）抑制胃酸分泌：H_2 受体阻滞药能选择性**阻断壁细胞 H_2 受体**，拮抗组胺引起的胃酸分泌。不仅能抑制基础胃酸分泌，对促胃液素、咖啡因、进食和刺激迷走神经等引起的胃酸分泌均有抑制作用。

（2）调节免疫：H_2 受体阻滞药能拮抗组胺引起的免疫抑制，其机制为：阻断 T 细胞上的 H_2 受体，减少组胺诱生抑制因子（HSF）生成，使淋巴细胞增殖，促进淋巴因子如白细胞介素-2、γ-干扰素和抗体生成。

（3）其他：西咪替丁有抗雄性激素和药酶抑制作用，能延缓华法林、苯妥英钠、茶碱、苯巴比妥、地西泮、卡马西平、普萘洛尔等药物的代谢，合用时应调整合用药的剂量，雷尼替丁有弱的药酶抑制作用，法莫替丁、尼扎替丁不影响药酶活性。

2. 临床应用　主要用于消化性溃疡、胃肠道出血、胃酸分泌过多症（卓-艾综合征）和食管炎等与胃酸分泌相关的疾病。本类药物抑制胃酸分泌作用较 M 胆碱受体阻滞药强而持久，治疗消化性溃疡疗程短，溃疡愈合率较高，不良反应发生率低，但突然停药可引起胃酸分泌反跳性的增加。

（三）常用质子泵抑制剂的作用、应用

本类药物药理作用、应用相似，在药动学和抑制药酶方面有所不同。常用药物有奥美拉唑、兰索拉唑、泮托拉唑和雷贝拉唑等。

1. 药理作用

（1）抑制胃酸分泌：质子泵抑制剂本身无抑制胃酸分泌作用，当药物进入壁细胞分泌小管并在酸性（pH＜4）环境中生成活性体次磺胺或环次磺胺，活性体的硫原子与 H^+-K^+-ATP 酶上的巯基不可逆地结合，**使质子泵（H^+ 泵）失活**，产生强大而持久的抑制胃酸分泌作用，同时胃蛋白酶分泌减少。由于胃酸分泌减少，胃窦 G 细胞分泌促胃液素增加，故用药 4~6 周后，血浆促胃液素成倍升高。

（2）抗幽门螺杆菌（HP）：在体内有弱的抗 HP 的作用。和抗菌药物不同，该类药物虽不能直接杀灭 HP，但是能抑制 HP 的增殖。

2. 临床应用

（1）消化性溃疡：用于胃、十二指肠溃疡，对其他药物无效的消化性溃疡患者能收到较好效果。服药4~6周，溃疡愈合率达97%。并能缓解疼痛，增加贲门、胃体、胃窦处黏膜血流量，使幽门螺旋杆菌数量下降，合用抗菌药物能使幽门螺旋杆菌阳性患者转阴率达90%以上，明显降低复发率。

（2）其他：用于反流性食管炎等。

（四）常用黏膜保护药的作用、应用

胃黏膜屏障包括细胞屏障和黏液HCO_3^-盐屏障。前者由胃黏膜细胞顶部的细胞膜和细胞间隙紧密连接组成；后者由胃黏膜细胞分泌的黏液和HCO_3^-盐结合，在胃黏膜表面形成具有保护作用的黏液不动层，防止胃酸与胃蛋白酶损伤胃黏膜。当胃黏膜屏障功能受损时，可导致溃疡发作。黏膜保护药能增强胃黏膜屏障功能，用于消化性溃疡的治疗。

常用黏膜保护药有前列腺素衍生物、硫糖铝和铋制剂等。

1. 前列腺素衍生物 胃黏膜能合成前列腺素E（PGE）和前列环素（PGI_2），有刺激胃黏膜、碳酸氢盐分泌和抑制胃酸分泌作用，防止有害因子损伤胃黏膜。PGE能预防化学刺激引起的胃黏膜出血、糜烂与坏死。但天然的前列腺素E体内代谢快、作用广泛、不良反应多。而前列腺素衍生物性质稳定，保护黏膜的作用强，目前已用于消化性溃疡的防治。常见的前列腺素衍生物药物有米索前列醇、恩前列醇、利奥前列素等。代表药物为米索前列醇。

米索前列醇能抑制基础胃酸和组胺、胃泌素、食物刺激所致的胃酸与胃蛋白酶分泌；增加胃黏膜血流量；促进黏液和HCO_3^-盐分泌，增强黏液HCO_3^-盐屏障和黏膜细胞屏障；增强黏膜细胞对损伤因子的抵抗力；促进胃黏膜受损上皮细胞的重建和增殖。其细胞保护作用，能预防阿司匹林、乙醇等引起的胃出血、溃疡或坏死。

2. 硫糖铝

（1）药理作用：在酸性环境中（pH<4）分解出八硫酸蔗糖阴离子复合物，**可聚合成胶状膜**保护溃疡面。还能促进PGE_2合成和释放，增加细胞和黏液HCO_3^-盐屏障；吸附表皮生长因子（EGF）在溃疡处浓集，促进溃疡愈合；抑制幽门螺杆菌（HP）繁殖，降低HP在黏膜中的密度。

（2）临床应用：消化性溃疡、慢性糜烂性胃炎、反流性食道炎。

3. 铋制剂 枸橼酸铋钾、胶体果胶铋等铋制剂均能在胃黏膜表面形成氧化铋胶体，促黏液分泌，并能抗HP。服药期间舌、粪染黑，偶见恶心等消化道症状，牛奶、抗酸药可降低其作用。

（五）抗幽门螺旋杆菌药的分类及常用药

幽门螺杆菌（HP）为革兰阴性厌氧菌，在胃上皮表面生长，是慢性胃窦炎的主要病原体，能产生有害物质如酶和细胞毒素，能损伤黏液层、上皮细胞、胃血流功能。国外统计资料表明，十二指肠溃疡者HP阳性率93%~97%，胃溃疡HP阳性率为70%；国内资料表明，两者HP阳性率分别为73.1%和71.9%，消除HP可明显降低消化性溃疡的复发率。

常用的抗幽门螺杆菌药分为以下两类。

1. 抗菌药　阿莫西林、庆大霉素、甲硝唑、四环素、罗红霉素、克拉霉素和呋喃唑酮等在体内有抗 HP 作用。

2. 抗溃疡病药　质子泵抑制剂、铋制剂、硫糖铝等有弱的抗幽门螺旋杆菌作用，单用疗效较差。

临床常用的抗菌药如克拉霉素、阿莫西林、四环素、庆大霉素、甲硝唑、替硝唑、呋喃唑酮等 2~3 种药联合，与 1 种质子泵抑制药或铋剂同时应用，组成三联或四联疗法，以增强疗效。如质子泵抑制药加克拉霉素、阿莫西林、甲硝唑或替硝唑中的任何两种，每日 2 次，连续 1~2 周，根除 HP 感染率达 90% 左右。

二、止吐药

（一）止吐药分类及常用药物

呕吐是临床常见症状，多种疾病如胃肠道疾病、内耳眩晕症、手术后、妊娠、放射病等及某些药物（癌症化疗药、阿片样物质、全身麻醉药和地高辛等）均可引起恶心、呕吐。反复剧烈的呕吐可引起脱水、电解质紊乱。已知催吐化学感受区（CTZ）和孤束核内存在 $5-HT_3$ 受体、多巴胺 D_2 受体、乙酰胆碱 M 受体和组胺 H_1 受体，兴奋时产生呕吐。合理选用 $5-HT_3$ 受体、多巴胺 D_2 受体、乙酰胆碱 M 受体和组胺 H_1 受体阻滞药，可产生良好的止吐作用。

常用的止吐药可分为以下几类。

1. 抗胆碱药　东莨菪碱用于防治晕动病和内耳眩晕症。

2. 抗组胺药　常用药物有苯海拉明、茶苯海明、异丙嗪、美克洛嗪、羟嗪和布克利嗪等，常用于晕动病或内耳眩晕症、手术、妊娠呕吐。

3. 吩噻嗪类药物　氯丙嗪、丙氯拉嗪、硫乙拉嗪、舒必利、阿立必利等，对各种原因的呕吐都有止吐作用，但对晕动病无效。

4. 胃肠促动力药　常用药物有多潘立酮（吗丁啉）、甲氧氯普胺（胃复安）和西沙必利等。其中甲氧氯普胺能阻断中枢 D_2 受体而止吐，阻断胃肠肌 D 受体而加强胃肠蠕动。西沙必利能激动胃肠平滑肌 $5-HT_4$ 受体，促乙酰胆碱释放，促进胃肠蠕动。用于胃食管反流病，慢性功能性、非溃疡性消化不良，胃轻瘫及便秘等。

5. $5-HT_3$ 受体阻滞药　昂丹司琼（枢复宁）、格拉司琼（康泉）、托烷司琼（呕必停）等能阻断中枢及迷走神经传入纤维的 $5-HT_3$ 受体，止吐作用强大。对一些强致吐作用的化疗药如顺铂、环磷酰胺、阿霉素等引起的呕吐有迅速强大的预防和抑制作用，但对晕动病及阿扑吗啡引起的呕吐无效。

（二）多潘立酮的作用、应用、不良反应

1. 药理作用　多潘立酮为多巴胺受体阻断剂，能阻断胃肠 D_2 受体，加强胃肠蠕动，促进胃的排空，协调胃肠运动，防止食物反流，该药对结肠作用很弱。多潘立酮口服后吸收迅速，但生物利用度低，约 15%，且不易通过血脑屏障，与甲氧氯普胺相比少有中枢神经系统的药理作用。

2. 临床应用

（1）恶心、呕吐：用于手术、抗帕金森病药、肿瘤放化疗、胃炎、肝炎、胰腺炎、偏头痛、痛经、颅脑损伤、尿毒症、血液透析、胃镜检查等各种原因引起的恶心、呕吐，以及胃

食管反流病等。

（2）胃轻瘫：可使胃潴留的症状消失，并缩短胃排空时间；对中度以上功能性消化不良的患者可使餐后上腹胀、上腹痛、嗳气及恶心、呕吐等症状完全消失或明显减轻。

（3）胃溃疡的辅助治疗：用以消除胃窦部潴留。

3. 不良反应

（1）中枢神经系统反应：偶见头痛、头晕、嗜睡、倦怠等，长期大量使用可引起锥体外系反应。

（2）内分泌紊乱：本品能促催乳素分泌，大剂量使用可引起泌乳和月经失调，一些更年期后妇女及男性患者能引起乳房胀痛。

（3）其他：偶见口干、便秘、腹泻、短时腹部痉挛性疼痛及皮疹或瘙痒等。

第二十一单元 呼吸系统药

【复习指导】呼吸系统疾病的常见症状有喘息、咳嗽、咳痰与呼吸衰竭等。本章主要讨论平喘药、镇咳药和祛痰药。重点掌握呼吸系统用药的分类及代表药。哮喘是一种继发于抗原过敏的慢性气道炎症，它包括炎症细胞、介质与气道的组织和细胞间复杂的相互作用，这种相互作用导致急性支气管收缩、气道黏膜水肿、黏液分泌增加和气道重塑，从而引起气道狭窄与阻塞；炎症还可以引起气道反应性增高。治疗哮喘一方面应用 β_2 肾上腺素受体激动药、茶碱类、抗胆碱药物等松弛气道平滑肌；另一方面应用糖皮质激素与其他抗炎药物来控制气道炎症；还应使用抗过敏平喘药来预防哮喘的发作。镇咳药根据其作用机制分为两类。①中枢性镇咳药：直接抑制延髓咳嗽中枢而发挥镇咳作用。②外周性镇咳药：通过抑制咳嗽反射弧中的感受器、传入神经、传出神经或效应器中任何一环节而发挥镇咳作用。有些药物兼有中枢和外周两种作用。祛痰药是一类能使痰液变稀、黏稠度降低而易于咳出的药物，同时能加速呼吸道黏膜纤毛运动，改善痰液转运功能，所以也称为黏液促动药。

一、镇咳药

镇咳药是一类能抑制咳嗽反射，减轻咳嗽频度和强度的药物。按其作用部位可分为**中枢性镇咳药**和**外周性镇咳药**，前者直接抑制延脑咳嗽中枢，后者可抑制咳嗽反射弧中的末梢感受器、传入神经或传出神经以及效应器中任一环节而镇咳。

常用镇咳药的特点见表 11-2。

表 11-2 常用镇咳药的特点

药物	镇咳强度	作用和应用特点	耐受性	成瘾性	呼吸抑制	不良反应
中枢性镇咳药						
可待因	约为吗啡的 1/4	各种原因引起的剧烈干咳，尤其是其他药物无效者、胸膜炎干咳伴胸痛者	+	+	+	偶致恶心、呕吐、便秘；多痰者禁用；久用成瘾

续表

药物	镇咳强度	作用和应用特点	耐受性	成瘾性	呼吸抑制	不良反应
喷托维林	为可待因的1/3	有镇咳、局麻及轻度阿托品样作用。用于呼吸道炎症引起的干咳、阵咳、小儿百日咳	-	-	-	轻度头昏、口干、恶心、腹胀、便秘；青光眼禁用
氯哌斯汀	仅次于可待因	主要抑制咳嗽中枢，兼具组胺H₁受体阻断作用。用于急性上呼吸道炎症、慢性支气管炎、结核、肺癌所致的频繁无痰干咳				轻度口干、嗜睡
右美沙芬	与可待因相当	临床应用最广的镇咳药，用于干咳，常与抗组胺药合用	-	-	-	嗜睡、恶心、眩晕等；孕妇、哮喘、肝病及痰多者慎用，青光眼患者、有精神病史者禁用
外周性镇咳药						
苯佐那酯	略低于可待因	有较强的局麻作用，抑制牵张感受器及感觉神经末梢。用于干咳、阵咳、支气管镜检查	-	-	-	轻度嗜睡、头痛；服时勿嚼碎
那可丁	与可待因相似	解除支气管平滑肌痉挛，用于干咳	-	-	-	偶见恶心、嗜睡、头痛
苯丙哌林	为可待因的2~4倍	镇咳、祛痰及平滑肌解痉作用，应用同上	-	-	-	口干、倦睡、头晕、厌食等；服用时勿嚼碎

二、祛痰药

祛痰药是一类能使痰液变稀、黏稠度降低而易于咳出的药物；同时能加速呼吸道黏膜纤毛运动，改善痰液转运功能，所以也称为黏液促动药。

按作用机制不同，祛痰药可分为两大类。

1. 黏液分泌促进药　常用药有氯化铵、碘化钾、吐根、酒石酸锑钾、愈创木甘油醚、桔梗、远志等。口服后刺激呼吸道腺体分泌增加，从而使痰液稀释，易于咳出。这类药物适用于急性呼吸道炎症痰稠难于咳出者。

2. 黏痰溶解药　常用药物有溴己新、糜蛋白酶、乙酰半胱氨酸、氨溴索、羧甲司坦、泰洛沙泊等。黏痰溶解药是一类能改变痰中黏性成分，降低痰的黏滞度使之易于咳出的药物，如手术后咳痰困难或急、慢性呼吸系统疾病所致痰液稠厚咳痰困难等。

三、平喘药

哮喘是一种以气道炎症和气道高反应性为特征的疾病。其基本特征是在炎症细胞浸润、介质与气道的组织和细胞间复杂的相互作用后，导致急性支气管收缩、血管通透性增加，使气道黏膜水肿、黏液分泌增加、上皮脱落、气道反应性亢进，引起气道狭窄与阻塞，因此抑制气道炎症和炎症介质是治疗哮喘的根本。

平喘药是指具有预防、缓解或消除喘息症状的药物。常用药物有：①气道扩张药如β_2受体激动药、茶碱类、M受体阻滞药、钙通道阻滞药等。各类药物通过不同的机制使支气管平滑肌细胞内的 cAMP/cGMP 比值升高，支气管平滑肌舒张，缓解哮喘。②抗炎抗过敏平喘药如糖皮质激素、抗过敏平喘药和炎症介质拮抗药。

（一）常用 β_2 受体激动药作用特点、应用

1. 药物分类　分为选择性和非选择性两类，前者常用药物有沙丁胺醇、特布他林、氯丙那林、丙卡特罗、吡布特罗、克仑特罗、非诺特罗、沙美特罗等，能选择性地激动呼吸道 β_2 受体，已取代了非选择性药物用于支气管哮喘、喘息型支气管炎和伴有支气管痉挛的呼吸道疾病。后者有肾上腺素、异丙肾上腺素和麻黄碱，除激动 β_2 受体外还能激动 α、β_1 受体，不良反应较多。

2. 平喘作用特点、应用　β_2 受体广泛分布于呼吸道不同的效应细胞上，调节呼吸道多方面的功能，如呼吸道平滑肌上的 β_2 受体兴奋后能使平滑肌松弛；纤毛上皮细胞的 β_2 受体兴奋可增加纤毛的运动，加速黏液运送速度；肥大细胞上的 β_2 受体兴奋能抑制组胺等过敏介质的释放。这些作用均有利于缓解或消除哮喘。

（1）沙丁胺醇（舒喘灵）：为中效 β_2 受体激动药，对 β_2 受体的选择性高。用药后支气管明显扩张，产生平喘效果。作用强度与异丙肾上腺素相近，持续时间明显延长。

（2）特布他林（博利康尼，间羟舒喘灵）：为中效 β_2 受体激动药，对 β_2 受体选择性高。支气管扩张作用弱于沙丁胺醇，吸入后 5min 内即能出现明显的支气管扩张作用，迅速缓解喘息，作用持续 4~6h。

（3）克仑特罗（氨哮素，克喘素）：亦为中效 β_2 受体激动药。

（4）福莫特罗、沙美特罗：为长效 β_2 受体激动药，作用可维持 8~12h，主要用于慢性哮喘与慢性阻塞性肺疾病，能缓解症状。

（二）氨茶碱的作用、应用、不良反应

茶碱类为甲基黄嘌呤类的衍生物，代表药物是氨茶碱。

1. 药理作用

（1）松弛支气管平滑肌：氨茶碱舒张支气管的作用机制如下。①抑制磷酸二酯酶活性，升高气道平滑肌细胞内 cAMP 水平。②促进内源性儿茶酚胺类物质释放，但作用弱。③阻断腺苷受体，可预防腺苷诱发哮喘患者的呼吸道平滑肌收缩。④干扰呼吸道平滑肌的钙离子转运，抑制细胞外 Ca^{2+} 内流和细胞内质网贮 Ca^{2+} 的释放。

（2）其他：本品还具有利尿、强心、兴奋中枢及促进胃酸分泌等药理作用。

2. 临床应用　用于各型哮喘及急性心功能不全、肾性水肿、胆绞痛等。

3. 不良反应　常见有兴奋不安、失眠和消化道刺激反应，剂量过大可致心悸、心律失常等。

（三）常用抗过敏平喘药的作用、应用

抗过敏平喘药通过稳定肥大细胞膜，抑制过敏介质释放而对速发型过敏反应具有明显保护作用。常用药物有色甘酸钠、扎普司特、酮替芬等。

1. 药理作用　本类药物的平喘作用机制与下列因素有关：①降低患者过高的支气管反应性。②抑制肥大细胞脱颗粒，减少组胺、慢反应物质、白三烯等多种炎症介质的释放。③抑制感觉神经末梢释放的 P 物质、神经激肽 A 和 B 等诱导的气管平滑肌痉挛和黏膜水肿。④直接抑制引起支气管痉挛的某些反射，对抗由二氧化硫、冷空气等刺激引起的支气管

痉挛。

2.临床应用　色甘酸钠对外源性哮喘疗效好，对内源性哮喘次之，需预防性给药，发作后给药无效。扎普司特较色甘酸钠强 20~50 倍，口服有效，对过敏性哮喘疗效较好，对过敏性鼻炎和皮炎有效。酮替芬既能抑制过敏介质释放，又有抗组胺和抗 5-HT 作用，还能上调 β 受体数量，疗效优于色甘酸钠，对儿童哮喘效果好。

（四）糖皮质激素的平喘作用、应用及其主要不良反应

糖皮质激素类药物的药理作用广泛（详见第二十二单元），是目前治疗哮喘最有效的抗炎抗过敏药物。

1.平喘作用　本类药物可抑制哮喘时炎症反应的多个环节：①抑制多种参与哮喘发病炎性细胞因子和黏附分子的生成。②抑制变态反应，减少过敏介质释放。③降低气道血管通透性，加强儿茶酚胺对腺苷酸环化酶的激活作用。④非特异的抗炎作用，能抑制气道高反应性。

2.临床应用　由于长期全身使用糖皮质激素类药物能引起许多严重的不良反应，一些新型吸入用的糖皮质激素类药物，如曲安西龙、倍他米松、二丙酸倍氯米松、布地奈德、曲安奈德、氟尼缩松等用于临床，有强大的局部抗炎作用，主要用于气道扩张药不能有效控制的慢性支气管哮喘、反复发作的顽固性哮喘和哮喘持续状态。

3.不良反应　本类药物吸入给药几无全身不良反应发生，可出现声音嘶哑等局部不良反应，但剂量较大或长期用药能引起全身不良反应。

第二十二单元　肾上腺皮质激素类药

【复习指导】本部分内容有一定难度，应作为重点复习。生理状态下，肾上腺皮质激素是由肾上腺皮质细胞分泌的承担了生理活性的物质。其中的糖皮质激素如果超生理剂量外源性给予，将发挥强大的药理学作用。在本章中糖皮质激素类药物的作用、应用、不良反应和禁忌证是考试的重点，应熟练掌握。糖皮质激素类药物的分类、作用机制、应用原则及用法用量应熟悉。

一、概述

肾上腺皮质激素为一类甾体激素，按其分泌部位和生理作用可分为三类。①盐皮质激素：由球状带分泌，以醛固酮、去氧皮质酮为代表，主要影响水盐代谢，临床应用较少。②糖皮质激素：由束状带分泌，以氢化可的松、可的松为代表，主要影响糖、脂肪和蛋白质代谢，具有多种生理、药理作用，临床应用广泛。③性激素类：由网状带所分泌，如去氢异雄酮和雌二醇等。通常所指的肾上腺皮质激素，不包括性激素类。

其中，临床应用最多的是糖皮质激素类药物，多为人工半合成品。全身应用的药物可分为短效、中效和长效三类。短效类药物包括可的松、氢化可的松；中效类药物包括泼尼松、泼尼松龙、甲泼尼龙、曲安西龙等；长效类药物包括地塞米松、倍他米松等。外用糖皮质激素类药物包括氟氢可的松、氟轻松、倍氯米松等。

二、药理作用

1. 对物质代谢的影响

（1）升高血糖：能增加肝糖原、肌糖原含量并升高血糖，其机制为促进糖原异生，减慢葡萄糖分解，减少机体组织对葡萄糖的利用。

（2）抑制蛋白质合成：能促进多种组织如胸腺、淋巴腺、肌肉、皮肤、骨组织等蛋白质分解代谢，大剂量可抑制蛋白质合成，引起负氮平衡。

（3）促进脂肪分解及重新分布：能促进脂肪分解并抑制其合成。长期大量应用，可提高血清胆固醇含量，并能激活四肢皮下的酯酶，使四肢脂肪减少，脂肪重新分布在面、上胸、颈、背、腹部和臀部，形成**向心性肥胖**。

（4）水和电解质代谢：具有与盐皮质激素（如醛固酮）相似但较弱的**保钠排钾**作用，长期大量应用则该作用明显。还能促进肾脏对钙的排出，抑制小肠对钙的吸收，长期使用可**引起低血钙**，导致骨质疏松。可通过增加肾小球滤过率和拮抗抗利尿激素，减少肾小管对水的重吸收，产生利尿作用。

（5）核酸代谢：通过影响敏感组织的核酸代谢，实现其对各种代谢的影响。如氢化可的松可诱导某些特殊 mRNA 的合成，并转录出抑制细胞膜转运功能的蛋白质，从而抑制细胞对葡萄糖、氨基酸等物质的摄取，最终使细胞合成代谢受抑、分解代谢增强。同时亦能促进肝细胞中多种 RNA 及酶蛋白的合成，影响糖和脂肪代谢。

2. 抗炎　有**强大的非特异性**抗炎作用。对细菌、病毒等病原微生物本身没有抑制和杀灭作用，能抑制感染性炎症和非感染性（如物理性、化学性、机械性、过敏性）炎症。在急性炎症早期，可抑制局部血管扩张，降低毛细血管通透性，使血浆渗出减少、白细胞浸润及吞噬作用减弱，改善红、肿、热、痛等症状；对于慢性炎症或急性炎症的后期，能抑制肉芽组织的形成，减轻炎症引起的瘢痕和粘连。但须注意，炎症反应是机体的一种防御功能，炎症后期的反应更是机体组织修复的重要过程。因此这种抗炎作用同时也**降低了机体的防御功能**，会引起感染扩散，伤口愈合迟缓。

抗炎作用的基本机制是**基因效应**。具体表现如下：①稳定溶酶体膜。通过增加溶酶体膜的稳定性，使之不易破裂，阻止溶酶体内如组织蛋白酶、多种水解酶的释出，减轻细胞和组织的损伤性反应。②抑制磷脂酶 A_2（PLA_2）。通过抑制 PLA_2 的活性，减少细胞膜磷脂的水解，减少花生四烯酸及血小板活化因子的释放，从而抑制前列腺素类（PGs）与白三烯类（LTs）等炎症介质的生成。③增加血管张力，降低毛细血管通透性。通过提高血管对儿茶酚胺的敏感性，收缩血管；也能抑制透明质酸酶的活性，使毛细血管通透性降低，减轻炎症。④抑制吞噬细胞功能。通过抑制巨噬细胞的趋化性和巨噬细胞移动抑制因子（MIF），从而抑制免疫反应，减轻炎症。⑤抑制炎症细胞功能。通过抑制中性粒细胞、单核细胞和巨噬细胞向炎症区域的聚集，减少其在炎症区域血管内皮细胞上的黏附和聚集。⑥抑制某些细胞因子及黏附分子的产生。通过抑制细胞因子如白细胞介素-1（IL-1）、白细胞介素-3（IL-3）、巨噬细胞集落刺激因子（M-CSF）、肿瘤坏死因子（TNF）等的转录，强烈抑制细胞因子介导的炎症反应。糖皮质激素还能在转录水平上直接抑制黏附分子如 E-选择素和细胞间黏附分子（ICAM）等的表达，也能通过改变细胞对细胞因子的反应性而间接抑制黏附分子的表达，从而减轻由此介导的炎症反应。此外，糖皮质激素还可抑制一氧化氮合酶（NOS），使一氧化氮（NO）生成减少而发挥抗炎作用。⑦诱导炎症细胞凋亡。可使 C-myc、C-myb 等细胞增殖相关基因表达下调，特异性核酸内切酶表达增加，诱导炎症细胞凋亡。⑧抑制炎症后期肉芽组织的增生。通过抑制成纤维细胞 DNA 的合成，也能抑制胶原蛋白及人结缔组织中黏多糖的合成，因而能阻碍细胞分裂和增生，减少胶原的沉积，抑制肉芽组织的形成。

3. 免疫抑制与抗过敏　糖皮质激素小剂量主要抑制细胞免疫，大剂量抑制体液免疫（抑制 B 细胞转化为浆细胞，使抗体生成减少），对免疫过程的许多环节都有抑制作用。可抑制巨噬细胞对抗原的吞噬和处理，阻碍淋巴母细胞的增殖，加速致敏淋巴细胞的破坏和解体，使血中淋巴细胞迅速降低。不影响淋巴因子的合成，但能抑制淋巴因子引起的炎症反应，故对皮肤迟发型变态反应和异体组织脏器移植的排斥反应具有抑制作用。糖皮质激素可抑制抗原-抗体反应所致的肥大细胞脱颗粒现象，从而减少组胺、5-羟色胺、慢反应物质（SRS-A）、缓激肽等过敏介质的释放，减轻过敏性症状。

4. 抗内毒素　能提高机体对细菌内毒素的耐受力，减轻细胞损伤，缓解毒血症症状。但不能破坏内毒素，对细菌外毒素亦无效。

5. 抗休克　超大剂量的糖皮质激素常用于严重休克的抢救，但对其评价尚有争论，对过敏性休克、心源性休克、低血容量性休克也有一定的疗效，对中毒性休克疗效尤佳。抗休克的机制除与它的抗炎有关外，还与下列因素相关：①稳定溶酶体膜，减少形成心肌抑制因子（MDF）的酶进入血液，从而阻止或减少 MDF 的产生。②降低血管对某些缩血管活性物质（如肾上腺素、去甲肾上腺素、加压素、血管紧张素）的敏感性，解除小血管痉挛，改善微循环。

6. 影响血液与造血系统　①糖皮质激素能刺激骨髓中的中性粒细胞释放入血而使嗜中性粒细胞增多，但降低其游走、吞噬等功能。②刺激骨髓造血功能，增加血液中红细胞和血红蛋白含量，大剂量可增加血小板和纤维蛋白原，缩短凝血时间。③使淋巴组织退化，抑制淋巴细胞分裂，使血中淋巴细胞减少。④减少血中单核细胞和嗜酸性粒细胞。

7. 其他　①退热：对严重的中毒性感染如肝炎、伤寒、脑膜炎、急性血吸虫病、败血症及晚期癌症的发热，常具有迅速而良好的退热作用。可能与其能抑制体温中枢对致热原的反应、稳定溶酶体膜、减少内源性致热原的释放有关。但在发热诊断未明前，不可滥用糖皮质激素类药物，以免掩盖症状使诊断困难。②兴奋中枢：可减少脑中抑制性递质 γ-氨基丁酸的浓度，提高中枢神经系统的兴奋性。用药后患者出现欣快、激动、失眠等，偶可诱发精神失常。大剂量对儿童可致惊厥或癫痫样发作。③促进消化：能使胃酸和胃蛋白酶分泌增多，增加食欲，促进消化。

三、临床应用

1. 肾上腺皮质功能不全（替代疗法）　小剂量替代疗法适用于腺垂体功能减退症、肾上腺皮质功能减退症（艾迪生病）、肾上腺危象和肾上腺次全切除术后。

2. 严重感染　大剂量突击疗法用于中毒性感染或同时伴有休克者，如中毒性菌痢、中毒性肺炎、严重伤寒、流行性脑脊髓膜炎、结核性脑膜炎及败血症等。短期应用利用大剂量糖皮质激素，利用其抗炎、抗内毒素、抗休克作用，迅速缓解症状。但应用时必须合用有效而足量的抗菌药物，以免感染病灶扩散。对病毒性感染一般不宜使用，因目前缺乏理想有效的抗病毒药物，用后可能因降低机体的防御功能，反而使感染病灶扩散而恶化。但对严重传染性肝炎、乙型脑炎、流行性腮腺炎及麻疹等严重病毒性感染，可酌情使用糖皮质激素亦可迅速缓解症状。

3. 休克　**大剂量突击疗法**用于各种休克，须配合综合性治疗措施。对感染性休克，在有效足量的抗菌药物治疗下，及早大量突击使用糖皮质激素，产生效果后即可停药。对过敏性休克，**肾上腺素为首选**，可合用糖皮质激素。对心源性休克须结合病因治疗。对低血容量性休克，在补足血溶量的基础上，可合用超大剂量的糖皮质激素。

4. 防止某些炎症的后遗症　早期使用糖皮质激素可减轻结核性脑膜炎、胸膜炎、腹膜炎、心包炎、风湿性心瓣膜炎、睾丸炎及烧伤等炎症渗出，防止因粘连及瘢痕形成而引起的功能障碍。对于眼科炎症，如虹膜炎、角膜炎、视网膜炎、视神经炎等，有迅速消炎止痛、防止角膜混浊和瘢痕粘连的作用。**角膜溃疡患者禁用**。

5. 自身免疫性疾病、过敏性疾病和器官移植　**一般剂量长期疗法**用于：①自身免疫性疾病。如风湿性及类风湿关节炎、风湿热、风湿性心肌炎、系统性红斑狼疮、结节性动脉周围炎、皮肌炎、硬皮病、肾病综合征、自身免疫性贫血等，应用糖皮质激素可缓解症状，但不能根治。一般采用综合疗法，不宜单用，不作为首选药，以免引起不良反应。②过敏性疾病。如支气管哮喘、血清病、血管神经性水肿、过敏性鼻炎、严重输血反应、药物性皮炎、过敏性血小板减少性紫癜、顽固性荨麻疹及过敏性休克等，当用其他药物无效者，加用糖皮质激素类药物可缓解症状。③器官移植。异体器官移植手术后也可使用糖皮质激素抑制免疫性排斥反应，与环孢素等免疫抑制剂合用疗效更好，并可减少两药的剂量。

6. 血液病和肿瘤　**一般剂量**用于治疗急性淋巴细胞性白血病、再生障碍性贫血、粒细胞减少症、血小板减少症和过敏性紫癜等。能改善症状，但停药后易复发。糖皮质激素可短期用于改善某些肿瘤引起的毒血症状及发热不退。

7. 皮肤病　**局部应用**可治疗接触性皮炎、湿疹、银屑病、肛门瘙痒等，但对天疱疮及剥脱性皮炎等较严重的皮肤病仍需全身用药。

四、不良反应

1. 医源性肾上腺皮质功能亢进症（库欣综合征）　**长期大剂量**应用糖皮质激素类药物可引起物质代谢和水盐代谢紊乱，表现为满月脸、水牛背、向心性肥胖、皮肤变薄、痤疮、多毛、水肿、血钾降低、高血压、高血脂、高血糖等。一般不需特殊治疗，停药后可自行消退，必要时可对症治疗，如用抗高血压药、降血糖药，并采用**低盐、低糖、高蛋白饮食**及加用**氯化钾**可减轻症状。

2. 诱发或加重感染　由于糖皮质激素抗炎不抗菌，且降低机体的防御功能，细菌易乘虚而入诱发感染或促使体内原有病灶扩散恶化，必要时应合用抗菌药。对于自身抵抗力较弱的白血病、再生障碍性贫血、肾病综合征及肝病患者则更易诱发或加重感染。

3. 消化系统并发症　糖皮质激素可刺激胃酸和胃蛋白酶的分泌，抑制胃黏液分泌，增加攻击因子对黏膜的损害作用，削弱屏障因子对胃肠黏膜的保护作用，**诱发或加重胃、十二指肠溃疡**，甚至引起出血或穿孔。如与**水杨酸类药物合用**则更易发生。少数患者可诱发胰腺炎或脂肪肝。

4. 心血管系统并发症　由于钠、水潴留和升高血脂可致高血压和动脉粥样硬化。

5. 骨质疏松、延缓伤口愈合　糖皮质激素减少钙、磷在肠道的吸收并增加其排泄，且长期应用抑制骨细胞活力，造成**骨质疏松**。儿童、绝经期妇女、老年人较多见，严重者可引起自发性骨折。可补充**维生素D**和**钙盐**。大剂量应用可引起股骨头坏死。由于糖皮质激素抑制蛋白质合成，故可使伤口愈合延缓。

6. 医源性肾上腺皮质萎缩和功能不全　长期应用尤其是连日给药的患者，体内糖皮质激素浓度高，通过负反馈抑制下丘脑-垂体-肾上腺皮质轴，使ACTH分泌减少，引起肾上腺皮质萎缩和功能不全。突然停药或减量过快，或停药后半年内遇到严重应激情况（如严重感染、创伤、出血），可发生**肾上腺危象**，表现为肌无力、低血压、低血糖，甚至昏迷或休克等。因此，长期用药需**缓慢减量**，停药前加用ACTH或**采用隔日给药法**。在停药后可连续使用适量ACTH，停药后半年内遇应激情况时，应及时给予足量的糖皮质激素。

由于糖皮质激素的分泌具有昼夜节律性，上午8~10时分泌最多。临床用药可配合这种生理的节律性，即在一般剂量长期疗法中，对某些慢性病采用隔日疗法，即将2日的总量隔日**早晨7~8时**一次服完。此时正值皮质激素正常分泌的高峰，**对肾上腺皮质功能的负反馈抑制最小**，可减轻药物的不良反应。

7. 反跳现象　指患者症状基本控制后，**突然停药或减量过快**引起原病复发或恶化的现象。其原因可能是病人对糖皮质激素产生依赖性或病情尚未完全控制所致。常需加大剂量再行治疗，待症状缓解后逐渐减量，直至停药。

8. 其他　由于糖皮质激素抑制生长激素分泌和造成负氮平衡，故可影响儿童生长发育。对孕妇偶可引起畸胎。个别病人可诱发精神病或癫痫。大剂量长期应用可引起前房角小梁网结构胶原束肿胀诱发青光眼；还可致晶状体混浊引白内障，故用药期间应定期进行眼科检查。

五、禁忌证

活动性结核病、胃或十二指肠溃疡、严重高血压、动脉硬化、糖尿病、角膜溃疡、骨质疏松、孕妇、创伤或手术修复期、骨折、肾上腺皮质功能亢进症、严重的精神病和癫痫、心或肾功能不全等禁用。当适应证与禁忌证并存时，应全面分析，权衡利弊，慎重决定。当病情危急时，虽有禁忌证存在，仍可慎重使用，待危急情况过去后，尽早停药或减量。对慢性疾病，尤其需要长期大量应用激素时，则必须严格掌握禁忌证。

第二十三单元　抗甲状腺药

【复习指导】本部分内容有一定难度，应作为重点复习。其中，硫脲类药物的作用、临床应用、不良反应和禁忌证是考试的重点，应熟练掌握。分类和作用机制应熟悉。

一、概述

抗甲状腺药是指能阻止或减少甲状腺激素的合成和（或）分泌，用于治疗甲状腺功能亢进的药物。常用的有硫脲类、碘和碘化物、放射性碘、β肾上腺素受体阻滞药等。

二、硫脲类药物

常用的硫脲类药物可分为两类：①硫氧嘧啶类，包括甲硫氧嘧啶、丙硫氧嘧啶；②咪唑类，包括甲巯咪唑（他巴唑）、卡比马唑（甲亢平）。

1. 药理作用

（1）抗甲状腺作用：其主要作用机制是**抑制过氧化物酶**，从而阻止酪氨酸的碘化及耦联，而药物本身则作为过氧化物酶的底物被碘化。硫脲类并不抑制贮存在腺泡内的甲状腺激素的释放，也不能拮抗甲状腺激素的作用，故须待甲状腺内贮存的激素消耗到一定程度才能呈现疗效。丙硫氧嘧啶还能抑制周围组织内 T_4 脱碘生成 T_3 的过程，故作用较其他药物快。

（2）抑制免疫：甲亢的发病与异常免疫反应有关，硫脲类药物还有免疫抑制作用，能轻度抑制免疫球蛋白的生成，使血中甲状腺刺激性免疫球蛋白（TSI）减少，除能控制甲亢症状外，对病因也有一定的治疗作用。

2. 临床应用

（1）甲状腺功能亢进症：适用于轻症和不适宜手术或放射性碘治疗者。也可作为放射性碘治疗之辅助用药。若剂量适当，症状可望在 1~2 个月内得到控制，基础代谢率基本恢复。此时可递减至维持量，继续用药 1~2 年。

（2）甲状腺手术前准备：对需做甲状腺部分切除手术的患者，宜先用硫脲类将甲状腺功能控制到正常或接近正常，以减少发生麻醉意外、手术并发症及甲状腺危象的可能。但由于用硫脲类后甲状腺增生充血，不利于手术进行，需在手术前两周左右加服碘剂。

（3）甲状腺危象的辅助治疗：感染、外伤、手术、情绪激动等应激诱因，可致大量甲状腺激素突然释放入血，使患者发生高热、心力衰竭、肺水肿、水和电解质紊乱等，严重时可导致死亡，称为**甲状腺危象**。应立即给大量碘剂，阻止甲状腺激素释放，并采取其他综合措施消除诱因、控制症状。应用大量硫脲类（较一般用量增大 1 倍）做辅助治疗，此时**首选丙硫氧嘧啶**。大剂量应用一般不超过 1 周。

3. 不良反应　甲硫氧嘧啶不良反应较多，丙硫氧嘧啶和甲巯咪唑发生较少。

（1）过敏反应：常见的有皮疹、发热、荨麻疹等轻度过敏反应，多数情况下不需停药也可消失，少数发生剥脱性皮炎等严重反应，可用糖皮质激素处理。

（2）消化道反应：可有厌食、呕吐、腹痛、腹泻等消化道反应，也曾发现黄疸和肝炎。

（3）粒细胞减少：严重的不良反应是粒细胞缺乏症，一般发生在治疗后 2~3 个月，老年人较易发生，应定期检查血象。甲状腺功能亢进本身也可使白细胞数目偏低，须加鉴别。

（4）甲状腺肿及甲状腺功能减退：长期使用可致甲状腺肿及甲状腺功能减退，一般多不严重，及时发现并停药常可自愈。

4. 禁忌证　妊娠及哺乳期妇女禁用。

第二十四单元　降血糖药

【复习指导】本部分内容有一定难度，应作为重点复习。其中，降血糖药物分类、药理作用、临床应用、不良反应和禁忌证是考试的重点，应熟练掌握。其作用机制应熟悉。

一、概述

糖尿病是由于胰岛素绝对或相对的不足所引起的以高血糖为主要表现的代谢紊乱性疾病。临床上糖尿病可分为：①胰岛素依赖型糖尿病（IDDM，1 型）。②非胰岛素依赖型糖尿病（NIDDM，2 型）。③特殊类型糖尿病。④妊娠糖尿病。其中，2 型糖尿病至少占患者总数的 90% 以上。糖尿病的治疗多采用综合措施，包括饮食控制、体育锻炼和药物治疗等。

目前常用的降血糖药物可分为胰岛素和口服降血糖药物，后者包括磺酰脲类、双胍类、α-葡萄糖苷酶抑制药、胰岛素增敏剂及餐时血糖调节剂等药物。

二、胰岛素

胰岛素口服易被消化酶破坏失效，一般采用**皮下注射**，紧急情况下可静脉滴注，只有**普通胰岛素**可作静脉给药。皮下注射吸收快，作用持续数小时。为延长胰岛素作用时间，常加入碱性蛋白质（精蛋白、珠蛋白）和锌，制成中效及长效制剂。

胰岛素制剂分为三类：①短效（速效）类，如普通胰岛素。②中效类，如低精蛋白锌胰岛素、珠蛋白锌胰岛素。③长效类，如精蛋白锌胰岛素。

1. 药理作用

（1）降低血糖：胰岛素主要通过两种途径降低血糖：①增加葡萄糖进入细胞，加速葡萄糖的有氧氧化和无氧酵解，促进糖原的合成和贮存，使血糖的去路增加。②抑制糖原分解和异生使血糖来源减少。

（2）脂肪代谢：胰岛素促进脂肪合成，抑制脂肪分解，故减少游离脂肪酸和酮体的生成，防止酮症酸中毒的发生。

（3）蛋白质代谢：胰岛素增加氨基酸进入细胞而促进蛋白质合成，并能抑制蛋白质分解，所以对人体生长过程有促进作用。

（4）促钾转运：胰岛素促进 K^+ 进入细胞内，增加细胞内 K^+ 浓度，有利于纠正细胞缺钾症状。

（5）同化作用：作为体内最重要的促合成激素，胰岛素能改善危重患者的代谢失调、炎症应答、免疫功能及出凝血状态，并促进创面愈合。

2. 作用机制　已知靶细胞膜上有胰岛素的受体，由 2 个 α 亚单位和 2 个 β 亚单位组成，α 亚单位在胞外，含胰岛素的结合部位，β 亚单位为跨膜蛋白，含有酪氨酸蛋白激酶（TPK）。胰岛素与 α 亚单位结合后，迅速引起 β 亚单位自身磷酸化，进而激活 β 亚单位上酪氨酸蛋白激酶，从而启动连续磷酸化反应，其后又与胰岛素受体底物（IRS）作用而发挥广泛的生理效应和药理作用。

3. 临床应用

（1）糖尿病：胰岛素是治疗糖尿病的最主要药物，对各型糖尿病均有效。临床上主要用于：①**1型糖尿病**，需终身用药。②糖尿病发生急性并发症者，如酮症酸中毒及非酮症高渗性糖尿病昏迷。③合并有严重感染、高热、甲亢、妊娠、分娩、创伤及手术的各型糖尿病。因这种情况下，机体代谢增强，对胰岛素需要量增加，给药后应随时根据血糖、尿糖的变化，调整用量。④**2型糖尿病经饮食控制、口服降血糖药治疗效果不佳或口服降糖药有禁忌而不能耐受者**，需合用胰岛素治疗。

（2）其他：①**胰岛素与葡萄糖、氯化钾合用配成极化液**（GIK），可促进钾内流，纠正细胞内缺钾，同时提供能量，防治心肌梗死后的心律失常，降低病死率。②**胰岛素与 ATP、辅酶 A 组成能量合剂**，用于心、肝、肾等疾病的辅助治疗。③胰岛素能够减轻**脓毒症**炎症反应并改善其预后，维护脏器血管内皮细胞完整性，促进细胞增殖，抑制细胞凋亡，保护脏器组织。

第十一章 药理学

4. 不良反应

（1）低血糖反应：最为常见。一般与胰岛素应用过量、未按时进餐或运动过多有关。其主要表现为疲乏、头晕、饥饿感、出汗、心动过速、焦虑、震颤等症状，严重者引起昏迷、惊厥、休克甚至死亡。轻者可摄食或饮用糖水，严重者应立即**静脉注射50%葡萄糖**。

（2）过敏反应：主要表现为皮疹、荨麻疹和血管神经性水肿，偶见过敏性休克。可用抗组织胺药和糖皮质激素治疗。必要时更换制剂，改用抗原性较弱、高纯度胰岛素。

（3）胰岛素抵抗：又称胰岛素耐受性。①急性抵抗性：常由于合并感染、创伤、手术、情绪激动等应激状态所致。此时血中抗胰岛素物质增多，妨碍了葡萄糖的转运和利用。治疗方法是消除诱因，并在短时间内给大量胰岛素，待诱因消除后应减少用量。②慢性抵抗性：指无并发症的糖尿病患者每日胰岛素用量在200U以上。产生的原因较为复杂，可能与体内产生了胰岛素抗体、靶细胞膜上胰岛素受体数目减少或靶细胞膜上葡萄糖转运系统失常等因素有关。处理方法是换用低抗原性、高纯度胰岛素或人胰岛素制剂，并适当调整剂量或加用口服降血糖药。

（4）脂肪萎缩：注射部位出现皮下脂肪萎缩或皮下硬结，经常更换注射部位或应用较纯胰岛素制剂可减少此反应。

三、口服降血糖药

1. 磺酰脲类 第一代药物有甲苯磺丁脲和氯磺丙脲；第二代药物有格列本脲（优降糖）、格列吡嗪（美吡达）、格列喹酮（糖适平）；第三代药物有格列齐特等，其降糖作用大大增强。

（1）药理作用：①降血糖。对正常人和胰岛功能尚未完全丧失的糖尿病患者均有降血糖作用，但**对胰岛功能完全丧失或切除胰腺者无效**。主要通过直接作用于胰岛B细胞，刺激内源性胰岛素释放而降血糖。另外，还通过降低血清胰高血糖素的水平、增强胰岛素的作用（通过提高靶细胞对胰岛素的敏感性、增加靶细胞膜上胰岛素受体的数目和亲和力、减少胰岛素代谢等）而降血糖。②抗利尿作用。**氯磺丙脲、格列本脲**能促进抗利尿激素的分泌并增强其作用，减少水的排泄。③影响凝血功能。格列齐特能使血小板数目减少、黏附力降低，还可刺激纤溶酶原的合成，恢复纤溶酶活力。对预防或减轻糖尿病患者的微血管并发症有一定作用。

（2）临床应用：①糖尿病。用于单用饮食控制无效、**胰岛功能尚存**的2型糖尿病患者。对胰岛素产生耐受的患者用后可刺激内源性胰岛素的分泌而减少胰岛素的用量。②尿崩症。氯磺丙脲可使尿崩症患者尿量明显减少，可与氢氯噻嗪合用提高疗效。

（3）不良反应：①低血糖。应用剂量过大或未按时进餐可诱发低血糖。老年人和肝、肾功能不全者较易发生。新型磺酰脲类降血糖药较少引起。②消化道反应。表现为恶心、呕吐、腹痛、腹泻等，减量或连续用药可消失。③过敏反应。可出现皮疹、皮炎、粒细胞减少、血小板减少、再生障碍性贫血和溶血性贫血、胆汁淤滞性黄疸和肝功能损害等，故长期应用需定期检查血象和肝功能。

2. 双胍类

（1）药理作用：二甲双胍的降血糖作用不依赖于胰岛B细胞，对糖尿病患者有降血糖作用，但**对正常人血糖无影响**。其作用机制可能：①减少葡萄糖在肠道吸收。②抑制糖原异生，减少肝脏葡萄糖产生。③促进组织对葡萄糖摄取和促进糖的无氧酵解而增加糖的利用。④抑制胰高血糖素释放。

（2）临床应用：用于饮食控制无效的轻、中度2型糖尿病，**尤其适用于肥胖型且伴胰岛素抵抗患者**。常与磺酰脲类药物或胰岛素合用，如单用磺酰脲类药不能控制血糖，加用本类药物常可有效。

（3）不良反应：二甲双胍的不良反应较多，如恶心、呕吐、食欲缺乏、腹泻、口苦、口中金属味等胃肠道反应，餐时服用或减少剂量可缓解。另外，还有低血糖症、维生素 B_{12} 和叶酸缺乏、**乳酸血症**及酮血症。

（4）禁忌证：慢性心、肝、肾疾病患者及孕妇禁用。

3. α-葡萄糖苷酶抑制药　α-葡萄糖苷酶抑制药包括阿卡波糖（拜糖平）、伏格列波糖。

（1）药理作用：本类药物降血糖作用机制是：口服后在小肠**竞争性抑制 α-葡萄糖苷酶**，减慢多糖、蔗糖生成葡萄糖的速度并延缓葡萄糖的吸收，从而**降低餐后高血糖**。

（2）临床应用：用于轻、中度2型糖尿病。尤其适用于空腹血糖正常而**餐后血糖明显升高者**。可单独应用，也可与其他降糖药合用以增强疗效。服药应**与进食同步**。

（3）不良反应：主要为胃肠道反应，因糖类在肠道滞留和酵解产气，患者可出现嗳气、腹胀、肠鸣音等，少数患者有腹痛、便秘或腹泻。

4. **胰岛素增敏药**　常用药物有罗格列酮、吡格列酮、环格列酮和恩格列酮。

（1）药理作用：此类药物主要通过增加肌肉、脂肪等外周组织器官对胰岛素的敏感性，提高组织对葡萄糖的利用而发挥降血糖作用。

（2）临床应用：用于有**胰岛素抵抗**的2型糖尿病患者。其降糖作用温和、缓慢，降糖效应偏弱，因此常与磺脲类口服降糖药或胰岛素联用，以获得可靠疗效。

第二十五单元　合成抗菌药

【复习指导】本部分内容有一定难度，应作为重点复习。其中，氟喹诺酮类药、磺胺类药物、甲氧苄啶的抗菌作用、作用机制、临床应用、不良反应和禁忌证，甲硝唑的作用和临床应用是考试的重点，应熟练掌握。

一、氟喹诺酮类药物

1. **抗菌作用**　氟喹诺酮类药物**抗菌谱广，抗菌作用强**，对革兰阴性菌、革兰阳性菌、军团菌、支原体、衣原体及结核杆菌等均有较强的作用。对铜绿假单胞菌以环丙沙星的杀灭作用最强。常用药物包括以诺氟沙星、环丙沙星、氧氟沙星、司帕沙星等为代表的第三代药物及以莫西沙星、加替沙星等为代表的第四代药物。第四代对部分厌氧菌亦有效，并存在抗菌作用后效应。其作用机制主要是抑制细菌的 DNA 回旋酶和拓扑异构酶Ⅳ。一般认为，喹诺酮类对**革兰阴性菌**的抗菌机制为**抑制 DNA 回旋酶**，形成药物-DNA-酶复合物，阻碍细菌 DNA 复制而发挥杀菌作用。喹诺酮类对**革兰阳性菌**的抗菌机制则为**抑制细菌的拓扑异构酶Ⅳ**，影响子代 DNA 的解环连而干扰 DNA 的复制。

2. **临床应用**　氟喹诺酮类具有抗菌谱广、抗菌作用强、不良反应少、口服吸收良好、与其他类别抗菌药无交叉耐药性等特点，因此临床应用广泛。适用于敏感菌所致的呼吸系统、泌尿生殖系统、肠道及胆道、皮肤及软组织、骨髓及骨关节等部位的感染。

（1）呼吸系统感染：左氧氟沙星、莫西沙星与万古霉素合用，首选用于治疗青霉素高度耐药的肺炎链球菌感染。氟喹诺酮类可代替大环内酯类治疗嗜肺军团菌引起的军团病、支原体肺炎和衣原体肺炎。

（2）泌尿生殖系统感染：环丙沙星首选用于治疗铜绿假单胞菌性尿道炎。氟喹诺酮类对敏感菌所致的急、慢性前列腺炎及复杂性前列腺炎均有较好疗效。

（3）肠道感染与伤寒：首选用于治疗志贺菌引起的急、慢性菌痢和中毒性菌痢，鼠伤寒沙门菌、猪霍乱沙门菌、肠炎沙门菌引起的胃肠炎。也可代替氯霉素作为首选药用于治疗沙门菌引起的**伤寒和副伤寒**。另外，对旅行性腹泻也有效。

（4）全身感染：可作为 β-内酰胺类治疗全身感染的替代药物。

3. **不良反应**　较少、较轻微。

（1）胃肠道反应：恶心、呕吐、食欲缺乏、腹痛、腹泻等，一般较为轻微。

（2）神经系统反应：轻者表现为失眠、头晕、头痛、共济失调等，重者复视、幻视、神志改变甚至惊厥，但极少见；有精神病或癫痫病史者应避免使用。

（3）过敏反应：如血管神经性水肿、皮肤瘙痒和皮疹。个别患者出现光敏性皮炎（紫外光照射部位出现瘙痒性红斑，严重者皮肤溃烂、脱落），用药期间应避免日光或紫外线直接照射。

（4）软骨损害：引起幼龄动物出现软骨组织损害，特别是负重区软骨。儿童患者出现关节肿胀、疼痛等，故儿童、孕妇和哺乳期妇女不宜使用。

（5）心脏毒性：罕见但后果严重。主要表现为 Q-T 间期延长引发的尖端扭转性室性心动过速、室颤等，妇女、儿童和老年人更易发生。

二、磺胺类药物

磺胺类药物是最早用于治疗全身性细菌感染的合成抗菌药，属于广谱抑菌药。常用药物包括用于全身感染的磺胺药，如**磺胺嘧啶（SD）**、**磺胺甲噁唑（SMZ）**、磺胺异噁唑（SIZ）等。磺胺类药的抗菌谱较广，对多数革兰阳性菌和阴性菌、沙眼衣原体、疟原虫及放线菌都有抑制作用，但对金黄色葡萄球菌不敏感。对病毒、立克次体、支原体、螺旋体无效。细菌对磺胺类容易产生耐药。

磺胺类药通过干扰细菌的叶酸代谢而发挥抑菌作用。磺胺类药的结构与对氨基苯甲酸（PABA）相似，可与PABA竞争**二氢叶酸合成酶**，妨碍二氢叶酸的合成，进而影响核酸的合成，从而抑制细菌的生长繁殖。能利用外源性叶酸的细菌对磺胺药不敏感。

主要不良反应包括：①泌尿系统损害。用药期间**大量饮水**和**同服等量碳酸氢钠**碱化尿液可预防和减轻。②过敏反应。③血液系统反应。④肝损害。可致肝损害甚至急性肝坏死，肝功能受损者应避免使用。⑤其他，如恶心、呕吐、上腹不适，出现头痛、头晕、乏力等，一般反应较轻，无须停药。

驾驶员、高空作业者、精细作业者慎用。新生儿、早产儿、孕妇和哺乳期妇女禁用。

三、甲氧苄啶

甲氧苄啶（TMP）又称磺胺增效剂，是二氢叶酸还原酶抑制剂。$t_{1/2}$ 为 10~12h，与 SMZ

相近。抗菌谱与磺胺类相似，抗菌作用较强，单用易产生耐药性。其抗菌机制是**抑制细菌二氢叶酸还原酶**，阻碍四氢叶酸合成。与磺胺合用可使细菌叶酸代谢受到**双重阻断**，抗菌作用增加数倍至数十倍，甚至出现杀菌作用，且可减少耐药性产生，对已耐药菌亦有作用。TMP还可以增强四环素、庆大霉素等多种抗生素的抗菌作用。

TMP常与SMZ和（或）SD制成复合片剂，如复方甲恶唑片（SMZ+TMP，复方新诺明）、双嘧啶片（SD+TMP）、增效联磺片（SD+SMZ+TMP），用于治疗呼吸道、泌尿道、软组织感染，败血症，脑膜炎以及伤寒、副伤寒、菌痢等肠道感染。

严重肝功能不全、骨髓造血功能不良、新生儿、孕妇禁用。

四、硝基咪唑类

1.甲硝唑（灭滴灵） 是目前临床治疗各种厌氧菌感染的重要药物之一，广泛用于：①**厌氧菌感染**。敏感厌氧菌所致腹腔、盆腔感染，牙周脓肿，鼻窦炎，骨髓炎，脓毒性关节炎，脓胸，肺脓肿等的治疗；幽门螺旋杆菌所致消化性溃疡等；与广谱青霉素或氨基糖苷类合用预防术后厌氧菌感染。②对阿米巴滋养体有直接的杀灭作用，是治疗**急慢性阿米巴痢疾、阿米巴肝脓肿的首选药**。③**治疗阴道滴虫病的首选药**。④是目前最有效的**治疗抗贾第鞭毛虫感染**药物。

消化道不良反应多见，如口腔金属味、恶心、呕吐、厌食、腹泻、腹痛。大剂量见头痛、头晕等神经系统症状，偶有感觉异常、肢体麻木、共济失调和多发性神经炎等。少数人发生荨麻疹、皮肤潮红、瘙痒等变态反应及膀胱炎、排尿困难、黑尿。不良反应停药后均可自行消退。孕妇禁用。**用药期间禁止饮酒，以免出现双硫仑样反应**。

2.替硝唑 抗厌氧菌和原虫的活性较甲硝唑强，临床应用同甲硝唑，不良反应相对较小。

五、硝基呋喃类

1.呋喃妥因 抗菌谱广，对多数革兰阳性菌和革兰阴性菌有效。主要用于敏感菌引起的急、慢性泌尿道感染，如肾盂肾炎、膀胱炎、前列腺炎和尿道炎等。不良反应少，毒性低。

2.呋喃唑酮（痢特灵） 口服很少吸收，主治菌痢、肠炎等消化道感染，也适用于胃溃疡的幽门螺杆菌感染。栓剂可治阴道滴虫病。不良反应与呋喃妥因相似，但轻而少见。

第二十六单元 抗生素

【复习指导】本部分内容有一定难度，应作为重点复习。其中，各类抗生素的抗菌作用、作用机制、临床应用、不良反应和禁忌证是考试的重点，应熟练掌握。

一、青霉素类

1.抗菌作用 青霉素G抗菌作用强，主要通过抑制细菌细胞壁合成而发挥杀菌作用，但抗菌谱较窄。抗菌谱包括：①革兰阳性球菌，如对肺炎球菌、敏感金黄色葡萄球菌及表皮葡萄球菌、溶血性链球菌作用强，但对肠球菌作用差；②革兰阳性杆菌，如白喉杆菌、炭疽杆菌、破伤风杆菌、产气荚膜杆菌均对青霉素G敏感；③革兰阴性球菌，如淋球菌和脑膜炎球菌对青霉素G高度敏感；④其他，如部分放线菌、螺旋体（梅毒螺旋体、钩端螺旋体、回归热螺旋体、鼠咬热螺旋体等）对青霉素G也高度敏感；⑤对病毒、真菌、立克次体、阿米巴原虫无效。

2. **临床应用** 可作为**首选治疗药物用作敏感的革兰阳性球菌、革兰阴性球菌、螺旋体感染性疾病**。如肺炎球菌引起的大叶性肺炎、支气管肺炎、脓胸等；溶血性链球菌引起的咽炎、中耳炎、扁桃体炎、丹毒、猩红热、心内膜炎、蜂窝组织炎等；草绿色链球菌引起的感染性心内膜炎；脑膜炎球菌引起的流行性脑脊髓膜炎。还可作为**放线菌病、梅毒、回归热、钩端螺旋体病及以及预防感染性心内膜炎的首选药**。也可配合特异的抗毒素治疗白喉、气性坏疽、破伤风等。

3. 不良反应

（1）**过敏反应**：是青霉素类最常见的不良反应。表现为药疹、药热、接触性皮炎、血清病、血管神经性水肿等，严重者可出现过敏性休克。

（2）青霉素脑病：鞘内注射或全身大剂量应用或静脉注射过快可引起肌肉痉挛、抽搐、癫痫样发作、昏迷等反应，脑膜炎及肾功能减退的患者易出现。

（3）赫氏反应：青霉素治疗梅毒、钩端螺旋体、雅司、鼠咬热、炭疽时，可有症状加剧现象。

（4）其他：大剂量静脉注射青霉素钾盐或钠盐可引起高钾、高钠血症。肌内注射局部可出现疼痛、红肿或硬结等，肌内注射钾盐时更明显。

4. 过敏性休克的防治

（1）**详细询问过敏史**，对青霉素过敏者禁用。

（2）**皮试**，初次使用、用药间隔3d以上、药品批号或生产厂家改变时均应做皮试。反应阳性者禁用。

（3）皮试及给药前应准备好抢救药品（如**肾上腺素**）和设备。

（4）避免滥用和局部用药。

（5）避免饥饿时用药。

（6）注射液要**临用现配**。

（7）**给药后观察30min**；一旦出现过敏性休克，立即皮下或肌注**肾上腺素**0.5~1.0mg，严重者可静脉注射或心腔内注射，必要时加用糖皮质激素、抗组胺药等。

二、半合成青霉素

1. 耐酸青霉素 青霉素V：耐酸，口服吸收好，但不耐酶。抗菌谱与青霉素G相似，但抗菌活性较青霉素G弱。临床用于革兰阳性球菌引起轻度感染及预防用药。

2. 耐酶青霉素 苯唑西林、氯唑西林、双氯西林、氟氯西林：耐酸，耐酶。临床主要用于对青霉素耐药的金黄色葡萄球菌感染的治疗。

3. 广谱青霉素 ①氨苄西林：广谱，对革兰阴性杆菌有较强的抗菌作用，对革兰阳性菌作用不及青霉素，但对肠球菌较敏感。临床用于治疗敏感菌如百日咳杆菌、流感杆菌、布氏杆菌、变形杆菌、大肠埃希菌、伤寒杆菌等引起的呼吸道、消化道、泌尿道、胆道感染及伤寒、副伤寒等。②阿莫西林：广谱，耐酸。抗菌谱与抗菌活性与氨苄西林相似，但对肺炎链球菌、肠球菌、沙门菌、幽门螺杆菌等的抗菌活性比氨苄西林强。主要用于敏感菌引起的呼吸道、尿道、胆道感染皮肤及软组织感染等。另外，也用于活动性胃炎和消化性溃疡的治疗。

4. 抗铜绿假单胞菌青霉素　羧苄西林：不耐酸，需注射给药。抗菌谱广，对革兰阴性菌作用强，尤其是对铜绿假单胞菌有特效，对耐氨苄西林的大肠埃希菌仍有效。临床上常与**庆大霉素**合用治疗**烧伤继发铜绿假单胞菌感染**。

三、头孢菌素类

1. 抗菌作用

（1）第一代头孢菌素：对革兰阳性菌作用强，但对革兰阴性细菌作用弱。对青霉素酶稳定，但可被多种革兰阴性细菌产生的 β-内酰胺酶破坏。

（2）第二代头孢菌素：对革兰阳性菌的作用比第一代弱，但对多数革兰阴性菌作用增强，部分药物对厌氧菌有效，但对铜绿假单胞菌无效。对革兰阴性菌产生的 β-内酰胺酶稳定。

（3）第三代头孢菌素：对革兰阳性菌作用不如第一、二代；对革兰阴性菌包括肠杆菌属和铜绿假单胞菌及厌氧菌均有较强的作用。对多种 β-内酰胺酶有较高的稳定性。

（4）第四代头孢菌素：对革兰阳性细菌、革兰阴性细菌均高效。对 β-内酰胺酶高度稳定，尤其对超广谱酶稳定。

2. 临床应用

（1）第一代头孢菌素：主要用于革兰阳性菌及耐药金葡萄球菌引起的各种感染，亦可用于预防外科手术后感染。

（2）第二代头孢菌素：用于治疗大肠埃希氏菌、克雷伯菌、肠杆菌、变形杆菌等敏感菌所致的肺炎、胆道感染、尿路感染、菌血症；流感杆菌、肺炎球菌、各种链球菌引起的呼吸道感染。应用较多的是头孢孟多、头孢呋辛及头孢替安等注射剂，可口服的有头孢克洛、头孢呋辛酯等。

（3）第三代头孢菌素：用于革兰阴性杆菌引起的脑膜炎；肠杆菌科细菌引起的全身严重感染，如肺炎、脊髓炎、败血症等，尤其是耐药菌感染和院内感染；病原菌尚未查明的严重感染。头孢他啶、头孢哌酮常用于铜绿假单胞菌感染的治疗；头孢曲松用于产酶淋球菌所致单纯性尿道炎可获满意疗效。

（4）第四代头孢菌素：主要用于对第三代头孢菌素耐药的革兰阴性杆菌所致的严重感染及耐药金黄色葡萄球菌所致严重感染。

3. 不良反应较少。

（1）过敏反应：皮疹、药热、哮喘等，过敏性休克罕见。**与青霉素存在交叉过敏反应**，对青霉素过敏者慎用。

（2）**肾毒性**：**第一代头孢菌素**大剂量使用，可造成近曲小管损伤，应避免与**其他有肾毒性药物**如**氨基糖苷类抗生素**、**高效利尿药**等联合应用。第二代头孢菌素的肾毒性降低，第三代、第四代头孢菌素基本没有肾毒性。

（3）凝血功能障碍：高剂量的头孢孟多、头孢哌酮可干扰体内维生素 K 的合成，引起低凝血酶原血症或血小板减少而造成出血。

（4）双硫仑样反应：头孢哌酮、头孢曲松、头孢孟多等药物能造成体内乙醛蓄积，出现与戒酒药双硫仑类似的现象。因此用药期间及停药 1 周内应**避免服用含乙醇的食物及药物**。

（5）二重感染：第二代、第三代头孢菌素偶见二重感染或肠球菌、铜绿假单胞菌和念珠菌的增殖现象。

（6）其他：口服常可引起胃肠道反应，如恶心、呕吐、食欲减退、腹泻等。静脉滴注局部浓度过高时易出现静脉炎。大剂量应用偶可发生头痛、头晕、抽搐等中枢神经系统反应。

四、大环内酯类

1. **分类** 大环内酯类抗生素是一类具有14~16元大内酯环结构的抗生素。按照化学结构分为：①14元大环内酯类，红霉素、罗红霉素、地红霉素、克拉霉素。②15元大环内酯类，阿奇霉素。③16元大环内酯类，麦迪霉素、螺旋霉素、吉他霉素、罗他霉素、交沙霉素等。

2. **阿奇霉素** 为第二代半合成大环内酯类抗生素。通过抑制细菌蛋白质合成发挥抑菌作用。

（1）抗菌作用：其抗菌谱较红霉素广，对革兰阳性菌的活性与红霉素相仿，对革兰阴性菌的活性强于红霉素，对**支原体、衣原体、军团菌、弯曲杆菌、弓形虫**均有效。

（2）临床应用：用于**敏感菌所致的中耳炎、鼻窦炎、咽炎、扁桃体炎、支气管炎、肺炎等呼吸道感染**；皮肤和软组织感染；沙眼衣原体或非多重耐药淋球菌所致的单纯性生殖系统感染。

（3）不良反应：发生率较红霉素低，主要为胃肠道反应，偶见肝功能异常与轻度中性粒细胞减少症。

五、林可霉素类

1. **林可霉素、克林霉素的抗菌作用** 两药通过抑制细菌蛋白质合成发挥作用，抗菌谱和红霉素相似。主要特点是对各类厌氧菌有强大的抗菌作用。对葡萄球菌、各型链球菌、肺炎球菌等需氧革兰阳性球菌有显著抗菌作用，对白喉杆菌、破伤风梭菌、产气荚膜杆菌等部分需氧革兰阴性菌、人型支原体、沙眼衣原体及多数放线菌属有抑制作用。克林霉素的抗菌活性比林可霉素强4~8倍，两药之间呈完全交叉耐药性。

2. **林可霉素、克林霉素的临床应用** 首选用于**金黄色葡萄球菌引起的骨髓炎**。可用于厌氧菌引起的口腔、腹腔和妇科感染。另外，可作为青霉素过敏的替代药物用于需氧革兰阳性敏感菌引起的呼吸道、胆道、骨及软组织感染及心内膜炎、败血症等。

3. **林可霉素、克林霉素的不良反应**

（1）胃肠道反应：表现为恶心、呕吐、腹泻等。

（2）伪膜性肠炎：长期使用可引起二重感染，严重者可致死，使用**万古霉素和甲硝唑**治疗。

（3）其他：偶见皮疹、药热、中性粒细胞减少、血小板减少、黄疸、肝损伤等。

六、氨基糖苷类抗生素

常用药物包括庆大霉素、链霉素、妥布霉素、阿米卡星、奈替米星等。

1. **抗菌作用** 抗菌谱较广，对各种**需氧革兰阴性杆菌**具有强大抗菌活性，如大肠埃希氏菌、克雷伯菌属、肠杆菌属、变形杆菌属、志贺菌属等；对产碱杆菌属、沙门菌属、沙雷菌属、莫拉菌属、布鲁菌属、枸橼酸菌属、嗜血杆菌属等也具有一定的抗菌作用；对革兰阴性球菌作用较差；对各型链球菌作用微弱；多数肠球菌属厌氧菌对其耐药；对厌氧菌不敏感。链霉素、卡那霉素还对结核分枝杆菌有效。本类药物抗菌机制是**抑制细菌蛋白质合成**，并破坏细菌胞浆膜的完整性，为**静止期杀菌剂**。

2. 临床应用 ①需氧革兰阴性杆菌感染，如败血症、脑膜炎、骨髓炎、肺炎、泌尿道感染、胆道感染、烧伤感染等。②铜绿假单胞菌感染，常用庆大霉素与羧苄西林合用。③细菌性心内膜炎，与青霉素合用治疗肠球菌、草绿色链球菌引起的心内膜炎。④原因不明的严重感染，常与羧苄西林或头孢菌素类合用。⑤口服可用于胃肠道术前消毒、治疗肠道感染、幽门螺旋杆菌引起的慢性胃炎及消化性溃疡。⑥制成外用软膏或眼膏或冲洗液局部用于皮肤、黏膜表面感染和眼、耳、鼻部感染。此外，链霉素、卡那霉素可作为结核病治疗药物。**链霉素作为首选药用于治疗兔热病和鼠疫**，治疗鼠疫时与四环素联合用。

3. 不良反应

（1）耳毒性：包括前庭神经和耳蜗听神经损伤。由于本类药物在内耳外淋巴液内蓄积，可引起前庭功能障碍和耳蜗神经损害。前庭功能障碍主要表现为眩晕、恶心、呕吐、平衡失调。耳蜗神经损害表现为耳鸣、听力减退甚至耳聋等。为避免耳毒性的发生，用药过程应密切观察，注意是否出现耳鸣、眩晕等早期症状，并进行听力监测。避免与有耳毒性的药物（如**高效能利尿药**等）合用，避免与能掩盖其耳毒性的**抗组胺药**合用，**孕妇禁用**。

（2）肾毒性：氨基糖苷类抗生素是诱发药源性肾衰的最常见因素。可损害肾小管上皮细胞，出现蛋白尿、管型尿，甚至可致氮质血症和无尿等。停药后一般可恢复。用药期间，应常规肾功能检查，并避免与其他具有肾毒性的药物合用。老年人及肾功能不全者慎用。

（3）过敏反应：可表现为药热、皮疹、血管神经性水肿等，偶见过敏性休克。尤其是**链霉素**，休克发生率虽较青霉素低，但死亡率高，应引起警惕。局部应用新霉素可引起接触性皮炎。

（4）神经肌肉麻痹：常见于大剂量腹膜内或胸膜内应用时，或静脉滴注速度过快时，引起心肌抑制、血压下降、肢体瘫痪，甚至呼吸抑制。可用**钙剂**或**新斯的明**解救。避免合用肌肉松弛药、全麻药等。血钙过低、重症肌无力患者禁用或慎用。

七、四环素类与氯霉素

1. 四环素 **广谱抗生素**，属快速抑菌剂，高浓度时具有杀菌作用。通过**抑制细菌蛋白质合成**发挥抗菌作用。抗菌谱包括：①对多数革兰阳性菌的抑制作用强于阴性菌。但对革兰阳性菌的作用弱于青霉素类和头孢菌素类，对革兰阴性菌的作用弱于氨基糖苷类和氯霉素类；对伤寒杆菌、副伤寒杆菌、铜绿假单胞菌、结核分枝杆菌、真菌和病毒无效。②对立克次体作用较强，对衣原体、支原体、螺旋体、放线菌也有抑制作用。③能间接抑制阿米巴原虫。

临床主要用于**立克次体感染，如斑疹伤寒、恙虫病和Q热等**；支原体属感染，如肺炎、泌尿生殖系统感染等；衣原体属感染，如性病性淋巴肉芽肿、鹦鹉热、非特异性尿道炎、宫颈炎和沙眼等。

不良反应包括：胃肠道反应、**影响骨骼和牙齿生长**、二重感染、肝毒性、肾毒性、光敏反应和前庭功能紊乱。孕妇和8岁以下儿童禁用。

2. 氯霉素 **广谱抑菌药**，通过**抑制细菌蛋白质合成**发挥作用。抗菌谱广，对革兰阴性菌的抑制作用强于革兰阳性菌，对流感嗜血杆菌、脑膜炎奈瑟菌、肺炎链球菌具有杀菌效果。对革兰阳性菌的抗菌活性不如青霉素类和四环素类；对伤寒杆菌、流感杆菌、副流感杆菌和百日咳杆菌效果好；氯霉素对立克次体、衣原体、支原体也有抑制作用，但对结核分枝杆菌、真菌、原虫和病毒无效。

不良反应包括：抑制骨髓造血功能甚至**诱发再生障碍性贫血**、**灰婴综合征**、胃肠反应、过敏反应和二重感染等。

第二十七单元 抗真菌药与抗病毒药

【复习指导】本部分内容有一定难度，应作为重点复习。其中，抗真菌药和抗病毒药的抗菌作用、作用机制、临床应用、不良反应和禁忌证是考试的重点，应熟练掌握。

一、抗真菌药

常见抗真菌药的作用特点及临床应用

（1）两性霉素B：抗真菌谱广，对各种深部真菌如念珠菌、新型隐球菌、荚膜组织胞浆菌及皮炎芽生菌等有强大抑制作用。高浓度可杀菌。其作用位点为真菌细胞膜上麦角固醇，增加细胞膜通透性，导致细胞内核苷酸、氨基酸等重要物质外漏，使真菌细胞死亡。细菌细胞膜不含麦角固醇，故对细菌无效。**两性霉素B是治疗深部真菌感染的首选药**。缓慢静脉滴注或鞘内、腹膜内和胸膜内给药，可用于各种真菌感染。口服给药仅用于肠道念珠菌感染。局部应用还可用于浅部真菌感染。

（2）制霉菌素：对白念珠菌及隐球菌有抑制作用。作用机制与两性霉素相同。仅限局部用于防治皮肤、黏膜、阴道念珠菌感染及口服用于胃肠道念珠菌感染。毒性大；口服出现恶心、呕吐、腹泻等胃肠反应。

（3）咪康唑：属于人工合成的咪唑类抗真菌药。抗菌谱广，对大多数真菌如皮肤癣菌、念珠菌、粗球孢子菌、荚膜组织胞浆菌等均有抑制作用。临床上主要局部应用治疗五官、皮肤、阴道的念珠菌感染。静脉滴注可用于治疗多种深部真菌病，但因不良反应较多，仅作为两性霉素B无效或不能耐受时的替代药物。

（4）特比萘芬：属于丙烯类广谱抗真菌药。对皮肤癣菌有杀菌作用，对念珠菌有抑菌作用。临床用于治疗由皮肤癣菌引起的甲癣、体癣、股癣、手足癣。

（5）氟胞嘧啶：属于人工合成的窄谱抗真菌药，仅对酵母菌（新型隐球菌属）和酵母样菌（念珠菌属）有较强抑制活性；对着色霉菌、烟曲菌等有抗菌作用。用于敏感真菌引起的深部感染。

二、抗病毒药

1. 分类 抗病毒药根据主要用途不同可分为抗HIV病毒药、抗疱疹病毒药、抗流感病毒药和抗肝炎病毒药等；根据其所抑制病毒范围可分为广谱抑制剂（DNA和RNA病毒均抑制）和窄谱抑制剂（仅抑制DNA或RNA病毒）；根据药物来源可分为化学合成制剂、生物制剂。

2. 作用机制 ①与病毒竞争细胞膜表面受体，阻止病毒吸附于宿主细胞。②阻止病毒进入宿主细胞内或脱壳。③抑制病毒核酸复制，影响DNA合成。④通过增强宿主抗病能力而抑制病毒转录、翻译、装配等过程。

3. 阿昔洛韦、利巴韦林的作用和应用

（1）阿昔洛韦：为广谱抗病毒药，其中对单纯疱疹病毒（HSV）的作用最强，对乙型肝炎病毒也有一定作用。阿昔洛韦进入被感染的细胞后，在病毒腺苷激酶和细胞激酶的催化下转化为三磷酸无环鸟苷，抑制病毒 DNA 聚合酶，从而阻止病毒 DNA 的合成。阿昔洛韦对 RNA 病毒无效。

阿昔洛韦为治疗 HSV 感染的首选药，用于防治 HSV 引起的皮肤和黏膜感染，如角膜炎、皮肤黏膜感染、疱疹病毒脑炎、生殖器疱疹等。也可用于治疗带状疱疹病毒感染，对乙型肝炎有明显近期效果。

（2）利巴韦林：为广谱抗病毒药，对多种 DNA、RNA 病毒有效，如甲型流感病毒、乙型流感病毒、呼吸道合胞病毒、甲型肝炎病毒、疱疹病毒、腺病毒等。临床用于治疗流感病毒引起的呼吸道感染，疱疹病毒性角膜炎、结膜炎、口腔炎、小儿病毒性肺炎等。对急性甲型和丙型肝炎、拉沙热也有一定疗效。

第二十八单元 抗菌药物的耐药性

【复习指导】本部分内容有一定难度，应作为重点复习。其中，耐药性概念、耐药机制是考试的重点，应熟练掌握。

一、细菌耐药性产生的原因和危害

耐药性又称抗药性，是指细菌与抗菌药物反复接触后，对药物的敏感性降低甚至消失。细菌耐药性的产生，导致抗感染药物疗效减弱或消失，尤其是多重耐药菌株的出现，给感染性疾病的治疗造成极大的困难。细菌耐药性产生的机制主要如下。

1. 产生灭活酶 细菌通过产生灭活酶，改变抗微生物药物的化学结构，从而使药物失去抗菌活性。如细菌产生的 β-内酰胺酶可以水解青霉素类和头孢菌素类的 β-内酰胺环，使它们失去抗菌活性；革兰阴性菌可产生钝化酶，改变氨基糖苷类的抗菌必需结构，使药物失去对细菌的作用。

2. 抗菌药物作用靶位的改变 抗菌药物所影响的细菌生化代谢过程的某环节、某部位称为抗菌作用的靶位。耐药菌可通过多种途径影响靶位而产生耐药。包括：①降低靶蛋白与抗菌药物的亲和力。②增加靶蛋白的数量，使自身在药物存在的情况下仍有足够的靶蛋白维持自身功能。③合成新的功能相同但与抗菌药亲和力低的靶蛋白。④产生靶位酶代谢拮抗物（对药物有拮抗作用的底物），如耐链霉素菌株核糖体 30S 亚基上的 P_{10} 蛋白发生结构改变，导致链霉素与之结合的能力下降，出现耐药。

3. 降低外膜的通透性 耐药菌的这种改变使药物不易进入靶位。如革兰阴性菌外膜孔蛋白的数量减少或孔径减小，从而阻抑抗菌药物进入菌体。如耐喹诺酮类细菌基因突变，使喹诺酮进入菌体的特异孔道蛋白的表达减少，喹诺酮类药物不易进入菌体，抗菌活性降低。

4. 加强主动流出系统 某些细菌能将进入胞内的药物泵出胞外，这种泵需要能量，故称为主动流出系统。如大肠埃希菌、金黄色葡萄球菌、铜绿假单胞菌和空肠弯曲杆菌等存在主动流出系统，对四环素类、氯霉素类、氟喹诺酮类、大环内酯类和 β-内酰胺类产生多重耐药。

二、降低细菌耐药性的措施

抗菌药物的广泛应用导致对其耐药性的发生率逐渐升高。为了减少和避免耐药性的产生，应严格控制抗菌药物的使用，合理应用抗菌药物。如严格掌握适应证；可用一种抗菌药物控制的感染绝不使用多种药物；窄谱抗菌药物可控制的感染就不用广谱抗菌药物；严格控制预防用药、局部用药、联合用药的适应证，避免滥用；医院对耐药菌株感染患者应采取消毒隔离措施；加强抗菌药物的管理，使用和购买抗菌药物必须凭医生处方。

第二十九单元　抗结核病药

【复习指导】本部分内容有一定难度，应作为重点复习。其中，抗结核病药的抗菌作用、作用机制、临床应用和主要不良反应是考试的重点，应熟练掌握。分类应熟悉。

一、分类

抗结核病药的品种较多，分为：①一线抗结核药。抗结核疗效高，不良反应较少，**如异烟肼、利福平、乙胺丁醇、链霉素和吡嗪酰胺**等。②二线抗结核药。毒性较大或疗效较低，如对氨基水杨酸、乙硫异烟胺、卡那霉素、卷曲霉素、阿米卡星及氟喹诺酮类等。绝大多数患者用一线药物可治愈，二线抗结核药仅在结核杆菌对"一线药"产生耐药性或复治时替代使用。

二、异烟肼的药动学特点、作用、应用、不良反应

异烟肼（雷米封）是治疗结核病的主要药物。

1. 药动学特点　口服吸收快而完全，广泛分布于各种体液、细胞和干酪样组织中，易透过血脑屏障。异烟肼主要在肝内代谢为乙酰化异烟肼和异烟酸，异烟肼在肝内乙酰化的速度受遗传因素决定，**分为快代谢型和慢代谢型**。

2. 作用　选择性作用于结核杆菌，对其他细菌无作用。单用易耐药，与其他抗结核药合用无交叉耐药性，故临床常联合用药。

3. 应用　**异烟肼是治疗各种结核病的首选药**。除早期轻症肺结核或预防应用可单用外，均需与其他一线抗结核药合用。对急性粟粒性结核和结核性脑膜炎应增大剂量，必要时静脉滴注给药。

4. 不良反应

（1）神经系统反应：常见**周围神经炎**，表现为手脚震颤、麻木、步态不稳等。剂量过大时可出现中枢神经系统障碍，表现为眩晕、失眠、惊厥、精神异常等。**可同服维生素 B_6 防治**。

（2）肝脏毒性：可出现**药源性肝损伤**，表现为转氨酶升高、黄疸，严重者致死。

（3）其他：胃肠道反应，偶见过敏反应，如发热、皮疹。

三、利福平的抗菌作用、应用

1. 抗菌作用　抗菌谱较广，**对结核分枝杆菌和麻风杆菌作用强**，对繁殖期和静止期的结核杆菌都有效。穿透力强，对细胞内外的结核杆菌均有作用。抗结核效力与异烟肼相当。此外，对多种革兰阳性球菌有强大抗菌作用；对革兰阴性菌如大肠埃希菌、变形杆菌、流感杆菌等，以及沙眼衣原体和某些病毒也有抑制作用。利福平通过特异性抑制细菌依赖于DNA的RNA多聚酶，阻碍RNA合成，而对哺乳动物的RNA多聚酶无影响。

2. 应用　单用容易产生耐药性，故常与其他抗结核药合用治疗各型结核病。也是**目前最有效的抗麻风药物**。也可用于耐药金黄色葡萄球菌及其他敏感细菌所致的感染。另外，还

可局部用于治疗沙眼、急性结膜炎及病毒性角膜炎。

四、链霉素的抗结核作用特点

链霉素是**第一个用于抗结核**的药物，其作用仅次于异烟肼和利福平。其穿透力弱，对细胞内和脑脊液中的结核分枝杆菌作用弱；易产生耐药性。常与其他抗结核药合用于侵润性肺结核、粟粒性结核等，对急性渗出型病灶疗效好。但由于其严重的耳毒性，目前链霉素已较少用于治疗结核病。

五、乙胺丁醇的应用、不良反应

1. 应用　属一线抗结核药。选择性对所有结核杆菌均有高度抗菌活性；对异烟肼或链霉素耐药的结核杆菌也有效。**对其他细菌无效**。常与异烟肼或利福平合用治疗各型结核病。

2. 不良反应　长期大量应用可出现**视神经炎**，表现为视力降低、红绿色盲、弱视、视野缩小等；偶见胃肠道反应、过敏反应及高尿酸血症。

六、抗结核病药的合理应用

结核病的治疗原则是：**早期、联用、适量、规律和全程**用药。

1. 早期用药　结核病早期病灶内结核杆菌生长繁殖旺盛，对药物敏感；同时病灶内血液供应充分，药物易于渗入；发病初期机体抵抗力强，因此早期用药效果较好。

2. 联合用药　联合用药一般在**异烟肼**的基础上加用其他药物，可根据病情的严重程度合用两种、三种或四种药物。其目的是提高疗效，降低毒性，延缓细菌耐药性的产生。

3. 适宜药量　选择适当的剂量进行治疗。剂量不足可造成治疗失败或易诱发细菌耐药性的产生，剂量过大易致出现不良反应多而重，患者不能耐受，治疗难以继续。

4. 坚持规律全程用药　治疗期间药物间或使用或随意改变剂量，是导致结核病治疗失败及复发的主要原因，不仅治疗效果不佳，且细菌更易产生耐药性。因此在强化治疗阶段联合应用作用强的药物，病情好转后，再继续联用两种抗结核药物以巩固疗效，减少复发。目前常用的短期治疗方案为：最初2个月每日并用异烟肼、利福平和吡嗪酰胺治疗，而后继续用异烟肼、利福平连续治疗4~7个月。

第三十单元　抗恶性肿瘤药

【复习指导】本部分内容有一定难度，应作为重点复习。其中，抗恶性肿瘤药的分类及主要不良反应是考试的重点，应熟练掌握。

一、抗恶性肿瘤药的分类和常用药物

1. 根据化学结构和来源分类

（1）抗代谢药：该类药物和核酸代谢的叶酸、嘌呤、嘧啶等化学结构相似，通过特异性干扰核酸的代谢，阻止细胞的分裂繁殖。抗代谢药属细胞周期特异性药物。如叶酸拮抗药甲氨蝶呤，嘧啶类似物5-氟尿嘧啶、阿糖胞苷，核苷酸还原酶抑制药羟基脲，嘌呤类似物巯嘌呤、硫鸟嘌呤、喷司他丁等。

（2）烷化剂：是一类高度活泼的化合物，属于细胞周期非特异性药物。该类药物具有活

泼的烷化基团，烷基能与细胞的 DNA、RNA 或蛋白质中亲核基团（如鸟嘌呤）起烷化作用，能直接破坏 DNA 并阻止其复制，从而影响肿瘤细胞的增殖。如氮芥类、亚硝基脲类、乙烯亚胺类等。

（3）铂类配合物：该类药与烷化剂作用类似，破坏 DNA 的结构和功能，属细胞周期非特异性药物。如顺铂和卡铂等。

（4）抗肿瘤抗生素：该类药直接与 DNA 结合，抑制 DNA 和 RNA 的合成。还能抑制拓扑异构酶Ⅱ活性，导致 DNA 裂解。抗瘤谱较广，对各种生长周期的肿瘤细胞都有杀灭作用，属周期非特异性药物。如蒽环类抗生素、普卡霉素类、放线菌素类等。

（5）抗肿瘤植物药：该类药通过影响肿瘤细胞蛋白质合成发挥作用。如鬼臼毒素衍生物依托泊苷、长春碱类、喜树碱类等。

（6）激素：该类药主要调节体内激素水平。如肾上腺皮质激素、雌激素及雌激素拮抗药、雄激素等。

2. 根据细胞增殖周期分类　肿瘤细胞群分为增殖细胞群、静止细胞群和无增殖能力细胞群。肿瘤增殖细胞群与全部肿瘤细胞群之比称为生长比率。增长迅速的肿瘤细胞群的 GF 值较大（接近 1），对药物最敏感，药物治疗效果好；增长缓慢的肿瘤细胞群的 GF 值较小（0.01~0.5），对药物不敏感，药物疗效差。肿瘤早期一般 GF 值较大，对化疗药物敏感性高，疗效较好。

肿瘤增殖细胞的细胞周期分为 4 个时期：DNA 合成前期（G_1 期）、DNA 合成期（S 期）、DNA 合成后期（G_2 期）和有丝分裂期（M 期）。非增殖细胞群主要是静止期（G_0 期）细胞，G_0 期细胞有增殖能力，但暂不进行分裂。当在增殖周期中细胞被药物大量杀灭时，G_0 期细胞可进入增殖期，这是肿瘤复发的原因。

（1）细胞周期非特异性药物：能杀灭处于增殖周期各时相的细胞。此类药物对恶性肿瘤细胞的作用较强，可迅速杀死肿瘤细胞，其作用呈剂量依赖性。包括烷化剂、抗肿瘤抗生素等。

（2）细胞周期特异性药物：仅对增殖周期的某些时相敏感而对 G_0 期细胞不敏感的药物。此类药物对恶性肿瘤细胞的作用一般较弱，其作用呈时间依赖性，需要一段时间才能发挥作用。包括主要作用于 S 期的抗代谢药物，主要作用于 M 期的长春碱类。

3. 根据作用机制分类

（1）干扰核酸合成的药物：该类药物分别在细胞核酸合成的不同环节阻止核酸合成，从而影响细胞分裂增殖。根据药物干扰的主要环节可分为：①二氢叶酸还原酶抑制剂（抗叶酸药），如甲氨蝶呤等。②核苷酸还原酶抑制剂，如羟基脲等。③胸苷酸合成酶抑制剂，如氟尿嘧啶等。④嘌呤核苷酸互变抑制药，如巯基嘌呤。⑤DNA 多聚酶抑制药，如阿糖胞苷等。

（2）破坏 DNA 结构与功能的药物：①烷化剂，与细胞中的亲核基团发生烷化反应，破坏 DNA 结构和功能，导致细胞停止分裂和增殖或导致死亡，如环磷酰胺等。②铂类配合物，与 DNA 的碱基配对，破坏 DNA 结构和功能，如顺铂等。③丝裂霉素和博来霉素，前者作用机制同烷化剂，后者使 DNA 单链断裂。④依托泊苷，抑制拓扑异构酶，抑制 DNA 的修复，如喜树碱类。

（3）干扰转录过程和阻止 RNA 合成的药物：该类药物嵌入 DNA 碱基对，干扰转录过程，阻止 mRNA 的合成，包括柔红霉素、阿霉素、表阿霉素等蒽环类抗生素。

（4）干扰蛋白质合成与功能的药物：①影响纺锤丝形成和功能的药物，如长春碱类、紫杉醇等。②干扰核蛋白体功能的药物，如三尖杉生物碱类。③影响氨基酸供应，干扰蛋白质合成的药物，如门冬酰胺酶。

（5）干扰激素平衡的药物：①影响激素平衡从而抑制某些激素依赖性肿瘤的生长，如糖皮质激素、雌激素、雄激素等激素类或其拮抗药。②通过结合芳香化酶，阻断其将雄激素转化为雌激素，从而抑制肿瘤生长，如氨鲁米特、弗隆。

二、抗恶性肿瘤药物的主要不良反应

1. 骨髓抑制　大多数抗恶性肿瘤药物均有不同程度的**骨髓抑制**，是肿瘤化疗的最大障碍之一。寿命越短的外周血细胞越容易减少，通常先出现白细胞减少，而后出现血小板降低。

2. 消化道反应　恶心、呕吐是最常见的毒性反应。另外，也容易引起口腔炎、舌炎、口腔溃疡、食管炎等。

3. 脱发　大多数抗恶性肿瘤药物均可引起不同程度的脱发。

4. 重要器官及神经系统损害　**心脏毒性**以**多柔比星**最常见；长期大剂量使用**博来霉素**可引起**间质性肺炎及肺纤维化**；**门冬酰胺酶**、**环磷酰胺**等可导致**肝脏损害**；大剂量**环磷酰胺**还可引起**出血性膀胱炎**；**铂类**药物**损害肾小管**；**长春碱类**、**顺铂**有**神经毒性**。

5. 过敏反应　凡属于多肽类化合物或蛋白质类抗肿瘤药物如 L-门冬酰胺酶、博来霉素，静脉注射后容易引起过敏反应。

6. 第二原发恶性肿瘤　较多抗恶性肿瘤药物特别是**烷化剂**具有致突变和致癌性及免疫抑制作用，可引发与化疗相关的第二原发恶性肿瘤。

7. 不育和致畸　较多抗恶性肿瘤药物特别是烷化剂可影响生殖细胞的产生和内分泌功能，产生不育和致畸作用。男性可导致不育，女性可产生永久性卵巢功能障碍和闭经，孕妇可引起流产或畸胎。

第十二章 传染病学

第一单元 感染与免疫

【复习指导】掌握感染的概念，感染过程的表现，感染过程中病原体的作用，流行过程的基本条件，传染病的流行过程，传染病的基本特征、临床特征、传染源的概念。熟悉传染病的发病机制、影响因素、诊断思路、法定传染病的分类及传染病报告制度。

一、总论

（一）概念

感染性疾病是指当各种病原微生物和寄生虫进入人体，经过一系列病理生理过程，引起的疾病，**传染病**指病原微生物和寄生虫进入人体后引起的具有传染性的疾病，感染性疾病包括但不仅限于传染病，分为两类：传染性感染性疾病（即传染病）和非传染性感染性疾病。引起疾病的病原体主要是包括**细菌、病毒、衣原体、支原体、真菌、螺旋体、立克次体**及**朊毒体**在内的病原微生物和包括**原虫、蠕虫**的寄生虫。传染病学是一门临床学科，研究传染病和寄生虫病的发生、发展、诊断、治疗和预防等。感染是病原体对人体的寄生过程。有些微生物和寄生虫与人体共存，相互适应，互不损害，但这种平衡是相对的，当机体免疫功能因为某些因素受损或机械损伤使寄生虫异位时，平衡打破引起疾病，称为**机会性感染**。

感染可分为4类。

1. **原发性感染** 人体初次感染某种病原体。
2. **继发性感染** 在原发性感染基础上又被其他病原体感染，如肺结核继发细菌感染。
3. **重复感染** 人体在感染某种病原体基础上再次感染同一病原体，常见于疟疾等。
4. **混合感染** 人体同时感染两种或两种以上的病原体。

（二）感染过程的表现形式

病原体的致病力和机体的抵抗力决定是否导致疾病的发生。致病力包括病原体的侵袭力、毒力和防御机体免疫功能能力等多种能力。根据抵抗力和致病力的强弱，感染过程有以下多种表现形式。

1. **病原体被清除** 正常情况下病原体在人体的特异性免疫系统和非特异性免疫系统作用下被清除，不出现病理损害和疾病的临床表现。
2. **隐性感染** 又称亚临床感染，病原体入侵人体后，诱导机体特异性免疫应答，不出现或只出现轻微的组织损伤，无临床症状，是最常见的一种表现形式，一般能通过免疫学检测被发现，隐形感染过程结束后，大部分人可获得不同程度的特异性免疫，病原体清除，如甲型肝炎病毒；少数人病原体持续存于体内，转为病原携带状态，最常见的乙型肝炎病毒等。
3. **显性感染** 又称临床感染，病原体入侵人体后，不但引起机体免疫应答，还导致组织损伤，引起病理改变和临床表现。除了麻疹、水痘和流行性腮腺炎以外其他大多数传染病此种类型均最少见。
4. **病原携带状态** 病原体侵入机体后，在机体的特定部位生长、繁殖，可有轻度的病理损害，不出现临床症状，但能排出病原体，不易被发现，是重要的传染源。根据病原体种类可分为带菌者、带病毒者及带虫者。按感染时间先后可分慢性携带者、恢复期携带者、潜伏期携带者等。

5. 潜伏性感染　是指病原体侵入人体后，机体免疫系统将病原体局限化而不引起显性感染，但又不能清除病原体，免疫功能下降时潜伏的病原体引起显性感染。

（三）感染过程中病原体的作用

病原体侵入人体后能否引起疾病，取决于机体**免疫力**和病原体的**致病力**两方面。致病力包括以下4个方面。

1. 侵袭力　病原体侵入机体并在体内生长、繁殖和扩散的能力。
2. 毒力　是指病原体释放毒素和毒力因子的能力。毒素包括外毒素和内毒素。
3. 数量　同一种传染病中病原体数量与致病力成正比，不同病原体数量差异很大。
4. 变异性　病原体在与宿主斗争过程中，因环境、药物和遗传等因素发生变异，可逃避免疫系统的攻击，从而使疾病继续或慢性化。

（四）感染过程中免疫应答的作用

免疫应答分**保护性免疫应答**和**变态反应**，保护性免疫应答有利于机体抵抗病原体入侵，变态反应则能加重病理生理过程和组织损伤。保护性免疫反应又可分为**非特异性免疫**与**特异性免疫**。

1. 保护性免疫应答

（1）非特异性免疫：是机体对进入体内异物的一种清除机制。是生物个体先天遗传而来，对多种病原体均可引起的一种非特异性的免疫反应。其特点是不存在二次免疫的加强。

1）天然屏障：包括皮肤-黏膜屏障、血脑屏障和胎盘屏障等。

2）吞噬作用：主要由单核-吞噬细胞系统和粒细胞（特别是中性粒细胞）完成。在人体免疫功能中发挥重要作用。少数病原体如结核杆菌、伤寒杆菌等被吞后不能被杀灭，可在吞噬细胞内存活及繁殖。

3）体液因子：存在于血液、各种组织液中，含有补体、溶菌酶、备解素和各种细胞因子可杀灭和溶解病原体。

（2）特异性免疫：指机体接触病原体等抗原物质后产生免疫防御反应，再次接触相同抗原，可以增加其免疫强度，但不能遗传。包括**细胞免疫**和**体液免疫**两种。

1）细胞免疫：T淋巴细胞是细胞免疫的主要效应细胞。当T淋巴细胞受到抗原刺激，变为致敏T细胞，相同抗原再次进入体内，致敏T细胞通过细胞毒性淋巴细胞和淋巴因子来杀伤、清除病原体，称为细胞免疫。细胞免疫既是参与免疫防护的重要力量，又能导致免疫损伤，还具有调节体液免疫的功能。

2）体液免疫：B淋巴细胞是体液免疫的效应细胞，通过B淋巴细胞产生抗体，从而起到清除病原体，保护机体作用。B淋巴细胞在抗原刺激下可转化为浆细胞，合成能与相应抗原结合的抗体，即免疫球蛋白。免疫球蛋白分为IgG、IgA、IgM、IgD和IgE五类，其中IgG是血清中含量最多的免疫球蛋白，也是唯一能通过胎盘屏障的抗体，临床常用的丙种球蛋白即是IgG。IgM是最先合成的抗体，分子量最大，特异性IgM常作为近期感染或者持续感染的标志。IgA分两型：分泌型和血清型。分泌型存在于鼻、支气管分泌物、初乳、唾液中。IgE出现最晚，可致敏肥大细胞及嗜碱性粒细胞，使之脱颗粒释放组胺。IgE升高常见于寄

第十二章 传染病学

生虫感染。IgD 功能尚不确定。

自然杀伤细胞（NK）无 T 与 B 淋巴细胞标志，可以不经致敏直接发挥非特异性清除作用，具有抗病毒、抗肿瘤、杀灭寄生虫、调节免疫作用。

2. 变态反应　病原体入侵人体，引起机体过强免疫应答，导致组织损伤，表现出对人体不利的一面，即**变态反应**。分为 4 种类型：

（1）Ⅰ型变态反应（速发型）　常见于青霉素过敏、过敏性休克等情况。
（2）Ⅱ型变态反应（细胞溶解型）　常见于新生儿溶血病、输血反应等。
（3）Ⅲ型变态反应（免疫复合物型）　如乙肝相关性肾病等。
（4）Ⅳ型变态反应（细胞介导型）　如结核病、某些真菌感染等。

其中**Ⅰ型变态反应（速发型）**是临床最常见的一种。

二、感染病的发病机制

（一）传染病的发生与发展

1. 入侵部位　入侵部位与发病有密切关系。入侵部位适当，病原体才能定植、生长、繁殖及引起病变。

2. 体内定位　不同的病原体在机体内定位不同，所致不同传染病有自己的发生、发展规律。

3. 排出途径　不同传染病病原体排出途径不同，有的传染病可以通过多种途径排出体外，如结核分枝杆菌，而有的传染病排出途径单一。

（二）组织损伤的发生机制

1. 直接损伤　溶组织内阿米巴滋养体靠机械运动及分泌酶直接破坏组织，脊髓灰质炎病毒则通过引起细胞病变造成细胞溶解，鼠疫通过诱发炎症过程引起组织坏死。

2. 毒素作用　病原体可释放毒素杀伤细胞，或释放酶降解组织成分，或损伤血管引起缺血坏死。

3. 免疫机制　病原体本身及其代谢产物可诱发机体免疫反应，引起组织损伤，多种传染病的发病机制均与此相关，如流行性出血热、结核病等。还有部分传染病比如艾滋病可直接破坏机体免疫功能，引起多种并发症。

（三）重要病理生理变化

病原体侵入人体后，在与机体互相斗争过程中，引起多种病理生理变化，最常见的有发热及各种代谢改变。发热是传染病最常见的症状之一。而代谢改变主要表现在糖、蛋白质和脂肪代谢紊乱，还有水电解质平衡失调等。

三、传染病的流行过程及影响因素

（一）流行基本条件

传染病的流行需要三要素：**传染源、传播途径**和**易感人群**。

1. 传染源　传染源指能排出病原体的人和动物。传染源包括患者、病原携带者、隐形感染者、受感染动物等。如果传染源是受感染动物的疾病又称**动物源性传染病**，包括狂犬病等；如果传染源为野生动物，称为**自然疫源性传染病**，比如鼠疫。

2. 传播途径　病原体离开传染源到达另一个易感者的途径称**传播途径**。不同传染病有各自的传播途径，主要有以下几种传播途径。

（1）呼吸道传播：病原体通过空气、飞沫或者粉尘传播，如肺结核、传染性非典型肺炎等。

（2）消化道传播：常因病原体污染食物、饮用水等引起，如霍乱、伤寒、细菌性痢疾等。可造成流行甚至暴发流行。

（3）接触传播：直接接触传播和间接接触传播两种。传染源未经过任何外界因素直接与易感者接触造成疾病传播叫**直接接触传播**，如性病、狂犬病等；**间接接触传播**也叫日常生活接触传播，易感人群通过接触被病原体污染的日常生活用品或者其他造成的传播，例如被污染的毛巾可传播沙眼等。

（4）虫媒传播：包括机械携带传播和虫媒叮咬传播，如疟疾主要通过蚊虫叮咬传播。

（5）血液和体液传播：病原体存在于血液或体液中，通过输血、分娩、性交等途径传播，常见的艾滋病、乙肝等。

（6）母婴传播：由母亲传给胎儿或婴儿称**母婴传播**。胎儿在宫内获得的感染称**先天性感染**，如梅毒等。

3. 易感人群　对某种传染病缺乏特异性免疫力的人为**易感者**。当人群中易感人群达到一定量，有合适的传播途径，传染源一旦出现，则可引起该传染病的流行。人群对某种传染病易感程度或免疫水平叫**人群易感性**。易感人群实施计划免疫是降低人群易感性最重要的措施。

（二）影响流行过程的因素

1. 自然因素　自然环境中各种因素，比如地理、气象、生态环境等对传染病的发生与发展有着重要影响。寄生虫及虫媒传播性传染病对自然条件有明显依赖。夏秋季消化道传染病易发生，而寒冷季节呼吸道传染病更易发生。全球气候变暖可带来更多的自然灾害和生物种群的改变，有利于某些病原体扩散和流行区域扩大。

2. 社会因素　包括社会制度、经济与生活条件、文化水平、人口密度等，对传染病的流行有决定性影响。人民生活水平的提高，卫生状况得以改善，加之计划免疫的实行，很多传染病如脊髓灰质炎及部分寄生虫病被消灭。

四、传染病的特征

基本特征

1. 传染病的四个基本特性

（1）特异病原体：每一种传染病都是由特异性病原体所引起的，包括细菌、病毒、真菌、立克次体、螺旋体、朊毒体、原虫、蠕虫等。随着科学技术的发展，一些新的病原体还会不断被发现。病原学检查是传染病的确诊依据。

（2）传染性：传染性是传染病与其他疾病最主要的区别。传染性即病原体通过特定途径感染他人。不同传染病的传染性有很大差别，传染病患者有传染性的时期称**传染期**。每一种传染病传染期相对固定，是确定患者隔离期的主要依据。

（3）流行病学特征：在一定的环境条件下，传染病具有流行病学特征。按流行的强度和广度分为散发、暴发、流行和大流行。①**散发**：某种传染病在某地的发病率低于常年水平。②**流行**：某种传染病在某地的发病率显著高于近年来一般水平。③**大流行**：某传染病流行范围过广，甚至超过国界或洲界。④**暴发**：某种传染病病例高度集中于一个短时间之内。

季节性传染病发病率变化与气温、湿度、传播媒介、人群流动等因素有关。而某些传染病和寄生虫病只限于一定地区和范围内发生，称**地方性传染病**。

（4）感染后免疫：人体感染病原体后，产生针对病原体及其产物的特异性免疫。不同传染病和不同个体，感染后获得的保护性免疫力水平和持续的时间有很大差异。麻疹、乙型脑炎等感染后可获得终生免疫力；流行性感冒、细菌性痢疾等感染后保护性免疫存在时间较短，仅几个月至几年；也有的感染后不产生保护性免疫或仅产生有限的保护性免疫，容易重复感染，如血吸虫病、蛔虫病等。可通过检测血清中特异抗体得知是否具有免疫力。

2. 传染病发展的阶段性　传染病的发展通常具有规律性，每种传染病的发生、发展和转归具有阶段性，通常分为4个阶段。

（1）潜伏期：从病原体侵入人体到开始出现临床症状的一段时间叫**潜伏期**。每种传染病的潜伏期长短不一，与病原体的种类、数量、毒力及机体免疫状态有关。潜伏期可助临床医生诊断疾病，也是留观接触者的重要依据。

（2）前驱期：从起病至症状明显开始为止的时期称为**前驱期**，一般1~3d。前驱期的临床表现通常是轻微且非特异性的，如头痛、发热、乏力、肌肉及关节痛等，起病急骤者前驱期可很短暂或无。此期患者具有传染性。

（3）症状明显期：绝大多数传染病经过前驱期进入此期，患者表现出该传染病所特有的症状和体征，病情由轻转重，到达高峰。随着机体免疫力的产生，症状逐渐或迅速消退。

（4）恢复期：机体免疫力增长到一定程度时，体内病理生理过程基本终止，患者的症状及体征基本消失，称为恢复期。此期体内可能有残余病原体，病理改变和生化改变尚未完全恢复。某些传染病比如脊髓灰质炎、乙型脑炎等可能会留有后遗症。

1）再感染：同一种传染病在痊愈后，一段时间过后再度感染，常见的如流行性感冒、细菌性痢疾等。

2）重复感染：疾病尚在进行过程中，又感染同一种病原体，是发展为重症的主要原因，以丝虫病、血吸虫病常见。

3）复发：初发疾病已进入恢复期，体温恢复正常一段时间，由于体内残存的病原体再度繁殖，体温升高，临床症状和体征再度出现，比如疟疾、伤寒等。

4）再燃：初发疾病进入恢复后期，体温尚未恢复正常，由于体内残存的病原体再度繁殖，体温再度升高，症状和体征再度出现，如伤寒。

3. 常见的症状与体征

（1）发热：发热是传染病的重要症状，大多数传染病都可以引起发热。传染病的发热过程可分为三个阶段，即体温上升期、极期和体温下降期。以口温为标准，根据发热程度将发热分为低热（37.3~38℃）、中度发热（38.1~39℃）、高热（39.1~41℃）和超高热（41℃及以上）。热型是传染病的重要特征之一，具有鉴别诊断意义。

1）稽留热：指体温升高达39℃以上而且24h变化不超过1℃，如伤寒和斑疹伤寒极期。

2）弛张热：24h体温相差超过1℃，但最低温度未达到正常水平，如败血症、流行性出血热等。

3）间歇热：24h之内体温波动于高热与正常体温之间，如疟疾和败血症等。

4）回归热：高热持续数日后自行消退，数日后又再次出现高热，如回归热、布鲁菌病等。

5）波浪热：发热逐渐上升，达高峰后逐渐下降至正常，多次重复，可持续数月，如布鲁菌病。

6）不规则热：指发热患者体温曲线没有规律，可见于败血症、流行性感冒等。

（2）发疹：包括**皮疹**和**黏膜疹**两大类。许多传染病在病程中有皮疹出现，称为**发疹性传染病**。有些传染病以疹命名，如麻疹、风疹等。皮疹出现的时间、部位、先后顺序对疾病的诊断和鉴别诊断有重要参考价值。如科氏斑（Koplik spot）为麻疹重要的诊断依据。

1）常见的皮疹：①**斑疹、丘疹、斑丘疹**。**斑疹**与皮肤表面齐平，局部皮肤发红，常见于麻疹初起、斑疹伤寒等；**丘疹**略高于皮肤，可以孤立存在或相互融合，见于麻疹、猩红热等；**斑丘疹**为在丘疹周围合并皮肤发红的皮疹，见于风疹、猩红热等。②**出血疹**。为散在或相互融合成片的皮下出血。多见于流行性出血热、登革热等。③**疱疹**。指表面隆起，内含浆液或脓液的皮疹。比如水痘、带状疱疹、单纯疱疹等。疱疹并发细菌感染可形成脓疱疹。④**荨麻疹**。为不规则的片块状丘疹。见于血吸虫病等。

黏膜疹指体内黏膜的出疹现象，如麻疹的Koplikspot。黏膜疹发生在体腔内，不易被发现。

2）皮疹的意义：皮疹出现的时间、分布部位和先后顺序有一定的规律性，具有重要诊断价值。水痘、风疹多于第一日出疹，猩红热多在第二日，天花多在第三日，麻疹多在第四日，斑疹伤寒多在第五日，伤寒多在第六日出疹。皮疹部位也有一定规律，水痘皮疹主要向心性分布于躯干，天花的皮疹离心性分布于四肢和头面部，伤寒玫瑰疹主要见于胸腹部。出疹的先后顺序来看，麻疹先见于耳后、面部，然后向躯干、四肢蔓延，直到手足心，同时出现黏膜疹。

（3）毒血症状：病原体进入人体，其代谢产物和毒素可引起全身中毒症状，如寒战、高热、乏力、全身酸痛、厌食、头痛等，甚至出现精神神经症状，严重者可引起肝、肾损害和多器官功能衰竭。

（4）单核 - 吞噬细胞系统反应：在病原体及其代谢产物的作用下，单核 - 吞噬细胞系统可出现充血、增生等反应，临床上表现为肝、脾和淋巴结的肿大。急性病毒性肝炎、传染性单核细胞增多症是最常见的能引起肝脾肿大的传染病。

4.临床类型　根据传染病临床过程的长短可分为急性、亚急性和慢性传染病；根据病情的轻重可分为轻型、中型、重型及暴发型传染病。

五、传染病的诊断

传染病的诊断必须结合临床病史资料、流行病学资料、实验室及其他检查资料来综合判断。早期明确诊断有利于患者的早期隔离和治疗。

（一）临床资料

临床资料来源于详尽的询问病史和细致的体格检查。很多传染病有特征性的症状和体征，如发热、皮疹等，结合诱因和起病方式，对疾病诊断有着重要参考作用。特别是一些特异性体征，如玫瑰疹、焦痂、科氏斑（Koplik斑）等，有着重要诊断意义。

（二）流行病学资料

了解传染病的流行病学特征有助于临床诊断，在传染病的诊断中占有重要地位。流行病学资料包括患者的年龄、职业、发病季节与地区、免疫接种史与既往病史、与传染病患者接触史等。

（三）实验室检查及其他检查

实验室检查对传染病的诊断有重要意义，一旦分离培养出病原体可直接明确诊断，免疫学检查也可作为重要依据。

1. 实验室检查 实验室检查对传染病的诊断具有特殊的意义，病原体的检出可直接确定诊断，而免疫学检查亦可为诊断提供重要根据。一般实验室检查也有助于早期诊断及判断疾病转归和预后。

（1）一般实验室检查：包括血液、大小便常规检查和生化检查。血常规检查中以白细胞计数和分类应用最广。白细胞总数显著升高见于大多数细菌感染，尤其是化脓性细菌感染，如流行性脑脊髓膜炎、猩红热、败血症等，少数病毒感染性传染病如流行性乙型脑炎、狂犬病、流行性出血热、传染性单核细胞增多症等也可见。白细胞总数正常或减少常见于病毒感染，如流行性感冒、病毒性肝炎等，某些细菌感染也可出现白细胞总数下降，如伤寒，疟疾这种原虫感染也能出现白细胞的下降。蠕虫感染常常引起嗜酸性粒细胞增多，如血吸虫等。小便常规有助于钩端螺旋体病的诊断，大便常规有助于肠道细菌与原虫感染的鉴别。

（2）病原学检查：直接检出或分离培养出病原体是传染病诊断的**金指标**。

1）直接检出病原体：如血液或骨髓涂片中检出疟原虫，从大便涂片中检出各种寄生虫卵及阿米巴原虫，肉眼观察粪便中的绦虫节片等都是直接检出病原体的方法。

2）分离培养病原体：一些病原体可用人工培养基培养，如霍乱弧菌、伤寒杆菌、钩端螺旋体等；而脊髓灰质炎等病毒可用细胞培养。一般在使用抗病原体药物前进行分离培养可提高检出阳性率。

3）分子生物学检测：是传染病病原学诊断发展的方向。

（3）免疫学检测

1）特异性抗原检测：一般在感染早期或慢性感染状态下出现，特异性抗原是病原体存在的证据。检测特异性抗原比特异性抗体更为可靠。

特异性抗体检测：是临床常用的诊断方法。特异性 IgM 型抗体的检出有助于现症感染的诊断。

2）特异性 IgG 型抗体的检测：在急性期和恢复期双份血清抗体效价增加 4 倍以上有重要诊断价值。

2. 其他检查 包括常用纤维胃镜、纤维结肠镜诊断消化系统传染病，如伤寒，阿米巴痢疾等；常用纤维支气管镜诊断支气管淋巴结核病、艾滋病合并肺孢子菌病；影像学检查也是最常用的诊断手段，包括 B 型超声波检查、计算机断层扫描（CT）、磁共振成像（MRI）等；还可以采用活体组织检查协助诊断与鉴别诊断。

六、传染病的治疗

（一）治疗原则

传染病的治疗要坚持"早期治疗，防治结合"的综合治疗原则。简单地说就是治疗与护理并重，隔离与消毒并重，一般治疗、对症治疗和病因治疗并重的原则。

（二）治疗方法

1. 一般治疗　包括隔离、消毒、护理、饮食及心理治疗等。隔离按不同传染病的传播途径和病原体排出方式及时间而各异，并做好消毒工作。良好的护理、舒适的环境、一定的心理治疗均有助于患者的恢复。一般治疗还包括支持治疗。如足够的热量摄入，维持水、电解质平衡和酸碱平衡，必要时应用各种血液和免疫制品等。

2. 对症治疗　包括降温、镇静、强心、改善微循环、纠正水电解质紊乱和酸碱失衡等。对症治疗减轻患者痛苦，减少机体消耗，减轻重要脏器负担，改善和稳定内环境，从而安全度过危险期。

3. 病原治疗

（1）抗菌治疗：主要用于细菌、立克次体、支原体、真菌、螺旋体感染的治疗。应遵守以下原则：①严格掌握适应证，使用针对性强的药物。②病毒感染不宜使用抗菌药物，除非合并细菌感染。③不明原因发热患者，如果用多种抗菌药物治疗无效，应停用或改用适合的抗菌药物，避免二重感染和毒副反应。④应用抗菌药物前最好做病原体培养，按药敏试验结果用药。⑤预防性应用抗菌药物应有明确的目的。⑥对于免疫功能低下的患者和疑似细菌感染的患者，可预防给药。

（2）抗寄生虫治疗：主要用于蠕虫病和原虫病的治疗。如吡喹酮治疗血吸虫病，甲硝唑治疗阿米巴病，氯喹、奎宁治疗疟疾，锑剂治疗黑热病等。

（3）抗病毒治疗：临床应用较多的有干扰素、阿糖腺苷、阿昔洛韦、利巴韦林等。

（4）血清免疫制剂治疗：有直接中和毒素和清除病原体的作用。如白喉和破伤风抗毒素、乙型肝炎免疫球蛋白、抗狂犬病血清等。

4. 康复治疗　某些传染病可有肢体瘫痪和语言障碍等后遗症，可进行包括针灸治疗、理疗在内的康复治疗，以促进机体康复。

5. 中医药治疗　中医药在传染性疾病防治方面，尤其是病毒性疾病防治方面有较好的疗效。主要从"扶正""祛邪"两方面来治疗。常用达原饮、银翘散等。

七、传染病的预防

（一）管理传染源

1. 法定传染病　《中华人民共和国传染病防治法》把传染病分为**甲类**、**乙类**和**丙类**三类，实行分类管理。目前我国共有法定传染病3类39种。甲类为**强制管理传染病**，包括**鼠疫**和**霍乱**两种；乙类为**严格管理传染病**，共26种：传染性非典型性肺炎、艾滋病、病毒性肝炎、脊髓灰质炎、人感染高致病禽流感、麻疹、流行性出血热、狂犬病、流行性乙型脑炎、登革热、炭疽、细菌性和阿米巴性痢疾、伤寒和副伤寒、流行性脑脊髓膜炎、百日咳、白喉、猩红热、布氏菌病、淋病、梅毒、钩端螺旋体病、疟疾、肺结核、新生儿破伤风、血吸虫病；丙类属**监测管理传染病**，包括流行性感冒、流行性腮腺炎、风疹、急性出血性结膜炎、麻风病、流行性和地方性斑疹伤寒、黑热病、包虫病、丝虫病，以及除霍乱、痢疾、伤寒和副伤寒以外的感染性腹泻病、手足口病等，共11种。

2. 传染病报告制度　是预防、控制传染病的重要措施，必须严格遵守。疾病预防控制机构、医疗机构和采供血机构及其执行职务的人员发现法定的传染病疫情或者其他传染病暴发、流行以及突发原因不明的传染病时，应当按照规定及时上报。所有公民均为义务报告人。

根据《中华人民共和国传染病防治法实施办法》疫情报告规定：对**甲类传染病、乙类传染病中**的**传染性非典型肺炎**和**艾滋病、肺炭疽、脊髓灰质炎**的患者、病原携带者或疑似患者，**城镇**应于 2h 内、**农村**应于 6h 内上报；对**其他乙类传染病**患者、疑似患者和伤寒、副伤寒、痢疾、梅毒、淋病、乙型肝炎、白喉、疟疾等病原携带者，**城镇**应在 6h 内、**农村**应在 12h 内上报；对于**丙类传染病**和其他传染病应于 24h 内上报。对于食物中毒等突发公共卫生事件必须在被发现后 2h 内报到所在地县级人民政府卫生行政部门。

3. 控制传染源　控制传染源的主要手段是隔离病人及病原携带者，并按照不同传染病采取相应检疫措施密切观察。隔离的种类有：严密隔离、呼吸道隔离、消化道隔离、血液－体液隔离、接触隔离、昆虫隔离、保护性隔离。

（二）切断传播途径

对于各种传染病，尤其是消化道传染病、虫媒传染病和寄生虫病，切断传播途径是最重要的预防措施。对被污染的饮食、水源、粪便加强管理或无害化处理，同时重视个人防护。

（三）保护易感人群

1. 提高非特异性免疫力　合理营养、参加体育锻炼、改善生活习惯和居住条件等。在流行期间应避免同易感人群接触。

2. 提高特异性免疫力　包括**主动免疫**和**被动免疫**，是保护易感人群的关键措施。主动免疫包括接种活疫（菌）苗、死疫（菌）苗、基因工程疫苗、类毒素等。被动免疫是治疗某些外毒素引起的疾病或某些传染病患者暴露后的应急措施，生物制剂主要有抗毒素、丙种球蛋白。但是目前不是所有传染病都可以利用免疫接种方法进行预防。

第二单元　病毒感染性疾病

【复习指南】本章为重点章节。掌握病毒性肝炎、流行性感冒、人感染高致病性禽流感、传染性非典型肺炎、流行性出血热、流行性乙型脑炎的病原学、流行病学特点、临床表现、并发症、诊断依据与治疗；熟悉疾病的病因病理、实验室检查、鉴别诊断及预防措施。

一、病毒性肝炎

病毒性肝炎是由多种肝炎病毒引起的，以肝脏炎性损害为主的传染病，具有传染性强、传播途径复杂、流行面广、发病率高等特点。目前已知的肝炎病毒有甲、乙、丙、丁、戊五型。

（一）病原学

1. 甲型肝炎病毒　甲型肝炎病毒，属微小 RNA 病毒科，直径约 27nm 球形颗粒，内含线型单股 RNA。抗原性较为稳定，HAV 环境抵抗力较强，含有 HAV 的粪便室温下放置 1 个月后仍有传染性。对有机溶剂如乙醚等有抵抗力、耐酸、耐碱。抗-HAV IgM 提示近期感染，抗-HAV IgG 是过去感染的标志。

2. 乙型肝炎病毒　乙型肝炎病毒，属嗜肝 DNA 病毒，完整的乙肝病毒颗粒叫 **Dane 颗粒**，为直径 42nm 的球形。外壳含有乙肝病毒表面抗原（HBsAg），核心内含有 HBV DNA 和 DNA 聚合酶（DNAP），核壳含有乙肝病毒核心抗原（HBcAg）。

HBV核酸为不完全的环状双链DNA，长链（负链）约3200个核苷酸，长度固定，缺口处为DNAP，短链（正链）长度不定。长链有4个开放读码区，分别为S、C、P及X区，可编码全部病毒物质：S区分为前S1、前S2和S基因，分别编码产生前S1、前S2和S三种抗原；C区分为前C和C基因，编码产生e抗原（HBeAg）和HBcAg；P基因编码产生DNAP；X基因的产物是x抗原（HBxAg）。HBV复制时，HBV DNA被修复为共价闭合环状DNA（cccDNA），并以此为模板进行HBV的转录与复制。

目前HBV可以分为9个基因型，即A、B、C、D、E、F、G、H和I型。不同的血清型可属同一基因型，而同一血清型可分布于不同的基因型。基因型的分布与地域、历史及人口的迁移等有密切的关系。在我国A、B、C及D四型均有分布，北方地区以C型为主，由北向南B型逐渐增多。HBV DNA在自身复制过程中很容易发生变异，可引起HBV生物学特征的改变，会给乙型肝炎的预防、诊断和治疗等带来困难。HBV对外环境抵抗力很强，在干燥或冰冻环境下能生存数月至数年，高压蒸汽消毒等可被灭活，对次氯酸、甲醛及过氧乙酸等消毒剂敏感，对乙醇不敏感。

HBsAg最早出现，抗-HBs属于保护性抗体，HBeAg提示病毒复制，抗-HBcIgM提示急性期或者慢性肝炎急性发作，抗-HBcIgG提示既往感染。

3.丙型肝炎病毒　丙型肝炎病毒属黄病毒科，基因组为单股正链RNA，直径30~60nm。通过与肝细胞表面上的特异性受体结合进入肝细胞。肝细胞是HCV复制的主要场所。

HCV基因易变异，可以产生不同的基因型、亚型和准种。按发现的先后命名基因型，用阿拉伯数字表示，目前共6型。亚型在基因型后用小写英文字母表示，如1a、1b、1c、3a等。HCV基因型分布存在明显的地区差别，我国1b及2a基因型常见，多为1b基因型。HCV对氯仿等有机溶剂敏感。血清抗-HCV为丙肝感染标志。

4.丁型肝炎病毒　丁型肝炎病毒是一种缺陷病毒，成熟的HDV颗粒直径35~37nm，由HBsAg包被，内含HDV RNA和丁肝病毒抗原（HDV Ag）。在临床上HBV与HDV同时感染机体，称同时感染，如在慢性HBV感染的基础上感染HDV，叫重叠感染。HDV耐热，但对甲醛、氯仿较敏感。抗-HDV是HDV感染特异性诊断的基础。

5.戊型肝炎病毒　戊型肝炎病毒为单股正链RNA，直径为32~34nm，无包膜，具有突起的表面结构。能够感染人的HEV有且只有一个血清型，HEV抗原存在于HEV颗粒表面及肝细胞浆中。主要在肝细胞中复制，通过胆汁排泄。

HEV不稳定，在4℃以下保存易被破坏，反复冻融也易使病毒降解，在高浓度盐溶液中不稳定，在碱性环境条件下较稳定。HEV对常用消毒剂如甲醛及氯类等敏感。抗-HEV IgM提示近期感染，抗-HEV IgG是过去感染标志。

（二）流行病学

1.传染源　甲、戊型肝炎的传染源主要是急性期患者和隐形感染者。病毒主要通过患者粪便排出体外，发病前2周至发病后2~4周均具有传染性，其中发病前5天至发病后1周传染性最强。患者的粪便、唾液、胆汁及十二指肠肠液均有传染性。

乙、丙、丁型肝炎的传染源是相应的急、慢性患者和无症状病毒携带者。病毒存在于患者血液和各种体液。丁肝与HBV以重叠感染或同时感染形式存在，以重叠感染为主。

2.传播途径　甲、戊型肝炎主要经粪-口途径传播。粪便中排出的病毒通过被污染的手、水、食物等经口感染，以日常接触为主要方式，如水源被污染或生食被污染的食物（如贝类海产品等）可引起局部暴发或流行，通过输血或注射的机会很少。

乙型肝炎病毒的传播途径较多，常见的主要有以下几种方式：①输血及血制品以及使用污染的注射器或针刺器具等；②母婴传播（主要通过分娩时吸入羊水、哺乳、接触产道血液或通过胎盘造成宫内感染）；③性接触传播；④日常生活密切接触传播。丙型肝炎传播途径类似，以输血及血液制品传播为主，母婴传播少见。丁肝传播途径同乙肝类似。

3. 易感人群　人类对各型肝炎普遍易感，各年龄均可发病。甲型肝炎感染后机体可获得较稳固的免疫力，发病者以儿童居多。乙型肝炎由于我国推行新生儿乙肝疫苗的注射，儿童的发病率显著降低，成人患者主要是慢性肝炎感染，急性少见。感染年龄越小演变为慢性的概率越高。丙型肝炎的发病以成人多见，与输血或使用血制品、药瘾注射、血液透析等有关，大部分为慢性感染。丁型肝炎的易感者为 HBsAg 阳性的急、慢性肝炎或无症状携带者。戊型肝炎各年龄普遍易感，以成年人为主，感染后可产生一定的免疫力。各型肝炎之间无交叉免疫，可重叠感染或先后感染。

4. 流行特征　我国是甲型肝炎和乙型肝炎的高发地区，甲型肝炎在高发地区常呈周期性流行。全年均可发病，以秋冬季为发病高峰。通常散发，发病年龄较小，常在 14 岁以下，在幼儿园、小学及部队中发病率较高，且可发生大的流行。如水源被污染或生吃污染水中养殖的贝壳类等食品，亦可在人群中引起暴发。在我国，近几年甲型肝炎发病率逐渐下降，但不同地区发病率差异较大，总的来说，农村高于城市，西部地区高于东部地区，北方地区高于南方地区。

乙型肝炎见于世界各地，不同地区的乙肝流行率差异巨大，欧美大洋洲发病率极低，而亚洲与非洲发病率最高。在我国乙肝流行率分布也存在地区差异，农村高于城市，北方低于南方。其发病无明显季节性，多为散发，但常有家庭集聚现象，男性多于女性。丙型肝炎世界各国均可见，主要为散发，多见于成人，尤以输血与使用血制品者、静脉药瘾者、血液透析者、肾移植者、同性恋者等为多见，发病无季节性，易转为慢性。丁型肝炎主要聚集于意大利南部，我国属低地方性流行区。戊型肝炎存在流行和散发两种形式。流行主要发生于不发达国家，在发达国家多为散发。戊型肝炎发病与饮水习惯及粪便管理有关。发病者以青壮年为主，儿童多为亚临床型。男性发病多于女性，孕妇感染后病情较重，病死率较高。

（三）发病机制与病理

1. 发病机制　HAV 经口进入体内，经消化道进入血流，主要侵犯肝脏。在肝细胞内复制的过程中仅引起肝细胞轻微损害，在机体出现一系列免疫应答后，肝脏出现明显病变，表现为肝细胞坏死和炎症反应。可被机体的免疫应答清除，一般不发展为慢性肝炎、肝硬化或者病毒携带状态。

HBV 感染的自然病程是复杂且多变的，同时受多因素影响，如性别、年龄、病毒因素等。慢性 HBV 感染的自然病程一般分为四个阶段：第一阶段为免疫耐受期：特点是血清 HBsAg 和 HBeAg 阳性，HBV 复制活跃，HBV DNA 载量高，但血清 ALT 水平正常或仅轻度升高；第二阶段为免疫清除期：患者免疫耐受被打破，进入免疫活跃阶段，表现为血清 HBV DNA 滴度下降，伴有 ALT 持续或间歇升高，肝组织有坏死、炎症等表现，此阶段可持续数月至数年；第三阶段为非活动或低（非）复制期：表现为 HBeAg 阴性、抗-HBe 阳性，HBV

DNA 载量低或检测不出、ALT 水平正常，肝细胞坏死、炎症得到缓解；第四阶段为再活动期，部分处于非活动期的患者可再次发生肝炎，表现为 HBeAg 阴性、抗 –HBe 阳性，但仍有 HBV 活动性复制，ALT 持续或反复异常，成为 HBeAg 阴性慢性乙型肝炎。自发性 HBsAg 消失（伴或不伴抗 –HBs）及 HBV DNA 降低或检测不到者常预后良好。

乙型肝炎的发病机制十分复杂，目前尚未完全明了。HBV 进入人体后，到达肝脏及胆管、胰腺、脾等肝外组织，病毒包膜与肝细胞膜发生融合，病毒从而进入细胞内并在其中复制，一般并不直接引起肝细胞病变，但 HBV 基因整合于宿主的肝细胞染色体中，产生长期后果。乙型肝炎的肝细胞损伤主要取决于机体的免疫应答，以细胞免疫为主。表达在肝细胞膜上的 HBV 核心抗原（HBcAg）和肝特异性脂蛋白是主要的靶抗原，致敏 T 淋巴细胞的细胞毒效应是肝细胞损伤的主要机制，特异性 T 辅助细胞在慢性肝炎的持续性损伤中起重要作用。特异性抗体与循环中的相应抗原及病毒颗粒结合成免疫复合物，被吞噬细胞清除。循环中免疫复合物可沉积于关节腔内以及各脏器的小血管壁，引起皮疹、关节炎、肾小球肾炎等肝外病变。

机体免疫应答不同决定了乙型肝炎临床类型及转归。在免疫功能正常的机体，受染肝细胞被破坏清除，使感染终止，临床表现为急性肝炎，根据肝细胞受损程度不同，表现为急性黄疸型或急性无黄疸型肝炎。成年 HBV 感染者大多属于此种情况。若机体呈免疫耐受状态，受染肝细胞未遭受免疫性损伤或仅轻微损伤，病毒未能清除，则表现为无症状的慢性病毒携带者。若机体免疫功能低下，病毒未得彻底清除，肝细胞不断受到损伤，则表现为慢性肝炎。由于机体的免疫功能严重失调，特异性免疫应答增强，自身免疫应答明显，机体处于超敏状态，通过肝内免疫复合物反应和抗体依赖细胞毒作用造成肝细胞大面积坏死引起肝衰竭。

HCV 进入体内，引起病毒血症，通过 HCV 的直接杀伤作用及感染 HCV 后诱发机体免疫反应等共同导致肝细胞损伤。细胞免疫对 HCV 的清除起重要作用，早期特异性的 CD_4^+ 和 CD_8^+ T 细胞免疫反应强烈，则 HCV 可被清除，如感染 HCV 后细胞免疫不足，虽可抑制病毒复制，但难以清除 HCV，并能引起肝脏慢性炎性损害，最终导致肝硬化和肝细胞癌。

HDV 对肝细胞具有直接致病性，同时免疫机制也参与损伤。

HEV 经口进入肠道，经门静脉侵入肝脏。其发病机制可能与甲型肝炎类似，主要是由细胞免疫介导肝细胞损伤。

各型病毒性肝炎之间无交叉免疫。HDV 与 HBV 同时感染或重叠感染可加重病情，易发展为肝衰竭。HAV 或 HBV 重叠感染也可使病情加重，甚至可发展为肝衰竭。

2. 病理 各型肝炎的肝脏病理改变基本相似，常有以下改变：肝细胞变性和坏死、炎症渗出反应、肝细胞再生、纤维组织增生。各临床类型的病理改变如下：

（1）急性肝炎：肝脏肿大，表面光滑。镜下可见：肝细胞变性和坏死，以气球样变最常见。肝细胞坏死可表现为单个或小群肝细胞坏死，伴局部淋巴细胞为主的炎性细胞浸润。汇管区改变多不明显。肝细胞再生表现为肝细胞体积增大，可出现肝细胞索排列紊乱现象。

黄疸型肝炎的病理改变与无黄疸型者相似但较严重，小叶内瘀胆现象明显，表现为一些肝细胞浆内有胆色素滞留，肿胀的肝细胞之间毛细胆管内胆栓形成。

（2）慢性肝炎：除有不同程度肝细胞变性、坏死外，汇管区及汇管区周围炎症常较明显，常伴不同程度的纤维化，主要病变有以下几点：①炎症坏死。常见点、灶状坏死，融合坏死，碎屑坏死及桥接坏死，后两者是判断炎症活动度的重要形态学指标。②纤维化。肝内胶原形成与降解失衡，纤维过多沉积在肝内。轻者仅汇管区周围纤维化和局限窦周纤维化或小叶内纤维瘢痕，不影响小叶结构的完整性。重者肝实质广泛破坏，弥漫性纤维增生，假小叶形成而出现肝硬化。病理诊断主要按炎症活动度和纤维化程度进行分期（G）和分级（S）（表12-1）。

表12-1 慢性肝炎炎症活动度分级与纤维化程度分期标准

级	炎症活动度（G）		期	纤维化程度（S）
	汇管区及周围	小叶内		纤维化程度
0	无炎症	无炎症	0	无
1	汇管区炎症	变性及少数点、灶状坏死灶	1	汇管区扩大、纤维化，窦周及小叶内局限纤维化
2	轻度碎屑坏死	变性及少数点、灶状坏死灶	2	汇管区周围纤维化，纤维间隔形成，小叶结构完整
3	中度碎屑坏死	变性、融合坏死重，或见桥接坏死	3	纤维间隔形成，小叶结构紊乱，无肝硬化
4	重度碎屑坏死	桥接坏死范围广，累及多个小叶（多小叶坏死）	4	早期肝硬化

（3）肝衰竭

1）急性肝衰竭：肉眼见肝脏体积明显缩小，边缘锐薄，质地柔软，包膜皱缩。组织学检查可见肝细胞一次性坏死，坏死面积＞肝实质的2/3；或亚大块坏死，或桥接坏死，伴存活肝细胞严重变性，肝窦网状支架不塌陷或非完全性塌陷。如发生弥漫性小泡性脂肪变性，预后往往更差。

2）亚急性肝衰竭：肉眼见肝脏体积缩小或不缩小，质稍硬，肝脏表面和切面可见大小不等的再生结节。肝组织新旧不一的亚大块坏死或桥接坏死；较陈旧的坏死区网状纤维塌陷，或有胶原纤维沉积；残留肝细胞有程度不等的再生，可见细、小胆管增生，腔内可见胆栓，胆汁淤积。患者多于6个月内死亡，幸存者则进展为肝硬化。

3）慢加急性肝衰竭：在慢性肝病病理损害基础上，发生新的程度不等的肝细胞坏死。

4）慢性肝衰竭：主要为弥漫性肝纤维化及异常结节形成，可伴有分布不均的肝细胞坏死。

（4）淤胆型肝炎：有轻度急性肝炎的组织学改变，伴以明显的肝内淤胆现象。毛细胆管及小胆管内胆栓形成，肝细胞浆内亦可见到胆色素淤滞。小胆管周围有明显的炎性细胞浸润。

（5）肝炎肝硬化

1）活动性肝硬化　弥漫性纤维组织增生及假小叶形成，伴明显炎症，包括纤维间隔内炎症细胞浸润，假小叶周围碎屑坏死及再生结节内炎症病变。

2）静止性肝硬化　假小叶周围边界清楚，间隔内炎性细胞少，结节内炎症轻。

（四）临床表现

不同类型肝炎的潜伏期长短不一，甲型肝炎为2~6周（平均4周）；乙型肝炎为1~6个月（平均3个月）；丙型肝炎为2周至6个月（平均40d）；丁型肝炎为4~20周；戊型肝炎为2~9周（平均6周）。

1. 急性肝炎 病程一般为2~4个月，临床上根据有无黄疸分为以下两型。

（1）急性黄疸型肝炎：可分为3期

1）黄疸前期：多缓慢起病，可有发热、恶寒。本期突出的症状是全身乏力及食欲不振、厌油、恶心、呕吐、上腹不适等消化系统症状。本期末尿色逐渐加深，似浓茶色，体征可有右上腹叩击痛。本期持续数日至2周，平均1周。

2）黄疸期：继尿色加深之后，出现巩膜黄染，继及皮肤，多于数日至2周达高峰。黄疸多为肝细胞性，部分患者可表现为胆汁淤积性黄疸，如皮肤瘙痒、大便颜色变浅等。体征除皮肤及巩膜黄染外，尚有肝大、触痛及肝区叩击痛，脾可轻度增大。本期持续2~6周。

3）恢复期：此期黄疸消退，症状消失，肝功能恢复正常，肿大的肝、脾逐渐恢复正常。本期约需数周至4个月，平均1个月。

（2）急性无黄疸型肝炎：此型较多见，起病缓慢，临床症状较轻，主要表现为乏力、食欲不振、腹胀、肝区疼痛，有的患者可有恶心、呕吐、便溏或低热。体征可有肝脏肿大、压痛，脾也可轻度肿大。

甲、戊型肝炎以黄疸型多见，急性丙型肝炎以无黄疸型多见。部分患者无症状，仅检查时发现肝功能异常，称为亚临床型感染。

2. 慢性肝炎 急性肝炎病程超过半年或原有慢性乙型、丙型、丁型肝炎，出现肝炎症状、体征及肝功能异常者可诊断为慢性肝炎。发病日期不明或虽既往无肝炎病史，但肝组织病理学检查符合慢性肝炎改变，或根据症状、体征、实验室检查及影像学检查综合分析，亦可做出相应诊断。

为区分肝功能损害严重程度，临床上将慢性肝炎分为轻、中、重度。

（1）轻度：临床症状、体征轻微或缺如，肝功能指标仅1或2项轻度异常。

（2）中度：症状、体征、实验室检查居于轻度和重度之间。

（3）重度：有明显或持续的肝炎症状，如乏力、食欲不振、腹胀等，有肝病面容、肝掌、蜘蛛痣、脾大等慢性肝病体征，无门脉高压表现者。实验室检查提示血清丙氨酸氨基转移酶（ALT）和（或）门冬氨酸氨基转移酶（AST）反复或持续升高、白蛋白降低或A/G比值异常。

3. 肝衰竭 肝衰竭是由肝细胞大量坏死导致肝功能严重受损及多组织或器官功能障碍的一种临床综合征，为病毒性肝炎的主要死因。根据病理组织学特征和病情发展速度，肝衰竭可分**急性肝衰竭**、**亚急性肝衰竭**、**慢加急性肝衰竭**和**慢性肝衰竭**四种。

（1）急性肝衰竭：急性起病，病程2周内出现≥Ⅱ度及以上肝性脑病，并有以下表现者：极度乏力，伴有厌油、腹胀、恶心、呕吐等严重消化道症状；短期内黄疸进行性加深；出血倾向明显，凝血酶原活动度≤40%，且排除其他因素；肝脏进行性缩小。

（2）亚急性肝衰竭：起病较急，15d到26周出现以下表现者：极度乏力，伴有明显消化道症状；黄疸迅速加深，血清总胆红素大于正常值上限10倍或每日上升≥17.1μmol/L；

凝血酶原时间明显延长，凝血酶原活动度≤40%，且排除其他因素。

（3）慢加急性肝衰竭：**在慢性肝病基础上**，短期内发生急性肝功能失代偿。

（4）慢性肝衰竭：**在肝硬化基础上**，肝功能进行性减退和失代偿。表现有腹水或其他门脉高压表现；可有肝性脑病；血清总胆红素升高，白蛋白明显下降；有凝血功能障碍，凝血酶原活动度≤40%。

首先出现神经、精神症状等肝性脑病表现者，称**脑病型**；首先出现腹水及其相关表现（包括胸腔积液等）者，称**腹水型**。根据病情的严重程度，亚急性和慢性肝衰竭可分为早、中、晚三期：

1）早期：极度乏力，并有明显厌食、呕吐和腹胀等严重消化道症状；黄疸迅速加深，血清总胆红素大于正常值上限10倍或每日上升≥17.1μmol/L；30%＜PTA≤40%；但未发生明显的脑病，亦未出现腹水。

2）中期：在早期肝衰竭的基础上，病情进一步发展，出现以下情况之一者：出现Ⅱ度以下肝性脑病和（或）明显腹水；明显出血倾向（出血点或瘀斑），20%＜PTA≤30%。

3）晚期：病情在中期肝衰竭的基础上进一步加重，有出现以下三条之一者：有难治性并发症如肝肾综合征、消化道大出血、严重感染、难以纠正的电解质紊乱等；严重出血倾向（注射部位瘀斑等），PTA≤20%；Ⅲ度以上肝性脑病。

4. 淤胆型肝炎　以肝内胆汁淤积为主要表现的一种特殊类型，又称**毛细胆管型肝炎或胆汁淤积型肝炎**。起病类似急性黄疸型肝炎，但自觉症状常较轻，皮肤瘙痒，大便颜色变浅，常有明显肝脏肿大，肝功能检查血清胆红素明显升高，以直接胆红素为主，血清胆汁酸、谷氨酰转肽酶、碱性磷酸酶等梗阻指标可明显升高，黄疸重且持久，尿中胆红素阳性而尿胆原阴性。在慢性肝炎或肝硬化基础上发生上述临床表现者，可诊断为慢性淤胆型肝炎。

5. 肝炎肝硬化

（1）代偿性肝硬化：指早期肝硬化，属Child-Pugh评分A级。虽可有轻度乏力、食欲减退或腹胀症状，但无明显肝功能衰竭表现。肝、脾轻至中度肿大，质地偏硬，无明显压痛。

（2）失代偿性肝硬化：指中晚期肝硬化，属Child-Pugh评分B、C级（表12-2）。临床表现明显，可发生多种并发症。患者可出现腹水、肝性脑病及门脉高压引起的食管胃底静脉明显曲张或破裂出血等。

根据肝脏炎症活动情况，还可将肝硬化分为活动性肝硬化和非活动性肝硬化。

表12-2　肝功能Child-Pugh评分

评分	1	2	3
总胆红素	＜34	34~51	＞51
人血白蛋白（g/L）	＞35	28~35	＜28
凝血酶原时间延长（s）	1~3	4~6	＞6
腹水	无	轻度	中等量
肝性脑病（级）	无	1~2	3~4

注：积分法：5~6分为A级，7~9分为B级，10~15分为C级。

6.并发症

(1)肝性脑病:高蛋白饮食、消化道出血、感染、大量放腹水等为常见诱因。根据临床表现及脑电波异常划分为Ⅳ度:Ⅰ度以精神症状为主,定向力、计算力下降,患者性格、行为发生改变;Ⅱ度以神经症状为主,出现扑翼样震颤,肌张力升高,腱反射亢进,患者嗜睡,性格行为异常,脑电图可见异常 θ 波;Ⅲ度患者处于昏睡状态,对疼痛刺激有反应,脑电图可见异常 θ 波和三相慢波;Ⅳ度患者处于深昏迷状态,对疼痛刺激无反应,腱反射消失。

(2)上消化道出血:多见于肝硬化和肝衰竭患者,与肝脏合成凝血因子功能下降、胃底食管下段静脉曲张及门静脉高压性胃病等因素相关。

(3)感染:常见感染部位为腹膜、胆道及肺部,常见致病菌为革兰阴性杆菌多见。

(4)肝肾综合征:患者肾脏本身并无器质性损害,在严重肝病基础上继发功能性肾功能衰竭。表现为自发性少尿或无尿、氮质血症和肌酐增高等。

(5)原发性肝癌:HBV 或 HCV 慢性感染是发生原发性肝癌的重要因素之一。

(五)实验室检查与其他检查

1.血常规　急性肝炎早期血白细胞正常或略高,黄疸期至恢复期白细胞正常或略低。慢性肝衰竭、肝硬化时脾功能亢进时可有不同程度的血小板、白细胞及红细胞减少。

2.尿常规　黄疸患者尿胆红素及尿胆原阳性有助于黄疸的鉴别诊断。

3.肝功能

(1)血清酶测定:临床最常用有两种,一是丙氨酸氨基转移酶(ALT),另一种是门冬氨酸氨基转移酶(AST)。这两种酶均存在于体内多种组织(如肝脏、心肌、骨骼肌、肾脏等)细胞中,但肝细胞中含量最多。这些组织受到损伤,大量的转氨酶释放进入血液,引起血清转氨酶升高。在肝细胞中,ALT 主要存在于肝细胞浆中,易于释出,而 AST 80% 存在于肝细胞线粒体内,因此在急性肝炎时 ALT 常常高于 AST。ALT 是反映肝细胞功能最常用指标,在严重肝损伤时,患者血清 ALT 快速下降,而总胆红素不断升高,这种"胆酶分离"现象提示肝细胞大面积坏死,预后不良。胆碱酯酶主要由肝细胞合成,其活性不断下降也提示预后不良。GGT 和碱性磷酸酶明显升高往往提示胆管阻塞。

(2)胆红素:胆红素含量是反映肝细胞损伤严重程度的重要指标。肝脏疾患如血清胆红素明显升高常表示肝脏损伤严重或有胆汁淤积。如急性肝炎患者胆红素长期持续异常则有慢性化可能,如胆红素在短期内剧增则提示病情恶化。直接胆红素比例亦可反映淤胆程度。

(3)凝血酶原时间(PT)和凝血酶原活动度(PTA):肝脏为多种凝血因子合成的场所,如果肝脏出现严重损伤时,凝血因子缺乏,PT 明显延长,PTA 下降。凝血酶原活动度≤40%是诊断肝衰竭重要依据。

(4)蛋白质:由肝脏产生,当肝脏损伤严重或慢性肝病时,患者人血白蛋白减少,球蛋白增加,白/球比值下降甚至倒置。

(5)血胆固醇:血中的胆固醇大部分来自肝脏,严重肝损伤时,肝脏合成胆固醇减少,故而血胆固醇明显减少。淤胆型肝炎、胆道梗阻时胆固醇常有升高。胆固醇明显下降常提示肝病病情严重,预后不良。

(6)甲胎蛋白(AFP):孕妇、新生儿、部分生殖系统肿瘤及少数慢性肝炎、肝硬化患者可轻度升高。AFP 明显升高或进行性升高提示有肝细胞癌发生,是早期诊断 HCC 常规方法。肝衰竭时当有大量肝细胞坏死后出现肝细胞再生,AFP 也常升高,与预后相关。

(7)血氨:肝脏功能严重受损时,引起清除氨能力减退,导致血氨升高。

4.肝纤维化指标检测　包括透明质酸、Ⅲ型前胶原、Ⅳ型胶原和层粘连蛋白,对诊断肝纤维化有一定的参考价值。

5.免疫学检查　抗-HAVIgM 对甲型肝炎早期诊断有重要价值。HBV 标志物检测对判断有无 HBV 感染有重要意义,HBV DNA 是病毒复制和传染性最直接的标志。高滴度抗-HBc IgM 阳性有助于急性乙型肝炎的诊断。血清抗-HCV IgM 或 HCV RNA 阳性可确诊丙型肝炎。丁型肝炎诊断有赖于血清抗-HDV IgM 或 HDV Ag 或 HDV RNA 阳性。戊肝的确诊必须依靠抗-HEV IgM 阳性或 HEV RNA 阳性。

6.肝组织学检查　对肝炎的诊断和分型,了解炎症活动度及纤维化分期,估计预后评估疗效有重要作用。

7.影像学检查

(1)超声波检查:对肝硬化、肝癌、脂肪肝、梗阻性病变等有一定的诊断意义。

(2)电子计算机断层扫描(CT)及磁共振成像(MRI)检查与超声检查意义相似。

(六)诊断与鉴别诊断

1.诊断标准

(1)疑似病例

1)病史:有肝炎接触史或饮食不洁史(甲型、戊型肝炎),输血或应用血液制品史(乙、丙、丁型肝炎)。

2)临床表现:食欲下降、恶心厌油等消化道症状,乏力等全身症状,肤目黄染、小便颜色加深,肝脏肿大、肝区疼痛等,不能排除其他疾病者。

3)肝功能检查:血清 ALT 反复升高而原因不明者。

(2)确诊病例:免疫学或血清学检测的阳性结果有助于确诊。

1)甲型肝炎:急性期血清抗-HAV IgM 阳性;急性期及恢复期双份血清抗-HAV 总抗体滴度呈 4 倍以上升高;急性早期的粪便免疫电镜查到 HAV 颗粒;血清或粪便中检出 HAV RNA。以上任何一项阳性可确诊。

2)乙型肝炎:较为复杂,包括以下几种情况。①现症 HBV 感染:具有以下一项可确诊:血清 HBsAg 阳性;血清 HBV DNA 阳性或 HBV DNA 聚合酶阳性;血清抗-HBc IgM 阳性;肝内 HBcAg 阳性或 HBsAg 阳性,或 HBV DNA 阳性。②急性乙型肝炎:具有以下动态指标中一项者可诊断:HBsAg 滴度由高到低,消失后抗-HBs 阳转;急性期血清抗-HBc IgM 呈高滴度,而抗-HBc IgG 阴性或低滴度。③慢性乙型肝炎:临床符合慢性肝炎,且有现症 HBV 感染依据。④慢性 HBsAg 携带者:无任何症状及体征,肝功能正常,血清 HBsAg 持续阳性达 6 个月以上者。

3)丙型肝炎:血清中抗-HCV 或 HCV RNA 阳性者可确诊。

4)丁型肝炎:与 HBV 同时或重叠感染,并满足以下条件之一的。血清中抗-HDV IgM 阳性,或 HDV Ag 阳性;血清中 HDV RNA 阳性;肝组织内 HDV Ag 阳性。

5)戊型肝炎:急性期血清抗-HEV IgM 阳性;急性期粪便免疫电镜找到 HEV 颗粒;急

性期抗-HEV阴性而恢复期阳性者，只要符合其中一条即可确诊。

病毒性肝炎的临床表现复杂，应根据流行病学、临床表现、实验室检查及影像学检查结果，结合患者具体情况及动态变化进行综合分析，做出临床诊断，并根据特异性检查结果做出病原学诊断。对诊断不明确者应争取行肝穿刺活组织学检查。切忌主观片面地依靠某一点或某一次异常做出诊断。

2. 鉴别诊断

（1）各型病毒性肝炎：主要根据流行病学、临床表现及实验室检查做出诊断。确诊有赖于病原学检查结果。

（2）传染性单核细胞增多症：EB病毒感染所致，可有肝脾肿大、黄疸、肝功能异常。但消化道症状较轻，常有咽炎、淋巴结肿大、血白细胞增多、异常淋巴细胞10%以上、嗜异凝集反应阳性、抗EB病毒抗体IgM早期阳性（4~8周）等。

（3）药物性或中毒性肝炎：有服用损害肝脏药物或接触有毒物质史，排除其他原因。

（4）酒精性肝炎：有长期大量饮酒史，病毒性肝炎病原学检查常阴性。

（5）非酒精性脂肪性肝炎：患者体重指数常超标，血甘油三酯多增高，B超检查有相应改变，病毒性肝炎病原学检查常阴性。

（6）自身免疫性肝病：主要有自身免疫性肝炎（AIH）、原发性胆汁性肝硬化（PBC）、原发性硬化性胆管炎（PSC）及自身免疫性胆管炎（AIC）等。常有肝脏炎性损害或胆汁淤积的表现，血清IgG或球蛋白明显升高，相应的自身抗体阳性，而病毒性肝炎病原学检查常阴性。

（7）肝外梗阻性黄疸：以胆道结石或伴感染及肿瘤最为常见。血清ALT升高不明显，梗阻酶（碱性磷酸酶、GGT等）升高明显，皮肤瘙痒明显，超声波检查可协助诊断。

（七）治疗

1. 治疗原则　病毒性肝炎临床类型复杂，表现多样，治疗要根据不同的病原、临床类型及组织学改变区别对待。总体原则是以适当休息和合理营养为主，根据不同病情给予适当药物辅助治疗，同时避免饮酒、肝毒性药物使用和其他对肝脏不利因素。

2. 急性肝炎　急性肝炎多为自限性，若能早期休息、合理饮食及一般支持治疗，大多数患者可在半年内痊愈。

（1）休息：早期必须卧床休息，症状明显减轻、黄疸消退、肝功能好转后可逐渐增加活动量，一般以不感到疲劳为度。

（2）饮食：早期应进食易消化、富含维生素的清淡饮食。如果食欲明显下降或伴有呕吐者，可静脉补充葡萄糖液和维生素C等。病情好转后可给予足够蛋白质、糖和适量脂肪的饮食，不过分强调高糖低脂饮食，不宜进食过多。避免其他对肝脏不利的因素，避免使用肝毒性药物，禁止饮酒。

（3）药物治疗：首先可针对症状治疗，如恶心呕吐者可予以胃动力药等。保肝药物种类繁多，可酌情选用1~2种，不可滥用，以防加重肝脏负担，常用于临床的包括甘草酸制剂等。急性病毒性肝炎一般不需抗病毒治疗，急性丙型肝炎患者如果血清HCV RNA阳性，若伴有肝功能的异常，应考虑应用抗病毒治疗，聚乙二醇干扰素加用利巴韦林治疗。近年来，随着蛋白酶抑制剂的使用，丙型肝炎得到很好的控制。如果急性乙肝有重症化或慢性化倾向，建议及时使用抗病毒治疗。

3.慢性肝炎　慢性病毒性肝炎的治疗应采用综合性治疗方案，主要包括一般及对症治疗、抗病毒、免疫调节、保肝、抗肝纤维化等治疗措施。**抗病毒治疗**是**慢性乙型肝炎**和**丙型肝炎**的**关键治疗**。

（1）休息：病情活动时应卧床休息，病情稳定时应注意锻炼身体。肝功能恢复正常3个月以上者，可在不过度劳累的情况下恢复正常工作。

（2）饮食：饮酒者必须禁酒、高蛋白质饮食及维生素含量丰富的饮食，以维持平衡为宜，不应摄入过多糖和热量，防止发生脂肪肝、糖尿病等。

（3）抗病毒治疗：目的是清除或持续抑制肝炎病毒，减轻肝细胞炎症坏死及肝纤维化，延缓和阻止疾病进展，减缓和防止肝硬化、肝癌及其并发症的发生，最终达到延长生存期和改善生活质量。

1）慢性乙型肝炎抗病毒治疗

适应证：① HBeAg 阳性者：HBVDNA > 10^5 copies/mL（相当于 20 000U/mL），HBeAg 阴性者：HBV DNA > 10^4 copies/mL（相当于 2 000U/mL）；② ALT > 2 正常值上限（ULN）。满足上述两点就应该立即开始抗病毒治疗。若 ALT < 2ULN，但肝组织活检发现炎症坏死 ≥ G_2，和（或）纤维化 ≥ S_2 也应抗病毒治疗。

对持续 HBV DNA 阳性，达不到上述治疗标准，但有以下情形之一者，亦应在充分与患者沟通后给予抗病毒治疗：①对 ALT 大于 ULN 且年龄 > 40 岁者，应考虑抗病毒治疗。②对 ALT 持续正常但年龄较大者（ > 40 岁），应密切随访，最好进行肝活检，如果肝组织学显示炎症坏死 > G_2，和（或）纤维化 > S_2，应积极给予抗病毒治疗。③动态观察发现有疾病进展的证据（如脾脏增大）者，建议行肝组织学检查，必要时给予抗病毒治疗。

目前常用的抗病毒药物有两大类：**干扰素和核苷（酸）类似物**。

干扰素：目前常用的是 α-IFN，可用于慢性乙型肝炎和丙型肝炎抗病毒治疗，具有抗病毒及免疫调节作用，包括普通干扰素和聚乙二醇干扰素两种，目前常用的是聚乙二醇干扰素。干扰素优点在于疗程相对固定，HBeAg 血清学转换率较高，疗效相对持久，停药不容易引起病毒学反弹等；但缺点亦很明显，如需要注射给药，不如口服药物方便，不良反应明显，费用昂贵，药物须冷藏保存，运输和保存不易，患者依从性差等。主要用于年龄较轻的患者（包括青少年儿童患者）、近期内有生育要求的患者、期望短期内完成治疗的患者等。有以下情况者不能使用干扰素：失代偿期肝硬化；有自身免疫疾病；肝功能 ALT > 10ULN，血清总胆红素 > 2ULN；有重要器官病变（严重心、脑血管疾病，严重肾功能不全，糖尿病控制不佳，甲状腺疾病及神经精神异常等）。

Peg-IFN 可显著延长 IFN 注射后的吸收和体内清除过程，延长半衰期，每周 1 次给药即可维持有效血药浓度，故又称为长效干扰素，其疗效优于普通 IFN，已广泛应用于临床。目前用于临床的有 Peg-IFN2a 和 Peg-IFN2b。每周一次，疗程 6 个月至 18 个月，最常为 12 个月。早期、大剂量、长疗程干扰素治疗可提高疗效。

主要根据 HBV DNA 及肝功复查来判断干扰素的疗效。理想疗效为治疗结束及结束后 24~48 周肝功持续正常，HBV DNA 持续阴性，HBeAg 血清转换。

核苷（酸）类似物：此类药物对 HBV DNA 有较强的抑制作用，分为两种：核苷类似物和核苷（酸）类似物。目前广泛应用于临床的主要有五种：拉米夫定（LVD）、阿德福韦酯（ADV）、恩替卡韦（ETV）、替比夫定（LdT）及替诺福韦（TDF）等。此类药物优点在于口服给药、携带方便、安全性高、耐受性好、费用较干扰素低廉、病人依从性好等，缺点在于疗程不固定，可能需要终身服用，可出现病毒变异造成耐药的发生，且用药时间越长耐药发生率越高，HBeAg血清学转换率低，疗效不持久，停药后极易出现病情反复甚至恶化等。达到基本疗效（HBV DNA低于检测下限、ALT正常）后，仍应继续用药。目前根据国内及国际指南推荐恩替卡韦和替诺福韦为一线用药，对于有生育要求及孕妇，替诺福韦和替比夫定为指南推荐用药，而拉米夫定和阿德福韦酯由于耐药性问题临床使用越来越少。对HBeAg阳性的慢性乙型肝炎患者，如出现HBeAg血清转换并维持疗效1年半以上可考虑停药；HBeAg阴性的慢性乙型肝炎患者，治疗有效后至少需维持疗效2年以上方可考虑停药。理想的停药指标为发生HBsAg血清转换（常难于达到）；肝硬化及肝癌患者需长期用药，不建议停药。在治疗过程中及治疗结束后应注意监测及随访，特别是肾功能及血清肌酸激酶。规范抗病毒治疗至少6个月时血清HBV DNA下降幅度<2log，应改变治疗方案继续治疗。

2）丙型肝炎的抗病毒治疗：所有丙型肝炎患者即使血清ALT正常或轻度升高，只要HCV RNA阳性者均应考虑抗病毒治疗。同时应考虑患者肝组织损伤程度、有无肝硬化、有无并发症存在、潜在的严重不良反应等多种因素。

目前治疗丙肝有两大类药物，干扰素和蛋白酶抑制剂（DAA），可根据患者情况选择。干扰素联合利巴韦林是最常用的治疗手段，包括普通干扰素和聚乙二醇干扰素，其中聚乙二醇干扰素使用更为广泛，针对HCV基因型为2、3型者疗效较好，1型者疗效较差。

利巴韦林（病毒唑）每日800~1000mg口服，具体应根据患者体重计算，与IFN合用可明显增加丙型肝炎的疗效，减少复发，但单用利巴韦林治疗无清除病毒的作用。应用利巴韦林期间应定期检查血红蛋白及网织红细胞，以防出现溶血反应。本药有致畸作用，育龄妇女应采取避孕措施。

干扰素联合利巴韦林治疗慢性丙肝的疗程一般根据基因型有所不同，24~72周不等。急性丙肝疗程可酌情缩短。

蛋白酶抑制剂（DAA）类是治疗丙肝的新进展，目前临床已推广至第三代，常用的包括索磷布韦、达卡他韦、索磷布韦维帕他韦等，其优点在于安全性高（可用于失代偿期肝硬化、肝癌患者）、起效快、疗程短（一般为3个月，肝硬化可延长至6个月）、治愈率高（索磷布韦维帕他韦临床治愈率已超过98%）、复发率极低等。目前是国际国内指南推荐一线用药，但由于其价格昂贵，限制了临床使用。

（4）调节免疫疗法：如转移因子、胸腺素等，某些中草药提取物如香菇多糖等亦具有免疫调节作用。

（5）改善肝功能治疗：包括促进肝细胞修复和再生的药物、促进能量代谢药物、提高人血白蛋白、改善氨基酸代谢药物及必要的维生素类药物等。在临床可根据实际情况选用。

（6）抗肝纤维化治疗：抗病毒治疗是抗纤维化治疗的基础。中药丹参、桃仁等制剂有一定的抗肝纤维化作用。

4.肝衰竭的治疗 肝衰竭死亡率极高，并发症多，目前的治疗原则是在密切观察病情、早期诊断的基础上，以支持和对症疗法为主，同时阻断肝细胞坏死、促进肝细胞再生，积极防治各种并发症，必要时可采用人工肝支持系统及肝移植。

（1）一般治疗及支持治疗：绝对卧床休息，精心护理，密切观察病情变化，严格控制饮食中蛋白质的摄入，肝性脑病禁食蛋白质，减少肠道氨的来源。补足每日必需的热量、液体、维生素等，适当补充新鲜血浆、白蛋白、免疫球蛋白、含支链氨基酸的多种氨基酸，纠正水、电解质及酸碱平衡紊乱等，液体量及糖不可过多，以防诱发低血钾及脑水肿。禁用肝、肾毒性药物。注意隔离，防止发生医院感染。

（2）病因治疗：由HBV引起的肝衰竭应尽快给予口服核苷（酸）类似物抗病毒治疗，以减轻或阻止免疫病理损伤。不宜使用干扰素。

（3）促进肝细胞再生：常用的药物有促肝细胞生长素等。

（4）抗内毒素血症：间歇应用抗菌药物，抑制肠道细菌内毒素释放，如利福昔明；口服乳果糖，促进肠道内毒素排泄。

（5）防治并发症：防治并发症是改善肝衰竭预后，减少死亡率最重要的环节之一，具体如下。

1）防治肝性脑病：预防和治疗氨中毒（减少氨的产生和吸收、降低血氨药物的使用）、纠正氨基酸比例失调（使用支链氨基酸，竞争性减少芳香族氨基酸）、抗假性神经传导介质（如左旋多巴的使用）。

2）防治脑水肿：一旦出现颅内压增高征象，及时使用高渗脱水剂（如甘露醇等）及利尿药。使用脱水剂的时候要注意维持水电解质平衡以及心功能情况。

3）防治上消化道出血：新鲜冰冻血浆或者凝血酶原复合物补充凝血因子，有消化道出血给予生长抑素、垂体后叶素等止血，并根据情况输注红细胞悬液。

4）防治继发感染：精心护理，操作尽量做到无菌；密切观察有无腹膜炎、肺炎等征象，一旦出现感染，及早使用敏感抗生素治疗。

5）防治肝肾综合征：避免各种诱发因素，如大量放腹水、过度利尿及肾毒性药物的使用等，可给予小剂量多巴胺静脉滴注增加肾血流量，并适当给予白蛋白、血浆等扩充血容量，晚期可透析。

6）防治腹水：静脉补充白蛋白、血浆等提高血清白蛋白水平；同时可适当使用利尿药，注意避免引起电解质紊乱和脱水。

（6）人工肝支持系统和肝移植：可采用人工肝支持系统以清除血中有毒物质，补充生物活性物质，降低胆红素，可为晚期患者争取时间。肝移植可显著提高终末期肝病患者生存率。

5. 淤胆型肝炎的治疗 酌情使用激素减轻炎症，熊去氧胆酸或消胆胺可能有一定作用，瘙痒明显者可口服阿利马嗪。

（八）预防

免疫预防是控制病毒性肝炎感染的主要途径。目前甲型肝炎和乙型肝炎疫苗的推广使用，大大减少了发病率。对于其他类型肝炎疫苗也正在研发中。

1. 管理传染源 病毒性肝炎属我国法定管理传染病种中的乙类传染病，发现后应及时做好疫情报告并隔离患者。**急性甲型及戊型肝炎**自发病之日起**隔离3周**。乙型及丙型肝炎隔离至病情稳定后可以出院。各型肝炎应分室住院治疗，对患者的分泌物、排泄物、血液以及污染的医疗器械、物品等均应进行消毒处理。对急性甲型或戊型肝炎患者的接触者进行医学观察4~5日。HBsAg阳性或抗-HCV阳性者不得献血、组织或器官。HBsAg携带者可照常工作和学习，但要定期随访，注意个人卫生、经期卫生以及行业卫生，防止血液及其他体液污染并感染他人。不共用餐具、刮刀修面用具、洗漱用品等。

2.切断传播途径 提高个人卫生水平，加强饮食卫生管理、水源保护、环境卫生管理以及粪便无害化处理，特别是托幼机构卫生管理。

各级医疗卫生单位应加强消毒及防护措施。各种医疗及预防注射应严格实行一人一针一管，各种医疗器械及用具应严格实行实一人一用一消毒。加强对血液及血液制品的管理，对血液透析病房应加强卫生管理。

3.保护易感人群

（1）甲型肝炎：国内目前使用的甲肝疫苗包括甲肝纯化灭活疫苗和减毒活疫苗，均有较好的预防效果，高危易感人群应接种。人血丙种球蛋白及甲肝疫苗于HAV暴露后2周内注射有一定程度的保护作用。

（2）乙型肝炎

1）乙肝免疫球蛋白（HBIG）：主要用于阻断HBV的母婴传播及意外暴露的被动免疫，应在出生后或暴露后的24h内（时间越早越好）注射。

2）乙型肝炎血源疫苗或基因工程乙肝疫苗：主要用于新生儿和高危人群的乙肝预防，属于主动免疫。对HBsAg阳性产妇所生婴儿，与乙肝免疫球蛋白联合使用可提高保护力。

目前，丙、丁、戊型肝炎尚缺乏特异性免疫预防措施。

二、流行性感冒

流行性感冒（influenza）简称流感，是由流感病毒引起的急性呼吸道传染病，常突然暴发，迅速扩散。主要通过**飞沫传播**。典型临床特点为急起高热、明显乏力、全身酸痛和轻微的呼吸道症状。已多次引起世界范围的大流行，造成数十亿人发病，数千万人死亡。

（一）病原学

流感病毒属正黏液病毒科，为单股负链分节段RNA病毒。常为球形囊膜病毒，新分离到的病毒亦可呈丝状，流感病毒主要分为**甲（A）、乙（B）和丙（C）**三型，甲型流感病毒再根据表面血凝素（HA）和神经氨酸酶蛋白结构（NA）及其基因特性分为若干亚型，HA可分为H1~H16亚型，NA可分为N1~N9亚型，人类流感主要与H1、H2、H3和N1、N2亚型有关，甲型流感病毒宿主广泛，可感染除人以外其他动物，易发生变异，曾多次引起世界性大流行；乙型流感病毒变异较少，仅感染人，通常只引起局部暴发；丙型流感病毒稳定，感染人以外还可以感染猪，多为散发，主要侵犯婴幼儿和免疫低下人类。

流感病毒容易发生变异，最常发生于甲型，主要形式有两种：**抗原漂移**和**抗原转换**，变异属于质变，可形成新病毒亚型，由于人群对抗原转换后出现的新亚型缺少免疫力，往往会引起流感的全球性大流行。

流感病毒不耐热，56℃ 30min灭活，对常用消毒剂（甲醛、过氧乙酸、含氯消毒剂等）、紫外线敏感，耐低温和干燥。

（二）流行病学

1.传染源 患者和隐性感染者是本病主要传染源。潜伏期至发病急性期都有传染性。

2. 传播途径 主要经飞沫传播，也可通过口腔、鼻腔、眼睛等黏膜直接接触或间接接触传播。

3. 易感人群 人群普遍易感。感染后可获得特异性免疫力，不过维持时间较短，且各型及各亚型之间无交叉感染。

4. 流行特征 本病最显著的特点是突然暴发、迅速扩散，从而造成不同程度的流行，以冬春季节多见，发病率高，死亡率较低。大流行可发生于任何季节，一般10~15年发生一次大流行，每次流行后，在人群中总要造成不同数量的死亡，死者多为年迈体衰、年幼体弱或合并有慢性疾病的患者。

（三）发病机制及病理

1. 发病机制 带有流感病毒颗粒的飞沫经呼吸道吸入后，病毒的神经氨酸酶破坏神经氨酸，使黏蛋白水解，糖蛋白受体暴露，通过血凝素与呼吸道表面纤毛柱状上皮细胞的唾液酸受体结合以内吞形式进入细胞，在细胞内进行复制，引起上呼吸道症状，在上皮细胞变性坏死后排出大量病毒，随呼吸道分泌物排出引起传播，而上皮细胞变性、坏死后产生的炎症反应，从而引起发热、头痛等全身症状。单纯流感病变主要损害呼吸道上部和中部黏膜，不引起病毒血症。老年人、婴幼儿及免疫力低下者较易发生病毒侵袭全部呼吸道，导致流感病毒性肺炎，后继发细菌性肺炎，引起严重后果。

2. 病理 单纯型流感病变主要发生在上、中呼吸道，表现为纤毛柱状上皮细胞呈簇状脱落、上皮细胞的化生、固有层黏膜细胞的充血、水肿伴单核细胞浸润等病理变化，重症患者有出血、严重气管支气管炎症和肺炎为主，且伴有其他脏器损害。

（四）临床表现

潜伏期通常为1~7d。起病多急骤，主要以全身中毒症状为主，呼吸道症状不明显。

1. 流感症状及体征

（1）单纯型流感：最常见。起病急，高热，体温可达39℃以上，可有头痛、全身酸痛、咽干、乏力及食欲减退等全身症状，咳嗽、流涕、鼻塞、咽痛等呼吸道症状较轻。病程1~2周，轻症者2~3d可恢复。

（2）中毒型流感：较少见，表现为高热、休克及弥散性血管内凝血等严重症状，病死率高。

（3）肺炎型流感：较少见，多发生于两岁以内儿童。特点是在发病后24h内出现烦躁、呼吸困难、咳痰。两肺可有呼吸音减低、湿啰音或哮鸣音，但无肺实变体征。X线胸片可见双肺广泛小结节性浸润，近肺门较多，周围较少。

（4）胃肠型流感：除发热外，以恶心、呕吐、腹痛、腹泻为显著特点，儿童多于成人，病程2~3d。

2. 重症病例临床表现

（1）流感病毒性肺炎：主要发生于婴幼儿、老年人、慢性心肺疾病及免疫功能低下者。

（2）肺外表现：常有心脑血管损伤、神经系统表现等。

3. 并发症 包括呼吸道并发症如细菌性气管炎、细菌性支气管炎、细菌性肺炎；肺外并发症：雷耶（Reye）综合征、中毒性休克、横纹肌溶解、心肌炎、心包炎等。Reye综合征是以脑水肿及肝功能障碍为特征的一组综合征，见于14岁以下儿童，特别是使用阿司匹林

· 1035 ·

等水杨酸类解热镇痛药物者。

（五）实验室检查与其他检查

1. 血常规　本病白细胞总数一般不升高或略有降低，合并细菌感染时白细胞和中性粒细胞可增多。

2. 血生化检查　少数病例肌酸激酶、丙氨酸氨基转移酶、天冬氨酸氨基转移酶、乳酸脱氢酶、肌酐等升高。

3. 病原学检查　包括病毒分离、病毒抗原、核酸和抗体检测等。**病毒分离**是金指标，将起病3d内患者的含漱液或上呼吸道分泌物接种于鸡胚或组织培养，进行病毒分离。病原和核酸检测可用于早期诊断，采集急性期（发病后7d内）和恢复期（间隔2~3周）双份血清进行补体结合试验或血凝抑制试验，后者抗体滴度与前者相比有4倍或以上升高，有助于回顾性诊断。

4. 影像学检查　多数患者无肺内受累，重症患者胸部X线检查可显示单侧或双侧肺炎，少数可伴有胸腔积液等。

（六）诊断与鉴别诊断

1. 确诊标准　具有临床表现，以下一项病原学检测结果阳性即可确诊：流感病毒核酸检测阳性；流感病毒快速抗原检测阳性，结合流行病学综合判断；流感病毒分离培养阳性；急性期和恢复期双份血清的流感病毒特异性IgG抗体水平呈4倍或4倍以上升高。

2. 鉴别诊断

（1）普通感冒：多为散发，起病较慢，可由多种呼吸道病毒感染引起。除流行病学资料外，普通感冒呼吸道局部症状更突出。

（2）传染性非典型肺炎（SARS）：是由SARS冠状病毒引起的一种具有明显传染性，可累及多个脏器的肺炎。临床上以发热、乏力、头痛、肌肉关节疼痛等全身症状和干咳、胸闷、呼吸困难等呼吸道症状为主要表现，配合SARS病原学检测阳性，可做出SARS的诊断。

（3）其他：需与其他类型上呼吸道感染如急性咽炎、扁桃体炎，下呼吸道感染如急性气管支气管炎、肺炎、肺结核等疾病鉴别，确诊需依据实验室检查。

（七）治疗

1. 治疗原则

（1）隔离，保持房间通风，患者应充分休息，多饮水，清淡营养饮食，密切观察病情变化，尤其是老年和儿童患者。

（2）尽早应用抗流感病毒药物治疗。

（3）加强支持治疗和防治并发症，抗菌药物仅在明确或有充分的证据提示有继发细菌感染时才考虑应用。

（4）合理应用对症治疗药物。儿童忌用阿司匹林或其他水杨酸制剂，以免诱发致命的雷耶综合征。

2. 抗流感病毒药物治疗

（1）M2离子通道阻滞剂：阻断流感病毒M2蛋白的离子通道，从而抑制病毒复制，但仅对甲型流感病毒有抑制作用。包括金刚乙胺和金刚烷胺等。有神经系统和胃肠道反应，目前耐药问题越发严重，限制了临床使用。

（2）神经氨酸酶抑制剂：阻止病毒由被感染细胞释放和入侵邻近细胞，减少病毒在体内的复制，对甲、乙型流感均有活性。**奥司他韦**是目前最常用药物，建议发病初期使用。扎那米韦适用于成年患者和12岁以上的青少年患者，治疗甲型和乙型流感，对金刚烷胺、金刚乙胺耐药的病毒株也起抑制作用。

3. 重症病例的治疗　积极治疗原发病，防治并发症，并进行有效的器官功能支持是治疗原则。

（八）预防

1. 控制传染源　早发现、早报告、早隔离、早治疗，隔离时间为1周或至主要症状消失。

2. 切断传播途径　流感流行期间，尽量少去公共场所，注意通风，加强对公共场所进行消毒。

3. 保护易感人群　接种流感疫苗是最有效预防流感及并发症的手段。应用抗流感病毒药物紧急临时预防，不能代替疫苗接种。明确或怀疑流感暴发时，对所有非流感者和未进行疫苗接种的医务人员给予金刚烷胺、金刚乙胺或奥司他韦进行预防性治疗。

本病预后一般良好，常于短期内自愈。婴幼儿、老年人和合并有慢性病者，预后较差。

三、人感染高致病性禽流感

人感染高致病性禽流感简称人禽流感，是由**甲型流感病毒**的某些能感染禽类的亚型中一些毒株引起的急性上呼吸道传染病，以高热、咳嗽、呼吸急促为主要临床表现，病情轻重不一，严重者可出现休克、多脏器功能衰竭等表现。

（一）病原学

流感病毒属正黏液病毒科甲（A）型流感病毒属，结构与人甲型流感病毒相同，是多型性囊膜病毒，常为球形，病毒颗粒直径80~120nm。禽甲型流感病毒除感染禽类以外，还可感染人、猪、马和海洋哺乳动物。目前已证实感染人的禽流感病毒亚型为H5N1、H9N2、H7N7，又以**H5N1**致病性最强，感染H5N1亚型患者病情重，死亡率高。禽流感病毒容易被稀酸、乙醚等有机溶剂和碘剂、含氯石灰灭活。对热敏感，56℃ 30min或100℃ 2min可使病毒灭活。病毒对低温相对抵抗力较强。在自然环境下，存在于口腔、鼻腔和粪便中的病毒受到有机物保护，能存活相当长时间。

（二）流行病学

1. 传染源　主要为患病禽类或携带病毒的禽类，野禽和猪也有可能成为传染源。目前尚无证据表明患者是否为人禽流感的传染源。

2. 传播途径　主要途径是经呼吸道吸入具有传染性的飞沫、直接接触感染的禽类或通过污染物的间接接触。目前尚无人与人之间直接传播的确切证据。

3. 易感人群　人群对禽流感病毒普遍易感，12岁以下儿童发病率较高且病情较重。高危人群为与不明原因病死家禽或感染、疑似感染禽流感家禽密切接触者。

4. 流行特征　禽流感病毒通常只在禽类间引起感染和传播，一般不会感染人类。首次报道禽流感病毒由禽到人引起疾病是1997年由H5N1引起的香港禽流感暴发流行。自此以后，不断有禽流感病毒感染人类的报道。

（三）病因病理

病毒经呼吸道进入人体后，引起以肺为主的多系统损伤，其表现为弥漫性肺损伤外，同时伴有心脏、肝脏、肾脏等多器官损伤。

病毒在肺泡Ⅱ型上皮细胞中大量复制，引起细胞死亡。同时，病毒可能刺激机体产生大量细胞因子，造成"细胞因子风暴"，引起多种细胞损伤，造成肺广泛病变，随着病程的延长可出现肺纤维化。且病毒可以血液中免疫细胞为载体，扩散到肺外脏器。

本病的基本病理改变是支气管黏膜严重破坏；肺泡内大量淋巴细胞浸润，可见散在出血灶和肺不张；肺透明膜形成。

（四）临床表现

潜伏期一般在7d以内，通常为1~3d。感染亚型不同症状可不同。感染H7N7亚型患者常表现为结膜炎，感染H5N1亚型患者通常仅有轻微的上呼吸道感染症状。重症患者常急性起病，早期表现类似普通型流感，主要为发热，体温大多持续在39℃以上，热程1~7d，多为3~4d，可伴流涕、鼻塞、咳嗽、咽痛、头痛和全身不适，常在发病1~5d后出现呼吸急促及肺炎表现。重症患者病情发展迅速，可出现肺炎、急性呼吸窘迫综合征（ARDS）、肺出血、胸腔积液、Reye综合征等多种并发症。体征可见眼结膜轻度充血，咽部充血，听诊肺部干啰音等，半数患者有肺部实变体征。

（五）实验室检查与其他检查

1. 血常规检查　多数患者外周血白细胞总数多正常或降低，重症患者白细胞总数、淋巴细胞和血小板不同程度减少。

2. 血生化检查　部分患者肝功能异常，表现为ALT、AST升高，亦可出现尿素氮的升高。

3. 病原学检查　从患者呼吸道分泌物中分离出禽流感病毒，为本病确诊**金指标**。

4. 免疫学检查　运用血凝抑制试验、补体结合试验或酶联免疫吸附试验的方法分别检测发病初期和恢复期双份血清中禽流感抗体滴度，如前后滴度有4倍及4倍以上升高，可作为回顾性诊断指标。

5. 病毒抗原及核酸检查　采用免疫荧光法或酶联免疫法检测患者呼吸道分泌物中甲型流感病毒核蛋白抗原（NP）及禽流感病毒H亚型抗原。还可用RT-PCR法进行核酸检测。

6. 影像学检查　胸部X线检查可见肺内斑片状、弥漫性或多灶性浸润。重症患者胸部检查可见大片毛玻璃状改变或肺实变影像，严重者呈"白肺"，少数可伴有胸腔积液等。

（六）诊断标准和鉴别诊断

1. 诊断标准　根据流行病学资料、临床症状及实验室检查结果，排除其他疾病后而确诊。

（1）医学观察病例：有流行病学接触史，1周内出现流感样症状者。

（2）疑似病例：有流行病学史和临床表现，运用甲型流感病毒H亚型单克隆抗体在患者呼吸道分泌物或尸检肺标本中查到特异性抗体，或RT-PCR扩增出H亚型基因。

（3）临床诊断病例：被诊断为疑似病例，但无法进一步取得临床检验标本或实验室检查证据，而与其有共同接触史的人被确诊，并且没有其他疾病确诊依据者。

（4）确诊病例：有典型临床表现和流行病学接触史，从患者呼吸道分泌物标本或相关组织标本中分离出特定病毒，或采用其他方法检测出禽流感病毒亚型特异抗原或核酸检查阳性，或发病初期和恢复期双份血清禽流感病毒亚型毒株抗体滴度升高4倍或4倍以上者。

2. 鉴别诊断　注意与流感、普通感冒、细菌性肺炎、传染性非典型肺炎（SARS）、传染性单核细胞增多症、巨细胞病毒感染、衣原体肺炎、支原体肺炎等疾病进行鉴别诊断,确诊需依据实验室验查。

(七)治疗

1. 治疗原则　采用一般护理、对症治疗和特效药物治疗相结合的方法。

2. 一般治疗　对疑似和确诊患者应进行隔离治疗。加强支持治疗,预防并发症。卧床休息,多饮水,加强营养,重症患者早期给予鼻导管吸氧,维持血氧饱和度。

3. 对症治疗　可应用解热药、缓解鼻黏膜充血药、止咳祛痰药等缓解发热、咳嗽、鼻塞等症状。儿童忌用阿司匹林或含阿司匹林的药物,避免引起儿童 Reye 综合征。有肝肾功能损伤者采用相应治疗。

4. 抗流感病毒治疗　应在发病 48h 内使用抗流感病毒药物。主要分为两大类,神经氨酸酶抑制剂和 M2 离子通道阻滞剂。前者以**奥司他韦**运用最为广泛,是治疗 **H5N1 感染**最主要的抗病毒药物。后者主要有金刚烷胺和金刚乙胺。

5. 抗生素治疗　在明确或有充分证据提示继发细菌感染时使可选用抗生素。

6. 重症患者的治疗　处理要点为:营养支持;加强血氧饱和度检测和呼吸支持;防治继发细菌感染;防治其他并发症,必要时进行免疫调节治疗,如糖皮质激素、胸腺素、干扰素、丙种球蛋白等。

(八)预防

1. 管理传染源　加强禽类疾病的监测,一旦发现禽流感疫情,动物防疫部门应立即按有关规定进行处理。加强对密切接触禽类人员的监测。当接触禽类人员中出现流感样症状时,应立即进行流行病学调查,采集患者标本并送至指定实验室检测,以进一步明确病原,同时采取相应的防治措施。

2. 切断传播途径　发生禽流感疫情后,应对禽类养殖场、屠宰场和销售处进行彻底消毒,对死禽及禽类废弃物应销毁或深埋;接触人禽流感患者应戴口罩、戴手套、穿隔离衣,接触后应洗手;要加强检测标本和实验室禽流感病毒毒株的管理,严格执行操作规范,防止医院感染和实验室的感染及传播。

3. 保护易感人群　目前尚无商品化人用禽流感疫苗。对密切接触者必要时可试用抗流感病毒药物或运用中医理论辨证施防。

四、传染性非典型肺炎

传染性非典型肺炎又称为严重急性呼吸综合征(SARS),是由 SARS **冠状病毒**引起的一种急性呼吸系统传染病。临床上以发热、乏力、头痛、肌肉关节酸痛、干咳少痰、白细胞减少为特征,严重者表现为明显的呼吸困难。

(一)病原学

SARS-CoV 属冠状病毒科冠状病毒属,是**单股正链 RNA 病毒**,电镜下外形呈王冠状,颗粒直径 80~140nm,周围有鼓槌状或花瓣状突起,突起间间隙较宽。SARS 冠状病毒的基因组由大约 3 万个核苷酸组成,编码产生膜蛋白(M)、突起蛋白(S)、核衣壳蛋白(N)等多种结构蛋白和 RNA 依赖的 RNA 聚合酶等非结构蛋白。

SARS-CoV 能在 Vero-E6 或 Vero(绿猴肾细胞)中培养繁殖。病毒对热敏感,56℃ 90min 或 75℃ 30min 即失去感染力,病毒对有机溶剂如乙醚、75% 乙醇、氯消毒等敏感,对紫外线敏感。

（二）流行病学

本病是21世纪初新发呼吸道传染病，2002年11月首次出现在我国广东省，后迅速蔓延至全国24个省市区及全世界33个国家和地区共感染人数8000余人，死亡约900人。2003年世界卫生组织根据本病临床特点将本病命名为严重急性呼吸综合征（SARS）。2003年我国将本病列入法定传染病管理范畴，2004年传染病防治法将本病列为乙类传染病，但其预防、控制措施按甲类传染病方法执行。

1. 传染源　　患者是最主要的传染源。急性期患者传染性较强，个别患者可造成数十人甚至成百人感染，被称为"超级传播者"。潜伏期患者传染性低或无传染性，康复患者无传染性，隐形感染者有无传染性尚无定论。SARS的传染来源尚未明确，但有流行病学和分子生物学的证据支持SARS-CoV由果子狸、蛇等野生动物传播给人类的观点。

2. 传播途径　　**近距离的飞沫传播**是本病最主要的传播方式。通过密切接触患者的呼吸道分泌物、消化道排泄物和其他体液，或者接触被患者污染的物品，亦可导致感染。实验室感染也应引起重视。

3. 易感人群　　人群普遍易感，但儿童和老人发病少见，以青壮年居多。SARS患者的密切接触者如家庭成员、医务人员及SARS-CoV相关实验室操作人员是SARS的高危人群。

4. 流行特点　　本病流行发生于冬末春初，主要流行于人口密集的城市，农村地区发病较少，呈家庭和医院聚集性发病。

（三）发病机制与病理

1. 发病机制　　发病机制未明，起病早期即可出现病毒血症。从体外病毒培养分离过程观察对细胞的致病性，推测人体内SARS-CoV可能直接损害肺组织细胞。SARS患者发病期间淋巴细胞减少，表明细胞免疫可能受损，加之临床使用糖皮质激素有助于改善肺部炎症反应，减轻临床症状，故目前认为病毒诱导的免疫损伤也是本病发病的主要原因之一。

2. 病理　　肺部病理改变明显，肉眼可见双肺明显长大，镜下以弥漫性肺泡损伤为主，早期可有肺水肿和透明膜的形成。病程3周后有肺泡内机化及肺间质纤维化，造成肺泡纤维闭塞。可见小血管内微血栓形成、肺出血、散在的小叶性肺炎形成，肺门淋巴结充血、出血及淋巴细胞减少。其他脏器如肝、肾等实质细胞可见退行性变和坏死。

（四）临床表现

SARS的潜伏期1~16d，常见为3~5d。

1. 症状　　急性起病，以**发热**为首发症状。自发病之日起，2~3周内病情都处于进展状态。

（1）全身症状：以发热为主要症状，可有畏寒，体温一般高于38℃，呈不规则热或者弛张热、稽留热等，热程为1~2周；伴有肌肉及关节酸痛、头痛、乏力等。

（2）呼吸系统症状：常无鼻塞、流涕等上呼吸道卡他症状。起病3~7d出现干咳，少痰，10~14d可出现频繁咳嗽、胸闷、气促和呼吸困难，易发生呼吸道继发感染。

（3）其他症状：部分患者出现腹泻、恶心、呕吐等消化道症状。

轻症患者临床症状轻，病程短。重症患者病情重，进展快，易出现呼吸窘迫综合征。儿童患者病情一般较成年人轻。

2. 体征　　肺部体征常不明显，部分患者可闻及少许湿啰音，或有肺实变体征，偶有局部叩诊浊音、呼吸音减低等少量胸腔积液的体征。

（五）实验室检查与其他检查

1. 血液检查　多数患者血常规检查提示白细胞计数正常或下降，淋巴细胞计数绝对值减少。生化检查中血清丙氨酸氨基转移酶（ALT）、乳酸脱氢酶（LDH）及其同工酶等均有不同程度升高。血气分析可有血氧饱和度降低。

2. 血清学检测　特异性 IgG 抗体在起病 1 周后开始出现，且效价持续升高，6 个月后仍保持高浓度。IgM 抗体发病后 1 周出现，在急性期和恢复早期达到峰值，3 个月后消失。

3. 病原学检测　RT-PCR 用于检测患者呼吸道分泌物、血液、尿、大便等标本中 SARS-CoV 的 RNA。病毒分离将患者呼吸道分泌物、血液等标本接种到 Vero 细胞中进行培养。

4. 影像学检查　<u>X 线平片和胸部 CT 是 SARS 的主要检查方法</u>。基本影像表现为**磨玻璃密度影**和**肺实变影**。

（1）早期：肺内单侧或双侧毛玻璃状阴影或小片状影，少数为肺实变影。

（2）进展期：在发病 3~7d 后进行性加重，2~3 周达高峰，为多发或弥漫性阴影，可扩散至多个肺野，以两肺下叶多见，多为磨玻璃密度影，或可合并实变阴影或网络状阴影。重症患者显示双侧肺野密度普遍增高，心影轮廓消失，仅在肺尖及肋膈角有少量透光阴影，称为"白肺"。

（3）恢复期：发病 2~3 周后，病变范围逐渐减小，密度减低，慢慢吸收消失。

（六）诊断与鉴别诊断

1. 诊断

（1）流行病学资料：2 周内曾与 SARS 患者接触，尤其是密切接触；或属为受传染的群体发病者之一；或患者有明确的造成他人尤其是多人感染证据；发病前 2 周内曾到过或居住于有 SARS 疫情的区域。

（2）症状与体征：<u>起病急，以发热为首发症状</u>，体温一般大于 38℃，可伴有畏寒、头疼、肌肉关节酸痛、乏力，部分患者可有腹泻，上呼吸道卡他症状不明显，干咳、少痰、胸闷等症状为主，严重者出现呼吸困难。肺部体征常不明显，部分患者可闻及少许湿啰音，或有肺实变体征。

（3）一般实验室检查：外周白细胞一般正常或减少，常有淋巴细胞计数减少。

（4）影像学检查：X 线检查示肺部有不同程度的片状、斑片状浸润性阴影或网格状改变，部分患者进展迅速，呈大片状阴影，常多叶受累。阴影吸收消散较慢。<u>影像学结果与症状、体征可不一致</u>。

（5）病原学相关检测：通过 SARS-CoV 血清特异性抗原或抗体检测、SARS-CoV RNA 检测及病毒分离等确诊。

（6）抗菌药物：一般抗菌药物使用无明显疗效。

2. 鉴别诊断　需与普通感冒、流行性感冒、人禽流感、细菌性肺炎、肺炎支原体肺炎、肺炎衣原体肺炎、军团菌性肺炎、真菌性肺炎、其他病毒性肺炎、肺结核等相鉴别。

（七）治疗

1. 治疗原则　对疑似病例及临床确诊病例应隔离，密切观察病情变化，及时纠正低氧血症，改善通气及换气功能。目前尚无特效治疗手段，临床上应以对症支持治疗和针对并发症的治疗为主。

2. 一般治疗 卧床休息，营养饮食，保持呼吸道通畅，及时清除呼吸道分泌物。早期给予持续鼻导管吸氧，严重者采用无创机械通气。密切观察病情变化，根据病情需要，监测血氧饱和度或动脉血气分析、血常规、血电解质、肝肾功能、心肌酶谱及X线胸片等。

3. 对症治疗

（1）发热＞38.5℃或全身酸痛明显者，可使用解热镇痛药。儿童禁用水杨酸类解热镇痛药。

（2）咳嗽、咳痰者可给予镇咳、祛痰药。

（3）有心、肝、肾等器官功能损害者，应采取相应治疗。

（4）继发细菌或真菌感染时应给予相应的抗菌药物。

（5）糖皮质激素可缓解中毒症状，减轻肺渗出及肺纤维化，在有以下几种指征之一可以使用：有严重的中毒症状，持续高热不退；X线胸片显示多发或大片阴影，进展迅速，48h之内病灶面积增大＞50%且在正位胸片上占双肺总面积的1/4以上；出现急性肺损伤或出现ARDS。通常使用甲波尼龙，少数危重患者可以考虑短期冲击疗法。

4. 抗病毒治疗 目前尚无针对SARS-CoV的特异性抗病毒药物。部分专家认为利巴韦林可有一定效果。

5. 重症患者的治疗 治疗原则：严密动态观察，加强监护，及时给予呼吸支持，合理使用糖皮质激素，加强营养支持和器官功能保护，注意水、电解质和酸碱平衡，预防和治疗继发感染，及时处理并发症。

（八）预防

1. 管理传染源 早发现、早报告、早隔离、早治疗。一旦发现疑似或者临床确诊病例立即隔离治疗。

2. 切断传播途径 做好宣传教育。加强医院感染控制，做好医护人员防护。加强实验室的安全管理与防护。污物应彻底消毒，废弃物品应焚烧处理。

3. 保护易感人群 目前尚无效果肯定的SARS疫苗和药物可供选择。个人防护是预防的关键。

五、艾滋病

艾滋病是获得性免疫缺陷综合征（AIDS）的简称，是由人免疫缺陷病毒（HIV）引起的免疫功能受损为特征的慢性传染病。HIV主要侵犯辅助性T淋巴细胞为主，造成细胞免疫功能受损，最终并发各种严重机会性感染和肿瘤。

（一）病原学

HIV属于反转录病毒科慢病毒属中的人类慢病毒组，呈球形，直径100~120nm，由包膜和核心两部分组成。病毒最外层为包膜，表面嵌有糖蛋白gp120和gp41，内含多种宿主蛋白。核心包括两条单股正链RNA、核心结构蛋白、反转录酶、整合酶和蛋白酶等。HIV主要分为HIV-1型和HIV-2型，两型病毒的核苷酸序列差异超过40%。HIV-1又可分为M亚型组、O亚型组、N亚型组，其中M亚型组是主要亚型组，包括11个亚型，分别为A、B、C、D、E、F、G、H、I、J和K；N亚型组只有N亚型，O亚型组只有O亚型。HIV-2有A、B、C、D、E、F、G共7个亚型。目前全球流行的主要是HIV-1型，HIV-2型的生物学特性与1型相似，但其传染性较低,引起的艾滋病发展缓慢,症状较轻。HIV-1 是引起艾滋病的主要毒株,我国主要流行株即 1 型。HIV-2 主要在西非和西欧流行。

HIV 的逆转录酶无校正功能导致 HIV 基因频繁变异。HIV 主要感染 CD_4^+T 细胞,也感染单核-吞噬细胞等,有嗜淋巴细胞性和嗜神经性。病毒需要借助易感细胞表面的受体进入细胞,包括第一受体(CD4,主要受体)和第二受体(CCR5 和 CXCR4 等辅助受体)。

HIV 在体外生存能力较弱,对理化因素抵抗力较低,对热敏感,56℃处理 30 分钟可使其失去感染性,100℃处理 20 分钟可将病毒完全灭活。75% 乙醇、0.2% 次氯酸钠、2% 戊二醛等均能使 HIV 失活。

(二)流行病学

1. 传染源 本病唯一的传染源是艾滋病患者和 HIV 感染者。无症状 HIV 感染者是本病最重要的传染源。特别需要重视血清病毒阳性而 HIV 抗体阴性的窗口期感染者,本病窗口期一般 2~6 周。

2. 传播途径 HIV 病毒主要存在于血液、精液、阴道分泌物、乳汁中,所以目前认为本病的传播途径主要为以下几种。

(1)性接触传播:是本病主要传播途径,包括同性、异性和双性性接触。

(2)血源传播:通过输血、器官移植、药瘾者共用针具等方式传播。

(3)母婴传播:包括产前、产中、产后均可传播。

(4)其他途径:主要是医务人员被 HIV 污染的针头刺伤或皮肤破损处受污染等。

目前无证据证明一般日常生活接触、食物、水、昆虫能够传播本病。

3. 易感人群 人群普遍易感。本病与人类行为密切相关,男性同性恋者、静脉注射吸毒者、性工作者、经常输血者如血友病患者是感染的高危人群。

4. 流行特征 1981 年美国首次报道艾滋病,1985 年中国出现第 1 例艾滋病患者。撒哈拉以南的非洲地区是目前 HIV 感染者最多的,目前我国艾滋病疫情呈低流行状态,但感染率呈上升趋势,局部地区和重点人群已呈高流行。近年来,高校内及中老年 HIV 感染者越来越多,性传播已成为我国最主要传播途径,疫情正从高危人群向一般人群扩散。

(三)发病机制与病理

1. 发病机制 艾滋病的发病机制主要是 HIV 侵犯和破坏 **CD_4^+ T 淋巴细胞**,导致免疫功能缺陷,最终并发各种**机会性感染**和**恶性肿瘤**。

(1)HIV 感染和复制 HIV:需借助易感细胞表面受体进入细胞,gp120 首先与第一受体结合,再与第二受体结合,gp120 构象改变,gp41 分离,与宿主细胞膜融合进入细胞。病毒 RNA 在逆转录酶作用下,形成负链 DNA,在 DNA 聚合酶作用下形成双股 DNA,在整合酶的作用下,新形成的非共价结合的双链 DNA 整合入宿主细胞染色体 DNA 中。这种整合的病毒双链 DNA 即前病毒。前病毒可被激活,转录和翻译成 RNA,一部分 RNA 经修饰成为病毒子代基因组 RNA,另一部分经拼接成病毒 mRNA,转译成病毒的结构蛋白和非结构蛋白,合成的病毒蛋白在蛋白酶作用下裂解,产生子代病毒的蛋白和酶类,在细胞膜装配成新 HIV 后芽生释出,再感染并破坏其他细胞。

(2)机体免疫细胞数量减少和功能障碍:HIV 在 CD_4^+ T 淋巴细胞内大量复制,导致 CD_4^+ T 淋巴细胞溶解和破坏,急性期以 CD_4^+ T 淋巴细胞数量短期内一过性迅速减少为特点,大多数感染者可自行恢复或接近正常水平；无症状期以 CD_4^+ T 淋巴细胞数量持续缓慢减少为特点，此期持续时间不等，平均为 8 年；有症状期 CD_4^+ T 淋巴细胞再次较快速的减少。CD_4^+ T 淋巴细胞减少是多因素所致，CD_4^+ T 淋巴细胞数量减少和功能丧失，导致免疫功能缺陷，使 AIDS 患者易发生各种感染。

（3）其他免疫细胞功能异常：单核 - 吞噬细胞、B 淋巴细胞都可被 HIV 所感染，造成数量减少。而随着疾病进展，可出现异常免疫激活。

2. 病理　艾滋病累及全身多系统器官，病理变化复杂。病变主要在免疫器官，包括淋巴结和胸腺等。淋巴结可出现反应性病变，也可以出现肿瘤性病变。胸腺可有萎缩、退行性或炎性病变。中枢神经系统有神经胶质细胞灶性坏死、血管周围炎和脱髓鞘等。

（四）临床表现

临床一般可分为 3 期：

1. 急性期　通常发生在初次感染后 2~4 周。部分感染者出现 HIV 病毒血症和免疫系统急性损伤引起的临床症状。以发热最常见，可伴有头痛、咽痛、恶心、呕吐、腹泻、皮疹、关节痛、淋巴结肿大以及神经系统症状。大多数患者症状较轻，持续 1~3 周后缓解。此期在血液中可检出 HIV RNA，但不一定出现抗体，一般只有在对高危人群，如静脉吸毒或同性恋者的随访中才能发现，随后进入长期无症状感染期。

2. 无症状期　此期持续时间一般为 6~8 年，时间长短与感染病毒数量、类型、感染途径、机体免疫状态、生活习惯等多因素有关。此期患者无明显症状，但由于 HIV 在体内不停复制，具有传染性。

3. 艾滋病期　为感染 HIV 后的最终阶段。患者 CD_4^+ T 淋巴细胞计数明显下降，HIV 病毒载量明显升高。此期主要表现分为 HIV 相关症状和各种机会感染及肿瘤两个方面：

（1）HIV 相关症状：临床以持续 1 个月以上的发热、盗汗、慢性腹泻，体重减轻 10% 以上最为常见。部分患者可有神经精神症状，表现为记忆力减退、神志淡漠、性格改变、头痛、癫痫等，另外还可出现持续性全身性淋巴结肿大，特点为除腹股沟外有 2 个及 2 个以上部位淋巴结肿大，其直径 ≥ 1cm，无压痛，无粘连，持续时间超过 3 个月。

（2）并发症

1）呼吸系统：肺孢子菌肺炎、肺结核、各种原因引起的细菌、真菌性肺炎。

2）中枢神经系统：隐球菌性脑膜炎、结核性脑膜炎、弓形虫病、各种病毒性脑膜脑炎等。

3）消化系统：白色念珠菌性食管炎、巨细胞病毒性肠炎，沙门菌、痢疾杆菌、空肠弯曲菌及隐孢子虫性肠炎。

4）口腔：鹅口疮、舌毛状白斑、复发性口腔溃疡、牙龈炎等。

5）皮肤：带状疱疹、传染性软疣、尖锐湿疣、真菌性皮炎和甲癣等。

6）眼部：巨细胞病毒性和弓形体性视网膜炎，可致盲。

7）肿瘤：恶性淋巴瘤、卡波西肉瘤等，卡波西肉瘤是艾滋病患者最常见的肿瘤之一。

（五）实验室检查与其他检查

1. 血常规检查　白细胞、血红蛋白、红细胞及血小板均可不同程度减少。

2. 免疫学检查　T 淋巴细胞绝对计数下降，CD_4^+ T 淋巴细胞减少，$CD_4^+/CD_8^+ \leq 1.0$。链激酶、植物血凝素等迟发型变态反应性皮试常阴性。免疫球蛋白、β_2-微球蛋白可升高。

3. **病原学检测**

（1）直接分离：患者血浆、单核细胞和脑脊液可直接分离出HIV，仅用于科研。

（2）抗体检测：包括筛查试验和确认试验。HIV抗体筛查检测方法是使用酶联免疫实验（ELISA）查血清中gp24及gp120抗体，其阳性率达到90%。HIV抗体确认试验，常用的方法是免疫印迹法，目前临床使用较为广泛。

（3）抗原检测：用ELISA法测血清p24抗原，采用流式细胞技术（FCM）检测血或体液中HIV特异性抗原，对诊断有一定帮助。

（4）病毒载量测定：病毒载量测定常用方法有RT-PCR等。

（5）蛋白质芯片：目前发展的新方向，能同时检测HIV、HBV、HCV联合感染者血中核酸和相应的抗体，应用前景较好。

4. **其他检查** X线检查有助于了解肺部并发肺孢子菌、真菌、结核分枝杆菌感染及卡波西肉瘤等情况。痰、支气管分泌物或肺活检可找到肺孢子菌包囊、滋养体或真菌孢子。粪涂片可见隐孢子虫等。

（六）诊断与鉴别诊断

1. **诊断原则** 诊断需结合流行病学资料（包括不安全性生活史、静脉注射毒品史等）、临床表现和实验室检查等进行综合分析。必须明确的是，诊断AIDS/HIV必须时HIV抗体阳性；早期诊断特别是"窗口期"的诊断依赖于**HIV RNA**和**P24抗原**的检测。

2. **诊断标准**

（1）急性期：患者近期内有流行病学史和临床表现，实验室HIV抗体由阴性转为阳性；或仅实验室检查HIV抗体由阴性转为阳性即可诊断。

（2）无症状期：有流行病学史，HIV抗体阳性；或仅有HIV抗体阳性即可诊断。

（3）艾滋病期：有流行病学史，实验室检查HIV抗体阳性，加下述各项中的任何一项即可诊断：①原因不明的不规则发热，体温高于38℃持续1个月以上；②慢性腹泻（每日>3次）持续1个月以上；③体重在6个月内下降10%以上；④反复发作的口腔念珠菌感染；⑤反复发作的单纯疱疹病毒、带状疱疹病毒感染；⑥卡氏肺孢子菌肺炎；⑦反复发生的细菌性肺炎；⑧活动性结核或非结核分枝杆菌病；⑨深部真菌感染；⑩中枢神经系统占位性病变；⑪中青年人出现痴呆；⑫活动性巨细胞病毒感染；⑬弓形虫病；⑭马尔尼菲青霉菌感染；⑮反复发生的败血症；⑯皮肤黏膜或内脏的卡波西肉瘤、淋巴瘤。

另外，CD_4^+T淋巴细胞计数<200/mm³也可帮助诊断。

3. **鉴别诊断** 主要与原发性CD_4^+T淋巴细胞减少症、继发性CD_4^+T淋巴细胞减少相鉴别，主要根据病史和病原学检测鉴别。艾滋病急性期还应与传染性单核细胞增多症相鉴别。

（七）治疗

1. **一般治疗** 加强营养、支持治疗，对有需要的病人辅以心理治疗。

2. **抗病毒治疗** 治疗目标是最大限度地抑制病毒复制，保存和恢复免疫功能，提高患者的生活质量，降低病死率和HIV相关疾病的发病率，减少艾滋病的传播。目前主要采用**高效抗反转录病毒治疗**（HAART），可有效减少耐药的发生。国际上有4类药物，目前在国内的抗HIV药物主要有3类，具体如下：

（1）核苷类逆转录酶抑制剂（NRTI）：选择性抑制HIV逆转录酶，参入正在延长的DNA链中，使DNA链的延长终止，抑制HIV复制。

1）齐多夫定：成人300mg/次，每日2次。儿童和新生儿根据公斤体重计算。

2）拉米夫定：成人150mg/次，每日2次，与齐多夫定联用有协同作用。

3）去羟肌苷：成人≥60kg者，200mg/次，每日2次；体重<60kg者，125mg/次，每日2次。副作用主要是周围神经炎、腹泻、口腔炎等，可诱发癫痫。

4）其他：司坦夫定、阿巴卡韦等临床上也较常使用。

（2）非核苷类反转录酶抑制剂（NNRTI）：作用于HIV逆转录酶某位点，使其失去活性而抑制HIV的复制。常见的有奈韦拉平、依非韦伦等。

（3）蛋白酶抑制剂（PI）：抑制蛋白酶，阻断HIV复制和成熟过程中必需的蛋白质合成。此类药物有：沙奎那韦、利托那韦、克力芝、阿扎那韦等。

单用一种抗病毒药物易诱发病毒变异，产生耐药性，目前主张联合用药，也叫高效抗逆转录病毒治疗，目前常用的组合方式有两种NRTI联合一种NNRTI或一种PI，或3种NRTI，每种方案均有其优缺点，需根据患者的具体情况来选择。

（4）抗病毒治疗时机：HIV感染的青少年及成人在急性期，无论CD_4^+T淋巴细胞多少，均推荐抗病毒治疗。在无症状期，若CD_4^+T淋巴细胞>350/mm³，无论血浆病毒载量的值为多少，建议定期复查，暂不治疗；若CD_4^+T淋巴细胞200~350/mm³，则应定期复查，一旦出现或CD_4^+T淋巴细胞计数1年内下降>30%和（或）病毒载量>10⁵/mL，建议给予抗病毒治疗。在艾滋病期，无论CD_4^+T淋巴细胞计数为多少，均推荐抗病毒治疗。由于婴幼儿病情进展快，对于<12月龄婴儿，建议抗病毒治疗；对于1岁以上患儿，可密切监测，选择最合适时机抗病毒治疗。

3. 对症治疗

（1）卡氏肺孢子菌肺炎：用喷他咪等治疗。

（2）结核病：常规抗结核治疗，疗程可适当延长。

（3）弓形虫脑病：首选乙胺嘧啶＋磺胺嘧啶，疗程一般为3周，重症患者疗程可延长至6周以上。

（4）真菌感染：常见的真菌感染为念珠菌感染和新型隐球菌感染，可选用氟康唑、两性霉素B、卡泊芬净等。

（5）病毒感染：可用阿昔洛韦或更昔洛韦。

（6）卡波西肉瘤：抗病毒治疗同时联合普通干扰素治疗，也可用博来霉素、长春新碱和阿霉素联合化疗等。

4. 支持治疗　包括输血及营养支持治疗，补充维生素等。

5. 预防性治疗　当医务人员职业暴露或高危人群有暴露风险时，可给予药物预防性治疗。

（八）预防

1. 控制传染源　对高危人群进行普查有助于发现传染源，一旦发现疫情立即上报，积极开展抗艾滋病病毒治疗，患者的血、排泄物和分泌物应进行消毒，加强国境检疫。

2. 切断传播途径　加强宣传教育，提倡高危人群使用安全套，加强血液制品管理，推广使用一次性注射器及严格消毒医疗器械，注意对HIV感染孕妇的产科干预防治。注意个人卫生，不共用牙具、剃须刀等。

3. 保护易感人群　目前疫苗仍在研制中。

六、流行性出血热

流行性出血热又称**肾综合征出血热**，是由**汉坦病毒**引起的以**啮齿类动物**为传染源，以**发热、出血性休克**和**肾损伤**为主要表现的**自然疫源性**急性病毒性传染病。

（一）病原学

汉坦病毒属于布尼亚病毒科汉坦病毒属，为单股负链RNA病毒，形态呈圆形、卵圆形或长形，直径约70~210nm。病毒核心为基因组RNA和核壳，外层为脂质双层包膜，外膜上有微突。其基因组由大（L）、中（M）、小（S）三个片段组成。S片段编码核蛋白，可诱导机体产生非中和抗体，起到一定的免疫保护作用。M片段编码膜蛋白（G1和G2两种），G1存在抗原决定簇主要部位，膜蛋白中含中和抗原和血凝抗原，具有血凝活性，对病毒颗粒黏附于受染宿主的细胞表面及随后病毒脱衣壳进入胞浆起重要作用。L片段编码聚合酶，在病毒复制中起主要作用。

由于抗原结构的差异，汉坦病毒目前大致有10个血清型。血清型不同，对人类的致病性亦不同，常见类型如下：Ⅰ型汉坦病毒又称姬鼠型，病毒分离来源于黑线姬鼠；Ⅱ型汉城病毒，又称家鼠型，病毒分离来源于汉城褐家鼠；Ⅲ型普马拉病毒，主要宿主是欧洲棕背鼠又称棕背鼠型，病情较轻；Ⅳ型希望山病毒，因主要宿主为美国草原田鼠，又称田鼠型，迄今未见致病；Ⅴ型**辛诺柏病毒**又称鹿鼠型，为**汉坦病毒肺综合征**（HPS）的病原，又称为HPS病毒。我国流行的最主要的是Ⅰ型和Ⅱ型病毒，而Ⅰ型病毒感染者病情一般更重。

汉坦病毒在体外较易被灭活，对乙醚、氯仿、丙酮等脂溶剂和去氧胆酸盐敏感，不耐热和不耐酸，对紫外线、乙醇和碘酒等消毒剂敏感。

（二）流行病学

1. 传染源　本病是多宿主性的自然疫源性疾病。**黑线姬鼠**和**褐家鼠**为主要宿主和传染源，患者和隐性感染者因血中病毒数量较少，不是主要传染源。

2. 传播途径　病毒通过宿主动物的血及唾液、尿、粪便等排出体外，主要传播途径有以下几种：

（1）呼吸道传播：含病毒的鼠排泄物污染尘埃后形成的气溶胶颗粒，经呼吸道吸入感染；**呼吸道传播**为**最主要传播途径**。

（2）消化道传播：进食被含病毒的鼠排泄物污染的食物，通过破损的口腔黏膜感染。

（3）接触传播：被鼠咬伤或破损伤口接触带病毒的鼠类排泄物或血液而感染，此类感染机会较少。

（4）垂直传播：病毒可经胎盘感染胎儿。

（5）虫媒传播：寄生于鼠类身上的革螨或恙螨可能通过叮咬人而传播。

3. 易感人群　人群普遍易感。感染后多显性发病，隐性感染率较低，二次感染发病罕见。青壮年发病率高，男性多于女性。病后可获持久免疫。

4. 流行特征　本病与宿主的地理分布有关，呈灶性分布。主要分布在欧亚两大洲，我国疫情最重，发病人数占全球的90%，在我国，几乎全国各地都有本病的报道，且呈现老疫区病例逐渐减少，新疫区逐渐增多趋势。流行类型主要分**姬鼠型**和**褐鼠型**，前者主要分布于农区、林区，散发为主，发病多在秋冬季，高峰为11月至次年1月，后者主要分布于城镇和市郊居民区，暴发为主，流行季节多在3~6个月。各年龄组均可发病，以青壮年为主，男性多于女性，野外作业人员及农民发病率高。

（三）发病机制与病理

1. 发病机制　本病发病机制尚未完全阐明，一般认为病毒感染是发病的始动环节，导致受感染的细胞功能和结构损害，激活免疫应答，诱发机体免疫损伤。

病毒入侵体内后，在各脏器组织细胞，特别是血管内皮细胞中增殖并释放入血，引起病毒血症，出现发热及中毒症状。细胞免疫及体液免疫均参与了本病的发病过程，表现为体液免疫亢进，非特异性细胞免疫抑制和补体水平迅速下降。抗原-抗体复合物形成并沉积在小血管内膜和肾小管和肾小球的基底膜上，与补体结合并激活补体系统，补体的裂解产物引起血管扩张，加重血管损伤。由于小血管和毛细血管受到损伤，血管通透性增加，血浆外渗，有效循环血量急剧减少，导致感染中毒性失血浆性休克。小动脉扩张、间质性心肌炎、弥散性血管内凝血的发生可加重休克。目前认为，出血是由于血管壁损伤和血小板减少所致，后期凝血机制失调，引起全身广泛性出血。而免疫复合物沉积于肾小球引起不同程度的肾小球肾炎，沉积于肾血管壁引起肾循环障碍和肾组织缺氧，使肾小管上皮细胞变性坏死，肾间质水肿。肾小球基底膜损伤，肾小管上皮细胞变性坏死、脱落阻塞肾小管，引起蛋白尿、少尿和急性肾衰竭。

2. 病理变化　本病的基本病理变化为全身小血管包括小动脉、小静脉和毛细血管广泛性损伤，血管内皮细胞变性、坏死，管壁可见纤维蛋白样坏死和破裂等，内脏毛细血管高度扩张、淤血，管腔内可见血栓形成，引起多脏器的充血、出血、变性及坏死，尤以肾脏、脑垂体前叶、肾上腺皮质、右心房内膜、皮肤等病变最为明显。

（四）临床表现

本病潜伏期为4~46d，一般为7~14d。临床特征为三种表现（"三痛""三红"、肾损害）和五个临床阶段。

典型患者的临床经过可分为**发热期**、**低血压休克期**、**少尿期**、**多尿期**及**恢复期**五期。非典型和轻型病例可出现越期或不典型表现，而重症患者则可出现发热期、休克期和少尿期之间的重叠。

1. 发热期　本期最主要的临床特征是**发热、"三痛""三红"及蛋白尿**。起病急骤，突然畏寒、发热，体温在1~2d内可达39~40℃，热型多为弛张热或稽留热，一般持续3~7d。同时出现全身中毒症状，常有典型的"三痛"：头痛、腰痛、眼眶痛，常伴全身乏力、酸痛等全身中毒症状。体温下降后全身中毒症状反而加重是本病不同于其他发热性疾病的特点。还可伴有较突出的胃肠道症状，如恶心、呕吐等。

毛细血管损伤主要表现为"三红"征：颜面、颈部及上胸部呈弥漫性潮红，似酒醉貌。眼结膜充血，球结膜水肿。发病2~3d后软腭充血明显，可见细小出血点，两腋下、上胸部、肩颈部等皮肤有散在、簇状或搔抓样、条索状出血点，束臂试验常阳性，少数患者有鼻出血、咯血、黑便等。如皮肤迅速出现大片瘀斑或腔道出血，表示病情严重，可能并发DIC。

发病1~2d即可出现肾脏损害，表现为蛋白尿、血尿和少尿倾向，有时尿中可见膜状物。

2. 低血压休克期　主要为**低血容量休克**的表现。一般发生于第 3~7d。热退后病情反而加重是本期的特点，重者发生休克。表现为肢端发冷，心率加快，烦躁不安，意识模糊，口唇及四肢末端发绀，尿少等。可合并 DIC、心力衰竭、水及电解质平衡失调、脑水肿、呼吸窘迫综合征、急性肾衰竭等。本期一般持续 1~3d，重者达 6d 以上。部分患者本期表现不明显，直接由发热期进入少尿期甚至多尿期。

3. 少尿期　少尿期与低血压休克期常无明显界限，两者经常重叠或接踵而至，也可由发热期直接进入本期。24h 尿量少于 **400mL** 为少尿。可引起尿毒症、酸中毒和水电解质紊乱，严重者可引起肺水肿等。患者常有厌食、恶心、呕吐、腹胀、腹泻等消化道症状及头晕、头痛、烦躁不安、嗜睡、抽搐，甚至昏迷等神经系统表现。

4. 多尿期　多尿期一般出现在病程第 9~12d，由于循环血量增加，肾小球滤过功能改善，肾小管上皮细胞逐渐恢复，但重吸收功能尚未完善，加上尿素氮等引起高渗性利尿作用，使尿液明显增加。在本期最易出现水电解质紊乱，常见低钠血症、低钾血症，甚至可再次引发休克。

5. 恢复期　多尿期后，尿量逐渐恢复到每天 2000mL 以内，症状逐渐消失，精神及食欲好转，完全康复尚需 1~2 个月。

6. 临床分型　根据病情的轻重可分非典型、轻、中、重和危重五型。

（1）非典型：低热，体温一般不超过 38℃，皮肤和黏膜散在出血点，尿蛋白（+），诊断依靠特异性抗原或抗体阳性。

（2）轻型：体温一般不超过 39℃，全身中毒症状较轻，皮肤可见少许出血点，肾脏损害较轻，不进入休克期和少尿期。

（3）中型：体温 39~40℃，全身中毒症状较重，有明显的出血和球结膜水肿，肾损害较重，尿蛋白（+++），休克期和少尿期明显，但程度较轻且时间较短。

（4）重型：体温达到甚至超过 40℃，全身中毒症状严重，可出现中毒性神经系统症状，有明显皮肤黏膜瘀斑甚至腔道出血，休克及肾损害严重，少尿持续 5d 以内或无尿 2d 以内。

（5）危重型：在重型基础上出现以下情况之一的则病情危重：难治性休克；心力衰竭、肺水肿；重要脏器出血；并发脑水肿、脑疝；严重感染；少尿超过 5d 或无尿 2d 以上。

（五）实验室检查与其他检查

1. 一般检查　血常规提示白细胞总数增高，分类中淋巴细胞增多，并有异型淋巴细胞，血小板减少，尿蛋白阳性，血尿素氮及肌酐可升高，电解质中血钠、氯、钙在本病各期中多数降低，血磷、镁等则增高，血钾在少尿期多升高，其他期多降低。凝血酶原时间可延长。

2. 病原学检查　应用 RT-PCR 检测汉坦病毒 RNA，敏感性高，有早期诊断价值。特异性 IgM 阳性或发病早期和恢复期两次血清特异性 IgM 抗体滴度上升 4 倍以上有确诊价值。患者血液及尿中检出病毒抗原也有诊断意义。

（六）诊断与鉴别诊断

1. 诊断

（1）流行病学资料：在流行地区、流行季节，有明确或可疑的鼠类接触史。

（2）临床表现：包括**发热**、**出血**、**肾损害**三大主症，有"三红""三痛"，有临床五期经过等。

（3）实验室检查：白细胞总数增多，早期出现异型淋巴细胞，尿蛋白于短期内急剧增加，血清特异性 IgM 或病毒 RNA 阳性可明确诊断。

2. 鉴别诊断　发热期应与上呼吸道感染、流行性感冒、伤寒、钩端螺旋体病、败血症等疾病相鉴别；低血压休克期应与休克型肺炎等感染中毒性休克相鉴别；少尿期应与急性肾小球肾炎及其他原因引起的急性肾衰竭相鉴别；出血明显者需与急性白血病、血小板减少性紫癜及其他出血性疾病相鉴别；腹痛为主要表现者应排除外科急腹症。

（七）治疗

1. 治疗原则　目前尚无特效治疗方法，主要针对各期病理生理变化，采用综合性预防性治疗措施，早发现、早诊断、早治疗和就近治疗。特别需要注意的是休克、出血和肾功能不全。每个期有不同的治疗原则和治疗重点：发热期控制感染，改善中毒症状和预防 DIC；低血压休克期积极补充血容量，纠正酸中毒和改善微循环；少尿期稳定机体内环境，促进利尿，改善氮质血症；多尿期维持水、电解质平衡，防治继发感染。

2. 发热期

（1）一般治疗：绝对卧床休息，营养易消化饮食。高热者给予物理降温，慎用退烧药避免大汗诱发休克。

（2）抗病毒和免疫治疗：可选用利巴韦林，疗程 3~5d，可抑制病毒，减轻病情和缩短病程。干扰素可能对本病有一定帮助。

（3）对症治疗：呕吐频繁者可给予甲氧氯普胺止呕，芦丁、维生素 C 可降低血管通透性，有高热伴谵妄等精神症状者可酌情给予地塞米松，疗程 1~3d。

（4）预防 DIC：给予适量低分子右旋糖酐或丹参注射液静脉滴注，降低血液黏滞性，防治 DIC。

3. 低血压休克期

（1）补充血容量：宜早期、快速和适量。一旦出现低血压倾向时就应扩容，输液速度要快，争取 4h 内稳定血压，但要适量，以防引起肺水肿、心衰。液体应晶胶结合，以平衡盐液为主。常用的胶体溶液有低分子右旋糖酐、甘露醇、血浆和白蛋白等。

（2）纠正酸中毒：通常为代谢性酸中毒，常用 5% 碳酸氢钠，可根据血气分析结果分次给予。

（3）血管活性药物和肾上腺皮质激素的使用：经补液、纠酸后，血容量基本补足，但血压仍不升高或不稳定者，可应用血管活性药物如多巴胺、间羟胺等，具有扩张内脏血管和增强心肌收缩作用。山莨菪碱具有扩张微血管、解除血管痉挛作用，可酌情使用。糖皮质激素具有降低毛细血管通透性，减少外渗，降低外周血管阻力，改善微循环作用，还可稳定细胞膜及溶酶体膜，减轻休克时器官实质细胞损害，临床常用地塞米松静脉滴注，但应注意出血患者禁用。

（4）强心药的应用：有心衰者可给予强心药。

4. 少尿期

（1）稳定机体内环境：维持热量及氮质平衡，高糖、高维生素、低蛋白饮食及静脉滴注葡萄糖加胰岛素治疗可改善氮质血症。维持水、电解质、酸碱平衡，量出为入，限制入量。

（2）促进利尿：少尿早期应注意与休克期的肾前性少尿相鉴别，初期可应用 20% 甘露醇 125mL 静脉注射或者电解质溶液 500mL，若 3h 尿量少于 100mL，则为肾实质损伤引起少尿，应严格控制液体量。一般建议早期使用利尿药，常用利尿药为呋塞米，从小量开始，若疗效不佳，提示进入器质性少尿阶段，不宜盲目加大利尿药剂量，可配合使用血管扩张剂如酚妥拉明或山莨菪碱等。

（3）导泻：可以通过导泄排出体内多余的水分和钾离子等。常用甘露醇、硫酸镁或中药口服。

（4）透析疗法：目前常用结肠透析、腹膜透析和血液透析，以血液透析效果更佳。透析指征为少尿持续 4d 以上或无尿 24h 以上，经利尿药治疗效果不佳，或尿毒症表现日趋严重，尿素氮 > 28.6mmol/L；高分解状态，尿素氮每日升高 > 7.14mmol/L；血钾 > 7mmol/L，心电图有 T 波高耸等高钾表现；高血容量综合征或伴肺水肿者；极度烦躁不安或伴脑水肿者。根据血尿素氮情况，尽早透析，如尿量达每日 2000mL 以上，尿素氮下降，高血容量综合征或脑水肿好转后，可以停止透析。

5. 多尿期　主要是维持水和电解质平衡，防治继发感染。液体补充仍遵循"量出为入"原则。补充水分以口服为主，进食过少者可静脉补液。由于免疫功能下降，本期极易发生呼吸道和尿路感染，应及时发现和治疗继发感染，禁用肾毒性药物。

6. 恢复期　应注意补充营养，适当休息，逐步恢复活动量。

7. 并发症治疗　病程中应积极防治腔道大出血、心衰、肺水肿、急性呼吸窘迫综合征及各种继发感染等。

（八）预防

1. 控制传染源　鼠类是本病主要传染源，防鼠和灭鼠是预防本病的关键措施。

2. 切断传播途径　注意食品卫生，防止食品被鼠类污染；注意个人防护，不直接接触鼠及其排泄物。

3. 保护易感人群　目前已有预防本病的疫苗，用于人群的预防接种已取得一定效果。

七、狂犬病

狂犬病是由狂犬病毒引起的以**侵犯中枢神经系统**为主的**人畜共患**急性传染病。主要临床表现为恐水、恐声、怕风、狂躁、恐惧不安、流涎和咽肌痉挛，进行性瘫痪直至死亡，因有典型的恐水症状，又称**恐水症**。病死率高达 100%。

（一）病原学

狂犬病毒属弹状病毒科拉沙病毒属，中心为单股负链 RNA 病毒，核心壳和含脂蛋白和糖蛋白的包膜包裹于外，呈子弹状。狂犬病毒有 5 个主要蛋白组成，分别是：糖蛋白，病毒表面棘突成分，能与乙酰胆碱受体结合，决定了病毒的嗜神经性，能刺激机体产生中和抗体和诱导细胞免疫；核蛋白，是病毒颗粒最主要成分之一，构成核酸的衣壳，不仅可保护基因组 RNA 免受核酸酶降解，也是病毒重要的抗原成分，但不能刺激机体产生中和抗体；磷蛋白，也称衣壳基质蛋白，位于病毒核心壳与包膜之间，与核酸衣壳一起，是狂犬病毒属群特异性抗原；转录酶大蛋白，具有合成病毒 RNA 所必需的 RNA 转录酶全部活性；包膜基质蛋白，构成狂犬病毒包膜。

狂犬病毒对紫外线、热、日光抵抗力差。易被甲醛、70% 乙醇、汞、乙醚等灭活。在冰冻干燥条件下存活时间长。

（二）流行病学

1. 传染源　带狂犬病毒的动物是本病的传染源，在我国最主要的传染源主要是病犬，占80%~90%，其次为猫、猪、牛、羊等家畜和野狼。发达国家野生动物是重要传染源。隐性感染的犬、猫等兽类亦有传染性。一般来说狂犬病的患者不是传染源，不形成人与人之间的传染。

2. 传播途径　主要通过被患病动物咬伤传播。也可由带病毒动物的唾液经各种伤口和破损黏膜入侵引起感染。膜是病毒的重要侵入门户，如眼结膜被病兽唾液玷污、肛门黏膜被狗触舔等。此外，亦有经呼吸道及角膜移植传播的报道。

3. 易感人群　人群普遍易感。被病兽咬伤后是否发病与下列因素有关：①咬伤部位：头、面、颈、手指处被咬伤后发病机会多；②咬伤的严重性：创口深而大者发病率高；③局部处理情况：咬伤后迅速彻底清洗者发病机会少；④及时、全程、足量注射狂犬疫苗和免疫球蛋白者发病率低；⑤被咬伤者免疫功能低下或免疫缺陷者发病机会多。

（三）发病机制与病理

1. 发病机制　狂犬病毒对神经组织有强大的亲和力，一般不入血，病毒经皮肤或黏膜破损处进入机体后，沿末梢神经和神经周围间隙的体液进入相应的脊髓段，然后沿脊髓上行至脑，在脑组织中繁殖。分为三个阶段：

（1）组织内病毒小量繁殖期：病毒自咬伤部位入侵后，在伤口附近横纹肌细胞内缓慢繁殖，通过与乙酰胆碱受体结合，侵入相邻神经末梢，一般需要3d甚至更长时间，此期患者可无任何自觉症状。

（2）侵入中枢神经期：病毒沿周围神经轴索迅速上行，到达背根神经节后大量繁殖，然后入侵脊髓和中枢神经系统，主要侵犯脑干和小脑等处神经细胞，形成特殊的临床表现。

（3）从中枢神经向各器官扩散期：病毒自中枢神经系统向周围神经离心性扩散，侵入各组织与器官，如唾液腺和舌浆液腺等。由于迷走神经核、舌咽神经核和舌下神经核受损，可以发生呼吸肌、吞咽肌痉挛，出现恐水、呼吸困难、吞咽困难等症状。交感神经受刺激，使唾液分泌和出汗增多。迷走神经节、交感神经节和心脏神经节受损时，可发生心源性猝死。

2. 病理　主要为急性弥漫性脑脊髓膜炎、脑实质和脑膜水肿、充血、微小血管出血。可在神经细胞胞浆中发现一种嗜酸性包涵体，称为**内格里小体**，为本病特征性病变，具有诊断价值。

（四）临床表现

潜伏期长短不一，多在1~3个月内发病，最长可达10年以上，临床表现有**狂躁型**和**麻痹型**两种，我国以狂躁型为主。典型病例临床表现分为3期。整个病程一般不超过6d。

1. 狂躁型

（1）前驱期：常有低热、头痛、乏力、纳差、恶心、全身不适等，约80%患者伤口部及其附近有麻木、发痒、刺痛或蚁行感，为病毒繁殖刺激周围神经元所致，具有早期诊断意义。随着病情进展，出现对光、声音敏感，恐惧不安，并有喉头紧缩感。本期持续2~4d。

（2）兴奋期：患者高度兴奋，表现为极度恐惧、怕风、恐水、发作性吞咽肌痉挛、呼吸困难、排尿困难及多汗、流涎等，其中**恐水**是本病特征性临床症状，约有80%患者可能出现。患者极度口渴却不敢饮水，常伴声嘶和脱水。微风、声音、水均能引起患者吞咽肌痉挛，严重时可出现全身抽搐，伴有呼吸肌痉挛，导致呼吸困难、缺氧。由于自主神经功能亢进，患者出现大汗流涎、高热，体温可超过40℃，心率快，血压升高，瞳孔扩大，此时患者神志大多清醒，随着病情加重，部分患者可出现精神失常、定向力障碍、幻觉、谵妄等。病程进展急剧，多在发作中死于呼吸或循环衰竭。本期持续1~3d。

（3）麻痹期：痉挛减少或停止，患者逐渐安静，出现弛缓性瘫痪，尤以肢体软瘫更多见。眼肌、面肌及咀嚼肌受累，出现眼球运动失调，下颌下坠，口不能闭，面部不能做表情，呼吸变慢，节律不齐，心搏微弱，神志不清，最终因**呼吸麻痹**和**循环衰竭**而死亡。本期持续6~18h。

2. 麻痹型　临床较为少见，约占20%。以**瘫痪**为主要表现，又称"**静型**"。临床上无兴奋期，无恐水和吞咽肌痉挛。患者常以高热、头痛、呕吐、伤口疼痛为首发症状，随之出现肢体软瘫、腱反射消失、共济失调和大小便失禁，神志始终清醒，最终因衰竭死亡。病程10~20d。

（五）实验室检查

1. 血、尿常规和脑脊液检查　血常规中白细胞总数轻到中度升高，中性粒细胞占80%以上。脑脊液压力正常或轻度升高，细胞数稍增多，以淋巴细胞为主，蛋白稍升高，糖和氯化物正常。

2. 病原学检查　患者唾液、尿液、脑脊液或死后脑组织接种鼠脑，分离病毒；死者脑组织或咬人动物脑组织切片找内格里小体；用RT-PCR检测狂犬病毒RNA；取角膜印片或有神经元纤维的皮肤切片，用免疫荧光抗体染色检查狂犬病毒抗原。以上任一项阳性时可确诊。

3. 病毒抗体检测　血清中和抗体或荧光抗体测定，对未接种过疫苗者有一定的诊断价值。

（六）诊断与鉴别诊断

1. 诊断　有被病犬或病兽咬伤或抓伤史及典型的临床症状，如恐水、恐风、吞咽肌痉挛等，可做出临床诊断。但在疾病早期，儿童及咬伤不明确者易误诊漏诊。确诊有赖于病原学检测或尸检发现脑组织内格里小体。

2. 鉴别诊断　本病应与病毒性脑炎、破伤风、格林-巴列综合征、脊髓灰质炎等疾病相鉴别，流行病学资料和特殊症状是鉴别要点。

（七）治疗

所有传染病中最凶险的疾病，死亡率高，目前尚无有效治疗方法。受伤后及时正规地处理伤口是防治发病的关键。对发病后患者以综合治疗为主，包括：严格隔离患者，防止唾液等污染；病室要避光、安静，没有噪音和流水声；注意营养、水及电解质的平衡；对狂躁者可用镇静剂；有心动过速、高血压时，可用β受体阻滞剂或强心剂；有脑水肿时给予脱水治疗；采取一切措施维护患者心血管系统和呼吸系统功能。**呼吸衰竭**是死亡的主要原因，必要时采用气管切开、人工呼吸机等措施维持呼吸，纠正呼吸衰竭。

（八）预防

1. 控制传染源　家犬进行登记及定期预防接种。发现野犬、狂犬立即捕杀，尸体应深埋。对疑似狂犬者，应设法捕获，并隔离观察14d，如死亡或出现症状，应取脑组织检查，深埋或焚毁。

2. 伤口的处理 伤口应及时处理。先尽量挤压排血，再用20%肥皂水或0.1%苯扎溴铵彻底清洗伤口至少半小时，后用3.5%碘酒或70%乙醇涂擦，除非伤及大血管需紧急止血外，伤口一般不予缝合或包扎。

3. 预防接种

（1）疫苗接种：可用于暴露后预防，也可用于暴露前预防。暴露前预防主要用于高危人群。国内主要采用 Vero 细胞疫苗和地鼠肾细胞疫苗。

（2）免疫血清：以人狂犬免疫球蛋白为佳，过敏者可以脱敏注射。

八、流行性乙型脑炎

流行性乙型脑炎简称乙脑，亦称日本脑炎，是由乙型脑炎病毒所致的以脑实质炎症为主要病变的中枢神经系统急性传染病。临床以高热、意识障碍、惊厥、强制性痉挛和脑膜刺激征为特征，重症患者常出现呼吸衰竭，病死率高，可留有严重后遗症。

（一）病原学

乙脑病毒属乙组虫媒病毒，披盖病毒科黄病毒属。呈球形，直径40~50nm，核心为单股正链 RNA 和核蛋白。病毒外层为脂质包膜，镶嵌有糖基化蛋白（E蛋白）和非糖基化蛋白（M蛋白），其中E蛋白是病毒的主要抗原成分，具有诱导中和抗体和凝集红细胞的作用，有助于临床诊断和流行病学调查。乙脑病毒对热、乙醚和酸等常用消毒剂敏感，100℃ 2min 或 56℃ 30min 即可灭活，但耐低温和干燥，冰冻干燥法在4℃冰箱中可保存数年。在蚊虫体内繁殖的适宜温度为25~30℃。

（二）流行病学

1. 传染源 乙脑是人畜共患的自然疫源性疾病，人和动物均可成为传染源。人感染乙脑病毒后出现短暂病毒血症，血中病毒含量少，所以人并不是本病主要传染源。家畜（如猪、马、羊、狗等）、家禽（鸡、鸭、鹅等）和鸟类均可感染乙脑病毒，特别是猪感染率高，且猪感染后血中病毒数多，病毒血症时间长，且饲养范围广，更新快，是本病最主要的传染源。

2. 传播途径 本病主要通过蚊虫叮咬而传播。三带喙库蚊是主要的传播媒介，其次是东方伊蚊和中华按蚊。乙脑病毒先在蚊虫肠道内繁殖，然后移行至唾液腺，在唾液中保持较高浓度，并通过叮咬将病毒传给人或其他动物，再由动物感染更多蚊虫，形成蚊－动物（猪）－蚊循环。蚊虫是乙脑病毒的长期储存宿主，可带病毒越冬，并通过蚊卵传代。

3. 易感人群 人群对乙脑病毒普遍易感。感染乙脑病毒后多为隐性感染，少数显性发病，显性或隐性感染之比为1：（300~2000）。感染后可获得持久且稳定的免疫力。发病多见于10岁以下的儿童，以2~6岁儿童发病率最高。

4. 流行特征 东南亚和西太平洋地区是乙脑的主要流行区，我国除东北北部、西北及高原地区外，均有乙脑流行，但发病农村多于城市，山区多于沿海地区。由于青少年广泛接种疫苗，近年来发病率已明显下降。

热带地区全年均可发病，温带和亚热带地区有严格的季节性，主要集中在7~9月，这主要与蚊虫繁殖等因素有关。

（三）发病机制与病理

1. 发病机制 人被带有乙脑病毒的蚊虫叮咬后，病毒进入体内，经淋巴管或毛细血管侵入单核-吞噬细胞内繁殖，达一定量后进入血流，引起病毒血症。发病与否主要取决于机体的免疫能力，而病毒的数量及毒力对发病也有一定影响。当机体免疫力强时，感染后只发生短暂的病毒血症，病毒迅速被清除，不侵入中枢神经系统，仅表现为隐性感染或轻型病例，并可获得持久免疫力。若机体免疫功能低下，侵入机体的病毒数量多且毒力强时，则病毒可侵入中枢神经系统引起脑实质损害。乙脑病毒有**嗜神经性**，能突破血脑屏障侵入中枢神经系统，脑寄生虫（如脑囊虫病）、癫痫、高血压、脑外伤及脑血管病等血脑屏障功能低下或脑实质已经有病毒者更易诱发此病。

乙脑的神经组织病变既有病毒直接破坏，也与免疫损伤有关。直接侵袭可致神经细胞坏死、胶质细胞增生及炎性细胞浸润；免疫损伤导致小血管和毛细血管损伤，可引起脑组织循环供血障碍及坏死。

2. 病理　乙脑引起脑实质广泛病变，以大脑皮质、脑干及基底核的病变最为明显；脑桥、小脑和延髓次之，脊髓病变最轻。肉眼可见脑膜血管充血、水肿、出血，脑实质充血、水肿，严重者可有点状出血和粟粒样软化灶。镜下主要表现为变性性炎症，神经细胞变性坏死，有神经细胞卫星现象或噬神经细胞现象；软化灶形成；脑血管改变，血管充血，管周间隙增宽，常伴有淋巴细胞为主的炎性细胞围绕血管呈袖套状浸润；胶质细胞增生，形成胶质细胞结节。

（四）临床表现

乙脑潜伏期为 4~21d，一般为 10~14d。感染乙脑病毒后，大多数患者无症状或者症状较轻，仅部分患者出现中枢神经系统表现，表现为高热、头痛、呕吐、颈项强直、惊厥、意识障碍、呼吸衰竭等。典型病程可分为 4 期。

1. 初期　相当于病毒血症期。为病程的第 1~3d。起病急骤，发热，体温迅速上升至 39~40℃，伴头痛、食欲不振、恶心呕吐，多有嗜睡和精神倦怠。少数患者可有表情淡漠、颈项强直。**头痛**是本病最常见和最早出现的症状。

2. 极期　病程第 4~10d，初期症状加重，出现全身毒血症状和脑神经受损症状。

（1）高热：此期发热达顶点，可达 40℃ 以上，持续 7~10d，重者可达 3 周。病情与体温成正比，体温越高，持续时间越长，病情越重。

（2）意识障碍：表现可轻可重，可见嗜睡、谵妄、昏迷或定向力障碍等。意识障碍最早可见于病程的 1~2d，以 3~8d 多见，一般持续 1 周，重者可长达 1 个月以上。昏迷的深浅、持续时间的长短与病情的严重性和预后有关。

（3）惊厥或抽搐：发生率 40%~60%，多在病程第 2~5d 出现，是病情严重的表现，可由脑实质炎症、脑缺氧、脑水肿及高热等原因引起。先见于面部、眼肌和口唇小抽搐，随后肢体阵挛性抽搐，重者出现全身抽搐、强直性痉挛，历时数分钟或数十分钟不等，可反复发生，伴有意识障碍，重者伴有呼吸暂停。

（4）呼吸衰竭：为本病最严重的表现之一，最主要死亡原因，多见于深度昏迷的患者，包括**中枢性**和**外周性呼吸衰竭**。

1）中枢性呼吸衰竭：多见于重症患者，主要由于脑实质炎症（尤其是延髓呼吸中枢病变）、脑水肿、颅内高压、低渗性脑病等原因所致，表现为呼吸节律及幅度的变化，如呼吸表浅、叹息样呼吸、潮式呼吸、呼吸暂停，最后呼吸停止。脑疝者常见有**颞叶沟回疝**和**枕骨**

大孔疝，除上述呼吸变化外，颞叶沟回疝可同时出现患侧瞳孔扩大，对光反射消失，瞳孔大小不一，枕骨大孔疝则可出现患者极度烦躁、昏迷加深，反复或持续性抽搐，肌张力增高，眼球固定，双侧瞳孔散大，对光反射消失，呼吸常突然停止。

2）周围性呼吸衰竭：多由脊髓病变致呼吸肌麻痹，或呼吸道阻塞，肺部感染所致，表现为呼吸先快后慢，胸式或腹式减弱，发绀，但呼吸节律整齐。

（5）其他神经系统症状和体征：多在起病10d内，表现为浅反射（腹壁反射和提睾反射）减弱或消失，膝、跟腱反射等深反射先亢进后消失，病理征阳性。可出现脑膜刺激征、脑神经麻痹和肢体痉挛性瘫痪（上运动神经元性瘫痪），伴肌张力增高，还可出现膀胱和直肠麻痹（大、小便失禁或尿潴留）。此外，根据病变部位不同，可出现颅神经损伤或自主神经功能紊乱的表现。

高热、抽搐和呼吸衰竭是乙脑极期的严重表现，三者相互影响，互为因果。

3. 恢复期　极期过后，在病程的第8~12d，患者体温逐渐下降，神经系统症状和体征逐日好转，一般于2周左右可完全恢复。重症患者可留有神志迟钝、痴呆、失语、多汗、吞咽困难、颜面瘫痪、四肢强直性瘫痪或扭转痉挛等症状。经积极治疗后大多数患者可于半年内恢复。

4. 后遗症期　发病半年后，5%~20%重症患者仍有精神、神经症状，称为后遗症，主要有意识障碍、痴呆、失语、癫痫等，经积极治疗及细心的护理可有不同程度的恢复。癫痫后遗症可持续终生。

5. 并发症　以**支气管肺炎**最常见，多因昏迷患者呼吸道分泌物不易咳出，或应用人工呼吸器后引起。其次为肺不张、败血症、尿路感染、褥疮等。重型患者可因应激性溃疡致上消化道大出血。

6. 临床分型　根据病情轻重，临床可分为以下几型：

（1）轻型：体温39℃以下，神志始终清楚，轻度嗜睡等，无抽搐，脑膜刺激征不明显。1周左右恢复，无后遗症。临床易漏诊。

（2）普通型：体温39~40℃，嗜睡或浅昏迷，病理征阳性，脑膜刺激征不明显。病程7~14d，多无后遗症。

（3）重型：体温40℃以上，昏迷，反复或持续抽搐，瞳孔缩小，浅反射消失，深反射先亢进后消失。可有肢体瘫痪和呼吸衰竭。病程多在2周以上，恢复期常有精神异常、瘫痪、失语等，部分患者留有不同程度后遗症。

（4）极重型（爆发型）：起病急骤，体温于1~2d内升至40℃以上，常反复或持续性抽搐，深度昏迷，迅速出现脑疝及中枢性呼吸衰竭，病死率高，多在3~5d内死亡，幸存者多有严重后遗症。

（五）实验室检查

1. 血常规　白细胞总数增高，多为（10~20）×10^9/L，中性粒细胞80%以上。

2. 脑脊液　脑脊液压力轻度增高，外观清或微浊，白细胞计数增多，多为（50~500）×10^6/L，少数患者高达1000×10^6/L以上，早期中性粒细胞为主，随后淋巴细胞逐渐增多。蛋白轻度升高，糖正常或偏高，氯化物正常。脑脊液中免疫球蛋白的测定对鉴别诊断有帮助。

3. 血清学检查

（1）特异性IgM抗体测定：可用于早期临床诊断。在感染后第4日出现，2~3周达到高峰。

（2）补体结合试验：为IgG抗体，病后2周出现，5~6周达到高峰，维持1年，特异性较高，可作为回顾性诊断或者流行病学调查。

（3）中和试验：特异性较高，但方法复杂，仅用于流行病学调查。

4. 病原体分离　包括两种方法，病原分离和病毒核酸检测。病程第1周内死亡患者脑组织中可分离出乙脑病毒。

（六）诊断与鉴别诊断

1. 确诊标准　临床诊断主要依靠流行病学资料、临床表现和实验室检查的综合分析，确诊依赖于血清学和病原学检查。

2. 鉴别诊断

（1）中毒性菌痢：流行季节相同，均多见于夏秋季，10岁以下儿童多见，但起病较乙脑更急，常在发病24h内迅速出现高热、抽搐、意识障碍、休克。灌肠后大便查到痢疾杆菌可确诊。

（2）化脓性脑膜炎：多发生在冬春季，由脑膜炎球菌引起。皮肤、黏膜可见瘀点，脑膜刺激征明显。脑脊液呈细菌性脑膜炎改变，瘀点或脑脊液涂片或培养可见致病菌。血常规白细胞明显增高。

（3）结核性脑膜炎：无季节性，发病缓慢，病程长，有结核病史。脑脊液中糖、氯化物降低，薄膜涂片或培养可找到结核杆菌。T-SPOT有助于诊断。

（七）治疗

目前无特效药物治疗，应密切观察病情变化，及时处理危重症状，降低死亡率和防止后遗症的发生。

1. 一般治疗　患者应住院隔离于有防蚊和降温设备的病室，注意营养饮食。昏迷患者要注意口腔及皮肤清洁，防止继发肺部感染和褥疮发生。昏迷及抽搐患者应设床栏以防坠床，并防止舌被咬伤。注意水及电解质平衡，但输液量不宜过多，以防脑水肿。昏迷者宜予鼻饲。

2. 对症治疗　及时处理高热、抽搐及呼吸衰竭是关键。

（1）高热的处理：室温应保持在30℃以下，以物理降温为主、药物降温为辅，肛温保持在38℃左右。可选用冰敷额头、枕部和体表大血管部位（腋下、颈部及腹股沟等），酒精擦浴，冷盐水灌肠等物理降温方式；幼儿或年老体弱者可用小剂量安乃近，防止过量退热药物致大量出汗而引起虚脱；高热伴抽搐者可用亚冬眠疗法，用药过程要密切观察生命体征变化，注意保持呼吸道通畅。

（2）抽搐的处理：祛除病因及镇静解痉。①高热所致者以降温为主；②脑水肿所致者以脱水降低颅内压为主；③脑实质病变引起的抽搐，可使用地西泮、水合氯醛、巴比妥钠等。

（3）呼吸衰竭的处理：①保持呼吸道通畅，吸痰、超声雾化、氧疗等，纠正患者缺氧状态。②由脑水肿所致者应用脱水剂。③中枢性呼吸衰竭有呼吸表浅、节律不齐或紫绀时，可用呼吸兴奋剂。④必要时可行气管插管或气管切开，使用人工呼吸器。⑤改善微循环，减轻脑水肿，可用血管扩张剂，如东莨菪碱、酚妥拉明、山莨菪碱等。

3. 糖皮质激素的应用　对于重症患者，可早期、短程应用。

4. 后遗症处理和康复治疗　细心护理，防止褥疮和感染的发生；进行功能训练，包括吞咽、语言和肢体功能锻炼；理疗、针灸、按摩、高压氧治疗等对智力、语言和运动功能的恢复有一定疗效。

（八）预防

预防乙脑的关键是防蚊、灭蚊。

1. 控制传染源　隔离患者和疑似患者直至体温正常。本病主要传染源是家畜，应加强对家畜的管理，流行季节前可对猪进行疫苗接种，减少猪群的病毒血症，能有效控制人群乙脑的流行。

2. 切断传播途径　防蚊、灭蚊为主要措施，包括灭越冬蚊和早春蚊，消灭蚊虫滋生地等。

3. 保护易感人群　预防接种是保护易感人群的关键措施。目前我国使用的是地鼠肾细胞灭活疫苗和减毒活疫苗，接种对象以 6~12 个月的婴幼儿为主。

第三单元　细菌感染性疾病

【复习指导】本章为重点复习内容，掌握流行性脑脊髓膜炎、伤寒、细菌性痢疾、霍乱的流行病学特点、并发症、诊断标准、治疗原则；熟悉其病因病理、病原体生物学特性、实验室检查及预防措施。

一、流行性脑脊髓膜炎

流行性脑脊髓膜炎是由脑膜炎奈瑟菌引起的**急性化脓性脑膜炎**，以突发高热、头痛、呕吐、皮肤黏膜瘀点和脑膜刺激征为主要临床特点，通过空气中**飞沫传播**的**急性呼吸道传染病**。

（一）病原学

脑膜炎奈瑟菌又称脑膜炎双球菌，属奈瑟菌属，革兰氏染色阴性，是鼻咽部常见寄生菌。本菌呈肾形或卵圆形双球菌，有荚膜，无鞭毛，无芽孢，能产生毒力较强的内毒素，存在于中性粒细胞内，可从带菌者或病人的鼻咽部、血液、脑脊液、皮肤瘀点、瘀斑中检出，该菌仅存在于人体，专性需氧，对营养要求较高，用血液琼脂或巧克力培养基或卵黄培养基生长良好。依据表面特异性荚膜多糖抗原的不同，目前将本菌分为 A、B、C、D、X、Y、Z、29E、W135、H、I、K、L 共 13 个菌群，其中以 A、B、C 三群最常见。细菌裂解后可释放内毒素，具有强烈致病性，是重要的致病因子。

人是脑膜炎奈瑟菌**唯一**的**天然宿主**，在体外生存力极弱，对寒冷、干燥、阳光、紫外线及一般消毒剂均敏感。本菌可产生自溶酶，在体外极易自溶而死亡。

（二）流行病学

1. 传染源　流脑病人和带菌者是本病主要传染源。本病隐性感染率高，病人从潜伏期末至发病后 10d 均有传染性，故带菌者作为传染源的意义更重要。病原体存在于患者或带菌者的鼻咽分泌物中，借飞沫传播。

2. 传播途径　主要通过咳嗽、喷嚏、说话等由飞沫直接从空气中传播。病原菌在体外的生活能力极弱，故通过日常用具间接接触传播机会较少，但密切接触，如同睡、怀抱、喂乳、亲吻等对 2 岁以下婴幼儿亦可造成传播。

3. 易感人群　人群易感性同体内特异性保护性抗体水平密切相关。新生儿有来自母体的特异性抗体，发病少见，6个月至 2 岁抗体降至最低水平，发病率最高，成人可从多次流行过程中隐性感染获得持久免疫，再次患病者罕见。各群之间有一定交叉免疫，但不持久。男女发病率大致相同。

4. 流行特征　本病遍及全世界，我国各地区均有病例发生。本病全年散发，**冬春季**可出现季节性发病高峰，从 11 月持续至次年 4 月。本病有周期性流行特点，一般 3~5 年一次小流行，8~10 年一次大流行。中小城市、城镇发病较多，山区、农村易暴发流行。在我国长期流行菌群为 A 群，B 群和 C 群散发，但随着 A 群菌苗的广泛预防接种，近年 B 群和 C 群流行增多。

（三）发病机制与病理

1. 发病机制　病原菌自鼻咽部入侵体内，人体免疫力强弱与病菌毒力决定其发展过程。若人体免疫力强，则可迅速清除病原体或成为带菌者；若人体免疫力弱且菌株毒力强、数量多，则形成短暂菌血症，此时可无明显症状，或仅有轻微症状，当细菌侵入血液系统及中枢神经系统，引起败血症和化脓性脑膜炎。

内毒素是重要的致病因素，内毒素引起全身的施瓦兹曼反应，激活补体，释放炎症介质，产生循环障碍和休克。内毒素还可激活凝血系统，疾病早期即可出现弥散性血管内凝血，继发纤溶亢进，导致内脏广泛出血，造成多脏器功能衰竭。一旦病原菌随血流突破血脑屏障，进入脑脊液，内毒素引起脑膜、脊髓膜化脓性炎及颅内压增高，严重者可形成脑疝，患者可因呼吸衰竭而迅速死亡。

2. 病理

（1）败血症期：主要病变为血管内皮损害，血管壁炎症、坏死和血栓形成，血管周围出血；皮肤、皮下组织、黏膜和浆膜等可出现局灶性出血，肺、心、胃肠道和肾上腺亦可有广泛出血。

（2）脑膜炎期：病变以**软脑膜**和**蛛网膜**为主。早期主要表现为充血、少量浆液性渗出及局灶性小出血，进一步发展则见大量纤维蛋白、中性粒细胞及血浆外渗，脑脊液混浊，呈化脓性改变；颅底由于化脓性炎症的直接侵袭，可引起视神经、展神经、动眼神经、面神经、听神经等脑神经损害。

（3）暴发型脑膜脑炎：病变主要在**脑实质**，脑细胞有明显充血和水肿，颅内压增高，严重者可形成脑疝。少数慢性患者由于脑室孔阻塞和脑脊液循环障碍而发生脑积水。除脑脊髓膜外，其他脏器也可有迁徙性化脓性病灶，如心内膜炎、心包炎、化脓性关节炎等。

（四）临床表现

潜伏期 1~10d，一般为 2~3d。病情复杂多变，轻重不一，一般分为以下各型。

1. 普通型　约占全部病例 90%。可分为以下各期：

（1）前驱期（上呼吸道感染期）：多数患者无症状，少数患者有低热、咽痛、轻咳、鼻咽分泌物增多等上呼吸道感染症状。此期患者鼻咽拭子培养可分离出脑膜炎奈瑟菌，传染性最强。此期持续 1~2d，由于病情急，进展快，此期易被忽略。

（2）败血症期：起病迅速进入此期，表现为突发寒战、高热、体温迅速达40℃以上，伴头痛、呕吐、全身乏力、肌肉酸痛及精神萎靡等全身中毒症状。幼儿可表现为哭闹、拒乳、烦躁不安、皮肤感觉过敏及惊厥等。此期重要的体征是皮疹，70%以上患者可出现皮肤黏膜的瘀点、瘀斑，初期为鲜红色，分布于四肢、软腭、眼结膜及臀部等部位，随着病情进展，瘀点、瘀斑迅速增多、扩大，甚至因为血栓形成而发生皮肤大片坏死。约10%的患者可出现唇周及其他部位单纯疱疹，少数患者伴脾脏肿大，关节疼痛。多数患者于1~2d内进入脑膜脑炎期。

（3）脑膜脑炎期：此期患者持续高热及全身中毒症状，中枢神经系统症状加重，患者剧烈头痛，呕吐频繁，呈喷射状，皮肤感觉过敏，怕光，血压增高，脉搏减慢，烦躁或谵妄，脑膜刺激征阳性，严重者可出现呼吸或循环衰竭；婴儿发作多不典型，惊厥、腹泻及咳嗽较成人多见，脑膜刺激征可缺如，前囟未闭者可有紧张、饱满或隆起，有助于诊断。此期持续2~5d。

（4）恢复期：患者体温渐降至正常，症状好转，瘀点、瘀斑吸收或结痂愈合，神经系统检查正常，本期一般持续1~3周，直至痊愈。

由于病情进展快，四期临床常难以完全区分。

2. 暴发型 少数患者起病急骤，病情进展迅速，病势凶险，如不及时抢救，常于24h内危及生命，病死率高，常见于儿童。

（1）休克型：最突出特点为急骤起病，迅速发展至循环衰竭。表现为突起寒战高热，头痛呕吐，精神极度萎靡，常于短期（12h）内出现遍及全身的瘀点、瘀斑，且迅速融合成片，进一步出现皮肤大片坏死；同时伴有面色苍白，唇指发绀，皮肤花斑，肢端厥冷，呼吸急促，尿少，脉搏细速，血压下降等急性循环衰竭的症状，易并发弥散性血管内凝血。脑膜刺激征大多缺如，脑脊液大多澄清，细胞数正常或轻度增加，血及瘀点培养多为阳性。如处理不及时，患者可在数小时内死亡。

（2）脑膜脑炎型：主要以中枢神经系统症状为主。患者除高热、剧烈头痛、喷射样呕吐外，可出现反复或持续惊厥，且迅速陷入昏迷。脑膜刺激征阳性，颅内压增高，锥体束征阳性，四肢张力增加或强直。血压可持续升高，视盘水肿，瞳孔大小不等，对光反射迟钝或消失，严重者可发生脑疝而致呼吸衰竭。

（3）混合型：兼有上述两型的临床表现，是本病最严重的一型，病死率最高。

3. 轻型 多发生于本病流行后期。病变轻微，热势不高，可有轻度头痛、咽痛等上呼吸道症状，皮肤黏膜可见少数针尖样出血点；可有脑膜刺激征。脑脊液多无明显变化或仅有轻度炎症改变，咽拭子或瘀点培养可有脑膜炎奈瑟菌生长。

4. 慢性型 极少见，多为成人，以间歇发热、皮疹及关节疼痛为特征，可发展为化脓性脑膜炎、心包炎、心内膜炎或肾炎。诊断主要依据发热期反复多次的血培养或瘀点涂片、培养找到病原体。

5. 带菌状态 为流脑主要传染源，较为常见，分为短期间歇带菌或长期慢性带菌，一般病程超过3个月即为**慢性带菌**。多无临床症状，少数带菌者有明显咽炎。

6. 并发症 由于早期诊断及抗菌药物及时使用，目前流脑的并发症已不常见，主要并发症有脑膜炎奈瑟菌播散至其他器官引起的化脓性迁徙性病变，如中耳炎、心内膜炎、化脓性关节炎等；脑及其周围组织因炎症或粘连引起的损害如脑脓肿、脑积水、癫痫等；继发性感染，常见为肺部感染，多见于老年人及儿童。

（五）实验室检查

1. 血常规　白细胞总数及中性粒细胞明显增加，中性粒细胞比例为80%~90%。

2. 脑脊液检查　明确诊断的重要依据，对颅内压明显升高者，应脱水降颅内压后进行腰穿。典型表现为脑脊液压力升高，外观呈浑浊米汤样或脓样；白细胞计数明显升高，并以多核细胞增高为主；糖及氯化物明显减少，蛋白含量升高。

3. 细菌学检查　这是确诊最主要方法。

（1）涂片检查：取皮肤瘀点组织或离心沉淀后的脑脊液涂片检查，可查到革兰氏阴性肾形双球菌，阳性率可达60%~80%，因此为早期诊断本病的重要方法。

（2）细菌培养：取瘀点组织液、血液、脑脊液等作病原菌培养，阳性者可确诊。应在抗生素使用前取材。

4. 血清学检查

（1）特异性抗原检测：应用对流免疫电泳法、乳胶凝集试验、酶联免疫吸附试验、放射免疫法等，检测血、脑脊液中的脑膜炎奈瑟菌抗原，一般在病程1~3d内出现阳性，具有灵敏度高、特异性强、快捷等优点。

（2）特异性抗体检测：应用间接血凝法、杀菌抗体测定等。如恢复期血清效价大于急性期4倍以上，则有诊断价值。

（六）诊断与鉴别诊断

1. 诊断

（1）流行病学资料：冬春季发病，当地有本病发生或流行，或与患者密切接触。

（2）临床表现：突起高热，头痛，皮肤、黏膜瘀点、瘀斑，脑膜刺激征等典型临床表现。

（3）实验室检查：细菌学培养阳性及流脑特异性血清免疫检测阳性为确诊的主要依据。

2. 鉴别诊断

（1）其他化脓性脑膜炎：常继发于其他感染、颅脑外伤、手术等，无季节性，确诊有赖于细菌学检测。

（2）流行性乙型脑炎：有严格季节性，在7~9月间流行。无皮肤黏膜瘀点。脑脊液澄清，白细胞数升高不明显，以淋巴细胞为主，糖和氯化物正常。

（3）结核性脑膜炎：起病缓，病程长，有结核病史或密切接触史，有低热、盗汗、消瘦等结核中毒症状，无皮肤瘀点，无季节性。脑脊液呈毛玻璃状，可检出抗酸杆菌。

（4）虚性脑膜炎：败血症、伤寒、肺炎等全身性感染常因有高毒血症而发生脑膜刺激征。脑脊液除压力增高外，其余一般正常。

（七）治疗

1. 普通型流脑的治疗　本病治疗的关键在于早期诊断，就近治疗，隔离并密切监护。

（1）一般治疗：呼吸道隔离，卧床休息，流质饮食，保证足够液体量、热量及电解质供应；密切观察病情变化，加强护理，防止褥疮、呼吸道感染及其他并发症，必要时吸氧。

（2）病原治疗：是流脑治疗首要措施，应尽早、足量使用敏感抗菌药物，且应选择可透过血脑屏障药物。常用药物如下：

1）青霉素 G：脑膜炎奈瑟菌对**青霉素 G 高度敏感**，但不易通过血脑屏障，故应使用大剂量青霉素，提高脑脊液中药物浓度，从而获得满意疗效。目前尚未出现耐药菌株，是本病首选用药。但不可鞘内注射，避免引起发热、肌肉抽搐、痉挛、脑膜刺激征等严重不良反应。

2）头孢菌素类：第三代头孢菌素对脑膜炎奈瑟菌抗菌活性强，且易通过血脑屏障，其不良反应少，**C 群菌株**可作为首选。临床常用头孢噻肟、头孢曲松等。

3）氯霉素：对脑膜炎奈瑟菌敏感，脑脊液中药物浓度高。因其有骨髓抑制作用，故不做首选，主要用于对青霉素或磺胺类药物过敏患者，新生儿及老年人慎用。

4）磺胺类药：磺胺嘧啶或复方磺胺甲噁唑脑脊液中药物浓度高，但因其副作用多、耐药菌株增多，故已较少选用。

以上各种抗菌药物的疗程均为 5~7d。用药 1~2d 病情不见缓解或加重者，应调整抗菌治疗方案。

（3）对症治疗：高热时可用物理及药物降温；惊厥时可用地西泮，颅内高压时应予脱水剂。

2. 暴发型流脑的治疗

（1）休克型

1）病原治疗：尽早使用抗菌药物，首选**第三代头孢菌素或青霉素 G**。

2）抗休克治疗：①补充血容量，改善微循环。②纠正酸中毒。③充分供氧。④经过上述处理，如休克仍未纠正，可应用血管活性药物如山莨菪碱、多巴胺、间羟胺、去甲肾上腺素等。⑤糖皮质激素：短期应用，休克纠正后即停药。⑥若皮肤瘀点增多、扩大、融合成片并伴有血小板、纤维蛋白进行性减少，凝血酶原时间延长，高度怀疑 DIC，应尽早使用肝素抗 DIC 治疗，同时应给予新鲜血、血浆或纤维蛋白原、凝血酶原复合物。⑦心率明显加快时可用强心剂。

（2）脑膜炎型

1）抗生素的及早应用。

2）及早发现和防治脑水肿，这是本型治疗的关键，积极脱水治疗，预防脑疝的发生。常用甘露醇治疗。

3）防治脑水肿的同时，及时吸氧、吸痰，保持呼吸道通畅。并视病情做气管插管，使用呼吸机支持，并进行心肺监护。

3. 慢性型的治疗　本型主要以病原治疗为主。

（八）预防

1. 控制传染源　早发现、早隔离、早治疗。患者一般隔离至症状消失后 3d，不少于发病后 7d。加强对疫情单位和地区的疫情监视，接触者医学观察 7d。对疑似病例应给予预防性抗病原体治疗，常用**磺胺嘧啶**治疗，疗程 5d。

2. 切断传播途径　搞好个人及环境卫生，注意室内通风，做好宣教工作，流行期间避免到拥挤的公共场所，外出应戴口罩。

3. 保护易感人群　对易感人群注射疫苗是最为有效的预防措施。主要针对流行区 6 月龄至15岁儿童及其他高危人群。我国普遍采用A群多糖菌苗，接种后保护率达90%左右，可持续两年以上，近年C群流行增多，我国已开始接种A+C结合菌苗，也有较好的免疫效果。

二、伤寒

伤寒是由伤寒杆菌经**消化道传播**引起急性肠道传染病，其基本的病理特点为持续的菌血症与毒血症、单核－巨噬细胞系统受累、回肠末端微小脓肿及小溃疡形成，典型临床表现包括持续高热、**表情淡漠**、**相对缓脉**、**玫瑰疹**、肝脾大、白细胞减少等。

（一）病原学

伤寒杆菌又称伤寒沙门菌，属**沙门菌属D组**，革兰染色阴性，短杆状，有鞭毛，能活动，不产生芽胞和荚膜。自然条件下本菌只感染人类，不感染其他动物。在菌体裂解后可释放强烈的内毒素，在本病的发生、发展中起较重要作用。伤寒杆菌可在普通培养基生长，在含有胆汁的培养基中生长更好。伤寒杆菌有三个抗原成分，分别为菌体抗原（O抗原）、鞭毛抗原（H抗原）和多糖毒力抗原（Vi抗原），均能诱导相应抗体的产生，但均不是保护性抗体。由于**O抗原和H抗原**的抗原性较强，故常用于**血清凝集试验（肥达反应）**；Vi抗原见于新分离的菌株，其抗原性不强，主要干扰杀菌和吞噬功能，是伤寒杆菌重要的毒力因子。

伤寒杆菌在自然界中的生存力较强，在自然水中可存活2周以上，在粪便中能存活1~2个月，在肉、蛋、牛奶中如温度适宜还可繁殖。耐低温，在冰冻环境中可存活数月。对光、热、干燥的抵抗力较弱，阳光直射数小时即死，加热60℃ 30min或煮沸后即刻死亡。对常用化学消毒剂敏感。

（二）流行病学

1. 传染源　患者及带菌者是本病传染源。患者自潜伏期开始即可经粪便排菌，病程第1周末经尿排菌，故整个病程均有传染性，尤以病程2~4周排菌量最大，传染性最强。带菌者分为三种形式：**潜伏期带菌者**，伤寒患者在潜伏期即从粪便排菌；**暂时带菌者**，恢复期仍然排菌者，一般在3个月内停止；**慢性带菌者**，持续带菌超过3个月者。原有肝胆管疾病的伤寒患者易成为慢性带菌者。慢性带菌者是本病最重要的传染源。

2. 传播途径　主要经**粪－口途径**传播。病菌常随被粪便污染的食物和水进入体内，**水源污染**是本病最重要的传播途径，也是暴发流行的主要原因。散发流行一般以日常生活接触传播为主。

3. 易感人群　人群普遍易感，病后可获得持久性免疫，预防接种可获得一定的免疫力，使发病机会减少，病情减轻。

4. 流行特征　世界各地均有发病，以亚热带、热带地区多见。可散发、地方性流行或暴发流行。在卫生条件较差的地区可因水源污染而暴发流行，发达国家主要以国际旅游感染为主。本病终年可见，以夏秋季最多见。发病以学龄儿童及青壮年居多。

（三）发病机制与病理

1. 发病机制　人体是否发病与菌量、致病性及机体防御功能密切相关。伤寒杆菌由口入胃，一般可被胃酸杀灭，若进入体内菌量过多，或胃酸缺乏时，伤寒杆菌进入小肠，经肠黏膜侵入集合淋巴结、孤立淋巴滤泡及肠系膜淋巴结中繁殖，再经门静脉或胸导管进入血流，形成原发菌血症期，此期相当于临床上的潜伏期。如机体免疫力弱，伤寒杆菌随血流扩散至骨髓、肝、脾及淋巴结等组织大量繁殖，后再次大量侵入血流，形成第二次菌血症，并释放强烈的内毒素，产生发热、皮疹等典型临床表现。细菌继续随血循环扩散至全身各器官及皮肤等处，引起化脓性骨髓炎、肾脓肿、脑膜炎、胆囊炎、心包炎等。伤寒杆菌可经胆道进入肠道，随粪便排出，或经肾脏随尿液排出。病程第2~3周，经胆道进入肠道的伤寒杆菌，部分穿过小肠黏膜再次入侵肠壁淋巴组织，在原已致敏的肠壁淋巴组织中，产生强烈的炎症反应，引起肿胀、坏死、溃疡，若波及血管可引起出血，严重者引起肠穿孔。随着病程的进展，机体免疫力增强，体内伤寒杆菌被清除，组织逐渐修复而痊愈。如果机体免疫功能不足，伤寒杆菌被吞噬细胞吞噬又未被杀灭，或抗菌药物未能进入细胞内，细菌反而被吞噬细胞保护，并在细胞内大量繁殖，导致了伤寒再燃与复发。

伤寒杆菌内毒素是致病的重要因素。伤寒杆菌及其内毒素激活了伤寒病灶内的单核细胞和中性粒细胞，产生并释放致热源导致发热，还可诱发DIC等。

2. 病理　伤寒的主要病理改变为全身单核－吞噬细胞系统炎性增生，以肠道最为显著。镜下可见以巨噬细胞为主的细胞浸润，吞噬细胞内可见被吞噬的淋巴细胞、红细胞、伤寒杆菌及坏死组织碎屑，称为"**伤寒细胞**"，是本病的特征性病变。若伤寒细胞聚积成团，则称为"**伤寒小结**"或"**伤寒肉芽肿**"。

（四）临床表现

潜伏期10d左右，与伤寒杆菌感染量及机体免疫状态有关，最快短至48h，多为食物性暴发流行，而水源性暴发流行潜伏期可长达30d。

1. 典型伤寒　因大多数患者能得到早期诊断和及时有效的治疗，再加之我国预防接种的推行，目前典型伤寒患者临床上已不多见。

（1）初期：病程第1周。大多缓慢起病，发热为最早出现的症状，呈弛张热型，体温阶梯状上升，于5~7d内达39℃甚至以上。常伴头痛、全身不适、乏力、食欲减退、腹部不适等症。部分患者可扪及肿大肝脾。

（2）极期：病程第2~3周。伤寒的典型临床表现多在本期出现，有助于诊断。

1）持续高热：体温达39~40℃，多为稽留热型，少数为弛张热或不规则热型，一般持续10~14d，免疫功能低下者可持续数月。

2）消化系统症状：食欲不振，腹部不适或腹胀、便秘或腹泻，可有便血，腹部压痛，以右下腹明显。极易出现肠出血和肠穿孔等并发症。

3）神经系统症状：神经系统表现的轻重与病情轻重成正比，由内毒素作用于中枢神经系统所致。表现为呈**特殊的中毒面容**，表情淡漠、反应迟钝、听力减退，重者可有谵妄、抓空、昏迷或出现脑膜刺激征（虚性脑膜炎）。儿童可出现抽搐。随着体温下降，神经系统症状可逐渐恢复。

4）循环系统症状：可有相对缓脉、重脉，并发中毒性心肌炎时，相对缓脉不明显。重者可有脉搏细速、血压下降、循环衰竭等表现。

5）肝、脾大：多数患者于起病1周左右可扪及肿大的肝、脾，质软或有轻压痛。重者可出现黄疸、肝功能异常，引起中毒性肝炎。

6）皮疹：部分患者于病程7~14d皮肤出现淡红色小斑丘疹，称为**玫瑰疹**，直径约2~4mm，压之褪色，分批出现，主要分布于前胸、上腹部及肩背部，多在2~4d内消失。水晶形汗疹（白痱）也不少见，多发生于出汗较多患者。

（3）缓解期：相当于病程第3~4周。人体对伤寒杆菌的抵抗力逐渐增强，病情开始好转，体温逐渐下降，神经系统、消化系统症状逐渐好转。但本期仍有肠出血或肠穿孔的危险。

（4）恢复期：病程第5周。体温恢复正常，症状和体征消失，食欲好转，肝脾恢复正常。一般1个月左右完全康复。

2. 不典型伤寒　近年来典型伤寒病例逐渐减少，不典型或轻型患者增多。具体如下：

（1）轻型：症状较轻，体温多在38℃左右，病程短，1~2周即可痊愈。多见于儿童，或早期接受抗菌药物治疗，或已接受过伤寒菌苗注射者。目前临床上较多见，易漏诊或误诊。

（2）暴发型：起病急，进展迅速，表现为突发高热或体温不升，常并发中毒性脑病、中毒性心肌炎、中毒性肝炎、休克、DIC、肠麻痹等，皮疹多显著。预后凶险。

（3）迁延型：起病与典型伤寒相似，由于机体免疫功能低下，发热持续不退，热程可达5周以上，呈弛张热或间歇热型，肝、脾大明显。常见于合并有慢性血吸虫病和慢性肝炎等患者。

（4）逍遥型：发热及毒血症症状轻微，可照常生活及工作。部分患者以突发性肠出血或肠穿孔就医始被发现。

（5）顿挫型：起病较急，开始症状典型，但病程较短，多于1周内症状迅速消退而痊愈。

（6）小儿伤寒：不同的年龄阶段发病特点不同。一般年龄越大，临床表现越接近成人，年龄越小，症状越不典型。小儿伤寒起病急，中毒症状重，发热多呈不规则热型，腹痛、腹泻、呕吐等胃肠道症状明显，肝脾肿大常见，玫瑰疹和相对缓脉少见，白细胞计数常不减少，病程短，有时2~3周可自然痊愈，易并发支气管肺炎，较少并发肠出血、肠穿孔，病死率低。

（7）老年伤寒：临床表现常不典型，体温多不高，虚弱明显，常有持续性胃肠功能紊乱和记忆力衰退，可并发支气管肺炎、中毒性心肌炎或心力衰竭，病程长，恢复慢，病死率高。

3. 再燃与复发　**再燃**指部分伤寒缓解期患者，体温逐渐下降过程中，还未达到正常时，又再次升高，持续5~7日后退热。**复发**指部分患者进入恢复期，体温正常、症状消失1~3周后，临床症状再度出现，此时血培养可再度阳转，复发症状较轻，疗程较短。不论是再燃还是复发，都是病灶内伤寒杆菌未被完全消灭，当机体免疫力不足时再度繁殖并侵入血流，此时血培养多为阳性。多见于抗菌疗程过短的患者。

4. 并发症　由于抗菌药物的应用，病变可得到及时控制，所以伤寒并发症已明显减少。常见的并发症有肠出血、肠穿孔、溶血性尿毒症综合征、中毒性心肌炎、中毒性肝炎等。肠出血多见于病程2~3周，表现为大便隐血阳性至大量血便，严重者可引起失血性休克。有腹泻症状者易出现此并发症，成人多见；**肠穿孔**为最严重的并发症，同样发生于病程2~3周。常见部位为**回肠末端**。临床表现为突然右下腹剧痛，伴有发热、恶心、呕吐，腹膜刺激征阳性，腹部X线检查可发现膈下游离气体。

（五）实验室检查

1. 常规检查

（1）血液常规：白细胞计数减少或正常，中性粒细胞减少，嗜酸性粒细胞减少或消失。

（2）尿液常规：可有少量蛋白尿或管型。

（3）粪便常规：腹泻患者大便可有少许白细胞，当病变侵及结肠黏膜粪便隐血阳性或肉眼可见脓血便。

2. 血清学检查　伤寒血清凝集试验又称为**肥达反应**。检测时所用的抗原有5种，分别是伤寒杆菌菌体"O"抗原、鞭毛"H"抗原、副伤寒甲、乙、丙鞭毛抗原。可检测患者血清中相应抗体的凝集效价。常在病程第1周末出现阳性，第3~4周阳性率可达90%，其效价随病程的演变而递增，第4~5周达高峰，至恢复期应有4倍以上升高。肥达反应的临床意义如下：

（1）正常人血清中可能有低效价凝集抗体存在，通常"O"效价≥1：80、"H"效价≥1：160，才有诊断价值。

（2）每周检查1次，如凝集效价逐次递增，则更具诊断意义。

（3）只有"O"抗体效价的升高，可能是疾病的早期。

（4）仅有"H"抗体效价增高，而"O"抗体效价不高，可能是患过伤寒，或接种过伤寒、副伤寒菌苗的回忆反应。

（5）"O"抗体效价增高只能推断为伤寒类感染，不能区别伤寒或副伤寒，诊断时需依鞭毛抗体凝集效价而定。

（6）感染轻，特异性抗体产生少；早期应用有效抗菌药物或接受糖皮质激素治疗者；患者过于衰弱，或患丙种球蛋白缺乏症，不能产生特异性抗体均可能引起肥达试验假阴性。

3. 病原学检查

（1）血培养：是确诊依据。病程早期即可阳性，病程第1~2周阳性率最高，可达80%以上，以后逐渐下降，第4周常转为阴性，复发或再燃时又可复阳。

（2）骨髓培养：阳性率较血培养高，可达90%。尤其适用于血培养阴性或已用过抗生素治疗，诊断困难。

（3）粪便培养：潜伏期起便可呈阳性，第4周阳性率最高，可达75%。病后6周阳性率迅速下降，少数患者可排菌超过1年。

（4）尿培养：早期常为阴性，病程3~4周阳性率约25%。

（5）其他：十二指肠引流液、玫瑰疹刮取物或活检也可获阳性培养。

（六）诊断与鉴别诊断

1. 诊断　具有伤寒的流行病学史及临床表现，如有以下之一者可确诊：从血、骨髓、尿、粪便、玫瑰疹刮取物等任一标本中分离、培养到伤寒杆菌；血清特异性抗体阳性，肥达反应"O"抗体凝集效价≥1：80，"H"抗体凝集效价≥1：160，或恢复期效价增高4倍以上者。

2. 鉴别诊断

（1）呼吸道病毒感染：均可出现发热、腹部不适、白细胞减少等表现，但病毒感染常伴有明显上呼吸道症状或肠道症状，无特殊中毒面容、玫瑰疹、相对缓脉等伤寒特征性表现，肥达反应及细菌培养均阴性。

第十二章 传染病学

（2）斑疹伤寒：流行性斑疹伤寒多见于冬春季，地方性斑疹伤寒多见夏秋季。一般起病急，多有明显头痛。第5~6病日出现皮疹，数量多，且可有出血性皮疹。外斐反应阳性。治疗后退热快。

（3）败血症：部分革兰阴性杆菌败血症白细胞计数不高，常有胆道、泌尿道、肠道等处原发灶，热型多不规则或为弛张热，中性粒细胞常增高及核左移，血培养可分离出相应致病菌。

（七）治疗

1. 治疗原则　关键是病原体治疗，同时加强对症、支持治疗，积极防治并发症。

2. 一般治疗

（1）隔离：立即予消化道隔离，待临床症状消失，每隔5~7d进行粪便培养，连续两次阴性可解除隔离。发热期患者必须卧床休息，热退后2周方可轻度活动。

（2）护理：注意皮肤及口腔的护理，密切观察体温、脉搏、血压等变化。定期翻身，预防褥疮和肺部感染。

（3）饮食：给予高热量、高营养、易消化饮食。发热期间宜流质饮食或无渣饮食，少量多餐。退热后，仍应继续进食一段时间无渣饮食，以防诱发肠出血和肠穿孔。退热后2周方可恢复正常饮食。注意维持水、电解质平衡。

3. 对症治疗

（1）高热：一般可物理降温，退热药慎用，以免发汗太多引起虚脱。

（2）便秘：可用开塞露或用生理盐水低压灌肠，禁用泻剂和高压灌肠。

（3）腹泻：低脂、低糖饮食，可酌情给予收敛药，慎用鸦片制剂。

（4）腹胀：减少牛奶、豆制品等易产气食物的摄入，可用松节油、小茴香腹部热敷及肛管排气，禁用新斯的明类药物。

（5）肾上腺糖皮质激素的使用：严重毒血症状的高危患者，如无禁忌，可在足量有效抗菌治疗下短期使用糖皮质激素，疗程一般不超过3d。

4. 病原治疗

（1）第三代氟喹诺酮类药物：是治疗伤寒的首选药物。目前临床常用药物有氧氟沙星、左氧氟沙星等。疗程14d。因其影响骨骼发育，孕妇、儿童、哺乳期妇女慎用。

（2）第三代头孢菌素类：在体外对伤寒杆菌有强大抗菌活性，不良反应少，尤其适用于孕妇、哺乳期妇女、儿童等患者。常用的有头孢曲松、头孢噻肟、头孢哌酮等，疗程14d。

（3）氯霉素：用于氯霉素敏感株，耐药率及复发率高且毒副作用大，现已很少使用。

（4）其他抗菌药：氨苄西林或阿莫西林、复方磺胺甲噁唑等也可酌情选用。

5. 带菌者的治疗　此类患者治疗比较困难，如伴有胆囊炎或胆石症者，应先行胆囊切除术，术前术后均需抗菌治疗。成人用氨苄阿莫西林、氧氟沙星、环丙沙星等，疗程4~6周。

6. 并发症的治疗

（1）肠出血：绝对卧床休息，禁食，密切观察血压、脉搏、神志变化及粪便情况；补充血容量，维持水、电解质平衡；禁用泻剂及灌肠；应用止血药，必要时酌情输血。经积极内科治疗仍出血不止者，应考虑手术治疗。

（2）肠穿孔：禁食，胃肠减压，静脉补充液体，保证热量供给和水电解质平衡，有效的抗菌药物，特别是抗革兰阴性菌及厌氧菌的抗菌药。必要时可考虑外科手术治疗。

（3）中毒性心肌炎：卧床休息，注意输液量和速度，营养心肌治疗。必要时应用糖皮质激素。有心衰者，可酌情使用强心剂。

（八）预防

1. 控制传染源　患者应及早按肠道传染病隔离治疗，体温正常15d后，大便培养每5~7d检查1次，连续2次阴性方可解除隔离。患者及带菌者的排泄物、用具等应严格消毒。

2. 切断传播途径　是预防伤寒的关键措施。搞好"三管一灭"（管理饮食、水源、粪便，消灭苍蝇），加强卫生宣传教育工作，养成良好的个人卫生习惯。

3. 保护易感人群　对高危人群可进行预防接种。常用伤寒、副伤寒甲、乙三联疫苗。

三、细菌性痢疾

细菌性痢疾简称菌痢，是由志贺菌属（又称痢疾杆菌）引起的肠道传染病，故亦称为**志贺菌病**。以**直肠**、**乙状结肠**的**炎症**与**溃疡**为主要病理变化。临床表现为畏寒、高热、腹痛、腹泻、黏液脓血便及里急后重等，严重者可引起感染性休克和中毒性脑病。

（一）病原学

志贺菌属于肠杆菌科志贺菌属，为革兰阴性杆菌，菌体短小，有菌毛，无荚膜、芽孢及鞭毛，无动力，兼性厌氧菌，在有氧条件下生长更佳，普通培养基上生长良好。在根据生化反应和菌体抗原结构不同，将志贺菌分为A、B、C、D四群（痢疾志贺菌、福氏志贺菌、鲍氏志贺菌、宋内志贺菌）及40个血清型（不包括亚型）。**痢疾志贺菌**感染病情较重，**福氏志贺菌**感染易转为慢性，**宋内志贺菌**感染多不典型。我国目前以**福氏志贺菌**和**宋内志贺菌**最为常见。

志贺菌可产生内毒素，可引起全身反应如发热、毒血症、休克的重要因素。痢疾志贺菌还可产生外毒素，又称**志贺毒素**，有肠毒性、神经毒性和细胞毒性，导致相应临床表现。

志贺菌存在于患者和带菌者的粪便中，抵抗力弱，加热60℃10min可被杀死，在污染物品及瓜果、蔬菜上可存活10~20d。对酸和一般消毒剂敏感。宋内志贺菌抵抗力最强，其次为福氏志贺菌，痢疾志贺菌抵抗力最弱。

（二）流行病学

1. 传染源　主要是急、慢性菌痢患者和带菌者。

2. 传播途径　主要经粪-口途径传播。志贺菌随感染者粪便排出后，污染食物、水、手及生活用品等，经口感染；也可经苍蝇或其他昆虫等虫媒传播。食物或饮用水被污染可引起暴发或流行。

3. 人群易感性　人群普遍易感。病后可获得一定的免疫力，但持续时间短，不同菌群及血清型间无交叉免疫，易反复或重复感染。

4. 流行特征　菌痢全年散发，但有明显季节性，发病率一般从5月开始上升，8~9月达到高峰，10月以后逐渐下降。主要发生在经济不发达、卫生条件较差的国家或地区，我国菌痢的发病率仍较高。菌痢发病年龄分布有两个高峰，第一个高峰为学龄前儿童，第二个高峰为青壮年期。

（三）发病机制与病理

1. 发病机制　志贺菌经口进入人体后是否发病，取决于细菌数量、致病力及机体抵抗力。志贺菌进入消化道后，多数可被胃酸杀死，少数进入下消化道后也可因正常菌群的拮抗作用，或肠道分泌型IgA的作用无法黏附于肠黏膜上皮，而无法致病。当患者抵抗力下降时，尤其是志贺菌的致病力强时，细菌在结肠黏膜上皮细胞和固有层中繁殖、释放毒素，引起肠黏膜炎症反应和固有层小血管循环障碍，肠黏膜出现炎症、坏死及溃疡，出现腹痛、腹泻和黏液脓血便等。一般不易出现血行感染。

志贺菌的主要致病物质是内毒素。内毒素入血后，释放各种血管活性物质，不但可以引起发热和毒血症，还可引起微循环障碍，进而引起感染性休克、DIC及重要脏器功能衰竭，临床上表现为中毒型菌痢。其外毒素具有细胞毒性，可导致肠黏膜上皮细胞损伤，神经毒性可引起神经系统症状，肠毒素类似霍乱肠毒素，可导致水样泻，甚至可引起出血性结肠炎和溶血性尿毒综合征。

2. 病理 菌痢的主要病变部位为结肠，以乙状结肠和直肠最为显著，严重者可以波及整个结肠甚至回肠末端。急性期肠黏膜基本病理变化是弥漫性纤维蛋白渗出性炎症，病变通常局限于固有层，肠穿孔少见。慢性期有肠黏膜水肿和肠壁增厚，瘢痕和息肉形成，少数病例甚至发生肠腔狭窄。中毒性菌痢肠道病变轻微，主要为全身多脏器的微血管痉挛及通透性增加；大脑及脑干水肿，可有点状出血及神经细胞变性。

(四) 临床表现

潜伏期一般为1~3d，短者可为数小时，长者可达7d。临床表现因志贺菌的型别、感染的轻重、机体的状态、病变的范围及程度而各异。痢疾志贺菌临床症状最重，但预后大多良好，宋内志贺感染症状较轻，易误诊或漏诊，福氏志贺菌介于两者之间，排菌时间长，易转为慢性。根据病程长短和病情严重程度可以分为以下类型：

1. 急性菌痢

根据毒血症及肠道症状轻重，可分为3型。

(1) 典型菌痢 (普通型)：起病急、畏寒、发热，体温可达39℃或更高，伴头痛、乏力、食欲减退等全身中毒症状，继而出现腹痛、腹泻及里急后重，每日排便数十次，多先为稀水样便，后转为黏液脓血便。体征有肠鸣音亢进，左下腹压痛等。自然病程为10~14d，少数转为慢性。

(2) 轻型菌痢 (非典型)：全身中毒症状轻微，可无发热或有低热。腹泻，每日10次以内，水样或稀糊便，可有黏液，但无脓血，腹痛较轻，可有左下腹压痛，里急后重较轻或缺如，易被误诊为肠炎。病程3~7d，也可转为慢性。

(3) 中毒型菌痢：2~7岁体质较好的儿童多见，成人偶有发生。起病急骤、发展快、病势凶险。突起畏寒、高热，全身中毒症状重，可有烦躁或嗜睡、昏迷及抽搐等，数小时内可迅速发生循环和呼吸衰竭。临床以严重全身毒血症、休克和 (或) 中毒性脑病为主要表现，消化道症状不明显或缺如。按临床表现可分为以下三型：

1) 休克型 (周围循环衰竭型)：较为常见，以感染性休克为主要表现。面色苍白、四肢厥冷、皮肤出现花斑、发绀、脉搏细速等，血压下降，救治不及时可出现心、肾功能不全和意识障碍。

2) 脑型 (呼吸衰竭型)：以中枢神经系统症状为主要表现。患者表现为剧烈头痛、频繁呕吐、烦躁、惊厥、昏迷、瞳孔不等大、对光反射减弱或消失等，严重者可出现中枢性呼吸衰竭。此型病情严重，病死率高。

3）混合型：兼有上述两型的表现，病情最为凶险，病死率最高（90%以上）。该型实质上包括循环系统、呼吸系统及中枢神经系统等多脏器功能损害与衰竭。

2. 慢性菌痢　急性菌痢反复发作或迁延不愈，病程达2个月以上者即为**慢性菌痢**。根据临床表现可分为3型，其中慢性迁延型最多见，急性发作型次之，慢性隐匿型最少。

（1）慢性迁延型：急性菌痢病情迁延不愈，时轻时重，反复出现腹痛、腹泻，大便常有黏液及脓血。长期腹泻可致营养不良、贫血等。

（2）急性发作型：有慢性菌痢史，常因进食生冷食物或受凉、劳累等因素诱发，出现急性发作，表现类似急性菌痢，但发热等全身中毒症状较轻。

（3）慢性隐匿型：1年内有菌痢史，近期（2个月以上）无明显症状，但粪便培养可检出志贺菌，结肠镜检可发现黏膜有炎症或溃疡等病变。

（五）实验室检查及其他检查

1. 大便常规　粪便外观为黏液、脓血便，镜检可见满视野散在红细胞及大量成堆白细胞，如见到吞噬细胞则更有助于诊断。

2. 血常规　急性菌痢白细胞总数增多，可达（10~20）×10^9/L，以中性粒细胞为主。慢性患者可有贫血。

3. 细菌培养　大便培养出志贺菌是确诊的主要依据。早期多次送检有助于提高阳性率。

4. 特异性核酸检测　采用核酸杂交或PCR可直接检查粪便中的志贺菌核酸，具有灵敏度高、特异性强、对标本要求低等优点。适用于抗菌药物使用后的病人标本检测。

5. X线钡灌肠　慢性期可见肠道痉挛，动力改变，结肠袋消失，肠腔狭窄，肠黏膜增厚等。

6. 结肠镜检查　慢性患者可发现肠壁病变，病变部位刮取分泌物培养可提高志贺菌检出率。

（六）诊断与鉴别诊断

1. 诊断　细菌性痢疾应依据流行病学资料、临床表现及实验室检查等进行综合诊断，确诊需依据病原学检查结果。

（1）流行病学资料：夏秋季有不洁饮食或与菌痢患者有接触史。

（2）临床表现：急性期表现有发热、腹痛、腹泻、黏液或脓血便、里急后重。慢性菌痢患者常有急性菌痢史，病程超过两个月。中毒型菌痢以儿童多见，有高热、惊厥、意识障碍及呼吸、循环衰竭，起病时肠道症状轻微或无，盐水灌肠或肛拭子取便行粪便检查方可诊断。

（3）实验室检查：粪便镜检有大量白细胞或脓细胞，可见红细胞。确诊需粪便培养志贺菌阳性。

2. 鉴别诊断　菌痢应与各种腹泻类疾病相鉴别。

（1）急性菌痢的鉴别诊断

1）急性阿米巴痢疾：急性阿米巴病原为阿米巴原虫，全身症状轻微，毒血症状少，多不发热。腹痛不明显，无里急后重，查体右下腹压痛，实验室检查粪便常规肉眼为暗红色或果酱色大便，镜检可见阿米巴滋养体。

2）其他细菌引起的肠道感染：如空肠弯曲菌、大肠埃希菌等细菌引起的肠道感染亦可出现痢疾样症状，鉴别有赖于粪便培养出不同的病原菌。

3）细菌性胃肠型食物中毒：因进食被沙门菌、金黄色葡萄球菌等病菌或毒素污染的食物引起。有共同进食者集体发病，大便镜检白细胞常不超过5/HP。确诊有赖于从可疑食物及患者呕吐物或粪便中检出同一致病菌或毒素。

4）其他：还需与急性肠套叠、急性坏死出血性小肠炎等相鉴别。

（2）中毒型菌痢的鉴别诊断

1）脑型与流行性乙型脑炎（乙脑）鉴别：乙脑多发生于夏秋季，常有高热、惊厥、昏迷等表现，起病与进展相对缓慢，循环衰竭少见，意识障碍及脑膜刺激征明显，脑脊液可有蛋白及白细胞增高，粪便检查多无异常，乙脑病毒特异性抗体 IgM 阳性有助于鉴别。

2）休克型应与其他细菌引起的感染性休克鉴别：血及大便培养检出不同致病菌有助于鉴别。

（3）慢性菌痢的鉴别诊断：慢性菌痢需与直结肠癌、慢性血吸虫病及非特异性溃疡性结肠炎等疾病相鉴别，特异性病原学检查、病理和结肠镜检有助于鉴别诊断。

（七）治疗

急性期以抗菌治疗为主，慢性期除抗菌治疗外还应改善肠道功能，中毒型菌痢应及时针对病情采取综合性措施救治。

1. 急性菌痢

（1）一般治疗及对症治疗：隔离至消化道症状消失，大便培养连续两次阴性。中毒症状重者应卧床休息。饮食以流质易消化饮食为主，忌食生冷、油腻及刺激性食物。腹泻明显且不呕吐者可予口服补液盐，必要时静脉补液，以维持水、电解质及酸碱平衡。高热者以物理降温为主。腹痛剧烈者可予颠茄片或阿托品解痉止痛。毒血症状严重者可给予小剂量肾上腺皮质激素。

（2）病因治疗：抗菌治疗可缩短病程、减轻病情和缩短排菌期，防止转为慢性或带菌者。应根据志贺菌耐药情况、个体差异、大便培养及药敏试验结果选择敏感抗菌药物，避免滥用。药物首选**喹诺酮类**，常用的有环丙沙星、左氧氟沙星、加替沙星等，不能口服者也可静脉滴注。本药影响骨骼发育，儿童、孕妇及哺乳期妇女应慎用。疗程为3~5d。二线药物主要为三代头孢菌素，也可用阿奇霉素。二线药物只有在志贺菌株对喹诺酮等耐药时才考虑应用。

2. 中毒型菌痢　中毒型菌痢病情凶险，应及时采取以对症治疗为主的综合救治措施。

（1）对症治疗

1）降温止惊：积极给予物理降温，必要时给予退热药，将体温降至38.5℃以下；高热伴烦躁、惊厥者，可采用亚冬眠疗法；反复惊厥者，可用地西泮、苯巴比妥钠等肌注或水合氯醛灌肠。

2）休克型：①迅速扩充血容量及纠正酸中毒。②改善微循环障碍。③短期使用糖皮质激素。④保护心、脑、肾等重要脏器功能。⑤有早期 DIC 者可予肝素抗凝治疗。

3）脑型：①减轻脑水肿，可给予20%甘露醇快速静脉滴注。应用血管活性药物以改善脑组织微循环，给予糖皮质激素有助于改善病情。②防治呼吸衰竭：保持呼吸道通畅，及时吸痰、吸氧。如出现呼吸衰竭可使用呼吸兴奋剂，必要时应用人工辅助呼吸。

（2）抗菌治疗：药物选择基本与急性菌痢相同，但宜采用静脉给药。

3. 慢性菌痢 由于慢性菌痢病情复杂，应采取以抗菌治疗为主，全身与局部相结合的综合性措施。

（1）一般治疗：注意生活规律，进食易消化的食物，忌食生冷、油腻及刺激性食物，积极治疗肠道寄生虫病及其他慢性消化道疾患。

（2）病原治疗：根据病原菌药敏试验结果选用有效抗菌药物，通常联合使用两种不同类型的抗菌药物，延长疗程，必要时可多疗程治疗。

（3）对症治疗：有肠道功能紊乱者可采用镇静或解痉药物。有菌群失调者可予微生态制剂。

（八）预防

菌痢的预防应采用切断传播途径为主的综合预防措施，同时管理好传染源。

（1）管理传染源：急、慢性患者和带菌者应隔离或定期进行随访，并给予彻底治疗，直至大便培养阴性。

（2）切断传播途径：做好"三管一灭"，养成良好的个人卫生习惯。

（3）保护易感人群：目前尚无获准生产的可有效预防志贺菌感染的疫苗。

四、霍乱

霍乱是由**霍乱弧菌**引起的**烈性肠道传染病**，以剧烈吐泻、脱水、微循环障碍、代谢性酸中毒和急性肾功能衰竭为主要临床表现，为我国法定管理传染病种的**甲类传染病**。

（一）病原学

1. 分类 霍乱弧菌为霍乱的主要致病菌。根据弧菌的生化性状、O抗原特异性和致病性的不同，将霍乱弧菌分为三群：

（1）O_1群霍乱弧菌：本群为霍乱最主要致病菌。依其生物学性状可分为**古典生物型**和**埃尔托生物型**。根据O抗原不同，又可分为3个血清型：即稻叶型（含A、C抗原），小川型（含A、B抗原）和彦岛型（中间型，含A、B、C三种抗原）。

（2）非O_1群霍乱弧菌：本群弧菌鞭毛抗原同O_1群，但O抗原不同，不能被O_1群霍乱弧菌多价血清凝集，又称**不凝集弧菌**。根据O抗原的不同，本群可分200个血清型，一般无致病性，仅少数血清型可引起散发性腹泻。但其中的O_{139}血清型产生霍乱肠毒素，能引起流行性腹泻，与其他非O_1群无交叉免疫，将其命名为O_{139}**霍乱弧菌**，其引起的腹泻与O_1群霍乱同等对待。

（3）不典型O_1群霍乱弧菌：可被多价O_1群血清所凝集，但不产生肠毒素，无致病性。

2. 形态及染色 霍乱弧菌属弧菌科弧菌属，菌体弯曲呈弧形或逗点状，革兰染色阴性，无芽孢和荚膜（O_{139}群霍乱弧菌有荚），菌体的一端有一较长的鞭毛，长度为菌体4~5倍。该菌运动活泼，粪便涂片普通显微镜下呈鱼群样排列，显微镜下暗视野悬滴检查可见穿梭运动。

3. 抗原结构 霍乱弧菌具有耐热的菌体O抗原和不耐热的鞭毛H抗原。各群霍乱弧菌H抗原相同，**O抗原**有群特异性和型特异性两种抗原，是霍乱弧菌分群和分型的基础。

4. 毒素 霍乱弧菌可产生**内毒素**和**外毒素**。霍乱弧菌的致病力包括：鞭毛运动、黏蛋白溶解酶、黏附素；霍乱肠毒素；内毒素及其他毒素。

5. 培养特性　霍乱弧菌属兼性厌氧菌，在普通培养基中生长良好。

6. 抵抗力　古典生物型对外环境抵抗力较弱，埃尔托生物型抵抗力较强，在水体中可存活 1~3 周，在藻类、贝壳类食物上存活时间更长。霍乱弧菌对热、干燥、日光、化学消毒剂和酸等均很敏感，耐低温，耐碱。在正常胃酸中仅能存活 5min。

（二）流行病学

霍乱有两个发源地，印度恒河三角洲是古典生物型的发源地，印度尼西亚苏拉威西岛是埃尔托生物型的发源地。在我国除西藏无病例报告外，其余各省（市、区）均有疫情发生，目前霍乱在我国呈多菌群（型）混合流行的局面。

1. 传染源　患者和带菌者是传染源。典型患者频繁吐泻，是重要传染源。轻型患者及带菌者不易被发现，为危险传染源。

2. 传播途径　主要通过粪-口途径传播。患者吐泻物和带菌者粪便污染水源和食物，特别是水源被污染后易引起暴发流行。霍乱弧菌污染鱼、虾等水产品引起传播也是重要途径之一。

3. 易感人群　人群普遍易感。本病隐形感染较多，感染后肠道局部免疫和体液免疫的联合作用可产生一定的免疫力，产生抗菌抗体和抗肠毒素抗体，但持续时间短，可再次感染。

4. 流行特征　霍乱全年均可发病，夏秋季高发。以沿海地带为主。流行方式有暴发及迁延散发两种，前者常为经水或食物传播引起，多见于新疫区，而后者多发生在老疫区。O_{139} 霍乱弧菌发病主要以成人为主，男性多于女性。主要经水和食物传播，现有的霍乱菌苗对 O_{139} 霍乱无保护作用。

（三）发病机制与病理

1. 发病机制　霍乱弧菌经口进入体内，是否发病取决于机体的免疫力及弧菌的菌量和毒力。正常胃酸可有效杀灭霍乱弧菌。但胃大部切除后、胃酸缺乏或被稀释均降低对霍乱弧菌的抵抗力。肠道的分泌型 IgA 以及血清中特异性凝集抗体、杀弧菌抗体及抗毒素抗体等也有一定的免疫保护作用。

霍乱弧菌到达肠道后，通过鞭毛活动、黏蛋白溶解酶、黏附素以及细菌的化学趋化作用等，使弧菌穿过肠黏膜表面的黏液层，黏附于小肠上段黏膜上皮细胞刷状缘并大量繁殖，在局部产生大量霍乱肠毒素导致发病。

霍乱肠毒素有 A、B 两个亚单位。A 亚单位具有毒素活性，有 A1 和 A2 两个多肽。B 亚单位有 5 个部分，可与肠黏膜上皮细胞刷状缘细胞膜的受体神经节苷脂结合，介导 A 亚单位进入细胞内，激活腺苷酸环化酶，使三磷酸腺苷（ATP）变成环磷酸腺苷（cAMP）。大量的环磷酸腺苷积聚在肠黏膜上皮细胞内，刺激隐窝细胞过度分泌水、氯化物和碳酸盐等，同时抑制绒毛细胞对氯和钠等离子的吸收。由于肠黏膜分泌增强，吸收减少，大量肠液聚集在肠腔内，形成霍乱特征性的剧烈水样腹泻。霍乱肠毒素还能促使肠黏膜杯状细胞分泌黏液增加，使腹泻水样便中含有大量黏液。腹泻导致的失水使胆汁分泌减少，腹泻的粪便可成"米泔水"样。除肠毒素外，霍乱弧菌内毒素、溶血素、酶类及其他代谢产物亦有一定的致病作用。

2. 病理　本病病理特点主要是严重脱水导致的一系列改变，而组织器官器质性损害轻微。

（四）临床表现

潜伏期1~3d，短者数小时，长者7d。突然起病，少数在发病前1~2d有头昏、疲乏、腹胀、轻度腹泻等前驱症状。古典生物型与O_{139}群霍乱弧菌引起者症状较重，埃尔托型所致者多为轻型或无症状者。

1. 典型表现

（1）吐泻期：**剧烈腹泻**是本病最主要特征，为**无痛性腹泻**，病初大便尚有粪质，迅速成为黄色米泔水样便，无粪臭，每日可达数十次，甚至失禁。严重者可有洗肉水样便甚至柏油样便，以埃尔托型所致者多见。无发热和里急后重。呕吐多在腹泻后出现，常呈喷射性和连续性，呕吐物先为胃内容物，后为水样，严重者可为米泔水样，轻者可无呕吐。本期持续数小时至2d。O_{139}型霍乱的特征为发热、腹痛较常见，可并发菌血症等肠道外感染。

（2）脱水期：由于频繁的腹泻和呕吐，大量水和电解质丧失，患者迅速出现脱水和循环衰竭。此期通常为数小时至1~2d。患者表情淡漠，烦躁不安，甚至昏迷。声音嘶哑、眼窝凹陷、皮肤弹性差或消失、脉搏细速或不能触及，血压低甚至休克，少尿或无尿。酸中毒者呼吸增快，意识障碍。低钠可引起肌肉痉挛，痉挛部位疼痛和肌肉呈强直状态。低血钾可致肌张力减弱，腱反射减弱或消失，心律失常等。

（3）恢复期：患者脱水得到及时纠正后，多数症状迅速消失。少数患者有反应性发热，可能为循环改善后毒素吸收增加所致，一般持续1~3d后可自行消退。

2. 临床分型　根据脱水程度，临床上可分为轻、中、重型。具体如下：

（1）轻型：每日大便10次以内，脱水占体重5%以下，神志清，皮肤稍干，弹性稍差，口唇稍干，前囟、眼窝稍陷；无肌肉痉挛，脉搏正常，收缩期血压正常，尿量稍减少，血浆比重1.025~1.030。

（2）中型：每日大便10~20次，脱水占体重5%~10%，神志不安或呆滞，皮肤干燥，弹性差，口唇干燥、发绀，前囟、眼窝明显下凹，有肌肉痉挛，脉搏稍快、细，收缩期血压60~90mmHg，少尿，血浆比重1.030~1.040。

（3）重型：每日大便20次以上，脱水占体重10%以上，烦躁、昏迷，皮肤干燥，弹性消失，口唇极干、青紫，前囟、眼窝深凹，目不可闭，常有肌肉痉挛，脉搏细数或不能扪及，收缩期血压<60mmHg，无尿，血浆比重>1.040。

另外，还有一型称为暴发型，亦称**中毒型**或**干性霍乱**，非常罕见。此型起病急骤，进展迅速，还未出现泻吐症状即可因循环衰竭而亡。

3. 并发症

（1）肾衰竭：是霍乱最常见的严重并发症，也是常见的死因，由于休克得不到及时纠正和低血钾引起，表现为尿量减少和氮质血症，严重者可因尿毒症而死亡。

（2）急性肺水肿：代谢性酸中毒可导致肺循环高压，后者又因补充大量不含碱的盐水而加重。

（3）其他：如低钾综合征、心律失常等。

（五）实验室检查与其他检查

1. 一般检查

（1）血液检查：脱水致血液浓缩，血常规示外周血红细胞、白细胞和血红蛋白均升高；

生化检查：钠、氯化物和碳酸氢盐降低，血 pH 下降，尿素氮升高，当酸中毒纠正后，钾离子移入细胞内，可出现血清钾明显降低。

（2）尿液检查：部分患者尿中可有蛋白、红细胞、白细胞及管型。

（3）粪便常规：可见黏液或少许红、白细胞。

2. 血清学检查　抗菌抗体和抗毒抗体在病后第 5 日出现，1~3 周达高峰。凝集试验若抗凝集素抗体滴度增长 4 倍以上，有诊断意义，主要用于流行病调查、回顾性诊断或粪便培养阴性可疑患者的诊断。

3. 病原学检查

（1）粪便涂片染色：取粪便或早期培养物涂片做革兰染色镜检，可见革兰阴性、稍弯曲的弧菌。

（2）悬滴检查：将新鲜粪便做悬滴暗视野显微镜检查，可见运动活泼呈穿梭状的弧菌，此为**动力试验**阳性。

（3）制动试验：在悬滴检查动力试验阳性时，加入 O_1 群多价血清后，若运动停止，或凝集成块，为**制动试验**阳性，表示标本中含有 O_1 群霍乱弧菌；如细菌仍活动，还应加 O_{139} 群血清做制动试验。此检查可用于快速诊断。

（4）增菌培养：所有疑为霍乱的患者，除做粪便镜检外，均应进行增菌培养，有助于提高检出率和早期诊断。

（5）核酸检测：PCR 可快速诊断及进行群与型的鉴别。

（六）诊断与鉴别诊断

1. 诊断标准

（1）疑似霍乱：具有下列两项之一者诊断为疑似霍乱。

1）凡有典型临床症状，如剧烈腹泻，水样便（黄水样、清水样、米泔样或血水样），伴有呕吐，迅速出现脱水，循环衰竭及肌肉痉挛（特别是腓肠肌）的首发病例，在病原学检查尚未肯定前，应诊断为疑似霍乱。

2）霍乱流行期间有明确接触史（如同餐、同住或护理者等），并发生泻吐症状，而无其他原因可查者。

疑似病例未确诊之前按霍乱处理，大便培养每日 1 次，连续 2 次阴性可否定诊断。

（2）临床诊断：霍乱流行期间的疫区内，凡有霍乱典型症状，粪便培养 O_1 群及 O_{139} 群霍乱弧菌阴性，但无其他原因可查者。

（3）确定诊断：具有下列三项之一者可诊断为霍乱。

1）凡有腹泻症状，粪便培养霍乱弧菌阳性。

2）在流行期间的疫区内有腹泻症状，做双份血清抗体效价测定，如血清凝集试验呈 4 倍以上或杀弧菌抗体呈 8 倍以上增长者。

3）在疫源检查中，首次粪便培养检出 O_1 群及 O_{139} 群霍乱弧菌，前后各 5 日内有腹泻症状者。

（4）带菌者：指无腹泻或呕吐等临床症状，但粪便中检出 O_1 群及 O_{139} 群霍乱弧菌者。

2. 鉴别诊断　本病应与其他病原体所引起的腹泻相鉴别，如其他弧菌（非 O_1 群及 O_{139} 群霍乱弧菌）感染性腹泻、急性细菌性痢疾、大肠埃希菌性肠炎、细菌性食物中毒和病毒性胃肠炎等，确诊有赖于病原学检查结果。

（七）治疗

本病的处理原则是严格隔离，及时足量补液，纠正脱水、电解质平衡紊乱和酸中毒，辅以抗菌治疗及对症治疗。

1. 一般治疗　可给予流质饮食，但剧烈呕吐者应禁食，恢复期逐渐增加饮食，重症患者应注意保暖、给氧、监测生命体征。

2. 补液治疗　**及时足量补液**是治疗本病的关键。补液的原则早期、迅速、足量、先盐后糖、先快后慢、纠酸补钙、见尿补钾。通常选用与患者丧失液体电解质浓度相似的5∶4∶1溶液，另加葡萄糖注射液以防止低血糖。

补液量与速度应根据患者的失水程度、血压、脉搏、尿量和血浆比重等决定，最初24h总入量按临床分型的轻、中、重分别给3000~4000mL、4000~8000mL、8000~12000mL，儿童补液量按年龄或体重计算，一般轻度脱水120~150mL/kg，中度脱水150~200mL/kg，重度脱水200~250mL/kg。24h后的补液量及速度依据病情调整。快速补液过程中应注意防止发生心功能不全和肺水肿，还应给液体适当加温，并监测血钾的变化。

轻、中型脱水的患者可予口服补液。口服补液可减少静脉补液量，预防静脉补液的副作用及医源性电解质紊乱。WHO推荐使用口服补液盐（ORS），配方中各电解质浓度均与患者排泄液的浓度相似。

成人轻、中型脱水在最初6小时内每小时服750mL，体重不足20kg的儿童每小时服250mL，之后按泻吐量调整，一般排出量的1.5倍计算补液量。呕吐不是口服补液的禁忌，只是速度要慢一些，呕吐量也要计入补液量。

3. 抗菌治疗　早期应用抗菌药物有助于缩短腹泻和排菌时间，减少腹泻次数及排泄量，降低病后带菌率，但仅为液体疗法辅助治疗。目前常用药物为氟喹诺酮类，如环丙沙星，疗程为3d。也可采用四环素、氨苄西林、红霉素或阿奇霉素、复方磺胺甲恶唑等。

4. 对症治疗　重症患者在补足液体后，若血压仍较低，可给予糖皮质激素和血管活性药物。出现心衰、肺水肿者应暂停输液，酌情使用利尿剂及强心剂。在补液过程中如出现低血钾，可口服氯化钾或静脉滴注氯化钾。急性肾衰竭患者应及时纠正酸中毒，维持水、电解质平衡，必要时实施血液透析。

（八）预防

1. 控制传染源　建立健全肠道门诊，及时检出患者，按甲类传染病予以严格隔离治疗，直至症状消失后1周，隔日粪便培养一次，连续3次阴性方可解除隔离。对密切接触者应严密检疫5日，并进行粪便悬滴检查及培养和服药预防。做好国境卫生检疫和国内交通检疫。

2. 切断传播途径　改善环境卫生，加强饮水和食品管理。养成良好的个人卫生习惯。对患者和带菌者的排泄物进行彻底消毒。消灭苍蝇、蟑螂等传播媒介。

3. 保护易感人群　目前国外应用基因工程技术制成多价口服菌苗，在扩大试用中。

第四单元　消毒与隔离

【复习指导】掌握消毒、隔离及医院感染的概念、医院感染诊断标准。熟悉消毒的种类、隔离的原则、隔离的种类、医院感染的防护原则；了解消毒的方法。

第十二章 传染病学

一、消毒

(一) 消毒的概念

消毒是指用物理、化学及生物学方法清除或杀灭体外环境中的病原微生物的一系列方法。用于消毒的药物称为消毒剂。病原微生物包括致病微生物和非致病微生物，也包括细菌芽孢和真菌孢子。灭菌后的物品必须是完全无菌的，达到灭菌效果的消毒方法是最彻底的消毒法。

(二) 消毒的目的

传染病病原体大多极易从患者体内排出而传播，被病原体污染的用品、食物等也是传播病原体的媒介。为避免患者被其他病原体感染，发生交叉感染，及保护医护人员免受感染，必须严格执行消毒杀灭由传染源排到外界环境中的病原体，防止传染病的发生和蔓延。当然，仅靠消毒措施还不足以达到以上目的，同时进行必要的隔离措施和工作中的无菌操作。

(三) 消毒的种类

1. 预防性消毒　未发现传染源，对可能受病原体污染的场所、物品和人体所进行的消毒。如日常卫生消毒、饮水消毒、餐具消毒、粪便垃圾无害化处理、饭前便后的洗手、公共场所消毒、运输工具消毒等。医院中手术室消毒，免疫缺陷患者层流病房均属预防性消毒。预防性消毒能控制或减少未被发现或未被管理的传染源污染所引起的传染病传播。

2. 疫源地消毒　疫源地消毒指对有传染源存在的地区进行消毒，目的是杀灭由传染源排到外界环境中的病原体。可分为随时消毒与终末消毒。

(1) 随时消毒：指在传染源仍然存在的疫源地内，对传染源的排泄物、分泌物及其污染过的物品及时消毒处理。如对患者呕吐物、痰液、尿液、粪便及卫生敷料的消毒处理；对病室空气、地面、家具的消毒及接触患者或其污染物品脱手套后的洗手等。不同的传染病，由于病原体的排出途径不同，随时消毒的范围、对象与采用的方法也不同。随时消毒是防止交叉感染的重要措施之一。

(2) 终末消毒：患者痊愈或者死亡后对其居住地进行最后一次彻底消毒。包括患者的终末处理和原居住地或病室单位的终末处理。终末消毒的目的是完全杀灭和清除患者所播散遗留的病原体。终末消毒应在患者离开后立即进行。

(四) 消毒方法

1. 消毒方法的分类　根据消毒杀灭微生物的种类和强弱，将各种消毒方法分为灭菌法和高、中、低效消毒法四大类。

(1) 灭菌法：可以杀灭包括细菌芽孢的一切微生物。该类消毒方法有热力、电离辐射、微波等物理方法和甲醛等化学灭菌方法。

(2) 高效消毒法：能杀灭一切细菌繁殖体（包括分枝杆菌）、病毒、真菌及其孢子，并对细菌芽孢有显著杀灭作用。主要有紫外线消毒法和臭氧、含氯消毒剂、过氧化氢等方法。

(3) 中效消毒法：能杀灭除细菌芽孢以外的各种微生物。主要有超声波消毒法和中效消毒剂如醇类、碘类、酚类消毒剂等。

(4) 低效消毒法：只能消灭细菌繁殖体、部分真菌和亲脂性病毒。物理低效消毒方法有通风换气、冲洗和洗手等，化学低效消毒剂有氯已定、新洁尔灭等。

2. 物理消毒法　物理消毒法是利用物理因素作用于病原微生物，将之清除或杀灭。常用的有热力、光照、微波、辐射、过滤除菌等方法。

（1）热力消毒法：利用热力破坏微生物的蛋白质、核酸、细胞壁和细胞膜，从而导致其死亡，是应用最早、效果可靠、使用最广泛的方法。包括煮沸消毒、高压蒸汽灭菌、预真空型压力蒸汽灭菌、火烧消毒、巴氏消毒法等。

（2）辐射消毒法：主要利用紫外线的杀菌作用，使菌体蛋白质发生光解、变性而致细菌死亡。此法杀菌谱广，可杀灭细菌繁殖体、真菌、分枝杆菌、病毒、立克次体和支原体等，但穿透力差，对真菌孢子、细菌芽孢效果差，对HBV等无效，照射不到的部位无杀菌作用，只可对小物件消毒，可以造成对人体的损伤。此法包括：日光暴晒法、紫外线灯管消毒法、臭氧灭菌灯消毒法等。

（3）电离辐射灭菌法：有γ射线和高能电子束两种。适用于不耐热的物品灭菌，又称"冷灭菌"，广谱杀菌，剂量易控制，但其设备昂贵，对人及物品有一定的损害。多用于精密医疗器械、生物医学制品和一次性医用品的灭菌。

（4）过滤除菌：医院内常用过滤除菌来清除空气及液体中的微生物。

3.化学消毒法　化学消毒法是采用各种化学消毒剂使病原体蛋白质变性坏死，达到清除或杀灭微生物的方法。化学消毒剂种类繁多，分为灭菌剂和高、中、低效消毒剂。常用的化学消毒剂有：醇类（75%乙醇、异丙醇等）、含碘化合物（碘酊、碘附等）、含氯化合物（漂白粉、次氯酸钠、84消毒液等）、醛类（甲醛、戊二醛）、杂环类气体（环氧乙烷、环氧丙烷等）、过氧化物类（过氧乙酸、双氧水等）、酚类（石炭酸等）、季铵盐类（新洁尔灭、消毒净等）和氯已定等。

（五）消毒方法的监测

消毒效果是评价消毒方法是否合理、可靠的最重要指标。常用的消毒效果监测方法有：

1.物理测试法　通过仪表来测试消毒时的温度、压力及强度等。

2.化学指示剂测试法　利用其颜色变化指示灭菌时所达到的温度。

3.生物指示剂测试法　利用非致病菌芽孢作为指示菌以测定灭菌效果。

4.自然菌采样测定法　用于表面消毒效果检测。

5.无菌检查法　检测样品中的需氧菌、厌氧菌和真菌，除阳性对照外，其他均不得有菌生长。

二、隔离

隔离是将传染期内的传染病患者或病原携带者置于特定区域，防止病原体扩散和传播，便于管理和消毒，同时也使患者得到及时的治疗。对于不明原因的突发传染病，有效的隔离措施对控制其播散往往起决定性作用。根据不同的传染病病原学和流行病学特点，采取的隔离措施和隔离检疫期限也有所不同。

（一）隔离原则与方法

1.单独隔离患者，在隔离期间，应严格遵守传染病医院或隔离病房的消毒隔离制度，自觉地接受医护人员的管理。患者应在规定的场所内活动，不能随意离开隔离范围；不能随意会客；不能将使用的物品或剩余食品到处乱丢；应在指定的厕所大小便或消毒处理排泄物等。

2.根据不同传播途径，采用相应的隔离与消毒措施。

3. 已满隔离期或连续多次病原检测，确定隔离者不再排出病原体才能解除隔离。

（二）隔离的种类

根据传播途径不同，隔离分为以下几种：

1. **严密隔离** 适用于经飞沫、分泌物、排泄物直接或间接传播的烈性传染病及传播途径不明的传染病，如鼠疫（肺鼠疫）、肺炭疽、传染性非典型肺炎、霍乱等的隔离。凡传染性强、病死率高的传染病均需采取严密隔离。

2. **呼吸道隔离** 适用于以空气中的飞沫传播为主的传染病，如肺结核、流脑、百日咳、麻疹、腮腺炎等病的隔离。

3. **肠道隔离** 适用于以粪－口途径传播的传染病，如伤寒、细菌性痢疾、甲型和戊型肝炎、肠道病毒感染、感染性腹泻或胃肠炎等的隔离。

4. **接触隔离** 适用于经体表或伤口直接或间接接触而感染的疾病，如破伤风、气性坏疽、金黄色葡萄球菌感染等的隔离。

5. **虫媒隔离** 适用于以昆虫为媒介而传播的疾病，如乙型脑炎、流行性出血热、疟疾、斑疹伤寒、回归热等的隔离。

6. **保护性隔离** 适用于抵抗力低或极易感染的患者，如严重烧伤、早产儿、白血病、脏器移植及免疫缺陷患者等的隔离。

（三）隔离的期限

隔离期是根据传染病的最长传染期而确定的，同时应根据临床表现和微生物检验结果来决定是否可以解除隔离。某些传染病患者出院后尚应追踪观察。

三、医院感染

医院感染是指患者在医院住院时获得的感染，包括在住院期间发生的感染和在医院内获得出院后发生的感染，患者入院前或入院时已存在的感染不属于医院感染范畴，医院工作人员在医院内获得的感染也属于医院感染之列。

医院感染根据病原体来源可分为两类：**外源性感染**和**内源性感染**。外源性感染又称交叉感染，是指引起感染的病原体来源于医院内患者、工作人员及探视者，以及医院环境中；内源性感染亦称自身感染，是由患者自身皮肤、口腔、咽部和胃肠道等处寄生的正常菌群数量增多或寄生部位的改变而引起的感染。由于医院环境特殊、病种繁多和病原体的高耐药性，使得医院感染治疗困难，病死率高。

（一）病原学

各种病原微生物均可导致医院感染，包括细菌、病毒、真菌、立克次体和原虫等。

1. **细菌** 根据目前报道，约90%以上的医院感染是由细菌所引起。而在引起院内感染的众多细菌种类中，大部分由**革兰氏阴性杆菌**引起，约占60%以上，最常见的引起院内感染为**大肠埃希菌**、**肺炎克雷伯菌**等。假单胞菌属、不动杆菌属等近年来发病率明显上升。医院感染常见的革兰氏阳性球菌是金黄色葡萄球菌、表皮葡萄球菌等凝固酶阴性葡萄球菌和肠球菌。在厌氧菌感染中，拟杆菌属为最常见的病原菌，可引起胃肠道和妇科手术后的腹腔和盆腔感染。引起医院感染的细菌多数是对多种抗生素均不敏感的多重耐药菌株。

2. **真菌** 由于超广谱抗菌药物的广泛应用，医院内真菌感染的发病率较前明显上升。在致病的真菌中，最常见的是**念珠菌属**。念珠菌属不仅可引起肺部感染、消化道感染，还可在免疫力低下患者中引起皮肤及黏膜念珠菌感染。且除白色念珠菌外，大部分念珠菌对氟康唑耐药。

3. 病毒　**呼吸道合胞病毒**和**副流感病毒**所致的呼吸道感染是最常见的医院病毒性感染。此外，单纯疱疹病毒、巨细胞病毒和水痘-带状疱疹病毒均可在医院内造成感染流行。轮状病毒感染可引起老年人和婴幼儿腹泻。

4. 其他　艾滋病患者、器官移植后患者及长期、大量应用免疫抑制剂患者常可合并弓形虫感染。

（二）流行病学

1. 感染源　医院环境中的任何被病原体污染的物体都可以是感染源，包括：感染患者排出的各种分泌物；医院工作人员被污染的手和诊疗器械；以及医院环境中的病原微生物，都是重要的感染源。

2. 传播途径　传播途径以**接触传播**最为重要，其次是呼吸道传播、血液传播和共同媒介物传播，生物媒介传播少见。

（1）接触传播：病原微生物从患者或带菌者直接传给接触者；医护人员在进行各种医疗操作时其污染的手在患者之间传播病原体，也可造成间接接触传播。

（2）呼吸道传播：空气中带病原微生物的气溶胶微粒和尘埃，被易感者吸入导致的医院感染。可见于结核分枝杆菌、SARS 冠状病毒、流感病毒等。

（3）血液传播：乙型肝炎病毒、丙型肝炎病毒、巨细胞病毒和人类免疫缺陷病毒等均可通过血液途径传播。

（4）消化道传播：病原微生物可随受其污染的饮水或食物进入患者肠腔引起感染。

（5）共同媒介物传播：药品和医疗器械等一旦受病原微生物污染，甚至可在短期内同时引起多人感染，这种传播称为**共同媒介物传播**。各种侵袭性治疗设备，如各种插管、导管、内镜、呼吸机和透析装置等，因为结构复杂或不耐热、易腐蚀等缘故而难以彻底消毒等，均可增加医院感染的机会。

3. 患者的易感性　易感人群包括：①免疫力低下患者；②新生儿、婴幼儿和老年人；③有严重基础疾病者（如恶性肿瘤、糖尿病、肝病、肾病、慢性阻塞性支气管肺疾患和血液病等）；④烧伤或创伤产生组织坏死者。一般而言，重症监护病房、烧伤病房、血液病房、血液透析病房和移植病房等是医院感染的高发区。

（三）发病机制

1. 宿主免疫功能减退　常见的包括以下两种原因：局部皮肤、黏膜屏障破坏，病原菌易于侵入而致感染；全身性免疫功能缺损，包括先天性免疫功能不全和后天获得性免疫缺损，以后者最为常见，如获得性免疫缺陷综合征、严重的糖尿病、肝病、血液病及恶性肿瘤等疾病或某些医源性因素所造成的患者免疫功能低下。当宿主免疫防御功能减退时，机体内外的机会性致病菌均可引起医院感染，其中由患者自身的菌群引起的内源性感染更为常见。

2. 各种侵袭性诊疗措施　容易诱发医院感染的创伤性诊疗措施包括各种插管、安置导管、内镜检查和治疗、呼吸机和透析装置的使用、人工心脏瓣膜或人工关节等异物的植入、器官移植或血管移植和污染的手术等。

3. 抗菌药物使用不当　广谱抗菌药物使用不当，可破坏宿主微生态的平衡，引起医院感染。

（四）诊断

1. **诊断标准** 根据我国卫生部医院感染诊断标准，具有下列情况之一者可诊断为医院感染：

（1）患者在入院时不存在、也不处于潜伏期，而在医院内发生的感染，包括在医院内感染而在出院后发病者。

（2）有明显潜伏期的疾病，自入院第1天起，超过平均潜伏期后所发生的感染。

（3）无明显潜伏期的疾病，入院48h后发生的感染。

（4）患者发生的感染直接与上次住院有关。

（5）在原有感染的基础上，培养出新的病原体，或出现新的不同部位的感染。

（6）由于诊疗措施激活的潜在性感染，如结核杆菌等的感染。

（7）医务人员在医院工作期间获得的感染。

（8）新生儿经产道发生的感染。

2. **诊断依据** 医院感染的诊断主要依靠临床资料、物理或生化检查、病原学检查等。

3. **鉴别诊断** 下列情况不属于医院感染。

（1）皮肤，黏膜开放性创口或分泌物中培养出细菌，但无任何临床症状，只能认为有细菌定植。

（2）由物理性或化学性刺激引起的类炎症反应。

（3）新生儿经胎盘所致的感染，如单纯疱疹病毒、水痘病毒、巨细胞病毒或弓形虫等。

（4）全身感染的迁徙性病灶或原有的慢性感染复发，不能证明确为医院内获得者。

（五）治疗

1. **合理应用抗菌药物** 应根据以下几个方面选择合适的抗生素。

（1）病原菌：病原菌的种类、特点、所在部位以及药敏结果等。

（2）病情：感染部位、患者年龄和基础疾病等。

（3）抗菌药物：抗菌活性与其药代动力学特点以及不良反应等。

2. **对症治疗** 维持水、电解质的平衡和补充必要热量和营养；维护呼吸与循环功能；有脓肿或炎性积液者应及时进行有效的引流等对症支持治疗。

（六）预防

1. **建立和健全医院感染管理组织** 这是加强医院感染管理的关键。

2. **建立医院的监测制度** 目的是能更系统、主动地观察医院感染的发生、分布以及影响因素，定期整理并提供有价值的数据资料，以便采取更有效的对策。日常监测工作包括：①及时发现医院感染病例，确定感染类别；②调查和分析医院感染原因和诱因；③分别在患者、医护人员、医疗器械和环境中采样做培养，若阳性结果加做药物敏感试验；④对医院感染资料数据进行收集汇总，并分析说明；⑤对相关资料做书面报告上报主管部门。资料数据中最关键的是发病率和患病率。

3. **预防措施** 建立和健全有关的规则制度，认真执行并经常督促与定期检查。加强医院的环境卫生和清洁卫生。加强污染物的消毒、科室与病室的消毒、医院感染高发区的消毒。隔离患者，以防其传播；对医院感染患者：对其分泌物、排泄物消毒；对其他易感者：进行保护性隔离，防止受感染。中心供应室的消毒灭菌必须进行严格质量控制。必须严格遵守无菌操作规范。对医生、护士、检验等有关人员进行培训，普及并提高医院感染的防治知识。合理使用抗菌药物。

（七）控制措施

1. 流行病学调查、分析与预防

2. 患者的隔离　医院感染隔离应用的隔离技术现有7种，常见的有以下4种，主要是根据病原体传播途径制定：①接触隔离：是指为预防通过接触传播所采取的措施。②引流/分泌物隔离：指为预防感染部位流出脓性分泌物或引流液污染而造成病原菌传播所采取的措施。③血液/体液隔离：是为预防因接触传染性血液或体液而传播的感染性疾病所采取的措施。④保护性隔离和无菌病室：用于一些免疫力低下的易感者，以避免遭受来自其他患者或医护人员的感染。

由于患者易感程度不同，视具体情况采取相应水平的具体隔离措施。对大部分住院患者来说，医护人员良好的洗手习惯加上医院环境达到标准卫生水平即可阻挡医院内病原微生物在这些患者身上定植，从而避免发生医院内耐药株引起的感染。

第十三章 医学伦理学

第一单元 概述

【复习指南】本部分内容历年考试以基础知识为主,复习时应以基本概念及其理解为重点。其中医学伦理学的概念、医学道德的作用、医学伦理学的研究对象、医学模式与医学目的的内涵应掌握。

一、伦理学与医学伦理学

(一)伦理学的概念和规范伦理学的类型

1.伦理学是关于道德现象及其理论的学科。其主要任务是分析、评价、发展道德标准,解决道德问题。

2.道德是由**经济基础**决定的,以**善恶**作为评价标准,依靠**社会舆论**、**内心自律**和**传统习俗**调节人与人、人与自然之间关系的行为原则和规范的总和。

3.伦理学分为规范伦理学和非规范伦理学。规范伦理学注重对道德规范的论证、制订与实施策略的研究,是伦理学的主要形态。它通过制定一系列的道德行为规范来引导和规范人大行为。

4.规范伦理学分为普通规范伦理学和应用规范伦理学。医学伦理学属于应用规范伦理学,主要目的是为人们在医疗实践及其相关领域中的活动提供价值标准和行为准则。

(二)医学伦理学的概念

1.医学伦理学是运用伦理学的理论和方法研究医学道德的一门科学。主要研究内容是医学领域中的人与人、人与社会、人与自然关系问题。由于医学临床实践、医学科学研究、医学活动过程中都体现了伦理价值和道德追求,因此医学本身就包含了伦理学的因素。医学伦理学是伦理学和医学交融的一门学科。

2.医学道德简称医德,是职业道德的一种,一般指医务人员在医务活动中的道德现象和道德关系。它是社会一般**道德**在医学领域中的具体表达,是医务人员自身的道德品质在医务人员与病人、他人及社会之间关系的行为规范的总和。

(三)医学伦理学的研究对象

1.医学伦理学是一门开放和发展的学科,不同阶段其研究对象和内容不同。总体来说,其研究对象离不开医学领域中的医学道德现象和医学道德关系。

2.医学道德关系是指由**经济关系**决定的,派生在医学领域内的人与人、人与社会、人与自然之间的关系。包括医务人员与患者及其家属的关系;义务人员相互之间的关系;义务人员与社会及医学科学发展之间的关系。

(四)医学伦理学的研究内容

1.医学道德的基本理论 包括医学道德的起源、本质、特点、发生发展规律、社会作用与影响;医学历史中出现的医学道德现象及其背景;医学伦理学的基本理论、医学伦理学的发展趋势。

2. 医学道德的规范体系　包括医德的原则、规范和范畴等。
3. 医学道德的基本实践　包括医学道德教育和修养、医德评价的标准和方法、医学临床、医学科研、整个卫生保健领域、现代医学发展中的难题等。

二、医学模式与医学目的

(一) 医学模式的内涵

1. 医学模式即医学观，是对医学本质的概括。是指在特定的历史时期内，人关于健康和疾病的基本观点，或特定的历史时期，人们在观察和处理人类健康和疾病问题时的思维方式和行动方式。

2. 医学模式的实质，是人们以什么样的方法观察、分析和处理人类健康和疾病问题，它决定着人对人类的生理、病理、心理、预防、保健、治疗等问题的基本观念。

3. 医学模式来源于医学实践，是对医学实践的反映和概括，一定的医学模式与一定的社会发展和医学发展水平相适应。

4. 医学模式反映人们对医学科学研究的指导思想和理论框架，它反映医学科学总的特征。在不同的历史时期有不同的医学模式。

(二) 医学模式的类型

有**神灵主义医学模式、自然哲学医学模式、机械论医学模式、生物医学模式、生物－心理－社会医学模式**。

(三) 医学目的的内涵

1. 医学目的是医学在一定历史条件下为满足特定的人类群体或个体对医学的需求而形成的目标。这些需求体现了人们对医学实现的理想和愿望，也影响了医学的技术模式和医务人员的行为模式。

2. 医学产生初始，人们确定的医学目的主要是**"救死扶伤""克服疾病""延长生命""避免死亡"**。随着社会发展，传统医学目的的缺陷也逐渐暴露，对于生命质量的重视、对于死亡的态度、对于疾病预防的重视等逐渐被加入医学目的中。现代医学目的是致力于预防疾病，解除由疾病引起的疼痛和疾苦；治疗和照料患者，照料不能治愈的人，延长寿命，降低死亡率；避免早死、追求安详死亡；提高生命质量，优化生存环境，增进身心健康。

第二单元　医学伦理学的历史发展

【复习指南】本部分内容历年考试以一些记忆性的基础知识为主，复习时应以一些关键代表人物及知识点重点。其中医学伦理学发展的起源与传统、国外近现代医学伦理学的发展节点、生命伦理学的产生与发展应掌握。

一、中国医学伦理学的历史发展

(一) 中国古代医学道德思想的发展过程

1. 古代医学道德思想的萌芽时期　从原始社会晚期到奴隶社会的初中期，包括传说中的**五帝时期和夏朝**。

2. 古代医学道德思想的形成时期　**奴隶社会末期至西汉时期**。

3. 古代医学道德思想的发展和完善时期　我国进入封建社会后，儒家学说逐渐成为意识形态主流，各个时期医德思想都在发展与完善。

东汉名医**张仲景**的**《伤寒杂病论·自序》**是一篇比较完整的医德文献。其主要医德思想有：明确从医的目的："精究方术""上以疗君亲之疾，下以救贫贱之厄，中以保长全，以养其生"。强调广博精深的知识："自非才高识妙，岂能探其理致哉？""应当勤求古训，博采众方"。

隋唐时期的**孙思邈**是我国传统医德的集大成者。他在《千金要方》中有这样的叙述："人命至重，贵于千金，一方济之，德逾于此。"书中的"大医精诚"篇对后世医德的发展更产生了深远的影响。孙思邈主张医者必须具备精湛的医术和高尚的医德，才是"大医"。

明代**陈实功**在《外科正宗》中对古代医德作了系统的总结。他概括的"医家五戒十要"被美国1978年出版的《生命伦理学百科全书》列为世界古典医药道德文献之一。清代喻昌结合临床诊治论医德，写出《医门法律》一书，把临床诊治法则称为"法"，把对临床诊治中易犯的错误提出的禁例称为"律"，对临床医生的医疗行为进行评价，开创了临床医德评价的先河。

（二）中国医学道德的优良传统

仁爱救人，赤诚济世的行医宗旨。不图名利，清廉正直的道德品质。普同一等，一心赴救的服务态度。尊重同道，谦和不矜的医疗作风。注重自律，忠于医业的献身精神。

（三）中国近现代医学伦理学的发展

1. 继承发扬传统医德思想，医生的社会责任感增强。

2. 吸收借鉴西方伦理准则。

3. 初步探讨医学伦理学理论。1932年6月出版的《医学伦理学》是我国第一部较系统的医学伦理学专著，表明中国已由传统的医德学进入到近代医学伦理学阶段。

二、国外医学伦理学的历史发展

（一）古希腊、古罗马、古印度和阿拉伯国家的医德起源与传统

1. 古希腊文化是西方文明的源头，其医德思想直接影响了整个西方医德的发展。伟大的医学家**希波克拉底**被称为西方医德的奠基人，其著名的**《希波克拉底誓言》**对医生之间、医患之间的行为准则作了较系统的阐述。这一文献对医德理论的创立和发展都有深远的影响，成为世界医德史中的一部经典。

2. 古罗马医学是古希腊医学的沿袭和发展。这一时期最具代表性的人物是古罗马著名的医生盖仑。他在继承希波克拉底的体液学说的基础上，发展了机体的解剖结构和器官生理概念，创立医学和生物学的知识体系。在医德方面，它提出："作为医学，不可能一方面赚钱，一方面从事伟大的艺术——医学。"这种医德思想对西方医学发展起到了一定的作用。

3. 印度的医学发展也很早，其医德最早主要表现在公元前5世纪印度外科鼻祖妙闻的《妙闻集》和公元前1世纪内科鼻祖阇罗迦的《阇罗迦集》中。

4. 在中世纪，阿拉伯地区的医学继承和发展了古希腊的医学成果。这一时期重要的代表人物是阿拉伯的犹太医生迈蒙尼提斯。以他的名字命名的《迈蒙尼提斯祷文》的主要思想是：为了人的生命和健康，要时刻不忘医德，不要被贪欲、虚荣、名利所干扰而忘却人类谋幸福的高尚目标。

（二）国外近现代医学伦理学的发展

1. 近代西方的医学伦理学作为一门独立的学科产生于英国。它的形成以**1803年英国的**

托马斯·帕茨瓦尔的《医学伦理学》出版为标志。这一时期，医患关系作为医学伦理学关心的主要问题，医生应具有的美德和医生对病人的责任是研究的核心。

2. 进入20世纪中叶，近现代医学伦理学在理论和规范体系上都比较完善，1948年的《日内瓦宣言》和1949年《国际医德守则》的颁布是其标志。

三、生命伦理学

生命伦理学的基本理论、原则和研究内容

1. 生命伦理学是人类生存过程中生命科学技术和卫生保健政策，以及医疗活动中道德问题的伦理学研究，是有关人和其他生命体生存状态和生命终极问题的学科。

2. 美国学者**比彻姆和丘卓斯**在他们的《**生物医学伦理学原则**》一书中提出无伤原则、行善原则、公正原则和尊重原则是国际上被普遍接受的生命伦理学的基本原则。

3. 生命伦理学是医学伦理学发展的现代阶段，它的内容已经扩展到卫生政策、生命技术、生态、人性与死亡道德问题的研究和争论。具体内容有：临床决策和行为的伦理原则、病人及医生的权利义务、医患及医际关系、医务人员道德修养等；生命科学研究的伦理问题、人体受试者的权益保护、高新生命科学技术的应用、脑死亡、临终关怀、生命质量和安乐死等，卫生经济伦理问题、医疗改革、保险与医院工作，医院伦理委员会、卫生政策与法制建设等；生态与环境保护、大地或地球伦理、动物权利保护等。

第三单元　医学伦理学的理论基础

【复习指导】本单元在历年考试中分值并不高。考点主要集中于一些基本概念的记忆和把握。其中，**生命论、人道论、美德论、功利论、道义论**的不同观点应当了解。

一、生命论

（一）生命神圣论、生命质量论、生命价值论的概念

1. 生命神圣论，是指人的生命至高无上，神圣不可侵犯。

2. 生命质量论，是以人的自然素质的高低、优劣为依据，衡量生命对自身、他人和社会存在价值的一种理论。

3. 生命价值论，是以人具有的内在价值与外在价值的统一来衡量生命意义的一种理论。

（二）生命质量的标准及伦理意义

1. 生命质量标准有主要质量、根本质量、操作质量之分。

2. 生命质量论有利于提高人口素质；有利于控制人口增长；有利于人类自我认识的飞跃。为医务人员对某些不同生命质量的病人采取相应的治疗原则、方法和手段提供理论依据，对于合理、公正地分配卫生资源也具有十分重要的意义。

（三）生命价值论的标准及伦理意义

1. 生命价值论是生命神圣论和生命质量论的一种统一。判断生命价值高低或大小，主要有两个因素：一是生命的内在价值，即生命本身的质量是生命价值判断的前提和基础；二是生命的外在价值，即指某一生命对他人、社会的贡献，是生命价值的目的与归宿。

2. 生命价值论是生命内在价值与外在价值的同意，以此评价生命可以避免就个体生命某一阶段或某个时期来判断生命的价值。

二、人道论

（一）医学人道主义的含义

医学人道主义是人道主义思想在医学领域中的具体体现，是将人道主义关于人的价值的标准和如何对待人的准则贯彻在医学领域中所产生的特殊的医学的人的价值标准和行动准则。医学人道主义的内涵包括：在关于人的价值标准问题上，认为人的生命是宝贵的，人的生命和尊严具有最高的价值，应当受到尊重。在如何行动的问题上，医学人道主义要求医务人员应当同情、关心、尊重和爱护患者，努力为他们免除疾病的痛苦，维护他们的身体健康。

（二）医学人道主义的核心内容

尊重病人生命、尊重病人人格、尊重病人权利。

三、美德论

（一）美德论的含义

美德论，是以行为者为中心，研究和探讨人应该具有什么样的美德和品格，什么是有意义的生活。

（二）医德品质的含义

医德品质是医务人员在长期职业行为中形成和表现出来的稳定的医学道德气质、习惯和特征。医德品质是医德认识、医德情感和医德意志的统一。

（三）医德品质的内容

仁爱、严谨、诚挚、公正、奉献。

四、功利论

（一）功利论的含义

功利论是以"功利"作为道德标准的学说，功利论继承发展利幸福论和快乐主义的伦理传统，认为人的本性就是追求快乐和幸福。由于利益是快乐的基础，所以追求利益就成为利道德的标准。

（二）功利论的主要特征

1. 用"功利"来定义善的内涵，功利是对有感受力的存在者的利益、好处、快乐、善或者幸福。

2. 强调行为的结果，不重视行为的动机，即判断道德正确与否的标准是看这一行为是否带来利善的结果，并且要看这一后果是否实现了善的最大化，即"最大多数人的最大幸福"原则。

五、道义论

（一）道义论的含义

道义论即义务论，认为道德上应采取的具体行动或行动准则的正确性不是由行为的后果所决定的，而是由这一行为或这种行为准则的自身固有特点所决定的。医学道义论主要研究医务人员职业道德规范的问题。

（二）道义论的主要特征

1. 强调行为动机的重要性，认为只要行为的动机是善的，不管结果如何，该行为都是道德的。

2. 强调原则的超验性，以人的理性为基础，而不进行感性经验的证明。
3. 立足于全体社会成员的普遍性，而不是从个体利益出发提出准则。

第四单元　医学道德的规范体系

【复习指导】本单元在历年考试中分值并不高。考点主要集中于一些基本概念的记忆和把握。其中医学道德原则和医学道德规范的内容应当了解。

一、医学道德原则

（一）行善原则的含义、内容及意义

1. 含义　行善原则就是要求医务人员对其服务对象实施有利的医学行为。
2. 内容　善待生命，同情、关心、体贴患者；善待服务对象，树立"以病人为中心"的服务理念；善待社会，以社会公益为基础，把满足个体患者康复利益与满足人人享有卫生保健的利益统一起来。
3. 意义　行善原则是医学道德的根本原则，也是医学道德的最高原则，当其他医学原则之间发生矛盾冲突时，医务人员的医学道德行为选择以不违背行善原则为基准。

（二）尊重原则的含义、内容及意义

1. 含义　医务人员在医护活动中对能够自主的患者自身的尊重。
2. 内容　医务人员在医护活动中尊重患者人格；尊重患者自主决定权；尊重患者的隐私权。
3. 意义　医务人员尊重患者人格，提供人性化的服务有利于建立和谐医患关系，减少医患纠纷与冲突。

（三）公正原则的含义、内容及意义

1. 含义　医务人员在义务活动中公平、正直地对待每一位患者的伦理原则。体现于人际交往和资源分配公正两个方面。
2. 内容　公正对待医护活动的服务对象，一视同仁，公正分配卫生资源。
3. 意义　公正原则协调医患利益关系。医务人员平等对待患者有利于患者心理平衡，有利于医患关系的和谐，有利于医疗资源的公正分配，有利于社会公正环境的形成，有利于社会稳定。

（四）无伤原则的含义、内容及意义

1. 含义　在诊断、治疗、护理等医护活动中尽力避免对患者造成不应有的医疗伤害。
2. 内容　培养为病人利益和健康着想的动机和意向；尽力提供最佳治疗、护理手段；不滥用辅助检查，不滥用药物，不滥实施手术。
3. 意义　无伤原则是善待服务对象的起码要求。它为医学界规定了道德底线。贯彻该原则，可以提供医务人员的医学责任感，减少医患纠纷，和谐医患关系。

二、医学道德规范

（一）医学道德规范的含义

医学道德规范是指医务人员在各种医学活动中应遵守的行为准则，是医学道德基本原则

的具体体现,是义务人员道德行为和道德关系普遍规律的反映。

（二）医学道德规范的内容

根据**1988年**卫生部颁布的《**医务人员道德规范及其实施办法**》,医学道德规范的主要内容可以概括为:救死扶伤,忠于医业;钻研医术,精益求精;一视同仁,平等待患;慎言守密,礼貌待人;廉洁奉公,遵纪守法;互学互尊,团结协作。

三、医学道德范畴

（一）医学道德范畴的含义

1. 医学道德范畴是医学道德实践的总结与概括,是医学活动中人自身以及人的本质关系的反映,是普遍道德范畴在医学活动中的特殊表现。它作为一种信念存于医务人员内心,指导合规范其行为。它是医学道德原则和医学道德规范的补充和内化。

2. 医学道德范畴的内容有权利与义务、情感与良心、审慎与保密、荣誉与幸福等。

（二）医学道德权利的含义和作用

1. 含义　在医学到的活动中,医学道德主体所享有的都允许使用的权利和应享受的利益。它包括医务人员和患者的权利。

2. 作用　医务人员的职业道德权利得到尊重和维护,可保证医学职业的声誉和社会地位,也可以调动和提高广大医务人员履行职业道德义务的积极性和主动性,有利于医务人员作用的发挥。患者道德权利受到尊重,有利于患者道德义务的履行,可以促进患者配合诊疗的积极性,提高治疗效果,有利于医患关系的和谐。

（三）医学道德义务的含义和作用

1. 含义　医学道德义务是指在医学道德活动中,医学道德主体对他人和社会所应承担的责任。道德义务具有不以获取某种相应的权利或报偿为前提的特点。医务人员的医学道德义务是医务人员对病人、集体、社会所负的道德责任,以应有的行为履行自己的职责。

2. 作用　可以增强医务人员的责任感,使之自觉、愉快地履行自己的职业义务,并逐步变成自己的内心信念。有利于医务人员不断提高自己的医学水平,也有利于和谐医患关系的构建。

（四）医学道德情感的含义和作用

1. 含义　医务人员对医学事业和服务对象所持的态度和内心体验。主要包括同情感、责任感、事业感。

2. 作用　医学道德情感对医务人员的医学道德行为起着调节作用。医学道德情感中的同情感,可以促使义务人员关怀、体贴患者,并全力救治。同时,也可以使患者产生良好的心理效应,有利于患者早日康复。

（五）医学道德良心的含义和作用

1. 含义　医学道德良心是指医务人员在履行义务的过程中,对自己行为应负道德责任的自觉认识和自我评价能力。

2. 作用　医学道德良心是一种对所负道德责任的自觉认识,无论有无别人的监督,凭借职业良心,尽职尽责地工作,从而感受到良心上的满足与喜悦。它还可以促使医务人员在任何情况下,都能坚守医学道德原则和规范的要求,自觉抵制不正之风的影响。

第五单元 医患关系道德

【复习指导】本单元在历年考点主要集中于一些基本概念的记忆和把握。其中对医患双方权利义务关系的内容应当作为重点把握。

一、医患关系概述

（一）医患关系的内涵

广义的医患关系是指以医务人员为一方的群体与以患者及其技术等为一方的群体之间的医疗人际关系。狭义的医患关系是指行医者与患者的关系。

（二）医患关系的内容

医患关系分为技术方面和非技术方面。技术方面是医患因诊断、治疗方案、措施的制定和实施而产生的关系。非技术关系是医患交往过程中在社会、法律、道德、心理、经济等方面建立起来的人际关系。

（三）医患关系的模式

1976年美国学者萨斯和荷伦德在《医学道德问题》上发表《医生－患者关系的基本模式》的文章中提出医生与患者关系三种不同模式为：主动—被动型，指导－合作型，共同参与型。

（四）医患关系的发展趋势

1. 医患关系结构的"人机化"趋势 医学高新技术的应用，使诊疗方式发生巨大的变化。医生可以通过高新技术、设备获得病人的生理指标、生化指标等数据，并为自己的诊断治疗提供依据。这使得医患之间的关系向医生－机器－患者的结构演变，因而医患之间直接交往减少，加重了医生对高新技术设备的依赖。

2. 医患交往的"经济化"趋势 限于卫生资源的不足，分配使用的不合理仍然存在，医患交往上有"经济化"的趋势。

3. 医疗要求"多元化"趋势 随着社会发展，人们的价值观念的多元化倾向也反映在医患关系上，患者对医疗卫生保健的要求也在层次上、档次上呈现多元化倾向。

4. 医患关系调节方式上的"法制化"趋势 随着人们法制观念的更新和深入，某些医患关系问题必须通过法制调节。

二、医患双方权利义务

（一）医生的权利内容

1. 根据《中华人民共和国执业医师法》第21条的规定，医师在执业活动中享有的权利有：①在注册的执业范围内，进行医学检查、疾病调查、医学处置、出具相应的医学证明文件，选择合理的医疗、预防、保健方案。②按照国务院卫生行政部门规定的标准，获得与本人执业行为相当的医疗设备基本条件。③从事医学研究、学术交流，参加专业学术团体。④参加专业培训，接受继续医学教育。⑤在执业活动中，人格尊严、人身安全不受侵犯。⑥获取工资报酬和津贴，享受国家规定的福利待遇。⑦对所在机构的医疗、预防、保健工作和卫生行政部门的工作提出建议，依法参与所在机构的民主管理。

2. 在一些特定情况下，医生可以为保护患者、他人和社会的利益，对某些患者的行为和自由进行适当的限制，即特殊干涉权。这是针对者如精神患者、自杀未遂病人拒绝治疗，传染病强制性隔离等情况而拥有的一种特殊权力。

（二）医生的义务内容

1. 根据《中华人民共和国执业医师法》的相关条款法律上规定了医师的义务，如：①遵守法律、法规，遵守技术操作规范。②树立敬业精神，遵守职业道德，履行医师职责，尽职尽责为患者服务。③关心、爱护、尊重患者，保护患者的隐私。④努力钻研业务，更新知识，提高专业技术水平。⑤从事科学研究，发展医学科学。⑥宣传卫生保健知识，对患者进行健康教育等。

2. 在职业活动中，医生还应履行下列职业道德义务：维护病人健康，减轻病人痛苦；解释说明与履行知情同意原则；保守秘密。

（三）患者的权利内容

我国目前尚无系统的患者权利法规，但是《宪法》等相关法规中可见有关患者权利的内容。综合国内外关于患者权利方面的研究成果并根据我国国情，可将患者的基本权利归纳为以下几个方面：①基本医疗权。②疾病认知权。③知情同意权。④保护隐私权。⑤社会免责权。⑥经济索赔权。

（四）患者的义务内容

1. 保持和恢复健康的义务。
2. 积极配合诊疗的义务。
3. 遵守医院各种规章制度的义务。
4. 支持医学科学发展的义务。

三、医患冲突与沟通

（一）医患沟通的意义

1. 含义　医患沟通是医患之间利用语言或非语言形式进行的信息交流。

2. 意义　是医学目的的需要，是医学诊断的语言形式进行的信息交流需要，是临床治疗的需要，是医学人文精神的需要，是减少纠纷的需要。

（二）医患冲突的化解

1. 医患纠纷的化解　不属于医疗事故的医疗纠纷应当通过医患沟通来化解。大部分的纠纷是因为沟通方面存在问题，比如在知识、信息方面的不对称，医生在解释方面的欠缺，患者理解上的误区等往往是产生纠纷的主要因素。因为在医患关系中医生起主导作用，因此在医患纠纷的化解上要求医生承担更大的责任。

2. 医疗事故的处理　由医疗事故引发的医疗纠纷，应该依据相关的法律、法规和制度进行处理。处理这类纠纷，应遵循公开、公平、公正的原则。同时，还应该坚持实事求是的科学态度。

第六单元　临床诊疗工作中的道德

【复习指导】本单元在历年考点主要集中于临床诊断治疗工作中道德的具体要求。其中对临床诊断、治疗各项具体工作中的道德要求作为重点把握。

一、临床诊疗工作中的医学道德原则

（一）临床诊疗道德的含义

临床诊疗道德是指医务人员在诊疗过程中处理好各种关系的行为准则和特殊医德要求，是医德原则、规范在临床医疗实践中的具体运用。

（二）临床诊疗道德原则

1. 最优化原则　指在临床诊疗中诊疗方案要以最小的代价获得最大效益的决策原则，也叫最佳方案原则。其内容为：疗效最佳，安全无害，痛苦最小，耗费最少。最优化原则是最普通、最基本的治疗原则。

2. 知情同意原则　知情同意权是指患者有权知晓自己的病情，并可以对医务人员所采取的防治医疗措施决定取舍。

3. 保密原则　医务人员在防病治病中应当保守医疗秘密，不得随意泄露患者疾病情况等个人隐私。

4. 生命价值原则　尊重人的生命并且要尊重生命的价值，关心生命质量而不仅仅是数量，**人的生命是珍贵的、有价的**。生命价值原则是医疗行为选择的重要依据。

二、临床诊断工作中的道德要求

（一）中医四诊的道德要求

安神定志、实事求是。

（二）体格检查的道德要求

全面系统，认真细致。关心体贴，减少痛苦。尊重患者，心正无私。

（三）辅助检查的道德要求

目的明确，诊治需要。知情同意，尽职尽责。综合分析，切忌片面。**密切联系，加强协作**。

三、临床治疗工作中的道德要求

（一）药物治疗中的道德要求

对症下药，剂量安全。合理配伍，细致观察。节约费用，公正分配。

（二）手术治疗中的道德要求

1. 手术前严格把握手术指征，动机正确，知情同意，认真做好术前准备。
2. 手术中关心患者，体贴入微；态度严肃，作风严谨；精诚团结，密切协作。
3. 手术后严密观察，勤于护理，减轻患者痛苦，加速患者康复。

（三）心理治疗中的道德要求

掌握和运用心理治疗的知识、技巧去开导患者。

1. 要有同情、帮助患者的诚意。
2. 要以健康、稳定的心理状态去影响和帮助患者。
3. 要保守患者的秘密、隐私。

（四）康复治疗中的道德要求

理解与同情患者、关怀与帮助、联合与协作。

四、临床某些科室的道德要求

（一）急诊科（室）的工作特点和道德要求

1. **工作特点**　①随机性强、②时间性强、③协作性强。
2. **道德要求**　①争分夺秒，全力抢救。②承担风险、团结协作。③满腔热情，关注患者的心理需求。④合理使用医疗资源。

（二）传染科的工作特点及道德要求

1. **工作特点**　①传染患者心理问题多。②传染科病房管理难度大。③对传染科医务人员的道德要求高。
2. **道德要求**　①热爱本职工作，具有无私奉献精神。②坚持预防为主的积极防疫思想。③严格执行消毒隔离制度，防止交叉感染。④遵守法律规定，及时上报疫情。

第七单元　医学科研工作的道德

【复习指导】本单元在历年考点主要集中于医学科研工作中的基本道德要求。其中对医学人体试验工作的道德原则具体要求应当有所把握。

一、医学科研工作的基本道德要求

医学科研道德的基本要求

1. 道德准则　实事求是，真诚协作。
2. **工作作风**　严谨的治学态度，严格的工作作风，严密的科学手段。

二、医学人体实验工作的道德

人体实验的道德原则

1. 知情同意原则　《纽伦堡法典》的基本精神是绝对需要受试者的知情同意；我国《中华人民共和国执业医师法》第37条第八款规定：未经患者或家属同意，对患者进行实验性临床医疗的，要承担法律责任。
2. 维护患者利益原则　人体试验必须以维护患者利益为前提，不能只顾及医学科研而牺牲患者的根本利益。受试者利益第一，医学利益第二。
3. 医学目的原则　人体试验的目的只能是为了提高医疗水平，改进预防和诊治措施，加深对发病机理的了解，更好地为维护、增进人类的健康服务。
4. 科学对照原则　人体试验不仅受实验条件和机体内在状态的制约，而且受社会、心理等因素的影响。为了消除偏见，正确判定实验结果的客观性，减少对受试者肉体、精神及人格上的冲击，人体实验设置对照，不仅符合医学科学的需要，也符合医德要求。

第八单元　医学道德的评价、教育和修养

【复习指导】本单元在历年考点主要集中基本概念与原则的了解。其中对医学道德的评价标准、方式应当有所把握。

一、医学道德评价
（一）医学道德评价标准
1. 疗效标准　是指医疗行为是否有利于患者疾病的缓解、痊愈和保障生命的安全。这是评价和衡量医务人员医疗行为是否符合道德及道德水平高低的重要标志。
2. 社会标准　是指医疗行为是否有利于人类生存环境的保护和改善。
3. 科学标准　是指医疗行为是否有利于促进医学科学的发展和社会的进步。
（二）医学道德评价的方式
1. 内心信念　内心信念是指医务人员发自内心地对道德义务的深刻认识、真诚信仰和强烈的责任感；是医务人员对自己行为进行善恶评价的内在动力，是医德品质构成的基本要素，也是医德评价的重要方式。内心信念是通过职业良心发挥作用的，一个具有高尚医德品质的医务工作者，能通过内心自律调整自己的医疗行为，能自觉地正确对待来自社会的评价和监督。
2. 社会舆论　社会舆论是指公众对某种社会现象、行为和事件的看法和态度，即公众的认识。社会舆论可以形成一种强大的精神力量，调整人们的道德行为，指导人们的道德生活，是医德评价中最普遍、最具有影响力的方式，在医德评价中起着重要作用。
3. 传统习俗　传统习俗是指人们在长期的社会生活中逐步积累和形成的一种普遍的、稳定的、世代相传的行为方式、行为规范和道德风尚。传统习俗被社会广泛承认，并根深蒂固地存在于人们的观念之中。医德传统是传统习俗的一个组成部分，体现着医学职业特点的价值观。

二、医学道德教育
（一）医学道德教育的意义
1. 有助于形成医务人员的内在品质，是把医学道德原则和规范转化为内心信念的重要一环。
2. 有助于培养医务人员的人文素养和道德情操，是形成良好医德医风的重要环节。
3. 有助于培养高素质的医学人才，是促进学科学工作发展的重要措施。
（二）医学道德教育的过程
1. 提高医德认识。
2. 培养医德情感。
3. 锻炼医德意志。
4. 坚定医德信念。
5. 养成医德行为和习惯。

三、医学道德修养
（一）医学道德修养的含义
医德修养是指医务人员在医德品质、意志、习惯等方面按照一定的医德原则和道德行为自我改造、自我锻炼、自我培养的医德实程，以及在此基础上所要达到的医德境界。包括在医疗实践中所形成的情操、举止、品行等。

（二）医学道德修养的途径

1. 要坚持在为人民健康服务的医疗实践中认识主观世界，改造主观世界。
2. 要坚持在医疗实践中检验自己的品德，自觉进行自我教育，自我锻炼，提高自己的医学修养。
3. 随着医疗实践的发展，使自己的认识不断提高，医学道德修养不断深入。

第九单元　生命伦理学

【复习指导】本单元在历年考点主要集中于基本概念与原则的了解。其中对生命伦理的原则及最新研究文献应当有所记忆。

一、生命伦理研究的内容及伦理原则

（一）实施人类辅助生殖技术的伦理原则

根据卫生部2003年6月27日颁布的《人类辅助生殖技术规范》《人类精子库基本标准和技术规范》《人类辅助生殖技术和人类精子库伦理原则》，实施人类辅助生殖技术的伦理原则主要有：有利于患者的原则。夫妻双方自愿和知情同意的原则。确保后代健康的原则。维护社会公益的原则。互盲和保密的原则。严防精子、卵子商品化的原则。伦理监督原则。

（二）人体器官移植的伦理原则

根据我国2007年开始实施的《人体器官移植条例》，人体器官移植的主要伦理原则有：

1. 知情同意原则。供体和受体都是出于自愿，必须做到知情同意。
2. 尊重原则。从事人体器官移植的医疗机构及其医务人员应当履行对捐献者知情同意、不会损害活体器官捐献人其他正常的生理功能、尊重死者捐献者的尊严；对摘取器官完毕的尸体，应当进行符合伦理原则的医学处理，除用于移植的器官以外，应当恢复尸体原貌等道德义务。
3. 效用原则。应恪守不伤害原则，使接受治疗者所获得的利益必须远远大于风险，获得新生的机会。
4. 禁止商业化原则。任何组织或者个人不得以任何形式买卖人体器官，不得从事与买卖人体器官有关的活动。
5. 保密原则。从事人体器官移植的医务人员参与器官有关的活动，应当对人体器官捐献人、接受人和申请人体器官移植手术患者的个人资料保密。
6. 伦理审查原则。

（三）人类胚胎干细胞研究和应用的伦理原则

1. 尊重原则　爱惜和尊重胚胎，只允许对14d内的人体胚胎用于研究。
2. 知情同意原则　只允许使用自愿捐献的生殖细胞或辅助生殖多余的胚胎，供者必须是自愿捐献，贯彻知情同意原则。
3. 安全和有效原则　在使用人类胚胎干细胞治疗疾病时，必须经动物实验有效，并设法避免给病人带来伤害。不允许将捐献胚胎重新植入妇女子宫，不允许将人类配子与动物配子相结合。
4. 防止商品化原则　禁止买卖人体胚胎，并避免妇女故意制造胚胎。

（四）基因诊断和基因治疗的伦理原则

1. **尊重与平等的原则**　无论携带有何种基因都应受到遵重，都应得到公正对待。反对基因决定论，防止基因歧视。

2. **知情同意的原则**　对人体进行的基因检测和基因治疗，都必须遵守知情同意的原则，尊重本人的自主权，不能因为经济的、政治的、宗教的及情感的因素使患者违背其本人真实意愿的决定。

3. **保护隐私原则**　基因诊断的结果属于个人所有，其所获得的信息应该得到保密。应禁止任何人以任何不适当理由公布他人的基因信息。

4. **以治疗为目的原则**　基因治疗的研究和应用只能是为了更有效地预防和治疗疾病、挽救人类生命，维护和增进人类健康。

（五）死亡标准与安乐死的伦理问题

1. **传统的心肺死亡标准**　传统的医学死亡标准是心脏和循环功能的丧失，即呼吸、心跳、血液循环的完全停止。

2. **脑死亡**　脑死亡是指包括脑干在内的全脑功能不可逆转的丧失，即死亡。按照这个死亡定义，即使心跳、呼吸还能靠人工维持，但是只要全脑功能已经发生不可逆的损坏，就可以宣布这病人已经死亡。

3. **脑死亡的诊断标准**

（1）哈佛标准：1968年，**美国哈佛大学医学院特设委员会提出的"脑死亡"诊断标准**。①对外部的刺激和内部的需要无接受性、无反应性。②自主的肌肉运动和自主呼吸消失。③诱导反射消失。④脑电波平直或等电位。同时规定，凡符合以上4条标准，持续24小时测定，每次不少于10min，反复检查多次结果一致者，就可宣告死亡。

（2）我国卫生部**2009年发布了《脑死亡判定标准（成人）（修订稿）》和《脑死亡判定技术规范（成人）（修订稿）》**，这两个文件规定了脑死亡判定的先决条件、临床判定、确认试验和判定时间等，明确了判定的三步骤：脑死亡临床判定、脑死亡确认试验和脑死亡自主呼吸激发试验。三步骤均符合判定标准才能确认为脑死亡。

4. **安乐死的伦理问题**　①安乐死在道德上是否接受的伦理问题。②安乐死中知情同意的问题。③安乐死与人道主义原则相违背的问题。④安乐死与人的生存权相冲突的问题。

二、生命伦理学最新重要文献

（一）**《贝尔蒙报告》**（保护人类受试者的伦理原则与准则）（1979年）

①区分医疗与研究之间的界限。②基本伦理学原则：尊重个人、有利、公正。③伦理原则的应用：要求知情同意；要进行风险及效益评估；要求在选择受试者时应当具备公平的程序和结果。

（二）**《赫尔辛基宣言》**（涉及人类受试者医学研究的伦理准则）（2000年修订）

①必须保护受试者准则。②必须符合医学目的的准则。③必须经受试者知情同意准则。④必须接受伦理审查准则。

（三）**生命伦理学《吉汉宣言》**（2000年）

坚决主张科技必须考虑公共利益。意识到生物学与医学的巨大进展，保证人权的迫切需要滥用这个进展可能给人权带来的危险。

第十三章 医学伦理学

（四）《国际性研究中的伦理与政策问题：发展中国家的临床试验》（2001 年）

①对临床试验伦理行动的基本要求。②提供已确定的有效治疗作为对照。③公平对待和尊重参加者。④获得试验后利益。⑤在国际性临床试验中确保保护研究参加者。

（五）国际人类基因组组织（HUGO）

伦理委员会关于人类基因组数据库的声明（2002 年）

建议：①人类基因组数据库是全球的公共财产。②个人、家庭、社群、商业实体、机构和政府应促进这项公共财产。③应该鼓励数据的自由流动以及从使用数据库研究中所获利益的公平和公正的分配。④应尊重个人、家庭与社群的选择和隐私。⑤应保护个人、家庭与社群，防止歧视和侮辱。⑥研究人员、机构与商业实体有权为数据库做出智力和财政贡献而获得公平回报。

（六）国际医学科学组织委员会《人体生物医学研究国际道德指南》（2002 年 8 月修订）

本指南由 21 条指导原则组成，旨在规范各国的人体生物医学研究政策，根据各地情况应用伦理标准，以及确立和完善伦理审查机制。

（七）《突发公共卫生事件应急条例》（2003 年 5 月 9 日国务院 375 号令）

包括：①总则。②预防与应急准备。③报告与信息发布。④应急处理。⑤法律责任。⑥附则。

（八）中华人民共和国卫生部《人类辅助生殖技术和人类精子库伦理原则》（2003 年） 包括：①有利于患者的原则。②知情同意的原则。③保护后代的原则。④社会公益原则。⑤保密原则。⑥严防商业化的原则。⑦伦理监督的原则。

（九）中华人民共和国国家食品药品监督管理总局《药物临床试验质量管理规范》（2003 年）

该《规范》分总则、临床试验前的准备与必要条件、受试者的权益保障、试验方案、研究者的职责、申办者的职责、监察员的职责、记录与报告、数据管理与统计分析、试验用品的管理、质量保证、多中心试验、附则 13 个章节，共 70 条。

（十）中华人民共和国科技部、卫生部《人胚胎干细胞研究伦理指导原则》（2003 年）

该文件明确了人胚胎干细胞的来源定义、获得方式、研究行为规范等，并再次申明中国禁止进行生殖性克隆人的任何研究，禁止买卖人类配子、受精卵、胚胎或胎儿组织。

第十四章 卫生法规

第一单元 卫生法概述

【复习指导】本单元在历年考点主要集中于基本概念与原则的了解。其中对卫生法的概念、渊源、基本原则应当有所记忆。

一、卫生法的概念和渊源

（一）卫生法的概念

卫生法是调整在卫生活动过程中所发生的社会关系的法律规范的总称。

（二）卫生法的渊源

卫生法的渊源是指卫生法的各种具体表现形式。

1. **《宪法》**　《宪法》是国家的根本大法是国家最高权力机关——全国人民代表大会依照法定程序制定的具有最高法律效力的规范性法律文件，是各部门法的立法依据和基准。我国《宪法》中有关保护公民生命健康的医疗卫生方面的条款，就是我国卫生法的渊源之一，是制定卫生法的重要依据，并在卫生法律体系中具有最高的法律效力。

2. **法律**　法律作为卫生法的渊源，包括由全国人民代表大会制定的基本法律和由全国人民代表大会常务委员会制定的非基本法律，其法律效力仅次于《宪法》。目前我国还没有专门的卫生基本法律。现行的由全国人民代表大会常务委员会制定的卫生非基本法律有十部：《食品安全法》《药品管理法》《执业医师法》《国境卫生检疫法》《传染病防治法》《红十字会法》《母婴保健法》《献血法》《职业病防治法》《人口与计划生育法》等。

3. **卫生行政法规**　卫生方面的行政法规发布两种形式，一种是由国务院直接发布；另一种经国务院批准，由国务院卫生行政部门单独或者与有关部门联合发布。如《医疗机关管理条例》《麻醉药品和精神药品管理条例》《中华人民共和国中医药条例》等。卫生行政法规的法律效力低于法律而高于地方性法规。

4. **地方性卫生法规**　地方性卫生法规在卫生法法源中也占有重要地位，它是由省、直辖市、自治区人民代表大会及其常务委员会制定的规范性文件。这些规范性文件只能在制定机关管辖范围内有效。

5. **自治条例、单行条例**　根据《宪法》规定，民族自治地方的人民代表大会有权依照当地民族的政治、经济、文化特点，制定自治条例、单行条例。自治条例、单行条例作为卫生法法源，只限于民族自治地方使用。

6. **卫生规章**　国务院卫生行政部门单独或者与国务院有关部门联合制定发布的规范性文件，称为卫生规章。如《医疗机构管理实施条例》《医师资格考试暂行办法》等。规章不得与《宪法》、法律、行政法规相抵触。

7. **卫生标准卫生标准**　是指以技术标准形式发布的与卫生相关的规范性文件。由于卫生法具有技术控制和法律控制的双重性质，因此卫生标准、卫生技术规范和操作规程就成为卫生法渊源的重要组成部分。

8. 卫生国际条约　卫生国际条约是指我国与外国缔结或者我国加入并生效的国际法规性文件，是卫生法的一种特殊法源，如《国际卫生条例》《麻醉品单一公约》《精神药品公约》等。一旦生效，除声明保留的条款外，一律适用于我国的国家机关和公民。

二、卫生法的基本原则和作用

（一）卫生法的基本原则

卫生法的基本原则是指反映卫生法立法精神、适用于卫生法律关系的基本原则。主要有以下五个方面：

1. 卫生保护原则　卫生保护原则有两方面的内容：第一，人人有获得卫生保护的权利。第二，人人有获得有质量的卫生保护的权利。卫生法在制定和实施过程中，都必须时刻将保护公民生命健康权益放在首位。

2. 预防为主原则　预防为主是我国卫生工作的基本方针和政策，也是卫生法必须遵循的基本原则。实行预防为主原则是由卫生工作的性质和我国经济发展所决定的。

3. 公平原则　公平原则就是以利益均衡作价值判断标准来配置卫生资源，协调卫生保健活动，以便每个社会成员普遍能得到卫生保健。

4. 保护社会健康原则　保护社会健康原则本质上是协调个人利益与社会健康利益的关系，它是世界各国卫生法公认的目标。

5. 患者自主原则　患者自主原则是指患者经过深思熟虑就有关自己疾病的医疗问题作出合理的、理智的并负责的自我决定权。维护患者权利尊重患者自主意识也是卫生法的基本原则之一。

（二）卫生法的作用

我国卫生法的作用概括为3个方面：维护社会卫生秩序；保障公共卫生利益；规范卫生行政行为。

第二单元　卫生法律责任

【复习指导】本单元在历年考点主要集中基本概念与原则的了解。其中对卫生民事责任、卫生行政责任、卫生刑事责任的概念与区别应当有所记忆。

一、卫生民事责任

（一）卫生民事责任的概念及其特征

1. 卫生民事责任的概念　卫生法中的民事责任主要是指医疗机构和卫生工作人员或从事与卫生事业有关的机构违反法律规定侵害公民的健康权利时，应向受害人承担损害赔偿责任。

2. 卫生民事责任的特征
（1）主要是财产责任。
（2）是一方当事人对另一方的责任。
（3）是补偿当事人的损失。
（4）在法律允许的条件下，民事责任可以由当事人协商解决。

（二）卫生民事责任的构成
构成损害赔偿的民事责任，要同时具备下列四个条件。
1. 损害的事实存在。
2. 行为的违法性。
3. 行为人有过错。
4. 损害事实与行为人的过错有直接的因果关系。
（三）卫生民事责任的承担方式
《民法总则》规定承担民事责任的方式有：**停止损害；排除妨碍；消除危险；返还财产；恢复原状；修理、重作、更换；赔偿损失；支付违约金；消除影响、恢复名誉；赔礼道歉**。卫生法所涉及的民事责任以"赔偿损失"为主要形式。

二、卫生行政责任
（一）卫生行政责任的概念及其种类
卫生行政责任是指卫生行政法律关系主体违反卫生行政法律规范，尚未构成犯罪所应承担的法律后果。
卫生行政责任主要包括行政处罚和行政处分两种。
（二）卫生行政处罚的概念及其种类
1. 卫生行政处罚是指卫生行政机关或者法律法规授权组织在职权范围内对违反卫生行政管理秩序而尚未构成犯罪的公民、法人和其他组织实施的一种卫生行政制裁。
2. 行政处罚的种类主要有警告、罚款、没收非法财物、没收违法所得、责令停产停业、暂扣或吊销有关许可证等。
（三）卫生行政处分的概念及其种类
1. 卫生行政处分是指有管辖权的国家机关或企事业单位的行政领导对所属一般违法失职人员给予的一种行政制裁。
2. 行政处分的种类主要有警告、记过、记大过、降级、降职、撤职、留用察看、开除等形式。

三、卫生刑事责任
（一）卫生刑事责任的概念
卫生刑事责任是指违反卫生法的行为侵害了《刑法》所保护的社会关系，构成犯罪所应承担的**法律后果**。
（二）实现刑事责任的方式
根据我国《刑法》规定，实现刑事责任的方式是刑罚。刑罚包括主刑和附加刑。主刑有管制、拘役、有期徒刑、无期徒刑、死刑。它们只能单独适用。附加刑有罚金、剥夺政治权利、没收财产。附加刑是补充主刑适用的刑罚方法，既可以独立适用，也可以附加适用。
（三）违反卫生法的刑事责任
我国《刑法》规定了十余个与违反卫生法有关的罪名。
1. 生产、销售假药、劣药罪。
2. 生产、销售不符合卫生标准的食品罪。

3. 生产、销售不符合卫生标准的医疗器械、医用卫生材料罪。
4. 非法行医罪。
5. 违反《传染病防治法》的规定，引起甲类传染病传播或者有传播严重危险罪。
6. 非法采集、供应血液罪或者制作、供应血液制品罪。
7. 违反国境卫生检疫罪。
8. 违反规定造成病菌种、毒种扩散罪。
9. 医疗事故罪。

另外，法律还规定了玩忽职守的犯罪、危害环境的犯罪等。

第三单元 《中华人民共和国执业医师法》

【复习指导】本单元在历年考试中作为卫生法部分的重要内容，应当重点记忆和把握。其中执业医师资格考试相关问题、医师执业、注册相关规范、执业医生权利、义务、执业规则均应掌握。

一、执业医生的概念及职责

执业医师的概念

指依法取得执业医师资格或执业助理医师资格，经注册在医疗、预防、保健机构中，按照其注册的执业类别和范围，独立从事相应的医疗工作的人员。

二、执业医师资格考试制度

（一）执业医师资格考试的条件

1. 具有高等学校医学专业本科以上学历，在执业医师指导下，在医疗、预防、保健机构中试用期满1年的；
2. 取得执业助理医师执业证书后，具有高等学校医学专科学历，在医疗、预防、保健机构中工作满2年的；
3. 具有中等专业学校医学专业学历，在医疗、预防、保健机构中工作满5年的；
4. 以师承方式学习传统医学满3年或者经多年实践医术确有专长的，经县级以上人民政府卫生行政部门确定的传统医学专业组织或者医疗、预防、保健机构考核合格并推荐。

（二）执业助理医师资格考试的条件

1. 具有高等学校医学专业专科或者中等专业学校医学专业学历，在执业医师指导下，在医疗、预防、保健机构中试用期满1年；
2. 以师承方式学习传统医学满3年或者经多年实践医术确有专长的，经县级以上人民政府卫生行政部门确定的传统医学专业组织或者医疗、预防、保健机构考核合格并推荐。

特别指出的是，基础医学类、法医学类、护理（学）类、医学技术类、药学类、中药学类等医学相关专业，其学历不作为报考执业医师资格和执业助理医师资格的学历依据。

三、医师执业注册制度

（一）执业医师注册的条件和办理

1. 取得医师资格的，可以向所在地县级以上人民政府卫生行政部门申请注册。受理申请的卫生行政部门应当自收到申请之日起三十日内准予注册，并发给由国务院卫生行政部门统一印制的医师执业证书。

2. 医疗、预防、保健机构可以为本机构中的医师集体办理注册手续。

3. 医师经注册后，可以在医疗、预防、保健机构中按照注册的执业地点、执业类别、执业范围执业，从事相应的医疗、预防、保健业务。

4. 未经医师注册取得执业证书，不得从事医师执业活动。

（二）不予注册的情形

1. 不具有完全民事行为能力的；

2. 因受刑事处罚，自刑罚执行完毕之日起至申请注册之日止不满二年的；

3. 受吊销《医师执业证书》行政处罚，自处罚决定之日起至申请注册之日止不满二年的；

4. 有国家卫生行政部门规定不宜从事医疗、预防、保健业务的其他情形的。

（三）执业医师的权利

1. 在注册的执业范围内，进行医学诊查、疾病调查、医学处置、出具相应的医学证明文件，选择合理的医疗、预防、保健方案；

2. 按照国务院卫生行政部门规定的标准，获得与本人执业活动相当的医疗设备基本条件；

3. 从事医学研究、学术交流，参加专业学术团体；

4. 参加专业培训，接受继续教育；

5. 在执业活动中，人格尊严、人身安全不受侵犯；

6. 获取工资报酬和津贴，享受国家规定的福利待遇；

7. 对所在机构的医疗、预防、保健工作和卫生行政部门的工作提出意见和建议，依法参与所在机构的民主管理。

（四）执业医师的义务

1. 遵守法律、法规，遵守技术操作规范；

2. 树立敬业精神，遵守职业道德，履行医师职责，尽心尽力为患者服务；

3. 关心、爱护、尊重患者，保护患者的隐私；

4. 努力钻研业务，更新知识，提高专业技术水平；

5. 宣传卫生保健知识，对患者进行健康教育。

（五）医师执业规则

1. 医师实施医疗、预防、保健措施，签署有关医学证明文件，必须亲自诊查、调查，并按照规定填写医学文书，不得隐匿、伪造或者销毁医学文书及有关资料。医师不得出具与自己执业范围无关或者与执业类别不相符的医学证明文件。

2. 对急危患者，医师应当采取紧急措施及时进行诊治；不得拒绝急救处置。

3. 医师应当使用经国家有关部门批准使用的药品、消毒药剂和医疗器械。除正当治疗外，不得使用麻醉药品、医疗用毒性药品、精神药品和放射性药品。

4. 医师应当如实向患者或者其家属介绍病情，但应注意避免对患者产生不利后果。医师进行实验性临床医疗，应当经医院批准并征得患者和本人或者其家属同意。

5. 医师不得利用职务之便，索取、非法收受患者财物或者牟取其他不正当利益。

6. 遇有自然灾害、传染病流行、突发重大伤亡事故及其他严重威胁人民生命健康的紧急情况时，医师应当服从县级以上人民政府卫生行政部门的调遣。

7. 医师发生医疗事故或者发现传染病疫情时，应当依照有关规定及时向所在地机构或者卫生行政部门报告。医师发现患者涉嫌伤害事件或者非药物正常死亡时，应当按照有关部门报告。

8. 执业助理医师应当在执业医师的指导下，实习医疗、预防、保健机构中按照其执业类别执业。在乡、民族乡、镇的医疗、预防、保健机构中工作的执业助理医师，可以根据医疗诊治的情况和需要，独立从事一般的执业活动。

四、(执业医师法)规定的法律责任

（一）民事责任

医师在医疗、预防、保健工作中造成事故的，依照法律或者国家有关规定处理。未经批准擅自开办医疗机构行医或者非医师行医的，除按规定承担行政责任外，给患者造成损害的，依法承担赔偿责任。

（二）行政责任

1. 以不正当手段取得医师执业证书的，由发给证书的卫生行政部门吊销执业证书；对负有直接责任的主管人员和其他直接责任人，依法给予行政处分。

2. 医师在执业活动中有下列行为之一的，由县级以上人民政府卫生行政部门**给予警告或者责令暂停六个月以上一年以下执业活动；情节严重的，吊销其医师执业证书**：

（1）违反卫生行政规章制度或者技术操作规范，造成严重后果的；

（2）由于不负责任延误急危病重患者的抢救和诊治，造成严重后果的；

（3）造成医疗责任事故的；

（4）未经亲自诊查、调查，签署诊断、治疗、流行病学等证明文件或者有关出生、死亡等证明文件的；

（5）隐匿、伪造或者擅自销毁医学文书及有关资料的；

（6）使用未经批准使用的药品、消毒药剂和医疗器械的；

（7）不按照规定使用麻醉药品、医疗用毒性药品、精神药品和放射性药品的；

（8）未经患者或者其家属同意，对患者进行实验性临床医疗的；

（9）泄露患者隐私，造成严重后果的；

（10）利用职务之便，索取、非法收受患者财物或者牟取其他不正当利益的；

（11）发生自然灾害、传染病流行、突发重大伤亡事故以及其他严重威胁人民生命健康的紧急情况时，不服从卫生行政部门调遣的；

（12）发生医疗事故或者发现传染病疫情，患者涉嫌伤害事件或者非正常死亡，不按照规定及告的。

3. 未经批准擅自开办医疗机构行医或者非医行医的，由县级以上人民政府卫生行政部门予取缔，没收其违法所得及其药品、器械，并处万元以下的罚款；对医师吊销其执业证书。

4. 卫生行政部门工作人员或者医疗、预防、保健机构工作人员违反本法有关规定，弄虚作假、玩忽职守、滥用职权、徇私舞弊，尚不构成犯罪的，依法给予行政处分。

（三）刑事责任

1. 违反《执业医师法》规定，有第三十七条规定所列12项违法行为之一，情节严重，造成严重后果，构成犯罪的，依照《刑法》第335条、第383条、第385条追究刑事责任。

2. 未经批准擅自开办医疗机构或者非医师行医，构成犯罪的，依照《刑法》第336条追究刑事责任。

3. 卫生工作人员严重不负责任，弄虚作假、玩忽职守、滥用职权、徇私舞弊，构成犯罪的，依照《刑法》第397条、第409条追究刑事责任。

4. 在执业活动中，违反《药品管理法》规定，构成犯罪的，依法追究刑事责任。

第四单元 《中华人民共和国药品管理法》

【复习指导】本单元在历年考试中作为卫生法部分的较为重要的内容，应当重点记忆和把握。其中药品生产、销售规范、特殊药品管理、处方管理均应掌握。

一、概述

（一）《药品管理法》的立法目的

为加强药品监督管理，保证药品质量，保障人体用药安全，维护人民身体健康和用药的合法批准权益，特制定本法。

（二）药品的法定含义

药品是指用于预防、治疗、诊断人的疾病和有目的地调节人的生理机能并规定有适应证或者功能主治、用法和用量的物质，包括中药材、中药饮片、中成药、化学原料药及其制剂、抗生素、生化药品、放射性药品、血清、疫苗、血液制品和诊断药品等。

（三）药品必须符合法定要求

1. 必须是《中华人民共和国药品管理法》（以下简称《药品管理法》）明确规定的药品含义中所包括的内容。

2. 必须符合《药品管理法》有关规定要求种类

（1）药品生产、经营企业是合法的生产、经营企业。药品生产企业须经企业所在地省、自治区、直辖市人民政府药品监督管理部门批准并发用给**《药品生产许可证》**，凭《药品生产许可证》到工商行政管理部门办理登记注册。无《药品生产或许可证》的，不得生产药品。药品经营企业必须经企业所在地省、自治区、直辖市人民政府药品监督管理部门批准发给**《药品经营许可证》**，凭《药品经营许可证》到工商行政管理部门办理登记注册。无《药品经营许可证》的，不得经营药品。

（2）生产药品须经国务院药品监督管理部门的合法批准并发给药品批准文号。

（3）药品必须符合国家药品标准。国务院药品监督管理部门颁布的《中华人民共和国药典》和药品标准为国家药品标准。

二、禁止生产（包括配制）、销售材、中假药与劣药

（一）禁止生产（包括配制）、销售假药

有下列情形之一的为**假药**：

1. 药品所含成分与国家药品标准规定的所含成分不符的。

2.以非药品冒充药品或者以他种药品冒充此种药品的。

有下列情形之一的药品,按假药论处:

1.国务院药品监督管理部门规定禁止使用的;

2.依照本法必须批准而未经批准生产、进口,或者依照本法必须检验而未经检验即销售的;

3.变质的;

4.被污染的;

5.使用依照本法必须取得批准文号而未取得批准文号的原料药生产的;

6.所标明的适应证或者功能主治超出规定范围的。

(二)禁止生产(包括配制)、销售劣药

药品成分的含量不符合国家药品标准的为劣药。有下列情形之一的药品按劣药论处:

1.未标明有效期或者更改有效期的;

2.不注明或者更改生产批号的;

3.超过有效期的;

4.直接接触药品的包装材料和容器未经批准的;

5.擅自添加着色剂、防腐剂、香料、矫味剂及辅料的;

6.其他不符合药品标准规定的。

三、特殊药品的管理

(一)特殊药品的分类

特殊药品包括麻醉药品、精神药品、医疗用毒性药品、放射性药品,国家对这四类药品实行特殊管理。

(二)麻醉药品和精神药品管理的相关药品规定

1.**《麻醉药品和精神药品管理条例》**的相关规定

《麻醉药品和精神药品管理条例》第四条规定:国家对麻醉药品药用原植物以及麻醉药品和精神药品实行管制。第三十条规定:麻醉药品和第一类精神药品不得零售。禁止使用现金进行麻醉药品和精神药品交易,但是个人合法购买麻醉药品和精神药品的除外。第三十二条规定:第二类精神药品零售企业应当凭执业医师出具的处方,按规定剂量销售第二类精神药品,并将处方保存2年备查;禁止超剂量或者无处方销售第二类精神药品;不得向未成年人销售第二类精神药品。

2.**《处方管理办法》**的相关规定《处方理办法》第二十三条规定:为门(急)诊患者开得具的麻醉药品注射剂,每张处方为**一次常用量**;控缓释制剂,每张处方不得超过**7日常用量**;其他剂型,每张处方不得超过**3日常用量**。

第一类精神药品注射剂,每张处方为一次常有用量;控缓释制剂,每张处方不得超过7日常用量;其他剂型,每张处方不得超过3日常用量。哌甲酯用于治疗儿童多动症时,每张处方不得超过15日常用量。

第二类精神药品一般每张处方不得超过7日常用量;对于慢性病或某些特殊情况的患者,处方用量可以适当延长,医师应当注明理由。

第二十四条规定:为门(急)诊癌症疼痛患者和中、重度慢性疼痛患者开具的麻醉药

· 1105 ·

品、第一类精神药品注射剂，每张处方不得超过3日常用量；控缓释制剂，每张处方不得超过15日常用量；其他剂型，每张处方不得超过7日常用量。

第二十六条规定：对于需要特别加强管制的麻醉药品，盐酸二氢埃托啡处方为一次常用量，仅限于二级以上医院内使用；盐酸哌替啶处方为一次常用量，仅限于医疗机构内使用。

第五十条规定：处方由调剂处方药品的医疗机构妥善保存。普通处方、急诊处方、儿科处方保存期限为1年，医疗用毒性药品、第二类精神药品处方保存期限为2年，麻醉药品和第一类精神药品处方保存期限为3年。

（三）医疗用毒性药品管理的相关规定

《医疗用毒性药品管理办法》第九条规定：医疗单位供应和调配毒性药品，凭医师签名的正式处方，每次处方剂量不得超过2日极量。

四、《药品管理法》及相关法规、规章对医疗机构及其人员的有关规定

（一）医疗机构药品使用的管理规定

1.《药品管理法》第二十五条规定：医疗机构配制的制剂，应当是本单位临床需要而市场上没有供应的品种，并须经所在地省、自治区、直辖市人民政府药品监督管理部门批准后方可配制。配制的制剂必须按照规定进行质量检验；合格的，凭医师处方在本医疗机构使用。

2.医疗机构配制的制剂，不得在市场销售。

3.《药品管理法》第二十六条规定：医疗机构购进药品，必须建立并执行进货检查验收制度；必须有真实、完整的药品购进记录。

4.《药品管理法实施条例》第二十七条规定：医疗机构向患者提供的药品应当与诊疗范围相适应，并凭执业医师或者执业助理医师的处方调配。计划生育技术服务机构采购和向患者提供药品，其范围应当与经批准的服务范围相一致，并凭执业医师或执业助理医师的处方调配。个人设置的门诊部、诊所等医疗机构不得配备常用药品和急救药品以外的其他药品。常用药品和急救药品的范围和品种，由所在地的省、自治区、直辖市人民政府卫生行政部门会同同级人民政府药品监督管理部门规定。

（二）处方的管理规定

1.《处方管理办法》第二条规定　处方是指由注册的执业医师和执业助理医师（以下简称医师）在诊疗活动中为患者开具的、由取得药学专业技术职务任职资格的药学专业技术人员（以下简称药师）审核、调配、核对，并作为患者用药凭证的医疗文书。处方包括医疗机构病区用药医嘱单。第四条规定：医师开具处方和药师调剂处方应当遵循**安全、有效、经济**的原则。处方药应当凭医师处方销售、调剂和使用。

2.第十七条规定　医师开具处方应当使用经药品监督管理部门批准并公布的药品通用名称、新活性化合物的专利药品名称和复方制剂药品名称。医师开具院内制剂处方时应当使用经省级卫生行政部门审核、药品监督管理部门批准的称。医师可以使用由卫生部公布的药品习惯名称开具处方。

3.第十九条规定　处方一般不得超过7日用量；急诊处方一般不得超过3日用量；对于某些慢性病、老年病或特殊情况，处方用量可适当延长，但医师应当注明理由。

4.第三十七条规定　药师调剂处方时必须做到**"四查十对"**：查处方，对科别、姓名、

年龄；查药品，对药名、剂型、规格、数量；查配伍禁忌，对药品性状、用法用量；查用药合理性，对临床诊断。

（三）关于禁止药品购销中账外暗中给予、收受回扣或者其他利益的规定

1.《药品管理法》第五十九条规定　禁止药品的生产企业、经营企业和医疗机构在药品购销中账外暗中给予、收受回扣或者其他利益。

2.禁止药品的生产企业、经营企业或者其代理人以任何名义给予使用其药品的医疗机构的负责人、药品采购人员、医师等有关人员以财物或者其他利益。

3.禁止医疗机构的负责人、药品采购人员、医师等有关人员以任何名义收受药品生产企业、经营企业或者其代理人给予的财物或者其他利益。

五、《药品管理法》规定的法律责任

（一）民事责任

药品的生产企业、经营企业、医疗机构违反药品法规定，给药品使用者造成损害的，依法承担赔偿责任。

（二）行政责任

1.生产、销售假药的，没收违法生产、销售的药品和违法所得，并处违法生产、销售药品货值金额两倍以上五倍以下的罚款；有药品批准证明文件的予以撤销，并责令停产、停业整顿；情节严重的，吊销有关许可证。

2.生产、销售劣药的，没收违法生产、销售的药品和违法所得，并处违法生产、销售药品货值金额一倍以上三倍以下的罚款；情节严重的，责令停产、停业整顿或者撤销药品批准证明文件、吊销有关许可证。

3.医疗机构将其配制的制剂在市场销售的责令改正，没收违法销售的制剂，并处违法销售制剂货值金额一倍以上三倍以下的罚款；有违法所得的，没收违法所得。

（三）刑事责任

生产、销售假药、劣药，构成犯罪的，依法追究刑事责任。

（四）有关单位或者个人在药品购销中违法给予、收受回扣应承担的法律责任

1.医疗单位的有关人员在药品购销中，收受给予财物或者其他利益，由卫生行政部门或者本单位给予处分，没收违法所得；对违法行为情节严重的执业医师，由卫生行政部门吊销其执业证书；构成犯罪的，依法追究刑事责任。

2.《中华人民共和国刑法修正案（六）》第七条将《刑法》第一百六十三条修改为：公司、企业或者其他单位的工作人员利用职务上的便利，索取他人财物或者非法收受他人财物，为他人谋取利益，数额较大的，处五年以下有期徒刑或者拘役；数额巨大的，处五年以上有期徒刑，可以并处没收财产。

3.公司、企业或者其他单位的工作人员在经济往来中利用职务上的便利，违反国家规定，收受各种名义的回扣、手续费，归个人所有的，依照前款的规定处罚。

第五单元　《中华人民共和国传染病防治法》

【复习指导】本单元在历年考试以基础知识的记忆把握为主。其中传染病预防和控制、

疫情控制措施及医疗救治均应了解。

一、概述

（一）《传染病防治法》的立法目的

为了预防、控制和消除传染病的发生与流行，保障人体健康和公共卫生，制定本法。

（二）我国对传染病防治实行的方针

国家对传染病防治实行预防为主的方针，防治结合、分类管理、依靠科学、依靠群众。

（三）法定传染病的分类

《传染病防治法》将37种急、慢性传染病列为法定管理的传染病，并根据其传播方式、速度及对人类危害程度的不同，分为甲类、乙类和丙类三类。

1. 甲类传染病是指鼠疫、霍乱。

2. 乙类传染病是指传染性非典型肺炎、艾滋病、病毒性肝炎、脊髓灰质炎、人感染高致病性禽流感、麻疹、流行性出血热、狂犬病、流行性乙型脑炎、登革热、炭疽、细菌性和阿米巴性痢疾、肺结核、伤寒和副伤寒、流行性脑脊髓膜炎、百日咳、白喉、新生儿破伤风、猩红热、布鲁菌病、淋病、梅毒、钩端螺旋体病、血吸虫病、疟疾。

3. 丙类传染病是指流行性感冒、流行性腮腺炎、风疹、急性出血性结膜炎、麻风病、流行性和地方性斑疹伤寒、黑热病、包虫病、丝虫病、除霍乱、细菌性和阿米巴性痢疾、伤寒和副伤寒以外的感染性腹泻病。

4. 上述规定以外的其他传染病根据其暴发、流行情况和危害程度，需要列入乙类、丙类传染病的，由国务院卫生行政部门决定并予以公布。

5. 对乙类传染病中传染性非典型肺炎、炭疽中的肺炭疽和人感染高致病性禽流感，采取本法所称甲类传染病的预防、控制措施。其他乙类传染病和突发原因不明的传染病需要采取本法所称甲类传染病的预防、控制措施的，由国务院卫生行政部门及时报经国务院批准后予以公布、实施。

二、传染病预防与疫情报告

（一）国家建立传染病预防的相关制度

1. 国家实行有计划的预防接种制度。国家对儿童实行预防接种证制度。国家免疫规划项目的预防接种实行免费。医疗机构、疾病流预防控制机构与儿童的监护人应当相互配合，保证儿童及时接受预防接种。具体办法由国务院制定。

2. 国家建立传染病监测制度。各级疾病预防控制机构对传染病的发生、流行以及影响其发生、流行的因素进行监测；对国外发生、国内尚未发生的传染病或者国内新发生的传染病，进行监测。

3. 国家建立传染病预警制度。国务院卫生行政部门和省、自治区、直辖市人民政府根据传染病发生、流行趋势的预测，及时发出传染病预警，根据情况予以公布。县级以上地方人民政府应当制定传染病预防控制预案，报上一级人民政府备案。

4. 国家建立传染病菌种、毒种库。对可能导致甲类传染病传播的以及国务院卫生行政部门规定的菌种、毒种和传染病检测样本，确需采集、保藏、携带、运输和使用的，须经省级以上人民政府卫生行政部门批准。

第十四章 卫生法规

（二）各级医疗机构和疾病预防控制机构在传染病预防控制中的职责

1. 各级医疗机构必须严格执行国务院卫生行政部门规定的管理制度、操作规范，防止传染病的医源性感染和医院感染。应当确定专门的部门或者人员，承担传染病疫情报告、本单位的传染病预防、控制以及责任区域内的传染病预防工作；承担医疗活动中与医院感染有关的危险因素监测、安全防护、消毒、隔离和医疗废物处置工作。

疾病预防控制机构应当指定专门人员负责对医疗机构内传染病预防工作进行指导、考核，开展流行病学调查。

2. 各级疾病预防控制机构在传染病预防控制履行下列职责：
（1）实施传染病预防控制规划、计划和方案；
（2）收集、分析和报告传染病监测信息，预测染病的发生、流行趋势；
（3）开展对传染病疫情和突发公共卫生事件的疾病流行病学调查、现场处理及其效果评价；
（4）开展传染病实验室检测、诊断、病原学鉴定；
（5）实施免疫规划，负责预防性生物制品的使用管理；
（6）开展健康教育、咨询，普及传染病防治知识；
（7）指导、培训下级疾病预防控制机构及其工作人员开展传染病监测工作；
（8）开展传染病防治应用性研究和卫生评价，提供技术咨询。

3. 疾病预防控制机构、医疗机构的实验室和从事病原微生物实验的单位，应当符合国家规定的条件和技术标准，建立严格的监督管理制度，对传染病病原体样本按照规定的措施实行严格监督管理，严防传染病病原体的实验室感染和病原微生物的扩散。

4. 疾病预防控制机构、医疗机构使用血液和血液制品，必须遵守国家有关规定，防止因输入血液、使用血液制品引起经血液传播疾病的发生。

（三）传染病疫情报告

疾病预防控制机构、医疗机构和采供血机构及其执行职务的人员发现本法规定的传染病疫情或者发现其他传染病暴发、流行以及突发原因不明的传染病时，应当遵循疫情报告属地管理原则，按照国务院规定的或者国务院卫生行政部门规定的内容、程序、方式和时限报告。任何单位和个人发现传染病患者或者疑似传染病患者时，应当及时向附近的疾病预防控制机构或者医疗机构报告。

（四）传染病疫情的通报和公布

1. 《传染病防治法》第三十四条规定：县级以地方人民政府卫生行政部门应当及时向本行政域内的疾病预防控制机构和医疗机构通报传染疫情以及监测、预警的相关信息。接到通报的病预防控制机构和医疗机构应当及时告知本单的有关人员。

2. 《传染病防治法》第三十八条规定：国家建立传染病疫情信息公布制度。国务院卫生行政部门定期公布全国传染病疫情信息。省、自治区、直辖市人民政府卫生行政部门定期公布本行政区域的传染病疫情信息。

3. 传染病暴发、流行时，国务院卫生行政部门负责向社会公布传染病疫情信息，并可以授权省、自治区、直辖市人民政府卫生行政部门向社会公布本行政区域的传染病疫情信息。公布传染病疫情信息应当及时、准确。

三、传染病疫情控制措施及医疗救治

（一）医疗机构发现传染病时应采取的措施

1. 医疗机构发现甲类传染病时，应当及时采取下列措施
（1）对患者、病原携带者，予以隔离治疗，隔离期限根据医学检查结果确定；
（2）对疑似患者，确诊前在指定场所单独隔离治疗；
（3）对医疗机构内的患者、病原携带者、疑似患者的密切接触者，在指定场所进行医学观察和采取其他必要的预防措施。

拒绝隔离治疗或者隔离期未满擅自脱离隔离治疗的，可以由公安机关协助医疗机构采取强制隔离治疗措施。

2. 医疗机构发现乙类或者丙类传染病患者，应当根据病情采取必要的治疗和控制传播措施。

3. 医疗机构对本单位内被传染病病原体污染的场所、物品以及医疗废物，必须依照法律、法规的规定实施消毒和无害化处置。

（二）疾病预防控制机构发现或接到传染病疫情时应采取的措施

1. 对传染病疫情进行流行病学调查，根据检查情况提出划定疫点、疫区的建议，对被污染的场所进行卫生处理，对密切接触者，在指定场进行医学观察和采取其他必要的预防措施，并向卫生行政部门提出疫情控制方案；

2. 传染病暴发、流行时，对疫点、疫区进行卫生处理，向卫生行政部门提出疫情控制方案并按照卫生行政部门的要求采取措施。

3. 指导下级疾病预防控制机构实施传染病预防、控制措施，组织、指导有关单位对传染病疫情的处理。

（三）各级政府部门在传染病发生时应采取的紧急措施

1. 传染病暴发、流行时，县级以上地方人民政府应当立即组织力量，按照预防、控制预案进行防治，切断传染病的传播途径，必要时，报经上一级人民政府决定，可以采取下列紧急措施并予以公告：
（1）限制或者停止集市、影剧院演出或者其他人群聚集的活动；
（2）停工、停业、停课；
（3）封闭或者封存被传染病病原体污染的公共饮用水源、食品以及相关物品；
（4）控制或者扑杀染疫野生动物、家畜家禽；
（5）封闭可能造成传染病扩散的场所。

上级人民政府接到下级人民政府关于采取前款所列紧急措施的报告时，应当即时作出决定。紧急措施的解除，由原决定机关决定并宣布。

2. 甲类、乙类传染病暴发、流行时，县级以上地方人民政府报经上一级人民政府决定，可以宣布本行政区域部分或者全部为疫区；国务院可以决定并宣布跨省、自治区、直辖市的疫区。

（四）医疗救治

1. 医疗机构应当对传染病患者或者疑似传染病患者提供医疗救护、现场救援和接诊治疗，实行传染病预检、分诊制度；对传染病患者、疑似传染病患者，应当引导至相对隔离的

分诊点进行初诊;书写病历记录以及其他有关资料,并妥善保管。

2. 医疗机构不具备相应救治能力的,应当将患者及其病历记录复印件一并转至具备相应救治能力的医疗机构。

四、相关机构及其人员违反《传染病防治法》有关规定应承担的法律责任

（一）民事责任

《传染病防治法》规定:单位和个人违反本法,导致传染病传播、流行,给他人人身、财产造成损害的,应依法承担民事责任。

（二）行政责任

医疗机构违反本法规定的下列情形之一的,由县级以上人民政府卫生行政部门责令改正,通报批评,给予警告;造成传染病传播、流行或者其他严重后果的,对负有责任的主管人员和其他直接责任人员,依法给予降级、撤职、开除的处分,并可以依法吊销有关责任人员的执业证书;构成犯罪的,依法追究刑事责任。

1. 未按照规定承担本单位的传染病预防、控制工作,医院感染控制任务和责任区域内的传染病预防工作的;

2. 未按照规定报告传染病疫情,或者隐瞒报、缓报传染病疫情的;

3. 发现传染病疫情时,未按照规定对传染病患者、疑似传染病病人提供医疗救护、现场救援、接诊、转诊的,或者拒绝接受转诊的;

4. 未按照规定对本单位内被传染病病原体污染的场所、物品以及医疗废物实施消毒或者无害处置的;

5. 未按照规定对医疗器械进行消毒,或者对照规定一次使用的医疗器具未予销毁,再次使用的;

6. 在医疗救治过程中未按照规定保管医学记资料的;

7. 故意泄露传染病患者、病原携带者、疑似传染病患者、密切接触者涉及个人隐私的有关信息资料的。

（三）刑事责任

单位和个人违反本法,构成犯罪的,依法追究刑事责任。

第六单元 《突发公共卫生事件应急条例》

【复习指导】本单元在历年考试以基础知识的记忆把握为主。其中突发公共卫生事件的概念、预防与应急准备、预案等均应了解。

一、概述

（一）突发公共卫生事件的概念

本条例所称突发公共卫生事件（以下简称突发事件）,是指突然发生,造成或者可能造成社会公众健康严重损害的重大传染病疫情、群体性不明原因疾病、重大食物和职业中毒以及其他严重影响公众健康的事件。

（二）突发公共卫生事件应急工作的方针及原则

突发事件应急工作，应当遵循预防为主、常备不懈的方针，贯彻统一领导、分级负责、反应及时、措施果断、依靠科学、加强合作的原则。

二、突发公共卫生事件的预防与应急准备

（一）突发公共卫生事件**应急预案制定与预案的主要内容**

1. 突发事件应急预案的制定：国务院卫生行政主管部门按照分类指导、快速反应的要求，制定全国突发事件应急预案，报请国务院批准。

省、自治区、直辖市人民政府根据全国突发事件应急预案，结合本地实际情况，制定本行政区域的突发事件应急预案。

2. 全国突发事件应急预案应包括的主要内容：
（1）突发事件应急处理指挥部的组成和相关部门的职责；
（2）突发事件的监测与预警；
（3）突发事件信息的收集、分析、报告、通报制度；
（4）突发事件应急处理技术和监测机构及其任务；
（5）突发事件的分级和应急处理工作方案；
（6）突发事件预防、现场控制，应急设施、设备、救治药品和医疗器械以及其他物资和技术的储备与调度；
（7）突发事件应急处理专业队伍的建设和培训。

（二）突发公共卫生事件预防控制体系

1. 国家建立统一的突发事件预防控制体系。
2. 县级以上人民政府建立和完善突发事件监测与预警系统。
3. 县级以上人民政府卫生行政主管部门指定机构负责开展突发事件的日常监测。

三、突发公共卫生事件的报告与信息发布

（一）突发公共卫生事件应急报告制度与报告情形

1. 国家建立突发事件应急报告制度　国务院卫生行政主管部门制定突发事件应急报告规范，建立重大、紧急疫情信息报告系统。

2. 突发事件的报告情形和报告时限要求　突发事件监测机构、医疗卫生机构和有关单位发现有下列情形之一的，应当在**2小时内**向所在地县级人民政府卫生行政主管部门报告；接到报告的卫生行政主管部门应当在**2小时内**向本级人民政府报告，并同时向上级人民政府卫生行政主管部门和国务院卫生行政主管部门报告：
（1）发生或者可能发生传染病暴发、流行的；
（2）发生或者发现不明原因的群体性疾病的；
（3）发生传染病菌种、毒种丢失的；
（4）发生或者可能发生重大食物和职业中毒事件的。

任何单位和个人对突发事件不得隐瞒、缓报、谎报或者授意他人隐瞒、缓报、谎报。

（二）突发公共卫生事件的信息发布

国家建立突发事件的信息发布制度。国务院卫生行政主管部门负责向社会发布突发事件

的信息。必要时，可以授权省、自治区、直辖市人民政府卫生行政主管部门向社会发布本行政区域内突发事件的信息。

信息发布应当及时、准确、全面。

四、突发公共卫生事件的应急处理

（一）应急预案的启动

在全国范围内或者跨省、自治区、直辖市范定围内启动全国突发事件应急预案，由国务院卫生行政主管部门报国务院批准后实施。省、自治区、直辖市启动突发事件应急预案，由省、自治区、直辖市人民政府决定，并向国务院报告。

（二）应急预案的实施

1. 医疗卫生机构、监测机构和科学研究机构，应当服从突发事件应急处理指挥部的统一指挥，相互配合、协作，集中力量开展相关的科学研究工作。

2. 根据突发事件应急处理的需要，突发事件应急处理指挥部有权紧急调集人员、储备的物资、交通工具以及相关设施、设备；必要时，对人员进行疏散或者隔离，并可以依法对传染病疫区实行封锁。

3. 参加突发事件应急处理的工作人员，应当按照预案的规定，采取卫生防护措施，并在专业人员的指导下进行工作。

4. 医疗卫生机构应采取的措施

医疗卫生机构应当对因突发事件致病的人员提供医疗救护和现场救援，对就诊患者必须接诊治疗，并书写详细、完整的病历记录；对需要转送的患者，应当按照规定将患者及其病历记录的复印件转送至接诊的或者指定的医疗机构。

医疗卫生机构内应当采取卫生防护措施，防止交叉感染和污染。

医疗卫生机构应当对传染病患者密切接触者采取医学观察措施。

医疗机构收治传染病患者、疑似传染病患者，应当依法报告所在地的疾病预防控制机构。

5. 有关部门、医疗卫生机构应当对传染病做到早发现、早报告、早隔离、早治疗，切断传播途径，防止扩散。

五、《突发公共卫生事件应急条例》规定的法律责任

（一）医疗机构违反《突发公共卫生事件应急条例》规定应追究的法律责任

医疗卫生机构有下列行为之一的，由卫生行改主管部门责令改正、通报批评、给予警告；情节严重的，吊销《医疗机构执业许可证》；对主要负责人、负有责任的主管人员和其他直接责任员依法给予降级或者撤职的纪律处分；造成传染病传播、流行或者对社会公众健康造成其他严重危害后果，构成犯罪的，依法追究刑事责任。

1. 未依照本条例的规定履行报告职责，隐瞒缓报或者谎报的；
2. 未依照本条例的规定及时采取控制措施的；
3. 未依照本条例的规定履行突发事件监测职责的；
4. 拒绝接诊病人的；
5. 拒不服从突发事件应急处理指挥部调度的。

（二）在突发事件处理工作中有关单位和个人未履行职责应承担的法律责任

在突发事件应急处理工作中，有关单位和个人未依照本条例的规定履行报告职责，隐瞒、缓报或者谎报，阻碍突发事件应急处理工作人员执行职务，拒绝国务院卫生行政主管部门或者其他有关部门指定的专业技术机构进入突发事件现场，或者不配合调查、采样、技术分析和检验的，对有关责任人员依法给予行政处分或者纪律处分；触犯《中华人民共和国治安管理处罚法》，构成违反治安管理行为的，由公安机关依予以处罚；构成犯罪的，依法追究刑事责任。

（三）在突发事件发生期间扰乱公共秩序应追究的法律责任

在突发事件发生期间，散布谣言、哄抬物价、欺骗消费者，扰乱社会秩序、市场秩序的，由公安机关或者工商行政管理部门依法给予行政处罚；构成犯罪的，依法追究刑事责任。

第七单元 《医疗事故处理条例》

【复习指导】本单元在历年考试中是卫生法部分的重点内容。应当掌握医疗事故的概念、预防与处置的基本法律规定。

一、概述

（一）医疗事故的概念

医疗事故指的是医疗机构以及在机构工作的相关的医务工作者诊疗的过程中违反了相关的法律规定出现失误导致病患人身受到侵害的事故。

这一概念包含了以下含义：

1. 医疗事故的主体，指的是合乎法律的医疗机构和在机构中从事相关工作的医务人员。
2. 行为的违法性，是指医疗机构或医疗工作者违背了医疗卫生管理的有关规定和相关的法律条例的。
3. 造成患者人身损害，是指医疗事故的直接行为人在救治护理的过程中出现的主观失误，并且失误行为对病患造成了严重的侵害。
4. 医疗事故是在医疗活动中发生的。

（二）医疗事故处理的原则

处理医疗事故应当遵循公开、公平、公正、及时、便民的原则，坚持实事求是的科学态度，做到事实清楚、定性准确、责任明确、处理恰当。

（三）医疗事故的分级

根据对患者人身造成的损害程度，医疗事故分为四级：

一级医疗事故：造成患者死亡、重度残疾的；
二级医疗事故：造成患者中度残疾、器官组织损伤导致严重功能障碍的；
三级医疗事故：造成患者轻度残疾、器官组织损伤导致一般功能障碍的；
四级医疗事故：造成患者明显人身损害的其他后果的。

二、医疗事故的预防与处置

（一）医疗事故的预防

1. 医疗机构及其医务人员在医疗活动中，必须严格遵守医疗卫生管理法律、行政法规、部门规章和诊疗护理规范、常规，恪守医疗服务职业道德。

2. 医疗机构应当对其医务人员进行医疗卫生管理法律、行政法规、部门规章和诊疗护理规范、常规的培训和医疗服务职业道德教育。

3. 医疗机构应当设置医疗服务质量监控部门或配备专（兼）职人员，具体负责监督本医疗机构的医务人员的医疗服务工作，检查医务人员从业情况，接受患者对医疗服务的投诉，向其提供咨询服务。

4. 医疗机构应当按照国务院卫生行政部门规范要求书写并妥善保管病历资料。因抢救急者，未能及时书写病历的，有关医务人员应当**在抢救结束后6小时内据实补记**，并加以注明。

5. 在医疗活动中，医务人员应当将患者的病情、医疗措施、医疗风险等如实告知患者，及时解答其咨询；但是，应当避免对患者产生不利后果。

6. 医疗机构应当制定防范、处理医疗事故的预案，预防医疗事故的发生，减轻医疗事故的损害。

（二）医疗事故的报告与处置

1. 发生医疗事故后的报告　医务人员在医疗活动中发生或者发现医疗事故、可能引起医疗事故的医疗过失行为或者发生医疗事故争议的，应立即向所在科室负责人报告，科室负责人应及时向本医疗机构负责医疗服务质量监控的部门或者专（兼）职人员报告；负责医疗服务质量监控的部门或者专（兼）职人员接到报告后，应立即行调查、核实，将有关情况如实向本医疗机构负责人报告，并向患者通报、解释。

发生医疗事故的，医疗机构应当按照规定向所在地卫生行政部门报告。

发生下列重大医疗过失行为的，医疗机构应当在**12小时内**向所在地卫生行政部门报告：①导致患者死亡或者可能为二级以上的医疗事故；②导致3人以上人身损害后果；③国务院卫生行政部门和省、自治区、直辖市人民政府卫生行政部门规定的其他情形。

2. 发生医疗事故的处置

（1）发生或者发现医疗过失行为，医疗机构及其医务人员应立即采取有效措施，避免或者减轻对患者身体健康的损害，防止损害扩大。

（2）发生医疗事故争议时，死亡病例讨论记录、疑难病例讨论记录、上级医师查房记录、会诊意见、病程记录应在医患双方在场的情况下封存和启封。封存的病历资料可以是复印件，由医疗机构保管。

（3）患者死亡，医患双方当事人不能确定死因或者对死因有异议的，应当在患者死亡后**48小时内**进行尸检；具备尸体冻存条件的，**可以延长至7日**。尸检应当经死者近亲属同意并签字。

（三）医疗事故处置中患者的权利

患者有权复印或者复制其**门诊病历、住院志、体温单、医嘱单、化验单（检验报告）、医学影像检查资料、特殊检查同意书、手术同意书、手术及麻醉记录单、病理资料、护理记**

录以及国务院卫生行政部门规定的其他病历资料。

三、医疗事故的技术鉴定

（一）医疗事故技术鉴定组织

设区的市级地方医学会和省、自治区、直辖市直接管辖的县（市）地方医学会负责组织首次医疗事故技术鉴定工作。

省、自治区、直辖市医学会负责组织再次鉴定工作。

必要时，中华医学会可以组织疑难、复杂并在全国有重大影响的医疗事故争议的技术鉴定工作。

（二）医疗机构应提交的有关医疗事故技术鉴定材料

医疗机构提交的有关医疗事故技术鉴定的材料应当包括下列内容：

1. 住院患者的病程记录、死亡病例讨论记录、疑难病例讨论记录、会诊意见、上级医师查房记录等病历资料原件；
2. 住院患者的住院志、体温单、医嘱单、化验单（检验报告）、医学影像检查资料、特殊检查同意书、手术同意书、手术及麻醉记录单、病理资料、护理记录等病历资料原件；
3. 抢救急危者，在规定时间内补记的病历资料原件；
4. 封存保留的输液、注射用物品和血液、药物等实物，或者依法具有检验资格的检验机构对这些物品、实物作出的检验报告；
5. 与医疗事故技术鉴定有关的其他材料。

（三）《医疗事故处理条例》中规定不属于医疗事故的情形

《医疗事故处理条例》第三十三条规定：有下列情形之一的不属于医疗事故：

1. 在紧急情况下为抢救垂危患者生命而采取紧急医学措施造成不良后果的；
2. 在医疗活动中由于患者病情异常或者患者体质特殊而发生医疗意外的；
3. 在现有医学科学技术条件下，发生无法预料或者不能防范的不良后果的；
4. 无过错输血感染造成不良后果的；
5. 因患方原因延误诊疗导致不良后果的；
6. 因不可抗力造成不良后果的。

四、医疗事故的处理与法律责任

（一）医疗事故的处理

1. 发生医疗事故争议，可以由医患双方当事人以互解互谅的精神自行协商解决。
2. 医疗事故争议协商不成的，当事人自**知道或者应当知道其身体健康受到损害之日起1年**，可以向卫生行政部门提出医疗事故争议处理申请，也可以直接向人民法院提起民事诉讼。

卫生行政部门应当自收到医疗事故争议处理申请之日**起10日内**进行审查，作出是否受理的决定。

（二）法律责任

已确定为医疗事故的，由卫生行政部门根据医疗事故等级和情节，给予警告；情节严重的责令限期停业整顿，直至由原发证部门吊销执业许可证，对负有责任的医务人员依照《刑法》关于医疗事故罪的规定，依法追究刑事责任；尚不够刑事处罚的，依法给予行政处分或者纪律处分。

对发生医疗事故的有关医务人员，除依照罚款处罚外，卫生行政部门并可以责令暂停6个以上1年以下执业活动；情节严重的，吊销其业证书。

第八单元 《中华人民共和国中医药条例》

【复习指导】本单元以中医药保护的基本原则规定为重点，其中中医药人员的从业管理、中医医疗机构的设立要求和条件应当掌握。

一、概述

（一）《中医药条例》制定目的与适用范围

1. 制定目的为了继承和发展中医药学，保障和促进中医药事业的发展，保护人体健康。
2. 适用范围在中华人民共和国境内从事中医医疗、预防、保健、康复服务和中医药教育科研、对外交流以及中医药事业管理活动的单位或者个人，应当遵守本条例。

（二）发展中医药事业的原则与中医药现代化

发展中医药事业应当遵循继承与创新相结合的原则，保持和发扬中医药特色和优势，积极利用现代科学技术，促进中医药理论和实践的发展，推进中医药现代化。

二、中医医疗机构与从业人员管理

（一）中医医疗机构的设立与要求

1. 开办中医医疗机构，应当符合国务院卫生行政部门制定的中医医疗机构设置标准和当地区域卫生规划，并按照《医疗机构管理条例》的规定办理审批手续，取得《医疗机构执业许可证》方可从事中医医疗活动。

2. 中医医疗机构违反《中医药条例》的规定，有下列情形之一的，由县级以上地方人民政府负责中医药管理的部门责令限期改正；逾期不改正，责令停业整顿，直至由原审批机关吊销其医疗机构执业许可证、取消其城镇职工基本医疗保险定点医疗机构资格，并对负有责任的主管人员和其他直接责任人员依法给予纪律处分：

（1）不符合中医医疗机构设置标准的；

（2）获得城镇职工基本医疗保险定点医疗机构资格，未按照规定向参保人员提供基本医疗服务的。

未经批准擅自开办中医医疗机构的，依照《医疗机构管理条例》的有关规定给予处罚。

3. 中医医疗机构从事医疗服务活动，应当充分发挥中医药特色和优势，遵循中医药自身发展规律，运用传统理论和方法，结合现代科学技术手段，发挥中医药在防治疾病、保健、康复中的作用，为群众提供价格合理、质量优良的中医药服务。

4. 依法设立的社区卫生服务中心（站）、乡镇卫生院等城乡基层卫生服务机构，应当能够提供医疗服务。

（二）中医从业人员的管理与要求

中医从业人员应当依照有关卫生管理的法律、行政法规、部门规章的规定，通过资格考试，并经注册取得执业证书后，方可从事中医服务活动。

以师承方式学习中医学的人员以及确有专长的人员应当按照国务院卫生行政部门的规定，通过执业医师或者执业助理医师资格考核考试，并经注册取得医师执业证书后，方可从事中医医疗活动。

中医从业人员应当遵守相应的中医诊断治疗原则、医疗技术标准和技术操作规范。

全科医师和乡村医生应当具备中医药基本知识以及运用中医诊疗知识、技术，处理常见病和多发病的基本技能。

未按照规定通过执业医师或者执业助理医师资格考试取得执业许可，从事中医医疗活动的，依照《中华人民共和国执业医师法》的有关规定给予处罚。

三、中医药教育与科研机构

（一）《中医药条例》对中医药教育、科研的规定

1. 各类中医药教育机构应当加强中医药基础理论教学，重视中医药基础理论与中医药临床实践相结合，推进素质教育。

2. 设立各类中医药教育机构，应当符合国家规定的设置标准，并建立符合国家规定标准的临床教学基地。

中医药教育机构的设置标准由国务院卫生行政部门会同国务院教育行政部门制定；中医药教育机构临床教学基地标准，由国务院卫生行政部门制定。

3. 省、自治区、直辖市人民政府负责中医药管理的部门应当依据国家有关规定，完善本地区中医药人员继续教育制度，制定中医药人员培训规划。

4. 国家发展中医药科学技术，将其纳入科学技术发展规划，加强重点中医药科研机构建设。

县级以上地方人民政府应当充分利用中医药定资源，重视中医药科学研究和技术开发，采取措施开发、推广、应用中医药技术成果，促进中医药科学技术发展。

中医药科学研究应当注重运用传统方法和现代方法开展中医药基础理论研究和临床研究，运用中医药理论和现代科学技术开展对常见病、多发病和疑难病的防治研究。

（二）《中医药条例》对中医药学术经验和技术专长继承工作的规定

1. 承担中医药专家学术经验和技术专长继承工作的指导老师应当具备下列条件：

（1）具有较高学术水平和丰富的实践经验、技术专长和良好的职业品德；

（2）从事中医药专业工作30年以上并担任级专业技术职务10年以上。

2. 中医药专家学术经验和技术专长继承工作的继承人应当具备下列条件：

（1）具有大学本科以上学历和良好的职业品德；

（2）受聘于医疗卫生机构或者医学教育、科研机构从事中医药工作，并担任中级以上专业技术职务。

四、中医药发展的保障措施

（一）政府、单位、组织和个人的作用

1. 国家支持、鼓励各种方式发展中医药事业　县级以上地方人民政府应当根据中医药事业发展的需要以及本地区国民经济和社会发展状况，稳步增加对中医药事业的投入，扶持中医药事业发展。

任何单位和个人不得将中医药事业经费挪作他用。

国家鼓励境内外组织和个人通过捐资、投资方式扶持中医药事业发展。

非营利性中医医疗机构，依照国家有关规定享受财政补贴、税收减免等优惠政策。

县级以上地方人民政府劳动保障行政部门确定的城镇职工基本医疗保险定点医疗机构，应当包括符合条件的中医医疗机构。

获得定点资格的中医医疗机构，应当按照规定向参保人员提供基本医疗服务。

2. 加强对中医药文献的整理、研究与保护工作　县级以上各级人民政府应当采取措施加强对中医药文献的收集、整理、研究和保护工作。有关单位和中医医疗机构应当加强重要中医药文献、资料的管理、保护和利用。

（二）加强中医药资源管理

国家保护野生中药材资源，扶持濒危动植物药材人工代用品的研究和开发利用。

县级以上地方人民政府应当加强中药材的合理开发和利用，鼓励建立中药材种植、培育基地，促进短缺中药材的开发、生产。

第九单元　《医疗机构从业人员行为规范》

【复习指导】本单元在历年考试中卫生法部分所在比例并不高。应当适当了解医医务人员、护理人员、药剂人员的从业基本规范。

一、总则

第一条　为规范医疗机构从业人员行为，根据医疗卫生有关法律法规、规章制度，结合医疗机构实际，制定本规范。

第二条　本规范适用于各级各类医疗机构内所有从业人员。

第三条　医疗机构从业人员，既要遵守本文件所列基本行为规范，又要遵守与职业相对应的分类行为规范。

二、医疗机构从业人员基本行为规范

第四条　以人为本，践行宗旨。坚持救死扶伤、防病治病的宗旨，发扬大医精诚理念和人道主义精神，以患者为中心，全心全意为人民健康服务。

第五条　遵纪守法，依法执业。自觉遵守国家法律法规，遵守医疗卫生行业规章和纪律，严格执行所在医疗机构各项制度规定。

第六条　尊重患者，关爱生命。遵守医学伦理道德，尊重患者的知情同意权和隐私权，为患者保守医疗秘密和健康隐私，维护患者合法权益；尊重患者被救治的权利，不因种族、宗教、地域、贫富、地位、残疾、疾病等歧视患者。

第七条　优质服务，医患和谐。言语文明，举止端庄，认真践行医疗服务承诺，加强与患者的交流与沟通，积极带头控烟，自觉维护行业形象。

第八条　廉洁自律，恪守医德。弘扬高尚医德，严格自律，不索取和非法收受患者财物，不利用职业之便谋取不正当利益；不收受医疗器械、药品、试剂等生产、经营企业或人员以各种名义、形式给予的回扣、提成，不参加其安排、组织或支付费用的营业性娱乐活

动；不骗取、套取基本医疗保障资金或为他人骗取、套取提供便利；不违规参与医疗广告宣传和药品医疗器械促销，不倒卖号源。

第九条 严谨求实，精益求精。热爱学习，钻研业务，努力提高专业素养，诚实守信，抵制学术不端行为。

第十条 爱岗敬业，团结协作。忠诚职业，尽职尽责，正确处理同行同事间关系，互相尊重，互相配合，和谐共事。

第十一条 乐于奉献，热心公益。积极参加上级安排的指令性医疗任务和社会公益性的扶贫、义诊、助残、支农、援外等活动，主动开展公众健康教育。

三、管理人员行为规范

第十二条 牢固树立科学的发展观和正确的业绩观，加强制度建设和文化建设，与时俱进，创新进取，努力提升医疗质量、保障医疗安全、提高服务水平。

第十三条 认真履行管理职责，努力提高管理能力，依法承担管理责任，不断改进工作作风，切实服务临床一线。

第十四条 坚持依法、科学、民主决策，正确行使权力，遵守决策程序，充分发挥职工代表大会作用，推进院务公开，自觉接受监督，尊重员工民主权利。

第十五条 遵循公平、公正、公开原则，严格人事招录、评审、聘任制度，不在人事工作中谋取不正当利益。

第十六条 严格落实医疗机构各项内控制度，加强财物管理，合理调配资源，遵守国家采购政策，不违反规定干预和插手药品、医疗器械采购和基本建设等工作。

第十七条 加强医疗、护理质量管理，建立健全医疗风险管理机制。

第十八条 尊重人才，鼓励公平竞争和学术创新，建立完善科学的人员考核、激励、惩戒制度，不从事或包庇学术造假等违规违纪行为。

第十九条 恪尽职守，勤勉高效，严格自律，发挥表率作用。

四、医师行为规范

第二十条 遵循医学科学规律，不断更新医学理念和知识，保证医疗技术应用的科学性、合理性。

第二十一条 规范行医，严格遵循临床诊疗和技术规范，使用适宜诊疗技术和药物，因病施治，合理医疗，不隐瞒、误导或夸大病情，不过度医疗。

第二十二条 学习掌握人文医学知识，提高人文素质，对患者实行人文关怀，真诚、耐心与患者沟通。

第二十三条 认真执行医疗文书书写与管理制度，规范书写、妥善保存病历材料，不隐匿、伪造或违规涂改、销毁医学文书及有关资料，不违规签署医学证明文件。

第二十四条 依法履行医疗质量安全事件、传染病疫情、药品不良反应、食源性疾病和涉嫌伤害事件或非正常死亡等法定报告职责。

第二十五条 认真履行医师职责，积极救治，尽职尽责为患者服务，增强责任安全意识，努力防范和控制医疗责任差错事件。

第二十六条 严格遵守医疗技术临床应用管理规范和单位内部规定的医师执业等级权

限，不违规临床应用新的医疗技术。

第二十七条 严格遵守药物和医疗技术临床试验有关规定，进行实验性临床医疗，应充分保障患者本人或其家属的知情同意权。

五、护士行为规范

第二十八条 不断更新知识，提高专业技术能力和综合素质，尊重关心爱护患者，保护患者的隐私，注重沟通，体现人文关怀，维护患者的健康权益。

第二十九条 严格落实各项规章制度，正确执行临床护理实践和护理技术规范，全面履行医学照顾、病情观察、协助诊疗、心理支持、健康教育和康复指导等护理职责，为患者提供安全优质的护理服务。

第三十条 工作严谨、慎独，对执业行为负责。发现患者病情危急，应立即通知医师；在紧急情况下为抢救垂危患者生命，应及时实施必要的紧急救护。

第三十一条 严格执行医嘱，发现医嘱违反法律、法规、规章或者临床诊疗技术规范，应及时与医师沟通或按规定报告。

第三十二条 按照要求及时准确、完整规范书写病历，认真管理，不伪造、隐匿或违规涂改、销毁病历。

六、药学技术人员行为规范

第三十三条 严格执行药品管理法律法规，科学指导合理用药，保障用药安全、有效。

第三十四条 认真履行处方调剂职责，坚持查对制度，按照操作规程调剂处方药品，不对处方所列药品擅自更改或代用。

第三十五条 严格履行处方合法性和用药适宜性审核职责。对用药不适宜的处方，及时告知处方医师确认或者重新开具；对严重不合理用药或者用药错误的，拒绝调剂。

第三十六条 协同医师做好药物使用遴选和患者用药适应证、使用禁忌、不良反应、注意事项和使用方法的解释说明，详尽解答用药疑问。

第三十七条 严格执行药品采购、验收、保管、供应等各项制度规定，不私自销售、使用非正常途径采购的药品，不违规为商业目的统方。

第三十八条 加强药品不良反应监测，自觉执行药品不良反应报告制度。

七、医技人员行为规范

第三十九条 认真履行职责，积极配合临床诊疗，实施人文关怀，尊重患者，保护患者隐私。

第四十条 爱护仪器设备，遵守各类操作规范，发现患者的检查项目不符合医学常规的，应及时与医师沟通。

第四十一条 正确运用医学术语，及时、准确出具检查、检验报告，提高准确率，不谎报数据，不伪造报告。发现检查检验结果达到危急值时，应及时提示医师注意。

第四十二条 指导和帮助患者配合检查，耐心帮助患者查询结果，对接触传染性物质或放射性物质的相关人员，进行告知并给予必要的防护。

第四十三条 合理采集、使用、保护、处置标本，不违规买卖标本，牟取不正当利益。